# DICTIONNAIRE DE LA MÉDECINE

# Larousse DE POCHE

# DICTIONNAIRE DE LA MÉDECINE


sous la direction du

Professeur André DOMART

*Professeur de clinique à la Faculté de Médecine de Paris*

et du

Docteur Jacques BOURNEUF

*Ancien externe des hôpitaux de Paris*



Larousse

17, RUE DU MONTPARNASSE - 75298 PARIS CEDEX 06

Librairie Larousse (Canada) limitée, propriétaire pour le Canada des droits d'auteur et des marques de commerce Larousse. — Distributeur exclusif au Canada : les Éditions Françaises Inc., licencié quant aux droits d'auteur et usager inscrit des marques pour le Canada.

ISBN 2-03-501005-5

**Cet ouvrage a été réalisé avec le concours**

**des docteurs** Philippe CRIMAIL, *chef du Service de gynécologie-obstétrique du C. H. I. de Montreuil,*
*maître de conférence libre à l'U. E. R. de Paris XIII.*

Pierre DUPOUX, *chirurgien, ancien chef de clinique à la faculté de médecine de Paris.*

Dominique de GALARD.

Alexandra GIRAUD.

Didier PATTE, *interne des hôpitaux de Paris.*

Sylvie ROBERT, Claudine VIGNERON.

**et de** Hélène BOURNEUF, *psychologue.*

Micheline VAN CAMELBEKE, *docteur en droit.*

**Secrétariat de la rédaction.** Alexandra GIRAUD.

Georges PÉGUET.

# à l'attention du lecteur

*La médecine est une science qui fascine chacun d'entre nous parce qu'elle nous parle de notre corps, nous décrit les mécanismes complexes et admirables qui nous permettent de vivre, nous explique pourquoi ces mécanismes s'enrayent parfois, entraînant la maladie, et nous dit ce qu'il faut faire pour guérir.*

*Si les connaissances médicales semblent, à ceux qui ne sont pas médecins, appartenir à un monde mystérieux et lointain, difficile d'accès, c'est le plus souvent par ignorance du sens des termes scientifiques ou techniques et des mécanismes physiologiques et pathologiques. Ceux-ci et ceux-là sont en réalité accessibles au plus large public, pour peu qu'on se donne la peine de définir les mots et d'expliquer clairement les phénomènes.*

*Le* **Dictionnaire de la Médecine** *a été conçu dans cet esprit pour apporter à tous la possibilité de connaître le fonctionnement du corps humain, les causes et l'évolution de ses maladies, et de comprendre les raisons et les modes d'action des différents traitements.*

*Naturellement, les connaissances ainsi acquises ne permettront pas de remplacer le médecin, ni dans la complexe élaboration d'un diagnostic, ni dans la décision d'appliquer un traitement, tant on connaît les difficultés rencontrées dans ces actes intellectuels et les dangers que peuvent faire courir les thérapeutiques modernes si elles sont mal appliquées.*

*En revanche, ce livre pourra rendre de grands services dans les cas d'urgence, accidents, intoxications, malaises, en indiquant les gestes à faire et surtout ceux à ne pas faire en attendant l'arrivée du médecin. Après son départ, il permettra de mieux comprendre ce qu'il aura dit et de mieux appliquer ses prescriptions.*

*Présentés selon l'ordre alphabétique, les articles du* **Dictionnaire de la Médecine** *apportent d'abord les définitions de tous les mots médicaux courants, ce qui permet de comprendre, outre ce qu'a pu vouloir dire un médecin, le sens d'une phrase lue dans un journal, dans un livre, ou entendue à la radio ou à la télévision.*

*Des développements encyclopédiques, plus ou moins importants selon les sujets, complètent et explicitent les définitions. Ils concernent la description des organes (cerveau, cœur, foie, etc.), celle des maladies (infections, fièvres, tumeurs, etc.) ou des blessures (plaies, brûlures, etc.).*

*Les mécanismes par lesquels les causes des maladies provoquent les différents symptômes sont exposés chaque fois que la compréhension de l'affection le nécessite. La description des symptômes, syndromes et maladies a été faite avec le maximum de soin et de clarté afin que le lecteur sain ne soit pas tenté de s'en croire atteint. Par contre, tout symptôme constaté par un sujet et qui aurait pu lui paraître insignifiant pourra, avec la lecture du livre, se trouver rattaché à ses diverses causes possibles et incitera à consulter sans tarder le médecin.*

*Les raisons pour lesquelles celui-ci prescrira tel ou tel examen complémentaire, conseillera tels soins médicaux ou chirurgicaux seront mieux comprises, ce qui pourra faire gagner du temps et améliorer l'efficacité du traitement.*

*Parmi les nombreuses rubriques abordées, citons la description des inconvénients et dangers des produits ménagers et industriels, et les moyens d'y remédier ; les risques que font courir les maladies infectieuses et contagieuses ainsi que les précautions d'hygiène qui permettent de s'en protéger.*

*Les plantes médicinales, qui gardent un intérêt certain à l'époque actuelle, sont pour la plupart citées avec leurs différents emplois. Les problèmes de la sexualité et de la contraception sont abordés avec précision, en tenant compte des plus récentes dispositions législatives.*

*Sur le plan du droit médical et de la sécurité sociale, toutes les indications sont fournies pour permettre au lecteur de connaître au mieux ses droits.*

*Enfin, à côté de la description des grandes névroses et des psychoses, une place importante est faite à toutes les difficultés de vivre, si souvent rencontrées : angoisses, anxiété, obsessions, dépressions, souvent causes de symptômes divers, et qui relèvent autant de la psychologie que de la psychiatrie.*

*Les sujets de référence sont présentés sous forme d'« encadrés » auxquels le lecteur aura intérêt à se reporter. De nombreux renvois par astérisque (*) ou par indication directe* (v. tel mot) *faciliteront ce type de recherches qui peuvent paraître fastidieuses, mais qui ont été nécessaires pour éviter de traiter plusieurs fois un même sujet.*

*Une liste explicative des principaux préfixes et suffixes entrant dans la composition des termes médicaux permettra de trouver le sens de nombreux mots composés à partir de racines connues.*

*Malgré tout le soin apporté à la confection du* **Dictionnaire de la Médecine,** *et en raison de l'étendue du domaine qu'il vise à embrasser dans ses modestes proportions, une erreur aura pu s'y glisser. Nous ne saurions être tenus pour responsables de ses conséquences ni d'une interprétation erronée, car, rappelons-le, aucun livre ne peut remplacer l'avis du médecin.* □

# A

**abaisse-langue** n. m. Instrument utilisé pour appuyer sur la base de la langue, afin de ne pas être gêné dans l'examen de la gorge.

**abandon** n. m. **Sentiment et névrose d'abandon.** En psychiatrie, l'abandon signifie la rupture des liens affectifs et matériels qui attachent un être à son entourage, qu'il s'agisse de sa famille ou d'un groupe social plus vaste.

L'être abandonné éprouve des sentiments très pénibles de désarroi, de tristesse et d'injustice. Il vit sa situation comme une perte irréparable. Les conséquences psychologiques en sont plus ou moins graves. Chez l'adulte, on peut voir apparaître un grand désespoir, allant jusqu'au suicide, ou des accès de colère et d'agressivité. Le traitement consiste en une psychothérapie, des mesures d'assistance, des médicaments psychotropes.

Chez l'enfant, l'abandon provoque des troubles du développement psychique et physique. Un retard psychomoteur, des maladies respiratoires et digestives sont fréquents.

L'enfant abandonné peut sombrer dans un état de torpeur, de passivité et d'indifférence apparente, ou, au contraire, se montrer très anxieux, en alternance avec des périodes de jalousie excessive et d'agressivité. Le traitement est délicat; on peut essayer de modifier le milieu familial ou recourir à une psychothérapie et à la création d'un milieu plus favorable.

**abasie** n. f. Impossibilité de marcher, d'origine nerveuse, indépendante de tout trouble musculaire, généralement associée à l'impossibilité de se tenir debout (astasie*).

**abats** n. m. pl. Viscères animaux employés pour l'alimentation : cervelle, foie, rognons (reins), ris de veau (thymus), rate, tripes (intestin).

Très nourrissants, ils sont cependant difficiles à digérer. Riches en nucléoprotéides*, dont la dégradation aboutit à l'acide urique, ils sont déconseillés chez les goutteux et les insuffisants rénaux chroniques (urémiques).

**abattement** n. m. Diminution importante des forces physiques et du tonus général de l'individu, souvent attribuable à une cause générale : maladie au long cours, intoxication, fièvre élevée, ou à une cause psychologique : mélancolie, dépression. (Syn. : PROSTRATION.)

**abcès** n. m. Collection de pus dans une cavité créée par le développement de l'infection et dont les parois sont faites du tissu voisin refoulé et modifié. — L'abcès se différencie ainsi des épanchements purulents dans des cavités préformées ou des séreuses (kystes infectés, pleurésies purulentes, etc.).

**Abcès chaud.** La cause la plus fréquente en est la piqûre septique, mais le germe peut pénétrer par voie lymphatique ou sanguine; les germes les plus fréquemment rencontrés sont le staphylocoque et le streptocoque. La pullulation des micro-organismes entraîne l'émission de toxines qui détruisent les tissus par cytolyse (fonte des cellules); l'organisme se défend en luttant directement contre l'agresseur : les leucocytes sortis des vaisseaux par diapédèse* et les cellules du tissu conjonctif phagocytent (absorbent) les germes et les digèrent par leurs ferments. Les débris cellulaires et tissulaires, les corps microbiens tués forment le *pus*. L'isolement du foyer infectieux est réalisé par l'établissement d'une barrière infranchissable aux germes, due à la prolifération du tissu conjonctif de voisinage : ainsi est formée la *coque* de l'abcès. Cette double réaction défensive peut faire avorter l'abcès, qui ne dépasse pas alors le stade congestif.

***Symptômes.*** Dans un premier *stade congestif*, les signes locaux sont ceux de l'inflammation : rougeur, chaleur, gonflement, douleur; des signes généraux les accompagnent : fièvre, petits frissons, insomnie; une adénopathie (gros ganglion) peut apparaître dans le territoire lymphatique correspondant.

La *suppuration* amène des modifications locales : augmentation de volume avec ramollissement au centre, modification de la douleur, qui devient pulsatile; si l'abcès est superficiel, apparition de la *fluctuation**; l'hémogramme montre une augmentation des globules blancs (leucocytes) et surtout des polynucléaires.

***Traitement.*** Incisé et correctement drainé, l'abcès chaud évolue rapidement vers la guérison. Dans certains cas (germe très virulent, état général précaire, diabète), l'infection s'étend localement (phlegmon* diffus), parfois même essaime à distance

par décharge des microbes dans le sang (septicémie ou septicopyohémie).
Les antibiotiques administrés tout au début peuvent empêcher la constitution de l'abcès, mais, une fois apparue la suppuration, le seul traitement est chirurgical : incision large, évacuation du pus, drainage de la cavité.
**Abcès froid.** On désigne sous ce nom les abcès dus au bacille de Koch que l'on observe au cours de la tuberculose* osseuse ou ostéoarticulaire et certains abcès dus à des champignons (mycoses*). Ils se constituent de façon lente, sans réaction inflammatoire apparente.

**abdomen** n. m. Partie inférieure du tronc, située entre le thorax en haut et le petit bassin en bas.
**Anatomie.**
***Parois de l'abdomen.*** La colonne vertébrale (de la 12ᵉ vertèbre dorsale à la 5ᵉ lombaire), la partie inférieure de la cage thoracique, le bassin composent le cadre osseux de l'abdomen, cadre sur lequel s'insèrent de nombreux muscles. Le *diaphragme**, qui sépare le thorax de l'abdomen, constitue la paroi supérieure; la paroi antérolatérale est formée de chaque côté par quatre muscles : *grand oblique, petit oblique, transverse* (muscles larges) et *grand droit* de l'abdomen. La paroi postérieure est formée par les *muscles spinaux* (vertébraux), les muscles *grand oblique, grand dorsal, petit dentelé* et *petit oblique, transverse, carré des lombes* et *psoas-iliaque.* La paroi abdominale présente plusieurs *points faibles :* en particulier le canal inguinal, l'anneau crural, l'ombilic et la ligne blanche; par un de ces points faibles peut s'extérioriser un organe intra-abdominal, réalisant une *hernie**.
***Contenu de l'abdomen.*** Il est constitué essentiellement par le tube digestif abdominal, enveloppé du péritoine*. En arrière de ces viscères se trouve l'espace *rétropéritonéal* où cheminent l'*aorte** abdominale et la *veine cave* inférieure.* Le sang du tube digestif, collecté par la *veine porte**, traverse le foie* et retourne à la veine cave par les veines sus-hépatiques. Le long des gros vaisseaux se trouvent les axes lymphatiques et nerveux (sympathique et parasympathique). De part et d'autre de l'axe vertébral se trouvent les *reins**, surmontés des *glandes surrénales**. Les *organes intrapéritonéaux* sont les viscères digestifs compris entre l'œsophage* et le rectum* : estomac*, duodénum*, intestin* grêle et côlon*, les formations glandulaires s'y attachant : foie et voies biliaires*, pancréas*, rate*, et les nerfs, vaisseaux et lymphatiques s'y rapportant.
**Pathologie traumatique.** *Les plaies de l'abdomen.* Particulièrement fréquentes en chirurgie de guerre, elles sont dues dans la pratique civile à des projectiles de petit calibre, des instruments tranchants ou piquants. *Toute plaie de l'abdomen doit être explorée chirurgicalement* dans l'ignorance où l'on est des lésions sous-jacentes, et cela quels que soient l'agent vulnérant, le siège et l'aspect de la « porte d'entrée ».
*Les contusions de l'abdomen.* Ces traumatismes abdominaux sans plaie cutanée sont de plus en plus fréquents du fait de l'augmentation des accidents de la circulation. Contrairement aux plaies de l'abdomen, l'indication opératoire s'impose rarement d'emblée. C'est la surveillance du blessé, poursuivie d'heure en heure, qui permet de voir apparaître et s'étendre une contracture traduisant une péritonite par rupture d'un viscère creux, ou une rupture de la rate, une matité des flancs traduisant un épanchement intrapéritonéal, une aggravation de l'état général malgré une réanimation bien conduite.
Les maladies et lésions de chacun des organes contenus dans l'abdomen (v. ci-dessus) sont traitées à leur ordre alphabétique.

**abduction** n. f. Mouvement qui écarte un membre ou un segment de membre de l'axe du corps.

**abeille** n. f. Insecte de l'ordre des *hyménoptères,* muni d'un *dard* dont la piqûre est venimeuse, et qui reste dans la plaie de piqûre.
Le plus souvent, la piqûre d'abeille est un accident bénin : douleurs locales vives, apparition d'une papule ortiée (« bouton » rouge), centrée sur le dard et accompagnée de démangeaisons. En cas de piqûres multiples peuvent apparaître des œdèmes* étendus, accompagnés de fièvre et d'accidents nerveux. Certains sièges de piqûres sont dangereux : ainsi la bouche et le pharynx, où l'œdème de la glotte peut entraîner l'asphyxie.
**Traitement.** Il faut extraire l'aiguillon, avec une pince à épiler ou une brucelle, puis faire une application locale d'eau de Javel et appliquer une pommade calmante (antihistaminique ou anesthésique local). En cas de piqûre buccale : ingestion d'eau salée. En cas d'accidents graves, les corticoïdes, l'adrénaline, les antihistaminiques, des toniques généraux sont administrés par le médecin.

**aberration** n. f. ABERRATION CHROMOSOMIQUE, anomalie dans le nombre ou la forme des chromosomes*.
Il en existe de congénitales, comme le mongolisme* (trois chromosomes 21), et

d'autres qui sont acquises. On en fait le diagnostic par l'établissement d'un *caryotype**.

ABERRATION MENTALE, trouble psychique portant sur l'intellect : fausseté des idées, déviation du jugement du paranoïaque.

ABERRATION SEXUELLE, déviation de la libido hors de l'objet normal du désir sexuel. L'homosexualité, le fétichisme, l'exhibitionnisme sont des aberrations sexuelles.

**ablactation** n. f. Suppression du lait au cours de l'alimentation d'un enfant. Elle se différencie du *sevrage*, qui est l'arrêt de l'alimentation au sein.

L'ablactation doit s'effectuer de façon très progressive et s'accompagner de l'introduction des décoctions farineuses, puis des bouillies.

**ablation** n. f. Action d'enlever, de retrancher : ablation d'un organe, d'une tumeur, d'une exostose*. (V. EXÉRÈSE.)

**abord** n. m. *Voie d'abord*, lieu et tracé de l'incision qu'il convient de faire pour aborder en chirurgie une région anatomique donnée.

**abortif, ive** adj. et n. m. Se dit d'un produit ou d'une manœuvre utilisés pour provoquer un avortement ; se dit aussi d'un traitement qui, institué précocement au début d'une maladie, la fait tourner court.

**abouchement** n. m. Implantation chirurgicale du moignon d'un viscère creux sectionné dans un autre viscère ou à la peau.

**aboulie** n. f. Insuffisance ou absence de volonté chez un sujet dont les capacités intellectuelles sont conservées, mais qui ne peut plus prendre de décision ou passer à l'acte.

L'aboulie s'observe dans différents troubles mentaux, notamment la mélancolie*, la névrose* obsessionnelle.

**abrasion** n. f. Ablation d'une saillie ou d'une tumeur par copeaux successifs (abrasion d'une exostose) ou d'une zone cutanée anormale par frottement (abrasion d'un tatouage).

**absence** n. f. ABSENCE D'ORGANES, malformation due à l'arrêt de développement d'un organe pendant la vie intra-utérine. Certaines absences d'organes sont incompatibles avec la vie (anencéphalie = absence d'encéphale*) ; d'autres posent des problèmes chirurgicaux urgents (aplasie* diaphragmatique, atrésie* de l'œsophage).

ABSENCE DE MÉMOIRE, perte passagère de la mémoire. Le terme d'*absence* désigne aussi des pertes passagères de conscience.

**absentéisme** n. m. Somme des temps d'absence individuelle des salariés d'une catégorie professionnelle, d'un établissement, d'une entreprise ou de l'ensemble des exploitations d'une région ou d'un pays qui ne sont motivées ni par le chômage, ni par la maladie de longue durée, ni par un congé légal.

**absorption** n. f. **En physiologie**, processus par lequel des substances extérieures à une cellule pénètrent cette cellule sans lésion de sa membrane. L'absorption est un des mécanismes de la nutrition. (V. INTESTIN, *Absorption intestinale*, et MALABSORPTION.)

**En physique**, perte d'énergie d'un rayonnement lorsqu'il traverse un corps physique. C'est ainsi que, lors d'une irradiation*, l'organisme *absorbe* de l'énergie.

**acanthose** n. f. Modification de structure de la peau, consistant en un épaississement de la couche moyenne de l'épiderme : couche des cellules « à épines » ou couche de Malpighi (v. ÉPIDERME).

Généralement associée à une hyperkératose* (épaississement de la couche cornée), l'acanthose s'observe dans de nombreuses affections : lichen* plan, verrues*, psoriasis*.

**acanthosis nigricans** n. f. Maladie de la peau très rare, caractérisée par des plaques rugueuses, avec exagération des plis et des sillons, apparition de végétations papillaires, et de coloration plus ou moins brunâtre.

Ces plaques siègent aux aisselles, au cou, aux muqueuses (langue, lèvres). Elles peuvent aussi provoquer des anomalies au niveau des ongles et du système pileux.

Chez l'enfant, les lésions peuvent durer indéfiniment. Lorsqu'elles apparaissent à l'âge adulte, elles accompagnent souvent un cancer digestif et régressent après l'ablation de celui-ci (v. PARANÉOPLASIQUES [*syndromes*]).

**acariens** n. m. pl. Arthropodes de la classe des arachnides.

Les principaux acariens parasites de l'homme sont : les ornithodores (tiques), les demodex (dans les comédons), les dermanysses, les ixodes, les rougets, les sarcoptes (la gale). Ils se nourrissent de sang et peuvent transmettre à l'homme un certain nombre de maladies microbiennes : les borrélioses*, certaines encéphalites* à virus et certaines rickettsioses*. Leur piqûre entraîne parfois des signes locaux : douleur, rougeur, œdème.

**accélération** n. f. Accroissement brusque de la vitesse.

Lors de l'accélération d'un avion, d'une fusée, les passagers se trouvent soumis à l'effet d'une force d'inertie qui peut atteindre plusieurs fois celle de l'attraction terrestre. Cette force déplace les viscères en tirant sur leurs attaches, bloque la respiration et bascule le sang du corps vers l'extrémité située à l'arrière de l'engin. Son effet est particulièrement marqué sur les vaisseaux rétiniens (voile rouge ou noir) et cérébraux (perte de connaissance par anoxie cérébrale).

**accès** n. m. Apparition brutale d'un ensemble de symptômes, généralement aigus, d'ordre physique ou d'ordre psychique : *accès de fièvre, accès palustre, accès maniaque, accès de mélancolie.*

Les accès peuvent se répéter à intervalles réguliers ou, plus rarement, être isolés. S'ils se renouvellent à intervalles très rapprochés, ils réalisent un *état* de mal ;* on les dit alors *subintrants : état de mal asthmatique, convulsions subintrantes.*

**accident** n. m. Tout événement fortuit qui produit des lésions du corps.

Les accidents tuent environ 2 000 personnes par jour dans le monde. Aux États-Unis, parmi les personnes de moins de 35 ans, plus des deux tiers des décès sont dus à des accidents et un enfant sur cinq est menacé de mourir d'accident. Les causes des accidents sont multiples : accidents « domestiques » (chutes, brûlures, empoisonnements, asphyxie, etc.), accidents de sport et de vie en plein air (alpinisme, baignades, etc.), accidents du travail*. Mais ce sont les accidents des transports qui sont de loin la cause de mortalité la plus répandue (de 40 à 50 p. 100 des décès par accidents dans les pays industrialisés) et en particulier les accidents de la route.

**Accidents de la route.** Les causes et les mécanismes de ces accidents ont été particulièrement étudiés au cours des dernières années. Schématiquement, les forces en cause se ramènent à deux grands types : la décélération brutale par percussion d'un obstacle et l'accélération par éjection d'un véhicule lancé à grande vitesse. Les lésions sont de trois types :

— lésions par choc direct, provoquant, au niveau des points d'impact, fractures, enfoncements ou broiements ;

— lésions par exagération des courbures rachidiennes, soit à l'union des vertèbres cervicales et dorsales, soit au niveau du rachis lombaire ;

— lésions provoquées par l'ébranlement ou l'arrachement des viscères dans leurs cavités, provoquant contusions, plaies ou hémorragies internes.

En pratique, ces types de lésions sont associés et les blessés de la route sont des *polytraumatisés* que l'on peut répartir en :

— *blessés gravissimes*, en état de mort imminente, avec altération profonde des fonctions vitales imposant une réanimation d'extrême urgence ;

— *blessés moyens*, qui conservent, malgré un état de choc* marqué, des fonctions organiques équilibrées. mais chez lesquels une aggravation secondaire est toujours à craindre ;

— *blessés légers*, présentant des lésions plus ou moins importantes, mais ne mettant pas leur vie en danger.

***Ramassage des blessés de la route.*** Le transport doit se faire dans les meilleures conditions de confort et de sécurité, par un personnel spécialisé et entraîné, évitant toute manœuvre brutale, au moyen d'ambulances, d'hélicoptères, d'avions spécialement équipés. Les forces de police et la gendarmerie sont efficacement aidées par les équipes de la Protection civile, et l'on s'efforce de multiplier les antennes mobiles de réanimation, dans lesquelles une équipe médicale peut mettre en œuvre les mesures de sauvegarde appropriées pendant le transfert du blessé vers le centre chirurgical.

***La prévention des accidents de la route.*** Elle repose sur des mesures collectives (respect des règles de circulation, contrôles sévères des conducteurs et des véhicules) et sur des mesures individuelles concernant l'entretien et l'aménagement du véhicule (ceintures de sécurité, appuie-nuque, bourrelets antichocs). Mais les mesures les plus sûres ne dépendent que du conducteur et de son entourage : s'interdire de conduire au cours de certains états pathologiques (affections vasculaires, maladies nerveuses) ; ne pas prendre le volant en état d'excitation ou de dépression ou lors de certains traitements médicaux (cure de tranquillisants) ; s'abstenir d'étapes trop longues, de repas trop copieux et, bien entendu, d'alcool.

**Accident du travail.** C'est un accident survenu, quelle qu'en soit la cause, par le fait ou à l'occasion du travail, à toute personne salariée ou travaillant à quelque titre que ce soit pour un ou plusieurs employeurs ou chefs d'entreprise, et contre le risque duquel ces personnes bénéficient d'une protection automatique (on y assimile l'accident de trajet, c'est-à-dire celui dont est victime le travailleur alors qu'il se rend à son travail ou en revient). C'est en 1898 qu'a été adoptée en France la première législation sur la réparation des accidents du travail, qui pose le principe de la responsabilité automatique de l'employeur. Pour se prémunir contre les conséquences patrimoniales de ce principe, les employeurs s'assurent. En 1905, une loi permet à la victime d'agir directement contre l'organisme assureur. En 1919, la couverture est étendue aux maladies* professionnelles figurant sur une certaine liste. En 1946, la réparation des accidents du travail est rattachée au régime général de la Sécurité* sociale. Ce sont les Caisses d'assurance maladie qui assurent le service des prestations : la victime n'a plus de recours contre l'employeur, sauf faute intentionnelle ou inexcusable de celui-ci. Les cotisations dues à ce titre sont à la charge exclusive de l'employeur. En cas d'accident du travail, la victime doit faire la déclaration dans les vingt-quatre heures à son employeur. Celui-ci lui remet une feuille d'accident (triple volet) que la victime présentera au médecin et au pharmacien, et déclare l'accident dans les quarante-huit heures à la Caisse primaire, qui en avise l'inspection du travail. La victime a droit aux soins médicaux, chirurgicaux, dentaires et pharmaceutiques que son état nécessite selon le système du libre choix. Ces soins sont pris en charge sans limitation de durée, et les frais médicaux et de pharmacie sont directement assurés par la Caisse primaire selon le système du tiers* payant. La victime a également droit à des indemnités journalières et, si elle est atteinte d'une incapacité permanente partielle ou totale, à une rente d'incapacité permanente. Si elle décède des suites de l'accident, un droit de pension s'ouvre pour certains membres de sa famille.

**accommodation** n. f. Propriété de l'œil qui lui permet de voir nettement des objets situés à des distances différentes. Cette propriété ne s'exerce qu'entre certaines limites, appelées *punctum proximum* (point rapproché) et *punctum remotum* (point éloigné). La distance entre ces deux points s'appelle le *parcours d'accommodation*.

Il existe des spasmes de l'accommodation, qui rapprochent le *punctum remotum* (vision au loin floue), et, avec l'âge, le pouvoir d'accommodation diminue : c'est la presbytie*, où le *punctum proximum* s'éloigne (vision rapprochée floue). L'œil accommode également la vue à l'intensité lumineuse par l'action de l'iris*.

**accouchement** n. m. Ensemble des phénomènes mécaniques et physiologiques ayant pour conséquence la sortie du fœtus et du placenta hors des voies maternelles, à partir du moment théorique de viabilité, c'est-à-dire du sixième mois de grossesse.

Avant 6 mois, il s'agit d'un *avortement*. S'il se produit entre le 270e et le 280e jour, l'accouchement est dit *à terme*. S'il se produit entre 6 et 8 mois de grossesse, il est dit *prématuré*. Il est *spontané* s'il se déclenche de lui-même ; il est *provoqué* s'il se produit à la suite d'une intervention extérieure. Il est *naturel* s'il se produit sous l'influence de la seule physiologie normale ; il est *artificiel* quand il est le résultat d'une intervention. Enfin, il est *eutocique* quand il s'accomplit selon le déroulement normal ; il est *dystocique* quand le déroulement est perturbé.

**Mécanisme général de l'accouchement.** Normalement et à terme, le fœtus a adopté dans la cavité utérine une position verticale, la tête en bas, déterminée par l'accommodation à cette cavité utérine. Pour apparaître à l'extérieur, le fœtus aura à cheminer à travers un canal musculoélastique dont l'extension est toutefois limitée par le canal osseux du bassin qui l'entoure à distance.

***A. Cheminement du fœtus à travers les parties molles.*** 1. Le *col de l'utérus* fermé est le premier obstacle qu'il rencontre. Les trois quarts des forces déployées par l'utérus pendant le travail seront utilisées pour ouvrir ce col. Celui-ci va subir deux modifications : *l'effacement*, qui est la diminution de sa longueur, transformant le canal cervical en un orifice plan ; *la dilatation*, qui commence ensuite progressivement jusqu'à ce que les diminutions du col atteignent celles du vagin. À la dilatation complète, l'utérus, son col et le vagin ne forment plus qu'un énorme cylindre de 10 cm de diamètre. 2. Le *vagin* et la *vulve* sont beaucoup plus élastiques et malléables, mais le vagin est cependant quelque peu bridé latéralement par le muscle releveur de l'anus, qui forme l'essentiel du plancher périnéal. Ce plancher périnéal, second obstacle, sera franchi sous l'action des contractions de l'utérus, renforcées par les efforts volontaires de la femme contractant ses muscles abdominaux.

***B. Traversée du bassin osseux.*** Cet anneau osseux étant rigide et inextensible, sa traversée sans dommages pour le fœtus ne saurait être une question de force. Le fœtus, pour le traverser, ne peut que s'adapter et s'accommoder à lui, un peu comme une vis s'adapte à un pas de vis. L'évolution dans le canal osseux varie selon la présentation, cette « présentation » se définissant comme la partie du fœtus qui occupe la surface supérieure du bassin ou « détroit supérieur ». Dans le cas le plus fréquent (présentation du sommet de la tête), la traversée osseuse se fait de la façon suivante :

1. *L'engagement.* C'est le franchissement

du détroit supérieur par le plus grand diamètre de la présentation. Auparavant, la tête fœtale devra avoir « orienté » son plus grand axe et s'être « amoindrie » en se fléchissant le plus possible ;
2. *La descente.* Au cours de sa descente dans l'excavation du bassin, la présentation doit faire une rotation telle qu'elle amène son plus grand axe à coïncider avec le plus grand axe du détroit inférieur, qui est médian ;
3. *Le dégagement.* C'est le franchissement du détroit inférieur, ou sortie du bassin osseux. Il se fait autour du point fixe de la symphyse pubienne.

**Variétés de présentation.**

Le fœtus peut se « présenter » par une de ses extrémités, selon une présentation que l'on appelle *longitudinale.* Si cette extrémité est la tête, c'est une présentation *céphalique ;* si cette extrémité est les fesses et les membres inférieurs, c'est une présentation *du siège.* Il peut se présenter, mais de façon tout à fait anormale, par le côté : c'est une présentation *transversale*, ou *de l'épaule.*

***Les présentations céphaliques.*** On distingue, selon le degré de flexion de la tête : le *sommet*, lorsque la tête est fléchie au maximum, le menton touchant le sternum, qui représente la variété la plus fréquente et la plus normale ; la *face*, lorsque la tête est complètement défléchie et que le fœtus semble regarder « en l'air » ; enfin, la présentation du *front*, intermédiaire entre la flexion du sommet et la déflexion de la face.

***Les présentations du siège.*** On distingue le *siège complet*, lorsque le fœtus, assis en tailleur, présente à l'entrée du bassin à la fois les fesses et les membres inférieurs repliés, et le *siège décomplété*, lorsque, les membres inférieurs étant repliés sur l'abdomen, les fesses se présentent seules. La présentation du siège ne peut être considérée comme une présentation tout à fait normale, surtout chez la primipare*, bien que la plupart des présentations du siège se terminent spontanément par les voies naturelles.

***Les présentations transversales ou de l'épaule.*** Elles ne peuvent, à l'évidence, aboutir à l'expulsion spontanée du fœtus. Elles constituent une dystocie majeure (v. DYSTOCIE) et nécessitent une intervention.

**Déroulement de l'accouchement normal.**

L'accouchement normal passe par deux périodes principales :
1. *La période de dilatation.* Le début du travail, souvent précédé par la perte du bouchon muqueux, fait de glaire et de sang, se caractérise par l'apparition de douleurs encore légères, espacées de 10 à 15 minutes et qui durent de 30 à 40 secondes. Puis le rythme des contractions se précipite, celles-ci pouvant survenir toutes les 5 minutes. Au toucher vaginal, on constate que le col de l'utérus perd progressivement de sa longueur (on dit qu'il « s'efface »), puis il commence à se dilater progressivement, passant de quelques millimètres de diamètre à 10 centimètres.
2. *La période d'expulsion.* Elle débute lorsque la dilatation de 10 cm, ou dilatation totale, a été obtenue. Le caractère des douleurs change, la femme éprouve le besoin de pousser. La poche des eaux se rompt alors, souvent spontanément. La progression de la tête fœtale aboutit à son arrivée à la vulve, annoncée par la distension progressive du périnée.

Après la sortie de l'enfant, survient un temps de latence, puis les contractions reprennent, beaucoup plus supportables, pour décoller et expulser le placenta et les membranes, ce qui termine ainsi le déroulement de l'accouchement (v. DÉLIVRANCE).

**Suites de couches.**

La période des suites de couches, ou *post-partum*, s'étend sur les six semaines qui séparent approximativement l'accouchement du retour de couches, c'est-à-dire du retour des premières règles.

Dès le lendemain de l'accouchement, la femme pourra être levée. Ce lever sera progressivement augmenté et complété par une gymnastique rééducative. La surveillance de l'accouchée comporte la prise du pouls, de la température, l'examen des seins, des jambes (pour dépister une phlébite) et des pertes. La toilette périnéale sera biquotidienne, et consistera en lavages à l'eau stérile avec un bock, suivis de la mise en place d'une garniture stérile sur la vulve. On évitera les injections vaginales. L'utérus se rétracte et diminue petit à petit de volume, ce qui constitue l'*involution* utérine. Les « tranchées », douleurs vives auxquelles sont sujettes surtout les multipares*, correspondent à des contractions intermittentes de l'utérus pour lui faire reprendre son volume normal. L'écoulement vulvaire des suites de couches, appelé « lochies », reste sanglant les trois premiers jours, puis séro-sanguinolent jusqu'au 8^e^ jour, devient séreux vers le 15^e^ jour et se tarit. Progressivement, l'organisme retrouve son état et son équilibre antérieurs à la grossesse.

**Conduite à tenir devant un accouchement.**

Il peut arriver encore de nos jours qu'une femme accouche inopinément, en l'ab-

sence de médecin ou de sage-femme. Il est bon de savoir quelle conduite tenir.
**Ce qu'il faut préparer.** Il est plus facile d'accoucher une femme sur un plan dur, et relativement haut, que dans un lit profond et bas. Aussi sera-t-il souvent préférable de disposer une planche sous le matelas, ou d'installer la femme sur une table recouverte d'une couverture et d'un oreiller.
Par ailleurs, on préparera dans un récipient stérile (une simple cuvette émaillée flambée à l'alcool) une paire de ciseaux flambés, du fil de lin, de la soie ou une ficelle fine, stérilisés par ébullition. On aura également à sa disposition : de la teinture d'iode, de l'alcool à 90⁰, une solution de nitrate d'argent à 1 p. 100, des compresses, du coton hydrophile, 4 ou 5 serviettes-éponges, des épingles de sécurité et une bassine pouvant servir à baigner le bébé.
**Ce qu'il faut faire.**
PROCÉDER À LA TOILETTE DE LA FEMME. Savonnage de la vulve à l'eau bouillie et au savon de Marseille, suivi d'un ébarbage ou du rasage des poils. Disposer ensuite un drap replié sur lui-même, de façon à former une sorte de coussin que l'on glissera sous le siège de la parturiente.
AIDER LA FEMME À ACCOUCHER. Dès que la femme commence à ressentir l'envie de pousser, lui demander de maintenir les cuisses écartées et à demi fléchies, en prenant appui des talons et des mains sur le plan du lit. Progressivement, on voit le périnée se distendre, les lèvres de la vulve s'entrouvrir et les cheveux de l'enfant apparaître lors des efforts expulsifs. Dès que la tête est sortie, elle exécute un mouvement de rotation qui amène l'occiput vers la droite ou vers la gauche, selon les présentations. Ne pas se presser. Insérer les doigts (mains lavées et passées à l'alcool) entre la vulve et le cou de l'enfant jusqu'à l'épaule, pour vérifier s'il n'existe pas de circulaire du cordon*. S'il y en a une, la faire passer par-dessus la tête ou sectionner le cordon entre deux ligatures. Prendre ensuite la tête à deux mains et l'abaisser au maximum pour dégager l'épaule antérieure sous le bord de la symphyse du pubis. Relever ensuite le corps de l'enfant contre le pubis pour dégager l'épaule postérieure de la commissure de la vulve. Les hanches sortent ensuite, d'elles-mêmes, sans difficulté.
S'OCCUPER DE L'ENFANT. Dès la naissance, il sera posé sur un linge chaud et sec, placé entre les cuisses de la mère. Débarrasser immédiatement la gorge des mucosités qui peuvent l'encombrer, avec une compresse ou, mieux, avec une petite poire ou une sonde molle à aspiration. Le maintenir la tête basse. Lier le cordon avec un fil, dès que ses battements ne sont plus perceptibles, en faisant deux nœuds, à 5 cm de l'ombilic et à 6 cm. Sectionner le cordon entre les deux ligatures avec des ciseaux. Désinfecter la surface de section du cordon et l'entourer d'une compresse de gaze imbibée d'alcool à 90⁰. Recouvrir d'ouate et maintenir le tout par une bande de crêpe en ceinture. Enfin, instiller dans chaque œil de l'enfant 4 ou 5 gouttes de solution de nitrate d'argent à 1 p. 100 ou d'un collyre antibiotique.
SURVEILLER LA MÈRE DANS LE MÊME TEMPS. Vérifier l'absence de saignement trop important (supérieur à 500 cc), l'absence de pâleur, le pouls. Recueillir le placenta dès qu'il apparaît, en le saisissant à pleines mains et en lui faisant exécuter un mouvement de torsion continue afin d'enrouler les membranes sur elles-mêmes et d'éviter de les rompre. Le placer ensuite dans une cuvette d'eau pour contrôler son intégrité : la face maternelle doit présenter une surface régulière, sans déchirures, arrachements ou pertes de substance.
PRÉVENIR UN MÉDECIN. Dans tous les cas où les circonstances et les conditions géographiques le permettent, c'est la première chose à faire.
**Accouchement « sans douleur ».** La méthode de préparation à l'accouchement sans douleur (appelé aussi *accouchement naturel, sans craintes,* ou *psychoprophylactique*) vise à détruire les préjugés sur la douleur, à donner confiance à la femme et à lui permettre d'avoir un comportement discipliné et coopérant au moment de son accouchement.
La *méthode anglaise* de Read cherche à obtenir l'assoupissement psychique. En effet, la peur de souffrir entraîne des réflexes de défense qui déterminent une tension musculaire, génératrice de douleurs réelles (triade « crainte-spasme-douleur »). La *méthode soviétique*, fondée sur la physiologie cérébrale, accorde au contraire à l'activité nerveuse supérieure un rôle prépondérant. Il faut donc diminuer les excitations sensorielles qui arrivent au cerveau et réduire leur amplification douloureuse provoquée par l'anxiété ou la crainte.
Il faut renforcer l'activité cérébrale de la femme par une prise de conscience et un contrôle des phases successives de l'accouchement. Cela suppose une éducation de la femme, mais également celle du personnel. Au cours des séances de pré-

paration, on vise à supprimer les réflexes conditionnés nocifs et à en créer d'autres favorables.

**Législation.** *Déclaration de l'accouchement.* V. NAISSANCE.

**accoutumance** n. f. Phénomène par lequel l'organisme devient peu à peu insensible à un produit régulièrement absorbé.

Appliqué aux opiacés, ce phénomène a pour contrepartie l'*état de manque*, ou dépendance, qui oblige le toxicomane à augmenter ses doses pour obtenir l'effet recherché. De même, l'accoutumance à un médicament : euphorisant, somnifère ou laxatif, est suivie d'une diminution progressive de son effet et peut nécessiter soit son interruption temporaire, soit son remplacement par un autre produit.

Le phénomène d'accoutumance est mis à profit en thérapeutique dans les procédés dits *de désensibilisation** des sujets allergiques.

**accumulation** n. f. **Accumulation des médicaments dans l'organisme.** Un médicament peut s'accumuler dans l'organisme, soit qu'il ait été administré à des doses excessives, soit qu'il existe, chez le sujet traité, une insuffisance d'élimination. L'insuffisant rénal, par exemple, ne peut pas évacuer convenablement un grand nombre de médicaments à élimination urinaire, et cette accumulation de médicaments est toxique.

**accusation** n. f. Action de rendre responsable.

En psychiatrie, on peut schématiquement distinguer trois types d'accusation selon les malades mentaux qui les portent :

— celles des *débiles*, des *déments* et de certains *délirants*, qui sont peu dangereuses car maladroites ;

— celles des *paranoïaques* (V. PARANOÏA), des *jaloux*, des *fanatiques* et *idéalistes passionnels*, qui, par leur acharnement et leur fausse logique, peuvent semer le désordre ;

— celles des *mythomanes* et des *pervers**, qui peuvent aussi être dangereuses.

**acéphale** adj. et n. m. Se dit d'un fœtus atteint d'une malformation exceptionnelle ne permettant pas la vie et caractérisée par l'absence d'extrémité céphalique (de tête).

**acétone** n. f. Cétone du propane, ou propanone, de formule $CH_3—CO—CH_3$.

**Toxicologie.** L'acétone est un liquide volatil, d'odeur caractéristique, employé dans l'industrie. Substance irritante et narcotique, elle est dangereuse pour la peau et les yeux, pouvant provoquer des brûlures et jusqu'à la cécité. Avalée ou inhalée sous forme de vapeurs, l'acétone entraîne des manifestations neurologiques allant, selon la dose, de la simple somnolence au coma profond. Une dose de 50 g est habituellement mortelle. Il n'existe pas d'antidote : le lait, en particulier, est contre-indiqué. Ne faire vomir l'intoxiqué que s'il est conscient et si l'ingestion est récente.

**Physiologie.** L'acétone est produite dans l'organisme au cours du métabolisme des graisses. À l'état normal, elle subit immédiatement une série de transformations qui aboutissent au gaz carbonique ($CO_2$). Dans certains états pathologiques, et notamment le diabète, cette transformation ne se fait pas, et on aboutit à la présence d'acétone et d'autres corps cétoniques dans les urines *(acétonurie)* où divers réactifs permettent de les mettre en évidence : c'est la *cétose** ou *acidocétose.* (V. ACÉTONÉMIE.)

**acétonémie** n. f. Présence dans le sang d'acétone et autres corps cétoniques, qui passent ensuite dans les urines, où on les décèle (acétonurie).

Elle se rencontre accompagnée de vomissements et d'odeur caractéristique de l'haleine lors des *vomissements acétonémiques* de l'enfant, survenant brusquement chez un sujet en pleine santé apparente ou à l'occasion d'une infection ou d'un écart de régime : il faut supprimer les graisses (beurre, œufs, chocolat) et donner du sucre et de l'eau bicarbonatée (Vichy). Chez le diabétique, l'acétonémie est le signe prémonitoire du coma. L'hospitalisation est le plus souvent nécessaire.

**acétylcholine** n. f. Ester acétique de la choline, médiateur chimique du système nerveux.

C'est une drogue dite *parasympathomimétique*, c'est-à-dire qu'elle reproduit les effets de la stimulation du système parasympathique*. Son action s'exerce au niveau : 1° de la jonction neuro-musculaire ou plaque motrice ; 2° des ganglions de relais des systèmes parasympathique et sympathique* ; 3° des terminaisons périphériques parasympathiques ; 4° ainsi qu'à celui de certaines synapses cérébrales.

*À faibles doses*, l'acétylcholine a sur l'organisme des effets dits *muscariniques* : dilatation des petites artères et capillaires entraînant une chute de tension, ralentissement du cœur, augmentation des contractions de l'intestin et des bronches ainsi que de toutes les sécrétions (salivaire, sudorale, etc.), myosis*. Tous ces effets sont annulés par l'atropine.

*À fortes doses*, au contraire, l'acétylcholine a des effets inverses, dits *nicotiniques*, et semblables à ceux qui sont exercés par le système sympathique et l'adrénaline*, et ces effets ne sont pas sensibles à l'atropine. Les voies nerveuses le long desquelles l'influx se transmet par l'intermédiaire de l'acétylcholine sont dites *cholinergiques*.

**acétylsalicylique** adj. **Acide acétylsalicylique**, nom chimique de l'aspirine*.

**achalasie** n. f. Perte des mouvements coordonnés d'un segment du tube digestif, qui devient incapable de faire progresser son contenu.

Le mégaœsophage*, le mégacôlon* congénital sont dus à une achalasie du segment d'aval. Le traitement chirurgical est souvent nécessaire, parfois indispensable.

**Achille** n. pr. **Tendon d'Achille**, le plus volumineux des tendons de l'organisme. C'est par son intermédiaire que les muscles du mollet (soléaire et jumeaux formant le triceps sural) s'insèrent sur le calcanéum et, par leur contraction, provoquent l'extension du pied sur la jambe. La rupture du tendon d'Achille doit être diagnostiquée sans retard et traitée chirurgicalement (v. TENDON).

**achilléen, enne** adj. **Réflexe achilléen**, réflexe ostéo-tendineux recherché en percutant le tendon d'Achille, ce qui entraîne un mouvement d'extension du pied sur la jambe. Ce réflexe explore les racines nerveuses $S_1$ et $S_2$ de la moelle épinière. (V. RÉFLEXOGRAMME.)

**acholie** n. f. Arrêt de la sécrétion de la bile par le foie.

**achondroplasie** n. f. Forme de nanisme héréditaire, faisant partie des chondrodystrophies* congénitales, transmis sur le mode dominant. (Syn. : MALADIE DE PARROT ET MARIE.)

L'achondroplasie est caractérisée par un arrêt de la croissance en longueur des os des membres, tandis que leur épaisseur est au contraire augmentée. Cela donne un nanisme disproportionné, avec grosse tête, tronc normal et membres courts. Le diagnostic est porté dès la naissance ou dans les tout premiers mois de la vie.

**achromie** n. f. Diminution ou disparition de la pigmentation de la peau, généralement localisée et formant des taches blanches.

**acide** n. m. Substance chimique qui, dissoute dans de l'eau, libère des ions hydrogène (ions $H^+$) de charge électrique positive.

Un acide dont toutes les molécules se dissocient dans l'eau est dit *acide fort*. Un acide dont une partie seulement des molécules se dissocie est dit *acide faible*. Les ions $H^+$ libérés par les acides en solution sont capables de s'unir à différents corps chimiques comme les métaux, certains composés organiques et surtout les bases, pour donner des sels ou des esters, toutes ces réactions étant réversibles.

Les principaux acides de l'organisme sont : les *acides organiques ;* les *acides organophosphoriques*, comme les acides nucléiques* ; les *acides minéraux* (sulfurique $SO_4H_2$, chlorhydrique ClH, etc.).

*Acide aminé* ou *aminoacide*. V. AMINÉ.

**Brûlures par les acides.** En cas de projection d'acide sur la peau, il faut laver à grande eau, puis avec une solution alcaline (ammoniaque ou soude diluée). Dans l'œil, le lavage doit être immédiat et le risque de lésion reste sérieux (v. BRÛLURES *oculaires*).

L'ingestion d'un acide doit être suivie d'un lavage d'estomac dès que possible, car il existe un risque de rétrécissement de l'œsophage.

**acidité** n. f. L'acidité d'une solution ou d'un milieu organique se définit par sa *concentration en ions* hydrogène* (ions $H^+$) et s'exprime par le pH*.

L'acidité fait *baisser* le pH d'un milieu organique au-dessous de sa valeur physiologique de 7,42.

*Acidité gastrique*. V. ESTOMAC, *Physiologie*.

**acido-basique (équilibre),** rapport constant et équilibré entre les acides et les bases présents dans l'organisme, cet équilibre se traduisant par la stabilité du pH*, reflet de l'acidité* du milieu intérieur.

**Physiologie.** Alors que les métabolismes déversent en permanence d'énormes quantités d'acides dans le sang, sous la forme d'acide carbonique volatil et d'acides organiques non volatils ou fixes, le pH sanguin est constamment maintenu aux alentours de 7,40 par le jeu très complexe des systèmes « tampons » du plasma. Un tampon* est une substance capable de fixer ou de libérer des ions $H^+$ selon les besoins : si on ajoute au milieu intérieur des ions $H^+$ en administrant un acide, le tampon en fixera une partie, « tamponnant » ainsi l'acidité excédentaire. Si, au contraire, on retranche des ions $H^+$ au milieu en administrant une base, le tampon en libérera suffisamment pour éviter l'alcalose et maintenir l'équilibre acido-basique à un pH stable. Le principal tampon du plasma est constitué par l'acide carbonique $CO_3H_2$ et son produit de dissociation, l'ion bicarbonate $CO_3H^-$.

D'autres systèmes tampons de l'organisme sont les protéines et les phosphates. Secondaires au niveau du sang, ils sont au contraire les tampons principaux à l'intérieur des cellules. Dans la pratique courante, on mesure le pH sanguin, c'est-à-dire les variations du système tampon bicarbonate-acide carbonique. La *réserve alcaline* (R. A.) désigne pratiquement la concentration en bicarbonate du plasma (27 milliéquivalents par litre à l'état normal).

Les systèmes tampons seraient rapidement débordés si l'organisme ne les régénérait pas. Le renouvellement s'effectue au moyen de deux organes : le poumon et le rein. Dans le poumon, l'acide carbonique est transformé en eau et en gaz carbonique par une enzyme : l'anhydrase carbonique, et le gaz carbonique est ensuite éliminé par l'expiration. Si la quantité d'acide carbonique dans le sang s'élève, le poumon accélère son rythme respiratoire, augmentant ainsi l'élimination de $CO_2$. Dans le cas contraire, il la réduit. Le rein, de son côté, par des mécanismes d'échanges ioniques complexes entre ions $H^+$ et ions sodium, régénère du bicarbonate, d'une part, et élimine d'autre part des ions $H^+$ en fabriquant de l'ammoniac $NH_4$, qu'il élimine par les urines. Le bilan de ces échanges représente une élimination urinaire d'ions $H^+$, ce qui acidifie l'urine, qui est toujours normalement beaucoup plus acide que le plasma (pH de 4 à 6).

**Perturbations de l'équilibre acido-basique.** Tant que les mécanismes compensateurs pulmonaires et rénaux restent capables de corriger une éventuelle acidose ou une éventuelle alcalose, l'équilibre acido-basique du milieu ne change pas et, bien que l'acidose ou l'alcalose soient décelables par les variations de la teneur en gaz carbonique du sang, elles sont dites *compensées* car le pH ne varie pas. Mais dès que ces mécanismes sont débordés, le pH varie : acidose ou alcalose sont alors *décompensées*. Les variations pathologiques de l'équilibre acido-basique sont les suivantes :

***Acidose et alcalose respiratoires (ou gazeuses).*** Elles sont d'origine pulmonaire.

L'*acidose respiratoire* correspond à une accumulation de gaz carbonique dans le sang (hypercapnie). Elle se voit dans les insuffisances respiratoires. Le rein essaie de compenser alors l'excès d'acidité en réabsorbant davantage de bicarbonates. Il y a donc élévation de la R. A. dans l'acidose respiratoire. Mais lorsque cette élévation n'est plus suffisante pour compenser celle de l'acide carbonique, le pH s'abaisse et on parle d'acidose respiratoire décompensée.

L'*alcalose respiratoire* correspond à une perte exagérée d'acide carbonique par hyperventilation. Elle est compensée par une fuite de bicarbonates au niveau du rein, donc par une baisse de la R. A. Mais lorsque celle-ci devient insuffisante, le pH s'élève et on parle alors d'alcalose respiratoire décompensée.

***Alcalose et acidose métaboliques (ou fixes).*** L'*acidose métabolique* résulte le plus souvent d'une surcharge en résidus acides du métabolisme, soit par excès de production (acido-cétose* du diabète), soit par défaut d'élimination (insuffisance rénale), ou encore par perte de bases (diarrhée profuse). Le poumon tend alors à hyperventiler pour chasser l'excès d'acide carbonique formé à partir de ces acides, et le rein reconstitue des bicarbonates. Lorsque ces mécanismes sont débordés, le pH baisse, et l'acidose métabolique est décompensée.

L'*alcalose métabolique* se voit au cours des pertes exagérées d'acides (vomissements incoercibles, par exemple). Le rein tente alors de garder les ions $H^+$ et de réduire sa production de bicarbonates. Quand le mécanisme est débordé, le pH monte, et l'alcalose métabolique décompensée s'installe.

**Traitement.** La gravité de ces perturbations pouvant mettre en jeu le pronostic vital, le traitement des déséquilibres acido-basiques se fera toujours en centre spécialisé.

**acido-cétose** n. f. Trouble métabolique sévère, associant une acidose (v. ACIDO-BASIQUE [*équilibre*]) et une cétose*, et qui est caractéristique du diabète grave.

**acidose** n. f. Trouble de l'équilibre acido-basique de l'organisme, correspondant à un excès d'acides dans le sang. (V. ACIDO-BASIQUE [*équilibre*].)

**acmé** n. f. Phase d'une maladie où ses manifestations atteignent leur maximum.

**acné** n. f. Maladie de la peau consistant en une inflammation des follicules pileux, et siégeant principalement au visage, aux épaules et dans le dos.

*Acné juvénile ou acné vulgaire.* Forme la plus fréquemment rencontrée. Survenant généralement au moment de la puberté, elle est due à des désordres hormonaux mal précisés, qui entraînent un excès de séborrhée*. Elle se corrige avec le temps et, en particulier, au cours des grossesses chez la femme. L'apparition de l'acné peut par ailleurs être favorisée par un état digestif déficient.

L'acné consiste le plus souvent en une association de *comédons* ou « points noirs », qui sont des amas de cellules épidermiques mortes accumulées dans les pores, et de pustulo-papules, petits « boutons » inflammatoires suppurants. Dans certains cas, ces pustules peuvent prendre des proportions importantes et laisser des cicatrices indélébiles inesthétiques *(acné*

*pustuleuse).* Les pustules peuvent être considérablement aggravées lorsqu'elles sont manipulées, « pressées » par le sujet. Il est donc recommandé devant toute acné de l'adolescence d'observer une hygiène soigneuse du visage et des mains, de traiter l'excès de séborrhée par des savons acides ou soufrés et surtout de ne jamais « presser » ni points noirs ni pustules.
A côté de l'acné juvénile, on observe de multiples formes d'acné :
*L'acné rosacée.* Survenant vers la quarantaine, elle siège au visage et associe de la couperose (petits vaisseaux sanguins dilatés) aux pustules habituelles de l'acné. La présence d'un eczéma associé est fréquente.
*L'acné chéloïdienne.* C'est une suppuration des follicules pileux, suivie de grosses cicatrices et touchant surtout la nuque.
*L'acné conglobata.* C'est une folliculite suppurante chronique, localisée au dos, aux fesses, à la nuque, à la face et aux plis.
L'ingestion de *bromures* et d'*iodures*, ainsi que l'exposition au *chlore industriel* peuvent provoquer l'apparition de lésions d'acné.
L'avis médical est recommandé pour le traitement de toutes ces formes d'acné dont le risque est la persistance de cicatrices indélébiles.

**aconit** n. m. Plante de 1 à 1,50 m, aux fleurs roses ou bleu foncé.
L'aconit (*Aconitum napellus*, renonculacées) doit ses propriétés à l'aconitine* qu'il contient.
**Toxicologie.** L'aconit est toxique et peut provoquer des empoisonnements accidentels à la suite du mélange de ses feuilles avec le céleri (en salade) ou par consommation de ses racines à la place du raifort (rave). L'intoxication se manifeste par des fourmillements (paresthésies) du visage et de la gorge, puis des extrémités ; la vision se trouble, le pouls est irrégulier, la respiration faible, mais la conscience est conservée. Les troubles du rythme cardiaque entraînent un collapsus cardio-vasculaire puis la mort à partir de l'absorption de quelques grammes de la plante (de 1 à 2 mg d'aconitine).
Le traitement consiste à faire vomir (si l'on s'aperçoit de l'erreur), à donner une purge en attendant que le médecin administre du chlorure de calcium par voie intraveineuse, de l'atropine, des tonicardiaques.

**aconitine** n. f. Alcaloïde extrait de la racine de l'aconit.
On emploie l'aconitine à la dose de 0,1 mg par prise, sans dépasser 0,5 mg par 24 heures, dans le traitement des névralgies faciales. Au-dessus de 1 milligramme, l'aconitine est toxique (v. ACONIT). [Toxique, tableau A.]

**acoumétrie** n. f. Appréciation clinique de la qualité de l'audition, utilisant la voix chuchotée, le tic-tac d'une montre, le diapason.
Utile pour orienter le diagnostic, l'acoumétrie cède le pas à l'audiométrie* dès qu'il s'agit d'établir le bilan d'une surdité.

**acouphène** n. m. Bruit perçu par le sujet, mais qui ne correspond à aucun son extérieur à lui. Les sifflements, claquements, bourdonnements* d'oreille sont les acouphènes les plus fréquents.

**acquis, e** adj. Qui n'existe pas à la naissance, mais survient au cours de l'existence. (Contraire : INNÉ.)
MALADIE ACQUISE, maladie contractée sans prédisposition héréditaire ni organique connue.
CARACTÈRES ACQUIS, caractères non contenus dans le patrimoine génétique de l'individu et qui apparaissent au cours de sa vie. Ils représentent essentiellement une *adaptation* de l'individu à des conditions particulières de son milieu. Par exemple : les agressions microbiennes ou parasitaires entraînent des phénomènes d'immunité acquise physiologique.

**acrocyanose** n. f. Coloration bleu violacé (cyanose) permanente des extrémités : mains, pieds, oreilles. (Syn. : ACROASPHYXIE.)
D'origine vraisemblablement neuro-glandulaire, ce trouble est exagéré par le froid et l'humidité, et peut alors conduire à des accès légèrement douloureux.
On l'observe surtout chez la jeune fille après la puberté et chez la jeune femme, et il s'atténue avec l'âge. Le plus souvent simplement inesthétique, l'acrocyanose peut cependant préluder, dans le cadre du syndrome de Raynaud, à la gangrène des extrémités. Le traitement en est très illusoire, la meilleure mesure restant la protection contre le froid.

**acrodermatite** n. f. Toute affection de la peau, inflammatoire ou non, limitée aux extrémités.

**acrodynie** n. f. Maladie rare qui frappe les enfants de 6 mois à 8 ans, caractérisée par des tuméfactions douloureuses et rouges au niveau des pieds et des mains. Il peut exister des élancements douloureux à type de brûlures et de picotements, des démangeaisons et des crises de sueurs, ainsi que des troubles cardio-vasculaires : accélération du rythme cardiaque (tachycardie) et hypertension.
La maladie, d'évolution lente (de 3 à 4 mois), attribuée à un virus, guérit habi-

tuellement sans séquelles. Rarement, la mort peut survenir par syncope ou paralysie.

**acromégalie** n. f. Affection caractérisée par une augmentation non congénitale des dimensions des mains, des pieds et de la tête, accompagnée de malformations thoraciques, le tout étant dû à une production excessive, par le lobe antérieur de l'hypophyse*, d'*hormone somatotrope* ou hormone de croissance. Cette hyperproduction, permanente et non freinable, est due à une tumeur antéhypophysaire dite *à cellules éosinophiles*. L'apparence physique du sujet atteint d'acromégalie est frappante et suggère à elle seule le diagnostic : son visage est allongé, les saillies osseuses (pommettes, arcades sourcilières) en sont exagérées. Le menton est prognathe. La langue est augmentée de volume (macroglossie). Paupières, oreilles et lèvres sont épaissies, ainsi que les mains, qui sont élargies, et les pieds, où l'hypertrophie du talon est particulièrement nette. La peau est épaisse, grisâtre, terne, grasse. Le dos se voûte tandis que le ventre saille. Le diagnostic est confirmé en se référant à des photographies antérieures du sujet. En effet, la transformation est progressive et s'étend sur plusieurs années, au point que le malade et ses proches peuvent ne pas s'en apercevoir. L'interrogatoire révèle que le malade a progressivement changé sa pointure de chaussures, de gants, de chapeau, L'examen révèle que les viscères sont gros (splanchnomégalie). La radiographie montre des altérations osseuses caractéristiques, notamment au niveau de la *selle turcique* (loge de l'hypophyse), qui est agrandie. Le malade se plaint par ailleurs de maux de tête et de troubles de la vue.

**Évolution.** Bien que bénin en lui-même, l'adénome* éosinophile de l'hypophyse peut avoir des conséquences fâcheuses sur le plan articulaire (rhumatismes), métabolique (diabète) et cardiaque par l'augmentation du volume du cœur. D'autre part, le siège anatomique de la tumeur, l'hypophyse étant toute proche du chiasma* optique, menace directement l'intégrité de la vue.

**Traitement.** Radiothérapie de l'hypophyse s'il n'y a pas de signes d'évolutivité de la tumeur. Dans le cas contraire, ablation chirurgicale sans tarder. Les déformations se stabilisent alors, et certaines complications (visuelles notamment) peuvent régresser.

**acromio-claviculaire** adj. Relatif à l'acromion et à la clavicule.

L'*articulation acromio-claviculaire* unit l'extrémité externe de la clavicule à l'acromion.

**acromion** n. m. Apophyse de l'omoplate*, qui s'articule avec la clavicule.

**acte** n. m. **Acte médical**, tout geste ou toute action, toute intervention médicale ou chirurgicale effectués par un médecin, un chirurgien-dentiste ou un auxiliaire médical dans un dessein diagnostique ou thérapeutique.

Dans le cadre de l'assurance maladie, les soins donnés au malade sont en principe tarifés à l'acte, mais, afin de respecter le secret professionnel, le praticien utilise une nomenclature établie par l'Administration, sur laquelle chaque acte professionnel est désigné par une lettre clef indiquant la nature de l'acte ou la qualité du praticien, et un coefficient indiquant la valeur relative de chaque acte professionnel. Exemple :

— injection intraveineuse par médecin : K2 ;

— injection intraveineuse par auxiliaire médical, infirmier : AM12.

**Psychiatrie.** *Passage à l'acte*, action physique effectivement réalisée et consécutive à une impulsion que le sujet ne peut contrôler. Cette action est significative d'un conflit psychique que le sujet ne maîtrise pas.

**A. C. T. H.,** sigle d'*adreno-corticotrophic hormone*, terme par lequel les auteurs anglo-saxons désignent la *corticostimuline*, ou hormone corticotrope, sécrétée par le lobe antérieur de l'hypophyse* et ayant pour cible le cortex de la glande surrénale*.

**Physiologie.** L'A.C.T.H. stimule la production hormonale de la corticosurrénale. Son action n'est efficace que dans la mesure où la glande surrénale est saine et capable de répondre à la stimuline hypophysaire : c'est sur cette notion que repose le test de Thorn*, qui apprécie l'état fonctionnel des surrénales.

**Emploi thérapeutique.** Les indications de l'A.C.T.H. sont essentiellement d'ordre substitutif : subvenir à une insuffisance hypophysaire ou corticosurrénalienne. (V. CORTICOTHÉRAPIE.)

**actinomycose** n. f. Maladie due à des *actinomycètes*, micro-organismes parasites qui se développent dans différents tissus de l'organisme.

Elle frappe l'homme et certains animaux : bœuf, cheval, mouton, porc. Ses localisations les plus fréquentes sont *au cou et à la face*, où à partir d'une carie dentaire, elle forme une tumeur suppurée (mycétone) du maxillaire inférieur ; *au poumon*, causant la toux et des crachats

infectés. Il existe aussi des localisations abdominales, cutanées, cérébrales.
Le traitement consiste en l'administration prolongée d'antibiotiques (après antibiogramme) et de sulfamides. L'excision et le drainage chirurgical sont parfois nécessaires.

**activation** n. f. Modification d'une substance inactive par l'intervention d'un facteur (généralement une enzyme*) qui la rend capable d'agir.

**activité** n. f. **Activités physiques,** expression désignant toutes les actions qui mettent en jeu le travail musculaire, quels que soient les muscles intéressés, et qui provoquent une augmentation de l'activité circulatoire et de la respiration, donc des métabolismes.
L'homme des villes manque d'activités physiques, ce qui est nuisible au maintien d'un bon équilibre tant physique que moral. Les activités physiques, sportives ou non, ont un effet stimulant sur les différentes fonctions de l'organisme.
***Effets cardio-vasculaires.*** Les exercices physiques accélèrent le rythme du cœur, qui peut atteindre de 140 à 180 pulsations par minute. Cette tachycardie d'effort augmente le débit cardiaque, qui peut passer de 5 litres par minute (normalement) à 20 ou même 40 litres par minute au cours d'un effort considérable. Parallèlement, la tension artérielle s'élève. Il existe chez les sportifs une accoutumance à ces débits élevés, qui peuvent provoquer une augmentation du volume du cœur : c'est le « gros cœur » des sportifs.
***Effets musculaires.*** L'irrigation des muscles par la circulation capillaire s'accroît considérablement lors de l'effort musculaire, ce qui entraîne une meilleure nutrition du muscle et favorise son développement. Parallèlement, la température centrale du corps s'élève.
***Effets sur l'appareil respiratoire.*** Les activités physiques augmentent la consommation d'oxygène et la production de gaz carbonique. L'augmentation des échanges gazeux se traduit par une accélération du rythme respiratoire (polypnée) et une augmentation du volume d'air échangé, qui peut passer de 3,5 à 6 litres par minute.
***Effets sur la nutrition.*** Les phénomènes d'assimilation et de consommation énergétique de l'organisme sont d'autant plus grands que son activité est plus intense. La ration, de 2 600 calories chez un sédentaire, doit être de 4 000 à 6 000 calories chez un sportif ou un travailleur manuel.

**acuité** n. f. Qualité de ce qui est aigu, qui peut définir l'intensité d'une douleur, d'un son, d'une sensation.
L'*acuité visuelle* désigne une qualité de la vue permettant de distinguer deux points rapprochés. Elle est mesurée à l'aide d'un tableau (échelle optométrique) dont les lignes, imprimées en caractères de plus en plus fins, correspondent chacune à un dixième ; une vue parfaite permet de lire les 10 lignes (10/10).
L'*acuité auditive* désigne la qualité de l'ouïe ; elle est appréciée couramment par l'acoumétrie* et mesurée d'une façon précise par audiométrie*.

**acupuncture** n. f. Méthode thérapeutique d'origine chinoise, qui consiste en l'implantation d'aiguilles en des points précis de la surface du corps.
**Terminologie de l'acupuncture.**
***Les méridiens.*** Les points d'acupuncture déterminés par les médecins chinois sont au nombre de 787, correspondant à des organes et à des symptômes divers, et reliés entre eux par des « lignes hypothétiques » au nombre de 24. Ces lignes ont été appelées *jing* par les Chinois, mot signifiant que ce sont des lignes « vivantes », parcourues par un flux d'énergie vitale. Certains auteurs français contemporains ont traduit ce mot par *méridien.* Il existe 12 méridiens symétriques de chaque côté du corps, chaque paire de *jing* correspondant à un organe. Dans la pensée chinoise, l'énergie vitale circule le long de toutes ces lignes et passe d'un jing à l'autre sans qu'il y ait jamais interruption de cette circulation.
*Les vaisseaux extraordinaires (mo).* Outre les douze jing bilatéraux, les Chinois ont indiqué huit lignes supplémentaires, dont les plus importantes sont la *médiane antérieure (ren mo),* ou vaisseau de la conception, et la *médiane postérieure (tou mo),* ou vaisseau gouverneur.
***Les points d'acupuncture.*** Chaque point d'acupuncture correspond à des signes cliniques précis et répertoriés. Leur classement est le suivant.
1. POINTS PRINCIPAUX. Chaque méridien bilatéral en comporte un certain nombre :
*deux points capitaux,* l'un de *tonification,* dont le rôle est de stimuler une fonction organique déficiente ; l'autre de *dispersion,* ou sédatif, dont le rôle est au contraire de calmer un hyperfonctionnement ;
*des points spéciaux,* dont le nombre varie avec les méridiens : le *point de la source du méridien* renforce, selon les cas et selon l'aiguille employée, la stimulation ou la sédation exercée sur le point principal : c'est un point régulateur ; le *point vésical,* ou *point de l'assentiment,* placé sur le méridien de la vessie, apporte, par

assentiment au point capital, tonifiant ou calmant ; le *point d'alarme*, ou *hérault*, est spontanément douloureux lorsque le méridien sur lequel il se trouve est perturbé (le point est toujours en regard de l'organe malade : par exemple, point de l'appendicite) ; le *point de passage (le* ou *lo)*, très important, est toujours placé sur son propre méridien : c'est celui par où s'écoule, selon les Chinois, l'énergie vitale lorsqu'elle est en excès dans un organe.

2. POINTS COMPLÉMENTAIRES ET SECONDAIRES. Ces points, toujours situés sur les méridiens, ne seront poncturés que suivant certaines indications particulières propres à chacun d'eux. D'autres ne seront poncturés que pour calmer une douleur locale.

3. POINTS CURIEUX EN DEHORS DES JING. Ils sont d'importance secondaire et leur seule indication est la douleur locale. Les *points de réunion hui*, au nombre de 9, ont chacun une action particulière sur un groupe d'organes déterminés.

Les *aiguilles chinoises*, primitivement faites d'épines de bois, puis de silex taillé, sont actuellement en métal : l'or et le cuivre ayant une action tonifiante, l'argent et l'acier ayant une action sédative. Leur longueur varie de 1 à 2,5 cm. Certains acupuncteurs français utilisent des aiguilles dites « japonaises » dont la longueur va jusqu'à 15 cm. On les enfonce habituellement de 1 à 2 mm dans le derme. Il existe aussi des aiguilles dites « à demeure », que l'on enfonce dans le tissu cellulaire sous-cutané et qui sont maintenues en place plusieurs heures, parfois plusieurs jours. Dans certains cas, les aiguilles sont constamment animées d'un léger mouvement de rotation par l'opérateur.

***Le massage chinois.*** Fait sur les points d'acupuncture, il est indiqué dans le cas de régions douloureuses ou spasmées.

***Les moxas.*** Cautères en bois utilisés en Chine et au Japon comme complément à l'acupuncture. Ce sont des cônes qu'on colle sur la peau par leur base et dont on allume la pointe.

***Les pouls chinois.*** La médecine chinoise traditionnelle fonde ses diagnostics sur la prise du pouls en différents points du corps et en effectuant des pressions variables (faible, moyenne, forte). L'appréciation de ces pouls permettrait de prévoir une maladie d'un organe et d'en éviter les manifestations grâce à l'acupuncture.

***L'électropuncture.*** Certains acupuncteurs branchent les aiguilles sur des générateurs électriques spéciaux dont les impulsions ont pour effet de renforcer l'action physique des aiguilles. Suivant les caractéristiques électriques des impulsions, l'action est tonifiante ou calmante. L'électropuncture est notamment utilisée en anesthésie.

**Indications de l'acupuncture.** L'acupuncture est particulièrement indiquée dans les spasmes viscéraux comme l'asthme, les coliques néphrétiques, les contractures musculaires, ainsi que dans les douleurs rhumatismales, dans les névrites, les névralgies. Les inflammations des muqueuses comme la sinusite, les troubles neurovégétatifs comme les vomissements, la constipation opiniâtre, l'énurésie peuvent également entrer dans le cadre de ces indications, ainsi que l'insomnie et divers troubles psychosomatiques. L'acupuncture est depuis quelques années employée pour réaliser l'anesthésie chirurgicale, et les résultats obtenus sont très encourageants.

**Contre-indications.** Il faut éviter de pratiquer l'acupuncture dans les états fébriles et en particulier dans les arthrites infectieuses. Certaines précautions doivent par ailleurs être prises chez les sujets neurotoniques, qui risquent de présenter des malaises en cours de traitement.

**adamantinome** n. m. Tumeur maligne des maxillaires, née des bourgeons dentaires et détruisant à la fois l'os et la gencive.

**Adams-Stokes (syndrome d'),** trouble du rythme cardiaque, caractérisé par des accès de ralentissement extrême de la fréquence des pulsations *(bradycardie)*, soit, au contraire, par de brusques palpitations *(tachycardie)*.

Ces troubles, provoquant un arrêt momentané de la circulation cérébrale par inefficacité de la pompe cardiaque, sont à l'origine d'un ensemble d'accidents neurologiques allant du simple vertige à l'attaque d'épilepsie ou à la syncope mortelle. Le traitement par la pose d'un stimulateur* cardiaque (ou *pacemaker*) supprime tous les troubles.

**adaptation** n. f. Propriété que possède un organisme de se modifier suivant ses conditions d'existence, de manière à toujours fonctionner le mieux possible en dépensant un minimum d'énergie.

L'adaptation s'exerce vis-à-vis de toutes les composantes de l'environnement. L'altitude, par exemple, où la pression d'oxygène de l'air est moindre qu'au niveau de la mer, entraînerait une anoxie*, c'est-à-dire une insuffisance d'oxygénation des tissus, si l'organisme ne réagissait pas immédiatement par une hyperventilation pulmonaire, puis, au bout de quelques jours, par une augmentation du nombre des globules rouges *(polyglobulie)*.

Lorsque l'ensemble des conditions imposées à l'organisme dépasse un certain seuil et constitue en quelque sorte une agression, l'organisme réagit par un certain nombre de moyens dont l'expression clinique traduit le *syndrome d'adaptation.*

**Le syndrome d'adaptation.** C'est l'ensemble des réactions non spécifiques de l'organisme à une agression quelconque (traumatisme, surmenage, choc, infection, intoxication, etc.) et qui lui permettent, jusqu'à une certaine limite, d'en supporter les conséquences. Il se déroule en trois phases : 1° la *réaction d'alarme,* au cours de laquelle l'organisme, surpris par l'agression, présente un état de choc*, puis l'apparition des premières réactions de défense ; 2° le *stade de résistance,* plus durable, pendant lequel l'organisme s'adapte à l'agression et accroît ses défenses contre elle ; 3° le *stade d'épuisement,* pouvant aboutir à la mort si l'agression persiste avec la même intensité.

Le déclenchement de ces réactions dépend essentiellement de la sécrétion de la glande corticosurrénale, qui augmente lors de l'agression, en réponse à la sécrétion accrue d'A. C. T. H.* par l'hypophyse, elle-même stimulée par les centres cérébraux de l'hypothalamus*.

**Adaptation visuelle.** Faculté de la rétine de percevoir les différentes luminances, c'est-à-dire de voir avec des éclairages d'intensités différentes. Lorsque les luminances sont faibles, trois phénomènes caractérisent la vision :

1. *L'augmentation considérable de la sensibilité de l'œil à la lumière.* Cette adaptation progressive à l'obscurité relève, au sein de la rétine, du pourpre des bâtonnets (v. RÉTINE) qui, détruit par les lumières vives, est régénéré en quelques minutes dans l'obscurité. Cette adaptation est détériorée par les carences en vitamine A ;
2. *L'intervalle photochromatique.* Il correspond aux luminances faibles pour lesquelles ces objets sont vus gris, c'est-à-dire incolores. Il est situé entre le *seuil terminal* (où on ne voit plus rien) et le *seuil chromatique* (où on ne voit plus les couleurs) de la vision. Il varie en importance pour chaque couleur : nul pour le rouge sombre, qui n'est jamais perçu gris, il est maximal pour le violet, dernière couleur à apparaître avec la progression de l'intensité lumineuse ;
3. *L'effet Purkinje.* C'est le déplacement de la sensibilité de l'œil vers les couleurs moyennes du spectre (le vert, le bleu), la nuit. En lumière nocturne, en effet, les couleurs telles que le vert ou le vert-bleu sont mieux perçues que le rouge ou le violet, qui se trouvent aux extrémités du spectre lumineux.

**Addis (compte d') ou épreuve d'Addis Hamburger,** numération du débit des éléments figurés (globules rouges, globules blancs et cylindres*) émis par minute dans les urines d'un sujet (en abrév. : H. L. M. (hématies-leucocytes-minute]).

Pour réaliser cet examen, on fait uriner le sujet à son réveil et on jette ces urines. On le laisse ensuite au repos complet pendant trois heures, allongé, après quoi on le fait uriner de nouveau, et on adresse aussitôt ces dernières urines recueillies au laboratoire.

Seuls les débits d'hématies et de leucocytes supérieurs à 5 000 par minute sont considérés comme pathologiques. On observe une augmentation du débit des hématies dans les glomérulonéphrites*. L'augmentation du débit des globules blancs signe l'infection rénale : pyélonéphrite*, tuberculose.

**Addison (maladie d') ou insuffisance surrénale lente,** maladie due à une insuffisance de sécrétion hormonale de la glande surrénale.

Les causes principales en sont la *tuberculose* et, plus récemment, l'administration prolongée de médicaments cortisoniques anti-inflammatoires, lesquels, mettant la glande au repos par le mécanisme du feed-back*, peuvent entraîner à la longue son atrophie, qui se révèle cliniquement à l'arrêt du traitement. La maladie réunit classiquement les symptômes suivants : d'abord une immense *fatigue,* physique et psychique, le malade étant littéralement épuisé à la fin de la journée, tout déplacement devenant à la limite impossible. On observe d'autre part que son teint est *bronzé* (d'où le nom de *maladie bronzée*), cette pigmentation étant due à une hypersécrétion de mélanine* : c'est la *mélanodermie* de l'addisonien, accentuée aux points de frottement. Le malade, en outre, *maigrit* progressivement ; *sa pression artérielle est basse,* et il présente des troubles digestifs à type de douleurs abdominales, nausées et vomissements, diarrhée avec stéatorrhée* (selles graisseuses) ; son humeur est changeante, dépressive et irritable. Il est anémique, hypoglycémique (sucre sanguin abaissé), il perd de l'eau et du sel par les urines, où l'on note par ailleurs l'absence ou la baisse très importante des produits de dégradation des hormones surrénaliennes. Le test de Thorn* montre que la glande ne répond pas à la stimulation hypophysaire. Non traitée, cette maladie aboutissait jadis à la mort. Actuellement, le régime salé, le traitement hormonal substitutif *à vie* par la cortisone — à condition qu'il soit strictement continu et étroitement surveillé et adapté aux événements (en effet, toute émotion, infection ou intervention chirurgicale impose d'augmenter notablement les doses) — permettent aux malades une espérance de vie normale. L'addisonien devra toujours être muni d'une carte portant la mention de sa maladie et le traitement appliqué.

**adduction** n. f. Mouvement qui rapproche un membre ou un segment de membre de l'axe du corps.

**adénectomie** n. f. 1. Ablation d'un ganglion lymphatique.
2. Syn. de ADÉNOÏDECTOMIE*.

**adénine** n. f. Substance résultant de la dégradation des nucléoprotéines*.
L'adénine est une base purique*; on l'emploie sous la dénomination de vitamine B4 dans le traitement des leucopénies*.

**adénite** n. f. Inflammation d'un ganglion lymphatique.
**Adénite aiguë.** Elle se caractérise par une augmentation de volume d'un ganglion ou d'un groupe ganglionnaire, avec douleur, et, si elle est superficielle, par une rougeur de la peau et une augmentation de la chaleur locale. À ce stade, dit *congestif*, la guérison peut s'obtenir par le traitement médical; sinon l'évolution se fait vers l'adénite suppurée (bubon) : la peau devient rouge, œdématiée, la tumeur devient fluctuante, les signes généraux apparaissent : fièvre, malaises, hyperleucocytose sanguine (augmentation des globules blancs). L'évacuation chirurgicale du pus et le drainage s'imposent, sinon va se produire l'ouverture spontanée à la peau (fistulisation) ou une diffusion de l'infection dans les tissus avoisinants (adénophlegmon*).
L'adénite aiguë est fréquemment en rapport avec une lésion souvent minime du territoire lymphatique concerné, s'accompagnant parfois de lymphangite*. Les adénites aiguës peuvent être multiples, par exemple au cours de l'adénomésolyphite* aiguë, de la maladie des griffes du chat, de la mononucléose* infectieuse.
**Adénite chronique.** Elle se caractérise par une augmentation de volume d'un ou de plusieurs ganglions, sans signes locaux ni généraux. Surtout observée au niveau du cou, cette affection a comme causes les plus fréquentes des infections subaiguës d'origine dentaire, amygdalienne, auriculaire. *L'adénite tuberculeuse* évolue spontanément vers une fistulisation à la peau qui laisse des cicatrices, les *écrouelles**.
Les *adénites syphilitiques* se rencontrent à toutes les périodes de la maladie; à la phase tertiaire, elles peuvent réaliser une *gomme** syphilitique.

**adénocarcinome** n. m. Cancer* débutant à partir d'un épithélium* glandulaire.

**adénogramme** n. m. Examen de laboratoire permettant d'étudier les cellules d'un ganglion lymphatique.

**adénoïde** adj. Qui ressemble à un ganglion (à une adénopathie), ou qui concerne le tissu ganglionnaire *(tumeur adénoïde)*.
**Végétations adénoïdes.** Formations de tissu lymphoïde* qui obstruent le rhino-pharynx des enfants. Ces végétations sont constituées par une augmentation de volume de l'*amygdale* pharyngée*, amygdale accessoire située dans le rhinopharynx, en arrière et au-dessus des amygdales. Pour parler de *végétations adénoïdes*, il faut que l'amygdale pharyngée soit enflée et enflammée au point de provoquer des accidents mécaniques (obstruction nasale) et infectieux. L'infection est l'adénoïdite aiguë. Elle empêche la tétée chez le nourrisson, gêne le sommeil de l'enfant par l'obstruction nasale qu'elle provoque. Elle se complique fréquemment d'otite* aiguë. L'adénoïdite chronique entraîne des rhumes fréquents (rhino-pharyngites) et des otites à répétition, des troubles digestifs (diarrhée) par la déglutition de mucosités.
Le traitement consiste en l'ablation des végétations ou *adénoïdectomie.* Cette intervention est pratiquée en dehors de toute poussée aiguë et peut être faite dès le très jeune âge, sans toucher aux amygdales.

**adénoïdectomie** n. f. Ablation des végétations adénoïdes*. (On dit aussi ADÉNECTOMIE.)

**adénolipomatose** n. f. Affection de cause inconnue, probablement héréditaire, caractérisée par la présence de tuméfactions graisseuses *(lipomes)* disséminées en différents points du corps.

**adénome** n. m. Tumeur bénigne, due à la prolifération régulière d'un épithélium* glandulaire normal.
Les adénomes peuvent siéger dans toutes les structures où existent des glandes à sécrétion interne (surrénale, hypophyse, thyroïde, etc.) ou à sécrétion externe (peau, glandes salivaires, etc.). Ils peuvent se compliquer du fait de leur volume, de leur siège : hémorragies, nécroses, troubles de compression des organes avoisinants.
*Adénome prostatique.* V. PROSTATE.

**adénomectonie** n. f. Ablation d'un adénome, et plus spécialement de l'adénome de la prostate*.
**adénomésolymphite** n. f. Syndrome douloureux abdominal de l'enfant, réalisant un tableau d'appendicite aiguë.
Appelée également *adénite mésentérique*, cette affection est en rapport avec une infection bénigne due à un virus ou à un bacille paratuberculeux.
**adénopathie** n. f. Terme général désignant toute augmentation pathologique du volume des ganglions, quels que soient leur siège et leur origine, inflammatoire ou tumorale.
**adénophlegmon** n. m. Suppuration d'un ganglion étendue aux tissus de voisinage.
Superficiel ou profond, localisé ou diffus, l'apparition d'un adénophlegmon au cours de l'évolution d'une adénite est favorisée par une virulence particulière du germe ou une déficience de l'état général du sujet.
**adénosarcome** n. m. Tumeur glandulaire associant une prolifération glandulaire bénigne et une prolifération conjonctive maligne.
**adénosine** n. f. Aminoacide* dérivant de l'adénine* et composé d'une molécule d'adénine et d'un sucre, le ribose.
ADÉNOSINE MONOPHOSPHATE, OU A. M. P., molécule d'adénosine à laquelle est fixé un atome de phosphore. L'A. M. P. est utilisée en thérapeutique dans les démangeaisons (prurits), les prophyries*.
ADÉNOSINE MONOPHOSPHATE CYCLIQUE, OU A. M. P. CYCLIQUE, substance qui joue dans les cellules un rôle de « second messager hormonal », c'est-à-dire que l'A. M. P. cyclique transmettrait le « message » de l'hormone (dont l'action directe s'arrêterait au niveau de la membrane cellulaire) jusqu'au noyau de la cellule.
ADÉNOSINE TRIPHOSPHATE, OU A. T. P., molécule d'adénosine sur laquelle sont fixés trois atomes de phosphore. Deux de ces derniers sont fixés à l'adénosine par une liaison riche en énergie, c'est-à-dire que sa rupture libère une grande quantité d'énergie.
**adhérence** n. f. Accolement de deux organes ou tissus.
Il existe des *adhérences normales, physiologiques* (tel l'accolement du mésocôlon* au péritoine* pariétal) et des *adhérences pathologiques*, congénitales ou acquises, qui peuvent être à l'origine de douleurs, de perforations. Les adhérences péritonéales secondaires à une péritonite ou à une intervention chirurgicale sont particulièrement redoutables, car elles forment des brides sur lesquelles l'intestin peut s'étrangler et donner une *occlusion**.
**adiadococinésie** n. f. Trouble de la coordination des mouvements, rendant le patient incapable d'effectuer rapidement et régulièrement un mouvement alternatif comme celui des « marionnettes ».
Ce symptôme neurologique se retrouve en particulier dans les atteintes du cervelet (syndrome cérébelleux) et dans la sclérose* en plaques.
**Adie (syndrome d'),** affection neurologique bénigne, caractérisée par l'association d'une abolition des réflexes ostéotendineux des membres inférieurs et d'un trouble de la pupille*, qui ne se contracte plus normalement.
**adipeux, euse** adj. Relatif à la graisse, chargé de graisse.
**Tissu adipeux**, forme de tissu conjonctif dont les cellules, ou *adipocytes*, sont chargées de corps gras. Il représente 5 p. 100 du poids du corps, réparti différemment chez l'homme, la femme et le nourrisson. Son importance est variable en fonction de l'alimentation (ou du jeûne). De nombreux facteurs endocriniens interviennent dans son accumulation, parmi lesquels il faut citer : l'hypophyse, les glandes génitales et digestives (foie, pancréas), la thyroïde et la corticosurrénale. Le tissu adipeux, mal vascularisé, se défend mal contre l'infection.
**adipose** n. f. Surcharge graisseuse des tissus.
Elle se traduit par une multiplication cellulaire exagérée et une surcharge des cellules adipeuses, une hypertrophie du tissu adipeux. Elle forme un lipome* quand elle est limitée.
**adiposo-génital, e, aux** adj. **Syndrome adiposo-génital**, association d'une obésité considérable, prédominant au tronc et à la racine des membres, et d'une insuffisance sexuelle (hypogonadisme) entraînant impuissance chez l'homme et arrêt de menstruation (aménorrhée) chez la femme, et dû à une lésion de l'hypothalamus et de l'hypophyse. (Syn. : SYNDROME DE BABINSKI-FRÖLICH.)
**A. D. N.,** sigle de l'*acide désoxyribonucléique*, acide nucléique* dont le sucre est le désoxyribose.
L'A. D. N. est une substance complexe du groupe des nucléoprotéides*, et c'est l'élément constitutif des chromosomes*, supports matériels de l'hérédité.
**adolescence** n. f. Époque de la vie intermédiaire entre l'enfance et la période adulte. On y inclut généralement la puberté, qui en représente la première partie.
**Transformations physiques.** Elles se font sous

l'influence de l'entrée en activité des glandes sexuelles.
C'est le moment de l'apparition des règles, des caractères sexuels secondaires et, après une rapide poussée prépubertaire, du ralentissement de la croissance. Après la puberté, l'adolescence se poursuit par une évolution progressive vers l'âge adulte : augmentation modérée mais certaine de la taille, développement de la musculature et accroissement de la résistance physiologique.
**Phénomènes psychiques de l'adolescence.** L'adolescence est marquée par une crise psychologique, dite « d'originalité juvénile », qui varie d'intensité selon les cas. Elle surprend toujours parents et éducateurs, qui se heurtent à des attitudes qu'ils ne comprennent plus. L'adolescent déconcerte par l'extrême instabilité et l'ambivalence de ses réactions. Périodes d'exaltation, de révolte, d'agressivité, de générosité alternent avec des moments de grande passivité où se manifeste le dégoût de soi et de la vie et où apparaissent des sentiments d'infériorité.
La signification de cette crise est avant tout la remise en question de soi, avec : 1° l'abandon des conceptions de l'enfance, le rejet de ses valeurs ; 2° le développement d'une sexualité à la recherche de son objet ; 3° le repli narcissique à la découverte d'une image de soi et vers une prise en charge de son destin propre.

**adonis** n. m. Plante herbacée (*Adonis vernalis*, renonculacées) dont on emploie les parties aériennes, séchées, en infusion ou sous forme d'extrait aqueux, comme diurétique* et comme tonicardiaque*. (Tableau C.)

**adoption** n. f. Acte juridique qui crée des rapports fictifs de filiation.
L'adoption connaît une faveur de plus en plus grande depuis le début du XX^e siècle. Le Code civil de 1804 n'autorisait que l'adoption des majeurs. Des lois de 1923 à 1925 ont élargi l'institution en faveur des orphelins qu'avait laissés la Première Guerre mondiale. En 1939 est entamée une véritable réforme qui, continuée en 1958, 1960, 1961, est parachevée en 1966 et en 1976.
Il existe actuellement deux sortes d'adoption : l'adoption simple et l'adoption plénière. La première, très proche de l'adoption du code Napoléon, est possible quel que soit l'âge de l'adopté. Si elle crée des liens successoraux entre l'adoptant et l'adopté et fait tomber l'adopté mineur sous l'autorité parentale de l'adoptant, elle ne rompt cependant pas les liens de l'enfant avec sa famille naturelle, s'il en a une. Elle est révocable dans certains cas. La seconde, réservée en principe aux enfants de moins de 15 ans, tend à assimiler l'enfant à un enfant légitime : il cesse d'appartenir à sa famille d'origine et entre dans la famille de l'adoptant avec tous les droits et devoirs de l'enfant légitime (nom, nationalité, autorité parentale, droits successoraux, obligation alimentaire, etc.). Elle est irrévocable.
Les deux formes d'adoption supposent que l'adoptant, qui peut être célibataire ou marié, ait plus de 30 ans (aucune condition d'âge n'étant exigée si l'adoption est demandée conjointement par deux époux mariés depuis au moins 5 ans), qu'il ait 15 ans de plus que l'adopté (10 ans si ce dernier est l'enfant du conjoint).
L'adoption plénière suppose en outre que l'enfant appartienne à l'une des catégories suivantes : enfant mineur pour lequel les parents ou le conseil de famille ont valablement consenti à l'adoption, pupille de l'État, enfant déclaré abandonné par le tribunal, et que cet enfant ait été accueilli au foyer de l'adoptant depuis au moins 6 mois. Le placement de l'enfant dont l'adoption est envisagée dans le foyer est toujours précédé d'une très sérieuse enquête sociale, médicale et psychiatrique auprès des futurs parents adoptants.

**adoucisseur** n. m. *Adoucisseur d'eau*, appareil utilisé pour diminuer le degré hydrotimétrique de l'eau*, c'est-à-dire sa teneur en calcium et en magnésium.

**adrénaline** n. f. Hormone sécrétée par la partie centrale de la glande surrénale ou médullosurrénale, et également formée au niveau des terminaisons du système sympathique, dont elle est le médiateur chimique.
C'est un *sympathomimétique*, c'est-à-dire que son action reproduit les effets de l'excitation du système sympathique ou adrénergique*.
**Physiologie.** L'action de l'adrénaline sur l'organisme est essentiellement une action de mobilisation des réserves et d'augmentation de l'utilisation de l'énergie en vue de l'activité. Elle potentialise les ressources de l'organisme devant toute agression ou choc, pour lui permettre de réagir rapidement.
*Sur le système cardio-vasculaire.* L'adrénaline augmente la contractilité et le rythme cardiaque ; elle provoque la vasoconstriction de certains territoires de l'organisme : rein, peau, muqueuses. Tout cela entraîne parallèlement une augmentation du débit cardiaque. *Sur les autres organes.* Au niveau de l'intestin, de l'œil, des glandes salivaires, du muscle strié,

de l'utérus et du système nerveux central, les effets de l'adrénaline sont pratiquement les mêmes que ceux de la noradrénaline*.
Emploi thérapeutique. Les indications de l'adrénaline sont très limitées. Elle est utilisée en dernier recours dans les syncopes cardiaques, par injection intracardiaque. (Toxique, tableau A.)

**adrénergique** adj. Qui agit par l'intermédiaire de l'adrénaline ou de substances comparables.
Les *nerfs adrénergiques* transmettent l'influx nerveux par l'intermédiaire de l'adrénaline. Ils sont intégrés dans le système sympathique (ou adrénergique), dont l'adrénaline est le médiateur* chimique.
Récepteurs adrénergiques. On a découvert dans les différents organes des cellules commandées spécifiquement par le système sympathique. Ces cellules sont divisées en deux types différents d'après les effets que produit leur stimulation : on les appelle récepteurs adrénergiques alpha ($\alpha$) et bêta ($\beta$). La stimulation isolée de chacun de ces récepteurs ne reproduit qu'une partie des effets de la stimulation du sympathique entier (v. SYMPATHOMIMÉTIQUE). Certains médicaments (alphabloquants* et bêtabloquants*) bloquent respectivement l'action alpha- ou l'action bêta- de ces récepteurs.

**adsorbant, e** adj. Se dit de substances capables de produire l'adsorption*.

**adsorption** n. f. Phénomène physique qui consiste en la fixation, sur un solide poreux et par simple contact, d'un gaz ou d'une substance dissoute.
Les solides permettant l'adsorption, dits *adsorbants*, sont utilisés pour l'élimination hors de l'organisme des gaz intestinaux (charbon, kaolin, etc.), de poisons au cours d'une intoxication (charbon, résines catio-anioniques), etc.

**adulte** adj. et n. Sujet dont l'âge se situe après l'adolescence et avant la vieillesse, et dont le corps, ayant atteint son développement définitif, possède au maximum les qualités de force et d'endurance qu'un individu est susceptible d'acquérir.
En fait, cet état d'optimum physiologique est atteint très tôt dans la vie, entre 18 et 20 ans, le vieillissement physiologique commençant aussitôt après, bien qu'il ne soit rendu sensible qu'au bout de plusieurs années. C'est par exemple à 20 ans que commencent à se déposer, sur les parois des artères, les lipides formant les plaques d'athérome* qui rendront plus tard le sujet athéroscléreux.

**adynamie** n. f. Faiblesse musculaire extrême, qui s'observe dans certaines maladies.
L'*adynamie*, phénomène surtout musculaire, est à distinguer de l'*asthénie*, qui est une faiblesse d'origine centrale (nerveuse).

**aérien, enne** adj. Voies aériennes, succession des cavités et des conduits qui permettent à l'air de pénétrer jusqu'aux poumons.
Elles comprennent, de haut en bas : les fosses nasales, la bouche, le pharynx, le larynx et la trachée, qui constituent les voies aériennes supérieures. Les bronches et leurs subdivisions, dont le trajet est presque totalement intrapulmonaire, constituent le reste des voies aériennes.

**aérium** n. m. Établissement de cure placé sous surveillance médicale, destiné à recevoir des enfants convalescents de plus de 3 ans et de moins de 16 ans, indemnes de lésions tuberculeuses.

**aérobie** adj. et n. m. Se dit de micro-organismes (microbes) qui ont besoin d'air (oxygène libre) pour vivre.

**aérocolie** n. f. Accumulation excessive de gaz dans le côlon*, entraînant la distension de cet organe.

**aéroembolisme** n. m. Formation de bulles gazeuses (embolie gazeuse) dans les tissus et les vaisseaux de l'organisme, lors de décompressions trop brutales.
Ces accidents de décompression peuvent survenir en aéronautique* (dépression en haute altitude), chez les ouvriers travaillant en air comprimé, chez les plongeurs sous-marins qui remontent à la surface sans respecter les paliers de décompression. L'azote dissous dans le sang, étant alors brusquement soumis à une pression moins importante, se dégage en formant des bulles, ce qui entraîne des accidents d'autant plus graves que la décompression a été plus brutale. On observe alors des symptômes très variés, allant de la simple démangeaison (prurit) jusqu'aux accidents neurologiques graves à type de paralysies définitives, en passant par des douleurs articulaires violentes, des hémorragies, des troubles visuels, auditifs, respiratoires (embolies gazeuses pulmonaires). Le sujet doit alors être immédiatement placé dans un caisson* sous pression suffisante et avec oxygène (oxygénothérapie hyperbare), et ensuite décomprimé progressivement.

**aéronautique** adj. La *médecine aéronautique* étudie les troubles provoqués par les voyages aériens et les moyens d'y remédier. Les effets physiologiques de l'altitude sont dus à la diminution de l'apport en oxygène (anoxie) et à la diminution de la pression atmosphéri-

que, qui entraîne une expansion des gaz libres contenus dans les cavités naturelles, essentiellement les oreilles, les sinus et le tube digestif.
L'aviation est par nature bruyante et, en plus des vibrations non audibles (infrasons et ultrasons), aux effets encore mal précisés, l'intensité des bruits constitue une cause importante d'inconfort.
Les accélérations et décélérations ont des conséquences physiologiques importantes sur les liquides contenus dans le corps humain, troublant l'hémodynamique circulatoire et provoquant, après un signe d'alarme représenté par une certaine lourdeur des membres, des troubles oculaires (voile gris, noir ou rouge) et nerveux graves.
Ces conséquences physiologiques majeures ne se rencontrent que dans l'aviation militaire ou au cours de certains exercices acrobatiques.
Les avions commerciaux sont climatisés et pressurisés à une altitude inférieure à 2 000 mètres. Le déficit en oxygène est minime, la température agréable, la sécheresse de l'air atténuée, les bruits très amoindris. Les seuls effets ressentis apparaissent lors de l'ascension (distension douloureuse du tympan, ballonnement abdominal).
Le mal de l'air est une forme du mal des transports, provoquée essentiellement par les mouvements de l'avion : nausées, vomissements frappant surtout les sujets prédisposés. Ces inconvénients minimes peuvent être évités en suçant un bonbon ou de la pâte à mâcher au moment de l'ascension, en ne faisant que des repas légers.
Les contre-indications aux voyages aériens sont actuellement relativement rares (grands malades pulmonaires, cardiaques décompensés) ; d'une manière générale, toutes les maladies organiques sévères sont une contre-indication relative au transport par air, comme d'ailleurs à tout autre mode de voyage. Les femmes enceintes peuvent sans inconvénient prendre l'avion jusqu'au 8e mois de la grossesse.

**aérophagie** n. f. Déglutition d'air survenant surtout lorsque le sujet déglutit de la salive sans aliments.
L'aérophagie n'est pathologique que si elle est excessive, entraînant des éructations (rots) et une certaine dilatation de l'estomac (aérogastrie). Elle est alors à l'origine de ballonnements après les repas, de hoquets, de douleurs thoraciques gauches à ne pas confondre avec une angine de poitrine.
L'aérophagie s'observe chez les sujets nerveux, qui mangent trop vite, boivent trop en mangeant et mangent trop de mie de pain, de pâtes, de féculents. On en limitera l'importance en mangeant lentement, en mastiquant bien, en buvant peu aux repas et en évitant les boissons gazeuses ainsi que les féculents. Les sédatifs nerveux facilitent l'observation de cette discipline, le métoclopramide* atténue les troubles en facilitant la progression des gaz.

**aérosol** n. m. Suspension stable de fines particules liquides (de l'ordre du micron ou millième de millimètre) dans l'air.
Les aérosols employés en médecine sont obtenus à partir de solutions médicamenteuses au moyen d'un générateur propulsant de l'air comprimé et de gicleurs. Les médicaments contenus dans la solution sont absorbés par les muqueuses ou par les alvéoles pulmonaires du sujet. On peut administrer sous forme d'aérosols des antibiotiques (pénicilline), des antiasthmatiques, des corticoïdes (eau thermale) ou tout médicament soluble.

**affection** n. f. Terme général désignant toute altération de la santé, considérée uniquement dans ses manifestations actuelles, locales ou générales, indépendamment de ses causes.
*Affection de longue durée.* V. MALADIE *(assurance).*

**affectivité** n. f. Aspect fondamental de la personnalité, recouvrant l'ensemble des sentiments, des émotions et des passions d'un individu. (On oppose habituellement l'affectivité et l'intelligence alors qu'en réalité elles sont intimement liées.)
L'affectivité est l'élément de base à partir duquel se structurent tous les liens d'un sujet à son milieu. À un niveau élémentaire, elle se manifeste sous forme d'émotions simples : douleur, plaisir, désir, colère, etc. À un niveau plus élaboré, elle se traduit par des sentiments comme la tendresse, la haine, la jalousie, l'orgueil, etc. Les perturbations de l'organisation affective sont à l'origine de nombreux déséquilibres mentaux et de nombreuses inadaptations* sociales.

**afférent, e** adj. Se dit d'un nerf qui se rend vers un centre nerveux et d'un vaisseau qui se dirige vers un organe ou une anastomose*.

**affinité** n. f. Attraction entre deux substances, deux événements ou deux états, reposant sur une ressemblance ou une complémentarité.
*Affinité morbide*, enchaînement naturel de maladies, qu'il soit favorisé par un même terrain ou que la présence de l'une favorise la survenue de l'autre (par

exemple : cancer du foie survenant après une cirrhose).

**affusion** n. f. Procédé d'hydrothérapie consistant à verser de l'eau sur tout ou partie du corps, en nappe, d'une certaine hauteur ou avec des linges.

**afibrinogénémie** n. f. Absence complète de fibrinogène* dans le sang, qui, de ce fait, est incoagulable.
L'afibrinogénémie peut être congénitale, entraînant des hémorragies souvent mortelles.

**agalactie** n. f. Absence de sécrétion lactée après l'accouchement.
L'agalactie vraie est exceptionnelle, mais l'*hypogalactie*, ou insuffisance de sécrétion, est beaucoup plus fréquente. Le traitement en est décevant. La bière reste cependant utilisée pour augmenter la sécrétion lactée.

**agammaglobulinémie** n. f. Déficit ou absence totale de gammaglobulines* dans le sang.
Les gammaglobulines étant des agents essentiels de l'immunité, il résulte de leur déficit ou de leur absence une sensibilité accrue de l'organisme aux infections, qui sont alors graves et récidivantes. Ce déficit est le plus souvent secondaire à une maladie, mais il peut parfois être congénital. Son traitement comprend l'administration régulière de gammaglobulines et le traitement antibiotique énergique de toute infection.

**agar-agar** n. m. Mucilage* produit par différentes algues (*Gelidium corneum*, algues rhodophycées). (Syn. : GÉLOSE ou COLLE DU JAPON.]
Alimentaire en Extrême-Orient, l'agar-agar est utilisé en bactériologie comme milieu de culture (gélose) et en thérapeutique dans le traitement de la constipation.

**âge** n. m. Temps écoulé depuis la naissance. La notion d'âge recouvre aussi les différentes époques de la vie d'un homme, caractérisées chacune par des critères morphologiques et physiologiques particuliers : âge infantile, âge adulte, âge sénile. On distingue plus précisément : l'enfance*, qui comprend la période néonatale, la première enfance, la deuxième enfance, puis la puberté*, l'adolescence*, l'âge adulte* et enfin la sénescence*. Les différents âges de la vie ont des limites qui varient avec les civilisations et les climats : la puberté survient plus tôt dans les pays chauds et il existe des différences selon les individus.

**Âge physiologique.** Pour suivre l'évolution de la croissance chez l'enfant et chez l'adolescent, on définit plusieurs variétés d'âge fondées sur des critères physiologiques évalués en fonction d'une normalité calculée statistiquement pour une population donnée.

1. *Âge fœtal.* Il est calculé à partir de la date présumée de la conception. Le nouveau-né normal a 9 mois d'âge fœtal. Le prématuré, moins.
2. *Âge chronologique.* Calculé à partir de la naissance, il ne correspond à l'âge de vie réel que chez les enfants nés à terme.
3. *Âge staturo-pondéral.* Défini en fonction du sexe par le rapport poids-taille, on en suit l'évolution au cours de la croissance avec une courbe qu'on compare à la courbe de référence.
4. *Âge dentaire.* Il est défini par l'éruption des dents de lait (entre 5 et 24 mois) et celle de la dentition définitive (entre 6 et 21 ans).
5. *Âge osseux.* À la naissance, la plupart des os ne sont constitués que de leur diaphyse* cartilagineuse et ne sont pas encore ossifiés (v. OSSIFICATION). L'apparition des *points d'ossification* (épiphyses*) définit l'âge osseux (par exemple, épiphyse humérale postérieure : 1 an ; point rotulien : 5 ans, etc.). L'ossification n'est complètement terminée qu'à 18 ans.
6. *Âge pubertaire.* C'est le moment où apparaissent la différenciation morphologique de l'enfant (développement des épaules plus important chez le garçon, hanches plus larges chez la fille), les caractères sexuels secondaires, la pilosité, la mue chez le garçon, etc. On définit aussi l'âge pubertaire par l'élévation du taux des hormones sexuelles dans le sang et dans les urines (v. PUBERTÉ).

**Âge affectif et intellectuel.**
— De la naissance à 2 ans et demi, l'enfant commence par découvrir son corps et son entourage immédiat. Il est étroitement dépendant de sa mère. Puis, avec l'acquisition de la marche et de la fonction symbolique qui permet le langage et le jeu, l'enfant explore un espace toujours plus grand, noue des relations plus différenciées avec son entourage. Enfin les fonctions d'excrétion deviennent conscientes et leur éducation est capitale pour lui.
— De 2 ans et demi à 6-7 ans, il découvre sa propre personnalité, ce qu'il traduit dans son langage par l'emploi du « je ». Il découvre la différence des sexes : c'est l'époque tumultueuse du complexe d'Œdipe, où on le voit souvent s'opposer à autrui.
— De 6-7 ans à 10-11 ans, les conflits affectifs s'apaisent, rendant possible l'insertion scolaire.
— De 10 à 14 ans, c'est l'âge de la prépuberté et de la puberté, où l'on note

une réactivation des conflits infantiles et de l'anxiété.
— De 14 à 18 ans, on entre dans la période de l'adolescence où le jeune se découvre autonome et se forge son propre système de valeurs. C'est l'époque des premières expériences amoureuses et de l'entrée dans la vie professionnelle.

**agénésie** n. f. Absence totale d'une structure ou d'un organe par défaut de création embryonnaire, différente de l'*aplasie**, où l'absence d'organe est liée à un arrêt de développement pendant la vie intra-utérine.

**agent** n. m. Tout ce qui agit, qui produit un effet.
**Agents physiques,** toutes les forces ou procédés qui agissent sur l'organisme par l'énergie thermique (chaleur), mécanique (kinésithérapie), rayonnante, etc., qu'ils libèrent.

**agglutination** n. f. Phénomène immunologique en vertu duquel des cellules ou des bactéries se collent en petits amas sous l'action de substances dites *agglutinines**.
**Bactériologie.** *Agglutination microbienne.* Elle s'observe lorsqu'on met en présence des germes microbiens porteurs d'un antigène* donné, ou agglutinogène*, et les anticorps* spécifiques à cet antigène, ou agglutinines*. La rencontre de l'agglutinogène et de l'agglutinine correspondante provoque l'agglutination de ces deux corps et leur sédimentation. (V. SÉRODIAGNOSTIC.)
**Hématologie.** *Agglutination des globules rouges.* Les globules rouges portent des caractères particuliers, dits *agglutinogènes A* et *B*, qui caractérisent les groupes sanguins. Ce sont des antigènes qui, mis en présence d'agglutinines anti-A ou anti-B, qu'on trouve dans le sang des sujets qui n'ont pas les agglutinogènes A ou B, provoquent l'agglutination des globules rouges et les accidents des transfusions (v. GROUPE, *Hématologie*).

**agglutinine** n. f. Anticorps* déterminant en présence de l'antigène* correspondant, ou agglutinogène*, une réaction d'agglutination* (v. SÉRODIAGNOSTIC).

**agglutinogène** n. m. Antigène* capable de provoquer l'apparition d'anticorps spécifiques, les agglutinines*, et de donner avec ceux-ci une réaction d'agglutination*.

**agitation** n. f. Trouble du comportement alliant une excitation mentale à une excitation motrice et qui aboutit à une perte du contrôle des actes et des pensées.
Le malade, agité, inquiète et déroute son entourage. Il faut pourtant garder son calme face à lui, car il perçoit très bien la panique et l'agressivité des autres. Il faut appeler le médecin, qui décidera des moyens à employer et d'une éventuelle hospitalisation. Souvent l'agitation cesse à l'hôpital, avant tout traitement et devant l'attitude calme, ferme et neutre du personnel. Au besoin, des injections de sédatifs calment une excitation persistante. L'important est de déterminer alors les causes de cette agitation. Il peut s'agir d'une maladie psychiatrique, comme la manie* aiguë, d'une bouffée délirante, d'une forme de schizophrénie*. Parfois c'est un état de panique provoqué par un choc affectif (accident, attentat, etc.). Il peut s'agir de « crises de nerfs » d'allure théâtrale et spectaculaire chez les hystériques (v. HYSTÉRIE) ou les déséquilibrés du caractère*.
D'autres états d'agitation ont des causes organiques précises : confusions* mentales avec fièvre, *delirium* tremens*, méningites. L'épilepsie sous toutes ses formes peut être cause d'agitation.
**Traitement.** Il dépend de la cause. On doit d'abord traiter une éventuelle affection organique. L'agitation elle-même nécessite l'administration de neuroleptiques et de tranquillisants.

**agnosie** n. f. « Trouble de la reconnaissance des objets, inexplicable par un déficit sensoriel et traduisant un déficit intellectuel spécialisé » (Jean Delay). C'est le contraire de la *gnosie*, qui est la faculté de reconnaître la forme, l'identité et la signification d'un objet. L'agnosie peut toucher tous les sens, particulièrement la vue *(agnosie visuelle) :* le malade voit l'objet, mais est incapable de le reconnaître et de dire ce qu'il représente ; l'audition *(agnosie auditive* ou *surdité verbale) :* le malade entend bien les sons et les mots, mais ne les reconnaît pas et ne comprend pas ce qu'on lui dit ; le toucher *(agnosie tactile* ou *astéréognosie) :* impossibilité de reconnaître un objet en le palpant.

**agonie** n. f. Période terminale de la vie, précédant de peu la mort et marquée par une aggravation générale en cas de maladie, et par la défaillance des grandes fonctions vitales : respiratoire (gêne respiratoire), circulatoire (pâleur extrême), nerveuse (agitation ou immobilité), etc.
La durée de l'agonie est variable, allant de quelques minutes à plusieurs heures, ou nulle en cas de mort subite.

**agoraphobie** n. f. Crainte des espaces découverts.
Ce type de phobie se traduit par un état d'angoisse, de peur injustifiée qui s'empare d'un sujet dans un vaste espace

découvert tel qu'esplanade, rue, pont, etc. L'angoisse cesse dès que le sujet quitte ces lieux. Ce symptôme est un des signes de la névrose* phobique, mais il existe aussi dans d'autres névroses. La psychanalyse* permet d'en découvrir le sens profond, et ainsi d'en obtenir la guérison.

**agrafe** n. f. Petite lame de métal qui sert à suturer les plaies.

**agranulocytose** n. f. Disparition quasi totale des granulocytes du sang, c'est-à-dire des leucocytes (globules blancs) polynucléaires.

Cette situation, qui entraîne une grande sensibilité aux infections, était jadis souvent mortelle, mais les traitements antibiotiques modernes ont amélioré le pronostic. L'agranulocytose peut être associée à un déficit des autres lignées sanguines (globules rouges, lymphocytes, plaquettes) au cours des maladies malignes du sang, mais certains auteurs préfèrent réserver ce terme au déficit exclusif de la lignée blanche. Celui-ci est alors souvent provoqué par des médicaments, au premier rang desquels vient l'amidopyrine. Le plus souvent, l'arrêt du médicament nocif au stade de leucopénie (simple diminution du nombre des globules blancs) rétablit une formule sanguine normale.

**agraphie** n. f. Trouble du langage écrit, considéré en tant que fonction symbolique. L'agraphie est souvent un cas particulier d'aphasie* et peut être due à une lésion cérébrale.

**agressivité** n. f. Tendance à détruire et à attaquer.

Cette tendance existe normalement chez l'homme comme chez les animaux. Chez l'homme normal et adulte, elle perd son caractère primitif et brutal pour se transformer en tendances socialement acceptables : affirmation de soi, goût de la compétition, créativité, etc. Lorsqu'elle n'est pas contrôlée, l'agressivité est un phénomène psychopathologique. Elle est alors à la base de conduites inadaptées au sens large, allant des manifestations motrices les plus primaires comme les actes de violence, à des manifestations mentales très élaborées qui deviennent des composantes du caractère (rigidité, « sarcasme » permanent, etc.). L'agressivité prend donc des formes d'expression très variées selon l'organisation psychopathologique du sujet : impulsivité, sautes d'humeur, violences verbales dans les déséquilibres, décharges agressives incontrôlées chez les épileptiques, dans les ivresses pathologiques et au cours des états psychotiques (v. PSYCHOSE). L'agressivité est dirigée soit vers « l'autre », soit vers le sujet lui-même. En effet, au cas où elle est ressentie comme fortement interdite par le milieu, le sujet peut la retourner contre lui-même : c'est ce qu'on observe dans les dépressions, le masochisme.

Chez l'enfant, les pulsions agressives diverses et intenses se heurtent très tôt aux interdits familiaux et sociaux. Il doit donc les refouler ou les transformer sous peine de subir des sanctions ou de perdre l'amour de sa famille. Dans les cas favorables, l'énergie de l'enfant est déviée dans des activités physiques ou constructives au sein d'un groupe. A l'inverse, certains enfants ont une agressivité anormale, qui peut se traduire par une opposition systématique et durable, des colères violentes, des actes de vandalisme. Face à l'instinct agressif de l'enfant, l'éducateur doit éviter deux écueils : l'excès d'autorité et la permissivité exagérée. La thérapeutique de l'agressivité doit s'attaquer à sa cause quand elle est connue (alcoolisme, épilepsie, psychose, etc.). Elle doit tenter de modifier les conditions de vie. L'administration de tranquillisants est souvent nécessaire. La psychothérapie peut diminuer l'intensité des conflits.

**agriculture** n. f. Les agriculteurs sont particulièrement exposés à des accidents toxiques du fait du maniement fréquent de produits désherbants*, corvicides* (pour tuer les corbeaux), raticides*, insecticides*, fongicides*, d'engrais*. Ils sont également exposés aux zoonoses*, maladies infectieuses ou parasitaires transmises par les animaux.

**agueusie** n. f. Perte du sens du goût par déficit de sensibilité au niveau de la langue ou par lésion des centres nerveux. L'*hémiagueusie* est la perte du goût au niveau d'une moitié de langue.

**aide** n. f. **Aide sociale**, aide apportée aux indigents par la collectivité publique. (A la différence de la sécurité sociale, elle n'est pas liée à des cotisations mais à des conditions de situation sociales, médicales et financières. Le besoin est apprécié par des commissions d'admission qui constatent une situation de fait à laquelle il convient de remédier.)

C'est un décret du 29 novembre 1953 qui a transformé l'assistance* publique en aide sociale. Les nouveaux textes sont regroupés dans le *Code de la famille et de l'aide sociale*. On peut distinguer l'aide sociale à l'enfance, issue de l'assistance publique aux enfants assistés, et l'aide sociale aux adultes, issue de l'assistance* médicale gratuite et de l'assistance aux vieillards, tuberculeux, etc.

Le *service de l'aide à l'enfance*, chargé à l'origine du seul recueil des enfants abandonnés, a reçu des extensions successives, aussi bien en ce qui concerne l'enfance normale (protection* maternelle et infantile, service de santé scolaire) que l'enfance en danger (enfance inadaptée et aide sociale à l'enfance traditionnelle, c'est-à-dire ex-assistance publique).
L'*aide sociale générale* intervient à titre complémentaire pour les assurés sociaux (ticket modérateur), à titre supplétif pour les non-assurés sociaux. Il y a un domaine commun de la sécurité sociale et de l'aide sociale : il concerne l'aide médicale (issue en 1953 de l'assistance médicale gratuite, elle peut être accordée soit à domicile, soit à l'hôpital, totalement ou partiellement, et englobe les soins dus aux femmes en couches, aux tuberculeux et aux malades mentaux), ainsi que l'aide en espèces aux personnes âgées et l'aide aux infirmes. Elle a en outre un domaine propre : aide en nature aux personnes âgées, aux familles, aide en matière de logement et d'hébergement.

**aigreur** n. f. Sensation aigre ou amère, ressentie au niveau de la bouche ou de l'estomac.
Les *aigreurs d'estomac* proviennent d'une exagération de la sécrétion d'acide chlorhydrique et de sucs digestifs dans l'estomac, ainsi que de l'écoulement de la bile dans le duodénum. Ces anomalies sont mal supportées par les sujets anxieux, digérant mal et ayant une prédisposition à l'ulcère gastrique. Lorsque les aigreurs remontent jusque dans la bouche (pyrosis) et sont accompagnées d'éructation (rots), le sujet peut être porteur d'une hernie* hiatale.

**aigu, ë** adj. Une *douleur aiguë* est vive et précise ; elle ne dure pas longtemps ou survient par accès sur un fond permanent de douleur atténuée. Une *maladie aiguë* a un début brutal, précis, et ne dure pas longtemps sous traitement. Lorsque les poussées aiguës ne s'atténuent pas complètement, on dit que la maladie évolue sur le mode *subaigu*. Au contraire, une évolution *suraiguë*, incoercible, brûle les étapes vers une issue souvent fatale.

**aiguille** n. f. **Aiguilles à injection.** Ce sont des aiguilles creuses munies d'un pavillon, ou embout, à une extrémité et dont l'autre est aiguisée en biseau. Leur longueur, leur diamètre, la forme de leur biseau sont variables selon leur usage (injection intraveineuse, intramusculaire, sous-cutanée).
**Aiguilles à ponction.** Elles sont munies d'un mandrin que l'on retire une fois l'aiguille en place et qui permet de contrôler l'écoulement sans mobiliser l'aiguille.
**Aiguilles à suture.** Il en existe de très nombreux modèles : aiguilles *à manche et à pédale*, de Reverdin, qui permettent d'ouvrir ou de fermer pour le passage du fil une encoche placée sur un des côtés du chas ; aiguilles *à main*, droites ou courbes, de section ronde ou triangulaire. On utilise de plus en plus des *aiguilles serties*, qui n'accrochent pas les tissus.

**ail** n. m. Plante liliacée *(Allium sativum)* dont on emploie le bulbe comme condiment. L'ail est utilisé comme antiseptique respiratoire, vermifuge, et il est utile contre l'hypertension artérielle.

**aine** n. f. Région située à l'union de la cuisse et du tronc, en avant de l'articulation de la hanche.
Dans sa partie interne, ou « triangle de Scarpa », passe le pédicule vasculonerveux destiné au membre inférieur. L'aine, aussi appelée *région inguino-crurale*, peut être le siège de hernies*, de varices*, d'adénopathies* dites *inguinales*.

**aïnhum** n. m. Affection observée en Afrique noire et en Inde, caractérisée par l'amputation spontanée d'un ou de plusieurs orteils.

**air** n. m. **Composition.** L'air atmosphérique sec contient : 21 p. 100 d'oxygène, 78 p. 100 d'azote, 1 p. 100 d'argon, 0,03 à 0,04 p. 100 de gaz carbonique et quelques traces de gaz rares (krypton, xénon, etc.). L'oxygène est le seul élément de ce mélange qui soit indispensable à la vie. L'air peut être pollué, c'est-à-dire contenir des microbes, des poussières et des vapeurs toxiques (v. ATMOSPHÈRE et POLLUTION).
**Physiologie.** Le besoin d'air, qui n'est autre que le besoin d'oxygène, est de 10 litres par minute environ. Il augmente à l'effort et dans une atmosphère où l'oxygène est raréfié. Le manque d'air entraîne l'asphyxie* et l'anoxie*.

**aisselle** n. f. Région située à la racine du bras, entre celui-ci et le thorax, sous l'articulation de l'épaule.
Elle donne passage au pédicule vasculonerveux du membre supérieur : artère et veine axillaires, plexus brachial et ses branches, importants groupes ganglionnaires qui drainent la lymphe du membre supérieur, de l'épaule, de la paroi antérolatérale du thorax et du sein.

**Aix-en-Provence,** station thermale des Bouches-du-Rhône, à 30 km de Marseille, ouverte toute l'année. Trois sources d'eau bicarbonatée calcique et magnésienne de 32 à 34 °C sont employées en bains dans les affections veineuses (séquelles de phlébites), certaines arthroses

et artérites, et dans les affections gynécologiques congestives.
**Aix-les-Bains,** station thermale de la Savoie, près du lac du Bourget, ouverte toute l'année. Trois sources sulfurées et bicarbonatées calciques et magnésiennes, dont deux très chaudes (45,5 et 41,7 °C) et radioactives et une plus froide (19 °C), sont employées en douches, « bouillon » (douche dans un local restreint faisant étuve), en bains et douches sous-marines ou pour faire des boues minéro-végétales. On y traite les arthroses, les périarthrites, la goutte et les séquelles de traumatisme. Les installations de kinésithérapie, de physiothérapie permettent d'assurer au mieux la rééducation fonctionnelle.
**ajmaline** n. f. Alcaloïde de *Rauwolfia serpentina* (apocynacées), sédatif cardiaque.
**akinésie** n. f. Impossibilité ou difficulté de faire des mouvements, d'origine neurologique et non musculaire ; c'est un des signes de la maladie de Parkinson*.
**alaise, alèse ou alèze** n. f. Drap plié placé sous le siège des alités pour protéger le drap de dessous, et que l'on change chaque fois qu'il est souillé.
**alastrim** n. m. Variole* d'évolution bénigne, observée en Amérique du Sud, aux Antilles, en Afrique du Sud.
**albinisme** n. m. Blancheur extrême de la peau, due à une absence de mélanine*. C'est une maladie héréditaire transmise sur le mode récessif. Les sujets atteints, ou *albinos,* ont la peau d'un blanc laiteux, les phanères (poils et cheveux) décolorés, blanc-jaune ou très pâles. L'albinisme semble être plus fréquent dans la race noire. Les albinos sont particulièrement sensibles à la lumière (photophobie) et aux rayons du soleil.
*Albinisme partiel,* albinisme localisé à certains territoires de la peau, à l'œil ou aux cheveux (mèche blanche). Ce type d'albinisme se transmet généralement de l'un des parents à tous les enfants.
**Albright (syndrome d'),** syndrome associant à une dysplasie* fibreuse des os des troubles pigmentaires et des troubles endocriniens (puberté précoce).
**albumine** n. f. Protéine soluble.
L'albumine du plasma sanguin est désignée par le nom de *sérumalbumine* et elle représente la fraction la plus importante des protéines plasmatiques : de 40 à 50 g/l sur un total de 60 g/l de protéines. L'albumine sert essentiellement à maintenir la pression oncotique* du plasma. (V. ALBUMINURIE.)
**albuminorachie** n. f. Présence d'albumine dans le liquide céphalo*-rachidien. (Syn. PROTÉINORACHIE.)
Normalement de 0,20 g pour 1 000, l'albuminorachie est augmentée au-dessus de 0,30 g pour 1 000 dans les méningites, la poliomyélite, le mal de Pott, etc.
**albuminurie** n. f. Présence d'albumine dans les urines. — Ce terme tend à être remplacé par celui de *protéinurie* (présence de protéines dans les urines), car ce sont toutes les protéines, et non la seule albumine, qu'on retrouve dans les urines, au cours des maladies du rein comme les néphrites* et les syndromes néphrotiques*.
L'*albuminurie orthostatique* s'observe uniquement chez le sujet debout. Elle disparaît dans la position allongée. Elle se recherche par une analyse d'urine faite le matin (absence d'albumine) et une autre le soir (présence d'albumine), et témoigne d'un trouble fonctionnel sans gravité.
**alcali** n. m. Tout composé chimique dont les propriétés sont antagonistes de celles des acides*, c'est-à-dire qui libère des ions $OH^-$ en solution aqueuse. (Syn. : BASE*.) *Alcali volatil.* V. AMMONIAC.
**alcalin, e** adj. et n. m. Relatif aux alcalis, qui en a la propriété.
**Médication alcaline ou alcalinisante,** médicament qui renferme un alcali, ou « base ». Un tel médicament est employé soit pour diminuer l'acidité* gastrique, soit pour alcaliniser le sang dans les états d'acidose* ou encore les urines, dans le traitement de la goutte par exemple. Le bicarbonate de soude est un alcalinisant majeur.
**Réserve alcaline,** totalité des substances contenues dans le sang, et capables de lutter contre l'acidose en absorbant des ions $H^+$ par libération du $CO_2$. Ce sont des substances dites *tampons,* essentiellement représentées par le système bicarbonate-acide carbonique (v. ACIDO-BASIQUE [*équilibre*]).
**alcaloïde** n. m. Substance d'origine végétale, présentant des caractères alcalins.
Les alcaloïdes ont pour la plupart des actions physiologiques et thérapeutiques puissantes à très faibles doses. A plus forte dose, ce sont des toxiques : c'est pourquoi nombre d'entre eux figurent sur les tableaux A et B des substances vénéneuses.
Le premier alcaloïde connu est la *morphine**, isolée de l'opium au début du XIX^e^ siècle. Ce furent ensuite la *quinine**, l'*atropine**, l'*émétine**, la *cocaïne**, la *strychnine**, l'*aconitine**, etc.
**Toxicologie.** Des doses élevées d'alcaloïdes

reproduisent en les amplifiant à l'extrême les effets physiologiques obtenus à faible dose. Il peut s'ensuivre des chutes de tension, des comas, des troubles nerveux ou digestifs. (V. pour chaque substance à son ordre alphabétique.)

**alcaptone** n. f. Produit de dégradation de certains acides aminés, la tyrosine et la phénylalanine.
L'alcaptone est normalement détruite par une enzyme (oxydase) dont l'absence entraîne l'alcaptonurie*.

**alcaptonurie** n. f. Présence dans les urines d'un produit de dégradation de certains acides aminés, l'alcaptone, due à une anomalie enzymatique congénitale.
Les urines, de couleur normale lors de leur émission, prennent par la suite une couleur noire si elles sont laissées à la lumière et à l'air. Dépourvu de tout caractère de gravité, ce trouble peut être observé chez des sujets tout à fait bien portants.

**alcalose** n. f. Trouble de l'équilibre acido-basique, caractérisé par la présence dans le sang d'un excès de substances alcalines.
L'alcalose fait augmenter le pH* (v. ACIDO-BASIQUE [*équilibre*] et ACIDOSE).

**alcool** n. m. Substance organique constituée par une molécule de carbure d'hydrogène dans laquelle un atome d'hydrogène (—H) est remplacé par un groupement oxhydryle (—OH).
Les alcools peuvent être *simples*, *multiples* (plusieurs carbones de la molécule possèdent la « fonction alcool » —OH) ou *complexes* (la molécule comprend d'autres radicaux).
**Alcool éthylique ou éthanol.** C'est le produit habituellement utilisé sous le nom d'alcool et qui est le principe de toutes les boissons alcoolisées. De formule $C_2H_5OH$, c'est un liquide incolore, mobile, volatil, d'odeur piquante caractéristique. Il est préparé dans l'industrie par fermentation des sucres, distillation du vin ou de divers moûts, ou par synthèse.
L'alcool dit « absolu » est l'alcool pur, sans eau, de conservation difficile en raison de son avidité pour l'eau.
***Emploi pharmaceutique.*** *Alcool éthylique.* Il est employé sous forme de mélanges d'eau et d'alcool dont le titre correspond à la quantité d'alcool pur contenu dans 100 parties du mélange à 15 °C (alcools à 95°, 90°, 60°). On s'en sert pour la désinfection de la peau, des plaies, pour la stérilisation des instruments et comme solvant dans la préparation de nombreux médicaments.
*Alcool dénaturé.* C'est un alcool éthylique rendu impropre à la consommation par adjonction d'une substance odorante ou colorante (alcool à brûler).
*Alcool modifié pharmaceutique.* C'est un alcool à 70° (pouvoir bactéricide maximal des solutions d'alcool et d'eau) additionné d'un colorant jaune. On l'emploie pour la désinfection de la peau avant les injections, à l'exclusion de tout usage interne.
***Toxicologie.*** L'alcool éthylique contenu dans les boissons alcoolisées (vin, bière, cidre, liqueurs, apéritifs) est la cause de l'alcoolisme*.
**Alcool méthylique.** C'est un solvant et un carburant. Utilisé à des fins frauduleuses dans la fabrication de spiritueux, il peut provoquer la perte de la vue. Même à dose faible, l'inhalation de ses vapeurs entraîne une baisse de la vue (intoxication chronique). Une dose de 100 à 200 g entraîne la mort. En cas d'absorption accidentelle, le lavage d'estomac doit être immédiat, précédant l'hospitalisation.
**Éthylène-glycol.** Alcool double, c'est un constituant des antigels. Dans l'organisme, il se transforme en acide oxalique et entraîne un coma accompagné d'une atteinte rénale sévère (anurie). L'absorption de 100 g est mortelle. L'ingestion accidentelle nécessite le lavage d'estomac et l'hospitalisation.
Certains éthers-sels (stéarates) d'éthylène-glycol, non toxiques, sont employés comme excipients de pommades.
**Propylène-glycol.** Autre alcool double, il est beaucoup moins toxique ; ses éthers-sels (stéarates) sont employés comme excipients de suppositoires.

**alcoolat** n. m. Médicament obtenu par macération de plantes fraîches ou sèches, suivie de distillation.

**alcoolature** n. f. Médicament obtenu par macération d'une plante fraîche, suivie de filtration.
Les *alcoolatures de plantes stabilisées* sont faites sur des plantes soumises préalablement à l'action de l'alcool bouillant, qui détruit les enzymes de décomposition et conserve mieux les propriétés de la plante fraîche.

**alcoolémie** n. f. Taux d'alcool dans le sang.
Les signes cliniques de l'alcoolisme sont en corrélation directe avec le taux d'alcoolémie. Compte tenu d'une marge (limitée) d'accoutumance, l'ébriété est atteinte entre 0,50 et 1 g par litre, avec un ralentissement simultané du temps de réaction. L'ivresse apparaît à 2 g, le coma à 4 g et la mort à 5 g. L'absorption d'un tiers de litre de vin fait en moyenne monter l'alcoolémie à 0,50 g. En France, tout automobiliste ayant une alcoolémie

comprise entre 0,80 et 1,20 g est en contravention ; à partir de 1,20 g, il commet un délit.

**alcoolique** adj. Relatif à l'alcool. — N. Sujet atteint d'alcoolisme.

**Boissons alcooliques.** Ce sont les boissons fermentées (vin, cidre, bière) et les boissons distillées (alcools, eaux-de-vie, liqueurs). Le *vin*, dont la teneur en alcool varie de 9 à 15°, a une valeur nutritive d'environ 600 à 700 calories par litre. La *bière*, dont la teneur moyenne en alcool est de 3 à 6°, est fabriquée par fermentation du malt d'orge avec addition de houblon. Son abus favorise l'embonpoint. Le *cidre*, d'une teneur alcoolique de 2 à 5°, est obtenu à partir du jus de pomme ; d'acidité élevée, il est mal supporté par les dyspeptiques (v. DYSPEPSIE).

Les *boissons distillées* sont particulièrement nocives en raison de leur teneur élevée en alcool. Le whisky, provenant de la fermentation de l'orge et du seigle, contient de 60 à 75 p. 100 d'alcool et ne fait pas exception. La valeur nutritive de l'alcool est incontestable : elle est d'environ 7 calories par gramme, un degré équivalant à 8 g d'alcool par litre. Mais l'alcool n'est utilisable que pour la dépense calorique basale, jusqu'à concurrence de 50 p. 100. En ce qui concerne les effets des boissons alcoolisées, v. ALCOOLISME.

**alcoolisation** n. f. Technique médicale consistant à infiltrer un nerf sensitif avec de l'alcool pour supprimer la douleur dans le territoire correspondant.

**alcoolisme** n. m. Ensemble des phénomènes pathologiques entraînés par l'abus des boissons alcoolisées.

Générateur de dépendance*, l'alcoolisme constitue une véritable toxicomanie.

**Genèse et fréquence de l'alcoolisme.**

*Boissons en cause.* Les tests psychologiques portant sur la personnalité des buveurs montrent que l'alcoolique est souvent une personnalité à fond psychologique particulier ; affectivement immature, impulsif, facilement déprimé, les nombreuses circonstances sociales et professionnelles qui entraînent à consommer de l'alcool trouvent en lui un terrain particulièrement fragile : conditions de vie et de travail parfois difficiles, facteurs familiaux, rites mondains le rendent plus facilement qu'un autre dépendant de la boisson.

Le toxique auquel est asservi l'alcoolique est toujours le même, quelle que soit la boisson en cause : c'est l'alcool éthylique, contenu dans le vin, le cidre, la bière, les liqueurs et apéritifs, l'eau-de-vie, le whisky.

Le vin est, de toutes les boissons alcoolisées, celle qui est la plus consommée en France, pays producteur. Le vin rouge représente 70 p. 100 de la totalité d'alcool pur consommé, et il est responsable de 90 p. 100 des cas d'alcoolisme. Sa consommation moyenne par habitant est de 120 litres par an, et près d'un tiers des Français en absorberaient plus d' un litre par jour, dose suffisante pour entraîner à la longue une intoxication chronique.

**Les effets de l'alcool.**

Ils sont de deux ordres : d'une part, les manifestations aiguës qui suivent immédiatement une ingestion excessive d'alcool, et, de l'autre, l'ensemble des manifestations pathologiques qui sont provoquées par l'habitude ancienne et permanente d'absorber des boissons alcoolisées et que désigne plus particulièrement le terme d'alcoolisme.

***Alcoolisme aigu : l'ivresse.*** Des épreuves psychotechniques ont montré que, pour un taux d'alcoolémie compris entre 0,30 et 0,50 g par litre de sang, il existe déjà un rétrécissement du champ visuel et un allongement des temps de réaction des réflexes. A partir de 1 g par litre environ, le buveur devient euphorique ; il ressent une impression fallacieuse de facilité et de puissance. Au-delà de 2 g par litre, l'ivresse est patente et se caractérise par l'incoordination des mouvements, une démarche titubante, l'incohérence des propos et du mouvement. Les troubles digestifs peuvent alors apparaître, à type de nausées et de vomissements. Le sujet voit double (diplopie). Il peut devenir violent. Entre 3 et 5 g par litre, il perd la conscience de ses actes. Au-delà de 5 g par litre, un coma peut s'installer et parfois aller jusqu'à la mort.

L'état d'intoxication alcoolique aiguë peut survenir aussi bien chez un homme sain peu habitué à la boisson que chez un alcoolique invétéré. Chez ce dernier, cependant, la dose nécessaire sera plus élevée du fait de l'accoutumance au toxique.

***Alcoolisme chronique.*** Il se définit par une ingestion quotidienne d'alcool supérieure à 1 cc par kilo de poids. La dépendance physique et psychique s'installe au bout d'un temps variable, l'alcoolique ne pouvant supporter un taux sanguin d'alcool inférieur à un certain seuil, toujours plus élevé avec le temps et l'accoutumance. Parallèlement à cette forme d'alcoolisme (la plus fréquente), citons la *dipsomanie*, forme de maladie mentale dans laquelle le sujet ne peut s'arrêter de boire qu'une fois ivre.

L'alcoolique chronique, dit « imprégné »,

est facile à reconnaître par l'association d'un certain nombre de signes évocateurs : le teint est congestif, les conjonctives jaunâtres et injectées de sang. Le nez et les pommettes sont rouges et parsemées de varicosités. Dans les états avancés, il existe un tremblement caractéristique des doigts (mis en évidence par l'attitude du serment), de la langue, des commissures des lèvres. L'alcoolique a souvent des crampes nocturnes des mollets, des renvois aigres matinaux *(pituites).* Il perd l'appétit et maigrit considérablement. Il existe parfois des brûlures d'estomac pouvant aller jusqu'à l'ulcère. Par ailleurs, la personnalité entière se détériore et l'alcoolique devient nerveux, irritable, ses facultés intellectuelles et notamment sa mémoire faiblissent ; il peut apparaître une désorientation temporo-spatiale.

**Les complications de l'alcoolisme.**

***Digestives.*** Elles sont très fréquentes. La *gastrite** est constante, même si le malade n'en ressent pas les troubles. La cirrhose* du foie est presque inévitable ; c'est une cause importante de décès, soit par insuffisance hépatique grave, soit en entraînant des hémorragies cataclysmiques par déficit de synthèse des facteurs de la coagulation produits par le foie. La cirrhose peut également entraîner, à un stade ultérieur, une *encéphalopathie* porto-cave* causée par l'imprégnation cérébrale d'ammoniac que le foie cirrhotique ne peut plus correctement filtrer. Avec le tabac, l'alcoolisme est par ailleurs un important facteur favorisant du *cancer de l'œsophage.*

***Neurologiques.*** Il existe une toxicité directe et immédiate de l'alcool sur l'encéphale, d'une part (ainsi que l'attestent toutes les manifestations de l'ivresse), et sur le système nerveux périphérique, d'autre part.

SUR LE SYSTÈME NERVEUX PÉRIPHÉRIQUE. La *polynévrite des membres inférieurs* se manifeste d'abord par des crampes et une abolition des réflexes ostéo-tendineux.

Elle peut aboutir à une paralysie complète des deux membres inférieurs avec atrophie musculaire, diminution de la sensibilité dans les territoires concernés, et à des troubles trophiques et cutanés. Le traitement par la vitamine B1 et le sevrage complet de l'alcool peuvent éviter cette évolution grave.

La *névrite optique rétrobulbaire,* due à l'usage immodéré de l'alcool et du tabac, débute par un trouble de la vision des couleurs portant essentiellement sur le vert et le rouge, et aboutit assez rapidement à la cécité totale si elle n'est pas traitée par la suppression rigoureuse des toxiques et la vitaminothérapie B1, ce qui permet la récupération de la vue en quelques mois.

SUR L'ENCÉPHALE. Les lésions centrales sont isolées ou associées à la polynévrite. L'*encéphalopathie de Gayet-Wernicke* se manifeste par un état de torpeur progressive, pouvant aller jusqu'à un coma plus ou moins profond, une rigidité des membres ne se manifestant que lorsqu'on essaie de les mobiliser, et par des paralysies oculaires. Non traitée, la maladie évolue vers la mort. On peut la guérir avec des doses massives de vitamine B1, mais des séquelles neurologiques peuvent persister.

La *psychose de Korsakoff* consiste en l'association d'une polynévrite d'intensité variable avec une maladie de la mémoire appelée *amnésie antérograde,* c'est-à-dire que le sujet oublie les faits récents sans en avoir conscience, alors que le passé plus lointain reste fixé dans la mémoire. Il ne peut plus former de souvenir nouveau. Il est désorienté dans le temps et dans l'espace, euphorique et fabulateur. Ces troubles étant liés à des lésions irréversibles des tubercules mamillaires du cerveau, le pronostic en est très sombre.

Les *atrophies cérébrales* sont dues à une action toxique directe de l'alcool sur le cerveau. Les lésions ont une localisation variable : elles peuvent être diffuses à tout l'encéphale ou, au contraire, limitées dans leur topographie. Citons pour mémoire l'*atrophie cérébrale diffuse* (cerveau réduit de volume) et l'*atrophie cérébelleuse* (atrophie du cervelet). Ces complications ultimes et irrémédiables guettent tout alcoolique chronique et conduisent beaucoup de malades à l'internement définitif.

L'atrophie cérébrale ou cérébelleuse est mise en évidence par l'*encéphalographie gazeuse* (insufflation de gaz dans les ventricules cérébraux), qui permet de visualiser l'épaisseur de la substance cérébrale, nettement diminuée en cas d'atrophie cérébrale.

Citons aussi l'*encéphalopathie porto-cave* (v. ci-dessus *troubles digestifs de l'alcoolisme*), qui associe à des troubles mentaux un coma plus ou moins profond, un tremblement des mains dit « en ailes de papillon », des troubles du tonus musculaire.

**Troubles mentaux de l'alcoolisme.**

Les troubles mentaux dus à l'alcoolisme sont de plus en plus nombreux depuis ces dernières années. On oppose deux types de troubles : ceux de l'intoxication aiguë et ceux de l'intoxication chronique. Les premiers sont en rapport avec l'ivresse, dont on connaît les formes délirantes, hallucinatoires, et les formes clastiques (bris d'objets) avec déchaînement agressif. Sans aller jusqu'à l'ébriété, et en deçà de 1 g p. 100 d'alcool dans le sang, le sujet a ses réflexes et ses capacités de réaction diminués. La mentalité de l'alcoolique chronique se caractérise par un défaut du contrôle émotionnel, une irritabilité agressive avec des colères. L'anxiété, qui peut se traduire par des cauchemars nocturnes, le besoin de satisfaction immédiate et l'instabilité de l'humeur sont fréquents. À cela peut s'ajouter une détérioration progressive de l'intelligence et du jugement. Sur cette trame de fond peuvent se développer des troubles mentaux aigus qui réalisent des états de confusion* mentale plus ou moins graves. Le plus dramatique est le *delirium* tremens.*

**Conséquences sociales de l'alcoolisme.**

Elles sont incommensurables. Dans la hiérarchie des causes de décès, l'alcoolisme vient en troisième position en France, après les maladies cardio-vasculaires et le cancer. En dehors des décès qu'il provoque par son action directe, il intervient comme facteur déterminant dans un tiers des décès par tuberculose, provoque le tiers des accidents mortels de la route, est retrouvé dans les quatre cinquièmes des cas de cancers du plancher de la bouche ou de l'œsophage. La moitié des homicides lui sont dus, sans parler de la délinquance juvénile, des accidents du travail et de l'incapacité temporaire ou définitive qu'ils entraînent, enfin de ce que cela coûte à la Sécurité sociale. Les alcooliques détériorés représentent le cinquième des malades mentaux.

**Traitement.**

Le traitement du toxicomane alcoolique est difficile et toujours soumis au risque très fréquent de la rechute. Il s'agit pour le sujet de cesser complètement de boire des boissons alcoolisées, tout en suivant une cure de désintoxication en milieu hospitalier. Cette cure est fondée sur la création d'un réflexe conditionnel de nausées ou de vomissements au contact de l'alcool. Ce réflexe est obtenu à l'aide d'un médicament, le *disulfirame,* qui sensibilise le sujet à l'alcool et déclenche des vomissements après toute ingestion d'alcool. Après sa sortie de l'hôpital, le malade continue à suivre régulièrement un traitement d'entretien à base de disulfirame, afin de pouvoir mieux résister à la tentation d'une rechute.

Une psychothérapie de soutien est bien sûr nécessaire, qui va parfois jusqu'à la psychanalyse après la cure de désintoxication. On adjoindra à toutes ces mesures l'administration de calmants et, éventuellement, d'antidépresseurs.

**Prévention de l'alcoolisme.**

***La lutte antialcoolique.*** Une inversion de l'attitude de la loi française vis-à-vis de l'ivresse fait que, maintenant, la responsabilité pénale est maintenue, voire aggravée, en cas d'ivresse, alors qu'avant la guerre elle était considérée circonstance atténuante.

***Conduite en état d'ivresse.*** Depuis la loi du 18 mai 1965 tombent sous le coup des sanctions prévues par le Code de la route non seulement la conduite en état d'ivresse, mais aussi la conduite sous l'emprise de l'alcool, même sans manifestations évidentes, ce qui conduit à rechercher la présence d'alcool dans l'organisme. (V. ci-dessous *Législation.*) Les épreuves de dépistage de l'alcoolisme sont devenues pratiquement systématiques devant certaines infractions dangereuses au Code de la route : chevauchement de la ligne jaune, dépassement dangereux, délit de fuite, etc. Les conditions de ces opérations de dépistage sont régies par divers décrets d'application de la loi de 1970.

Quiconque refuse de se soumettre au prélèvement sanguin est passible d'amende ou d'emprisonnement. Toutefois, le refus de se soumettre à l'alcootest n'est pas encore sanctionné.

***Placement des alcooliques dangereux.*** La loi du 15 avril 1954 prévoit le placement des alcooliques dangereux en centres de rééducation, en vue de les désintoxiquer et de les rééduquer. Ces centres sont soit des sections d'hôpital psychiatrique, d'hôpital ou d'hospice, soit des centres spécialisés. Le placement est effectué à la demande de l'autorité sanitaire, soit, dans chaque département, le directeur départemental de la Santé, après enquête sur la vie familiale, professionnelle et sociale du sujet et examen médical complet par un médecin inscrit sur une liste d'experts légaux.

***Autres mesures de lutte contre l'alcoolisme.*** Diverses mesures préventives ont été prises en France au cours de ces dernières années pour la protection des mineurs ; des mesures fiscales ; l'interdiction de la répartition des boissons alcooliques à titre d'avantages en nature par les entreprises. On a institué des zones de protection autour de certains établissements comme les écoles, les hôpitaux, les hospices et les maisons de retraite, les terrains de sport, etc.

Les tentatives de prévention psychologique (affiches, recommandations radiodiffusées, organisation des loisirs des jeunes, etc.) ainsi que les mesures économiques d'arrachage des vignes sont peu efficaces.

**Législation.**

Dans le cadre de la loi du 30 juillet 1960, qui avait habilité le gouvernement à prendre toutes mesures nécessaires contre les fléaux sociaux et notamment l'alcoolisme, un certain nombre d'ordonnances sont intervenues en 1960, notamment celle du 29 novembre modifiant le Code des débits de boissons et adoptant des mesures de lutte contre l'alcoolisme. Tout alcoolique présumé dangereux doit être signalé à l'autorité sanitaire par les autorités judiciaires ou administratives lorsque, à l'occasion de poursuites judiciaires, il résulte de l'instruction ou des débats des présomptions d'intoxication alcoolique ou quand celles-ci sont établies par le certificat d'un médecin de dispensaire, d'hôpital, d'établissement psychiatrique ; l'autorité sanitaire peut elle-même se saisir sur le rapport d'une assistante sociale. L'intéressé est alors placé sous surveillance, et l'autorité sanitaire fait procéder à une enquête. S'il est reconnu dangereux, le tribunal peut ordonner son placement pour 6 mois dans un centre de rééducation pour alcooliques. Le placement est renouvelable ; il prend fin quand la guérison paraît assurée.

En cas de crime, de délit ou d'accident de la circulation, les autorités de police et de justice ont la possibilité de faire procéder aux vérifications médicales, cliniques et biologiques destinées à établir la présence d'alcool dans le sang ; ces vérifications peuvent être faites sur l'auteur présumé de l'infraction et éventuellement sur la victime. Elles sont obligatoires si l'infraction ou l'accident a provoqué la mort de quelqu'un. L'ivresse peut constituer une circonstance aggravante.

Les vérifications médicales sont également obligatoires, même si l'infraction ou l'accident n'est pas suivi de mort, dès lors que l'auteur de l'infraction ou de l'accident semble avoir agi sous l'empire d'un état alcoolique, avec ou sans signes manifestes d'ivresse (le dépistage de l'imprégnation alcoolique se fait par l'analyse de l'air expiré [alcootest*]).

Un certain nombre de contraventions routières, même non suivies d'accident, permettent enfin ces vérifications médicales sans les rendre obligatoires, dès lors que l'auteur semble avoir agi sous l'emprise d'un état alcoolique, avec ou sans signes manifestes d'ivresse. Les vérifications médicales comportent un examen clinique médical, un prélèvement de sang, une analyse de sang par un biologiste et l'interprétation des résultats par un médecin expert.

Une loi du 9 juillet 1970 fixe la caractéristique de l'état alcoolique comme la présence dans le sang d'un taux d'alcool pur égal ou supérieur à 0,80 g pour 1 000.

Un haut comité d'études et d'information sur l'alcoolisme, créé en 1954, réunit les informations concernant l'alcoolisme, propose les réformes et avise le public.

**alcootest** n. m. ou **Alcotest** (marque déposée). Instrument destiné à contrôler immédiatement et sur place la réalité d'un état alcoolique par l'évaluation de la teneur en alcool de l'air expiré par un sujet soupçonné d'ébriété.

L'ensemble se compose d'un tube de verre contenant un réactif, auquel on adapte, à une extrémité, un sac de matière plastique et, à l'autre, un embout buccal par lequel le sujet souffle pour remplir le sac à travers le tube d'alcootest. Le réactif, sous l'influence de l'alcool, vire du jaune au vert avec une intensité et sur une longueur d'autant plus grandes que l'imprégnation alcoolique est plus forte. Lorsque le réactif est totalement saturé par l'air expiré, le taux sanguin d'alcool peut être évalué à 0,80 g. Au-delà, la coloration du réactif ne change pas. Il faut alors une prise de sang pour effectuer un dosage plus précis.

**aldostérone** n. f. L'une des hormones corticosurrénales, c'est-à-dire sécrétée par le cortex de la glande surrénale. (On la dit *minéralocorticoïde*.)

L'effet le plus important de l'aldostérone est la *réabsorption accrue du sodium (sel) au niveau du rein.* Comme l'eau suit toujours le sel dans les milieux intérieurs, avec la rétention sodée, l'aldostérone induit aussi une rétention d'eau, d'où une élévation de la tension artérielle.

**alexie** n. f. Trouble de la lecture, qui se caractérise par le fait que le malade voit mais ne peut saisir la signification de l'écriture.

**algidité** n. f. État pathologique caractérisé par le refroidissement des extrémités, une sensation de froid, sans que pour autant la température centrale s'abaisse. Parallèlement, la pression artérielle s'effondre. L'algidité s'observe dans les états infectieux graves.

**algie** n. f. Toute douleur, locale, régio-

nale ou généralisée *(polyalgie)*, sans préjuger de sa cause.
Ce terme est souvent employé à titre de suffixe : *névralgie* (douleur d'un nerf), *gastralgie* (mal d'estomac), *dorsalgie* (douleur du dos), *lombalgie* (douleur lombaire), etc.

**algodystrophie** n. f. **Algodystrophie sympathique du membre supérieur,** terme qui englobe un certain nombre de phénomènes circulatoires et douloureux, avec un retentissement sur l'état trophique des tissus, localisés au membre supérieur, et dont la cause est une anomalie de fonction du système sympathique. La forme la plus caractéristique en est le *syndrome épaule-main :* c'est une périarthrite douloureuse de l'épaule, avec rougeur, œdème et enraidissement de la main. Le traitement par anti-inflammatoires, puis la rééducation s'imposent sous peine de séquelles à type de rétractions tendineuses définitives.

**algues** n. f. pl. Plantes thallophytes aquatiques.
Certaines algues servent à l'extraction de l'iode *(laminaria)*, à la préparation de substances émollientes *(carragheen)* ou absorbantes *(agar-agar*)*. Les algues sont employées en bains dans la thalassothérapie*.

**aliénation** n. f. (lat. *alienus*, étranger). Terme longtemps utilisé pour désigner la maladie mentale.
Au XIXe siècle, tous les malades de l'esprit étaient des aliénés. Ce terme traduit la réaction du public face à la maladie mentale : réaction faite d'agressivité, de méfiance et de peur. Le malade est considéré comme étranger à la société et dangereux ; il doit donc en être radicalement séparé.
Les progrès de la psychiatrie ont amené à penser qu'il n'y a pas de différence tranchée entre l'homme normal et le malade mental, ce dernier manifestant à un degré pathologique des tendances qui sont présentes à l'état latent dans tout être humain. Les traitements modernes visent à accélérer la réinsertion sociale du malade après avoir résolu ses conflits.

**aliéné, e** n. Terme utilisé pendant longtemps pour désigner un malade mental quelconque, le malade étant considéré comme étranger (latin *alienus*, étranger) à la société, et la réaction de celle-ci étant de l'enfermer dans un « asile d'aliénés ». Aujourd'hui, on parle plus volontiers d'hôpital psychiatrique et de malade mental*.
**Situation juridique des aliénés.** La loi du 3 janvier 1968 les situe parmi les incapables* majeurs qui jouissent d'une protection générale contre les dangers de leurs actes juridiques.

**alimémazine** n. f. Dérivé de la phénothiazine, possédant une action antihistaminique et tranquillisante. On l'utilise contre l'urticaire, les insomnies, la toux.

**aliment** n. m. Substance ingérée, nécessaire au développement, au fonctionnement, à la constitution des réserves et à la réparation de l'organisme humain.
Les aliments sont formés de corps plus ou moins complexes que l'on différencie en protides*, glucides*, lipides* et sels minéraux.
**Constituants des aliments.**
***Les protides.*** Ce sont des substances organiques qui contiennent du carbone, de l'hydrogène, de l'oxygène, de l'azote, parfois du soufre et du phosphore. Les protides constituent la plupart des protéines et des enzymes assurant les propriétés vitales de la cellule. Ce sont, par contre, des substances énergétiques peu rentables. L'origine des protéines alimentaires est double : animale et végétale.
La valeur nutritive des protéines animales (lait, œufs, viande, poisson) est importante, liée à leur coefficient d'utilisation digestive élevé et à leur richesse en acides aminés indispensables. Les protéines végétales (céréales, riz) ont une valeur nutritive plus faible.
***Les hydrates de carbone ou glucides.*** Composés de carbone, d'hydrogène et d'oxygène, les glucides (céréales, pain, féculents) sont la source préférentielle de l'énergie rapidement utilisable ; ils couvrent la majorité des besoins caloriques de l'individu.
***Les lipides.*** Ce sont les corps gras formés de carbone, d'hydrogène et d'une faible quantité d'oxygène. Ils apportent la plus grande quantité de calories sous le plus faible volume (9 cal/g).
***Eau et sels minéraux.*** L'eau (70 p. 100 du poids du corps) fait partie des besoins fondamentaux et permanents de l'organisme. L'ensemble des réactions biochimiques et le transport des éléments nutritifs passent par un milieu aqueux contenant de nombreux sels minéraux (chlorures, bicarbonates de sodium, de potassium) dont l'origine alimentaire est variée.
**Conservation des aliments.** On a, pour conserver les aliments au-delà d'un certain délai, recours à différents moyens. Les plus anciens (salaisons, fumage, ébullition) en modifient le goût, de même que la dessiccation. L'*appertisation* réalise la mise en conserve*. La *lyophilisation** est obtenue par dessèchement sous vide après congélation. La *pasteurisation** est utili-

sée pour le lait et la bière. La *réfrigération* donne une garantie de quelques jours, contrairement à la *congélation* (pratiquement indéfinie). Actuellement, la conservation alimentaire à base d'additifs (antibiotiques, colorants) est rigoureusement réglementée.

**Souillures des aliments.** Pour être bénéfiques, les aliments frais ou conservés ne doivent pas comporter d'impuretés.

Les parasites (trichine, ascaris, amibe) et les germes (B. K., staphylocoque) sont une source de contamination, comme certains sels de plomb, de zinc sont des sources d'intoxication involontaire.

Légalement, il n'existe qu'une liste de colorants autorisés (loi du 1er août 1905, arrêtés en 1912, 1958), qui a été modifiée au moment de l'instauration du Marché commun.

**alimentation** n. f. Introduction d'aliments dans l'organisme ; c'est également la manière dont les aliments sont introduits.

Pour les malades ne pouvant pas manger normalement, on utilise des sondes introduites par la bouche ou par le nez jusqu'à l'estomac. L'*alimentation parentérale* consiste à introduire les éléments nutritifs par perfusions intraveineuses.

**Alimentation des enfants.** V. ALLAITEMENT, NOURRISSON.

**Alimentation des malades, des sportifs.** V. RÉGIME, DIÉTÉTIQUE.

**Alimentation des malades mentaux.** Au cours des maladies mentales, l'alimentation est souvent perturbée. Le désir d'autopunition se traduisant par un refus d'alimentation est fréquent dans les psychoses et les dépressions mélancoliques. Dans l'*anorexie* mentale*, c'est une restriction complète. Chez le nourrisson, l'anorexie est souvent secondaire à l'attitude maternelle.

L'atteinte du centre nerveux de la faim se traduit au contraire par la *boulimie ;* l'origine peut être tumorale (base du cerveau) ou secondaire à certains traitements.

**allaitement** n. m. Mode d'alimentation du nourrisson, dans lequel le lait joue un rôle exclusif ou principal (v. LAIT).

La période d'allaitement s'étend de la naissance jusqu'à l'âge de 2 à 4 mois, âge marqué par l'introduction des farines.

**Allaitement maternel ou lactation.** C'est le seul mode d'alimentation physiologique du nourrisson. Il est regrettable que les impératifs sociaux et économiques de la vie moderne le rendent de plus en plus rare.

Les *avantages de l'allaitement maternel* sont nombreux :

1. Le lait de femme, de par sa composition, est le plus adapté aux possibilités digestives du nourrisson et contient de nombreux anticorps* ;
2. Sur un plan psychoaffectif, ce type d'allaitement épanouit au mieux les relations mère-enfant ;
3. Il donne des nourrissons plus résistants aux infections, plus forts, et dont la croissance pondérale est meilleure.

Le *début de l'allaitement* se fait au 2e ou au 3e jour après l'accouchement, sous forme, d'abord, d'une substance jaunâtre et visqueuse, le colostrum. Puis la montée laiteuse s'établit, les seins deviennent durs et douloureux, et sont sillonnés de grosses veines. L'entretien de la sécrétion lactée se fait par voie réflexe, grâce à la succion du mamelon.

La *technique* obéit à des directives simples :

1. L'horaire des tétées doit être souple, plus ou moins réglé sur la faim de l'enfant. Le nombre et la fréquence des tétées sont fonction de l'âge et de l'état de l'enfant (6 tétées par jour le 1er mois, 5 à partir du 3e. Une septième tétée n'est justifiée que chez les bébés fragiles ou trop petits) ;
2. Le sein doit être présenté bien soutenu par une main qui, déprimant légèrement la face supérieure, permet à l'enfant de respirer en tétant ;
3. La durée de la tétée ne doit pas dépasser 15 minutes. Une durée supérieure fatigue l'enfant et favorise la macération de la peau du mamelon. La tétée se termine par une éructation (rot), avec rejet d'un peu de lait, qu'il faut attendre en tenant l'enfant verticalement avant de le recoucher ;
4. Si le lait est peu abondant, ne donner qu'un seul sein à chaque tétée ;
5. Les mamelons seront soigneusement nettoyés avant et après les tétées, à l'eau bouillie ;
6. La pesée avant et après ne présente aucun intérêt dans les cas normaux ;
7. Après la tétée, l'enfant s'endort. Sa courbe de poids doit être régulièrement ascendante, avec un gain hebdomadaire de 130 à 200 g. Les selles de l'enfant nourri au sein sont plus nombreuses (de 4 à 5) et plus jaunes que dans l'allaitement artificiel.

L'*hygiène de la nourrice* nécessite un sommeil suffisant, une nourriture riche en protides et en vitamines, ainsi qu'une grande quantité de liquides. Il faut qu'elle mange des légumes et des fruits pour prévenir la constipation. Elle doit éviter le thé, le café, le poivre, l'alcool et le tabac. Les soins locaux concernent

essentiellement le mamelon : prévention des crevasses par la glycérine boratée ; protection du sein entre les tétées par une compresse stérile et le port d'un soutien-gorge adapté à la taille de la poitrine.
L'allaitement au sein est une *obligation* chez les enfants de petit poids, au moins pendant les premiers mois.
Les *contre-indications à l'allaitement au sein* sont peu nombreuses : ce sont les maladies maternelles graves (néphrite, maladie de cœur, tuberculose évolutive, syphilis, diabète, incompatibilité Rhésus, maladie héréditaire avec intolérance digestive). Les crevasses ne sont qu'une contre-indication transitoire. L'insuffisance de lactation ne justifie jamais l'arrêt total de l'allaitement, mais seulement l'allaitement mixte. L'allaitement au sein peut être rendu difficile soit chez un nourrisson qui tète mal, soit par un mamelon mal formé. Il est alors utile d'entretenir la lactation et de recueillir le lait au moyen d'un tire-lait électrique, ou par l'intermédiaire d'un *bout de sein* en verre.
**Allaitement artificiel.** Il consiste à remplacer le lait maternel par le lait animal. Les laits d'ânesse et de chèvre, dont la composition est très proche du lait de femme, furent longtemps utilisés. Actuellement le lait de vache, après préparation industrielle, est le plus employé. Le lait* industriel peut être homogénéisé, concentré ou, le plus souvent, sec et en poudre.
L'*allaitement artificiel* nécessite des précautions de propreté, d'asepsie et de stérilisation qui doivent porter sur le lait, l'eau de coupage (qui doit être bouillie) et sur les biberons et les tétines. Après lavage et rinçage, les biberons seront stérilisés par ébullition et conservés bouchés. Plutôt que de les préparer une fois par jour, tous ensemble, il est préférable de préparer isolément chaque biberon au moment du repas. Les tétines doivent être souples et percées correctement (2 ou 3 trous faits à l'aide d'une aiguille chauffée). La technique de préparation varie selon le lait utilisé :
— pour le lait en poudre, mélanger dans le biberon le volume d'eau bouillie et les mesurettes de poudre nécessaires en fonction de l'âge ;
— pour le lait de vache naturel : après l'avoir fait bouillir ou stériliser au bain-marie, le couper avec de l'eau bouillie (de moitié jusqu'à 2 mois, au quart à 4 mois).
Le *rythme des tétées* doit être plus régulier que dans l'allaitement au sein, puisque les quantités de lait sont constantes (toutes les 3 à 4 heures). Le mode d'administration des biberons doit se faire en tenant l'enfant en position semi-assise, après avoir vérifié la température du lait. Le biberon doit être renversé de façon que l'air reste en haut. Retirer la tétine de la bouche de l'enfant de temps en temps pour de courtes pauses. Après la tétée, maintenir l'enfant verticalement pour obtenir un rot, puis le recoucher sur le côté gauche. Les selles de l'enfant nourri au lait artificiel sont moins nombreuses (de 2 à 4), assez dures et de teinte blanchâtre. La courbe de poids est sujette à des variations plus grandes.
*Parmi les incidents* qui peuvent survenir, beaucoup sont dus à une préparation défectueuse des biberons (diarrhée, érythème fessier, fièvre du lait sec, stagnation de poids) ; d'autres sont dus à une tétine insuffisamment ou trop percée ; d'autres enfin, plus rares, sont dus à une erreur de stérilisation. En outre, il faut se rappeler que toute boîte de lait présentant un bombement, une odeur ou une couleur anormales à l'ouverture doit être jetée.
*Deux affections* sont particulières à l'allaitement artificiel : l'hypovitaminose, ou carence vitaminique, qui sera évitée par l'adjonction de préparations vitaminiques, et la dyspepsie du lait de vache, mal digéré par le nourrisson. Bien surveillé, l'allaitement artificiel reste malgré tout satisfaisant, mais ne possède jamais le caractère physiologique de l'allaitement au sein.
**Allaitement mixte.** Il consiste à compléter un allaitement au sein insuffisant, ou que l'on veut diminuer, par la prise de biberons. On peut soit compléter chaque tétée au sein par un biberon dont la quantité sera fonction du poids après la tétée au sein, soit remplacer une, deux ou trois tétées complètes par un biberon.
**allantoïde** n. f. Organe embryonnaire reliant l'embryon au placenta.
La partie embryonnaire de l'allantoïde donnera plus tard la vessie, l'anus et un cordon atrophié, l'ouraque.
**allèle** adj. Se dit de deux gènes situés en regard l'un de l'autre, sur deux chromosomes d'une même paire.
Si ces deux gènes sont identiques, le sujet est *homozygote* pour le caractère qu'ils commandent ; s'ils sont au contraire différents, le sujet est *hétérozygote* et le caractère perceptible est celui qui est commandé par l'allèle (gène) dominant.
**allergène** n. m. Dénomination de substances variées, en général protéiques, d'origine animale ou végétale, mais qui peuvent aussi bien être des poussières, et dont la pénétration dans certains organis-

mes déclenche des manifestations d'allergie* : crise d'asthme, rhume des foins, urticaire, eczéma. (Les allergènes qui pénètrent par voie respiratoire sont dits *pneumallergènes*.)

**Allergènes pharmaceutiques.** Ils sont constitués par des extraits ou des suspensions de substances les plus diverses (poussières, poils, pollens), préparés stérilement et utilisés en cuti- ou intradermoréactions, voire injections, convenablement dilués et sous contrôle médical strict. Lorsque l'injection d'un allergène provoque une réaction d'allergie, on peut en conclure que l'allergie du malade est déterminée par cet allergène particulier, et entreprendre une cure de désensibilisation*.

**allergides** n. f. pl. Se dit de lésions cutanées d'origine « allergique », théoriquement l'eczéma ou l'urticaire, et pratiquement de toute éruption associant des érythèmes*, un purpura*, des macules* (Gougerot).

**allergie** n. f. Au sens étymologique : état d'un individu qui réagit *autrement* au contact d'un agent agressif appelé ici *allergène**.

Cela signifie essentiellement qu'il manifeste une réaction physiologique notable au contact d'un facteur qui n'en produit habituellement aucune chez la majorité des gens.

Il existe deux types de réactions allergiques : l'*allergie humorale,* immédiate, due à la présence dans le sang d'anticorps circulants ou *réagines allergiques ;* l'*allergie cellulaire,* retardée, sans anticorps circulants responsables, mais fondée sur l'action des cellules lymphoïdes.

**Allergie humorale.** Les allergènes responsables de l'*allergie humorale* sont le plus souvent les poussières de maison, les pollens des graminées, des substances animales ou végétales diverses (poils, plumes, etc.). La réaction allergique est dans ce cas immédiate après le contact avec l'allergène, brusque, survenant par crises et disparaissant aussi brutalement qu'elle est apparue, sans laisser de traces. Elle est généralement caractérisée par une vasodilatation, des œdèmes, des rougeurs et des démangeaisons, ou des spasmes bronchiques, et se manifeste par un rhume des foins, de l'asthme*, de l'urticaire*, un œdème* de Quincke, de l'eczéma*, des migraines*, etc.

Quel que soit le type de ces manifestations, l'allergie humorale peut être mise en évidence au moyen de tests cutanés par injection locale d'allergène, qui entraînent une réaction cutanée s'ils sont positifs.

**Allergie cellulaire.** L'allergie cellulaire n'est, en revanche, pas liée à la présence dans le sang de réagines allergiques. C'est une réaction immunologique due à une hypersensibilité développée vis-à-vis d'un antigène par un sujet qui a déjà été préalablement en contact avec lui, et dont les cellules lymphoïdes ont été sensibilisées par lui. La réintroduction de cet antigène chez ce même sujet entraîne alors une réaction allergique, généralement cutanée. Cette réaction n'est cependant pas immédiate, comme dans le cas de l'allergie humorale, mais retardée de 24 à 48 heures par rapport au moment du contact antigénique, d'où le nom d'*hypersensibilité retardée,* qui tend de plus en plus à remplacer celui d'allergie cellulaire. Ce type de réaction a en outre la particularité de pouvoir être *transmis* à un sujet non sensibilisé par un transfert de cellules lymphoïdes. Les rejets de greffe, les cuti- et intradermoréactions à la tuberculine, des eczémas et dermites de contact professionnelles relèvent de ce type d'allergie. La prédisposition individuelle joue cependant un grand rôle dans les phénomènes pathologiques allergiques. Il existe en effet des *terrains allergiques* qu'on s'accorde aujourd'hui à caractériser comme souvent anxieux et instables. On invoque cependant parfois à la légère une origine allergique pour des maux mal expliqués. Cette origine ne peut être retenue que sur la foi de critères biologiques indiscutables ou d'une reproduction expérimentale constante.

**Traitement de l'allergie.** Les manifestations allergiques sont pour la plupart chimiquement induites par une décharge d'*histamine* dans le territoire concerné par l'allergène responsable. Les *antihistaminiques** seront donc prescrits avec succès. Mais ce traitement, qui ne peut être que symptomatique, sera assorti à un traitement de fond de l'état allergique, à base de désensibilisation par injections progressivement croissantes de l'allergène* responsable (si toutefois il a pu être identifié), et de *corticothérapie** si les antihistaminiques se sont révélés inefficaces.

**Allevard,** station hydrominérale de l'Isère, à 37 km de Chambéry (alt. 471 m), ouverte du 1er juin au 1er octobre. La source radioactive fournit une eau minérale à 16 °C, qu'on utilise en inhalations, insufflations pharyngées, gargarismes, douches nasales, pulvérisations, ou encore en cures de boisson, dans les affections des voies respiratoires supérieures : rhinites, sinusites, laryngites, bronchites, etc.

**allocations familiales.** V. PRESTATIONS *familiales.*

**allopathie** n. f. Mode de traitement qui oppose aux symptômes des maladies des médications dont l'activité leur est contraire. (Terme employé par opposition à *homéopathie**.)

**allopurinol** n. m. Médicament synthétique qui réduit la formation d'acide urique* dans l'organisme.

L'allopurinol est employé dans le traitement de la goutte*.

**aloès** n. m. Suc épaissi de diverses plantes liliacées, très amer et purgatif.

**alopécie** n. f. Chute des cheveux, différente de la calvitie car elle est susceptible de repousse.

**Alopécies diffuses.** Des chutes de cheveux peuvent survenir à la suite d'une maladie infectieuse ou d'un choc traumatique ou émotionnel. Tous les cheveux peuvent tomber, mais la repousse est généralement spontanée. La syphilis* secondaire provoque une alopécie diffuse en plaques, qui peut être le premier symptôme de la maladie.

**L'alopécie séborrhéique.** C'est une alopécie diffuse à évolution lente, touchant les sujets à peau grasse, principalement de sexe masculin, où elle aboutit à la calvitie. Elle commence au-dessus du front, où les cheveux se dégarnissent, puis disparaissent progressivement d'avant en arrière. Due à l'excès de sécrétion des glandes sébacées (séborrhée), l'alopécie séborrhéique est difficile à juguler, mais on peut retarder son évolution. Le traitement général vise à corriger d'éventuels troubles digestifs, endocriniens ou généraux, et à réduire la sécrétion sébacée par l'acide pantothénique (vitamine B5) et la pyridoxine (vitamine B6). Localement, les shampooings (pas trop fréquents : une fois par semaine) seront faits avec des produits à l'huile de cade ou de cèdre, ou avec des savons acides liquides. Les frictions et massages réguliers du cuir chevelu avec des lotions soufrées doivent être poursuivis régulièrement. L'abus des permanentes, décolorations, teintures, crêpages, laques aggrave l'alopécie féminine, naturellement plus rare et plus discrète que celle de l'homme.

**Alopécies localisées.** Diverses maladies comme la pelade*, les teignes (v. MYCOSE *du cuir chevelu*), le lupus* érythémateux, la sclérodermie*, le lichen* plan sont responsables d'alopécies circonscrites.

**alphabloquant** adj. et n. m. Se dit de substances chimiques qui bloquent les récepteurs adrénergiques* alpha ($\alpha$) et dont la plus importante est l'*ergotamine.*

**alphachymotrypsine** n. f. Enzyme d'origine pancréatique, employée comme médicament contre l'inflammation et les œdèmes. On l'utilise par voie externe, en pommades ou en lotion, et par voie générale.

**alphafœtoprotéine** n. f. Protéine synthétisée par le foie du fœtus et qu'on ne retrouve en quantités considérables que dans le sang fœtal et dans celui de la plupart des malades atteints de cancer primitif du foie, dont c'est un élément de diagnostic.

**alternant, e** adj. **Pouls alternant,** succession régulière d'une pulsation forte et d'une pulsation faible, consécutive à une contraction cardiaque forte suivie d'une contraction cardiaque faible.

**Matelas alternant.** V. MATELAS.

**altitude** n. f. **Effets de l'altitude sur l'organisme.** Le *mal d'altitude* est l'ensemble des phénomènes pathologiques observés en haute altitude chez des gens qui n'ont pas l'habitude d'y être. La diminution de la pression des gaz de l'air (oxygène et gaz carbonique), entraînant une baisse de leur pression dans les tissus, et notamment dans le sang, provoque un malaise à type de migraines, palpitations, nausées, accélération du rythme respiratoire, pouvant aller jusqu'à des perturbations cérébrales. Ce mal peut être chronique chez des individus qui ne s'habituent pas à l'altitude ou qui, subitement, se désacclimatent. On y remédie par des inhalations d'oxygène.

**aluminose** n. f. Pneumoconiose* entraînée par l'inhalation des poussières d'alumine ou de certains composés de l'aluminium, notamment la bauxite et l'émeri.

**alun** n. m. Sulfate double d'un métal alcalin et d'aluminium. — *L'alun de potassium* hydraté est employé en solutions, comme astringent, pour l'usage externe.

**alvéolaire** adj. En forme d'alvéole, ou relatif aux alvéoles pulmonaires.

*Cancer alvéolaire,* variété rare de cancer du poumon*.

*Os alvéolaire,* se dit de la partie des os maxillaires dans laquelle sont creusés les alvéoles dentaires.

**alvéole** n. m. **Alvéoles dentaires,** cavités creusées dans les os maxillaires et destinées à loger les racines des dents.

**Alvéoles pulmonaires,** petites cavités constitutives du parenchyme pulmonaire, où se font les échanges gazeux de la respiration.

**alvéolite** n. f. Lésion inflammatoire des alvéoles.

*Alvéolite dentaire* ou *périostite alvéolo-dentaire,* complication très douloureuse des infections de la pulpe dentaire et de la pyorrhée* alvéolo-dentaire, pouvant aboutir au déchaussement et à l'expulsion de la dent, ou à un abcès du maxillaire.

*Alvéolite pulmonaire,* lésion inflammatoire du poumon, caractérisée par la présence de sérosité inflammatoire, hémorragique, fibrineuse ou purulente dans les alvéoles qui ne contiennent normalement que de l'air.

**alvéolo-dentaire** adj. Relatif à la dent et à l'alvéole dentaire qui la soutient. — Le *ligament alvéolo-dentaire* fixe la dent dans l'alvéole.

**amadou** n. m. Substance spongieuse obtenue à partir de l'amadouvier, champignon du chêne. — Appliqué sur une blessure, l'amadou arrête l'écoulement sanguin.

**amaigrissement** n. m. Toute perte de poids sensible et survenant dans un laps de temps donné, par exemple 1 kg en un mois ou quelques centaines de grammes par mois plusieurs mois de suite.

Un tel amaigrissement, s'il n'est pas dû à des restrictions alimentaires ni à un travail physique accru, est toujours suspect d'être l'indice d'une maladie générale ou endocrinienne et doit entraîner un examen médical.

**amalgame** n. m. Alliage du mercure avec un autre métal, employé pour les obturations* dentaires.

**amandier** n. m. Arbre méditerranéen dont le fruit est l'amande.

L'*amande douce* contient 50 p. 100 d'huile. Elle sert à faire des émulsions et loochs* pour la peau.

**amanite** n. f. Champignon à lames, volve et anneau, poussant en été et en automne dans les bois.

Les amanites *phalloïde, printanière* et *vireuse* sont mortelles. Leurs toxines se fixent très rapidement après l'absorption, en particulier sur les cellules du foie. Le début des troubles ne survient cependant généralement que de 18 à 24 heures après l'ingestion ; ce sont des manifestations digestives : vomissements et diarrhée sanguinolente, avec déshydratation. Gros foie, jaunisse et hypoglycémie signent l'atteinte du foie. Des lésions rénales peuvent apparaître. La mort survient au bout d'un délai variable si les mesures correctes n'ont pas été prises : en cas d'ingestion, il faut en effet immédiatement faire vomir le malade, lui donner des boissons très sucrées, éviter de lui faire boire de l'alcool et appeler tout de suite un médecin qui administrera une antitoxine de l'Institut Pasteur et continuera le traitement, qui doit être entrepris *avant* l'apparition des premiers symptômes.

**amantadine** n. f. Substance active contre les symptômes de la maladie de Parkinson. — On l'emploie seule ou associée à la L. dopa.

**amaurose** n. f. Perte complète de la vue, d'origine nerveuse, sans aucune lésion de l'œil. — L'amaurose peut être passagère ou définitive.

**ambivalence** n. f. Existence simultanée ou successive de deux sentiments ou de deux actes contradictoires, comme amour et haine, désir et crainte, affirmation et négation, etc., rencontrée dans certains troubles mentaux.

**amblyopie** n. f. Toute baisse de l'acuité visuelle, quelle qu'en soit la cause.

**ambulance** n. f. Véhicule destiné au transport des malades ou des blessés.

Les progrès de la traumatologie et de la réanimation conduisent, dans certains cas, à donner au sujet des soins avant son arrivée à l'hôpital. À côté des véhicules classiques, de plus en plus confortables, il existe des *unités mobiles de réanimation* équipées d'un matériel important que peuvent utiliser un ou plusieurs médecins ou infirmiers-réanimateurs. La multiplication des *accidents* de la route* rend de plus en plus nécessaires ces équipes mobiles reliées aux centres hospitaliers par radiotéléphone. La nécessité de transports urgents sur des centres très spécialisés a, en outre, conduit à créer des équipes aéroportées (hélicoptères) et même des avions sanitaires rapides pour les transports internationaux.

**ambulatoire** adj. Qualifie tout ce qui, au cours d'un état pathologique, permet au malade d'aller et venir.

**Amélie-les-Bains,** station thermale des Pyrénées-Orientales, ouverte toute l'année. Les eaux sulfurées et bicarbonatées sodiques, riches en silicium et chargées de gaz sulfhydrique, jaillissent à des températures de 41 à 60 °C. On les emploie en bains, douches, inhalations et pulvérisations. Les douleurs rhumatismales, les suites d'accidents, les affections des voies respiratoires sont les principales indications de la station.

**aménorrhée** n. f. Absence de flux menstruel, de règles.

L'aménorrhée peut être *primaire* si la femme n'a jamais eu de règles. Les autres signes pubertaires peuvent ou non être apparus à leur date normale. Si les autres caractères sexuels sont normaux, il s'agit souvent de malformations (absence d'organes, imperforation de l'hymen) ou de tuberculose génitale survenue dans l'enfance. Si les caractères sexuels sont immatures, il peut s'agir d'un simple retard pubertaire ou d'un impubérisme total (insuffisance hypophysaire, altération ovarienne primitive, lésion cérébrale). Si les caractères sexuels sont masculinisés, il peut s'agir d'hermaphrodisme* vrai ou de pseudohermaphrodisme (hyperplasie congénitale de la surrénale). L'aménorrhée peut être *secondaire* lorsqu'elle survient chez une femme qui avait déjà eu des règles auparavant. Chez une femme en période d'activité génitale (c'est-à-dire dans la période qui va de la puberté à la ménopause), l'aménorrhée secondaire fait avant tout penser à la grossesse. Elle peut survenir comme épiphénomène au cours de différentes maladies entraînant un certain degré d'altération de l'état général (tuberculose, diabète, maladies infectieuses) ou de maladies endocriniennes (myxœdème, maladie de Basedow, d'Addison, de Cushing, acromégalie, etc.). Il peut s'agir de maladies organiques de l'utérus, des ovaires ou de la région de l'hypophyse. Le plus souvent il s'agit de causes fonctionnelles, en rapport avec une absence d'ovulation déterminée par un changement de climat, un choc affectif ou un dysfonctionnement de la menstruation*, d'origine psychologique.

Le traitement d'une aménorrhée implique de connaître à quel niveau réside le trouble, de façon à pouvoir appliquer une thérapeutique étiologique ; il relève souvent de la psychothérapie si une cause organique n'est pas décelée.

**amétropie** n. f. Trouble de la vue, dû à une anomalie de réfraction empêchant la formation d'une image nette sur la rétine.

L'amétropie est supprimée par le port de verres correcteurs. (V. MYOPIE, HYPERMÉTROPIE.)

**A. M. G.** V. ASSISTANCE *médicale gratuite.*

**amiante** n. f. V. PNEUMOCONIOSE.

**amibe** n. f. Protozoaire rhizopode, vivant à l'état libre ou en parasite.

L'amibe est un être unicellulaire qui comprend un noyau, un cytoplasme limité par une membrane élastique et des inclusions. Son principal caractère est de se déplacer et de se nourrir (par phagocytose) en émettant des pseudopodes, réalisant ainsi des mouvements amiboïdes.

La multiplication cellulaire se fait soit par division binaire, soit par enkystement, forme de résistance et de dissémination. Plusieurs espèces parasites *(Entamœba coli, E. nana)* sont inoffensives pour l'homme. La seule pathogène est *Entamœba dysenteriæ,* responsable de la dysenterie* amibienne ; elle existe sous deux formes : la forme *minuta,* qui n'engendre pas de troubles mais est à l'origine de kystes (v. AMIBIASE) retrouvés dans les selles, et la forme *histolytica,* de plus grande taille et qui provoque des ulcérations de l'intestin (v. AMIBIASE).

**amibiase** n. f. Maladie provoquée par une amibe pathogène : *Entamœba histolytica,* et qui se manifeste principalement par une diarrhée dite *dysenterie amibienne.*

L'amibiase est une maladie d'origine tropicale, mais elle est fréquemment observée en France en raison des nombreux mouvements de population. La contamination en zone d'endémie se fait par les aliments et les eaux de boisson souillés par les kystes ; en France, la contamination est souvent interhumaine, directe, à partir des malades et des porteurs sains. Les kystes ingérés libèrent l'amibe sous la forme *minuta,* qui vit en saprophyte dans l'intestin. Sous des influences multiples (modifications de la flore, altération de l'état général), celle-ci se transforme en *Entamœba histolytica,* qui attaque la paroi digestive.

**Lésions.** Elles siègent au niveau du côlon (gros intestin), parfois uniquement au niveau du cæcum et/ou du rectum ou du sigmoïde. Elles constituent des ulcérations en « coup d'ongle » souvent accompagnées d'abcès. La muqueuse est fragile, congestive (rouge) et œdématiée (gonflée). L'évolution se fait vers la sclérose ou la perforation de l'intestin.

**Signes cliniques.** La forme *aiguë* réalise le syndrome dysentérique qui associe à des douleurs abdominales un ténesme, des épreintes et des faux besoins. Les selles sont nombreuses (une dizaine par jour), non moulées, faites de mucus et de glaires plus ou moins sanglantes. L'état général est peu touché et l'évolution est favorable après traitement.

La forme *chronique* est marquée par l'association de douleurs abdominales banales et de troubles du transit. Elle survient de nombreuses années après l'atteinte aiguë, souvent sur un terrain névropathique.

**Complications.** Quel que soit l'aspect initial, l'amibiase peut être responsable de complications à court et à long terme : hémorragies, perforations coliques ; altération de l'état général et psychique ; enfin et surtout, migration à distance par voie lymphatique et sanguine, atteignant le foie (abcès amibien), le poumon et, plus rarement, le cerveau.

**Diagnostic.** Il s'appuie sur l'examen parasitologique des selles (kystes ou forme

hématophage mobile) et sur la rectoscopie, qui met en évidence un aspect caractéristique de la muqueuse.
**Traitement.** Il dépend du stade évolutif de la maladie :
— l'*amibiase infestation,* sans manifestations cliniques *(E. minuta),* est sensible aux amœbicides de contact, d'action locale. Ce sont les dérivés arsenicaux (cures de 10 jours) ou iodés (cures de 20 jours), associés aux antibiotiques oraux;
— l'*amibiase aiguë (E. histolytica)* est sensible aux amœbicides tissulaires, diffusibles dans le sang. Le plus classique est l'*émétine* (1 cg par kilogramme et par cure), associée à la vitamine B1 et à une surveillance cardiaque et neurologique. L'émétine s'éliminant lentement, il faut respecter un intervalle de 45 jours entre deux cures. Le métronidazole, actif par voie buccale (de 6 à 8 comprimés par jour), est mieux toléré, les cures durant de 5 à 7 jours. On associe au traitement d'attaque un antibiotique et un amœbicide de contact, administrés plus longuement;
— l'*amibiase chronique* est en fait une colite* persistante et requiert un traitement symptomatique : régime, antispasmodiques, cures thermales. On administre des amœbicides de contact si l'examen des selles révèle la présence de kystes. La chirurgie se révèle nécessaire dans quelques cas (perforations intestinales, abcès du foie).

**amiboïde** adj. Caractère rappelant l'amibe ou son comportement. Les leucocytes sont doués de mouvements amiboïdes.

**amidon** n. m. Substance glucidique d'origine végétale, constituée par des grains arrondis microscopiques, de taille variable suivant l'espèce. — On donne le nom de *fécules* aux amidons fournis par les parties souterraines des plantes (pomme de terre).

**amidopyrine** n. f. Puissant calmant de la douleur *(antalgique)* et de la fièvre *(antipyrétique).* [TABLEAU C.]
Elle est administrée le plus souvent sous forme de comprimés, cachets, suppositoires, pure ou associée à d'autres analgésiques (aspirine) ou à des médicaments anti-inflammatoires. Son administration prolongée peut donner naissance à des éruptions cutanées et surtout à des désordres sanguins graves : leucopénie*, agranulocytose*.

**amimie** n. f. Réduction ou perte de la mimique du visage.

**amine** n. f. Composé organique alcalin ayant pour formule un radical azoté (—$NH_2$) dit *fonction amine.*
**Amines de réveil ou amines pressives,** groupe de dérivés synthétiques aminés possédant des propriétés psychotoniques communes, dues à la présence, dans leur molécule, des fonctions alcool et phénol et dont le type est l'amphétamine*.

**aminé, e** adj. **Acide aminé,** acide organique caractérisé par la présence sur sa molécule d'une fonction amine (—$NH_2$) et d'une fonction carboxylique (—COOH). [Syn. : AMINOACIDE.]
Les acides aminés s'unissent les uns aux autres, la fonction acide de l'un neutralisant la fonction basique du suivant, constituant des chaînes dites *polypeptides.* Ainsi articulés les uns aux autres, ce sont les unités constitutives des protéines*. Il existe 21 acides aminés qui sont des constituants élémentaires de la matière vivante.

**aminoacide** n. m. V. AMINÉ, *Acide aminé.*

**aminocaproïque** adj. **Acide aminocaproïque,** médicament qui empêche la fibrinolyse* et qui est administré dans les syndromes hémorragiques.

**aminophylline** n. f. Composé de théophylline et d'éthylène-diamine, doué de propriétés stimulantes pour le cœur (tonicardiaque), diurétiques, dilatatrices des vaisseaux et des bronches.
On l'administre en cas d'asthme, de troubles circulatoires cardiaques et cérébraux, etc., seule ou associée au phénobarbital, à la papavérine, etc.

**aminoptérine** n. f. Substance chimique synthétique, antagoniste de l'acide folique*, et utilisée pour diminuer la multiplication cellulaire dans les leucémies aiguës.

**amitriptyline** n. f. Médicament antidépresseur et antiallergique, administré par voie orale ou en injections dans les dépressions, l'anxiété.

**ammoniac** n. m. Gaz de formule $NH_3$, irritant et dangereux même à de faibles concentrations.
**Physiologie.** V. AMMONIUM.
**Toxicologie.** Le gaz ammoniac atteint particulièrement l'œil et l'appareil respiratoire, où il provoque respectivement une conjonctivite, voire une perte passagère de la vue, et une toux irritante. En cas d'exposition prolongée ou de concentration élevée, un œdème* aigu du poumon est possible, parfois mortel. Cet accident n'apparaît en général qu'au bout de 24 heures, ce qui est très important à savoir pour prolonger suffisamment la surveillance des sujets exposés, même indemnes en apparence.
L'ammoniac dilué dans de l'eau douce

prend le nom d'*ammoniaque*, qui est une base (alcali volatil).

**ammonium** n. m. Radical chimique $NH_4$ qui dérive de l'ammoniac $NH_3$ par fixation d'un ion* $H^+$ en milieu aqueux, et qui donne des sels avec les acides.

**Physiologie.** Formé constamment dans l'organisme à partir de la dégradation des protéines, il a une existence très brève, car, toxique, il est aussitôt incorporé dans le cycle de formation de l'urée* par le foie (uréogenèse) et excrété dans l'urine. L'*ammoniémie* (taux sanguin d'ammonium) est donc normalement très faible. Elle s'élève au cours des grandes insuffisances hépatiques (coma hépatique).

**Pharmacie.** L'ammonium est utilisé en préparations diverses à base de son oxyde hydraté, l'ammoniaque, et de ses sels : *ammoniaque officinale, acétate d'ammonium,* expectorant et diurétique, *bromure d'ammonium* (v. BROME), *chlorhydrate d'ammonium,* acidifiant.

Les *ammoniums quaternaires* sont des antiseptiques et des désodorisants.

**amnésie** n. f. Insuffisance pathologique de la mémoire, permanente ou transitoire. On distingue plusieurs types d'amnésies : les amnésies *antérogrades* (oubli des faits récents), *rétrogrades* (oubli des faits anciens), les amnésies *partielles* ou *globales*. Les amnésies de *fixation* (incapacité à fixer un souvenir), d'*évocation* (incapacité à évoquer au bon moment un souvenir).

En psychiatrie, on distingue des amnésies dites *psychogènes* parce qu'elles dérivent d'un système de défense servant à protéger le sujet contre certains souvenirs pénibles.

Il existe enfin des amnésies neurologiques, dues à des lésions cérébrales.

**amniocentèse** n. f. Prélèvement de liquide amniotique, aux fins d'examens, par ponction de la cavité utérine à travers la paroi abdominale.

**amnios** n. m. Mince membrane tapissant l'intérieur de la cavité où se trouve l'embryon, puis le fœtus.

**amnioscopie** n. f. Exploration visuelle de la cavité amniotique et de son liquide au moyen d'un appareil éclairant et grossissant (endoscope).

Cet examen permet d'apprécier par transparence les caractères du liquide amniotique (quantité, couleur, limpidité, vernix* caseosa). Il est utilisé dans la détection de la souffrance fœtale, de l'incompatibilité Rhésus, et dans la surveillance des grossesses prolongées.

**amniotique** adj. Relatif à l'amnios.

**Cavité amniotique,** espace compris entre le fœtus et l'amnios et rempli d'un liquide clair.

**Liquide amniotique,** liquide qui remplit la cavité amniotique. Il contient de l'eau, de l'albumine, de l'urée, des électrolytes* et des éléments cellulaires desquamés. Normalement, le volume de liquide est de 500 à 600 $cm^3$. L'insuffisance (oligoamnios) ou l'excès (hydramnios) sont souvent le témoin d'une anomalie fœtale. (V. AMNIOCENTÈSE et AMNIOSCOPIE.)

**Bride amniotique,** filament de fibrine tendu dans la cavité amniotique. On croyait autrefois que les brides amniotiques étaient responsables de certaines malformations congénitales.

**Extraits amniotiques,** extraits pharmaceutiques de membranes amniotiques, utilisés en pansements sur les plaies atones et les brûlures.

**amodiaquine** n. f. Médicament synthétique utilisé dans le traitement et la prophylaxie du paludisme*.

**amorphe** adj. Littéralement : dépourvu de forme.

Se dit, en anatomie pathologique, d'une substance ou d'un dépôt, le plus souvent anormaux, se disposant dans les interstices dont ils épousent les contours.

**A. M. P.,** sigle d'ADÉNOSINE* MONOPHOSPHATE.

**amphétamine** n. f. Premier corps de la série des amines* pressives qui ait été utilisé. (Syn. : PHÉNYLAMINOPROPANE.)

L'amphétamine s'utilise par voie buccale, plus rarement en injection, comme stimulant intellectuel et physique. Elle augmente la vigilance, atténue la sensation de fatigue et, pendant une durée limitée, augmente les performances physiques. Son usage répété conduit à une véritable toxicomanie, ce qui l'a fait classer dans le tableau B des substances vénéneuses*. Son emploi est interdit chez le sportif, où il constitue une des formes les plus graves de dopage*. Certains dérivés amphétaminiques moins dangereux restent employés comme modérateurs de l'appétit, dans le traitement des excès de poids.

**amphibole** adj. Se dit de la période qui, dans certaines maladies, est intermédiaire entre la période d'état et la défervescence (v. FIÈVRE).

**amphotéricine B** n. f. Antibiotique antifungique puissant, utilisé dans le traitement des mycoses cutanées et viscérales.

**amphotonie** n. f. Hyperexcitabilité touchant à la fois les systèmes nerveux sympathique et parasympathique.

**ampicilline** n. f. Dérivé semi-synthétique de la pénicilline*, doué d'un pouvoir antibactérien élargi. — Son action s'étend non seulement aux germes Gram+* sensibles à la pénicilline, mais aussi à de nombreux germes Gram−.

**ampliation** n. f. *Ampliation thoracique*, augmentation de volume de la cage thoracique lors de l'inspiration.

**amplificateur** n. m. *Amplificateur de brillance*, appareil électronique qui permet d'augmenter la luminosité des images radioscopiques.

**ampoule** n. f. **Anatomie.** Dilatation physiologique localisée d'un organe : ampoule du rectum, ampoule de la trompe utérine, ampoule de Vater (à l'extrémité du canal cholédoque).

**Pathologie.** Décollement de l'épiderme rempli de sérosité transparente (cloque). Secondaires à des traumatismes locaux (frottements répétés), à des brûlures du premier degré dont elles sont la lésion essentielle (phlyctènes), les ampoules ne présentent de gravité que par leur surinfection ou leur étendue. Le traitement consiste à éviter l'infection, par ponction et application d'un antiseptique.

**Pharmacie.** Tube de verre scellé à la lampe, dans lequel sont placées des solutions médicamenteuses. Parfaitement étanches, les ampoules protègent le produit de toute souillure microbienne et de l'oxydation. Il existe des ampoules buvables et injectables.

Les *ampoules auto-injectables* sont de petites seringues à usage unique, munies d'une aiguille et prêtes à l'injection, garantissant une asepsie parfaite.

Les *ampoules jumelées* contiennent deux solutions différentes qu'on mélange au moment de l'usage.

**ampullome** n. m. *Ampullome vatérien*, tumeur de l'ampoule de Vater, à la terminaison du cholédoque*, dans le duodénum*.

**amputation** n. f. **Amputation chirurgicale**, intervention consistant à enlever un membre ou un segment de membre en sectionnant l'os et les parties molles. Il est pour chaque segment de membre une zone dite « d'élection », car elle rend l'appareillage plus aisé ; cependant, dans les amputations d'urgence pour traumatisme, il faut sectionner le plus bas possible, quitte à réintervenir pour obtenir un meilleur moignon. La rééducation du moignon doit être entreprise immédiatement après l'intervention, mais l'appareillage n'est possible qu'après un certain délai. Pour le membre supérieur, il existe des prothèses simples, « esthétiques », et des prothèses « de travail » qui ont au minimum la fonction d'un crochet ou d'une pince, mues soit par l'épaule opposée à l'aide de courroies, soit par une force électrique ou pneumatique commandée par la contraction musculaire. Des progrès considérables ont été réalisés grâce aux interventions de cinématisation et aux relais électroniques (main artificielle).

**Amputation congénitale**, malformation des membres caractérisée par l'absence d'un segment distal du membre.

**amputé, e** adj. et n. Qui a subi une amputation.

**Douleurs des amputés.** Un moignon peut être douloureux parce qu'il est imparfait : mal capitonné, infecté (ostéite), présentant une exostose (une recoupe pourra amener la guérison). Des douleurs très localisées peuvent être la traduction d'un névrome justiciable également d'une résection. Mais trop souvent les douleurs des amputés sont d'origine mystérieuse : illusion douloureuse d'un membre absent, à type de brûlures, de broiement du *membre fantôme*, douleur « sympathique » à type de fourmillements, de piqûres exacerbées par le moindre frottement. Au maximum, les douleurs sont telles qu'elles empêchent le sommeil et entraînent de graves troubles psychiques. On peut être amené à pratiquer des sympathectomies*, voire, exceptionnellement, des interventions sur les aires sensitives du cerveau.

**amygdalectomie** n. f. Ablation chirurgicale des amygdales palatines.

**amygdales** n. f. pl. Ensemble des formations lymphoïdes du pharynx. (Syn. : TONSILLES.)

Les plus importantes sont les *amygdales palatines*, situées symétriquement de chaque côté de la cavité buccale, entre les piliers antérieur et postérieur du voile du palais, et visibles à l'ouverture de la bouche. Ce sont de petites formations ovoïdes, variant de 2 à 4 cm de grand axe vertical suivant les individus. Les *amygdales tubaires* tapissent l'orifice de la trompe d'Eustache. Les *amygdales linguales* sont situées à la base de la langue, de part et d'autre de la ligne médiane. L'*amygdale pharyngienne* constitue les végétations adénoïdes*.

Les amygdales sont formées de follicules* lymphoïdes*, groupés en lobes et séparés les uns des autres par des cloisons fibreuses. Elles présentent à leur surface des dépressions appelées *cryptes amygdaliennes*. Comme tout le tissu lymphoïde, dont elles font partie, les amygdales jouent un rôle dans la défense contre l'infection, en servant de barrière locale contre l'invasion des germes. (V. AMYGDALITE, ANGINE, PHARYNX.)

**amygdalite** n. f. Inflammation d'une

amygdale. (Pratiquement synonyme de ANGINE.)

**amylase** n. f. Enzyme qui hydrolyse l'amidon en maltose.

Il existe une amylase dans la salive et une dans le suc pancréatique. On trouve aussi l'amylase dans le sang (*amylasémie* normale : de 80 à 150 unités Somogyi) et dans les urines (*amylasurie* normale : 2 000 unités par 24 heures). L'amylasémie et, secondairement, l'amylasurie sont fortement augmentées au cours des pancréatites* et des oreillons (inflammation des glandes salivaires).

**amylobacter** n. m. Bactérie anaérobie qui a la propriété de dégrader les sucres, la glycérine soluble, les acides tartriques et citriques, avec formation d'acide butyrique.

**amyloïde** adj. et n. f. Se dit d'une substance anormale glycoprotéique qui se dépose sur les fibres collagènes, sur les parois vasculaires et dans les espaces interstitiels au cours de certains états pathologiques chroniques.

La maladie amyloïde, ou *amylose**, se caractérise par le dépôt de cette substance dans les tissus.

**amylose** n. f. Maladie générale due à la précipitation de la substance amyloïde dans les parois vasculaires et dans les parenchymes.

L'amylose, ou maladie amyloïde, est souvent secondaire à des affections chroniques ou délabrantes : suppurations bronchiques, cancers, tuberculose, etc. Parfois primitive (sans cause connue), elle s'exprime sous forme d'amylose cutanée.

**Symptômes.** L'atteinte rénale s'exprime par un syndrome néphrotique avec protéinurie (albumine dans les urines). On peut observer un gros foie, de consistance pâteuse.

L'atteinte mésentérique se traduit par un syndrome de malabsorption* intestinale, celle du cœur par une insuffisance cardiaque.

L'amylose cutanée se présente sous deux formes :

— le *lichen amyloïde,* papules rosées, polygonales, localisées aux jambes, très prurigineuses mais de bon pronostic ;

— l'*amyloïdose systématisée* de la peau, associée à des papules, des ecchymoses, une cardiomégalie et une grosse langue. Elle est souvent associée à un myélome*.

**Diagnostic.** Il est de difficulté variable. Une protéinurie importante doit toujours y faire penser. On note dans le sang, à l'électrophorèse, des modifications des globulines ($\alpha_1$ et $\alpha_2$). Mais c'est seulement avec les ponctions-biopsies et les analyses histologiques qu'un diagnostic certain peut être posé.

Il n'existe pas de traitement de l'amylose ; seul celui de la cause, en cas d'amylose secondaire, apporte une amélioration.

**amyotrophie** n. f. Atrophie des muscles striés, entraînant une diminution du volume des masses musculaires.

L'amyotrophie peut être secondaire à un amaigrissement sévère (les muscles striés représentent près de la moitié du poids du corps). Elle peut être due également à une absence complète d'utilisation des muscles (alités permanents, membres plâtrés), ce qui les fait fondre, au même titre que l'exercice les développe. Il est donc utile de limiter le temps d'immobilisation nécessaire à la consolidation des fractures, par exemple, ou à la poussée douloureuse des maladies inflammatoires chroniques.

L'amyotrophie peut aussi être due à des maladies primitives du muscle, les *myopathies**, dont elles sont un signe clinique important.

Elle peut être *neurogène,* consécutive à une lésion de la corne antérieure de la moelle épinière ou du nerf qui vient innerver un muscle, et de la paralysie qui en résulte (poliomyélite, paralysies par blessure, amyotrophies de Charcot-Marie, de Duchenne de Boulogne, etc.).

La kinésithérapie est la base du traitement des amyotrophies.

**anabolisant** n. m. et adj. Substance qui favorise l'anabolisme*, c'est-à-dire qui entraîne une augmentation du poids et des forces.

*Anabolisant protéique,* médicament qui favorise une synthèse accrue des protéines nécessaires à l'organisme. Les anabolisants les plus couramment utilisés sont de nature hormonale : extraits corticosurrénaliens, hormones mâles (androgènes et dérivés [déconseillés chez l'enfant de moins de 15 ans et chez la femme enceinte]), hormone somatotrope*. Ont été également utilisés comme anabolisants diverses vitamines et, notamment, le dibencozide.

**anabolisme** n. m. Ensemble des réactions biochimiques aboutissant, dans l'organisme, à la formation de tissu vivant à partir des apports alimentaires. (Contr. : CATABOLISME.)

**anaérobie** adj. et n. m. Se dit d'un microbe qui ne se développe qu'à l'abri de l'oxygène de l'air. (Contr. : AÉROBIE*.)

**analeptique** adj. et n. m. Se dit d'une substance qui rétablit les forces et le fonctionnement des différents appareils. Les *analeptiques respiratoires* ramènent à la normale le rythme et l'amplitude de la respiration. Les principaux sont la théophylline, la lobéline, la nicéthamide. Les *analeptiques circulatoires* améliorent la contraction du cœur défaillant et le tonus des artères ; citons, parmi eux : le camphre, la nicéthamide, la néosynéphrine.

**analgésie** n. f. Suppression de la sensibilité à la douleur, obtenue soit par *anesthésie* générale,* soit par *anesthésie régionale* (en injectant l'anesthésique au niveau des troncs nerveux sensitifs), ou encore par *anesthésie locale* au niveau des terminaisons nerveuses.

**Analgésie obstétricale.** Elle ne doit pas nuire au fœtus en provoquant son anoxie ou son intoxication, ni entraver la marche normale de l'accouchement, qui doit rester avant tout un acte physiologique. L'accouchement psychoprophylactique dit « sans douleur » répond le mieux à ces impératifs.

**analgésine** n. f. Médicament antipyrétique (contre la fièvre) et analgésique (contre la douleur) ayant aussi la propriété, en applications locales sur une plaie (hémostatique), d'arrêter le saignement.

**analgésique** adj. et n. m. Médication supprimant la douleur.

En *thérapeutique*, le but des analgésiques est de supprimer ou tout au moins d'atténuer les phénomènes douloureux sans altérer les autres modes de la sensibilité. La *morphine* est le type des analgésiques centraux (agissant au niveau du système nerveux central).

**analyse** n. f. Les *analyses médicales* résument aussi bien l'analyse des substances issues de l'organisme (sang, urines, selles, lait) que celle des examens microscopiques qui étudient les cellules (examen cytologique), les tissus (examen histologique) ou qui recherchent des bactéries ou des parasites.

Les analyses médicales et autres examens de laboratoire doivent être prescrits par ordonnance médicale pour pouvoir être pris en charge par la Sécurité sociale.

**En psychiatrie,** synonyme de PSYCHANALYSE*.

**anamnèse** n. f. Ensemble des renseignements fournis au médecin par le malade ou par sa famille, au cours de son interrogatoire, sur les circonstances qui ont précédé une maladie et son début. — Les éléments ainsi obtenus sont dits *anamnestiques* ou *commémoratifs* et constituent l'« histoire de la maladie ».

**anamorphose** n. f. En radiologie, déformation volontaire de l'image radiographique, obtenue en modifiant l'angle de pénétration des rayons X, et qui permet de mettre en évidence certains détails non visibles sur le cliché standard.

**anaphrodisie** n. f. Diminution ou absence du désir sexuel, pouvant s'observer dans les deux sexes. (Ne pas confondre avec *impuissance** et *frigidité**.)

**anaphylaxie** n. f. Etat inverse de l'immunité*, c'est-à-dire augmentation de la sensibilité de l'organisme (hypersensibilité) à une substance étrangère après un premier contact avec elle.

*Le choc anaphylactique.* Décrit en 1902 par Richet et Portier, il consiste en un ensemble de manifestations allergiques d'une grande violence, à la suite, par exemple, de la deuxième injection d'un sérum thérapeutique. On assiste alors à un malaise général grave, avec frissons, angoisse, palpitations, chute de la tension artérielle pouvant aller jusqu'au collapsus*, urticaire, étouffements, convulsions. Si un traitement d'urgence à base de corticoïdes* n'est pas institué, le choc anaphylactique, suivant son intensité, peut aboutir à la mort. Les accidents de ce genre sont devenus exceptionnels chez l'homme.

Ce sont des manifestations comparables, mais considérablement plus faibles, qui ont donné naissance au concept d'allergie*.

**anarthrie** n. f. Trouble du langage caractérisé par l'impossibilité d'articuler les mots. — Cette anomalie, due à une lésion cérébrale, est voisine de l'aphasie*.

**anasarque** n. f. Gonflement généralisé de l'organisme, dû à la présence de liquide dans le tissu cellulaire souscutané (œdème), dans les séreuses (plèvres : hydrothorax ; péricarde : hydropéricarde ; péritoine : ascite) et parfois dans les organes eux-mêmes.

**Anasarque fœto-placentaire,** un des aspects les plus graves de la maladie hémolytique du nouveau-né par incompatibilité Rhésus (v. INCOMPATIBILITÉ). L'enfant, déformé par un œdème monstrueux, présente un aspect de « bouddha ». Il naît presque toujours mort et macéré. S'il naît vivant, il meurt le plus souvent en quelques heures, en dépit des progrès qui ont été faits dans la réanimation d'urgence.

**anastomose** n. f. **En anatomie,** réunion, abouchement naturel de deux vaisseaux par leur tronc ou par l'intermédiaire de branches collatérales.

**En chirurgie,** abouchement de deux conduits ou cavités : anastomoses digestives (gastro-duodénostomie*, gastro-jéjunostomie*, iléo-colostomie*). L'anastomose, réalisée par suture, peut être terminoterminale (en bout à bout), latérolatérale (tangentielle) ou terminolatérale.

**anatomie** n. f. Science qui a pour objet l'étude de la forme, de la structure et des rapports des différents éléments qui constituent le corps humain.

L'*anatomie topographique* précise les rapports entre les organes d'une même région ; l'*anatomie descriptive* a pour objet la description point par point d'un organe.

L'*anatomie pathologique* étudie les modifications de forme, de structure ou de rapports provoquées par la maladie, non seulement celles qui sont visibles à l'œil ou au palper (anatomie macroscopique), mais aussi toutes les altérations tissulaires microscopiques (histopathologie, cytologie pathologique).

L'*anatomie radiologique* concerne non seulement le squelette, mais tous les organes transparents aux rayons X qui peuvent être visualisés par des procédés d'opacification (tube digestif, appareil urinaire, vaisseaux, etc.).

**anatoxine** n. f. Toxine microbienne dénuée de pouvoir pathogène (inoffensive) à la suite d'un traitement par le formol et la chaleur. Les anatoxines gardent le pouvoir de provoquer la formation d'anticorps* dans l'organisme, c'est-à-dire de conférer une immunité spécifique. Les vaccins antidiphtérique et antitétanique sont des anatoxines.

**androgène** n. m. Substance qui provoque l'apparition des caractères masculins. — Par extension, nom donné aux hormones mâles : testostérone et androstérone.

Les androgènes sont sécrétés en grande majorité par le testicule, mais la glande corticosurrénale en sécrète également, et chez les deux sexes, ce qui peut donner lieu à des syndromes virilisants chez la femme lors de tumeurs sécrétantes de la surrénale.

En thérapeutique, les androgènes sont employés pour remédier aux insuffisances testiculaires, mais surtout comme anabolisants*.

**androgynie** n. f. Présence de caractères sexuels féminins chez des individus porteurs en réalité de testicules. — L'androgynie n'est qu'un hermaphrodisme* apparent, ou pseudohermaphrodisme, puisqu'il n'y a pas présence simultanée d'ovaires et de testicules. Seuls sont féminins les caractères sexuels secondaires.

Comme les testicules sont inapparents (cryptorchidie) et que le scrotum n'est pas soudé, l'aspect de l'appareil génital externe rappelle plus ou moins une vulve. Il s'agit vraisemblablement d'une altération de la fonction endocrine du testicule fœtal qui commande la morphogenèse des organes génitaux (syndrome du *testicule féminisant*).

Les androgynes, qui sont des femmes aux points de vue morphologique et psychique, peuvent avoir une vie sexuelle normale, mais sont évidemment stériles.

**andropause** n. f. Ensemble des manifestations somatiques et psychiques survenant chez l'homme après cinquante ans (terme créé par analogie avec la ménopause).

La baisse de l'activité sexuelle se fait d'une façon très progressive et selon un rythme différent en fonction des individus. La sécrétion externe du testicule (formation des spermatozoïdes) se poursuit beaucoup plus longtemps que la sécrétion interne de l'hormone mâle.

**anémie** n. f. Diminution du nombre ou de la qualité des globules rouges du sang, ou *hématies*.

En fait, le globule rouge sert essentiellement à la respiration tissulaire, en apportant l'oxygène aux tissus. Or, au sein de l'hématie, c'est l'hémoglobine qui est le transporteur de l'oxygène, et c'est donc la diminution de la quantité totale de cette dernière qui est importante dans l'anémie, plus que la baisse du nombre absolu des globules rouges, lesquels peuvent être de taille variable et plus ou moins chargés en hémoglobine.

L'anémie est donc actuellement définie comme l'*abaissement au-dessous du niveau normal (de 14 à 15 g par 100 ml) de l'hémoglobine circulante totale.* Des chiffres inférieurs à 12 g pour 100 ml de sang chez la femme, 13 g pour 100 ml chez l'homme, doivent être considérés insuffisants et le sujet anémié.

**Signes cliniques.** A valeur égale, une anémie brutale entraîne une symptomatologie beaucoup plus marquée qu'une anémie chronique, l'organisme pouvant dans ce cas s'adapter progressivement au manque d'oxygène. Les signes de l'anémie sont d'abord la *pâleur* de la peau et des muqueuses, la *fatigue*, l'essoufflement (dyspnée), des palpitations à l'effort, et pour des efforts de plus en plus légers.

A un stade ultérieur, l'essoufflement est permanent, le pouls accéléré et, à l'auscultation du cœur, on peut entendre un souffle systolique. Des œdèmes des membres inférieurs apparaissent ainsi que des signes d'anoxie* cérébrale : maux de tête, vertiges, bourdonnements d'oreille, « mouches volantes », etc. Un taux d'hémoglobine à 5 g pour 100 ml exige des transfusions d'urgence. Aux environs de

3 g, le sujet tombe dans un *coma anémique.*

**Caractères biologiques.** Quatre ordres de renseignements complémentaires sur la nature d'une anémie sont apportés par l'hémogramme*.

1. Une anémie est *microcytaire* si les globules rouges sont de petite taille, *macrocytaire* (ou *mégaloblastique*) dans le cas contraire, et *normocytaire* si les globules rouges gardent une taille normale.
2. Si le contenu moyen en hémoglobine des hématies est diminué, on parle d'*anémie hypochrome.* Si ce contenu est normal, l'anémie est dite *normochrome.*
3. L'examen des hématies au microscope apporte des renseignements sur leur morphologie. Les hématies peuvent être de tailles différentes : c'est l'*anisocytose* ; de formes différentes : c'est la *poïkilocytose ;* leur coloration peut être anormale : c'est la *polychromatophilie.* L'hypochromie peut être vérifiée sur lame, et on peut voir également si les globules rouges contiennent des *inclusions* anormales.
4. Enfin, la numération des *réticulocytes* (globules rouges jeunes récemment passés dans la circulation) indique le caractère régénératif ou non de l'anémie, c'est-à-dire si la moelle osseuse compense ou non la perte sanguine.

Ces renseignements sont d'une importance capitale pour l'orientation du diagnostic de la cause des anémies.

**Causes et mécanismes.** Ils sont extrêmement nombreux. On peut cependant distinguer deux grandes classes d'anémies : les anémies avec régénération (régénératives ou « périphériques ») par perte de globules rouges, et les anémies sans régénération (arégénératives ou « centrales ») par défaut de production des globules rouges par la moelle osseuse.

***Les anémies régénératives,*** Elles se reconnaissent au nombre élevé des réticulocytes : il est supérieur à 120 000 par mm$^3$. Elles sont généralement dues à une perte sanguine aiguë que la moelle osseuse tente de compenser par une surproduction de réticulocytes normochromes et normocytaires. Ces anémies ont pour cause soit une hémorragie importante, soit une hémolyse* ; dans le cadre de laquelle rentrent toutes les *anémies hémolytiques* qui sont une diminution de la durée de vie des hématies.

***Les anémies arégénératives.*** Elles sont d'un diagnostic plus délicat. L'absence de réticulocytes signe l'origine « centrale » de l'anémie. Il s'agit alors toujours d'une insuffisance de l'*érythropoïèse**, c'est-à-dire de la production de globules rouges par la moelle osseuse. La constatation d'une anémie arégénérative impose donc toujours la pratique d'un myélogramme* pour examiner la moelle osseuse.

ANOMALIES QUANTITATIVES DE L'ÉRYTHROPOÏÈSE. Elles sont dues à une disparition des précurseurs des hématies dans la moelle osseuse, les *érythroblastes.* Elles sont soit d'origine inconnue (maladie de Blackfan-Diamond), soit dues à l'envahissement de la moelle par un tissu étranger ou anormal (cancer, fibrose, etc.), ou bien encore à la disparition du tissu hématopoïétique*, laissant une moelle vide : c'est alors une *aplasie* médullaire* par radiation (rayons X ou gammas), toxique (médicaments), virale (infection) ou encore souvent de cause inconnue.

ANOMALIES QUALITATIVES DE L'ÉRYTHROPOÏÈSE. Elles sont dues à un défaut de maturation des érythroblastes, qui sont cependant présents dans la moelle. Le défaut de maturation est dû soit à une carence, soit à un défaut d'utilisation des constituants du globule rouge, en particulier vitamine B12, acide folique et fer.

La *carence en vitamine B12 et en acide folique* aboutit à la formation de globules rouges de grande taille, non fonctionnels, donc à une anémie dite *mégaloblastique.* Les grandes causes de carence en vitamine B12 et en acide folique sont la *maladie de Biermer** (ancienne anémie pernicieuse), les gastrectomies* totales, ainsi que certains syndromes de malabsorption* de l'enfant, toutes maladies qui empêchent l'absorption gastrique de ces substances.

Les *carences en fer* sont une autre grande cause de blocage de l'érythropoïèse, le fer étant un des constituants principaux de l'hémoglobine. L'anémie est alors hypochrome et microcytaire. Il s'agit le plus souvent de saignements chroniques mineurs qui durent plusieurs mois avant qu'une anémie inexpliquée entraîne des investigations approfondies. Les grandes dénutritions, les syndromes de malabsorption chroniques, les grossesses répétées, les grands syndromes inflammatoires (polyarthrites rhumatoïdes, maladie de Hodgkin, etc.) sont également des causes de déperdition en fer.

Dans les *anémies par anomalie d'utilisation du fer,* les érythroblastes sont présents ainsi que le fer, mais les premiers sont incapables d'incorporer le second à l'hème pour faire l'hémoglobine*. Chargés d'un fer qu'ils ne peuvent utiliser, ils deviennent des *sidéroblastes.* On se trouve alors devant une anémie hypochrome *sidéroblastique.* La thalassémie*, l'intoxication par le plomb et par certains médicaments

sont parmi les causes de ce type d'anémie.
**Traitement.** Le traitement d'une anémie est avant tout le traitement de sa cause : arrêt de l'hémorragie ou de l'hémolyse, compensation des carences en vitamine B12, en acide folique ou en fer, etc. Les transfusions ne sont qu'un traitement symptomatique palliatif qui permet de réparer provisoirement une déplétion sanguine importante avant que sa cause ait été découverte et traitée. Les traitements prétendus antianémiques pratiqués en l'absence de diagnostic précis sont à proscrire.

**anencéphale** adj. et n. m. Monstre non viable présentant une anencéphalie*.

**anencéphalie** n. f. Monstruosité consistant en une absence d'encéphale et de voûte crânienne.

**anergie** n. f. Absence d'allergie*, c'est-à-dire disparition de la faculté de réagir vis-à-vis d'une substance à laquelle l'organisme était antérieurement sensibilisé. — Par extension : état d'un organisme incapable de se défendre.

L'anergie à la tuberculose se manifeste par le fait que la cutiréaction antérieurement positive redevient négative. Certaines maladies, telles la rougeole, la coqueluche et de nombreuses maladies du système lymphoïde, suppriment l'allergie : on les dit *anergisantes.*

**anesthésie** n. f. Suppression de la sensibilité.

L'anesthésie peut être spontanée, pathologique (dans certaines affections neurologiques) ou provoquée dans un dessein thérapeutique, essentiellement pour supprimer la douleur qui accompagne la plupart des interventions chirurgicales.

**Anesthésie chirurgicale.** L'anesthésie moderne comprend, outre l'insensibilité provoquée (analgésie), la surveillance et la sauvegarde de toutes les fonctions vitales, plus ou moins troublées par la maladie ou par les techniques anesthésiques elles-mêmes.

***Anesthésie locale.*** Elle porte sur une partie plus ou moins étendue du corps, et ses modalités sont nombreuses :

— anesthésie par *contact,* par *infiltration locale ;*

— anesthésie *régionale :* tronculaire, qui intéresse tous les nerfs nés du tronc nerveux infiltré ;

— anesthésie *rachidienne ;* au cours de la *rachianesthésie,* l'anesthésique est injecté dans le liquide céphalo-rachidien par ponction lombaire, agissant ainsi directement sur la moelle épinière.

Les anesthésies *para-, épi-* ou *extradurales* consistent à injecter le produit dans l'espace situé en dehors de la dure-mère, agissant alors sur l'origine des nerfs rachidiens sans toucher la moelle.

***Anesthésie générale.*** Employée pour toutes les interventions chirurgicales d'une certaine importance, elle réalise une perte de la motilité et de la conscience, en particulier de la perception douloureuse ; elle laisse subsister les fonctions automatiques, telles que la circulation et la respiration. Tout l'art de l'anesthésie générale consiste justement à supprimer la conscience sans modifier les fonctions végétatives automatiques. L'anesthésie nécessite une surveillance pré-, per- et postopératoire du patient.

L'examen préopératoire (avant l'opération) comprend une étude du fonctionnement de l'organisme : dosage de la glycémie*, de l'urée* sanguine, électrocardiogramme* ; on peut aussi reconnaître une maladie rendant dangereuse l'anesthésie, choisir parmi les anesthésiques* en fonction de leurs inconvénients respectifs et prévoir une complication éventuelle pour la traiter préventivement : pneumopathie, phlébite, coma diabétique. Le malade est laissé à jeun pour éviter les vomissements pendant l'intervention et reçoit des calmants pour diminuer son anxiété. L'anesthésie proprement dite peut être précédée par l'injection de substances neuroleptiques* (prémédication) ou faire appel d'emblée à un agent anesthésique. Le *curare* (d-tubocurarine) et certains de ses dérivés synthétiques sont devenus des moyens précieux pour rendre l'anesthésie moins toxique : paralysant les muscles striés (sauf le cœur), ils permettent de réduire les doses d'anesthésique à la concentration suffisante pour que l'opéré n'ait aucune conscience de l'acte opératoire. L'*intubation* trachéale* est un appoint extrêmement précieux, permettant des interventions longues, évitant le danger toujours redoutable de régurgitation des liquides digestifs dans les voies respiratoires. L'anesthésie est dite *en circuit fermé* lorsque le malade expire en un récipient clos (va-et-vient ou circuit à soupapes), ou *en circuit semi-fermé, semi-ouvert* ou *ouvert* lorsqu'il y a un renouvellement incessant des gaz. Les *respirateurs artificiels* sont de plus en plus utilisés et perfectionnés, l'évolution tendant à se faire vers l'emploi d'appareils complets de surveillance, les *moniteurs,* qui contrôlent toutes les fonctions vitales durant l'intervention.

**Anesthésie en odonto-stomatologie.** Elle fait appel à toutes les techniques d'anesthésie, proportionnellement à l'intervention effectuée :

L'*anesthésie générale* est utilisée chaque

fois qu'il est difficile d'obtenir une bonne anesthésie régionale ou locale chez des malades très émotifs ou présentant des lésions très importantes.
L'*anesthésie régionale* ou tronculaire s'effectue sur le tronc des nerfs maxillaires supérieur ou inférieur ou leurs branches.
L'*anesthésie locale* est obtenue par une injection d'anesthésique dans les ligaments dentaires ou par badigeonnage avec des solutions d'anesthésiques très concentrées.
**Anesthésie obstétricale.** Avant l'extraction de l'enfant, il faut concilier deux impératifs : nécessité pour l'anesthésiste de ne donner qu'une anesthésie légère et riche en oxygène ; nécessité pour l'accoucheur de faire naître l'enfant le plus rapidement possible. Après l'extraction de l'enfant, il ne s'agit plus que d'une anesthésie ordinaire.
**anesthésique** n. m. Produit supprimant la sensibilité consciente à tous les modes (tact, douleur, chaleur), s'opposant ainsi aux analgésiques*, qui ne suppriment que la sensibilité à la douleur.
**Anesthésiques locaux.** On distingue les anesthésies de *contact* ou de *surface,* par instillation du produit sur une muqueuse ou vaporisation sur la peau, et les anesthésies de *conduction* ou d'*infiltration* par injection d'un territoire ou d'un tronc nerveux. La *procaïne* est un des anesthésiques locaux les plus utilisés. La *cocaïne* est de moins en moins employée à cause du risque de toxicomanie.
**Anesthésiques généraux.** Le plus ancien des *anesthésiques volatils* est le *chloroforme,* mais ses inconvénients cardiaques et hépatiques l'ont fait abandonner. L'*éther* a été un des anesthésiques les plus utilisés jusqu'à ces dernières années, sa lenteur d'action permettant un dosage facile et son innocuité cardiaque compensant ses inconvénients pulmonaires et digestifs. Le *cyclopropane* est un excellent anesthésique gazeux, mais son emploi est restreint non pas tant par le danger de fibrillation ventriculaire qu'il comporte que par son caractère très explosif. Le *protoxyde d'azote* (gaz hilarant) est toujours très utilisé, de même que certains dérivés chlorés tels l'*halothane,* le *trichloréthylène.*
Les *anesthésiques intraveineux* barbituriques ont fait réaliser un immense progrès à la technique anesthésique, qu'ils ont rendue plus sûre, plus facile, plus confortable. Le plus employé est le penthiobarbital.
**anévrisme** n. m. Dilatation d'un vaisseau sanguin ou du cœur.
L'*anévrisme artériel* se produit à la suite d'une altération de la couche résistante de la paroi artérielle, la *media.* La cause la plus fréquente en est l'artériosclérose*, ou athérome*, beaucoup plus que la syphilis. Les localisations les plus fréquentes sont l'aorte, abdominale ou thoracique, l'artère poplitée. Certains anévrismes, en particulier les anévrismes intracrâniens, sont dus à des malformations congénitales ou à des affections acquises (périartérite* noueuse). Le devenir inéluctable d'un anévrisme est d'augmenter de volume, d'entraîner des compressions des organes voisins, des migrations de caillots ou une thrombose massive de la poche, enfin de se rompre ; rupture mortelle par l'importance de l'hémorragie ou l'infarcissement de tissus vitaux. Le traitement est essentiellement chirurgical.
L'*anévrisme artério-veineux* est une communication directe entre une artère et une veine, d'origine traumatique (fistule artério-veineuse) ou congénitale (anévrisme cirsoïde).
L'*anévrisme du cœur* est une complication assez fréquente des infarctus du myocarde, siégeant surtout sur le ventricule gauche. Sa cure chirurgicale est devenue réalisable depuis quelques années.
**anévrismorraphie** n. f. Cure chirurgicale d'un anévrisme.
**angélique** n. f. Plante herbacée dont on utilise la souche (la racine) en pharmacie, les fruits en distillerie et les tiges imprégnées de sucre en confiserie.
**angiectasie** n. f. Dilatation non tumorale d'un vaisseau. — Au niveau des petits capillaires de la peau, ce sont les télangiectasies* (couperose, étoiles vasculaires des cirrhoses).
**angine** n. f. Inflammation aiguë du pharynx, souvent localisée uniquement aux amygdales (amygdalite).
L'infection de la gorge est le plus souvent secondaire à l'inhalation d'un germe banal ; parfois elle provient d'un germe saprophyte qui devient virulent (angine de Vincent). Les signes d'alarme se manifestent par une difficulté et une douleur pour avaler (dysphagie) et par un syndrome infectieux plus ou moins sévère, dont la fièvre est le symptôme principal. Les angines guérissent le plus souvent en 2 à 3 jours avec un traitement antibiotique. En son absence, elles peuvent être le point de départ de septicémies* ou d'une extension locale de l'infection (abcès de l'amygdale). Les germes en cause sont multiples, les plus fréquents étant les streptocoques, mis en évidence par le prélèvement de gorge, et les virus,

dont l'identification relève de laboratoires spécialisés.

**Variétés d'angines.**

***Les angines rouges.*** On distingue :

Les *angines virales,* caractérisées par leur haute contagiosité et leur fièvre. L'agent responsable est un virus (adénovirus) ; il existe souvent une surinfection par une bactérie (streptocoque, staphylocoque). Ces angines se traduisent par une fièvre élevée, des céphalées (maux de tête), une dysphagie, une adénopathie (ganglion) satellite. Les amygdales sont augmentées de volume et rouges. On doit redouter une complication rénale (glomérulonéphrite*) et administrer une antibiothérapie importante adaptée au germe isolé.

Les *angines des maladies éruptives :* la rougeole*, la rubéole* débutent par un énanthème (rougeur de la muqueuse buccale) ; la scarlatine* commence par une forte angine.

L'*angine streptococcique* du rhumatisme* articulaire aigu ou maladie de Bouillaud. Elle précède de quelques jours l'atteinte inflammatoire articulaire et parfois cardiaque, et ne présente que peu de caractères distinctifs. Le prélèvement de gorge met en évidence un streptocoque-bêta-hémolytique de type A.

Un traitement par la pénicilline et le repos s'imposent ainsi que l'administration de corticoïdes.

***Les angines blanches.*** La muqueuse de la gorge est recouverte d'un exsudat fibrineux, d'aspect blanchâtre.

L'*angine diphtérique,* rare de nos jours, se caractérise par l'existence d'une fausse membrane extensive, résistante et reproductible. (V. DIPHTÉRIE.)

Les *angines érythématopultacées* et *pseudomembraneuses* ressemblent aux angines rouges, mais présentent un enduit crémeux, plus ou moins facile à enlever. Le diagnostic doit être précisé par l'examen bactériologique.

L'*angine herpétique* est brutale, avec des signes généraux intenses. (V. HERPÈS.)

***Les angines ulcéreuses.***

L'*angine de Vincent* est due à l'association de deux microbes : une bactérie et un spirille (association fusospirillaire), normalement saprophytes*. Ces germes provoquent une ulcération localisée, généralement unilatérale, envahissant l'amygdale. Le traitement antibiotique permet la rétrocession des troubles. Une infection dentaire peut être à l'origine de la maladie.

L'*angine de Duguet* est unilatérale, d'aspect particulier. On l'observe, très rarement, au début de la fièvre typhoïde.

Certaines *affections sanguines* se manifestent à leur début par une angine : ainsi la mononucléose* infectieuse et les leucémies*. Le diagnostic se fera sur les examens complémentaires (hémogramme*).

L'*angine de Ludwig* est un phlegmon* du plancher de la bouche qui nécessite un traitement antibiotique précoce.

**Traitement des angines.** Le traitement antibiotique, bien qu'inefficace sur les virus, est nécessaire dans pratiquement toutes les angines, soit pour lutter contre le germe causal (streptocoque), soit pour éviter une surinfection bactérienne (angines virales, angines des maladies infectieuses, de la mononucléose). On emploie selon les cas les pénicillines* (voie intramusculaire ou orale), les tétracyclines*, l'oléandomycine*, etc., le choix définitif de l'antibiotique étant fondé sur les résultats de l'antibiogramme* pratiqué sur le prélèvement. La diphtérie nécessite l'administration de sérum antidiphtérique.

Le traitement local comporte les gargarismes*, les pulvérisations buccales d'antibiotiques ou d'antiseptiques, les applications chaudes sur le cou, pour soulager la douleur. Celle-ci est combattue par l'aspirine, la phénacétine, le paracétamol, qui peuvent être administrés en suppositoires si la déglutition est difficile.

Le repos (au lit en cas de fièvre), une alimentation très légère, des boissons abondantes sont nécessaires. Tout refroidissement doit être évité. La recherche de l'albumine dans les urines (protéinurie) doit être faite après toute angine pour dépister une complication rénale et avant la reprise d'une alimentation et d'une activité normales.

**angine de poitrine.** Crise de douleur violente, constrictive, de la région du cœur, survenant à l'effort (escalier, marche en côte), au froid ou à la suite d'une émotion. (Syn. : ANGOR.)

**Signes cliniques.** La douleur de l'angine de poitrine est généralement thoracique, précordiale (en avant du cœur), mais elle peut siéger au creux épigastrique, irradiant souvent dans les deux épaules, les deux bras, les deux poignets, ainsi qu'à la mâchoire ou dans le dos. Ces irradiations ne sont pas obligatoires ; elles peuvent être unilatérales ou ne pas exister du tout ; elles peuvent être les seules manifestations de l'affection.

La douleur de l'angor est à type de constriction, de brûlure. Ce peut être une oppression en barre, en étau, une pesanteur ou une simple gêne. Son intensité est

donc très variable, mais elle est en revanche presque toujours angoissante.
Souvent brève, elle est calmée très rapidement par une dragée de trinitrine, ce qui constitue un test diagnostique. La fin de la crise est souvent suivie d'éructations (rots). Si la douleur résiste à la trinitrine, il ne s'agit plus alors d'une douleur d'angor, mais, au contraire, on peut craindre la survenue d'un infarctus* du myocarde, dû à l'arrêt total de l'irrigation dans un territoire donné. Le risque d'infarctus devient critique lorsque les crises se répètent souvent, même au repos, sans aucune circonstance déclenchante, pouvant aussi réveiller le malade la nuit.

**Causes.** Les crises surviennent en général après une marche rapide, après une montée d'escalier. Elles cèdent dès que l'effort est interrompu et se renouvellent pour d'autres efforts analogues. Le vent, le froid, les émotions, la digestion peuvent être à l'origine de crises. La cause de loin la plus fréquente de l'angine de poitrine est l'athérosclérose*, qui obstrue les artères. Il existe cependant d'autres raisons qui peuvent entraîner des crises d'angor : une anémie* sévère, un rétrécissement aortique* serré, bref, toute circonstance faisant que le sang ne parvient pas de manière suffisante à oxygéner le myocarde.
Toute personne souffrant d'angine de poitrine doit subir un examen cardiovasculaire approfondi et un électrocardiogramme, au besoin répété, de manière à en suivre l'évolution et à guider le traitement.

**Traitement.** Le médicament classique est la trinitrine*, qui agit en dilatant les artères coronaires et calme la douleur en moins de deux minutes. On dispose maintenant de nombreux autres vasodilatateurs coronariens, d'action « retard » ou préventifs des crises. Les calmants de la douleur (aspirine, morphine, etc.) doivent parfois être associés à la trinitrine, et les anticoagulants* sont prescrits si l'électrocardiogramme montre des signes d'insuffisance coronarienne. L'hygiène de vie doit être stricte : régime léger et sans corps gras, suppression rigoureuse du tabac, activité physique réduite en évitant tout effort violent.

**angiocardiographie** n. f. Technique permettant la mise en évidence radiologique des cavités du cœur et des gros vaisseaux, rendus visibles par l'injection d'un produit de contraste opaque aux rayons X.

**angiocholite** n. f. Inflammation des voies biliaires* intra- ou extrahépatiques, se manifestant par de brusques accès de fièvre avec frissons, une douleur du flanc droit et parfois un ictère* peu intense. L'angiocholite peut entraîner une cirrhose* biliaire.
Le traitement est médical (antibiotiques, tubages duodénaux) lorsque l'inflammation a une cause purement microbienne ; une intervention chirurgicale est nécessaire si une obstruction (calcul, tumeur) est en cause.

**angiodermite** n. f. Altération de la peau, d'origine vasculaire, touchant les jambes et consistant en une plaque de couleur chamois, plus ou moins étendue, et pouvant entraîner un ulcère. (Syn. : DERMITE OCRE.)

**angiographie** n. f. Radiographie des vaisseaux après injection d'un produit de contraste*. (V. ARTÉRIOGRAPHIE, PHLÉBOGRAPHIE, etc.)

**Angiographie numérisée ou digitalisée,** angiographie perfectionnée utilisant des capteurs à la place du film sensible.

**angiokératome** n. m. Petite dilatation vasculaire de la peau, marquée d'un point rouge, et sur laquelle se dépose une couche kératosique (cornée).

**angiomatose** n. f. V. ANGIOME.

**angiome** n. m. Malformation constituée par une prolifération de vaisseaux sanguins. Les angiomes sont dits *caverneux* si les cavités qu'ils comprennent sont larges, et *capillaires* si elles sont fines.
Les angiomes des vaisseaux sanguins sont des *hémangiomes,* alors que ceux des vaisseaux lymphatiques sont des *lymphangiomes.* Les angiomes sont généralement congénitaux, mais ils peuvent se développer chez l'adulte.

**Angiomes de la peau.** *Les angiomes stellaires (en forme d'étoile).* Ce sont de petits points rouges entourés d'une ramification de vaisseaux capillaires dilatés. Ils se détruisent facilement par électrocoagulation*.
*Les angiomes plans.* Encore appelés « taches de vin », ce sont des plaques rouges, planes, de dimensions variables et qui se développent sur n'importe quel point du corps. Les traitements sont variables, suivant les cas : neige carbonique, radio- ou radiumthérapie, chirurgie. Chez les petits enfants, les angiomes doivent être traités précocement, avant qu'ils s'étendent.
*Les angiomes tubéreux.* Ce sont de véritables tumeurs saillantes, du volume d'un pois à celui d'un gros fruit, accompagnées de lésions des plans sous-jacents. Ils doivent être détruits par électrocoagulation avant leur développement, qui peut être considérable.

Les angiomes de la peau peuvent être associés à des malformations profondes des vaisseaux (varices, anévrismes, etc.).
**Angiomes profonds.** *L'angiome des muscles.* Il est rare, sauf au niveau de la bouche (langue, plancher de la bouche, région parotidienne).
*L'angiome des os.* Il est très rare; on l'observe au niveau du crâne, des vertèbres. Il se traite par la radiothérapie.
*Les angiomes du cerveau.* Ils se manifestent par des céphalées, des migraines, des crises d'épilepsie. Ils peuvent se compliquer d'hémorragies cérébrales ou méningées, provoquant une hémiplégie* ou une hémianopsie*. Leur diagnostic se fait par artériographie* cérébrale. Ils seront enlevés chirurgicalement si leur siège le permet.
*Les angiomes de la moelle épinière.* Ils se manifestent comme des tumeurs, entraînant une compression de la moelle et nécessitant souvent une intervention chirurgicale.
**Les angiomatoses.** Ce sont des maladies caractérisées par de nombreux angiomes disséminés sur le corps et associés ou non à d'autres lésions.
La *maladie de Rendu-Osler,* ou *angiomatose hémorragique familiale,* se manifeste par des hémorragies nasales, gingivales et par de petits angiomes de la peau et des muqueuses, prédominant à la tête. La gravité de l'affection est variable.
La *maladie de Kaposi* associe des angiomes nodulaires sous la peau, envahissant progressivement tout le corps, et des angiomes disséminés dans les organes.

**angiorraphie** n. f. Suture chirurgicale d'une brèche faite dans la paroi d'un vaisseau.

**angiospasme** n. m. Contraction spasmodique d'un vaisseau sanguin (spécialement d'une artère) commandée par le système sympathique.
L'angiospasme peut être dû à une affection artérielle, à un déséquilibre neurovégétatif ou endocrinien, ou tout simplement au froid.

**angiotensine** n. f. Polypeptide qui joue un rôle important dans la régulation de la sécrétion de l'aldostérone*, par l'intermédiaire du *système rénine-angiotensine.* (V. RÉNINE.)

**angoisse** n. f. Malaise caractérisé par un sentiment de crainte et de peur indéfinissable, accompagné d'une oppression douloureuse, de palpitations et de diverses autres manifestations physiques.
**Névrose d'angoisse,** affection caractérisée par la survenue de crises d'angoisse chez une personne en proie à une tension anxieuse permanente. Pendant la crise d'angoisse, le sujet éprouve la peur intense d'un danger imminent mais vague et informulé. L'angoisse se traduit par des manifestations corporelles (palpitations, sueurs, sensations d'étouffement, tremblements, vertiges, etc.) qui peuvent alarmer le sujet et l'amener à consulter. Cependant les examens ne révèlent pas de lésions organiques. La cause de cette névrose est mal élucidée. Les conditions de vie, les événements pénibles, les chocs affectifs peuvent jouer un rôle déclenchant. Il est indispensable d'administrer des tranquillisants. La psychothérapie est souvent nécessaire.

**anguillulose** n. f. Maladie parasitaire due à la présence de vers nématodes dans le duodénum : les *anguillules.*
**Parasites.** L'élément essentiel du cycle est la femelle parthénogénétique, qui se reproduit sans mâle, enchâssée dans la muqueuse duodénale, et pond des œufs qui se transforment en larves *rhabditoïdes.* À ce stade, il existe trois possibilités :
— cycle asexué et transformation directe à partir des selles en larves *strongyloïdes* infestantes;
— cycle sexué et différenciation en mâle et femelle qui, après accouplement, donneront des larves rhabditoïdes;
— cycle interne d'auto-infestation et transformation *in vivo* en larves infestantes. Ce cycle conduit à une infestation parasitaire de très longue durée.
L'anguillule se rencontre dans les zones sub- et intertropicales (Antilles, Sénégal), mais également dans les mines et tunnels.
L'affection est secondaire à la pénétration transcutanée des larves, qui gagnent le cœur droit, les poumons, et se fixent dans le duodénum après déglutition.
**Signes cliniques.** Ils se résument à la succession de trois phases :
— la *pénétration cutanée,* qui se manifeste par un urticaire allergique;
— la *pénétration trachéale,* se traduisant par de la toux, une dyspnée qui passe souvent inaperçue;
— la *phase duodénale* enfin, survenant après une période de latence, et caractérisée par une diarrhée et des douleurs abdominales.
**Diagnostic.** Il repose sur la recherche des larves rhabditoïdes dans les selles et la constatation d'une éosinophilie* importante (de 40 à 50 p. 100).
**Traitement.** Il utilise le thiabendazole en cure unique, à raison d'un comprimé par 10 kg de poids.
**Prophylaxie.** V. ANKYLOSTOMIASE.

**angulaire** adj. Relatif à un angle.

**En anatomie,** au niveau de la face, la région angulaire est celle de l'angle interne de l'œil.
**En obstétrique,** la *grossesse angulaire* est une gestation dans laquelle l'œuf s'est greffé dans l'angle que présente l'utérus à l'orifice de la trompe.
**anhidrose** n. f. Diminution ou absence de sécrétion de la sueur*. — Elle peut être générale ou localisée.
**anhiste** adj. Se dit, en histologie, d'une substance dépourvue d'éléments cellulaires.
**aniline** n. f. Composé chimique aromatique utilisé comme colorant dans l'industrie (encre, teintures) et pouvant provoquer des intoxications.
Substance très diffusible, l'aniline est facilement absorbée par voie respiratoire, digestive ou cutanée.
**Intoxication aiguë.** Elle provoque une hémolyse*, mais, surtout, détériore l'hémoglobine* en *méthémoglobine**, incapable de transporter l'oxygène et entraînant rapidement un teint pâle et bleuté (cyanose). On peut observer également une chute de tension, des convulsions et un coma. Une dose de 10 à 20 g peut être mortelle.
En cas d'intoxication, il faut enlever l'aniline par nettoyage de la peau ou lavage d'estomac (uniquement si le malade est conscient), et purger. Il faut aussi fournir de l'oxygène. La vitamine C peut être administrée contre la méthémoglobinémie.
**Intoxication chronique.** Elle entraîne une anémie, une perte de poids. Au bout de 20 à 30 ans, l'exposition à l'aniline a conduit à des tumeurs de la vessie pouvant dégénérer en cancer.
**aniridie** n. f. Absence congénitale de l'iris. — Très rare, l'affection peut être associée au glaucome*.
**anis** n. m. L'*anis* étoilé est la badiane*. L'*anis vert,* cultivé en Espagne et en Russie, fournit une essence employée en distillerie. L'*anis de Malte* ou *d'Italie* est employé en infusion comme carminatif (pour évacuer les gaz intestinaux) et comme stomachique. Il entre dans la composition des *espèces purgatives* et du sirop de salsepareille composé.
**aniséiconie** n. f. Anomalie de la vision binoculaire : le même objet donne pour chaque œil une image de taille et de forme différentes. — Elle est due à une anisométropie* et est spécialement gênante en cas de fort astigmatisme* ou après extraction unilatérale du cristallin, faite pour traiter la cataracte*.
**anisocytose** n. f. État pathologique fréquent au cours des anémies*, dans lequel les hématies présentent des dimensions très variables au lieu d'avoir toutes le même diamètre.
**anisométropie** n. f. Inégalité du pouvoir réfringent des deux yeux.
**ankylose** n. f. Limitation plus ou moins grande de la mobilité d'une articulation, due à des lésions osseuses ou articulaires. Conséquence d'un traumatisme (fracture articulaire), d'une inflammation (arthrite aiguë ou chronique, rhumatisme), l'ankylose peut aussi être provoquée chirurgicalement afin de bloquer une articulation malade en bonne position (v. ARTHRODÈSE). La kinésithérapie en constitue le moyen de prévention essentiel, mais, devant une ankylose complète en mauvaise position, l'intervention chirurgicale s'avère indispensable.
**ankylostome** n. m. V. ANKYLOSTOMIASE.
**ankylostomiase** ou **ankylostomose** n. f. Maladie parasitaire due à la présence de vers nématodes, les *ankylostomes,* dans le duodénum.
**Parasite.** L'ankylostome est un petit ver parasite dont la larve vit dans les lieux humides et chauds et pénètre dans l'organisme par voie cutanée. Le ver adulte, dont la bouche est munie de crochets, se fixe dans le duodénum. Il est hématophage (vit de sang). Après la ponte des œufs, ceux-ci sont évacués par les selles et se transforment en larves. Après la pénétration, la larve gagne le cœur droit, les poumons, est déglutie et se loge dans le duodénum. La maladie s'observe dans les pays tropicaux, les mines.
**Signes cliniques.** Ils sont rythmés en trois phases :
— la *pénétration cutanée,* qui se manifeste par une dermite d'invasion (« gourme des mineurs ») ;
— le *passage trachéal,* qui provoque toux et expectoration ;
— la *fixation duodénale,* la plus importante, qui se manifeste par des douleurs ulcéreuses, une duodénite et une anémie chronique.
**Diagnostic.** Il repose sur la constatation d'une éosinophilie sanguine et des œufs du parasite dans les selles.
**Traitement.** On utilise les sels de béphénium (1 sachet à jeun en prise unique) ou le tétrachlorure d'éthylène. Les incidents sont fréquents mais peu graves. On corrige l'anémie par le fer et les vitamines.
**Prophylaxie.** Elle comporte la désinfection des selles (cyanamide de calcium) et la protection de la peau dans les mines.
**annexes** n. f. pl. Terme qui désigne :
**En gynécologie,** les trompes, les ovaires, les feuillets péritonéaux du ligament large, qui sont « annexés » à l'*utérus ;*

**En dermatologie**, les poils, les glandes sébacées et les glandes sudoripares, qui sont annexés à la *peau*.

**annexite** n. f. Inflammation des annexes, en gynécologie.
Ce terme est souvent utilisé en cas d'infection pelvienne génitale, car il est difficile de savoir s'il s'agit d'une infection de la trompe (v. SALPINGITE), de l'ovaire (v. OVARITE) ou des tissus cellulaires et péritonéaux voisins.

**annulaire** n. m. et adj. Quatrième doigt de la main. — Se dit également d'un orifice (un anneau) ou des fibres tendineuses qui le délimitent.

**anodontie** n. f. Absence totale de dents.

**anonychie** n. f. Absence congénitale d'ongles.

**anophèle** n. m. Moustique très cosmopolite (Europe, Afrique, Moyen-Orient, Sibérie).
**Description.** La tête d'*Anopheles maculipennis* porte deux yeux à facettes, une trompe et deux palpes maxillaires, ainsi que deux antennes. Les ailes, oblongues, s'insèrent sur le thorax.
**Mode de vie.** Ces insectes vivent près des eaux stagnantes, les mâles se nourrissant de sucs végétaux, les femelles étant hématophages (suçant le sang des mammifères). Celles-ci pondent leurs œufs isolément, sur l'eau ; il en sort une larve qui mène une vie aquatique mais respire de l'air par deux siphons. Au bout de quelques semaines, la larve se transforme en nymphe, puis devient adulte en 48 heures. Les femelles sont seules « vecteurs de maladies ».
**Maladies transmises.** La principale maladie transmise est le paludisme*, qui touche plus de 250 millions d'individus.
Les anophèles sont également vecteurs des filaires* lymphatiques et de certaines encéphalites* à virus.
**Prophylaxie.** On lutte contre les méfaits des anophèles en protégeant les habitations par des moustiquaires fines, par la destruction des insectes adultes au moyen d'insecticides (D. D. T., H. C. H.), par la destruction des larves avec des poisons larvicides ou des poisons larviphages et, surtout, par la suppression des gîtes. L'isolement des malades évite la contamination de nouveaux insectes.

**anophtalmie** n. f. Absence congénitale d'un œil.

**anorexie** n. f. Diminution importante de l'appétit.
L'anorexie peut révéler un grand nombre de maladies, allant de la simple fatigue au cancer gastrique, en passant par l'hépatite* virale, la tuberculose, etc.
**Anorexie mentale**, syndrome caractérisé par la restriction progressive de l'alimentation, inconsciemment volontaire, aboutissant à une perte totale de l'appétit, et qui s'observe surtout chez la jeune fille de 14 à 25 ans. Les trois symptômes sont la perte de l'appétit, l'amaigrissement et l'aménorrhée* (absence de règles).
L'anorexie mentale de la jeune fille traduit d'importants troubles affectifs inconscients. On retrouve souvent une immaturité affective, avec des théories sexuelles infantiles, le refus inconscient d'être adulte et un refuge dans l'intellectualisme à outrance. La perturbation de la relation avec la mère est caractéristique.
Le traitement consiste d'abord en un isolement du milieu familial avec hospitalisation et surveillance de la réalimentation. Quand la malade a repris du poids, un traitement psychothérapique s'avère nécessaire. Chez le jeune homme, ce syndrome est très rare et très grave.
Chez le nourrisson, l'anorexie psychogène s'observe après le 6e mois et jusqu'à 3 ans. Généralement, l'enfant ne mange pas, mais est bien portant et sans trouble psychologique patent. Il s'agit en fait d'une réaction d'opposition inconsciente à une mère anxieuse et désireuse de le nourrir à tout prix. Une attitude plus souple est le meilleur remède.

**anorexigène** adj. et n. m. Substance qui réduit l'appétit et qui provoque l'anorexie. (Syn. : MODÉRATEUR DE L'APPÉTIT*.)

**anorganique** adj. Se dit d'un phénomène ou d'un symptôme indépendant de toute lésion d'un organe.
Un *souffle anorganique* est un souffle cardiaque perçu à l'auscultation, mais qui ne relève d'aucune lésion du cœur (par exemple, les souffles anémiques).

**anormaux** n. m. pl. Dans le langage populaire, enfants dont l'aspect ou le comportement ne sont pas habituels.
Ce terme peut désigner des enfants atteints d'un déficit intellectuel, de troubles caractériels (v. CARACTÈRE) ou d'une maladie physique. Il tend à être de moins en moins employé, étant donné son imprécision, et on lui substitue plutôt les termes de *handicapé** ou d'*inadapté**.

**anosmie** n. f. Privation totale ou partielle de l'odorat, souvent accompagnée de perturbations du goût.

**anovulation** n. f. Absence d'ovulation.
C'est un état normal pour l'ovaire avant la puberté et après la ménopause, mais anormal en période d'activité génitale.
L'origine peut s'en trouver au niveau de l'ovaire ou au niveau des commandes neurohypophysaires. L'anovulation a deux

conséquences : la stérilité et l'insuffisance de la sécrétion de progestérone*.
Les contraceptifs oraux, qui bloquent l'ovulation, réalisent un état prolongé d'anovulation.

**anovulatoire** adj. **Cycle anovulatoire.** Se dit d'un cycle menstruel au cours duquel la menstruation n'a pas été précédée, comme normalement, d'une ovulation. Il se termine donc par une pseudomenstruation (fausses règles) dont la périodicité est des plus variables. Les cycles anovulatoires sont fréquents après la puberté et avant la ménopause.

**anoxémie** n. f. Diminution du taux d'oxygène contenu dans le sang.
L'anoxémie peut être due soit à une baisse de la pression de l'oxygène de l'air, soit à une insuffisance respiratoire ; elle entraîne l'anoxie*.

**anoxie** n. f. Absence d'oxygène au niveau des tissus.
L'anoxie tissulaire peut être *localisée,* due à l'irrigation sanguine insuffisante d'un territoire donné : l'infarctus* du myocarde en est un exemple. L'anoxie peut être *générale,* par une oxygénation insuffisante du sang (anoxémie*). Les différents tissus de l'organisme n'ont pas tous la même résistance au manque d'oxygène : le cerveau résiste trois minutes, au-delà desquelles des lésions irréversibles surviennent, alors que les os, les tendons, les muscles résistent beaucoup plus longtemps.

**antagoniste** adj. et n. m. Se dit des muscles ou groupes de muscles dont les actions sont opposées (tels les extenseurs et les fléchisseurs).

**antalgique** adj. et n. m. Qui combat la douleur.
*Position antalgique,* position dans laquelle une douleur est soulagée.
*Médicament antalgique,* médicament qui atténue la douleur, tels l'aspirine*, l'amidopyrine*, le paracétamol*, et qui est également antipyrétique.

**antécédent** n. m. Tout événement pathologique qui, chez un sujet, a précédé sa maladie actuelle.
Les *antécédents personnels* sont médicaux, chirurgicaux, obstétricaux pour les femmes. On demande aussi les *antécédents familiaux,* qui aident à la recherche des maladies familiales ou héréditaires.

**antéflexion** n. f. Angle, d'environ $100^0$, que fait, dans les conditions normales, l'axe du corps utérin par rapport à celui du col utérin.

**antéhypophyse** n. f. Lobe antérieur de l'hypophyse*.

**antéversion** n. f. Orientation normale de l'utérus dans le plan sagittal du petit bassin, plaçant le fond de l'organe en avant et calant le col sur la paroi postérieure du vagin.

**anthelmintique** n. m. Médicament utilisé pour détruire les vers parasites chez l'homme et les animaux. (V. à chaque parasite : ASCARIS, OXYURE, TÉNIA, etc.)

**anthracénique** adj. Se dit des dérivés de l'anthracène, qui est extrait du goudron de houille. Les *hétérosides anthracéniques,* ou *glucosides anthracéniques,* sont des purgatifs.

**anthracose** n. f. Surcharge de certains tissus par la poussière de charbon.
Elle est secondaire à un séjour prolongé dans une atmosphère riche en charbon pulvérulent (mines de charbon).
L'anthracose du poumon est une pneumoconiose* non sclérogène, à l'opposé de la silicose*.

**anthrax** n. m. Lésion inflammatoire et suppurée de la peau, due à une infection par le staphylocoque doré, et affectant plusieurs formations pilo-sébacées et le tissu sous-cutané voisin, ce qui l'oppose au furoncle (atteinte de la racine d'un seul poil).
L'anthrax siège avec prédilection au cou, à la face, au cuir chevelu et à la fesse. Il est plus fréquent et plus grave chez les débilités et les diabétiques.
**Signes.** On observe une tuméfaction chaude, douloureuse, battante, de couleur vineuse, s'accompagnant d'insomnie et de fièvre. Puis la peau s'amincit, laissant apparaître les points jaunâtres des bourbillons, et s'ulcère en écumoire, laissant couler un pus sanguinolent. La cicatrice est souvent inesthétique. L'évolution peut se compliquer soit sur le plan local (phlegmon), soit sur le plan général (septicémie), *d'où la règle formelle de ne jamais manipuler (presser) un anthrax.*
**Traitement.** Il consiste à favoriser la maturation des abcès pilo-sébacés et l'évacuation du pus par des pulvérisations chaudes. Il faut éviter si possible les incisions chirurgicales qui disséminent l'infection. Les antibiotiques antistaphylococciques arrivent parfois à juguler l'infection au début, mais exposent à la transformation en un phlegmon ligneux (fibreux).

**antiacide** n. m. Médicament qui combat l'acidité gastrique.
Ce sont : les *sels alcalins,* comme le carbonate de soude ou le carbonate de chaux ; les *pansements gastriques,* comme le bismuth, le magnésium, l'hydroxyde d'aluminium, qui protègent la muqueuse gastrique ; enfin les *parasympathicolytiques**, comme l'atropine.

**antiamaril, e** adj. Se dit du vaccin contre la fièvre jaune.

**antibiogramme** n. m. Technique de laboratoire qui détermine la sensibilité d'une bactérie à l'égard des antibiotiques.
La méthode la plus employée est celle de la *diffusion en gélose :* un disque de buvard imprégné d'antibiotique est déposé dans une boîte de gélose où pousse une culture du germe à étudier. L'antibiotique diffuse dans la gélose et, s'il est actif sur le germe, inhibe la croissance de celui-ci suivant un cercle concentrique au disque et plus ou moins grand selon la sensibilité du germe à l'antibiotique en question. Cet examen, qui peut se faire simultanément avec plusieurs disques contenant des antibiotiques différents, permet le choix d'un antibiotique adapté lors d'une infection dont le germe a pu être isolé.

**antibiothérapie** n. f. Traitement par les antibiotiques, réservé aux infections bactériennes et administré par voie générale et locale.
Le mode d'action des antibiotiques contre les bactéries est de deux sortes : *bactériostatique* quand il se borne à arrêter la multiplication des germes, l'infection étant ensuite vaincue par les défenses naturelles de l'organisme ; *bactéricide* quand l'antibiotique tue le germe. L'action bactériostatique ou bactéricide peut aussi dépendre de la dose administrée. Un antibiotique bactériostatique à doses moyennes devient bactéricide à fortes doses, mais cela n'est pas toujours vrai. Il convient de mesurer le *pouvoir bactéricide ou bactériostatique du sang du malade traité* pour voir si les taux d'antibiotiques circulants sont efficaces.
Le choix de l'antibiotique prescrit ne devrait jamais être fait « à l'aveuglette », mais toujours après identification de la bactérie responsable de l'infection (sauf en cas de grande urgence : méningite, septicémie). C'est pourquoi, une fois le germe isolé, il faut le soumettre à un antibiogramme* de manière à effectuer le choix le plus adapté possible à la sensibilité du germe et à établir les associations* possibles d'antibiotiques. L'association portera sur des antibiotiques (rarement plus de deux) de familles différentes, ayant une action synergique sur le germe. Une antibiothérapie ne devra jamais être inférieure à une durée de 4 à 8 jours, car, lorsqu'un germe n'est pas tué par un antibiotique, il lui devient résistant au bout d'un certain nombre de contacts, c'est-à-dire qu'il subit une sorte de vaccination contre l'antibiotique, qui désormais n'aura plus d'action sur lui. Les antibiothérapies de trop courte durée sélectionnent des germes résistants qui deviennent de plus en plus difficiles à détruire (v. HOSPITALISME, *Infectieux*). Détruisant les germes pathogènes, les antibiotiques s'attaquent aussi aux colonies de germes dits *saprophytes* qui habitent normalement l'intestin et constituent la flore intestinale, d'où les diarrhées qui accompagnent fréquemment les antibiothérapies qui ne sont pas accompagnées de ferments lactiques ou de levures. Ce n'est pas là le seul danger de l'antibiothérapie, chaque antibiotique comportant des inconvénients, voire une véritable toxicité pour un organe particulier : accidents allergiques de la pénicilline, toxicité rénale de la colistine, de la viomycine, de la kanamycine, accidents sanguins du chloramphénicol, etc. C'est pourquoi toute antibiothérapie doit comporter une surveillance étroite des organes concernés par l'antibiotique administré.

**antibiotique** n. m. Initialement : « toute substance chimique produite par des micro-organismes ayant le pouvoir d'inhiber et même de détruire les bactéries et autres micro-organismes en solution diluée » (Waksmann, 1944), les antibiotiques sont actuellement également obtenus en laboratoire par synthèse ou semi-synthèse.
Les principaux micro-organismes, sources d'antibiotiques, sont des champignons inférieurs, essentiellement les *penicillium,* et des bactéries dont les actinomycètes sont parmi les plus employées. Les antibiotiques synthétiques sont obtenus soit à partir de dérivés artificiels (sulfamides, isoniazide), soit en recréant des substances primitivement extraites de micro-organismes (chloramphénicol). Les antibiotiques semi-synthétiques sont obtenus en modifiant en laboratoire une substance produite par un micro-organisme (pénicillines semi-synthétiques).
L'étendue de l'activité antibactérienne d'un antibiotique définit son *spectre.* Plus un antibiotique détruit de types de bactéries différentes, plus son spectre est large (cas des tétracyclines). Les antibiotiques antituberculeux* qui sont actifs sur le seul bacille de Koch ont, par contre, un spectre très étroit. Il faut savoir que les antibiotiques n'ont aucune action sur les virus.
L'action de l'antibiotique se manifeste soit en arrêtant la multiplication des germes (elle est alors *bactériostatique*), soit en les tuant (elle est alors *bactéricide*).
On définit plusieurs familles d'antibiotiques en fonction de leur nature chimique, de leur mécanisme d'action, de

l'étendue de leur spectre. (V. ANTIBIOTHÉRAPIE.)

**anticancéreux, euse** adj. et n. m. Se dit des substances d'origine chimique ou biologique employées dans le traitement des cancers*.

Les substances anticancéreuses, ou cytotoxiques, empêchent la division cellulaire, donc la prolifération de la tumeur. Elles ne détruisent cependant jamais d'emblée la totalité d'une prolifération cellulaire tumorale, d'où la nécessité d'un traitement prolongé.

**Classification.** Les principales drogues anticancéreuses employées actuellement sont classées selon leur mécanisme d'action :

— les *antimétabolites* empêchent les synthèses des matériaux de base des acides nucléiques*, rendant ainsi impossible l'édification cellulaire : méthotrexate, 6-mercaptopurine, cytosine arabinoside, etc. ;

— les *agents alcoylants* détériorent la molécule d'A. D. N.*, ce qui rend la division cellulaire impossible : moutardes à l'azote, chlorambucil, cyclophosphamide, etc. ;

— les *antibiotiques*, comme l'actinomycine C, la daunorubicine, se lient à la molécule d'A. D. N., formant ainsi un complexe qui bloque la synthèse protéique ;

— les *alcaloïdes végétaux*, vincristine et vinblastine, bloquent la division cellulaire (mitose) ;

— les *hormones*, enfin, peuvent contribuer à inhiber certains cancers dits « hormonodépendants » de la sphère génitale : administration d'hormones mâles à un cancer de la femme (sein, utérus) ; administration d'hormones femelles à un cancer de l'homme (prostate).

Les médicaments anticancéreux ont l'inconvénient de n'être pas seulement toxiques pour les cellules cancéreuses, mais aussi pour les cellules normales et, en particulier, celles du sang. Cela fait que la chimiothérapie anticancéreuse doit être étroitement surveillée — notamment par des examens réguliers du sang — et périodiquement interrompue dès l'apparition des signes de toxicité, pour permettre une phase de régénération des cellules sanguines. (V. aussi CANCER.)

**anticoagulant, e** adj. et n. m. Se dit d'une substance qui s'oppose à la coagulation* du sang, donc à la formation du caillot*.

Les principaux anticoagulants sont l'*héparine* et ses dérivés, et les dérivés de la *dicoumarine* ou antivitamines K.

**Indications des anticoagulants.** La diminution de la coagulabilité du sang obtenue par le traitement anticoagulant a considérablement amélioré le pronostic de toutes les affections où le risque de coagulation du sang dans les vaisseaux (thrombose) et d'embolie* était grave : immobilisations prolongées au lit (postopératoires ou pour affection chronique), artérites, notamment des membres inférieurs, coronarites et, bien que cela soit actuellement discuté, infarctus du myocarde, phlébites*. Cependant, le risque hémorragique est contenu dans l'efficacité même du traitement. On peut observer des hémorragies surtout digestives et cérébrales, des saignements de nez et saignements urinaires. Le malade soumis au traitement anticoagulant doit régulièrement faire contrôler son *taux de prothrombine*, qui ne devra pas descendre au-dessous d'un certain pourcentage fixé par le médecin (entre 25 et 40 p. 100) sous peine de risque immédiat d'hémorragie. Le malade pourra aussi surveiller son état clinique sur le saignement de ses gencives lorsqu'il se brosse les dents.

En cas d'hémorragie, si l'anticoagulant adopté est de l'héparine ou un dérivé, elle est efficacement combattue par l'injection de sulfate de protamine. Dans le cas d'une antivitamine K, le traitement sera l'injection de vitamine K.

**anticonceptionnel, elle** adj. V. CONTRACEPTIF, CONTRACEPTION.

**anticonvulsivant** n. m. et adj. Sédatif du système nerveux central, capable d'interrompre ou de prévenir les convulsions dues à une crise d'épilepsie.

Les anticonvulsivants les plus employés sont les *barbituriques*, mais on connaît aussi les dérivés de l'*hydantoïne*, de la *pyrimidine*, de l'*oxazolidine*, ainsi que la *phénylacétylurée* et les dérivés du *succinimide*.

**anticorps** n. m. Substance protidique (globuline) élaborée par les lymphocytes du sang en réaction à l'introduction dans l'organisme de substances qui lui sont étrangères, dites *antigènes**. (V. IMMUNITÉ.)

Éléments principaux de la défense immunitaire, les anticorps inactivent les antigènes en se combinant à eux pour former des *complexes antigènes-anticorps*. Tout anticorps est spécifique de l'antigène correspondant. (V. AUTOANTICORPS.)

**antidépresseur** n. m. et adj. Médicament psychotrope* destiné à combattre les états dépressifs. (Syn. : THYMOANALEPTIQUE.)

Il existe actuellement deux grands groupes d'antidépresseurs : 1. Celui de l'*imipramine*, chef de file incontesté des thymoanaleptiques ; 2. Celui des *inhibiteurs de la monoamine-oxydase* ou I. M. A. O.

Quel que soit son groupe, un antidépresseur ne doit être administré que sous contrôle médical strict. Le traitement peut entraîner des effets secondaires gênants, des incidents, et la prescription doit obéir à un certain nombre de règles sévères.

Il faut savoir que les antidépresseurs ne sont pas une drogue miracle. Ils n'ont de chances d'agir que sur les dépressions authentiques. Ils sont contre-indiqués dans un bon nombre de maladies mentales. Ils ne dispensent jamais d'une psychothérapie*.

**antidiarrhéique** n. m. et adj. Médicament qui combat la diarrhée sans cependant s'attaquer à ses causes.

Le charbon, les sels de bismuth, la belladone, l'opium (élixir parégorique) sont les principaux antidiarrhéiques.

**antidiurétique** adj. et n. m. Se dit d'une substance qui diminue l'élimination urinaire. Le lobe postérieur de l'hypophyse* sécrète une hormone antidiurétique ou A. D. H. L'aldostérone* a également une action antidiurétique en retenant le sel.

**antidote** n. m. Substance capable de s'opposer à l'action d'un toxique.

Il n'existe pas d'antidote universel, chaque toxique ayant le sien propre, quand il en a. Le maniement des antidotes n'est pas toujours facile et doit souvent être fait sous surveillance médicale et parfois même en milieu hospitalier.

**antiémétique** ou **antiémétisant** adj. et n. m. Se dit d'une médication destinée à combattre les vomissements, sans préjuger de leur cause.

Les principaux antiémétisants sont le métoclopramide* et la métopimazine*.

**antifongique** adj. et n. m. Se dit de tout médicament actif contre les champignons et les levures parasites. (Contre les champignons des cultures, des bois, etc., on emploie des fongicides*.)

**Antifongiques externes.** L'*iode* et les *iodures* sont surtout actifs contre les mycoses* cutanées, de même que certains *acides* aromatiques et acides gras. Les *colorants :* vert malachite et violet de gentiane, ainsi que les *dérivés hétérocycliques* (du benzothiazole, du thiazole, de la quinoléine, etc.) s'emploient surtout en pommades. Les dérivés des *ammoniums quaternaires* sont utilisés en solutions pour usage externe exclusivement.

**Antibiotiques antifongiques.** On les emploie dans les mycoses* viscérales, notamment pulmonaires et digestives. La *nystatine,* active sur *Candida albicans* mais aussi sur de nombreux autres champignons et levures, a le spectre le plus large. L'*amphotéricine B,* médicament très puissant à administrer sous contrôle médical, est surtout utilisée dans les septicémies à *candida.* La *trichomycine* est active contre les *candida,* et la *pimaricine* agit à la fois contre les dermatophytes et les levures. La *griséofulvine* enfin, seul antifongique capable d'atteindre un foyer mycosique cutané par voie interne, est active contre les *microsporum* et les *trichophyton.*

**antigène** n. m. Substance étrangère à un organisme, qui, lorsqu'elle y est introduite, peut y provoquer l'apparition d'un facteur réactionnel spécifique appelé *anticorps** (pouvoir antigénique). L'anticorps se combine alors à l'antigène pour l'inactiver, car toute substance étrangère à un organisme n'est pas tolérée par celui-ci. (V. IMMUNITÉ.)

Certains antigènes peuvent provoquer des manifestations allergiques lors de leur pénétration dans l'organisme : ils sont appelés *allergènes* (pollens de graminées, poussières de maisons, poils et plumes d'animaux domestiques, substances chimiques, etc.). [V. ALLERGIE.]

**Antigène Australia,** antigène particulier, fréquemment trouvé dans le sang des sujets atteints d'hépatite virale, mais aussi dans le sang de sujets sains. Les porteurs d'*antigène Australia,* même sains, ne sont en conséquence pas acceptés comme donneurs de sang, cet antigène étant considéré comme facteur prédisposant à l'hépatite.

**antihémorragique** adj. Se dit de toute médication employée pour lutter contre l'hémorragie. (V. HÉMOSTATIQUE.)

**antihistaminique** adj. et n. m. Se dit de toute substance qui s'oppose aux effets de l'histamine* dans l'organisme. L'*histaminase* est une enzyme qui détruit l'histamine, mais son action est trop lente pour avoir une valeur thérapeutique. Les traitements antihistaminiques sont donc à base de produits de synthèse, dont le chef de file est la *prométhazine** et l'un des plus importants l'*alimémazine**.

Tous ces produits n'empêchent pas la formation d'histamine, mais rendent les organes insensibles à son action contracturante. Ils sont donc très employés dans les maladies où l'histamine joue un rôle prépondérant, c'est-à-dire les manifestations allergiques : asthme, rhume des foins, urticaires, etc. Leur seul effet secondaire est une certaine somnolence, qui peut d'ailleurs être bénéfique mais

parfois dangereuse si le sujet mène une vie active.
**Toxicologie.** Les antihistaminiques peuvent, à haute dose, provoquer des intoxications. Aiguës, elles peuvent simuler des crises convulsives avec coma et agitation. Chroniques, leurs signes varient avec le produit en cause, mais on peut voir apparaître des éruptions avec démangeaisons, sécheresse de la bouche, rétention d'urine, anémie et diminution du nombre des globules blancs (leucopénie) si l'intoxication se prolonge trop longtemps. Il faut provoquer l'évacuation du toxique et prévenir les complications du coma.

**anti-inflammatoire** adj. et n. m. Se dit d'une substance ou d'un traitement destiné à combattre l'inflammation* sous toutes ses formes.
Les anti-inflammatoires les plus utilisés sont l'*aspirine* (acide acétylsalicylique), la *cortisone*, les *hormones corticostéroïdes* (v. CORTICOTHÉRAPIE), la *phénylbutazone* et ses dérivés et l'*indométacine*.
Très employé dans les maladies rhumatismales, en particulier la polyarthrite* rhumatoïde, les maladies allergiques comme l'asthme, ainsi que dans toute maladie comportant un élément inflammatoire, notamment les collagénoses*, le traitement anti-inflammatoire n'est pas dépourvu d'effets secondaires fréquents, notamment digestifs et nerveux.

**antilaiteux, euse** adj. Se dit de techniques ou de médications visant à interrompre la lactation*.
Avant la montée laiteuse, on utilise des antilaiteux hormonaux (œstrogènes de synthèse et sels de testostérone). Après elle, on fait appel aux purgatifs, aux diurétiques, à la compression des seins.

**antilarvaire** n. m. et adj. Substance ou procédé qui détruit les larves d'insectes. Le pétrole est un excellent antilarvaire, ainsi que le vert de Paris, mais le plus utilisé est le D. D. T., bien que les insectes, et surtout les mouches, s'y accoutument progressivement et que sa toxicité touche également les animaux destructeurs de larves et les insectes pollinisant les plantes.

**antimitotique** adj. et n. m. Qui s'oppose à la mitose. (V. ANTICANCÉREUX.)

**antimoine** n. m. Substance chimique voisine de l'arsenic par ses propriétés physicochimiques et toxiques.
La principale propriété de ses sels est de provoquer des vomissements : c'est une substance *émétisante*. L'intoxication par l'antimoine ressemble à celle qui est due à l'arsenic : diarrhée sanglante, atteintes du foie et des reins. On peut alors administrer un produit qui inactive le métal dans l'organisme, comme le 1-2 dithioglycérol.

**antimollusque** adj. et n. m. Se dit d'une substance qui tue les mollusques et spécialement les escargots.
**Toxicologie.** Les antimollusques sont à base de *métaldéhyde* et provoquent, surtout chez l'enfant, une intoxication grave s'ils sont ingérés. Les signes sont digestifs : vomissements, salivation, douleurs abdominales ; puis neurologiques, avec somnolence, coma, convulsions.
Il faut conserver ces produits rigoureusement hors d'atteinte des enfants, qu'il faut empêcher de jouer près des plantes où l'on cherche à détruire les escargots.

**antipaludéen, enne** ou **antipaludique** n. m. et adj. Médicament utilisé pour le traitement ou la prévention du paludisme. (Syn. : ANTIMALARIQUE.)
La *quinine*, alcaloïde du quinquina, est le plus ancien antipaludéen connu. Elle tend, actuellement, à être remplacée par des produits synthétiques dont les plus utilisés sont la *chloroquine* et les *aminoquinoléines*. On emploie aussi l'*acriflavine* et les *diguanides*. Ces médicaments ont une action soit *schizonticide* (v. SCHIZONTE), soit *gaméticide* (v. PALUDISME).
On emploie aussi les antipaludéens de synthèse dans le traitement de fond de la polyarthrite* rhumatoïde. Les antipaludéens sont toxiques au-delà d'une certaine dose. Les troubles sont analogues à ceux que produit la quinine, et le traitement en est identique. Quatre grammes de chloroquine sont mortels pour un adulte.

**antipsychiatrie** n. f. Courant idéologique qui se développe dans différents pays, tendant à contester la psychiatrie traditionnelle dans ses références théoriques et dans sa pratique. — Sur un plan plus général, elle remet en cause les structures répressives de la société, qui seraient génératrices d'aliénation mentale.

**antipyrétique** adj. et n. m. Se dit d'un médicament qui combat la fièvre. (Syn. : FÉBRIFUGE.)
On distingue des antipyrétiques non spécifiques qui sont également antalgiques comme l'aspirine, l'amidopyrine, la phénylbutazone, etc., qui diminuent la fièvre en agissant sur les centres cérébraux de la thermorégulation ; et des antipyrétiques spécifiques qui agissent sur la cause de la fièvre : quinine (paludisme), émétine (amibiase), antibiotiques (infections bactériennes).

**antirabique** adj. **Sérum antirabique**, sérum contre la rage. On l'administre :
— *localement*, dans la plaie en cas de morsure grave par un animal sauvage ;

— *par voie générale,* à raison de 0,5 ml par kilogramme de poids en cas de morsure grave (le sérum doit être suivi d'une vaccination). [V. RAGE.]

**antisepsie** n. f. Ensemble des méthodes qui ont pour but de détruire les microbes.

Les moyens employés sont très variés : chaleur (pour la désinfection du matériel chirurgical [v. ASEPSIE]), rayons solaires, rayons X et gamma, et surtout produits chimiques en applications externes ou par voie générale (sulfamides, antibiotiques).

**antiseptique** adj. et n. m. Se dit d'une substance qui s'oppose à la prolifération des germes et les détruit.

Il existe de très nombreux antiseptiques : permanganate de potassium, eau oxygénée, hypochlorite de soude (liqueur de Dakin), iode, sels d'argent, phénols, dérivés de l'ammonium quaternaire, etc.

**antispasmodique** adj. et n. m. Se dit d'un médicament qui combat le spasme et la douleur qu'il engendre.

Certains antispasmodiques agissent directement sur la fibre musculaire lisse contracturée : c'est le cas de la *papavérine.*

D'autres agissent en bloquant la commande nerveuse (parasympathique) du muscle : c'est le cas de l'atropine*, de la scopolamine (parasympatholytiques*).

**antistreptolysines** n. f. pl. Antitoxines élaborées par l'organisme dans le sang, à la suite d'une infection streptococcique, contre les *streptolysines,* toxines sécrétées par le streptocoque.

Le taux des antistreptolysines doit être considéré comme pathologique au-dessus de 400 unités. On les dose dans toutes les suspicions d'infections streptococciques, c'est-à-dire : érysipèle, angine, scarlatine, septicémies, rhumatisme articulaire aigu, chorée*, glomérulonéphrite* aiguë.

**antitétanique** adj. **Sérum* antitétanique,** sérum utilisé dans le traitement d'urgence des plaies dites *tétanigènes,* c'est-à-dire souillées et comportant un risque de tétanos.

La *sérothérapie préventive* consiste à injecter à titre prophylactique 1500 unités de sérum antitétanique (S. A. T.) par la *méthode de Besredka** (en trois fois), de manière à détecter une éventuelle réaction allergique au sérum et interrompre alors l'injection. En cas de terrain allergique, on administre, au lieu du S. A. T., des *gammaglobulines* humaines de sujet immunisé.

La *sérothérapie curative* consiste à injecter le S. A. T. à des sujets chez qui le tétanos est déjà déclaré à la dose de 20 000 à 50 000 unités. Il doit être administré le plus tôt possible. D'autre part, la protection qu'il assure ne dépasse pas 20 jours. On ne saurait donc s'en contenter, et il faut toujours accompagner la sérothérapie, chez le sujet atteint ou suspect de l'être (plaie sale et souillée), d'une vaccination : c'est ce qu'on appelle la *séroanatoxinothérapie.*

**antithyroïdien, enne** adj. et n. m. Se dit d'une substance qui s'oppose à la formation de l'hormone thyroïdienne (thyroxine).

Les antithyroïdiens sont utilisés dans les hyperthyroïdies.

**antitoxine** n. f. Substance capable de neutraliser l'action d'une toxine.

Les antitoxines sont des anticorps* que l'organisme développe progressivement sous l'action des toxines microbiennes. L'injection d'une antitoxine apporte une immunité immédiate, mais passive et passagère (diphtérie, tétanos).

**antituberculeux, euse** adj. et n. m. Qui combat la tuberculose.

Les antituberculeux stricts majeurs sont : l'*isoniazide**, le plus actif d'entre eux, et l'acide para-amino-salicylique, ou P. A. S. La streptomycine est un antituberculeux majeur, qui agit également sur de nombreux autres germes, ainsi que la rifampicine. Les antituberculeux mineurs, administrés dans la seconde phase du traitement, sont plus nombreux : l'éthionamide, la cyclosérine, la viomycine sont des antituberculeux stricts, tandis que la kanamycine et la néomycine ont un spectre étendu. (V. TUBERCULOSE, *Traitement.*)

**antitussif** adj. et n. m. Se dit d'un médicament qui calme la toux.

**antivenimeux, euse** adj. Se dit d'une substance qui combat l'action nocive des venins.

Le *sérum antivenimeux* (contre le venin de serpent) est préparé à partir du sérum de chevaux immunisés par l'injection d'anatoxines* élaborées à partir des toxines* de serpents venimeux. Il doit être injecté aussitôt que possible après la morsure du serpent.

Les sérums antivenimeux sont spécifiques de chaque type de venin.

**antivitamine** n. f. Substance capable de s'opposer aux effets d'une vitamine, soit en bloquant le récepteur cellulaire sur lequel agit la vitamine, soit par dédoublement de la molécule de vitamine elle-même.

**antivomitif** adj. et n. m. V. ANTIÉMÉTIQUE.

**antre** n. m. *Antre mastoïdien,* principale cavité de la mastoïde, qui commu-

nique avec la caisse du tympan. (V. OREILLE.)
*Antre pylorique,* partie de l'estomac* située juste avant le pylore.

**antrectomie** n. f. Résection chirurgicale de l'antre pylorique.

**antrite** n. f. 1. Inflammation de l'antre mastoïdien, complication infectieuse des otites* (V. OREILLE).
2. Inflammation de la muqueuse de l'antre du pylore* (partie de l'estomac située juste avant cet orifice). L'antrite est une gastrite* localisée.

**antrotomie** n. f. Ouverture de l'antre mastoïdien. — C'est une intervention de drainage pratiquée lors des antrites* et comme premier temps des mastoïdectomies*.

**anurie** n. f. Absence complète ou quasi complète d'urines dans la vessie, plusieurs heures au moins après la dernière miction*.
— Le sondage vésical permet de distinguer l'anurie de la rétention d'urine dans la vessie.
L'anurie peut être mécanique, due à la présence d'un obstacle dans les voies urinaires (lithiase urétérale) : c'est l'*anurie excrétrice*. Elle peut aussi être due à l'arrêt de la sécrétion rénale, c'est l'*anurie sécrétoire,* qu'elle soit due à un processus aigu ou qu'elle représente le stade terminal d'une maladie chronique des reins.
Plusieurs mécanismes pathologiques peuvent entraîner l'arrêt de la fonction rénale. Toute chute de la tension artérielle à un chiffre de maxima inférieur à 7 mm de mercure entraîne l'arrêt de la filtration du rein*. En conséquence, le choc*, l'hémorragie*, les grands traumatismes*, etc., sont des causes d'anurie. Les états infectieux graves, certaines intoxications, des interventions chirurgicales portant sur l'abdomen peuvent entraîner une anurie.
L'anurie occasionne une intoxication métabolique : l'urée et les autres déchets azotés ne s'éliminant plus, leur taux sanguin s'élève dangereusement et le malade peut tomber dans un coma urémique. Parallèlement à l'élévation de l'urée sanguine, on note une acidose* métabolique avec baisse de la réserve alcaline* et hyperkaliémie*. Si aucun traitement n'est alors entrepris, la mort survient inévitablement.
L'anurie peut aussi entraîner une *nécrose corticale* du rein (destruction des glomérules périphériques), qui pèse lourdement sur le pronostic de la fonction rénale.
**Traitement.** Le traitement de l'anurie dépend de sa cause. S'il existe un obstacle sur les voies urinaires, il faut le lever d'urgence. Si l'anurie est sécrétoire, chacune de ses causes nécessite un traitement spécifique et la correction des anomalies physiologiques. D'abord un régime sévère pour en limiter les conséquences métaboliques : restriction liquidienne (500 ml par 24 h), régime sans sel, pauvre en potassium et en protéines. Si la fonction rénale ne reprend pas au bout d'un délai de quelques jours, il faut recourir à des méthodes d'épuration* extrarénale (dialyse* péritonéale, rein artificiel).

**anus** n. m. Orifice inférieur du tube digestif, à l'extrémité du rectum.
Son occlusion, en dehors des périodes de défécation, est assurée par un muscle circulaire, le *sphincter de l'anus.* La jonction de la muqueuse rectale avec la peau des régions voisines constitue la *marge de l'anus.*
**Pathologie.**
***Les malformations congénitales.*** Imperforation, abouchement anormal, rétrécissement sont rares, mais de traitement complexe.
***Les lésions inflammatoires de la région anale.*** Elles sont fréquentes. Les *abcès de l'anus* demandent un traitement chirurgical (mise à plat et drainage), mais les modalités de ce traitement sont très différentes selon les rapports de l'abcès avec le sphincter : faciles dans les abcès intrasphinctériens, difficiles dans les abcès extrasphinctériens, où récidives et extensions ne sont pas rares quelle que soit la technique. Le souci constant du chirurgien est le respect du sphincter anal, sa destruction entraînant l'incontinence des matières.
***Fistule, fissure anales, hémorroïdes.*** V. ces mots.
***Les tumeurs malignes ou cancers de l'anus.*** Ils se développent aux dépens des différents tissus constituant le canal et la marge anaux. Les épithéliomas sont les plus fréquents ; ils se manifestent par des sensations de faux besoins ou ténesme, et des hémorragies qui « tapissent les selles » ; mais les signes peuvent être discrets, voire trompeurs : ainsi des hémorroïdes* peuvent masquer un cancer du canal anal. Les indications thérapeutiques sont fonction du terrain, du siège de la tumeur, de son type anatomique : amputation chirurgicale ou physiothérapie (cobaltothérapie, bêtatron). Les résultats dépendent de la précocité du diagnostic et du traitement.

***anus artificiel.*** C'est l'abouchement du côlon à la paroi abdominale, le plus souvent dans la fosse iliaque gauche (anus iliaque), permettant une dérivation totale des matières, temporaire ou définitive. Il existe actuellement des appareillages (poches) qui rendent possible une vie sociale pratiquement normale.

**anuscope** n. m. Appareil permettant d'examiner le canal anal et, éventuellement, de pratiquer une biopsie de sa muqueuse.

**anxiété** n. f. Sentiment pénible d'un danger imminent et mal définissable.

Chez tout homme il existe une certaine anxiété, et tous les degrés sont possibles entre l'anxiété normale et l'anxiété pathologique. Dans la crise anxieuse, le sujet ressent une peur intense, une panique qu'il ne peut contrôler et qui n'est pas justifiée par les circonstances extérieures. Il peut s'agiter, marcher sans but ou, au contraire, rester figé sur place.

Dans certains cas, l'anxiété est réactionnelle à une cause extérieure : accidents, conflits, échecs, etc. L'anxiété est banale dans les états dépressifs, et elle est le symptôme essentiel de la plupart des névroses (d'angoisse*, phobique, hystérique, obsessionnelle). L'anxiété se rencontre aussi dans les psychoses, où elle a un caractère plus intense et dramatique que dans la névrose.

Enfin, l'anxiété apparaît dans bien des maladies organiques (affections cardiaques, respiratoires). Pour les psychanalystes, l'anxiété peut être à l'origine de maladies psychosomatiques*.

Chez l'enfant, l'anxiété est difficile à saisir, car la plupart des enfants sont incapables de définir ce qu'ils ressentent. Ils traduisent leur insécurité par des symptômes très divers.

Le traitement médical consiste à administrer des tranquillisants ou des neuroleptiques. Selon les cas, une indication psychothérapique est nécessaire.

**anxiolytique** adj. et n. m. Se dit de tout médicament neuroleptique* qui apaise l'anxiété.

**aorte** n. f. Tronc d'origine de toutes les artères du corps.

**Anatomie.** L'aorte comprend trois segments :

1. La *crosse de l'aorte,* qui naît du ventricule gauche et donne dans sa première portion, ascendante, les *artères coronaires ;* de sa portion horizontale naissent le *tronc brachio-céphalique,* la *carotide primitive* et la *sous-clavière* gauches, puis l'aorte s'infléchit en arrière et à gauche, au niveau de la 4e vertèbre dorsale, devenant :

2. L'*aorte thoracique descendante,* qui longe la paroi postérieure du thorax jusqu'au diaphragme, à gauche de la colonne vertébrale, en donnant des branches viscérales et pariétales ;

3. L'*aorte abdominale,* qui traverse le diaphragme et descend contre la paroi postérieure de l'abdomen en donnant des artères pour tous les organes abdominaux.

Au niveau de la 4e vertèbre lombaire, l'aorte se divise en ses branches terminales : *iliaques primitives* droite et gauche, *sacrée moyenne.*

**Pathologie.** Les *anévrismes** de l'aorte thoracique ou abdominale sont dus essentiellement à l'athérome* et à la syphilis*. Leur évolution est grave, allant jusqu'à la rupture. Les seules possibilités thérapeutiques sont chirurgicales.

La *coarctation* de l'aorte est un rétrécissement du vaisseau siégeant en aval de la naissance de la sous-clavière gauche (isthme de l'aorte).

**aortique** adj. Qui se rapporte à l'aorte*.

**Orifice aortique.** Il fait communiquer la cavité du ventricule gauche avec l'aorte. Il comporte trois valvules*, dites *valvules sigmoïdes,* insérées sur un anneau fibreux périphérique. L'ensemble constitue la valve aortique, qui s'ouvre à la systole* ventriculaire, permettant le passage du sang du ventricule vers l'aorte, et se ferme à la diastole*, empêchant le reflux en sens inverse.

**Rétrécissement aortique.** Il est dû habituellement à la soudure partielle des commissures valvulaires par des plaques athéromateuses secondairement calcifiées. Plus rarement, il est congénital ou consécutif à un rhumatisme* articulaire aigu. Le rétrécissement fait obstacle à l'éjection du sang et se traduit, à l'auscultation, par un souffle systolique râpeux entendu au foyer aortique (extrémité interne du 2e espace intercostal droit) et irradiant dans les carotides.

**Insuffisance aortique.** Elle est définie par la perte de l'étanchéité des valvules entre elles, permettant un reflux du sang lors de la diastole ventriculaire. Elle se traduit par une pulsatilité artérielle exagérée, une baisse du deuxième chiffre de la tension artérielle (minima) et, surtout, à l'auscultation, par un souffle doux, entendu pendant la diastole au foyer aortique et au bord gauche du sternum. Elle est parfois congénitale (tricuspidie), mais plus souvent consécutive à un rhumatisme articulaire aigu.

**Coarctation* aortique.** V. AORTE, *Pathologie.*

**aortite** n. f. Inflammation des parois de l'aorte.

L'*aortite syphilitique* est une atteinte des parois aortiques par le tréponème, agent de la syphilis (v. SYPHILIS, *Stade secon-*

*daire*). On appelle aussi *aortite* les lésions de l'athérosclérose sur l'aorte.

**aortographie** n. f. Radiographie de l'aorte et de ses branches après injection d'un produit opaque aux rayons X.

**apathie** n. f. Affaiblissement de la réactivité avec indifférence aux stimulations.

**apéritif, ive** adj. Littéralement : qui ouvre l'appétit, en stimulant la faim par excitation de la sécrétion gastrique.

Les meilleurs apéritifs sont, d'une part, l'exercice physique modéré et l'air vif, d'autre part, le bouillon de viande simple et quelques plantes amères : chicorée sauvage, gentiane, houblon.

Les apéritifs alcoolisés, à base de quinquina, gentiane, anis, etc., doivent leur effet stimulant à l'alcool et aux etherssels qu'ils contiennent. Leur usage régulier expose à l'alcoolisme*.

**apex** n. m. Littéralement : sommet. Employé en médecine pour désigner le sommet du crâne (lors de l'accouchement), le sommet du poumon, des racines dentaires, etc. (Syn. : RÉGION APICALE.)

**Apgar (score d')**, confrontation de cinq critères (fréquence cardiaque, ventilation respiratoire, tonus musculaire, réactivité et coloration), cotés de 0 à 2, permettant de se faire une idée chiffrée de l'état d'un nouveau-né à sa naissance.

**aphasie** n. f. Perte ou trouble de la compréhension et de l'usage du langage parlé ou écrit, indépendamment de toute détérioration mentale globale et de toute atteinte sensorielle (cécité, surdité) ou motrice (paralysie, dysarthrie*).

L'aphasie résulte d'une lésion cérébrale limitée, localisée au lobe temporal gauche chez les droitiers ou au lobe temporal droit chez les gauchers, et touchant le centre du langage exclusivement. Elle est à distinguer de la dysarthrie, qui touche non pas la compréhension mais seulement l'expression du langage et est donc un phénomène moteur. L'aphasie est un déficit du mécanisme intellectuel touchant la pensée symbolique.

L'aphasique perd rarement toute possibilité d'utilisation de la fonction du langage. Il parle, mais « son langage est inefficace comme moyen de communication et comme instrument de pensée ». Chez tous les aphasiques, l'épreuve dite « de la dénomination des objets » fait apparaître un trouble commun : le *manque du mot* devant la présentation d'un certain nombre d'objets usuels, l'aphasique se révélant incapable de les désigner par leur nom exact.

L'examen d'un aphasique permet de dégager les trois grandes caractéristiques de son langage :

— *troubles de l'articulation du mot*, réalisant au maximum l'*anarthrie*, impossibilité de prononcer le moindre mot cohérent ;

— *stéréotypies verbales*, lors desquelles le langage se résume à la répétition invariable du même mot ;

— *jargonaphasie*, jargon incompréhensible résultant de l'emploi de mots déformés ou inventés.

Les troubles de la compréhension du langage : *surdité verbale* ou *aphasie auditive*, sont caractérisés par le fait que le patient entend le son mais ne le comprend pas, « comme si sa langue maternelle était devenue une langue étrangère ».

On distingue de nombreuses sortes d'aphasies. Les deux principales sont l'aphasie de Broca et l'aphasie de Wernicke.

Dans l'*aphasie de Broca*, le malade parle peu, comprend mal les phrases complexes et est conscient de sa maladie, à laquelle il réagit parfois de manière catastrophique.

Dans l'*aphasie de Wernicke*, l'expression orale est abondante mais incompréhensible.

Les aphasies sont souvent associées à d'autres troubles neurologiques : hémiplégie* notamment.

Le traitement de l'aphasie, lié à celui du trouble neurologique causal, est aléatoire, mais une rééducation du langage peut souvent améliorer l'état du patient.

**aphonie** n. f. Impossibilité d'émettre un son, de causes très diverses : paralysie du larynx, laryngites* aiguës infectieuses, tumeur laryngée, émotion, choc brutal, etc.

**aphrodisiaque** adj. et n. m. Se dit d'une substance réputée exciter le désir sexuel, tels les piments, les épices, les truffes, les crustacés et l'alcool.

**aphte** n. m. Petite érosion superficielle entourée d'un liséré rouge vif, siégeant généralement sur la muqueuse buccale, et très sensible au toucher.

L'*aphtose* (grande aphtose de Touraine) est une maladie infectieuse, d'origine vraisemblablement virale, où les aphtes, nombreux, siègent sur les muqueuses buccales et génitales. Ils peuvent être accompagnés de manifestations oculaires, d'arthrites et d'éruptions cutanées. (V. aussi BEHCET [*maladie de*].)

**Traitement.** Le *traitement local* de l'aphte est la cautérisation chimique à l'aide d'une solution d'acide trichloracétique à 5 ou 10 p. 100.

Le *traitement général*, en cas d'aphtes récidivants, à base de vitamines B et

C, vise à stimuler les défenses de l'organisme. Il comporte aussi une bonne hygiène dentaire et intestinale.

**aphteux, euse** adj. **Fièvre aphteuse,** maladie des bovidés et des porcs, due à un virus transmissible à l'homme, distinct de celui de l'aphtose (v. APHTE).

La contamination humaine, très rare, peut se faire par contact, mais surtout par ingestion de lait cru.

***Signes.*** Après une incubation de trois à cinq jours, apparaît une fièvre bientôt suivie de l'éclosion d'aphtes pouvant toucher toutes les muqueuses. La maladie évolue par poussées fébriles correspondant à des poussées aphteuses. Il existe des localisations digestives, pulmonaires et nerveuses.

***Traitement.*** Il est purement symptomatique, par désinfection et analgésiques locaux et antibiotiques en cas de surinfection.

***Prophylaxie.*** S'abstenir de consommer du lait cru en période d'épidémie aphteuse animale.

**aplasie** n. f. Absence congénitale de formation d'un organe ou d'un fragment d'organe : aplasie rénale, testiculaire, intestinale.

**Aplasie médullaire,** diminution très importante du pouvoir d'hématopoïèse* de la moelle osseuse, pouvant aboutir à une absence quasi totale de toutes les variétés de globules du sang (anémie aplastique).

Les aplasies médullaires surviennent le plus souvent à la suite d'une irradiation excessive (rayons X, radium) ou d'un traitement chimique anticancéreux ou anti-inflammatoire à toxicité sanguine.

**aplastique** adj. **Anémie aplastique,** forme d'anémie arégénérative (v. ANÉMIE) où la diminution des globules rouges n'est pas réparée par la moelle osseuse.

**apnée** n. f. Arrêt complet de la respiration, plus ou moins prolongé, volontaire ou non.

**apocrine** adj. Se dit d'un mode d'excrétion de certaines glandes dont les cellules concentrent le produit de leur sécrétion dans leur partie apicale ou sommet, lequel, une fois plein, se détache du corps de la cellule et tombe dans le canal évacuateur.

**apomorphine** n. f. Substance dérivée de la morphine et qui provoque le vomissement (émétisante).

L'apomorphine peut être utilisée, en cas d'intoxication, pour l'évacuation du toxique avec les précautions d'usage (le sujet doit être conscient).

**aponévrose** n. f. Membrane résistante et inextensible, constituant, avec les tendons et les ligaments, le tissu conjonctif « modelé ». Il existe des aponévroses musculaires, d'intersection (ligne blanche), d'insertion ou d'enveloppe ; ces dernières peuvent entourer des groupes musculaires (aponévrose crurale), être tendues entre un os et la peau, entre deux os (cloison interosseuse) ou de la peau à la peau (aponévroses palmaires).

**apophyse** n. f. Saillie osseuse qui peut supporter une surface articulaire ou donner insertion à un muscle ou à un tendon.

**apophysite** n. f. Ostéite limitée à une apophyse osseuse.

**apoplexie** n. f. Arrêt brutal de toutes les fonctions du cerveau, entraînant un coma profond.

L'hémorragie cérébrale étant la cause la plus fréquente de l'apoplexie, ce terme a été étendu à tous les infarcissements hémorragiques d'organes, notamment au niveau des organes génitaux féminins *(apoplexie utéro-placentaire)* [v. HÉMATOME, *rétroplacentaire*].

**appareil** n. m. Ensemble d'éléments préparés pour une fonction ou un usage déterminés.

**En anatomie et physiologie,** organes participant à une même fonction : appareil circulatoire, appareil respiratoire, appareil urinaire, etc.

**En médecine,** on emploie de nombreux appareils pour les transfusions* de sang, les perfusions diverses, pour suppléer à diverses fonctions : respirateurs, stimulateurs cardiaques, reins artificiels, etc.

**En chirurgie,** également, il existe des appareils de tous genres : appareils plâtrés, d'extension continue, d'ostéosynthèse pour le traitement des fractures, d'aspiration gastrique ou duodénale en chirurgie digestive, etc.

**appareillage** n. m. Terme désignant soit la pose d'un appareil, soit l'appareil lui-même : appareillage d'une fracture, d'un moignon d'amputation*, d'un anus* artificiel.

En matière de Sécurité sociale, l'appareillage englobe tout objet ou instrument nécessaire à l'amélioration de la santé ou des fonctions : appareils d'optique (lunettes, verres de contact), prothèses auditives, appareillage provisoire ou définitif des moignons d'amputation, fauteuils roulants pour handicapés moteurs, etc.

**appendice** n. m. Tout élément qui complète ou prolonge un organe.

Spécialement l'*appendice iléo-cæcal,* ou *vermiculaire,* prolongement du cæcum*, qui naît à 2 ou 3 cm au-dessous de l'orifice iléo-cæcal ; il mesure environ 8 cm de long et de 4 à 8 cm de diamètre. Sa position par rapport au cæcum est sujette à de nombreuses variations ;

sa situation rétrocæcale (en arrière du cæcum) ou sous-hépatique (sous le foie) complique particulièrement le diagnostic d'appendicite et l'ablation chirurgicale.
**Pathologie.** Outre l'appendicite*, l'appendice peut être le siège de torsion, de volvulus. La *tuberculose* de l'appendice peut n'être qu'un élément d'une atteinte tuberculeuse diffuse ou être isolée. Les *cancers* de l'appendice (rares) affectent le plus souvent la symptomatologie d'un abcès appendiculaire : ils imposent une opération élargie.

**appendicectomie** n. f. Ablation de l'appendice.

**appendicite** n. f. Inflammation de l'appendice.
**La crise d'appendicite aiguë.** Elle se traduit par des vomissements ou des nausées, des douleurs localisées à la fosse iliaque droite (point de McBurney), une fièvre aux alentours de 38 °C. A l'examen, il existe une «défense» localisée et une douleur à droite au toucher rectal; l'hémogramme montre une augmentation du nombre des globules blancs. Un tel tableau entraîne l'intervention d'urgence.
La situation anormale de l'appendice peut faire hésiter le diagnostic, donnant par exemple un tableau d'infection rénale droite, de cystite*, de cholécystite* aiguë (appendicite sous-hépatique). Chez le nourrisson, l'appendicite est très rare, mais très grave avant 18 mois, le diagnostic en étant spécialement difficile. Chez l'enfant, l'appendicite est particulièrement trompeuse et imprévisible dans son évolution. Chez le vieillard, l'évolution est plus torpide, pouvant donner un tableau d'occlusion intestinale fébrile ou d'abcès de la fosse iliaque. Chez la femme enceinte, le diagnostic est singulièrement difficile avec une pyélonéphrite* droite.
**L'appendicite chronique.** Elle présente un polymorphisme clinique déconcertant et ce n'est qu'après avoir éliminé d'autres affections que l'on peut en poser le diagnostic.
**L'appendicectomie*.** Seul traitement de l'appendicite. L'intervention doit être, en cas d'appendicite aiguë, pratiquée d'urgence. Les suites opératoires, simples dans les appendicites chroniques ou subaiguës, peuvent être compliquées dans les formes aiguës et les péritonites.

**appétit** n. m. Désir et plaisir de manger. (Contr. : ANOREXIE.)
L'appétit est stimulé, chez un organisme sain, par la vue et l'odeur des mets, les condiments, etc. La vie au grand air, l'abstention de toute alimentation entre les repas, leur régularité, une bonne digestion ont une influence favorable sur l'appétit.
*Stimulants* de *l'appétit.* V. APÉRITIF.
*Modérateurs de l'appétit,* substances qui suppriment la sensation de faim (syn. : ANOREXIGÈNES). On utilise ces médicaments dans le traitement de l'obésité. Les anorexigènes sont des dérivés des amphétamines ou de la caféine; leur abus peut entraîner des désordres graves. (V. AMPHÉTAMINES.)

**apragmatisme** n. m. Perte de toute activité concrète et pratique. — Une perte du sens réel et un désintérêt du monde ambiant conditionnent cette inactivité.

**apraxie** n. f. Déficit neurologique de la motricité, dont l'analyse est complexe : c'est un «oubli des gestes appris», consécutif à une lésion de la région du cortex cérébral commandant l'élaboration effective des actes et gestes acquis au cours de l'apprentissage et par l'habitude. (Par exemple, l'apraxique ne peut plus s'habiller, allumer une cigarette, cacheter une lettre, etc.)
L'origine de la lésion est le plus souvent vasculaire. Dans l'*apraxie idéatoire,* il y a un déficit de la représentation mentale de l'acte à accomplir.
Dans l'*apraxie idéomotrice,* la représentation mentale de l'acte est conservée, mais celui-ci ne peut être exécuté en raison de l'interruption des voies d'association avec les centres moteurs effecteurs.

**aptyalisme** n. m. Diminution ou suppression de la sécrétion des glandes salivaires.

**apyrexie** n. f. Absence de fièvre.

**apyrogène** adj. Se dit de substances qui, après injection, n'entraînent pas de fièvre. (Des verres spéciaux apyrogènes sont employés pour les ampoules injectables.)

**arachnodactylie** n. f. Maladie héréditaire transmise sur le mode dominant, et caractérisée par une longueur excessive des membres, une myopie sévère et la possibilité de malformations cardio-vasculaires graves.
Il n'existe aucun traitement de cette maladie. Elle ne comporte pas d'arriération mentale.

**arachnoïde** n. f. Feuillet moyen des méninges*, situé entre la dure-mère et la pie-mère.

**arachnoïdite** n. f. Inflammation localisée de l'arachnoïde*.
Souvent secondaire à un processus infectieux ancien et guéri lors de son apparition, l'arachnoïdite entraîne la formation d'adhérences méningées qui cloisonnent

le liquide céphalo-rachidien et compriment les éléments nerveux sous-jacents, entraînant des signes neurologiques variables en fonction des éléments intéressés.
**Traitement.** L'arachnoïdite est justiciable d'un traitement médical anti-inflammatoire et parfois d'une exploration chirurgicale visant à libérer les centres nerveux de leur gangue et de leurs adhérences.

**araignée** n. f. Animal articulé, de l'ordre des aranéides.
La majorité des araignées d'Europe ont un venin inoffensif ou peu dangereux pour l'homme. Des cas mortels sont signalés sous d'autres climats (tarentule, mygale, latrodecte [veuve noire]). Au point de piqûre, qui est douloureux, se forme en quelques minutes une tuméfaction chaude avec une tache bleue ou une phlyctène* au centre. Une eschare peut survenir, dont la cicatrisation est lente. La réaction générale, exceptionnelle en France, se manifeste par des crampes musculaires, des raideurs, une gêne respiratoire.
**Traitement.** Localement, il faut désinfecter avec une solution antiseptique (mercurothiolate, hexamidine) et, pour calmer la douleur, faire des compresses humides avec ces mêmes solutions ou avec de l'alcool dilué; on peut appliquer une pommade anti-inflammatoire et antiseptique. Le traitement général comporte des antihistaminiques*, des antispasmodiques* et des corticoïdes*.

**Arcachon,** station climatique de la Gironde, à 60 km de Bordeaux, associant les bénéfices de la cure héliomarine et des effluves balsamiques des forêts de pins. Le climat est favorable aux enfants déficients ainsi qu'aux enfants ou adultes atteints d'asthme, de bronchite, de dilatation des bronches. Aériums, lycée climatique.

**arcade** n. f. Formation osseuse, fibreuse, vasculaire ou nerveuse en forme d'arc : *arcade crurale, arcade sourcilière, arcade dentaire,* etc.

**ardoisiers (maladie des),** variété de pneumoconiose* observée chez les ardoisiers, et ressemblant de très près à la silicose*.

**arécoline** n. f. Alcaloïde de la noix d'arec (palmier de Ceylan), qui s'emploie sous forme de bromhydrate, en collyre, pour abaisser la tension intra-oculaire dans le glaucome. — Elle est en outre *sialagogue* (elle fait saliver) et vermifuge.

**aréflexie** n. f. Absence de réflexes. L'aréflexie peut être congénitale (v. ADIE [*syndrome d'*]) ou faire suite à une affection neurologique (poliomyélite*, polynévrite*, tabès*, etc.).

**argas** n. m. Parasite des oiseaux, pouvant piquer l'homme et jouant un rôle de réservoir à virus dans la fièvre* Q.

**argent** n. m. Métal dont plusieurs dérivés sont employés en médecine, mais dont certains sont toxiques.
**Pharmacie.** *Le nitrate d'argent.* Ses cristaux, incolores, donnent dans l'eau une solution d'autant plus caustique qu'elle est plus concentrée. On l'emploie sous cette forme ou sous forme de « crayons » pour cautériser les plaies et les bourgeonnements cicatriciels.
*Les colloïdes argentiques.* Ce sont des colloïdes antiseptiques mais non caustiques. On emploie l'argent colloïdal (obtenu par voie électrique) ou les albuminates (vitellinate, protéinate, où l'argent est fixé sur une protéine). Ces corps sont employés en collyres, solutions nasales, pommades.
**Toxicologie.** L'ingestion de nitrate d'argent provoque des brûlures graves du tube digestif (vomissements blanchâtres, diarrhée). Un choc* et un collapsus* s'ensuivent, qui peuvent entraîner la mort lorsque la dose atteint 1 g, bien que les muqueuses digestives ne soient pas franchies. L'intoxication chronique par l'argent est l'argyrie*.

**argile** n. f. Terre formée de silicates d'aluminium hydratés naturels.
On utilise certaines argiles comme excipient pour des pommades non grasses (pâtes dermiques) ou, en poudre, comme pansement ou absorbant intestinal dans les diarrhées.

**arginine** n. f. Acide* aminé qui joue un rôle important dans les fonctions de détoxication hépatique.

**Argyll Robertson (signe d'),** contraction permanente de la pupille (myosis) avec abolition du réflexe pupillaire à la lumière, mais conservation de ce réflexe à l'accommodation à la distance et à la convergence. — C'est un des signes du tabès*.

**argyrie** n. f. Coloration ardoisée de la peau, brunâtre ou avec des reflets bleus, indélébile, consécutive au contact prolongé avec des sels d'argent, ou à leur absorption.

**armoise** n. f. Plante commune dans toute l'Europe (*Artemisia vulgaris,* composées).
On emploie ses feuilles en infusion, comme emménagogue (pour rétablir la menstruation [les règles]).

**A. R. N.,** sigle de l'*acide ribonucléique.* (V. NUCLÉIQUE, *Acides nucléiques.*)

**Arneth (formule d'),** tableau figurant la répartition des globules blancs polynucléaires selon le nombre apparent de leurs noyaux.

Les noyaux sont d'autant plus nombreux que le globule est plus vieux. Ce test renseigne sur la production et l'âge des polynucléaires.

**arnica** n. m. Plante herbacée des montagnes, aux capitules floraux jaune-orangé.

L'infusé d'arnica est utilisé localement contre les contusions, ainsi que la teinture* d'arnica, que certaines peaux sensibles ne supportent pas.

**Arnold (nerf d').** *Grand nerf occipital d'Arnold,* branche du 2e nerf cervical qui innerve la partie postérieure du cuir chevelu. — La *névralgie d'Arnold* se traduit par des douleurs de la moitié du crâne correspondant au territoire du nerf, de la nuque au sommet du crâne.

**arrêt** n. m. **Arrêt du cœur.** V. SYNCOPE.

**Arrêt de travail.** Le médecin traitant qui prescrit un arrêt de travail doit le mentionner sur la feuille de maladie et signer une formule d'avis d'arrêt de travail que l'intéressé fera parvenir à la caisse de Sécurité sociale dans les 48 heures. S'il s'agit d'un arrêt de travail à la suite d'un accident du travail, mention de l'arrêt doit être portée sur le certificat médical initial, rédigé en deux exemplaires dont l'un est gardé par la victime et l'autre adressé à la caisse. Dans l'un et l'autre cas, le médecin rédigera aussi, éventuellement, un certificat d'arrêt de travail destiné à l'employeur.

**arriération** n. f. Insuffisance du développement psychique, portant soit sur l'intelligence, soit sur l'affectivité.

**Arriération mentale.** C'est l'insuffisance du développement intellectuel. On oppose l'arriération, qui est une déficience très tôt apparue, à la démence, qui est une détérioration plus tardive de l'intelligence.

On distingue plusieurs degrés d'arriération. Le plus grave est l'*idiotie* ou *débilité profonde.* L'idiot a un niveau mental ne dépassant pas 2 ou 3 ans et un quotient intellectuel (Q. I.) inférieur à 30. Il ne parle pas et « vit une vie purement végétative ». Le *débile moyen* ne dépasse pas 7 ans d'âge mental et a un Q. I. de 50. Son attention est instable, sa mémoire médiocre, son jugement inexistant et son raisonnement incorrect. Il ne peut acquérir la lecture et l'écriture. S'il n'y a pas de troubles du caractère associés, il peut être semi-éducable. Le *débile léger* a un niveau mental inférieur à 10 ans et un Q. I. inférieur à 75. Il a des fonctions intellectuelles inégalement développées. Sa mémoire peut être bonne et ses acquisitions nombreuses ; il peut lire et écrire, mais ses facultés d'élaboration, de raisonnement et d'abstraction sont réduites. L'insuffisance mentale s'accompagne ou non de débilité motrice. Les troubles du caractère sont fréquents (instabilité et impulsivité).

Chez l'enfant, il faut distinguer l'arriération vraie d'un simple retard scolaire, d'un déficit sensoriel ou d'une arriération affective.

Les causes de l'arriération mentale sont loin d'être toutes connues. Il peut y avoir un facteur héréditaire, un trouble du métabolisme cérébral, une maladie du fœtus, une encéphalopathie*, une toxicose, un traumatisme crânien. Citons encore les aberrations* chromosomiques.

Devant une arriération mentale, le médecin doit apprécier les capacités intellectuelles du sujet afin de l'orienter soit vers une classe de perfectionnement, soit vers un établissement spécialisé adapté à son niveau.

**Arriération affective.** Chez l'*adulte,* il s'agit d'un individu dont l'évolution affective est restée incomplète. L'arriération affective peut être associée ou non à une arriération mentale. L'immaturité se traduit par un attachement anormal à l'enfance et à la famille. Des comportements infantiles expriment des exigences excessives.

Chez l'*enfant,* l'arriération affective simple se traduit par une dépendance étroite vis-à-vis de l'entourage. L'inhibition, le manque de curiosité et d'initiative caractérisent ces sujets. L'enfant immature peut avoir une intelligence normale, mais sa timidité entraîne souvent des performances médiocres. L'examen psychologique révèle des problèmes affectifs et une situation familiale difficile.

**arrière-cavité** n. f. *Arrière-cavité des fosses nasales,* partie du pharynx qui communique en avant avec les fosses nasales. (Syn. : RHINO-PHARYNX, CAVUM.) *Arrière-cavité des épiploons,* diverticule de la cavité péritonéale en arrière de l'estomac.

**arrow-root** n. m. Fécule extraite des racines de plantes d'Amérique du Sud. — Légère et très digestible, elle est utilisée dans l'alimentation du premier âge.

**arsenic** n. m. Métalloïde dont un grand nombre de dérivés, dits *arsenicaux,* ont été employés en médecine. En raison de leur toxicité, la plupart de ces corps ont été abandonnés ; seuls certains dérivés sont encore employés en médecine ou en chirurgie dentaire.

**Pharmacie.**

***Arsenicaux minéraux.*** Anciennement connus, la plupart des arsenicaux minéraux employés comme stimulants de la nutrition (anhydride arsénieux, arsénites, arséniates, iodure d'arsenic) sont abandonnés en raison de leur toxicité.
L'anhydride arsénieux, en revanche, est employé en chirurgie dentaire pour dévitaliser les dents. La pose du pansement peut être suivie d'une réaction douloureuse sans gravité les jours suivants. Le produit, qui ne passe pas dans le sang, ne peut entraîner d'intoxication.
***Arsenicaux organiques.*** On emploie encore des arsenicaux dans le traitement des parasitoses intestinales, et notamment de l'amibiase* (acétarsol, diphétarsone), et dans la maladie du sommeil (tryparsamide).
**Toxicologie.** La toxicité de l'arsenic varie selon les dérivés en cause.
***Les dérivés minéraux.*** Très toxiques, ils sont utilisés sous forme d'insecticides, de raticides, de colorants dans l'industrie des verres, de la céramique, des peintures.
L'*intoxication aiguë par ingestion* provoque des troubles digestifs graves : brûlures d'estomac, vomissements, coliques violentes et diarrhée sanglante. Une déshydratation s'ensuit, avec soif intense accompagnée de refroidissement, de cyanose*, de crampes. La dose de 0,50 g est mortelle ; si elle n'est pas atteinte, un ictère avec gros foie, une néphrite, des éruptions, des paralysies surviennent dans les jours suivants. Le danger de mort persiste longtemps.
L'*intoxication aiguë par inhalation* cause un œdème* aigu du poumon.
Le traitement de l'intoxication aiguë comporte l'évacuation du toxique par lavage d'estomac, le traitement de la diarrhée et du choc, et l'administration de BAL* ou dimercaprol.
L'*intoxication chronique* peut toucher le système nerveux, le tube digestif et la peau. La polynévrite est la manifestation la plus fréquente, avec paresthésies* et atteinte du nerf optique (cécité). Les troubles digestifs consistent en diarrhée et vomissements. Au niveau de la peau, on note une hyperkératose des plantes et des paumes, des pigmentations et des œdèmes, une alopécie*. Une anémie*, une néphrite*, une défaillance cardiaque peuvent s'ajouter à ces signes. La recherche d'arsenic dans les ongles, les cheveux, les vomissements, les selles et les urines aide à confirmer un diagnostic suspecté.
***Les dérivés organiques.*** Les arsenicaux pentavalents encore employés en thérapeutique sont peu toxiques ; ils peuvent seulement endommager le nerf optique de sujets fragilisés par l'alcool et le tabac.
***L'hydrogène arsénié.*** C'est un gaz très toxique qui se dégage de la dégradation d'arséniures ou par contact d'un acide avec un métal contenant de l'arsenic même en faible proportion (plomb des accumulateurs, nettoyage de hauts fourneaux, de chaudières). Ce gaz provoque une hémolyse, une anémie avec vertiges, céphalée, dyspnée, agitation. Des vomissements et de la diarrhée peuvent apparaître, ainsi qu'un ictère et des troubles rénaux.

**artéfact** n. m. Perturbation du résultat d'un examen biologique ou radiologique par les procédés techniques utilisés. (Par exemple : une tache de poussière sur un examen microscopique.)

**artère** n. f. Vaisseau qui conduit le sang oxygéné du cœur aux tissus et organes.
**Anatomie.** Les artères se ramifient en vaisseaux de calibre de plus en plus faible, les artérioles*, qui se divisent en capillaires*.
Les artères, à l'opposé des veines, sont des conduits à paroi épaisse, élastique, semi-rigide qui maintient leur lumière béante. Elles possèdent trois tuniques : une tunique interne, ou *intima,* très mince, directement en contact avec le sang circulant ; une tunique externe, ou *adventice,* faite d'un tissu fibreux lâche qui contient les petits vaisseaux nourriciers des grosses artères, ou *vasa vasorum ;* une tunique moyenne, ou *media,* la plus épaisse, qui est de deux types : dans les artères élastiques (aorte, carotide), elle est constituée de fibres élastiques concentriques réunies entre elles ; dans les artères musculaires, la media est faite de longues fibres musculaires disposées en anneaux et séparées par de rares fibres élastiques.
**Physiologie.** L'ondée sanguine, au moment de la contraction du cœur* *(systole),* distend brusquement l'artère ; lors du relâchement du cœur *(diastole),* l'élasticité de la paroi ramène l'artère à son diamètre habituel et fait progresser la masse sanguine, qui ne peut plus refluer vers le cœur à cause de la fermeture des valvules sigmoïdes. Chaque ondée systolique pousse ainsi la précédente (cette pulsion rythmée est perçue en prenant le *pouls**). Les artères élastiques ont ainsi un rôle dans le maintien de la pression artérielle, dans la progression du sang et la régularisation de son débit. Les artères musculaires ont une innervation propre qui permet, en agissant sur leur constriction, de régler le débit du sang en fonction

des besoins de l'organe qu'elles irriguent *(vasomotricité).*

**Pathologie.** Les *plaies artérielles* sont consécutives à un traumatisme par arme à feu, objet coupant, ou à un écrasement ou éclatement d'organes (grands traumatisés). Leur gravité dépend du type et du siège de la plaie. Sur les lieux de l'accident, on ne peut qu'assurer une hémostase temporaire (garrot, compression manuelle). Le traitement définitif, chirurgical, est entrepris après une réanimation* suffisante. La ligature ne peut être pratiquée que sur des artères ayant des anastomoses les reliant à d'autres artères ; dans tous les autres cas, il faut rétablir la continuité du vaisseau par suture, plastie ou prothèse vasculaire.

Les *maladies* inflammatoires ou dégénératives des artères sont désignées par le terme général d'*artérite** ou d'artériopathie (*artériosclérose**, athérome, etc.). La dilatation pathologique d'une artère est l'*anévrisme**. Les artères peuvent être oblitérées par des *embolies**.

**artériographie** n. f. Radiographie des artères et de leurs branches après injection directe dans ces vaisseaux de produits opaques aux rayons X.

**artériole** n. f. Artère de petit calibre intercalée entre les grosses artères et les capillaires.

**artériorraphie** n. f. Suture chirurgicale d'une artère.

**artériosclérose** n. f. Ensemble de lésions dégénératives des artères et artérioles, aboutissant au durcissement de leurs parois avec destruction des fibres musculaires lisses et mutilation des fibres élastiques.

L'artériosclérose est différente de l'athérome*, mais lui est fréquemment associée (v. ATHÉROSCLÉROSE). Cette atteinte dégénérative des fibres est due autant à une mauvaise hygiène de vie (tabac, alcool, vie sédentaire, suralimentation) qu'à des facteurs organiques (hypertension artérielle, diabète, obésité), où l'hérédité joue un rôle.

L'artériosclérose réalise une induration palpable (artères superficielles) et visible (artère temporale) ; elle est à l'origine d'une hypertension* périphérique. De plus, la diminution du diamètre artériel réalise une mauvaise irrigation des territoires vasculaires correspondants.

Les complications de l'artériosclérose sont semblables à celles de l'athérome, retentissant sur le cœur, le rein, le cerveau, parfois sur un territoire localisé (artérite* des membres inférieurs).

**artérite** n. f. Nom désignant toutes les lésions artérielles d'origine inflammatoire ou dégénérative.

L'artérite est liée, d'une part, à l'affaiblissement de la paroi artérielle, à sa distension, pouvant aboutir à la formation d'un anévrisme* avec son risque de rupture, et, d'autre part, à l'épaississement de cette paroi, qui diminue la lumière du vaisseau, favorisant la thrombose*.

Les artérites peuvent être diffuses dans tout l'organisme ou localisées à un territoire vasculaire (artérite des membres inférieurs), être limitées à des portions de vaisseaux *(périartérite* noueuse)* ou même toucher un seul vaisseau (*artérite temporale de Horton**).

**Signes cliniques.** L'artérite des membres inférieurs, de loin la plus fréquente, se manifeste au début par une claudication (boiterie) intermittente, des crampes des mollets apparaissant à la marche et cédant au repos. La douleur survient après une distance parcourue (périmètre de marche) dont l'importance diminue lorsque la maladie s'aggrave, rendant alors toute marche impossible. Lorsque les douleurs persistent au repos, il faut redouter l'apparition de la *gangrène**. Celle-ci se présente comme une plaque d'abord violacée puis noirâtre, commençant aux orteils et qui peut s'étendre rapidement et nécessiter l'amputation. La mesure des battements artériels à l'oscillomètre permet d'apprécier l'état circulatoire et de surveiller l'évolution. L'artériographie est indispensable pour préciser l'état exact du réseau artériel. On recherche systématiquement un diabète sucré ou une élévation des graisses du sang (hyperlipémie), qui sont des causes prédisposantes et aggravantes.

**Traitement médical.** C'est d'abord et avant tout l'arrêt du tabac. Par ailleurs, les vasodilatateurs et les cures thermales sont souvent insuffisants. Les anticoagulants peuvent retarder l'apparition des thromboses. Les antibiotiques jugulent l'infection de la gangrène. Il est également indispensable d'observer un régime alimentaire pauvre en sucres et en graisses. Le traitement chirurgical reste souvent le seul recours des artérites avancées.

**Traitement chirurgical.** Il consiste le plus souvent à restaurer le courant artériel oblitéré lorsqu'il s'agit de gros troncs. On réalise alors un pontage court-circuitant la zone obstruée par greffe veineuse ou prothèses en plastique (Dacron, Téflon). On peut aussi chercher à améliorer la circulation de suppléance qui se forme autour du tronc bouché en supprimant la vasoconstriction d'origine sympathique au moyen d'une sympathectomie*. En cas de gangrène constituée, l'amputation est inéluctable.

**arthralgie** n. f. Douleur articulaire.

**arthrite** n. f. Toute inflammation aiguë ou chronique frappant les articulations. On distingue les *arthrites rhumatismales,* ou rhumatismes inflammatoires, et les *arthrites infectieuses,* qui font suite à une infection articulaire.

**Arthrites rhumatismales.** Les principales maladies réalisant le tableau de l'arthrite rhumatismale sont la *polyarthrite* rhumatoïde,* la *spondylarthrite* ankylosante* et le *rhumatisme* psoriasique.* Elles réalisent toutes, avec des localisations différentes, la même lésion articulaire d'arthrite : inflammation de la synoviale* (*synovite**), laquelle s'épaissit, formant un coussinet solide *(pannus)* entre les surfaces articulaires, ce qui gêne leur liberté de mouvement. Cette synovite peut ulcérer le cartilage et l'os pour aboutir à une ankylose de l'articulation, si aucun traitement n'est entrepris.

**Signes.** L'arthrite rhumatismale frappe toujours plusieurs articulations : celles des extrémités des membres dans la polyarthrite rhumatoïde, celles de la colonne vertébrale dans la spondylarthrite ankylosante, celles des membres et du tronc dans le rhumatisme psoriasique. La douleur articulaire est permanente, mais plus intense au réveil, les articulations étant très enraidies le matin.

Les articulations touchées sont enflées, chaudes, et sont le siège d'un épanchement qui, lorsqu'il est ponctionné, révèle un liquide trouble, un peu visqueux. Les signes radiologiques de l'arthrite, ostéoporose, pincement et érosion des interlignes articulaires, apparaissent plus ou moins vite.

Les causes profondes des arthrites rhumatismales restent inconnues. Leur traitement est spécifique de chacune des maladies incriminées, mais généralement à base d'anti-inflammatoires (corticoïdes*).

**Arthrites infectieuses.** Ce sont toutes les arthrites par infection microbienne des articulations. Celles-ci peuvent s'infecter par inoculation directe du germe lors d'une plaie articulaire (notamment par aiguille lors d'une infiltration médicamenteuse), par propagation d'une infection osseuse de voisinage, ou bien encore par voie sanguine, lors de septicémies. Ce sont alors des *métastases infectieuses.* Les *arthrites septiques* atteignent généralement une seule articulation, souvent importante : genou, hanche. L'articulation touchée présente tous les signes de l'inflammation aiguë : rougeur, chaleur, douleur, œdème, et le malade a de la fièvre. Le traitement repose essentiellement sur l'immobilisation plâtrée de l'articulation et l'antibiothérapie*.

Certaines infections générales spécifiques peuvent se localiser secondairement aux articulations. Il en est ainsi des gonococcies*, de la brucellose*, de la tuberculose (mal de Pott*), de la syphilis. Le germe responsable est alors retrouvé dans la ponction de l'articulation.

L'arthrite du rhumatisme articulaire aigu (R. A. A.) est due à la toxine streptococcique (v. RHUMATISME).

**Arthrites dentaires.** Ce sont des affections inflammatoires du ligament alvéolodentaire*. L'arthrite dentaire se traduit par une mobilité de la dent, une douleur à la pression et à la percussion et une sensation de « dent longue » (contact prématuré avec les dents antagonistes). Les arthrites dentaires peuvent être d'origine infectieuse, médicamenteuse (antiseptiques), traumatique ou métabolique (arthritisme).

**arthritisme** n. m. Mot ancien désignant un ensemble de troubles des métabolismes, aboutissant à des états pathologiques divers touchant les articulations : goutte, rhumatismes chroniques, mais aussi le système nerveux, la peau, etc.

**arthrodèse** n. f. Intervention chirurgicale consistant à bloquer définitivement une articulation.

**arthrographie** n. f. Procédé permettant la mise en évidence radiographique des éléments d'une articulation* transparents aux rayons X (revêtements cartilagineux, ménisques). — Elle se fait par injection d'un produit de contraste ou de gaz.

**arthrogrypose** n. f. Maladie congénitale caractérisée par des raideurs articulaires des quatre membres, constituant un aspect caractéristique de « poupée en flexion », avec mains botes, pieds en varus* équin, infiltration des tissus souscutanés, palmures des doigts.

**arthrolyse** n. f. Intervention chirurgicale ayant pour but de rendre sa mobilité à une articulation* limitée dans ses mouvements.

**arthropathie** n. f. Nom générique de toutes les maladies des articulations*.

**arthroplastie** n. f. Réfection chirurgicale des surfaces articulaires, permettant de rétablir la mobilité en créant un nouvel espace articulaire.

Elle peut être réalisée par simple résection d'une des extrémités articulaires, par interposition de tissu fibreux, de cupule métallique, ou par remplacement complet d'une ou des deux extrémités osseuses par des *prothèses* métalliques ou plastiques.

**arthrorise** n. f. Intervention bloquant incomplètement une articulation, pour en limiter les mouvements (butée* articulaire par exemple).

**arthrose** n. f. Lésion chronique, dégénérative et non inflammatoire d'une articulation. L'arthrose se caractérise par trois lésions :

— l'atteinte du cartilage articulaire, qui se fissure et se creuse d'ulcérations laissant parfois l'os à nu ;

— l'atteinte de l'os lui-même, qui est ostéoporotique d'une part (v. OSTÉOPOROSE), et d'autre part condensé dans sa partie juxta-articulaire dans les zones de pression : c'est l'*ostéosclérose sous-chondrale ;*

— la formation, sur la marge de l'articulation, d'*ostéophytes**, fragments de cartilage ossifié formant des becs (dits « becs de perroquet ») de chaque côté de l'articulation.

À ces lésions peut se joindre inconstamment une inflammation de la synoviale* ou synovite*.

**Signes.** L'arthrose touche une seule articulation ou plusieurs articulations symétriquement (polyarthrose). Les articulations arthrosiques sont « douloureuses, déformées, craquantes, mais froides » (Coste). Contrairement à l'arthrite*, la douleur est provoquée par l'appui et par la marche, et calmée par le repos. Elle est d'intensité très variable et peut être très discrète. L'ostéophytose provoque à la longue des déformations des articulations en bourrelets durs plus ou moins épais, qui finissent par limiter le jeu articulaire, mais cela ne survient qu'au bout d'un temps assez long, et l'impotence n'est, même alors, jamais complète.

La radiographie objective toujours les mêmes lésions : pincement de l'interligne articulaire par destruction du cartilage ; condensation osseuse marginale ; ostéophytose plus ou moins développée. On observe souvent l'absence de parallélisme entre la radiographie et la clinique, c'est-à-dire qu'une arthrose à signes radiologiques très importants peut être tout à fait indolore, alors que certaines autres se révèlent par des douleurs intenses avant même l'apparition des premiers ostéophytes.

L'état général du malade est toujours bien conservé. Il n'y a pas de fièvre ni d'amaigrissement, en dehors des poussées inflammatoires aiguës qui peuvent exister.

Les lésions de l'arthrose sont irréversibles et aboutissent, outre les déformations, à un enraidissement articulaire plus ou moins important.

**Traitement.** À base d'iode, de soufre et de vitamine B. La kinésithérapie préserve l'articulation de l'enraidissement, les cures thermales peuvent stabiliser l'évolution. Les antalgiques (aspirine en particulier) sont utilisés contre les douleurs. Les anti-inflammatoires (phénylbutazone, indométhacine, etc.) sont administrés lors des poussées évolutives, ainsi que les infiltrations intra-articulaires de corticoïdes. Le repos est un élément capital du traitement.

**Causes.** L'arthrose se présente essentiellement comme un vieillissement prématuré de l'articulation, dont on ne connaît pas bien les causes. Dans certains cas, on peut invoquer à l'origine d'une arthrose un traumatisme, une arthrite infectieuse ou rhumatismale, ou encore une affection métabolique comme la goutte. La sénescence tissulaire, un déséquilibre endocrinien, des facteurs de surcharge articulaire comme l'obésité sont autant d'éléments favorables au développement de l'arthrose, ainsi qu'une indéniable prédisposition héréditaire et des facteurs alimentaires et professionnels (fatigue prédominant sur certaines articulations).

Les localisations les plus fréquentes de l'arthrose sont la hanche (*coxarthrose**), le genou (*gonarthrose**), les vertèbres cervicales ou lombaires (*cervicarthrose** et *lombarthrose**). On y retrouve les signes habituels de l'arthrose, localisés à l'articulation atteinte et qui entraînent une invalidité plus ou moins importante, la variété la plus invalidante étant la coxarthrose bilatérale. Suivant la localisation de la maladie, toujours diagnostiquée à ses signes radiologiques, le traitement comporte des indications particulières : intervention chirurgicale éventuelle pour une coxarthrose, infiltrations intra-articulaires de corticoïdes pour la gonarthrose, gymnastique et port d'un lombostat pour la lombarthrose. Il est de toute manière toujours très important de mettre l'articulation atteinte au repos plusieurs fois par jour.

**Traitement chirurgical.** Différentes techniques chirurgicales peuvent être proposées pour corriger ou atténuer les troubles mécaniques entraînés par les arthroses : *ostéotomie**, pour modifier les points de pression d'une surface articulaire, *sections musculaires* ou *tendineuses, arthroplastie** et *arthrodèse**.

**arthrotomie** n. f. Ouverture d'une articulation*.

**artichaut** n. m. Plante ligneuse (*Cynara*

*scolymnus*, composées), cultivée pour ses bractées et son réceptacle charnu qui constituent un excellent aliment.
L'artichaut, employé en extrait hydroalcoolique, stimule les fonctions hépatiques et rénales et favorise l'excrétion de l'urée.

**articulateur** n. m. Appareil utilisé en prothèse dentaire pour reproduire en laboratoire l'articulation des prothèses avec le moulage des dents du patient et retrouver les rapports d'articulé*.

**articulation** n. f. Ensemble des éléments par lesquels deux ou plusieurs os s'unissent les uns aux autres.
**Anatomie.** Il existe trois grands types d'articulations : les *synarthroses*, immobiles (os du crâne ou de la face); les *amphiarthroses*, semi-mobiles (symphyse pubienne); les *diarthroses* et *énarthroses*, mobiles, qui présentent des surfaces articulaires lisses, revêtues de cartilage, séparées par une cavité articulaire et mobiles les unes sur les autres; leurs moyens d'union sont constitués par une *capsule* articulaire et des *ligaments ;* leur lubrification est assurée par un liquide incolore, visqueux, filant : la *synovie*, produite par la *membrane synoviale* (ou synoviale), qui tapisse la cavité articulaire. Dans certaines diarthroses il existe une formation fibrocartilagineuse, le *ménisque*, qui rétablit la concordance entre des surfaces articulaires qui ne s'adaptent pas exactement (genou).
**Examen.** L'examen d'une articulation comporte avant tout une étude clinique : inspection, palpation, recherche de mouvements anormaux. Devant un épanchement articulaire, la *ponction* permet de préciser s'il s'agit d'un épanchement synovial pur (hydarthrose), de sang (hémarthrose) ou de pus (pyarthrose). L'examen radiologique sous diverses incidences et l'arthrographie* peuvent montrer des lésions osseuses, des corps étrangers.
**Pathologie.** Les *plaies articulaires* sont toujours graves, car l'articulation s'infecte facilement, une fois qu'elle est ouverte, pour donner une *arthrite aiguë*. L'intervention chirurgicale est alors nécessaire, mais les séquelles sont fréquentes. Les *traumatismes* articulaires provoquent à un moindre degré une contusion, un épanchement séro-sanguin (hydrohémarthrose). Si un ou plusieurs ligaments sont rompus, il y a *entorse** bénigne ou grave; si l'articulation est déboîtée, il y a *luxation**.
Les inflammations des articulations sont les *arthrites**, les lésions dégénératives, les *arthroses**. Les articulations peuvent être le siège de *tumeurs* nées d'un de leurs éléments : chondrome* (cartilage), ostéome* (os), fibrome* (ligaments, capsule), ou de lésions malignes, les sarcomes*.

**articulé** n. m. **Articulé dentaire**, ensemble des rapports de contact entre les dents supérieures et les dents inférieures.
L'articulé subit des variations *normales* avec l'évolution des dentitions temporaire puis définitive, et avec les abrasions par frottement réciproque. Des modifications pathologiques apparaissent avec la chute ou l'extraction des dents, les traumatismes des maxillaires ou les traitements prothétiques.

**aryténoïde** n. m. et adj. Chacun des petits cartilages symétriques et mobiles du larynx qui tendent les cordes vocales.

**arythmie** n. f. Trouble du rythme cardiaque, consistant en une irrégularité des contractions dans le temps. (V. RYTHME.)

**asa fœtida** n. f. Huile gommo-résineuse de diverses *ferula*, d'odeur persistante et fétide, employée comme antispasmodique et anthelminthique (vermifuge).

**asbestose** n. f. Variété de pneumoconiose* due à l'inhalation de poussière d'amiante (asbeste).

**ascaridiose** n. f. Maladie due à la présence dans l'organisme d'un ver nématode : *Ascaris lumbricoides*.
C'est une affection cosmopolite, d'origine alimentaire, la contamination se faisant par ingestion de la larve avec de l'eau ou des légumes souillés (engrais). [V. ASCARIS.]
**Signes cliniques.** On met en évidence deux périodes :
— l'*invasion pulmonaire* avec toux, prurit*, mais surtout une image radiologique caractéristique (opacité pulmonaire de courte durée du syndrome de Löffler);
— la *phase intestinale*, caractérisée par des douleurs abdominales et une alternance de diarrhée et de constipation.
De rares accidents peuvent s'observer, tels qu'occlusion* intestinale, pancréatite*, ictère* par obstruction des voies biliaires*, qui peuvent nécessiter une intervention chirurgicale. Le plus souvent, l'ascaridiose est bien supportée.
**Diagnostic.** Il se fait par la constatation d'une éosinophilie* sanguine, surtout par la présence des œufs dans les selles, plus rarement par le rejet d'un ver adulte.
**Traitement.** On emploie soit les sels de pipérazine, soit le tétramizole (prise unique), ou encore la santonine.
**Prophylaxie.** L'hygiène et la désinfection des mains sont essentielles. Le dépistage des sujets atteints et la suppression de l'emploi des fèces comme engrais permettent de circonscrire l'extension du parasite.

**ascaris** n. m. Ver nématode, parasite de l'intestin.
*Ascaris lumbricoides* est un ver rond, long d'une vingtaine de centimètres, à sexes séparés. (V. ASCARIDIOSE.)

**ascite** n. f. Épanchement liquidien de la cavité péritonéale, à l'exclusion des épanchements purulents (péritonites) et des épanchements purement sanglants (hémopéritoines).
La cause la plus fréquente d'ascite est la cirrhose* du foie ; viennent ensuite la tuberculose péritonéale chez le sujet jeune, les cancers digestifs ou génitaux chez les sujets âgés.

**ascomycètes** n. m. pl. Ordre de champignons qui peuvent être parasites de l'homme, parmi lesquels on trouve les *penicillium* et les *aspergillus*.

**ascorbique** adj. **Acide ascorbique,** nom chimique de la vitamine C. (V. VITAMINE.)

**asepsie** n. f. Absence de tout germe microbien, de tout élément susceptible d'entraîner une infection ; état des objets, êtres vivants ou milieux qui ne comportent pas de tels germes et que l'on dit « aseptiques ».
**En pathologie,** on dit qu'une lésion est aseptique lorsqu'elle n'est pas due à des microbes (gangrène « sèche ») ou lorsqu'elle évolue sans complications infectieuses (nécrose aseptique).
**En chirurgie,** l'asepsie désigne l'ensemble des méthodes qui préservent de la souillure microbienne tout ce qui est en contact avec la plaie opératoire. Elle est obtenue par la désinfection* de la peau autour du champ opératoire, par la stérilisation* des gants, des vêtements du chirurgien, des instruments et des pansements. Une salle d'opération est dite « aseptique » lorsque, outre les précautions ci-dessus, on n'y pratique que des interventions ne comportant aucun risque de projection de liquides septiques.
**En médecine,** outre la nécessité de respecter l'asepsie dans tous les actes habituels, on utilise des chambres « aseptiques » (ou « stériles ») pour traiter certains sujets irradiés, greffés, intoxiqués, brûlés, dont les défenses naturelles sont partiellement ou totalement détruites.

**asialie** n. f. Absence de sécrétion salivaire, entraînant une sécheresse de la bouche.

**aspartique** adj. (du latin *asparagus*, asperge). **Acide aspartique,** acide aminé présent dans toutes les protéines. — On l'extrait de l'asperge. Il possède des propriétés toniques et détoxicantes.

**asperge** n. f. Peu nourrissante, l'asperge est diurétique, mais déconseillée en cas de goutte, de calculs urinaires, de cystite.

**aspergillome** n. m. Amas constitué par un champignon microscopique, *Aspergillus fumigatus*, et siégeant sur une bronche ou dans le poumon.
L'aspergillome se traduit par de la toux, mais surtout par des hémoptysies fréquentes, parfois dramatiques. Le diagnostic repose sur la découverte de filaments mycéliens dans les crachats, sur une image radiologique particulière (« image en grelot ») et sur la constatation d'anticorps sériques.
Le traitement est chirurgical et consiste en l'ablation du lobe pulmonaire atteint.

**aspergillose** n. f. Maladie due à un champignon microscopique *(aspergillus)*. On distingue des formes aiguës, bronchitiques ou pneumoniques, et des formes chroniques qui aboutissent à l'aspergillome*.

**asphyxie** n. f. Difficulté ou impossibilité de respirer, aboutissant, à la limite, à la mort par anoxie* et hypercapnie*.
Les causes pouvant entraîner l'asphyxie sont nombreuses :
— soit un *obstacle mécanique* à la pénétration de l'air dans les alvéoles pulmonaires, par strangulation, noyade, corps étranger dans la trachée ou dans les bronches, spasme laryngé ou bronchique (asthme), œdème de la glotte, tumeurs compressives du médiastin, etc. ;
— soit une *paralysie des muscles respiratoires* par atteinte du centre respiratoire bulbaire (hémorragie cérébrale, intoxication) ou des nerfs qui commandent ces muscles (poliomyélite*, polyradiculonévrite* inflammatoire) ;
— ou bien encore un séjour dans un *milieu insuffisamment oxygéné* ou dans un lieu correctement oxygéné mais contenant un gaz *toxique* : gaz carbonique, oxyde de carbone, chlore, ypérite, etc.
**Signes.** Les symptômes de l'asphyxie sont souvent brusques et évidents : gêne respiratoire, efforts pour respirer, coloration bleutée de la peau (cyanose). Certains gaz, notamment l'oxyde de carbone, entraînent un assoupissement progressif et indolore particulièrement dangereux.
**Traitement.** Le traitement de l'asphyxie comporte le lever immédiat de l'obstacle en cas de cause mécanique, la soustraction à l'influence du gaz responsable en cas d'intoxication, le rétablissement des mouvements respiratoires dans les paralysies (par intubation ou trachéotomie en milieu hospitalier, par bouche-à-bouche en urgence). Mais le traitement de l'asphyxie comporte toujours et surtout l'ap-

port d'oxygène (bouteille d'oxygène, respirateur artificiel).

**aspirateur** n. m. Appareil servant à l'aspiration* de sécrétions organiques produites en quantité excessive, et comportant une pompe et un récipient pour recueillir les substances aspirées.

**aspiration** n. f. Technique destinée à évacuer les liquides indésirables contenus dans certaines cavités : aspiration bronchique, aspiration duodénale, etc. L'aspiration est également utilisée pour enlever le sang épanché au cours d'une intervention et dégager le champ opératoire.

**aspirine** n. f. Ester acétique de l'acide salicylique. (Syn. : ACIDE ACÉTYLSALICYLIQUE.) L'aspirine est à la fois un analgésique*, un antipyrétique* et un anti-inflammatoire*. On l'administre par voie orale (comprimés, sachets solubles) ou rectale (suppositoires). Elle est utilisée dans un grand nombre d'affections : grippe, névralgies, rhumatismes, etc. L'aspirine n'est pas totalement dépourvue de dangers : elle est agressive pour la muqueuse gastrique, provoquant des douleurs d'estomac ; elle perturbe la formation des plaquettes* et la synthèse de la vitamine* K, favorisant donc les hémorragies ; elle est à l'origine de lésions du rein. L'administration d'aspirine aux enfants doit être particulièrement prudente, car la dose toxique est, chez eux, proche des doses usuelles. (V. SALICYLÉ.)

**assimilation** n. f. Incorporation à l'organisme des éléments nutritifs résultant de la digestion. (V. MÉTABOLISME.)

**assistance** n. f. Aide apportée à une personne qui ne peut faire seule un acte nécessaire ; secours, appui.

**Assistance médicale gratuite (A. M. G.)**, forme d'assistance créée en 1893, pour permettre de se soigner à des sujets manquant de ressources, remplacée depuis 1953 par l'aide* médicale.

**Assistance opératoire**, action de l'aide du chirurgien dans une intervention ou présence du médecin traitant à une intervention sur l'un de ses malades.

**Assistance aux malades mentaux**, ensemble des mesures prises pour traiter ces malades dans des conditions de réinsertion les meilleures possible.

**Assistance publique**, ensemble des secours alloués par l'Etat ou les collectivités locales aux personnes nécessiteuses ; ensemble des institutions publiques chargées de gérer ce service avant la réforme de 1953-1955 qui a substitué l'expression d'*aide* sociale* à celle d'assistance publique.

*Administration générale de l'assistance publique*, administration sanitaire et sociale chargée, à Paris et à Marseille, de la gestion des services d'aide sociale.

***non-assistance à personne en danger***, infraction commise par quiconque s'abstient volontairement de porter à une personne en péril l'assistance que, sans risque pour lui ni pour les tiers, il pourrait lui prêter soit par son action personnelle, soit en provoquant un secours (art. 63 du Code pénal). [La jurisprudence a précisé de façon explicite que les sanctions prévues s'appliquent non seulement aux personnes présentes, mais à celles qui seraient averties du péril à distance.]

**assistante** n. f. **Assistante sociale**, personne munie d'un diplôme d'Etat, chargée par un service social d'une part d'enquêter sur les besoins d'aide morale, médicale ou matérielle des individus et des familles, d'autre part de les conseiller et de les éduquer en vue de les aider à trouver, si possible par eux-mêmes, les solutions à leurs problèmes.

**Assistante dentaire**, auxiliaire du chirurgien-dentiste qui remplit à la fois les fonctions de secrétariat et de préparation du matériel nécessaire au praticien.

**association** n. f. **Association médicamenteuse**, utilisation simultanée de deux ou plusieurs médicaments dans un dessein thérapeutique.

***Associations médicamenteuses utiles.*** Lorsque des médicaments agissent sur le même élément, ils peuvent : soit simplement additionner leurs effets thérapeutiques, permettant d'employer une dose plus faible de chacun d'eux, soit *potentialiser* leurs effets, ce qui équivaut à les multiplier.

***Associations médicamenteuses nuisibles.*** Un médicament utile employé seul peut se révéler nuisible si on lui en ajoute un autre de même nature chimique : par exemple, les barbituriques. D'autres médicaments, de natures chimiques éloignées, peuvent exercer un effet toxique sur le même organe : il convient alors de ne pas les utiliser ensemble. La liste des associations médicamenteuses peu recommandables *(incompatibles)* est très longue ; les principales sont indiquées à l'ordre alphabétique pour chaque médicament.

**assurance** n. f. **Assurances sociales**, système légal de protection des individus et de leur famille contre certains risques sociaux, qui a été mis en place dans la plupart des pays du monde à la fin du XIX$^{e}$ siècle et au cours de la première moitié du XX$^{e}$, et qui est né en France en 1928-1930 pour les salariés les plus défavorisés.

Le système d'assurances sociales français, qui comporte dans le régime général l'assurance maladie*, l'assurance maternité*, l'assurance invalidité*, l'assurance vieillesse* et l'assurance décès*, s'est étendu peu à peu (v. SÉCURITÉ SOCIALE). C'est l'assurance vieillesse qui s'est généralisée le plus rapidement, mais, au cours de ces dernières années et dans le cadre des objectifs que s'étaient fixés le législateur et le gouvernement, l'assurance maladie a, elle aussi, fait l'objet de larges mesures d'extension, soit par le rattachement de nouvelles catégories de personnes à des régimes obligatoires existants, soit par création de régimes propres ; enfin, la loi du 2 janvier 1978 relative à la généralisation de la sécurité sociale met en place une assurance personnelle qui permet à tout Français de bénéficier d'une couverture sociale, même en dehors de tout critère d'exercice d'une activité professionnelle.

**Assy (plateau d'),** station climatique de Haute-Savoie (commune de Passy), face à la chaîne du Mont-Blanc. Longtemps consacré au traitement de la tuberculose pulmonaire, le plateau d'Assy se reconvertit partiellement en station de convalescence, de repos et de vacances.

**astéréognosie** ou **stéréoagnosie** n. f. Perte de la reconnaissance de la forme et du volume des objets, souvent consécutive à un accident vasculaire cérébral et parfois observée dans les hémiplégies*. (V. STÉRÉOGNOSIE.)

**asthénie** n. f. Manque de forces, fatigue. Le terme d'*asthénie* désigne tous les cas dans lesquels l'organisme ne réagit pas convenablement aux stimulations, quelles qu'elles soient. L'asthénie peut être d'origine nerveuse, endocrinienne, ou être simplement l'expression d'un état général défectueux ou d'une maladie.

**Aspect psychiatrique de l'asthénie.** Au sens psychiatrique, l'asthénie n'est pas liée à l'effort et prédomine le matin. Le repos tend paradoxalement à l'augmenter. C'est un symptôme de deuxième plan dans les psychoses*. Par contre, elle est très apparente dans certaines névroses*, notamment dans la psychasthénie*. Enfin, une fatigue anormalement prolongée peut être le signe d'un état dépressif (v. DÉPRESSION).

**asthénopie** n. f. Impossibilité ou difficulté à soutenir un effort visuel. L'asthénopie peut être *accommodative,* entraînant l'incapacité d'accommoder (v. ACCOMMODATION), ou *musculaire,* par faiblesse des muscles droits internes de l'œil.

**asthme** n. m. Maladie respiratoire caractérisée par des crises de dyspnée* aiguë, souvent nocturnes, dues à un brusque resserrement des bronches et des bronchioles par un spasme, un œdème et une hypersécrétion bronchique.

**La crise d'asthme de l'adulte.** Elle survient généralement entre minuit et 2 heures du matin. Le malade est réveillé par une sensation de gêne respiratoire qui va croissant, l'obligeant rapidement à se lever ou à s'asseoir. En quelques minutes, la crise atteint son maximum : en proie à une véritable «soif d'air», le malade, couvert de sueurs, angoissé, met en jeu tous ses muscles pour respirer. L'inspiration est lente et difficile, l'expiration plus difficile encore, prolongée et sifflante. Le malade manque d'air, il a l'impression d'étouffer, sa poitrine est dilatée au maximum, mais l'air qui y est emprisonné ne se renouvelle pas. Cette phase, dite *dyspnéique,* dure de 1 à 3 heures et est suivie d'une phase *catarrhale** : au cours d'efforts de toux, le malade ramène une expectoration peu abondante, faite de petits crachats translucides contenant des éléments grisâtres de la taille d'un grain de tapioca («crachats perlés de Laennec»). Au bout d'un délai variable, la dyspnée se calme et le malade s'endort.

Les crises surviennent généralement plusieurs jours de suite ; elles se reproduisent non seulement la nuit, mais parfois plusieurs fois par jour, réalisant alors l'attaque d'asthme. Au terme de cette attaque, le sujet retrouve une respiration tout à fait normale. Si les crises se rapprochent et se multiplient, le malade ne retrouve pas une fonction respiratoire normale dans l'intervalle ; il présente une bronchite chronique par surinfection, qui peut à son tour engendrer une insuffisance cardiaque : c'est l'*asthme intriqué.* Si la crise ne se calme pas et persiste plusieurs heures ou plusieurs jours durant, il survient un *état de mal asthmatique,* accident dramatique dont l'apparition est favorisée par l'abus de médicaments du type de l'adrénaline*, de l'éphédrine*. L'asthme apparaît chez des sujets présentant une hérédité asthmatique ou allergique, souvent anxieux, avec parfois des problèmes psychoaffectifs. Quant aux mécanismes déterminant la crise, ils sont encore mal connus.

***Traitement.*** Il est avant tout symptomatique et à base de théophylline. Sont formellement contre-indiqués les opiacés, les sédatifs, les antihistaminiques* et les antitussifs*, tous dépresseurs de la fonction respiratoire. On peut administrer des aérosols de bronchodilatateurs, tels l'isoprénaline*, le salbutamol. Le traitement

corticoïde* ne doit pas être systématique, mais réservé aux formes graves, à dyspnée continue, qui rendent la vie intolérable, ou aux formes récidivantes et à l'état de mal asthmatique. Il faut souvent ajouter un traitement antibiotique, l'infection accompagnant fréquemment la crise d'asthme.
Le traitement de fond sera destiné à prévenir le déclenchement des crises : la mise en évidence d'un facteur allergique doit conduire à des tentatives de désensibilisation*. Les pulvérisations de cromoglycate sont notamment efficaces dans les asthmes allergiques. Une antibiothérapie* au long cours pourra être instituée. La correction d'un éventuel trouble endocrinien, une psychothérapie peuvent s'imposer. Enfin, les cures thermales, les cures d'altitude, une hygiène de vie régulière seront toujours bénéfiques à l'asthmatique.
**L'asthme de l'enfant.** Il diffère sensiblement de celui de l'adulte. Son évolution est imprévisible : tantôt il reste limité à une ou deux crises isolées, tantôt il persiste pendant toute l'enfance jusqu'à l'adolescence, et peut récidiver à l'âge adulte, mais il existe toujours une sédation au moment de la puberté.
La crise débute rapidement. La dyspnée est intense et rapide (contrairement à celle de l'adulte, qui est lente). L'enfant ne tousse pas. Il est souvent cyanosé (bleu), alors que l'adulte ne l'est jamais, et il est fébrile, même en l'absence de complication.
***Traitement.*** A base de théophylline, d'isoprénaline à petites doses, les corticoïdes étant réservés aux formes graves et aux états de mal. L'asthme infantile, par ses conséquences sur la scolarité, sur la vie familiale, sur le développement physique et psychique, justifie parfois des placements climatiques de longue durée.
**astigmatisme** n. m. Trouble de la vue qui résulte de l'inégalité de la distance focale des différents méridiens de l'œil.
Il en découle une vision défectueuse, aussi bien lorsque le sujet regarde à distance que lorsqu'il s'efforce de lire. L'image d'un point n'est pas un point mais une droite. L'astigmatisme est corrigé par des verres sphérocylindriques.
**astragale** n. m. Os du pied, qui joue un rôle essentiel dans les mouvements de flexion-extension du pied sur la jambe.
**astringent** adj. et n. m. Se dit d'une médication qui resserre les tissus et réduit les sécrétions.
Les astringents les plus connus sont le tanin et ses dérivés (contre la diarrhée), l'alun (pour les muqueuses), l'eau des feuilles de noyer, le jus de citron (pour la peau).
**astrocytome** n. m. Tumeur du système nerveux central (cerveau, cervelet), née aux dépens des astrocytes, cellules nerveuses à ramifications multiples, en forme d'étoile.
**asynergie** n. f. « Perturbation dans la faculté d'association des mouvements élémentaires dans les actes complexes » (Babinski). — L'asynergie s'observe dans les atteintes du cervelet*.
**asystolie** n. f. Ensemble des phénomènes cardiocirculatoires résultant d'une insuffisance cardiaque* avancée (systoles défaillantes).
**atavisme** n. m. Forme d'hérédité portant sur le caractère, le comportement, les aptitudes, et due autant au conditionnement de l'individu par son milieu qu'à une hérédité proprement génétique.
**ataxie** n. f. Trouble de la motricité volontaire, lié à une incoordination des mouvements d'origine nerveuse haute, sans atteinte musculaire.
L'ataxie se retrouve soit dans le *tabès** (démarche de « pantin désarticulé »), soit dans des atteintes du cervelet*.
**atélectasie** n. f. Aplatissement des alvéoles pulmonaires par absence de ventilation, alors que la circulation sanguine y est normale.
L'atélectasie est l'état normal des poumons du fœtus. Après la naissance, elle est toujours pathologique, causée par l'obstruction d'une bronche. Elle se traduit radiographiquement par une obscurité correspondant au territoire atteint.
**athérome** n. m. Lésion de la paroi des artères, caractérisée par des dépôts d'une bouillie grumeleuse, jaunâtre, dans leur épaisseur.
Ces dépôts se font dans l'intima (membrane interne de l'artère), qu'ils boursouflent ; ils forment la « plaque d'athérome », constituée par un mélange de cellules chargées de graisse et de cristaux de cholestérol. La réaction de la paroi en regard de la plaque d'athérome est variable : elle commence par une sclérose (athérosclérose) et est suivie de calcifications (médiacalcose). Il peut s'ensuivre des thromboses (coagulation du sang dans l'artère) et des anévrismes (distension de la paroi). L'athérome, maladie de la sénescence, atteint les artères élastiques et surtout l'aorte. L'athéromatose, caractérisée par la présence de nombreuses plaques d'athérome, est favorisée par une longévité accrue et par les mauvaises conditions d'hygiène (surmenage, tabac, alcool, obésité).
**athérosclérose** n. f. Maladie artérielle

généralisée, associant une sclérose pariétale des artères (artériosclérose) à la présence de plaques d'athérome*.
L'athérosclérose siège surtout sur les vaisseaux coronariens, l'aorte et ses principales collatérales, plus rarement sur les vaisseaux pulmonaires.
C'est un processus dégénératif secondaire à l'athérome, qui entraîne une diminution du calibre artériel et un ralentissement du débit sanguin dans les endroits atteints.
Les causes en sont multiples : héréditaires, ethniques, mais surtout alimentaires et métaboliques. Bien que commençant à la fin de l'adolescence (20 ans), la maladie ne se manifeste que vers 50 ans, parfois avant, par l'ischémie de certains territoires (cerveau, cœur, membres inférieurs).
**Traitement.** Il est surtout préventif et réside dans une hygiène de vie faisant alterner les efforts et des périodes de détente suffisantes, et dans une alimentation bien adaptée aux besoins et comportant peu de graisses et le minimum nécessaire de glucides. Le tabac et l'alcool sont à déconseiller. Le traitement médical a une influence restreinte sur la maladie constituée ; il vise à en réduire les manifestations (vasodilatateurs, anticoagulants).
**athétose** n. f. Ensemble de mouvements involontaires, lents, non rythmés, ayant tendance à se répéter, évoquant des mouvements de reptation, d'enroulement axial.
Ils peuvent être spontanés ou venir perturber un acte volontaire. Ils s'atténuent au repos et disparaissent dans le sommeil, et s'observent le plus souvent dans les encéphalopathies infantiles, où ils traduisent une lésion des centres cérébraux qui commandent la motricité.
**athletic foot** ou **pied d'athlète,** lésions cutanées prédominant entre les orteils, à la plante et au bord interne des pieds, survenant chez des sujets présentant une sudation importante.
Les lésions sont soit aiguës, suintantes et vésiculeuses, soit subaiguës, rouges et finissant par desquamer (peler). Elles sont dues à une infection par champignons (mycose) et sont souvent surinfectées. Le pied d'athlète est justiciable d'un traitement général antifongique, anti-infectieux et antieczémateux. Le traitement local sera particulièrement soigneux : bains de permanganate, solutés colorants désinfectants aqueux, puis alcooliques. Les pansements seront faits avec de la gaze stérile.
**athrepsie** n. f. Stade ultime de la dénutrition chez les nourrissons. (V. HYPOTHREPSIE.)
**atlas** n. m. Première vertèbre cervicale, qui s'articule en haut avec l'occipital*, en bas avec l'axis*.
**atomique** adj. Relatif à l'atome, plus petite partie d'un corps simple.
**Protection contre les radiations atomiques.** Pour les travailleurs employés à l'utilisation industrielle d'éléments radioactifs, un dosage permanent du rayonnement reçu (au moyen d'un dosimètre porté sur soi) et des visites médicales fréquentes pour le contrôle de la formule sanguine sont importants à observer.
**atonie** n. f. Absence de tonus* ; perte ou diminution importante de la tonicité (contraction permanente) normale d'un organe contractile : atonie gastrique, atonie utérine.
**atoxique** adj. Dépourvu de toxicité.
**A. T. P.,** sigle D'ADÉNOSINE* TRIPHOSPHATE.
**atrésie** n. f. Oblitération ou imperforation congénitale, totale ou partielle, d'un conduit naturel.
**atrichie** n. f. Absence congénitale de poils et de cheveux.
**atrophie** n. f. Diminution de poids et de volume d'un tissu, d'un organe ou d'un membre, par suite d'une nutrition insuffisante.
La nutrition normale des tissus étant assurée par la présence de filets nerveux et de vaisseaux transporteurs de substances nutritives, la déficience ou la destruction d'un de ces éléments, ou des deux, provoquent une atrophie. L'atrophie peut aussi survenir au cours d'intoxications (atrophie du foie dans la cirrhose alcoolique), par défaut de fonctionnement d'un organe (atrophie surrénalienne lors d'un traitement prolongé à la cortisone [V. SURRÉNALES et CORTICOTHÉRAPIE]) ou par défaut d'utilisation : atrophie musculaire des sujets longtemps plâtrés ou immobilisés.
**Atrophie cérébrale.** Le volume du tissu cérébral peut diminuer au cours de certaines maladies dégénératives du cerveau : démences alcooliques, démences préséniles ou séniles, artériosclérose diffuse du cerveau. Le diagnostic d'atrophie cérébrale est porté par encéphalographie gazeuse ; elle est irréversible.
**Atrophie cérébelleuse.** V. CERVELET.
**Atrophie infantile.** V. HYPOTHREPSIE et HYPOTROPHIE.
**Atrophie musculaire.** V. AMYOTROPHIE.
**Atrophie optique.** C'est l'atrophie du nerf optique après destruction plus ou moins complète de ses fibres. Elle est diagnostiquée par l'examen du fond* de l'œil :

elle s'accompagne d'un rétrécissement du champ* visuel et d'une baisse de la vue.

**atropine** n. f. Principal alcaloïde de la belladone*, l'atropine est un parasympatholytique*, c'est-à-dire qu'elle inhibe les effets du système parasympathique*, et notamment le nerf pneumogastrique*, en bloquant les récepteurs cholinergiques*.

En thérapeutique, on l'utilise pour diminuer des sécrétions bronchiques et salivaires, pour atténuer l'intensité de la sécrétion gastrique dans les ulcères et comme antispasmodique des voies digestives et urinaires. En ophtalmologie, elle permet de dilater la pupille.

**Toxicologie.** L'atropine a des effets secondaires gênants : palpitations, mydriase, sécheresse de la bouche, et peut aussi être cause d'intoxication. Celle-ci se manifeste par une accélération du pouls, une élévation de la tension artérielle, des troubles de la vue, une rougeur et une chaleur de la peau, outre les effets secondaires habituels. Une rétention d'urine peut s'installer. La mort survient au-delà de 10 mg. Le traitement consiste en un lavage d'estomac (s'il n'y a ni convulsions ni coma), suivi d'une purge et de l'administration de sédatifs.

L'atropine est contre-indiquée chez les sujets porteurs d'un glaucome* et de lésions de la prostate. Elle est, en revanche, indiquée dans les intoxications à la digitaline* ou aux organophosphorés*. (Toxique, tableau A.)

**attaque** n. f. Terme courant pour désigner la première atteinte ou le retour aigu mais passager d'un état pathologique ; synonyme de « crise », d'« accès ». — Le mot *attaque* employé seul désigne un accident vasculaire cérébral, entraînant des paralysies, des troubles de la parole, etc. (V. ICTUS.)

**attelle** n. f. Appareil destiné à servir de tuteur à un membre fracturé.

Une attelle peut être improvisée sur les lieux de l'accident, pour permettre le transport : en bois, en aluminium, en fil de fer. L'attelle pneumatique est de plus en plus utilisée. En milieu hospitalier, il existe des attelles plus élaborées, qui permettent non seulement d'attendre le moment de l'intervention, mais aussi de commencer le traitement (par extension d'une fracture de jambe, par exemple) lorsque les systèmes d'appareillage en suspension* ne sont pas nécessaires. L'attelle diminue alors le degré de déplacement de la fracture et peut empêcher une ouverture de celle-ci.

**attention** n. f. Concentration de l'esprit sur une situation ou un objet précis.

Les troubles de l'attention peuvent être dus à une maladie cérébrale organique : confusion*, démence*. Ils sont fréquents dans les états dépressifs (v. DÉPRESSION), les névroses* d'épuisement, les déséquilibres caractériels (v. CARACTÈRE) ou au cours de certaines psychoses*.

**attitude** n. f. Position du corps et de ses différentes parties ; manière de se tenir.

Les attitudes défectueuses ou vicieuses sont de simples anomalies de position ; elles se différencient des déformations irréversibles.

Les *attitudes défectueuses scolaires* touchent principalement la colonne vertébrale ; elles sont facilement corrigibles (attitudes cyphotique, lordotique, scoliotique) par la gymnastique corrective. Elles doivent être distinguées des cyphoses, lordoses ou scolioses proprement dites.

Les *attitudes vicieuses professionnelles* ne sont pas rares : la pratique du sport est le meilleur traitement préventif.

De nombreuses maladies, notamment de l'appareil locomoteur, peuvent entraîner des attitudes vicieuses temporaires ou définitives ; leur correction ou leur atténuation font appel, selon les cas, aux techniques physiothérapiques (kinésithérapie, massages) ou chirurgicales.

**attrition** n. f. Broiement traumatique d'un tissu, qui entraîne sa mortification ou nécrose.

**atypique** adj. Qui ne correspond pas à un type de description classique.

Une maladie est atypique lorsqu'elle ne réunit pas les symptômes habituels, mais revêt des manifestations trompeuses : telle l'indigestion qui se révèle être un infarctus du myocarde.

**aubépine** n. f. Arbrisseau épineux (*Cratægus oxyacantha,* rosacées) dont les préparations (infusions, teintures, extraits) sont tonicardiaques* et diurétiques*.

**audiogramme** n. m. Courbe traduisant la qualité de l'audition, et établie avec un audiomètre.

L'*audiogramme tonal* précise le seuil d'audition pour les différentes fréquences des sons. Suivant la courbe obtenue, on distingue les *surdités de transmission,* les *surdités de perception* et les *surdités mixtes.*

L'*audiogramme vocal* mesure en pourcentage l'intelligibilité des mots. (V. SURDITÉ.)

**audiomètre** n. m. Appareil destiné à la mesure de l'audition *(audiométrie)* et permettant de tracer l'audiogramme*.

L'*audiomètre tonal* est un générateur de sons purs dont la fréquence peut aller de 16 à 32 000 vibrations par seconde et d'intensité réglable. On transmet les sons

soit par un casque (conduction aérienne), soit par un vibrateur appliqué sur le crâne (conduction osseuse). On augmente l'intensité jusqu'à ce qu'un son soit perçu et on note cette intensité pour chaque fréquence.
L'*audiomètre vocal* est un appareil transmettant les sons à des intensités variables. Pour chaque intensité, on note le nombre de mots compris sur 100.

**audioprothésiste** n. m. Auxiliaire* médical, en même temps artisan et commerçant, chargé du choix, de l'adaptation, de la délivrance, du contrôle d'efficacité de la prothèse auditive et de l'éducation prothétique du déficient de l'ouïe.

**auditif, ive** adj. **Nerf auditif,** ou **nerf acoustique,** huitième paire des nerfs crâniens (VIII). Le nerf auditif est formé par la juxtaposition de deux nerfs : le nerf *cochléaire,* nerf de l'audition, et le nerf *vestibulaire,* nerf de l'équilibre. Le début de leur trajet est commun : le nerf auditif émerge du tronc cérébral au niveau du bulbe, puis pénètre dans le conduit auditif interne. Le nerf *cochléaire* se sépare du nerf vestibulaire et se dirige vers la base du limaçon* pour se répartir dans les cellules sensorielles auditives de l'organe de Corti* (V. OREILLE) ; le nerf *vestibulaire,* séparé du précédent, présente au fond du conduit un renflement (le ganglion de Scarpa), puis se ramifie dans l'utricule, le saccule et les canaux semi-circulaires, organes sensoriels de l'équilibration.
Les nerfs cochléaire et vestibulaire, juxtaposés en nerf auditif, représentent le début des *voies cochléo-vestibulaires.* Une fois à l'intérieur du tronc cérébral, les deux voies sensorielles se séparent, formant, d'une part, les *voies cochléaires centrales* (voies de l'audition), qui vont se terminer dans le cortex temporal où se trouve le centre de perception des sensations auditives, et, d'autre part, les *voies vestibulaires centrales* (voies de l'équilibration), qui se terminent dans quatre noyaux situés dans l'aire vestibulaire du tronc cérébral, et d'où partent des faisceaux de fibres qui gagnent le cervelet, les cornes antérieures de la moelle (motricité) et le cortex cérébral. Toutes ces connexions expliquent la complexité des réflexes qui concourent à l'équilibration normale.
Les lésions du nerf auditif (nerf cochléaire et nerf vestibulaire) provoquent non seulement des troubles de l'audition, mais aussi des troubles de l'équilibre.

**audition** n. f. Perception des sons.
Les sons sont des vibrations mécaniques transmises par l'air jusqu'au pavillon de l'oreille* et par celui-ci au tympan, qui les transforme en vibrations mécaniques des osselets. La chaîne des osselets adapte la force et l'amplitude des vibrations, qu'elle transmet au limaçon de l'oreille interne (cochlée) où l'organe de Corti les transforme en influx nerveux. Le nerf auditif* transmet à travers le cerveau, par les voies auditives cochléaires, ces influx nerveux jusqu'au cortex du lobe temporal du cerveau, où ils sont la source des perceptions conscientes.
Les *troubles de l'audition* peuvent donc résulter soit d'une atteinte de l'oreille* (externe, moyenne, interne), soit d'une lésion du nerf auditif*, ou encore d'une atteinte des voies auditives cérébrales jusqu'au cortex temporal. (V. SURDITÉ.)

**aura** n. f. Sensation passagère qui précède l'apparition d'un accès pathologique aigu, telle la crise d'hystérie*, d'épilepsie*, d'asthme*, etc.
Les manifestations de l'aura, entièrement subjectives, varient d'un sujet à l'autre et peuvent revêtir diverses formes : auditive, visuelle, olfactive, viscérale, psychique, etc.

**auriculo-ventriculaire** adj. Relatif simultanément à l'oreillette et au ventricule du cœur, ou situé entre eux : *orifice auriculo-ventriculaire.*

**aurothérapie** n. f. Syn. : CHRYSOTHÉRAPIE.

**auscultation** n. f. Méthode d'examen clinique consistant à écouter les bruits, normaux ou anormaux, produits par des organes ou des vaisseaux sanguins.
L'auscultation peut être *immédiate,* par application directe de l'oreille sur le patient, ou *médiate,* par l'intermédiaire d'un stéthoscope.
La respiration et les battements cardiaques produisent à l'état normal des bruits très exactement codifiés, dont la moindre variation est une indication précieuse de l'examen clinique, de même que tout bruit surajouté. L'auscultation des vaisseaux sanguins permet d'entendre des souffles qui témoignent d'un écoulement turbulent, dû à une variation de leur calibre.

**autisme** n. m. Détachement de la réalité, comportant la perte des échanges avec le monde extérieur et la prédominance d'un monde intérieur imaginaire. (V. SCHIZOPHRÉNIE.)

**auto-accusation** n. f. Élément fondamental de la douleur morale chez le mélancolique. (V. MÉLANCOLIE.)
Le malade se croit coupable de toutes sortes de fautes et s'accuse violemment.

Ce sentiment de culpabilité intense peut le conduire au suicide. Toutes différentes sont les auto-accusations des mythomanes, qui cherchent à se distinguer des autres.

**auto-anticorps** n. m. Anticorps* élaboré par un organisme à l'encontre d'un de ses propres constituants et cause des *maladies auto-immunes**. (V. IMMUNITÉ.)

**autoclave** n. m. Appareil servant à la stérilisation* des instruments par de la vapeur sous pression.

**autogreffe** n. f. Greffe prélevée sur l'individu lui-même.

**autohémothérapie** n. f. Méthode de traitement utilisée essentiellement dans l'allergie, et qui consiste à réinjecter au patient, par voie intramusculaire, de 20 à 25 ml de son propre sang, prélevé par voie veineuse.

**auto-immun, e** adj. *Maladies auto-immunes,* classe de maladies provoquées par la production dans un organisme d'auto-anticorps*. (V. IMMUNITÉ.)

**auto-intoxication** n. f. Ensemble des troubles provoqués par des poisons élaborés dans l'organisme lui-même.

**autolyse** n. f. 1. Destruction de cellules ou de microbes par des enzymes qu'ils sécrètent eux-mêmes (le produit de cette destruction est l'*autolysat*).
2. Synonyme de SUICIDE*.

**automatisme** n. m. Caractère de ce qui fonctionne par soi-même.
De nombreux organes sont doués d'automatisme, c'est-à-dire qu'ils conservent au moins une partie de leur activité lorsque les nerfs qui les commandent sont supprimés.
L'automatisme cardiaque est assuré par le tissu nodal*, formation nerveuse située à l'intérieur du muscle cardiaque lui-même, qui permet au cœur de battre même lorsqu'il n'est plus innervé.
*Automatisme psychomoteur.* V. ÉPILEPSIE.

**automobile (accidents d').** V. ACCIDENT, *Accidents de la route.*

**automutilation** n. f. Blessures pratiquées volontairement sur soi-même.
Ces mutilations sont destinées à échapper à des obligations (militaires, par exemple) ou sont symptomatiques d'une maladie mentale ou métabolique grave.

**autoplastie** n. f. Comblement d'une perte de substance cutanée en la recouvrant au moyen de la peau voisine, par glissement, rotation, etc.

**autopsie** n. f. Examen complet d'un cadavre et de son contenu (viscères, toxiques, etc.).
L'autopsie permet non seulement l'examen anatomique de tous les viscères, mais aussi d'effectuer des prélèvements destinés aux études chimiques, microscopiques, immunologiques, facilitant la progression de la science médicale ou la compréhension des causes d'un décès.
**L'autopsie scientifique.** Elle est pratiquée dans trois buts :
1. Prélever des organes frais en vue de greffe chez les vivants (reins, cornée, cœur) ;
2. Renseigner les familles sur les causes exactes d'un décès et découvrir d'éventuelles maladies héréditaires ;
3. Faire avancer les connaissances médicales, en permettant de confronter les faits cliniques, observés du vivant du sujet, avec les anomalies anatomiques occasionnées par la maladie ou l'ayant provoquée.
L'opposition écrite de la famille rend toute autopsie scientifique illicite, ainsi que la volonté du sujet de ne pas y être soumis.
**L'autopsie médico-légale.** Elle est pratiquée sur réquisition du procureur de la République, par un médecin légiste ; nul ne peut s'y opposer. Cette réquisition est faite en cas de mort consécutive à des violences, à un crime, à un accident ou à un suicide. Elle l'est également si la mort est suspecte (sujets jeunes ou apparemment en bonne santé, cause imprécise) ou qu'une procédure de responsabilité civile ou pénale est engagée.
Les buts de l'autopsie médico-légale sont bien définis :
1. Elle permet de préciser ou d'établir l'identité du sujet (sexe, âge, état pathologique éventuel) ;
2. Elle permet de rechercher la cause de la mort (traumatisme, plaie, intoxication) et de définir légalement la nature de cette mort : mort naturelle, accident, crime ou suicide ;
3. Elle permet d'établir la date et parfois l'heure de la mort.

**autoradiographie** n. f. Image formée sur un film photographique par un corps ou un organe contenant une substance marquée par un isotope radioactif.

**autorégulation** n. f. Régulation automatique d'un processus physiologique, tendant à maintenir constants les principaux éléments ou rapports en jeu.
Toutes les fonctions assurant la constance du milieu intérieur sont soumises à des régulations de ce type, par voie humorale ou réflexe. (V. FEED-BACK.)

**autosome** n. m. Variété de chromosome* qui n'induit pas le sexe.

**autosomique** adj. Se dit des maladies héréditaires non liées au sexe.

**autovaccin** n. m. Vaccin préparé à partir de cultures ou de microbes provenant du malade lui-même.

**auxiliaire** n. **Auxiliaire médical**, toute personne dont la profession consiste à exercer une activité requérant l'exécution personnelle et directe d'un ou de plusieurs actes (thérapeutique ou prothétique) sur un malade ou un handicapé, par délégation du médecin (seul ou sous son contrôle).

Les auxiliaires médicaux sont les infirmiers*, opticiens*-lunetiers, masseurs*-kinésithérapeutes, pédicures*, orthophonistes*, orthoptistes* et audioprothésistes*.

**avant-bras** n. m. Partie du membre supérieur située entre le coude et le poignet.

**Anatomie.** Le radius et le cubitus, réunis par le ligament interosseux, limitent deux régions dans l'avant-bras :

— une *région antibrachiale antérieure*, creusée à sa partie inférieure et externe par la *gouttière du pouls*, et occupée par quatre plans musculaires dont la fonction est d'assurer la pronation* et la flexion des doigts et du poignet ;

— une *région antibrachiale postérieure*, dont les muscles assurent la supination* et l'extension des doigts et de la main.

**Pathologie.** Les fractures des deux os de l'avant-bras sont particulièrement fréquentes chez l'enfant, de traitement souvent difficile nécessitant toujours une surveillance rigoureuse et prolongée en raison de la fréquence des déplacements secondaires et de la possibilité d'une rétraction ischémique des muscles (syndrome de Volkmann*). Chez l'adulte, l'ostéosynthèse est presque toujours nécessaire, une réduction parfaite étant indispensable pour conserver la fonction essentielle de l'avant-bras, la pronosupination*.

**aveugle** n. et adj. Toute personne « dont la vision centrale est nulle ou inférieure à un vingtième de la normale ».

Toute personne aveugle doit faire l'objet d'une déclaration à la mairie du lieu de résidence. Pour les mineurs, la déclaration est obligatoire et incombe aux parents, tuteurs ou à toute autre personne ayant la charge ou la garde du mineur.

Les personnes dont la vue est inférieure ou égale à 1/10 sont autorisées au port de la canne blanche.

**avion** n. m. Le transport par avion des blessés et des malades prend de plus en plus de développement pour accélérer le transfert vers des centres spécialisés.

Les accidents ou inconvénients qui peuvent frapper les passagers sont liés à l'altitude, à la baisse de pression atmosphérique, aux accélérations et décélérations, aux vibrations et aux bruits. (V. AÉRONAUTIQUE.)

La chute d'un appareil en vol expose à des traumatismes gravissimes, aux brûlures par explosion ou incendie, à la dénutrition et au choc irréversible si le point de chute ne permet pas une récupération immédiate des survivants.

**avitaminose** n. f. Maladie entraînée par l'insuffisance ou l'absence de vitamines.

L'avitaminose peut être simple, relevant de la carence en une seule vitamine, ou complexe, relevant d'une carence polyvitaminique.

L'*avitaminose A* se révèle principalement par des manifestations oculaires : héméralopie* et xérophtalmie*.

L'*avitaminose B1* se manifeste par le béribéri et, en Occident, par les polynévrites alcooliques et l'encéphalopathie de Gayet-Wernicke (V. ALCOOLISME).

L'*avitaminose B3* ou *PP* détermine la pellagre*.

L'avitaminose B12 n'existe pas à proprement parler, mais la *maladie de Biermer** (anémie pernicieuse) est causée par un défaut d'absorption de la vitamine B12, consécutif à une altération de la muqueuse gastrique, entraînant une absence de facteur* intrinsèque.

L'*avitaminose C* réalise le scorbut*.

La *carence en vitamine D* entraîne un rachitisme* pendant la croissance, une ostéomalacie* chez l'adulte et, à tout âge, de la tétanie*.

L'*avitaminose K* conduit à des phénomènes hémorragiques.

**avortement** n. m. Interruption de la grossesse avant le 6e mois.

L'avortement peut être involontaire (fausse couche) ou volontaire. Dans ce dernier cas, il peut être thérapeutique ou non.

**Avortement involontaire ou spontané.** Il évolue selon un mécanisme qui rappelle celui de l'accouchement. Les grandes hémorragies et l'infection y sont exceptionnelles.

***Signes.*** Ils consistent en petites pertes de sang rouge ou noir qui se répètent (métrorragies). Pour une femme enceinte, ce doit être un signe d'alarme, car une grossesse normale ne doit pas saigner. Parfois existent des douleurs pelviennes ou lombaires. L'apparition de contractions répétées de l'utérus est le prélude à une expulsion inévitable. L'avortement involontaire ou spontané est généralement complet, soit en un temps (embryon et placenta) au cours des deux premiers mois, soit en deux temps, à la façon d'un accouchement en miniature, après le deuxième mois (l'embryon étant expulsé d'abord, le placenta ensuite). Après lui, l'utérus se rétracte, le retour de couches survient quatre semaines plus tard.

**Causes.** 1. *Causes maternelles générales.* Les principales sont le diabète, les néphrites et certaines intoxications, ainsi que les maladies infectieuses.

2. *Causes utérines.* L'utérus peut offrir à un œuf normal des conditions d'hébergement défavorables : rétroversion utérine, fibrome, endométrite, utérus trop petit ou malformé, synéchie* ou béance de l'isthme.

3. *Causes hormonales.* La grossesse implique un équilibre hormonal dont la faillite est souvent retrouvée en cas d'avortement involontaire. On estime à l'heure actuelle que ce déséquilibre ne fait que traduire la souffrance de l'œuf et du placenta, et qu'il faut plutôt le considérer comme une conséquence que comme une cause de l'avortement. Dans cette perspective, les traitements hormonaux, dits «substitutifs», sont assez illogiques.

4. *Causes chromosomiques.* On sait maintenant que les anomalies chromosomiques occupent une place de choix parmi les causes des avortements spontanés, notamment au cours des six premières semaines (70 p. 100 des cas). C'est le plus souvent un accident au cours de la méiose* qui conditionne cette anomalie, mais il peut s'agir également d'une perturbation de la fécondation ou des premières divisions de l'œuf.

5. *Causes immunologiques.* Enfin, il n'est pas utopique d'assimiler certaines interruptions de grossesse à de véritables «rejets de greffe», et les progrès réalisés en immunologie autoriseront peut-être des perspectives thérapeutiques nouvelles.

**Avortement volontaire clandestin.** Cet acte exposait naguère à des complications nombreuses et souvent dramatiques. Ces complications étaient dues :

1. Aux manœuvres abortives elles-mêmes (perforation de l'utérus, embolie, réflexe mortel) ;
2. Aux hémorragies, liées au décollement incomplet de l'œuf ;
3. A l'infection que favorisaient les deux facteurs précédents.

**Avortement thérapeutique.** Il est pratiqué quel que soit l'âge de la grossesse, lorsque des circonstances médicales, maternelles ou fœtales le rendent souhaitable (v. ci-dessous, *Législation*).

**Interruption volontaire de grossesse.** Lorsqu'une femme se trouve en situation de détresse du fait de son état de grossesse, et à condition qu'elle respecte les règles édictées par la loi (v. ci-dessous), elle peut faire interrompre sa grossesse. Jusqu'à la 7e semaine d'aménorrhée, l'interruption de grossesse peut être réalisée de façon semi-ambulatoire (sans hospitalisation), car il n'est pas indispensable de faire une dilatation préalable du col de l'utérus, par une aspiration à la canule souple (méthode de Karman).

Après la 7e semaine, la dilatation préalable est indispensable et nécessite une anesthésie et une hospitalisation. Il faut toutefois savoir que, même exécutée dans les meilleures conditions et par un médecin, l'interruption de grossesse n'est jamais exempte de risques, notamment de risques de stérilité.

**Législation.** Les lois du 17 janvier 1975 et du 31 décembre 1979 permettent, dans certaines conditions, l'interruption volontaire de la grossesse.

L'avortement est autorisé jusqu'à la dixième semaine de grossesse, lorsque la femme enceinte présente une «situation de détresse». L'interruption volontaire de la grossesse ne peut être pratiquée que par un médecin dans un établissement hospitalier public ou privé agréé. La femme doit être avertie des risques médicaux qu'elle encourt et recevoir un «dossier-guide» sur les droits, aides et avantages consentis aux familles, ainsi que sur les possibilités d'adoption. Elle doit consulter un centre d'information et de conseil familial. Si l'avortement est décidé, elle doit confirmer au médecin par écrit son intention. Si elle est mineure célibataire, le consentement de l'une des personnes représentant l'autorité parentale est requis.

Un médecin n'est jamais tenu de donner suite à une demande d'avortement ni de la pratiquer, mais il doit faire part de son refus lors de la première visite.

Par ailleurs, l'interruption volontaire d'une grossesse peut être pratiquée à toute époque si deux médecins, dont les qualifications sont prévues par la loi, attestent, après examen et discussion, que la poursuite de la grossesse met en péril grave la santé de la femme ou qu'il existe une forte probabilité que l'enfant à naître soit atteint d'une affection d'une particulière gravité, reconnue comme incurable au moment du diagnostic.

**avulsion** n. f. Ablation par arrachement : *avulsion dentaire.*

**axillaire** adj. Relatif à l'aisselle*.

**axis** n. m. Deuxième vertèbre du cou, qui, par son apophyse *odontoïde*, constitue l'axe de rotation de la tête sur le cou.

**Ax-les-Thermes,** station thermale de l'Ariège, à 42 km de Foix, ouverte du 1er juin au 31 octobre.

Les eaux sulfurées sodiques, très chaudes

(de 41 à 78 °C), contiennent des bicarbonates, de la silice, des oligoéléments ; certaines sont radioactives. On les emploie en bains, douches, étuves dans les rhumatismes vertébraux, la périarthrite de l'épaule, les rhumatismes infectieux, la goutte. Les maladies de la peau et des muqueuses sont également améliorées.

**axone** n. m. Prolongement cytoplasmique du neurone*, qui transmet l'influx nerveux.

**axonge** n. f. Graisse de porc employée comme excipient dans les pommades. (Syn. : SAINDOUX.)

**azoospermie** n. f. Absence totale de spermatozoïdes dans le sperme. (Syn. ASPERMIE.)

Cette anomalie se distingue donc de l'*oligospermie* (moins de 40 000 spermatozoïdes par mm$^3$) et de l'*asthénospermie* (qui n'affecte que la motilité et la vitalité des spermatozoïdes).

On distingue deux sortes d'azoospermie

1. L'*azoospermie excrétoire,* lorsque les spermatozoïdes se forment dans le testicule, mais ne peuvent arriver à l'extérieur par suite d'un obstacle sur les voies excrétrices ;

2. L'*azoospermie sécrétoire,* lorsque le testicule ne forme plus normalement les spermatozoïdes, comme le montre la biopsie.

L'azoospermie est une cause de stérilité conjugale.

**azote** n. m. Gaz constituant les quatre cinquièmes de l'air atmosphérique. (Syn. : NITROGÈNE.)

**Biochimie.** L'azote (symbole : N [de nitrogène]) est l'élément caractéristique des protides (acides aminés, polypeptides, protéines), où il entre sous forme de groupement amine (—$NH_2$). Le sang contient, outre les protéines, des substances azotées non protidiques (urée, créatinine) qui sont des déchets.

**Pharmacie.** Le gaz azote est employé comme protecteur de certains médicaments (craignant l'oxygène) et comme propulseur dans certains atomiseurs.

L'azote liquide est employé pour la destruction par le froid de petites tumeurs de la peau. (V. CRYOTHÉRAPIE.)

Le protoxyde d'azote est un gaz anesthésique*.

**azotémie** n. f. Quantité d'azote présente dans le sang, normalement de 0,20 à 0,40 g par litre. — Quand elle augmente, on parle d'*hyperazotémie.*

**azoturie** n. f. Quantité d'azote présente dans les urines, normalement de 10 à 18 g par litre.

**azygos** adj. Se dit de trois veines du thorax (grande et petites veines azygos, supérieure et inférieure) qui longent la colonne vertébrale et se réunissent pour se jeter dans la veine cave supérieure.

# B

**babeurre** n. m. Produit liquide restant après le barattage du lait frais. — Le liquide qui se sépare du fromage blanc après fermentation est un *babeurre acide* employé en alimentation infantile et connu sous le nom simplifié de *babeurre.* Il contient des sels minéraux et des protéines ; on le donne aux nourrissons intolérants aux graisses et après les diarrhées, additionné de sucre et de farine.

**Babinski (signe de),** inversion du réflexe cutané plantaire, qui traduit l'atteinte de la voie motrice principale du système nerveux, le *faisceau pyramidal.*
Ce signe se recherche en effleurant la plante du pied, d'arrière en avant, avec une pointe mousse, ce qui provoque normalement une flexion des orteils ou *reflexe cutané plantaire ;* il y a signe de Babinski quand ce réflexe se traduit au contraire par une extension du gros orteil.

**bacillaire** adj. Relatif à un bacille.

**bacille** n. m. Variété de bactéries* en forme de fin bâtonnet.

**bacillémie** n. f. Présence passagère de bacilles dans le sang circulant, due à la décharge de ceux-ci à partir d'un foyer microbien.

**bactéricide** adj. et n. m. Se dit de toute substance qui tue les bactéries. (Syn. : BACTÉRIOLYTIQUE.)
Les antiseptiques* sont bactéricides ainsi que certains antibiotiques*.

**bactéridie** n. f. *Bactéridie charbonneuse,* bactérie responsable du charbon*.

**bactérie** n. f. Micro-organisme appartenant au règne des protistes (êtres unicellulaires). La cellule bactérienne *(procaryote)* est beaucoup plus élémentaire que les cellules composant les êtres vivants *(eucaryotes).* En particulier, son noyau, dépourvu de membrane, est composé d'un seul chromosome qui ne donne pas lieu à des mitoses, mais se multiplie par scissiparité. La population bactérienne issue de la division d'une cellule mère est désignée sous le nom de *clone bactérien.*
Les bactéries se présentent sous deux formes : rondes, ce sont alors des *coques,* ou *cocci ;* fines et allongées en forme de bâtonnet, ce sont alors des *bacilles.*
Les bactéries ne sont pas toutes pathogènes, par exemple *Bacillus subtilis* est un germe saprophyte* habituel de l'intestin. Il existe 11 ordres de bactéries pathogènes : les pseudomonales, les chlamydobactériales, les eubactériales, les myxobactériales, etc. À l'intérieur même de ces ordres, toutes les bactéries sont désignées de deux noms latins : le nom de genre, suivi du nom d'espèce. Par exemple : le bacille responsable de la peste appartient à l'ordre des eubactériales et se nomme *Yersinia pestis.*

**bactériémie** n. f. Décharge de bactéries dans le courant sanguin à partir d'un foyer septique. — La bactériémie s'accompagne toujours d'un frisson. (V. SEPTICÉMIE.)

**bactériologie** n. f. Science consacrée à l'étude des bactéries.
Outre l'examen direct au microscope et les cultures sur milieux appropriés qui permettent de classer les bactéries, la bactériologie applique l'inoculation expérimentale à des animaux de laboratoire, le cobaye en particulier, ce qui permet d'apprécier le pouvoir pathogène des bactéries. La bactériologie est la base scientifique de nombreuses industries alimentaires et un élément important de l'étude des sols en agriculture.

**bactériolyse** n. f. Destruction des bactéries sous l'influence d'anticorps spéciaux, les *bactériolysines.*

**bactériophage** n. m. Virus s'attaquant uniquement aux bactéries et spécifique de chaque type de bactérie. (Syn. PHAGE.)
Le parasitage d'une bactérie par le bactériophage entraîne la destruction de celle-ci, aussi utilise-t-on parfois le bactériophage en thérapeutique anti-infectieuse.

**bactérioscopie** n. f. Recherche par examen microscopique de germes microbiens dans un produit pathologique (expectoration par exemple).

**bactériostatique** adj. et n. m. Se dit de toute substance, et en particulier d'un antibiotique, dont l'action se borne à arrêter la multiplication des bactéries sans les tuer.

**badiane** n. f. Fruit du badianier (*Illicium verum,* magnoliacées). [Syn. : ANIS ÉTOILÉ.]
La badiane est employée en infusion, en teinture, pour son action stomachique et carminative.

**badigeonnage** n. m. Action de revêtir la peau ou les muqueuses d'un enduit médicamenteux, afin d'obtenir un effet révulsif, analgésique ou bactéricide.

**bagassose** n. f. Affection respiratoire

observée chez les ouvriers qui manipulent le résidu de la canne à sucre : la *bagasse*. La bagassose se manifeste par de la toux, de la dyspnée* et une expectoration parfois sanglante.

**Bagnères-de-Bigorre,** station thermale des Hautes-Pyrénées, à 21 km de Tarbes, ouverte du 15 juin au 30 septembre.

Les eaux sulfurées, calciques et magnésiennes, sont chaudes (de 27 à 51 °C) et radioactives. On les emploie en boisson pour leurs propriétés laxatives, cholagogues et diurétiques chez les obèses, les hypertendus et les goutteux. Les bains en eau très chaude, les massages sous l'eau traitent les rhumatismes chroniques, la goutte, la cellulite, alors que les bains en eau tiède sont sédatifs du système nerveux. On y traite également les affections des voies respiratoires.

**Bagnoles-de-l'Orne,** station thermale de Normandie, à 48 km d'Alençon, ouverte du 1er juin au 1er octobre.

La grande source fournit une eau à 24 °C, radioactive et peu minéralisée. Cette eau stimule la contraction des muscles lisses des veines, de la vessie et de l'intestin. Elle favorise la cicatrisation (ulcères). Elle stimule la sécrétion des gonadotrophines* de l'hypophyse, qui agissent sur l'ovaire et la thyroïde. On emploie l'eau en bains, douches et irrigations locales dans le traitement des varices, des jambes gonflées, des suites de phlébites, d'ulcères et d'eczémas variqueux, ainsi que dans les congestions pelviennes (hémorroïdaires, prostatiques, utérines). Les aménorrhées* et dysménorrhées*, les insuffisances thyroïdiennes sont améliorées.

**bague** n. f. **Bague dentaire,** anneau métallique servant de prothèse dentaire pour reconstituer le contour d'une dent.

**Bague tuberculinique,** bague munie de fines pointes, servant à pratiquer les cutiréactions.

**baie** n. f. Fruit charnu à pépins.

Certaines baies sont comestibles (raisin, groseille, melon, etc.), d'autres peuvent être toxiques, soit d'emblée (colchique, chèvrefeuille, cascara [ou baie d'Avignon]), soit par immaturité ou par fermentation (tomates vertes, aubergines). [V. FRUIT.]

**bâillement** n. m. Ouverture forcée et involontaire de la bouche, normalement provoquée par le sommeil, la faim, l'ennui, ou même l'irritation.

Le bâillement peut aussi être provoqué par divers états pathologiques, amenant une plus grande quantité d'air dans le poumon à l'occasion d'un manque d'oxygène passager ; il peut coïncider avec un trouble dyspeptique, gastrique ou vésiculaire. Le mécanisme nerveux du bâillement est un phénomène complexe qui met en jeu plusieurs étages du système nerveux ; c'est pourquoi on l'observe au cours d'encéphalites* touchant les centres du sommeil, au cours des hypertensions intracrâniennes, voire au cours de lésions assez localisées du système nerveux central.

**bain** n. m. Immersion du corps, en totalité ou en partie, dans un liquide ou dans un gaz. — Par extension, *bain de soleil,* exposition du corps aux rayons solaires. (V. HÉLIOTHÉRAPIE.)

**Bains de toilette.** Les bains en baignoire peuvent être pris de 18 à 37 °C ; au-dessus de 37 °C, il ne faut pas prendre de bain si l'on est seul, en raison du risque de malaise. Il faut éviter tout contact avec des fils ou appareils électriques lorsqu'on est dans l'eau, car l'eau étant conductrice on risque une décharge parfois importante ; il faut surveiller aussi le bon allumage du chauffe-eau s'il est à gaz (risque d'intoxication par l'oxyde de carbone).

**Bains sportifs.** Ils peuvent être pris à partir de 17 °C pour les sujets en bonne santé. Les sportifs entraînés se baignent dans de l'eau beaucoup plus froide, mais au-dessous de 12 °C la durée du bain doit être très réduite, sinon il faut porter une combinaison de plongée.

**Bains médicamenteux.** On peut introduire de nombreux produits dans les bains en baignoire : sels minéraux, balsamiques, adoucissants, calmants, utiles dans certains cas. Les bains à 36 ou à 35 °C permettent de faire baisser la température en cas de fièvre élevée.

***Bains locaux.*** Les bains de pieds (pédiluves), de bras, ou de mains (manuluves) ont la propriété d'atténuer l'inflammation, de nettoyer et désinfecter les plaies, d'activer la circulation locale.

Les *bains de bouche* consistent en l'introduction dans la bouche de solutions antiseptiques ou calmantes qui sont gardées quelques instants, puis crachées ; ils permettent de traiter les gingivites et les stomatites. Le *lavage de bouche* est un jet d'eau tiède appliqué dans la bouche avec un bock et une canule pour évacuer des déchets et désinfecter. On peut employer des solutions composées (solution de Dakin, 50 g par litre) ou des solutions de formol (à 1/1 000), de permanganate de potasse (1/10 000).

Les *bains d'oreille* sont des instillations de liquides dans le conduit auditif

externe, qu'on laisse agir quelques minutes.
**Bains thermaux.** Ces bains, généraux ou locaux, sont pratiqués dans les stations thermales avec l'eau de source à sa température d'émergence ou refroidie par mélange ou décantation, ou encore réchauffée. Ils sont irremplaçables en raison soit de la radioactivité (vite perdue par l'eau), soit de composants chimiques instables. Les bains *carbogazeux* sont des bains dans de l'eau où se dégagent des bulles de gaz carbonique.
Les *bains de boue** sont obtenus par action d'une eau thermale sur un limon. Les *bains de sudation** favorisent l'élimination des déchets et activent la circulation.

**Bains-les-Bains,** station thermale des Vosges, à 40 km au sud-est de Vittel, ouverte du 15 mai au 30 septembre.
Les eaux, hyperthermales (de 31 à 53 °C), sont peu minéralisées mais très radioactives. On les emploie en bains, bains carbogazeux et douches dans le traitement des artérites des membres inférieurs, des séquelles d'infarctus du myocarde et dans l'hypertension.

**BAL,** sigle de *British Anti-Lewisite,* antidote des gaz de combat et de l'arsenic. (V. DIMERCAPROL.)

**balanite** n. f. Infection de la muqueuse qui recouvre le gland de la verge.

**balano-posthite** n. f. Infection de la muqueuse du gland et du prépuce.
Elle est très fréquente au cours du phimosis*, mais peut être également en rapport avec des causes parasitaires, infectieuses ou métaboliques (diabète).

**balantidiose** n. f. Maladie parasitaire intestinale de l'homme, due à un protozoaire, *Balantidium coli,* parasite habituel de nombreux mammifères, en particulier du porc.
L'homme s'infeste en touchant ou en mangeant du porc parasité. La maladie peut alors être aiguë, sous forme de *dysenterie balantidienne* ressemblant à l'amibiase* (diarrhée sanglante, douleurs, fièvre), ou revêtir une forme chronique, à type de *colite**.
Le traitement est à base d'arsenicaux (diphétarsone), d'antibiotiques (tétracyclines) associés à un antispasmodique dans les formes douloureuses.

**ballon (jeux de).** Ces sports, pratiqués en équipe, imposent un effort de base relatif et des phases d'activité intense.
Le *basket-ball* convient aux deux sexes et la haute taille est un avantage. Les affections du cœur et des poumons sont des contre-indications.
Le *football,* surtout pratiqué par les hommes, nécessite une parfaite santé, du souffle et un entraînement régulier. Les accidents, fréquents, touchent surtout les membres inférieurs : entorses, claquages ou hernies musculaires, rupture du tendon d'Achille. Les fractures sont possibles. Les genoux* sont souvent atteints : contusion simple, hydarthrose*, rupture du ligament latéral interne, lésions des ménisques.
Le *handball,* qui nécessite de grandes qualités d'adresse, de rapidité, d'agilité, ne comporte que des risques minimes.
Le *rugby* demande une grande vigueur et de l'endurance. On y retrouve tous les incidents et accidents du football, avec, en plus, les conséquences de chutes et de collisions fréquentes.
Le *volley-ball,* qui demande des mouvements de détente ct d'extension, est recommandé pour corriger les attitudes voûtées. On peut y observer des entorses ou des fractures des doigts, des ruptures des tendons fléchisseurs, des contusions de l'épaule.

**ballonnement** n. m. Augmentation pathologique plus ou moins importante du volume de l'abdomen par distension gazeuse. (Syn. : MÉTÉORISME.)

**ballottement** n. m. Mouvement d'un corps que l'on agite.
En médecine, ce terme désigne la mobilité anormale d'une articulation. Le mot *ballottement* s'applique également à la sensation perçue entre les deux mains qui palpent le mouvement du fœtus dans l'utérus ou d'un rein dans la cavité abdominale.

**balnéothérapie** n. f. Traitement par les bains*.

**balsamique** adj. et n. m. Se dit de substances résineuses naturelles renfermant de l'acide benzoïque ou de l'acide cinnamique. Ce sont soit des *baumes** (benjoin, baume du Pérou, baume de Tolú) soit des *térébenthines,* ou encore des *substances aromatiques* (eucalyptol, gaïacol, etc.). On les emploie comme antiseptiques et modificateurs des muqueuses des voies respiratoires.

**banane** n. f. La banane doit être consommée lorsque sa peau commence à brunir. Pauvre en sodium, elle est permise dans les régimes sans sel. Riche en sucre (18 p. 100) et en potassium, elle est déconseillée aux diabétiques.

**Bancroft (filaire de).** V. FILARIOSE *lymphatique.*

**bandage** n. m. Moyen utilisé pour maintenir en place un pansement, exercer une compression, immobiliser une partie du corps.
Les *bandages simples* peuvent être cir-

culaires, obliques, croisés (spicas). Les *écharpes* permettent de soutenir le membre supérieur et de le fixer éventuellement au tronc : l'*écharpe de Mayor* est faite avec un linge carré, plié en triangle. Les *bandages de corps* sont utilisés pour la constriction du thorax (fracture de côtes) ou de l'abdomen (après laparotomie). Les *bandages en T* servent à maintenir les pansements du périnée.
Le *bandage herniaire* inguinal est composé d'une ou deux pelotes destinées à obturer l'orifice herniaire et d'un ressort ou d'une ceinture pour maintenir la pelote. Son utilisation est actuellement de plus en plus rare, la cure chirurgicale de la hernie étant de beaucoup préférable, même chez les vieillards ; le bandage herniaire ombilical n'est guère utilisé que chez le nourrisson.

**bande** n. f. Pièce de tissu longue et étroite, utilisée en chirurgie.
La toile et le coton sont choisis pour les bandages compressifs ; les bandes en crêpe (de Velpeau) exercent une compression douce et uniforme ; les bandes de gaze sont surtout utilisées pour maintenir les pansements ; les bandes élastiques adhésives sont de plus en plus employées (entorses). La *bande d'Esmarch* est une bande de caoutchouc utilisée pour rendre exsangue le champ opératoire lors d'une intervention sur les membres.

**banque** n. f. **Banque d'organes,** organisme collecteur qui stocke des tissus en vue de greffes : os, sang, cornées, etc. — Il existe depuis peu des banques de sperme.

**Banti (syndrome de),** maladie touchant les sujets jeunes et comportant une grosse rate (splénomégalie) avec fonctionnement excessif de cet organe (hypersplénisme*) et constitution progressive d'une cirrhose* avec hémorragies digestives et ascite*.
Le syndrome de Banti peut survenir au cours d'une hypertension* portale ou au cours d'affections de causes diverses.

**Barany (épreuve de),** épreuve calorique permettant d'étudier les organes et les voies de l'équilibration : essentiellement le labyrinthe de l'oreille interne. Lorsqu'on injecte de l'eau froide (20 °C) dans l'oreille d'un individu normal, on provoque un nystagmus* dirigé du côté opposé à l'oreille irriguée. C'est le réflexe *oculo-labyrinthique.* L'irrigation avec de l'eau chaude (42 °C) provoque des phénomènes analogues, mais en sens contraire. Il y a hyperexcitabilité labyrinthique lorsque les réponses sont exagérées ; au contraire, il y a hypo- ou inexcitabilité lorsque les réponses sont diminuées ou abolies.

**barbiturique** n. m. Groupe de médicaments synthétiques dérivant de l'*acide barbiturique* ou *malonylurée,* utillsés en thérapeutique pour leur action sédative et hypnotique (somnifère).
Ce sont des sédatifs du système nerveux ; le sommeil qu'ils provoquent est proche du sommeil physiologique, quoique de moins bonne qualité, et il peut s'accompagner de malaises (nausées, maux de tête). Les barbituriques exercent aussi une action anticonvulsivante. L'action des barbituriques est potentialisée par les autres drogues psychotropes* ainsi que par l'alcool.
**Toxicologie.** Il existe une accoutumance aux effets des barbituriques, ce qui peut entraîner le malade à augmenter ses doses, notamment pour obtenir un effet hypnotique. Les barbituriques sont également générateurs de dépendance si leur utilisation se prolonge longtemps. La dépression du système nerveux central induite par les barbituriques peut aller, si la dose a été excessive, jusqu'au *coma barbiturique.* C'est un coma avec abolition des réflexes, tachycardie*, fièvre. La mort survient par asphyxie, par dépression profonde de la fonction respiratoire. Le traitement du coma barbiturique doit être effectué en centre de réanimation.

**Barbotan-les-Thermes,** station thermale du Gers, à 73 km d'Agen, ouverte du 1er avril au 31 octobre.
Les eaux bicarbonatées calciques et magnésiennes, chaudes (36 °C) et radioactives, sont employées en bains, applications locales, boisson (cure de diurèse) et pour préparer des boues végéto-minérales. On traite ainsi les varices et séquelles de phlébites, les arthroses et la goutte.

**Barèges,** station thermale des Hautes-Pyrénées, à 40 km de Bagnères-de-Bigorre, ouverte du 15 mai au 1er novembre.
Les eaux sulfureuses, riches en silicium, radioactives, émergent à des températures de 34 à 44 °C. On les emploie dans le traitement des rhumatismes, des suites de traumatismes ostéo-articulaires en bains et douches, ainsi qu'en applications locales dans le traitement des affections O. R. L., gynécologiques et de la peau.

**barothérapie** n. f. Utilisation thérapeutique de l'oxygène sous pression (hyperbare), notamment dans les embolies gazeuses des plongeurs sous-marins. (V. CAISSON et HYPERBARE.)

**barotraumatisme** n. m. Lésion provoquée par les variations de la pression de l'air, soit par augmentation (plongeurs sous-marins, ouvriers des caissons), soit

par diminution (aviateurs, ascensions diverses).
L'oreille est particulièrement touchée par les barotraumatismes, la trompe d'Eustache (qui fait communiquer l'oreille moyenne et le pharynx) étant l'organe qui permet d'équilibrer les pressions de l'oreille moyenne avec celles du milieu environnant. Lorsque la pression extérieure diminue (avion prenant de l'altitude, plongeur remontant à la surface), la caisse du tympan (v. OREILLE) se trouve en surpression, ce qui suffit à provoquer l'ouverture de la trompe d'Eustache, et ce dès que la différence de pression atteint 15 mm de mercure. L'air sort alors passivement du tympan, la vitesse de dénivellation n'intervenant pas. Lorsque la pression extérieure augmente (descente d'avion, plongée), la caisse du tympan se trouve en dépression et *l'équilibre des pressions ne peut se rétablir spontanément,* car la surpression accole les parois de la trompe d'Eustache. Son ouverture nécessite alors des mouvements qui mettent en tension les muscles tubaires : déglutition, bâillement, éternuement, diduction, phonation criée. Si la variation de pression s'effectue lentement, c'est-à-dire si la vitesse de dénivellation est faible, les mouvements spontanés de déglutition suffisent à rétablir l'équilibre. Si on laisse s'établir une différence de pression entre l'air de la caisse et l'air du pharynx supérieure à 60-70 mm de mercure, l'orifice tubaire se bouche et l'*otite barotraumatique* se constitue, avec ses divers degrés de gravité. Enfin, l'oreille interne est, elle aussi, lésée : les variations de pression des milieux sont responsables de surdités de perception brusques ou progressives.
Le traitement de l'otite barotraumatique est curatif (décongestionnant, antalgique, paracentèse* éventuelle), mais surtout préventif et fondé sur la prudence : lenteur des vitesses de dénivellation lorsque la pression extérieure augmente. Les aviateurs, les professionnels de la plongée sous-marine doivent être entraînés en caisson pneumatique, pour étudier les conséquences des variations de pression sur la fonction d'aération de la caisse du tympan par la trompe d'Eustache. Les sujets doivent connaître les vitesses de plongée, car il faut savoir s'arrêter et même remonter de 1 à 2 m si l'oreille s'équilibre mal. Il faut enfin interdire les vols et les plongées aux sujets présentant une infection aiguë des voies aériennes (rhino-pharyngite).
Les *sinus* peuvent également subir un barotraumatisme, quoique leur atteinte soit beaucoup moins fréquente et moins grave que celle de l'oreille. Elle se manifeste par une douleur et un saignement de nez. (V. CAISSON, *Maladie des caissons.*)
Des barotraumatismes peuvent également apparaître au niveau des articulations et du système nerveux, lors des décompressions rapides, par dégagement de bulles gazeuses (V. DÉCOMPRESSION).

**Barr (corpuscule de),** petite masse de chromatine* accolée à la membrane du noyau de chaque cellule.
Les hommes n'en ont pas, tandis que les femmes en possèdent un. Le *test de Barr,* recherche du corpuscule de Barr dans le noyau de cellules prélevées par frottis à l'aide des méthodes de colorations, permet de reconnaître le «sexe nucléaire» de chaque cellule (contrôle du sexe pour les épreuves sportives) et de dépister une éventuelle anomalie chromosomique.

**Barraquer-Simons (maladie de),** affection caractérisée par la disparition progressive et totale de la graisse sous-cutanée des régions supérieures du corps, contrastant avec l'hypertrophie du tissu adipeux de la moitié inférieure. (Syn. : LIPODYSTROPHIE* PROGRESSIVE.)

**barre** n. f. **Douleur en barre,** douleur à topographie horizontale, pouvant s'observer au thorax (angine* de poitrine) ou à l'épigastre (estomac, côlon transverse).

**Bartholin (glandes de),** glandes situées, chez la femme, de part et d'autre de l'orifice vaginal. — Elles sécrètent un mucus qui joue un rôle lubrifiant lors des rapports sexuels.

**bartholinite** n. f. Inflammation des glandes de Bartholin.
Elle est due le plus souvent à des germes banals, mais quelquefois à une infection gonococcique.
La *bartholinite aiguë* se traduit par de la fièvre, une douleur violente et une tuméfaction de la vulve. L'incision de drainage est le seul traitement logique, lorsque le pus est formé.
La *bartholinite chronique,* moins douloureuse, ne se traduit que par une tuméfaction plus petite de la grande lèvre. Son traitement définitif impose l'extirpation de la glande intéressée.

**baryum** n. m. Métal alcalinoterreux.
Le *sulfate de baryum,* ou *baryte,* opaque aux rayons X, est utilisé comme opacifiant pour les examens radiologiques.

**bas** n. m. **Bas à varices,** bas dont l'élasticité importante comprime la jambe et supplée à la déficience des parois veineuses. — Avant de les mettre, le variqueux aura soin de maintenir ses jambes surélevées un certain temps, de manière à drainer l'excès de sang présent dans les veines.

**base** n. f. Substance capable, en solution, de fixer un ion* $H^+$ et, par conséquent, de neutraliser les acides*. (Syn. : ALCALIN.)

Les principales bases sont la soude $Na^+OH^-$, la potasse $K^+OH^-$, l'ammoniaque $NH_4^+$ $OH^-$ et les amines. (V. ACIDO-BASIQUE [*équilibre*].)

**Basedow (maladie de),** maladie associant un goitre* diffus (augmentation de volume homogène de la glande thyroïde), responsable des signes d'hyperthyroïdie, à une saillie excessive des yeux. (Syn. : GOITRE EXOPHTALMIQUE.)

Le goitre peut être de volume variable : on y ausculte parfois un souffle, qu'on peut aussi palper : le *thrill* thyroïdien.

L'hyperthyroïdie se traduit par différents signes : l'amaigrissement précoce contraste avec la conservation d'un appétit normal ou exagéré. La tachycardie (accélération du pouls) permanente et régulière, persistant pendant le sommeil, est un signe important. Les mains sont soumises à un tremblement menu, fin et rapide. Le sujet se plaint de bouffées de chaleur, tient difficilement en place, devient émotif, irritable. Les troubles digestifs, tels que nausées, vomissements, diarrhée, sont plus rares. La peau est chaude et moite, les cheveux fins et cassants.

L'atteinte des yeux se caractérise par une protrusion (saillie) des globes oculaires en dehors de l'orbite : c'est l'*exophtalmie* vraie. Une rétraction de la paupière supérieure, accompagnée de rareté du clignement, donne au regard un aspect fixe et tragique. Certains examens biologiques confirment le diagnostic : augmentation du métabolisme* de base, raccourcissement du réflexogramme* achilléen, baisse du taux sanguin du cholestérol. En outre, la captation d'iode par la glande thyroïde est augmentée (gammagraphie), ainsi que le taux d'hormones circulantes. Des complications cardiaques sont à redouter, ainsi que des troubles psychiques sévères.

La maladie de Basedow atteint de préférence la femme, jeune ; elle résulte d'un désordre des mécanismes faisant intervenir l'hypophyse*, qui ajustent la sécrétion d'hormone thyroïdienne aux besoins physiologiques des tissus périphériques.

Le traitement médical est à base de sédatifs associés à des antithyroïdiens de synthèse. On administre parfois de l'iode radioactif, traitement de choix quand existe une contre-indication chirurgicale. Le repos est toujours nécessaire.

Le traitement chirurgical consiste en une ablation de la thyroïde qui permet d'obtenir des résultats très satisfaisants.

**basocellulaire** adj. Relatif aux cellules de la couche basale (la plus profonde) de l'épiderme. (Se dit des cancers formés à partir de cette couche, dont le pronostic est bon.)

**basophile** adj. Se dit d'une cellule ou d'un tissu présentant une affinité tinctoriale pour les colorants basiques.

**bassin** n. m. Ceinture osseuse qui constitue la partie inférieure du tronc, lui sert de base et fournit un appui aux membres inférieurs.

**Anatomie.** Le bassin est formé par les *os iliaques,* creusés sur leur face externe d'une cavité articulaire, la cavité cotyloïde, qui reçoit la tête du fémur pour former l'articulation de la hanche. En avant, les deux os iliaques se réunissent au niveau de la symphyse pubienne. En arrière, ils s'articulent avec le *sacrum,* situé au-dessous de la colonne vertébrale lombaire et prolongé en bas par le *coccyx.* Le bassin osseux circonscrit ainsi une cavité en forme d'entonnoir, divisée par un relief, le *détroit supérieur,* en deux parties, le grand bassin et le petit bassin ou *pelvis.* Le grand bassin forme la partie inférieure de la cavité abdominale ; le pelvis est limité en bas par un diaphragme musculo-aponévrotique, le *périnée**. Le petit bassin présente trois rétrécissements dont l'importance est grande en obstétrique :

1. Le *détroit supérieur* (qui marque sa limite supérieure), constitué d'arrière en avant par le promontoire et l'aileron du sacrum, les lignes innominées et les bords supérieurs des pubis (face antérieure des deux os iliaques). Il forme un angle de $60^0$ avec le plan horizontal ;
2. Le *détroit moyen,* au niveau des épines sciatiques de l'os iliaque ;
3. Le *détroit inférieur,* losangique, limité par le bord inférieur du pubis, les branches ischio-pubiennes de l'os iliaque et le sommet du coccyx.

Il existe quelques différences entre le bassin de l'homme et celui de la femme. Chez elle, il est plus large, l'ouverture supérieure plus évasée, l'angle pubien plus ouvert. Ces caractéristiques facilitent l'accouchement. Chez l'homme, au-dessus du plancher périnéal, se trouve la vessie, d'où part l'urètre* (entouré de la prostate*) avant de traverser le périnée ; dans l'urètre prostatique débouchent les canaux éjaculateurs venus des vésicules* séminales, petits réceptacles situés derrière la vessie, en avant du rectum.

**Pathologie.** Les fractures du bassin ont vu

leur fréquence augmenter avec la multiplication des accidents* de la route. Les *fractures parcellaires* intéressent l'une ou l'autre des différentes pièces osseuses sans interrompre l'anneau pelvien ; elles sont de pronostic en général bénin. Les *fractures du cotyle* sont dues à un choc violent sur le fémur ; leur traitement est difficile et des séquelles importantes sont toujours à redouter. Les *fractures de la ceinture pelvienne* rompent la continuité de l'anneau pelvien ; elles sont souvent compliquées de lésions vasculaires, nerveuses ou urinaires (déchirure de la vessie, rupture de l'urètre) qui demandent un traitement d'urgence difficile et peuvent laisser des séquelles importantes. De plus, ces fractures surviennent à la suite de traumatismes importants, entraînant un état de choc grave, surtout s'il s'agit de polytraumatisés chez qui d'autres lésions, abdominales, rénales, cranio-encéphaliques, mettent en jeu le pronostic vital.

**Obstétrique.** En obstétrique, le bassin est l'élément principal de la filière pelvi-génitale que le fœtus doit traverser. Il est donc essentiel de préciser la forme et les dimensions du bassin avant l'accouchement. C'est ce que se proposent la pelvimétrie interne (mesure du diamètre sagittal par le toucher vaginal) et la radiopelvimétrie (radiographie couplée du bassin et d'une réglette graduée).

Le détroit supérieur représente le *plan d'engagement* de la tête du fœtus. Le détroit inférieur représente le *plan de dégagement* par lequel la tête fœtale quitte l'excavation du bassin. Les anomalies du bassin qui sont à l'origine de difficultés lors de l'accouchement constituent la *dystocie* osseuse.* Le rachitisme*, l'ostéomalacie*, l'achondroplasie* l'atrophient et le déforment ; la gibbosité* l'atrophie et le déplace, mais toujours en lui gardant sa symétrie. Au contraire, la coxalgie*, la poliomyélite*, la luxation unilatérale de la hanche* ainsi que les scolioses* vertébrales entraînent des déformations asymétriques.

**bassin** n. m. Récipient aplati, en métal émaillé ou en matière plastique, pour faire uriner et aller à la selle les malades alités. (Le bassin doit être désinfecté à l'eau de Javel.)

**bassinet** n. m. Segment élargi de l'appareil excréteur du rein*, situé à la jonction des grands calices et se continuant par l'uretère.

**Bauhin (valvule de),** repli de la paroi interne du gros intestin au niveau de l'abouchement de l'intestin grêle, et qui empêche le reflux des liquides du premier dans le second.

**baume** n. m. Résine végétale, liquide ou solide, douée de propriétés adoucissantes et légèrement antiseptiques, dites *balsamiques**.

**B. C. G.,** sigle du bacille *bilié de Calmette et Guérin,* bacille tuberculeux bovin atténué, utilisé pour la vaccination antituberculeuse. — Le bacille perd tout pouvoir pathogène par passages successifs sur un milieu de culture spécial.

**Techniques de vaccination.** Le B. C. G. est pratiqué chez les sujets ayant une réaction négative à la tuberculine. On le fait donc précéder d'une cuti- ou d'une intradermoréaction.

***Vaccination intradermique.*** C'est la méthode la plus couramment employée. On injecte un dixième de centimètre cube de vaccin dans le derme du bras. Trois semaines après l'injection, on constate l'apparition d'une papule rouge bleuâtre, qui grossit jusqu'à la 6e semaine et peut donner lieu à un léger écoulement séreux pendant plusieurs semaines.

***Vaccination par scarification.*** On dépose quelques gouttes de suspension vaccinale à 3 cm les unes des autres, et on fait des traits de scarification à travers chaque goutte. Chez le nourrisson, on se contente de deux gouttes et de quatre traits d'un demi-centimètre de long. On laisse sécher avant de recouvrir d'une compresse. Il se forme une croûte qui tombe vers le 5e jour. Les traits deviennent saillants vers la 3e semaine et mettent de 2 à 3 mois pour disparaître. On peut également faire la scarification avec une bague analogue à la bague tuberculinique.

La méthode par scarification ou par bague est employée pour les vaccinations des enfants de moins de 2 ans. Par contre, pour les enfants plus âgés et les vaccinations collectives, on préfère la méthode intradermique.

**Résultats.** Le B. C. G. réalise chez le sujet vierge de toute affection tuberculeuse antérieure une primo-infection se réduisant à la simple positivation des réactions tuberculiniques. Il protège efficacement contre les tuberculoses graves (granulie, méningite tuberculeuse). Des études statistiques ont prouvé que la pratique systématique du B. C. G. a considérablement abaissé la morbidité tuberculeuse.

**Indications.** La loi du 5 janvier 1950 rend obligatoire la vaccination par le B. C. G. de tous les sujets de moins de 25 ans dont les réactions tuberculiniques sont négatives, les enfants fréquentant les établissements scolaires et les crèches, le personnel hospitalier, les militaires et tous les sujets exposés à la contamination tuberculeuse. L'absence de contamination tuberculeuse antérieure est affirmée par la négativité de l'intradermoréaction à 10 unités de tuberculine ou du timbre tuberculinique jusqu'à l'âge de 12 ans. Si toutefois le sujet présente des réactions déjà positives, le B. C. G. ne fait alors que renforcer son immunité. Dans les suites de la vaccination, il faut éviter le contact du vacciné avec des tuberculeux contagieux tant que la cutiréaction n'est pas devenue positive.

**Contre-indications.** Il existe des contre-indications temporaires et définitives à la vaccination contre le B. C. G.

Les contre-indications *temporaires* sont
— la prématurité, tant que l'enfant n'a pas atteint le poids de 3 kg ;
— les maladies aiguës pendant toute la durée de leur évolution et de leur convalescence ;
— les dermatoses étendues en évolution.

Les contre-indications *définitives* sont les affections viscérales chroniques graves : néphrites chroniques, syndromes néphrotiques, cardiopathies mal tolérées.

La vaccination doit être contrôlée dans l'année qui suit et sera périodiquement recontrôlée par réaction tuberculinique, pour procéder, si la cuti redevient négative, à une revaccination.

Indépendamment de son rôle dans la tuberculose, il a été prouvé que le B. C. G. est un stimulant des défenses naturelles de l'organisme en général. C'est ainsi qu'on l'administre dans certains cas à des malades dont les défenses immunitaires sont déficientes, par exemple dans les cas de leucémies, de myélome* ou autres cancers. (V. CANCER, *Chimiothérapie*.)

**béance** n. f. Ouverture anormale d'un orifice.

**En chirurgie dentaire,** la béance est l'impossibilité du contact entre dents antagonistes : *béance incisive.*

**En obstétrique,** la *béance du col utérin* est une ouverture anormale de l'orifice interne du col de l'utérus. La perte de cette fonction de « verrouillage » du col compromet l'évolution de la grossesse en exposant aux avortements involontaires et aux accouchements prématurés. L'origine peut être congénitale, fonctionnelle ou traumatique, à la suite d'un accouchement difficile ou d'un avortement volontaire. Le traitement consiste en un cerclage* du col de l'utérus.

**bébé** n. m. V. NOUVEAU-NÉ et NOURRISSON.

**Bébé-éprouvette,** enfant résultant d'une fécondation* *in vitro* suivie d'une réimplantation de l'embryon dans l'utérus.

**bec-de-lièvre** n. m. Malformation congénitale consistant en une fente plus ou moins étendue de la lèvre supérieure, pouvant atteindre la narine, et résultant de l'absence de soudure des bourgeons faciaux primitifs de l'embryon.

Sa fréquence est de 1 p. 1000. Le bec-de-lièvre peut être uni- ou bilatéral, isolé ou associé à une fissure du palais. À la naissance, il expose à des troubles de la déglutition et aux affections rhino-pharyngées ; par la suite, il peut entraîner des troubles de la parole.

Le traitement est chirurgical et ne peut être envisagé qu'après l'âge de 6 mois.

**bec-de-perroquet** n. m. Prolifération osseuse ou ostéophyte*, en forme de bec d'oiseau, qui apparaît sur le bord des articulations au cours de l'arthrose*.

**béchique** adj. Se dit des substances employées contre la toux : *sirop béchique.* (Actuellement, on tend à remplacer ce terme par celui d'*antitussif*.)

**bégaiement** n. m. Trouble de l'élocution caractérisé par l'impuissance à émettre certains sons ou à enchaîner les mots, en l'absence de toute paralysie.

Plus fréquent chez le garçon que chez la fille, le bégaiement est souvent accompagné de troubles d'ordre respiratoire, moteur (grimaces, contorsions de la tête pendant l'élocution), neurovégétatif (rougeurs, sueurs).

Apparaissant entre 3 et 7 ans, le bégaiement augmente si on y fait attention et avec les émotions. Il disparaît au contraire dans le chant.

Une rééducation douce par un orthophoniste peut guérir le bégaiement, ou du moins apporter une amélioration importante. Les meilleurs résultats sont obtenus avant 7 ans. Jamais, en tout cas, le bégaiement ne doit susciter de railleries ni de colère, qui ne feraient que l'empirer. L'enfant qui bégaie étant souvent anxieux et hyperémotif, voire névrotique, une psychothérapie peut être associée au traitement.

**Behcet (maladie de),** affection exceptionnelle, associant à des poussées d'aphtes de la bouche et des muqueuses génitales des signes oculaires (conjonctivite, uvéite, iritis) et une méningite.

**belladone** n. f. Plante *(Atropa belladona)* ayant des effets physiologiques analogues à ceux de son principe actif, l'*atropine**.

La belladone est employée en pharmacie sous forme d'*extrait de belladone,* d'*huile de jusquiame composée,* de *teinture de belladone* (toxique, tableau A). Elle peut entraîner une intoxication dont les effets sont semblables à ceux de l'atropine. (V. ATROPINE, *Toxicologie*.)

**bénignité** n. f. Caractère des maladies évoluant normalement vers la guérison, sans complications ni séquelles, et des tumeurs non cancéreuses.

**Béniqué (sondes de),** sondes métalliques de calibre croissant et de courbure appropriée, permettant de dilater progressivement l'urètre masculin.

**benjoin** n. m. Résine odorante obtenue par incision d'arbres d'Indo-Malaisie (styrax) et qui se présente en « larmes » jaunâtres ou rougeâtres dont la cassure a une consistance cireuse et dégage une odeur de vanille.
Le benjoin est employé dans les affections des voies respiratoires supérieures en inhalations (teinture de benjoin) et en sirops ; il entre dans la formule de produits dermatologiques.
**Benjoin colloïdal.** Il est utilisé dans une réaction de floculation du liquide céphalo-rachidien ; cette réaction sert au diagnostic de la syphilis nerveuse.

**benzène** n. m. Carbone cyclique isolé des produits de distribution des huiles minérales et de la houille. (Syn. : BENZINE.)
On a utilisé le benzène dans le traitement des parasitoses externes : gale, aoûtats, phtiriase, mais c'est surtout un détachant et un solvant industriel dont l'inhalation fréquente peut provoquer le *benzolisme,* maladie professionnelle.
**Toxicologie.** Le benzène et ses homologues (toluène, xylène) peuvent provoquer des intoxications aiguës ou chroniques.
***L'intoxication aiguë.*** Elle touche surtout le système nerveux. Les premiers signes consistent en des vertiges, une euphorie inexpliquée, des nausées et des vomissements, des maux de tête et une congestion du visage. Le sujet titube, paraît en état d'ébriété. Si l'intoxication est importante, un flou de la vision, des tremblements apparaissent, puis un coma accompagné de convulsions et de troubles du rythme cardiaque. La mort peut survenir par collapsus*, encombrement respiratoire ou tachycardie* irréductibles. Le contact du benzène avec la peau entraîne une irritation et des rhagades (fissures, crevasses).
Le *traitement* consiste à soustraire immédiatement la victime aux vapeurs toxiques. Il n'y a pas d'antidote, le traitement est purement symptomatique.
***L'intoxication chronique.*** Le benzène provoque une atteinte de la moelle osseuse, où se fait l'hématopoïèse*. Il en résulte des anomalies d'une des trois lignées sanguines, ou des trois à la fois, réalisant une *aplasie* médullaire* mortelle. Cette aplasie peut être remplacée par une hémolyse*, une polyglobulie* ou une leucémie. Heureusement, les lésions sanguines sont lentes à se constituer et sont souvent dépistées à leur stade de début : légère anémie* hypochrome, baisse des globules blancs polynucléaires neutrophiles, augmentation des éosinophiles. Il faut alors muter de poste le sujet concerné. Une atteinte plus importante justifie la déclaration en tant que *maladie professionnelle du benzolisme,* inscrit au tableau 4 du régime général.
En raison de la gravité de l'intoxication au benzène, des *mesures préventives* concernant les ouvriers, d'une part, et les produits manipulés, d'autre part, sont rendues obligatoires par les décrets du 16 octobre 1939 et du 23 août 1947. Notamment, les visites médicales de contrôle sont obligatoires pour les ouvriers travaillant dans le benzène.

**benziodarone** n. f. Vasodilatateur coronarien doué en outre d'une forte action uricosurique, c'est-à-dire éliminant l'acide urique par les urines.

**benzoïque** adj. Etymologiquement : « dérivé du benjoin ».
*Acide benzoïque,* acide cyclique jadis extrait du benjoin, auquel il doit son nom, et doué de propriétés antiseptiques intestinales et expectorantes.
*Benzoate de sodium,* sel de l'acide benzoïque, utilisé comme diurétique, antiseptique génito-urinaire, cholagogue et expectorant.
*Benzoate de benzyle,* ester benzoïque de l'alcool benzylique, utilisé comme antispasmodique et en applications locales dans les parasitoses externes : gale, phtiriase.

**benzolisme** n. m. Intoxication par le *benzène** ou ses homologues.

**benzonaphtol** n. m. Ester benzoïque du naphtol, utilisé comme antiseptique intestinal.

**benzylthiouracile** n. m. Substance synthétique utilisée pour son action antithyroïdienne.

**béquillard, e** n. Personne qui se sert de béquilles.
**Syndrome des béquillards,** ensemble des troubles entraînés par la compression du paquet vasculo-nerveux de l'aisselle par les béquilles : fourmillements, insensibilité des doigts, paralysies, troubles circulatoires. Ce syndrome peut être évité par l'utilisation de « cannes anglaises », avec lesquelles l'appui se fait sur les avant-bras.

**béquille** n. f. Bâton destiné à aider les infirmes à marcher, l'appui se faisant sous les aisselles, qui reposent sur un support placé à l'extrémité supérieure de la béquille. (V. BÉQUILLARD, *Syndrome des béquillards*.)

**Berck,** station climatique du Pas-de-Calais, à 45 km d'Abbeville, spécialisée dans le traitement des affections ostéo-articulaires.

Réservée au traitement des tuberculoses osseuses et articulaires jusqu'à la Seconde Guerre mondiale, la station s'est orientée depuis vers le traitement des autres affections osseuses et des atteintes neuro-musculaires.

**béribéri** n. m. Maladie provoquée par la carence en vitamine B1, consécutive à une alimentation exclusive par le riz décortiqué, dépourvu de vitamine B1.

Le béribéri s'observe presque uniquement en Extrême-Orient et en Afrique. La maladie touche principalement le système nerveux : polynévrite* des membres inférieurs, diminution de la force musculaire, crampes des mollets, chaleur des extrémités, abolition des réflexes. La *forme sèche* du béribéri est limitée à ses manifestations nerveuses. Le *béribéri humide* est accompagné d'œdèmes importants, gagnant parfois les séreuses : gros cœur avec péricardite, ascite*. Sans traitement, la maladie évolue vers la mort.

**Traitement.** Il consiste en l'administration de vitamine B1 à fortes doses, par voie buccale ou en injections, et en un régime alimentaire riche et équilibré. Dans la forme humide, il faut adjoindre un traitement symptomatique pour combattre les troubles cardiaques.

**bérylliose** n. f. Affection provoquée par le contact avec le béryllium*, dont certaines formes sont reconnues comme maladies professionnelles.

Les signes de la bérylliose sont essentiellement cutanés (granulomes) et pulmonaires (V. PNEUMOCONIOSE).

**béryllium** n. m. Métal gris, extrait du béryl, et utilisé sous forme de fluorure.

Les ouvriers se trouvent à son contact dans les mines d'extraction, dans les piles atomiques et dans diverses industries. Il provoque la bérylliose*.

**Besnier-Bœck-Schaumann (maladie de),** maladie du système réticulo-endothélial, dont on ne connaît ni la cause ni le mode de production, et qui se caractérise par la présence dans les organes atteints de petites tumeurs conjonctives contenant des cellules épithélioïdes et histiocytaires (les *granulomes sarcoïdosiques*). [Syn. : LYMPHOGRANULOMATOSE BÉNIGNE, SARCOÏDOSE.]

Les manifestations sont très diverses, et la plus fréquente est l'augmentation symétrique du volume des ganglions lymphatiques du médiastin (adénopathies hilaires bilatérales), sans traduction clinique. Les autres organes atteints sont nombreux.

L'*atteinte cutanée* se traduit par l'existence de « sarcoïdes », nodules rouges, indolores, siégeant à la face, aux épaules, sur les membres, de taille variable allant de celle d'une tête d'épingle au vaste placard tuméfié ; leur aspect rappelle celui des engelures, et le diagnostic repose sur l'examen des lésions au microscope.

Les *lésions oculaires* constituent une iridocyclite (inflammation de l'iris et de son pourtour) et s'associent fréquemment à une inflammation des glandes salivaires, la parotide surtout.

Les *lésions pulmonaires* rappellent, à l'examen radiologique, celles de la tuberculose.

Les *lésions osseuses* siègent électivement sur les phalanges des doigts de la main et du pied, qui sont tuméfiés.

On peut observer une hépatomégalie (gros foie), une splénomégalie (grosse rate), une perte de poids, de la fièvre, le malade se plaignant de malaises vagues.

Le diagnostic fait appel à quelques particularités de la maladie : absence de réaction de la peau à l'injection de tuberculine (anergie cutanée), formation d'un nodule sur la peau du sujet malade lorsqu'on injecte ses extraits de ganglions atteints de sarcoïdose (réaction de Kveim). De plus, on note une augmentation du taux sanguin du calcium et des gammaglobulines*.

Cependant la clef du diagnostic reste dans l'examen histologique des lésions, qui y découvre l'existence du granulome sarcoïdosique. La sarcoïdose est une maladie généralement bénigne : les lésions cutanées se résorbent lentement, les lésions pulmonaires s'atténuent rapidement sous traitement. Cependant la maladie peut se stabiliser, voire s'aggraver, pour aboutir à une insuffisance respiratoire sévère.

Les corticoïdes constituent le seul traitement efficace de cette maladie.

**Besredka (méthode de désensibilisation de),** méthode consistant à fractionner les injections (de sérum en particulier), destinée à éviter des réactions de type anaphylactique* qui pourraient être provoquées par l'introduction dans l'organisme d'une protéine étrangère. La dose à injecter est ainsi administrée à doses croissantes toutes les 15 ou 20 minutes, et on interrompt les injections à l'apparition du moindre malaise.

**bestialité** n. f. Comportement sexuel anormal, caractérisé par la pratique de rapports sexuels avec des animaux.

**bêtabloquant** n. m. et adj. Nom donné

aux médicaments ayant une action *sympatholytique* ou *adrénolytique,* c'est-à-dire inhibiteurs du système sympathique*, dont le médiateur chimique est l'adrénaline.
L'action de ces inhibiteurs s'exerce électivement sur les récepteurs *bêta* du système sympathique, d'où leur nom. (V. aussi ADRÉNERGIQUE, *Récepteurs adrénergiques,* et ALPHABLOQUANT.)
L'utilisation des bêtabloquants est importante cn cardiologie, pour diminuer les besoins en oxygène du muscle cardiaque dans l'angine de poitrine (v. ANGOR) et pour diminuer son excitabilité dans les troubles du rythme (tachycardies) ; on emploie également les bêtabloquants dans le traitement de l'hypertension artérielle.
**bétaïne** n. f. Corps dérivant de la choline par oxydation, administré par voie orale dans des affections hépatiques, l'hypercholestérolémie, etc.
**bêtaméthazone** n. f. Corticoïde anti-inflammatoire de synthèse (fluoro-9 α-méthyl-16 β-prednisolone) ayant des effets analogues à ceux de la cortisone.
**beurre** n. m. Corps gras du lait, obtenu par centrifugation, fermentation, puis barattage (battage mécanique).
La composition du beurre est la suivante (pour 100 g) : lipides, 84 g ; eau, 14 g ; protides, 0,8 g ; glucides, 0,5 g ; traces de sels minéraux, vitamines A et D. Sa valeur nutritive est très élevée : 760 calories pour 100 g. Le beurre est plus digeste cru que cuit. Le rancissement est dû à une pullulation microbienne, avec formation d'acide butyrique. Le beurre pasteurisé se conserve plus facilement.
Le beurre doit être rationné ou supprimé dans les hyperlipémies, les hypercholestérolémies, l'athérosclérose, l'obésité.
**Beurre de cacao,** corps gras du cacao*, employé comme excipient des suppositoires, bâtons de rouge à lèvres et diverses préparations dermatologiques.
**bézoard** n. m. Concrétion formée de débris végétaux ou de cheveux, qu'on retrouve dans l'estomac de certains psychopathes qui avalent n'importe quoi.
**Biarritz,** station climatique et thermale du golfe de Gascogne, à 8 km de Bayonne.
CLIMAT. Les variations de température sont faibles, aussi bien entre le jour et la nuit qu'entre l'été et l'hiver. Les pluies ont une répartition régulière et le degré hygrométrique est élevé. Tous ces éléments constituent un climat stimulant favorable aux convalescences, aux consolidations osseuses, aux asthénies, aux retards de croissance.
EAUX. Les eaux naturelles de Biarritz-Briscous, contenant 300 g de sel par litre (11 fois plus que l'eau de mer), sont employées en bains, douches et applications locales dans les affections gynécologiques.
**biberon** n. m. Petite bouteille en verre graduée, utilisée pour l'allaitement artificiel. Le biberon doit résister à la stérilisation, posséder à la partie supérieure une rainure destinée à ajuster la tétine, recouverte ou non d'un bouchon. Le biberon doit être stérilisé avant chaque usage ; il est lavé sans produits détersifs à la fin de chaque tétée. Pour donner le biberon, on tient l'enfant en position demi-assise, dans les bras ; on vérifie la chaleur du liquide (sur le dos de la main) et la bonne perméabilité des orifices de la tétine. Si le lait coule difficilement, on agrandit les trous avec une aiguille chauffée au rouge. Si le lait coule trop vite et fait tousser l'enfant, il faut changer la tétine.
**bicarbonate** n. m. Sel dérivé de l'acide carbonique.
Le *bicarbonate de sodium* ($CO_3HNa$), dissocié en ses ions ($CO_3H^-$ et $Na^+$), joue un rôle dans l'équilibre acido*-basique de l'organisme. Il est employé en solutions naturelles (eaux de Vichy, de Vals) ou pharmaceutiques (associé aux sulfate, phosphate, citrate) dans le traitement de l'acidité gastrique, des gastrites, et pour lutter contre l'acidose.
**biceps** adj. et n. m. Se dit d'un muscle dont l'une des extrémités se termine par deux tendons ou « chefs ».
Le biceps *brachial,* qui fait saillie à la face antérieure du bras, est fléchisseur de l'avant-bras sur le bras. Le biceps *crural,* à la face postérieure de la cuisse, fléchit la jambe sur la cuisse.
**Biermer (anémie de),** anémie grave, due à un défaut d'absorption de la vitamine B12. (Syn. : ANÉMIE PERNICIEUSE.)
La vitamine B12 étant nécessaire à la multiplication des globules rouges, sa carence entraîne une diminution du nombre de ceux-ci et un défaut de leur maturation qui aboutit à la production d'hématies anormalement grandes *(mégaloblastes).* Le défaut d'absorption de la vitamine B12 est lié à l'absence de *facteur intrinsèque* gastrique,* nécessaire à cette absorption.
La maladie de Biermer frappe essentiellement les sujets de race blanche, surtout les femmes, et à l'âge mûr. Elle présente par ailleurs un caractère *familial.*
Ses manifestations sont de trois ordres :
1. *Anémique :* le malade venant consulter pour des troubles fonctionnels gênants (fatigue, pâleur, essoufflement, palpitations) ;
2. *Digestif :* toutes les muqueuses diges-

tives sont atrophiées, ce qui est visible au niveau de la langue, qui est lisse, vernissée, et dont les sillons sont effacés : c'est la classique *glossite de Hunter*. Il peut exister une diarrhée graisseuse importante ou, au contraire, une constipation ; 3. *Neurologique :* souvent discrètes (fourmillement des extrémités, perte de la sensibilité profonde, exagération des réflexes ostéo-tendineux).
Le diagnostic est porté devant la numération sanguine, qui montre une anémie normochrome, arégénérative (v. ANÉMIE). Le myélogramme* révèle la mégaloblastose, dont l'origine est précisée par l'étude de l'absorption gastrique de la vitamine B12 radioactive (test de Schilling*) et par la mesure de l'acidité gastrique, qui s'est effondrée.
**Traitement.** Il consiste en l'administration intramusculaire de vitamine B12 à la dose de 100 à 1 000 gammas par jour jusqu'au retour à la normale de la numération. La « crise réticulocytaire » (apparition de nombreux réticulocytes dans le sang, témoignant de la reprise de l'hématopoïèse*) affirme l'efficacité du traitement. Un traitement d'entretien doit être poursuivi à vie, à la dose de 100 gammas par mois environ. Le traitement a transformé le pronostic de l'anémie de Biermer, jadis toujours mortelle.
**bigéminisme** n. m. Ensemble de deux systoles (contractions cardiaques) dans lequel la systole normale est suivie d'une extrasystole* plus faible. — Dans le *pouls bigéminé,* les deux pulsations sont suivies par une série plus ou moins longue de contractions normales. (Syn. : BIGÉMINIE.)
**biguanide** n. m. Corps dérivé du noyau de la guanidine. — Certains biguanides sont employés dans le traitement oral du diabète*.
**bilan** n. m. 1. Somme des entrées et des sorties du métabolisme d'un individu : bilan d'eau, bilan d'azote, bilan électrolytique. (Le bilan est positif s'il y a plus d'entrées que de sorties, et négatif dans le cas contraire.)
2. Ensemble des résultats des examens biologiques, cliniques et radiologiques appréciant l'état de santé d'un individu (par exemple, *bilan préopératoire* comprenant l'étude de l'état cardio-vasculaire, rénal, pulmonaire, etc., d'un malade avant l'intervention).
**bile** n. f. Liquide sécrété par le foie*, au taux de 0,8 à 1 litre par jour.
Excrétée par la cellule hépatique dans les canalicules biliaires du foie, la bile gagne ensuite la vésicule biliaire. Là, elle est stockée, concentrée, puis déversée par le canal cholédoque dans l'intestin (duodénum), au moment de la digestion. Ses constituants principaux sont les sels biliaires*, la bilirubine* et le cholestérol*. La bile est à la fois un suc digestif, car elle agit sur la digestion des graisses, et un liquide d'excrétion, car elle stimule la contractilité de la vésicule biliaire et de l'intestin. Sa rétention provoque l'ictère* (jaunisse).
En thérapeutique, la bile est utilisée sous forme d'extrait sec, par voie rectale ou orale, contre la constipation et les troubles de la digestion intestinale.
**bilharziose** n. f. Maladie parasitaire humaine, due à l'infestation de l'organisme par un petit ver rond, la bilharzie, encore appelée *schistosome.*
Les bilharzioses sévissent dans les régions tropicales et subtropicales, où plus de 150 millions de personnes en sont atteintes.
**Les parasites.** Ce sont des vers trématodes à sexes séparés. Le mâle présente sur sa face ventrale un canal dans lequel se glisse la femelle. Ce couple inséparable vit dans les veines, où il se nourrit de sang, et résiste très longtemps.
Les femelles pondent des œufs qui, éliminés avec les selles ou les urines, effectuent leur cycle en eau douce. Puis l'embryon, ou *miracidium,* s'en échappe, pénètre dans un mollusque, hôte intermédiaire qui diffère selon l'espèce de bilharzie. Après maturation, il donne naissance à de nombreuses larves, ou *cercaires,* puis aux *furcocercaires,* qui, après avoir quitté leur hôte, parasitent l'homme.
**Mode de contamination.** Les furcocercaires ont besoin, pour se développer, d'une température élevée et d'une eau peu courante. La contamination active se fait au travers de la peau immergée. Les furcocercaires gagnent ensuite par voie veineuse le système de la veine porte, puis la grande circulation. Devenus adultes 2 mois plus tard, ils s'accouplent et commencent à pondre vers le 60$^{e}$ jour.
**Clinique.** On distingue 4 types de bilharzioses.
1. *Bilharziose intestinale* à *Schistosoma mansoni.* C'est la plus largement distribuée en Afrique, en Amérique centrale et aux Antilles. Après un bain infestant et une incubation silencieuse de 3 à 6 semaines, la période d'état se caractérise par une fièvre élevée, un gros foie et une grosse rate, parfois des signes pulmonaires. La phase de localisation des vers adultes est l'origine de douleurs abdominales, de diarrhées, sanglantes ou non, ou d'un syndrome dysentérique. L'atteinte du foie et de la rate fait toute la gravité

de cette localisation ; elle ne survient qu'en cas de contamination massive (ce qui se voit au Brésil). Des complications intestinales, pulmonaires et neurologiques peuvent se rencontrer.
2. *Bilharziose sino-japonaise à Schistosoma japonicum.* Elle sévit en Chine, au Japon, en Corée, aux Philippines, au Laos, au Cambodge. Cette forme ressemble beaucoup à la précédente, mais a une évolution plus rapide et un pronostic plus grave. Les signes sont très intenses (fièvre, tuphos*), la période de localisation marquée par des signes d'entérite, une atteinte du foie et de la rate précoce et plus grave.
3. *Bilharziose urinaire à Schistosoma hœmatobium.* On la rencontre en Afrique, en Asie Mineure, en Inde. La phase cutanée n'existe pas. La maladie débute par l'hématurie*, signe de localisation vésicale, vers le 3e mois. Celle-ci reste souvent isolée en dehors de poussées de cystite*. L'évolution se fait progressivement vers des lésions vésicales, urogénitales, responsables d'infection et de troubles urinaires graves.
4. *Bilharziose rectale à Schistosoma intercalatum.* On la rencontre au Congo, au Gabon, au Cameroun. Les premiers stades sont silencieux et aboutissent à des lésions de recto-colite granulomateuse, associées à des atteintes génitales.
**Diagnostic.** Il repose sur la recherche des œufs de schistosomes dans les urines, les selles, sur les biopsies rectales et vésicales, sur les réactions sérologiques spécifiques.
**Traitement.** On emploie des dérivés de l'antimoine en injections intramusculaires, mais surtout le niridazole *per os* (25 mg/kg par jour pendant 7 jours), sauf en cas d'hypertension portale. Un traitement chirurgical est parfois nécessaire.
**Prophylaxie.** Individuelle, elle consiste à éviter l'immersion en eau douce dans les régions d'endémie. Générale, elle associe la lutte antimollusques, la lutte contre le réservoir de germes (les mollusques) et surtout l'hygiène (éviter la souillure par les selles).

**biliaire** adj. Relatif à la bile.
**Acides et sels biliaires.** Constituants de la bile, les acides biliaires *(acides glycocholiques* et *taurocholiques)* sont fabriqués par le foie à partir du cholestérol et ensuite éliminés dans la bile. Les neuf dixièmes en sont réabsorbés par l'intestin *(cycle entéro-hépatique).* Les sels de ces acides, ou *sels biliaires,* ont un rôle important dans la digestion des graisses : ils facilitent l'émulsification des graisses alimentaires, nécessaire à leur absorption, et stimulent la motricité intestinale et celle de la vésicule. Leur rétention (lors des choléstases*) entraîne une stéatorrhée (selles graisseuses) et un prurit. On évalue alors leur concentration sanguine *(cholalémie)* et urinaire *(cholalurie).*
**Calculs biliaires.** V. ci-dessous *Calculs* et *inflammations des voies biliaires.*
**Pigments biliaires.** Ce sont la bilirubine* et ses dérivés. Leur rétention entraîne l'ictère*.
**Voies biliaires,** ensemble des canaux qui drainent la bile* sécrétée par le foie* jusqu'au tube digestif.
***Anatomie.*** Les *voies biliaires intrahépatiques* ont leur origine dans les canalicules situés à l'intérieur des lobules du foie ; ces canalicules se jettent dans des canaux périlobulaires, qui s'anastomosent entre eux et forment les canaux hépatiques droit et gauche.
La *voie biliaire principale* naît dans le hile* du foie par la jonction des deux canaux hépatiques ; le *canal hépatique* ainsi formé descend dans le pédicule hépatique, reçoit le canal cystique (qui draine la vésicule biliaire) et prend alors le nom de *canal cholédoque ;* celui-ci passe en arrière du duodénum et de la tête du pancréas*, puis pénètre dans l'épaisseur même de cet organe, où il s'acccle au canal de Wirsung, qui draine le pancréas. Les deux canaux traversent la paroi de la deuxième partie du duodénum et se réunissent en une formation appelée *ampoule de Vater,* avant de s'ouvrir dans cet organe. La terminaison du cholédoque et du canal de Wirsung est entourée d'un sphincter musculaire, le *sphincter d'Oddi,* dont le rôle est très important dans la pathologie bilio-pancréatique. La *voie biliaire accessoire* comprend la vésicule biliaire ou *cholécyste* et son canal excréteur, le *canal cystique,* qui se jette dans la voie biliaire principale.
***Physiologie.*** La régulation du flux biliaire est déterminée par le débit de bile sécrétée par le foie, par la contraction vésiculaire et par le tonus du sphincter d'Oddi. Au début d'un repas, l'influence du nerf pneumogastrique (déclenchée par la vue, le goût, l'odorat) entraîne une discrète contraction vésiculaire et une fermeture du sphincter d'Oddi, d'où mise en tension du contenu cholédocien. Quand le chyme* gastrique parvient dans l'intestin grêle, celui-ci sécrète une hormone, la *cholécystokinine,* qui entraîne la contraction vésiculaire ; parallèlement, le sphincter d'Oddi se relâche et permet l'écoulement de la bile dans le duodénum ; dans la suite de la digestion, la sécrétion de bile

hépatique est maintenue à un degré élevé. Cette physiologie peut être explorée par le *tubage* duodénal.*

***Exploration radiologique des voies biliaires.***

— La *radiographie sans préparation* recherche l'image directe de calculs spontanément opaques.

— La *cholécystographie* consiste à faire ingérer un produit de contraste électivement excrété par la muqueuse de la paroi vésiculaire : on peut ainsi déceler des calculs sous forme de taches claires dans la masse vésiculaire opaque.

— Quand la vésicule ne s'opacifie pas par voie orale (ou quand le sujet a subi une cholécystectomie), on peut opacifier l'arbre biliaire par voie intraveineuse *(cholangiographie)*, le produit injecté étant excrété par la cellule hépatique.

— Enfin, la réalisation de radiographies de la voie biliaire principale doit faire partie de toute opération sur les voies biliaires, associée à l'étude des pressions qui règnent dans l'hépato-cholédoque *(radiomanométrie* peropératoire).*

***Pathologie.***

CALCULS ET INFLAMMATIONS DES VOIES BILIAIRES. Les calculs biliaires sont particulièrement fréquents. Leur formation constitue la *lithiase biliaire*. Quatre fois plus fréquente chez la femme que chez l'homme, on a invoqué successivement, pour expliquer la lithiase biliaire, les régimes riches, la suralimentation, la sédentarité, les grossesses, sans arriver à établir de véritable schéma physiopathologique. Les calculs ont un centre fait de cholestérol cristallisé, entouré de couches variables dont la teneur en calcium détermine leur opacité ou leur transparence aux rayons X. En général ils sont multiples, mais un calcul solitaire peut atteindre le volume d'un œuf de poule. Parfois la lithiase est cliniquement silencieuse, découverte fortuitement lors d'une radiographie systématique. Souvent, des troubles digestifs mineurs se manifestent : mauvaises digestions, nausées, ballonnement, et l'examen peut montrer une douleur sous les côtes, à droite, nette lors d'une forte inspiration (manœuvre de Murphy). Lorsqu'un calcul migrant se bloque et obture temporairement le canal, il peut entraîner une crise de *colique* hépatique*. Le calcul peut s'enclaver dans le canal cystique : la vésicule ne peut plus se vider de son contenu et se dilate sous l'effet de sa propre sécrétion *(hydrocholécyste)*. Si l'enclavement a lieu dans le cholédoque, apparaît un *ictère* par rétention*, avec jaunisse et passage des pigments biliaires dans les urines, qui deviennent foncées. Même en l'absence de migration, la lithiase irrite les parois de la vésicule, dont la muqueuse s'ulcère, s'épaissit : c'est la *cholécystite chronique* lithiasique, qui peut évoluer vers l'inflammation aiguë avec suppuration ; cette *cholécystite aiguë* peut aboutir à la perforation de la vésicule dans le péritoine (péritonite biliaire ou abcès sous-phrénique) ou dans un organe voisin (fistule cholécysto-duodénale) ; le calcul peut alors migrer dans le tube digestif et provoquer une occlusion *(iléus biliaire)*.

La stase biliaire (stagnation de la bile) et les lésions du sphincter d'Oddi peuvent être à l'origine d'une inflammation des canaux biliaires : ces *angiocholites* sont des infections graves, entraînant des signes généraux sévères, voire une septicémie. Les calculs du cholédoque peuvent aussi avoir un retentissement grave sur le pancréas*, déclenchant une *pancréatite*.

La lithiase biliaire prédispose indubitablement au cancer de la vésicule.

DYSKINÉSIES BILIAIRES. En dehors de la lithiase, les troubles fonctionnels des voies biliaires ne sont pas rares ; on les groupe sous le nom de *dyskinésies biliaires* : troubles de contraction de la vésicule, dysfonctionnement du sphincter d'Oddi, responsables de coliques hépatiques sans lithiase, de migraines, de vomissements. Ces dyskinésies sont difficiles à traiter et rarement améliorées par la chirurgie.

TUMEURS ET AUTRES LÉSIONS. Les cancers des voies biliaires peuvent s'observer en l'absence de calculs, notamment au niveau des canaux hépatiques ; ils sont souvent latents jusqu'à ce que le rétrécissement du canal entraîne un ictère (jaunisse). Les cancers du pancréas sont souvent la cause d'un ictère par rétention, en enserrant le cholédoque dans sa partie intrapancréatique.

Beaucoup plus rares sont les lésions congénitales ou les tumeurs bénignes des voies biliaires. Des parasites peuvent atteindre les voies biliaires : *douves*, qui peuvent entraîner un ictère par rétention, et *ascaris*, qui, remontant du duodénum dans le cholédoque, entraînent une crise d'angiocholite.

***Chirurgie des voies biliaires.*** L'intervention la plus fréquente est la *cholécystectomie*, ou ablation de la vésicule biliaire, traitement de base de la lithiase vésiculaire. Dans certains cas, on peut être amené à pratiquer l'abouchement de la vésicule à la peau (cholécystostomie), à l'estomac ou au duodénum. La *cholédocotomie*, ou ouverture du canal cholédoque, permet d'explorer la voie biliaire principale, d'en extraire les calculs au moyen de pinces spéciales et même de contrôler à vue l'état des canaux. La terminaison du cholédoque peut être abordée en ouvrant la deuxième portion du duodénum (duoténotomie), ce qui permet de faire une *sphinctérotomie* en sectionnant tout ou partie du sphincter d'Oddi afin d'extraire un calcul enclavé dans l'ampoule de Vater. Enfin, lorsque l'obstacle à l'écoulement de la bile dans le duodénum est inextirpable chirurgicalement ou risque de se reproduire, on pratique une anastomose bilio-digestive : entre le cholédoque et l'intestin grêle.

**bilieux, euse** adj. **Fièvre bilieuse hémoglobinurique,** accident grave du paludisme à *Plasmodium falciparum,* survenant classiquement chez les sujets atteints après une prise excessive de quinine ou après un refroidissement chez des sujets affaiblis.
La fièvre bilieuse hémoglobinurique se manifeste par une fièvre élevée avec des frissons, un ictère*, l'apparition d'hémoglobine dans les urines et une chute de tension importante qui peut faire craindre une anurie*.
Un traitement d'urgence, portant sur le choc et l'anurie, doit être appliqué dans un centre spécialisé. La prévention consiste en une thérapeutique prudente du paludisme.

**bilirubine** n. f. Pigment biliaire jaunâtre, responsable de la couleur de la bile, et provenant de la dégradation de la biliverdine*.
Insoluble dans l'eau, la bilirubine circule dans le sang, combinée à l'albumine. On la désigne à ce stade sous le nom de *bilirubine libre, indirecte* ou *non conjuguée.* Son taux sanguin normal est inférieur à 10 mg par litre de sang. De la circulation, elle passe dans la cellule hépatique, où elle est conjuguée à l'acide glycuronique. Dite alors *bilirubine conjuguée* ou *directe,* elle est éliminée dans la bile (son taux sanguin est pratiquement nul). Une partie en est réabsorbée dans l'intestin, et le reste, transformé en stercobilinogène*, est éliminé dans les fèces, auxquelles il donne leur couleur.
L'augmentation du taux de bilirubine dans le sang entraîne son passage dans les tissus et l'ictère* (jaunisse).

**biliverdine** n. f. Pigment biliaire vert, dérivé de l'hémoglobine*.

**binoculaire** adj. Résultant de la vision des deux yeux, propre à cette vision : *vision binoculaire, microscope binoculaire.*

**biochimie** n. f. Chimie des substances et des réactions existant chez les êtres vivants.

**biologie** n. f. Science de la vie sous toutes ses formes : *biologie végétale, animale, humaine.*
La biologie, pénétrant de façon toujours plus intime les mécanismes de la vie, a reculé ses frontières jusqu'au niveau de la cellule (biologie cellulaire) et au niveau de la molécule (biologie moléculaire). La biologie médicale est l'application de diverses techniques de laboratoire dans une intention diagnostique. (V. ANALYSE.)

**biomicroscope** n. m. Microscope binoculaire utilisé pour l'examen de l'œil. (Syn. : LAMPE À FENTE.)

**biopsie** n. f. Prélèvement d'un fragment de tissu dans l'intention de l'analyser.
La biopsie peut être effectuée lors d'une intervention chirurgicale (biopsie extemporanée), par un prélèvement superficiel avec une pince particulière (col utérin), par le curetage d'une cavité naturelle (biopsie d'endomètre) ou par la ponction d'une « carotte » de tissu avec des aiguilles creuses spéciales (biopsie de rein, de foie, etc.). Le tissu biopsié est examiné au microscope (examen anatomo-pathologique). La *biopsie-exérèse* est une intervention chirurgicale consistant à prélever en une seule fois la totalité de la lésion à examiner.

**bios** n. m. Substance complexe contenue dans la levure de bière, comprenant le bios I (vitamine B7) identifié à l'inositol*, le bios II (vitamine B8 ou biotine), ainsi que l'acide folique (vitamine B9) et l'acide pantothénique (vitamine B5).

**biothérapie** n. f. Traitement utilisant soit les organismes vivants (yogourt, kéfir, levures, microbes divers), soit les milieux de culture où ils vivent (lait, suc gastrique).

**biscotte** n. f. Tranche de pain séchée et dorée au four, friable et facilement attaquable par les sucs digestifs.
La valeur nutritive des biscottes est, à poids égal, *supérieure* à celle du pain (360 calories pour 100 g). Il existe des biscottes sans sel (hypertension, néphrites) et des biscottes au gluten (pour diabétiques).

**biscuit** n. m. La valeur nutritive des biscuits (faits de farine, œufs et sucre) est élevée (410 calories pour 100 g). — On prépare des biscuits spéciaux (avec sels minéraux, vitamines) pour les rations d'effort des sportifs ou des combattants.

**bismuth** n. m. Métal d'un blanc jaunâtre. Le *nitrate basique,* ou sous-nitrate de bismuth, et le *carbonate de bismuth* sont des pansements gastro-intestinaux et des antidiarrhéiques. Le *gallate basique de bismuth* est employé en dermatologie.
**Toxicologie.** L'emploi des sels de bismuth

ayant beaucoup augmenté dans les dernières années, on a constaté l'apparition d'encéphalopathies toxiques, survenant surtout après l'absorption de fortes doses répétées. En conséquence, toutes les spécialités à base de bismuth ont été retirées du commerce en 1978 afin d'élucider les causes de ces accidents et d'éviter leur répétition.

**bistouri** n. m. Petit couteau à lame pointue, très tranchant, utilisé en chirurgie pour inciser les tissus.

Le *bistouri électrique* est une pointe métallique qui produit une étincelle destructive sous l'effet d'un courant de haute fréquence.

**B. K.,** sigle de BACILLE DE KOCH*, bacille acido-alcoolo-résistant, responsable de la tuberculose.

**Blakemore (sonde de),** sonde de caoutchouc, entourée d'un ballonnet gonflable, qui, introduite dans l'œsophage et la partie supérieure de l'estomac, est destinée à arrêter les hémorragies par rupture de varices* œsophagiennes. (V. HYPERTENSION *portale*.)

**blanc** n. m. **Blanc de baleine,** matière cireuse extraite des tissus adipeux du cachalot et entrant dans la composition du *cérat* cosmétique* et des *cold* cream.* (Syn. : SPERMACETI.)

**Blanc de l'œil,** partie visible de la sclérotique, entourant la cornée. — Lorsque le blanc de l'œil devient rouge, il peut s'agir d'une hémorragie (teinte uniforme) ou d'une congestion (conjonctivite*, kératite*).

**blastocyste** n. m. Stade de l'embryogenèse au cours duquel l'œuf fécondé, segmenté et préalablement appelé *morula,* se creuse d'une cavité centrale, ou *blastocèle.*

**blastocystis** n. m. Champignon *(Blastocystis hominis)* non pathogène, souvent retrouvé à l'examen microscopique des selles des sujets vivant dans des régions tropicales, et qui est souvent confondu avec le kyste amibien.

**blastomère** n. m. Cellule initiale indifférenciée, résultant de la division de l'œuf fécondé. — De 2, 4, 8, 16, etc., blastomères, l'œuf arrive au stade d'une petite masse pleine, en forme de mûre, la *morula.*

**blastomycoses** n. f. pl. Affections causées par des champignons qui se multiplient par bourgeonnement et ont un aspect soit de levures, soit de filaments, ou des deux à la fois. (V. CANDIDOSE et CRYPTOCOCCOSE.)

**blastula** n. f. Syn. de BLASTOCÈLE. (V. BLASTOCYSTE.)

**blennorragie** n. f. Infection d'origine presque toujours vénérienne, provoquée par le *gonocoque de Neisser.*

La fréquence de la blennorragie a beaucoup augmenté dans le monde ces dernières années, vraisemblablement du fait de la plus grande liberté sexuelle, de la contraception et du brassage des jeunes.

**Signes.** La blennorragie, ou gonococcie, provoque un écoulement douloureux au niveau des muqueuses atteintes. Chez l'homme, elle siège au niveau de l'urètre (urétrite) et se traduit par des douleurs intenses lors de la miction (« chaude-pisse »), apparaissant de 5 à 9 jours après le contact infectant. Chez la femme, le début peut se faire sur un mode aigu (vulvite, urétrite, bartholinite, annexite ou pelvipéritonite) ou de façon d'emblée chronique et plus sournoise, de diagnostic difficile. Le diagnostic repose sur la mise en évidence du germe, le gonocoque, qui se révèle comme un diplocoque encapsulé Gram négatif, dans les sécrétions prélevées.

**Complications.** Bien et rapidement traitée, la blennorragie aiguë guérit vite et définitivement. Mal traitée, elle entraîne de nombreuses complications, notamment l'orchi-épididymite (v. ORCHITE). L'évolution vers la chronicité est responsable, chez l'homme, de rétrécissements de l'urètre, véritable infirmité nécessitant un traitement prolongé ; chez la femme, des salpingites et d'ovarites. Dans les deux sexes, ces atteintes sont cause de stérilité*. Il faut encore citer la possibilité de rhumatisme blennorragique, et l'ophtalmie gonococcique du nouveau-né, due à la contamination de l'œil lors de l'accouchement.

**Traitement.** La prophylaxie repose sur l'usage de préservatifs (condom) et de pommades antiseptiques, et sur une toilette soigneuse après les rapports. Le traitement curatif repose sur une antibiothérapie intense mais courte, adaptée à l'antibiogramme*. Les formes chroniques rendent nécessaires les soins locaux (instillations de solution de nitrate d'argent). Toute guérison doit être contrôlée par l'examen bactériologique des sécrétions urétrales ou vaginales.

**blépharite** n. f. Inflammation localisée au bord ciliaire des paupières. — Les blépharites ont tendance à récidiver.

La *blépharite érythémateuse,* la plus fréquente, où le bord de la paupière est rouge et inesthétique, est très difficile à guérir et peut durer toute la vie.

Dans la *blépharite squameuse,* la paupière pèle en permanence.

La *blépharite folliculaire* est une inflammation plus profonde (v. ORGELET), qui peut entraîner la chute des cils.

**blépharochalasis** n. f. Amincissement de la peau et du tissu sous-cutané des paupières. — Il en résulte un repli cutané qui peut entraîner un entropion*.

**blépharophimosis** n. m. Réduction de l'ouverture palpébrale dans toutes ses dimensions, les paupières restant normalement constituées. — Le traitement est chirurgical.

**blépharoplaste** n. m. Corpuscule de chromatine* observé dans certaines cellules ou chez les protozoaires flagellés. — Il sert d'implantation aux cils ou au flagelle.

**blépharorraphie** n. f. Fermeture chirurgicale des deux paupières pour protéger une cornée malade. (Syn. : TARSORRAPHIE.)

**blépharospasme** n. m. Contraction anormale du muscle orbiculaire des paupières.
Le blépharospasme a surtout une origine réflexe, dont le point de départ est une lésion irritative de la région oculaire, quelle que soit sa nature.

**blésité** n. f. Défaut de prononciation, tels le zézaiement ou la suppression de consonnes comme le «r» (parler créole).

**blessure** n. f. Lésion produite en un point du corps par un agent vulnérant.
La gravité des *blessures par arme à feu* dépend du calibre, du nombre, du trajet des projectiles. Les lésions cutanées sont en règle les moins graves. L'orifice de sortie du projectile est plus important que l'orifice d'entrée, notion médico-légale essentielle, qui permet de reconstituer le trajet du projectile, de prévoir les lésions profondes et de connaître la position du tireur. (V. FRACTURE, PLAIE, TRAUMATISME.)

**bleu** n. m. 1. Nom familier de l'*ecchymose**.
2. *Bleu de méthylène,* colorant *(chlorure de méthylthioninium),* soluble dans l'eau et dans l'alcool, servant essentiellement comme antiseptique urinaire et colorant des bactéries.
3. *Coloration au bleu,* méthode de coloration bactériologique au bleu de méthylène.

**bleu, e** adj. **Maladie bleue,** dénomination commune désignant deux cardiopathies congénitales : la trilogie* et la tétralogie* de Fallot, dans lesquelles le mélange des sangs artériels et veineux donne aux téguments de l'enfant atteint une teinte cyanosée (bleuâtre) due au défaut d'oxygénation du sang.

**bloc** n. m. **Blocs du cœur,** troubles de la stimulation motrice du cœur, caractérisés par un arrêt ou un ralentissement de la conduction nerveuse intracardiaque. (V. CŒUR, *Physiologie.*)
BLOC AURICULO-VENTRICULAIRE. Ce bloc porte sur la transmission de l'influx des oreillettes aux ventricules par le nœud d'Aschoff-Tawara et le faisceau de His, et se manifeste soit par un défaut, soit par une absence complète de synchronisation entre les contractions des oreillettes et celles des ventricules.
BLOC DE BRANCHE. C'est le bloc d'une des branches du faisceau de His. On parle de *bloc de branche gauche* si c'est la branche gauche qui est atteinte, et de *bloc de branche droit* si c'est la droite. Ce dernier s'observe souvent en dehors de toute affection organique du cœur. (V. CŒUR, *Pathologie.*)
**Bloc articulaire ou blocage articulaire,** accident brutal survenant au cours d'un mouvement et se manifestant par une douleur articulaire et l'impossibilité de l'extension complète de l'articulation (coude, genou). Le blocage dure généralement peu de temps et disparaît avec une sensation de ressaut : il doit faire rechercher une lésion intra-articulaire (corps étranger, lésion d'un ménisque pour le genou).
***bloc opératoire,*** ensemble des locaux d'un service de chirurgie destinés aux opérations. Le bloc comprend au moins une *salle d'opération aseptique,* une *salle septique* (pour les interventions sur infections) et des locaux annexes pour la stérilisation, l'entreposage du matériel, le lavage des mains et l'habillage des chirurgiens.

**bock** n. m. Récipient de tôle émaillée, muni à son extrémité inférieure d'un tube de caoutchouc terminé par une canule.
On s'en sert pour l'irrigation des plaies, les injections vaginales, les lavements. La pression du liquide dépend de la hauteur à laquelle on tient le récipient.

**bois** n. m. **Accidents dus au bois.** La manipulation des bois peut provoquer des eczémas* de contact ou des réactions générales (bûcherons, menuisiers, ébénistes). Le hêtre, le châtaignier, le peuplier, le platane, le chêne, les bois exotiques sont le plus souvent en cause. On peut observer, outre des eczémas, des rhinites*, des bronchites*, ainsi que de la fièvre, des nausées et des vomissements. La sciure provoque de l'asthme*. Le liège peut engendrer une pneumoconiose*, la subérose. Les substances pour traiter le bois (produits antiparasites et antimoisissures, vernis, encaustiques) sont parfois à l'origine de troubles digestifs, hépatiques, rénaux, nerveux ou respiratoires.

**boisson** n. f. Liquide absorbé par la bouche, pour maintenir ou rétablir la proportion normale d'eau de l'organisme. La boisson est le plus impérieux des besoins physiologiques ; sa privation entraîne rapidement des accidents graves. A l'état normal, l'homme a besoin de 2 à 3 litres d'eau par 24 beures : 40 p. 100 sont apportés par les aliments, le reste (de 1200 à 1800 ml) doit être apporté par la boisson. L'eau est la seule boisson indispensable, mais l'homme boit le plus souvent des boissons variées d'origine végétale : infusion (thé, café), jus de fruits et, surtout, boissons alcoolisées, ces dernières ne devant être absorbées qu'en quantités modérées.

**boiterie** n. f. Irrégularité de la démarche, due à une anomalie d'un membre inférieur qui peut être un raccourcissement, une lésion douloureuse osseuse (suite de fracture) ou articulaire (rhumatisme).

**bol** n. m. *Bol alimentaire,* masse d'aliments déglutis en une fois.

*Bol fécal,* masse de matières fécales présentes dans le rectum avant l'expulsion.

**boldine** n. f. Alcaloïde de la feuille de boldo, excitant des fonctions digestives et stimulant de la sécrétion biliaire.

**boldo** n. m. Plante de l'Amérique du Sud (*Peumus boldus,* monimiacées). — Les feuilles servent à préparer l'extrait fluide et la teinture de boldo, qui stimulent les fonctions hépatiques et vésiculaires grâce à la boldine*.

**bolet** n. m. Nom générique donné aux champignons basidiomycètes à tubes communément appelés *cèpes.* — Le *bolet Satan* est le seul, parmi la quarantaine d'espèces de bolets, à pouvoir entraîner des incidents digestifs.

**bombe** n. f. *Bombe au cobalt.* V. COBALT.

**Bonain (mélange de),** liquide constitué par le mélange à parties égales de chlorhydrate de cocaïne, de phénol et de menthol, utilisé en attouchements pour l'anesthésie locale des muqueuses.

**borate** n. m. Sel de l'acide borique. (V. BORE.)

**borborygme** n. m. Gargouillement produit par le mouvement de bulles gazeuses dans les liquides du tube digestif. — Il n'a de signification pathologique que s'il fait partie d'un syndrome de Kœnig* (occlusion intestinale).

**Bordet et Gengou (coccobacille de),** bactérie responsable de la coqueluche. (Syn. : HÆMOPHILUS PERTUSSIS.)

**Bordet-Wassermann (réaction de),** couramment désignée par ses initiales B. W., cette réaction permet la mise en évidence d'anticorps antitréponème dans le sang de sujets atteints de syphilis. Elle est fondée sur le principe de la fixation du complément* par les complexes antigène-anticorps : le tréponème suscite la production d'anticorps et forme avec eux un complexe antigène-anticorps. Le *complément* est alors fixé par ce complexe, et n'est plus disponible pour entraîner une réaction immunologique nouvelle si on le met au contact d'un autre antigène*. Si la tréponématose la plus courante en Occident est la syphilis, il faut savoir qu'il y en a d'autres : pian*, carate*, béjel, etc., et qu'un B. W. positif n'est donc pas obligatoirement synonyme de syphilis. On peut voir également des positivités passagères du B. W. après une vaccination antivariolique, dans les collagénoses* ainsi que dans des affections tropicales comme la lèpre* et le paludisme*.

**bore** n. m. Métalloïde dont certains dérivés, l'*acide borique* et le *borate de sodium* ou *borax,* sont utilisés en pharmacie : l'acide borique comme antiseptique doux, sous forme de pommade, collyre, soluté ; le *borate* sous forme de collutoire, gargarisme, tablettes, etc.

**Toxicologie.** Tous les dérivés du bore sont toxiques. Le *borate* et le *perborate de sodium,* antiseptiques, agents de blanchiment ou de préparation alimentaire, sont mortels à la dose de 10 à 15 g chez l'adulte. L'intoxication aiguë peut entraîner une diarrhée sanglante, un coma avec convulsions, une érythrodermie* bulleuse avec desquamation*, une atteinte du rein et du foie. Le diagnostic est porté en trouvant de l'acide borique dans les urines. L'emploi d'acide borique en solutions trop concentrées pour la désinfection buccale peut produire un déchaussement dentaire et des brûlures locales.

**Bornholm (maladie de),** maladie épidémique bénigne observée dans l'île de Bornholm (Danemark) et due à un virus (coxsackie). — Elle se manifeste comme une grippe violente avec douleurs musculaires.

**borréliose** n. f. Maladie infectieuse, caractérisée par des clochers fébriles à répétition et due aux *borrelia,* micro-organismes mobiles. (Syn. : FIÈVRE RÉCURRENTE.) [Les borrélioses sont transmises par les poux ou les tiques.]

**La borréliose à poux (réservoir humain).** C'est une maladie cosmopolite, épidémique, due à de mauvaises conditions d'hygiène. La maladie se transmet non par la piqûre, mais par l'écrasement du pou sur la peau. Cliniquement, elle se présente, après une incubation silencieuse d'une semaine, comme une poussée fébrile intense avec malaise général. Puis survient une atteinte hépato-rénale intense avec signes méningés. Brusquement, au 6e jour, on observe une chute de la fièvre et la disparition des symptômes pendant une semaine, après quoi débute un nouvel accès. Des complications oculaires peuvent survenir.

**La borréliose à tiques (réservoir animal).** Elle est due à la piqûre des tiques molles ou ornithodores. Elle est plus souvent à l'origine de manifestations locales. Le diagnostic est basé sur la recherche du parasite et sur des réactions sérologiques. Le traitement repose sur l'antibiothérapie. Seule la prophylaxie par la destruction des poux et tiques permettra l'éradication de ces maladies.

**bosse** n. f. Saillie anormale du corps. — On désigne communément sous ce nom :

— les *« bosses » du dos :* gibbosités dues à une déformation vertébrale (v. CYPHOSE et SCOLIOSE) ;

— les *hématomes** (épanchements de sang) survenant sous la peau, la collection sanglante provoquant un soufflement des plans profonds ;

— la *bosse séro-sanguine,* bosse de la tête du nouveau-né, faite d'une infiltration œdémateuse et hématique de la peau et du tissu sous-cutané à l'endroit de l'ouverture du col utérin contre laquelle la tête de l'enfant a été comprimée. Elle est normale et disparaît spontanément quelques jours après la naissance.

**bot, e** adj. **Pied bot,** malformation congénitale du pied, de cause inconnue.

Le traitement doit en être entrepris dès les premiers jours de la vie : manipulations d'assouplissement et de redressement, puis plâtres successifs, voire interventions chirurgicales. En l'absence de traitement, l'évolution du pied bot aboutit, vers l'âge de 4 à 5 ans, à une malformation irréductible.

**Botal (trou de),** orifice entre les deux oreillettes du cœur de l'embryon, qui normalement se comble à la naissance. Sa persistance nécessite l'intervention chirurgicale. (V. CARDIOPATHIE, *Cardiopathies congénitales.*)

**bothriocéphalose** n. f. Maladie parasitaire, due à la présence dans l'intestin de l'homme d'un ver cestode : le *bothriocéphale (Diphyllobothrium latum).*

C'est un ver plat mesurant de 8 à 10 m de long, composé d'anneaux hermaphrodites. Les œufs, une fois pondus, sont éliminés dans les selles. L'embryon s'en libère et parasite successivement un petit crustacé d'eau douce, le *cyclope,* puis un poisson qui avale celui-ci. L'homme se contamine en mangeant ces poissons (brochet, lotte de lac, perche, etc.), crus ou mal cuits.

La maladie se manifeste par des douleurs abdominales, des troubles du transit intestinal, une anémie* par carence en vitamine B12 (détournée par le bothriocéphale). Le diagnostic est porté par la découverte des œufs du parasite dans les selles.

**Traitement.** Il est à base de semences de courges fraîches, de dichlorophène, ou, mieux, de niclosamide. Contre l'anémie, vitamine B12 et transfusions dans les cas sévères. La prophylaxie : ne consommer les poissons de rivière que bien cuits.

**botryomycome** n. m. Syn. de BOURGEON* CHARNU.

**botulisme** n. m. Maladie due à la diffusion dans l'organisme de la toxine* botulinique, sécrétée par un bacille anaérobie* : *Clostridium botulinum,* contaminant certains aliments avariés (charcuterie, jambons fumés, conserves artisanales ayant échappé aux réglementations de l'hygiène).

**Bactériologie.** Le « germe » est un bacille anaérobie tellurique cilié. Les spores*, résistantes, peuvent séjourner longtemps dans la terre : absorbées par les porcs ou souillant certains légumes, elles donnent naissance aux formes végétatives. C'est dans les aliments eux-mêmes que se forme la toxine (le germe ne se multiplie pas chez l'homme).

Cette « toxine » est une exotoxine ; elle est détruite par la chaleur et peut être transformée en anatoxine* par le formol. L'antitoxine* est obtenue après injection de l'anatoxine au cheval et est à l'origine du sérum curatif.

**Clinique.** La symptomatologie du botulisme est essentiellement neurologique en raison de la localisation nerveuse de la toxine.

Les premiers signes apparaissent brusquement, après un délai de quelques heures à quelques jours suivant l'ingestion de l'aliment responsable, sous forme de douleurs abdominales et de vomissements. Apparaissent ensuite et restent au premier plan : troubles oculaires (mydriase*, paralysie de l'accommodation) ; troubles de la déglutition ; paralysie des membres inférieurs et des muscles respiratoires ; paralysie sécrétoire (sécheresse de la bouche, des yeux, du pharynx) ; rétention d'urine et paresse intestinale.

Il n'y a pas de fièvre ni de troubles de la conscience. Les signes cliniques régressent lentement, même sous traitement, et

parfois incomplètement. La mort peut survenir par paralysie respiratoire.
**Diagnostic.** Il repose sur l'interrogatoire (intoxication familiale), la recherche du germe dans l'aliment avarié, l'extraction de la toxine et l'inoculation à la souris.
**Traitement.** Le traitement spécifique consiste à injecter de l'antitoxine botulinique (Institut Pasteur), polyvalente au début, spécifique après toxinotypie. On associe repos et traitement symptomatique ; l'assistance respiratoire est appliquée en cas de paralysie des muscles respiratoires.
**Prophylaxie.** Elle consiste à éviter l'abattage des animaux (surtout des porcs) en période postpradiale* (bactériémie*), à conserver la viande des animaux dans la saumure.
Les conserves familiales doivent être bien stérilisées (120 °C pendant 1 h 30). Toute conserve à l'odeur suspecte (beurre rance) doit être éliminée (dans les jambons fumés, il faut se méfier de la partie profonde, près de l'os, qui ne doit avoir aucune odeur). La cuisson et l'ébullition (15 mn), au moment de la consommation, sont un moyen sûr d'éviter toute contamination, puisque la toxine est détruite par la chaleur.

**bouche** n. f. Segment initial du tube digestif, destiné à l'introduction, à la mastication et à l'imprégnation salivaire des aliments.
La bouche est divisée par les arcades gingivodentaires en une partie périphérique, le vestibule, et une partie centrale, ou cavité buccale proprement dite.
L'étude des maladies de la bouche est la *stomatologie** (v. ODONTO-STOMATOLOGIE) ; l'inflammation de la muqueuse buccale est la *stomatite**.

***bouche-à-bouche,*** technique de respiration artificielle simple et rapide. (V. RESPIRATION ARTIFICIELLE.)

**bouchon** n. m. *Bouchon de cérumen.* V. CÉRUMEN.

**boue** n. f. **Boue thermale,** substance obtenue par action d'une eau thermale sur un limon. L'emploi des boues en *fangothérapie* se fait uniquement par voie externe et consiste soit en *bains,* soit en *applications locales,* en cataplasmes sur une ou plusieurs parties du corps. La fangothérapie est bénéfique aux maladies rhumatismales.

**bouffée** n. f. En médecine, accès soudain qui passe comme un souffle.
**Bouffée de chaleur,** sensation de chaleur subite et passagère prédominant au visage, qui se colore parfois simultanément d'une rougeur soudaine. Les bouffées de chaleur peuvent être dues à des troubles de la digestion, à une décharge d'adrénaline en rapport avec une tumeur carcinoïde*. Le plus fréquemment, c'est une des manifestations de la ménopause*. (V. OVAIRE.)
**Bouffée délirante,** psychose aiguë qui se caractérise par la brusquerie de son début et par sa durée, allant de quelques jours à quelques mois.
Les signes cliniques comprennent des idées délirantes (v. DÉLIRE), des troubles de l'humeur importants. Dans la majorité des cas, l'évolution est favorable et on assiste à une guérison complète. La distinction entre une bouffée délirante et le début d'une schizophrénie* peut être difficile.

**bouffissure** n. f. Gonflement des téguments ne s'accompagnant pas de signe d'inflammation (rougeur, douleur).
La bouffissure traduit le plus souvent un œdème* ou une infiltration anormale de la peau (myxœdème*, scléroedème*).

**bougie** n. f. Instrument de chirurgie cylindrique, servant à la dilatation progressive d'un orifice ou d'un conduit naturel. Les bougies agissent mécaniquement, introduites l'une après l'autre par diamètre croissant.
Les *bougies de Hégar* servent à dilater le col de l'utérus, les *bougies de Béniqué,* à dilater l'urètre masculin.

**Bouillaud (maladie de).** V. RHUMATISME, *Rhumatisme articulaire aigu.*

**bouillie** n. f. Aliment composé de farine* et de liquide portés à ébullition.
La cuisson hydrolyse partiellement l'amidon et rend la farine plus digestible. La consistance de la bouillie est fonction de la farine utilisée et de la concentration. La bouillie est préparée avec de l'eau ou du lait, et des aliments diététiques. Les farines utilisées sont des farines de céréales, de légumineuses, etc. ; elles peuvent être composées, cuites ou prédigérées.
**Les bouillies de l'enfant.** Elles occupent une place très importante dans l'alimentation du nourrisson. Leur introduction, vers 2 à 3 mois, marque le début de l'ablactation* et de l'alimentation variée ; elle doit se faire de manière progressive.

**bouillon** n. m. Liquide alimentaire obtenu par ébullition prolongée de viande ou de légumes (ou les deux) dans de l'eau légèrement salée. — Le bouillon a une action stimulante et réconfortante.
**Bouillon de culture,** milieu liquide utilisé en bactériologie pour obtenir la multiplication des germes microbiens.

**boulimie** n. f. Appétit excessif qui pousse à une consommation exagérée d'aliments.

La sensation d'angoisse qui accompagne la faim en fait un trouble d'origine psychologique et non physiologique ; c'est souvent la compensation d'une frustration affective.

**Boulou (Le),** station hydrominérale des Pyrénées-Orientales, à 21 km de Perpignan, ouverte du 1er mai au 1er octobre.
Les eaux, bicarbonatées, carbogazeuses, émergeant à 16 °C, sont employées en cures de boisson, douches et « goutte-à-goutte ». On y traite les affections de la vésicule biliaire (dyskinésies biliaires, cholécystites, lithiase), l'insuffisance hépatique, les affections intestinales, les allergies et les migraines, les séquelles de paludisme et de dysenterie.

**bourbillon** n. m. Partie centrale nécrosée du furoncle*. — Son élimination marque la guérison.

**Bourbon-Lancy,** station thermale de Saône-et-Loire, à 36 km de Moulins, ouverte du 10 mai au 1er octobre.
Les eaux, très chaudes (de 48 à 56 °C), sont radioactives et contiennent des gaz (azote, gaz carbonique, gaz rares), mais elles sont peu minéralisées. On les emploie en bains, douches, étuves de vapeur, inhalation de gaz thermaux et d'aérosols, dans le traitement des *cardiopathies* rhumatismales à la phase de convalescence, ainsi que dans celui de l'hypertension artérielle d'une part, des *affections rhumatismales inflammatoires* (dès que la poussée évolutive est atténuée) et des arthroses, d'autre part.

**Bourbon-l'Archambault,** station thermale de l'Allier, à 23 km de Moulins, ouverte du 15 mai au 1er octobre.
La source des Trois-Puits fournit une eau chlorurée et bicarbonatée sodique et calcique à 53 °C, radioactive. On l'emploie en bains, douches sous-marines, étuves, massages et rééducation sous l'eau dans le traitement des polyarthrites chroniques évolutives, des spondylarthrites* et surtout des arthroses, notamment vertébrales, ainsi que dans les périarthrites de l'épaule.

**Bourbonne-les-Bains,** station thermale de la Haute-Marne, à 53 km de Chaumont, ouverte du 10 mai au 1er octobre.
Les eaux, chlorurées sodiques, sont très chaudes (de 55 à 66 °C) et radioactives ; elles contiennent des bulles de gaz radioactif (radon) et d'hélium. On les emploie en bains, bains aérogazeux, douches à haute ou à basse pression dans le traitement des suites de traumatismes (fractures, amputations), dans les raideurs et ankyloses articulaires, ainsi que dans les rhumatismes chroniques et arthroses ; les suites de poliomyélites et polynévrites bénéficient de la cure.

**bourbouille** n. f. Ensemble des manifestations d'intolérance cutanées, observées en climat tropical ou équatorial, du fait de la chaleur et de l'humidité, et qui sont à base d'érythème diffus (rougeurs), de vésicules et de pustules avec prurit (démangeaisons).

**Bourboule (La),** station thermale et climatique du Puy-de-Dôme, à 53 km de Clermont-Ferrand, ouverte du 15 mai au 1er octobre.
Les eaux, chlorurées et bicarbonatées sodiques, arsenicales, chaudes (56 °C) ou froides (19 °C), ont une action antiallergique et antihistaminique. On les emploie en cure de boisson, inhalations, aérosols, pulvérisations et instillations dans le traitement des affections des voies respiratoires supérieures (rhinites*, sinusites*, rhino-pharyngites, bronchites*, asthme*), notamment lorsque la cause en est une allergie*. Des bains et douches filiformes sont employés pour traiter les eczémas, les dermatoses prurigineuses, ainsi que l'acné et le psoriasis. Les anémies légères et le lymphatisme sont améliorés par la cure de boisson.

**bourdaine** n. f. Arbuste des bois d'Europe *(Rhamnus frangula),* dont l'écorce, concassée, est employée en infusions (de 1 à 3 g) ou associée à un mucilage, comme laxatif*.

**bourdonnement** n. m. **Bourdonnement d'oreille,** sensation auditive se produisant en l'absence de toute vibration de l'air environnant, et qui n'est perçue que par le malade. (Syn. : ACOUPHÈNE*, TINTEMENT.)
Toutes les maladies de l'appareil auditif, depuis le conduit auditif externe jusqu'aux centres nerveux, sont susceptibles d'être accompagnées de bourdonnements, ainsi que les troubles nerveux d'origine vasculaire (hypertension), infectieuse ou tumorale. Citons aussi les causes purement psychiques. Le traitement du bourdonnement d'oreille est très décevant : les lésions de l'oreille accessibles doivent être traitées par le spécialiste (O. R. L.), les vasodilatateurs donnent parfois des résultats s'il s'agit de troubles circulatoires (hypertension, artériosclérose).

**bourdonnet** n. m. Petit tampon de gaze interposé dans les anses des points de suture, et permettant d'augmenter la surface d'adossement des plans cutanés.

**bourgeon** n. m. **Bourgeon charnu,** petite masse de chair mamelonnée, rouge et suintante, apparaissant sur une plaie, et témoin de début de cicatrisation. (Syn. : BOTRYOMYCOME.)

**Bourget (solution de),** solution de bicarbonate, de phosphate et de sulfate de sodium, employée par voie buccale pour stimuler la sécrétion des sucs digestifs dans les dyspepsies* et modérer l'excès d'acidité gastrique.

**Bourneville (maladie de)** ou **sclérose tubéreuse du cerveau,** maladie héréditaire à transmission dominante, consistant en la présence sur les couches du cortex cérébral de nombreux petits nodules fibrillaires de la grosseur d'une noisette. (Syn. : ÉPILOÏA.)
Cliniquement, cette maladie se manifeste par une arriération mentale profonde et des crises d'épilepsie* dues à la présence des nodules dans le cerveau. Les nodules peuvent également toucher le rein, le cœur, les poumons, les os, la peau. On ne peut traiter que l'épilepsie.

**bourrache** n. f. Plante herbacée *(Borrago officinalis)* dont les fleurs sont employées en infusion, à 10 g par litre, pour leur action sudorifique et diurétique (il est recommandé de passer l'infusion sur un linge pour retenir les poils de la plante, irritants).

**bourse** n. f. **Bourse séreuse,** cavité virtuelle, limitée par une fine membrane conjonctive, dont le rôle est de faciliter le glissement des organes auxquels elle est annexée.

***bourses*** n. f. pl. Enveloppes des testicules (v. SCROTUM).

**bouton** n. m. Terme familier pour désigner une petite élevure, généralement inflammatoire, de la peau. (V. ACNÉ, BULLE, PAPULE, VÉSICULE.)
**Boutons d'huile.** Ils se développent principalement sur la face antérieure des cuisses chez des ouvriers exposés aux projections de corps gras industriels.
Le diagnostic est porté par la constatation simultanée d'un tatouage des pores de la peau des cuisses et du dos des doigts (élaïoconiose). Les lésions peuvent être guéries par des nettoyages biquotidiens avec un mélange alcool-éther à parties égales (inflammable), joints à des savonnages énergiques et à l'application d'antiseptiques ou antibiotiques bien choisis. On changera de bleu de travail plus souvent.
**Bouton d'Orient,** maladie parasitaire du groupe des leishmanioses*. (Syn. : BOUTON DE BISKRA). Le parasite *(Leishmania tropica)* est transmis à l'homme par la piqûre d'un moustique, le *phlébotome**. Au point d'inoculation apparaît une papule rouge sombre qui s'étend et peut évoluer soit sous une forme sèche, avec une croûte parfois verruqueuse, soit sous une forme humide, avec ulcération, adénopathie satellite (ganglion) et possibilité de surinfection. L'affection est chronique, rarement mutilante, mais laisse une cicatrice indélébile. Le traitement emploie des dérivés de l'antimoine.

**boutonneux, euse** adj. Qui se manifeste par des boutons.
**Fièvre boutonneuse,** maladie infectieuse méditerranéenne, due à une rickettsie* *(Rickettsia conori)* transmise à l'homme par la piqûre de tiques fréquemment trouvées sur les chiens. La maladie se manifeste par de la fièvre, une éruption de macules et de papules (boutons rouges) généralisée, et une escarre au point d'inoculation. Le traitement comporte des antibiotiques et des toniques généraux. La prophylaxie consiste à lutter contre les tiques (D. D. T.).

**Bouveret (maladie de),** maladie caractérisée par des accès de tachycardie* brutale (palpitations), survenant soit spontanément, soit lors d'émotions, d'efforts ou d'un changement de position. (Syn. : TACHYCARDIE PAROXYSTIQUE.)
Le cœur bat à des rythmes allant de 180 à 200 pulsations par minute. La crise peut durer de quelques minutes à quelques heures. Souvent retrouvée chez des femmes jeunes et anxieuses, au cœur sain, cette maladie se traite par des sédatifs, des régulateurs du rythme cardiaque, ou encore par un choc électrique si elle se prolonge au-delà des délais habituels. Il existe des moyens non médicamenteux pour faire cesser la crise, qui sont souvent découverts par le malade lui-même : massage du sinus carotidien (au cou), absorption d'un verre d'eau glacée, d'une grosse bouchée de pain, compression des globes oculaires (stimulations du nerf pneumogastrique).

**bovarysme** n. m. Par analogie avec le comportement de M^me^ Bovary du roman de Flaubert, état d'insatisfaction profonde, dû au décalage entre les aspirations élevées d'une personne et sa condition réelle, surtout dans le domaine sentimental.

**Bowen (maladie de),** tumeur de la peau (épithélioma*) survenant sur n'importe quelle partie du corps.
La lésion initiale est une plaque rouge, squameuse, un peu infiltrée, indolore, à développement très insidieux. Elle se traite par électrocoagulation, chirurgie ou radiothérapie.

**Boyden (repas de),** épreuve pratiquée au cours d'un examen radiologique des voies biliaires, et qui consiste à absorber des aliments gras qui augmentent les contractions et accélèrent l'évacuation de la vésicule biliaire préalablement opacifiée par un produit opaque aux rayons X.

**brachial, e, aux** adj. Qui se rapporte au bras.

Le *plexus brachial* est une formation nerveuse intermédiaire entre les racines des branches antérieures des quatre derniers nerfs rachidiens cervicaux et les nerfs qui assurent l'innervation du membre supérieur.

**brachio-céphalique** adj. Qui concerne à la fois le bras et la tête.

Le *tronc brachio-céphalique artériel* est une artère née de la crosse aortique et qui se divise en carotide primitive et sous-clavière droites.

Les *troncs veineux brachio-céphaliques,* formés par la réunion des veines jugulaires interne et sous-clavière, s'unissent pour former la veine cave supérieure.

**brachycéphale** n. m. et adj. Type humain dont l'indice* céphalique est égal ou supérieur à 81, et qui correspond à une tête arrondie.

**brachydactylie** n. f. Raccourcissement congénital des doigts.

**brachymélie** n. f. Raccourcissement congénital d'un membre ou d'un segment de membre.

**brachy-œsophage** n. m. Anomalie congénitale caractérisée par un œsophage trop court et la présence dans le thorax d'une partie de l'estomac.

**bradycardie** n. f. Ralentissement des battements du cœur au-dessous de 60 pulsations par minute.

Un ralentissement très important peut entraîner une syncope*. (V. POULS et RYTHME.)

**bradypnée** n. f. Ralentissement du rythme respiratoire au-dessous de 16 ampliations par minute.

**brai** n. m. **Maladie du brai (de houille)**, maladie qui atteint les ouvriers chargés de la manipulation du brai employé dans la fabrication des briquettes. Elle se manifeste par une dermite* et une conjonctivite*, et comporte un risque permanent de cancérisation de la peau. C'est une maladie professionnelle indemnisable.

**Braille (alphabet),** alphabet destiné à permettre aux aveugles de lire. — La « lecture » se fait en touchant des signes formés de points en relief.

**brancard** n. m. Appareil servant à transporter les malades ou les blessés, et consistant en une toile ou un matelas tendu sur un cadre métallique, avec bras amovibles ou rentrants, et pouvant être monté sur roulettes.

**branchial, e, aux** adj. (de *branchies*). Se dit des formations éphémères qui apparaissent au pôle céphalique chez l'embryon de trois semaines et à partir desquelles se constitueront certains organes de la tête et du cou.

Ces formations branchiales de début sont des *fentes,* ou *poches branchiales,* au nombre de quatre, entre lesquelles se trouvent cinq renflements, ou *arcs branchiaux.* Arcs et poches branchiaux sont visibles à la surface externe de l'embryon, mais se dessinent également à l'intérieur, au niveau de l'intestin primitif.

Les deux premiers arcs branchiaux servent à la formation de l'oreille et d'une partie de l'os hyoïde. Les 3e, 4e et 5e forment le reste du squelette pharyngo-laryngé. Les poches branchiales se différencient en externes et internes. Les poches internes donnent naissance aux parathyroïdes et aux amygdales. Les poches externes disparaissent, mais peuvent laisser des reliquats, fistules ou kystes branchiaux, que l'on retrouve depuis la base du cou jusqu'à l'angle de la mâchoire.

**branchiome** n. m. Tumeur ou fistule des régions antérieures et latérales du cou, provenant d'une fermeture incomplète des arcs branchiaux (V. BRANCHIAL) ou de la persistance de vestiges de ces arcs embryonnaires.

**bras** n. m. Segment du membre supérieur compris entre l'épaule et le coude. — Le squelette du bras est constitué par l'humérus*.

**brassière** n. f. Vêtement du nourrisson (1er et 2e âge), de différentes textures (laine, fil, coton, etc.), qui se passe par les bras et se ferme dans le dos.

**bréviligne** adj. Se dit du type morphologique caractérisé par le développement du corps en largeur, avec des membres courts, ce qui donne une taille petite et une relative corpulence.

**bride** n. f. Bande de tissu conjonctif réunissant anormalement deux organes : *bride péritonéale.* (Ce genre de bride peut entraîner des occlusions intestinales aiguës par torsion d'une anse intestinale autour d'elle.)

**Brides-les-Bains,** station thermale de la Savoie, à 33 km d'Albertville, ouverte du 1er juin à fin septembre.

Brides est jumelée à la station de *Salins-les-Thermes* pour le traitement de l'obésité. À *Brides* se fait la cure de boisson : l'eau, sulfatée et chlorurée sodique à 38 °C, est cholagogue et laxative ; des eaux calciques et diurétiques lui sont associées. À *Salins,* c'est le traitement externe par bains et applications externes d'eaux chlorurées sodiques à 31 °C qu'on mélange avec la source froide (11,6 °C) très radioactive. On traite aussi à Brides l'insuffisance hépatique et certaines affections gastro-intestinales.

**bridge** n. m. (mot angl. signif. *pont*). Appareil de prothèse fixe pour remplacer des dents manquantes et prenant appui sur les dents voisines.

Le « bridge » comprend un tablier qui repose sur des dents « piliers ». Un *bridge de contention* est destiné à immobiliser des dents trop mobiles. L'établissement d'un bridge est soumis à des règles *mécaniques* (résistance des dents, des tabliers, calcul des forces masticatoires), *physiologiques* (respect des tissus voisins et des dents antagonistes) et *esthétiques*. (V. PROTHÈSE DENTAIRE.)

**Bright (mal de),** syn. de NÉPHRITE CHRONIQUE. (V. NÉPHROPATHIE.)

**broche** n. f. Tige métallique longue et mince, permettant, lorsqu'elle est posée au travers d'un os, la traction continue d'un membre, ou utilisée pour l'ostéosynthèse* d'un os de faibles dimensions (phalange, métacarpien).

**broiement** n. m. Ecrasement d'un segment du corps atteignant tous les éléments anatomiques et posant des problèmes de réanimation et de traitement chirurgical complexes.

**brome** n. m. Métalloïde de la famille des halogènes (fluor, chlore, iode), liquide rouge foncé, d'odeur désagréable.

**Thérapeutique.** V. BROMURE.

**Toxicologie.** Utilisé pur dans certaines industries, le brome peut être toxique par ses vapeurs, susceptibles de provoquer un œdème aigu du poumon. Projeté sur la peau ou dans les yeux, le brome entraîne des brûlures profondes, qui seront évitées par un rinçage immédiat.

**brome-sulfone-phtaléine** n. f. Dérivé organique du brome, colorant, employé dans certaines épreuves de diagnostic. (Sigle : B.S.P.) [V. FOIE, *Exploration fonctionnelle.*]

**bromide** n. f. Lésion de la peau provoquée par les bromures ingérés, à type de pustules congestives du visage, de végétations ou de bulles survenant en n'importe quel point du corps.

**bromocriptine** n. f. Alcaloïde de l'ergot de seigle, qui freine les sécrétions hypophysaires de prolactine* et d'hormone somatotrope*. On l'emploie pour arrêter la montée laiteuse et dans le traitement de l'acromégalie*.

**bromoforme** n. m. Homologue bromé du chloroforme, utilisé dans le traitement des toux spasmodiques (sirops, gouttes).

**bromure** n. m. Sel de brome.

Les principaux bromures utilisés en thérapeutique sont des sédatifs : le *bromure de potassium* possède une action diurétique ; le *bromure de sodium,* mieux toléré que le précédent, le *bromure de calcium* et le *bromure de strontium* ont un ion métallique alcalino-terreux qui vient renforcer l'action sédative du brome.

Les bromures peuvent entraîner une *intoxication* à type de douleurs abdominales, vomissements, coma calme. L'intoxication chronique se manifeste par des troubles mentaux : perte de mémoire, irritabilité, confusion mentale. Une éruption très caractéristique peut survenir (bromide*). Devant une intoxication par les sels de brome, il faut éliminer rapidement le produit par un lavage d'estomac (sauf en cas de coma) et activer l'élimination rénale par des boissons fortement salées.

**bronche** n. f. Conduit semi-rigide destiné au transfert de l'air entre la trachée et les alvéoles pulmonaires.

La trachée se divise en deux bronches, droite et gauche, qui pénètrent dans le poumon* correspondant où elles se divisent.

**Inflammation des bronches.** V. BRONCHITE.

**Corps étranger des bronches.** V. EXTRACTION.

**Cancer bronchique.** Le véritable cancer du poumon, développé aux dépens des alvéoles, est extrêmement rare, et les tumeurs malignes pulmonaires ont en fait une origine bronchique. La fréquence croissante de cette affection ne peut s'expliquer par la seule augmentation de la durée moyenne de vie, et le rôle favorisant du tabac est, à l'heure actuelle, unanimement admis. Les signes révélateurs sont très variés : toux persistante et rebelle, douleurs thoraciques, essoufflement, infection persistante, expectoration sanglante (hémoptysie). Parfois c'est l'examen radiologique systématique qui fait découvrir la lésion ; la bronchoscopie* est l'examen fondamental qui permet de faire le diagnostic. L'évolution spontanée est très grave. Le seul traitement est l'exérèse chirurgicale. Les agents physiques (cobaltothérapie, bêtatron) et les traitements antimitotiques apportent des rémissions temporaires.

**bronchectasie** n. f. Augmentation permanente et diffuse du calibre des bronches, portant habituellement sur les bronches de moyen et de petit calibre, et à laquelle s'ajoute l'obstruction de l'extrémité terminale des bronches dilatées.

Primitives ou secondaires à une lésion pulmonaire définie (abcès, tuberculose), les bronchectasies réalisent une maladie couramment appelée *dilatation des bronches.*

**Signes cliniques.** Les signes de cette maladie

dépendent essentiellement de l'*hypersécrétion* et de la *suppuration* bronchique qu'elle entraîne. Elle se manifeste donc par une *expectoration* muco-purulente d'une abondance extrême, pouvant atteindre jusqu'à 400 ml par jour, et à prédominance matinale. Le malade présente aussi une *toux* tenace et souvent une *sinusite* chronique qui peut être à l'origine de l'infection bronchique. Des *hémoptysies** peuvent se manifester, ainsi que des épisodes infectieux aigus à type de bronchopneumopathies. La dilatation des bronches se manifeste également par un hippocratisme* digital.

Le diagnostic, fortement évoqué par les signes cliniques, est confirmé par la *bronchographie**, qui montre des aspects caractéristiques de bronches dilatées de formes variables : ampullaires, sacciformes, cylindriques. La bronche touchée est d'autre part amputée de nombreuses collatérales, qui sont bouchées, ainsi que de son extrémité terminale. Elle réalise l'aspect radiologique classique «en bois mort».

La maladie évolue par poussées infectieuses successives, avec augmentation de l'expectoration et apparition d'une dyspnée* qui peut aboutir à l'insuffisance respiratoire chronique. De nombreuses complications peuvent s'observer : abcès du poumon, pleurésies purulentes, insuffisance cardiaque, etc.

**Traitement.** Il repose essentiellement sur une antibiothérapie énergique, visant à éteindre la suppuration et donc tarir l'expectoration. Les techniques de drainage de posture (couché sur le côté, à plat ventre ou tête en bas, positions permettant au malade d'expectorer au maximum) et de kinésithérapie respiratoire sont essentielles. Des cures thermales sulfurées constituent un appoint utile. Après échec d'un traitement médical correct, une exérèse chirurgicale limitée (segmentaire ou lobaire) peut être proposée dans les bronchectasies très localisées.

**bronchiole** n. f. Rameau de division des bronches à l'intérieur du poumon. — La bronchiole terminale aboutit aux alvéoles.

**bronchite** n. f. Inflammation diffuse de la muqueuse des bronches. — Affection respiratoire parmi les plus fréquentes, la bronchite peut être aiguë ou chronique.

**Bronchite aiguë.** Elle succède souvent à un refroidissement et accompagne habituellement une rhino-pharyngite, une laryngite ou une trachéite. Elle débute par une sensation de chaleur rétrosternale plus ou moins douloureuse, une toux sèche, avec malaise général et fièvre. Puis, en quelques jours, tandis que ces symptômes s'amendent, la toux devient grasse et ramène une expectoration plus ou moins purulente; la maladie se termine progressivement en une semaine. Le traitement comporte des fluidifiants bronchiques pour faciliter l'expectoration, des antibiotiques à large spectre. Les sédatifs de la toux doivent être employés avec prudence car, en empêchant de tousser, ils entravent l'expectoration. Le repos au chaud et au lit est nécessaire tant que dure la fièvre.

**Bronchite chronique.** Sa fréquence et sa gravité ont longtemps été méconnues en raison de la banalité de ses symptômes et du fait de l'absence de traduction radiologique. La symptomatologie de la maladie se constitue lentement, sur un certain nombre d'années au cours desquelles le malade présente des poussées de bronchite aiguë en hiver, avec toux et expectoration. Le malade est souvent un homme adulte, grand fumeur. L'asthme s'ajoute à la bronchite une fois sur trois : c'est l'*asthme intriqué*. L'évolution de la bronchite chronique est souvent irréversible et peut mener à l'insuffisance respiratoire avec emphysème*. Le traitement vise surtout à éviter les poussées infectieuses aiguës de la maladie et à retarder son évolution. La suppression du tabac en est une des conditions fondamentales, le tabac constituant un irritant permanent pour ces bronches enflammées. L'antibiothérapie (après antibiogramme*) doit être prolongée bien au-delà des poussées infectieuses. En cas d'asthme intriqué, on pourra instituer une corticothérapie* associée aux antibiotiques. La kinésithérapie respiratoire, en apprenant au malade à expectorer, et des cures thermales seront des adjuvants utiles.

**bronchocèle** n. f. Tumeur gazeuse du cou, en communication avec une bronche.

**bronchographie** n. f. Examen radiologique des bronches après opacification par une huile iodée.

**bronchophonie** n. f. Résonance très forte de la voix à l'auscultation, due à sa transmission au travers d'une condensation pulmonaire (pneumonie, tumeur, etc.).

**bronchoplégie** n. f. Paralysie de la musculature des bronches, entraînant des difficultés à l'expectoration.

**broncho-pneumonie** n. f. Inflammation des bronches, des bronchioles et du parenchyme pulmonaire adjacent.

Les broncho-pneumonies sont dues à une infection soit virale, soit bactérienne, cette dernière donnant une atteinte anatomique plus localisée.

**Signes cliniques.** Après un début brutal,

marqué par un frisson, une fièvre à 40 °C, une dyspnée* rapide (polypnée), l'état général s'altère rapidement et la toux s'installe, sèche au début. À ces signes peut être associé un herpès* naso-labial (bouton de fièvre). L'auscultation perçoit de nombreux râles ronflants et sibilants dans les deux champs pulmonaires. La radiographie montre une opacité systématisée bien limitée à un lobe pulmonaire dans la broncho-pneumonie bactérienne et des opacités floues et diffuses dans les broncho-pneumonies virales. Avant les antibiotiques, l'évolution se faisait habituellement vers des complications infectieuses (abcès, pleurésie purulente), et l'issue fatale était fréquente. Depuis les antibiotiques, la guérison est devenue la règle, sauf chez les vieillards et les débilités, chez qui le pronostic reste grave et dépend de l'état général et cardiaque.

**Traitement.** À base d'antibiotiques, le traitement comporte aussi l'oxygénothérapie, la réhydratation et les tonicardiaques* si nécessaire. Dans les broncho-pneumonies virales vraies, les antibiotiques servent seulement à protéger contre une surinfection bactérienne.

**broncho-pneumopathie** n. f. V. BRONCHO-PNEUMONIE.

**bronchorrhée** n. f. Sécrétion excessive de mucus bronchique, qui se traduit cliniquement par une expectoration abondante et incolore.

**bronchoscopie** n. f. Examen endoscopique de l'intérieur de la trachée et des grosses bronches. (V. ENDOSCOPIE.)

**bronchospasme** n. m. Contraction spasmodique des bronches, qui en rétrécit le calibre et provoque la crise d'asthme*.

**bronchospirométrie** n. f. Méthode d'exploration et de mesure de la fonction respiratoire des poumons.

L'air de chacun des deux poumons est recueilli séparément par des sondes introduites dans la trachée et les bronches, qui l'amènent à deux spirographes distincts. Grâce à cette méthode, on peut connaître les réserves fonctionnelles d'un poumon et ses possibilités de compensation en cas d'ablation chirurgicale du poumon opposé. (V. POUMON, *Exploration fonctionnelle*.)

**bronzé, e** adj. Se dit des maladies qui s'accompagnent d'une coloration foncée de la peau : la *maladie bronzée d'Addison** (insuffisance des surrénales), la *cirrhose* et le *diabète bronzés* (v. HÉMOCHROMATOSE).

**brosse à dents** n. f. V. HYGIÈNE *bucco-dentaire*.

**Brown-Séquard (syndrome de),** syndrome neurologique provoqué par la section d'une moitié de la moelle épinière, et se traduisant par une paralysie et une abolition de la sensibilité profonde du côté de la lésion, et par une abolition de la sensibilité superficielle de l'autre côté.

**brucellose** n. f. Maladie infectieuse touchant les animaux et l'homme, due à des germes du genre *Brucella* (*B. melitensis, bovis,* etc.). [Syn. : FIÈVRE DE MALTE, FIÈVRE ONDULANTE, MÉLITOCOCCIE.]

Localisées au début dans le pourtour méditerranéen, les brucelloses ont actuellement une répartition cosmopolite.

L'homme est atteint par voie cutanée ou digestive, au contact des animaux ou de leurs produits (lait, fromages). Cela explique la reconnaissance de l'affection comme maladie professionnelle (vétérinaires, paysans).

**Symptômes.** La maladie réalise, dans sa forme aiguë, un tableau associant une fièvre ondulante élevée, des sueurs profuses et des douleurs diffuses, de durée variable. Des localisations viscérales doivent toujours être recherchées pour éviter le passage à la chronicité : ostéoarthrites (hanche), atteintes nerveuse et glandulaire (orchite),

La guérison survient après une longue convalescence, mais des rechutes sont fréquentes.

**Diagnostic.** Il se fait par l'isolement du germe, sur la positivité de l'intradermoréaction spécifique à la mélitine et, plus tard, sur celle du sérodiagnostic de Wright.

**Traitement.** Il repose sur l'antibiothérapie (tétracyclines, chloramphénicol).

**Prophylaxie.** Elle repose sur la vaccination animale et une hygiène rigoureuse. La vaccination humaine est pratiquée dans les professions exposées. En cas de maladie, la déclaration est obligatoire, l'isolement du malade et la désinfection des locaux sont nécessaires.

**bruit** n. m. Le bruit est l'une des principales nuisances des sociétés industrielles, en raison du développement des usines, de l'accroissement de la circulation et des procédés modernes de construction.

Le retentissement du bruit est double : il provoque d'une part une *surdité professionnelle* chez les ouvriers exposés aux sons intenses et, d'autre part, il favorise les *troubles mentaux* dans l'ensemble de la population qui y est exposée.

**Caractéristiques des bruits.** Les bruits sont nocifs en fonction de certaines caractéristiques. L'*intensité* en est la principale : c'est à partir de 90 à 100 décibels qu'un son devient pénible et nocif. Notons que les marteaux pneumatiques produisent 110 décibels, les postes de rivetage 120, les marteaux-pilons 130, et l'entrée d'une rame de métro en gare 90. Les autres éléments qui accentuent la nocivité d'un son sont sa *fréquence* (hauteur) et sa *pureté* (timbre), car le bruit est d'autant plus pénible qu'il est plus aigu et moins pur. Le *rythme* intervient aussi, les bruits rythmés étant obsédants (métier à tisser), et les sons inopinés (sonnerie du téléphone) difficiles à supporter.

**Conséquences du bruit.** La *surdité* survient après une exposition prolongée à un bruit intense. Elle est insidieuse, irréversible et, au-delà d'un certain stade, elle continue à s'aggraver, même après la suppression de la cause. La surveillance des ouvriers exposés au bruit est donc une obligation. Elle se fait par des contrôles audiométriques.

La deuxième conséquence nocive des bruits est leur *retentissement psychique.* Il existe presque toujours une gêne à tout travail intellectuel en milieu bruyant, les facultés de concentration et de raisonnement sont diminuées, le sommeil est perturbé. Le bruit aggrave les états psychopathiques, les tendances aux névroses, l'irritabilité, les dépressions. Les affections professionnelles provoquées par les bruits sont classées comme maladies professionnelles 40-42 (décret du 10 avril 1963).

**Prévention des bruits.** La prévention des méfaits du bruit dans les usines comporte d'abord une sélection des ouvriers, afin de ne pas embaucher des sujets prédisposés à la surdité. Divers moyens doivent être employés dans les ateliers pour diminuer et absorber le bruit des machines. On peut faire porter au personnel des bouts de coton ou de plomb dans les oreilles, ou même des casques qui réduisent l'intensité des perceptions sonores de 10 à 30 décibels. Les bruits domestiques peuvent être diminués par l'amélioration de la qualité de la construction, par la juxtaposition de matériaux différents et par l'emploi d'isolants phoniques.

**bruits du cœur, bruits de galop.** V. CŒUR, *Examen clinique du cœur.*

**brûlure** n. f. Lésion tissulaire provoquée par la chaleur ou par d'autres agents physiques ou chimiques (66 p. 100 des brûlures sont domestiques et pourraient être évitées au prix de quelques précautions simples; 50 p. 100 des brûlés sont des enfants victimes d'un défaut de surveillance).

**Causes.**

Elles sont diverses : *agents thermiques* (liquides bouillants, solides chauds ou en ignition, vapeurs) ; *agents chimiques* (acides, bases, phosphore) particulièrement dangereux ; *électricité,* provoquant des brûlures profondes avec risque de syncope respiratoire et arrêt cardiaque ; *agents ionisants :* rayons X, explosions atomiques (où le blessé est en plus un irradié).

**Signes cliniques.**

Selon l'*étendue,* on distingue des brûlures bénignes, atteignant moins de 15 p. 100 de la surface du corps, des brûlures graves (de 15 à 60 p. 100) et des brûlures au-dessus des ressources thérapeutiques actuelles, touchant plus de 60 p. 100 de la surface corporelle.

Selon la *profondeur,* on distingue les brûlures du *1^er^ degré,* caractérisées par une rougeur diffuse avec gonflement local et douleur : la guérison se fait en quelques jours (coup de soleil). Dans les brûlures du *2^e^ degré,* la douleur est très vive, le derme est mis à nu, parsemé de phlyctènes (ampoules ou « cloques ») ; si la couche basale du derme est atteinte (2^e^ degré profond), il n'y a pas de régénérescence spontanée. Les brûlures du *3^e^ degré* constituent une atteinte cutanée totale : perte complète de la sensibilité, aspect parcheminé, chamois, de la peau. Mais les différents degrés sont souvent associés, et il faut parfois quelques jours d'attente pour préciser la profondeur exacte des lésions. La gravité des brûlures tient également à leur *siège :* problèmes esthétiques à la face, au cou, séquelles fonctionnelles au niveau des mains ou des plis de flexion. Le terrain est également un élément de pronostic : à surface égale, la gravité est plus grande chez l'enfant, le vieillard, le diabétique.

**Traitement.**

***Petites brûlures.*** Elles guérissent spontanément, mais nécessitent cependant une surveillance stricte : s'assurer d'abord de la profondeur réelle de la lésion. Les brûlures du 1^er^ degré (simple rougeur sans effractions de la peau) sont soulagées par des crèmes adoucissantes. Les brûlures du 2^e^ degré, avec ampoules, doivent être désinfectées avec une solution antiseptique (hexamidine, mercurothiolate, etc.) ; les ampoules sont excisées, ce qui forme une plaie qui doit être pansée de façon aseptique. Les corps gras vitaminés (pommades, tulles gras) peuvent être appliqués s'il n'y a pas de risque d'infection, sinon il faut appliquer une pommade antiseptique (hexamidine). Une compresse stérile et une bande protègent la brûlure dont la cicatrisation s'accomplit en 10 à 20 jours. Les pansements sont

refaits tous les jours ou tous les deux jours, pour s'assurer qu'il n'y a pas d'infection (rougeur, pus).
*Brûlures graves.* Elles doivent être traitées en milieu chirurgical : aucun acte ne doit être effectué sur les lieux de l'accident, sauf évidemment en cas de brûlure par l'électricité où l'on s'assurera de l'interruption du contact électrique.
À l'arrivée au centre chirurgical, la priorité doit être donnée à la *prévention du choc** : classiquement, ce choc ne se voit que pour les brûlures supérieures à 20 p. 100 du corps chez l'adulte, à 15 p. 100 chez l'enfant ; en fait, il est variable avec la profondeur de l'atteinte et la constitution du blessé. Biologiquement, il existe un syndrome d'hémoconcentration par fuite de l'eau et des électrolytes* dans l'espace interstitiel. Le traitement consiste à calmer la douleur, à perfuser le blessé autant qu'il est nécessaire (plasma sanguin, solutions d'électrolytes). La *prévention de l'infection* par les antibiotiques est également indispensable, sans oublier la sérothérapie antitétanique. Le traitement chirurgical proprement dit ne sera entrepris qu'une fois l'état général nettement amélioré. Il vise à apprécier le siège, l'étendue, la profondeur de la brûlure, à déterger les surfaces atteintes et à exciser les débris voués à la nécrose : ce « parage » est une véritable intervention chirurgicale qui doit s'effectuer de manière aseptique. Après parage, selon les cas, on installera un pansement occlusif ou, au contraire, les lésions seront laissées exposées à l'air libre. Les baignoires pour brûlés de grande surface permettent de maintenir le corps dans un liquide de pression osmotique convenable et légèrement antiseptique : cette technique demande des installations et un personnel très spécialisés.
Dans la *période secondaire,* qui s'étend de la première semaine au premier mois, il faut éviter l'infection, remplacer la perte de substance cutanée, lutter contre la tendance aux attitudes vicieuses. C'est à cette période que peut apparaître la « maladie des brûlés », qui se manifeste par un déficit de l'état général, avec asthénie, anorexie, amaigrissement ; une alimentation hypercalorique, un régime diététique particulièrement suivi sont alors indispensables. Le remplacement de la perte de substance cutanée, après excision large, peut faire appel à l'*autogreffe* (utilisation de la peau de l'individu lui-même), procédé de choix, mais qui ne peut être employé en cas de brûlure importante ; l'*homogreffe* (peau prélevée sur un donneur) est en fait un pansement biologique qui enveloppe provisoirement la surface brûlée, permettant à l'état général de s'améliorer. À cette période secondaire, des complications peuvent encore apparaître : générales (septicémie) ou locorégionales (hémorragie secondaire, thromboses veineuses).
La *kinésithérapie* est un élément essentiel du traitement : au début, mobilisation douce et prudente, puis de plus en plus active pour éviter les rétractions, surtout chez l'enfant ; massage des tissus lésés dès la période de cicatrisation.
Les *séquelles* sont variables : troubles trophiques fréquents, cicatrices chéloïdes*, brides rétractiles ; la dégénérescence cancéreuse est très rare.
*Selon la localisation :* les brûlures de la *face* doivent toujours faire craindre une brûlure des voies respiratoires supérieures par inhalation de gaz à haute température, voire des brûlures oculaires, qu'il faut rechercher systématiquement. Les brûlures *orificielles* (nez, anus, vagin, etc.) sont d'autant plus graves qu'elles ont une tendance spontanée à l'évolution vers la sténose (rétrécissement) cicatricielle. Les brûlures du *tube digestif* par ingestion d'acides ou de bases (soude caustique) posent des problèmes chirurgicaux complexes ; elles entraînent également des rétrécissements.

**brûlures d'estomac,** sensation aiguë ressentie par un sujet lors d'un excès d'acidité gastrique (v. GASTRITE) ou s'il est porteur d'une hernie* hiatale.

**brûlures en urinant.** V. CYSTALGIE.

**bruxomanie** n. f., ou **bruxisme** n. m., ou **brycomanie** n. f. Mouvements faisant entrer en contact les surfaces des dents en dehors de la mastication. (Syn. : GRINCEMENTS DE DENTS.)

**B. S. P.,** sigle de BROME*-SULFONE-PHTALÉINE.

**bubon** n. m. Inflammation suppurée d'un ganglion lymphatique (adénite* aiguë), plus spécialement localisée à l'aisselle ou à l'aine. Les bubons surviennent lors d'infections spécifiques comme la peste (peste bubonique), les maladies vénériennes (chancre* mou, maladie de Nicolas*-Favre).

**bucco-dentaire** adj. Relatif à la bouche et aux dents.
*Hygiène bucco-dentaire,* V. HYGIÈNE.

**Buerger (maladie de)** ou **thromboangéite oblitérante,** inflammation diffuse et généralisée, oblitérante des artères, survenant presque exclusivement chez les hommes jeunes.

**bulbaire** adj. Qui concerne le bulbe* rachidien.

**Syndrome bulbaire.** On entend par ce terme des troubles de la déglutition, de la phonation, de la motricité de la langue, de la bouche et de la face, dus à l'atteinte des formations anatomiques nerveuses situées dans le bulbe rachidien.
**Syndrome pseudo-bulbaire,** groupe de signes qui évoquent une atteinte bulbaire, mais qui relèvent en réalité de lésions situées plus haut, notamment au niveau du cortex et des noyaux gris centraux du cerveau*, et souvent dues à une mauvaise circulation cérébrale. On y voit les atteintes du syndrome bulbaire associées à une marche à petits pas, une incontinence sphinctérienne, des troubles intellectuels, une succession de rires et de larmes immotivés («rire et pleurer spasmodique»).

**bulbe** n. m. Partie renflée d'un organe.
— On désigne sous ce nom :
— le *bulbe rachidien,* partie la plus basse du tronc cérébral, juste au-dessus de la moelle épinière (v. NERVEUX, *Système nerveux cérébrospinal*) ;
— le *bulbe duodénal,* première partie du duodénum*, siège fréquent d'ulcères ;
— le *bulbe dentaire,* renflement situé à la base du follicule dentaire ;
— le *bulbe pileux,* renflement du poil à sa base ;
— le *bulbe urétral,* renflement de la partie spongieuse de l'urètre, chez l'homme.

**bulin** n. m. Petit escargot d'eau douce, hôte intermédiaire spécifique de *Schistosoma hœmatobium,* agent de la bilharziose* urinaire.

**bulle** n. f. Décollement qui survient entre les différentes couches de la peau (derme, épiderme, hypoderme) et qui se remplit de liquide séreux ou inflammatoire, suivant la cause. (Syn. : AMPOULE, CLOQUE, PHLYCTÈNE.) Les bulles peuvent être accidentelles : c'est le cas des brûlures du 2e degré. D'autres sont toxiques et apparaissent après la prise de certains médicaments (syndrome de Lyell*). D'autres encore sont primitives et caractérisent les maladies bulleuses comme la maladie de Dühring*-Brocq, le pemphigus*, etc.

**buphtalmie** n. f. V. GLAUCOME *congénital.*

**bursite** n. f. Inflammation aiguë ou chronique des bourses* séreuses.

**butée** n. f. Greffon osseux placé au contact d'une articulation, pour empêcher sa luxation ou limiter ses mouvements.

**butobarbital** n. m. Barbiturique utilisé dans le traitement des insomnies, à cause de son peu de toxicité. (Syn. : BUTYL-ÉTHYL-MALONYLURÉE.)

**butyrophénone** n. f. Neuroleptique* principalement utilisé dans les psychoses, les syndromes hallucinatoires, les états d'agitation psychomotrice. (Le type en est l'halopéridol*.)

**B. W.,** initiales de BORDET*-WASSERMAN.

**byssinose** n. f. Affection pulmonaire frappant les ouvriers qui inhalent les poussières de coton, de chanvre ou de lin. Elle se manifeste par une dyspnée* asthmatique qui peut devenir chronique.

**Bywaters (syndrome de),** insuffisance rénale aiguë atteignant les blessés présentant des écrasements musculaires étendus, provoquant un afflux de déchets azotés.

# C

**ça** n. m. Terme de psychanalyse désignant l'ensemble des pulsions primaires et des instincts de nature inconsciente qui orientent l'activité psychique de l'homme.

**Cabot (anneaux de),** anneaux fixant les mêmes colorants que la chromatine* et présents dans les globules rouges au cours des anémies* hémolytiques et toxiques.

**cacao** n. m. Le cacao, qui sert à faire le chocolat, contient de 40 à 45 p. 100 de graisses (« beurre de cacao » employé comme adoucissant des lèvres), de la caféine* et de la théobromine*.

**cachet** n. m. Ensemble de deux capsules de pain azyme collées ou emboîtées, formant une cavité pour administrer les médicaments en poudre.

**cachexie** n. f. État de maigreur extrême observé à la phase terminale de certaines affections chroniques (cancer, tuberculose, grandes intoxications [morphine, alcool]) et en cas de malnutrition.

La cachexie est caractérisée par un amaigrissement très accentué, parfois masqué par des œdèmes, un teint jaunâtre ou plombé.

**Cachexie hypophysaire,** maladie due à une déficience globale des sécrétions de l'hypophyse. (Syn. : MALADIE DE SIMMONDS.) Elle se manifeste par un amaigrissement profond impressionnant, une fatigue extrême, un déficit glandulaire global, une aménorrhée*, une anorexie* (v. ANOREXIE *mentale*).

**cacosmie** n. f. Perception d'une mauvaise odeur.

Elle peut être *objective,* due par exemple à une infection des fosses nasales, ou *subjective,* perçue uniquement par le sujet.

**cadavre** n. m. Corps après la mort et qui présente les signes indiscutables du décès : coagulation globale du sang dans les vaisseaux, rigidité cadavérique, lividités* cadavériques.

**cade (huile de),** produit de distillation du bois de *genévrier oxycèdre.* — L'huile de cade est employée dans le traitement d'affections cutanées (psoriasis, certains eczémas), sous forme de pommade et de glycérolé.

**cadmium** n. m. Métal blanc analogue au zinc.

**Toxicologie.** L'ingestion de cadmium peut s'observer après décapage de plats métalliques par le vinaigre ou les jus de fruits. L'intoxication aiguë touche le tube digestif, le foie, les reins. L'intoxication chronique provoque une dyspnée, un amaigrissement, un jaunissement des dents. L'inhalation de vapeurs industrielles provoque une irritation broncho-pulmonaire et des lésions osseuses. L'antidote en est l'E. D. T. A.*.

**caduque** adj. et n. f. (étymologiquement : « qui tombe »). En abréviation de *membrane caduque,* se dit de la partie de la muqueuse utérine transformée pendant la gestation, et qui tombera avec les membranes de l'œuf.

**cæcum** n. m. Partie du gros intestin, située en cul-de-sac au-dessous de l'abouchement de l'intestin grêle dans le côlon droit. (À la face interne du cæcum, sous l'orifice iléocolique, s'implante l'*appendice**.)

**café** n. m. Le café renferme la caféine* (de 1 à 2 p. 100), la caféone (aromatique), la théobromine (diurétique).

À dose moyenne ou forte selon les individus, le café provoque palpitations, tremblements, l'agitation, insomnies.

Les cafés décaféinés contiennent parfois des produits divers qui, à forte dose, provoquent des palpitations. L'intoxication par le café (de 10 à 20 g) majore les troubles précédents (bourdonnements, vomissements, délire, convulsions). Le café soulage cependant certains maux de tête. C'est un bon stimulant de la vigilance et de l'activité intellectuelle.

**caféine** n. f. Alcaloïde du café. (Syn. : TRIMÉTHYLXANTHINE.) La caféine se trouve dans le café, le thé, le cacao, la noix de kola.

**cage** n. f. **Cage thoracique,** squelette du thorax, formé par la portion dorsale de la colonne vertébrale, les côtes, les cartilages costaux et le sternum. (V. THORAX.)

**caillot** n. m. Masse gélatineuse qui résulte de la coagulation* du sang. — Le caillot est formé par un réticulum de fibrine emprisonnant les globules rouges. Normalement, le caillot se rétracte, laissant sourdre le sérum*.

**caisson** n. m. Enceinte hermétique dans laquelle il est possible d'établir une pression d'oxygène supérieure à celle de la pression atmosphérique.

Les caissons sont utilisés : 1° dans l'industrie, pour les travaux immergés (piles de pont, tunnels, etc.) ; 2° en médecine, chaque fois qu'il est nécessaire d'augmenter la quantité d'oxygène dans le sang (oxygénothérapie hyperbare).

**Description des caissons médicaux.** Le modèle le plus simple est un cylindre doté de hublots pour la surveillance. Une porte, munie d'un joint et fermée par plusieurs vis à sa périphérie, livre passage à une civière coulissant à l'intérieur du caisson. Des broches permettent le branchement d'un électrocardiographe et d'un électroencéphalographe ; un système de soupapes assure, à l'aide d'un respirateur situé hors du caisson, la ventilation du malade en respiration artificielle.

**Utilisation et indications.** Les indications principales de l'oxygénothérapie hyperbare sont :

— l'*intoxication par l'oxyde de carbone** *(CO)* : le caisson permet d'augmenter la pression de l'oxygène dans le sang et d'accélérer la disparition de la carboxyhémoglobine ;

— les *accidents de décompression des plongeurs,* au cours desquels l'azote, normalement dissous dans le sang, est brutalement libéré dans la circulation à l'état gazeux sous forme de bulles, créant des embolies gazeuses. Le caisson permet la redissolution de l'azote.

D'autres indications sont plus discutées ; ainsi : — les grangrènes gazeuses sur plaies infectées par des germes anaérobies* (ne vivant pas en présence d'oxygène) ; — certains troubles vasculaires (ramollissement cérébral) ; — certaines affections métaboliques (hépatites graves).

**Maladie des caissons.** C'est l'ensemble des accidents observés dans les professions soumises à des compressions et des décompressions fréquentes et souvent rapides (caissonniers, tubistes, scaphandriers). Ils sont dus à des phénomènes de dissolution et de restitution de l'azote dans les tissus et dans le sang.

A la compression peuvent s'observer vertiges, bourdonnements d'oreilles, épistaxis*, otorragies. A la décompression ou dans les heures suivantes, les accidents sont souvent plus graves : embolie* gazeuse cérébrale et paralysies, troubles de l'audition, vertiges, emphysème sous-cutané, hémorragies diverses, douleurs articulaires, prurit. Parfois mortels, les accidents neurologiques laissent souvent des séquelles.

Les ostéoarthrites constituent un état chronique avec douleurs et raideurs articulaires, puis lésions des articulations (épaules et genoux essentiellement), visibles sur les radiographies. Elles peuvent survenir tardivement, parfois plusieurs mois après l'arrêt du travail, et constituent la seule maladie professionnelle légalement reconnue au cours des travaux en air comprimé (n° 29 au tableau des maladies professionnelles).

La prévention de ces accidents fait l'objet d'une réglementation précise concernant les temps de compression et de décompression, les temps de travail, les visites médicales et l'interdiction de ces travaux aux femmes et aux jeunes de moins de 18 ans.

**cal** n. m. Formation, à partir de tissu conjonctif, de substance osseuse assurant la fusion entre les deux surfaces fracturées d'un os.

Le *cal vicieux* est un cal trop gros, constituant une déformation parfois visible à l'œil nu, toujours perceptible au toucher.

**Calabar (œdèmes de)** [du nom d'une localité du Nigeria], œdèmes fugaces et migrateurs observés au cours des filarioses* à loa-loa.

**calcanéum** n. m. Os du tarse, situé à la partie inférieure et postérieure du pied, formant la saillie du talon.

Le tendon d'Achille s'insère à sa partie postéro-supérieure. Les fractures du calcanéum sont causées par une chute sur le talon d'un lieu élevé ; leur traitement est difficile, les séquelles sont fréquentes.

**calcémie** n. f. Quantité de calcium présente dans le sang. — La calcémie normale est de 100 mg par litre. (V. CALCIUM.)

**calciférol** n. m. Vitamine D2, obtenue par irradiation ultraviolette d'un stérol naturel, l'ergostérol. (V. VITAMINE* D.)

**calcification** n. f. Dépôt de sels de calcium dans les tissus, normaux ou pathologiques. — Ces dépôts sont durs et parfois palpables.

*A l'état normal,* la calcification est un phénomène physiologique de formation des os et des dents, et un phénomène de réparation des fractures (v. CAL).

*A l'état pathologique,* les calcifications représentent un des modes de guérison de la tuberculose et s'observent dans les organes anciennement atteints (poumons, reins, vessie, etc.). Dans les organes creux, la calcification entraîne la formation de calculs*. Elle peut aussi se voir le long des vaisseaux sanguins : calcification des artères dans l'artériosclérose, des veines dans les varices anciennes. Les calcifications sont de diagnostic facile, car opaques aux rayons X.

**calcinose** n. f. Dépôt de sels de calcium formant des masses calcaires, visibles à la radiographie et parfois palpables.

La calcinose peut toucher tous les tissus

et viscères. Elle peut être localisée aux artères (médialcalose), aux reins dans le cas d'un trouble de l'excrétion urinaire du calcium et du phosphore (néphrocalcinose).

**calcitonine** n. f. Hormone polypeptidique sécrétée par les cellules « parafolliculaires » de la thyroïde.

Son rôle est d'abaisser le taux sanguin du calcium et du phosphore en empêchant la résorption osseuse. La calcitonine est utilisée dans le traitement des décalcifications osseuses (ostéoporose*, maladie de Paget*).

**calcium** n. m. Métal alcalino-terreux.

L'organisme humain contient 2 p. 100 de calcium, presque entièrement fixé sur le squelette (99 p. 100). Le plasma en contient 100 mg (soit 1 p. 100 du calcium total) par litre (calcémie). Le calcium est apporté par l'alimentation, surtout par les produits laitiers. Ionisé par l'acidité gastrique, il est absorbé au niveau de l'intestin ; l'absorption est facilitée par la vitamine D. Puis il est éliminé dans les urines (calciurie).

L'ion calcium joue un rôle fondamental dans la perméabilité des membranes cellulaires, l'activation ou l'inhibition de nombreuses enzymes, l'action de plusieurs hormones.

La régulation de la concentration sanguine en calcium, de sa concentration intracellulaire, de l'équilibre entre construction et résorption osseuses fait intervenir des phénomènes physiques d'échanges entre ions et l'action de trois substances : la parathormone*, le calciférol* (vitamine D2), la calcitonine*. Les deux premières augmentent la calcémie ; la calcitonine a une action inverse.

L'*hypercalcémie* (augmentation du calcium sanguin) entraîne des troubles digestifs (nausées, douleurs, constipation), des troubles rénaux (calculs, néphrocalcinose par dépôts de calcium), une diminution du tonus musculaire, des anomalies de l'électrocardiogramme, des lésions osseuses (douleurs, fractures spontanées) par diminution du calcium fixé sur les os.

Les causes d'hypercalcémie sont l'hyperparathyroïdie primaire, les cancers secondaires des os, la sarcoïdose*, l'intoxication à la vitamine D, la thyrotoxicose*, l'ostéoporose, l'insuffisance surrénale aiguë.

L'*hypocalcémie* entraîne des accès de tétanie*. Elle s'observe dans l'hypoparathyroïdie, la carence de vitamine D (rachitisme chez l'enfant, ostéomalacie chez l'adulte), l'insuffisance rénale.

Les *hypercalciuries* (augmentation du calcium urinaire) accompagnent les hypercalcémies.

**Thérapeutique par le calcium.** Le calcium est un reminéralisant employé dans les hypocalcémies et les décalcifications, et un sédatif. Il est utilisé sous forme de combinaisons minérales ou organiques diverses. On utilise le calcium sous forme de chlorure, de bromure, de phosphate, de gluconate, de lévulinate.

**calcul** n. m. Concrétion qui se constitue dans certains organes aux dépens des substances contenues dans les liquides de l'organisme. (La formation des calculs est la lithiase*.)

**Calculs biliaires.** Ils sont formés soit uniquement de cholestérol (et dans ce cas ils sont transparents aux rayons X), soit de cholestérol et de sels de calcium disposés concentriquement (et opaques aux rayons X). [V. BILIAIRE, *Voies biliaires*.]

**Calculs urinaires.** Les calculs urinaires sont faits soit d'oxalates ou de phosphates de calcium, soit de cristaux d'acide urique, plus rarement de cristaux de cystine. Certains calculs d'acide urique se chargent secondairement de calcium (cristaux mixtes). [V. LITHIASE *urinaire* et URINAIRE *(appareil)*.]

**calice** n. m. Cavité excrétrice du rein qui draine l'urine sécrétée par les papilles. — Les petits calices se réunissent en deux ou trois grands calices dont la fusion constitue le *bassinet**. (V. REIN [*anatomie*].)

**callosité** n. f. Épaississement cutané épidermique, dû au frottement. (V. DURILLON.)

**calmant, e** adj. et n. m. Se dit d'un médicament qui diminue la douleur, l'anxiété et les troubles nerveux. (V. ANALGÉSIQUE, ANTALGIQUE, NEUROLEPTIQUE, SÉDATIF, TRANQUILLISANT.)

**calomel** n. m. Chlorure mercureux, laxatif mais irritant et délaissé pour cette raison.

**calorie** n. f. Unité de chaleur.

La *grande calorie* est la quantité de chaleur nécessaire pour élever 1 litre d'eau de 1 °C.

La *petite calorie* en est la millième partie. La valeur énergétique des aliments est caractérisée par le nombre de grandes calories que dégage leur combustion dans l'organisme. (V. RATION.)

**calvitie** n. f. Absence définitive de cheveux. (V. ALOPÉCIE.)

**camisole** n. f. **Camisole de force**, vêtement à manches en forme de sac, utilisé autrefois pour ligoter les malades mentaux agités.

**camomille** n. f. Plante composée *(Anthemis nobilis)* dont la fleur est employée en infusion (quelques têtes par tasse) comme stomachique et antispasmodique.

*Camomille allemande.* V. MATRICAIRE.

**camphosulfonique (acide),** dérivé du camphre utilisé sous forme de sel de sodium comme analeptique cardiaque.

**camphre** n. m. Substance aromatique extraite de diverses plantes.

Le *camphre naturel* est obtenu par distillation du camphrier du Japon *(Camphora officinarum).* On l'a employé sous forme d'huile camphrée, de soluté alcoolique, comme stimulant du cœur et du système nerveux ; on lui substitue les sels de l'acide camphosulfonique*. Le *camphre synthétique,* extrait de l'essence de térébenthine, ne doit être utilisé que pour l'usage externe (frictions d'alcool camphré).

**Toxicologie.** À forte dose, le camphre est toxique pour le système nerveux. La dose mortelle pour un enfant de 1 an est de 1 g (5 ml d'huile camphrée). On observe des nausées, vertiges, troubles du comportement aboutissant à un coma avec convulsions. Il n'y a pas d'antidote ; il faut faire un lavage d'estomac et donner des sédatifs.

**camping** n. m. Pour pratiquer le camping, il faut être correctement vacciné contre le tétanos (avec rappels) et il est utile de l'être contre les fièvres typhoïde et paratyphoïde. Il ne faut jamais consommer d'eau d'origine douteuse. On vend dans les pharmacies des comprimés spéciaux pour désinfecter l'eau. En dehors des campings aménagés avec W.C., il faut creuser des feuillées, loin des tentes et assez profondes, qu'on désinfectera au crésyl sodique.

La double tente, le tapis de sol, des duvets et, si possible, un lit de camp permettent d'éviter les refroidissements, les insectes et les serpents. Une trousse* de secours est utile, avec pansements adhésifs, compresses, antiseptiques, sérum antivenimeux.

**camptodactylie** n. f. Anomalie héréditaire caractérisée par une flexion permanente du cinquième doigt.

**canal** n. m. Organe cylindrique creux servant à conduire un liquide de l'organisme.

De nombreux organes adultes contiennent des canaux : canaux biliaires du foie, canaux lymphatiques, etc.

Le *canal thoracique* est le plus volumineux des troncs lymphatiques du corps ; il est formé par la jonction des deux troncs lymphatiques lombaires et reçoit tous les lymphatiques de l'intestin. Renflé à son origine (citerne de Pecquet), il monte dans le thorax le long du bord droit de l'aorte, décrit à la base du cou une crosse, pour aller se jeter dans la veine sous-clavière gauche.

Les *plaies* du canal thoracique provoquent un épanchement de chyle (chylothorax) et nécessitent une intervention chirurgicale pour le ligaturer, ce qui ne présente pas d'inconvénients (la lymphe passe par les veines lymphatiques). Des *anévrismes* de ce canal existent et sont aussi traitées par ligature.

Le *canal artériel* fait communiquer chez le fœtus l'artère pulmonaire avec l'aorte. Il s'oblitère, puis s'atrophie à la naissance, persistant sous la forme de ligament artériel. La persistance du canal artériel entraîne des troubles de la circulation dans le poumon, qui nécessitent l'intervention.

Le *canal omphalo-mésentérique* réunit chez l'embryon la partie moyenne de l'intestin à la cavité vitelline. Le diverticule de Meckel* en représente le vestige.

Le *canal de Müller,* formation embryonnaire bilatérale, s'étend de l'éminence génitale gonadique au cloaque, parallèlement au canal de Wolff. Chez le fœtus masculin, ces canaux disparaissent ; chez le fœtus féminin, ils forment le vagin, l'utérus et les trompes.

Le *canal de Wolff,* formation embryonnaire bilatérale, donne naissance à deux formations éphémères qui disparaîtront chez l'enfant à terme, le *pronéphros* et le *mésonéphros.* Chez le sujet féminin, la quasi-totalité de cette formation disparaît ; chez le mâle, au contraire, le canal de Wolff contribue à former les canaux déférents et éjaculateurs ainsi que le trigone vésical.

**canard** n. m. Tasse à bec pour faire boire les malades couchés.

**cancer** n. m. Terme général désignant les tumeurs malignes.

Le cancer est une prolifération anarchique de cellules anormales, dites « malignes », à partir d'un foyer primitif pouvant récidiver localement après ablation et essaimer à distance, entraînant la formation de métastases.

**Cellules malignes et tumeurs cancéreuses.**

La *cellule maligne* est reconnaissable à l'examen microscopique : c'est une cellule de proportions monstrueuses dont le noyau est beaucoup plus important qu'un noyau de cellule normale, tant par la quantité excessive de chromatine* qu'il contient que par le nombre élevé de ses mitoses* (la cellule cancéreuse se divise, en effet, sans arrêt, alors même que les autres cellules sont au repos).

La multiplication cellulaire normale

obéit effectivement à des règles qui la limitent d'abord sur le plan quantitatif, les cellules cessant de se multiplier lorsqu'elles ont atteint une certaine densité : c'est l'*inhibition de contact*, propriété de la membrane ; d'autre part, les cellules ne peuvent se multiplier dans n'importe quelle direction de l'espace, mais sont soumises à la structure du tissu auquel elles appartiennent. Ces deux conditions ne sont pas remplies par les cellules cancéreuses, qui se multiplient de façon permanente et anarchique, s'entassant avec désordre et sans respect pour la trame primitive de leur tissu d'origine, formant ainsi une *tumeur* qui peut envahir totalement l'organe ou le tissu en question.

**Classification histologique des cancers.**

On classe les tumeurs malignes en fonction du tissu à partir duquel elles se développent. On distingue ainsi :

les *épithéliomas**, ou *carcinomes**, qui se développent à partir des différents épithéliums* ;

les *sarcomes**, tumeurs malignes des différents tissus conjonctifs : os, cartilage, muscle, tissu vasculaire. On y rattache aussi les cancers du tissu réticulo*-endothélial : sang, rate, moelle osseuse et ganglions. Ce sont des cancers assez peu différenciés et à potentiel évolutif puissant ;

les *cancers embryonnaires*, constitués par des cellules et des tissus qui n'existent plus chez le nouveau-né, mais sont normalement présents lors de l'embryogenèse et chez le fœtus ;

les *tumeurs du tissu pigmentaire*, ou *mélanomes* malins*, cancers dont la malignité est parmi les plus redoutables ;

les *cancers du système nerveux central*, qui forment un groupe très particulier, puisque, à l'inverse des autres cancers, ils ne possèdent qu'une extension locale et ne métastasent jamais.

Cette classification des cancers a un intérêt d'identification et de nomenclature, mais ne possède aucune incidence clinique ni pronostique, chaque cancer ayant des manifestations cliniques qui varient d'un individu à l'autre et une évolutivité le plus souvent imprévisible.

**Facteurs d'apparition du cancer : cancérogenèse.**

La cause première du cancer demeure toujours inconnue. Cependant, les progrès de la recherche ont permis de découvrir *de nombreux facteurs qui contribuent à créer, chez un sujet donné, une situation favorable à l'éclosion d'un cancer.* Il est désormais acquis que l'origine du cancer n'est pas univoque. Pour prendre un exemple bien connu, le fait de fumer ne suffit pas à lui seul à provoquer un cancer de l'œsophage ou du poumon. Mais il y contribue de façon décisive si un individu réunit à un moment donné un nombre suffisant de *facteurs cancérigènes.* Il est même actuellement admis qu'il se forme en permanence dans l'organisme un certain nombre de cellules cancéreuses qui, normalement, sont éliminées par les défenses naturelles. Mais si un jour ce contrôle ne s'exerce plus, le petit nombre de cellules existantes pourra se multiplier et aboutir à la formation d'une tumeur. (V. plus loin : *Immunité et cancer.*)

Les facteurs de la cancérogenèse sont de deux types :

***A. Facteurs endogènes ou propres à l'homme.***

1. FACTEURS GÉNÉTIQUES. On a observé une fréquence accrue de certains cancers (sein, tube digestif, prostate) dans une même famille. Un certain nombre d'affections héréditaires semblent prédisposer au cancer : la neurofibromatose de Recklinghausen*, la polypose* recto-colique, etc. Enfin, des anomalies chromosomiques sont parfois retrouvées conjointement au cancer : chromosome « Philadelphie » de la leucémie* myéloïde chronique. Dans le mongolisme*, qui est une trisomie 21, la fréquence des leucémies est deux fois plus élevée que dans la population générale.

2. FACTEURS HORMONAUX. Certains déséquilibres endocriniens semblent exercer une stimulation hormonale excessive, favorable à l'apparition de cancers soit de la glande en cause, soit de l'organe sur lequel elle agit (organe cible) : tumeurs du sein induites par une sécrétion excessive d'œstrogènes, par exemple. Inversement, le traitement médical du cancer de la prostate consiste en l'administration d'hormones féminines. On parle alors de *cancers hormonodépendants.*

3. FACTEURS IMMUNITAIRES. Les cancers et hémopathies* malignes sont plus nombreux chez les sujets qui présentent des déficits immunitaires congénitaux, acquis ou thérapeutiques (immunodépression pour greffe du rein, par exemple). [V. *Immunité et cancer.*]

***B. Facteurs exogènes ou extérieurs à l'homme.***

Ce sont les carcinogènes physiques, chimiques, et les virus.

1. CARCINOGÈNES PHYSIQUES. Principalement, les radiations ionisantes (rayons X) ont été à l'origine de cancers cutanés, osseux, voire de leucémies, ainsi que de cancers chez des enfants par irradiation de la mère pendant la grossesse.

2. CARCINOGÈNES CHIMIQUES. Ils sont extrêmement variés :
— métaux : *arsenic*, induisant des cancers de la peau ; *chrome*, induisant des cancers des voies respiratoires ; *amiante, béryllium,* induisant des cancers broncho-pulmonaires ; *cobalt, nickel,* causes des cancers broncho-pulmonaires et des voies aériennes supérieures ; zinc, *aluminium, sélénium,* cancérigènes seulement dans l'expérimentation animale ;
— amines aromatiques : cancer de la vessie ;
— benzol et dérivés : leucémies aiguës ;
— substances organiques diverses : extraits de goudron, agents alcoylants, œstrogènes artificiels, insecticides, matière plastique, huiles minérales.
Il ne faut pas oublier que de nombreuses substances n'ont pas de propriétés dangereuses à doses normales, mais peuvent en avoir à une concentration excessive et que la modification de la structure de n'importe quelle molécule peut transformer son action dans le sens cancérigène : 1° en révélant un virus latent ; 2° en favorisant la transformation maligne à tout niveau de la synthèse protéique, cela au même titre que les radiations ionisantes ou les virus.
3. VIRUS*. Il a été prouvé que l'inoculation expérimentale de certains virus à l'animal entraînait l'apparition d'un cancer chez celui-ci. De même, son inoculation à une culture de cellules normales entraîne soit la destruction de celles-ci, soit leur transformation maligne. Ces virus sont dits *cancérigènes* ou *oncogènes.*
La preuve de l'action cancérigène des virus chez les animaux étant faite, il y a peu de chances pour qu'il n'en aille pas de même chez l'homme. La certitude en est cependant rendue plus difficile par l'impossibilité évidente de toute forme d'expérimentation.
Ainsi l'apparition d'un cancer est un événement qui dépendrait de facteurs multiples, relevant aussi bien de la réceptivité du sujet lui-même que de la nocivité de son environnement.

**Immunité et cancer.**

La tumeur cancéreuse, faite de cellules « transformées », n'est pas un tissu comme les autres : elle est désormais de nature étrangère à l'organisme qui la porte. On peut dès lors se demander pourquoi ce dernier ne développe pas à son encontre une réaction de rejet, comme pour une greffe étrangère. D'autant qu'au cours de ces dernières années on a mis en évidence chez l'homme l'existence d'antigènes* spécifiques aux tumeurs. Ces antigènes sont de trois sortes :
— attachés à la surface de la cellule cancéreuse ;
— intérieurs au cytoplasme* ou au noyau ;
— circulants, produits par la tumeur.
Les antigènes ne suscitent cependant pas la réaction immunologique escomptée, pour des raisons qui relèvent, d'une part, de la tumeur, et d'autre part du malade, c'est-à-dire de l'hôte.
a. *La cellule tumorale.*
1. Elle peut devenir résistante aux réactions immunitaires de l'hôte (immunorésistance).
2. Quand ils sont produits, les anticorps*, en venant se combiner aux antigènes tumoraux, peuvent réduire le pouvoir antigénique de ceux-ci (pouvoir de susciter une réaction immunitaire), donc de la tumeur elle-même *(modulation antigénique).*
3. Un phénomène de sélection immunitaire ne laisserait survivre que des cellules suffisamment peut antigéniques pour échapper aux réactions de l'hôte *(immunosélection).*
b. *La réponse immunitaire de l'hôte est souvent affaiblie dans le cas d'un cancer :* la disparition de la positivité de l'allergie tuberculinique (cutiréaction) lors de la maladie de Hodgkin* en est une illustration.
1. Pour des raisons d'ordre *génétique :* on trouve, en effet, un nombre anormalement élevé de cancers dans une population atteinte d'un déficit immunitaire congénital par rapport à la population normale.
2. Pour des raisons d'ordre parfois *thérapeutique :* la survenue de cancers est également plus fréquente chez les sujets soumis à un traitement immunodépresseur chronique.
3. La recrudescence des cancers observés avec l'âge pourrait être expliquée par la lente dépression des fonctions immunitaires qui se produit à cette époque de la vie.
4. On a constaté que certains facteurs cancérigènes (chimiques ou viraux) étaient également des dépresseurs de l'immunité.
5. Les anticorps qui viennent se combiner aux antigènes tumoraux bloqueraient ceux-ci (anticorps bloquants), protégeant alors la cellule tumorale de l'agression immunitaire *(facilitation immunitaire),* à rapprocher de la modulation antigénique. (V. plus haut.)
En conclusion : devant une agression cancérigène équivalente, l'organisme dont les défenses immunitaires sont intactes pourra échapper à l'envahissement. Au contraire, celui qui présente un déficit

immunitaire quelconque, congénital ou transitoire, moins bien défendu, aura le cancer.

**Manifestations de la maladie cancéreuse.**

***Signes d'éveil et diagnostic.*** Le diagnostic de certitude du cancer ne repose actuellement que sur l'examen histologique d'un fragment de tissu suspect prélevé par biopsie*, après exérèse chirurgicale. Cependant, laissée à elle-même, la maladie évoluera fatalement vers l'extension généralisée des tumeurs et vers la mort. C'est pourquoi il est essentiel de savoir reconnaître assez tôt les premières manifestations pathologiques, qui doivent attirer l'attention et amener à consulter.

Ce sont :

— toute **grosseur dure et indolore**, où qu'elle soit située, et en particulier au sein ;

— tout **écoulement anormal** du mamelon ;

— toute **ulcération cutanée** ou **muqueuse** (langue, lèvres) persistante, légèrement hémorragique, d'aspect sale ;

— toute tumeur **de la peau**, ou grain de beauté, qui grossit et prend un aspect inflammatoire ;

— toute **perte anormale de sang**, qu'elle provienne des voies urinaires, du tube digestif (selles noires) et, surtout de l'appareil génital féminin, après la ménopause ou en dehors des règles (par exemple, saignements après les rapports sexuels) ;

— tout **mal de gorge, enrouement, toux persistante** et sans cause évidente, surtout après quarante ans et chez un sujet qui fume et qui boit ;

— tout **trouble digestif** durable, s'accompagnant d'amaigrissement ;

— l'**amaigrissement**, rapide et important, qui accompagne très fréquemment l'installation d'un cancer et représente à lui seul un signe d'alarme suffisant. Il faut savoir aussi que, le plus souvent, **le cancer au début n'est pas douloureux, et il ne faut pas attendre d'avoir mal pour consulter.**

Cela dit, il n'existe pas de symptôme particulier au cancer, dont l'existence signerait infailliblement la maladie maligne. Tous les signes cités ci-dessus peuvent se retrouver dans d'autres maladies, inflammatoires, infectieuses ou autres. C'est pourquoi, plus qu'à leur nature, le médecin s'attachera aux *caractères* de ces manifestations pathologiques souvent banales, car, lorsqu'elles sont en rapport avec un processus cancéreux, elles revêtent une allure particulière. Elles sont surtout anormalement *récidivantes* ou *persistantes* et rebelles à toutes les thérapeutiques habituelles.

La toux du cancer du poumon, souvent attribuée d'abord à une bronchite chronique, ne sera modifiée ni par les antibiotiques ni par les différents expectorants ou sédatifs de la toux. La pleurésie d'origine cancéreuse, à peine évacuée par la ponction, se reproduira aussitôt et indéfiniment, malgré le traitement anti-inflammatoire. L'enrouement du cancer du larynx ne régressera pas. Les douleurs, quand elles existent, seront rebelles à tous les antalgiques.

A l'examen clinique, les tumeurs malignes revêtent un aspect particulier qui les différencie des proliférations bénignes : elles ont des *limites irrégulières*, elles sont *infiltrantes*, posées sur une *base indurée*. A la palpation, elles sont *dures* et *fixées, adhérentes* aux plans profonds, immobilisant parfois des organes de voisinage lorsqu'elles les envahissent. Lorsqu'elles sont superficielles (tumeurs de la peau), elles ont *tendance à saigner*, à se nécroser ; elles ont un aspect *« sale » et irrégulier* qui les fait reconnaître. Mais il arrive aussi que des formations bénignes dégénèrent en cancer, ce qui se voit avec une relative fréquence au niveau des verrues et des nævi (v. NÆVUS) de la peau. A ce niveau, la prévention est particulièrement facile. La dégénérescence maligne de la verrue ayant souvent une origine mécanique, il est formellement déconseillé de toucher, gratter ou frotter les verrues, nævi ou autres « grains de beauté ». Il est également recommandé de leur éviter l'irritation constante des vêtements au niveau de la ceinture, de la bretelle du soutien-gorge, etc. Toute verrue dont l'aspect se modifie, dont le pourtour devient rouge, dur et inflammatoire, qui s'ulcère et se met à saigner discrètement doit être montrée au dermatologue.

Dans certains cas non exceptionnels, le cancer peut être révélé par un *ganglion,* satellite d'une tumeur cliniquement « silencieuse », ou par la métastase d'un cancer primitif passé inaperçu, car les cancers longtemps asymptomatiques sont nombreux.

En conclusion, toute manifestation pathologique récidivante ou rebelle aux traitements usuels doit inciter à pousser les investigations plus loin et à consulter. Car les caractères de malignité d'une lésion, lorsqu'ils existent, ne sont reconnaissables que par le médecin. Retarder la consultation par angoisse du diagnostic éventuel ne fait que réduire les chances de guérison qui, importantes au début de la maladie, ne le restent pas très longtemps.

***Syndromes paranéoplasiques.*** Ce sont des manifestations pathologiques qui apparaissent en même temps qu'un cancer et

qui régressent lors de l'ablation de celui-ci. Leur constatation doit faire soupçonner l'existence d'une formation néoplasique, et la rechercher.
Ils sont souvent *endocriniens :* hypercalcémie, hypoglycémie*, syndrome de Cushing*, hippocratisme* digital, gynécomastie*, hyperthyroïdie.
Ils sont parfois *neurologiques,* très variés : myosites*, polyradiculonévrites* sont souvent retrouvées.
Souvent *dermatologiques :* acanthosis* nigricans, ichtyose*, dermatomyosite*.
Enfin *hématologiques,* de toutes sortes.
Cependant, il ne faut pas penser que l'apparition d'un de ces syndromes est obligatoirement liée à l'existence d'un cancer méconnu.
***Bilan d'extension de la maladie.*** Une fois reconnue la nature cancéreuse d'une lésion, on pratiquera les examens nécessaires pour faire le bilan de l'extension de la maladie, d'abord localement et régionalement, puis à distance, à la recherche d'éventuelles métastases. Cette extension conditionne en effet le choix de la thérapeutique à appliquer et, par conséquent, une part importante du pronostic. Elle se fait de plusieurs manières : L'EXTENSION LOCALE. La tumeur peut envahir les tissus voisins : c'est l'extension locale. Ainsi, un cancer de l'utérus envahira les uretères* par *contiguïté,* un cancer de l'œsophage, le médiastin. Une extension locale trop importante peut être une contre-indication à l'intervention chirurgicale. Elle est appréciée par le caractère fixe ou mobile de la tumeur et des tissus voisins, par l'existence ou non de signes fonctionnels au niveau des organes voisins, qui peuvent être comprimés, envahis ou détruits ; par l'infiltration de la peau dans les tumeurs superficielles (sein), etc. Les cellules cancéreuses ont une adhésivité mutuelle beaucoup plus faible que celle des cellules normales. Cela explique qu'il s'en échappe toujours quelques-unes qui, captées soit par la circulation lymphatique, soit par la circulation sanguine, sont exportées ainsi dans des territoires éloignés du foyer primitif, où elles se multiplient, devenant responsables des métastases à distance.
L'EXTENSION LYMPHATIQUE. C'est un mode d'envahissement très fréquent, en particulier pour les carcinomes*. La propagation par voie lymphatique se fait de proche en proche : il est donc essentiel d'examiner les aires ganglionnaires satellites de l'endroit où s'est développée la tumeur.
On recherche des ganglions axillaires par la palpation de l'aisselle, lors du cancer du sein par exemple. Lorsqu'ils sont envahis, les ganglions sont durs et indolores. Ils peuvent être mobiles ou fixés aux plans profonds. De nombreuses aires ganglionnaires sont cependant inaccessibles à la palpation. On a alors recours à la lymphographie*.
LA DISSÉMINATION MÉTASTATIQUE À DISTANCE. Elle se fait par voie sanguine. La circulation sanguine permet en effet la migration des cellules cancéreuses et leur greffe dans des organes fort éloignés du foyer primitif, contrairement à l'extension lymphatique. Lorsque la métastase est révélatrice du cancer (v. plus haut), son analyse histologique permet parfois d'identifier le tissu d'origine, si elle en a gardé la structure à des degrés variables. Les métastases peuvent rester longtemps cliniquement silencieuses.
La tendance à la dissémination métastatique est bien connue pour certains types de tumeurs : les sarcomes*, les mélanomes*, les tumeurs du testicule, des bronches, du sein, de la prostate, du rein. Parallèlement, certains organes sont connus comme étant fréquemment le siège des métastases, notamment les poumons, les os, le foie et le cerveau. (En revanche, les tumeurs primitives du cerveau ne métastasent jamais.)
L'examen clinique étant souvent insuffisant pour déceler les métastases (sauf lorsqu'elles ont une symptomatologie très « bruyante », et c'est alors souvent à un stade très tardif), tous les moyens d'investigation technique dont on dispose sont employés pour les déceler : radiographies simples ou avec opacification, gammagraphie*, endoscopies* avec biopsies*.
Devant un cancer connu, la découverte d'un second foyer de malignité n'implique pas forcément l'existence d'une métastase, bien que ce soit le cas le plus fréquent. Il peut s'agir en effet d'un second cancer histologiquement différent du premier.
Une fois le bilan d'extension du cancer pratiqué, on classe celui-ci en fonction de la taille de la tumeur, de l'existence ou non de ganglions envahis, de métastases. On note également son type histologique. Le stade du cancer est en effet très important à connaître, car les possibilités thérapeutiques diffèrent en fonction du degré d'évolution et d'extension de la maladie, ainsi que de sa nature histologique.
**Traitement des cancers.**
La thérapeutique anticancéreuse a considérablement évolué au cours de ces dernières années. Une *stratégie* anticancéreuse, fondée sur l'association modulée

des différentes méthodes, a pris le pas sur l'application stricte d'un traitement donné. La thérapeutique s'est ainsi personnalisée au point qu'on a pu dire qu'il n'existe pas de traitement général valable pour tous les cancers, pas même pour tous les cas d'un même cancer. Plus on progresse dans la connaissance des mécanismes intimes de la cancérisation et des facteurs généraux et individuels dont elle dépend, mieux on est à même d'adapter un traitement à chaque cas particulier.

Les trois armes classiques sont : la chirurgie, la radiothérapie, la chimiothérapie.

***Chirurgie.*** Guérissant à elle seule près du tiers des cancéreux, la chirurgie peut être à visée curatrice ou palliative.

La *chirurgie éradicatrice à visée curatrice* s'attache à éliminer non seulement la tumeur, mais les tissus de voisinage, le plus largement possible, au besoin en enlevant l'organe entier quand c'est possible. En effet, plus l'exérèse est large, moins on a de risques de voir apparaître une récidive locale. Les progrès de l'anesthésie et de la réanimation ont permis des interventions plus audacieuses. Il faut cependant prendre en considération le confort et la qualité de la survie du malade. C'est pourquoi on a désormais tendance à diminuer l'ampleur des mutilations pour associer à la chirurgie d'autres formes de traitement (irradiation et/ou chimiothérapie).

Les thérapeutiques complémentaires visent également à réduire le risque de formation de métastases par fuite de cellules cancéreuses au cours même de l'intervention (chimiothérapie peropératoire).

Les seules contre-indications à l'exérèse chirurgicale des tumeurs sont, d'une part, l'existence généralisée de métastases et, d'autre part, les tumeurs évoluées ayant une extension locale et régionale qui dépasse les possibilités de la chirurgie.

Le curage chirurgical des ganglions satellites de la région où se trouve la tumeur, jadis systématique, est actuellement contesté, de même que leur irradiation, car, *lorsqu'ils sont sains*, les ganglions représentent une défense naturelle de l'organisme contre l'envahissement.

Une *chirurgie palliative* est pratiquée lorsque l'éradication totale d'une tumeur est impossible, soit en vue d'améliorer le confort du malade (en levant une compression, par exemple), soit pour combattre des douleurs qui sont rebelles à tout traitement, ou encore pour diminuer le volume d'une tumeur, de manière à la rendre plus accessible à la chimiothérapie ou à la radiothérapie.

***Radiothérapie.*** On estime à 80 000 environ le nombre de cancéreux traités chaque année en France par la radiothérapie. On estime également que, parmi les cancéreux guéris, un sur deux l'a été grâce à cette méthode. Parfois utilisée seule, la radiothérapie est plus souvent combinée à la chirurgie et/ou à la chimiothérapie.

Les radiations ionisantes exercent sur les molécules qui constituent le noyau des cellules — notamment sur les molécules d'A. D. N. — des lésions irréversibles, qui entraînent l'incapacité de la cellule à se diviser, donc sa mort. Plus la dose est élevée, moins le nombre de cellules survivantes est important, et les succès thérapeutiques récents sont dus à l'augmentation considérable des doses délivrées grâce à la mise au point d'appareils à haute énergie : bombe au cobalt*, bêtatron, etc.

Le but de la radiothérapie est de délivrer le maximum de rayons à la tumeur (volume cible) avec le minimum d'effets secondaires nuisibles au niveau des tissus sains. C'est pourquoi l'administration de la dose totale est, d'une part, étalée dans le temps, et d'autre part fractionnée en plusieurs séances, pour permettre la régénération des tissus sains entre deux irradiations (cellules sanguines en particulier), ces derniers se réparant plus vite que les tissus malades.

On utilise trois techniques en radiothérapie :

1. la *radiothérapie transcutanée*, où le faisceau est émis par un générateur situé hors de l'organisme : bombe au cobalt, par exemple ;
2. la *curiethérapie*, où des sources radioactives de petites dimensions (radium) sont placées dans des vecteurs implantés à même la tumeur (cette méthode est utilisée surtout dans les cancers de la langue et du col de l'utérus) ;
3. la *radiothérapie métabolique*, où l'on administre par voie orale ou intraveineuse une substance radioactive qui a une affinité particulière pour le tissu malade en question.

***Chimiothérapie.*** C'est l'utilisation des drogues anticancéreuses* dans le traitement des cancers. Elle peut servir d'adjuvant à la chirurgie, soit pour détruire les cellules malignes libérées au moment de l'acte chirurgical, soit, à titre préventif, pour extirper d'éventuelles métastases microscopiques non décelables à l'examen clinique avant une intervention. Elle peut aussi servir d'auxiliaire à la radiothérapie, pour diminuer le volume d'une tumeur avant une irradiation à visée curatrice.

En règle générale, la chimiothérapie ne guérit pas le cancer à elle seule. Elle se borne à faire fondre le volume des tumeurs solides de manière souvent importante mais incomplète, tandis que des résultats plus appréciables ont été constatés dans les leucémies*.

L'approfondissement des connaissances des mécanismes de la croissance tumorale, d'une part, et du mode d'action des différents anticancéreux, d'autre part, a ainsi permis de donner à la chimiothérapie anticancéreuse une souplesse et une adaptabilité très importantes. Quant aux thérapeutiques fondées sur la *stimulation des défenses immunitaires* naturelles de l'organisme, dont on a vu que la défaillance favorisait l'apparition des cancers, elles en sont encore à un stade expérimental. Que ce soient l'immunisation par l'injection de cellules tumorales inactivées, sorte de vaccination anticancéreuse, la stimulation non spécifique des défenses immunitaires par le B.C.G.* (qui est l'immunothérapie la plus fréquemment pratiquée), l'injection d'anticorps antiantigènes tumoraux, la transfusion de globules blancs ou la greffe de moelle osseuse, le recul manque encore pour en apprécier l'efficacité.

Le médecin possède donc quatre armes contre le cancer : la chirurgie et la radiothérapie ont une action locale, la chimiothérapie et l'immunothérapie ont une action générale par l'intermédiaire de la circulation sanguine. L'action de chacun de ces moyens pris séparément étant limitée, l'efficacité du traitement du cancer se trouve augmentée par leur association.

Les thérapeutiques anticancéreuses sont importantes et lourdes à supporter pour le malade. Leur définition même indique que ce sont des traitements *cytotoxiques*, puisqu'ils visent à la destruction de certaines cellules, et cette toxicité porte également sur les cellules normales et tout particulièrement sur les cellules du sang, donc sur les défenses naturelles de l'organisme. Cela est valable aussi bien pour la radiothérapie que pour la chimiothérapie, et de là découle la règle fondamentale de l'administration *discontinue* des traitements anticancéreux, pour permettre aux cellules sanguines de se régénérer entre deux traitements. La surveillance hématologique hebdomadaire est systématique au cours de ces traitements, lesquels doivent être interrompus si le chiffre des globules blancs baisse au-dessous d'un certain niveau.

Quoi qu'il en soit, grâce aux progrès de cette thérapeutique, la guérison des cancers est de plus en plus fréquente, tout au moins les taux de survie se sont-ils considérablement allongés et la qualité de cette survie s'est-elle améliorée de façon importante. Cependant, la condition essentielle à l'amélioration du pronostic des cancéreux est la découverte précoce de la maladie, d'où l'intérêt du dépistage.

**Le dépistage du cancer.**

Dépister un cancer, c'est le découvrir alors qu'il existe déjà sur le plan anatomique, mais qu'il ne présente encore aucun symptôme et que son porteur est apparemment en bonne santé.

Devant les difficultés insurmontables que représenterait le dépistage systématique appliqué à toute la population, on s'est efforcé de définir une catégorie de population qui serait à *haut risque*. Les critères de sélection de cette classe de « cancéreux potentiels » sont fondés sur les données apportées par l'*étude épidémiologique* du cancer :

L'*âge* d'abord. En France, 9 p. 100 des hommes de 60 à 65 ans sont touchés par le cancer ; 11,6 p. 100 de ceux de 70 à 75 ans contre 6 p. 100 chez les femmes du même âge.

L'*exposition à un risque carcinogène :* on sait que le tabac est fréquemment retrouvé dans les habitudes des hommes atteints de cancers des bronches et de la vessie ; l'alcool et le tabac chez ceux qui ont un cancer de l'appareil digestif. Des facteurs professionnels spécifiques sont souvent reconnus dans certains métiers.

La *localisation des cancers* est un élément important du dépistage, dans la mesure où l'on sait que 50 p. 100 des cancers féminins sont mammaires ou gynécologiques ; que, chez l'homme, 65 p. 100 des cancers sont dans des localisations accessibles à l'examen clinique : peau, poumons, tube digestif, appareil génito-urinaire. On peut ainsi imaginer un dépistage se limitant aux localisations les plus fréquentes.

L'*hérédité* constitue un facteur important des sujets à haut risque (v. ci-dessus *Facteurs d'apparition du cancer : facteurs génétiques*).

La *localisation géographique* a également son importance, car on sait que la fréquence de certains cancers varie suivant les régions du globe : ainsi le cancer de l'estomac est particulièrement fréquent au Japon et chez les populations soviétiques de l'Est ; les cancers du rhinopharynx sont 100 fois plus élevés en Chine que dans le reste du monde, etc.

Également, dans une même région ; l'incidence des cancers varie suivant l'origine ethnique des habitants. Ainsi, à São Paulo, ville cosmopolite du Brésil, en 1969, une enquête a montré que les Portugais et les Japonais étaient beaucoup plus souvent frappés par le cancer de l'estomac que les Brésiliens, les Italiens par le cancer de la vessie, les Espagnols par celui du poumon, de la prostate et du côlon.
En fonction de tous ces renseignements, le dépistage peut donc être orienté dans le sens du cancer statistiquement le plus probable.
D'autre part, la connaissance d'états dits *précancéreux :* kératose* sénile, cervicites* chroniques du col utérin, leucoplasies*, qui évoluent fréquemment en cancers, peut amener à un traitement précoce et efficace, prévenant la dégénérescence cancéreuse.
Les techniques utilisées pour le dépistage sont à peu de chose près les mêmes que celles qu'on emploie pour le diagnostic : la plus importante étant l'examen clinique complet et approfondi, assorti d'analyses biologiques et d'examens complémentaires comme les frottis* vaginaux, la radiographie, etc.
La pratique du dépistage anticancéreux implique surtout une transformation de l'approche psychologique du public à la notion de cancer. La démystification de cette maladie, qui inspire à beaucoup une terreur injustifiée eu égard aux connaissances et aux méthodes dont dispose la médecine actuelle, est la condition pour que le public se soumette au dépistage, donc *accepte l'éventualité d'en être atteint*. On se trouve trop souvent confronté à des situations désespérées dont la raison est la peur du diagnostic, qui fait remettre indéfiniment au lendemain la consultation médicale, pressentie comme « fatale ».

**cancérigène** adj. et n. m. Qui provoque le cancer. (V. CANCER, *Les facteurs d'apparition du cancer*.)

**cancérisation** n. f. Processus par lequel une cellule ou un tissu normal devient cancéreux. (V. CANCER, *Cellules malignes et tumeurs cancéreuses*.)

**cancérologie** n. f. Spécialité médicale consacrée à l'étude et au traitement des cancers. (Syn. : CARCINOLOGIE.)

**cancroïde** n. m. Variété de cancer cutané ayant une évolution très lente et limitée, siégeant surtout à la face, sur les lèvres en particulier, à la jonction entre peau et muqueuse, et sur les cicatrices de brûlure.

**Candida albicans** (nom latin). Levure saprophyte des muqueuses de l'organisme, qui, en diverses occasions (modification du pH* local, déséquilibre de la flore microbienne intestinale après antibiothérapie*, déficit immunologique), peut devenir pathogène et responsable de candidoses*.

**candidose** n. f. Mycose due aux levures du genre *candida*.
Les candidoses se manifestent essentiellement par :
— des atteintes cutanéo-muqueuses, responsables du muguet* (ou moniliase), de vaginites, d'onyxis* ;
— des atteintes viscérales plus ou moins disséminées, responsables de pneumonie, méningite, endocardite, abcès du cerveau, septicémie.
Le diagnostic est obtenu par culture de la levure sur milieu spécifique (milieu de Sabouraud*). Le traitement des lésions cutanées repose sur l'usage de pommades à base de nystatine*, tandis que l'amphotéricine B* est efficace par voie parentérale dans les formes viscérales.

**canine** n. f. Troisième dent en partant de l'incisive médiane. (V. DENT.)

**canitie** n. f. Blanchiment des cheveux et des poils.
La canitie peut être congénitale (albinisme*). Elle est le plus souvent la conséquence du vieillissement. L'administration de vitamine B5 (acide pantothénique) peut en retarder l'apparition.

**canule** n. f. Tube creux destiné à être introduit dans un orifice, pour maintenir son ouverture ou faire passer de l'air ou un liquide : canules de trachéotomie*, canule de Guedel, qui, glissée dans la bouche, évite la chute de la langue et permet le passage de l'air au cours d'une anesthésie ou chez un malade comateux. (Les canules vaginales ou rectales permettent de pratiquer injections et lavements.)

**capacité** n. f. Possibilité plus ou moins grande de réussir dans l'exécution d'une tâche ou l'exercice d'une profession. Elle dépend à la fois de l'attrait ou de l'aversion pour le travail en question, du degré de maturité de l'individu, de son éducation ou de l'apprentissage et de l'exercice. Ces différents facteurs sont utiles à connaître pour orienter le choix d'un enfant ou d'un adolescent vers un cycle scolaire ou un métier, ou pour comprendre les raisons d'une inadaptation scolaire ou professionnelle et tenter d'y remédier.
**Capacité respiratoire**, quantité maximale d'air que peuvent contenir les poumons*. (Syn. : CAPACITÉ TOTALE.)
Elle comprend la capacité vitale et le

volume résiduel. La *capacité vitale* est le volume maximal d'air qui peut être expulsé des poumons par une expiration forcée succédant à une inspiration forcée, soit 4 litres en moyenne. Elle se mesure par spirométrie. L'insuffisance respiratoire, quelle que soit la cause, diminue la capacité vitale.

Le *volume résiduel* est la quantité d'air qui reste dans les poumons après une expiration forcée, soit environ 1,5 litre. L'élévation du volume résiduel traduit une distension alvéolaire. Ces valeurs varient en fonction de la taille, de l'âge et du sexe des sujets. Les sportifs ont des valeurs supérieures à celles des sédentaires. Les affections pulmonaires, pleurales et bronchiques réduisent la capacité respiratoire. (V. POUMON, *Explorations fonctionnelles respiratoires.*)

**capillaire** n. m. Vaisseau sanguin très fin (comme un cheveu).

**Histologie.** Le diamètre des capillaires varie entre 6 et 30 μ. On en distingue trois variétés.

Les *capillaires typiques* sont formés de cellules aplaties, plus ou moins jointives avec de rares cellules musculaires, d'où leur grande extensibilité ; au début de leur trajet, ils sont engainés par du muscle, qui forme le *sphincter précapillaire.*

Les *capillaires sinusoïdes*, de même structure mais plus sinueux, épousent les interstices des tissus. (V. FOIE.)

Les *capillaires embryonnaires*, enfin, où le contour des cellules a disparu, laissant place à une gelée parsemée de noyaux et permettant des échanges très importants.

Un capillaire est disposé entre une artériole afférente et une veinule efférente, formant un réseau capillaire terminal quand il n'est pas anastomosé à un réseau voisin.

La circulation capillaire a comme rôle d'assurer la nutrition et la respiration des tissus, grâce aux échanges d'oxygène, de gaz carbonique et de métabolites énergétiques à travers la paroi. La circulation dans les capillaires varie en importance suivant les états physiologiques : ainsi, durant la digestion, les capillaires intestinaux sont très dilatés. Ces variations de répartition du sang dans les capillaires selon les besoins permettent de réduire la masse sanguine circulante et, donc, le travail du cœur. Le changement de débit dans les capillaires reflète passivement les réactions vaso-motrices des artérioles, qui obéissent aux influences du système nerveux, des hormones surrénaliennes et de l'état chimique local. Les sphincters précapillaires se contractent ou se dilatent en fonction de tous ces facteurs.

**Résistance capillaire,** résistance des vaisseaux capillaires à la rupture. Elle s'apprécie par le « test du lacet* ».

**Fragilité capillaire,** syndrome hémorragique caractérisé par la rupture facile des petits vaisseaux. On distingue la fragilité capillaire *acquise*, qui s'observe au cours du diabète, de l'hypertension* artérielle, des hémopathies* malignes et des purpuras*, de la fragilité capillaire *constitutionnelle*, fréquente chez les jeunes filles qui présentent certains troubles nerveux ou endocriniens. Le traitement comporte un régime pauvre en graisse et la prise de vitamines C et P.

**capillarite** n. f. Inflammation aiguë ou chronique, due à une altération des vaisseaux capillaires de la peau.

La capillarite se traduit par des érythèmes (rougeurs), du purpura*, voire des petits éléments nécrotiques formant des croûtes noires. La capillarite s'observe le plus souvent au niveau des jambes, associée à d'autres troubles circulatoires : varices, eczéma ou ulcères variqueux, etc.

**capillaroscopie** n. f. Examen microscopique, pratiqué sur le sujet vivant, des capillaires du derme ou de la conjonctive.

**capsicum** n. m. Non générique des piments. — Le capsicum est révulsif et rubéfiant ; on l'emploie en liniments, pommades ou cotons révulsifs.

**capsule** n. f. 1. Formation fibreuse de l'organisme, qui peut être :

— la *membrane d'enveloppe* d'un organe : capsule de Glisson du foie*, capsule du rein*.

— l'enveloppe d'une *articulation :* manchon fibreux qui s'attache au pourtour des surfaces articulaires.

2. *Capsules surrénales.* V. SURRÉNAL.

3. Petite enveloppe gélatineuse pour les médicaments.

**captopril** n. m. Médicament de l'hypertension. (Il abaisse les taux d'angiotensine et d'aldostérone sanguins.)

**Capvern,** station thermale des Hautes-Pyrénées, à 20 km de Bagnères-de-Bigorre, ouverte du 1er juin au 1er octobre. Les eaux, sulfatées calciques et magnésiennes, hypothermales (de 20 à 24 °C), diurétiques* et cholérétiques*, sont employées en cures de boisson, bains et douches dans le traitement des affections de la vésicule biliaire, des allergies, des affections urinaires. L'arthritisme, la goutte, les troubles de la ménopause s'en trouvent améliorés.

**caractère** n. m. Manière d'être, de penser, de sentir et de vouloir, relativement stable, propre à un individu et qui le distingue des autres.

**Formation du caractère.** Deux conceptions se sont toujours affrontées à propos de la genèse du caractère. La première est la conception constitutionnaliste, selon laquelle le caractère est inné et sans changement chez un individu, de sa naissance à sa mort.

Une autre conception met l'accent sur l'importance des facteurs acquis et sur l'interaction avec le milieu. Les psychanalystes, notamment, ont donné aux traumatismes affectifs de la première enfance un rôle capital dans le développement du caractère. Les relations affectives de l'enfant avec son père et sa mère, les attitudes éducatives laissent une forte empreinte sur la personnalité du sujet.

Ces deux conceptions ont été l'objet d'exagérations, certains auteurs niant l'influence du milieu, d'autres, l'influence de la constitution héréditaire. En réalité, on ne peut dissocier ces deux facteurs, qui sont en constante interrelation. Le rôle des circonstances éducatives et des traumatismes affectifs est indéniable, mais il varie en fonction de la vulnérabilité et de la fragilité individuelles, qui, à leur tour, dépendent de l'équipement biologique.

**Types caractériels normaux. Caractérologie.** De nombreuses écoles (française, hollandaise, allemande, russe, etc.) ont établi des classifications qui visent à faire entrer le caractère dans des catégories.

Les auteurs allemands ont distingué trois types de caractère en fonction du tempérament. Le *pycnique* (sujets trapus) correspondrait à un type caractériel cyclothymique*. Le *leptosome* (sujets grands et minces) répondrait au caractère schizoïde*. L'*athlétique* serait moins bien différencié sur le plan du caractère.

La classification de Jung ne tient compte que de critères psychologiques. Elle oppose les *introvertis* (méditatifs, réservés) aux *extravertis* (tournés vers l'extérieur et vers l'action).

En France, Le Senne a introduit une nouvelle classification à partir de trois critères : l'émotivité, l'activité, le retentissement des émotions. Il obtient ainsi huit types principaux de caractère : l'émotif actif primaire, colérique ; l'émotif actif secondaire, passionné ; l'émotif non actif primaire, nerveux ; l'émotif non actif secondaire, sentimental ; le non-émotif actif primaire, sanguin ; le non-émotif actif secondaire, phlegmatique ; le non-émotif non actif primaire, amorphe ; le non-émotif non actif secondaire, apathique.

Les psychiatres ont aussi distingué différents caractères pouvant prédisposer à certaines maladies mentales : l'hyperémotif, le mythomane, le cyclothymique, le schizoïde, le paranoïaque, etc.

**Caractères pathologiques.** Tous les degrés existent entre l'homme dit « normal » et le névrosé. La classification psychanalytique permet de faire le lien entre ces deux pôles, selon que certains traits et tendances pathologiques sont plus ou moins accentués.

Le caractère *oral* se marque par une recherche de dépendance, de soumission ou, au contraire, par une revendication agressive et une avidité très nettes.

Le caractère *anal* est marqué par une tendance à la rigidité, à la parcimonie et à l'autoritarisme.

Le caractère *masochiste* se définit par une insatisfaction profonde, le besoin de souffrir, de se plaindre.

Le caractère *narcissique* est marqué par un amour excessif de soi, un égocentrisme forcené.

Le caractère *phobique* désigne des individus constamment tendus et inquiets.

Le caractère *hystérique*, fréquent chez la femme, est fait d'hyperémotivité, de théâtralisme, du désir de séduire, pour se définir par rapport aux sentiments qu'on cherche à susciter chez les autres.

**Troubles du caractère chez l'enfant.** Ils sont innombrables et ne sont pas tous pathologiques. On peut distinguer :

— les troubles du caractère survenant au moment des crises de développement de la personnalité (crises d'affirmation de trois ans, de six ans, crise pubertaire). Ces troubles sont nécessaires à une maturation affective harmonieuse ;

— les troubles caractériels réactionnels, qui sont une réponse de l'enfant à un milieu pathogène ;

— les troubles caractériels névrotiques, dont l'origine est profondément ancrée dans la personnalité : ils comprennent des inhibitions, des blocages, des tendances dépressives ;

— les troubles caractériels du type délinquance avec passage à l'acte (vol, prostitution, fugue, etc.) ; ces conduites révèlent un besoin de satisfaction immédiate et une vive impulsivité.

Quelle qu'en soit l'origine, les troubles du caractère chez l'enfant regroupent des manifestations très polymorphes. Il peut s'agir aussi bien de conduites antisociales que de troubles du sommeil, de troubles de la conduite alimentaire, sphinctérienne (incontinence d'urine ou énurésie*), de tics, etc.

***Traitement.*** Le traitement comporte deux

méthodes qui peuvent être associées. La thérapeutique médicamenteuse, qui comprend tous les psychotropes, employés à bon escient ; la psychothérapie sous toutes ses formes : la psychothérapie de soutien, la psychothérapie analytique, le psychodrame, la relaxation, etc. Les parents sont souvent sollicités au cours des psychothérapies, et leur refus de coopérer peut constituer un obstacle à la poursuite du traitement. Il est parfois nécessaire de modifier le milieu où vit l'enfant en le plaçant, par exemple, dans une institution spécialisée ou dans un centre d'apprentissage.

**Troubles caractériels de l'adulte.** Ils s'inscrivent souvent dans une organisation pathologique de la personnalité : névrose*, déséquilibre psychopathique. (V. DÉSÉQUILIBRE, PSYCHOSE.)

**caractériel, elle** adj. et n. Se dit d'un sujet présentant des troubles du caractère*.

**carate** n. m. Maladie de peau, observée en Amérique tropicale et en Afrique, et due à un tréponème* *(Treponema carateum* ou *T. herrejoni).* [Syn. : MAL DEL PINTO.]

**carbamazépine** n. f. Sédatif du système nerveux, employé dans l'épilepsie et la névralgie faciale.

**carbarsone** n. f. Dérivé pentavalent de l'arsenic, bien toléré et utilisé par la bouche dans le traitement des amibes*, des spirilles* et des trichomonas* intestinaux.

**carbocromène** n. m. Dilatateur des artères coronaires, prescrit dans l'angine* de poitrine, l'infarctus du myocarde, etc.

**carbone** n. m. Métalloïde qui constitue à l'état pur le diamant et le graphite. — Il est présent dans toutes les molécules complexes des corps organiques (glucides, lipides, protides).

Son dioxyde ($CO_2$), ou gaz carbonique*, joue un grand rôle physiologique.

Quatre de ses dérivés sont particulièrement toxiques pour l'organisme :

**L'oxyde de carbone (CO).** Incolore et inodore, il résulte de la combustion incomplète du carbone. Les sources en sont multiples : gaz de ville (de 30 à 40 p. 100) ; poêles à charbon à mauvais tirage ou lorsque la fonte, chauffée au rouge, devient perméable aux gaz ; hauts fourneaux, fours à céramique, soudure autogène ou toute électrolyse à électrodes de charbon ; moteurs à explosion (5 p. 100 pour un moteur bien réglé) ; certains phénomènes naturels (éruptions volcaniques, coups de grisou) ou accidentels (incendies).

On doit noter que les gaz naturels (Lacq), le propane et le butane ne contiennent pas d'oxyde de carbone.

***Toxicologie.*** Les intoxications sont généralement ménagères et hivernales (mauvais tirages ou fuites des cheminées), parfois accidentelles ou plus souvent volontaires (suicides au gaz de ville), enfin professionnelles (garages mal ventilés, mines, fonderies, etc.). La toxicité de l'oxyde de carbone est due à sa très grande affinité pour l'hémoglobine* (250 fois supérieure à celle de l'oxygène), qu'il transforme en *carboxyhémoglobine*, impropre au transport de l'oxygène. Il en résulte une anoxie* généralisée dont souffrent les tissus les plus avides d'oxygène : le cerveau et le cœur, expliquant le coma, les troubles du rythme et de l'électrocardiogramme et les séquelles possibles.

L'*intoxication suraiguë :* pour un taux égal ou supérieur à 66 p. 100 de carboxyhémoglobine, la mort est instantanée, le sujet restant figé dans l'attitude où il se trouvait.

L'*intoxication aiguë* est la plus banale. Elle débute par des maux de tête, une somnolence, parfois des vertiges et des vomissements. L'impotence de l'intoxiqué l'empêche de se sauver par ses propres moyens, et ses propres mouvements (qui augmentent la consommation d'oxygène) précipitent l'anoxie et la survenue du coma.

Le coma est habituellement hypertonique, la face est rouge cochenille et des phlyctènes peuvent apparaître aux points d'appui. Il existe souvent des signes d'œdème* pulmonaire et des troubles électrocardiographiques.

Traité tôt, le malade se réveille rapidement, mais son état nécessite une surveillance cardiaque et neurologique de plusieurs jours. Des séquelles peuvent apparaître : infarctus du myocarde, séquelles mentales ou neurologiques.

L'*intoxication chronique* est essentiellement professionnelle et se traduit par des troubles de l'humeur, de la mémoire et de l'intelligence, accompagnés d'une asthénie profonde.

***Conduite à tenir et traitement.*** L'intoxiqué est habituellement découvert en coma ou très obnubilé. Il convient d'abord d'éviter tout risque d'explosion lorsqu'il s'agit d'intoxication au gaz de ville : éviter toute étincelle électrique, ne rien allumer. Ensuite, il faut ouvrir les fenêtres : l'intoxication cesse de s'aggraver dès qu'on n'est plus en atmosphère confinée. Eventuellement, il faut pratiquer une respiration artificielle (bouche-à-bouche) et assurer le transport du malade vers un centre hospitalier, de préférence en caisson* hyperbare automobile, permettant de commencer le traitement dès le transport. A l'hôpital, le diagnostic est confirmé par dosage de l'oxyde de carbone dans le sang, et le traitement entrepris sans délai par oxygénothérapie, de préférence en caisson, sur un malade au besoin intubé et ventilé. Les médicaments cardiotoniques* complètent ce traitement. L'intoxication chronique nécessite une prévention plus qu'un traitement : évacuation correcte des gaz, aération des locaux, présence d'appareils détecteurs du CO, dont le taux ne doit pas dépasser 0,1 p. 1000.

**L'oxychlorure de carbone ($COCl_2$)**, ou **phosgène.** Il est utilisé dans l'industrie pharmaceutique et celle des colorants.

L'*intoxication*, toujours *aiguë et accidentelle*, manifeste la causticité du gaz à l'égard des muqueuses, en particulier respiratoires. Elle se caractérise par une perte de l'odorat (anosmie) qui prolonge la durée du contact avec le gaz (dont l'odeur n'est plus reconnue par l'intoxiqué), puis par la toux et la dyspnée*. Ces signes disparaissent, puis sont remplacés, quelques heures après, par un œdème pulmonaire traduisant une lésion des parois alvéolaires. Sa prévention repose sur la surveillance du taux dans les ateliers, qui doit rester inférieur à 1 p. 1000.

**Le sulfure de carbone.** Utilisé comme antiparasite agricole et dans l'industrie du caoutchouc, il provoque des *intoxications chroniques* avec paresthésies* des extrémités, fatigue, troubles de la mémoire et de l'humeur, et surtout troubles visuels par névrite* optique. L'*intoxication aiguë* (rupture de circuit) se traduit par une agitation délirante et hallucinatoire avec nausées et coma. Le taux de sécurité dans les ateliers est de 20 p. 1 000, le gaz étant dangereux à partir de 100 p. 1 000.

**Le tétrachlorure de carbone.** Il est utilisé comme solvant et détachant.

Outre l'irritation des muqueuses respiratoires, sa toxicité est essentiellement hépatique et rénale. L'*intoxication aiguë* se manifeste par une toux, des nausées et vomissements avec douleurs abdominales, puis, secondairement, hépatite* avec ictère*, enfin atteinte rénale avec anurie*. L'*intoxication chronique*, outre ces mêmes signes plus atténués, peut provoquer des crises d'asthme et des paresthésies ainsi qu'une atteinte de l'état général avec amaigrissement. L'intoxication est potentialisée par l'alcool ou par la proximité d'un foyer de combustion qui transforme le tétrachlorure de carbone en phosgène (v. ci-dessus).

**carbonique** adj. **Gaz** ou **anhydride carbonique.** Le gaz carbonique ($CO_2$) résulte de la combustion complète du carbone. C'est un gaz lourd, incolore et inodore. Dans l'organisme, son rôle est fondamental : c'est le produit des oxydations cellulaires et il est transporté par l'hémoglobine jusqu'aux poumons, où il est éliminé. C'est surtout un élément essentiel de la régulation acido-basique* de l'organisme, car il se dissocie dans l'eau en ions* $H^+$ et $CO_2H^-$, ce dernier constituant le principal système tampon* du sang. C'est enfin le principal stimulant du centre respiratoire bulbaire.

***Toxicologie.*** Le gaz carbonique ($CO_2$) ne présente aucune toxicité propre. Mais lorsque son taux s'élève anormalement dans l'air inspiré, sa diffusion à travers la membrane alvéolaire (7 fois supérieure à celle de l'oxygène) et sa grande affinité pour l'hémoglobine chassent l'oxygène du sang et provoquent une anoxie*. L'intoxication se manifeste par des vertiges, tremblements, puis perte de connaissance. Elle est spontanément réversible lorsque le taux du gaz carbonique baisse dans l'air ambiant, mais peut laisser des séquelles dues à l'anoxie tissulaire.

***carbonique (constitution),*** en homéopathie, constitution d'un individu de morphologie bréviligne*, trapue, de texture musculo-ligamenteuse serrée, à digestions lentes et justiciables d'un groupe de remèdes à radical *carbone*.

**carboxylase** n. f. Enzyme capable de fixer une molécule de gaz carbonique ($CO_2$) sur une molécule organique (carboxylation).

**carcinoïde** adj. et n. m. Littéralement : « qui ressemble au carcinome* ».

Ce terme désigne un type de tumeur maligne formé à partir des cellules digestives *argentaffines* (qui fixent la coloration argentique), dont la caractéristique est de sécréter de la *sérotonine**.

**carcinologie** n. f. Syn. de CANCÉROLOGIE.

**carcinome** n. m. Tumeur maligne constituée par du tissu épithélial. (Syn. : ÉPITHÉLIOMA.)

**cardia** n. m. Orifice supérieur de l'estomac, où s'abouche l'œsophage.

**cardiaque** adj. et n. Qui concerne le cœur. (Se dit aussi de tout sujet atteint d'une maladie du cœur.)

**Insuffisance cardiaque.** C'est l'incapacité du cœur* à propulser dans les artères un volume de sang suffisant à l'irrigation de tous les tissus de l'organisme.

***Physiopathologie.*** Cette incapacité a deux conséquences :

— en aval du cœur, dans la circulation artérielle, le débit cardiaque devient

insuffisant, la pression artérielle baisse, avec pour conséquence un risque d'oxygénation insuffisante des tissus (*anoxie**) ;
— en amont du cœur, dans les compartiments pulmonaires et veineux, l'impossibilité du cœur à recevoir et à renvoyer tout le flux sanguin qui lui parvient entraîne une stase veineuse (œdèmes) et une congestion viscérale (œdème pulmonaire, congestion hépatique, etc.).

***Signes cliniques.*** La défaillance cardiaque peut être brutale, lors d'un infarctus du myocarde par exemple ; on assiste alors à un *collapsus* circulatoire* (v. CHOC).

Le plus souvent, le nom d'*insuffisance cardiaque* est réservé à une décompensation réalisée progressivement, permettant à des mécanismes compensateurs neuro-endocriniens de continuer à assurer une irrigation suffisante des tissus. Les conséquences de l'insuffisance cardiaque sont alors à prédominance congestive (œdème pulmonaire, œdème des membres inférieurs, etc.). Le risque, à long terme, étant alors une *décompensation* brutale de cette insuffisance avec chute importante de la tension artérielle par baisse du débit cardiaque.

L'insuffisance cardiaque ne touche pas toujours d'emblée les deux ventricules. Elle peut, selon ses causes, être localisée au ventricule gauche ou au ventricule droit uniquement, l'insuffisance cardiaque globale n'étant alors que le stade terminal d'une insuffisance ventriculaire longtemps compensée.

**Insuffisance ventriculaire gauche (I. V. G.).** Les *causes* sont de deux sortes.

1. Les maladies qui augmentent le travail du ventricule gauche, par obstacle, comme l'hypertension* artérielle, le rétrécissement aortique, une cardiomyopathie* obstructive, ou par surcharge sanguine, comme dans les insuffisances valvulaires, mitrale* ou aortique* (v. CŒUR).

2. Les maladies qui altèrent la valeur du muscle cardiaque (myocarde), essentiellement l'infarctus* du myocarde, l'insuffisance coronarienne (v. ANGINE DE POITRINE) et les troubles du rythme*.

L'insuffisance ventriculaire gauche entraîne essentiellement un œdème pulmonaire par augmentation de la pression dans la circulation pulmonaire. C'est pourquoi les signes en sont essentiellement respiratoires avec une *dyspnée* (essoufflement) pour des efforts de plus en plus minimes, et même la nuit en position couchée. Une toux, avec ou sans oppression, est un autre signe. Le cœur a un rythme accéléré et on peut entendre un *bruit de galop** à la pointe. L'électrocardiogramme* montre des signes d'augmentation de volume du ventricule gauche.

**Insuffisance ventriculaire droite (I. V. D.).** C'est la conséquence d'une gêne dans la circulation artérielle pulmonaire, entraînant une hypertension pulmonaire. On comprend que l'insuffisance ventriculaire gauche soit la cause la plus fréquente de l'insuffisance ventriculaire droite par action rétrograde. Cependant, une I. V. D. pure se voit dans le cœur* *pulmonaire chronique* des broncho-pneumopathies* chroniques ou des embolies* pulmonaires répétées, ou lors de la présence d'obstacles à l'éjection du ventricule droit (cardiopathies* congénitales). Les signes cliniques de l'insuffisance ventriculaire droite dépendent tous de l'hyperpression veineuse créée en amont des cavités droites du cœur par la défaillance de celui-ci à éjecter le volume de sang qu'il reçoit de la circulation veineuse de retour. L'hyperpression et la stase veineuse se manifestent tout d'abord par une augmentation de volume du foie, qui se trouve engorgé de sang *(foie cardiaque).* La compression du foie s'accompagne de turgescence des veines jugulaires *(reflux hépato-jugulaire).* Le volume des urines diminue sensiblement (oligurie), et la rétention hydrosaline provoque les œdèmes* caractéristiques du cardiaque, qui prédominent le soir aux membres inférieurs. L'électrocardiogramme montre des signes de surcharge auriculaire et ventriculaire droite.

**L'insuffisance cardiaque globale.** Elle associe les signes des deux insuffisances ventriculaires.

***Traitement.*** Quelle que soit sa forme, l'insuffisance cardiaque commande des règles strictes de traitement :

1. Le *repos absolu au lit est fondamental,* car il évite jusqu'aux moindres efforts, diminuant ainsi le travail du cœur. On ne prolonge cependant pas trop l'immobilisation complète pour éviter les risques thrombo-emboliques. Le malade pourra ainsi se mettre dans un fauteuil dès les premières améliorations de son état.

2. Le *régime sans sel* est capital pour diminuer la surcharge hydrique de l'organisme, ainsi que les diurétiques*, qui feront fondre les œdèmes. Le travail du cœur en sera allégé d'autant.

3. Les *tonicardiaques* renforcent le muscle cardiaque et le ralentissent. C'est ainsi que la digitaline* est l'élément essentiel du traitement de l'insuffisance cardiaque. Son administration nécessite une surveillance étroite.

**cardiologie** n. f. Spécialité médicale consacrée à l'étude des maladies du cœur et des vaisseaux.

**cardiomégalie** n. f. Augmentation du volume du cœur.
La *cardiomégalie familiale* est une affection héréditaire grave, caractérisée par une augmentation du volume des ventricules, prédominant à gauche, survenant tôt dans la vie et de pronostic sévère.
**cardiomyopathie** n. f. Affection rare, de cause mal connue, s'attaquant au muscle cardiaque. (Syn. : MYOCARDIOPATHIE.)
Il en existe deux variétés principales.
Les *cardiomyopathies primitives* sont caractérisées par la dilatation des cavités cardiaques avec amincissement de leurs parois. La maladie est découverte lors d'un examen pour essoufflement. Le cœur est augmenté de volume, et l'électrocardiogramme révèle essentiellement des troubles du rythme ou de la conduction intracardiaques.
Les *cardiomyopathies obstructives* bénéficient d'un pronostic un peu plus favorable. Il s'agit d'un épaississement localisé du muscle cardiaque portant sur la cloison intraventriculaire, qui fait saillie dans la cavité ventriculaire gauche, créant ainsi un obstacle à l'éjection du sang.
La digitaline, qui renforce la contraction cardiaque, et donc la saillie du bourrelet à la systole*, est ici formellement contre-indiquée.
Lorsque la maladie a un retentissement sévère sur la fonction circulatoire, il convient d'opérer le malade pour faire l'excision partielle ou totale du bourrelet musculaire.
**cardiopathie** n. f. Terme générique désignant toute maladie du cœur.
**Signes cliniques.** Les cardiopathies sont parfois latentes et de découverte fortuite. Plus souvent, elles se traduisent par des manifestations de signification précise :
— la **douleur** : *a)* constrictive, angoissante, rétrosternale (au-devant du thorax), irradiant au cou et au bras gauche, parfois aux deux bras et dans le dos, survenant à l'effort, calmée par le repos et surtout par la trinitrine, elle signe l'insuffisance coronarienne ; *b)* brève et épisodique, elle caractérise l'angine* de poitrine (angor), alors que, permanente et non calmée par la trinitrine, elle évoque l'infarctus du myocarde ;
— la **dyspnée*** (essoufflement), pratiquement constante au cours des cardiopathies, traduit l'encombrement de la circulation pulmonaire. L'œdème aigu du poumon est une forme extrême de cet encombrement avec inondation des alvéoles pulmonaires ;
— les **palpitations** surviennent par crises soudaines, brèves et bien limitées dans le temps, traduisant un accès de tachycardie*, soit régulière, soit sur un fond d'arythmie* permanente (tachycardie) ;
— la **cyanose***, enfin, est inconstante et traduit soit l'existence d'une communication (shunt) entre le cœur droit et le cœur gauche, soit un important déficit de l'hématose* (oxygénation du sang) par stase sanguine.
**Principales cardiopathies.** Elles peuvent être *congénitales* ou *acquises*, soit d'origine rhumatismale, soit par athérosclérose.
***Cardiopathies congénitales.*** Elles sont d'origine embryonnaire, dues à l'arrêt ou au défaut de développement d'une partie du cœur, en particulier des cloisons entre cœur droit et cœur gauche, des valves et des gros troncs artériels ou veineux émergeant du cœur.
Les shunts* sont des « courts-circuits » entre cœur droit et cœur gauche. Normalement, le régime de pression gauche (sang oxygéné) est supérieur au régime de pression droit (sang non oxygéné). Le shunt circule alors de gauche à droite, et la cardiopathie est non cyanogène, c'est-à-dire qu'elle n'entraîne pas de défaut d'oxygénation des tissus. Si la pression est plus forte à droite qu'à gauche, ou s'il existe une aorte « à cheval » sur les deux ventricules, du sang droit (non oxygéné) est mélangé au sang gauche (oxygéné) : la cardiopathie est alors cyanogène (enfants « bleus »).
Les principales **cardiopathies cyanogènes** sont :
— la *tétralogie de Fallot*, ou « maladie bleue », associant : 1° une communication interventriculaire, avec 2° une aorte « à cheval » sur les deux ventricules ; 3° une sténose (rétrécissement) serrée de l'orifice pulmonaire, et 4° une hypertrophie du ventricule droit ;
— la *trilogie de Fallot*, associant un rétrécissement de l'orifice pulmonaire, une augmentation de volume du ventricule droit et une communication interauriculaire (entre les deux oreillettes) ;
— les *transpositions complètes* ou *incomplètes* des gros vaisseaux (aorte et artère pulmonaire, placées l'une à la place de l'autre), dont la malposition peut aller jusqu'à l'inversion totale. Une des deux artères est souvent atrophique, et il existe habituellement d'autres malformations cardiaques associées.
Les **cardiopathies non cyanogènes** sont plus nombreuses. Les unes comportent un *shunt :*
— la *communication interauriculaire* (C. I. A.) est une des plus fréquentes, souvent bénigne et même latente ;

— la *communication interventriculaire* (C. I. V.) isolée, ou maladie de Roger, est plus grave par son retentissement pulmonaire et par l'insuffisance cardiaque qu'elle engendre ;
— il en va de même pour le *canal artériel persistant* (C. A. P.), reliquat vasculaire embryonnaire normalement occlus entre aorte et artère pulmonaire.
D'autres ne comportent *pas de shunt :* ce sont essentiellement les malformations valvulaires, dont les plus fréquentes sont :
— le *rétrécissement congénital de l'orifice pulmonaire*, parfois très serré (atrésie) ;
— la *bicuspidie aortique*, absence d'une des trois valvules aortiques entraînant une fuite à la diastole* ventriculaire.
On rapproche de ce type de cardiopathies les malformations au voisinage des valves : rétrécissement aortique sus-* ou sous-orificiel, et surtout la coarctation* aortique, rétrécissement siégeant sur la crosse aortique même.
***Cardiopathies valvulaires rhumatismales.*** Ce sont les séquelles plus ou moins lointaines du rhumatisme* articulaire aigu (R. A. A.) ou maladie de Bouillaud. Elles se constituent habituellement en quelques mois à quelques années, mais peuvent parfois être immédiates, au cours même de la maladie (v. CARDITE). Les valves le plus souvent atteintes sont la mitrale et l'aortique, parfois la tricuspide, très exceptionnellement la pulmonaire (v. CŒUR, *Anatomie*).
Selon la lésion et la valve touchée, on parle de rétrécissement mitral* (R. M.) ou aortique* (R. Ao.), d'insuffisance mitrale* (I. M.) ou aortique (I. Ao.), de maladie mitrale ou aortique. Plusieurs valves peuvent être simultanément atteintes.
Le traitement médical des valvulopathies ne peut être que palliatif, la cure radicale étant toujours chirurgicale et intervenant lorsque le retentissement circulatoire de la maladie met en jeu la vie du malade ou devient trop invalidant. La valve peut parfois être réparée (commissurotomie mitrale à cœur fermé), mais doit le plus souvent être remplacée par une prothèse dont la plus connue est la valve à bille de Starr.
***Cardiopathies ischémiques par athérosclérose.*** Ce sont les plus courantes des cardiopathies de l'adulte. Elles sont dues au développement de plaques athéromateuses dans les coronaires, diminuant le débit sanguin et, donc, l'apport d'oxygène au muscle cardiaque. Leur survenue dépend de certains facteurs métaboliques (hyperlipémie, hypothyroïdie, diabète, etc.), mais surtout de l'importance des facteurs de risque : tabagisme, régimes riches, sédentarité, surmenage, anxiété, qui expliquent l'accroissement de la maladie et sa prédominance dans les pays développés. Le signe essentiel en est la douleur très évocatrice réalisant la crise d'angine* de poitrine, ou angor, accompagnée de signes ischémiques à l'électrocardiogramme. Le stade ultime est l'infarctus* du myocarde.
Le traitement fait appel aux vaso-dilatateurs et parfois à la chirurgie (pontage coronarien). Il doit surtout être préventif, en limitant les facteurs de risque.
***Autres cardiopathies.*** Elles se classent selon la tunique cardiaque atteinte.
Les *endocardites** sont les affections du revêtement interne (endocarde), habituellement d'origine infectieuse. Elles peuvent être aiguës ou lentes (maladie d'Osler*) et laissent souvent de gros dégâts valvulaires.
Les *myocardiopathies*, ou *cardiomyopathies**, touchent le muscle lui-même, pouvant être primitives ou acquises, obstructives ou non.
Les *péricardites**, enfin, atteignent la tunique externe du cœur. Leurs causes sont variées. Elles peuvent être « sèches » (sans épanchement) ou liquidiennes, d'évolution aiguë ou chronique.

**cardio-rénal, e, aux** adj. Qui concerne à la fois le cœur et les reins : *troubles cardio-rénaux.*
N. Malade atteint d'affection du cœur et des reins.

**cardiospasme** n. m. Spasme du cardia*, associé à un trouble de la motricité de l'œsophage (achalasie) entraînant la dilatation, parfois monstrueuse, de cet organe (mégaœsophage).
Les troubles de la déglutition et les régurgitations provoqués par cette affection peuvent entraîner une dénutrition importante. Le traitement de choix est chirurgical : section des fibres musculaires autour du cardia. Il donne d'excellents résultats.

**cardio-thyréose** n. f. Ensemble des troubles cardiaques engendrés par l'excès de fonctionnement de la glande thyroïde (hyperthyroïdie).

**cardiotonique** adj. et n. m. Se dit de tout médicament qui augmente la tonicité du muscle cardiaque.
Les *tonicardiaques** agissent sur le muscle cardiaque lui-même : digitale*, digitaline*, strophantus*, ouabaïne.
Les *analeptiques* cardiaques agissent par stimulation du système neurovégétatif : nicéthamide*, spartéine*, caféine*, camphre*, etc.

**cardio-vasculaire** adj. Relatif au cœur et aux vaisseaux.

**cardite** n. f. Atteinte cardiaque du rhumatisme* articulaire aigu. — Les trois tuniques du cœur (endocarde, myocarde, péricarde) peuvent être touchées isolément ou simultanément. (V. RHUMATISME *articulaire aigu.*)

**carence** n. f. Manque d'un élément nécessaire à la vie normale, soit sur le plan physique (carence alimentaire), soit sur le plan moral (carence affective, carence d'autorité).

**Carence alimentaire,** insuffisance ou absence totale de certains facteurs alimentaires indispensables à l'équilibre et au développement de l'organisme. Une telle carence peut s'installer par trois mécanismes.

1. *Par défaut d'apport :* grandes famines, mais aussi régime alimentaire déséquilibré (excès de sucreries, abus des laitages, insuffisance de protéines).

2. *Par défaut d'absorption :* insuffisance des sucs digestifs, défaut de la muqueuse digestive, et toutes les causes de malabsorption*.

3. *Par défaut d'utilisation* par l'organisme des substances normalement absorbées (troubles métaboliques).

V. AVITAMINOSE et KWASHIORKOR.

**Carence d'autorité,** absence ou insuffisance d'autorité de la part des parents. Le défaut d'autorité est un facteur qui peut engendrer ultérieurement des troubles du comportement. L'enfant aspire à une autorité juste, forte et protectrice qui le rassure et à laquelle il pourra s'identifier. Le rôle du père est irremplaçable, et l'absence ou la faiblesse de la fonction paternelle suscite des troubles nombreux : opposition, délinquance, refus scolaire, etc. Les causes de ce défaut d'autorité paternelle sont multiples, mais le plus souvent à base de faiblesse caractérielle.

**Carence affective,** absence ou déficience de certaines relations affectives nécessaires au développement de la personnalité. Chez le tout jeune enfant, la privation temporaire ou définitive, partielle ou totale de la présence maternelle peut avoir de grandes conséquences. (V. HOSPITALISME.) On observe également des troubles, en dehors de toute séparation physique, lorsque la présence maternelle est par trop lointaine ou mal adaptée aux énormes besoins affectifs de l'enfant. La guérison dépend du retour du personnage maternel dans la vie de l'enfant et de l'amélioration des rapports mère-enfant. L'enfant plus âgé souffrant d'une carence affective gardera toujours des troubles de l'affectivité, qui se manifesteront surtout par une inaptitude à nouer des liens profonds et durables. Une carence affective prolongée peut être responsable de troubles psychiatriques.

**carie** n. f. Lésion des tissus durs, os et surtout dents, aboutissant à leur ramollissement et à leur destruction.

**Carie osseuse.** Ce terme désigne les lésions destructives de la tuberculose* osseuse, très rares depuis l'emploi des antibiotiques.

**Carie dentaire.** Destruction progressive de la dent, allant de la surface (émail) vers la profondeur (ivoire ou dentine).

***Causes.*** Les théories explicatives de la formation des caries font intervenir des causes externes et internes.

L'*origine externe* met en cause soit la dégradation des débris alimentaires par des bacilles (lactobacilles) dégageant de l'acide lactique, qui attaquerait le calcium de l'émail, soit l'action des ferments protéolytiques provenant des bactéries, qui attaqueraient la trame protéique de la dent.

L'*origine interne* relie la formation de la carie à des troubles circulatoires, endocriniens, infectieux (scarlatine, typhoïde, etc.) qui diminueraient la résistance des odontoblastes à l'infection. Certaines théories invoquent à la fois des causes externes et internes, l'action chimique externe lésant les tissus dentaires, qui, ainsi, deviendraient moins résistants à la carie. La composition de la salive, qui dépend de l'état général, jouerait un rôle externe sur la dent, ayant néanmoins une cause interne.

**Formes de caries.** La *carie simple de l'émail* est le premier degré de la lésion. Le point atteint est blanc crayeux, mat, contrastant avec la dent saine, brillante. Le froid, le chaud, l'acide ne sont pas douloureux à ce stade.

La *carie simple de l'ivoire,* ou second degré, fait suite à la carie de l'émail. Sous un orifice minime de celui-ci se forme une cavité réelle, aux bords en surplomb, beaucoup plus importante que l'orifice et elle-même entourée d'une zone de dentine ramollie.

Les *caries pénétrantes* évoluent par agrandissement de la lésion jusqu'à la cavité pulpaire.

Les caries atteignent aussi bien les dents « de lait » que les dents définitives. Non traitée, la carie atteint la pulpe (pulpite, très douloureuse), les tissus voisins (abcès de la gencive) et se communique aux dents adjacentes.

***Prévention de la carie.*** Elle réside en un brossage minutieux des dents, matin et soir, et en des examens réguliers par le spécialiste. Le sucre et les bonbons pris le soir favorisent la carie. Le fluor a un rôle préventif de la carie ; on l'emploie localement (dentifrices, solutions) ou pour la fluorisation des eaux de boisson.

***Traitement.*** C'est l'ablation de toute la zone de dentine ramollie, suivie de la taille d'une cavité convenable, de sa désinfection et de son obturation* (amalgame, inlay, silicate, etc.).

**carminatif, ive** adj. et n. m. Se dit des remèdes qui aident à expulser les gaz de l'intestin. (Ce sont l'anis*, la badiane*, la sauge, le sulfate de magnésium, etc.)

**carnet** n. m. **Carnet de santé,** carnet que, aux termes de l'ordonnance de 1945 sur la protection* maternelle et infantile, la mairie doit remettre aux parents de tout enfant qui vient de naître. Il doit contenir le résultat des examens radiologiques et sérologiques du sujet, mentionner les vaccinations dont il a fait l'objet et les maladies épidémiques et contagieuses dont il a été atteint.

**Carnet international de vaccination.** V. VACCINATION.

**caroncule** n. f. Excroissance charnue : caroncules *sublinguales* (sous la langue), caroncules *myrtiformes* de la vulve, caroncules *lacrymales* à la commissure interne des paupières.

**carotène** n. m. Pigment végétal dont un constituant, le bicarotène, sert de précurseur à la vitamine A.

**carotide** n. f. Nom d'importants troncs artériels destinés à irriguer la tête et le cerveau.

Les *carotides primitives* droite et gauche se divisent chacune en *carotide externe*, qui irrigue la face et les téguments du crâne, et *carotide interne*, destinée au cerveau et au contenu de l'orbite.

**carotte** n. f. Légume de faible valeur nutritive (45 calories pour 100 g), mais riche en potassium et en carotène (provitamine A). — La carotte cuite est adsorbante et antifermentative, jouant un rôle de pansement intestinal.

**Soupe de carotte.** C'est le régime adsorbant le plus facile à administrer aux nourrissons et aux enfants, en cas de diarrhée ou d'entérite. Elle ne doit être donnée de façon exclusive que pendant quelques jours, puis associée au babeurre* ou au régime habituel de l'enfant. La soupe de carotte donne des selles rouge-orangé. Pour la préparer, on fait cuire 1 kg de carottes dans 2 litres d'eau pendant 90 minutes environ ; on rajoute de l'eau bouillie pour ramener à 2 litres et on passe au moulin à légumes ou au mixer (soupe vraie), ou on filtre simplement (bouillon) si la diète hydrique est prescrite dans les cas aigus.

**caroube** n. m. Fruit du caroubier *(Ceratonia siliqua)*, dont la pulpe est employée comme antidiarrhéique.

**carpe** n. m. Squelette de la partie supérieure de la main et du poignet, formé de huit os courts disposés en deux rangées.

**carragheen** n. m. Algue de l'Atlantique *(Chondrus crispus)*, récoltée sur nos côtes. — On l'utilise contre la constipation pour sa forte teneur en mucilage.

**cartilage** n. m. Tissu conjonctif résistant et élastique, formant le squelette de l'embryon et ne persistant chez l'adulte que dans le pavillon de l'oreille, le nez et à l'extrémité des os, où il recouvre les surfaces articulaires. Le *cartilage de conjugaison* est une mince bande de tissu cartilagineux séparant la diaphyse de l'épiphyse des os et assurant leur croissance en longueur *(cartilages fertiles)*. Il disparaît en s'ossifiant à la fin de la croissance.

**Pathologie.** L'*achondroplasie** est due à l'arrêt de développement en longueur des os ; c'est un nanisme sans trouble endocrinien, avec activité intellectuelle normale.

Les *chondromes* sont des tumeurs formées à partir des cartilages, en général bénignes, mais susceptibles de récidives et de dégénérescence cancéreuse.

Les *chondrosarcomes* sont des tumeurs malignes essentiellement composées de cartilage ; primitifs ou secondaires, leur pronostic est grave.

Les *corps étrangers* cartilagineux des articulations sont fréquents au cours des arthroses (ce sont des fragments de cartilages rompus).

L'*ostéochondrite* (maladie de Kœnig) et l'*ostéochondromatose* se caractérisent par la formation de fragments cartilagineux libres (« souris articulaires »), qui peuvent entraîner des blocages articulaires et nécessiter l'intervention chirurgicale.

**caryolytique** adj. et n. m. Se dit des médicaments qui agissent en détruisant le noyau des cellules.

**caryotype** n. m. Ensemble de chromosomes caractéristiques d'une espèce donnée. Les chromosomes (contenus dans le noyau de chaque cellule) sont normalement toujours identiques, en forme et en nombre, pour chaque espèce. L'homme a 23 paires de chromosomes, dont 22 déterminent les caractères génétiques non liés au sexe *(autosomes)*, la 23e paire étant constituée par les chromosomes sexuels, ou *gonosomes* (XX pour la femme ; XY pour l'homme).

L'étude du caryotype est pratiquée sur

des cellules isolées de l'organisme (leucocytes, fibroblastes). Elle permet de diagnostiquer les anomalies ou aberrations chromosomiques, soit chez l'enfant (en cas de troubles physiques ou psychiques), soit chez la femme (en cas d'avortements répétés pour en chercher la cause), dans l'entourage de sujets atteints de maladies génétiques et même chez le fœtus (par amniocentèse) pour rechercher une éventuelle aberration chromosomique.

**cascade** n. f. **Estomac en cascade,** conformation gastrique dans laquelle la face postérieure de l'estomac est horizontale dans sa partie supérieure et verticale dans sa partie moyenne.

**cascara sagrada** n. f. Écorce d'un arbuste d'Amérique, utilisée pour son action laxative.

**caséeux, euse** adj. Relatif à la caséine*, au fromage.

**Pathologie.** *Dégénérescence caséeuse,* nécrose des tissus, qui leur donne l'aspect du fromage, survenant au cours de la tuberculose. *Pneumonie caséeuse,* atteinte tuberculeuse de tout un lobe pulmonaire, surtout observée lors des primo-infections chez des sujets déficients (transplantés).

**caséine** n. f. Substance protéique phosphorée constituant la majeure partie des matières azotées du lait. (Sa fermentation est à l'origine de tous les fromages.)

**caséum** n. m. Substance granuleuse, constitutive de la dégénérescence caséeuse*.

**Casoni (intradermoréaction de),** test diagnostique de l'échinococcose* (kyste hydatique), dont la positivité se manifeste par l'apparition, en 5 à 10 minutes, d'une papule ortiée prurigineuse.

**cassette** n. f. Boîte plate, opaque, dans laquelle on place les films pour faire les radiographies.

**cassis** n. m. Le suc de cassis, diurétique, est riche en potassium, magnésium, calcium et en vitamine C.

**castration** n. f. Ablation des testicules (orchidectomie) ou des ovaires (ovariectomie). La castration a pour conséquence de supprimer l'action des glandes génitales et, notamment, de leurs sécrétions internes, qui jouent un rôle essentiel dans l'établissement des caractères sexuels secondaires et dans l'équilibre physiologique. Par ailleurs, la suppression des sécrétions externes (spermatozoïdes ou ovules) entraîne l'impuissance et la stérilité.

Pratiquée *avant la puberté,* la castration empêche cette dernière de s'installer et les caractères sexuels secondaires n'apparaissent pas. De plus, l'enfant mâle garde une apparence féminine : peau fine, système pileux inexistant, os grêles, voix haute (chantres de la chapelle Sixtine), musculature faible et tendance à l'obésité.

Pratiquée *après la puberté,* la castration entraîne des troubles plus discrets, mais non négligeables : chez l'homme adulte, la barbe et le système pileux se raréfient, la voix change et la libido diminue. C'est chez la femme que la castration partielle ou totale est le plus souvent réalisée, pour des raisons thérapeutiques. Si les deux ovaires sont retirés, les troubles sont pratiquement les mêmes que ceux que l'on observe après la ménopause naturelle, mais souvent plus intenses et plus durables, et ce d'autant plus que la femme aura été opérée plus jeune. Si une thérapeutique hormonale substitutive n'est pas instituée pour venir pallier l'absence des ovaires, un certain nombre d'effets cliniques se manifestent rapidement : bouffées de chaleur, troubles vaso-moteurs, altérations trophiques des régions génitales (kraurosis* vulvaire), troubles psychologiques, prise de poids. Les troubles, cependant, s'atténuent au bout d'un certain temps, le traitement substitutif peut être espacé puis supprimé. En cas de castration unilatérale, la présence d'un seul ovaire suffit en général à assurer une sécrétion hormonale suffisante.

Le traitement des troubles entraînés par la castration chez la femme repose sur les hormones ovariennes (œstrogènes et progestatifs). Employées jusqu'à l'âge de la ménopause, ces hormones suppriment tous les malaises.

**Complexe et angoisse de castration.** Ces termes correspondent, en psychanalyse, à l'ensemble des désirs et des craintes suscités chez l'enfant lors de la prise de conscience de la différence des sexes. L'angoisse liée à la castration apparaît normalement entre 2 et 5 ans. Elle recouvre, chez le garçon, la peur de mutilation du pénis et, chez la fille, l'impression d'en avoir été privée.

Le complexe de castration doit se résoudre vers l'âge de 6 ans, pour le garçon et pour la fille, avec l'acceptation de leur sexualité propre par identification au parent du même sexe. La persistance du complexe de castration joue un rôle dans la constitution des névroses.

**catabolisme** n. m. Ensemble des réactions chimiques permettant la dégradation des composés naturels de la cellule et chargées de produire de l'énergie. — Le catabolisme s'oppose à l'anabolisme*, qui est la voie de synthèse. L'ensemble des deux processus forme le métabolisme*.

**catalepsie** n. f. Perte momentanée de la contractilité volontaire des muscles, avec maintien des attitudes imposées aux membres. — La catalepsie s'observe dans l'hystérie et au cours de la schizophrénie*.

**cataménial, e, aux** adj. Qui a rapport aux règles et au cycle menstruel. — L'*herpès** *cataménial* survient tous les mois au moment des règles.

**cataplasme** n. m. Préparation pâteuse à base de farine de lin, de fécule ou de poudres diverses, étalée sur un linge fin et destinée a être appliquée sur la peau d'une région douloureuse ou inflammatoire, dans un but sédatif et antalgique. Les cataplasmes sont parfois mal tolérés par la peau de sujets allergiques. Ils peuvent constituer un milieu de culture microbienne : aussi ne doit-on jamais en appliquer sur une plaie ou une région infectée.

**cataplexie** n. f. État pathologique caractérisé par une brusque perte du tonus musculaire, entraînant la chute du malade. La cataplexie est souvent associée à la narcolepsie* (syndrome de Gélineau).
Dans la cataplexie, la conscience est parfaitement conservée ; survenant lors d'une grande émotion, sa cause est encore inconnue ; parfois des lésions nerveuses en sont responsables. Le traitement fait appel aux substances dites « de réveil », telles les amphétamines*.

**cataracte** n. f. Opacification du cristallin, qui perd sa transparence et altère la vision. La cataracte atteint généralement les sujets âgés. Elle peut être congénitale (due à la rubéole contractée par la mère pendant la grossesse) ou familiale. Acquise, elle peut survenir à l'occasion d'un traumatisme de l'orbite (cataracte contusive). Elle peut être métabolique, due à un diabète, à une hypoparathyroïdie, ou toxique (absorption de dinitrophénol).
Le diagnostic est posé devant la baisse de l'acuité visuelle et l'opacification ambrée, visible à l'œil nu, du cristallin. Le traitement médical est parfois stabilisateur (collyres), mais l'intervention chirurgicale est le plus souvent nécessaire.
**Opération de la cataracte.** Elle est généralement pratiquée sous anesthésie générale. Après incision de la cornée, il faut extraire le cristallin et sa capsule, après les avoir libérés de leurs adhérences. Le cristallin est extrait à la pince, à la ventouse ou, mieux, au cryoextracteur, appareil qui coagule par le froid. Le malade opéré de la cataracte devient *aphaque* (sans cristallin) ; on lui prescrit alors des verres correcteurs puissants, afin de suppléer aux fonctions du cristallin disparu. On peut aussi le remplacer par un cristallin artificiel en plastique.

**catarrhe** n. m. Augmentation pathologique des sécrétions des muqueuses respiratoires (sinus, bronches).

**catatonie** n. f. Ensemble de troubles psychomoteurs caractérisé par l'inertie et la perte de l'initiative motrice : le malade est figé comme une statue, indifférent à ce qui l'entoure. Sur ce fond de passivité, on note des phénomènes semi-automatiques :
— la *catalepsie* (maintien des attitudes imposées à la main, à la tête, etc.) ;
— la *flexibilité cireuse*, où l'on peut imposer aux membres des positions, même très incommodes, que le sujet maintient sans fatigue apparente ;
— des *parakinésies*, telles que grimaces, attitudes maniérées, mimiques et gestes stéréotypés ;
— le *négativisme*, avec opposition à l'entourage, mutisme, refus de s'alimenter ;
— la *suggestibilité*, lorsque le sujet exécute comme un automate certains ordres.
Ce syndrome se rencontre surtout dans certaines formes de schizophrénie. L'évolution de la crise de catatonie est accessible aux thérapeutiques modernes : neuroleptiques, électrochocs.

**catécholamine** n. f. Substance chimique du groupe des amines* et dont l'action est analogue à celle du système sympathique.
Les catécholamines sont au nombre de quatre : la noradrénaline*, l'adrénaline* (hormones sécrétées par la glande surrénale), la dopamine et son précurseur la L. dopa, utilisée dans le traitement de la maladie de Parkinson.

**catgut** n. m. Fil pour ligature chirurgicale résorbable, d'origine animale (intestin de mouton).

**catharsis** n. f. En psychologie, méthode visant à exprimer les tendances profondes d'un individu.

**cathéter** n. m. Conduit étroit que l'on introduit dans un canal naturel ou dans un trajet pathologique pour instiller un liquide, explorer une fistule* ou mesurer une pression.

**cathétérisme** n. m. Introduction d'une sonde dans un canal pour le dilater, évacuer le contenu d'un réservoir, mesurer la pression qui règne dans un organe creux ou y introduire des liquides (médicaments, sang, etc.).
**Cathétérisme cardiaque,** introduction par une veine périphérique d'une sonde poussée vers la veine cave, puis l'oreillette droite,

le ventricule droit et l'artère pulmonaire. Cette méthode permet de mesurer les pressions qui règnent dans les diverses cavités traversées et les concentrations du sang en oxygène ; elle est très utile au diagnostic de certaines cardiopathies* et permet de calculer le débit cardiaque. (V. CŒUR.)

**Cathétérisme urétéral,** montée d'une sonde dans l'un ou les deux uretères par cystoscopie*. Cet examen permet de déceler un obstacle (calcul de l'uretère), d'opacifier les cavités rénales (pyélographie), de permettre la division des urines (séparation des urines de chaque rein pour analyse).

**cauchemar** n. m. Rêve pénible, avec réveil en sursaut et où l'anxiété est extrême. Chez l'*enfant*, on distingue les cauchemars des terreurs nocturnes. Dans la terreur nocturne, l'enfant, sans se réveiller complètement, hurle de peur ; en proie à une frayeur intense, il peut se rendormir sans se souvenir de rien le lendemain.

Chez l'*adulte*, les cauchemars fréquents témoignent aussi de l'existence de perturbations affectives.

**causalgie** n. f. Sensation douloureuse à type de cuisson, de brûlure.

**caustique** adj. et n. m. Se dit de toute substance qui brûle et ronge les tissus.

**Pharmacie.** Le terme s'applique aux médicaments utilisés sur des lésions de la peau en vue de leur destruction ; certains agissent progressivement (nitrate d'argent, utilisé pour la rectification des cicatrices) ; d'autres détruisent le tissu rapidement (acides chromique et trichloracétique).

**Toxicologie.** Les caustiques industriels comprennent essentiellement les acides sulfurique, chlorhydrique, fluorhydrique, l'eau de Javel, la soude et le permanganate de potassium. Certains sont absorbés dans une intention suicidaire ; plus souvent, il s'agit d'un accident du travail ou de l'absorption malencontreuse par un enfant d'un produit ménager.

L'absorption buccale provoque une douleur immédiate, épigastrique, suivie de vomissements et de diarrhée sanglants et d'un état de choc. Les jours suivants, des perforations des organes atteints (œsophage, estomac) peuvent survenir, laissant des rétrécissements cicatriciels irréductibles.

Sur la peau, la projection de caustiques provoque une escarre lente à cicatriser, plus grave dans le cas d'une base (soude), car plus profonde. Le rinçage immédiat et prolongé à grande eau froide peut éviter les lésions.

Au niveau des yeux, l'œdème des conjonctives, associé à une atteinte de la cornée, peut entraîner une cécité. Ces conséquences seront évitées en rinçant immédiatement l'œil à grande eau.

L'inhalation de caustique, surtout dans l'industrie, provoque l'apparition d'une toux sèche et d'une gêne respiratoire, rapidement résolutives, mais on craint toujours la survenue d'un œdème aigu du poumon.

Le traitement de l'absorption de caustique fait proscrire toute tentative de vomissement, car le produit ne doit pas brûler de nouveau en repassant par l'œsophage. Il faut boire beaucoup et administrer pour chaque produit l'antidote qui convient. Les antibiotiques sont nécessaires.

**cautère** n. m. 1. Instrument métallique porté à haute température pour la cautérisation. 2. Substance employée pour la cautérisation, tel le bâton de nitrate d'argent.

**Cauterets,** station thermale sulfureuse des Hautes-Pyrénées, à 30 km de Lourdes, ouverte de juin à septembre et spécialisée dans le traitement des affections respiratoires.

Les eaux, sulfurées et chlorurées sodiques, riches en silicium, émergent à des températures de 38 à 50 °C. On les emploie en cures de boisson, bains locaux et généraux, douches, et en humages et pulvérisations nasales et pharyngées dans les affections chroniques du nez et de la gorge.

On traite également certaines dermatoses* (acné, eczémas torpides) et certaines affections gynécologiques...

**cautérisation** n. f. Destruction ou révulsion de tissus par la chaleur au moyen d'un thermo- ou d'un galvanocautère. — La cautérisation peut aussi être obtenue par l'emploi de neige carbonique (cryothérapie), de substances caustiques (nitrate d'argent, acide trichloracétique) ou de courants à haute fréquence (électrocoagulation).

**cave** adj. Se dit de deux gros troncs veineux qui assurent le retour du sang au cœur en s'abouchant dans l'oreillette droite, les *veines caves* supérieure et inférieure.

**caverne** n. f. Excavation produite dans un parenchyme* par une nécrose du tissu, dont le produit s'est évacué à l'extérieur.

**caverneux, euse** adj. Relatif à des cavités ou à des cavernes.

**Anatomie.** *Corps caverneux,* tissus formés par un lacis de larges veines anastomosées en réseau, qui leur confèrent une rigidité particulière lorsqu'elles sont gor-

gées de sang : corps caverneux de la verge, du clitoris.
*Sinus caverneux,* lacis veineux du crâne, de chaque côté de l'hypophyse, qui entoure la terminaison de l'artère carotide interne.
**Pathologie.** *Souffle caverneux, râle caverneux,* bruits sourds et profonds entendus à l'auscultation lorsqu'il existe des cavernes pulmonaires.
**cavum** n. m. Syn. de RHINO-PHARYNX, partie haute du pharynx* où se forment les végétations adénoïdes*.
**cécité** n. f. Absence complète de vision d'un ou des deux yeux. — Lorsque la cécité est due à une lésion nerveuse sans atteinte de l'œil lui-même, on parle d'amaurose*.
**cèdre** n. m. Arbre méditerranéen dont l'essence est antiseptique, balsamique et diurétique.
**ceinture** n. f. **Anatomie.** Ensemble osseux qui unit un membre au tronc : *ceinture scapulaire* (les clavicules et les omoplates), *ceinture pelvienne* (le bassin).
**Pathologie.** *Douleur en ceinture,* douleur qui a tendance à entourer le tronc.
**Thérapeutique.** *Ceinture orthopédique,* bande de tissu ou de cuir destinée à corriger des attitudes* vicieuses ou à maintenir en place certains organes.
Il existe divers modèles de ceintures de soutien abdominal, de ceintures de soutien vertébral, de ceintures pour ptôse intestinale. (V. aussi CORSET et LOMBOSTAT.)
**cellulaire** adj. Relatif à la cellule*.
*Tissu cellulaire,* tissu conjonctif lâche, situé entre les organes ou sous la peau.
**cellule** n. f. Unité constitutive de tout système vivant.
Bien que très différentes d'une espèce à l'autre et hautement spécialisées pour les diverses fonctions des organismes supérieurs, les cellules ont en commun certaines caractéristiques fondamentales. Elles sont toutes formés d'un *cytoplasme* et d'un *noyau,* qui contient le matériel génétique : les *chromosomes.*
Les cellules des organismes supérieurs (eucaryotes) ont une membrane séparant le noyau du cytoplasme, alors que chez les bactéries (procaryotes) la chromatine* est libre dans le cytoplasme. Le cytoplasme de la cellule contient les organites cellulaires, « organes » de la cellule qui lui permettent d'assurer son fonctionnement. Les principaux organites sont : le *réticulum endoplasmique,* important réseau de membranes intracellulaires qui véhicule jusqu'au milieu extérieur le produit de la synthèse protéique ; les *mitochondries,* petites formations sphériques contenant les enzymes respiratoires de la cellule ; enfin l'*appareil de Golgi,* empilement de petites vésicules aplaties, qui permet d'expulser de la cellule certaines substances nocives : c'est l'appareil excréteur de la cellule.
**cellulite** n. f. 1. Inflammation du tissu cellulaire sous-cutané, qui se traduit par une induration douloureuse. La porte d'entrée est souvent une plaie. Le traitement associe les antiseptiques locaux aux anti-inflammatoires et fibrinolytiques ; en l'absence de traitement, la cellulite peut aboutir au phlegmon*.
2. Par extension, ce terme désigne un état particulier d'*envahissement graisseux du tissu conjonctif,* siégeant habituellement au sommet des cuisses et sur les membres inférieurs. Ce type de cellulite se manifeste par des névralgies et des indurations douloureuses de la peau, qui prend un aspect d'« écorce d'orange » à la pression. Les massages, le régime, l'hormonothérapie et les cures thermales permettent de lutter contre cette affection disgracieuse.
**cellulose** n. f. Glucide polymère du glucopyranose, qui forme les fibres végétales et qui confère leur rigidité aux végétaux. Non digérée par l'homme, la cellulose contenue dans les légumes verts, les tubercules, les fruits reste utile à la digestion, aidant à la progression des aliments. Elle est déconseillée dans les colites.
**cénesthésie** n. f. Perception diffuse que nous avons de notre corps, de sa position dans l'espace, de la tension de nos muscles, du fonctionnement de nos organes, etc.
Cette sensibilité nous donne le sentiment de l'existence de notre corps et nous fournit une image physique intérieure et extérieure de nous-même qu'on nomme aussi le *schéma* corporel.*
**centre** n. m. **Centre nerveux,** région du système nerveux* central qui commande une fonction bien définie : centre de la respiration, centre de l'olfaction, de la sensibilité, de la motricité, etc.
**centreur** n. m. Dispositif utilisé en radiographie et en radiothérapie pour diriger le faisceau des rayons X sur la zone à traiter.
**centrifugation** n. f. Rotation à grande vitesse d'un mélange comportant des particules en suspension dans un liquide et entraînant, du fait de la force centrifuge, la sédimentation des particules plus lourdes que le liquide et la flottation des particules plus légères.
La centrifugation est une méthode d'ana-

lyse des urines, du plasma, des liquides de pleurésie ou d'ascite, etc.

**centrosome** n. m. Élément du cytoplasme des cellules, situé de part et d'autre du noyau et jouant un rôle d'attraction des chromosomes lors de la mitose*.

**céphalée** n. f. Toute douleur intracrânienne (mal de tête) localisée ou diffuse, prolongée dans sa durée (par opposition à la *céphalalgie*, qui désigne une douleur fugitive), et à l'exclusion des névralgies de la face, qui sont extracrâniennes et qui entrent dans la catégorie des « algies de la face ».

Les causes de céphalée sont multiples. La plus fréquente reste cependant la migraine*. On voit aussi des céphalées d'origine *méningée*, diffuses mais prédominant dans la région fronto-occipitale et accompagnées de vomissements et de raideur de la nuque (v. MÉNINGITE) ; des céphalées qui accompagnent aussi bien l'hypertension que l'hypotension artérielle ; enfin les céphalées localisées des processus tumoraux. Citons encore les céphalées de la maladie de Horton*. Bien souvent, cependant, la céphalée peut n'être que l'expression d'une simple fatigue et notamment d'une fatigue des yeux, d'une infection saisonnière (grippe), d'une sinusite, etc., sans oublier les céphalées d'origine digestive et notamment biliaire. Une céphalée persistante nécessite un bilan sanguin (urée, cholestérol, etc.), un examen ophtalmologique (recherche d'un glaucome), O. R. L. et neurologique.

**céphalhématome** n. m. Formation assez fréquente chez le nouveau-né, surtout né de primipare, constituée par un épanchement sanguin entre un des os du crâne et le périoste.

C'est une tuméfaction saillante, arrondie, coiffant la tête de façon asymétrique et donnant l'aspect d'un chapeau de clown. La résorption est longue mais complète.

**céphalique** adj. Relatif à la tête.

**Indice céphalique**, rapport entre la largeur et la longueur maximales de la tête, et qui caractérise les *dolichocéphales* (valeurs inférieures à 70) et les *brachycéphales* (valeurs supérieures à 84). Les valeurs intermédiaires caractérisent les *mésocéphales*.

**céphalo-rachidien** adj. **Liquide céphalo-rachidien**, liquide qui baigne le système nerveux* central (cerveau et moelle épinière) et le sépare de ses enveloppes osseuses (crâne et canal rachidien).

Le liquide céphalo-rachidien (L. C. R.) est contenu entre les méninges* et dans les ventricules du cerveau. Normalement, il y a de 100 à 150 ml de liquide céphalo-rachidien qui se renouvelle perpétuellement. Il est sécrété au niveau des plexus choroïdes* et réabsorbé au niveau des méninges de la convexité du cerveau (granulations de Pacchioni).

***Composition.*** C'est un liquide limpide, ne contenant pas de cellules, mais une très faible quantité de protéines (environ 0,20 g p. 1 000, 0,50 g p. 1 000 de sucre et environ 7 g de chlorures par litre. De nombreuses affections du système nerveux et des méninges se manifestent par des modifications des caractères cytologiques et chimiques du L. C. R.

***La ponction lombaire.*** C'est la méthode la plus courante de prélèvement du liquide céphalo-rachidien. Le sujet faisant le dos rond, on pousse une aiguille entre les deux apophyses épineuses des dernières vertèbres lombaires (de manière à ne pas toucher la moelle, qui s'arrête plus haut) jusqu'à ce qu'on ait franchi l'obstacle un peu plus dur des méninges, et on retire quelques millilitres de liquide. Après la ponction, le sujet doit rester couché à plat durant quelques heures, le temps que la quantité de liquide prélevé soit compensée, autrement il risquerait des maux de tête par hypotension intracrânienne. La possibilité de nausées associées incite également à laisser le sujet à jeun quelques heures avant et après l'examen. Une précaution importante à prendre avant toute ponction lombaire est l'examen du fond* d'œil, pour vérifier l'absence de toute hypertension intracrânienne, qui entraînerait un risque d'« engagement » du cerveau dans le trou occipital à la faveur de la diminution de pression provoquée par la ponction.

En plus du prélèvement de liquide, on peut, à l'occasion d'une ponction lombaire, mesurer la pression du liquide céphalo-rachidien pour étudier sa circulation. L'absence de toute augmentation de pression lors de la compression de l'abdomen ou de la compression des veines jugulaires traduit un *blocage* qui témoigne d'un obstacle à la libre circulation du liquide, du fait, par exemple, d'une tumeur (épreuve de Queckenstedt-Stookey*).

Un autre mode de prélèvement du liquide céphalo-rachidien est la *ponction sous-occipitale*, indispensable en cas de blocage rachidien.

La *ponction ventriculaire*, qui, sauf chez le nouveau-né, nécessite un trou de trépan sur le crâne, n'est pratiquée que lorsqu'il faut opacifier directement les ventricules (ventriculographie), ou que l'on veut étudier le liquide ventriculaire.

**céphalosporine** n. f. Antibiotique

extrait du milieu de culture d'un champignon, *Cephalosporum acremonium.*
On utilise également ses dérivés : *céphalotine, céphaloridine, céphalexine.* Les céphalosporines sont indiquées dans les infections à staphylocoques et à germes Gram* positifs ; elles ne doivent pas être employées chez la femme enceinte ni chez les sujets allergiques à la pénicilline, non plus que chez les malades souffrant d'une atteinte rénale.

**céramique** n. f. **Céramique dentaire,** porcelaine spéciale, teintée à l'aide de colorants, qui sert à la fabrication de prothèses dentaires esthétiques. Elle est faite de quartz, de feldspath, de kaolin et d'un fondant.

**cercaire** n. f. Stade larvaire des vers trématodes (douves*, shistosomes*) possédant deux ventouses et une queue fourchue.

**cerclage** n. m. **Cerclage des os,** procédé de contention d'une fracture par un fil métallique.
**Cerclage de l'anus,** procédé destiné à maintenir en place le rectum dans certains prolapsus de l'enfant.
**Cerclage du col de l'utérus,** procédé destiné à empêcher un avortement en cas de béance anormale de l'isthme utérin, et consistant à entourer le col avec un fil de suture qui sera enlevé au moment de l'accouchement.

**cercle** n. m. **Cercle périkératique,** rougeur de l'œil localisée autour de la cornée et traduisant une kératite* ou une uvéite*.

**cérébelleux, euse** adj. Relatif au cervelet. *Syndrome cérébelleux.* V. CERVELET.

**cérébral, e, aux** adj. Relatif au cerveau*.

**cérébro-spinal, e, aux** adj. Relatif au cerveau et à la moelle simultanément : *méningite cérébro-spinale.*

**cerfeuil** n. m. Plante aromatique, riche en vitamine C et stomachique. — L'infusion de cerfeuil assouplit les tissus et retarde les rides.

**cerise** n. f. Fruit riche en vitamine C, en potassium et en acide phosphorique. — La queue de cerise en infusion (10 g par litre) est diurétique.

**certificat** n. m. Écrit officiel ou dûment signé d'une personne compétente qui atteste un fait.
**Certificat médical.** Délivré par le médecin, soit à la demande du malade, soit en vertu d'une mission spéciale de l'Administration ou de la Justice, il tend à quatre sortes de constatation :
1. Existence d'un acte médical (certificat de vaccination) ;
2. Constatation d'un état pathologique (arrêt de travail) ;
3. État de bonne santé (embauche) ;
4. Constatation d'un fait (naissance, décès).
Aucune forme particulière n'est exigée de ce document, qui doit cependant être daté, porter le nom de l'intéressé et la signature du médecin. La délivrance d'un faux certificat peut engager la responsabilité pénale du médecin.
**Certificat international de vaccination,** carte sur laquelle doivent être portées la nature et la date des vaccinations reçues par les personnes qui se déplacent à l'étranger.
**Certificat de santé,** certificat que le médecin, aux termes de la loi du 15 juillet 1970 et des décrets du 2 mars 1973, établit lors des examens que les nourrissons doivent subir dans les 8 jours suivant la naissance, au 9$^{e}$ et au 24$^{e}$ mois, et dont la présentation peut être obligatoire pour le versement de certaines prestations familiales. Cette législation a pour but de permettre la découverte chez l'enfant de toute anomalie, maladie ou infirmité, notamment mentale, sensorielle ou motrice, susceptible de provoquer une invalidité ou un handicap, et la présence de foyers localisés de maladies contagieuses graves.
**Certificat de mariage.** V. MARIAGE.
**Certificat de décès.** V. DÉCÈS.

**cérumen** n. m. Produit de sécrétion des nombreuses glandes sébacées (ou *cérumineuses*) de la peau du conduit auditif externe. Leur accumulation est responsable du *bouchon de cérumen,* cause de surdité (v. OREILLE, *maladies de l'oreille*).
Le bouchon de cérumen doit être détrempé par des bains d'oreille avec un liquide mouillant, puis enlevé par lavage à l'énéma*.

**cerveau** n. m. Organe principal du système nerveux*.
Le cerveau est contenu dans le crâne, au-dessus du tronc cérébral et du cervelet. L'ensemble, qui constitue l'encéphale*, est entouré par les méninges*. C'est au niveau du cerveau que s'intègrent toutes les informations sensitives et sensorielles qui parviennent à l'individu, aussi bien de l'extérieur que de l'intérieur du corps, par l'intermédiaire des nerfs sensitifs et des voies de la sensibilité (voies centripètes), et c'est de lui que partent toutes les réponses motrices adaptées aux différentes situations et véhiculées sur les voies motrices, puis sur les nerfs moteurs (voies centrifuges). Le cerveau est le siège des fonctions supérieures — langage, intelligence, mémoire — , celui enfin, au niveau de son écorce ou *cortex,*

de la conscience. C'est l'organe de la vie de relation, sans lequel l'individu est réduit à une simple vie végétative.

**Configuration externe du cerveau.**

Le cerveau est incomplètement divisé en deux hémisphères symétriques par une scissure médiane profonde, dite *scissure interhémisphérique.* Il a la forme d'une masse ovoïde à grosse extrémité postérieure, qui repose, en avant, sur la partie antérieure et moyenne des os de la base du crâne, et, en arrière, sur un feuillet méningé de la dure-mère, la *tente du cervelet*, qui le sépare de la *fosse postérieure* située au-dessous et où sont contenus le cervelet* et le tronc* cérébral.

Le rôle des deux hémisphères cérébraux est sensiblement le même. Chez le sujet droitier, l'hémisphère gauche est un peu plus volumineux que le droit. Ils ne sont pas isolés l'un de l'autre, la coordination entre les deux étant assurée par les formations interhémisphériques d'association.

La surface de chaque hémisphère est parcourue de scissures qui isolent grossièrement les lobes. On distingue ainsi 5 scissures principales :

1. La *scissure de Sylvius*, horizontale, limitant en haut le lobe temporal ;
2. La *scissure de Rolando*, verticale, séparant le lobe frontal, en avant, du lobe pariétal, en arrière ;
3. La *scissure marginale*, isolant la circonvolution limbique de la frontale interne ;
4. La *scissure perpendiculaire externe*, ou *pariéto-occipitale*, entre les lobes pariétal et occipital ;
5. La *scissure calcarine*, séparant les 5^e^ et 6^e^ circonvolutions occipitales.

Ainsi sont grossièrement délimités les *lobes* du cerveau. On définit 4 grands lobes sur la surface du cerveau : le *lobe frontal*, le *lobe pariétal*, le *lobe occipital*, le *lobe temporal*, et 2 autres :

— le *lobe de l'insula*, situé entre les berges de la scissure de Sylvius ;

— le *lobe du corps calleux*, formé d'une seule circonvolution qui entoure les formations interhémisphériques et qui porte le nom de *circonvolution limbique*.

La surface de chaque lobe est marquée par des sillons moins profonds que les scissures et qui séparent des *circonvolutions*, chaque lobe présentant à sa surface plusieurs circonvolutions.

Les *formations interhémisphériques* (reliant les deux hémisphères) se composent : du corps calleux, du trigone ou fornix, de la commissure blanche antérieure.

À chaque lobe et à chaque circonvolution cérébrale est dévolue une fonction particulière de la vie de relation, comme nous le verrons plus loin.

**Configuration interne.**

Les coupes verticales et horizontales du cerveau (coupes de Flechsig et de Gowers) montrent une composition hétérogène. Elles mettent en évidence des cavités, les ventricules, une substance blanche et une substance grise.

Les ventricules cérébraux sont tapissés par une fine membrane, l'épendyme, et remplis de liquide céphalo*-rachidien. Ils sont au nombre de 3, 2 ventricules latéraux et un 3^e^ ventricule dans le diencéphale (structure cérébrale comprise entre les deux hémisphères), reliés entre eux par les *trous de Monro.* Le 3^e^ ventricule est ensuite relié par l'*acqueduc de Sylvius* à un 4^e^ ventricule, situé, lui, dans le tronc cérébral. Le liquide céphalo-rachidien circule librement dans tous les ventricules ainsi que dans les espaces méningés (autour du cerveau), où il pénètre par le *trou de Magendie*, en regard du 4^e^ ventricule.

***La substance grise du tissu cérébral.*** Elle est composée des corps des neurones* (ou cellules cérébrales) par opposition à la substance blanche, composée de leurs seuls prolongements ou *axones.* La substance grise forme tout le cortex et une partie du tissu sous-cortical, diencéphalique, rassemblé en formations rondes appelées *noyaux gris.*

***Cortex.*** Le cortex cérébral est l'aboutissement ou le point de départ des influx nerveux conscients, c'est-à-dire de la sensibilité, de la sensorialité et de la motricité.

La projection corticale de la *sensibilité générale* se fait dans l'aire somatosensible située en arrière de la scissure de Rolando, dans la circonvolution *pariétale ascendante.* La représentation des différentes aires correspondant aux différentes parties du corps dessine un petit homme, tête en bas, avec une grosse langue et une grosse main : l'*homunculus de Penfield.*

À côté de cette aire somatosensible, qui ne perçoit que des sensations brutes, existent deux autres aires d'élaboration : l'aire *somatopsychique* et l'aire *tactognosique*, permettant l'une d'apprécier la qualité de la sensation, l'autre de la reconnaître.

L'*aire gustative* siège dans le lobe pariétal, à la partie inférieure de la pariétale ascendante.

L'*aire olfactive* se situe au niveau de l'extrémité antérieure de la 5^e^ circonvolution temporale.

L'*aire auditive* est localisée à la partie

supérieure de la première circonvolution temporale.

L'*aire visuelle* siège sur les lèvres supérieure et inférieure de la scissure calcarine (lobe occipital), les fibres issues de la moitié supérieure de la rétine (champ visuel supérieur) se projetant sur la lèvre supérieure.

Tout autour de ces aires se retrouvent les aires psychiques et gnosiques de la sensation considérée.

Les influx nerveux qui partent du cortex se répartissent en trois groupes, issus des trois aires motrices.

L'*aire pyramidale* préside aux mouvements volontaires. Elle est située en avant de la scissure de Rolando, dans la circonvolution frontale ascendante.

L'*aire extrapyramidale* assume les fonctions de coordination semi-volontaire, semi-automatique des mouvements associés ; ses centres, très nombreux, se répartissent sur tous les lobes.

L'*aire oculo-céphalogyre* comprend deux centres : 1. Le centre des mouvements volontaires associés des globes oculaires et des mouvements conjugués de la tête et des yeux est situé dans le pied de la 2e circonvolution frontale ; 2. Le centre réflexe, indépendant de la volonté, répondant aux incitations perçues par la rétine, siégerait dans le pli courbe du lobe pariétal.

**Diencéphale.** Situé au-dessous des hémisphères et entre eux, il est formé de multiples noyaux de substance grise, grossièrement groupés au centre du cerveau, de part et d'autre du 3e ventricule : les noyaux gris. Le diencéphale apparaît comme un filtre entre le cortex et les centres nerveux sous-jacents, chaque type d'influx (sensitif, sensoriel) faisant relais dans ces noyaux avant de parvenir au cortex. Il apparaît donc comme le centre de triage des influx sensitifs et sensoriels avant qu'ils arrivent au cortex, c'est-à-dire à la conscience. Dans le diencéphale, on trouve :

Le *thalamus*, centre de relais par où passent toutes les incitations sensitives issues du corps. Chacune de ces incitations, empruntant un trajet particulier, aboutit à un noyau précis, où elle est filtrée puis dirigée vers l'aire corticale correspondante, où se fera l'élaboration consciente de cette sensation ;

Le *métathalamus*, constitué de deux noyaux (corps genouillés médian et latéral) qui sont les relais des voies auditives et optiques ;

Les *noyaux striés*, qui sont le centre moteur du diencéphale. On en distingue deux : le *pallidum* et le *striatum*. Le pallidum peut être considéré comme le véritable centre extrapyramidal sous-cortical. C'est lui qui contrôle le tonus et la coordination des mouvements automatiques élémentaires. C'est son altération qui est responsable de la maladie de Parkinson* ;

L'*hypothalamus*, centre principal du système végétatif. C'est un centre neurosécrétoire à l'origine de la sécrétion hormonale, laquelle obéit, par son intermédiaire, à des incitations d'origine nerveuse. L'hypothalamus a de multiples connexions sensitivo-sensorielles, si bien que son activité n'est pas isolée, mais en accord avec l'ensemble de l'activité du corps.

**La substance blanche.** Elle est constituée par les faisceaux issus ou aboutissant aux formations corticales et sous-corticales, et par les voies d'association. On les groupe en *faisceaux ascendants*, issus de la périphérie et se rendant aux centres sus-jacents, en *faisceaux descendants*, issus des centres supérieurs et destinés à la périphérie, et en *faisceaux d'association*, soit des centres entre eux, soit des deux hémisphères.

**Vascularisation du cerveau.**

L'irrigation du cerveau est assurée par 4 artères : 2 antérieures, les *carotides internes ;* 2 postérieures, les *artères vertébrales.*

Le sang veineux est collecté dans des sinus situés dans des dédoublements méningés. Ces sinus aboutissent aux veines jugulaires internes qui descendent le long du cou.

**Méthodes d'exploration du cerveau.**

Le cerveau n'est pas directement accessible à l'examen clinique. Son atteinte se traduit par l'altération des différentes fonctions qu'il assume ; les déficits neurologiques qui en résultent sont mis en évidence par l'étude clinique de la motricité*, de la sensibilité*, des réflexes*, des organes des sens, des fonctions supérieures (v. NERVEUX, *Exploration du système nerveux cérébro-spinal*).

En revanche, de nombreux examens complémentaires permettent de mettre en évidence les altérations cérébrales. Ce sont :

L'*examen ophtalmologique du fond* d'œil*, qui permet de déceler un œdème de la papille du nerf optique, signe d'hypertension* intracrânienne ;

La *ponction* lombaire*, qui fournit des indications sur la composition du liquide céphalo*-rachidien, dont la pression et la teneur peuvent être altérées lors de diverses affections cérébrales ;

L'*électroencéphalogramme**, qui étudie l'activité électrique du cerveau et peut

révéler des foyers anormaux (son rôle est capital dans le diagnostic de l'épilepsie*) ;
La *scintigraphie cérébrale*, ou gammaencéphalographie, qui localise des foyers de fixation anormale ou, au contraire, des lacunes ;
L'*échoencéphalogramme**, qui, par la déviation de l'écho médian, révèle un processus expansif latéralisé d'un côté du cerveau.
Enfin, les examens les plus précis font appel à la radiologie : *radiographie* simple, face et profil, *tomographies**, et surtout *radiographie avec préparation par injection d'un produit de contraste* qui peut être liquide ou gazeux. Ainsi sont réalisées des *artériographies* cérébrales* par injection d'un liquide opaque aux rayons X, permettant d'apprécier la forme, le trajet et la valeur des artères, mais aussi un éventuel rétrécissement, refoulement, amputation ou existence de malformations valvulaires du type anévrisme* ou angiome*. L'*encéphalographie* gazeuse* est également un examen de valeur qui permet d'examiner les cavités cérébrales : ventricules et espaces sous-méningés.

**Maladies du cerveau.**

Il faut savoir que, étant donné la spécialisation des différentes régions du cerveau, tout processus pathologique, indépendamment de sa nature, s'exprimera de façon totalement différente selon la topographie de la lésion. Cela dit, le cerveau est soumis aux mêmes agressions pathologiques que les autres organes, et il peut être soumis aussi bien aux infections qu'aux intoxications, aux accidents vasculaires, aux maladies dégénératives, aux tumeurs. Peu nombreuses sont les maladies générales à n'avoir aucun retentissement sur le cerveau lui-même.

***Infections.*** Ce sont les *encéphalites**, dont les micro-organismes responsables sont très nombreux : parasite, champignon, bactérie, virus, etc. Lorsque le processus touche également les méninges, on parle de *méningo-encéphalite*. La maladie peut être généralisée ou localisée, comme dans l'abcès du cerveau. Celui-ci associe à un état infectieux plus ou moins sévère des signes en rapport avec sa localisation.

***Intoxications.*** La plupart des substances toxiques ont, à partir d'une certaine dose, un retentissement sur le système nerveux, que ce soit de façon directe où indirecte, définitive ou transitoire. L'intensité de l'intoxication est fonction non seulement de la dose, mais aussi de la nature du toxique, de son mode d'administration, de sa vitesse d'élimination, du type de son action. Les intoxications peuvent être d'origine exogène : plomb, hydrocarbures, organophosphorés, insecticides, barbituriques, etc. ; mais il existe aussi des intoxications dites *endogènes*, où la substance toxique n'est pas introduite dans l'organisme, mais s'y trouve naturellement et y persiste anormalement, entraînant une accumulation nocive, soit par défaut d'élimination, soit par excès de formation. Par exemple, l'intoxication ammoniacale de l'encéphalopathie hépatique, où le foie n'arrive pas à détoxiquer l'ammoniac normalement fabriqué. Les intoxications cérébrales présentent tout l'éventail des manifestations neurologiques : coma, convulsions, syndrome extrapyramidal*, troubles cérébelleux, etc. On connaît un certain nombre d'antidotes, mais c'est surtout la réanimation et l'élimination urinaire accrue du toxique par perfusions alcalines qui peuvent sauver l'intoxiqué.

***Affections vasculaires.*** Elles occupent en neurologie une place considérable, qu'il s'agisse d'accidents hémorragiques ou d'insuffisance circulatoire (ischémie).

***Hémorragie cérébrale.*** C'est la rupture d'un vaisseau sanguin intracrânien. Elle entraîne une hémorragie qui peut être cérébrale, méningée ou cérébro-méningée. Il s'agit toujours d'un accident brutal, réalisant le plus souvent un coma* avec hémiplégie*. Si la mort ne survient pas dans les premiers jours, on observe soit une régression des troubles, soit une aggravation secondaire. L'hémorragie cérébrale peut être justiciable d'une intervention neurochirurgicale, pour évacuer un éventuel hématome* collecté. L'hémorragie cérébrale peut se produire au niveau d'un vaisseau malformé (anévrisme*) ou chez des sujets présentant une hypertension* artérielle.

***Accidents ischémiques.*** C'est l'*athérosclérose* qui est la grande cause de ces accidents ischémiques. Divers facteurs y prédisposent : hypertension artérielle, obésité, excès de cholestérol, diabète, alcoolisme, tabac. En fait, ces facteurs sont le plus souvent associés, mais il peut aussi s'agir d'embolies, d'artérites inflammatoires, etc.
L'insuffisance d'irrigation cérébrale entraine un *ramollissement* de la région concernée. Il en résulte des phénomènes neurologiques déficitaires ou irritatifs, définitifs ou régressifs suivant que l'insuffisance circulatoire est plus ou moins sévère ou durable, ou se fait parfois par à-coups. Le caractère circonscrit et la diversité du siège des ramollissements expliquent l'absence ou le caractère tran-

sitoire du coma, ainsi que la multiplicité des signes déficitaires, qui peuvent porter sur la motricité, la sensibilité, le champ visuel, les fonctions supérieures (aphasie*, apraxie*). Dans tous les cas, l'artériographie* cérébrale est l'examen essentiel. Le traitement médical fait appel à des vasodilatateurs (v. VASODILATATION). Le traitement chirurgical prend une place de plus en plus considérable : désobstruction des gros vaisseaux du cou, exérèse d'une malformation, etc. Mais la thérapeutique reste en cette matière très insuffisante : c'est dire l'importance de la prévention de tels accidents par une hygiène de vie correcte et le traitement des affections susceptibles de les provoquer.

***Tumeurs du cerveau.*** Bénignes ou malignes, elles ont une symptomatologie qui dépend de leur siège (c'est-à-dire des fonctions dévolues à la zone du cerveau dans laquelle elles se développent). Ce sont les signes dits *lésionnels* et, du fait que les tumeurs prennent de la place dans une cavité inextensible, la boîte crânienne, elles conduisent, dès qu'elles atteignent un certain seuil de développement, à une *hypertension* intracrânienne* qui entraîne des maux de tête, des vomissements, une raideur de la nuque et des troubles de la statique et du rythme cardiaque. Les signes lésionnels sont variables. Les troubles apparaissent progressivement et s'étendent en tache d'huile, touchant successivement des structures voisines. Le seul traitement des tumeurs cérébrales est l'exérèse chirurgicale, associée ou non à la radiothérapie, quand cette exérèse est possible et n'entraîne pas de lésions incompatibles avec la vie.

***Traumatismes cérébraux.*** Les chocs entraînant un traumatisme cérébral s'exercent le plus souvent au niveau de la tête, par l'intermédiaire de la boîte crânienne. Les os du crâne peuvent alors se briser (fracture) ou s'enfoncer (embarrure). Ils peuvent résister, ce qui n'empêche pas l'encéphale d'être ébranlé (commotion cérébrale). On a tendance à penser que, lorsqu'il se produit une fracture, celle-ci peut épuiser une grande partie de l'onde de choc et, dans cette mesure, réduire l'importance des lésions nerveuses. L'expression clinique des traumatismes crâniens est variable : tous les intermédiaires existent entre des maux de tête passagers et un profond coma prolongé.

La *commotion cérébrale* simple, sans lésion du tissu nerveux, peut s'accompagner d'une brève perte de connaissance, suivie d'une amnésie portant sur les événements précédant immédiatement l'accident (amnésie antérograde). Elle peut aussi se traduire par un coma durant plusieurs jours, voire plusieurs semaines, et nécessitant alors une alimentation parentérale (perfusions). Même après de tels délais, la récupération est possible si l'électroencéphalogramme indique une activité cérébrale...

Les *plaies du cerveau* (par os fracturés ou par balle, éclat d'obus, etc.) entraînent en outre des perturbations neurologiques correspondant aux territoires lésés et une hémorragie.

*Quel que soit le tableau clinique, le problème important est de déterminer aussi vite que possible l'existence d'un hématome intracrânien.* Le diagnostic se fonde essentiellement sur une *notion évolutive*, celle d'une aggravation qui succède à une période d'amélioration apparente, de quelques minutes à quelques heures après l'accident, appelée *intervalle libre.* L'apparition de cette aggravation après l'intervalle libre indique qu'un hématome extradural s'est constitué goutte à goutte, ayant pour origine un saignement discret. À partir d'un certain volume, il comprime le cerveau et entraîne très vite des conséquences graves. Son évacuation chirurgicale, si elle est faite à temps, permettra la guérison. C'est pourquoi tout traumatisé du crâne doit être surveillé de près pendant au moins 48 heures après son accident, même s'il va tout à fait bien, et transporté en neurochirurgie dès l'apparition de vomissements, d'obnubilation ou d'une somnolence inhabituelle.

**cervelet** n. m. Partie de l'encéphale située dans la fosse cérébrale postérieure, sous le cerveau et au-dessus et en arrière du tronc* cérébral, auquel il est attaché par les pédoncules cérébelleux.

**Anatomie.** Chez l'homme, le cervelet a la forme d'un papillon, ailes déployées. Il présente en effet une portion médiane réduite, le *vermis*, et des formations adjacentes, plus développées, les *hémisphères cérébelleux*. Vermis et hémisphères sont découpés par des sillons concentriques et transversaux qui isolent des lobes, des lobules, des lames, des lamelles.

Le cervelet intervient dans le contrôle du tonus musculaire, de l'équilibre et de la coordination des mouvements.

**Pathologie.** Le *syndrome cérébelleux* traduit l'atteinte du cervelet. Il comporte des troubles de la station debout, non aggravés par la fermeture des yeux ou l'obscurité : le sujet a un équilibre incertain, il est instable, oscillant dans tous les sens autour de son point d'équilibre *(dysmétrie)*. La marche est troublée, le malade étant contraint, pour garder son

équilibre, d'élargir son polygone de sustentation, c'est-à-dire de marcher les jambes écartées. A la limite, la station debout est impossible. Les mouvements isolés des membres sont également perturbés et dépassent leur but *(hypermétrie)*. Les mouvements alternatifs sont difficiles *(adiadococinésie)*, gêne qui est mise en évidence par la difficulté qu'a le malade à faire « les marionnettes ». La voix et l'écriture sont, elles aussi, perturbées.
L'origine des lésions cérébelleuses peut être vasculaire, traumatique, infectieuse ou inflammatoire. Il peut se développer dans le cervelet des tumeurs bénignes ou malignes. Par ailleurs, le cervelet est souvent intéressé par des processus dégénératifs ou atrophiques (alcoolisme). Les lésions dégénératives ne compromettent jamais la vie du malade, même si elles entraînent un certain degré d'invalidité.
**Traitement.** Il s'adresse avant tout à la cause, car en lui-même le syndrome cérébelleux ne peut guère être amélioré.

**cervical, e, aux** adj. Relatif au cou *(arthrose cervicale)* ou au col de l'utérus *(glaire cervicale)*.

**cervicarthrose** n. f. Arthrose* cervicale, c'est-à-dire arthrose des vertèbres du cou.
En plus des symptômes communs à toutes les arthroses (douleurs, limitation des mouvements, etc.), la cervicarthrose entraîne fréquemment des vertiges, car elle perturbe la circulation cérébrale (artères vertébrales) et le système sympathique du cou qui contrôle cette circulation.

**cervicite** n. f. Inflammation du col de l'utérus, encore appelée *métrite du col.*
La cervicite est une affection gynécologique fréquente, qui s'observe surtout après un accouchement ou un avortement. La symptomatologie se réduit à des pertes filantes et à des douleurs pelviennes. Le traitement utilise la diathermocoagulation* après prélèvement d'un frottis* de dépistage.

**césarienne** n. f. Extraction du nouveau-né par voie abdominale, après ouverture chirurgicale de la cavité utérine.
L'emploi des antibiotiques a élargi les indications de cette intervention, qui est devenue parfaitement réglée et tout à fait anodine pour la mère. Il ne faut pas toutefois tomber dans la facilité et penser que la césarienne résout tous les problèmes de l'accouchement.
Les indications à pratiquer une césarienne sont très nombreuses et on ne peut les énumérer toutes. L'accoucheur peut la décider dans certains cas de dystocie* osseuse (bassin étroit), dynamique (anomalies des contractions) ou fœtale (présentations du siège ou de l'épaule).
Une femme qui a subi une première césarienne et qui se retrouve enceinte doit se faire suivre attentivement et accoucher en milieu obstétrico-chirurgical. Si la cause de la première césarienne persiste, une nouvelle césarienne s'imposera à l'évidence. Dans le cas contraire, l'accouchement par les voies naturelles peut être tenté si une surveillance qualifiée est obtenue et au prix de certaines précautions.

**cestodes** n. m. pl. Vers plats rubannés hermaphrodites, parasites de l'homme et des animaux.
Les principaux cestodes parasites sont les *ténias* saginata* et *solium*, l'*Hymenolepsis nana*, le *Dipylidium caninum*. Ce sont des parasites de l'intestin sous leur forme adulte. Dans certains cas, l'homme est parasité par les larves : cysticercose*, échinococcose* (kyste hydatique).

**cétonique** adj. Relatif aux cétones.
**Corps cétoniques.** L'acide acétylacétique, l'acétone et l'acide bêta-hydroxybutyrique sont des corps cétoniques provenant de la dégradation des graisses dans le foie. Détruits chez le sujet sain, ces corps, toxiques, s'accumulent dans le sang et passent dans les urines au cours de certaines maladies de l'enfant (v. ACÉTONE), au cours du jeûne et de certains diabètes.

**cétose** n. f. Augmentation du taux sanguin des corps cétoniques qui s'éliminent alors dans les urines, alors que la cétonurie (taux de corps cétoniques dans les urines) est nulle à l'état normal.
La cétose, qui entraîne une acidose* métabolique grave, s'observe surtout dans la décompensation d'un diabète, mais aussi dans les vomissements prolongés, les troubles hépatiques sévères, certaines intoxications et glycogénoses*. Elle entraîne le coma acido-cétosique, qui est une urgence médicale.

**Chagas (maladie de),** maladie parasitaire, observée dans les régions tropicales d'Amérique du Sud, due à un protozoaire flagellé, *Trypanosoma cruzi*, et transmise à l'homme par piqûres de réduves* (triatomes*). [Syn. TRYPANOSOMIASE AMÉRICAINE.] La forme aiguë se manifeste par un œdème unilatéral des deux paupières, avec dacryocystite (inflammation du sac lacrymal) et adénopathie régionale (signe de Romana). Puis surviennent la fièvre à 39 °C, une augmentation de volume de la thyroïde (thyroïdite), l'hépatomégalie (gros foie), la splénomégalie (grosse rate), tandis que l'œdème s'efface. La guérison survient spontanément en quelques semaines, mais des complications peuvent survenir : myxœdème, myocardite aiguë, méningo-encéphalite.

**chair** n. f. *Chair de poule*, syn. d'HORRIPILATION*.

**chalazion** n. m. Granulome* inflammatoire chronique, dû à la rétention des sécrétions des glandes siégeant au niveau du bord libre de la paupière (glande de Meibomius).

Le chalazion peut entraîner une conjonctivite réactionnelle, s'infecter et suppurer. Son évolution est variable : il peut régresser spontanément, sous l'effet du traitement médical, ou nécessiter l'ablation chirurgicale. S'il récidive fréquemment, il faut craindre la survenue d'un épithélioma*.

**chaleur** n. f. La chaleur est indispensable à toute vie. Le corps humain est spontanément chaud grâce à différents mécanismes produisant de la chaleur (oxydation), dont une certaine partie est éliminée (sudation) ; pour maintenir une température constante, l'organisme possède des centres nerveux (v. THERMORÉGULATION) qui règlent la production et l'évacuation de la chaleur.

**Accidents dus à la chaleur.**

***Coup de chaleur,*** ensemble des manifestations provoquées par le séjour dans un milieu trop chaud.

Le coup de chaleur est surtout grave chez le nourrisson, où il survient d'ailleurs pour une faible élévation de la température ambiante. À cet âge, les mécanismes qui président à la thermorégulation sont mal assurés et les réserves organiques en eau sont faibles (la transpiration et l'élimination d'eau par voie respiratoire permettent de lutter contre la chaleur). Le coup de chaleur apparaît au cours d'une promenade aux heures chaudes de l'été, d'un séjour prolongé dans une voiture et aussi sur des nourrissons fragilisés par une maladie intercurrente. Le coup de chaleur simple se traduit par des cris, de l'agitation, une pâleur de la face et une fièvre vers 39 °C.

Parfois l'enfant pâlit brusquement, devient prostré, sans force ; les signes de déshydratation sont sévères : yeux creux et cernés, pli cutané, fontanelle creusée, langue sèche ; la diarrhée cholériforme apparaît, aggravant enore le tableau (des convulsions peuvent alors survenir) ; le cerveau est atteint, et l'enfant peut mourir rapidement par syncope.

La guérison est obtenue en quelques jours par une réanimation urgente, corrigeant les désordres hydroélectrolytiques*, parfois au prix de séquelles neurologiques.

On peut éviter le coup de chaleur en été en habillant l'enfant légèrement, en maintenant une bonne ventilation dans une pièce close, en le préservant du soleil trop brûlant et en le faisant boire très régulièrement. L'hiver, l'enfant ne doit pas être victime d'un surhabillement intempestif et il faut maintenir dans les pièces chauffées une aération suffisante. Dans le cas d'un coup de chaleur simple, le traitement consiste à dévêtir l'enfant en lui laissant une petite chemise de linge fin, à lui faire boire de l'eau fraîche et à le placer hors de la source de chaleur.

Dans certaines professions comme la fonderie, la forge, la verrerie, les ouvriers travaillent sous de fortes températures et ressentent parfois de la fièvre, prélude à des accidents sévères : crises de diarrhée, lésions cutanées, dyshidrose*.

Il faut signaler que les intoxications professionnelles surviennent plus facilement l'été, car l'absorption des toxiques par la peau est facilitée par la chaleur.

**Emploi thérapeutique de la chaleur.** La chaleur constitue un appoint thérapeutique non négligeable pour la décongestion ; on ne peut nier l'effet calmant des « boules chaudes », ni l'effet décongestif du bain chaud. On utilise aussi le chauffe-ventre, sous forme de bouillotte ou de compresses pourvues d'une résistance électrique, permettant de créer une chaleur sèche. La chaleur sèche est bonne pour des douleurs rhumatismales, sauf pour les arthrites aiguës où les articulations sont déjà chaudes, gonflées, parfois rouges.

**chambre** n. f. **Chambre de malade.** Elle doit assurer un confort suffisant tout en permettant de donner les soins nécessaires. La teinte des murs sera agréable, non violente. L'ensoleillement est souhaitable, mais des rideaux permettront de faire l'obscurité si le malade veut se reposer. L'éclairage doit être correct, permettant la lecture au lit. L'aération évitera d'engendrer des courants d'air. Le chauffage doit être régulier, assurant une température comprise entre 20 °C et 22 °C. Des lits métalliques basculants et réglables permettent de placer le malade dans la meilleure position, de le soigner et de changer son linge sans difficulté. Des « cerceaux » évitent que les draps et couvertures n'appuient sur les membres inférieurs.

Dans les cliniques et les hôpitaux, des chambres spéciales pour réanimation sont aménagées avec des conduits d'oxygène, de vide pour les aspirations, de ventilation, de branchements électriques pour les moniteurs*, respirateurs* artificiels et autres appareillages.

Les chambres pour contagieux doivent

être isolées et équipées, à l'entrée, de solutions antiseptiques pour la désinfection des mains et de blouses particulières pour les visiteurs et le personnel soignant.

**Chambres antérieure et postérieure de l'œil*.** La chambre antérieure de l'œil est comprise entre la cornée et l'iris; la chambre postérieure, entre l'iris et le cristallin; elles communiquent par la pupille et contiennent l'humeur aqueuse.

**champ** n. m. Surface.

**Champ visuel,** ensemble des points de l'espace qu'un œil immobile peut voir. Pour explorer le champ visuel, on se sert d'un appareil appelé *périmètre*, arc de cercle de 180°, orientable dans tous les méridiens de l'espace par rotation autour d'un diamètre horizontal. Le sujet est placé devant et fixe le centre de l'arc. Un objet lui est alors présenté depuis la périphérie et il signale le moment où il le perçoit par vision périphérique. Le point à partir duquel l'objet est perçu est noté. L'expérience est répétée dans tous les méridiens. On peut ainsi préciser les limites du champ visuel.

Les altérations du champ visuel sont de deux sortes : les rétrécissements, qui portent sur la périphérie, et les *scotomes*, qui sont des taches aveugles à l'intérieur du champ. Les rétrécissements les plus fréquents sont les *hémianopsies* : suppression de toute une moitié du champ visuel, pour chacun des deux yeux. La topographie de ces altérations permet souvent de localiser une lésion de la rétine ou du nerf optique. On distingue ainsi les *hémianopsies homonymes*, qui siègent du même côté du champ visuel par rapport au plan médian du corps, et les *hémianopsies hétéronymes*, symétriques dans le champ visuel par rapport au plan médian du corps.

**Champ opératoire,** pièce de linge stérilisée, de la taille d'une serviette, placée au pourtour de la plaie opératoire pour que les mains, les instruments du chirurgien ne se souillent pas au contact de zones non désinfectées.

**champignon** n. m. Végétal cryptogame dont il existe environ 100 000 espèces, de taille, de forme et d'habitat très divers.

**Champignons comestibles.** Ils ont une valeur nutritive non négligeable : 43 calories pour 100 g. Ils contiennent, pour 100 g : 4 g de protides, 0,3 g de lipides et 6 g de glucides. Ils sont pauvres en sodium, riches en potassium et en phosphore. Le champignon a toutefois une digestibilité médiocre et doit être considéré comme un condiment plutôt que comme un véritable aliment. Il est important par ailleurs de savoir reconnaître les champignons vénéneux pour en éviter la consommation.

**Champignons vénéneux.** Ce ne sont jamais les champignons de culture, mais les champignons sauvages qui, par les toxines qu'ils contiennent, provoquent des intoxications parfois mortelles. Du point de vue préventif, il est essentiel de bien identifier les champignons, et aussi de bien les cuire. Il est indispensable de ne faire identifier les champignons que par des personnes compétentes. La cuisson doit être prolongée, car de nombreuses toxines sont détruites par la chaleur.

Les signes d'empoisonnement, quand il en survient, leur délai d'apparition et les traitements nécessaires varient suivant les champignons en cause ; c'est pourquoi une identification rigoureuse du toxique s'impose avant toute entreprise thérapeutique. Les troubles précoces sont dus au champignons les moins toxiques, alors qu'au contraire ceux qui apparaissent après la 12e heure évoquent les champignons les plus dangereux, en particulier les redoutables *amanites phalloïdes*. De plus, les signes toxiques sont beaucoup plus graves chez l'enfant, la femme enceinte, etc. Les signes cliniques sont variables selon le type du champignon ingéré. On distingue :

— les troubles digestifs banals, ou intoxication lividienne ;
— l'intoxication panthérinienne (amanite tue-mouches) ;
— l'intoxication muscarinienne (inocybes et clitocybes) ;
— l'intoxication phalloïdienne (amanite phalloïde) ;
— des troubles vasculaires.

***Les troubles digestifs.*** Ils peuvent être les signes de l'intoxication et sont tout d'abord caractérisés par les vomissements, les douleurs abdominales et la diarrhée (comme lors d'intoxication par bolet Satan, lactaires cutolomes). Une déshydratation plus sévère peut s'installer (tricholomes et entolomes), pouvant entraîner une oligurie*, des céphalées* et même un collapsus (chute de tension). Le foie est souvent lésé et un dosage des transaminases* est necessaire.

Ces troubles digestifs sont précoces et nécessitent un traitement de réhydratation rapide et en quantité importante. La pose de perfusions veineuses est parfois nécessaire.

***L'intoxication panthérinienne.*** Elle survient peu de temps après l'ingestion d'amanites peu cuites (leur toxine étant détruite par l'ébullition). Elle groupe des troubles digestifs (vomissements, gastralgies*) et nerveux (paresthésies* ou fourmillements

nerveux), excitation, hallucinations. À ce tableau s'ajoutent une mydriase (dilatation de la pupille), une tachycardie* et une oligurie. Un état de confusion mentale avec coma est plus rare.
L'association d'un lavage gastrique, si le malade est conscient, et de calmants permettra le retour à un état normal.
*L'intoxication muscarinienne.* Elle associe très brutalement les sueurs, un myosis (rétrécissement pupillaire), des troubles oculaires (larmoiements) et bronchiques (dyspnée*, spasme). Parfois s'y ajoutent des troubles nerveux (paresthésies, vertiges). L'évolution se fait en quelques jours vers la guérison accélérée par l'administration d'atropine par voie intraveineuse.
*L'intoxication phalloïdienne.* C'est l'intoxication la plus grave ; elle se termine souvent par la mort. Les espèces responsables sont nombreuses et assez répandues, caractérisées par une volve membraneuse en forme de sac, bien détachée du pied. Les premiers signes surviennent de 20 à 48 heures après l'ingestion, ce délai étant signe de gravité. À un malaise général s'ajoutent des troubles digestifs sévères (vomissements, diarrhée profuse), des crampes, une anxiété importante. Puis une déshydratation s'installe, associée à une hypotension. Cependant, le pronostic dépend de l'importance de l'atteinte hépatique et rénale. Des troubles de la glycémie, de la coagulation, une augmentation de l'urée sanguine dominent cette symptomatologie particulièrement riche. Ce sont les toxines qui sont responsables de l'intoxication ; résistantes à la chaleur, elles se fixent dès leur absorption sur le foie, surtout en présence de boissons alcoolisées.
Le traitement doit être précoce. Il est souvent entrepris trop tardivement, le début des troubles survenant plus de 20 heures après la fixation hépatique. La pose d'une perfusion veineuse permet une réhydratation massive, mais l'insuffisance hépatique, surveillée sur le taux des transaminases et des facteurs de l'hémostase, doit être traitée dans des centres de réanimation hautement spécialisés. Le décès survient néanmoins dans de nombreux cas.
*Les troubles vasculaires.* Ils sont le fait d'une intoxication par des gyromitres mal cuits. Ils associent des troubles digestifs, une atteinte nerveuse et surtout une hémolyse*.
Seule une identification faite par un spécialiste mycologue qualifié permet d'éviter ces accidents, car il n'existe pas de test de comestibilité. Dès les premiers signes digestifs, seule l'hospitalisation permet un traitement approprié.

**chancre** n. m. Ulcération de la peau ou des muqueuses, le plus souvent vénérienne.
**Chancre syphilitique,** lésion initiale de la syphilis. Le chancre syphilitique siège aux organes génitaux dans 98 p. 100 des cas ; il apparaît au point d'inoculation, après une incubation silencieuse de 10 à 20 jours.
C'est une érosion superficielle, régulière, rosée, à surface lisse vernissée. Elle repose sur une base indurée. Parfois le chancre est ulcéré et recouvert d'une croûte (verge, bourses, grandes lèvres). Non traité, il se cicatrise en 4 à 6 semaines en laissant une petite marque.
Le chancre est accompagné de gonflement des ganglions du territoire correspondant. Survenant du 6e au 8e jour après le chancre, cette adénopathie est faite de ganglions multiples, inégaux, l'un d'eux étant plus gros ; ils sont indolores et mobiles.
L'association du chancre et de l'adénopathie caractérise la syphilis primaire.
Le diagnostic est fondé sur la découverte du tréponème dans le chancre (sans traitement préalable) ou dans le suc ganglionnaire. (V. SYPHILIS.)
**Chancre mou** ou **chancrelle,** affection vénérienne due au bacille de Ducrey. Elle associe des ulcérations et une adénopathie. L'ulcération irrégulière, unique ou multiple, sale, douloureuse, siège le plus souvent sur le prépuce.
L'ulcération apparaît quelques jours après la contamination et elle peut être mutilante. L'adénopathie unique est très inflammatoire et peut même s'ulcérer.
Le diagnostic repose sur la recherche du bacille.
Le traitement est à base de streptomycine et de sulfamides.
Le chancre mou peut être associé à la syphilis.
**Chancre tuberculeux.** On donne ce nom à la lésion de début de la primo-infection. Au poumon, c'est une opacité visible à la radiographie ; à la peau, une petite ulcération traînante accompagnée d'un ganglion.

**chancrelle** n. f. V. CHANCRE *mou.*

**chanvre** n. m. Plante à feuilles palmées, dont la tige fournit une fibre textile et les graines, une huile.
L'absorption de *chanvre ordinaire* produit des vertiges et des éblouissements. Le *chanvre du Canada* occasionne des troubles cardiaques comparables à ceux de la digitaline.
Le *chanvre indien,* ou *haschisch, kif, marijuana* (*Cannabis sativa,* urticales,

cannabinacées), originaire de l'Inde, est un stupéfiant.

**chapelet** n. m. **Chapelet costal,** petites bosses indolores, dues à une tuméfaction de l'extrémité antérieure des côtes, de chaque côté du sternum, observées dans le rachitisme.

**charbon** n. m. Maladie infectieuse, due à la bactéridie charbonneuse. (Syn. : PUSTULE MALIGNE.)

Cette maladie rare, sauf en milieu agricole, touche les animaux (ovidés, bovidés), plus épisodiquement les éleveurs, vétérinaires, peaussiers, etc. Elle est de déclaration obligatoire (n° 28) et reconnue comme maladie professionnelle (n° 18).

**Signes cliniques.** Après une incubation de 2 à 3 jours, une lésion pustuleuse, située au cou ou au visage, apparaît. Elle se transforme en escarre noirâtre (d'où le nom de *charbon*), indolore, non suppurative. Il n'y a pas de fièvre, mais souvent une adénopathie* (ganglion). Avec le traitement, la maladie guérit en laissant une petite cicatrice ; parfois l'escarre s'étend au visage, puis est responsable d'une septicémie* avec signes neurologiques et collapsus* pouvant être suivi d'asphyxie et de mort. Le « charbon pulmonaire », est observé chez les lainiers.

Le diagnostic se fait sur la culture des crachats ou sur l'hémoculture*.

**Traitement.** Il est fondé sur l'emploi d'antibiotiques, en particulier la pénicilline et la streptomycine.

**Prophylaxie.** Elle repose sur la disparition des foyers animaux, c'est-à-dire sur la vaccination, la déclaration des cas, la désinfection des locaux, l'abattage du bétail atteint.

**Charcot-Marie (amyotrophie de),** affection neurologique héréditaire, rare, caractérisée par une importante atrophie de certains muscles des jambes (les péroniers). L'évolution de la maladie est très lente, et s'étend progressivement aux muscles des bras et des mains.

**charcuterie** n. f. La charcuterie est peu digeste, déconseillée en cas de troubles digestifs, interdite dans les régimes sans sel (sauf le jambon diététique « sans sel ») et en cas d'hypercholestérolémie. Les abats (foie, pâtés) sont néfastes dans l'hyperuricémie et la goutte.

**charge (épreuve de),** épreuve destinée à apprécier la déficience de l'organisme en une substance organique quelconque. On administre une quantité importante de ce corps : l'organisme carencé le retient, et son élimination urinaire est faible. Si, par contre, la carence n'existe pas, l'élimination urinaire sera fortement augmentée.

**charnière** n. f. Terme désignant certaines régions articulaires : charnière cervico-occipitale (entre la tête et le cou), charnière lombo-sacrée (entre la 5e vertèbre lombaire et le sacrum), qui fait partie du bassin ; cette articulation, très oblique, est souvent le siège de douleurs, d'arthrose.

**chasse** n. f. Les *accidents de chasse* sont le plus souvent la conséquence d'une imprudence. — À 10 mètres, une charge de plomb n° 7 fait balle et peut provoquer des blessures mortelles. Les atteintes oculaires sont particulièrement fréquentes, et un seul plomb peut encore, à 100 mètres, entraîner la perte d'un œil.

**chassieux** adj. m. Se dit d'un œil qui présente des sécrétions visqueuses collant les cils et les paupières. (V. CONJONCTIVITE et DACRYOCYSTITE.)

**chat** n. m. Le chat peut être à l'origine de la transmission de certaines maladies infectieuses.

**Maladie des griffes du chat,** maladie infectieuse bénigne, transmise à l'homme par griffure, plus rarement par morsure (elle peut l'être également par les égratignures de ronces, l'agent pathogène étant un virus présent dans les déjections des oiseaux tués par les chats).

La maladie se manifeste par l'apparition de nombreux ganglions qui peuvent atteindre un volume important et se fistuliser. L'évolution est longue, peut être émaillée de complications nerveuses et osseuses, mais la maladie reste bénigne.

**Maladies tropicales dues au chat.** Dans les pays tropicaux, le chat sert de réservoir de germes et contamine les insectes qui transmettent la trypanosomiase*, certaines filarioses*, le kala-azar*, la leishmaniose*. Les cas de contagion directe sont extrêmement rares.

**Châtelguyon,** station thermale du Puy-de-Dôme, à 20 km de Clermont-Ferrand (ouverte du 1er mai au 15 octobre), recommandée pour les affections de l'intestin. On y traite la constipation, les colites, les parasitoses (amibes, lamblia, etc.), les dolichocôlons et mégacôlons, certaines diarrhées.

**chaude-pisse** n. f. V. BLENNORRAGIE.

**chauffage** n. m. Le chauffage d'une maison ou d'un lieu de travail doit satisfaire à certains critères du point de vue hygiénique : absence de nocivité par les gaz résiduels, maintien d'une ventilation et d'une hygrométrie correctes.

Le degré hygrométrique doit être de 50° environ et rester à ce niveau grâce aux saturateurs. Il intervient dans la sensation de bien-être, et son maintien à un degré convenable permet d'éviter rhinites et bronchites. Un minimum de 14 à 17 °C est nécessaire dans toute l'habitation, avec chauffage d'appoint qui permette d'atteindre 18 °C dans les pièces où l'on travaille étant immobile et dans les chambres d'enfant; 20 à 22 °C dans les chambres de malades sont des températures idéales.

**chaulmoogra** n. m. Huile extraite des graines de *Taraktogenos kurzii*, arbre de l'Inde, employée dans le traitement de la lèpre.

**chaussure** n. f. Le choix de la matière et de la forme de la chaussure doit respecter la physiologie et l'hygiène du pied.

La chaussure basse pour homme, à bout large ou carré, avec petit talon, est la meilleure pour le pied. Les chaussures de femme à bout pointu exposent aux déformations des orteils, aux cors et aux durillons. Les talons trop hauts cambrent le pied et entraînent un report en avant de l'appui physiologique, générateur de déformations de la voûte plantaire. Ils perturbent le mouvement du pied dans la marche et favorisent l'attitude lordotique. Les chaussures trop plates, sans talon, sont à déconseiller chez les sujets astreints à une position debout prolongée ou aux longues marches.

**Chaussures orthopédiques.** V. ORTHOPÉDIE, *appareils d'orthopédie*.

**check-up** n. m. Examen médical approfondi, comportant un ensemble d'épreuves pratiquées systématiquement et permettant d'apprécier l'état de chaque appareil (cœur, poumon, rein, etc.) et son fonctionnement.

**chéilite** n. f. Inflammation des lèvres.

La chéilite peut être *aiguë*, se manifestant par une sensation de cuisson, un prurit, un œdème des lèvres, parfois suintantes. Elle peut être *chronique*, marquée par une desquamation persistante, des fissures, un érythème (rougeur).

La cause la plus fréquente en est un contact allergisant, le rouge à lèvres en particulier, les dentifrices, les agrumes, les appareils dentaires. Le traitement est celui d'un eczéma*.

La chéilite peut avoir une origine infectieuse, streptococcique, en rapport avec une pyorrhée dentaire (candidose).

La *chéilite glandulaire* est due à l'hyperplasie de glandes salivaires aberrantes (en excès).

La *chéilite kératosique* est un état desquamatif et croûteux de la lèvre inférieure.

**chélateur** n. m. Substance formant avec un poison une combinaison moins toxique, et favorisant son élimination. Les chélateurs représentent le traitement de certaines intoxications dues aux dérivés des métaux lourds : mercure, arsenic, or, plomb, fer, etc. Ils sont surtout employés dans le saturnisme* (intoxication au plomb). Le composé le plus employé est le *calcitétracémate disodique de l'acide éthylène-diaminotétra-acétique* (E. D. T. A. calcique).

**chéloïde** n. f. Boursouflure cutanée disgracieuse, le plus souvent secondaire à une brûlure, à une plaie ou à une cicatrice chirurgicale. (Le traitement en est décevant.)

**chémosis** n. m. Infiltration œdémateuse de la conjonctive, qui forme un bourrelet circulaire autour de la cornée, généralement d'origine inflammatoire.

**chénique** ou **chénodésoxycholique** adj. Se dit d'un acide biliaire qui rétablit l'équilibre entre les différents constituants de la bile. On l'emploie pour la dissolution des calculs biliaires ne contenant que du cholestérol.

**chénopode** n. m. Plante herbacée non charnue, poussant dans les rocailles. — Le *chénopode vermifuge* et son *essence* ont des propriétés vermifuges. (Dangereux, tableau C.)

**cheval** n. m. L'utilisation du cheval par les fermiers, la pratique de l'équitation peuvent entraîner des accidents divers : avant tout les chutes, causes de fractures, de traumatismes crânio-encéphaliques; les morsures, qui sont particulièrement septiques; les spores du tétanos, toujours présents dans les déjections de l'animal, d'où le caractère indispensable de la vaccination préventive chez toutes les personnes en contact avec l'animal. Exceptionnelles sont les tuberculoses d'origine chevaline et certaines leishmanioses*.

La *viande de cheval* ne transmet pas le ténia comme celle du bœuf ou du porc : elle peut donc être consommée crue, mais elle provoque parfois des allergies.

**chevauchement** n. m. Déplacement de deux surfaces de fracture d'un os qui se placent l'une au-dessus de l'autre.

Chez le nourrisson, le chevauchement des os du crâne, normalement séparés par les fontanelles, traduit un état de déshydratation ou d'hypotrophie sévère.

**cheveu** n. m. Poil qui se développe dès la vie intra-utérine sur la partie de la surface de la tête dénommée « cuir chevelu ».

Le cheveu est implanté obliquement dans le cuir chevelu, où il occupe le follicule pilosébacé. Le cheveu se renouvelle tout au long de la vie. Sa vitesse de croissance est d'environ 1 cm par mois. La chute normale quotidienne, correspondant au

renouvellement physiologique, est de 20 à 30, voire 50 cheveux par jour, toujours plus importante à l'occasion du shampooing*.
La chevelure doit être l'objet d'attentions constantes. Elle sera brossée régulièrement. Les cheveux longs exposent plus que les cheveux courts au *parasitisme* (poux, teignes, etc.) ; ils doivent donc être d'autant mieux soignés (shampooings fréquents, brossages, frictions).

**cheville** n. f. Segment du membre inférieur compris entre la jambe et le pied, formé par l'articulation tibio-tarsienne et les tissus qui l'entourent.

**Cheyne-Stokes (respiration** ou **dyspnée de),** mode de respiration pathologique caractérisé par l'alternance d'une phase d'arrêt respiratoire, avec immobilité totale (apnée) de 10 à 20 secondes, et d'une phase de respiration régulière d'amplitude progressivement croissante, puis progressivement décroissante.
La respiration de Cheyne-Stokes reflète l'instabilité des mécanismes nerveux qui président au contrôle de la respiration : on l'observe normalement chez le petit enfant et dans certaines maladies cardiaques, neurologiques, ainsi que dans le coma urémique.

**chiasma** n. m. **Chiasma optique,** entrecroisement des fibres des nerfs optiques de l'œil droit et de l'œil gauche, pour former les bandelettes optiques.

**chiasmatique** adj. Relatif au chiasma optique.
**Syndrome chiasmatique,** groupement de symptômes dont l'existence témoigne d'une atteinte du chiasma* optique, dont l'hémianopsie* bitemporale est l'élément majeur. L'atteinte du chiasma optique est due le plus souvent à une tumeur de l'hypophyse* ; elle s'accompagne souvent de signes d'altération des fonctions glandulaires de celle-ci.

**chien** n. m. Le chien peut transmettre des maladies à l'homme, en le contaminant directement ou par l'intermédiaire de ses parasites ; il sert alors de réservoir aux germes.
Il s'agit de maladies dues à des bactéries, à des virus, à des parasites végétaux (levures) ou animaux (vers, insectes) ; les deux maladies les plus graves sous nos latitudes sont la rage et l'échinococcose*.
La *rage** est transmise par un virus siégeant dans la salive d'un chien ; en cas de morsure, il ne faut pas abattre l'animal, mais le faire examiner par un vétérinaire qui le place sous surveillance. On vaccine préventivement les chiens de façon répétée et régulière lorsqu'on veut leur faire traverser les frontières.
L'*échinococcose** est responsable du kyste hydatique*.
Certains insectes, et notamment des puces du chien, piquent l'homme et provoquent ainsi diverses lésions cutanées.

**chiendent** n. m. Les racines de cette plante graminée sont employées en décoctions (20 g par litre d'eau) diurétiques et rafraîchissantes.

**chimiothérapie** n. f. Traitement des maladies par les substances chimiques.
Le domaine de la chimiothérapie s'étend des médicaments contre l'infection (sulfamides, antibiotiques), aux médicaments anticancéreux (v. CANCER), aux diurétiques*, aux médicaments contre le diabète*, aux psychotropes*, etc.

**chimiotropisme** n. m. Propriété que possèdent certains organismes (tissus ou cellules) d'être attirés *(chimiotropisme positif)* ou repoussés *(chimiotropisme négatif)* par une substance donnée.

**chique** n. f. Puce *(Tunga penetrans* ou *Sarcopsylla penetrans)*, de la famille des sarcopsyllidés, dont la femelle fécondée pénètre dans les tissus de l'hôte (principalement au niveau des callosités de la plante des pieds dans les pays où l'on ne porte pas de chaussures) et peut ainsi déterminer des infections plus ou moins graves (septicémie, gangrène, tétanos).
Il faut extirper la chique prudemment, sans la percer, et désinfecter localement.

**chiropracteur** n. m. Praticien qui applique la chiropractie*. (En France, seuls les docteurs en médecine y sont autorisés.)

**chiropractie** ou **chiropraxie** n. f. Méthode de traitement de certaines affections vertébrales douloureuses par des manipulations brèves et brusques sur la vertèbre en cause, ou, à distance, par action sur le cou ou les membres.
Longtemps empiriques et non dénuées de dangers entre des mains non qualifiées, ces méthodes ont aujourd'hui cédé la place à des techniques de *manipulations vertébrales* utilisées par les seuls médecins et dans un certain nombre de cas bien déterminés.

**chirurgical, e, aux** adj. Qui se rapporte à la chirurgie.
**Pathologie chirurgicale,** étude des affections susceptibles d'être traitées par un acte chirurgical, qu'il s'agisse d'une opération sanglante ou d'un traitement orthopédique.

**chirurgie** n. f. Discipline médicale qui consiste à faire avec la main ou à l'aide d'instruments des actes opératoires sur un corps vivant.
L'acte chirurgical s'effectue dans un « bloc* opératoire ». Les instruments sont

rangés, stérilisés et présentés dans des boîtes métalliques. Le linge qui sert aux opérations et à l'habillage du chirurgien ainsi que les compresses sont également stérilisés. Après s'être lavé les mains, l'opérateur et ses aides revêtent une casaque de linge stérile, mettent des gants de caoutchouc stérilisés. L'entrée en salle d'opération de toute personne non revêtue d'une blouse propre, d'un masque et de bottes de toile doit être rigoureusement proscrite. Pendant l'opération, les pertes sanguines sont compensées par transfusion dès qu'elles atteignent une certaine importance. Les suites opératoires sont surveillées étroitement par le chirurgien lui-même avec le concours de l'anesthésiste-réanimateur.

Les progrès des techniques ont amené la chirurgie à se spécialiser en différentes disciplines :

— la chirurgie viscérale groupe la chirurgie du tube digestif et la chirurgie thoracique ;

— la chirurgie orthopédique connaît un essor considérable du fait de l'augmentation des accidents de la route, de même que la chirurgie plastique et réparatrice ;

— la neurochirurgie s'adresse aux lésions du système nerveux (cerveau, moelle, nerfs périphériques).

**Chirurgie dentaire,** discipline qui a pour objet l'étude du système dentaire et le traitement des lésions pouvant l'atteindre.

**chirurgien** n. m. Docteur en médecine spécialisé en chirurgie.

**chirurgien-dentiste,** praticien habilité à pratiquer les interventions et à mettre en œuvre les techniques de la chirurgie dentaire.

**chlamydia** n. f. Genre de bactéries Gram négatif responsables d'infections oculaires (trachome), muqueuses (urétrites) et ganglionnaires (lymphoréticuloses bénignes). Ces bactéries sont sensibles aux tétracyclines.

**chloasma** n. m. Ensemble de taches brunâtres, bien limitées, symétriques, siégeant habituellement sur le front et les régions périorbitaires. Le chloasma est dû à des troubles endocriniens. Chez la femme enceinte, c'est le « masque de grossesse ».

**chloral** n. m. Nom usuel du trichloroéthanal, antiseptique externe, hypnotique et sédatif par voie interne.

**Toxicologie.** Absorbé à des doses supérieures à 10 g, le chloral provoque un coma profond qui peut aboutir à la mort.

**chloralose** n. m. Combinaison de chloral et de glucose hypnotique, utilisée en comprimés ou en suppositoires. Absorbé à des doses supérieures à 1 g, le chloralose provoque un coma accompagné de convulsions. L'intoxication peut être accidentelle, car ce produit est employé pour détruire les rats.

**chloramphénicol** n. m. Antibiotique bactériostatique, actif par voie orale (dragées) contre de nombreuses bactéries, des rickettsies et certains virus (lymphogranulomatose, psittacose). — Il est particulièrement actif contre le bacille d'Eberth (fièvre typhoïde).

**chlore** n. m. Corps simple gazeux, se combinant aux métaux pour donner des sels.

**Biochimie.** Le chlore joue un grand rôle biologique sous forme ionisée. Le chlore du plasma sanguin (chlorémie) est de 365 mg pour 100 ml.

La chlorémie augmente dans les affections rénales, dans l'acidose*, et elle diminue dans les vomissements répétés (pertes d'acide chlorhydrique, alcalose*). Le chlore éliminé dans les urines (chlorurie) est normalement de 12 g par 24 heures.

**Pharmacie.** Les chlorures employés en médecine doivent leur activité à l'ion associé au chlore (potassium, ammonium, etc.).

Les chlorates et hypochlorites (eau de Javel, solution de Dakin) sont des désinfectants énergiques. Le tétrachlorure de carbone est parasiticide (v. CARBONE).

**Toxicologie.** Le chlore gazeux de l'industrie est un toxique irritant qui peut provoquer un œdème pulmonaire. Il se dégage du chlore lorsqu'on mélange de l'eau de Javel et un acide ou un détartrant. Il faut donc éviter ces mélanges, dans le nettoyage des w.-c. par exemple. Le chlore provoque par ailleurs une vive irritation des yeux. Son inhalation entraîne de la toux, une douleur thoracique accompagnée d'angoisse. Après une rémission de quelques heures, l'œdème* aigu du poumon peut survenir ; l'hospitalisation s'impose.

**chloroforme** n. m. Un des premiers anesthésiques utilisés pour l'anesthésie générale, abandonné en raison de sa toxicité.

**chlorome** n. m. Variété très rare de leucémie* de l'enfant, au cours de laquelle se développent sur la peau des tuméfactions indolores et verdâtres. (Syn. : CANCER VERT D'ARAN.)

**chloroquine** n. f. Dérivé synthétique de la quinoléine, utilisé pour le traitement du paludisme, des amibiases* et de certaines inflammations.

**chlorothiazide** n. m. Médicament sulfamidé du groupe des benzothiazidines, utilisé comme diurétique* puissant par voie orale.

**chlorpromazine** n. f. Médicament neuroleptique* majeur (actif sur les états mentaux et sur le système neurovégétatif).

La chlorpromazine est administrée par voies orale (comprimés à 25 mg et 100 mg), rectale (suppositoires) et parentérale (injections intramusculaires ou intraveineuses).

**choanes** n. m. pl. Orifices postérieurs des fosses nasales, qui font communiquer celles-ci avec le cavum, partie supérieure du pharynx.

**choc** n. m. État de détresse générale qui s'installe plus ou moins rapidement dans un organisme soumis à une perturbation grave, et qui menace son équilibre physiologique.

Cette agression dépasse les moyens de défense de l'organisme, et ces moyens, sollicités à l'extrême, deviennent nocifs, créant et entretenant à leur tour l'état de choc.

L'état de choc, provoqué par un facteur déclenchant, évolue ensuite pour son propre compte, indépendamment de sa cause, et nécessite donc un traitement propre.

L'installation, l'expression et la gravité du choc dépendent de l'organisme en cause (âge, sexe, etc.) et de son état avant l'agression.

**Signes du choc.** Le choc associe presque constamment, à des degrés divers, les signes d'un collapsus* cardio-vasculaire et ceux de perturbations métaboliques chez un malade anxieux, prostré, voire comateux, avec une tension artérielle basse, un pouls rapide et filant, une pâleur prédominant aux extrémités (qui sont exsangues et froides), des sueurs froides, tandis que les veines sont plates et les urines rares et foncées.

À côté de ce choc froid — le plus typique — on peut voir des chocs « chauds », sans refroidissement, malgré une tension artérielle effondrée, et des chocs « congestifs » avec pression veineuse et pulmonaire élevée. Quoi qu'il en soit, le fait dominant est le déficit circulatoire, quel que soit son mécanisme. Il est durable et non régressif spontanément.

***Modifications hémodynamiques.*** La chute de la pression artérielle doit être appréciée par mesure intra-artérielle, car les mécanismes de défense peuvent assurer une tension artérielle satisfaisante dans les organes, alors que la pression artérielle prise au bras paraît nulle.

On mesure aussi la pression dans les veines : une pression veineuse basse est l'expression d'une baisse du volume sanguin circulant ; une pression veineuse haute, celle d'une défaillance de la fonction cardiaque, qui ne renvoie plus le sang qui lui parvient.

Le débit cardiaque est habituellement effondré.

Ces paramètres permettent, par leur comparaison entre eux et d'un jour à l'autre, de préciser les caractères évolutifs de l'état de choc et de surveiller l'efficacité du traitement.

***Perturbations métaboliques.*** Les faits les plus constants sont :

— l'*acidose* métabolique* avec accumulation d'acide lactique ;

— l'*augmentation des catécholamines** sécrétées par les surrénales ;

— l'*augmentation d'un certain nombre d'enzymes ou de substances nocives* (sérotonine, histamine, etc.).

**Physiopathologie de l'état de choc.** Le phénomène premier semble être une vasoconstriction* artériolaire, due à la sécrétion brutale de catécholamines par les surrénales, glandes sollicitées constamment par toute agression quelle qu'elle soit. Les tissus ainsi privés de sang, donc d'oxygène, continuent leur métabolisme propre en anaérobie (sans oxygène) et élaborent ainsi des produits de fermentation (acides lactique et pyruvique) en grande quantité.

Le foie, dont les fonctions sont diminuées par la chute du débit circulatoire, ne peut épurer ces acides en excès, et apparaît alors l'acidémie (baisse du pH plasmatique), qui, elle-même, aggrave la fonction circulatoire, donc l'oxygénation des tissus. Par la suite, on assiste à une réouverture des capillaires avec stagnation du sang dans ceux-ci.

Cette stagnation va, à son tour, avoir des conséquences fâcheuses : sortie du plasma hors des vaisseaux, hyperviscosité sanguine, agrégation des globules rouges, coagulation dans les vaisseaux. Alors qu'un traitement bien adapté permet une correction des troubles dans la première phase, la deuxième phase est beaucoup plus difficile à traiter, et, passé un certain temps, devient irréversible.

**Conséquences viscérales du choc.** Les perturbations circulatoires ont un retentissement viscéral, et chaque organe lésé va apporter sa pathologie propre au tableau. Il se produit, en effet, une réaction du système sympathique* qui tend à préserver les circulations cérébrales et coronaires au détriment des territoires cutanés, viscéraux et rénaux.

Le *rein** est, en effet, un des premiers organes touchés par le choc. Avec la diminution considérable de la pression

artérielle au niveau du glomérule*, on assiste à une diminution puis à l'arrêt de la diurèse*, avec comme corollaire l'absence d'élimination des déchets.
L'anoxie locale provoque, en outre, des lésions rénales qui peuvent être irréversibles si le collapsus se prolonge. Il apparaît alors une insuffisance rénale qui persiste après correction de l'état de choc.
Le *foie* voit également ses fonctions perturbées : baisse des fonctions d'épuration et diminution des synthèses enzymatiques. L'anoxie de la muqueuse digestive, privée d'une irrigation sanguine suffisante, entraîne l'apparition de diarrhée sanglante.
Le cœur et le cerveau sont, en revanche, privilégiés aux dépens des autres territoires :
— le *cœur* (en dehors des cas où le choc est dû à sa défaillance propre), car sa fonction est stimulée par les catécholamines et il est le seul organe capable d'utiliser directement les lactates pour sa nutrition (cependant, un choc prolongé diminue la circulation dans les artères coronaires et aboutit à des signes d'ischémie* à l'E.C.G., puis à une diminution de la force du muscle cardiaque);
— le *cerveau*, car ses vaisseaux sont insensibles à l'action vasoconstrictive des catécholamines. Le débit cérébral ne chute que pour une baisse très importante de la tension artérielle moyenne. En revanche, dès que la fonction cardiaque et l'oxygénation au niveau des poumons auront diminué, il souffrira très rapidement.
**Les causes de l'état de choc.** Diverses classifications ont été proposées : la plus commode est celle du mécanisme déterminant la défaillance circulatoire.
***Les chocs cardiogéniques.*** Ils sont dus à une faillite de la pompe cardiaque. Il en existe trois types principaux :
— le choc cardiogénique par diminution de la force d'éjection ventriculaire, avec, en premier lieu, l'infarctus du myocarde grave et étendu. Son pronostic est très réservé;
— le choc cardiogénique par défaut de remplissage : il s'agit d'une gêne au remplissage ventriculaire par compression du cœur (épanchements péricardiques) ou augmentation des pressions intrathoraciques (pneumothorax* suffocant);
— le choc cardiogénique au cours de certains troubles du rythme cardiaque (tachycardies* ventriculaires).
Tous les chocs cardiogéniques ont en commun la gravité de leur pronostic.

***La diminution du contenu.*** Elle caractérise les chocs par baisse du volume sanguin efficace. Ils sont dus habituellement à un saignement supérieur à 1 litre : plaie artérielle, hémorragie digestive extériorisée ou non, saignement intrathoracique ou abdominal. Parfois il s'agit d'une déshydratation majeure.
Les chocs par perte de plasma sont tout à fait comparables et s'observent lors des brûlures étendues, des écrasements de membres importants, etc.
***Les chocs par désadaptation du contenant par rapport au contenu.*** Ce terme désigne à l'origine du choc un relâchement des vaisseaux, soit au niveau des artérioles, soit au niveau des capillaires et du réseau veineux.
LES CHOCS ENDOTOXINIQUES. Ils sont considérés comme la forme la plus pure du choc vasculaire. Ils surviennent au cours d'une infection grave, et sont essentiellement dus à des bacilles Gram* négatif. Les germes sont variés, mais le plus souvent on retrouve un *perfringens*, un *colibacille*, une *salmonelle*, un *proteus*, etc.
LES CHOCS ANAPHYLACTIQUES* ET MÉDICAMENTEUX. Ces états de choc correspondent presque toujours à un phénomène allergique.
Les substances en cause sont très variées. Citons principalement les sérums (sérum antitétanique par exemple), certains vaccins (culture du virus sur œufs), les venins, certains antibiotiques (pénicilline), des dérivés iodés (produits de contraste radiologiques), des anesthésiques locaux.
Le choc serait dû, ici, à une réaction antigène-anticorps importante, avec libération brutale par l'organisme de substances vasoactives.
LES CHOCS TOXIQUES. Ils sont essentiellement dus aux barbituriques*, à la phénothiazine* ou aux tranquillisants.
LES CHOCS D'ORIGINE NEUROLOGIQUE. Il s'agit d'une suppression du contrôle vasomoteur central, soit par lésions neurologiques organiques, tels les traumatismes médullaires ou crâniens, certaines affections virales, soit par interruption de la commande neurologique par des médicaments (neuroleptiques, sympatholytiques).
**Traitement du choc.** Il s'agit d'une urgence médicale. Devant un blessé choqué, il faudra s'attacher d'abord à le réchauffer et à assurer la liberté des voies respiratoires supérieures : nez, bouche. Il devra ensuite être transporté dans les meilleures conditions, en ambulance médicalisée, dans un centre spécialisé. Les élé-

ments de surveillance principaux sont le contrôle horaire de la diurèse, la mesure de la pression veineuse centrale et celle de la pression artérielle. D'autre part, on s'assure de la ventilation correcte et d'une respiration efficace avec contrôle répété des gaz du sang.

Il faut, en outre, assurer une masse sanguine correcte par transfusions, parfois très importantes, de sang ou de soluté de remplacement.

Il faut également corriger les troubles osmotiques* et électrolytiques par des perfusions de solution glucosée ou salée, ainsi que de bicarbonates.

La ventilation et l'oxygénation sont assurées, si besoin est, par une respiration artificielle après intubation* endotrachéale ou trachéotomie*.

Enfin, on s'attache à obtenir une fonction cardiaque satisfaisante par emploi de drogues cardiotoniques* adaptées. On utilise, par ailleurs, des traitements spécifiques de l'affection causale, tels, par exemple, les antibiotiques (choisis en fonction des germes) ou les corticoïdes, plus particulièrement indiqués dans les chocs allergiques. Tant que l'affection causale n'est pas enrayée, le traitement du choc ne saurait en effet avoir de valeur curative. Le traitement d'un malade choqué demande une surveillance très attentive et un personnel nombreux ; bien conduit, il amène la guérison dans un grand nombre de cas.

***choc affectif.*** Il se caractérise par une émotion et un bouleversement tels que le sujet est incapable d'adaptation pendant une longue période. Le choc affectif est en rapport avec un événement inattendu de caractère brutal.

***choc (traitement de).*** En psychiatrie, les traitements par les chocs sont encore utilisés pour soigner les affections psychiatriques qui ont résisté aux drogues psychotropes. Les deux techniques actuellement pratiquées sont l'électrochoc et le choc insulinique (l'injection d'insuline provoque une chute de la glycémie et un coma passager).

**chocolat** n. m. Mélange de sucre avec au moins 32 p. 100 de pâte de cacao. — Aliment très nutritif, il est souvent mal toléré par les hépatiques.

**cholagogue** n. m. et adj. Substance qui provoque l'évacuation dans le duodénum de la bile contenue dans les voies biliaires et, en particulier, dans la vésicule. (Syn. : CHOLÉCYSTOKINÉTIQUE.)

L'huile d'olive, les sels de magnésium, le beurre, les œufs, le lait sont des cholagogues qui agissent en provoquant la sécrétion d'une hormone duodénale, la cholécystokinine.

**cholangiographie** n. f. Examen radiologique des voies biliaires* après opacification par des produits iodés, injectés dans une veine. — Les clichés sont pris successivement et mettent en évidence les canaux biliaires intrahépatiques, le canal hépatique, le cholédoque et la vésicule biliaire. (V. aussi CHOLÉCYSTOGRAPHIE.)

**cholangiome** n. m. Petite tumeur bénigne du foie, prenant son origine dans les canaux biliaires et habituellement sans traduction clinique. — Le *cholangiome malin* est une variété de cancer du foie*.

**cholécystectomie** n. f. Ablation chirurgicale de la vésicule biliaire.

**cholécystite** n. f. Inflammation de la vésicule biliaire, le plus souvent due à des calculs (90 p. 100 des cas).

La *cholécystite aiguë* se traduit par des douleurs de l'hypocondre droit, avec fièvre et vomissements.

La *cholécystite chronique* a une symptomatologie très variable, parfois simple endolorissement sous-costal, troubles digestifs divers. Le traitement médical, par les antibiotiques et antispasmodiques, atténue les troubles, prépare à l'intervention, mais le seul traitement radical est la cholécystectomie*.

**cholécystographie** n. f. Radiographie de la vésicule biliaire après ingestion d'un produit de contraste iodé, qui est éliminé dans la bile et stocké dans la vésicule.

L'examen montre la vésicule pleine, éventuellement les calculs qu'elle peut contenir. Ensuite, on fait absorber un repas de Boyden*, qui fait contracter la vésicule, et on refait un cliché qui montre si elle se vide bien.

**cholédochotomie** n. f. Incision du cholédoque pour l'explorer, pour extraire, au besoin, un ou plusieurs calculs et pour vérifier la perméabilité des voies biliaires.

**cholédoque** n. m. Portion terminale de la voie biliaire principale, formée par la réunion du canal hépatique et du canal cystique. (V. BILIAIRE, *Voies biliaires.*)

**cholémie** n. f. Présence de bilirubine dans le sang (normalement 4 mg par litre).

**Cholémie familiale** ou **maladie de Gilbert**, affection héréditaire se traduisant par une élévation du taux de bilirubine libre dans le sang.

**cholépéritoine** n. m. Épanchement de bile dans le péritoine. (Syn. : PÉRITONITE BILIAIRE.)

**choléra** n. m. Toxi-infection intestinale,

strictement humaine, due au vibrion cholérique.
Il existe depuis toujours une zone d'endémie* en Inde et au Pakistan, avec quelques incursions en Orient et en Égypte. Depuis 1970, le vibrion s'est propagé grâce aux moyens de communication modernes et, actuellement, il sévit une pandémie* qui touche le bassin méditerranéen et l'Afrique, bien que la prophylaxie et le traitement de cette maladie s'efforcent d'en enrayer l'expansion.
**Bactériologie.** Le vibrion cholérique, *Vibrio comma* ou *El Tor*, est un bacille arqué de 2 à 3 μ ; il est très mobile et se cultive facilement. Il est tué par la lumière, le froid et la chaleur.
**Épidémiologie.** Le choléra est extrêmement contagieux. La contamination se fait par contact direct avec les malades (mains, linges, cadavres) et par l'ingestion d'eau ou d'aliments souillés.
**Clinique.** Après une brève incubation, le début est brutal : diarrhée spectaculaire en jet, vomissements, angoisse. Les selles sont aqueuses, avec un aspect en grains de riz. Ces signes entraînent une fatigue importante, une soif intense et des crampes musculaires dues à la déshydratation, qui est massive. Il n'y a pas de fièvre et, au contraire, la température est abaissée (35 °C, 36 °C) réalisant un tableau d'algidité*. Il existe différentes formes, plus ou moins graves selon l'importance et la rapidité de la déshydratation. Celle-ci constitue le grand danger de cette maladie, qui peut être mortelle.
**Diagnostic.** Souvent clinique : zone d'endémie ou voyage, diarrhée foudroyante, selles riziformes ; la certitude repose sur la coproculture* et la reconnaissance du germe.
**Traitement.** Il comporte avant tout une réhydratation et l'apport massif de sels minéraux compensant les pertes. On y associe les sulfamides et les antibiotiques (tétracyclines).
**Prophylaxie.** Elle débute par une amélioration de l'hygiène générale et le bouclage strict des zones d'endémie. La vaccination n'est pas une bonne protection, n'immunisant pour une courte durée que 40 p. 100 des sujets. Actuellement, cette vaccination n'est plus obligatoire pour les voyages internationaux. La chimioprophylaxie, basée sur la prise quotidienne de sulmadoxine, représente le moyen le plus sûr et le moins coûteux pour assurer la protection des individus.

**cholérétique** adj. et n. m. Se dit d'une substance capable d'accroître la sécrétion biliaire, comme le déhydrocholate de soude, le boldo, le romarin, l'artichaut, etc.

**choléstase** n. f. Ensemble des manifestations liées à la diminution ou à l'arrêt de la sécrétion biliaire.
Elle peut être due à deux mécanismes différents : l'obstruction des voies biliaires* ou l'arrêt de la formation de la bile par atteinte des hépatocytes* (cellules du foie).
La *choléstase extrahépatique* est secondaire à une obstruction de la voie biliaire principale. Elle est due principalement à un calcul du cholédoque, à un cancer ou à un rétrécissement cicatriciel (cholécystite*).
La *choléstase intrahépatique* est due soit à un obstacle des voies biliaires intrahépatiques, soit à un arrêt de la formation de bile (hépatite).
Les conséquences de la choléstase sont multiples :
— l'absence de bile dans le tube digestif entraîne une malabsorption des graisses (stéatorrhée) et des vitamines A, D et K. Les selles sont décolorées ;
— la bilirubine conjuguée, les acides biliaires refluent dans l'organisme, d'où l'ictère* et le prurit* ;
— la cellule hépatique, par un mécanisme inconnu, fabrique en excès le cholestérol et des phosphatases* alcalines ;
— des lésions hépatiques apparaissent, entraînant une élévation du taux sanguin des transaminases*.
Dans les choléstases extrahépatiques, il se produit en amont de l'obstacle une dilatation des voies biliaires, responsable d'un gros foie.
Quand la choléstase est complète, elle se manifeste par un ictère, une décoloration des selles et des urines foncées (présence de bilirubine).
Chez le nourrisson, la choléstase est le plus souvent due à une malformation des voies biliaires, plus rarement à une accumulation de mucus (mucoviscidose*).

**choléstéatome** n. m. Masse faite de cellules épidermiques et de dépôts de cristaux de cholestérol, qui peut se développer dans l'oreille moyenne et dont le traitement nécessite l'intervention chirurgicale.

**cholestérol** n. m. Lipide complexe élaboré principalement par le foie.
Le cholestérol peut cristalliser en paillettes ; il est insoluble dans l'eau et soluble dans les solvants organiques. Il est constitué par une molécule de poids élevé, à noyau complexe *(cyclopentophénanthrène)*, sur lequel sont fixées une fonction alcool et une chaîne latérale. Sur le noyau peuvent se fixer de nom-

breux radicaux, qui donnent naissance à de nouvelles substances : corticoïdes*, hormones œstrogènes*, androgènes* et progestatifs*. Le cholestérol est synthétisé essentiellement dans le foie à partir d'acétates, puis estérifié (v. ESTER, ESTÉRASE) ; il passe dans le sang (v. CHOLESTÉROLÉMIE), et une partie est éliminée dans la bile.

**cholestérolémie** n. f. Taux de cholestérol* présent dans le sang.

À l'état normal, le cholestérol varie entre 1,5 et 2,5 g par litre, dont les deux tiers (60 p. 100) sont à l'état estérifié. Il circule dans le sang combiné à des lipoprotéines de densité élevée (H. D. L. ou *h*ight *d*ensity *l*ipoproteins) ou de densité faible (L. D. L. ou *l*ow *d*ensity *l*ipoproteins). Un taux élevé de cholestérol lié aux H. D. L. (H. D. L.-cholestérol) protège contre l'athérome, alors que l'élévation du cholestérol lié aux L. D. L. est un facteur de risque. (V. HYPERCHOLESTÉROLÉMIE.)

**choline** n. f. Base organique présente dans la bile et dans de nombreux tissus.

**cholinergique** adj. et n. m. Se dit des nerfs parasympathiques* et des fibres préganglionnaires du système sympathique dans lesquels l'influx nerveux est transmis par l'acétylcholine*. (V. NERVEUX [*système*].)

**cholinestérase** n. f. Enzyme provoquant l'hydrolyse des esters de la choline, principalement l'acétylcholine.

**cholurie** n. f. Présence de pigments biliaires dans les urines au cours des ictères, ce qui rend les urines très foncées.

**chondrodystrophie** n. f. Ensemble de malformations congénitales frappant l'ossification d'origine cartilagineuse, dont la plus connue est l'achondroplasie*.

On connaît aussi la *chondrodysplasie spondylo-épiphysaire*, ou *maladie de Morquio** ; la *dyschondroplasie*, ou *maladie d'Ollier* ; la *dyschondrostéose*, qui réalise un nanisme avec membres très courts.

**chondrome** n. m. Tumeur du cartilage, en règle bénigne, mais susceptible de récidive et de dégénérescence.

**chondrosarcome** n. m. Tumeur maligne essentiellement composée de cartilage.

**chorde** ou **corde** n. f. Partie médiane et dorsale du troisième feuillet embryonnaire (chordomésoblaste*). — La chorde représente le squelette axial de l'embryon.

**chordome** n. m. Tumeur rare, habituellement maligne, développée aux dépens des vestiges de la chorde et dont les sièges habituels sont la loge de l'hypophyse, la région vertébrale. Le pronostic des chordomes reste sévère.

**chordomésoblaste** n. m. Troisième feuillet de l'embryon, qui sert à constituer le squelette, les muscles, le mésenchyme, les systèmes cardio-vasculaire et néphro-urinaire.

**chorée** n. f. Maladie nerveuse caractérisée par des mouvements involontaires et irréguliers.

Les mouvements de la chorée sont désordonnés, amples et rapides, imprévisibles, facilités par l'émotion, l'attention. Ils sont atténués par l'isolement et disparaissent pendant le sommeil. Spectaculaires, ils siègent volontiers à la face et à la racine des membres.

Ils traduisent l'existence d'une lésion des noyaux gris du cerveau*, qui participent à la fonction de la motricité. On distingue :

— la *chorée de Sydenham*, maladie aiguë de l'enfance, due à la toxine du streptocoque et en relation avec le rhumatisme* articulaire aigu. Le traitement associe la pénicillothérapie aux neuroleptiques et à l'isolement ;

— la *chorée de Huntington*, ou chorée chronique progressive, qui est une affection dégénérative héréditaire de l'adulte. Les mouvements choréiques sont associés à des troubles psychiques sévères. Le traitement associe des sédatifs et des neuroleptiques.

La *chorée de Morvan* est une affection très différente, sans mouvements anormaux, caractérisée par des contractions musculaires fasciculaires apparaissant surtout aux membres inférieurs.

**chorioépithéliome** n. m. Tumeur maligne reproduisant de façon caricaturale un tissu placentaire et sécrétant comme lui des prolans*.

Le *chorioépithéliome testiculaire* survient chez le jeune garçon au niveau d'un testicule déjà anormal (dysembryome*, ectopie).

Le *chorioépithéliome utérin* survient au décours d'un accouchement ou d'un avortement, le plus souvent môlaire (v. MÔLE). C'est une véritable cancérisation de l'épithélium de l'œuf. Le pronostic s'est considérablement amélioré depuis l'introduction de la chimiothérapie.

**chorion** n. m. Tissu conjonctif souvent dense, servant de soutien à un revêtement muqueux ou cutané. (Le derme qui soutient l'épiderme est le chorion de la peau.)

En pratique, ce terme désigne une annexe de l'embryon, d'origine ovulaire, qui se soude à la muqueuse utérine, ou caduque.

**choroïde** n. f. Tunique moyenne de l'œil, entre la sclérotique et la rétine. — Très vascularisée, la choroïde irrigue la rétine. (V. ŒIL.)

**choroïdite** n. f. Inflammation de la choroïde.

De nombreuses infections bactériennes (tuberculose, foyer dentaire), virales ou parasitaires (toxoplasmose*) peuvent atteindre la choroïde. Elles entraînent une baisse plus ou moins importante de la vue.

**chromatine** n. f. Substance colorable, présente dans le noyau de toute cellule, et formée d'A. D. N.*

**chromatographie** n. f. Méthode d'analyse permettant de séparer les constituants d'un mélange par déplacement de fluides, en vue de leur identification et, éventuellement, de leur dosage.

Chaque composant du mélange est soumis à l'influence de deux phases (liquides ou gazeuses), l'une stationnaire, l'autre mobile ; et, suivant son affinité pour chaque phase, le composant est entraîné plus ou moins rapidement par la phase mobile.

**chromatopsie** n. f. Hallucination colorée. — Une vision rouge *(érythropsie)* peut être due à une hémorragie intraoculaire provoquée par une intoxication par les solanacées (belladone) ; une vision bleue *(cyanopsie)* peut marquer le début d'un décollement de rétine.

**chrome** n. m. Métal blanc, brillant, inoxydable à froid. — L'*anhydride chromique* ($CrO_3$) en solution (dite encore *acide chromique*) est utilisé comme cautérisant des ulcérations de la muqueuse buccale ; ses sels, les *chromates*, sont employés en médecine vétérinaire.

Les vapeurs de chrome produisent les lésions cutanées : ulcérations douloureuses, dermites eczématiformes et des ulcérations de la cloison nasale. Ce sont des maladies professionnelles.

**Toxicologie.** L'absorption d'une dose unique de 5 à 10 g de *bichromate de potassium* peut entraîner la mort par une atteinte rénale après une période de troubles digestifs.

**chromidrose** n. f. Coloration de la sueur. — Lorsqu'elle est rouge, elle simule un saignement et est liée en général à la présence de champignons (sudation axillaire).

**chromosome** n. m. Structure en forme de bâtonnet, située dans le noyau de toute cellule vivante, et servant de support aux caractères génétiques propres à l'espèce.

Les chromosomes sont composés de *gènes** et transmettent le message héréditaire de la cellule mère à la cellule fille lors de la mitose*. La forme et le nombre de chromosomes sont caractéristiques de chaque espèce.

**Structure des chromosomes.** Les chromosomes ne se présentent pas de la même manière suivant que la cellule est en phase de division ou non (interphase). Durant l'interphase, c'est-à-dire entre deux mitoses, ils se présentent sous la forme de *chromatine**. Lorsque la mitose commence, les chromosomes s'individualisent en longs bâtonnets tantôt rectilignes, tantôt en V à bras inégaux, tantôt à bras très courts, tantôt en X à bras inégaux, suivant les espèces. Le point de réunion des bras chromosomiques est un rétrécissement appelé *centromère*.

Les chromosomes vont en général par paires, les chromosomes d'une même paire étant dits *chromosomes homologues*. Un même noyau renferme donc deux jeux de chromosomes identiques : c'est la *diploïdie*. La longueur du chromosome et la position du centromère permettent de différencier les chromosomes les uns des autres et de les ranger par paires identiques. Dans la cellule humaine, il y a 22 paires de chromosomes identiques (les *autosomes*) qui ne sont pas liés au sexe. La 23e paire représente les chromosomes sexuels ou *gonosomes :* XX chez la femme, XY chez l'homme. Ils portent le sexe et les caractères génétiques liés au sexe.

**Anomalies des chromosomes.** Il peut exister des anomalies dans la répartition des chromosomes : ce sont les *aberrations chromosomiques*, qui touchent soit leur nombre, soit leur structure. La présence de trois chromosomes dans la 21e paire (trisomie 21) est responsable du mongolisme. Les trisomies 18 et 13 entraînent des malformations graves et mortelles dans les premières semaines de la vie.

Les anomalies de structure comportent essentiellement la délétion (perte) d'un fragment de chromosome. Il existe aussi des aberrations portant sur les chromosomes sexuels : syndrome de Turner* (XO) et de Klinefelter* (XXY). On peut parfois déceler ces anomalies avant la naissance par amniocentèse* et établissement du caryotype* du fœtus.

Les chromosomes sont composés d'A. D. N.*, d'A. R. N.* (v. NUCLÉIQUE, *Acides nucléiques*) et de protéines associées. Chaque *gène* est un fragment d'A. D. N.

**chronaxie** n. f. Constante de temps, caractéristique du fonctionnement d'un nerf, d'un muscle ou d'un centre nerveux. — La chronaxie est la durée pendant laquelle il faut appliquer un courant électrique double de la rhéobase* pour provoquer une excitation. La mesure de la chronaxie fait partie de l'électro-diagnostic*.

**chronique** adj. Qui dure longtemps. (Le diabète, la tuberculose, les rhumatismes sont des affections chroniques.)

**chrysarobine** n. f. Poudre extraite du bois d'*Andira araroba*, employée dans le traitement du psoriasis.

**chrysops** n. m. Insecte hématophage, de la famille des tabanidés (taons), qui transmet la filariose*.

**C. H. U.,** sigle de *Centre Hospitalo-Universitaire.* (V. MÉDECINE, *Enseignement médical.*)

**Chvostek (signe de),** contraction des muscles de la lèvre supérieure et de la face, provoquée par la percussion des parties molles de la joue, au-dessous de l'apophyse zygomatique. C'est un symptôme de tétanie* et d'hypoparathyroïdie (V. PARATHYROÏDE).

**chyle** n. m. Liquide blanchâtre, résultat de la digestion des aliments et contenu dans l'intestin, d'où il est en grande partie absorbé par les vaisseaux lymphatiques (chylifères*).

**chylifère** adj. et n. m. Se dit des vaisseaux lymphatiques de l'intestin, dont le rôle est considérable dans l'absorption intestinale du chyle*.

**chylopéritoine** n. m. Épanchement de lymphe dans le péritoine, dû à une obstruction des voies lymphatiques par une tumeur ou à une blessure du canal thoracique.

**chylothorax** n. m. Épanchement de chyle dans la cavité pleurale, dû à une blessure du canal thoracique ou à son obstruction.

**chylurie** n. f. Émission de chyle dans les urines, due à une fistule* entre les voies urinaires et lymphatiques.

**chyme** n. m. Contenu alimentaire de l'estomac, projeté dans le duodénum à travers le pylore.

**cicatrice** n. f. Tissu qui se forme après une interruption de la continuité d'un tissu (muqueuse, peau) ou après une lésion d'un organe (infarctus). [V. CICATRISATION.]

**cicatrisant** adj. et n. m. Se dit d'un procédé ou d'une substance hâtant ou favorisant la cicatrisation : antisepsie de la plaie, cautérisation d'un bourgeon charnu, traitement vitaminé, extraits placentaires, etc.

**cicatrisation** n. f. Processus qui aboutit à la solidarisation des berges d'un tissu vivant après sa section (incision) ou sa destruction partielle, de cause externe (plaie) ou interne (infarctus).

C'est grâce à cette capacité des tissus de s'unir de nouveau que la chirurgie et la guérison des multiples accidents de la vie courante sont possibles.

La cicatrisation peut se faire par *première intention,* cas idéal dont le type est la plaie chirurgicale aseptique convenablement affrontée ; la réparation est obtenue dans un délai de 8 à 15 jours, mais ce n'est qu'après 6 mois que l'on peut juger de l'aspect définitif d'une cicatrice. La cicatrisation par *seconde intention* se rencontre lorsqu'il existe une perte de substance cutanée qui interdit l'affrontement des berges ; l'espace intermédiaire est alors recouvert par la prolifération épithéliale.

**Cicatrices pathologiques.** On peut observer des *retards* ou *absences* de cicatrisation chez certains individus à l'état général précaire.

Les *cicatrices vicieuses* sont irrégulières, dures, douloureuses, rétractiles aux plis de flexion.

Les *chéloïdes** sont des cicatrices hypertrophiques gonflées, rouges, rigides.

**Chirurgie des cicatrices.** Devenue de plus en plus courante, en aucun cas elle ne saurait «effacer» les cicatrices, mais peut simplement les rendre moins visibles (ponçage, excision, greffe). Les chéloïdes sont de traitement difficile et ont une grande tendance à la récidive ; l'exérèse doit être complétée par la radiothérapie.

**cigarette** n. f. La cigarette favorise la survenue des affections cardiaques (coronarites, troubles du rythme), vasculaires (hypertension), respiratoires (bronchites), nerveuses (névrites) et les aggrave. Le cancer des voies respiratoires et surtout du poumon s'observe avec une grande fréquence chez les gros fumeurs de cigarettes. La cigarette diminue les performances physiques et perturbe la mémoire. Chez la femme enceinte, elle est la cause d'hypotrophie du fœtus (enfant de faible poids à la naissance et fragile).

**ciguë** n. f. Nom de plusieurs plantes vénéneuses :

1. La *ciguë officinale,* ou *grande ciguë,* possède une action analgésique locale (employée en emplâtres, pommades, cataplasmes), grâce à son alcaloïde, la *cicutine ;* 2. La *ciguë vireuse,* ou *ciguë d'eau,* est très vénéneuse ; 3. La *petite ciguë,* ou *faux persil,* souvent confondue avec le persil ou le cerfeuil, peut contenir une teneur élevée en alcaloïde qui la rend dangereuse.

**cil** n. m. Poil des paupières.

**Cils vibratiles.** Certains tissus de l'organisme sont revêtus de cils microscopiques dits *vibratiles,* car ils sont animés d'un mouvement qui permet la progression ou le rejet des sécrétions et des corps étrangers.

**ciliaire** adj. **Corps ciliaire,** membrane en forme d'anneau, située dans l'œil*, à l'union de l'iris et de la choroïde. Il comprend le *muscle ciliaire* et des replis en collerette, les *procès ciliaires*, entourant le cristallin.

**ciment** n. m. Le contact direct et prolongé peut entraîner des lésions de la peau appelées *gale du ciment.* Le ciment est caustique par son action abrasive, sa forte alcalinité, la chaleur dégagée lors de son mélange à l'eau, la présence de chromates. Il provoque des indurations (callosités), des rhagades (fissures de la peau), des ulcérations, des surinfections (pyodermites) pouvant atteindre les yeux, des eczémas chez les sujets sensibilisés au ciment. La dermite du ciment est une maladie professionnelle indemnisable. Le délai de prise en charge est de 30 jours. On peut éviter ces lésions par un lavage soigneux des mains et des parties exposées, le port de gants, l'emploi de pommades protectrices aux silicones.

**cimétidine** n. f. Substance qui inhibe la sécrétion d'acide chlorhydrique et de pepsine par l'estomac. On l'emploie dans le traitement des ulcères de l'estomac et du duodénum.

**cimetière** n. m. Les cimetières sont soumis à des règles d'hygiène pour éviter la pollution atmosphérique par les gaz de putréfaction et la contamination des nappes d'eau souterraines. C'est ainsi qu'aucun puits ne doit être creusé dans un rayon de 100 mètres alentour, et que les cercueils doivent être disposés à une profondeur minimale de 1,50 m pour éviter le dégagement des gaz.

**cinématisation** n. f. Opération ayant pour but d'utiliser les contractions des muscles d'un moignon d'amputation pour mouvoir un appareil de prothèse.

**cinquième** adj. *Cinquième maladie.* V. MÉGALÉRYTHÈME *épidémique.*

**cirage** n. m. Le cirage est parfois absorbé par les enfants. Les accidents toxiques qu'il provoque sont en général bénins, car la quantité prise est ordinairement très faible. Il ne faut ni faire vomir ni pratiquer un lavage d'estomac, mais administrer de la vitamine C et surveiller la respiration.

**circoncision** n. f. Résection chirurgicale du prépuce, indiquée en cas de phimosis*, et pratiquée dans certaines religions.

**circonflexe** adj. et n. m. Le *nerf circonflexe,* branche du plexus brachial, innerve le muscle deltoïde ; commandant les mouvements d'abduction du bras sur le thorax, il peut être lésé lors de certaines fractures ou luxations de l'épaule.

**circulation** n. f. **Circulation sanguine,** déplacement du sang dans les artères*, les capillaires* et les veines* sous l'action motrice du cœur* et des artères.

On distingue : 1. La *petite circulation,* qui amène le sang chargé de gaz carbonique au poumon par l'action du ventricule droit et des artères pulmonaires, et le ramène, une fois oxygéné, à l'oreillette gauche par les veines pulmonaires.

2. La *grande circulation,* qui part du ventricule gauche et, par l'aorte* et le système artériel, irrigue tous les organes en sang oxygéné, le retour se faisant par les veines caves* à l'oreillette droite.

3. La *circulation porte,* qui recueille le sang provenant de l'intestin et le conduit au foie par la veine porte*.

**Circulation collatérale,** réseau veineux de compensation qui se développe lors d'une *hypertension* portale,* et qui permet au sang veineux de passer de la veine porte à la veine cave inférieure (anastomose porto-cave). On peut voir ces réseaux anastomotiques sur la peau du flanc et autour de l'ombilic.

**circulatoire** adj. Relatif à la circulation du sang.

**Troubles circulatoires,** anomalies de déplacement du sang dans les vaisseaux, dues soit à une anomalie du cœur, soit à une anomalie des vaisseaux. Le ralentissement de la circulation dans un organe ou une région est la *stase**. L'accumulation du sang dans des vaisseaux dilatés est la *congestion**. Si le plasma* s'accumule dans les tissus, il y a *œdème**. Si un vaisseau se rompt, il y a *hémorragie* (interne ou externe). Dans les artères, le ralentissement ou l'arrêt de la circulation peut être dû à un spasme*, à une embolie* ou à une thrombose*. Cela aboutit alors à l'ischémie* ou à l'anoxie* tissulaire. Dans les veines, l'obstruction résulte le plus souvent d'une thrombose ou d'une compression de la veine par un autre organe. Elle aboutit à l'œdème.

**circumduction** n. f. Mouvement de rotation, combiné avec des déplacements latéraux et antéropostérieurs, qui mobilise plusieurs groupes musculaires.

**cire** n. f. Matière produite par les abeilles. La *cire blanche* sert d'excipient dans diverses pommades, suppositoires, onguents, etc., dits *cérats.*

**cirrhose** n. f. Maladie diffuse du foie, comportant une *atteinte de l'hépatocyte* (cellule hépatique), une *sclérose* et des *nodules de régénération.*

Ces derniers constituent la caractéristique anatomique principale de la maladie et on ne peut pas parler de cirrhose s'ils sont absents. Les nodules de régénération sont des amas hypertrophiques de cellules hépatiques qui ont perdu leur agencement normal. (V. FOIE, *Histologie*.)

**Signes cliniques.** Le foie est toujours modifié dans sa taille, soit augmenté de volume (cirrhose hypertrophique), soit au contraire diminué (cirrhose atrophique). Il est toujours dur et irrégulier, et son bord inférieur est tranchant. Il peut exister un subictère et des angiomes* stellaires, signes d'insuffisance hépatique, ainsi qu'une circulation* collatérale, le foie cirrhotique étant un obstacle à la circulation porto-cave.

**Examens biologiques.** Ils peuvent montrer des signes d'insuffisance hépatique (v. FOIE, *Exploration fonctionnelle*), en particulier l'augmentation des transaminases* et une rétention de la B. S. P.*, mais ils peuvent également être normaux. Il existe fréquemment des signes sanguins d'inflammation* : hypergammaglobulinémie notamment. On peut s'aider, pour le diagnostic, de la scintigraphie* hépatique, de la laparotomie* exploratrice ainsi que de la biopsie.

**Évolution.** La cirrhose peut être longtemps latente et bien tolérée, cela tant que le parenchyme* hépatique fonctionnel reste suffisant. Mais l'évolution se fait tôt ou tard vers l'apparition de complications comme l'*ascite**, souvent associée à des œdèmes des membres inférieurs, des *ictères** par rétention biliaire, de la fièvre et une susceptibilité accrue aux infections, du fait des troubles des gammaglobulines ; enfin et surtout les *hémorragies digestives*, qui relèvent de trois mécanismes : la rupture de varices* œsophagiennes, l'ulcère* gastro-duodénal et la gastrite* hémorragique. Les troubles de la coagulation, qui accompagnent toujours les grandes insuffisances hépatiques, aggravent le pronostic de ces hémorragies. Dans 10 à 20 p. 100 des cas de cirrhose, on peut voir apparaître un cancer primitif du foie. L'*encéphalopathie* hépatique* est une complication des cirrhoses très évoluées.

**Causes.** La cause la plus fréquente (80 p. 100) de cirrhose est l'*alcoolisme*. La cirrhose peut également succéder à une *hépatite* virale* ou à des hépatites à répétition. En dehors de ces deux causes principales, on trouve aussi l'*hémochromatose**, la *maladie de Wilson**, la *cirrhose biliaire primitive*, qui est une rétention biliaire intrahépatique de cause inconnue, la *cirrhose biliaire secondaire* à un obstacle des voies biliaires, etc.

Il n'existe pas de traitement curatif de la cirrhose déclarée. Le traitement se limite en effet à faire cesser la cause déclenchante (le plus souvent l'alcool) avant que l'évolution soit irréversible, et à traiter (ou à prévenir) les complications.

**ciseaux** n. m. pl. Instrument utilisé en chirurgie, pour la dissection et la section ; il en existe de nombreuses variétés : droits, coudés, à bouts pointus ou arrondis, etc.

**citrate** n. m. Sel de l'acide citrique.
Le citrate de fer est antianémique ; le citrate de sodium est laxatif, antiacide et anticoagulant ; le citrate de magnésium est laxatif.

**citrique** adj. Se dit d'un acide organique présent dans le citron et dans un grand nombre de fruits. On l'utilise pour la préparation des limonades et des citrates*.

**citron** n. m. Fruit du citronnier *(Citrus limonum)*.
Le citron renferme 30 p. 100 de suc, contenant lui-même les vitamines A, B et C. Le suc est employé comme rafraîchissant, antiseptique et astringent.

**civière** n. f. Cadre de bois ou de métal, tendu de tissu, et servant au transport des malades ou des blessés. (V. BRANCARD.)

**clairance** n. f. (de *clearance*, mot angl. signif. *épuration*). Épreuve de fonctionnement du rein*, permettant d'étudier ses possibilités d'épuration.
La clairance d'un corps est égale au rapport de la quantité de ce corps éliminée par le rein en une minute à la concentration plasmatique de cette substance. Elle représente donc le volume du plasma qui peut être entièrement débarrassé de cette substance en une minute par le rein.
On peut mesurer la clairance de tous les corps contenus dans le sang et qui passent dans les urines. La clairance de la créatinine* est mesurée couramment.

**clamp** n. m. Pince non traumatisante, servant à occlure temporairement un vaisseau ou un canal.

**clampage** n. m. Occlusion momentanée d'un vaisseau ou de l'intestin pour arrêter son courant intérieur.

**clangor** n. m. A l'auscultation, résonance métallique éclatante que prend le 2^e^ bruit du cœur dans certaines maladies de l'aorte*.

**clapotage** n. m. Bruit produit par un conflit de gaz et de liquide, perçu au niveau de l'estomac ou de l'intestin.
Normal dans les périodes de digestion, le clapotage gastrique à jeun doit faire rechercher un trouble du transit de l'es-

tomac, essentiellement une *sténose* (rétrécissement) ou un *spasme du pylore**.

**claquage** n. m. Rupture, à la suite d'un effort violent, de quelques fibres musculaires.

Il se traduit par une douleur vive, de survenue brutale, exagérée par la mobilisation ; la guérison est rapide (en quelques jours), favorisée par la chaleur, les révulsifs, les massages.

**claquement** n. m. Bruit sec, anormal, perçu à l'auscultation ou même à distance.

**Claquement valvulaire,** bruit du cœur produit par le choc des valvules cardiaques lors de leur fermeture.

**Claquement tendineux,** bruit que fait la rupture du muscle plantaire grêle (au mollet) ou du tendon d'Achille.

**Claquement de dents,** un des éléments du frisson général qui peut accompagner les grandes émotions ou marquer une poussée de fièvre.

**clastique** adj. **Colère clastique,** accès d'excitation de certains psychopathes, au cours desquels ils brisent tout ce qui les entoure.

**Claude Bernard-Horner (syndrome de),** affection neurologique due à une lésion des fibres sympathiques* destinées à l'œil.

Le syndrome de Claude Bernard-Horner associe un *myosis* (rétrécissement de la pupille), un *ptosis* (chute de la paupière supérieure) et une *énophtalmie* (enfoncement anormal du globe oculaire dans l'orbite). Ce syndrome peut se rencontrer dans divers accidents vasculaires cérébraux (hémorragie du thalamus*, ramollissement du bulbe*) et, de façon transitoire, dans les migraines.

**claudication** n. f. Action de boiter.

Il existe plusieurs sortes de « boiteries » :

— la *boiterie latérale*, qui est due à un mauvais appui consécutif à la douleur ou à l'hypotonie musculaire ;

— la *boiterie de bas en haut*, qui est due au raccourcissement d'un membre (au-delà de 2 cm, des chaussures orthopédiques sont nécessaires).

*Claudication intermittente douloureuse des membres inférieurs*, signe annonciateur de l'*artérite oblitérante*. Elle apparaît d'abord au cours d'une longue marche : lourdeur du membre qui le fait boiter, puis crampe du mollet obligeant au repos ; après un temps d'arrêt, la marche peut être reprise, mais la douleur revient vite et le périmètre de marche se rétrécit progressivement. Cette claudication, d'origine vasculaire, doit être distinguée de la *claudication intermittente d'origine neurologique*, premier temps d'une paraplégie spasmodique.

**claustrophobie** n. f. Peur des espaces clos se manifestant dans une pièce fermée, un véhicule, un ascenseur, etc. — La claustrophobie est un symptôme de la névrose phobique mais peut se rencontrer dans d'autres névroses.

**clavicule** n. f. Os long, en forme de *S* italique, qui s'articule en dehors avec l'acromion, apophyse de l'omoplate, et en dedans avec le sternum et le premier cartilage costal, contribuant à former la ceinture* scapulaire et à maintenir l'épaule.

Les *fractures* de la clavicule sont très fréquentes, les complications exceptionnelles. Le traitement est orthopédique (bandages attirant l'épaule en arrière et remettant les fragments bout à bout), sauf en cas de déplacement important où l'ostéosynthèse est nécessaire. Fréquents sont les cals hypertrophiques, inesthétiques.

La *luxation acromio-claviculaire* se voit surtout chez les sportifs : elle nécessite parfois l'intervention sanglante. La luxation sterno-claviculaire est beaucoup plus rare.

**clearance** n. f. V. CLAIRANCE.

**clignement** n. m. Contraction du muscle orbiculaire des paupières, aboutissant à une occlusion fugace de la fente palpébrale.

**climatisme** n. m. Ensemble des moyens médicaux, hygiéniques, hôteliers, hospitaliers et sociaux mis en œuvre pour l'application de la climatothérapie*.

Orienté surtout vers le traitement de la tuberculose (sanatoriums) jusqu'à la Seconde Guerre mondiale, le climatisme s'est développé depuis celle-ci dans de nouvelles voies. Les enfants déficients, convalescents, cardiaques ont vu s'ouvrir les *colonies sanitaires* (colonies de vacances pour enfants déficients), les *homes d'enfants* (pour les enfants ne pouvant être accompagnés de leurs parents) et de nombreux centres spécialisés où l'action du climat peut être associée au régime, à la rééducation, à la cure thermale. Les cures sont prises en charge par la Sécurité sociale après accord du médecin-conseil.

**climatologie** n. f. Étude des climats. La climatologie médicale étudie l'action des climats sur l'organisme : c'est la base de la climatothérapie.

**Différents climats.** La France, dont le climat est dans l'ensemble tempéré, présente selon les régions divers types de climats.

Le *climat océanique* des côtes atlantiques, de la Manche et des plaines de

l'Ouest est doux (faibles écarts de température) et humide. Le *climat de montagne* (moyenne ou haute altitude) est plus sec, plus rude (grands écarts de température entre jour et nuit, entre été et hiver). Le *climat méditerranéen*, doux et humide en hiver, est sec et chaud en été.
Des régions très limitées peuvent avoir des caractéristiques spéciales (ensoleillement, pureté de l'air), constitutives des *microclimats*. Chaque climat a une action favorable ou défavorable sur les maladies. (V. CLIMATOTHÉRAPIE.)

**climatothérapie** n. f. Traitement des maladies par les propriétés du climat.
**Affections bénéficiant de la climatothérapie.**
1. Les *climats de plaine et de faible altitude* (moins de 400 m), généralement doux et stables, sont sédatifs. Ils conviennent aux convalescents, surmenés, aux sujets nerveux et agités ainsi qu'aux malades atteints de diverses affections respiratoires.
2. Les *climats de moyenne altitude* (entre 500 et 800 m) sont toniques et bien tolérés ; ils conviennent particulièrement à la tuberculose pulmonaire (sanatoriums), mais aussi aux enfants déficients et anémiques et aux convalescents ayant besoin d'une stimulation mesurée.
3. Les *climats de haute altitude* (1 000 m et plus) sont toniques et excitants, mais ils ne sont pas supportés par les sujets nerveux ou trop affaiblis, les cardiaques et les hypertendus. Ils conviennent aux convalescences de maladies infectieuses ou parasitaires, aux anémies, aux affections osseuses (rachitisme, tuberculose osseuse), aux affections bronchiques allergiques (asthme) et à la tuberculose pulmonaire, sauf en cas de poussées congestives.
4. Les *climats marins* sont doux mais humides. Sur la Manche, les vents importants, l'alternance de pluies et de soleil sont stimulants et excitants ; le climat est favorable aux asthéniques, aux lymphatiques, mais déconseillé aux sujets nerveux, excitables. On traite les affections ostéo-articulaires à Berck, certains rhumatismes à Roscoff.
La côte atlantique, très ensoleillée, est favorable aux convalescents et aux enfants.
La côte méditerranéenne et notamment les hauteurs en retrait du littoral ont un climat doux et calmant pour les sujets nerveux, les congestifs.

**clinique** adj. et n. f. **Examen clinique,** tout ce que le médecin peut observer sur le malade, à l'exclusion des examens de laboratoire, de la radiologie, de l'endoscopie et de tout résultat apporté par un procédé instrumental de diagnostic, ces derniers étant *paracliniques*.
**Cliniques médicales, chirurgicales, obstétricales,** établissements privés destinés à recevoir les malades, les blessés ou les femmes en couches.
**Clinique ouverte,** service d'un établissement hospitalier public dans lequel les malades peuvent faire appel aux médecins, chirurgiens ou spécialistes de leur choix.

**clinodactylie** n. f. Malformation congénitale caractérisée par la déviation latérale d'un doigt, d'un orteil ou d'une phalange.

**clitoris** n. m. Petit organe érectile féminin, médian, situé à la jonction antérieure des petites lèvres de la vulve, et qui joue un rôle important dans l'acte sexuel.

**clivage** n. m. Séparation de deux organes accolés ou de deux tissus différents. — Le «plan de clivage» est l'interstice qu'il faut trouver pour effectuer le décollement.

**clofibrate** n. m. Médicament qui diminue les taux du cholestérol et des triglycérides dans le sang.

**cloison** n. f. Formation osseuse, cartilagineuse, aponévrotique ou musculaire qui sépare deux cavités anatomiques : cloison des fosses nasales, cloison auriculo-ventriculaire du cœur, etc.

**cloisonnement** n. m. 1. Division pathologique d'une cavité naturelle par une ou plusieurs membranes : l'utérus, le vagin peuvent être cloisonnés.
2. Obturation chirurgicale d'une partie ou de la totalité d'une cavité naturelle.

**clomiphène** n. m. Corps chimique non stéroïde qui a la propriété de provoquer l'ovulation. (Il est employé dans le traitement des stérilités par anovulation*.)

**clone** n. m. Ensemble de toutes les cellules issues d'une cellule mère.

**clonidine** n. f. Médicament hypotenseur à action centrale.

**clonus** n. m. Contractions successives et involontaires des muscles extenseurs et fléchisseurs, provoquant une trépidation du pied, de la rotule ou de la main. Le clonus est dû à une irritation du faisceau pyramidal* (hémiplégie, paralysie).

**cloque** n. f. Nom familier de l'*ampoule* ou PHLYCTÈNE*.

**clou** n. m. Objet métallique en forme de clou, utilisé en chirurgie orthopédique pour contenir deux fragments osseux.

**coagulation** n. f. Transformation d'un liquide organique en une substance solide ou semi-liquide.
La *coagulation du sang* est la deuxième partie de l'hémostase* ; elle aboutit à la formation du caillot*, qui arrête défi-

nitivement l'hémorragie. Elle consiste à fabriquer la fibrine* du caillot.

**Mécanisme de la coagulation.** C'est un phénomène très complexe, qui met en jeu les treize *facteurs plasmatiques de la coagulation* synthétisés par le foie. La coagulation comporte trois phases :

1. La formation de *thromboplastine* : c'est la *thromboplastinoformation;*
2. La formation de *thrombine* sous l'effet de la thromboplastine : c'est la *thrombinoformation ;*
3. La formation de *fibrine** sous l'effet de la thrombine : c'est la *fibrinoformation.*

FORMATION DE THROMBOPLASTINE. La thromboplastine peut être synthétisée de deux manières : par la VOIE EXOGÈNE, si le point de départ de l'hémorragie est une plaie. Lors de la rupture des tissus, le plasma est mis en contact avec certains constituants tissulaires qui déclenchent la formation de la thromboplastine par un mécanisme très rapide, mettant en jeu trois facteurs de la coagulation : les facteurs VII, ou *proconvertine*, X, ou *facteur Stuart*, et V, ou *proaccélérine.* Par contre, lorsque le sang est prélevé dans un tube de verre, le contact avec la surface du verre déclenche la VOIE ENDOGÈNE, qui fait intervenir dans la synthèse de la prothrombinase le facteur XII, ou *facteur Hageman*, le facteur XI, antécédent plasmatique à la thromboplastine, le facteur IX, ou *antihémophilique B*, le facteur VIII, ou *antihémophilique A.* On suppose que chaque facteur active le suivant. La présence de calcium (facteur IV) est nécessaire aux deux voies.

FORMATION DE THROMBINE. Sous l'action de la thromboplastine, la prothrombine, présente dans le plasma sous forme inactive, est transformée en thrombine active.

FORMATION DE FIBRINE. La thrombine agit à son tour sur le fibrinogène* inactif du plasma pour le transformer en fibrine, laquelle constituera l'élément solide du caillot. Celui-ci sera stabilisé par le facteur XIII ou *facteur stabilisant de la fibrine.*

Une fois formé et après la consolidation de l'hémostase, le caillot se rétractera, et la fibrine sera progressivement détruite : c'est la lyse du caillot (V. FIBRINOLYSE).

**Troubles de la coagulation.** Le sang peut être trop coagulable et entraîner un risque de maladie thrombo*-embolique, notamment en phase postopératoire, chez les accouchées et dans les troubles du rythme cardiaque. On administre alors un traitement anticoagulant*. Le sang est, au contraire, trop peu coagulable au cours des syndromes de fibrinolyse* pathologiques et lorsque les plaquettes* sont en nombre insuffisant. (V. THROMBOCYTOPÉNIE.)

**Explorations de la coagulation.**

***Explorations de la coagulabilité globale.***

**Temps de coagulation.** C'est le temps mis par du sang prélevé et mis dans un tube de verre à 37 °C à coaguler : il est normalement de 10 à 12 minutes. Supérieur à 15 minutes, il est pathologique.

**Temps de Howell.** Obéissant au même principe que le précédent, il est pratiqué sur un plasma oxalaté, riche en plaquettes et en calcium. Il varie de 1 mn 30 à 2 mn 30.

**Test de tolérance à l'héparine.** On compare le temps de coagulation d'un plasma normal et d'un plasma additionné d'héparine* (anticoagulant).

**Thromboélastogramme*.** C'est un tracé qui renseigne sur l'état d'hypo- ou d'hypercoagulabilité du sang et sur les qualités élastiques du caillot.

***Exploration de la voie endogène.***

**Test de consommation de la prothrombine.** C'est un test qui explore la formation de thrombine à partir de la prothrombine sous l'action de la thromboplastine.

**Temps de céphaline-kaolin (T. C. K.).** C'est un test permettant d'explorer la coagulation plasmatique. Le T. C. K. varie entre 50 et 70 secondes.

***Exploration de la voie exogène.***

**Temps de Quick.** Souvent appelé à tort *taux de prothrombine*, ce test mesure la formation de thrombine à partir de la prothrombine en présence des facteurs V, VII et X. Les résultats du malade sont exprimés en pourcentage d'un plasma normal, la normale étant 100 p. 100. Ce test est employé pour explorer aussi bien la coagulation que les fonctions hépatiques, car tous les facteurs qu'il met en jeu sont synthétisés par le foie. Il ne doit être considéré comme pathologique qu'au-dessous de 60 p. 100, en l'absence de traitement anticoagulant. (En cas de traitement anticoagulant, il doit descendre entre 30 et 40 p. 100.)

***Exploration de la phase finale de la coagulation.***

**Temps de thrombine.** C'est la mesure du temps de coagulation du plasma en présence d'un excès de thrombine. Il est compris entre 15 et 20 secondes.

On dose également le *fibrinogène**, qui doit être présent au taux de 3 à 4 grammes par litre de plasma.

**Coagulation du sang dans les vaisseaux.** V. THROMBOSE.

**Coagulation intravasculaire disséminée.** C'est un syndrome hémorragique grave où le sang peut être hypocoagulable, qui survient au cours de certains états de choc* et d'intoxication aiguë. (V. aussi FIBRINOLYSE*.)

**coapteur** n. m. Plaque métallique destinée à la contention des fragments osseux au cours des ostéosynthèses*.

**coarctation** n. f. Rétrécissement congénital d'un canal et spécialement de l'isthme de l'aorte.
La coarctation aortique se manifeste par un souffle systolique et une hypertension* artérielle aux membres supérieurs. Souvent bien tolérée pendant l'enfance, il faut néanmoins réséquer la coarctation par une intervention chirurgicale afin d'éviter les complications d'endocardite* maligne, d'hypertension* artérielle.

**cobalt** n. m. Métal blanc voisin du fer et du nickel, qui entre dans la composition de la vitamine B12 (cyanocobalamine).
**Cobalt radioactif, bombe au cobalt.** V. COBALTOTHÉRAPIE.
**Toxicologie.** L'ingestion de sels de cobalt entraîne une hypotension et des convulsions. La contamination faible et prolongée peut faire apparaître un goître.

**cobaltothérapie** n. f. Traitement par le rayonnement du cobalt 60, isotope radioactif du cobalt.
La cobaltothérapie a amélioré l'efficacité des traitements des tumeurs malignes. Différentes techniques sont employées : soit l'implantation d'aiguilles de cobalt au sein même des lésions (langue, lèvre, cou) ; soit l'introduction dans les cavités naturelles de cylindres contenant l'élément radioactif (utérus, vessie) ; ou encore l'emploi d'une source de rayonnement extérieure à l'organisme (bombe au cobalt).

**cobaye** n. m. Mammifère rongeur utilisé en bactériologie pour la recherche de nombreux microbes : bacille tuberculeux, brucella, leptospires, etc. (L'inoculation à l'animal d'un produit pathologique [crachat, urines] contenant une très petite quantité de bactéries reproduit chez lui la maladie en cause.)

**cobra** n. m. Serpent venimeux, également appelé *naja*.
La morsure de cobra provoque un gonflement douloureux local, un malaise, un engourdissement, des sueurs, puis des paralysies de la langue, de la bouche et de la respiration, entraînant la mort en 4 à 6 heures. Il faut poser un garrot qu'on enlève une demi-heure après, éviter les excisions profondes et les cautérisations, injecter 10 ml de sérum de l'Institut Pasteur (à renouveler éventuellement). Les analeptiques vasculaires et des transfusions complètent au besoin le traitement.

**coca** n. f. Substance extraite des feuilles de cocaïer, arbrisseau cultivé en Amérique du Sud et dont on extrait la cocaïne. — Les feuilles de coca sont employées en infusé à 5 p. 100 (gargarismes calmants), en extraits, en teinture.

**cocaïne** n. f. Alcaloïde de la coca.
Elle se présente sous la forme d'une poudre blanche, cristallisée, incolore, amère. Le chlorhydrate de cocaïne est utilisé comme anesthésique local, en ophtalmologie (collyre) et en oto-rhino-laryngologie (mélange de Bonain*). Il a par ailleurs un grand pouvoir vasoconstricteur.
L'intoxication accidentelle ou l'abus de la drogue (toxicomanie) est mortelle pour de faibles doses. Rapidement se manifestent une hypertonie (contraction des muscles), puis un coma avec collapsus*.
Le *traitement* doit être très rapide et associe des lavages d'estomac (ou des muqueuses) à une oxygénothérapie et aux tonicardiaques.

**cocarboxylase** n. f. Forme pyrophosphorée de la vitamine B1 (thiamine*). — On l'emploie dans le traitement des cétoses* (acétonémie, coma diabétique).

**coccidie** n. f. Sporozoaire provoquant une angiocholite* ou des kystes du foie.

**coccidioïdomycose** ou **coccidioïdose** n. f. Maladie provoquée par un champignon, parasite des rongeurs.
Atteignant surtout les populations agricoles, elle s'observe en Californie et en Amérique du Sud, rarement en Europe, où elle est importée lors des voyages aériens. Elle se traduit par un épisode pulmonaire fébrile, des localisations ostéo-articulaires, méningées et pleuro-pulmonaires.

**coccus** n. m. (plur. : *cocci*). Bactérie sphérique. — Les cocci sont isolés ou groupés en amas (staphylocoques) ou en chaînettes (streptocoques).

**coccygodynie** n. f. Douleur siégeant au niveau du coccyx, due à une lésion du coccyx* ou à une névralgie des branches postérieures des nerfs sacrés.

**coccyx** n. m. Pièce osseuse triangulaire à base supérieure articulée avec le sacrum, et formée par la réunion de 4 à 6 vertèbres atrophiées.
Les fractures du coccyx sont rares, mais les contusions fréquentes sont causes de coccygodynies*.

**cochlée** n. f. Autre nom du LIMAÇON de l'oreille*.

**codéine** n. f. Alcaloïde de l'opium, dont on l'extrait concurremment avec la morphine. (Syn. : MÉTHYLMORPHINE.)
L'indication principale de la codéine est la toux, en raison de son action sédative. On l'administre principalement sous forme de sirops, gouttes, comprimés dragéifiés, etc. (Tableau B, groupe 2.)
**Toxicologie.** L'intoxication se manifeste

par des nausées et des vomissements, un myosis*, de l'agitation. Un coma* entrecoupé de convulsions apparaît ensuite. La mort survient par des troubles respiratoires (rythme de Cheyne*-Stokes). Il convient de pratiquer une évacuation gastrique rapide avant la survenue du coma. On peut utiliser la nalorphine, qui est un antidote cependant imparfait.

**codéthyline** n. f. Dérivé éthylé de la morphine. (Syn. : ÉTHYLMORPHINE.) — On l'emploie comme analgésique*, hypnotique* et calmant de la toux. (Tableau B, groupe 2.)

**codex** ou **codex medicamentarius gallicus** n. m. Livre officiel où se trouvent définis les médicaments d'usage courant. (Syn. : PHARMACOPÉE FRANÇAISE.)

**cœliaque** adj. Qui innerve, irrigue ou a trait aux organes abdominaux : *plexus cœliaque, tronc cœliaque*, etc.

**Maladie cœliaque,** diarrhée profuse entraînée par l'intolérance intestinale au gluten. Cette maladie s'observe surtout chez les nourrissons. Elle exige l'instauration d'un régime strictement dépourvu de gluten. (V. aussi SPRUE.)

**cœlioscopie** n. f. Examen endoscopique des organes du petit bassin, précieux en gynécologie.

**cœur** n. m. Muscle creux, situé dans le thorax, qui recueille le sang des veines et le propulse dans les artères.

**Anatomie.**

Pesant environ 270 g, le cœur a la forme d'une pyramide dont l'axe est oblique en avant, à gauche et légèrement en bas. Il est divisé en quatre cavités : deux oreillettes et deux ventricules ; chaque oreillette communique avec le ventricule correspondant par l'orifice auriculo-ventriculaire : ainsi sont délimités un cœur droit et un cœur gauche, le sang allant du premier au second en traversant le poumon.

Les *ventricules* sont en forme de pyramide triangulaire dont la base est occupée par deux orifices : l'orifice auriculo-ventriculaire et l'orifice artériel, qui fait communiquer le ventricule avec l'aorte à gauche et l'artère pulmonaire à droite. Les parois internes présentent des saillies musculaires, les piliers, du sommet desquels naissent des cordages tendineux qui vont s'insérer sur les valves auriculo-ventriculaires. Le ventricule gauche est le plus important, l'orifice auriculo-ventriculaire gauche étant fermé par la *valvule mitrale* (en forme de mitre), l'orifice aortique par trois *valvules sigmoïdes*. Le ventricule droit est moins volumineux ; l'orifice auriculo-ventriculaire est fermé par la *valvule tricuspide*, l'orifice pulmonaire par trois valvules sigmoïdes. Les oreillettes, plus petites que les ventricules, de forme grossièrement cubique, ont des parois minces et lisses ; dans l'oreillette droite débouchent les veines caves supérieure et inférieure ; dans l'oreillette gauche, les quatre veines pulmonaires (deux par poumon). La paroi du cœur est constituée de trois tuniques : une tunique musculaire épaisse, ou *myocarde*, une tunique interne ou *endocarde*, une membrane qui l'entoure, le *péricarde*. La vascularisation du cœur est assurée par les deux artères coronaires qui naissent de la partie initiale de la crosse aortique. La propagation de la contraction du myocarde est assurée par un système particulier de fibres musculaires, le *tissu nodal**, situé dans le muscle cardiaque lui-même, constitué par le *nœud de Keith et Flack* (situé dans l'oreillette droite), le *nœud d'Aschoff-Tawara* et par le *faisceau de His*, qui relie la musculature des oreillettes à celle des ventricules. Le faisceau de His longe la cloison interventriculaire et se divise en deux branches, droite et gauche. Le cœur reçoit en outre des rameaux des nerfs pneumogastriques et sympathiques.

**Physiologie.**

Le cœur se contracte de 60 à 70 fois par minute chez l'adulte, expulsant simultanément le sang du ventricule droit dans les poumons et le sang du ventricule gauche dans le reste de l'organisme. Cette *systole* ventriculaire, précédée d'une brève systole auriculaire qui remplit les ventricules, est suivie d'une phase de repos du cœur, ou *diastole*, pendant laquelle les oreillettes se remplissent, et le cycle recommence. Les valvules jouent un rôle fondamental, fonctionnant comme des soupapes aux orifices auriculo-ventriculaires et artériels (aorte et artère pulmonaire). Le cœur est doué d'automatisme : même séparé du reste de l'organisme, il continue de battre spontanément. En effet, le stimulus normal de la contraction cardiaque part du nœud de Keith et Flack, puis l'influx se propage au nœud d'Aschoff-Tawara et gagne les ventricules par le faisceau de His. Ainsi est assurée la contraction successive des oreillettes puis des ventricules selon le rythme normal dit *rythme sinusal*. Le cœur est soumis à l'action du système neurovégétatif : le parasympathique* ralentit le rythme cardiaque, le sympathique* exerce une action accélératrice.

***Schéma général de la circulation.*** Le cœur envoie au poumon, par l'artère pulmonaire, le sang veineux contenu dans le ventricule droit ; après avoir traversé les capillaires du poumon, où il se libère de son gaz carbonique et se charge en oxygène, le sang est ramené par les veines pulmonaires dans l'oreillette gauche : c'est le cycle de la *petite circulation.* Passé de l'oreillette gauche dans le ventricule gauche, le sang est envoyé dans la grande circulation par l'aorte et ses branches, puis traverse les capillaires, où il cède aux tissus une partie de son oxygène, se charge en gaz carbonique puis est ramené par le système veineux jusqu'aux veines caves et à l'oreillette droite : c'est le cycle de la *grande circulation.* Passé de l'oreillette droite dans le ventricule droit, le sang est renvoyé aux poumons, et le cycle recommence.

**Examen clinique du cœur.**

L'*interrogatoire du patient* doit analyser de façon précise les troubles présents et rechercher les manifestations passées, parfois éphémères mais significatives, d'une cardiopathie*. C'est le premier temps de l'examen ; il est essentiel, parfois même décisif. Il permet, en outre, de connaître le mode de vie du patient et ses facteurs de risque éventuels (tabagisme, alcoolisme, excès alimentaires, diabète, hypertension artérielle, etc.).

L'*examen physique* vient ensuite, et doit comporter un temps d'inspection apportant souvent de précieux renseignements : choc exagéré d'un ventricule dilaté, turgescence des veines du cou de l'insuffisant cardiaque, présence d'œdèmes, cyanose, etc. Puis la palpation permet d'apprécier la qualité et la position du choc de pointe (soulèvement bref de la poitrine au moment de la systole ventriculaire) ; normalement, au niveau du cinquième espace intercostal gauche, il est dévié en cas d'hypertrophie ventriculaire, ou étalé, en « dôme », dans l'insuffisance aortique. La palpation des pouls périphériques (poignets, chevilles) renseigne sur la qualité de l'éjection systolique et la souplesse des artères. On palpe enfin le foie, à la recherche d'une augmentation de volume traduisant la stase veineuse et d'un reflux hépato-jugulaire (gonflement des veines jugulaires par reflux sanguin à la pression forte du foie) signant l'insuffisance du ventricule droit.

L'auscultation* permet l'analyse des bruits du cœur (sourds, éclatants, dédoublés ou accompagnés d'un « bruit de galop ») et objective la présence de bruits surajoutés (souffles, roulements, frottements), en précisant leur temps systolique ou diastolique.

La prise de la tension artérielle termine l'examen physique, au terme duquel un praticien entraîné peut déjà évoquer les diagnostics les plus fins.

**Examens complémentaires.**

Ils sont pratiqués en fonction de la symptomatologie clinique.

L'*électrocardiogramme** renseigne sur le rythme cardiaque, la conduction électrique depuis le nœud de Keith et Flack jusqu'aux ventricules, le fonctionnement et la qualité du myocarde.

L'*examen radiologique* comporte deux temps :

— la *radioscopie* (directe ou, mieux, sur écran de télévision) donne des renseignements cinétiques (force de contraction, amplitude des battements, mouvements anormaux) ;

— la *radiographie* apprécie la forme du cœur et objective les anomalies de taille des différentes cavités cardiaques. Elle comporte quatre clichés :

— de face, projetant le cœur de trois quarts (le cœur est oblique dans le thorax, pointe en avant et non transversal) ;

— en oblique antérieure gauche (OAG), qui projette le cœur de face ;

— en oblique antérieure droite (OAD), qui projette le cœur de profil ;

— de profil enfin, situant le cœur, par rapport au sternum en avant et à la colonne vertébrale en arrière. L'opacification de l'œsophage par de la baryte permet de voir un éventuel refoulement en arrière de celui-ci par une oreillette gauche dilatée.

Les *autres examens* ne sont pas systématiques :

— la *phonocardiographie** enregistre les bruits du cœur et permet, couplée à un électrocardiogramme, d'en préciser le temps, la durée, la forme, la fréquence vibratoire et l'intensité ;

— le *mécanogramme*, qui lui est habituellement associé, enregistre, grâce à des capteurs très sensibles posés sur la peau, les courbes mécaniques (et non de pression) des différents temps cardiaques ;

— le *cathétérisme* cardiaque* a pour objet l'enregistrement des pressions intracardiaques et intravasculaires ;

— l'*angiographie* et la *cinéangiographie* consistent à injecter au cours du cathétérisme un produit opaque aux rayons X et à en suivre le déplacement sur une série de clichés très rapprochés (3 par seconde) ou sur un film cinématographique. On voit ainsi le fonctionnement des valves, leur étanchéité, les trajets anormaux, la taille et la forme des cavités cardiaques.

**Pathologie du cœur.**

Il faut distinguer les lésions cardiaques et les anomalies de fonctionnement.

***Les lésions cardiaques.*** Elles sont acquises ou

congénitales et extrêmement variées (v. ANGOR, CARDIOPATHIES, INFARCTUS).

***Les anomalies de fonctionnement.*** Elles témoignent d'une désorganisation de l'activité du cœur, aboutissant, comme les cardiopathies, à l'insuffisance cardiaque.

**Les troubles du rythme.** Ils sont dus à une désorganisation permanente ou transitoire de la séquence d'excitation normale du myocarde, du sinus vers les ventricules. Ils sont reconnus et analysés par l'électrocardiogramme. Les *tachycardies** sont des rythmes rapides, les *bradycardies**, des rythmes lents. On doit rapprocher des tachycardies le *flutter** et les *fibrillations** des oreillettes ou des ventricules. (V. RYTHME.)

Les *extrasystoles** sont des contractions inopinées, dues à un foyer d'excitation anormal et intermittent. Isolées et rares, elles sont normales ; en salves et fréquentes, elles traduisent une souffrance myocardique.

**Les troubles de la conduction.** Ils sont dus à une lésion des voies de conduction nerveuse intracardiaque, entraînant un défaut partiel ou total de transmission aux ventricules d'un influx normalement parti du sinus. On parle alors de « bloc* ».

Exceptionnellement, la conduction peut être accélérée, passant par des voies anormales et plus rapides, ou même rétrograde, des ventricules vers les oreillettes.

**L'insuffisance cardiaque*.** C'est l'incapacité absolue du cœur à fournir un débit suffisant aux besoins de l'organisme.

Elle est parfois aiguë, par exemple au cours d'une embolie pulmonaire. Bien plus souvent c'est l'aboutissement d'une longue lutte, durant laquelle tous les moyens d'adaptation ont été mis en jeu (accélération du rythme, dilatation et hypertrophie ventriculaires). [V. CARDIAQUE, *Insuffisance cardiaque.*]

**Traitement des maladies de cœur.**

***Moyens médicamenteux.*** Ils s'adressent à la fonction cardiaque. Ils visent :

1. À diminuer le travail cardiaque en réduisant la masse circulante. C'est le rôle du régime sans sel (le sodium retient l'eau) et des diurétiques*, éliminant eau et sel ;
2. À renforcer l'action du myocarde : ce sont les cardiotoniques*, dont le principal est la digitaline*, qui ralentit, renforce et régularise la contraction ventriculaire ;
3. À régulariser le rythme cardiaque à l'aide de drogues ayant un impact différent selon l'origine du trouble du rythme. Les unes ralentissent (digitaline, amide procaïnique, propanolol), d'autres diminuent l'excitabilité (lignocaïne), d'autres, enfin, favorisent la conduction (isoprénaline) ;
4. À assurer enfin une bonne oxygénation du myocarde par les dilatateurs coronariens, essentiellement les dérivés nitrés.

***Moyens physiques.*** Il peut être nécessaire soit d'employer le *choc électrique* (défibrillation*), permettant la réduction durable d'un trouble du rythme (fibrillation), soit de mettre en place un *stimulateur**.

***Moyens chirurgicaux.*** V. ci-dessous *Chirurgie du cœur.*

***Massage cardiaque externe.*** Ce n'est pas à proprement parler un traitement, mais un moyen d'urgence en cas d'arrêt cardiaque. Pour être efficace, il doit : 1. S'appliquer à un cœur sain ou peu lésé ; 2. Être entrepris moins de trois minutes après l'arrêt cardiaque ; 3. Être associé à une ventilation respiratoire efficace (bouche-à-bouche, oxygène) ; 4. Assurer un pouls carotidien et fémoral à chaque compression du thorax.

Dans ces conditions, il permet parfois rapidement la reprise de l'activité cardiaque.

**Chirurgie du cœur.**

Les progrès réalisés depuis quelques années ont transformé le pronostic de nombreuses affections cardio-vasculaires. La chirurgie cardiaque dispose de deux méthodes.

Dans la *chirurgie à cœur fermé*, on opère un cœur qui continue de fonctionner dans des conditions normales : l'intervention doit être rapide, l'incision minime ; la commissurotomie*, de pratique courante, est le type même de cette chirurgie, qui permet également de sauver des blessés atteints de plaies du cœur non immédiatement mortelles.

La *chirurgie à cœur ouvert* a permis d'entreprendre des interventions plus complexes et plus longues : traitement des malformations congénitales, réparation des valvules orificielles, prothèses valvulaires, obturation des communications anormales. Les cavités cardiaques devant être vides de sang pendant tout le temps de l'intervention (souvent d'une durée de plusieurs heures), il faut arrêter la circulation dans le cœur et le poumon en clampant les veines caves et l'aorte. Un « cœur-poumon artificiel » assure temporairement le maintien de la vie : c'est un circuit extracorporel dans lequel circule du sang qui irrigue le corps du sujet : une pompe remplace le cœur, un oxygénateur les poumons ; le sang oxygéné pénètre dans l'aorte par un cathéter introduit dans l'artère fémorale, le sang veineux est récupéré dans les veines caves. Une cir-

culation extracorporelle supplémentaire perfuse directement les artères coronaires.
La *transplantation** *cardiaque*, ou *greffe du cœur*, a été réalisée pour la première fois en 1967. Destinée à des maladies cardiaques inguérissables, elle est techniquement au point, mais pose encore des problèmes de rejet*.
Le premier *cœur artificiel*, implanté en 1982, à permis une survie de 3 mois.
Les *stimulateurs** cardiaques (ou pacemakers) permettent de remédier à certains troubles du rythme. Les électrodes sont introduites par une veine et poussées jusqu'à l'intérieur des cavités cardiaques, le stimulateur étant implanté dans la paroi abdominale ou thoracique à la suite d'une opération chirurgicale minime.

**coing** n. m. Fruit du cognassier, qui permet de préparer un sirop efficace contre la diarrhée.

**coït** n. m. Rapport sexuel (v. COPULATION).

**col** n. m. Partie rétrécie d'un organe : *col du fémur**, col de l'utérus*.

**colchicine** n. f. Alcaloïde principal du colchique*.
Employée spécifiquement dans le traitement de la goutte* à la dose de 0,5 à 1 mg par 24 heures, la colchicine empêche la pénétration des cristaux d'urates dans les articulations. Elle agit en 24 heures et s'élimine lentement, d'où le risque d'accumulation, qui provoque une diarrhée.
**Toxicologie.** Au-dessus de 10 mg, la colchicine bloque les divisions cellulaires, en particulier celles des cellules de la moelle osseuse et du tube digestif. L'intoxication provoque un syndrome digestif fait de douleurs, diarrhée, déshydratation. Le traitement se résume à l'évacuation urgente du toxique.

**colchicoside** n. m. Glucoside des semences de colchique*, anti-inflammatoire et antiallergique.

**colchique** n. m. Plante à bulbe, dont les fleurs violacées apparaissent en automne (syn. : RACINE D'AUTOMNE) et dont les semences sont employées dans le traitement de la crise de goutte* (v. COLCHICINE).

**cold-cream** n. m. Cérat constitué de blanc de baleine (spermaceti), de cire blanche et d'huile d'amande, parfumé au benjoin et à l'essence de rose. — Hypoallergique, on l'utilise en dermatologie et dans les produits de beauté.

**colectomie** n. f. Ablation totale ou partielle (droite ou gauche) du gros intestin, ou côlon.

**colère** n. f. Réaction d'agressivité violente d'un sujet contre ce qui l'entoure.
**Colère pathologique.** A un degré extrême, elle associe une baisse du niveau de conscience, une perte du contrôle des actes et une agressivité destructrice : c'est la colère classique* ou la fureur. L'alcoolisme* est de loin la cause la plus fréquente des colères pathologiques.

**colibacille** n. m. Bacille mobile *(Escherichia coli)*, court, s'adaptant aux conditions de culture, aérobie ou anaérobie.
Il compose normalement 80 p. 100 des microbes de l'intestin, où il ne provoque pas de maladies, sauf chez certains nourrissons (diarrhée).

**colibacillose** n. f. Infection provoquée par des colibacilles* pathogènes.
Elle se voit fréquemment en cas de terrain déficient, lors d'une contamination massive ou après certaines manœuvres (sondage, cathétérisme).
Ces infections touchent le plus souvent l'appareil digestif, mais également l'appareil urinaire et les voies biliaires.
Les diarrhées, ou « gastro-entérites », s'associent, chez le nourrisson, à de nombreux vomissements responsables d'une déshydratation rapidement grave. Le traitement, outre les antibiotiques, consiste à faire boire l'enfant ou à installer une perfusion.
A tout âge, et surtout chez la femme, l'infection urinaire (cystite*) et surtout l'atteinte rénale nécessitent un traitement antibiotique pour préserver la fonction rénale. Les autres localisations : génitales, biliaires (cholécystite*), hépatiques (ictère*) et même veineuses, sont plus rares. Les septicémies* à colibacilles se manifestent par une fièvre élevée, oscillante et par de violents frissons.
Le traitement fait appel aux sulfamides (sulfaméthisol), aux dérivés de la quinoléine, à la nitrofurantoïne, à l'acide nalidixique et aux antibiotiques (colistine, thiamphénicol, etc.). L'action des cures (La Preste, Plombières, Vittel, etc.) n'est pas négligeable.

**colique** n. f. Douleur du côlon, généralement due à un spasme qui bloque l'intestin et provoque sa distension douloureuse en amont, et accélère le transit intestinal en aval (gaz, selles) ; par extension, toute douleur abdominale survenant par accès.
**Colique hépatique,** crise douloureuse paroxystique, due à un blocage soudain des voies biliaires*. Débutant parfois après un repas, la douleur est rapidement violente, évoluant par paroxysmes entrecoupés d'accalmie. Il s'agit d'une impression de torsion ou de broiement de l'hypocondre droit, avec irradiations dans le dos et l'épaule droite. Elle s'accompagne parfois de vomissements bilieux. La colique

hépatique est due le plus souvent à la migration d'un calcul dans le cholédoque* au cours de la lithiase biliaire. Le traitement est à base d'antispasmodiques* et d'antalgiques*. Un examen radiographique des voies biliaires (v. CHOLANGIOGRAPHIE, CHOLÉCYSTOGRAPHIE) est indiqué après la crise, pour rechercher la cause.

**Colique néphrétique**, crise douloureuse paroxystique, due au blocage soudain des voies urinaires*. La douleur débute brutalement dans la région lombaire, du côté correspondant à la lésion. Elle est extrêmement violente, agitant considérablement le malade. Elle évolue par paroxysmes rapprochés, les accalmies étant de courte durée. L'irradiation basse, vers les organes génitaux, est d'une grande valeur diagnostique. La colique néphrétique s'accompagne d'une difficulté à uriner *(dysurie)*. La cause la plus fréquente en est la lithiase* urinaire (calculs). La crise est souvent déclenchée par des secousses (voyage en automobile, par exemple). Il peut y avoir une discrète hématurie* (saignement urinaire) pendant la crise.

Le traitement comporte des antispasmodiques* et des antalgiques*, au besoin de la morphine. Les crises dues à un calcul enclavé dans l'uretère nécessitent l'intervention du spécialiste urologue (endoscopie, voire opération).

**colistine** n. f. Antibiotique actif contre les germes Gram* négatif, et notamment le colibacille, le pyocyanique, les klebsiella et salmonella.

**colite** n. f. Terme générique désignant toutes les maladies inflammatoires du côlon. (Lorsqu'elles sont associées à une inflammation de l'intestin grêle, on parle d'entérocolite*.)

**Signes.** Une colite peut se traduire par une diarrhée isolée, mais il existe parfois un véritable syndrome dysentérique avec diarrhée profuse, selles liquides, épreintes*, ténesmes*, douleurs abdominales diffuses. Il peut y avoir ou non de la fièvre. Devant ces symptômes, on recherchera dans les selles du pus, du sang, de l'albumine soluble, le mucus* pouvant être dû à une simple colopathie*. Le diagnostic de colite repose sur les examens cliniques, coprologiques (des selles), sur la rectoscopie* et la radiologie (lavement* baryté).

**Causes.** Les colites peuvent être d'origine bactérienne : dysenterie* bacillaire, salmonelloses* et autres toxi-infections alimentaires, dérèglement intestinal dû à la prise d'antibiotiques. Il peut s'agir d'une colite toxique (colite mercurielle) ou parasitaire (amibiase*, lambliase*) ou encore virale. Il existe aussi des colites d'origine vraisemblablement auto*-immune : rectocolite* hémorragique, colite granulomateuse ou maladie de Crohn*. Les colites spasmodiques, les colites de fermentation* et de putréfaction* sont à classer plutôt dans les colopathies* que dans les colites vraies.

**Traitement.** Il dépend essentiellement de la cause, mais comporte toujours l'administration de bismuth*, d'antispasmodiques et d'un régime pauvre en résidus (cellulose).

**collagène** n. m. Élément important du tissu conjonctif*, le collagène est constitué par une scléroprotéine* complexe qui se polymérise en fibrilles.

Des fibroblastes* et certains éléments de la substance fondamentale (v. CONJONCTIF) prennent part à l'élaboration du collagène, ainsi que certaines hormones androgènes* et la vitamine C. (V. COLLAGÉNOSE.)

**collagénose** n. f. Terme générique désignant un certain nombre de maladies dont les caractéristiques sont de présenter des lésions diffuses dans de nombreux endroits du corps, des altérations biologiques de type inflammatoire et une modification de structure du tissu conjonctif* et du collagène* (d'où leur nom). Le tissu conjonctif perd son aspect normal en faveur d'une dégénérescence* fibrinoïde : il prend un aspect de fibrine. Il existe également des altérations de la substance fondamentale. Les principales collagénoses sont : le lupus* érythémateux disséminé, la sclérodermie*, la dermatomyosite* et la périartérite* noueuse. La polyarthrite* rhumatoïde a récemment été classée parmi les collagénoses.

On ne connaît pas l'origine de ces maladies ; cependant, les altérations immunologiques qui les accompagnent toujours font pencher vers une étiologie auto*-immune.

**collapsus** n. m. (mot lat. signifiant *chute*).

**Collapsus cardio-vasculaire**, effondrement de la tension artérielle, avec pouls rapide et imperceptible, refroidissement brutal des extrémités, pâleur, cyanose*. Le collapsus prolongé aboutit au choc*.

**Collapsus pulmonaire**, refoulement du parenchyme pulmonaire sous l'influence d'un épanchement pleural, d'un pneumothorax*.

**collatéral, e, aux** adj. Qui est placé à côté. — En anatomie, se dit de toute branche issue d'un vaisseau ou d'un nerf, à l'exception de la dernière, qui est dite « terminale ».

**collection** n. f. Amas d'un liquide ou

d'un gaz dans une cavité du corps : *collection sanguine*, ou hématome*, *collection de pus*, ou abcès*, *collection d'air*, ou pneumothorax.

**collier** n. m. *Collier de Vénus*, éruption cutanée rose pâle, située autour du cou dans la syphilis* secondaire.

**colloïde** adj. et n. m. Se dit d'une solution dans laquelle de fines particules solides restent suspendues dans un liquide.

**collutoire** n. m. Liquide visqueux destiné à être appliqué sur les muqueuses de la cavité buccale, dans un but antiseptique, anti-inflammatoire ou anesthésique local. — On applique les collutoires au moyen d'un tampon de coton stérile ou par pulvérisation.

**collyre** n. m. Préparation liquide, le plus souvent aqueuse, utilisée en ophtalmologie et destinée à être instillée dans l'œil et absorbée par la conjonctive.

**colobome** n. m. Malformation congénitale de la face et de l'œil, réalisant une fissure plus ou moins importante.

**côlon** n. m. Segment du tube digestif compris entre l'intestin grêle et le rectum. (Syn. : GROS INTESTIN.)

C'est un organe-réservoir où s'accumulent les résidus du bol alimentaire.

**Anatomie.** Le *côlon droit* comprend le cæcum et l'appendice, situés dans la fosse iliaque droite, le côlon ascendant, l'angle hépatique placé sous la face inférieure du foie.

Le *côlon transverse* lui fait suite, traversant l'abdomen de droite à gauche, en avant de l'estomac.

Le *côlon gauche* commence à l'angle splénique, sous la rate, se dirige vers le bas et se continue par le côlon lombo-iliaque et le côlon sigmoïde, qui aboutit au rectum.

**Histologie.** La paroi du côlon est faite de quatre couches superposées : muqueuse, sous-muqueuse, musculeuse et séreuse. On trouve dans la sous-muqueuse et la musculeuse des filets d'innervation : les plexus de Meissner et les plexus d'Auerbach. La séreuse est formée par le feuillet viscéral du péritoine*.

**Physiologie.** Le côlon est le lieu où se termine la digestion*, grâce à l'intervention de l'importante flore microbienne qui s'y trouve normalement. C'est aussi l'endroit où de nombreuses substances sont *réabsorbées*, notamment l'eau, les glucides, certains médicaments (suppositoires).

**Pathologie.**

***Maladies du côlon.*** V. COLITE, COLOPATHIE.

***Tumeurs du côlon.*** Elles se manifestent par des hémorragies (melæna*), des crises de constipation, voire une occlusion* intestinale. Parmi les tumeurs bénignes, fréquents sont les polypes, les tumeurs villeuses, qui doivent être extirpées car susceptibles de dégénérescence cancéreuse. Le *cancer du côlon* est très fréquent, mais c'est un des cancers digestifs au pronostic le plus favorable, où l'intervention chirurgicale (colectomie*) amène la guérison dans la plupart des cas si le diagostic n'a pas été trop tardif. Ce diagnostic est fait par l'examen radiologique (lavement baryté) et par l'endoscopie (coloscopie).

**colonie** n. f. **Colonie microbienne,** groupe microbien obtenu en culture* à partir d'une seule bactérie.

**Colonie à caractère sanitaire,** collectivité recevant des enfants entre 3 et 17 ans, sur certificat médical, pour permettre la surveillance et l'application d'un régime ou d'un traitement médical, ou pour suivre une cure thermale. Certaines de ces collectivités sont spécialisées (traitement de l'insuffisance rénale ou cardiaque, de l'asthme infantile), d'autres, non.

**Colonie de vacances,** institution de plein air permettant le séjour collectif d'enfants à la campagne, à la mer ou à la montagne. Les indications en sont médicales (enfants pâles, malingres, n'ayant pas l'habitude des exercices physiques) et sociales (enfants de familles modestes ou parents absents toute la journée pour leur travail). Les contre-indications sont rares (énurésie, épilepsie, convalescence de primo-infection).

**colonne** n. f. **Colonne vertébrale,** squelette axial du tronc, qui soutient la tête et est rattaché aux membres par la ceinture scapulaire et le bassin. (Syn. : RACHIS.)

**Anatomie.** Les vertèbres qui composent la colonne vertébrale se répartissent en 7 vertèbres cervicales, 12 dorsales, 5 lombaires, auxquelles font suite les 5 vertèbres soudées du sacrum* et celles du coccyx*. Les vertèbres sont articulées entre elles par les disques* intervertébraux qui, par leur élasticité, permettent des mouvements de flexion, d'extension, d'inclinaison latérale et de rotation. L'équilibre de la colonne vertébrale est la résultante des actions combinées de l'élasticité des disques, de la puissance des muscles et des ligaments. Dans le plan frontal, le rachis est rectiligne ; dans le plan sagittal (de profil), il existe 3 courbures physiologiques : 1 courbure dorsale à convexité postérieure (cyphose dorsale) et 2 courbures à convexité antérieure (lordose cervicale et lordose lombaire).

**Pathologie.** *Les déviations.* Les déviations de la colonne vertébrale peuvent se faire dans le plan frontal : c'est la scoliose*,

ou dans le plan antéro-postérieur : accentuations de la cyphose* ou des lordoses*.
*Les traumatismes du rachis.* Ils voient leur fréquence augmenter avec celle des accidents de la route. Le transport de ces blessés doit être assuré dans les meilleures conditions de sécurité. Les *fractures sans lésions de la moelle épinière* ne posent qu'un problème orthopédique ; les *fractures avec lésions de la moelle épinière* menacent immédiatement la vie du blessé et sont d'autant plus graves qu'elles siègent plus haut : quadriplégie* ou paraplégie* définitives s'il y a section de la moelle épinière, régressives s'il y a seulement contusion ou compression de celle-ci. Les tableaux les plus dramatiques s'observent dans les traumatismes du rachis cervical (quadriplégie avec, éventuellement, paralysie respiratoire). Ces atteintes médullaires sont justiciables de soins prolongés dans des centres spécialisés, car elles posent des problèmes de rééducation motrice, des soins vésicaux et cutanés.
*Tumeurs, malformations de la colonne vertébrale.* V. CYPHOSE, SCOLIOSE, SPINA BIFIDA, VERTÈBRE.

**colonoscopie** n. f. Examen endoscopique (v. ENDOSCOPIE) du côlon*, effectué à l'aide d'un fibroscope*.

**colopathie** n. f. 1. Toute maladie du côlon*.
2. **Colopathie fonctionnelle,** affection du côlon, sans lésion organique, qui se manifeste par des spasmes ou par une diarrhée.
Dans la colopathie spasmodique, fréquente chez les sujets anxieux, on observe des « coliques » capricieuses, des selles irrégulières avec alternance de diarrhée et de constipation. La radiographie objective les spasmes du côlon.
Dans la colopathie muco-membraneuse, les selles sont enrobées d'une sécrétion muqueuse avec des dépôts membraneux.
Les tranquillisants, la psychothérapie, un régime sans résidus, les antispasmodiques et le bismuth sont les éléments du traitement.

**colorant** adj. et n. m. Les *colorants pharmaceutiques* sont utilisés soit pour améliorer la présentation des médicaments, soit pour leur activité thérapeutique. Ils doivent être choisis parmi une liste limitative du codex*. Les *colorants alimentaires* sont destinés à améliorer l'apparence des aliments en conserve. Leur usage est rigoureusement réglementé.

**coloration** n. f. Technique de laboratoire destinée à rendre plus aisée la vision au microscope des cellules, des tissus ou des bactéries.

**colostomie** n. f. Syn. D'ANUS* ARTIFICIEL.

**colostrum** n. m. Liquide sécrété par les glandes mammaires, peu après l'accouchement, avant que s'installe la sécrétion lactée véritable.

**colpocèle** n. f. Affaissement des parois du vagin. (V. PROLAPSUS.)

**colpocléisis** n. m. Obturation plus ou moins complète de la cavité vaginale, pratiquée dans le traitement des prolapsus des femmes âgées.

**colporraphie** n. f. Intervention consistant à retendre les parois vaginales. — Pratiquée en cas de prolapsus, elle est souvent associée à une périnéorraphie.

**colposcopie** n. f. Examen du col de l'utérus au moyen d'un appareil optique grossissant et d'un éclairage puissant.
Il permet de découvrir des lésions minimes invisibles à l'œil nu, et c'est l'un des plus précieux moyens de dépistage du cancer du col utérin.

**colpotomie** n. f. Ouverture chirurgicale du cul-de-sac postérieur du vagin.

**coma** n. m. Perte des fonctions de relation (conscience, mouvements volontaires, etc.) alors que la vie végétative (circulation, respiration, métabolismes divers, etc.) est plus ou moins préservée, assurant au sujet une survie dans un état de « mort en sursis ». — Le coma survient de façon plus ou moins brutale, exprimant la souffrance du cerveau.
**Classification.** On reconnaît 4 stades à la profondeur du coma :
*Stade I, ou coma vigil.* L'abolition de la conscience est incomplète ; les stimulations douloureuses (pincements) ou les bruits intenses provoquent une réaction. Il n'existe pas de troubles végétatifs.
*Stade II, ou coma de moyenne gravité.* L'abolition de la conscience est totale et les fonctions végétatives sont peu perturbées : respiration ample mais calme, troubles du premier temps de la déglutition (labial), tension artérielle stable en dehors d'une cause cardio-vasculaire.
*Stade III, ou coma carus.* À l'absence totale de conscience s'associent des troubles végétatifs graves. La respiration est rapide, irrégulière, stertoreuse (ronflante). Il apparaît rapidement un encombrement bronchique entravant les échanges gazeux au niveau du poumon. La tension artérielle est instable, avec des variations importantes et rapides. La déglutition est totalement abolie ainsi que les réflexes ostéotendineux et, à l'extrême, le réflexe cornéen. Les sphinc-

ters sont relâchés. Les escarres* apparaissent rapidement.
*Stade IV, ou coma dépassé.* Il correspond à la mort cérébrale. L'électroencéphalogramme (E. E. G.) est rigoureusement plat. La circulation est souvent précaire, avec d'importantes variations tensionnelles, et la respiration cesse : l'assistance respiratoire s'impose.
**Pronostic des comas.** Indépendamment de sa cause, le coma est un état grave dont l'évolution, même bien traitée, est toujours aléatoire. Si le coma dépassé pose peu de questions quant à son issue fatale à brève échéance, en revanche il est hasardeux de prévoir une évolution pour les autres stades, car le coma est une situation dangereuse pour l'organisme, exposé à toutes les complications, en particulier infectieuses. A l'inverse, les possibilités de récupération sont étonnantes, surtout chez l'enfant, parfois *ad integrum*, parfois avec séquelles.
***Coma et prélèvement d'organes.*** La législation prévoit que seuls les sujets en état de coma dépassé, contrôlés par plusieurs médecins et ayant présenté au moins 3 électroencéphalogrammes plats à plusieurs heures d'intervalle, peuvent être donneurs d'organes vitaux ou essentiels (yeux, cœur, rein, foie, etc.). En outre, plusieurs conditions médicales sont requises : coma récent, absence d'infection, de collapsus grave, de maladie générale, etc.
**Causes des comas.** On en distingue trois groupes :
***Les comas traumatiques.*** Ils relèvent de plaies crânio-cérébrales, de contusions cérébrales, d'hématomes* intracérébraux, sous-duraux, ou extraduraux.
***Les comas neurologiques.*** Ils sont principalement :
a) *postcritiques* (au décours d'une crise d'épilepsie), habituellement brefs ;
b) *infectieux*, apparaissant au cours d'encéphalites, de méningites, de thrombophlébites cérébrales ;
c) *vasculaires*, consécutifs à une hémorragie* cérébrale ou méningée. On rattache à ce groupe les comas dus à des tumeurs intracrâniennes, bénignes ou malignes, à des abcès du cerveau ou à des œdèmes aigus cérébro-méningés.
***Les comas toxiques.*** On les divise en intoxications endogènes, métaboliques et exogènes. Au premier rang des comas métaboliques se situent le diabète (coma acidocétosique) et l'hypoglycémie. Mais c'est aussi l'urémie, l'insuffisance hépatique grave, les comas endocriniens (myxœdème, maladie d'Addison) et les insuffisances respiratoires.
Les comas par intoxication exogène, accidentelle ou volontaire, sont principalement dus aux barbituriques, à l'oxyde de carbone et à l'alcool éthylique (v. ALCOOLISME).

**comédon** n. m. Amas de débris cellulaires et de sébum, concentré dans un follicule pilo-sébacé, qu'il oblitère.
Son extrémité libre est noire du fait de l'oxydation des matières grasses qui le composent, d'où sa dénominination commune de «point noir». Les comédons s'observent au cours de l'acné juvénile et sur les peaux grasses. Des manœuvres de pression mal appliquées, sans nettoyage préalable, peuvent déterminer l'infection des follicules dont les orifices demeurent béants.

**comitiale (crise),** syn. de CRISE D'ÉPILEPSIE*.

**commensal, e, aux** adj. Se dit de microbes qui vivent habituellement à l'intérieur d'un organe ou d'un organisme sans lui causer aucun dommage.

**comminutif, ive** adj. Se dit d'une fracture en éclat qui présente de nombreux fragments.

**commissure** n. f. 1. Territoire où se réunissent deux parties : *commissures palpébrales* (des paupières), *commissures labiales* (des lèvres).
2. Angle de réunion que forment les deux valves de l'orifice mitral ou de l'orifice tricuspide. (V. CŒUR, *Anatomie*.)
3. Au niveau du système nerveux central, le terme de commissure se rapporte à des faisceaux de fibres réunissant les structures nerveuses droite et gauche du cerveau.

**commissurotomie** n. f. Section des valvules de l'orifice mitral. (V. CŒUR, *Chirurgie du cœur*, et MITRAL, *Rétrécissement mitral*.)

**commotion** n. f. Ébranlement d'un organe par un choc mécanique.
**Commotion cérébrale,** secousse imposée au cerveau par un choc violent sur la tête, entraînant une abolition des fonctions cérébrales, temporaire ou définitive. La commotion cérébrale provoque un coma plus ou moins profond ou un état stuporeux dont la récupération peut être totale ou laisser des séquelles (amnésie, troubles visuels).

**communication** n. f. **Communication interauriculaire (C. I. A.),** cardiopathie* congénitale assez fréquente, due à la persistance d'un orifice entre les oreillettes du cœur ; une partie du sang déjà oxygéné par les poumons retourne ainsi de l'oreillette gauche à l'oreillette droite. Elle est longtemps bien tolérée, mais les signes d'intolérance (fatigue, cyanose*, essouf-

flement) nécessitent l'intervention chirurgicale.
**Communication interventriculaire (C. I. V.)**, cardiopathie* congénitale résultant de la persistance d'un orifice entre les deux ventricules du cœur. Le sang contenu dans chacun d'eux est ainsi mélangé à l'autre et, en particulier, le sang oxygéné du ventricule gauche (v. CŒUR) est éjecté dans la circulation générale mélangé à du sang veineux (non oxygéné) provenant du ventricule droit : les tissus sont ainsi moins bien oxygénés. Attestée par la découverte, à l'auscultation, d'un souffle intense et les résultats du cathétérisme*, cette cardiopathie nécessite la fermeture de la communication par la chirurgie.

**compensation** n. f. Mécanisme par lequel un tissu, un organe ou l'organisme tout entier pallie l'altération d'une fonction physiologique. — Ainsi une fuite dans une valvule du cœur* (insuffisance valvulaire) sera *compensée* par un travail accru du myocarde.

**compère-loriot** n. m. Syn. D'ORGELET*.

**compétence** n. f. Qualification reconnue à un médecin qui possède, dans une discipline considérée, un certificat d'études spéciales ou, lorsqu'un enseignement n'est pas institué en cette discipline, des connaissances particulières.
Certaines disciplines peuvent être considérées comme spécialité* ou compétence selon qu'elles sont exercées exclusivement ou non.

**compétition** n. f. Concurrence entre deux substances différentes pour un même récepteur* physiologique.
L'inhibition par compétition joue un grand rôle en biochimie et en thérapeutique : ainsi un composé pharmacologique entre en compétition avec une substance de l'organisme et bloque toutes les réactions chimiques prévues à partir de cette substance.

**complément** n. m. Mélange de facteurs présents dans le sérum sanguin et nécessaire à l'action de la plupart des anticorps*. — Non spécifique, le complément se fixe sur le complexe antigène*-anticorps et renforce l'action destructrice de l'anticorps.

**complexe** n. m. Ensemble de sentiments et de tendances inconscientes qui, de par leurs caractères contradictoires, sont à l'origine de conflits intérieurs.
Le complexe le plus connu est le complexe d'Œdipe : il associe un amour pour le parent de sexe opposé à une haine pour le parent de même sexe.
Le développement affectif passe par une série de complexes normaux (complexe d'Œdipe, de castration, etc.) qui se manifestent au niveau du comportement par des réactions anxieuses ou agressives. Les complexes doivent se résoudre au cours de la maturation du caractère. Leur persistance à l'âge adulte est à l'origine de névroses.
La psychothérapie analytique doit permettre de surmonter les complexes mal résolus.

**complication** n. f. Manifestation morbide qui se surajoute à l'évolution normale d'une maladie et qui en aggrave le pronostic.
Les complications peuvent être liées à la maladie elle-même, au traitement institué (complication *iatrogène*) ou à la survenue d'une autre maladie ou d'une infection secondaire. En fait, la complication est très souvent liée au terrain particulier (âge, grossesse, débilité physique, tare préexistante) sur lequel la maladie se développe.
**Complications opératoires.** C'est l'ensemble des incidents ou accidents qui peuvent survenir au cours de toute intervention chirurgicale. Une surveillance rigoureuse de l'opéré avant, pendant et après l'intervention permet de les réduire.

**comportement** n. m. Manière d'être et de réagir d'un individu dans un milieu donné.
**Troubles du comportement.** Ils désignent en psychiatrie toutes les réactions plus ou moins pathologiques, visibles de l'extérieur, d'origine très diverse (fugue, tentative de suicide, agitation, etc.).

**compresse** n. f. Pièce de gaz hydrophile, pliée, stérilisée, utilisée pour les pansements.

**compressif, ive** adj. **Pansement compressif**, pansement serré suffisamment dans l'intention d'arrêter un saignement, même artériel. (V. COMPRESSION.)

**compression** n. f. Appui, pression exercés sur un organe ou une région du corps et qui peuvent être d'origine pathologique ou provoqués à des fins thérapeutiques.
**Pathologie.** Troubles de compression.
*Aux membres*, ils s'observent surtout après pose d'un garrot ou d'un plâtre, provoquant gonflement, cyanose*, fourmillements. Si la compression est levée trop tard, les troubles deviennent irréversibles et peuvent conduire à la gangrène.
*La compression des organes du médiastin* par une tumeur ou un épanchement intrathoracique entraîne dyspnée*, douleurs, toux, gonflements des veines du thorax.
*La compression des organes abdominaux* peut entraîner des douleurs, des troubles

intestinaux, des troubles urinaires, des œdèmes* des membres inférieurs.

*Les tumeurs et les épanchements intracrâniens* ou *intrarachidiens* sont facteurs de troubles nerveux graves (hémiplégie, paraplégie, coma). [V. CRÂNE, COLONNE *vertébrale*, MOELLE *épinière*.]

**Thérapeutique.** La compression est un bon moyen pour arrêter les hémorragies : *compression manuelle* (directe ou avec une compresse) d'un gros vaisseau, qui, prolongée jusqu'au centre chirurgical, peut sauver la vie du blessé ;

*garrot* (qu'il ne faut pas laisser plus d'une heure) ;

*pansement compressif*, pour un hématome ou une hémorragie veineuse.

**comprimé** n. m. Médicament réalisant un petit cylindre de forme aplatie, destiné à être absorbé par voie orale, entier ou dissous dans de l'eau.

Certains comprimés sont enrobés de sucre pour en faciliter la prise (dragéification), ou de gluten, de kératine pour éviter leur désintégration dans l'estomac.

**compte-gouttes** n. m. Pipette de verre effilée à une extrémité, surmontée d'un capuchon de caoutchouc, et qui sert à verser avec précision un certain nombre de gouttes d'un médicament.

**conception** n. f. V. FÉCONDATION.

**concombre** n. m. Le concombre est peu nutritif (13 calories pour 100 g) ; il contient des vitamines A et C, et convient aux régimes amaigrissants. Le « lait de concombre » est un adoucissant de la peau.

**concrétion** n. f. Production pathologique de corps solides dans l'épaisseur des tissus.

**condiment** n. m. Substance aromatique que l'on ajoute aux aliments pour en relever la saveur.

Utiles à petites doses pour accroître l'appétit et pour faciliter la digestion en stimulant la sécrétion des sucs digestifs, les condiments deviennent nuisibles à dose trop élevée.

**conduit** n. m. *Conduit auditif externe*, canal allant du pavillon de l'oreille au tympan, où il dirige les sons.

*Conduit auditif interne*, canal creusé dans le rocher, à l'intérieur du crâne, et contenant le nerf auditif et son accessoire ainsi que le nerf facial. (V. AUDITIF ET OREILLE.)

**conduite** n. f. En psychologie, ensemble organisé de réactions à des motivations, intégrant les composantes psychologiques ; motrices et physiologiques de l'individu.

**condyle** n. m. Surface articulaire convexe, arrondie ou ovoïde : *condyle fémoral*.

**condylome** n. m. Petite tumeur bénigne, arrondie, siégeant au niveau des muqueuses et plus particulièrement au pourtour des orifices naturels (vulve, anus).

**conflit** n. m. Opposition entre deux tendances affectives contradictoires.

Au cours de son développement, l'enfant est en proie à des conflits évolutifs « normaux », telle l'opposition de ses tendances instinctives propres avec des interdictions extérieures. Il doit pouvoir les dépasser. La non-résolution des conflits psychiques est à l'origine de névroses et de psychoses de l'adulte et de l'enfant.

**confusion** n. f. **Confusion mentale,** état psychiatrique aigu, caractérisé par une obnubilation de la conscience, un ralentissement de la pensée, une désorientation dans le temps et dans l'espace, des troubles de la mémoire.

C'est une affection dont le début est brusque, l'évolution souvent favorable, avec guérison complète et amnésie portant sur toute la durée de la maladie. L'état général est altéré : fièvre, déshydratation, amaigrissement. Les causes sont en majorité organiques. On distingue des causes infectieuses (grippe, paludisme, etc.), des causes toxiques (delirium tremens), des causes neurologiques (tumeur du cerveau, épilepsie, etc.), des causes émotionnelles (choc affectif au cours d'un accident grave, d'une catastrophe, d'une guerre). L'essentiel du traitement est la cure de la maladie causale.

**congélation** n. f. Ensemble des modifications fonctionnelles ou définitives, locales ou générales, provoquées par le froid.

**Pathologie.** La congélation des corps vivants produit un arrêt de l'irrigation sanguine, une induration et une insensibilité de la zone congelée. Trop longtemps prolongée, elle aboutit à une mortification, une nécrose tissulaire, puis à une ulcération, qui forment les lésions des gelures*.

**Histologie.** La congélation est une technique utilisée en anatomie pathologique pour étudier des fragments de tissu qui ont acquis une dureté leur permettant d'être directement coupés sans devoir être préalablement inclus dans la paraffine.

**Hygiène.** La congélation des aliments, en inhibant en même temps le développement des germes, des moisissures, et en bloquant les réactions enzymatiques, permet une conservation saine et prolongée.

**congelé, e** adj. Qui a subi une congélation.

**Aliments congelés.** Ils sont conservés à une température inférieure à 0 °C. Si la congélation se fait à moins de 5 °C, des moisissures peuvent se développer. Si elle est poussée à – 15 °C et – 20 °C (aliments surgelés), elle a lieu à cœur et permet une conservation indéfinie. En outre, elle tue les parasites (trichine en 20 jours, ténia en 10 jours). Les aliments surgelés doivent être mis à la température ambiante suffisamment de temps avant leur utilisation, pour qu'ils soient parfaitement dégelés.

**congénital, e, aux** adj. (littéralement : «né avec»). Se dit de maladies, d'anomalies ou de lésions présentes dès la naissance, soit de façon évidente (bec-de-lièvre), soit de façon potentielle, à révélation plus tardive (polycorie de surcharge). Les affections congénitales peuvent être héréditaires ou non.

**Affections congénitales héréditaires.** Ce sont les moins fréquentes. Elles sont dues à des anomalies des gènes chromosomiques, transmises par l'ovule ou le spermatozoïde. Selon le mode de transmission (v. HÉRÉDITÉ), dominant ou récessif, la fréquence en est plus ou moins grande dans la fratrie. L'hémophilie, la surdi-mutité, l'achondroplasie sont des maladies congénitales héréditaires.

**Affections congénitales non héréditaires.** Ce sont les plus fréquentes. Elles sont la conséquence d'une agression infectieuse, virale (rubéole), parasitaire (toxoplasmose) ou médicamenteuse (thalidomide) au cours de la grossesse. Beaucoup restent de cause inconnue. Selon que cette agression agit au stade embryonnaire ou fœtal du développement, on parle d'embryopathies (anencéphalie*, cécité*) ou de fœtopathies (hydrocéphalie*, exstrophie* vésicale).

**congestion** n. f. Accumulation de sang dans les vaisseaux d'un organe, responsable d'une augmentation de son volume et d'une altération de ses fonctions. (Syn. : HYPERHÉMIE.)

**Mécanismes.** L'afflux de sang peut être dû à une augmentation du débit artériel (congestion active) ou au ralentissement du débit veineux (congestion passive).

La *congestion active* est la première réaction à une agression locale (infection, traumatisme) ; c'est le temps vasculaire de l'inflammation*.

La *congestion passive* est liée à un obstacle dans le territoire veineux ou à une vidange défectueuse de l'oreillette droite.

Elle se traduit par une augmentation de volume de l'organe atteint, puis par une exsudation vers les tissus voisins du sérum que laissent échapper les veines ; ainsi l'insuffisance cardiaque* provoque l'engorgement des veines pulmonaires (congestion pulmonaire) et l'exsudation dans les alvéoles pulmonaires (œdème aigu du poumon).

**Congestion hépatique.** C'est l'augmentation de volume du foie, qui devient douloureux. C'est le plus souvent une congestion passive en rapport avec une insuffisance cardiaque droite, entraînant une stase veineuse en amont (veines caves et veines sus-hépatiques).

**Congestion génitale.** Ce terme est employé pour désigner la pesanteur pelvienne que ressent une femme avant ses règles ; elle correspond à une augmentation de volume de l'utérus et de ses annexes, due à la dilatation de ses vaisseaux par un afflux de sang.

**Congestion pulmonaire.** Qu'il s'agisse de congestion passive (par l'insuffisance cardiaque) ou active (par processus infectieux), la congestion pulmonaire se traduit par une matité à la percussion de la région atteinte et par l'auscultation de râles crépitants. Le terme de *congestion pulmonaire* est souvent employé pour désigner une pneumopathie* aiguë, une pneumonie*.

**Congestion cérébrale.** Terme courant pour désigner les accidents vasculaires du cerveau : en réalité, il s'agit d'hémorragie cérébrale ou de ramollissement par ischémie, et la congestion proprement dite n'est qu'un phénomène secondaire.

**conjoint, e** adj. Intimement uni.

**Tendon conjoint**, tendon commun d'insertion sur le pubis des muscles transverse et petit oblique de l'abdomen (il délimite, en haut et en dedans, l'orifice externe du canal inguinal).

**Signes conjoints**, en pathologie, signes ou symptômes associés à d'autres, mais dont l'importance peut n'être que secondaire.

**conjonctif, ive** adj. et n. m. Se dit du tissu de soutien de l'organisme qui unit les organes entre eux.

Il prend part à la constitution d'organes aussi divers que la peau, les tendons, les os, le cartilage, la cornée, etc., et forme également la substance intercellulaire. Capable de retenir l'eau et différents sels, le tissu conjonctif est un lieu d'échanges métaboliques du fait de ses connexions étroites avec les capillaires sanguins et lymphatiques.

Il est formé de trois éléments principaux : des cellules, une trame fibrillaire et une substance fondamentale.

1. Les *cellules*, ou *fibroblastes**, sont de grands éléments cellulaires à forme étoilée. Elles peuvent donner naissance à des histiocytes*, doués de phagocytose*, et à des mastocytes*.

2. La *trame fibrillaire* est composée de trois sortes de fibres : *a*) les *fibres réticulées*, extensibles et déformables, mais non élastiques ; *b*) les *fibres élastiques*, particulièrement abondantes au niveau de la paroi des vaisseaux artériels ; *c*) les *fibres du collagène**.
3. La *substance fondamentale conjonctive* occupe l'espace entre les fibres et les cellules ; elle constitue en fait le véritable « milieu intérieur ». Elle est formée de mucopolysaccharides*, liés à des protéines, d'eau et de sels minéraux.

**conjonctivite** n. f. Inflammation de la conjonctive (muqueuse recouvrant l'œil*), généralement d'origine infectieuse.
La conjonctivite se manifeste par une sensation de brûlure, de corps étranger sous les paupières. Le blanc de l'œil est rouge et sécrète du pus qui agglutine les cils (les paupières sont collées et empêchent d'ouvrir l'œil le matin au réveil!). Les germes en cause peuvent être des streptocoques, des staphylocoques, des gonocoques, etc.
La plupart des virus peuvent également provoquer des conjonctivites, qui se manifestent par de petites élevures de la face interne des paupières. Enfin, certaines conjonctivites sont d'origine allergique (poussières, pollens, plumes). Les conjonctivites se traitent par des collyres antibiotiques (pénicilline, terramycine, chloramphénicol, etc.) instillés plusieurs fois par jour et continués plusieurs jours après la guérison.

**conjugaison** n. f. **En anatomie**, le *trou de conjugaison* est l'espace compris entre les pédicules de deux vertèbres, livrant passage aux racines des nerfs rachidiens.
*Cartilage de conjugaison*, cartilage fertile assurant la croissance en longueur des os longs ; il disparaît à la fin de la croissance.
**En biochimie**, combinaison chimique assurant la détoxication par l'organisme de nombreuses substances nuisibles, en les associant à un autre corps (*glycuro*conjugaison ; *sulfo*conjugaison).

**connaissance** n. f. Conscience* ; état de veille.
**Perte de connaissance**, suppression de la conscience et de la motricité volontaire, avec conservation des fonctions végétatives (circulation, respiration, etc.).
[V. COMA, LIPOTHYMIE, SYNCOPE.]

**consanguinité** n. f. Lien unissant deux individus qui possèdent un ancêtre commun.
Le mariage de deux individus consanguins ne présente pas de danger sur un plan théorique si l'ancêtre commun possède un matériel chromosomique absolument normal. Comme cela est impossible à connaître, ces mariages restent à déconseiller sur le plan pratique car ils favorisent la manifestation des tares récessives*.

**conscience** n. f. Au sens psychologique, connaissance que chacun possède de son existence, de ses actes et du monde extérieur.
**Degrés de la conscience.** À l'état normal, le degré de lucidité ou de clarté de la conscience est très variable : c'est le niveau de vigilance. Du plus élevé au plus bas, on peut distinguer : la conscience claire et réfléchie, qui demande un effort de concentration ; la conscience spontanée ; celle de la rêverie, qui ne demande pas d'effort ; la subconscience, qui permet les actes automatiques de la vie courante, et l'inconscience.
**Anomalies de la conscience.** À l'état pathologique, la perte de la conscience s'observe dans le coma*, la syncope*, les crises d'épilepsie*. À un degré moindre, se situent certains sommeils pathologiques, puis la confusion* mentale plus ou moins profonde, certains « états seconds ». Les psychoses délirantes entraînent des perturbations plus légères.
Par *conscience morbide*, on entend la conscience qu'un malade mental a de ses troubles.
**Conscience morale.** C'est le sentiment intérieur que l'homme a du bien et du mal. Ce sens du bien et du mal peut être complètement troublé dans les affections mentales. Il peut être soit aboli, soit exacerbé, ou bien encore totalement faussé par l'aveuglement d'une passion.

**conserves** n. f. pl. Les conserves se font le plus souvent dans des boîtes de fer-blanc, de dimension normalisée, plus rarement dans des bocaux de verre. La fermeture en est hermétique pour éviter toute contamination. La chaleur élimine les micro-organismes, les moisissures et certains germes ; la température de stérilisation varie avec le milieu et l'aliment envisagé (100 °C pour les produits acides, 118 °C pour les légumes, 120 °C pour les viandes).
Les conserves commerciales sont à l'abri d'une contamination quelconque et peuvent être gardées plusieurs années sans danger. Une lettre est affectée à chaque année et indiquée sur le couvercle. Les modifications du produit sont rares. Le bombement du couvercle doit faire écarter la boîte.
Les conserves familiales, si elles sont mal stérilisées, sont responsables d'intoxications redoutables (v. BOTULISME). La valeur nutritive des aliments ne varie

pas avec la conservation ; seules certaines vitamines (C, D) sont partiellement détruites.

**consolidation** n. f. **Consolidation d'une fracture**, processus physiologique aboutissant à la soudure de deux fragments d'un os fracturé par constitution d'un cal conjonctif, puis osseux. De nombreux facteurs (alimentaires, endocriniens, thérapeutiques) interviennent dans la bonne marche de la consolidation.

**Consolidation des blessures**, c'est le moment où les soins donnés à un blessé ne sont plus susceptibles d'améliorer son état et où il devient possible de déterminer l'importance de l'incapacité définitive (v. ACCIDENT, *Accident du travail*).

**constante** n. f. **Constantes biologiques**, ensemble des mesures et des dosages permettant d'apprécier le fonctionnement et l'état instantané d'un organe (foie, cœur, rein, poumon, etc.) ou d'un organisme par rapport à une valeur considérée statistiquement comme normale.

(Les constantes biologiques sont traitées à leur ordre alphabétique.)

**constipation** n. f. Rareté de l'évacuation des selles, due à une rétention anormalement prolongée des matières fécales dans l'intestin.

**Causes.** Elles sont multiples : *organiques* (tumeurs, brides, grossesse) ; des lésions anales (fissures, hémorroïdes) viennent gêner le transit ou la défécation, ainsi que des lésions nerveuses, le plus souvent au niveau de la moelle épinière. En fait, dans la grande majorité des cas, la constipation est d'origine *fonctionnelle.* L'acte de déféquer étant commandé par un réflexe à point de départ rectal, le trouble porte soit sur l'élément moteur (déficit musculaire), soit sur l'élément sensitif de l'arc réflexe, la présence des matières dans l'ampoule rectale ne déclenchant plus le besoin de les éliminer. Ces constipations fonctionnelles, très nombreuses, sont dues le plus souvent à un rythme de vie trop pressé, à l'insuffisance d'exercice physique et à des régimes inappropriés.

**Traitement.** En dehors des causes organiques dont la guérison résout le problème, il consiste essentiellement à prendre, tous les jours ou tous les deux jours, régulièrement, le temps nécessaire à la défécation. La détente est un élément important pour y parvenir. La marche, la gymnastique des muscles abdominaux, les accroupissements constituent de bons exercices. On évitera l'emploi prolongé des laxatifs* chimiques qui, à force de stimuler le réflexe de défécation, finissent par l'épuiser et aggravent encore la constipation. Ils entraînent le plus souvent une irritation colique permanente et une fuite fécale de potassium qui peut engendrer des troubles. On leur préférera les mucilages* (graines), qui, en augmentant le volume du bol fécal, réalisent une stimulation plus efficace. On veillera d'autre part à avoir une alimentation riche en légumes verts et en fruits, frais ou cuits. En cas de constipation passagère (après un accouchement, une opération chirurgicale), les suppositoires laxatifs, de petits lavements et des laxatifs stimulant les contractions intestinales sont utiles pendant quelque temps.

**constitution** n. f. Ensemble des caractères morphologiques, physiologiques et psychologiques de l'individu, pouvant prédisposer à tel ou tel genre d'affection. La *constitution homéopathique :* carbonique*, phosphorique* ou fluorique*, permet au médecin homéopathe d'orienter son diagnostic et sa thérapeutique.

**constricteur** adj. et n. m. Se dit d'un muscle dont le rôle est de réduire le diamètre ou le volume d'une cavité : *constricteur de la vulve, du pharynx.*

**constrictif, ive** adj. **Douleur constrictive,** douleur reproduisant une sensation de serrement et de brûlure, donnant l'impression d'être serré dans un étau. — La douleur de l'angine* de poitrine représente le type de la douleur constrictive.

**consultation** n. f. 1. Examen que le médecin pratique à son cabinet et qui est destiné à diagnostiquer la maladie ainsi qu'à en prescrire le traitement.

2. Avis motivé rendu par plusieurs médecins (généralement le médecin traitant et un ou plusieurs spécialistes) se rencontrant auprès d'un malade lorsque les circonstances l'exigent (v. MÉDECIN, *Médecin consultant*).

**Services de consultation,** services organisés dans la plupart des hôpitaux pour traiter les malades venus du dehors ou décider de leur hospitalisation.

**contact** n. m. *Lentille de contact.* V. LENTILLE, *Lentille cornéenne.* — *Verre de contact.* V. VERRE.

**contactothérapie** n. f. Procédé de radiothérapie dans lequel le tube émetteur de rayons X est placé au contact de la lésion.

**contage** n. m. Cause matérielle de la contagion* : crachats, urines, selles, etc.

**contagieux, euse** adj. Se dit des maladies transmises par contagion, des malades atteints cliniquement ou de façon latente et des porteurs de germes non malades.

La prophylaxie collective des maladies contagieuses regroupe non seulement

cile avec désinfection* du linge et de la vaisselle, soit à l'hôpital (qui est, de loin, préférable) —, la désinfection, la déclaration obligatoire de certaines maladies, mais aussi l'évacuation des eaux usées, la réglementation des baignades, etc.
La déclaration de certaines maladies transmissibles est obligatoire. Celle-ci doit être faite par le médecin qui l'a dignostiquée à l'inspecteur départemental d'hygiène ou au préfet, et par le chef de famille ou le responsable des locaux occupés par le malade au maire.
La liste de ces maladies est la suivante :

1 fièvres typhoïde et paratyphoïde
2*a* typhus exanthématique
2*b* autres rickettsioses
3 variole
4 scarlatine
5 rougeole
6 diphtérie
7 suette miliaire
8 choléra
9 peste
10 fièvre jaune
11*a* dysenterie bacillaire
11*b* dysenterie amibienne
12 toxi-infections alimentaires collectives
13 méningite cérébro-spinale à méningocoques
14 poliomyélite antérieure aiguë
15 trachome
16 brucellose
17 lèpre
18*a* leptospirose ictéro-hémorragique
18*b* autres leptospiroses
19 psittacose
20 tétanos
21 typhus récurrent
22 coqueluche
23 tularémie
24*a* paludisme primaire autochtone
24*b* paludisme importé
25 toxicose infectieuse des enfants du premier âge en collectivité
26 teignes
27 tuberculose
28 charbon
29 rage
30 hépatites présumées virales.

**contagion** n. f. Transmission d'une maladie d'un individu à l'autre (homme ou animal).
La contagion se fait directement, indirectement ou par l'intermédiaire d'un vecteur :
— *directement*, elle est interhumaine, par le sang, le pus, la salive, les rapports sexuels ;
— *indirectement*, elle se fait par les linges, les eaux, la vaisselle, les w. c., etc. ;
— *par un vecteur*, c'est-à-dire par piqûres de moustiques, morsures de rongeurs, de chiens, de chats, etc.
Cela explique l'importance des mesures prophylactiques (isolement, désinfection, vaccination) pour juguler l'extension des maladies contagieuses (v. CONTAGIEUX).

**contamination** n. f. Transmission d'une maladie par différents agents pathogènes, objets ou êtres vivants (il peut s'agir de microbes, mais aussi de produits radioactifs).

**contenance** n. f. Certaines contenances d'ustensiles usuels doivent être connues, aussi bien pour l'administration de médicaments que pour l'usage courant et la cuisine :

| | |
|---|---|
| cuiller à café | 5 ml |
| cuiller à dessert | 10 ml |
| cuiller à soupe | 15 ml |
| verre à liqueur | 30 ml |
| verre à vin de liqueur (ou à madère) | 50 ml |
| verre à vin de Bordeaux | 70 ml |
| verre ordinaire | 110 à 150 ml |

**contention** n. f. Procédé utilisé pour immobiliser un os fracturé : par gouttière*, attelle*, plâtre* ou ostéosynthèse*.
En *psychiatrie*, moyen physique (camisole* de force, harnais, etc.) utilisé pour immobiliser un malade agité.

**continence** n. f. État de ceux qui s'abstiennent volontairement ou non de tout rapport sexuel.

**contondant, e** adj. Qui meurtrit par écrasement, sans couper.

**contraception** n. f. Ensemble des procédés visant à éviter de façon temporaire et réversible la fécondation.
Mettant en jeu des facteurs très divers, la contraception ne peut être réduite à la seule mise en œuvre d'une technique donnée. Elle doit être acceptée par le couple, respecter l'harmonie sexuelle et tenir compte des impératifs moraux, religieux et légaux.

**Les méthodes d'abstinence périodique.**

***Méthode d'Ogino-Knaus.*** Fondée sur deux calculs à partir des dates des règles, cette méthode possède un taux d'échecs élevé, aussi est-elle tombée dans un discrédit certain.

***Méthode de la température.*** Sur une courbe thermique menstruelle (v. COURBE), l'ovulation se situe au dernier jour de la phase basse, avant le décalage thermique. Par rapport à cette ovulation, il existe donc une période féconde dont la durée classique (de 7 jours) est fondée sur la survie des spermatozoïdes (4 jours) et sur la survie de l'ovule (de 12 à 24 heures). Cette période s'étend donc du 5$^{e}$ jour avant le décalage jusqu'au 2$^{e}$ jour après l'isolement* des malades — soit à domielle. Elle sépare deux périodes stériles : l'une *après* les règles et *avant* l'ovulation, où la stérilité n'est que relative; l'autre *après* l'ovulation, où la stérilité est absolue et va du 2e jour de température haute, après le décalage, jusqu'aux règles suivantes. Si un couple veut donc exclure de façon totale le risque de grossesse, il ne doit avoir de rapports qu'à partir du 2e jour de plateau thermique confirmé. Chez les femmes dont le plateau thermique ne s'établit pas franchement mais en quelques jours, la période de stérilité absolue se voit limitée à 1 semaine ou moins. Cette méthode, dont l'exactitude reste très relative, exige donc discipline et maîtrise de soi.

**Le préservatif masculin.** C'est une méthode efficace sous réserve de son acceptabilité et de son utilisation correcte. Le préservatif doit être mis avant le début du rapport; la verge doit être retirée du vagin dès la détumescence.

**Les préservatifs féminins.** Ils obturent le col de l'utérus et empêchent la pénétration des spermatozoïdes dans celui-ci. Ils consistent en diaphragmes ou en capes de caoutchouc. Ils doivent être posés par la femme elle-même, avant le rapport. Leur efficacité n'est pas toujours parfaite car ils peuvent être déplacés pendant le rapport.

**Les spermicides chimiques.** Ce sont des ovules, tablettes, crèmes et gelées contenant des produits qui détruisent les spermatozoïdes. Leur emploi isolé est très inefficace. Ils sont surtout utilisés en association avec le diaphragme.

**Les contraceptifs intra-utérins ou stérilets.** Il s'agit de dispositifs en plastique simple ou recouvert de cuivre, en formes d'anse, de spirale ou de boucles diverses, que le médecin introduit pour un certain temps dans la cavité utérine. Ils peuvent être gardés 1 ou 2 ans sous réserve d'un contrôle régulier. Ils ne peuvent être posés qu'en l'absence de contre-indications, notamment d'infection des trompes ou de fibrome. Leur efficacité n'est pas absolue et on peut observer des « grossesses sous stérilets ».

**La contraception par voie buccale.** Fondée sur le pouvoir qu'ont les hormones ovariennes d'inhiber l'ovulation lorsqu'elles sont prescrites à certaines périodes du cycle, c'est la méthode dite « de la pilule ». C'est la plus efficace des méthodes de contraception. Son innocuité apparaît de plus en plus vraisemblable dès lors que l'on a éliminé, par un examen gynécologique et certains examens de laboratoire, ses contre-indications (hyperlipémie, diabète, phlébites, embolies, cancer, etc.).

**Législation.** La loi du 4 décembre 1974 a libéralisé la contraception, qui répond cependant à la réglementation suivante : Les produits, médicaments ou objets contraceptifs ne peuvent être vendus qu'après autorisation de mise sur le marché accordée par le ministre chargé de la Santé publique. L'insertion de contraceptifs utérins ne peut être pratiquée que par un médecin, et la délivrance des contraceptifs ne peut être autorisée que sur prescription médicale. En principe, cette délivrance ne peut être faite que dans une pharmacie, mais les centres de planification ou d'éducation familiales agréés sont autorisés à délivrer des contraceptifs à titre gratuit aux mineures désirant le secret ainsi qu'aux personnes ne bénéficiant pas de prestations maladies.

Le remboursement par la Sécurité sociale des frais entraînés par la contraception (médicaments, produits, objets, frais d'analyse, etc.) est prévu par la loi. L'aide médicale gratuite peut être obtenue.

**contraction** n. f. **Contraction musculaire,** raccourcissement ou mise sous tension d'un muscle, permettant à celui-ci d'assurer son rôle mécanique ou statique.

***Physiologie.*** Pour que la contraction musculaire se produise, il faut que le muscle reçoive un stimulus (l'influx nerveux transmis par un nerf). Les contractions musculaires peuvent se faire sans changement de longueur du muscle *(contraction isométrique) :* elles maintiennent une position, « fixent » une attitude ; ou avec raccourcissement *(contraction isotonique) :* elles produisent alors le mouvement. Dans les deux cas, le muscle se durcit et se tend toujours lors d'une contraction.

Les contractions peuvent être *involontaires :* celles de la musculature lisse des organes, par exemple; ou *volontaires :* celles de la musculature striée de l'appareil locomoteur, des yeux, de la langue, par exemple.

Les contractions peuvent être enregistrées sur un diagramme nommé *myogramme* (V. MYOGRAPHIE). Les phénomènes électriques qui accompagnent la contraction au niveau des nerfs sont étudiés sur l'*électromyogramme**.

***Mécanisme.*** Le mécanisme intime de la contraction musculaire est encore imparfaitement connu, mais il est généralement admis qu'à l'étirement la bande claire I (actine) s'allonge. À la contraction, elle se raccourcit et disparaît, puis la zone H disparaît et la bande A (myosine) se raccourcit. (V. MUSCLE, *Anatomie de la fibre musculaire striée.*)

La contraction musculaire nécessite de

l'énergie, qui serait fournie par l'hydrolyse de l'A.T.P. (v. ADÉNOSINE *triphosphate*). La contraction continue d'un muscle comprime les vaisseaux et gêne la circulation, entraînant une fatigue rapide.

**contracture** n. f. Contraction durable et involontaire d'un muscle ou d'un groupe de muscles. — La *contracture abdominale* est une réaction de défense réflexe de la paroi abdominale à une agression péritonéale, d'abord localisée, puis généralisée (ventre de bois). Cette contracture signe une péritonite* et impose l'intervention d'urgence.

**contraste** n. m. Les radiographies de certains organes (os, poumons) présentent un contraste naturel, dû à la différence de pénétration des rayons X dans ces organes et dans les tissus voisins. Dans la plupart des autres cas, il faut employer des substances de contraste pour rendre opaques les cavités ou canaux qui ne sont pas visibles sans cet artifice.

Les principales substances de contraste sont le sulfate de baryum (tube digestif) et de nombreux dérivés iodés (voies biliaires, urinaires).

**contrecoup** n. m. Lésion d'un organe par répercussion d'un choc à distance : fracture vertébrale par chute sur les talons, rupture de la rate par contusion abdominale à distance.

**contre-indication** n. f. Circonstance au cours de laquelle un geste thérapeutique, quel qu'il soit (médicament, cure thermale, opération chirurgicale, etc.), ne peut être appliqué à une maladie, à cause de l'état du malade.

La contre-indication peut être relative ou absolue. La grossesse ainsi que le diabète sont des contre-indications à certaines thérapeutiques. Par extension, on dit qu'il y a contre-indication à un voyage, à un sport, etc., lorsque l'état du sujet ne permet pas de supporter ceux-ci.

**contrepoison** n. m. Remède contre les effets d'un poison.

Les contrepoisons vraiment actifs sont peu nombreux. On les classe en *antidotes*, qui suppriment l'action du toxique, en *chélateurs*, qui s'unissent à lui pour former une combinaison moins dangereuse, et en *antagonistes*, qui s'opposent au toxique par un effet physiologique contraire.

Parmi les antidotes, citons la nalorphine pour la morphine ; parmi les chélateurs, les tétracémates ; parmi les antagonistes, le glucagon (intoxication par l'insuline).

**Contrexéville,** station hydrominérale des Vosges, à 5 km de Vittel, ouverte du 20 mai au 30 septembre.

L'eau froide (de 11 à 12 °C), sulfatée calcique et magnésienne, est diurétique et cholérétique. On l'emploie dans le traitement des affections des voies urinaires, dans les affections du foie et des voies biliaires ainsi que dans les affections métaboliques (goutte, hypercholestérolémie, obésité).

**controlatéral, e, aux** adj. Qui se situe ou se manifeste du côté opposé du corps, symétriquement par rapport à un élément anatomique donné.

**contrôle** n. m. **Contrôle médical**, service des caisses d'assurance maladie, constitué de médecins-conseils, dentistes-conseils et pharmaciens-conseils, chargés d'éviter les abus et les fraudes, et éventuellement d'en provoquer la répression, en matière d'assurance maladie et d'assurance contre les accidents du travail.

**Contrôle sanitaire aux frontières,** institution ayant pour objet l'application des mesures prévues par le règlement* sanitaire international et la réglementation nationale, en vue d'empêcher la propagation par voie terrestre, maritime ou aérienne des maladies quarantenaires (peste, choléra, variole et fièvre jaune) et, le cas échéant, de toute autre maladie transmissible.

**contusion** n. f. Lésion provoquée par la pression, le frottement ou le choc d'un corps contondant.

Le plus souvent simples hématomes* *(bleus)* régressant spontanément, les contusions sont parfois l'objet de lésions profondes étendues. Les *contusions abdominales* posent en particulier des problèmes diagnostiques et thérapeutiques difficiles (v. ABDOMEN).

**convalescence** n. f. Période transitoire entre la fin de la maladie et le retour à une parfaite santé.

La convalescence a une durée variable suivant la nature de l'affection en cause. Elle peut aller de quelques jours (grippe) à plusieurs mois (tuberculose). Pendant la convalescence des maladies infectieuses, le sujet reste plus exposé à d'autres affections ; l'affaiblissement et le manque d'entraînement justifient une reprise progressive de l'alimentation et de l'activité physique. Le médecin jugera, suivant les cas, d'un régime alimentaire particulier, d'une rééducation appropriée, d'un changement de climat, avec, éventuellement, un séjour dans une maison de repos.

**convention** n. f. *Convention nationale des médecins*, v. HONORAIRES.

**convergence** n. f. Modification oculaire lors de la vision rapprochée et qui comprend :

1. Une déviation simultanée des axes optiques des deux yeux, qui se rejoignent sur le point regardé ;
2. Une modification du cristallin, dont la puissance optique augmente sous l'effet du muscle ciliaire* et qui devient plus convergent (c'est l'accommodation à la distance). Simultanément à ces deux phénomènes, la pupille se contracte pour la vision rapprochée.

**convulsion** n. f. Phénomène d'excitation motrice pathologique survenant par crises, au cours desquelles le malade présente des mouvements saccadés des membres, du visage et des yeux *(mouvements tonicocloniques).*

La cause principale des convulsions est l'épilepsie*. En dehors de celle-ci, certains dérèglements métaboliques peuvent entraîner des convulsions et s'accompagner ou non de coma : hypoglycémie*, baisse de la calcémie (v. TÉTANIE), intoxications, etc.

Les *convulsions hyperpyrétiques* de l'enfant méritent une mention spéciale, dans la mesure où tout jeune enfant dont la température atteint ou dépasse 39 °C peut faire des crises convulsives. Celles-ci, habituellement sans conséquences, peuvent exceptionnellement être suivies de séquelles neurologiques (hémiplégie). C'est pourquoi il est utile d'associer un anticonvulsivant (phénobarbital) au traitement d'un enfant atteint d'une affection fébrile.

**Coombs (test de),** réaction permettant de mettre en évidence des anticorps* dans le sang d'un sujet.

Il est utile dans le diagnostic de certaines affections en rapport avec le facteur Rhésus et dans certaines maladies auto*-immunes.

**coordination** n. f. Fonction permettant de combiner de façon harmonieuse les contractions musculaires nécessaires à la réalisation d'un mouvement volontaire. — La coordination est contrôlée par le cervelet*.

**coproculture** n. f. Culture microbienne des matières fécales, complétée par la recherche de différents parasites ou bactéries.

**coprologie** n. f. Étude des matières fécales ou fèces*.

**copromanie** n. f. Tendance de certains malades mentaux à se souiller de leurs matières fécales.

**copulation** n. f. Accouplement et, plus précisément, pénétration de la verge dans le vagin, qui permet la réunion des gamètes et la fécondation. (Syn. : COÏT.) — Toute douleur ou toute perte de sang (en dehors des règles) lors d'une copulation doit amener la femme à consulter.

**coqueluche** n. f. Maladie infectieuse et contagieuse, due au bacille de Bordet et Gengou *(Bordetella pertussis).*

Elle peut survenir à tout âge, mais le plus souvent avant 5 ans et surtout chez les nourrissons, où elle peut atteindre une gravité extrême. La vaccination préventive en réduit les risques. Elle sévit de façon permanente dans les villes. Les malades constituent le seul réservoir de virus ; la coqueluche se transmet par contagion directe à la phase catarrhale* (toux).

**Signes cliniques.** Après une incubation silencieuse de 8 jours, la période catarrhale dure 1 ou 2 semaines et se caractérise par une fièvre (38 °C) et par une toux sèche, tenace, nocturne. Le diagnostic est difficile à cette période et jusqu'à l'apparition des quintes. À ce moment, la toux quinteuse rend le diagnostic évident. Précédée d'une période d'anxiété, la *quinte* débute par une série de secousses expiratoires de toux de plus en plus rapides, suivies d'une apnée* brève. Elle continue par une inspiration profonde ou « chant du coq ». Les quintes se succèdent en cycles de durée variable, terminées par une expectoration* peu abondante contenant des bacilles de Bordet-Gengou et du mucus bronchique,

Le nombre quotidien des quintes peut aller de quelques dizaines à plus de 100. La période des quintes dure en moyenne 5 semaines, mais un tic coqueluchoïde peut persister 1 an : à l'occasion d'infections respiratoires banales, l'enfant recommence à tousser comme lorsqu'il avait la coqueluche.

Chez le nourrisson, la coqueluche est une maladie grave, avec altération importante de l'état général, vomissements, accès de cyanose. La gravité de la coqueluche est due à la fréquence des complications. Les plus courantes touchent l'appareil respiratoire (broncho-pneumonies) et le système nerveux. Les convulsions simples, de bon pronostic, sont à différencier de l'encéphalopathie* aiguë, d'évolution souvent fatale.

**Diagnostic.** Le diagnostic repose sur la recherche et l'isolement du germe et l'augmentation importante des lymphocytes*.

**Traitement.** Le *traitement curatif* est simple, associant sédatifs* de la toux et antibiotiques. Les quintes asphyxiantes du nouveau-né nécessitent la mise en milieu hospitalier.

Le *traitement préventif* associe des mesures d'hygiène : déclaration obligatoire (n° 22), isolement, éviction scolaire pour les frères et sœurs, et la vaccination. Celle-ci se pratique dès le 3e mois, le plus souvent en association avec la vaccination antidiphtérique-antitétanique.

**coquille** n. f. **Coquille plâtrée,** moitié postérieure d'un corset plâtré, utilisée pour traiter certaines affections de la colonne vertébrale.

**cor** n. m. Petit épaississement épidermique très dur du dos des orteils, très sensible à la pression et qui rend la marche inconfortable. Le traitement préventif est essentiellement le port de chaussures de taille correcte. L'application de lotions ou pommades émollientes permet d'ôter partiellement le bouchon corné par grattage prudent avec un instrument stérile (grattoir, bistouri), mais le recours à la chirurgie peut être nécessaire.

**coracoïde** n. f. et adj. Petite apophyse du bord supérieur de l'omoplate*.

**corde** n. f. Nom donné à certains organes : *corde du tympan*, branche du nerf facial ; *cordes vocales*, muscles et ligaments du larynx*.

**cordon** n. m. Nom donné, en médecine, à certains organes en raison de leur forme : *cordons de la moelle* épinière, cordon ombilical, cordon spermatique.*

**Cordon ombilical,** tige flexible (de 50 cm de long et 1,5 cm de diamètre) qui contient les vaisseaux reliant le fœtus au placenta. A la naissance, il faut le ligaturer à 1 cm de la peau et le couper 1 cm plus haut. Il peut être trop court (gênant la circulation) ou trop long (s'enroulant autour du cou du fœtus et pouvant l'asphyxier à la naissance [circulaire du cordon]).

**Cordon spermatique,** pédicule du testicule qui contient le canal déférent, les artères spermatiques et déférentielles, les plexus veineux, nerveux et lymphatiques. Le cordon spermatique sort de l'abdomen pour gagner les bourses en traversant le *canal inguinal.*

**cordotomie** n. f. Intervention neurochirurgicale portant sur les cordons de la moelle* épinière et pratiquée en cas de douleurs intolérables, résistant à tout autre traitement.

**cornage** n. m. Bruit particulier, sourd et grave, survenant à l'inspiration, et qui témoigne de la gêne, notamment au niveau de la trachée, au passage de l'air. — Le cornage est un symptôme de dyspnée* laryngée.

**corne** n. f. **Corne cutanée,** petite tumeur épithéliale bénigne, allongée, dure, siégeant sur le visage ou sur le cou. — Elle doit être détruite par curetage et électrocoagulation.

**cornée** n. f. Membrane fibreuse de l'œil, prolongement antérieur de la sclérotique* dont elle ne diffère que par sa transparence. La cornée est baignée en avant par les larmes, en arrière par l'humeur aqueuse. (V. ŒIL, *Anatomie.*) La cornée est à la fois une enveloppe résistante et un milieu transparent. Elle est richement innervée, mais dépourvue de vaisseaux, sauf dans des cas pathologiques (v. KÉRATITE).

**cornet** n. m. **Cornets du nez*,** cartilages des fosses nasales, au nombre de 3 de chaque côté, dont le rôle est de canaliser et de filtrer l'air inspiré.

**coronaire** adj. et n. f. Se dit de certains organes en raison de leur disposition en couronne.

**Artères coronaires.** Ce sont deux branches issues de la naissance de l'aorte et qui constituent les artères nourricières du cœur*.

L'*artère coronaire droite*, postérieure, volumineuse, gagne le sillon auriculo-ventriculaire, puis le sillon interventriculaire postérieur et inférieur, où elle se termine.

L'*artère coronaire gauche*, antérieure, gagne rapidement le sillon interventriculaire antérieur, pour se terminer après avoir contourné la pointe du cœur.

**Veines coronaires.** La grande veine coronaire, qui draine le sang des artères coronaires, s'élargit pour devenir le *sinus coronaire*, qui se jette dans l'oreillette droite.

**Artère coronaire stomachique.** C'est une branche du tronc cœliaque* qui irrigue la petite courbure de l'estomac*.

**Maladies des artères coronaires.** V. ANGINE DE POITRINE, ATHÉROSCLÉROSE, CORONARITE.

**coronarite** n. f. Artérite des artères coronaires, cause d'angine* de poitrine et d'infarctus du myocarde. — C'est une manifestation de l'athérosclérose.

**coronarographie** n. f. Radiographie des artères coronaires après injection d'un produit de contraste. — Elle permet de vérifier la perméabilité des coronaires et de localiser les lésions athéromateuses.

**corps** n. m. **Corps étranger,** substance étrangère à l'organisme, soit apportée du dehors (projectiles, objets déglutis ou inhalés), soit formée sur place (calculs*, fragments osseux ou cartilagineux). — Les corps étrangers venus du dehors doivent être extraits sans retard, notamment lorsqu'ils sont dans une plaie, dans les voies respiratoires, le tube digestif ou l'œil (v. EXTRACTION).

**Corps jaune,** structure ovarienne transitoire et périodique, qui sécrète la progestérone. Le *corps jaune menstruel* se constitue, après l'ovulation, aux dépens du follicule vidé de l'ovule qu'il contenait. Le *corps jaune de grossesse* joue un rôle capital dans la nidation de l'œuf et les tout premiers temps de la grossesse ; son action hormonale est ensuite relayée par les prolans du placenta.

**corpuscule** n. m. Nom générique donné à de nombreuses structures du corps humain, visibles le plus souvent uniquement au microscope.

**Corpuscule basal.** V. BLÉPHAROPLASTE.

**Corpuscule carotidien,** petite masse arrondie située dans l'angle de bifurcation de l'artère carotide*. — Contenant des cellules nerveuses, il joue un rôle important dans la régulation de la tension artérielle et dans celle du débit sanguin cérébral. Il peut être le siège de tumeurs.

**corricide** n. m. Substance destinée à la destruction des cors* et durillons.

**corset** n. m. Sous-vêtement destiné à maintenir le tronc (buste, abdomen, rachis). Le corset en coutil baleiné n'est plus guère employé, et les modèles destinés à donner la taille fine, si usités au début du XX$^{e}$ siècle, sont contraires à la physiologie (limitation de l'amplitude respiratoire, relâchement des muscles vertébraux et abdominaux).

Les *corsets orthopédiques*, en revanche, sont utilisés pour traiter les affections et déviations du rachis : *corsets de plâtre* de redressement confectionnés après moulage en position corrigée ; *corsets de maintien* en Celluloïd, matière plastique ou cuir et métal, qui ont l'avantage d'être amovibles et de permettre la kinésithérapie associée ; *lombostats* en coutil baleiné avec armature métallique. (V. CEINTURE.)

**cortex** n. m. Couche périphérique de certains organes, notamment du cerveau* (*cortex cérébral*) et de la glande surrénale* (*cortex surrénalien*, qui sécrète les hormones corticosurrénales).

**Corti (organe de),** ensemble sensoriel de l'appareil auditif, destiné à percevoir les sensations acoustiques (v. OREILLE, *Oreille interne*).

**cortical, e, aux** adj. Relatif au cortex (cérébral ou surrénalien).

**corticoïde** adj. et n. m. Se dit des corticostéroïdes* et de substances, telle l'A. C. T. H., qui ont une action analogue.

**corticostéroïde** adj. et n. m. Se dit des hormones stéroïdes sécrétées par la partie périphérique (cortex) des glandes surrénales et des produits de synthèse ayant une action analogue.

**Corticostéroïdes naturels.** Ces corps se divisent, suivant leur action, en :

— *glucocorticoïdes*, agissant surtout sur le métabolisme des glucides et représentés par la *cortisone** et l'hydrocortisone ou *cortisol ;*

— *minéralocorticoïdes*, agissant sur le métabolisme des sels minéraux (de sodium, de potassium) et représentés par l'*aldostérone ;*

— *androgènes*, de structure voisine de celle de la testostérone.

**Corticostéroïdes de synthèse.** Ce sont :

— la *désoxycorticostérone*, minéralocorticoïde employé dans le traitement de l'insuffisance surrénale (maladie d'Addison) ;

— les *corticostéroïdes anti-inflammatoires*, représentés par la deltacortisone, ou *prednisone*, la deltahydrocortisone, ou *prednisolone*, des dérivés fluorés (fludrocortisone, triamcinolone, bétaméthazone) et des dérivés méthylés (méthyl-prednisolone). [V. CORTICOTHÉRAPIE.]

**corticosurrénal, e, aux** adj. Qui concerne la partie périphérique, corticale, des glandes surrénales*. (Syn. : CORTEX* SURRÉNALIEN.)

**corticothérapie** n. f. Traitement par les corticoïdes (corticostéroïdes et A. C. T. H.).

Ce traitement, très actif, doit être l'objet d'une surveillance attentive, car il est responsable de nombreux accidents et peut aboutir, dans certains cas, à une véritable dépendance physiologique (*corticodépendance*).

Les indications sont de trois ordres :

1. *Action substitutive.* En pathologie endocrinienne, l'insuffisance surrénalienne, comme l'insuffisance hypophysaire et l'hypophysectomie, nécessite un traitement hormonal, substitutif à vie par la cortisone ou l'hydrocortisone associées aux hormones minéralocorticoïdes (désoxycorticostérone).

2. *Action anti-inflammatoire.* En rhumatologie et dans certaines collagénoses*, la corticothérapie permet aux malades de mener une vie pratiquement normale. Son action a également bouleversé le pronostic des glomérulonéphrites*, du rhumatisme* articulaire aigu, ainsi que celui de certaines hémopathies* (affections du sang). Dans les maladies allergiques, l'asthme en particulier, la corticothérapie trouve une indication, mais peut être à l'origine de corticodépendance qui oblige à poursuivre le traitement indéfiniment, avec tous ses risques. Dans de nombreuses maladies de peau, la corticothérapie locale est très efficace (crèmes, pommades).

Pour l'action anti-inflammatoire, on emploie les corticostéroïdes* de synthèse (prednisone, bétaméthazone, etc.) ou, si la surrénale peut réagir, l'A. C. T. H., qui

stimule la sécrétion d'hormones naturelles. On alterne parfois les deux médications (corticostéroïdes et A. C. T. H.).
3. *Action immunodépressive.* Les corticoïdes sont également des immunodépresseurs*. A ce titre, ils sont employés notamment chez les sujets qui ont subi une greffe d'organe (rein), pour éviter le rejet, et chez les porteurs d'une maladie auto-immune*.
La conduite de ce traitement nécessite des précautions indispensables : régime sans sel (pour éviter la rétention hydrosodée et l'hypertension artérielle), ration alimentaire riche en protides. Une surveillance médicale est nécessaire.
**Les accidents de la corticothérapie.** Ils sont nombreux et doivent être diagnostiqués dès leur début. La rétention d'eau (œdèmes), la perte de potassium (crampes, troubles du rythme cardiaque), une fonte musculaire seront mises en évidence à l'examen clinique.
Les complications digestives sont à type de brûlures, de nausées ou de perforations d'ulcères gastriques, nécessitant une intervention chirurgicale immédiate.

**cortisone** n. f. L'une des hormones de la corticosurrénale, où elle est accompagnée par l'hydrocortisone ou cortisol.
Elle agit sur le métabolisme des glucides (provoquant l'hyperglycémie), des lipides et des protides (en augmentant leur synthèse). Elle agit également sur le métabolisme du sodium (qu'elle retient), du potassium (qu'elle élimine).
La cortisone n'est plus employée en thérapeutique que dans le traitement des insuffisances surrénales, les traitements anti-inflammatoires faisant appel aux corticostéroïdes* de synthèse.

**corvicide** ou **corvifuge** n. m. Substance destinée à détruire ou à éloigner les corbeaux.
En cas d'intoxication par un corvifuge, il importe de relever le nom du fabricant pour connaître la composition du produit.

**coryza** n. m. Affection virale des voies aériennes supérieures. (Syn. : RHUME DE CERVEAU.)
C'est une atteinte épidémique due à des virus divers, et se traduisant par une sécrétion muqueuse nasale abondante, responsable d'encombrement et d'obstruction nasale. Il convient d'éviter la surinfection (sinusite). Le traitement associe la pulvérisation de vasoconstricteurs* locaux et d'antibiotiques.

**cosmétique** adj. et n. m. Une loi du 10 juillet 1975 définit les cosmétiques et produits d'hygiène corporelle comme «toutes substances ou préparations autres que les médicaments, destinées à être mises en contact avec les différentes parties superficielles du corps humain ou avec les dents et les muqueuses, en vue de les nettoyer, de les protéger, de les maintenir en bon état, d'en modifier l'aspect, de les parfumer ou d'en corriger l'odeur». Cette définition est assortie d'impératifs concernant la fabrication, le conditionnement et la vente de ces produits, dont la formule intégrale doit être transmise au Centre de traitement des intoxications (sauf pour les parfums).
Enfin, sont considérés comme médicaments* les produits cosmétiques et les produits d'hygiène corporelle qui contiennent une substance ayant une action thérapeutique ou qui contiennent à une certaine dose des substances vénéneuses.

**côte** n. f. Chacun des os très allongés, en forme d'arc concave en dedans, qui, au nombre de douze de chaque côté, constituent avec les vertèbres dorsales et le sternum la *cage thoracique.*
**Anatomie.** On distingue, de haut en bas, 7 vraies côtes unies au sternum par les cartilages costaux, 3 «fausses» côtes, dont l'extrémité antérieure s'unit au cartilage costal susjacent, et les côtes flottantes (11e et 12e), dont l'extrémité reste libre.
**Pathologie.** *Côte cervicale.* C'est une anomalie de la 7e vertèbre cervicale, dont une apophyse transverse est anormalement développée, qui peut entraîner une compression des vaisseaux et des nerfs de la base du cou.
*Fractures de côtes.* Elles sont très fréquentes chez l'adulte. Bénignes si elles n'intéressent qu'une ou quelques côtes (un simple bandage du thorax suffit à les maintenir), elles peuvent mettre en jeu la vie du blessé si elles sont multiples, réalisant un «volet thoracique» qui nécessite un traitement d'urgence en centre chirurgical.

**coton** n. m. Poils de la graine du cotonnier, utilisés sous forme de *coton cardé*, peu perméable à l'eau, ou de *coton hydrophile*, qui peut absorber 18 fois son poids d'eau.

**cotyle** n. m. Cavité articulaire d'un os : le cotyle de l'os iliaque s'articule avec la tête du fémur. (Syn. : CAVITÉ COTYLOÏDE.)

**cou** n. m. Partie du corps située entre la tête et le thorax.
**Anatomie.** Le cou contient des organes importants (thyroïde, parathyroïdes) et est traversé par le conduit laryngo-trachéal (appareil respiratoire), le conduit pharyngo-œsophagien (appareil digestif), les vaisseaux destinés à l'irrigation de la tête et de l'encéphale (carotides*, jugu-

laires*), la moelle* épinière dans le canal rachidien, les nerfs crâniens.

**Pathologie.** Les *plaies du cou* sont graves en raison de la situation superficielle de paquets vasculo-nerveux essentiels, et peuvent entraîner une hémorragie mortelle en quelques minutes. La blessure de l'axe aérodigestif peut occasionner un état d'asphyxie aiguë par projection de sang dans les bronches. La seule chance de survie de ces graves plaies du cou est le transport d'extrême urgence dans un centre de réanimation chirurgicale.

**coude** n. m. Partie du membre supérieur située à la jonction du bras et de l'avant-bras.

**Anatomie.** L'*articulation du coude* permet les mouvements de flexion et d'extension de l'avant-bras sur le bras (articulation de l'humérus avec le cubitus et le radius) et les mouvements de pronation et de supination (articulations huméro-radiale et radio-cubitale).

Le *pli du coude*, en avant de l'articulation, est une importante région de passage pour les vaisseaux (artère humérale) et les nerfs (médian et radial) destinés à l'avant-bras et à la main. Les veines superficielles, apparentes, servent aux prises de sang et injections intraveineuses.

La *région olécranienne*, en arrière, présente le relief de l'olécrane (pointe du cubitus) sur lequel s'insère le muscle triceps. Le nerf cubital passe dans la gouttière épitrochléo-olécranienne : superficiel, il est exposé aux traumatismes.

**Pathologie.** Les *luxations* du coude ne sont pas rares, en règle générale bénignes. La *fracture de l'olécrane* nécessite l'ostéosynthèse par cerclage ou broche. La *pronation douloureuse* est une affection du jeune enfant (de 1 à 5 ans) : tiré par le poignet pour franchir un obstacle (trottoir par exemple), l'enfant pousse un cri et ne peut plus bouger le bras ; de mécanisme discuté, cet accident cède facilement à la remise du coude en flexion et supination.

**cou-de-pied** n. m. Segment du membre inférieur qui répond à l'articulation tibiotarsienne réunissant les deux os de la jambe à l'astragale.

**couenne** n. f. Membrane jaunâtre se formant à la partie supérieure d'un caillot, et faite de fibrine* coagulée.

Par analogie, dépôt inflammatoire qui tapisse la plèvre (pleurésies purulentes), le péricarde (péricardites) ou les amygdales (v. DIPHTÉRIE).

**coumarine** n. f. Substance odorante présente dans bon nombre de plantes sèches, notamment le mélilot.

La coumarine et ses dérivés s'opposent à l'élaboration de certains facteurs nécessaires à la coagulation du sang : ce sont des *antivitamines K*. (V. ANTICOAGULANT.) Antidotes : vitamine K, thrombine.

**coup** n. m. **Coup de chaleur.** V. CHALEUR.

**Coup de fouet**, douleur très vive ressentie lors d'un claquage* musculaire.

**Coup de poignard**, douleur extrêmement violente et soudaine qui apparaît dans le thorax ou l'abdomen lors d'accidents aigus comme une embolie pulmonaire grave, un infarctus du myocarde, une perforation d'ulcère gastrique ou une appendicite suppurée.

**Coup de soleil.** V. INSOLATION.

**couperose** n. f. Affection cutanée du visage, d'origine circulatoire, se manifestant par des rougeurs aux pommettes et au nez. La couperose est constituée par un réseau de vaisseaux sanguins dilatés et anastomosés. Elle s'observe surtout chez les femmes blondes et les sujets aux vaisseaux fragiles. La rougeur est accentuée par la prise d'un repas ou d'alcool, par l'exposition au froid ou à la chaleur. La couperose est aggravée par l'alcoolisme, mais elle peut exister chez des sujets parfaitement sobres.

Le traitement comporte l'électrocoagulation des capillaires, associée à des mesures d'hygiène générale. La couperose peut s'infecter : c'est l'acné* rosacée.

**coupure** n. f. Plaie provoquée par un instrument tranchant.

Devant toute coupure, il importe de savoir s'il existe des lésions profondes (sections tendineuses, vasculaires ou nerveuses) qui demandent une réparation d'urgence et s'il y a risque d'infection. (V. PLAIE.)

**courbature** n. f. Sensation d'endolorissement prédominant aux membres et aux lombes, et succédant à un effort musculaire inhabituel. — Des courbatures généralisées peuvent s'observer également à la phase initiale de nombreuses infections, notamment virales (grippe). On les traite alors par l'aspirine, la quinine, le paracétamol.

**courbe** n. f. Ligne formée par la réunion de points variables successifs, notés sur une feuille quadrillée, et qui permet de suivre l'évolution de différents états physiologiques.

**Courbe de température ou courbe thermique.** Elle est prise en général deux fois par jour. Dans certaines maladies infectieuses aiguës, elle peut être prise toutes les 3 heures.

**Courbe thermique menstruelle.** La température varie chez la femme sous l'influence des sécrétions hormonales de l'ovaire. Prise le matin au réveil, elle est inférieure à 37 °C pendant la première partie du cycle menstruel. Une légère chute, suivie d'une remontée au-dessus de 37 °C, caractérise l'ovulation. Elle se maintient alors « en plateau » (entre 37,2 et 37,5 °C) durant 12 jours jusqu'à la veille des règles, souvent annoncées par une chute brusque de la courbe.

La courbe thermique permet de préciser l'existence et la date de l'ovulation. Il convient toutefois d'établir cette courbe avec une grande rigueur et avec certaines précautions :

1. Température rectale prise avec le même thermomètre ;
2. Température prise dès le réveil, à heure fixe ;
3. Transcription sur une feuille spéciale, graduée en dixièmes de degré ;
4. Température notée pendant 2 ou 3 cycles consécutifs et entiers ;
5. Faire figurer également la date et la durée des règles, ainsi que les incidences possibles d'une maladie fébrile, d'une émotion ou d'un traumatisme.

La feuille de température apporte des renseignements nombreux :

1. Pour la femme elle-même qui désire connaître ses périodes de fertilité et de stérilité (v. CONTRACEPTION) ; savoir si, devant un retard de règles, elle est enceinte ou non ;
2. Pour le gynécologue, afin de préciser le diagnostic des troubles gynécologiques.

**Courbe du pouls.** Elle est notée en général comparativement à celle de la température (le pouls s'accélère quand la température monte) et permet parfois d'observer les dissociations entre le pouls et la température (pouls ralenti quand la température monte), de grande importance diagnostique.

**Courbes du volume urinaire et du poids.** Elles renseignent sur l'évolution des maladies des reins, l'insuffisance cardiaque, etc.

**couronne** n. f. Partie visible de la dent*. — Prothèse dentaire destinée à remplacer une couronne détruite.

**cousin** n. m. Moustique* (culicidés*).

**coussin** n. m. Sorte d'oreiller permettant de s'asseoir ou de s'appuyer.

***Coussin de siège,*** coussin de caoutchouc souple, permettant de protéger le siège d'un malade longtemps alité afin d'éviter la formation d'escarres*.

***Coussin de talon,*** anneau de caoutchouc souple où l'on pose le talon du malade longtemps alité. (On peut ainsi éviter la survenue d'escarres talonnières.)

**coussinet** n. m. Petit coussin.

**Coussinets des phalanges,** petites lésions indolores développées dans le derme du dos des articulations des doigts lors de rhumatismes* chroniques.

**couveuse** n. f. Appareil destiné à l'élevage des prématurés, des nouveau-nés fragiles ou de faible poids. (Syn. : INCUBATEUR, ISOLETTE.)

**Cowper (glandes de),** petites glandes annexées à l'urètre de l'homme.

**coxalgie** n. f. Tuberculose de l'articulation de la hanche, atteignant surtout l'enfant. (V. TUBERCULOSE, *Tuberculose osseuse.*)

**coxa-plana** n. f. Maladie frappant le noyau de la tête du fémur en voie de croissance, chez l'enfant, et qui se trouve aplati. (Syn. : OSTÉOCHONDRITE JUVÉNILE.) — Il en résulte douleur à la marche et boiterie. Le traitement comporte l'immobilisation au lit.

**coxarthrose** n. f. Arthrose* de la hanche. — Elle peut être *primitive*, faisant partie des différents rhumatismes dégénératifs qui frappent l'adulte à partir de 40 ans, ou *secondaire*, venant compliquer une malformation congénitale de la hanche, une coxite* ou une déformation du membre inférieur.

Les signes de la coxarthrose sont la douleur à la marche et à la mobilisation de la hanche, qui est limitée.

Si le traitement médical à base d'anti-inflammatoires et d'antalgiques* n'arrive pas à bout de la douleur et de l'infirmité qui en résulte, on peut remplacer l'articulation malade par une prothèse* de hanche.

**coxa-valga** n. f. Ouverture de l'angle formé par le col du fémur et sa diaphyse, d'origine traumatique ou congénitale.

**coxa-vara** n. f. Fermeture de l'angle formé par le col du fémur et sa diaphyse, souvent consécutive à un traumatisme. — La *coxa-vara de l'adolescence* est due à un trouble de croissance du cartilage de conjugaison de l'extrémité supérieure du fémur.

**coxite** n. f. Arthrite de la hanche, d'origine inflammatoire (arthrite aiguë, coxalgie, etc.).

**coxo-fémoral, e, aux** adj. Qui se rapporte à l'articulation de la hanche, entre l'os iliaque et le fémur.

**crachat** n. m. V. EXPECTORATION.

**crachoir** n. m. Petit récipient muni d'un couvercle et destiné à recueillir l'expectoration* du malade, par mesure d'hygiène et en vue d'examens.

**crampe** n. f. Contraction involontaire et douloureuse d'un muscle.

La crampe peut atteindre un ou plusieurs muscles. Dans des conditions de fatigue musculaire (entraînement insuffisant à un effort), la crampe est normale, favo-

risée par une transpiration abondante ou par le froid (bains). Certains états peuvent provoquer l'apparition de crampes : grossesse, alcoolisme, diabète, diarrhée aiguë du choléra. Localement, les spasmes artériels, les névrites et polynévrites sont des causes de crampes, notamment des membres inférieurs.
Le traitement des crampes repose sur l'administration de sédatifs, d'antalgiques, de myorésolutifs, de vitamine B1. Au moment de la crampe, un massage léger, la chaleur permettent de relâcher le muscle contracté.
**Crampe des écrivains,** gêne, ressentie comme une douleur, déclenchée par le geste d'écrire, débutant dans la main pour diffuser à l'avant-bras. — Les doigts ne peuvent plus maintenir leur position d'écriture et le sujet doit suspendre son attitude. Un porte-plume ou un crayon muni d'une grosse boule pour la préhension permet de l'éviter.
**crâne** n. m. Cavité osseuse de la tête, qui contient les centres nerveux supérieurs (cerveau, cervelet, tronc* cérébral).
**Anatomie.** Le crâne est constitué par quatre os médians : le *frontal*, le *sphénoïde*, l'*ethmoïde* (qui séparent la boîte crânienne des cavités de la face) et l'*occipital*, et par deux paires d'os symétriques, les *temporaux* et les *pariétaux*.
Ces os sont unis entre eux par des sutures dont le dessin irrégulier permet leur étroite imbrication ; à la naissance, ces sutures ne sont pas fermées, laissant entre elles des espaces importants, les *fontanelles**. La boîte crânienne s'articule avec la colonne vertébrale à sa partie postéro-inférieure (charnière cervico-occipitale).
La base du crâne, divisée en trois étages (antérieur, moyen et postérieur), est creusée de trous livrant passage aux nerfs crâniens, à la moelle épinière et aux artères et veines irriguant l'encéphale. C'est dans une partie de l'os temporal, le *rocher*, que sont creusées les cavités de l'oreille. L'*hypophyse* est logée dans une cavité médiane de la base du crâne, la *selle turcique*.
**Pathologie.** *Maladies des os.* Certaines affections peuvent comporter une localisation crânienne : myélome*, maladie de Paget*, métastases de certains cancers.
***Hydrocéphalie*.*** Elle est due à un déséquilibre entre la boîte crânienne et les liquides qu'elle contient.
***Fractures du crâne.*** Les fractures de la *voûte du crâne* isolées sont bénignes s'il n'y a pas enfoncement ou embarrure.
Les fractures de la *base du crâne* peuvent entraîner des lésions des nerfs optiques, des sinus ou de l'oreille interne, qui se compliquent souvent d'infection méningée.
Quelle que soit la fracture, les *lésions encéphaliques* dominent la symptomatologie et le pronostic : œdème cérébral, hémorragie méningée, hématome intracérébral, se traduisant par un coma et divers signes neurologiques. Ces lésions cérébrales peuvent être incompatibles avec la vie. Les *hématomes extraduraux* (entre dure-mère et os) et *sous-duraux* (sous la dure-mère) présentent une symptomatologie bien particulière, l'existence d'un *intervalle libre* de quelques heures entre le traumatisme et l'apparition des signes neurologiques imposant la surveillance stricte des traumatisés crâniens et, éventuellement, l'intervention. Les *séquelles* ne sont pas rares : *épilepsie, syndrome subjectif* des traumatisés du crâne (qui peut survenir après tout traumatisme, quelle qu'ait été son importance) et consistant en maux de tête, vertiges, troubles du caractère, de l'intellect, asthénie physique, psychique ou sexuelle. Contrastant avec cette riche séméiologie subjective, l'examen physique est normal, ce qui pose des problèmes médico-légaux. (V. CERVEAU, *Traumatismes cérébraux.*)
**crânien, enne** adj. Qui se rapporte au crâne.
**Nerfs crâniens.** Au nombre de douze paires, ils sortent par les trous de la base du crâne. (V. NERF, *Anatomie.*)
**cranio-pharyngiome** n. m. Tumeur intra-crânienne développée à partir de reliquats embryonnaires de la région hypophysaire.
**craniosténose** n. f. Soudure prématurée d'une ou de plusieurs sutures crâniennes, avant ou après la naissance. (Syn. : CRANIO-SYNOSTOSE.) — Il en résulte une impossibilité de développement normal du cerveau. Des interventions chirurgicales décompressives sont possibles.
**craniotabès** n. m. Ramollissement des os du crâne, provoqué par une insuffisance de leur calcification. — Après l'âge de 5 mois, il traduit un rachitisme*. (Syn. : CRANIOMALACIE.)
**crase** n. f. **Crase sanguine,** ensemble des propriétés du sang relatives à la coagulation*.
**crasse** n. f. **Crasse sénile,** taches brunâtres apparaissant sur le dos des mains et le visage des personnes âgées. (Syn. : KÉRATOSE SÉNILE.)
**cratægus** n. m. Nom scientifique de l'*aubépine**.
**crayon** n. m. **Crayons dermographiques,** crayons à mine grasse et épaisse, permettant de dessiner sur la peau les repères

d'un organe, d'une tumeur, d'une incision.

**Crayon médicamenteux**, préparation pharmaceutique, de forme cylindrique. (Certains crayons peuvent être introduits dans une cavité organique.)

Les *crayons de nitrate d'argent*, employés pour cautériser les tissus, sont très caustiques et ne doivent être utilisés que sous contrôle médical.

**créatine** n. f. Constituant du muscle, dont le rôle dans la contraction musculaire est fondamental. (La créatine est transformée en *créatinine*, éliminée par le rein*.)

**crèche** n. f. Établissement, public ou privé, chargé de la garde journalière des nourrissons.

Les crèches permettent aux mères de travailler et assurent à l'enfant une surveillance continuelle par un personnel spécialisé. Les enfants sont acceptés jusqu'à 3 ans, sur présentation d'un carnet de santé en règle (vaccinations contre la variole, la diphtérie, le tétanos, la coqueluche, la poliomyélite, le B.C.G.). Un médecin y effectue des visites bihebdomadaires pour contrôler l'état sanitaire et dépister les maladies contagieuses, en vue de l'isolement des enfants atteints.

**crémaster** n. m. Ensemble de petits faisceaux musculaires, sustenteurs du testicule*.

**crème** n. f. 1. **Aliments.**

***Crème de lait.*** Elle est obtenue par centrifugation du lait, et constituée de lait fortement enrichi de matière grasse (de 20 à 50 p. 100). Elle doit être consommée fraîche car elle s'altère rapidement.

***Crèmes cuites.*** Ces préparations culinaires servent comme entremets. Elles peuvent, surtout en été, être à l'origine d'intoxications alimentaires.

2. **Pharmacie.** Préparation dermatologique onctueuse comportant une forte proportion d'eau et peu ou pas de poudres.

**crénothérapie** n. f. Traitement par les eaux de source, à leur émergence même (aux griffons). (V. THERMALISME.)

**créosote** n. f. Liquide huileux obtenu par distillation du bois, antiseptique, employé en suppositoires dans les bronchites.

**crépitation** n. f. Bruit vif, sec et répété, comparable à une série de petites explosions.

**Crépitation osseuse**, bruit perçu à la mobilisation des deux fragments d'un os fracturé.

**Crépitation neigeuse**, sensation de crissement perçue à la pression d'une infiltration d'air sous la peau *(emphysème sous-cutané)*, lors de plaies des voies respiratoires ou de gangrène* gazeuse (gaz de putréfaction).

**cresson** n. m. Le *cresson de fontaine* possède des teneurs élevées en fer, cuivre, arsenic, calcium et surtout en iode, ainsi qu'une grande valeur vitaminique (A, B, B2, C). Le *cresson sauvage* peut être contaminé par un mollusque, la limnée, qui transmet à l'homme la douve* du foie. Le cresson est déconseillé aux sujets atteints d'infection urinaire (cystite, pyélonéphrite), car il aggrave les brûlures en urinant.

**Crésyl** n. m. (nom déposé). Mélange liquide obtenu par distillation du goudron de houille. (On l'emploie, dilué, comme désinfectant.)

**crétinisme** n. m. Variété d'idiotie, caractérisée par l'absence à peu près complète des facultés intellectuelles, associée à un nanisme avec infantilisme, et due à une insuffisance de la glande thyroïde (myxœdème*).

**crevasse** n. f. Fissure cutanée entamant profondément l'épiderme.

Les crevasses des *talons* et des *paumes* surviennent sur une peau épaissie, sous l'influence de frottements, du froid et de l'humidité. Il faut éviter tout contact avec l'eau, utiliser des désinfectants et des cicatrisants (pommade vitaminée). Les crevasses du *sein* apparaissent de 4 à 5 jours après l'accouchement, au début de l'allaitement. Des précautions simples permettent de les éviter : propreté lors des tétées, tétées courtes, mamelon bien introduit dans la bouche du nouveau-né, pansement sec protecteur.

**cri** n. m. **Cri du nouveau-né.** Dans les instants qui suivent la naissance, le nouveau-né pousse un ou plusieurs cris qui correspondent aux premiers mouvements respiratoires et constituent un des éléments de sa vitalité (v. APGAR) [*score d'*].

**Cri du nourrisson.** À l'état normal, un nourrisson crie quand il a faim ou soif, et la tétée ou le biberon le calme. S'il n'en est pas ainsi, il faut craindre un état pathologique et le montrer à un médecin.

**Cri du Douglas**, expression médicale liée au fait que, chez une femme présentant une rupture de grossesse extra-utérine, le toucher vaginal détermine une douleur si vive qu'elle arrache un cri à la malade.

**Maladie du cri du chat**, maladie congénitale due à l'absence du bras court du chromosome* 5. — Elle se manifeste, chez le jeune enfant, par un cri comparable au miaulement d'un chat, en raison d'une malformation du larynx. Bien qu'associée à d'autres malformations et à une débilité mentale profonde, elle permet parfois une survie assez prolongée.

**cricoïde** adj. *Cartilage cricoïde*, cartilage situé à la partie inférieure du larynx*.

**crise** n. f. 1. Manifestation pathologique soudaine, survenant en pleine santé apparente : crise d'appendicite, crise de goutte, crise d'épilepsie*, crise de colique néphrétique*, etc.
2. Modification brusque et intense qui apparaît au cours d'une maladie, souvent prémonitoire de sa guérison. — La *crise urinaire* marque souvent l'évolution terminale favorable d'une maladie infectieuse : hépatite virale, pneumonie (crise pneumonique). Elle accompagne la chute de la fièvre et peut se compliquer d'une chute de tension.
**Crise comitiale,** syn. de CRISE D'ÉPILEPSIE*.
**Crise génitale,** ensemble de modifications passagères survenant chez le nouveau-né vers le 5e ou 6e jour et touchant surtout les organes génitaux, qui augmentent de volume.
**Crise d'originalité juvénile,** période de l'adolescence, pendant laquelle le besoin de s'affirmer se traduit par un comportement agressif et souvent antisocial.
**Crise temporale,** crise d'épilepsie* localisée au lobe temporal du cerveau*.

**crispation** n. f. 1. Contraction brève et involontaire d'un muscle.
2. État d'irritation et de nervosité excessive.

**cristallin** n. m. Lentille optique de l'œil*, située en arrière de l'iris et en avant de l'humeur vitrée.
Les rayons de courbure des faces du cristallin diminuent lors de l'accommodation, ce qui permet de voir les objets rapprochés. L'opacification du cristallin constitue la cataracte*.

**critique** adj. Relatif à une crise* (*phase critique* d'une maladie).
*Âge critique*, la ménopause*.

**Crohn (maladie de),** affection inflammatoire de l'intestin, de cause inconnue, souvent familiale, siégeant surtout à la partie terminale de l'iléon. (Syn. : ILÉITE TERMINALE.)
La maladie de Crohn se manifeste par des douleurs abdominales, souvent pseudo-appendiculaires, par des coliques et aussi par l'existence, à la palpation, d'une masse abdominale. La diarrhée, les lésions anales sont fréquentes, associées à des douleurs articulaires, à des lésions cutanées (érythème noueux) et oculaires (iritis) ainsi qu'à des fistules.
L'examen radiologique confirme le diagnostic.
Le traitement repose sur les mesures hygiéno-diététiques, le repos, la prescription d'antibiotiques en cas de pullulation microbienne.
La chirurgie d'exérèse permet d'éviter les complications aiguës.

**croissance** n. f. Ensemble des transformations aboutissant à la maturation définitive de l'individu.
La croissance s'étale entre la vie fœtale et l'âge de 20 ans environ, un peu plus longue chez l'homme que chez la femme. On distingue ainsi la croissance fœtale, celle de la première enfance, de la deuxième enfance, de la puberté, de l'adolescence.
Elle s'exprime par une augmentation de la taille, du poids, du volume des viscères, un épanouissement des fonctions psychiques.
La croissance est plus ou moins rapide suivant les périodes. Ainsi la petite enfance (de 0 à 2 ans) et la puberté sont des périodes de développement important et rapide. L'harmonie de la croissance dépend de la conformation du sujet (les cardiopathies congénitales, l'achondroplasie la compromettent), de facteurs génétiques, du milieu dans lequel il se développe et surtout du fonctionnement des glandes endocrines (thyroïde, hypophyse, surrénales).

**Croix-Rouge.** V. SECOURISME.

**croup** n. m. Localisation de la diphtérie au larynx.
Le croup peut succéder à une angine diphtérique, mais il peut également apparaître d'emblée. Il évolue en trois phases :
— phase *dysphonique*, caractérisée par des modifications de la voix et de la toux, qui sont d'abord rauques puis éteintes, avec un état général bien conservé ;
— phase de *gêne respiratoire*, avec des accès de dyspnée laryngée avec cornage* ;
— phase *asphyxiante* irréversible.
**Traitement.** Il repose sur la sérothérapie, qui doit être aussi précoce que possible. On y associe des antibiotiques, un repos strict au lit, une corticothérapie*. En cas d'asphyxie, la trachéotomie s'impose. (V. DIPHTÉRIE.)

**croûte** n. f. Plaque constituée de leucocytes, d'une exsudation et de cellules épithéliales desséchées à la surface d'une plaie.
La croûte recouvre souvent un foyer infectieux ; en ce cas, elle est entourée d'une zone rouge dont la pression fait sourdre du pus.
Les croûtes doivent être enlevées sans que la plaie saigne de nouveau, en appliquant des compresses humides avec de l'eau bouillie ou, mieux encore, de l'eau oxygénée. Il faut ensuite désinfecter soi-

gneusement la plaie avec une solution ou une pommade antiseptiques.

**Croûtes de lait**, placards gras, collant les cheveux, que l'on observe chez le nourrisson, dus à une infection bénigne du cuir chevelu. — Un traitement antibiotique léger en vient aisément à bout.

**crural, e, aux** adj. Qui appartient à la cuisse.

**crustacés** n. m. pl. Les crustacés doivent être consommés dans un état parfait de fraîcheur. Même ainsi, ils peuvent déclencher chez les sujets allergiques des réactions urticariennes (rougeurs) accompagnées de malaise, céphalée, hypertension artérielle. Ces troubles disparaissent en quelques heures. Les crustacés sont déconseillés en cas de goutte, d'hyperuricémie.

**Cruveilhier-Baumgarten (syndrome de)**, cirrhose* du foie associée à une perméabilité de la veine ombilicale (normalement obturée à la naissance), et qui se caractérise par une énorme circulation* collatérale périombilicale, dite « en tête de méduse ».

**cryesthésie** n. f. Sensation localisée et exagérée de froid, qui peut être douloureuse et due à un trouble circulatoire local.

**cryoglobulinémie** n. f. Présence dans le sang d'une immunoglobuline* qui précipite au froid.

La cryoglobulinémie se rencontre dans le myélome de Kahler*, la leucémie* lymphoïde et dans le kala*-azar, mais aussi dans la cirrhose*, les collagénoses* et certaines infections.

**cryoplexie** n. f. Effets du froid (de 34 à 24 °C) sur l'organisme dans son ensemble, par opposition aux effets locaux (gelures).

**cryothérapie** n. f. Traitement utilisant le froid intense pour la destruction des tumeurs de la peau, des cicatrices disgracieuses (chéloïdes*), des lésions inflammatoires (lupus*).

**cryptococcose** n. f. Mycose cosmopolite grave, due à une levure sans spores, *Cryptococcus neoformans*. (Syn. : TORULOSE.)

La contamination se fait par voie respiratoire, mais la cryptococcose se manifeste surtout par une méningite et des lésions cérébrales. La peau, les reins, les os peuvent être également touchés.

**cryptorchidie** n. f. Forme la plus grave de l'ectopie* testiculaire, dans laquelle le ou les testicules demeurent dans l'abdomen.

**cubital, e, aux** adj. Relatif au coude. Le *nerf cubital*, né du plexus brachial, descend à la face interne du bras, puis du coude, en arrière de l'épitrochlée, où on peut le sentir, et se termine à la main. Il commande plusieurs muscles de l'avant-bras et de la main, dont son atteinte, en particulier rhumatismale, entraîne la rétraction des doigts dite *griffe cubitale*.

**cubitus** n. m. Os long de l'avant-bras, articulé en haut avec l'humérus, en bas avec le carpe.

L'extrémité supérieure du cubitus est formée par l'olécrane et l'apophyse coronoïde, qui circonscrivent la grande cavité sigmoïde.

L'extrémité inférieure est constituée par la tête du cubitus et l'apophyse styloïde.

**Fractures du cubitus.** Les fractures de l'extrémité supérieure atteignent surtout l'olécrane (v. COUDE, *Pathologie*.)

Les fractures isolées de la diaphyse* sont rares, demandant souvent l'ostéosynthèse. (En général, le radius et le cubitus sont fracturés ensemble. V. AVANT-BRAS.)

L'association d'une fracture de la diaphyse cubitale et d'une luxation de la tête radiale réalise la *fracture de Monteggia*.

**cuir** n. m. Les cuirs récemment teints, s'ils sont sucés ou portés par des enfants, peuvent être à l'origine de méthémoglobinémies graves (v. MÉTHÉMOGLOBINE).

Le travail dans l'industrie du cuir est pénible et nocif. Les ouvriers sont exposés aux dangers dus aux impuretés des peaux (transmissions de maladies infectieuses comme le charbon, la morve, la spirochétose, etc.), aux intoxications par les divers insecticides restant dans la fourrure ainsi que par divers produits toxiques.

**Cuir chevelu.** Tégument de la partie supérieure et postérieure de la tête et de la nuque, normalement recouvert de poils (cheveux). Le cuir chevelu est souple, il glisse facilement sur le crâne.

***Affections médicales.*** Le cuir chevelu peut être altéré par la chute des cheveux au cours de diverses alopécies*, ou atteint d'infections (impétigo*) et d'états squameux (pityriasis*) qui se manifestent par des pellicules.

***Lésions chirurgicales.*** TRAUMATISMES. Ils doivent toujours entraîner une radiographie, car ils peuvent masquer une fracture du crâne.

Les *contusions* provoquent des épanchements sanguins qui apparaissent sur une peau érodée mais non ouverte (heurts violents, matraquages). Elles provoquent des « bosses » (hématomes), à traiter par pansement compressif.

Les *plaies* sont particulièrement hémorragiques. Il y en a trois types :

1. *Coupures*, de très bon pronostic ;
2. *Plaies contuses*, qui entraînent des risques d'ostéite ;
3. *Scalp du cuir chevelu*, mise à nu des os du crâne avec risques infectieux graves. C'est une urgence chirurgicale.
BRÛLURES. Elles doivent être traitées avec grand soin, en raison du risque d'infection et de formation de cicatrices rétractiles.
TUMEURS. La plus fréquente est la *loupe*, kyste bénin développé aux dépens d'une glande sébacée. Le traitement chirurgical est simple, mais la récidive est fréquente.

**cuisse** n. f. Segment du membre inférieur compris entre la hanche et le genou. Le squelette en est constitué par le fémur, sur lequel s'insèrent de nombreux muscles. La *région fémorale antérieure* donne passage aux vaisseaux fémoraux, qui se continuent au genou avec les vaisseaux poplités. La *région fémorale postérieure* comprend différents plans musculaires entre lesquels chemine le *nerf grand sciatique*, qui fournit des rameaux à tous les muscles de la région et se divise, en bas, en nerfs sciatiques poplités externe et interne. (V. FÉMUR.)

**cuivre** n. m. Métal de couleur rouge-brun.
**Physiologie.** L'organisme humain contient 150 mg de cuivre en moyenne. Son rôle physiologique est mal connu. L'excès de cuivre constitue le trouble métabolique principal de la maladie de Wilson*.
**Pharmacie.** Le sulfate de cuivre ($SO_4Cu$) est prescrit comme antiseptique pour les yeux (en collyre) et dans le traitement des staphylococcies* cutanées (impétigo*) sous forme d'eau ou de crème de Dalibour. Il est également utilisé en agriculture, dans la lutte contre les champignons végétaux.
**Toxicologie.** Le cuivre est peu dangereux. Cependant, une dose de 10 g de sels de cuivre est mortelle. Ses vapeurs et ses sels peuvent entraîner des nausées et des vomissements, une diarrhée et, ultérieurement, une atteinte du foie et des reins. Le contact répété des sels de cuivre peut produire une dermatose*. L'intoxication aiguë nécessite, après un lavage d'estomac, l'administration d'un chélateur*.

**cul-de-sac** n. m. Fond d'une cavité anatomique : *cul-de-sac du vagin**, *cul-de-sac de Douglas**.

**culdoscopie** n. f. Exploration endoscopique de l'appareil génital féminin, l'introduction de l'optique se faisant par le vagin, ce qui la différencie de la cœlioscopie*, où l'optique est introduite par voie abdominale.

**culicidé** n. m. Famille d'insectes diptères comprenant les moustiques. — Ce sont les vecteurs de nombreuses parasitoses (paludisme, filariose, etc.).

**culot** n. m. **Culot urinaire**, résultat de la centrifugation d'un tube d'urine, sur lequel on fait les examens bactériologiques et cytologiques.
**Culot sanguin**, ensemble des éléments figurés du sang dépourvu de plasma*, obtenu par centrifugation et utilisé lors de certaines transfusions.

**culpabilité** n. f. En psychologie, le sentiment de culpabilité désigne le fait de se sentir coupable. Dans les cas pathologiques, comme la psychose mélancolique, le sentiment de culpabilité peut être extrême et à l'origine d'idées délirantes. Le malade s'accuse alors de toutes sortes de fautes qu'il n'a pas commises, et cela peut le mener au suicide.

**culture** n. f. **Culture physique**, ensemble d'exercices variés destiné à obtenir le développement corporel le plus parfait possible.
Avant 7 ans, l'enfant sera laissé à ses jeux naturels ; jusque vers 16 ans, il convient d'employer essentiellement des exercices d'assouplissement et de corriger des attitudes vicieuses éventuelles. Après la puberté, la culture physique a pour but essentiel de développer la musculature, et tous les sports peuvent alors être abordés. À partir de la cinquantaine, les exercices de genre analytique (respiratoires, abdominaux, vertébraux, des membres) sont recommandés, sous réserve qu'un examen clinique complet ne décèle aucune contre-indication.
Les *exercices* de culture physique sont nombreux : exercices respiratoires, de dégourdissement, d'assouplissement, d'entraînement des muscles des membres, des abdominaux, des muscles vertébraux. De 12 à 15 minutes devraient y être consacrées chaque jour, de préférence le matin au réveil.
**Cultures microbiennes**, procédés de laboratoire permettant la multiplication et l'identification des bactéries.
**Cultures de tissus**, procédés de laboratoire qui permettent de faire vivre et se développer hors d'un organisme un tissu. (Ces tissus cultivés servent pour la recherche histologique et cytologique, la culture de virus [qui ne peuvent se développer que sur des cellules vivantes], les recherches sur le cancer, etc.)

**cumulatif, ive** adj. **Produits cumulatifs**, produits qui, introduits dans l'organisme, ne sont ni métabolisés ni excrétés et s'accumulent. — Le fer est un produit cumulatif, d'où les troubles qu'il provoque quand il se trouve en excès (v. HÉMOSIDÉROSE.)

**curage** n. m. **Curage utérin,** évacuation, au doigt ou à la main, de fragments placentaires.

**Curage chirurgical,** se dit, en chirurgie, de certaines interventions qui cherchent à enlever en bloc et en totalité les ganglions lymphatiques d'une région.

**curare** n. m. Poison végétal, d'action paralysante.

Les dérivés synthétiques du curare, ou curarisants, sont très utilisés en anesthésie*, permettant l'obtention d'une résolution musculaire parfaite.

**cure** n. f. Traitement appliqué méthodiquement, suivant un protocole strictement établi : *cure chirurgicale, cure thermale.*

**Cure de sommeil.** V. SOMMEIL.

**cure-dent** n. m. Les cure-dents peuvent provoquer des lésions de la gencive. On peut les remplacer par un *fil de soie* floche à usage dentaire, qu'on glisse entre les dents et qui élimine les déchets par des mouvements de va-et-vient.

**curetage** n. m. Intervention qui consiste, grâce à une curette*, à retirer le contenu d'une cavité et spécialement de l'utérus (v. aussi CURAGE).

Le *curetage évacuateur* a pour but d'extraire les fragments placentaires restants, après avortement.

Le *curetage biopsique* est effectué dans une intention diagnostique, afin de soumettre à l'examen histologique des débris ramenés de la cavité utérine.

**curette** n. f. Instrument en forme de cuillère, servant à pratiquer un curetage.

**curie** n. m. Unité de dosage des corps radioactifs. — On utilise en pratique ses sous-multiples : *millicurie* (mCi) et *microcurie* (μCi).

**curiethérapie** n. f. Traitement par les rayons du radium ou des autres corps radioactifs. (Syn. : GAMMATHÉRAPIE.)

**Techniques de la curiethérapie.**

***Curiepuncture.*** On utilise des aiguilles creuses en platine contenant un sel de radium. Ces aiguilles sont enfoncées dans l'épaisseur des tumeurs à détruire et laissées de 6 à 12 jours. On traite ainsi les tumeurs de la langue, des lèvres, de la peau.

***Curiethérapie endocavitaire.*** Elle se fait par l'introduction dans les cavités naturelles (vagin, rectum) de tubes contenant du radium. On l'emploie surtout dans le traitement des tumeurs du col de l'utérus, complétée par la radiothérapie des ganglions.

***Curiethérapie externe à petite distance.*** Le radium est contenu dans des appareils en cire ou en plastique moulés sur la région à traiter et laissés en place de 6 à 20 jours. On traite ainsi les tumeurs de la peau, les cancers des orifices naturels (vulve).

***Télécuriethérapie.*** C'est la curiethérapie à grande distance. Une quantité importante de radioélément (radium ou maintenant cobalt 60, moins onéreux) est placée dans un récipient aux parois de plomb de 6 à 15 cm d'épaisseur, avec une fenêtre munie de filtres pour diriger les rayons γ. La cuve est dirigée sur la région à traiter, comme une ampoule de rayons X.

**Cushing (syndrome de),** ensemble de troubles provoqués par un hyperfonctionnement de la corticosurrénale.

**Causes.** Les symptômes sont consécutifs à un excès dans le sang des hormones de la corticosurrénale, les corticostéroïdes*, dont la sécrétion est commandée par une hormone de l'hypophyse, l'A. C. T. H.

Le syndrome de Cushing peut être dû :

— soit à une tumeur bénigne ou maligne de la corticosurrénale*, qui en augmente la sécrétion ;

— soit à une stimulation excessive par l'A. C. T. H.*, provoquée par une tumeur de l'hypophyse* ou de l'hypothalamus (v. CERVEAU) et entraînant au niveau de la surrénale une hyperplasie* et une hypersécrétion ;

— ou encore à une stimulation anormale d'origine paranéoplasique*.

**Signes cliniques.** Le premier signe est l'obésité récente et progressive, qui attire l'attention chez une femme jeune (30-40 ans). Elle touche spécialement le visage, la nuque et le tronc, épargnant les membres *(obésité faciotronculaire).* La peau présente un aspect vieilli, dû à de nombreuses vergetures pourpres à la racine des membres. La malade est lasse et souvent dépressive ; elle se plaint de douleurs osseuses (ostéoporose*), d'une diminution de sa force musculaire et d'une disparition des règles (aménorrhée). On note à l'examen une hypertension artérielle, une hyperpilosité (poils, barbe). L'homme est plus rarement atteint.

**Signes biologiques.** Les examens mettent en évidence une augmentation du taux de cortisol plasmatique, des 17-hydroxy- et 17-cétocorticoïdes (métabolites urinaires). On découvre souvent un diabète latent.

**Traitement.** Le polymorphisme des moyens employés reflète la complexité des lésions et des étiologies. La chirurgie, la chimiothérapie et la radiothérapie sont souvent utilisées en cas de tumeur surrénalienne ou hypophysaire (hypophysectomie*). La surrénalectomie (en cas d'hyperplasie) donne de bons résultats quand le traitement substitutif (corticoïdes) est suivi.

**cutiréaction** n. f. Test cutané consistant à mettre un produit soupçonné allergisant (allergène) au contact d'une scarification cutanée.

A l'aide d'une plume (vaccinostyle), on pratique sur la face externe du bras une égratignure légère afin de ne pas faire saigner (scarification «témoin»). Puis on recommence quelques centimètres plus bas, le vaccinostyle étant imprégné cette fois de l'allergène.

La lecture se fait dans des délais variables, en comparant la scarification «témoin» à celle où l'on a mis le produit. La cutiréaction est positive si l'on voit une rougeur et si l'on palpe une petite infiltration au niveau de la scarification la plus basse.

**Cutiréaction tuberculinique.** C'est une des plus employées. Elle se fait avec de la tuberculine brute. La lecture a lieu après 48 heures : positive, elle révèle que le sujet s'est trouvé en contact avec le bacille de Koch (responsable de la tuberculose), soit qu'il ait été vacciné par le B. C. G., soit qu'il ait été atteint de primo-infection tuberculeuse.

La cutiréaction est sans danger et doit être répétée chaque année, même chez les sujets vaccinés par le B. C. G. (pour vérifier qu'il agit toujours).

**Cutiréactions dans les maladies allergiques.** Le principe de la cutiréaction s'applique à la détection du corps responsable d'une allergie*, qu'il s'agisse de pollen, de plumes d'oreiller, d'albumine ou de médicaments comme la pénicilline. Dans ces cas, la quantité d'allergène employée doit être dosée avec précision car la réaction allergique provoquée peut être très importante. On agit dans ces cas avec une extrême prudence, en augmentant très progressivement les doses afin de dresser une échelle de sensibilité. (V. DÉSENSIBILISATION.)

**cutis laxa** n. f. Affection de la peau, qui pend de façon disgracieuse. (Syn. : DERMATOLYSE).

**cyanhydrique** adj. Se dit d'un acide de formule H—C≡N.

**Toxicologie.** L'acide cyanhydrique, les cyanures, le nitroprussiate entraînent un blocage enzymatique et une anoxie* cellulaire vite mortelle si la dose ingérée est importante. Les plantes qui contiennent ces produits sont le haricot de Java, les noyaux de pêche et d'abricot. Pour des enfants, une tasse de noyaux décortiqués est dangereuse.

***Signes de l'intoxication.*** Ils se manifestent rapidement, en 10 à 20 minutes, parfois moins. Des vertiges, une respiration ample et rapide, des maux de tête et une somnolence apparaissent. Si la dose est plus importante, un coma et des convulsions surviennent, précédant la mort.

***Traitement.*** Il doit être entrepris rapidement et nécessite l'évacuation du toxique par un lavage d'estomac et une purge, ainsi que l'administration d'antidotes : tétracémate dicobaltique et nitrites. En cas d'arrêt respiratoire, le bouche-à-bouche* doit être pratiqué.

**cyanocobalamine** n. f. Dénomination commune de la vitamine B12. (V. VITAMINE.)

**cyanose** n. f. Coloration bleutée de la peau et des muqueuses, traduisant l'élévation au-delà de 5 g par 100 ml dc l'hémoglobine réduite dans le sang.

La cyanose est d'abord visible sur les lèvres, les ongles et, d'une façon générale, aux extrémités. Les causes en sont nombreuses, entre autres l'insuffisance respiratoire et les cardiopathies* cyanogènes (enfants bleus). (V. ACROCYANOSE.)

**cyanure** n. m. Sel de l'acide cyanhydrique*.

**cyclarbamate** n. m. Médicament de synthèse utilisé comme décontracturant musculaire et tranquillisant.

**cycle** n. m. Série de phénomènes qui se poursuivent dans un ordre déterminé.

**Cycle menstruel,** ensemble de manifestations physiologiques survenant périodiquement chez la femme. (Syn. : CYCLE ŒSTRAL.)

Le cycle menstruel normal dure 28 jours ; la menstruation (les règles) est son aboutissement. Le diencéphale* et l'hypophyse* sont à l'origine du cycle, en agissant sur les ovaires* par des hormones stimulantes (gonadostimulines). Ces hormones stimulantes font croître dans l'ovaire un follicule qui libère un ovule, puis se transforme en corps* jaune. L'ovaire ainsi stimulé sécrète à son tour de la folliculine* et de la progestérone*, qui vont agir sur les récepteurs génitaux (muqueuses utérine et vaginale, seins, etc.). Toutes ces actions sont destinées à favoriser la fécondation et à permettre à l'œuf fécondé de s'implanter dans la muqueuse utérine. Si l'ovule n'est pas fécondé, la muqueuse utérine préparée inutilement se décolle de la paroi musculaire de l'utérus et s'élimine avec un peu de sang pour réaliser les règles.

**Cycle menstruel artificiel,** modalité thérapeutique dont le but est de reproduire les conditions hormonales physiologiques d'un cycle menstruel. Il peut être prescrit dans une intention diagnostique ou thérapeutique.

**cyclique** adj. Qui obéit à une certaine périodicité, qui se renouvelle par cycles* plus ou moins réguliers.

**cyclisme** n. m. Le cyclisme peut être utile, sous contrôle médical, dans la réadaptation après certains accidents cardiaques.

**cyclopentamine** n. f. Molécule de synthèse ayant un effet sympathicomimétique*, utilisée dans le traitement de l'hypotension et comme vasoconstricteur local.

**cycloplégie** n. f. Paralysie de l'accommodation* de l'œil.

**cyclopropane** n. m. Gaz anesthésique peu toxique, mais d'usage restreint du fait de son danger d'explosion.

**cyclops** n. m. Crustacé d'eau douce, vecteur intermédiaire de nombreuses parasitoses : filariose*, distomatose*, etc.

**cycloradiothérapie** n. f. Radiothérapie* destinée à la destruction des tumeurs profondes et respectant l'intégrité des tissus superficiels. (Syn. : CYCLOTHÉRAPIE.) [Le sujet ou le tube émetteur de rayons X décrivent un mouvement de rotation continu.]

**cyclosporine** n. f. Médicament d'origine fongique qui freine les réactions immunitaires et s'oppose aux réactions de rejet.

**cyclothymie** n. f. Type de constitution psychologique caractérisé par une instabilité de l'humeur, où alternent une tendance à l'excitation euphorique (gaieté) et une tendance à la dépression (tristesse).

**cylindre** n. m. 1. Boîte métallique dans laquelle sont placés les linges chirurgicaux à stériliser.
2. **Cylindre urinaire,** petit amas de substances diverses qui ont traversé les tubes élémentaires du rein et en ont pris la forme.

**cyphoscoliose** n. f. Déformation de la colonne vertébrale associant une déviation dans le sens latéral (scoliose*) et une déviation à convexité postérieure (cyphose*).

**cyphose** n. f. Courbure de la colonne vertébrale à convexité postérieure.
La cyphose peut atteindre la région dorsale (et alors être l'exagération de la cyphose dorsale normale), la région lombaire (suppression, voire inversion de la lordose normale) ou totale (cyphose dorsolombaire).
**Causes.** Elles sont multiples : malformations congénitales, traumatismes, tuberculose vertébrale (mal de Pott*), spondylarthrites. Mais la cause la plus fréquente chez le jeune est un trouble de l'ossification, dû au rachitisme* ou à une épiphysite des adolescents.
**Traitement.** Il est médical et orthopédique : soins de l'état général, mesures hygiéniques préventives et surtout *kinésithérapie*, qui a pour objet de réduire la cyphose, de renforcer la musculature et de combattre l'insuffisance respiratoire ; dans certains cas, la mise en coquille* plâtrée au coucher permet d'obtenir une action correctrice toute la nuit. Dans les formes irréductibles, il faut avoir recours au corset orthopédique de redressement, voire à une greffe osseuse.

**cystalgie** n. f. Douleurs vésicales et brûlures à la miction, sans lésions vésicales organiques. (V. CYSTITE.)

**cystéine** n. f. Acide* aminé soufré entrant dans la composition du glutathion*. — Oxydé, il donne la *cystine.*

**cysticercose** n. f. Maladie parasitaire, liée au développement dans l'organisme de la forme larvaire du ténia du porc.
L'infestation se fait par l'absorption d'aliments infestés (porc) ou par auto-infestation (sujet ayant déjà un ténia). Les embryons libérés se fixent en différents endroits et entraînent des symptômes divers (oculaires, cérébraux, psychiques).
L'évolution habituelle est l'enkystement et la calcification du parasite.
Le diagnostic est fondé sur l'augmentation de l'éosinophilie* et la recherche radiologique de calcifications organiques.
Le traitement est chirurgical (ablation des parasites). La prophylaxie comporte une bonne hygiène alimentaire et le dépistage des porteurs de ténias.

**cystinurie** n. f. Affection héréditaire caractérisée par l'élimination urinaire excessive de *cystine* (v. CYSTÉINE) et autres acides aminés, pouvant conduire à la formation de calculs*.

**cystique** adj. Relatif à la vessie* ou à la vésicule biliaire. (V. BILIAIRE, *Voies biliaires.)*

**cystite** n. f. Inflammation aiguë ou chronique de la vessie, pouvant être isolée ou le témoin d'une maladie de l'appareil uro-génital.
Elle se manifeste par des brûlures à la miction (cystalgie), de la pollakiurie (mictions très fréquentes), voire de la pyurie (pus dans les urines) ou une hémorragie.
Toute cystite rebelle à un traitement médical court doit faire pratiquer un examen complet de l'arbre urinaire : examen cytobactériologique des urines, urographie intraveineuse, cystoscopie*.

**cystocèle** n. m. Affaissement de la vessie et de la paroi antérieure du vagin, élément rarement isolé d'un *prolapsus** *génital*.

**cystographie** n. f. Radiographie de la vessie* après instillation d'un produit de contraste.

**cystopexie** n. f. Fixation chirurgicale de la vessie, pour traiter certaines incontinences d'urines.

**cystoplastie** n. f. Intervention pratiquée au niveau de la vessie, pour lui rendre un volume normal.

**cystoscopie** n. f. Examen endoscopique de la vessie.

**cystostomie** n. f. Abouchement de la vessie à la peau, pour dériver les urines lorsqu'il existe un obstacle sous-jacent (tumeur de la prostate, lésion de l'urètre).

**cytise** n. m. Les fleurs jaunes de cytise sont parfois avalées à la suite de confusion avec les fleurs d'acacia ou par des enfants. — Très toxiques, elles font apparaître les mêmes troubles que la nicotine*.

**cytodiagnostic** n. m. Méthode de diagnostic des maladies et des tumeurs, fondée sur l'examen microscopique des cellules isolées, recueillies par ponction, raclage ou frottis.

**cytologie** n. f. Étude morphologique et physiologique de la cellule. (V. CYTODIAGNOSTIC.)

**cytolyse** n. f. Destruction des cellules, spontanée ou provoquée.

**cytomégalie** n. f. Gigantisme cellulaire. — Il s'observe dans certaines cirrhoses* et au cours de maladies virales. **Maladie des inclusions cytomégaliques,** maladie due à certains virus localisés dans les glandes. Elle provoque chez les nourrissons un ictère* avec des hémorragies et des troubles rénaux. Elle se révèle par la présence de grosses inclusions virales dans le noyau des cellules.

**cytophérèse** n. f. Action de séparer les leucocytes et les plaquettes du sang d'un donneur et de lui restituer son plasma et ses hématies. (Syn. : LEUCOPHÉRÈSE.) Les éléments ainsi isolés sont utilisés pour faire des « transfusions blanches » aux sujets dont la moelle osseuse est déficiente (agranulocytoses, leucémies traitées par chimiothérapie).

**cytoplasme** n. m. Partie de la cellule*, constituée par un protoplasme* limité par la membrane cellulaire ou cytoplasmique.

**cytostatique** adj. et n. m. Se dit de certaines substances qui ont la propriété de bloquer la multiplication cellulaire.

**cytostéatonécrose** n. f. Nécrose du tissu adipeux sous-cutané, qu'on peut être amené à opérer. — La cytostéatonécrose est consécutive à des traumatismes répétés, dus à des injections de produits huileux. Au niveau du sein, elle peut simuler une tumeur maligne.

**cytotoxique** adj. et n. m. Toxique pour la cellule.

**cytotropisme** n. m. Affinité pour la cellule. — Les virus*, qui ne peuvent vivre qu'aux dépens d'une cellule, présentent un cytotropisme.

# D

**dacryoadénite** n. f. Inflammation de la glande lacrymale.
Elle se manifeste par un gonflement de la partie externe de la paupière supérieure, qui devient rouge et douloureuse.
**dacryocystite** n. f. Inflammation du sac lacrymal.
Elle se manifeste par un gonflement rouge, douloureux, de l'angle interne de l'œil, et par un larmoiement. Une inflammation prolongée obstrue le canal lacrymo-nasal et provoque un larmoiement continuel. Le traitement comporte des antibiotiques par voies locale et générale, et des sondages du canal pour rétablir sa perméabilité. Une intervention chirurgicale est parfois nécessaire.
**dactylogramme** n. m. Empreinte laissée par un doigt enduit d'encre sur une feuille de papier.
Le dactylogramme (empreintes digitales) est employé en criminologie pour identifier les individus et dans certaines maternités pour les nouveau-nés.
**Dakin (soluté de),** solution diluée d'hypochlorite de soude, colorée en rose par le permanganate de potassium et utilisée pour la désinfection et l'irrigation des plaies.
**daltonisme** n. m. Trouble de la vision* des couleurs, dans lequel les sujets ne peuvent différencier le rouge du vert.
**danse** n. f. **Danse de Saint-Guy,** nom familier de la *chorée* de Sydenham.*
**Danysz (virus de),** ou **virus Pasteur,** agent d'une salmonellose*, utilisé en zone rurale pour détruire les rats.
**dartre** n. f. Nom familier des desquamations ou des croûtes produites par diverses maladies de peau (acné*, eczéma*, impétigo*...).
**datura** n. m. Plante herbacée (*Datura stramonium*, solanacées) dont les feuilles contiennent de l'atropine* et de la scopolamine.
Les *cigarettes de datura* sont employées contre l'asthme.
**davier** n. m. Instrument de chirurgie orthopédique et dentaire, constitué par une forte pince et utilisé pour réduire les fractures et pour extraire les dents.
**Dax,** station thermale des Landes, à 49 km de Bayonne, ouverte toute l'année.
**Dax thermal.** Les eaux radioactives, très chaudes (de 49 à 62 °C), chlorurées et sulfatées calciques et sodiques, sont employées en bains, douches sous-marines et boisson, et servent à préparer les boues thermales. Celles-ci sont employées soit en bains généraux (un courant d'eau chaude arrive par le fond des baignoires), soit en applications locales (cataplasmes) sur les parties malades.
Les rhumatismes inflammatoires (arthrites aiguës, polyarthrite rhumatoïde) ne sont traités qu'après la fin des poussées aiguës. La goutte, les suites de traumatismes sont aussi traitées à Dax.
**Dax salin.** À Saint-Pandelon (7 km de Dax), des sources chlorurées sodiques fortes (292 g de sel par litre) sont employées seules ou mélangées aux eaux thermales dans le traitement des anémies, du lymphatisme, des affections gynécologiques.
**D. D. T.,** sigle du *dichloro-diphényl-trichloréthane*, insecticide puissant.
Le D. D. T. est un poison nerveux pour les insectes ; il agit par contact et par ingestion. Il est très peu toxique pour l'homme et les animaux supérieurs. Il est employé en solutions à pulvériser, en émulsion ou dans des poudres en contenant 5 p. 100. Le D. D. T. agit sur les mouches, moustiques, poux, puces, etc.
**Toxicologie.** Le D. D. T. est le moins toxique des insecticides : la dose mortelle pour l'homme est de 10 à 20 g. L'ingestion est suivie de vomissements et de diarrhée, suivis de maux de tête, tremblements, convulsions, coma. Le traitement comprend un lavage d'estomac et des purgatifs salins (sulfate de sodium ou de magnésium). Les purgatifs huileux, le lait, les corps gras sont contre-indiqués car ils favorisent l'absorption du D. D. T.
**débilité** n. f. **Débilité physique,** diminution des forces physiques aboutissant à une extrême faiblesse. Chez le nourrisson, elle est souvent la conséquence d'une alimentation insuffisante ou mal conçue. Elle se rencontre fréquemment chez le vieillard, nécessitant des traitements particuliers, notamment hormonaux (androgènes*, corticoïdes*).
**Débilité mentale,** état d'insuffisance intellectuelle congénitale ou précoce. La débilité est un degré d'arriération* mentale moins prononcé que l'idiotie ou l'imbécillité. Ses limites sont difficiles à définir. On utilise en général des tests mentaux pour les préciser. On parle ainsi de débilité quand le quotient* intellectuel (Q. I.) est égal ou inférieur à 70.

La débilité mentale est associée à une arriération affective comportant instabilité, infantilisme, suggestivité, impulsivité... et, éventuellement, à une débilité motrice : maladresse, syncinésies*. Le débile, selon son degré de déficience, rencontre des difficultés plus ou moins grandes d'adaptation socioprofessionnelle. Il est rarement capable d'une existence indépendante.
Chez l'enfant, le dépistage de la débilité se fait à l'occasion d'un retard scolaire. Mais on décèle parfois l'existence d'une fausse débilité mentale en rapport avec un déficit sensoriel ou avec des problèmes affectifs si importants qu'ils bloquent l'épanouissement des fonctions intellectuelles. Les moyens thérapeutiques au sens propre sont encore modestes, car les causes qui perturbent la maturation cérébrale sont loin d'être connues. Les moyens les plus importants sont les mesures éducatives spéciales pratiquées dans les classes de perfectionnement, dans des établissements à petits effectifs, dans les centres médico-pédagogiques ou les centres de formation professionnelle spécialisés.
**débit** n. m. **Débit cardiaque,** volume de sang propulsé par les contractions (systoles) de chaque ventricule en une minute.
Chaque systole propulsant de 60 à 80 ml de sang, le débit-minute est de 5 à 6 litres ($60 \times 80$ à 100 pulsations); il augmente à l'effort.
**déboîtement** n. m. Syn. de LUXATION.
**débrider** v. Rompre les brides, les adhérences qui cloisonnent une cavité infectée ou immobilisent un organe.
**décalcification** n. f. Diminution de la quantité de calcium contenue dans l'organisme, se manifestant essentiellement par une déminéralisation* du squelette, les os devenant plus «transparents» à la radiographie.
La décalcification peut être localisée ou diffuse.
*Diffuse*, ses causes sont multiples, notamment l'adénome* des glandes parathyroïdes*, les carences en vitamine D, entraînant le rachitisme chez l'enfant et l'ostéomalacie* chez l'adulte, divers troubles endocriniens générateurs d'ostéoporose. *Localisée*, elle est consécutive aux fractures ou aux processus dégénératifs (arthrose).
Le traitement de la décalcification doit être adapté à chacune de ses causes : administration de vitamine* D, de calcium, de phosphore, d'hormones anabolisantes.
**décalotter** v. intr. Action qui consiste à découvrir le gland de la verge en faisant glisser le prépuce (fourreau). — Décalotter est un geste d'hygiène qu'il faut effectuer quotidiennement dès la naissance, afin d'éviter la constitution d'un phimosis*.
**décapant** n. m. Produit qui nettoie un objet en attaquant sa surface.
Ce sont des acides pour les métaux (acide chlorhydrique, acide sulfurique, etc.), des bases ou des solvants organiques pour la peinture (soude, ammoniaque, acétone, trichloréthylène). Outre les risques qu'entraîne leur manipulation, les décapants peuvent occasionner, s'ils sont avalés, des brûlures graves du tube digestif et, en ce qui concerne les bases et les solvants, un coma et des convulsions.
**décapsulation** n. f. Ablation de la membrane, ou capsule, qui entoure un viscère. — On pratique une *décapsulation rénale* dans certaines néphrites.
**décarboxylation** n. f. Réaction chimique entraînant la perte d'un radical carboxyle (— $CO_2H$) qui libère une molécule d'anhydride carbonique ($CO_2$).
Dans l'organisme, la décarboxylation s'effectue grâce aux enzymes appelées *carboxylases** ou *décarboxylases*, en présence d'un coferment (cocarboxylase*).
**décérébration** n. f. Destruction du cerveau.
**Rigidité de décérébration,** syndrome neurologique caractérisé par une rigidité et une augmentation du tonus musculaire, qui s'observe lors des sections du tronc* cérébral. — Cette rigidité est liée à la suppression des influences inhibitrices de l'encéphale*.
**décès** n. m. Mort* (surtout en termes juridiques).
**Acte de décès,** acte de l'état civil rédigé au lieu où est survenu le décès d'un individu, sur déclaration d'un parent du défunt ou d'une personne aussi renseignée que possible sur son état civil. La déclaration doit intervenir en principe dans les 24 heures du décès. L'inhumation ou l'incinération du cadavre ne pourront être faites sans autorisation de l'officier d'état civil, qui ne pourra la délivrer que sur production d'un certificat établi par un médecin qu'il aura chargé de s'assurer du décès. L'inhumation ne peut avoir lieu que 24 heures après le décès. Un délai de 24 heures est également exigé entre la mort et une éventuelle autopsie* à but scientifique ou clinique. La vérification du décès supposant la représentation du cadavre, la loi a, pour certains cas particuliers, prévu la possibilité de demander la déclaration judiciaire de décès ou une déclaration d'absence.

**Assurance décès,** branche des assurances sociales qui garantit aux proches de l'assuré social décédé une allocation en capital. Dans le régime général comme dans le régime agricole, ce capital est égal à 3 mois de salaire plafonné. Il est versé aux personnes qui étaient au jour du décès à la charge effective de l'assuré et, en cas de concours d'ayants droit, dans l'ordre suivant : conjoint, enfants et ascendants.

**déchaussé, e** adj. *Dent déchaussée.* V. PARODONTOSE.

**déchirure** n. f. Division, section des tissus sous l'effet d'un effort violent : *déchirure musculaire.*

**déchloruré, e** adj. **Régime déchloruré,** régime* alimentaire dépourvu de chlorure de sodium, c'est-à-dire un *régime sans sel.* (Syn. : RÉGIME DÉSODÉ.) — Ce régime est destiné à débarrasser l'organisme d'un excès d'eau, car c'est le sel qui retient l'eau dans l'organisme (hypertension*, œdèmes*).

**décibel** n. m. Unité de niveau sonore utilisée en audiométrie. (V. BRUIT.)

**décidual, e, aux** adj. Relatif à la caduque *(decidua)* utérine.

**déciduome** n. m. Tumeur bénigne constituée de cellules déciduales. — On appelle *déciduome provoqué* la réaction qui se constitue autour d'un corps étranger placé dans l'endomètre, chez les animaux soumis par ailleurs à un traitement de progestérone. Ce test sert à évaluer l'action progestative de certains médicaments.

**déclive** adj. Incliné ; situé vers le bas. — Le *point déclive* est le point le plus bas d'une collection liquidienne : c'est le point où l'on fait la ponction évacuatrice ou le drainage.

**décoction** n. f. Action de faire bouillir un solide dans un liquide ; le liquide ainsi obtenu. — On a utilisé les décoctions farineuses pour accoutumer le nourrisson aux farines. Actuellement, l'emploi de farines « instantanées » tend à faire disparaître cette pratique. En pharmacie, on a recours aux décoctions pour certains produits difficiles à dissoudre.

**décollement** n. m. Action de détacher, de se détacher, ou état de ce qui est détaché.

**Décollement cutané,** séparation entre les plans superficiels et le tissu conjonctif profond, d'origine traumatique ou infectieuse.

**Décollement épiphysaire,** lésion traumatique propre à l'enfance et à l'adolescence, caractérisée par la séparation entre l'épiphyse et la diaphyse au niveau du *cartilage de conjugaison**.

**Décollement de rétine,** dédoublement des membranes de l'œil, qui se produit entre la rétine visuelle et l'épithélium pigmentaire (choroïde). [V. ŒIL.] Il peut être primitif (idiopathique), ou secondaire à un traumatisme, à une maladie oculaire (myopie grave). Dans tous ces cas, l'évolution du processus est le même : déchirure, décollement partiel, décollement total, par passage progressif du liquide du corps vitré derrière la rétine, décollant celle-ci toujours un peu plus et entraînant un rétrécissement correspondant du champ visuel. Le traitement du décollement de rétine ne peut être que chirurgical.

**décompensation** n. f. Insuffisance ou arrêt des mécanismes de compensation* par lesquels l'organisme palliait une anomalie ou un trouble organique.

La décompensation se manifeste par l'insuffisance caractérisée de la fonction en cause. Ainsi une cardiopathie* est dite « décompensée » lorsqu'une lésion des valvules ne peut plus être compensée par un travail supplémentaire du muscle cardiaque, du fait de l'état de fatigue de celui-ci (v. CŒUR).

**décompression** n. f. Diminution d'une pression, généralement atmosphérique, précédemment exercée sur un sujet.

La décompression doit se faire progressivement, par paliers, tant pour les plongeurs sous-marins que pour les sujets travaillant dans les caissons. Le non-respect des paliers de décompression entraîne des lésions neurologiques sévères. (V. CAISSON, *Maladie des caissons.*)

**décongestionner** v. Réduire la congestion*.

**déconnexion** n. f. Action de rompre par des neuroleptiques* les liaisons entre les différentes fonctions du système neurovégétatif. (V. NERVEUX [*système*].)

**décontamination** n. f. Suppression de l'activité nocive des corps qui ont été souillés par des éléments radioactifs.

La décontamination radioactive porte sur les personnes et sur les déchets. En effet, tout sujet ou objet qui a séjourné dans une zone de retombées radioactives est non seulement un irradié, mais aussi un contaminé et un contaminant. Il est porteur de poussières ou de gouttelettes radioactives qui continuent à irradier. Il convient alors de « décontaminer », c'est-à-dire, en pratique, de soumettre ces organismes ou ces objets à un lavage intensif destiné à éliminer mécaniquement cette radioactivité, puisqu'il n'existe pas de neutralisant véritable.

**décontraction** n. f. Relâchement de la

contraction* musculaire qui suit toujours celle-ci, à l'état normal.

**décortication** n. f. Intervention chirurgicale destinée à libérer un poumon de la couenne fibreuse pathologique qui l'entoure (après une pleurésie purulente, par exemple).

**décubitus** n. m. Attitude du sujet en position couchée. — Le *décubitus dorsal* correspond le plus souvent à la position de détente musculaire et de repos. Les enfants lui préfèrent souvent le *décubitus latéral,* droit ou gauche.

Les *accidents du décubitus* prolongé sont redoutables chez le vieillard : possibilité d'escarres*, d'ankylose rapide, de thrombophlébites*, d'où la nécessité absolue de toujours lever rapidement un vieillard après une intervention chirurgicale ou un infarctus* du myocarde *(lever précoce).*

**dédifférenciation** n. f. En pathologie, transformation d'une cellule spécialisée dans une certaine fonction en une cellule indifférenciée, de structure souvent embryonnaire, non fonctionnelle. — Ce phénomène se produit souvent dans la transformation cancéreuse. (V. CANCER.)

**dédoublement** n. m. **Dédoublement de la personnalité,** syn. de DÉPERSONNALISATION*.

**défaillance** n. f. État de faiblesse momentanée et passagère, souvent due à une diminution locale de la circulation, notamment au niveau du cerveau. (V. LIPOTHYMIE, SYNCOPE.)

**défécation** n. f. **En chimie,** précipitation des protéines d'un liquide organique.

**En physiologie,** expulsion des matières fécales à l'issue d'un réflexe qui se fait dès l'arrivée de celles-ci dans le rectum. — Lorsqu'il existe un trouble de la défécation, il y a *dyschésie* (défécation difficile).

**défenestration** n. f. Chute volontaire, accidentelle ou criminelle par une fenêtre.

La défenestration provoque des lésions importantes, dont la caractéristique est de prédominer sur les organes internes (os et viscères), alors que la peau, résistante au traumatisme, ne présente que peu de lésions.

**défense** n. f. **Défense abdominale,** contraction involontaire des muscles de la paroi abdominale, se produisant lors d'une palpation douce, et qui traduit une atteinte péritonéale. — Elle impose toujours une surveillance rigoureuse, souvent l'intervention chirurgicale. (V. CONTRACTURE.)

**déférent, e** adj. Qui conduit, qui porte au-dehors.

**Canal déférent,** voie d'excrétion du sperme, qui relie l'épididyme* à l'urètre* postérieur. — Avec les autres éléments du cordon* spermatique, il chemine dans la racine des bourses, où il est aisément palpable. (V. TESTICULE.)

**défervescence** n. f. Décroissance de la fièvre au cours des maladies aiguës. (V. FIÈVRE.)

**défibrillation** n. f. **Défibrillation cardiaque,** interruption des influx nerveux anarchiques et inefficaces du cœur.

La défibrillation électrique (ou choc électrique) est indiquée dans les fibrillations ventriculaires, associée à un massage cardiaque externe ou directement au cours des opérations de chirurgie cardiaque. Elle se pratique avec un appareil dit « défibrillateur », muni de deux grosses électrodes qu'on applique sur le thorax et qui donnent des impulsions d'un vingtième de seconde pendant lesquelles le cœur est traversé par un courant de 1 à 2 ampères, sous une tension de 100 à 200 volts.

**déficience** n. f. Diminution ou disparition passagère du fonctionnement d'un tissu, d'un organe, d'un appareil ou de l'organisme dans son ensemble. (Quand la déficience persiste, elle devient une *insuffisance.*)

**défloration** n. f. Rupture de l'hymen réalisée lors du premier rapport sexuel complet ayant comporté la pénétration de la verge dans le vagin.

L'hymen rompu est alors réduit à quelques lambeaux qui se rétractent et prennent le nom de « caroncules myrtiformes ». La défloration peut être suivie de petits ennuis sans conséquence, en rapport avec la cicatrisation des plaies hyménéales (cystite des jeunes mariées, vaginite, dyspareunie*). Les hémorragies sont exceptionnelles et restent l'apanage du viol, surtout chez les fillettes, ou de troubles de la coagulation sanguine.

**défoulement** n. m. Action pour un sujet de ramener à la conscience, en les exprimant, des idées ou des tendances demeurées inconscientes parce que refoulées. (V. REFOULEMENT.)

**dégagement** n. m. Dernière phase de l'accouchement. — C'est le franchissement, par la « présentation » (l'extrémité qui se présente) du fœtus (tête ou siège), du détroit inférieur du bassin et du périné.

**dégénérescence** n. f. 1. **Transformation destructive d'un tissu ou d'un appareil** entraînant l'altération de son fonctionnement, mais pas toujours de façon définitive.

***Dégénérescence amyloïde,*** transformation de la substance fondamentale de certains organes, due à une surcharge en substance amyloïde*.

*Dégénérescence caséeuse,* mortification des tissus, qui prennent un aspect de fromage blanc, observée dans les lésions de la tuberculose*.
*Dégénérescence fibrinoïde,* dépôts, ressemblant à de la fibrine*, se faisant le long de la paroi des vaisseaux, dans la substance fondamentale de certains organes et parfois dans les tendons.
*Dégénérescence graisseuse,* transformation d'un tissu par surcharge de ses cellules nobles en corps gras. (V. STÉATOSE.)
*Dégénérescence hyaline,* altération particulière des fibres conjonctives, qui s'épaississent et prennent au microscope un aspect réfringent et translucide. — C'est souvent un phénomène de sénescence.
*Dégénérescence maligne,* transformation d'une lésion bénigne en tissu cancéreux.
*Dégénérescence musculaire.* Les maladies du muscle, primitives ou secondaires, entraînent des altérations dégénératives des fibres, connues sous le nom de *dégénérescence granuleuse, cireuse, vitreuse.*
**2. Dégénérescence électrique des nerfs.** C'est l'inexcitabilité du nerf aux courants faradique et galvanique, alors même que le muscle répond aux courants galvaniques. Elle peut être totale ou partielle. Ce terme est à remplacer par celui de *ralentissement global* ou *partiel,* car le nerf peut ne pas présenter de lésions dégénératives au sens anatomique.
**3. Dégénérescence mentale,** état mental en régression par rapport à celui des procréateurs. (V. ARRIÉRATION, DÉBILITÉ *mentale.*)

**déglobulisation** n. f. Chute brutale du nombre des globules rouges.

**déglutition** n. f. Ensemble de phénomènes qui assurent le passage du bol alimentaire de la bouche à l'estomac, en passant par le pharynx et l'œsophage.
**Physiologie.** La déglutition comporte quatre temps :
1. Le *temps buccal,* où, mâchoire fermée, la langue appliquée contre la voûte palatine pousse le bol alimentaire vers le pharynx ;
2. Le *temps pharyngien,* où se produit la fermeture des voies respiratoires (vers les voies nasales d'une part, le larynx, la trachée et les poumons d'autre part) ; pendant ce temps, les muscles constricteurs du pharynx poussent le bol vers l'œsophage ;
3. Le *temps œsophagien,* où le péristaltisme* fait progresser le bol jusqu'au cardia* ;
4. Le *temps cardial,* où le cardia, largement ouvert, laisse passer les aliments dans l'estomac.
Les trois derniers temps sont réflexes ; le temps buccal nécessite la participation volontaire du sujet. Plusieurs nerfs et centres nerveux président à l'élaboration de la déglutition.
**Pathologie.** Les troubles de la déglutition font intervenir des causes neurologiques, infectieuses ou tumorales. Ils se manifestent par une gêne, voire une impossibilité à avaler.
Ces troubles peuvent entraîner une « fausse route » ou passage des aliments par le nez ou dans la trachée. Dans ce dernier cas, les conséquences respiratoires sont dramatiques car l'encombrement broncho-pulmonaire, immédiat, provoque une asphyxie ou, en tout cas, un danger grave de surinfection.
Des troubles de la déglutition s'observent dans toute atteinte de l'encéphale (bulbe) qui lèse les centres assurant la déglutition : il faut citer surtout la poliomyélite*, la sclérose* latérale amyotrophique, la myasthénie*. De même, les comas* profonds, toxiques ou traumatiques, atteignent ces centres de commande bulbaires.
*Traitement.* La prévention des complications est indispensable chaque fois qu'il existe des troubles de la déglutition : toute alimentation par la bouche sera proscrite et remplacée par une alimentation par sonde gastrique. Le traitement des fausses routes est très urgent ; il faut pratiquer un drainage déclive (tête basse), une aspiration bronchique par la sonde d'intubation trachéale et prescrire des doses importantes de corticostéroïdes*.

**Déjerine-Sottas (maladie de),** maladie neurologique débutant dans l'adolescence, à caractère familial, et comportant une augmentation du volume des troncs nerveux périphériques.
Cette affection est responsable d'un déficit moteur des extrémités, associé à une amyotrophie*, à une abolition des réflexes et des troubles de la sensibilité. Des troubles pupillaires sont fréquents. La rééducation et la corticothérapie donnent des améliorations.

**délétion** n. f. Terme de génétique définissant la perte d'un fragment de chromosome*.
— Les délétions se manifestent par des malformations congénitales.

**délinquance** n. f. Ensemble des infractions aux règlements sociaux, prévues et punies par la loi.
**Délinquance des adultes,** ensemble des infractions commises par les personnes de plus de 18 ans. Les études statistiques récentes font ressortir l'accroissement sensible de la criminalité. Les infractions qui font l'objet du plus grand nombre de pour-

suites sont le vol, l'émission de chèques sans provision, les infractions aux règles de la circulation et la conduite en état d'ivresse, les coups et blessures volontaires, l'abandon de famille. La majorité des condamnés est issue de catégories sociales défavorisées ou inactives. En réaction contre les conceptions de la Révolution française et de l'Empire, qui ne prenaient pas en considération la personnalité du délinquant, le législateur moderne a voulu individualiser la peine et a introduit cette individualisation dans son estimation, ses modalités et son exécution. Les tribunaux ont consacré cette évolution et tendu vers la recherche de la réinsertion sociale des délinquants.

**Délinquance juvénile.** Elle se définit par la limite d'âge (18 ans) et la non-responsabilité du mineur. Pénalement irresponsable, le délinquant juvénile représente une des formes sociales de l'inadaptation* de l'enfant et relève davantage du psychiatre et de l'éducation que du système pénitentiaire.

***Les délits.*** Ce sont, par ordre de fréquence :
Les *vols*, surtout commis chez le garçon autour de la puberté ;
Le *vagabondage*, où les fugues peuvent être liées au désir de quitter un milieu familial perturbateur. D'autres fugues, injustifiées en apparence, sont le fait d'enfants déséquilibrés (v. DÉSÉQUILIBRE) ;
La *prostitution*, qui est presque toujours la première conséquence du vagabondage chez la fille ;
Les *coups et blessures*, plus fréquents chez le mineur plus âgé (bataille entre mineurs, coups échangés au cours d'une dispute familiale...) ;
L'*homicide* est un crime plus rare ; il est le plus souvent involontaire, associé au vol ou à l'issue de disputes familiales ;
L'*incendie*, volontaire ou involontaire, et le *vandalisme* (destruction d'édifices publics, de véhicules, de biens divers) sont plus rares.

***Causes.*** Les causes de la délinquance juvénile sont multiples :
1. *Conditions sociales et familiales.* La guerre, les révolutions, les bouleversements économiques, la misère, le chômage, les mauvaises conditions matérielles favorisent la délinquance. Le milieu familial est, dans la majorité des cas, déficient (carence d'autorité, mésentente des parents). On retrouve dans 65 à 85 p. 100 des cas des parents séparés ou divorcés, ou des conflits conjugaux à expression violente. Les carences d'autorité tiennent, avec les carences éducatives et affectives, une place prépondérante.
2. *Conditions personnelles.* *a*) La débilité mentale est fréquente chez le délinquant ; *b*) On peut retrouver des antécédents d'encéphalite, de traumatisme crânien ou d'épilepsie ; *c*) Ailleurs, il peut s'agir des signes de début d'une maladie mentale qui se confirmera à l'âge adulte ; *d*) Il peut s'agir aussi de troubles du caractère* : mythomanie, impulsivité, instabilité émotionnelle.

**délire** n. m. Désordre de la pensée qui fait prendre pour réels des faits imaginaires.

**Manifestations des délires.** Le délire traduit toujours une altération très profonde de la personnalité. Il repose sur une perturbation radicale des rapports du malade avec la réalité. Il représente une solution pathologique à une angoisse et à une insatisfaction très vives.
Les idées délirantes sont infiniment variées, mais peuvent se regrouper en plusieurs thèmes :
— les idées de *persécution*, qui donnent au malade la conviction que l'on essaie de nuire à sa personne ;
— les idées de *grandeur*, où les malades se sentent appelés aux plus hautes destinées (mégalomanie) ;
— les idées d'*influence*, où les malades ont le sentiment d'être commandés par une force extérieure à eux-mêmes ;
— les idées *mystiques*, qui peuvent se grouper en délire prophétique organisé ;
— les idées *hypocondriaques*, qui comprennent des idées de préjudice ou de transformation corporelle ;
— les idées *mélancoliques* d'autoaccusation et de culpabilité.
Toutes ces idées naissent à partir d'hallucinations, d'interprétations erronées, d'intuitions ou de fausses perceptions, enfin de constructions imaginatives.

**Formes des délires.** On distingue parmi les délires des formes aiguës et des formes chroniques.

FORMES AIGUËS. Ce sont des états délirants transitoires, appelés « psychoses délirantes aiguës » ou « bouffées délirantes ». Ils durent de quelques semaines à quelques mois. Les médicaments neuroleptiques y sont particulièrement efficaces.

DÉLIRES CHRONIQUES. Ce sont des états délirants prolongés, évoluant sur plusieurs années avec des moments plus aigus. Malgré leur trouble, certains délirants chroniques peuvent avoir une vie familiale et professionnelle presque normale.
En dehors des formes délirantes de la schizophrénie*, nous citerons quatre grandes formes de délire chronique :
le *délire d'imagination*, ou *paraphrénie*,

qui est une sorte de fabulation fantastique ;
le *délire d'interprétation*, ou *délire paranoïaque*, cohérent, bien construit (le thème en est généralement la persécution) ;
la *psychose hallucinatoire chronique*, dans laquelle le délire repose sur des hallucinations très vives avec un sentiment d'influence et d'emprise. Il est généralement moins clair et moins cohérent que le précédent ;
les *délires passionnels*, dans lesquels une idée polarise toute la vie du malade. Les aspects les plus fréquents sont les délires de jalousie, de revendication, le délire érotomaniaque, le délire hypocondriaque.
**Traitement.** Les médicaments neuroleptiques, les efforts sociothérapiques et psychothérapiques améliorent ou stabilisent les délires chroniques. Les délirants chroniques peuvent être traités dans les services psychiatriques ouverts ou en consultation, sans qu'un internement soit nécessaire. Ils peuvent reprendre une vie normale à condition de suivre un traitement continu par les neuroleptiques et de se plier à la discipline des consultations.

**delirium tremens** n. m. Complication nerveuse aiguë de l'alcoolisme* chronique. Le *delirium tremens* (D. T.) est une manifestation dramatique, déclenchée le plus souvent par un sevrage partiel ou total chez un buveur imbibé de longue date, à l'occasion d'une maladie infectieuse, d'une intervention chirurgicale, d'un traumatisme ou dans toute circonstance qui amène le malade à réduire son apport habituel d'alcool. Le delirium tremens n'a donc rien à voir avec l'ivresse. Dans le cerveau de l'alcoolique, il semble en effet s'établir à la longue un équilibre précaire et anormal, adapté aux quantités quotidiennes de vin ou d'alcool absorbées. Tout se passe comme si le sevrage entraînait une rupture brutale de cet équilibre pathologique et une souffrance aiguë des cellules et des centres nerveux. Le début de la crise de delirium tremens est brusque, après quelques signes annonciateurs tels que l'insomnie, le tremblement, des cauchemars. Le malade, hagard, confus, est baigné de sueurs profuses et agité de tremblements intenses. Dans les formes très graves, il est la proie d'hallucinations épouvantables, à type de persécution, et il se débat dans une angoisse qui peut le rendre dangereux, car il cherche à se défendre. Totalement insomniaque, il perd toute notion de temps ou de lieu et ne reconnaît plus ses proches. Des convulsions peuvent survenir. La mort est possible, dans le coma ou le collapsus par déshydratation.
**Traitement.** Les deux points les plus importants en sont la réhydratation massive et la sédation avec des neuroleptiques bien tolérés par le foie (méprobamate). Cela parvient habituellement à ramener le sujet dans un état où les seules mesures à prendre résident dans le traitement même de son alcoolisme*.

**délivrance** n. f. Expulsion du placenta et des membranes fœtales (arrière-faix ou délivre), succédant à celle du fœtus.
Après une phase de repos d'une dizaine de minutes succédant à l'accouchement, le placenta se décolle de la paroi utérine sous l'action de nouvelles contractions et de l'hématome qui s'est formé derrière lui. Lorsque le placenta est décollé — et seulement alors —, on aide à sa sortie en agissant sur le fond utérin à la façon d'un piston dans un cylindre. Il ne faut jamais tirer sur le cordon. Après la délivrance, l'hémostase est réalisée par la rétraction utérine normale, qui transforme l'utérus en un « globe de sécurité » dur (perçu à la palpation de l'abdomen), ce qui veut dire qu'une hémorragie n'est plus à craindre.
L'hémorragie est, en effet, la plus redoutée des complications de la délivrance. Elle s'observe lorsque le placenta ne s'est décollé que partiellement, qu'il en reste un fragment, que l'utérus n'assure pas sa rétraction ou qu'existent des troubles de la coagulation. Le traitement est une urgence obstétricale.
L'inversion utérine, ou retournement en doigt de gant de l'utérus, est une autre complication de la délivrance, exceptionnelle aujourd'hui mais redoutable.
La meilleure prophylaxie des complications de la délivrance consiste à respecter la physiologie normale de la délivrance, à s'abstenir de toute manœuvre de force et à surveiller l'accouchée pendant au moins une heure après l'accouchement, en suivant son pouls et sa tension.

**delta-cortisone** n. f. Dérivé de la cortisone*, obtenu par déshydrogénation. (Syn. : PREDNISONE.) — Elle est utilisée pour ses puissantes propriétés anti-inflammatoires et antiallergiques. (V. CORTICOTHÉRAPIE.)

**deltoïde** n. m. et adj. Muscle large qui recouvre l'épaule*. — Abducteur du bras, il est innervé par le nerf circonflexe.

**deltoïdien, enne** adj. Relatif au deltoïde.

**démangeaison** n. f. Sensation cutanée désagréable qui provoque le grattage. (V. PRURIT.)

**démence** n. f. Affaiblissement psychique profond, en général lent et progressif, frappant surtout les facultés intellectuelles.
Le malade perd progressivement la mémoire, le raisonnement, le sens critique. Les activités automatiques sont moins touchées, mais le dément devient incapable d'assurer son travail, et son comportement social est perturbé. Des troubles affectifs apparaissent aussi. L'indifférence, le puérilisme, l'incohérence des actes, l'apathie s'ajoutent à l'affaiblissement intellectuel.
Comme trouble acquis de l'intelligence, la démence s'oppose à l'arriération*. « L'arriéré est un pauvre d'esprit, le dément est un riche devenu pauvre. » La démence débute le plus souvent chez des sujets d'âge moyen ou avancé.
Selon les causes, on distingue des démences dégénératives séniles et préséniles, des démences traumatiques, des démences toxiques, des démences infectieuses (paralysie générale au cours de la syphilis), des démences artériopathiques (artériosclérose). À côté de ces démences où l'atrophie du cerveau est nette, il y a des démences, dites « vésaniques », qui marquent le stade ultime de certaines psychoses évoluant depuis longtemps. Le pronostic des démences est grave, mais certaines formes évoluent lentement avec des stabilisations.
Les médicaments peuvent freiner la détérioration mentale. Le placement en hôpital psychiatrique doit être réservé aux cas où la déchéance est totale.
***démence précoce.*** On a longtemps qualifié ainsi la schizophrénie*, car elle commence effectivement dans l'adolescence, mais il ne s'agit pas d'une démence à proprement parler.
**déminéralisation** n. f. Diminution du taux des éléments minéraux du squelette : calcium et phosphore. (V. DÉCALCIFICATION.)
**Demons-Meigs (syndrome de),** affection caractérisée par des épanchements péritonéaux (ascite), pleuraux (hydrothorax) et une tumeur bénigne de l'ovaire, dont l'ablation amène la guérison.
**démyélinisation** n. f. Lésion des nerfs qui consiste en la destruction de leur gaine de myéline*.
**dénaturation** n. f. 1. Altération irréversible de la structure des protéines, aboutissant à leur précipitation.
2. Action d'ajouter à l'alcool une substance qui le rend impropre à la boisson *(alcool dénaturé)*, tout en lui conservant ses autres propriétés.

**dendrite** n. m. Prolongement du cytoplasme du neurone* (cellule nerveuse) qui reçoit l'influx nerveux du neurone précédent.
**dengue** n. f. Maladie infectieuse épidémique des régions subtropicales, due à un virus et transmise par la piqûre d'un moustique.
Après une incubation silencieuse (5 jours), la maladie associe à une fièvre élevée un syndrome méningé et une éruption variable (comme l'urticaire ou la rougeole). La fièvre dure quelques jours, puis la rémission survient, laissant le malade très fatigué.
Le traitement repose sur l'association d'antipyrétiques et d'analgésiques. La lutte contre les moustiques permet de limiter ces épidémies.
**dent** n. f. Élément dur, organique et minéral, implanté dans le maxillaire et dont l'ensemble, ou *denture*, joue un rôle important dans la mastication, la production des sons et l'esthétique.
**Anatomie de la dent.**
Chaque dent comporte une partie visible, la *couronne*, et une partie située dans l'os maxillaire, la *racine*, séparées par le *collet*. Suivant leurs formes, on distingue 4 sortes de dents :
— les *incisives*, aplaties et à 1 seule racine, qui retiennent et coupent les aliments ;
— les *canines*, lancéolées (pointues) et également à 1 seule racine, qui lacèrent les aliments ;
— les *prémolaires*, à couronne tronconique comportant 2 cuspides et 1 ou 2 racines ;
— les *molaires*, à couronne renflée comptant 4 à 5 cuspides et 2 racines (molaires du bas) ou 3 racines (molaires du haut). Les prémolaires et molaires broient et triturent les aliments.
Chaque racine est percée d'un *canal* où pénètrent des vaisseaux et un nerf allant à la *chambre pulpaire*, cavité de la dent contenant un tissu vivant, la *pulpe*, qui nourrit l'*ivoire* ou dentine, tissu très dur, constituant de la couronne et de la racine. La couronne est recouverte d'une couche dure et brillante, l'*émail*, la racine est recouverte du *cément*. Chaque dent est unie à l'alvéole qui contient sa racine par le *ligament alvéolodentaire*.
***Les dentitions.*** Les dents se forment à partir des *bourgeons dentaires*, qui apparaissent dans les maxillaires vers la 12e semaine de la grossesse à partir d'une lame épithéliale, la lame dentaire. Chaque bourgeon prend la forme d'une cloche, présentant, de la surface vers la profondeur, une couche d'*adamantoblastes* (pour

l'émail), une couche d'*odontoblastes* (pour l'ivoire) et une couche de cellules pulpaires. Les bourgeons dentaires, en évoluant, sortent du maxillaire : c'est l'éruption dentaire.

**Dentition temporaire : dents de lait.** De 6 mois à 3 ans, l'enfant « perce » ses dents les unes après les autres dans les délais moyens suivants :

6 mois : incisives centrales inférieures ;
10 — : incisives centrales supérieures ;
16 — : incisives latérales inférieures ;
20 — : incisives latérales supérieures ;
24 — : premières molaires inférieures ;
26 — : premières molaires supérieures ;
28 — : canines inférieures ;
30 — : canines supérieures ;
32 — : deuxièmes molaires inférieures ;
34 — : deuxièmes molaires supérieures.

Des écarts de plusieurs mois, en plus ou en moins, ne sont pas rares et généralement sans inconvénients. De 3 à 5 ans, il n'y a pas de modification de la denture. Celle-ci comporte 8 incisives, 4 canines et 8 molaires (réparties par moitié sur chaque maxillaire).

**Dentition permanente.** La deuxième dentition, définitive, commence vers 6 ans et se poursuit jusqu'à l'âge adulte. La première molaire permanente pousse à 6 ans (dent de 6 ans), derrière la 2ᵉ molaire de lait. La deuxième molaire permanente perce de 11 à 14 ans, la troisième, ou dent de sagesse, de 16 à 30 ans. Vers 7 ans, les dents de lait tombent, en commençant par les incisives. Ces dents temporaires sont remplacées par des dents analogues, sauf les molaires de lait, qui sont remplacées par les 8 prémolaires. La dentition permanente apparait dans les délais suivants :

De 5 à 6 ans : premières molaires ;
De 6 à 8 ans : incisives centrales ;
De 8 à 9 ans : incisives latérales ;
De 9 à 10 ans : premières prémolaires ;
De 10 à 11 ans : canines ;
De 11 à 12 ans : deuxièmes prémolaires ;
De 12 à 14 ans : deuxièmes molaires ;
De 16 à 30 ans : troisièmes molaires ou dents de sagesse.

La denture définitive comporte ainsi 8 incisives, 4 canines, 8 prémolaires et 12 molaires.

**Physiologie de la mastication.**
Les dents du maxillaire supérieur (arcade dentaire supérieure) entrent en contact avec les dents correspondantes du maxillaire inférieur (arcade dentaire inférieure) suivant une ligne appelée *articulé* dentaire.*

La mobilité du maxillaire inférieur par rapport au maxillaire supérieur se fait au niveau des articulations temporo-maxillaires. Les muscles masticateurs sont au nombre de 4 de chaque côté : ce sont les muscles temporal, masséter, ptérygoïdien externe et ptérygoïdien interne. Ces muscles impriment au maxillaire inférieur : des mouvements d'abaissement et d'élévation ; des mouvements de propulsion et de rétropulsion ; des mouvements de latéralité et des mouvements de circumduction associant l'ensemble des mouvements précédents.

L'action mécanique des dents est complétée, dans la mastication, par celles des joues, des lèvres et surtout de la langue, qui ramènent les aliments entre les arcades dentaires. L'action de la salive à ce niveau constitue le début de la digestion. Toutes les perturbations apportées à la présence et à la position des dents, à l'articulé dentaire, aux mouvements du maxillaire inférieur contrarient la mastication et ont un retentissement sur le tube digestif et sur l'état général.

**Maladies des dents.**

***Accidents d'évolution ou d'éruption.*** L'*éruption des dents de lait*, qui commence vers le 6ᵉ mois de la vie, débute par une rougeur et un gonflement de la gencive, de la salivation, de la rougeur de la joue, de la fièvre. L'enfant pleure, dort mal, refuse le biberon. Tout rentre dans l'ordre dès que le capuchon muqueux qui recouvre la dent est ouvert, que la dent a « percé ». Le traitement consiste en calmants légers (sirop de prométhazine, suppositoires d'aspirine et de paracétamol) et en massages de la gencive. Parfois la fièvre est élevée (39 °C), il y a un écoulement nasal, de la toux, de la diarrhée. L'examen médical est nécessaire pour diagnostiquer une rhino-pharyngite, une otite, une bronchite, une infection intestinale, et appliquer un traitement approprié.

L'*éruption des dents permanentes* (2ᵉ dentition) peut entraîner quelques troubles analogues à ceux qu'occasionne l'éruption des dents de lait, mais parfois des accidents plus sérieux sont observés. La dent de sagesse inférieure est le plus souvent en cause, mais aussi des canines ou autres dents « incluses » dans le maxillaire.

On peut observer des accidents infectieux : infection du sac muqueux entourant la couronne et constituant la péricoronarite, pouvant entraîner l'infection de la gencive (gingivite) ou de la muqueuse buccale (stomatite), des lésions osseuses. Les névralgies dentaires irradiées aux dents voisines et les troubles moteurs (contractions des muscles masticateurs provoquant du trismus*) ne sont pas rares. Enfin, si la dent n'a pas la place d'évoluer, des complications mécaniques surviennent : déplacement et érosion des dents voisines, malpositions dentaires. Le traitement des accidents d'éruption des dents comporte les bains de bouche antiseptiques, la cautérisation de la muqueuse et l'ouverture du capuchon muqueux ; parfois l'extraction de la dent est nécessaire (dent de sagesse).

***Anomalies de la denture et des maxillaires.*** Les anomalies de développement des maxillaires gênent l'évolution des dents. Celles-ci peuvent présenter des anomalies de *nombre* (germes dentaires atrophiés ou, au contraire, dents surnuméraires), des anomalies de *forme* (intéressant la couronne), des anomalies de *position* (dents trop écartées, trop serrées, obliques, chevauchées, etc.). Toutes ces anomalies peuvent être corrigées par l'orthodontie* et l'orthopédie dento-faciale. Les actions thérapeutiques doivent être commencées dès l'apparition des dents permanentes, c'est-à-dire entre 7 et 8 ans.

***Dystrophies.*** Ce sont des troubles de la nutrition de la dent, survenant surtout au moment de la formation du germe dentaire et entraînant des modifications de sa dimension, de sa forme, de sa structure. Les dysplasies* dentaires peuvent se manifester par une taille trop petite (ou trop grande), par des anomalies des cuspides, par des érosions du collet. Plusieurs lésions peuvent toucher les dents et s'accompagner de lésions d'autres organes. (V. HUTCHINSON [*dent de*] et [*triade de*].)
Des dystrophies* peuvent se manifester pendant la première ou la deuxième dentition, telles la mélanodontie* (dents noires), l'abrasion des incisives, les hypoplasies brunes de l'émail.

***Lésions traumatiques des dents.*** Les *contusions* sont des atteintes légères du ligament alvéolodentaire par un choc isolé ou répété sur une dent.
Les *déplacements* de dents consécutifs à un accident ou à une extraction dentaire relèvent de l'orthodontie ou de la prothèse*.
Les *abrasions* et les *pressions anormales* proviennent d'anomalies de l'articulé dentaire ou de prothèses.
Les *luxations, enfoncements, fêlures* et *fractures* dentaires consécutifs à de violents traumatismes conduisent à divers traitements visant à soulager la douleur, à reconstituer la dent après dévitalisation ou, éventuellement, à l'extraire.

***Carie dentaire.*** Lésion destructrice des tissus durs de la dent, la carie est un processus infectieux de causes multiples (v. CARIE). L'infection de la pulpe de la dent constitue la *pulpite**. Les kystes* sont une autre complication de l'infection dentaire, nécessitant souvent l'extraction de la dent.

***Parodontopathies, parodontolyse.*** Ce sont les affections des tissus de soutien de la dent ou parodonte* très fréquentes et de causes variées. (V. PARODONTOLYSE.)

**dentelé, e** adj. Se dit de certains organes dont les contours sont déchiquetés (pôle inférieur de la rate*).

***Muscles dentelés.*** Ils sont au nombre de 3 de chaque côté du thorax (petits dentelés supérieur et inférieur, grand dentelé). Leur rôle est de contribuer aux mouvements inspiratoires et de fixer l'omoplate.

**dentifrice** n. m. Produit d'hygiène bucco-dentaire, destiné à compléter l'action mécanique de la brosse à dents. — Les dentifrices se présentent sous forme de savons, de poudres, de pâtes, d'élixirs ; ils sont parfumés à la menthe, à la badiane, à l'anis, au benjoin, etc. Les dentifrices médicamenteux peuvent contenir du fluor (pour lutter contre la carie), de la formaldéhyde (pour lutter contre l'hypersensibilité du collet). Certains dentifrices peuvent être employés au massage des gencives dans le traitement des parodontolyses*.
Les dentifrices ne sont pas toxiques et il n'est pas dangereux d'en avaler un peu accidentellement.

**dentition** n. f. Évolution physiologique du système dentaire. — C'est l'*éruption* des dents, à ne pas confondre avec la *denture* qui constitue l'ensemble des dents. (V. DENT.)

**dentome** n. m. Tumeur bénigne formée par les tissus durs de la dent (émail, ivoire, cément). [Syn. : ODONTOME.] — Les dentomes peuvent se former à l'extérieur d'une dent (couronne, racine) ou à l'intérieur de la dent (dans la chambre dentaire).

**denture** n. f. Ensemble des dents. (Ne pas confondre avec *dentition**.)

**dénudation** n. f. Mise à nu d'une veine superficielle pour y introduire à demeure une aiguille ou un cathéter*.
Cette méthode est utilisée chez les sujets dont les veines sont invisibles sous la peau (enfants, obèses, veines plates du sujet en collapsus*).

**dénutrition** n. f. Résultat de l'insuffisance quantitative et qualitative d'apports nutritifs aux cellules de l'organisme.

La dénutrition entraîne des conséquences fâcheuses sur le plan métabolique. Elle est fréquente pendant la vieillesse, mais peut survenir pendant la croissance. Ses causes sont nombreuses : alimentation insuffisante, lésions de l'appareil masticateur, lésions digestives ou nerveuses. Lors des brûlures étendues et dans certaines atteintes intestinales (sprue*), la dénutrition est grave, menaçant la vie.

**déontologie** n. f. **Déontologie médicale,** ensemble des règles de morale professionnelle qui régissent la conduite du praticien et qui indiquent la voie à suivre dans une circonstance donnée. — Le Code de déontologie français instauré en 1955 a été refondu en 1979 (décret du 28 juin) pour accorder ses articles avec les nouvelles dispositions légales (loi sur l'avortement, exercice de la médecine en groupes, sociétés civiles professionnelles de praticiens, etc.) et en tenant compte de l'importance croissante que prennent les facteurs économiques dans tous les domaines de la santé (prévention, coût des soins, de l'hospitalisation, équilibre financier de la Sécurité sociale). Ses principaux chapitres traitent des devoirs généraux des médecins, de leurs devoirs envers les malades, des rapports des médecins entre eux et avec les autres professions de santé, des règles particulières aux divers modes d'exercice (libéral, salarié, exécution d'expertises).

**dépendance** n. f. État de besoin qui s'installe lors de la prise de drogue ou de certains médicaments (pharmacodépendance).

L'arrêt des prises entraîne des troubles physiques ou psychiques selon la substance en cause. L'arrêt d'un traitement corticoïde prolongé entraîne dans ce cas une recrudescence des symptômes (phénomène de rebond de la *corticodépendance*) ; l'arrêt des prises de drogues (héroïne, cocaïne, etc.) chez les toxicomanes provoque un « syndrome de manque » avec angoisses, excitation, douleurs multiples.

**dépersonnalisation** n. f. État caractérisé par des sentiments d'étrangeté, de transformation, affectant partiellement ou globalement l'image mentale qu'a l'individu de son corps, de son psychisme et du monde extérieur. (Syn. : DÉDOUBLEMENT DE LA PERSONNALITÉ.)

Les causes en sont fort diverses : maladies organiques du système nerveux central, intoxications par des drogues, processus névrotiques ou psychotiques.

**dépilation** n. f. Chute des poils ou des cheveux, spontanée (v. ALOPÉCIE et PELADE) ou provoquée (v. DÉPILATOIRE et ÉPILATION).

**dépilatoire** n. m. et adj. Procédé ou préparation utilisés dans l'intention de supprimer les poils.

Seules l'électrocoagulation* des bulbes pileux (méthode longue et coûteuse) et la radiothérapie (dangereuse) permettent d'obtenir une épilation définitive. Les dépilatoires chimiques (les plus employés) détruisent les protéines des poils et en facilitent l'arrachement, mais ceux-ci repoussent toujours.

**dépistage** n. m. Méthode de médecine préventive visant à déterminer la morbidité* d'une maladie en la diagnostiquant très tôt, c'est-à-dire en la recherchant systématiquement.

Le dépistage implique de la part de sujets bien portants de se soumettre à des examens médicaux réguliers, et nécessite par ailleurs l'installation d'une infrastructure sanitaire qui permette ces contrôles (dispensaires, méthode de travail, etc.).

**déplacement** n. m. **Déplacement osseux,** modification de la position normale des fragments d'un os fracturé.

**Déplacement corporel,** mouvement faisant partie d'une technique de *gymnastique**.

**déplétion** n. f. Baisse de la quantité de liquide ou d'une substance en solution contenue dans un territoire ou dans l'organisme tout entier.

**dépression** n. f. Perturbation de la vie psychique, affectant essentiellement l'humeur* dans le sens de la mélancolie et de la tristesse.

Les manifestations subjectives vont de la simple morosité, du « cafard » ou de l'ennui à la véritable douleur morale des mélancoliques. Elles s'accompagnent d'une anxiété plus ou moins importante. Des sentiments d'incapacité, d'inutilité et de culpabilité peuvent engendrer des idées de suicide avec un danger plus ou moins grand de passage à l'acte selon l'ampleur et la nature de la dépression. Il s'associe aux états dépressifs une diminution du tonus musculaire et de l'énergie. Le sujet souffre d'un épuisement à la fois psychologique (difficulté d'attention et de mémoire) et physique (sensation de fatigue). Le ralentissement de l'activité peut aboutir parfois à une inertie totale.

La multiplicité des causes et des personnalités perturbées par la dépression

explique la variété des tableaux cliniques observés.
Schématiquement, on distingue les états dépressifs *névrotiques* et les états dépressifs plus graves, de nature *psychotique*, comme la dépression mélancolique, avec des formes intermédiaires entre les deux genres. Il peut s'agir aussi de dépressions « réactionnelles », c'est-à-dire consécutives aux difficultés de la vie (deuil, solitude, surmenage, régime alimentaire...), ou encore de dépressions symptomatiques d'affections organiques.
Le traitement doit tenir compte de la structure psychologique du sujet aussi bien que des causes extérieures.
La chimiothérapie* permet d'étendre le champ d'action thérapeutique, notamment en renforçant l'efficacité de la psychothérapie, ne serait-ce qu'en la rendant possible dans les formes psychotiques.

**dépuratif, ive** n. et adj. Nom sous lequel on groupait autrefois un grand nombre de médications visant à « épurer le sang et les humeurs » : diurétiques*, cholagogues*, purgatifs*, sudorifiques*, vomitifs*, etc.

**dératisation** n. f. Destruction des rats. La dératisation doit être pratiquée avant que n'apparaissent les premiers cas de maladies transmises par ces mammifères : leptospiroses*, peste*, typhus*, etc. (V. RAT.) En plus de la transmission des maladies infectieuses, les rats sont responsables de la destruction des aliments laissés à leur portée, de fuites de gaz et d'eau ou d'incendies à la suite de courts-circuits, lorsqu'ils rongent les canalisations.
**Lutte défensive.** Elle consiste avant tout à ne pas laisser d'aliments à la portée des rats, qui sont très voraces : privés de nourriture, ils meurent rapidement d'inanition. Il convient donc d'éviter les stockages d'aliments dans les caves ou les locaux qui leur sont accessibles ; de ne pas laisser de déchets sur les trottoirs (les poubelles doivent être fermées par un couvercle). Il faut également empêcher les rats de pénétrer à l'intérieur des locaux : pose de grilles sur les tuyaux de raccordement aux égouts, sur les tuyaux d'évacuation des gouttières, sur les soupiraux des caves, etc.
**Lutte offensive.** On dispose, pour la lutte offensive, d'animaux, de pièges, d'aliments et de gaz toxiques. Les chats et les chiens sont de bons ratiers. Les pièges doivent être flambés pour ne pas susciter la méfiance des rats par l'odeur humaine dont ils sont encore imprégnés. Les poisons sont nombreux ; leur choix est orienté par deux critères : le premier est le danger qu'ils font courir aux rats, mais aussi à l'homme ; le second est le devenir du cadavre du rat : les *anticoagulants*, par exemple, font sortir le rat de son trou pour mourir, ce qui oblige alors à le toucher et entraîne des risques de contamination microbienne. Par contre, la *scille* évite la putréfaction du cadavre, mais elle perd vite son efficacité. Cependant, les toxiques les plus employés sont à base d'anticoagulants.
On emploie aussi la *pâte phosphorée* étalée sur du pain, efficace mais dangereuse pour les enfants ; la *strychnine* et le *fluoroacétate*. L'Institut Pasteur prépare le *virus de Danysz**, dont l'effet s'amenuise rapidement (il immunise le rat). Les gaz toxiques sont réservés aux entrepôts et aux navires, en raison des risques qu'ils font courir.

**Dercum (maladie de),** affection touchant habituellement la femme après la ménopause, et caractérisée par la formation de masses adipeuses douloureuses sur le tronc et les membres.

**dérivation** n. f. Intervention qui consiste à dévier de leur trajet normal les urines, le contenu intestinal, la bile.
Les dérivations peuvent être *externes* (mise à la peau, tels l'anus artificiel, la cystotomie) ou *internes* (entre deux viscères, obtenues par anastomoses).

**dermanysse** n. m. Acarien* parasite d'oiseaux ou de rongeurs et qui peut, occasionnellement, attaquer l'homme.
Le parasite des poules détermine une dermatite* papuloérythémateuse chez l'homme. Le parasite du rat, dans les régions tropicales, véhicule la rickettsie du typhus murin.

**dermatite** n. f. Affection cutanée atteignant le derme et l'épiderme.
**Dermatologie.** Ce terme désigne certaines maladies de peau. Citons :
— la *dermatite bulleuse mucosynéchiante*, de nature inconnue, très rare, se traduisant par des bulles sur les muqueuses et laissant des cicatrices rétractiles ;
— la *dermatite lichénoïde et purpurique*, où la peau des jambes est le siège de papules, de purpura* et de télangiectasies ;
— la *dermatite polymorphe douloureuse*, ou maladie de Duhring-Brocq ;
— la *dermatite des prés d'Oppenheim*, se traduisant par une rougeur de la peau des baigneurs qui se sont étendus au soleil à même les herbes.
**Parasitologie.** La *dermatite des nageurs*, ou *dermatite cercarienne*, est une affection cutanée parasitaire, provoquée lors d'une baignade par la pénétration chez l'homme de cercaires*, de bilharzies*. Le sujet

ressent rapidement une démangeaison, suivie d'une éruption maculeuse qui s'efface en quelques heures. Le traitement n'existe pas ; seule la réglementation des baignades permet d'éviter cette affection.

**dermatobia** ou **dermatobie** n. f. Mouche du groupe des œstres.
La dermatobia est responsable d'une myiase* cutanée furonculeuse, chez l'homme et divers animaux domestiques.

**dermatofibrosarcome** n. m. Tumeur fibreuse d'origine conjonctive, de malignité faible, apparaissant le plus souvent au niveau des aines.

**dermatoglyphe** n. m. Ensemble du graphisme qui représente l'empreinte de la main.
Le dermatoglyphe comprend les empreintes digitales des dernières phalanges des doigts et les lignes de la main et des doigts. Le dermatoglyphe, visible dès la naissance et immuable au cours de la vie, peut être analysé très soigneusement. Ainsi, dans certaines anomalies chromosomiques (mongolisme), le pli palmaire est unique et transverse. Il n'existe pas deux dermatoglyphes superposables chez le sujet normal, mais certaines caractéristiques générales sont constamment retrouvées.

**dermatologie** n. f. Spécialité médicale consacrée aux maladies de peau et à leurs traitements.

**dermatologiste** n. Médecin spécialiste des maladies de la peau et de leur traitement. (Syn. : DERMATOLOGUE.)

**dermatome** n. m. Appareil permettant de découper des lambeaux de peau très minces pour les appliquer sur les zones à greffer.

**dermatomycose** n. f. Affection cutanée, due à des champignons microscopiques.

**dermatomyosite** n. f. Affection de cause inconnue, touchant électivement la peau et les muscles striés.
La dermatomyosite se manifeste par un érythème du visage, des mains, du décolleté, respectant le tronc et les membres. Un œdème est sous-jacent à ces lésions, souvent révélateur autour des paupières («halo mauve»). Les douleurs et l'atrophie musculaires surviennent au niveau du tronc et des membres tandis que l'état général s'altère gravement.
La survenue d'une dermatomyosite doit faire suspecter un cancer viscéral ; les formes aiguës font redouter une grave complication. Elles peuvent passer à la chronicité. Le traitement a recours à la corticothérapie*.

**dermatophyte** n. m. Champignon microscopique qui a une affinité pour la peau, les poils, les ongles, les cheveux. Les dermatophytes sont responsables de dermatomycoses* (herpès* circiné, eczéma* marginé de Hebra), d'onychomycose*, de dermatophyties du cuir chevelu (les teignes).

**dermatose** n. f. Nom général des affections de la peau.
On distingue diverses classes de dermatoses : érythémateuses (coup de soleil), érythématosquameuses (psoriasis), papuleuses (lichen plan), vésiculeuses (eczéma), bulleuses (pemphigus), pustuleuses (impétigo), végétantes *(Acanthosis nigricans).* Le terme de «dermatose» entre dans la dénomination de nombreuses affections cutanées. La *dermatose médiothoracique de Brocq* représente l'eczéma séborréique. On trouve dans les régions présternales des figures circinées et des papules acuminées suscitant le prurit*.

**Dermatoses professionnelles.** Elles constituent plus de 70 p. 100 des maladies professionnelles et s'observent dans plus d'une centaine de métiers. On les classe en *dermatoses orthoergiques*, frappant tous les sujets soumis à la même cause nocive de la même lésion cutanée, et *dermatoses allergiques*, ne frappant que quelques sujets présentant une sensibilité particulière à la cause nocive.
Dans ce cas, les lésions débordent rapidement le point de contact.
Parmi les dermatoses professionnelles, on reconnaît :
1. Les *dermatoses infectieuses*, touchant surtout les vétérinaires par inoculation animale. Les surinfections par les pyogènes sont surtout fréquentes (pyodermite des métallurgistes, des confiseurs) ;
2. Les *dermatoses parasitaires*, d'origine animale comme la gale des épiciers, des bûcherons, ou d'origine mycosique, comme les dermatophyties* et les épidermomycoses* superficielles des blanchisseurs, des plongeurs et des laveuses ;
3. Les *dermatoses par agents physiques*, qu'il s'agisse de projections métalliques, de frottements ou du froid, de la chaleur ;
4. Les *dermatoses par agents chimiques*, comprenant l'acné et la kératose folliculaire, dus aux chloronaphtalines, l'élaïokoniose ou «boutons d'huile», due à l'huile de graissage, et surtout la dermite vésiculo-bulleuse.
Ainsi peuvent être atteints les coiffeurs, les ménagères, les cimentiers, les peintres, les mineurs, etc. On conçoit l'importance d'une bonne prévention et de l'information des travailleurs, qui doivent connaître les mesures de protection à prendre.

**derme** n. m. Couche de tissu conjonctif de la peau, située entre son revêtement épithélial ou épiderme* en surface et l'hypoderme* en profondeur, assurant à la peau sa nutrition et sa solidité.
Le derme est très vascularisé ; il est traversé par de nombreux nerfs.
On distingue trois couches :
1. Le *derme superficiel*, qui est formé de tissu conjonctif et qui s'insinue entre les crêtes de l'épiderme. On y trouve de nombreux capillaires, des terminaisons nerveuses, des cellules fabriquant la mélanine* ;
2. Le *derme moyen*, qui est formé essentiellement de fibres élastiques ;
3. Le *derme profond*, qui est constitué de fibres élastiques s'entrecroisant avec des fibres conjonctives. On y trouve les glandes sébacées et la racine des poils, les canaux des glandes sudoripares.
**Pathologie du derme.** Bon nombre d'affections cutanées sont dues à une lésion du derme. Avec l'âge, le collagène et le réseau élastique perdent leurs qualités de souplesse, provoquant l'apparition des rides.

**dermite** n. f. Nom générique désignant les affections inflammatoires du derme. Citons la dermite des prés, la dermite de contact, la dermite ocre (pigmentation des jambes due à des troubles circulatoires) et l'érysipèle*.

**dermographisme** n. m. Propriété que possède la peau de certains individus de se tuméfier après frottement par un instrument mousse, d'où la possibilité de faire des inscriptions durables sur leur peau. (Le traitement en est difficile.)

**dermohypodermite** n. f. Affection du derme et de l'hypoderme.

**dermoïde** adj. Dont la structure rappelle celle de la peau. — Le *kyste dermoïde de l'ovaire* est un tératome* bénin contenant souvent d'autres vestiges embryonnaires.

**dérotation** n. f. Intervention qui consiste à sectionner un os long, à faire tourner un des segments sur son axe longitudinal et à fixer le membre dans cette nouvelle position. (Elle est surtout pratiquée dans certaines malformations de la hanche.)

**désadaptation** n. f. Perte de caractères acquis par l'organisme par adaptation à un milieu donné. (Par exemple, la polyglobulie* d'altitude se corrige lorsque le sujet revient au niveau de la mer.)

**désamination** n. f. Réaction chimique par laquelle un acide aminé perd son radical amine ($NH_2$).

**désarticulation** n. f. Ablation d'un segment de membre (amputation) au niveau d'une articulation, sans section osseuse, en réséquant tous les muscles et ligaments qui maintiennent cette articulation.

**descente** n. f. *Descente d'organe.* V. PROLAPSUS.

**désensibilisation** n. f. Méthode de traitement qui s'efforce de faire disparaître l'allergie de certains individus à l'égard de diverses substances.
DÉSENSIBILISATION SPÉCIFIQUE. C'est le traitement idéal des maladies allergiques lorsque l'allergène* est connu. Celui-ci est mis en évidence par cuti- ou intradermoréaction (v. ALLERGIE). On entreprend alors une désensibilisation, c'est-à-dire une accoutumance à l'allergène, en injectant celui-ci (en voie sous-cutanée) à des doses d'abord infimes, puis progressivement croissantes. Cette désensibilisation doit toujours être faite sous contrôle médical, car elle n'est pas toujours exempte de réactions parfois dangereuses.
DÉSENSIBILISATION NON SPÉCIFIQUE. Quand l'allergène n'est pas connu, la désensibilisation est globale, obtenue par injection de protéines (globulines), d'hyposulfite de sodium, de vaccins. Les résultats sont inconstants.
**Emplois de la désensibilisation.** Cette méthode s'adresse aux diverses manifestations de l'allergie, asthme, rhume des foins, urticaire, eczéma, etc. On a le plus souvent recours, simultanément, à des médications symptomatiques : *antihistaminiques** de synthèse, *corticothérapie**, etc.

**déséquilibre** n. m. Forme de personnalité morbide entraînant l'inadaptation sociale.
Sur le plan du caractère, le déséquilibré se distingue essentiellement par l'instabilité, l'impulsivité, une émotivité excessive et des sautes d'humeur. Ces facteurs de fragilité rendent les relations du sujet avec son entourage très difficiles, et créent en lui des perturbations à retentissement social et moral. La suggestibilité, le besoin de satisfaction immédiate et la faiblesse de leurs instances morales prédisposent ces sujets à des troubles du comportement divers, qui jalonnent leur histoire depuis l'enfance.
Notons, dans les manifestations habituelles du déséquilibre, les crises névropathiques, dont le tableau le plus typique est celui de la colère clastique (qui casse tout), et les troubles médico-légaux : la délinquance sous toutes ses formes (fugue, vol, prostitution...), les perversions, les toxicomanies.
Les déséquilibrés sont également susceptibles de réaliser des troubles psychia-

triques, comme des bouffées* délirantes par exemple.
On a longtemps pensé que le déséquilibre était constitutionnel. Actuellement, on accorde une importance déterminante aux influences éducatives (carence d'autorité parentale, dissociation familiale...).
**Traitement.** Il nécessite des structures d'encadrement éducatif spécialisé pour l'enfant et surtout pour l'adolescent, notamment des centres de formation préparant à une insertion professionnelle. D'autre part, les psychothérapies individuelles ou de groupe peuvent se révéler utiles.

**désherbant** n. m. V. HERBICIDE.

**déshydratation** n. f. État pathologique grave, qui peut être dû à une diminution importante ou à une modification de la répartition des secteurs hydriques, dont l'un est déshydraté au profit d'un autre hyperhydraté sans diminution de l'eau totale :
On distingue :
La *déshydratation extracellulaire* par perte d'eau du secteur interstitiel et plasmatique, observée au cours des diarrhées ou vomissements abondants, brûlures étendues, ou établissement d'un secteur peu échangeable, dit « troisième secteur », que constituent des œdèmes* importants ou une ascite*. Le signe essentiel en est la chute de la tension artérielle.
La *déshydratation cellulaire*, rarement isolée, de causes complexes, observée presque toujours à la suite d'une déshydratation extracellulaire, donnant alors une déshydratation globale. Le signe essentiel en est la soif intense.
La déshydratation est particulièrement grave chez l'enfant et le nourrisson (fièvres prolongées, diarrhées, vomissements), qui peut en quelques heures perdre 30 p. 100 de son poids ; elle se traite par perfusions de solutions salines ou glucosées, selon les cas.

**désinfectant, e** adj. et n. m. Se dit des produits destinés à la destruction des germes pathogènes des locaux, vêtements, livres ou autres objets contaminés.
Les désinfectants les plus employés sont le *formol*, pulvérisé sous forme d'aldéhyde formique ou volatilisé à partir du trioxyméthylène ; l'*eau de Javel*, le *lait de chaux* à badigeonner sur les murs, la *lessive de soude*, le *crésol*, le *sublimé*, les *ammoniums quaternaires*.

**désinfection** n. f. Destruction des germes pathogènes.
En dehors de l'usage des désinfectants*, divers procédés sont utilisés : *chaleur sèche* par flambage ou dans un four Poupinel, *chaleur humide*. (V. ÉBULLITION et ÉTUVE.) Les rayons ultraviolets sont utilisés dans les hôpitaux pour la désinfection des locaux.
En cas de maladie contagieuse, la *désinfection du nez* est faite par pulvérisation ou instillation de gouttes dans les narines (sulfamides, antibiotiques, etc.) ; la *désinfection de la gorge* se fait avec les mêmes produits, ou bien avec de l'iode, des borates, des colorants, etc.
Les urines et les selles, les crachats, les vomissements doivent être traités au crésol, à la lessive, au formol, à l'eau de Javel pendant la maladie (désinfection « en cours »). Pour certaines maladies, une désinfection est obligatoire à la fin de l'affection (désinfection « terminale ») ; elle concerne le local, la literie, les objets divers avec lesquels le malade a eu un contact. Les frais de désinfection après une affection contagieuse ne sont pas pris en charge par l'assurance maladie.

**désinsectisation** n. f. Destruction des insectes nuisibles à l'homme par leur action directe (piqûre) et surtout par leur action indirecte, c'est-à-dire la transmission de maladies infectieuses ou parasitaires (paludisme, typhus, trypanosomiases, etc.). — Les procédés sont très variés.
**Procédés physiques.** Le pétrolage des eaux stagnantes (mares, étangs) permet de détruire les larves de moustiques en les asphyxiant. La chaleur sèche (étuves à 70 °C) est employée pour l'épouillage des vêtements et de la literie.
**Procédés chimiques.** Le *vert de Paris* peut être pulvérisé par avion sur de grandes surfaces contre les larves d'anophèle.
Le *pyrèthre* agit rapidement contre les mouches et les moustiques, mais il se décompose vite.
Les *insecticides de synthèse :* les dérivés chlorés les plus employés sont le D. D. T.* et l'H. C. H. ; le lindane et le chlordane ont une action prolongée ; les organophosphorés (malathion, chlorthion) sont d'action rapide et disparaissent par hydrolyse dans la nature.
La résistance aux insecticides oblige à changer de produit lorsque des souches résistantes apparaissent.
**Procédés biologiques.** Ils sont fondés sur l'emploi des ennemis naturels des insectes (élevage de poissons mangeurs de larves, tels les *gambusia* dans les eaux où pullulent les larves de moustiques) ; sur les modifications écologiques (déboisement, débroussaillement) ; sur la destruction des gîtes larvaires (assainissement des bords des étangs et cours d'eau, assèchement des marais, etc.).

**désinsertion** n. f. Section d'un tendon, d'un ligament au ras de son insertion osseuse.

**désintoxication** n. f. Traitement destiné à guérir les sujets atteints d'une intoxication chronique, la *détoxication** étant l'ensemble des procédés employés pour faire éliminer les poisons responsables d'une intoxication aiguë. (Aux différentes modalités de sevrage, on associe des cures de dégoût ou de déconditionnement dites *de désintoxication*.)

**désodé, e** adj. Dont on a enlevé le sodium et, par extension, le sel ou chlorure de sodium.

Le régime désodé est utilisé dans les affections cardiaques, rénales, hépatiques, et dans les hypertensions artérielles. La réalisation de ce régime « sans sel » est relativement facile en proscrivant le sel de cuisine, les conserves, le pain et la charcuterie.

Les sels de régime (sans sodium) peuvent être employés en remplacement.

**désoxycorticostérone** n. f. Hormone de la glande corticosurrénale*. (V. CORTICOSTÉROÏDE.)

**désoxyribonucléique** adj. Se dit d'un acide nucléique* constituant les chromosomes*. (Sigle : A. D. N.*.)

**desquamation** n. f. Élimination des cellules de la couche cornée de la peau. La desquamation normale, superficielle, est invisible. Pathologique, elle apparaît sous forme de squames* sur la peau, de « pellicules » sur le cuir chevelu. Elle succède souvent à une maladie éruptive (scarlatine, rougeole). La desquamation saisonnière est due à des mycoses* ou à une perturbation neurovégétative. La desquamation est provoquée volontairement au cours du *peeling**.

**dessin** n. m. Le dessin représente un élément de connaissance de l'individu dans la mesure où il exprime la personnalité du dessinateur.

**Fonction du dessin.** Chez l'enfant, le dessin spontané est tout à la fois un jeu, un moyen de communication, un moyen de réaliser des désirs non satisfaits, une activité sociale lui permettant d'imiter ce qu'il voit.

**Stades évolutifs du dessin chez l'enfant.** Au début, l'enfant ne fait que gribouiller, puis son trait s'affermit et s'oriente : c'est la *pseudoécriture* vers 2 ans.

Il essaie ensuite de représenter un objet réel : c'est la période artistique où il dessine les choses telles qu'il se les représente et non telles qu'elles existent.

**Tests utilisant le dessin.** Il en existe beaucoup : tests de niveau intellectuel (le bonhomme de Goodenough, les tests de Fay, de Rey), tests de personnalité (dessin de l'arbre, de la famille...). Le dessin est couramment utilisé dans les psychothérapies d'enfant, comme moyen d'abord plus facile que le langage. Chez l'adulte, l'étude du dessin est d'un grand intérêt dans les maladies mentales.

**désunion** n. f. Réouverture d'une plaie suturée, due à une infection ou à une traction excessive imposée aux lèvres de la plaie.

**détartrage** n. m. Intervention qui vise à éliminer le tartre dentaire de la couronne et de la racine.

Chaque personne doit connaître sa propre vitesse d'entartrage pour pouvoir faire renouveler à temps l'opération de détartrage.

**détergent, e** adj. et n. m. Se dit de corps préparés par l'industrie (savons, lessives...), doués de propriétés tensioactives et émulsifiantes, et dont l'emploi se répand en pharmacie, notamment pour la préparation de certains excipients. (Syn. : DÉTERSIF, MOUILLANT, SURFACTIF.) — Ces corps sont classés en anioniques, cationiques ou non ionisables.

DÉTERGENTS ANIONIQUES. Ce sont les plus anciens détergents : savons alcalins, savon d'éthanolamine, certains dérivés sulfatés ou sulfonés.

SURFACTIFS CATIONIQUES. Ils sont constitués par les sels d'ammonium quaternaire.

SURFACTIFS NON IONISABLES. Ce sont les plus récents. Dérivés du sorbitol, ils sont employés dans certaines préparations médicamenteuses pour en faciliter la dispersion et surtout la pénétration dans les divers tissus organiques.

**Toxicologie.** La plupart des détergents ménagers sont des *produits anioniques*. Ils causent tout au plus une légère diarrhée s'ils sont avalés accidentellement. Il ne faut en aucun cas faire vomir le sujet, ni lui faire avaler de l'eau, ce qui ferait buller les produits.

Les *détergents cationiques* sont les seuls dangereux. Certains médicaments pour usage externe ainsi que les shampooings en contiennent. Leur absorption peut provoquer des convulsions ou un collapsus* mortel.

**déterger** v. Nettoyer et purifier une plaie ou une lésion cutanée. (V. DÉTERSION.)

**détersion** n. f. Action de déterger*.

La détersion d'une plaie, d'une caverne, d'un abcès aboutit à l'élimination des produits nécrosés ou suppurés qui en recouvrent la surface. Elle est la condition première à une bonne cicatrisation. Elle peut être aidée par des détersifs : eau oxygénée, nitrate d'argent, collargol.

**détoxication** n. f. Processus par lequel l'organisme transforme des corps toxiques en corps inactifs. — Les moyens sont très variés (hydroxylation, glycuroconjugaison, etc.) et se réalisent presque exclusivement dans le foie.

**détrusor** n. m. Couche musculaire de la vessie, qui, en se contractant, permet la miction.

**déviation** n. f. *Déviation conjuguée de la tête et des yeux*, état caractérisé par une rotation axiale de la tête vers la droite ou vers la gauche, avec déviation dans le même sens des deux globes oculaires, qui s'observe dans les hémiplégies avec coma.

*Déviation de la colonne vertébrale.* V. CYPHOSE, LORDOSE, SCOLIOSE.

**dévitalisation** n. f. Destruction chimique des tissus vivants de la dent*.

**dextran** n. m. Polysaccharide administré en perfusions dans les chocs* et les grandes hémorragies, pour corriger la chute de tension.

**dextrocardie** n. f. Situation anormale du cœur dans la partie droite du thorax. Elle peut être *congénitale (situs inversus)* ou *acquise* (tumeur ou épanchement pleural situés à gauche, *attraction* du cœur à droite par une atélectasie* pulmonaire, une symphyse* pleurale).

**dextromoramide** n. m. Analgésique synthétique puissant, utilisé à la place de la morphine. (Tableau B.)

**diabète** n. m. Terme générique recouvrant plusieurs maladies qui ont en commun l'augmentation du volume des urines, avec fuite urinaire d'une substance chimique organique, généralement le sucre.

**I. Le diabète sucré pancréatique.** Il regroupe deux atteintes différentes selon que l'insuline* n'agit pas normalement (diabète gras) ou qu'elle est absente (diabète maigre).

***A. Le diabète gras.*** Il se caractérise par la diminution de la tolérance de l'organisme vis-à-vis des sucres ou hydrates de carbone. Cette anomalie touche 3 à 4 p. 100 de la population et est responsable de nombreuses complications. Le diabète gras survient en règle générale après 45 ans et souvent chez des obèses, des sédentaires, des sujets ayant une hérédité diabétique.

SIGNES CLINIQUES. Le diabète se manifeste par l'émission d'urines abondantes (polyurie), entraînant une soif intense (polydipsie) par déshydratation, et des signes cutanés (diabétides*). Cette symptomatologie est souvent discrète, et la découverte de la maladie se fera sur des examens biologiques systématiques ou lors de la survenue d'une complication (v. plus loin).

SIGNES BIOLOGIQUES. Le diagnostic de diabète se fait sur la vue de 3 examens : le dosage du sucre dans le sang (glycémie*), dans les urines (glycosurie*) et l'épreuve d'hyperglycémie provoquée.

La *glycosurie*, ou présence de sucre dans les urines, se recherche avec la liqueur de Fehling, qui vire du bleu au rouge en présence de sucre, le tube étant porté à ébullition. Actuellement, la recherche de sucre se fait au moyen de bandelettes réactives qui, trempées dans les urines, changent de couleur en fonction de la teneur des urines en glucose.

La *glycémie*, ou taux de sucre dans le sang, est mesurée sur un prélèvement de sang veineux : elle varie à l'état normal entre 0,70 et 1,10 g par litre, à jeun. Au-dessus de 1,30 g, il y a diabète.

L'*hyperglycémie* provoquée* est une épreuve qui consiste à doser la glycémie à jeun, puis toutes les demi-heures pendant 2 heures après l'ingestion d'une dose de charge de glucose (sucre) de 50 à 100 g selon le poids du patient. Normalement, la «flèche» d'hyperglycémie qui suit l'ingestion du sucre est inférieure à 1,70 g et se situe vers la 1re demi-heure. La glycémie redescend vers la normale (2e heure) après un pic d'hypoglycémie (0,60 g par litre). La courbe de type diabétique voit la glycémie monter à 1,80 g au moins (le plus souvent de 2 à 3 g par litre) à la 1re demi-heure et revenir à la normale en beaucoup plus de temps (de 3 à 4 heures) ; à la 2e heure, la glycémie reste autour de 2 g par litre.

Les différentes variations de ces examens capitaux permettent de différencier :

— le diabète «latent», où l'hyperglycémie provoquée a été, lors de circonstances particulières (grossesse, corticothérapie*), perturbée mais est revenue ensuite à la normale ;

— le diabète «chimique», où coexistent une glycémie à jeun normale et une épreuve d'hyperglycémie provoquée anormale ;

— le diabète «clinique», où sont associés les signes cliniques et biologiques de la maladie ;

— le diabète «potentiel», variété où les examens sanguins et urinaires sont normaux (tolérance normale aux hydrates de carbone), mais où les sujets présentent un risque diabétique important, ce risque étant décelé par l'hérédité (parents diabétiques) ou, pour la femme, à l'occasion de l'accouchement d'un enfant pesant plus de 4 kg à la naissance *(états paradiabétiques)*.

On recherchera également dans le bilan d'un diabétique la présence d'une hyperlipidémie (augmentation des lipides dans le sang) et d'une hypercholestérolémie. Le taux de l'urée sanguine doit être mesuré pour permettre l'établissement d'un régime (trop d'urée interdit de manger beaucoup de viande).

TRAITEMENT. Chez la majorité des diabétiques « gras », l'institution du régime restrictif en hydrates de carbone suffira à restaurer leur équilibre glucidique. Ce régime devra poursuivre différents buts, en respectant une alimentation régulière (horaires, quantité, qualité), en assurant un apport calorique suffisant et en maintenant un équilibre entre les divers constituants. Le régime comportera une réduction des glucides à 140-180 g par 24 heures, variable selon le poids du sujet. Les lipides sont consommés répartis dans la journée (de l'ordre de 100 g par jour). La ration protidique (de 150 à 180 g par jour) sera répartie entre la viande, le poisson et le fromage. Il est recommandé également de renoncer au tabac et à l'alcool. Si les troubles persistent (sucre dans les urines), on emploie des hypoglycémiants oraux (biguanides ou sulfamides hypoglycémiants). Les biguanides sont peu toxiques et agissent sur les cellules périphériques. Elles freinent la fixation des graisses par l'organisme. Les sulfamides hypoglycémiants agissent en stimulant la sécrétion pancréatique (insuline*). Les rares inconvénients observés sont l'hypoglycémie, des incidents cutanés, sanguins (anémie) et hépatiques. Leur emploi est contre-indiqué chez la femme enceinte et chez le sujet jeune.

COMPLICATIONS. L'évolution du diabète gras est le plus souvent simple, surtout si le malade est scrupuleux dans son régime et dans son mode de vie. Toutefois, même dans ces conditions, le diabétique n'est pas à l'abri des complications redoutables dont la fréquence augmente avec l'âge. Les atteintes secondaires du diabète sont liées aux altérations des vaisseaux et frappent de nombreux organes : système nerveux, œil, rein, peau. L'artérite* diabétique, souvent localisée aux membres inférieurs, bénéficie du traitement anticoagulant et de la sympathectomie* lombaire. L'infarctus* du myocarde, l'athérome* cérébral, l'hypertension* artérielle sont des risques importants chez ces malades. La principale complication oculaire du diabète est la rétinopathie, ou rétinite, qui touche 50 p. 100 des malades. L'atteinte de la rétine lèse la vue de façon progressive et irrémédiable, aboutissant finalement à la cécité. Cette dernière peut également être due à la cataracte*, à l'iritis*. Les complications rénales consistent en infections des voies urinaires (pyélonéphrites, favorisées par la glycosurie) ; elles aboutissent à l'insuffisance rénale.

Les complications cutanées sont fréquentes et souvent révélatrices : furoncles, pyodermites*, diabétides*, eczéma*, intertrigo*, etc.

L'atteinte nerveuse regroupe les radiculites*, les polynévrites* (douleurs et troubles de la sensibilité), les paralysies oculaires. Elles régressent souvent sans séquelles. Il existe également une atteinte du système neurovégétatif, associant des troubles digestifs et une atonie vésicale.

Le coma est rare chez ce type de diabétique (v. plus loin).

***B. Le diabète maigre.*** Encore appelée *insulinoprive* (par absence d'insuline), cette forme de diabète frappe le sujet jeune et les enfants. C'est une maladie héréditaire autosomique* récessive, qui est provoquée par une insuffisance de la sécrétion d'insuline par le pancréas.

Cliniquement, la survenue chez un sujet jeune d'un amaigrissement brutal, accompagné d'un syndrome de polyurie et de polydipsie (soif accrue, urines abondantes), d'installation rapide, orientent le diagnostic, surtout dans un contexte familial diabétique. Biologiquement, la glycosurie est massive quel que soit le régime suivi. Très rapidement apparaissent dans les urines des corps cétoniques (acétone), décelés par la réaction de Gerhardt et par les papiers réactifs du commerce.

L'évolution de cette forme de diabète est dominée par l'atteinte rénale et le risque de décompensation avec coma diabétique (v. plus loin).

Le traitement repose sur l'administration d'insuline et le régime. Les injections sous-cutanées doivent être faites par le malade lui-même en variant au maximum les points d'injection pour éviter la formation, à la longue, d'une fibrose sous-cutanée. Le malade surveille ses urines au moyen du papier réactif et pourra, avec l'habitude, adapter lui-même les doses de ses injections.

Le régime doit être soigneusement équilibré en majorant la dose des protides pendant la croissance.

***C. Le coma diabétique.*** C'est la complication majeure du diabète maigre, parfois celle du diabète gras ; il est le plus souvent secondaire à une agression (traumatisme, infection, grossesse) ou à une erreur thérapeutique (non-respect du régime, erreur de dosage de l'insuline et non-surveillance des urines). C'est une urgence médicale que l'entourage de tout diabétique doit être à même de déceler dès les

premières minutes afin d'assurer l'hospitalisation.
Le coma est précédé d'une phase prodromique où s'associent asthénie*, essoufflement, troubles digestifs divers (douleurs, vomissements). Devant la moindre alerte, le malade doit rechercher l'acétone* dans les urines ainsi que la glycosurie. À ce stade, l'augmentation des doses d'insuline permet au diabétique d'éviter la phase de coma confirmé.
Celui-ci s'installe assez rapidement, sans aucun signe neurologique. Le malade est déshydraté et présente une respiration ample et bruyante (respiration de Kussmaul). L'haleine a une odeur caractéristique d'acétone (vernis à ongles). Les examens biologiques mettent en évidence une hyperglycémie, une baisse importante de la réserve alcaline (acidose*) dans le sang; la présence massive de glucose et de cétones dans les urines (d'où le nom de « coma acidocétosique »). Le traitement du coma diabétique nécessite l'hospitalisation d'urgence. On associe une insulinothérapie et une réhydratation massives. Progressivement, le malade reprend conscience, les constantes biologiques reviennent à la normale, mais certaines complications peuvent surgir : le collapsus* cardio-vasculaire (chute de tension) et la survenue d'infections graves sur ce terrain déficient.
Le pronostic dépend de l'état cardio-vasculaire du malade, des possibilités d'équilibration de son diabète et surtout du terrain. Le diabétique est également menacé par le *coma hypoglycémique*, qui survient au moindre excès d'insuline ou si le malade n'a pas absorbé sa ration de glucides. C'est un coma avec contractures musculaires, voire convulsions, d'installation progressive, accompagné de sueurs profuses. Il régresse sans séquelles avec l'administration de sucre, pourvu qu'il n'ait pas duré trop longtemps.
**II. Le diabète rénal.** Sans rapport avec le diabète pancréatique, il est défini par la présence de sucres dans les urines (glycosurie) sans augmentation du sucre sanguin (glycémie) et avec des épreuves d'hyperglycémie provoquée normales. Il s'agit d'une atteinte génétique familiale qui entraîne l'impossibilité pour le rein de réabsorber normalement le glucose.
Le diabète rénal est parfois associé à des lésions du rein et peut être d'origine toxique.
**III. Le diabète insipide.** Sans rapport avec les diabètes pancréatique et rénal, c'est une maladie métabolique due à un déficit en hormone antidiurétique* d'origine hypophysaire, ce qui entraîne une augmentation impressionnante du volume de la diurèse, réalisant une véritable fuite liquidienne par le rein (de 10 à 15 litres par jour), occasionnant une soif intense, permanente, insatiable. Les urines sont claires, diluées, peu denses. À ces deux troubles majeurs s'associent un amaigrissement, une asthénie, des céphalées. L'arrêt des boissons ne stoppe pas la polyurie et entraîne rapidement une déshydratation grave. L'administration de sérum salé hypertonique (visant à retenir l'eau au moyen du sel) ne modifie pas le tableau. Seule l'injection d'extrait de posthypophyse est concluante. Le traitement est difficile ; il dépend surtout de la cause : tumeurs hypothalamiques, traumatismes crâniens, parfois suites d'une intervention neurochirurgicale.
Certaines atteintes sont secondaires à des maladies de système : sarcoïdose*, réticulo-histiocytose, leucémies. Le plus souvent, on retrouve une origine primitive héréditaire sans lésions organiques. Le traitement est substitutif, à base de posthypophyse.
**IV. Le diabète bronzé.** V. HÉMOCHROMATOSE.
**diabétides** n. f. pl. Lésions de la peau ou des muqueuses qui apparaissent chez les diabétiques.
Ce sont des plaques ou des vésicules prurigineuses, infectées, souvent localisées aux organes génitaux ou dans les zones de transpiration (aisselles, thorax).
**diacétylmorphine** n. f. Analgésique dérivé de la morphine. (Syn. : HÉROÏNE.) — L'héroïne est euphorisante et conduit rapidement à la toxicomanie.
**diagnostic** n. m. Détermination de la nature d'une maladie. — Les temps successifs d'un diagnostic comportent : le diagnostic positif, le diagnostic différentiel, le diagnostic étiologique.
Le *diagnostic positif* groupe les renseignements fournis par l'histoire de la maladie actuelle, par le récit des antécédents pathologiques du malade (qui peuvent avoir une valeur d'orientation) et par l'examen clinique*. On peut parfois observer des signes pathognomoniques*, c'est-à-dire qui se voient exclusivement dans une maladie : le diagnostic est alors établi. Plus souvent, des examens complémentaires, radiologiques ou de laboratoire, sont nécessaires pour identifier la maladie de façon précise.
Le groupement des éléments ainsi obtenus permettra de diagnostiquer la nature de la maladie et d'éliminer, dans le *diagnostic différentiel*, les autres maladies pouvant présenter des symptômes analogues, sources d'incertitude.
Le *diagnostic étiologique*, enfin, vise à

reconnaître la ou les causes de la maladie, et permet ainsi de diriger le traitement contre la source du mal.

**dialyse** n. f. Méthode de purification ou d'analyse fondée sur la propriété qu'ont certaines substances de traverser des membranes poreuses.

On pratique la dialyse en mettant en contact deux solutions séparées par une membrane perméable à l'eau, aux électrolytes* (sels minéraux) et aux petites molécules.

**Thérapeutique.** La dialyse est utilisée afin d'éliminer des déchets toxiques (urée, par exemple) dont le rein malade ne peut débarrasser le sang. L'*hémodialyse péritonéale* consiste à faire entrer par un drain placé dans la paroi abdominale une solution appropriée d'ions, qui s'échangent avec ceux du sang à travers le péritoine (qui sert de membrane). On évacue ensuite le liquide renfermant les déchets du sang.

Le *rein* artificiel* est une méthode plus puissante, où la machine épuratrice est reliée au malade par un tuyau directement branché sur les vaisseaux de l'avant-bras.

**diapason** n. m. La façon de percevoir les vibrations sonores produites par le diapason permet d'apprécier l'acuité auditive lorsqu'il est appliqué sur la mastoïde ou le front, et la sensibilité profonde lorsqu'il est appliqué sur des os des membres (genoux, hanches, coudes).

**diapédèse** n. f. Propriété qu'ont les éléments figurés du sang (globules) de traverser la paroi des vaisseaux capillaires.

Les globules blancs traversent les vaisseaux lorsque ceux-ci sont distendus par l'inflammation. Ils peuvent ainsi phagocyter les microbes.

**diaphanoscopie** n. f. Exploration des sinus de la face, fondée sur leur transparence à la lumière.

Les sinus sont éclairés par une petite lampe (diaphanoscope) placée soit dans la bouche (sinus maxillaires), soit à l'angle supéro-interne de l'orbite (sinus frontaux).

**diaphorétique** adj. et n. m. Syn. : SUDORIFIQUE.

**diaphragmatique** adj. Relatif au diaphragme*.

**diaphragme** n. m. Muscle qui sépare le thorax de l'abdomen et qui joue un rôle fondamental dans les mouvements respiratoires.

**Anatomie.** Le diaphragme a la forme d'une coupole à concavité inférieure dont le sommet répond environ au 4^e^ espace intercostal, la cavité abdominale montant haut dans la cage thoracique. Le diaphragme présente une partie centrale tendineuse ou *centre phrénique*, une partie périphérique charnue dont les fibres s'insèrent sur le pourtour de l'orifice inférieur du thorax (côtes et sternum) et sur le rachis (piliers du diaphragme). Le muscle présente 3 grands orifices : l'un pour la veine cave inférieure, l'autre pour l'aorte et le canal thoracique, le troisième pour l'œsophage. Très richement vascularisé, innervé par les nerfs phréniques, le diaphragme est le muscle inspiratoire principal, dont la contraction, en repoussant les viscères abdominaux, augmente la dimension verticale de la cage thoracique, ce qui provoque l'expansion des poumons et l'inspiration de l'air.

**Pathologie.** L'ÉVENTRATION DIAPHRAGMATIQUE. C'est un amincissement d'une partie de la coupole diaphragmatique, sans solution de continuité, d'origine congénitale ou traumatique.

LES HERNIES* DIAPHRAGMATIQUES. Elles peuvent être d'origine traumatique, mais sont le plus souvent congénitales, par aplasie musculaire, ou acquises, par faiblesse musculaire. Le type le plus fréquent en est la *hernie hiatale*, avec ascension de la grosse tubérosité gastrique dans le thorax à travers l'*hiatus œsophagien*. Elle peut occasionner des douleurs et des brûlures épigastriques, se compliquer d'ulcérations qui saignent, pouvant entraîner une anémie, et d'œsophagite par régurgitation du liquide gastrique acide dans l'œsophage. Le diagnostic se fait par la radiographie de l'estomac en position de Tredelenburg (tête en bas). Le traitement, d'abord médical, à base de pansements gastriques, peut nécessiter une intervention chirurgicale en cas de complications.

***diaphragme de contraception,*** dôme de caoutchouc fin, fixé à un anneau rigide et également recouvert de caoutchouc, que l'on place au fond du vagin, sur le col de l'utérus, avant un rapport sexuel, dans un but de contraception*.

L'efficacité de ce mode de contraception est inférieure à celle des pilules ou des stérilets. Il ne peut être conseillé que chez des femmes très motivées (ne voulant ou ne pouvant utiliser la pilule ou le stérilet) et en association avec une gelée spermicide.

**diaphyse** n. f. Corps d'un os long compris entre les deux extrémités ou *épiphyses*.

**diarrhée** n. f. Émission trop fréquente de selles liquides ou pâteuses, due à un défaut de réabsorption de l'eau par l'intestin. La diarrhée n'est qu'un *symptôme* dont il faut toujours rechercher la cause.

**Diarrhées aiguës.** Elles sont le plus souvent infectieuses : dues à des *salmonelles**, à des *shigelles*, à *Entamœba histolytica* (dysenterie amibienne [v. AMIBIASE]), au *staphylocoque...,* apparaissant brutalement de 28 à 72 heures après le repas infestant. Elles sont, ou non, accompagnées de coliques, parfois de fièvre avec hyperleucocytose (augmentation des globules blancs), rarement de vomissements.

Les toxi-infections alimentaires durent en général de 2 à 3 jours, et cèdent facilement au régime et au traitement symptomatique : abstention de lait, d'alcool et de toute boisson glacée, soupe de carottes pour le nourrisson, riz pour l'adulte, pansements intestinaux (bismuth*, aluminium), diphénoxylate*, antispasmodiques (belladone, atropine), antiseptiques et reconstituants de la flore intestinale. Le danger de la diarrhée aiguë est la déperdition d'eau. Si elle est abondante, une réhydratation en milieu hospitalier peut se révéler nécessaire (notamment pour le nourrisson) ; il faut en tout cas beaucoup boire. Toute diarrhée aiguë peut, par ailleurs, être le premier signe d'une maladie générale, parfois d'une maladie chronique de l'intestin (iléite régionale de Crohn*, rectocolite* hémorragique). La diarrhée est alors généralement accompagnée d'une altération de l'état général et de fièvre.

**Diarrhées chroniques.**

***Diarrhées par lésions organiques de l'intestin.*** Les maladies inflammatoires, comme la maladie de Crohn*, la rectocolite hémorragique, la tuberculose iléo-cæcale, la sarcoïdose intestinale, donnent des diarrhées liquides, parfois hémorragiques, survenant par poussées coïncidant avec une altération de l'état général.

Les tumeurs du côlon* et du sigmoïde provoquent des diarrhées sanglantes et glaireuses, dysentériformes et souvent douloureuses. Les tumeurs carcinoïdes* de l'intestin grêle augmentent le péristaltisme* intestinal, provoquant une diarrhée motrice par leur sécrétion excessive de sérotonine*. Les interventions chirurgicales mutilantes, qui enlèvent de larges portions de l'intestin, lors de tumeurs ou de maladies ulcérantes, entraînent une diarrhée par raccourcissement du tube digestif, la portion restante étant insuffisante à réabsorber les liquides alimentaires et les sécrétions.

***Diarrhées par malabsorption ou maldigestion.*** La gastrectomie (ablation chirurgicale de l'estomac) peut entraîner une diarrhée postprandiale, à cause de l'arrivée trop rapide du bol alimentaire dans l'intestin. Les insuffisances pancréatiques sont une cause très importante de diarrhée, les selles étant alors graisseuses, pâteuses et fétides, de même que dans toutes les diarrhées de malabsorption : intolérance au gluten de l'enfant (maladie cœliaque), sprue, mucoviscidose*, etc. L'hyperthyroïdie et la maladie de Basedow* entraînent également une diarrhée chronique par augmentation du péristaltisme.

Le danger de la diarrhée chronique est dans la *malnutrition* qui s'ensuit. Le degré d'amaigrissement permet d'évaluer la gravité de l'atteinte.

Le traitement des diarrhées chroniques est essentiellement celui de leur cause, assorti à un apport alimentaire protidique et calorifique soigneusement étudié. Dans le cadre des diarrhées chroniques, il ne faut pas oublier le syndrome dit « du côlon irritable », simple hyperactivité des fonctions normales du côlon chez les sujets anxieux. (V. COLOPATHIE.)

**diastase** n. f. Amylase végétale. (La diastase étant la première enzyme connue, son nom est resté longtemps synonyme d'*enzyme**.)

**diastasis** n. m. Écartement anormal entre deux éléments anatomiques.

**Diastasis tibio-péronier,** écartement des extrémités inférieures du tibia et du péroné au cours des entorses et des fractures.

**Diastasis des droits,** écartement anormal des muscles grands droits de l'abdomen, parfois congénital, le plus souvent secondaire à la grossesse et à l'accouchement.

**diastole** n. f. Phase de relâchement des ventricules du cœur, qui suit leur contraction (systole). — La diastole correspond au remplissage des ventricules par le sang affluant des oreillettes.

**diathermie** n. f. Traitement par les courants de haute fréquence.

Ces courants alternatifs (plus de 100 000 cycles par seconde) traversent les tissus sans provoquer ni effet sensitif ni effet moteur, mais seulement en dégageant de la chaleur.

Les courants sont appliqués à la partie du corps à traiter au moyen d'électrodes en forme de plaques, reliées par des fils au générateur. Les ondes courtes (30 millions de cycles par seconde) ne nécessitent pas le contact des plaques pour le passage du courant.

La *diathermie* est efficace dans le traitement des douleurs, arthrites, névralgies, adhérences abdominales. Les courants de haute fréquence employés à faible intensité et très haute tension permettent l'*étincelage* ou l'*effluvation*, utilisés dans le traitement des douleurs, des prurits et de certaines dermatoses. Les courants de haute fréquence sont également employés dans le bistouri* électrique et pour la diathermocoagulation*.

**diathermocoagulation** n. f. Coagulation des tissus par des courants de haute fréquence.

**diathèse** n. f. Ensemble de symptômes différents atteignant simultanément ou successivement le même sujet et supposés relever de la même cause. (Vx.)

**diazépam** n. m. Tranquillisant du groupe des benzodiazépines, employé contre l'angoisse, l'anxiété, l'agitation, l'insomnie.

**dicoumarol** n. m. Substance chimique qui empêche la synthèse de la prothrombine* par le foie. (Le dicoumarol et ses dérivés sont utilisés comme anticoagulants*.)

**dicrotisme** n. m. Modification de l'onde sanguine au niveau des artères, qui fait percevoir deux pulsations pour une seule éjection ventriculaire. (On dit alors que le pouls est *dicrote*.)

**didronel** n. m. Médicament de la maladie osseuse de Paget. (Il s'oppose à l'action des ostéoclastes.)

**diélectrolyse** n. f. Syn. d'IONISATION* THÉRAPEUTIQUE.

**diencéphale** n. m. Partie intermédiaire du cerveau*.

Le diencéphale comprend le 3ᵉ ventricule, dont les parois latérales sont constituées par le *thalamus* (centres sensitifs), au-dessous duquel est situé l'*hypothalamus** (centre principal du cerveau végétatif). La paroi supérieure présente l'épiphyse, et la paroi inférieure rejoint l'hypophyse par la tige pituitaire.

**diète** n. f. Suppression totale ou partielle de l'alimentation.

La *diète partielle* est la diminution de la ration normale, avec l'exclusion de certains aliments. Elle est souvent recommandée.

La *diète totale*, ou absolue, ne repose que sur une alimentation liquide (diète hydrique) ; elle n'est possible que pendant quelques jours et est surtout appliquée dans les tableaux aigus d'urgences abdominales. L'équilibre hydroélectrique* doit être préservé par l'apport d'eau et d'électrolytes* (sels minéraux) administrés par voie orale ou par voie veineuse (perfusions), de façon à compenser toutes les pertes (urines, vomissements, sueurs, selles).

**diététique** n. f. Branche de la médecine qui étudie les régimes alimentaires.

La diététique a fait de nombreux progrès dans l'étude des maladies dites « de civilisation » (obésité), en contact étroit avec la biochimie. Elle détermine la ration* alimentaire qui assure le meilleur équilibre pour chacun (V. RÉGIME). Le plus souvent, un personnel spécialisé de diététiciens est attaché aux hôpitaux ou aux collectivités (d'enfants, sportives, etc.) et, sous les directives d'un médecin, il compose la ration la mieux équilibrée pour le malade, l'enfant ou le sportif. La ration doit respecter les proportions de glucides, lipides et protides nécessaires en fonction des besoins et comporter un apport vitaminique suffisant.

L'obésité est une affection où la diététique est souvent le seul traitement. Celui-ci consiste, après un interrogatoire détaillé, à établir une ration hypocalorique (de 1 200 à 1 500 calories) où les glucides et les lipides sont fortement diminués par rapport aux protides. Les efforts sportifs nécessitent une adaptation de la ration aux importantes dépenses physiques subies pendant l'entraînement ou la compétition. L'entraînement nécessite un apport calorique d'environ 3 500 calories, avec plus de la moitié en glucides (55 p. 100). La compétition commande l'absorption d'un repas complet 4 heures avant, avec la prise de boissons abondantes (1 litre). Pendant l'effort, le sucre, les fruits secs sont conseillés, de même que le thé. Le lendemain, d'abondantes boissons sont nécessaires pour éliminer les déchets (acide lactique).

En pédiatrie, la diététique s'attache à permettre la guérison de certaines atteintes digestives (maladie cœliaque*) ou métaboliques (phénylcétonurie*) par l'exclusion des composants responsables de la maladie.

**diéthylèneglycol** n. m. Liquide visqueux employé comme excipient de pommade et de solutés injectables.

**différenciation** n. f. Orientation de la cellule vers des fonctions spécialisées.

La maturation normale des cellules, et en particulier de l'œuf embryonnaire, aboutit à la différenciation du tissu embryonnaire en de nouveaux tissus spécialisés pour des fonctions particulières et à la transformation de l'œuf en embryon puis en fœtus.

En anatomie pathologique, la différenciation représente le degré plus ou moins poussé de la spécialisation des cellules tumorales, opposant aux tumeurs différenciées, de bon pronostic, les tumeurs anaplasiques ou indifférenciées, redoutables. (V. CANCER.)

**diffusion** n. f. Phénomène par lequel deux fluides en contact acquièrent une répartition et des propriétés homogènes. — Par extension, propagation dans les différents secteurs du corps d'un gaz ou d'une substance médicamenteuse ou toxique.

*Diffusion alvéolocapillaire.* C'est la diffusion des gaz du sang dans l'alvéole pulmonaire, et *vice versa.* (V. POUMON, *Explorations fonctionnelles pulmonaires.*)

**digastrique** adj. et n. m. Se dit d'un muscle dont le corps est divisé en deux parties charnues par un tendon intermédiaire.

**digestibilité** n. f. Aptitude d'un aliment à être digéré.

Dans la digestibilité interviennent la composition des aliments (la cellulose est très mal absorbée), leur préparation culinaire et la susceptibilité individuelle (mastication et valeur des sucs digestifs).

**digestif, ive** adj. **Tube digestif**, ensemble formé par la bouche*, l'œsophage, l'estomac* et l'intestin*.

**Troubles digestifs**, anomalies ou malaises ressentis à l'occasion de la digestion*. De causes multiples, allant de l'aliment avarié à une alimentation trop hâtive, en passant par les déficiences de chaque étage du tube digestif, les troubles digestifs les plus courants sont la nausée*, les vomissements, la dyspepsie*, la diarrhée*, la constipation*, l'aérophagie*, les ballonnements*.

**digestif** n. m. Eau-de-vie ou liqueur qui, prise après le repas, a la réputation fallacieuse de favoriser la digestion.

Cette réputation est uniquement due à l'effet tonique de l'alcool, lequel, mélangé aux sucs digestifs, a l'effet exactement inverse. Il existe, par contre, des médications et des plantes digestives, telles les infusions chaudes de fleurs de camomille, de menthe, de badiane, d'anis vert, de verveine, etc.

**digestion** n. f. Transformation des aliments en substances chimiques simples, capables de passer dans la circulation.

La digestion a lieu dans le tube digestif. Elle met en jeu des phénomènes mécaniques, chimiques et d'absorption. Les phénomènes *mécaniques* sont destinés à fragmenter les aliments de façon à faciliter leur transformation chimique. Les phénomènes *chimiques* consistent en une hydrolyse* des molécules organiques complexes en molécules plus simples, qui pourront être absorbées dans le sang et dans la lymphe. Cette hydrolyse se fait au moyen de catalyseurs biologiques : les *enzymes**. Les phénomènes d'*absorption* consistent en la pénétration dans le milieu intérieur des molécules organiques simples libérées avec l'eau et des substances minérales non modifiées au cours de la digestion. La digestion commence dans la bouche, où les aliments subissent la mastication et l'action de la salive, dont l'amylase attaque l'amidon. Elle se poursuit dans l'estomac, dont la musculature importante entraîne des mouvements de brassage énergiques qui homogénéisent le bol alimentaire. L'action de l'acide chlorhydrique stérilise les aliments. Les glandes gastriques sécrètent la pepsine*, enzyme destinée à la digestion des protéines. Dans l'intestin grêle, trois sécrétions continuent leurs effets : la sécrétion de la muqueuse intestinale elle-même, la bile et le suc pancréatique.

**Digestion des protéines.** Elles sont attaquées par la pepsine de l'estomac, puis leur digestion s'achève dans l'intestin, sous l'effet de la trypsine* pancréatique et des enzymes intestinales, qui les transforment en acides aminés* directement assimilables.

**Digestion des lipides.** Ils ne sont pas attaqués au niveau de l'estomac. Dans l'intestin, émulsionnés par la bile, ils subissent l'attaque de la lipase pancréatique, complétée, au moment de l'absorption, par les enzymes intracellulaires des villosités intestinales.

**Digestion des glucides.** Ils sont attaqués dès la bouche par l'amylase salivaire. Leur digestion reprend ensuite dans l'intestin grêle. Les sucres simples sont ensuite absorbés.

**digitale** n. f. Plante qui tire son nom de la ressemblance de ses fleurs avec des doigts.

**Digitale pourprée** (*Digitalis purpurea*, scrofulariacées), plante indigène des feuilles de laquelle on tire des glucosides toniques pour le cœur (digitaline). — C'est une plante toxique et d'élimination très lente : elle impose des indications thérapeutiques et une posologie très précises. (Toxique, tableau A.)

**Digitale laineuse** (*Digitalis lanata*, scrofulariacées), plante qui ressemble à la digitale pourprée, mais dont les feuilles sont oblongues et lancéolées. — On en extrait des hétérosides* plus toxiques, mais d'élimination plus rapide, réservés à des traitements brefs. (Toxique, tableau A.)

**Toxicologie.** La digitale pourprée et, à un moindre degré, la digitale laineuse peuvent provoquer une intoxication si elles sont administrées à des doses excessives ou de façon trop prolongée, entraînant une accumulation* de la substance dans l'organisme. (V. DIGITALIQUE, *Traitement, Intoxication.*)

**digitaline** n. f. Hétéroside de la digitale*. La digitaline est un cardiotonique presque toujours administré par voie

orale. Elle exerce quatre actions fondamentales :
1. Elle *ralentit* le rythme cardiaque en allongeant la diastole* : le cœur se remplit mieux ;
2. Elle *renforce* la contraction ventriculaire : le cœur se vide mieux ;
3. Elle *rallonge* le temps de la conduction nerveuse auriculo-ventriculaire (des oreillettes aux ventricules) ;
4. Elle *diminue* l'excitabilité de la fibre myocardique. Mais ce dernier effet s'inverse si les doses sont excessives.
Son action est lente : l'effet s'obtient en 4 à 6 heures, mais il est prolongé.
Ces quatre actions conjuguées en font le traitement électif de l'insuffisance cardiaque*, des congestions passives avec œdèmes, des troubles du rythme (tachycardie*, flutter*, arythmie complète).
La digitaline est contre-indiquée dans les états de choc* ou de collapsus*, de tachycardie* ventriculaire ou de bloc* auriculo-ventriculaire.
Sa fixation sur le myocarde peut entraîner des phénomènes d'accumulation si les doses sont excessives : on assiste alors à des troubles relevant de l'intoxication digitalique*.

**digitalique** adj. Relatif à la digitale. — Classe de médicaments cardiotoniques* importants.
**Traitement digitalique.** Le choix du médicament digitalique est commandé par la rapidité d'action recherchée. Dans les situations qui ne présentent aucun caractère d'urgence, on choisit des produits d'action lente et prolongée : digitaline*, digitoxine*. Dans les cas où l'on désire une action plus rapide, on choisit le lanatoside* C ou la digoxine*.
Le traitement comprend une dose d'attaque plus ou moins importante, à laquelle succède, lorsque l'effet désiré est obtenu (ralentissement du cœur, disparition des signes d'insuffisance cardiaque*), un traitement d'entretien de 2 ou 3 prises par semaine.
**Intoxication digitalique.** Le traitement digitalique doit toujours être surveillé de près, de peur de voir apparaître des signes d'intoxication en cas de surdosage. Cette intoxication peut aussi apparaître lorsqu'on administre de la digitaline à un malade qui en a déjà reçu et ne l'a pas encore éliminée.
La toxicité de la digitale se manifeste par :
— des *troubles digestifs :* nausées et vomissements ;
— des *troubles nerveux :* maux de tête et troubles de la vue avec vision colorée ;
— des *troubles du rythme cardiaque :* le plus souvent, il s'agit d'*extrasystoles**.
Il faut alors suspendre le traitement.

**digitalisation** n. f. Administration de digitale* ou de digitaline*. (V. DIGITALIQUE.)

**digitonoside** n. m. L'un des hétérosides* de la digitale. (Dénué d'action thérapeutique, il est employé dans le dosage du cholestérol.)

**digitoplastie** n. f. Réfection chirurgicale d'un doigt, faisant appel à des transpositions cutanées.

**digoxine** n. f. Hétéroside de la digitale laineuse, que son action puissante et son élimination rapide font utiliser dans les traitements d'urgence. (Toxique, tableau A.)

**dihydralazine** n. f. Médicament vasodilatateur et sympathicolytique employé dans le traitement de l'hypertension* artérielle grave.

**dihydroergotamine** n. f. Alcaloïde de l'ergot de seigle, sympathicolytique*, employé contre les migraines, l'hypotension* orthostatique, le zona*, etc.

**dilacération** n. f. Déchirure irrégulière d'un tissu (par un agent contondant, par exemple).

**dilatateur** n. m. Instrument chirurgical servant à dilater un canal ou un orifice.

**dilatation** n. f. 1. Augmentation, congénitale ou acquise, du calibre de certains organes : bronches, estomac, artères, veines, etc.
2. Méthode thérapeutique pour élargir un conduit, un orifice, la pupille, etc,
**Pathologie.** Le terme « dilatation » désigne surtout la *dilatation d'estomac.* Pour les dilatations des bronches, on parle de bronchectasie* ; pour celles des artères, d'ectasie* ; pour les veines, de varices*.
***Dilatation aiguë de l'estomac.*** C'est la distension brutale et accidentelle de l'estomac, observée soit spontanément chez un sujet ne présentant aucun antécédent pathologique particulier, soit, plus fréquemment, dans des suites opératoires immédiates. Le tableau clinique est dominé par trois éléments : l'altération profonde de l'état général, les vomissements abondants, un ballonnement important et asymétrique du creux épigastrique. Le traitement consiste essentiellement à poser une sonde d'aspiration gastrique et à corriger les troubles hydroélectrolytiques par perfusion.
***Dilatation des bronches.*** V. BRONCHECTASIE.
**Thérapeutique.** En thérapeutique, la dilatation est la manœuvre qui consiste à élargir un canal ou un orifice en introduisant dans sa lumière un instrument qui force son diamètre : *dilatation du col*

*de l'utérus* par laminaires* ou par bougies* ; *dilatation de l'œsophage* par sondes spéciales en cas de rétrécissement par brûlures ; *dilatation du canal anal* au doigt ou avec un dilatateur ; *dilatation urétrale* chez l'homme, avec des bougies*, en cas de rétrécissement rendant la miction difficile.

**dimercaprol** n. m. Antidote des gaz de combat, actuellement employé dans le traitement des intoxications par les métaux lourds : arsenic, mercure, or.

**diphémanil** n. m. Médicament parasympathicolytique* employé contre les ulcères* de l'estomac, les tremblements et l'excès de sudation.

**dinitrophénol** n. m. Dérivé nitré du phénol, employé dans les herbicides, les fongicides, les explosifs et les colorants.
**Toxicologie.** L'absorption de dinitrophénol provoque de la fièvre, de la dyspnée, des douleurs abdominales, de la cyanose, une atteinte du foie. La dose est mortelle au-delà de 1 g. En agriculture, le contact répété provoque des éruptions, de l'anémie, la cataracte. Il n'y a pas d'antidote. Il faut éliminer le toxique par lavage d'estomac, purge, lavage de la peau ; faire boire abondamment ; refroidir avec des vessies de glace.

**diphénoxylate** n. m. Médicament antidiarrhéique, agissant en réduisant les sécrétions intestinales.

**diphtérie** n. f. Maladie contagieuse sévère, à déclaration obligatoire (n° 6), due au bacille de Klebs-Löffler et caractérisée par une angine blanche et des complications cardiaques et neurologiques.
**Bactériologie.** Le bacille diphtérique prend la coloration de Gram* (Gram +) et se cultive sur le sérum de bœuf coagulé. Le bacille est responsable des signes locaux (angine), mais il est surtout pathogène par sa toxine, responsable des complications neurologiques. La toxine fait apparaître une antitoxine (anticorps) qui immunise contre une nouvelle infection. La transmission est avant tout directe (parole, éternuements, etc.) par les malades et surtout les porteurs de germes non malades.
**Clinique.**
***Atteinte du pharynx ou du larynx.*** L'*angine diphtérique commune* commence lentement par une fièvre modérée, des ganglions discrets au cou, un malaise peu prononcé. Il faut rechercher les *fausses membranes*, jaunâtres, lisses, sur les amygdales, sur la luette, sur les piliers du voile du palais. Le prélèvement de gorge est nécessaire pour confirmer le diagnostic. La guérison est habituelle, mais parfois l'affection évolue vers l'angine maligne.
L'*angine maligne* s'oppose point par point à la précédente, bien qu'elle puisse lui succéder après un traitement tardif ou inadapté. Le début est brutal, avec une fièvre et une faiblesse importantes. Les fausses membranes sont impressionnantes, « couenneuses », envahissant le pharynx. Les ganglions sous-maxillaires sont volumineux et douloureux. L'évolution en est redoutable, souvent mortelle par asphyxie.
Le *croup*, ou localisation laryngée de la diphtérie, met directement en jeu le pronostic vital, surtout chez le jeune enfant. Il s'installe progressivement en associant toux et voix rauque, puis les dissociant en toux rauque-voix éteinte. Ensuite une dyspnée* laryngée s'installe, intermittente puis continue, aboutissant à l'asphyxie.
***Complications.*** Lorsque le cap de la première vague (angine ou laryngite) est franchi, les deux manifestations viscérales qui conditionnent le pronostic sont l'atteinte du cœur (myocarde) et celle du système nerveux.
La *myocardite** apparaît au cours de la deuxième semaine d'une angine maligne ; son pronostic est redoutable encore à l'heure actuelle ; le traitement laisse peu de chances de survie au malade.
Les *paralysies* se manifestent plus tardivement (de 5 à 7 semaines). Elles sont localisées au voile du palais, découvertes par un reflux nasal des liquides ; aux muscles de l'œil, responsables de troubles oculaires. Les atteintes des membres inférieurs sont fréquentes mais discrètes. Toutes ces paralysies régressent complètement.
**Diagnostic.** Il repose sur la notion de contage et sur la clinique (membranes). Mais la mise en évidence du bacille de Klebs-Löffler au niveau du foyer infectieux est indispensable. Le prélèvement de gorge pour examen bactériologique doit avoir lieu avant toute antibiothérapie.
**Traitement.** Le *traitement curatif* associe la sérothérapie, l'antibiothérapie et le repos. La sérothérapie d'urgence reste le geste principal. On emploie des doses de sérum antidiphtérique en fonction non de l'âge, mais de la gravité (de 30 000 à 100 000 unités). L'antibiothérapie (érythromycine) accélère la guérison et supprime rapidement la contagiosité. Le repos absolu est le troisième élément du traitement. L'isolement est conseillé. La déclaration est obligatoire.
Le croup pose un problème d'urgence, celui de l'indication de la trachéotomie*

pour conjurer l'asphyxie. Les corticoïdes seront utilisés. L'éviction scolaire est de 30 jours, mais deux prélèvements bactériologiques de contrôle permettent de la réduire.

Le *traitement préventif* doit rechercher les porteurs sains et les traiter par l'érythromycine. La vaccination par l'anatoxine* est en général bien tolérée, active dans 98 p. 100 des cas (v. VACCINATION). Elle a permis de voir diminuer la fréquence des cas graves de la diphtérie (v. D. T., D. T. T. A. B.).

**diplacousie** n. f. Trouble de la perception de la hauteur d'un son. (Pour une même fréquence, le malade ne perçoit pas la même sensation de hauteur par une oreille que par l'autre).

**diplégie** n. f. Paralysie des parties correspondantes des deux moitiés du corps.

**diplocoque** n. m. Bactéries en forme de sphères *(coccus)*, disposées par deux (méningocoques*, gonocoques*, pneumocoques*).

**diploïdie** n. f. Caractère des cellules possédant des chromosomes par paires. (La diploïdie existe normalement dans toutes les cellules, à l'exception des cellules sexuelles.)

**diplopie** n. f. Perception de deux images pour un seul objet.

Elle est due soit à une atteinte des muscles moteurs de l'œil ou de leur commande nerveuse, soit à une lésion du cristallin.

**diprophylline** n. f. Dérivé de la théophylline, employé dans le traitement de l'asthme comme analeptique et comme diurétique.

**dipropyline** n. f. Antispasmodique de synthèse agissant comme la papavérine, mais non toxique.

**dipsomanie** n. f. Tendance à boire sans arrêt, quelle que soit la nature du liquide ingurgité (qui n'est pas nécessairement alcoolique).

**dipyge** adj. et n. m. Se dit des monstres doubles ayant une tête et un thorax uniques, mais qui, dédoublés au-dessous de l'ombilic, présentent deux sièges et quatre membres inférieurs.

**dipylidium caninum** n. m. Ténia parasite du chien et du chat, pouvant infester l'homme.

Ce parasite est trouvé surtout chez l'enfant, isolé ou en grand nombre, pouvant provoquer des accidents tels qu'appendicite et troubles nerveux. Le traitement emploie l'acridine, le dichlorophène, le niclosamide.

**discal, e, aux** adj. Qui se rapporte au *disque* intervertébral.*

**Hernie discale.** V. HERNIE.

**discarthrose** n. f. Arthrose* siégeant au niveau d'un disque vertébral, et pouvant être située à n'importe quel étage (cervical, dorsal, lombaire) de la colonne vertébrale.

La discarthrose se manifeste par des douleurs localisées ou irradiées, un raidissement progressif et, à la radiographie, par un pincement de l'interligne correspondant, avec condensation des vertèbres au niveau de leur corps et parfois formation d'ostéophytes*.

**discomycète** n. m. Champignon microscopique, responsable de la discomycose, maladie caractérisée par des abcès chroniques.

**discordance** n. f. Trouble mental typique de la schizophrénie, caractérisé par une inadéquation, un manque d'harmonie entre la pensée, les sentiments et leur expression dans le langage ou les actes.

**disjonction** n. f. Désunion, séparation d'éléments anatomiques qui doivent normalement être contigus : *disjonction épiphysaire, disjonction symphysaire.*

**dislocation** n. f. **Dislocation articulaire,** destruction des éléments constituant une articulation, due à une paralysie des muscles périarticulaires ou à une perte de substance osseuse.

**dispensaire** n. m. Centre de soins médicaux, infirmiers ou dentaires, créé sur l'initiative de l'État, d'une œuvre privée ou mutualiste, et dont les soins sont gratuits ou peu onéreux.

Les *dispensaires antituberculeux* sont des centres de prophylaxie individuelle ou collective ; la prévention est assurée par la vaccination (B. C. G.). Les médecins qui travaillent dans un centre, qu'il s'agisse d'un établissement ou d'un camion mobile, assurent le dépistage mais non le traitement.

Les *dispensaires antivénériens* sont chargés de la déclaration numérique (selon un code), donc anonyme, d'affections telles que la syphilis*, la blennorragie* et la lymphogranulomatose* vénérienne.

Les *dispensaires d'hygiène mentale* suivent les malades mentaux qui ne sont pas hospitalisés, afin de prévenir les poussées et les rechutes de leur maladie. Ils facilitent leur réinsertion sociale.

Les *dispensaires de protection maternelle et infantile* (P. M. I.) suivent les enfants régulièrement et notent sur le carnet de santé de l'enfant tous les soins donnés. Les mères bénéficient de conseils de diététique et d'hygiène infantile, et reçoivent des soins personnels.

**disque** n. m. **Disque intervertébral,** formation interosseuse unissant deux vertèbres, et dont la forme est celle d'une lentille biconvexe. Le disque répond aux faces inférieure et supérieure de deux corps vertébraux. Chaque disque est constitué par un segment périphérique fibreux et par une zone centrale gélatineuse, qui durcit avec l'âge, et au sein de laquelle se trouve un noyau plus dense, le *nucleus pulposus*.

**Pathologie.** Le disque peut être le siège d'altérations mécaniques (hernie* discale), inflammatoires (discite) ou dégénératives (discarthrose*).

*Les discites.* Ce sont des atteintes infectieuses des disques intervertébraux. Elles sont rarement isolées et accompagnent habituellement une atteinte des corps vertébraux sus- et sous-jacents *(spondylodiscite).*

*La discarthrose.* V. ce mot.

**dissection** n. f. Dissociation des éléments anatomiques d'une région, par un acte chirurgical ou par un processus pathologique.

**Dissection aortique,** clivage des tuniques de l'aorte, consécutif à des lésions dégénératives aboutissant à la nécrose de la tunique fibreuse (média).

**disséquer** v. Action de séparer et de dégager les éléments anatomiques d'une région. (C'est un acte essentiel de toute intervention chirurgicale.)

**dissimulation** n. f. Attitude pathologique mais consciente, voire intéressée, déployée soit par un malade, soit par son entourage à l'égard de troubles anciens ou actuels dont ils cherchent à cacher l'existence.

**dissociation** n. f. En psychiatrie, dislocation de la personnalité, caractéristique de la schizophrénie. (Nombre de signes l'attestent, notamment l'attitude, qui ne correspond pas aux sentiments éprouvés.)

**distomatose** n. f. Infestation parasitaire, due aux distomes*, ou douves (vers plats).

**Cycle des douves.** Les douves peuvent parasiter l'homme comme les mammifères, mais ont des hôtes préférentiels. Ce qui les caractérise, c'est la variabilité de la localisation selon l'espèce : foie et voies biliaires, intestin ou poumon. Le cycle du parasite se fait obligatoirement aux dépens d'un hôte intermédiaire peu spécifique : un mollusque. De l'œuf expulsé (soit par les selles, soit par les crachats) sort une larve qui pénètre dans le mollusque et se transforme (cercaire). Puis elle s'enkyste (métacercaire), pénétrant dans un poisson qui sera absorbé par l'homme. Ainsi l'infestation aura toujours un point de départ alimentaire.

**Distomatose hépatique (douves du foie).** Elle s'observe sous nos climats mais également en Asie. Elle est surtout due à *Fasciola hepatica.* L'homme s'infeste par la consommation de végétaux aquatiques (cresson) ou de poisson cru en Chine. La phase d'invasion traduit le passage du métacercaire dans le parenchyme* hépatique. Elle comporte des crises douloureuses abdominales, une asthénie* et un amaigrissement importants. Une fièvre et des sueurs peuvent faire penser à une brucellose*. À l'examen de sang, on note une augmentation des globules blancs, en particulier des éosinophiles*. À cette phase aiguë, qui dure 3 mois, fait suite celle de l'envahissement biliaire par les douves adultes. L'anorexie, l'asthénie, les crises douloureuses persistent, avec des coliques hépatiques, un gros foie douloureux et, parfois, un ictère. Souvent tout peut se résumer à un gros foie douloureux.

**Diagnostic.** Il n'est envisagé au début que sur l'association d'un repas infestant (cresson ou poisson) et d'une éosinophilie sanguine. Des tests sérologiques et cutanés ne donnent un résultat positif qu'au bout de 3 semaines, mais ils restent longtemps positifs. On utilise également une méthode d'immunofluorescence* et d'immunodiffusion plus rapide. Au bout de 3 mois, des œufs sont excrétés dans les selles.

**Traitement.** Il est surtout efficace au début dans les formes jeunes. On utilise la 2-3 déhydroémétine (1 mg par kilo et par jour pendant 10 jours), très active mais d'élimination lente. Plus tard, les dérivés quinoniques et l'émétine sont employés, mais avec de moins bons résultats. Parfois la chirurgie est nécessaire pour drainer les voies biliaires.

**Distomatoses intestinales.** Plusieurs douves peuvent parasiter l'intestin. La plus fréquente est *Fasciolopsis buski* (Chine, Viêt-nam, Malaisie), qui se loge dans un mollusque.

Le parasitisme peut être inapparent. Dans les infestations massives, il se manifeste surtout par une diarrhée (nombreuses selles fétides et sanglantes), des coliques abdominales. On peut voir des œdèmes généralisés, une ascite* et des signes pulmonaires. L'anémie et l'éosinophilie sont importantes.

Le *diagnostic* se fait, dans ces pays d'endémie, sur la constatation des œufs dans les selles. Le *traitement* repose sur le tétrachloréthylène et le thymol, qui sont très actifs.

**Distomatose pulmonaire.** Elle est due aux trématodes *Paragonimus* et sévit en Extrême-Orient, en Amérique tropicale et

en Afrique. L'homme se contamine en mangeant du crabe cru. Les premiers signes sont des hémoptysies* et de la toux, surtout au réveil. Ce sont des quintes terminées par une expectoration rouillée. On doit y penser, dans ces pays endémiques, en recherchant les œufs dans l'expectoration et sur la constatation d'une anémie avec éosinophilie.
La radiographie montre des nodules* et des calcifications. On utilise comme traitement le 2-2 thiobis, très efficace (de 5 à 15 mg par kilo en 3 prises).

**distome** n. m. Ver plat trématode qui possède deux ventouses. (V. DISTOMATOSE.)

**disulfirame** n. m. Produit de synthèse utilisé pour provoquer le dégoût de l'alcool chez les alcooliques.

**diurèse** n. f. Excrétion de l'urine. — La *diurèse quotidienne* est le volume d'urines émis par 24 heures. La *cure de diurèse* consiste à boire une grande quantité d'eau.

**diurétique** n. m. et adj. Substance capable d'augmenter le débit urinaire.
En dehors de tout traitement, un rein* sain filtre 130 ml de plasma par minute au niveau du glomérule*. Cet ultrafiltrat, contenant eau et électrolytes*, sera réabsorbé à 90 p. 100 au niveau des différents segments du tubule rénal, le reliquat constituant l'urine* (v. NÉPHRON, REIN).
Un diurétique peut donc agir par deux mécanismes : soit en augmentant la fraction de filtration, soit en diminuant la réabsorption de l'eau. Or l'eau est réabsorbée soit seule (sous l'action de l'hormone antidiurétique*), soit avec le sodium*, car les mouvements du sodium (sel), excrétion ou réabsorption, sont obligatoirement suivis par l'excrétion ou la réabsorption simultanées d'un volume d'eau proportionnel à la quantité de sodium. D'autre part, les mouvements du sodium ne sont possibles que s'il est *échangé* avec un autre ion : potassium ($K^+$) ou hydrogène ($H^+$). Pour un ion sodium excrété, le rein réabsorbe un ion potassium ou un ion hydrogène, et *vice versa*.
L'action rénale des diurétiques peut donc être : soit de s'opposer à la réabsorption de l'eau libre, soit de s'opposer à la réabsorption du sodium* (qui entraîne nécessairement de l'eau), cela en bloquant l'aldostérone* ou bien en diminuant les ions échangeables avec lui ($K^+$ et $H^+$).
**Principaux diurétiques.** INHIBITEURS DE L'ANHYDRASE CARBONIQUE. Ils sont représentés par l'acétazolamide et la dichlorphénamide. Ils bloquent la formation d'ions $H^+$ échangeables avec le sodium, lequel ne peut donc plus être éliminé.
BENZOTHIADIAZINES. Ils sont représentés principalement par le chorothiazide*.
DIURÉTIQUES MERCURIELS. Les composés utilisés aujourd'hui sont des organomercuriels actifs par voie parentérale. Bien que très efficaces, leur toxicité limite leur emploi.
FUROSÉMIDE ET ACIDE ÉTHACRYNIQUE. Ce sont des diurétiques extrêmement puissants. Ils sont actifs *per os* et provoquent une élimination du sodium très importante.
DIURÉTIQUES AGISSANT SUR LE TUBULE DISTAL.
Les *inhibiteurs compétitifs de l'aldostérone**, représentés par la spironolactone, bloquent les échanges sodium-potassium.
Le *triamtérène* et l'*amilorid* bloquent également les échanges sodium-potassium, mais ne sont pas inhibiteurs de l'aldostérone.
Les *xanthines* (caféine, théophylline, théobromine) provoquent l'élimination de l'eau, du sodium, du potassium, du chlore, du calcium et de l'urée.
D'autres médicaments sont des diurétiques indirects, tels les tonicardiaques*, qui améliorent le flux sanguin rénal.
**Conduite du traitement.** Les diurétiques ne doivent être utilisés que sous contrôle strict de l'ionogramme* sanguin, en raison des pertes de sodium et de potassium qu'ils entraînent. L'apport de potassium permet de rétablir l'équilibre hydroélectrolytique. Ce sont de puissants médicaments dont les indications et contre-indications propres à chaque groupe sont strictes et impératives. Mal utilisés, ils peuvent être extrêmement nocifs. En particulier, ils ne constituent pas un traitement de l'obésité, car ils provoquent une perte de masse maigre (muscles) et non de l'excès de masse grasse.

**diverticule** n. m. Cavité en cul-de-sac communiquant avec un organe creux. (Certains diverticules sont congénitaux [diverticule de Meckel* sur l'iléon, diverticules du côlon], d'autres semblent acquis.)

**diverticulite** n. f. Inflammation d'un diverticule*.

**diverticulose** n. f. Présence de nombreux diverticules*.
La *diverticulose colique* est particulièrement fréquente, très longtemps latente, mais pouvant se compliquer d'infection (diverticulite), de perforation (péritonite), d'hémorragie. Le traitement médical comporte les antiseptiques intestinaux et les antispasmodiques. Le traitement chirur-

gical n'est nécessaire qu'en cas de complications.

**division** n. f. **Division cellulaire.** V. MITOSE et MÉIOSE.

**Division palatine,** malformation congénitale caractérisée par l'absence plus ou moins complète du voile du palais. Cette malformation est habituellement associée à un bec-de-lièvre* uni- ou bilatéral. Le traitement est chirurgical et doit être entrepris chez le nourrisson dès le 6e mois. Après rééducation de la parole, les séquelles de cette malformation doivent être peu importantes.

**Division des urines,** manœuvre permettant de recueillir les urines de chaque rein séparément par cathétérisme d'un uretère à la fois.

**Divonne-les-Bains,** station hydrominérale de l'Ain, à 16 km de Genève, ouverte toute l'année.

L'eau froide (7 °C), peu minéralisée, est employée, plus ou moins réchauffée, en douches et en bains dans le traitement des surmenages, des états prénévrotiques et des névroses.

**divulsion** n. f. Manœuvre de dilatation forcée ou d'arrachement au doigt.

**docimasie** n. f. Recherche des causes de la mort par l'examen des organes après autopsie.

La *docimasie pulmonaire* permet de voir si le poumon était rempli d'air par la respiration ; dans ce cas, il surnage quand on le plonge dans l'eau. On la pratique dans les cas de noyade, pour s'assurer que le sujet n'était pas mort avant de tomber à l'eau.

**doigt** n. m. Partie mobile de l'extrémité de la main.

Chacun des cinq doigts est constitué par trois phalanges : la première, la phalangine et la phalangette, sauf le pouce qui n'en a que deux. La face postérieure de la dernière phalange est occupée par l'ongle et sa matrice. Les doigts, articulés avec les métacarpiens, sont doués d'une grande mobilité, et le pouce, opposable aux autres doigts, forme une « pince de préhension ».

Les *plaies* des doigts doivent toujours faire l'objet d'une exploration rigoureuse pour ne pas méconnaître une section tendineuse, de pronostic toujours réservé, surtout pour les tendons fléchisseurs. Les *infections* digitales sont fréquentes, par piqûre ou plaie septique ; le traitement antibiotique peut les empêcher d'évoluer vers l'abcédation, qui, aux doigts, prend le nom de *panaris**. Entorses, luxations, fractures des doigts ne sont pas rares ; elles sont en général bénignes. Le syndrome du « doigt mort », avec fourmillements, engourdissement pénible d'un doigt, est lié à un trouble vasomoteur et se voit dans la maladie de Raynaud* et dans l'hypertension.

**doigtier** n. m. Fourreau en caoutchouc ou en matière plastique, permettant de revêtir 1 ou 2 doigts pour protéger ceux-ci ainsi que le malade lors de certains examens.

**dolichocéphale** adj. et n. m. Se dit d'un sujet dont le crâne, vu du dessus, est très allongé d'avant en arrière.

**dolichocôlon** n. m. Côlon* d'une longueur excessive et décrivant des coudes multiples. Très fréquent, le dolichocôlon se complique souvent de colite* et de constipation*. Chez le vieillard, il peut faciliter les volvulus*, seul inconvénient grave de cette malformation. (V. MÉGADOLICHOCÔLON.)

**dominant, e** adj. **Caractère dominant,** se dit d'un caractère héréditaire qui apparaît chez tout sujet portant l'un seulement des deux gènes allèles* correspondants. (V. HÉRÉDITÉ.)

**donneur** n. m. et adj. Personne ayant une carte de donneur de sang.

Pour être donneur, certaines exigences sont requises quant à la qualité du sang, dont les réactions sérologiques de la syphilis doivent être négatives et qui ne doit pas contenir d'antigène* Australia.

**Donneur universel.** C'est un sujet appartenant au groupe O Rh−, dont le sang peut, théoriquement, être transfusé à des personnes de tous les groupes*.

**dopage** ou **doping** n. m. Moyen destiné à augmenter le rendement physique ou intellectuel d'un sujet.

Le dopage est surtout utilisé en vue d'une compétition, et sa pratique est dangereuse car elle peut provoquer des accidents graves.

L'athlète qui se dope augmente ses performances, aux dépens de la morale sportive, de son intégrité physique et psychique. Certains médicaments sont très utilisés pour le doping, telles les amphétamines, mais d'autres substances ont aussi des propriétés dopantes : le camphre et ses dérivés, l'acide nicotinique, l'heptaminol, etc. Le dopage lors des compétitions sportives est puni par la loi.

**dopamine** n. f. Catécholamine* employée dans le traitement de la maladie de Parkinson* sous forme de L.-dopa, son précurseur immédiat.

**Doppler (effet),** modification de la fréquence d'une vibration lorsque celle-ci est émise ou réfléchie par une structure mobile. L'effet Doppler est mis à profit pour la mesure de la vitesse de circulation du sang dans les vaisseaux. C'est la *vélocimétrie Doppler*, examen inoffensif pratiqué avec un crayon comportant des quartz émetteur et récepteur d'ultrasons, qu'on applique sur la peau au voisinage des vaisseaux. La variation de fréquence due à la réflexion sur les globules rouges en mouvement fait apparaître un son audible, qui est amplifié et enregistré. On mesure ainsi la vitesse circulatoire dans les artères carotides et vertébrales (qui irriguent le cerveau), dans les artères ophtalmiques, dans toutes les artères des membres et dans les veines. Cet examen, dont il reste un document graphique, permet le diagnostic et la surveillance des artérites, des thromboses, des compressions vasculaires, etc.

La vélocimétrie Doppler, sans aucun inconvénient pour le patient, s'ajoute aux autres examens mis en œuvre dans l'étude des affections vasculaires (mesures des pressions et des oscillations, thermométrie et thermographie) et elle permet souvent (mais non toujours) d'éviter de pratiquer une artériographie.

**dorsal, e, aux** adj. Relatif au dos. — Le *muscle grand dorsal* recouvre toute la partie inférieure du dos ; il est adducteur et rotateur du bras en dedans.

**dorsalgie** n. f. Douleur du dos, et plus précisément de la colonne vertébrale.

De multiples causes peuvent entraîner des dorsalgies : arthroses*, scolioses*, tassements* vertébraux, maladie de Scheuermann*, etc.

**dos** n. m. Partie postérieure du thorax et de l'abdomen, comprise entre les épaules et la nuque, en haut, et le bassin en bas. (Le dos est divisé en deux parties symétriques par le sillon médian et vertical de la colonne vertébrale.)

**Dos plat**, absence de la courbure normale du dos (cyphose* dorsale normale), qui peut s'accompagner de cyphose* lombaire. Cette inversion des courbures peut être corrigée ou atténuée par la kinésithérapie.

**dosimètre** n. m. Appareil permettant d'évaluer la quantité de rayons X appliquée à un sujet.

**dosimétrie** n. f. Détermination des doses de rayons X (v. DOSIMÈTRE) appliquées à un malade donné.

**dossier** n. m. **Dossier médical**, ensemble des pièces (fiche signalétique, fiches d'observation du médecin, radiographies, ordonnances, résultats d'analyses, etc.) relatives à un malade. — L'hôpital communique les pièces du dossier médical au médecin traitant lors de la sortie du malade de l'hôpital.

**Dossier de personnalité**, ensemble des pièces relatives à l'observation d'un délinquant soumis à un procès pénal, dans le but de fournir de façon objective des éléments d'appréciation sur le mode de vie de l'inculpé.

Pour constituer ce dossier, le juge fait procéder à une enquête sur la situation matérielle, familiale ou sociale de l'inculpé ; à un examen médical ; à un examen médico-psychologique à l'issue duquel un expert s'efforce de révéler les aspects de la personnalité et de fournir des données utiles pour la compréhension des mobiles et pour le traitement. Le magistrat peut également demander un examen psychiatrique pour savoir si le sujet présente des anomalies mentales, si l'infraction est en relation avec ces anomalies, si le sujet est accessible à une sanction, s'il est réadaptable.

**douche** n. f. Traitement par projection d'eau sous pression sur le corps.

La température de l'eau, le diamètre, le nombre et la force des jets sont variables suivant les cas à traiter. On fait des douches en nappe avec des pommes d'arrosage, des douches en jet unique, sous forte pression, à la lance, des douches locales, etc. La douche sous-marine consiste en un jet d'eau appliqué dans l'eau de la baignoire ou de la piscine.

**Douglas (cul-de-sac de),** fond de la cavité péritonéale, situé entre la vessie et le rectum chez l'homme, entre le vagin et le rectum chez la femme. (V. PÉRITOINE.)

**douleur** n. f. Souffrance perçue dans une partie quelconque du corps et ressentie de façon pénible. — « Phénomène psychologique qui met en jeu le fonctionnement du système nerveux dans son ensemble », la douleur reste difficile à définir.

**Physiologie.** La douleur met d'abord en jeu les *terminaisons nerveuses sensitives* libres au niveau de l'épiderme, dont certaines semblent spécifiques des stimulations douloureuses. (Toutefois, la stimulation excessive de n'importe quel récepteur sensitif finit par produire une sensation douloureuse.) Puis une *voie nerveuse*, qui transporte cette sensation jusqu'à l'encéphale : le faisceau spincthalamique.

Dans l'encéphale, les stimulations douloureuses sont reçues par le *thalamus**, qui les envoie au cortex cérébral, où elles sont intégrées en tant que perception consciente.

**Pathologie.** L'interprétation de la douleur en médecine reste soumise à sa nature *subjective*. En effet, l'impact affectif et psychologique des phénomènes douloureux est très important, et la variété des douleurs décrites par les malades est très grande. Quoi qu'il en soit, la douleur reste un symptôme, un signe d'alarme de grande valeur localisatrice et séméiologique. Souvent insuffisante à faire poser un diagnostic, elle oriente les recherches à entreprendre.

**Traitement.** Les *analgésiques** *locaux* ont une activité suppressive de la douleur pendant la durée de leur action. Les *analgésiques** *centraux* agissent en modifiant la perception douloureuse de la sensation. Des interventions neurochirurgicales sont pratiquées lorsque les douleurs sont insupportables et rebelles à tout traitement médical : cordotomie*, lobotomie*, etc.

**douloureux, euse** adj. **Point douloureux,** douleur siégeant en un point précis, soit spontanée, soit retrouvée à l'examen clinique par la palpation ou la percussion.

Les points douloureux ont une valeur localisatrice pour les affections de l'abdomen, du squelette, les blessures — et notamment les fractures. Cependant cette valeur reste relative, les organes étant proches les uns des autres et parfois superposés, et la douleur pouvant être « projetée » en un point éloigné de son origine véritable, du fait du trajet des nerfs sensitifs.

**doute** n. m. Trait caractéristique de la personnalité psychasthénique (v. PSYCHASTHÉNIE), susceptible de s'ériger en obsession.

Le *doute obsédant* peut s'appliquer à toutes idées et à tous actes, et contraint le sujet à des vérifications incessantes, rendant, à la limite, toute décision impossible.

**douve** n. f. Ver parasite distome. (V. DISTOMATOSE.)

**doxycycline** n. f. Antibiotique à large spectre, du groupe des tétracyclines.

**dracunculose** n. f. Filariose* cutanée due à la filaire* de Médine.

**drain** n. m. Tube de caoutchouc ou de plastique à bout droit ou biseauté, percé de trous près de son extrémité et employé pour le drainage*.

**drainage** n. m. Évacuation au-dehors de collections liquidiennes pathologiques ou nocives pour l'organisme.

Le drainage peut se faire au moyen d'un *drain,* d'une lame de caoutchouc, de mèches, d'un faisceau de crins. Le *drainage aspiratif* (drain branché sur un appareil d'aspiration) de Redon est particulièrement efficace.

**drainer** v. En *médecine homéopathique,* assurer par l'emploi de médicaments peu dilués l'élimination des toxines.

**drastique** adj. et n. m. Se dit d'un purgatif très violent qui provoque l'émission de selles abondantes et liquides.

**drépanocytose** n. f. Anémie hémolytique due à une malformation congénitale des globules rouges, qui ont une forme de faucille. (Syn. : ANÉMIE FALCIFORME.)

**drogue** n. f. Substance, de quelque nature qu'elle soit, susceptible d'entrer dans la composition d'un produit médicamenteux (dans ce sens, le mot drogue n'a aucune signification péjorative).

*Spécialement,* tous les produits susceptibles d'engendrer une toxicomanie* (opium, héroïne, haschisch, amphétamines, etc.).

En pharmacie est une *drogue simple* toute substance — le plus souvent végétale, parfois animale ou minérale — utilisée telle que la nature la fournit.

**droit** n. m. **Droit médical,** ensemble de dispositions législatives et réglementaires, d'appréciations de doctrine, de décisions des tribunaux, de règles coutumières et de principes généraux qui président à l'exercice de la médecine.

**drosera** n. m. Plante des marais douée de propriétés calmantes. (La teinture de drosera est employée dans les sirops contre la toux.)

**drosophile** n. f. Petite mouche de l'ordre des diptères, très répandue (fruits et vin).

Elle est couramment utilisée dans l'expérimentation en génétique, car elle possède des chromosomes géants et peu nombreux.

**D. T.,** sigle de *diphtérie-tétanos* servant à désigner le vaccin contenant les deux anatoxines* diphtérique et tétanique. (V. VACCINATION.)

**D. T. T. A. B.,** sigle de *diphtérie-tétanos-typhoïde-paratyphoïdes A et B,* désignant le vaccin associé contre ces affections. (V. VACCINATION.)

**Ducrey (bacille de),** agent du chancre* mou.

**Duhring (maladie de),** affection cutanée bulleuse, atteignant les téguments et respectant habituellement les muqueuses. (Syn. : DERMATITE POLYMORPHE DOULOUREUSE DE DUHRING-BROCQ.)

L'éruption est symétrique, prédominant aux avant-bras, aux cuisses, à la région lombo-sacrée. Elle est faite de plaques érythémateuses (rouges) en bordure desquelles siègent des bulles* de toutes tailles, tendues, groupées en bouquet. L'état général est souvent bien conservé, la démangeaison est violente.

La maladie survient plutôt chez l'enfant et le sujet âgé, avec une prédominance pour le sexe féminin. On distingue la forme herpétiforme, curable, et la forme

pemphigoïde (v. PEMPHIGUS), de pronostic sévère et comportant un désordre immunologique.
Le traitement implique la prescription de sulfamides. Dans les formes rebelles ou sévères, les corticoïdes associés aux soins locaux améliorent le pronostic.
**Dukes-Filatow (maladie de),** nom donné à la *quatrième maladie éruptive**.
**dum-dum (fièvre),** leishmaniose viscérale qui sévit particulièrement à Dum Dum, ville du Bengale. (V. LEISHMANIOSE.)
**dumping syndrome** n. m. (mots anglais). Ensemble de troubles qui apparaissent parfois après une *gastrectomie**, lorsque l'estomac a été abouché au jéjunum, et qui se traduit par des pertes de connaissance, des nausées, des vertiges.
**duodénite** n. f. Inflammation du duodénum, se traduisant par des pesanteurs, des brûlures épigastriques après les repas.
La duodénite relève de causes diverses : défauts hygiéno-diététiques, infection alimentaire, parasitose. La prise de repas d'abondance modérée, la suppression des aliments irritants, de l'alcool, du tabac, l'administration de pansements de la muqueuse digestive (bismuth), d'antispasmodiques* constituent les bases du traitement.
**duodéno-pancréatectomie** n. f. Intervention majeure qui consiste en l'exérèse en bloc du duodénum* et du pancréas*.
**duodénum** n. m. Partie initiale de l'intestin grêle qui fait suite à l'estomac et se continue par le jéjunum*.
**Anatomie.** Le duodénum, long de 25 cm, est enroulé autour de la tête et du col du pancréas*, en avant de la colonne vertébrale et des gros vaisseaux. Sa partie initiale est renflée *(bulbe).* Le cholédoque* et les canaux pancréatiques s'abouchent à la paroi interne de sa partie verticale : canal de Santorini au niveau de la petite caroncule, canal de Wirsung et cholédoque au niveau de l'*ampoule de Vater**.
**Physiologie.** Outre sa fonction de passage pour les aliments et de déversion des sécrétions biliaires et pancréatiques, le duodénum est le siège de plusieurs sécrétions hormonales : *sécrétine**, qui déclenche la sécrétion d'eau et de bicarbonate par le pancréas, *pancréozymine,* qui provoque la sécrétion des enzymes pancréatiques, *cholécystokinine,* qui déclenche la contraction de la vésicule, et *entérogastrone,* qui inhibe la motilité gastrique.
**Pathologie.** Rares sont les tumeurs du duodénum ; les diverticules sont en général sans conséquences pathologiques. Particulièrement fréquentes sont les *inflammations du duodénum* (v. DUODÉNITE) et les *ulcères du duodénum.* (V. ULCÈRE, *Ulcères gastro-duodénaux.*)
**duplication** n. f. Anomalie d'une structure ou d'un organe qui se trouvent être doubles. (Syn. : DUPLICITÉ.)
**Génétique.** La duplication est une variété d'anomalie chromosomique caractérisée par la présence de deux chromosomes* identiques au lieu d'un seul. Elle peut affecter tout le chromosome ou seulement un de ses bras, et elle entraîne des malformations génétiques.
**Anatomie pathologique.** Les duplications digestives sont des malformations congénitales comportant à côté de l'estomac, du duodénum ou de l'intestin, un autre organe plus ou moins rudimentaire, communiquant ou non avec le tube digestif normal. Source de troubles digestifs, ces duplications nécessitent l'exérèse chirurgicale. La présence de deux uretères pour un seul rein est, par contre, mieux tolérée.
**duplicité** n. f. Syn. de DUPLICATION.
**Dupuytren (fracture de),** fracture de la cheville associant une fracture de la malléole interne du tibia à une fracture de l'extrémité inférieure du péroné.
**Dupuytren (maladie de),** rétraction de l'aponévrose palmaire, provoquant une flexion progressive et irréductible des 5$^{e}$, 4$^{e}$ et parfois 3$^{e}$ doigts.
Favorisée par certains travaux manuels nécessitant des pressions sur la paume de la main, la maladie de Dupuytren peut être corrigée chirurgicalement.
**dure-mère** n. f. La plus superficielle des trois couches des méninges*.
**durillon** n. m. Épaississement de la couche cornée de la peau, située à la main ou au pied, au niveau des zones de frottement.
Habituellement indolore, le durillon peut s'infecter ou devenir gênant pour la marche. Le traitement comporte le port de chaussures bien adaptées, l'évitement des outils ou des instruments en cause si le durillon siège à la main. En outre, on emploie des pommades salicylées à 10 ou 15 p. 100 ; l'exérèse se pratique avec un bistouri stérile.
**dynamiser** v. En *médecine homéopathique,* accroître l'homogénéité et le pouvoir thérapeutique d'un médicament par dilution et succussion (secousses) ou trituration.
**dynamomètre** n. m. Appareil destiné à mesurer la force musculaire.
**dysarthrie** n. f. Trouble de l'articulation des mots, d'origine neurologique. (Elle bénéficie du traitement d'un orthophoniste*.)
**dyschondroplasie** n. f. Anomalie

congénitale du tissu cartilagineux. (V. CHONDRODYSTROPHIE.)

**dyschromatopsie** n. f. Trouble de la vision des couleurs par atteinte des cellules de l'œil spécialisées dans cette fonction (cônes).

**dyschromie** n. f. Coloration anormale de l'épiderme.

**dyscrasie** n. f. Altération des humeurs, responsable d'affections diverses : rhumatismes, asthme, eczéma, etc. (Vx.)

**dysectasie** n. f. Anomalie d'ouverture d'un canal, d'un sphincter : *dysectasie du col vésical.* (Syn. : MALADIE DU COL.)

**dysembryome** n. m. Tumeur d'origine embryonnaire, constituée par des tissus, tantôt matures (peau, os, etc.), tantôt immatures (blastème), disposés sans ordre. Leur siège d'élection est l'axe médian du corps et les glandes génitales. Ils peuvent être soit bénins, soit malins.

**dysembryoplasie** n. f. Trouble du développement d'un tissu ou d'un organe au cours de sa formation, durant la vie intra-utérine. — Elle se différencie de la dysplasie* par l'importance des anomalies qu'elle entraîne.

**dysenterie** n. f. Lésion du côlon (gros intestin) associée à des diarrhées muco-sanglantes et à des douleurs abdominales. (Les dysenteries relèvent de causes parasitaires ou bactériennes.)

**La dysenterie amibienne.** C'est une parasitose due aux amibes. (V. AMIBIASE.)

**Les dysenteries bacillaires.** Ce sont des maladies contagieuses graves, dues à l'infection d'aliments à partir de porteurs de bactéries, les *shigelles*, dont on décrit plusieurs variétés. La toxicité de ces germes est majorée par l'action d'une toxine responsable de signes neurologiques et intestinaux. Les dysenteries bacillaires sévissent dans les régions tempérées. La contagion est le plus souvent directe (contage par matières fécales, eau, aliments, etc.), mais peut être également réalisée par les porteurs sains. La survenue d'épidémies s'explique par de mauvaises conditions d'hygiène.

Après une incubation rapide (de 4 à 5 jours), la maladie est marquée par un début brutal associant diarrhées abondantes et douleurs abdominales. Puis s'installe un véritable état d'intoxication avec altération de l'état général, fièvre, tuphos*, amaigrissement important. L'association à des signes intestinaux majeurs : ténesme*, épreinte* avec émission de selles très abondantes (de 50 à 60 selles par jour), liquides et glaireuses, doit faire évoquer ce diagnostic.

L'évolution spontanée peut se faire vers la guérison, souvent retardée par des complications, mais également, en l'absence de traitement, vers la mort par cachexie*. Des complications nerveuses (paralysies), articulaires (rhumatisme) ou hémorragiques peuvent se rencontrer.

***Diagnostic.*** Il repose sur l'isolement des *shigelles* dans l'examen des selles et la coproculture*. L'intradermoréaction à la toxine de Shiga ne permet qu'un diagnostic rétrospectif (elle est négative chez les sujets immunisés). Le sérodiagnostic est peu utilisé, car sa positivité est tardive ($12^e$-$15^e$ jour) ; sa négativité ne permet pas d'éliminer le diagnostic.

***Traitement.*** Depuis l'apparition des sulfamides, et surtout des antibiotiques (colistine), ceux-ci sont utilisés dès les premiers symptômes en association avec des perfusions salines (contre la déshydratation) et des antispasmodiques.

***Prophylaxie.*** Elle est nécessaire pour faire régresser la maladie ; elle associe l'isolement du malade, la désinfection des matières fécales et surtout le dépistage des porteurs sains.

**Autres dysenteries.** Elles peuvent être dues à des protozoaires autres que les amibes *(lambia)* ; on en voit également au cours de la bilharziose*. De nombreuses toxi-infections débutent par un syndrome dysentérique.

**dysgénésie** n. f. Malformation.

**Dysgénésie épiphysaire,** anomalie de développement des noyaux d'ossification épiphysaires, qui apparaissent tardivement et sont fragmentés en multiples parcelles.

**Dysgénésie gonadique,** anomalie de développement des glandes génitales, aboutissant à un état intersexué. — Certaines dysgénésies résultent d'une *aberration chromosomique*, due généralement à la non-disjonction chromosomique lors de la méiose chez un des parents. Le syndrome de Turner, observé chez la fille, se définit par l'existence d'un seul chromosome X. Le syndrome de Klinefelter, qui est observé chez l'homme jeune, est défini par l'existence de trois chromosomes sexuels XXY. Certaines autres semblent résulter d'une mutation génique ; c'est le cas d'une forme extrême de pseudo-hermaphrodisme mâle, appelée « testicule féminisant ».

L'hermaphrodisme vrai, caractérisé par la coexistence chez un même individu d'un testicule et d'un ovaire, est exceptionnel dans l'espèce humaine.

**dysglobulinémie** n. f. V. DYSPROTÉINÉMIE.

**dysidrose** ou **dyshidrose** n. f. Éruption de vésicules ou de bulles, survenant sur la face palmaire des mains et les faces latérales des doigts, surtout en été,

et qui correspond à une anomalie de sécrétion de la sueur.
Elle se complique fréquemment de lésions de mycose*. Des bains de permanganate de potassium au 1/10 000, renouvelés plusieurs fois par jour, sont souvent utiles à la guérison. Cependant la dyshidrose récidive facilement.

**dyskératose** n. f. Nom donné à différentes anomalies de la kératine, constituant de la couche cornée de la peau.
La dyskératose s'observe dans certaines affections dermatologiques, qu'elles soient congénitales (maladie de Darier) ou acquises (infection, mycose*, maladie de Paget* du sein).

**dyskinésie** n. f. Difficulté à exécuter le mouvement, quelle qu'en soit la cause.
**Dyskinésie des mouvements volontaires.** Ces mouvements paraissent parasités par de brusques contractions, détournant la main de son but, rendant plus difficile l'exécution des gestes automatiques. C'est la conséquence d'une lésion des voies nerveuses extrapyramidales*.
**Dyskinésie biliaire,** trouble de l'évacuation de la vésicule. — La dyskinésie biliaire entraîne des troubles digestifs à type de nausées, vomissements, migraines. On administre des cholérétiques* et des antispasmodiques. Les cures thermales sont utiles.

**dyslexie** n. f. Difficulté dans l'apprentissage de la lecture, caractérisée par la confusion et l'inversion de certaines lettres (l'enfant lit «ra» pour «ar», «asumer» pour «amuser», «manzer» pour «manger», etc.).
Cette difficulté se rencontre normalement chez l'enfant au début de l'apprentissage de la lecture. C'est sa persistance qui fait parler de dyslexie. La difficulté à écrire (dysorthographie*) apparaît simultanément. L'enfant dyslexique est normalement doué; il ne présente pas de déficit sensoriel ni moteur.
Dans les causes, encore mal connues, on retrouve des difficultés de latéralisation (v. LATÉRALITÉ), des troubles de l'orientation dans l'espace et dans le temps, parfois une absence de curiosité intellectuelle et des problèmes affectifs divers.
**Conséquences.** *Scolaires :* le retard scolaire est la règle malgré les efforts de l'enfant. *Caractérielles :* le caractère* et le comportement se modifient, certains écoliers se révoltent, deviennent anxieux, d'autres indifférents ou déprimés. *Familiales :* on observe deux types de réaction de la famille. Une attitude excessivement protectrice ou, au contraire, des réactions d'opposition (punition).
**Traitement.** Le dépistage précoce permet de réduire ce trouble. La rééducation orthophonique et, dans certains cas, la psychothérapie s'avèrent nécessaires.

**dyslipoïdose** n. f. Maladie héréditaire aboutissant, par un déficit enzymatique probable, à une surcharge de l'organisme, et particulièrement du système réticulo-endothélial*, par une forme de graisse différente pour chaque maladie. Les trois dyslipoïdoses les plus connues sont la maladie de Gaucher*, la maladie de Nieman-Pick* et la maladie de Tay-Sachs (déchéance intellectuelle familiale profonde avec xanthomatose*).

**dysménorrhée** n. f. Règles douloureuses. C'est un symptôme qui peut avoir des causes diverses. Ses aspects cliniques sont nombreux et varient selon la date d'apparition, la chronologie par rapport à l'arrivée du flux menstruel, le type de la douleur et les signes d'accompagnement. L'hypercontractilité utérine semble être le facteur pathologique le plus souvent retrouvé à son origine. Cette hypercontractilité peut être entretenue ou exagérée par quatre sortes de troubles principaux : obstacles mécaniques à l'issue des règles, dérèglements hormonaux, troubles nerveux et psychiques, états congestifs du petit bassin. Le traitement s'attaque autant que possible à la cause. Le traitement symptomatique de la crise elle-même comporte la prescription d'analgésiques, d'antispasmodiques et de curarisants de synthèse.

**dysmétrie** n. f. Trouble de l'exécution du mouvement, perturbé dans son amplitude.
La dysmétrie traduit l'incapacité de contrôler la durée et l'intensité d'une activation musculaire en fonction du but à atteindre. Elle se mannifeste dans les atteintes du cervelet ou des voies qui le relient à la moelle épinière.

**dysorthographie** n. f. Trouble de l'apprentissage de l'orthographe.
La dysorthographie est le plus souvent associée à une dyslexie*. Elle peut être en rapport avec une mauvaise latéralisation, avec l'existence de difficultés affectives.

**dysostose** n. f. Maladie osseuse constitutionnelle, déterminant une malfaçon portant sur le squelette des membres, de la face ou du crâne.
La plus connue est la *dysostose craniofaciale* de Crouzon, qui réalise une déformation du crâne en chapeau de clown, avec saillie du nez et des yeux, prognathisme et arriération mentale.
Parmi les autres dysostoses, il faut citer la *dysostose cléido-crânienne, mandibulofaciale, métaphysaire*, et la *dysostose acro-*

*céphalo-syndactylique d'Apert*, qui associe une hypoplasie du front et du crâne, une exophtalmie, une division* palatine et des malformations des doigts.

**dyspareunie** n. f. Difficulté ou douleur à accomplir un rapport sexuel chez la femme. Elle se distingue de l'*anaphrodisie*, qui est l'absence de désir sexuel, et de la *frigidité*, qui est l'absence de jouissance.

Elle peut avoir des raisons *organiques* traumatiques (ulcération de la vulve), *infectieuses* (vaginite et vulvite), *hormonales* (atrophie de la muqueuse après la ménopause) ou *anatomiques* (rétroversion utérine, malformation vaginale).

Le plus souvent elle est d'origine *psychosomatique*, et se traduit par une constriction des releveurs de l'anus, qui réalise un vaginisme. Il s'agit essentiellement alors d'un trouble de la relation à l'autre et d'une incapacité de la communication affective.

L'attitude thérapeutique consiste à éliminer ou à guérir une éventuelle lésion organique, puis à adresser la femme à un psychothérapeute.

**dyspepsie** n. f. Trouble de la digestion. La dyspepsie survient habituellement après les repas ; elle se manifeste par des pesanteurs et des ballonnements épigastriques, des sensations de brûlures et des nausées. (V. DIGESTIF, *Troubles digestifs* et ESTOMAC.)

**dysphagie** n. f. Gêne à la déglutition. Elle traduit l'existence d'un obstacle organique (tumeur, sténose* inflammatoire) ou fonctionnel (perturbation neuromusculaire, sclérodermie*, neuropathie amyloïde*) du pharynx ou de l'œsophage.

**dysphonie** n. f. Toute modification de la voix qui gêne l'émission de la parole ou qui présente seulement un caractère anormal ou pathologique quelconque (voix cassée, voix éteinte, voix rauque).

La dysphonie est due à une atteinte du larynx : laryngite banale, aiguë, ou laryngite chronique des fumeurs, tumeur du larynx ou des cordes vocales, atteintes neurologiques du larynx (paralysies, myasthénie*, chorée*).

La *voix bitonale* est une forme de dysphonie. Elle se manifeste normalement à la puberté (mue), ou de façon pathologique, lors de la paralysie d'un des nerfs du larynx (nerfs récurrents).

**dysplasie** n. f. Trouble portant sur le développement d'un tissu ou d'un organe au cours de sa croissance, et aboutissant à une malfaçon de forme, de volume ou de fonctionnement.

Lorsque ce trouble survient au cours de la période embryonnaire, on lui réserve le nom de *dysembryoplasie.*

**dyspnée** n. f. Difficulté à respirer, essoufflement.

On rencontre plusieurs types de dyspnée : la *bradypnée*, lorsque le rythme de la respiration est plus lent que la normale (16 resp./min) ; la *tachypnée*, lorsque le rythme est plus rapide. Lorsque la dyspnée est soulagée par la position assise, on parle d'*orthopnée*. L'*apnée* est l'arrêt complet de la respiration.

La dyspnée peut porter sur l'inspiration : le sujet *tire* sur ses muscles respirateurs accessoires (muscles du cou), et l'on note un battement des ailes du nez : cela se produit notamment dans la crise d'asthme ou lors d'un obstacle à l'inspiration (corps étranger dans la trachée ou dans une grosse bronche). La dyspnée peut aussi porter sur le temps expiratoire, comme dans l'emphysème*. On appelle *dyspnée de Küssmaul* le type de respiration rencontré dans le coma diabétique ou tout coma d'acidose, et qui consiste en une inspiration profonde suivie d'une pause, puis d'une expiration profonde suivie d'une nouvelle pause, et le cycle recommence. La *dyspnée de Cheyne-Stokes* consiste en une série de respirations d'amplitude croissante, puis décroissante, entrecoupées de pauses importantes. Elle signe l'atteinte du centre de la respiration situé dans le bulbe rachidien. (V. NERVEUX, *Système nerveux cérébro-spinal.*) Toute dyspnée est le signe d'une insuffisance respiratoire aiguë, source d'oxygénation insuffisante des tissus, donc d'anoxie*. Son traitement sera celui de sa cause.

**Dyspnée laryngée**, dyspnée fréquemment rencontrée chez les enfants, et due à l'obstruction brutale du larynx par un spasme (laryngospasme), par un œdème (faux croup), par des fausses membranes (croup) ou par un corps étranger. — Elle est stridente et dramatique, et représente une urgence médicale sous peine d'asphyxie.

**dysprotéinémie** n. f. Anomalie quantitative ou qualitative des protéines du plasma sanguin. (Syn. : DYSGLOBULINÉMIE.)

La dysprotéinémie peut porter sur une anomalie en excès ou en manque d'une des fractions normales de l'électrophorèse* ; elle peut aussi porter sur l'existence d'une fraction anormale (v. PARAPROTÉINE). Une des dysprotéinémies le plus fréquemment rencontrées est l'augmentation des alpha-2-globulines lors des syndromes inflammatoires et l'augmentation des gammaglobulines lors des infections. (V. MACROGLOBULINÉMIE.)

**dystocie** n. f. Anomalie d'origine maternelle ou fœtale, conduisant à un accouchement difficile. (S'oppose à EUTOCIE, accouchement normal.)

**Dystocies maternelles.** Ce sont les plus importantes. On en distingue plusieurs types :

***Les dystocies dynamiques.*** Liées à une anomalie des contractions utérines, elles sont divisées en :

— *anomalies par défaut*, caractérisées par une insuffisance d'amplitude ou de fréquence des contractions, pouvant conduire à une inertie ou une atonie de l'utérus ;

— *anomalies par excès*, caractérisées par une exagération de l'intensité et de la fréquence des contractions et une élévation du tonus de base de l'utérus ;

— *anomalies par dysharmonie*, caractérisées par une incoordination des différentes fibres musculaires utérines (absence de simultanéité dans l'activité des moitiés droite et gauche de l'utérus ; absence de hiérarchie des gradients de pression entre la partie basse et la partie haute de l'utérus). La perfusion d'extraits post-hypophysaires permet souvent de rétablir l'harmonie contractile des différents niveaux de l'utérus.

***La dystocie osseuse.*** Autrefois souci majeur des accoucheurs, elle est devenue plus rare de nos jours. Elle est liée à des rétrécissements ou à des déformations des parois osseuses du bassin. Elle peut être la conséquence du rachitisme*, de l'ostéomalacie*, de l'achondroplasie*, de la poliomyélite*, de la coxalgie* et des déviations vertébrales. Elle se reconnaît, dès les premiers mois de la grossesse, par l'examen clinique des dimensions du bassin et, le cas échéant, par la radiopelvimétrie*. Dans certains cas, le rétrécissement est plus modéré et aux confins des possibilités de passage. Pour ces bassins « limites », le pronostic de l'accouchement ne peut être porté pendant la grossesse. Il faut attendre la pierre de touche qu'est le travail de l'accouchement. On décide alors de la conduite à tenir au terme d'une courte période d'observation appelée « épreuve du travail ». Si celle-ci n'aboutit pas, on pratique une césarienne.

***La dystocie cervicale.*** Elle est liée à un obstacle au niveau du col utérin. La conduite est la même que pour la dystocie osseuse.

***La dystocie par obstacle « prœvia ».*** Elle est liée à la présence, au-devant de la présentation, d'une tumeur (kyste de l'ovaire, fibrome) qui fait obstacle à la descente par les voies naturelles. La césarienne est le plus souvent nécessaire.

***La dystocie des parties molles.*** Liée à un obstacle au niveau du vagin ou du périné, elle est généralement surmontée en recourant à une épisiotomie*.

**Dystocies fœtales.** C'est dans ce cas le fœtus qui est cause des difficultés de l'accouchement.

Certaines *variétés de présentations* réalisent des dystocies par elles-mêmes. Elles peuvent être relatives, comme les présentations céphaliques mal fléchies, en variétés postérieures ou en face, et comme les présentations du siège. Elles peuvent être absolues (front, épaule).

L'*excès de volume* de l'ensemble ou d'une partie du fœtus est une cause évidente de dystocie.

Les *procidences** des membres et du cordon provoquent une gêne à l'accouchement ou mettent en danger le fœtus. Dans nombre de ces cas, la césarienne permet de sauver l'enfant.

**dystonie** n. f. **Dystonie neurovégétative,** trouble du fonctionnement des systèmes sympathique* et parasympathique*. — L'*amphotonie* désigne le fonctionnement excessif de l'ensemble de ces systèmes, par opposition à l'*hypoamphotonie*, diminution du fonctionnement. La *sympathicotonie* désigne la prédominance du système sympathique, tandis que la *parasympathicotonie* (ou vagotonie) concerne la supériorité du système parasympathique (nerf vague).

La dystonie neurovégétative, acquise ou constitutionnelle, frappe les grandes fonctions : digestive (troubles coliques), vasomotrice (rougeur, pâleur, sueurs), cardiaque (palpitation), génito-urinaire (impuissance, dyspareunie*), respiratoire (étouffement). Les dystonies, témoins d'une hyperémotivité, sont prédominantes dans la pathologie psychosomatique* des sujets à tendance névrotique. (V. NÉVROSE.)

**Dystonie musculaire,** anomalie du tonus musculaire, due à une atteinte du système nerveux central, se traduisant par des mouvements toniques (contractures), intermittents et involontaires, d'un segment du corps.

Les *dystonies d'attitude* intéressent les muscles du tronc.

Le *torticolis spasmodique* est localisé aux muscles du cou.

Les *dystonies de la face* sont variées : crises oculogyres*, spasme médian de la face (crispation prolongée des paupières) ; les *crampes fonctionnelles*, comme la crampe* des écrivains, sont encore des dystonies musculaires.

**dystrophie** n. f. Trouble de la nutrition d'un tissu, d'une glande ou d'un organe, aboutissant à une modification de sa forme et de sa fonction. (L'atrophie* et l'hypertrophie* sont des variétés particulières de dystrophie.)

**Dystrophie ovarienne.** Ce terme réunit des lésions anatomiques de la zone corticale de l'ovaire, ce qui provoque des troubles du cycle menstruel et de la fertilité. Elle peut être congénitale ou apparaître sans cause décelable. On distingue :

— la *dystrophie polykystique des ovaires*, se traduisant par un allongement de l'intervalle entre les règles, des douleurs, une leucorrhée glaireuse (pertes) de la seconde moitié du cycle ;

— le *syndrome de Stein-Leventhal*, se traduisant par un espacement net des règles, de gros ovaires durs et lisses, et un hirsutisme* ;

— les *fibroses du cortex ovarien*, consécutives à une infection et dont l'expression clinique est voisine des précédents.

**Dystrophie du poumon.** D'origine congénitale, cette affection se manifeste à l'examen radiologique : raréfaction de la trame pulmonaire avec transparence d'une partie du poumon. L'évolution s'étale sur de nombreuses années sans traduction clinique propre.

**dysurie** n. f. Difficulté ou douleur à uriner. Ce symptôme fréquent impose une recherche de la cause, extrêmement variable. (V. PROSTATE, URÈTRE, VESSIE.)

# E

**eau** n. f. Corps incolore, inodore, insipide, liquide à la température ordinaire, composé d'hydrogène et d'oxygène ($H_2O$).

**Biochimie et physiologie.** L'eau est un élément constitutif important de l'organisme. L'*eau totale* représente de 60 à 70 p. 100 du poids du corps ; l'*eau plasmatique*, 4,5 p. 100 ; l'*eau extracellulaire*, 16 p. 100. Le *bilan hydrique quotidien* comporte la comparaison entre les pertes cutanées, pulmonaires, urinaires et fécales, et les entrées alimentaires. Les sécrétions digestives (environ 10 litres) sont, quant à elles, réabsorbées par le côlon et l'intestin grêle. Chaque fois que le bilan est négatif, c'est-à-dire que le sujet perd plus d'eau qu'il en reçoit, il y a *déshydratation.* Au contraire, lorsqu'il est positif, c'est-à-dire que le sujet reçoit plus d'eau qu'il en élimine, il y a *hyperhydratation*, provoquant des œdèmes*.

**Hygiène.** L'hygiène s'attache à assurer une distribution d'eau potable et une évacuation correcte des eaux souillées dans les égouts ou dans les fosses.

Pour la distribution, il est nécessaire de corriger les propriétés des eaux de source, de rivière, de lac ou de pluie.

On s'assure d'abord de la sécurité de la provenance de l'eau. Puis de nombreuses techniques étudient sa température, sa faible turbidité (degré de trouble), son absence de saveur et d'odeur. La résistivité électrique de l'eau, liée à la minéralisation, et son acidité sont soigneusement évaluées.

L'étude *chimique* de l'eau potable porte sur les sels minéraux et les matières organiques qu'elle contient. L'*hydrotimétrie* mesure le calcium et le magnésium : l'eau trop calcaire est impropre au savonnage et à la cuisson. Le dosage du plomb (pouvant provenir des tuyaux) est important car l'intoxication qu'il provoque est redoutable. La présence d'ammoniaque reflète la putréfaction, celle de phosphates et de sulfates reflète une pollution par les urines ou les fèces*. Le dosage du chlore est important, car celui-ci donne un goût très désagréable à l'eau.

L'analyse *bactériologique* est capitale dans l'étude d'une eau, et la technique du prélèvement doit être parfaite. Une eau est considérée pure quand elle ne contient pas plus de 1 000 germes par millilitre. Le pouvoir pathogène des germes est cependant plus important que leur nombre. On recherche les germes, fréquents dans les fèces, pour juger d'une pollution : *collibacille**, *bacille perfringens**, *streptocoque**. Il ne doit pas y avoir de parasites.

***Origines de l'eau.*** On utilise de préférence les eaux de source, à condition de vérifier que leur infiltration dans les sous-sols ne risque pas de les polluer.

Les eaux de rivière sont souvent polluées par les déchets des usines, des égouts et des alluvions environnants. Leur épuration, très méthodique, doit pouvoir aboutir à une eau potable. Les eaux de pluie sont recueillies, puis filtrées.

***Purification de l'eau.*** L'eau, pour être consommable, doit être purifiée. Sa fraîcheur est maintenue par sa circulation dans des conduits souterrains. Les eaux dures sont adoucies par la précipitation du calcaire (adoucisseurs d'eau). Le fer en excès, les chlorures sont éliminés. L'épuration bactériologique est possible par l'action des rayons ultraviolets et l'ébullition. La filtration minutieuse retient les microbes, englobés dans un sulfate d'alumine. L'épuration par l'eau de Javel complète l'épuration chimique, dont l'excès est ensuite neutralisé par de l'hyposulfite. L'ozonisation est une excellente méthode d'épuration chimique, mais plus onéreuse.

La surveillance des eaux par les pouvoirs publics est rigoureuse et valable aussi pour les piscines et les eaux des baignades. Elle est exercée par le bureau municipal d'hygiène ou la direction départementale de la santé.

L'eau destinée à l'alimentation humaine telle qu'elle se présente dans les circuits de distribution urbains est potable et peut être consommée sans inquiétude, sauf accidents exceptionnels.

**Pharmacie.**

***Eau purifiée.*** C'est l'eau potable débarrassée de la majorité de ses impuretés par la distillation ou l'électro-osmose, ou par la permutation qui élimine ses impuretés (calcium) en la mettant en contact avec des résines échangeuses d'ions.

***Eau distillée.*** Préparée à partir de l'eau potable, elle doit répondre aux exigences du codex.

***Eau pour préparations injectables.*** Certaines traces de substances résultant de la pyrogénation de matières organiques de la matière première peuvent être toxiques et provoquer de la fièvre après leur injection. Aussi, afin que l'eau soit « apyrogène », elle doit être bidistillée et utilisée dans les 3 heures qui suivent sa préparation, ou encore placée en ampoules de verre apyrogène.

***Eau chaude.*** *Par voie interne*, l'ingestion d'eau chaude est sédative de malaises gastriques ; le lavement soulage des douleurs pelviennes ; en injection vaginale, elle est calmante. *Par voie externe*, l'application de compresses d'eau chaude calme les douleurs ressenties au point d'application.

***Eau oxygénée.*** C'est un soluté de peroxyde d'hydrogène $H_2O_2$. Antiseptique et hémostatique (qui arrête le saignement), l'eau oxygénée doit être conservée à l'abri de la lumière. On l'utilise à des concentrations variées.

***Eau gazeuse.*** C'est une eau chargée de plusieurs fois son volume en anhydride carbonique ($CO_2$). Des appareils portatifs permettent son utilisation ménagère, mais son abus est responsable de ballonnements et d'atonie digestive.

***Eau de Javel.*** Solution à base d'hypochlorite de soude, l'eau de Javel est un caustique puissant. Sa toxicité varie avec sa concentration. L'intoxication se déroule en 3 temps : d'emblée existe une douleur de la bouche et de l'œsophage qui témoigne de la brûlure, puis l'infection et les perforations digestives surviennent après quelques jours, enfin une sténose* cicatricielle de l'œsophage apparaît les mois suivants. Il faut proscrire le lavage d'estomac et le vomissement, qui obligent le caustique à repasser par où il a déjà brûlé la muqueuse. Il faut, par contre, faire boire beaucoup afin de diluer le produit et faire ingérer rapidement une solution d'hyposulfite de soude diluée, qu'on trouve chez le pharmacien. Puis le médecin prescrira les antibiotiques. L'hospitalisation s'impose en cas de collapsus* et de choc*.

La **projection d'eau de Javel dans les yeux** impose un *lavage immédiat à grande eau* (du robinet). Un autre danger de l'eau de Javel réside dans son mélange intempestif avec un acide dans une intention de nettoyage ; peuvent survenir alors, par inhalation de chlore, de la toux et, parfois, un œdème aigu du poumon.

**Eaux minérales et thermales.**

Ce sont des eaux de source douées de propriétés thérapeutiques.

***Caractères physiques.*** Outre les caractères banals (saveur, odeur, couleur), on détermine pour chaque eau minérale la pression osmotique, la résistivité, la conductivité, mais surtout la radioactivité et la température, extrêmement variables de l'une à l'autre.

***Caractères chimiques.*** La minéralisation totale est particulièrement variable : de 0,4 g à 258 g par litre. On rencontre le plus souvent le sodium, le calcium, le potassium, le magnésium, le chlore, les bicarbonates, le phosphore, le fer, le manganèse.

***Législation des eaux minérales.*** Le contrôle des sources hydrominérales est assuré par des lois qui se résument ainsi : toute source, pour être exploitée, doit être agréée par le ministère de la Santé publique après différents contrôles ; toute source exploitée est l'objet d'une surveillance administrative ; les sources importantes sont déclarées d'intérêt public.

***Classification des eaux minérales.***

EAUX À FAIBLE MINÉRALISATION. Ce sont les eaux froides, riches en bicarbonate de calcium et de magnésium (Évian, Thonon-les-Bains, Aix-les-Bains) ; puis les eaux mésothermales (tièdes), servant en bains prolongés (Bagnoles-de-l'Orne) ; enfin les eaux hyperthermales, de radioactivité importante, utilisées pour les douches et les bains (Bourbon-Lancy, Plombières, Chaudes-Aigues).

EAUX À FORTE MINÉRALISATION. Elles sont réparties en quatre groupes :

*a*) les eaux chlorurées sodiques, soit fortes (Dax), soit faibles (Bourbonne-les-Bains), ou encore carbogazeuses (Bourbon-l'Archambault) ;

*b*) les eaux bicarbonatées, soit sodiques (Vichy), soit calciques (Pougues), ou encore mixtes (Royat, Châtelguyon) ;

*c*) les eaux sulfatées, soit calciques, diurétiques et cholagogues (Vittel, Contrexéville) ou thermales sédatives (Bagnères-de-Bigorre), soit mixtes (chlorurées et bicarbonatées comme à Saint-Gervais), ou encore sodico-magnésiennes, hypertoniques et purgatives (Miers-Alvignac) ;

*d*) les eaux sulfurées, soit sodiques (Luchon, Cauterets, Barèges, Amélie-les-Bains), soit calciques (Enghien).

EAUX À MINÉRALISATION SPÉCIALE. Elles possèdent un élément capital, qui régit leur action thérapeutique :

— eaux ferrugineuses (Orezza, Forges-les-Eaux) ;
— eaux cuivreuses (Saint-Christau) ;
— eaux arsenicales (La Bourboule) ;
— eaux siliceuses (Sail-les-Bains).

V. THERMALISME.

**Eaux-Bonnes,** station thermale des Pyrénées-Atlantiques, à 40 km de Pau, ouverte du 1er juin au 1er octobre.

Les eaux sulfurées sont employées en boisson, humages, aérosols dans le traitement des affections des voies respiratoires supérieures (rhinites, laryngites, bronchites et asthme). On traite également les affections gynécologiques et celles de la peau.

**Eaux-Chaudes,** station thermale des Pyrénées-Atlantiques, à 42 km de Pau, ouverte du 15 juin au 30 septembre.
Les eaux, très voisines de celles d'Eaux-Bonnes, sont employées dans les affections gynécologiques, dans les affections respiratoires et les rhumatismes.

**Eberth (bacille d'),** bacille de la typhoïde*.

**éblouissement** n. m. Trouble visuel brutal et passager, caractérisé par la perception d'une lumière vive et aveuglante qui rend la vision impossible.
L'éblouissement peut être le signe d'affections oculaires ou d'un trouble cérébral d'origine circulatoire.

**ébullition** n. f. L'ébullition est souvent employée comme méthode de désinfection, car elle détruit les bactéries pathogènes. Néanmoins, elle comporte des inconvénients en diététique : certaines vitamines sont en effet détruites par la chaleur, telle la vitamine C.

**éburnéation** n. f. Densification pathologique de l'os, qui lui donne la dureté et la densité de l'ivoire. — Cet état survient dans de multiples circonstances : infection, tumeur, cal* vicieux après fracture.

**écarteur** n. m. Instrument chirurgical qui permet d'écarter les lèvres d'une plaie opératoire.

**ecchymose** n. f. Tache de couleur variable, résultant d'une infiltration de sang dans un tissu conjonctif ou graisseux. (Syn. : BLEU.)
L'ecchymose, provoquée ou spontanée, se traduit par une coloration rouge livide des tissus, qui devient successivement bleue, verdâtre et jaune pâle, pour disparaître en trois semaines.
Habituellement, l'ecchymose apparaît sur la peau après un traumatisme ; celui-ci peut être minime dans certaines maladies qui fragilisent les vaisseaux (scorbut) ou qui altèrent les éléments figurés du sang (purpura*).
Des ecchymoses profondes peuvent avoir des conséquences sévères ; elles sont utiles à déterminer en médecine légale. Le traitement des ecchymoses utilise des pommades à base de chymotrypsine ou d'arnica.

**E. C. G.,** sigle D'ÉLECTROCARDIOGRAMME*.

**échangeur** n. m. **Échangeurs d'ions ou résines échangeuses d'ions,** macromolécules naturelles ou synthétiques, insolubles dans l'eau, capables de fixer sélectivement certains ions d'une solution saline.
Les échangeurs d'ions ont de nombreuses applications, dont, principalement, en médecine, la fixation du potassium dans les hyperkaliémies (v. KALIÉMIE), la neutralisation de l'excès d'acide de l'estomac, et, en hygiène, les adoucisseurs d'eau.

**écharde** n. f. Éclat de bois, de métal ou de verre, inclus plus ou moins profondément sous l'épiderme.
Un grand nombre d'échardes peuvent être retirées facilement au moyen d'une pince à écharde ou, à défaut, une pince à épiler stérilisée par flambage à l'alcool. En cas d'échec, il faut pratiquer une ablation chirurgicale sous anesthésie locale. Pour guider celle-ci, le repérage radiologique peut être nécessaire. Dans tous les cas de piqûre par écharde, il est indispensable de pratiquer une injection de *sérum antitétanique* ou une injection de *rappel de vaccination antitétanique* si le sujet est correctement vacciné.

**écharpe** n. f. Bandage qui sert à soutenir une main ou un bras blessés, et qu'on passe autour du cou.

**échauffement** n. m. Terme populaire désignant un état inflammatoire léger, quels que soient son origine et son siège.

**échec** n. m. **Sentiment d'échec,** sentiment ressenti quand un but fixé n'est pas atteint. L'echec, par sa répétition ou son importance, favorise les sentiments de frustration et d'autodépréciation.
**Névrose d'échec,** névrose qui se traduit par un besoin d'expiation et un comportement d'autopunition. — Le sujet accumule les échecs dans des domaines divers : social, professionnel, sentimental. Il le fait de façon involontaire, en réponse à un sentiment de culpabilité inconscient.

**échinococcose** n. f. Maladie parasitaire due au ténia échinocoque.
C'est une affection cosmopolite sévissant là où le chien, le mouton et l'homme sont réunis (Landes, Afrique du Nord, Argentine).
**Cycle du ténia échinocoque.** Petit ver plat formé de quelques anneaux avec un scolex (tête), il vit à l'état adulte dans l'intestin du chien. Ses œufs sont éliminés dans les selles du chien et contaminent le mouton ou l'homme, où ils se développent dans le parenchyme hépatique. Ils donnent des larves, les hydatides, qui s'entourent d'une coque constituant le kyste* hydatique. L'absorption de viande de mouton par le chien permet de nouveau la contamination de cet animal et la perpétuation de l'affection.
**Échinococcose humaine.** L'homme se contamine au contact du chien (caresses, cohabitation) et fait comme le mouton un

kyste* hydatique qui pourra siéger au foie, mais aussi au poumon ou au cerveau. Les signes cliniques de l'échinococcose humaine sont bâtards, souvent réduits à un gros foie indolore. La radiographie peut montrer de fines calcifications « en coquille d'œuf ». Le diagnostic se guide sur l'identification du chien (berger ou chien vagabond), et il s'établit par l'intradermoréaction de Casoni*. L'immunofluorescence* donne la certitude du diagnostic.

**échoencéphalogramme** n. m. Tracé obtenu par l'examen du cerveau avec l'échographie.

**échographie** n. f. Technique d'exploration des organes basée sur la réflexion des ultrasons. L'échographie permet la localisation précise des structures internes des organes, sans préparation et sans danger. On explore ainsi le cerveau, l'œil, l'utérus gravide, etc.

**éclampsie** n. f. État caractérisé par la survenue d'accès convulsifs au cours de la grossesse, associés à des signes de toxémie* gravidique (albuminurie, hypertension et œdèmes). Elle se voit surtout chez la primipare* et dans les derniers mois de grossesse, mais sa fréquence a beaucoup diminué depuis que la surveillance des femmes enceintes s'est améliorée. Précédée de prodromes (céphalées, troubles de la vue, douleur épigastrique), elle se traduit par des convulsions pouvant aboutir à un coma.

**éclisse** n. f. Plaque métallique permettant de solidariser les deux fragments d'une fracture au cours de l'ostéosynthèse*.

**école** n. f. L'*architecture des locaux*, le matériel et le mobilier des classes doivent être adaptés à l'âge des enfants et à leur nombre.

La *surveillance médicale* est assurée par différents bilans de santé, le premier avant l'entrée en maternelle, puis tout au long de la scolarité. Ce dépistage a pour but de regrouper les différentes catégories d'enfants en fonction de leurs possibilités physiques et psychiques et d'en diriger éventuellement certains vers des instituts médico-pédagogiques. L'examen médical recherche une éventuelle anomalie (cœur, reins...) dans le développement ainsi qu'un trouble sensoriel (vue, audition...). L'examen de la dentition et les premiers soins (caries) sont également faits. Les maladies contagieuses et parasitaires (poux, gale) sont recherchées systématiquement, en particulier avant les départs pour les colonies de vacances et aux retours en classe après une maladie.

La *prévention de l'inadaptation sociale* est possible grâce à la collaboration des enseignants avec le médecin. Cette collaboration doit permettre d'orienter rapidement les inadaptés neuropsychiques vers des centres médico-pédagogiques (dyslexiques) ou des classes de perfectionnement (inadaptés sensoriels). Les inadaptés moteurs et les enfants atteints de maladies chroniques (hémophiles, diabétiques) doivent être maintenus le plus possible dans des classes normales.

**écologie** n. f. Étude des conditions d'existence des êtres vivants et des interactions de toute nature qui existent entre eux et leur milieu. (V. ENVIRONNEMENT.)

**écorchure** n. f. Plaie superficielle de la peau, respectant les couches profondes du derme.

Même superficielle, toute plaie peut s'infecter, et les écorchures doivent être nettoyées avec une solution antiseptique : alcool, hexamidine, colorants, etc.

Il ne faut pas oublier que toute écorchure peut être la porte d'entrée de bacilles tétaniques, d'où l'utilité de pratiquer une injection de sérum antitétanique ou de faire un rappel de vaccination antitétanique.

**écoulement** n. m. Issue anormale d'un liquide hors d'une cavité naturelle.

**Écoulement d'oreille.** V. OREILLE.

**Écoulement urétral.** Ces écoulements apparaissent spontanément au méat de la verge, en dehors des mictions et de l'éjaculation. Ils peuvent être sanglants (urétrorragies*) ou purulents (urétrites*). [V. aussi BLENNORRAGIE.]

**Écoulement vaginal.** V. LEUCORRHÉE.

**écouvillon** n. m. Tige métallique à l'extrémité de laquelle se fixe une boule de coton.

**écrasement** n. m. Broiement des tissus par un choc, une compression.

La gravité de l'écrasement dépend de la dimension de la région atteinte et de son importance physiologique.

**écrouelle** n. f. Mot ancien désignant l'atteinte tuberculeuse d'un ganglion du cou.

**ectasie** n. f. Dilatation. — Ce terme est utilisé en pathologie pour désigner les dilatations, régulières ou non, de canaux glandulaires, de vaisseaux, de bronches, etc.

**ecthyma** n. m. Lésion du derme superficiel, due au staphylocoque doré.

L'ecthyma débute par une bulle ou une pustule de taille variable, qui s'ouvre puis forme une lésion croûteuse. L'évolution se fait par l'élimination de la croûte, qui laisse après elle une ulcération suintante, lente à cicatriser. L'ecthyma survient surtout aux jambes et atteint les sujets dénutris ou dont les défenses sont diminuées, les diabétiques.

**ectoderme** n. m. Un des trois feuillets constitutifs de l'embryon. (Syn. : ECTOBLASTE.) Il sert à l'élaboration du système nerveux, de l'épiderme et de ses annexes, des organes sensoriels, de l'hypophyse et de l'émail des dents.

**ectodermose** n. f. Affection qui touche les organes qui dérivent de l'ectoderme. — Citons : la poliomyélite*, l'herpès*, la variole*, le zona*.

*Ectodermose pluriorificielle érosive.* V. ÉRYTHÈME *polymorphe.*

**ectopie** n. f. Situation topographique anormale d'un organe ou d'un tissu.

**L'ectopie testiculaire ou cryptorchidie.** C'est la plus habituelle des *ectopies d'organe.* Elle est due au fait que le testicule n'a pas effectué sa migration normale, qui l'amène naturellement de l'abdomen au canal inguinal et aux bourses. Elle peut être la conséquence d'un obstacle mécanique (brièveté du cordon) ou d'une malformation du testicule. La position anormale du testicule entraîne, à la puberté, un défaut de formation des spermatozoïdes (stérilité) et expose à des complications (torsion, dégénérescence). Les testicules ectopiques doivent donc être opérés précocement (avant 10 ans).

**L'ectopie du col utérin.** C'est la plus habituelle des *ectopies de tissu.* Elle se caractérise par la présence de tissu glandulaire cylindrique à l'extérieur du col. Cette ectopie, souvent surinfectée, réalise une cervicite, ou métrite du col. Elle doit être traitée par électrocoagulation*.

**ectromélie** n. f. Malformation congénitale caractérisée par l'absence totale ou partielle d'un membre supérieur ou inférieur.

**ectropion** n. m. Bascule en dehors de la paupière inférieure.

Il s'observe chez le vieillard par relâchement des tissus, à tout âge après plaie ou brûlure. Le traitement est chirurgical.

**eczéma** n. m. Dermatose* la plus fréquente, qui représente un cinquième des affections cutanées. — L'eczéma est une affection érythématovésiculeuse (rougeurs et petites vésicules).

Il évolue par poussées, avec œdème cutané à sa phase aiguë qui s'accompagne de douleurs (prurit, brûlure). Un épaississement marqué d'un quadrillage (lichénification) de la peau caractérise sa phase chronique.

**Variétés d'eczémas.**

***Eczéma constitutionnel.*** Très souvent, l'eczéma est dit « constitutionnel », il est associé à l'asthme*, au coryza* spasmodique, aux migraines. Ici, la nature allergique du terrain est essentielle et l'hérédité importante. L'affection apparaît, chez le nourrisson, au visage et aux grands plis. L'enfant gratte la peau, qui devient le siège de petites vésicules qui crèvent spontanément ou sous l'influence du grattage et laissent échapper une sérosité qui a tendance à se surinfecter. Les vaccinations, et surtout la vaccination antivariolique, sont contre-indiquées. Malgré le traitement, le sujet reste sensible à des poussées occasionnées par la fatigue, l'émotion et les facteurs allergisants.

***Eczéma de contact.*** Cet eczéma est souvent dû à une allergie survenant dans l'exercice d'une profession. Mais sont également fréquents les eczémas médicamenteux : crèmes antihistaminiques, antibiotiques, ammoniums quaternaires, poudres de sulfamides*.

Les données topographiques dominent l'eczéma de contact. Ainsi, celui des mains évoque certaines professions : la ménagère qui utilise des lessives, des détersifs nombreux. La main est le siège d'un érythème œdémateux avec de nombreuses vésicules. Le cimentier est souvent touché par l'action directe du ciment sur la main.

Quand le visage est atteint, on distingue la dermite des paupières, d'origine thérapeutique (collyres) ou cosmétique (fards), la dermite des lèvres, due au dentifrice ou au rouge à lèvres, et la dermite du front, des oreilles, des joues, des narines.

***Eczéma marginé de Hébra.*** Il dessine un orbe érythémateux (rouge) à la face interne des cuisses ou aux aisselles.

***Eczéma microbien.*** On retrouve à l'origine une infection streptococcique ; ainsi en est-il de l'eczéma des jambes, du cuir chevelu.

***Eczéma mycosique.*** Dû à des champignons, il se développe essentiellement sur les membres inférieurs, au pied notamment.

***Eczéma séborrhéique.*** Il se manifeste sur le tronc, sur la face, par de l'érythème desquamatif. Il est souvent associé à des migraines et à des troubles digestifs.

***Eczéma du nourrisson.*** L'eczéma apparaît vers 3 mois et siège surtout au visage, respectant le centre de la face. Souvent, on ne retrouve qu'un placard au niveau des pommettes. L'eczéma disparaît souvent vers l'âge de 2 ans.

**Traitement des eczémas.** On évitera tout excès alimentaire. Le traitement local comprend des pulvérisations d'eau de source (Evian), suivies, après la phase suintante, d'applications de solutions aqueuses de violet de gentiane. À la phase d'érythème, la crème à base d'huile d'amandes douces est efficace. Le trai-

tement général comprend l'administration de vitamine PP, en cas de photosensibilisation, et la corticothérapie* générale à petites doses, pour lutter contre l'élément inflammatoire.
L'antibiothérapie* locale expose à des allergies importantes. De même, les antibiotiques par voie générale ainsi que les corticoïdes ne seront jamais prescrits chez les eczémateux avant une liquidation définitive et minutieuse de la surinfection.
Ces sujets doivent en outre éviter les excès alimentaires, et le médecin s'attache à corriger les désordres digestifs et neurovégétatifs. Une règle fondamentale de l'eczéma est qu'à chaque stade résolutif correspond une adaptation du traitement local et général, ce qui amène le médecin à revoir son malade tous les 4 à 10 jours. Enfin, une pommade qui a provoqué une grosse amélioration perd peu à peu son efficacité et peut même devenir irritante par la suite.

**eczématides** n. f. pl. Lésions cutanées variées entrant dans le cadre de l'eczéma. On connaît les *eczématides pityriasiformes* (ressemblant au pityriasis*), taches érythémateuses, squameuses et annulaires. Les *eczématides psoriasiformes* (ressemblant au psoriasis*), sont plus squameuses. Toutes deux régressent en quelques semaines : on les attribue à des foyers infectieux cutanés. Les *eczématides séborrhéiques* (rougeurs et squames sur peau grasse), siégeant au visage, au thorax, sont au contraire persistantes, comme la séborrhée.

**E. D. T. A.,** sigle de l'*acide éthylène-diamino-tétra-acétique.* (V. CHÉLATEUR.)

**E. E. G.,** sigle D'ÉLECTROENCÉPHALOGRAMME*.

**efférent, e** adj. Se dit des vaisseaux issus ou situés en aval d'un organe, c'est-à-dire qui drainent cet organe.

**effleurage** n. m. Massage* léger agissant sur les tissus par voie réflexe.

**effluvation** n. f. Traitement par des effluves (fines étincelles obtenues avec des courants de haute fréquence). — L'effluvation calme la douleur et les spasmes et décongestionne les tissus.

**effort** n. m. Mise en jeu volontaire des muscles, par des phénomènes physiologiques et psychologiques, tendant à provoquer une activité supérieure à la normale d'un groupe musculaire ou de l'organisme entier.
L'effort nécessite l'augmentation du débit cardiaque, du rythme respiratoire afin d'accroître l'oxygénation des cellules. Il est suivi d'une fatigue et, s'il est excessif, il peut mener au surmenage. Un effort chez un cardiaque peut provoquer un infarctus du myocarde ; chez un sujet non entraîné ou non échauffé, une rupture tendineuse ou musculaire.
**Épreuve d'effort.** On étudie le comportement respiratoire (spirométrie) ou cardiaque (prise du pouls, de la tension artérielle, électrocardiogramme) avant, pendant et après un effort mesurable (par exemple : bicyclette ergométrique). On apprécie ainsi les possibilités d'adaptation à l'effort.
**Dyspnée d'effort.** C'est l'essoufflement consécutif à tout effort violent, mais qui survient chez un malade cardiaque pour un effort minime, telle la montée d'un étage.

**égocentrisme** n. m. Tendance à faire de soi le centre de l'univers.
Cette disposition d'esprit est normale chez l'enfant. Elle se retrouve chez le débile ou chez des individus névrosés.

**égout** n. m. La largeur des égouts est standardisée (de 1 à 2 m), sauf pour les petites canalisations ; beaucoup peuvent être visités, les eaux passant dans une rigole du fond appelée « cuvette ». La circulation des eaux usées se fait par déclivité, pompage ou création d'un vide intermittent. L'entretien est assuré par les chasses, du fait des orages, ou par un système de vide dont l'action est complétée par un nettoyage manuel. L'aération doit assurer l'élimination des gaz de fermentation. Une fois collectées, les eaux doivent passer dans une station d'épuration biologique, avant d'être rejetées à la mer ou dans un cours d'eau.
Les *égoutiers* peuvent être intoxiqués par les gaz de fermentation (hydrogène sulfuré, ammoniac) ou blessés par une explosion. Ils peuvent aussi contracter des maladies contagieuses par morsure de rat, ou des affections pulmonaires après une chute dans les eaux polluées. Aucun produit toxique ou inflammable ne doit être déversé dans les égouts.

**Ehlers-Danlos (syndrome d'),** maladie héréditaire dominante qui associe une hyperlaxité ligamentaire, une hyperélasticité et une fragilité de la peau avec des troubles de la cicatrisation. (Le développement physique et mental est normal, mais on voit fréquemment des anévrismes*.)

**Einhorn (sonde d'),** sonde fine en caoutchouc, terminée par une olive métallique utilisée pour les tubages* gastriques et duodénaux, l'olive permettant le repérage radiologique.

**éjaculation** n. f. Expulsion violente et saccadée, par la verge en érection, du sperme accumulé dans l'urètre posté-

rieur. L'éjaculation survient au paroxysme des sensations voluptueuses, habituellement lors du coït ; elle est sous la dépendance de réflexes nerveux contrôlés par la conscience.
L'*éjaculation précoce* (avant l'intromission ou dès celle-ci) est un trouble fréquent chez les jeunes ; elle se traite par les tranquillisants (thioridazine), la psychothérapie et surtout une meilleure compréhension du couple.

**élaïokoniose** n. f. Folliculite* professionnelle contractée par les ouvriers manipulant des huiles minérales. (Syn. : BOUTON* D'HUILE.)

**élancement** n. m. Douleur intermittente et très vive, se répétant à chaque pulsation du cœur ou à un rythme plus lent.

**élastéidose** n. f. Affection dégénérative de la peau, constituée par l'apparition de pustules et de comédons* sur les tempes et autour des orbites, atteignant les hommes de plus de 50 ans.

**élastique** adj. **Fibre élastique,** fibre allongée, résistante, qui reprend sa forme primitive après allongement, présente dans le tissu conjonctif* des artères, des cartilages, des ligaments.

**élastorrhexie** n. f. Rupture des fibres élastiques*, due à leur dégénérescence.
Les fibres se rompent spontanément ou à la suite d'efforts minimes. L'élastorrhexie est favorisée par l'athérome*. La rupture spontanée du tendon d'Achille en est un exemple.
L'*élastorrhexie systématisée* est une affection congénitale où la rupture spontanée des fibres élastiques s'associe à des xanthomes*. (Syn. : PSEUDOXANTHOME ÉLASTIQUE.)

**électif, ive** adj. **Milieu électif,** en bactériologie, milieu de culture utilisé pour mettre en évidence un germe donné, qui ne pousse que dans celui-ci.

**électrobiologie** n. f. Étude des phénomènes électriques observés chez les êtres vivants (électrobiogenèse) et de l'action des courants électriques sur les organismes. (V. ÉLECTRODIAGNOSTIC, ÉLECTROLYSE, ÉLECTROTHÉRAPIE, IONISATION.)

**électrocardiogramme** n. m. (sigle : E. C. G.). Tracé obtenu par l'enregistrement de l'activité électrique du cœur.
Le muscle cardiaque (myocarde) se contracte suivant un cycle induit par la propagation de l'influx nerveux le long des voies de conduction de la contraction cardiaque. (V. CŒUR et NODAL [*tissu*].) Le passage de l'influx nerveux le long de ces voies entraîne une onde électrique de dépolarisation qui est transmise à la surface du corps par les différents tissus, qui sont conducteurs d'électricité.
L'électrocardiogramme est l'enregistrement de cette onde, recueillie au moyen d'électrodes placées sur le corps à des endroits appropriés, les circuits électriques établis entre ces points étant les *dérivations.*
Les dérivations utilisées sont de deux ordres.
LES DÉRIVATIONS PÉRIPHÉRIQUES. Les électrodes y sont placées loin du cœur : *a*) les *dérivations standards*, obtenues en plaçant les électrodes sur les poignets et les chevilles. On mesure ainsi les différences de potentiel entre le bras gauche et le bras droit (D1), la jambe gauche et le bras droit (D2), la jambe gauche et le bras gauche (D3) ; *b*) les *dérivations unipolaires des membres* traduisent les variations de potentiel de chaque membre séparément (VR : bras droit ; VL : bras gauche ; VF : jambe gauche). Toutes ces dérivations sont situées sur un plan frontal. LES DÉRIVATIONS PRÉCORDIALES. Elles sont placées sur le thorax en 6 points différents, et explorent la dépolarisation cardiaque dans les différents points du pourtour cardiaque. Ce sont V1, V2, V3 (dérivations droites) et V4, V5, V6 (dérivations gauches).
Le tracé électrocardiographique normal est composé d'une série d'accidents désignés par les lettres P, Q, R, S, T, et parfois U.
L'*onde P* correspond à la contraction des oreillettes.
L'*espace P-R* va de la fin de l'onde P au début du complexe QRS, et indique le temps que met l'influx à parvenir des oreillettes aux ventricules. Il ne doit pas dépasser 0,16 seconde en moyenne.
Le *complexe QRS* résulte de l'activité des deux ventricules (complexe ventriculaire).
Le *segment S-T* correspond à la période pendant laquelle les ventricules sont excités de façon uniforme.
L'*onde T* correspond à la repolarisation.
L'*intervalle Q-T* mesure la durée de l'éjection ventriculaire.
Ce tracé a une morphologie bien définie dans chaque dérivation. Toutes altérations de la forme des ondes électrocardiographiques ont une signification bien précise dans le diagnostic cardiologique.

**électrochoc** n. m. Méthode thérapeutique utilisant les propriétés convulsivantes des courants électriques. (Syn. : SISMOTHÉRAPIE.) L'électrochoc consiste à provoquer une crise convulsive chez le malade par application brève d'une tension de 100 à 150 volts sur les centres nerveux. Grâce à l'anesthésie, on supprime l'anxiété et les risques de fractures pendant la crise. On utilise cette méthode en psychiatrie, en particulier dans les épisodes dépressifs mélancoliques, quand l'anxiété augmente les risques de suicide ou quand la dépression revient périodiquement.

**électrocoagulation** n. f. Coagulation des tissus vivants par application d'un courant de haute fréquence.

Le générateur de courant est analogue à celui qui est employé pour la diathermie*, mais l'électrode active est de dimension plus réduite, ce qui fait passer un courant électrique beaucoup plus dense au point de contact.

L'*électrode unipolaire* est une pointe mousse ou une petite boule métallique reliée à une des sorties du générateur, l'autre étant reliée à une large électrode de plomb appliquée en un autre endroit du corps.

L'*électrode bipolaire* comporte deux fils isolés jusqu'à proximité de leur extrémité et reliés aux deux sorties du générateur.

L'électrocoagulation est employée pour détruire les petites tumeurs de la peau (verrues, oignons, etc.) et pour faire l'hémostase* des vaisseaux sanguins au cours des opérations. Dans la chirurgie des cancers, elle permet d'éviter la dissémination des cellules tumorales au cours de l'intervention.

**électrocution** n. f. État de mort apparente provoqué par le passage du courant électrique dans le corps.

L'électrocution entraîne la mort si une réanimation immédiate n'est pas entreprise.

C'est l'intensité du courant qui est déterminante des accidents. Pour le courant alternatif à 50 périodes (le « secteur » le plus répandu), une intensité de 60 à 80 milliampères peut être mortelle. Il en faut 4 fois plus avec le courant continu et beaucoup plus pour les courants de haute fréquence, qui ne sont dangereux que par la chaleur dégagée.

L'intensité du courant dépend de la tension, mais aussi de la résistance électrique des corps. Celle-ci diminue considérablement (donc le courant augmente) si la peau est humide ou en cas de transpiration. C'est pourquoi les risques d'électrocution sont beaucoup plus grands dans les salles d'eau, et il faut éviter de toucher tout appareil électrique mal isolé dans celles-ci (radiateurs, rasoirs, téléphone, etc.). Le risque d'électrocution existe aussi en touchant un seul conducteur lorsque les pieds ne sont pas isolés du sol (semelles en caoutchouc, tapis isolant, parquet sec).

Le mécanisme d'action des courants électriques dépend de la partie du corps où passe le courant. Les centres nerveux sont paralysés, entraînant l'arrêt respiratoire, les muscles entrent en contracture. Si le courant traverse le cœur, il y provoque une fibrillation* fatale si la défibrillation* ne peut être pratiquée immédiatement. En présence d'un sujet électrocuté, il faut tout d'abord couper le courant, puis commencer immédiatement la respiration artificielle (au plus tard dans les 5 minutes suivant l'accident) par le bouche-à-bouche, associée à un massage cardiaque si le pouls n'est plus perçu. La réanimation doit être poursuivie pendant 2 à 3 heures.

**Électrisation.** C'est l'ensemble des blessures non mortelles, autres que l'électrocution, provoquées par le courant électrique. La tétanisation (contraction) des muscles « colle » le sujet au conducteur (d'où la nécessité de couper le courant en premier lieu). L'arc électrique (au moment du contact) détermine sur la peau des brûlures profondes, indolores, lentes à cicatriser. On peut observer un œdème cérébral, une anurie*, une myoglobinurie, des troubles du rythme cardiaque ou de la vue.

Tous ces risques justifient des précautions dans l'emploi de l'électricité : éviter les conducteurs non isolés, les installations provisoires, les baladeuses (particulièrement dangereuses) ; mettre les prises de courant hors d'atteinte des enfants (il existe des capuchons ou fiches protectrices) ; ne jamais faire de réparation sans couper le courant au compteur ; ne pas toucher les fils électriques tombés dans la rue ; redoubler de précautions dans les salles d'eau, les cuisines, les pièces humides, les sous-sols et les caves.

**électrodiagnostic** n. m. Diagnostic de certaines maladies au moyen des courants électriques.

**Électrodiagnostic de détection,** enregistrement graphique des courants électriques produits par les organes et préalablement amplifiés. On étudie ainsi les courants produits par le cœur (électrocardiogramme*), le cerveau (électroencéphalogramme*), les muscles (électromyogramme*), etc.

**Électrodiagnostic de stimulation,** procédé d'investigation des nerfs et des muscles, consistant à les exciter par des courants électriques de caractéristiques précises. — Il existe pour chaque nerf et pour chaque muscle des *points moteurs,* au niveau desquels on applique le courant avec une électrode. On peut ainsi déterminer pour chaque nerf ou muscle un *seuil d'excitabilité* qui correspond à l'intensité de courant nécessaire pour provoquer une contraction musculaire.

Le groupement des résultats permet de déterminer s'il existe une *réaction de dégénérescence* du nerf, qui peut être partielle ou totale (inexcitabilité complète). La mesure de la *chronaxie** est un autre élément essentiel de l'électrodiagnostic de stimulation.

**électroencéphalogramme** n. m. (sigle E. E. G.). Enregistrement des phénomènes électriques du cerveau*.

Les électrodes d'enregistrement sont placées au contact du cuir chevelu. On enregistre ainsi les différences de potentiel entre plusieurs séries de deux électrodes actives. L'E. E. G. humain doit être réalisé dans des conditions optimales : le sujet doit être au repos physique et mental, allongé, les muscles relâchés, au calme émotionnel. Il faut le protéger des stimulations extérieures, susceptibles d'attirer son attention ou de provoquer un effet de surprise (paupières closes, obscurité, silence). Le psychisme doit être réduit à une activité facile et monotone (compter, par exemple). Mais le sujet ne doit pas s'endormir. Les potentiels enregistrés au niveau du cerveau, très faibles, sont amplifiés et actionnent un système de stylets qui en permettent l'inscription sur papier.

Un tracé électroencéphalographique normal est fait de trois types d'ondes dont l'aspect varie en fonction de l'état de vigilance.

Le *rythme de base alpha* (α) est observé lorsque le sujet est éveillé mais au repos, dans les conditions basales décrites ci-dessus. Ce sont des ondes régulières, groupées en *fuseaux*. En cas de stimulation sensorielle ou d'opération mentale, ce tracé est brusquement remplacé par des ondes rapides *(réaction d'arrêt)*, traduisant l'éveil de l'*attention* du sujet. Le *rythme bêta* (β) est de moindre amplitude et souvent totalement masqué par le rythme alpha. Il semble qu'il soit en rapport avec la préparation et l'exécution d'actes moteurs. Le *rythme thêta* (θ) apparaît en bouffées d'ondes lentes, fusiformes, lors des émotions. Le sommeil* a un tracé électroencéphalographique très complexe. La souffrance du cerveau se traduit généralement par l'apparition d'ondes lentes, *ondes delta* (δ), qui ne sont pas spécifiques d'une affection donnée, mais qui permettent la localisation d'une lésion (tumeur, cicatrice, etc.). L'épilepsie comporte des anomalies électriques très caractéristiques — les *pointes-ondes* — qui suffisent à affirmer le diagnostic.

**électrolyse** n. f. Décomposition chimique produite par un courant électrique.

**Emploi thérapeutique.** On électrolyse les tissus en y enfonçant une pointe métallique (électrode) reliée au *pôle négatif* d'un générateur (le pôle positif étant relié à une électrode de grande surface est sans action). On détruit ainsi de petites tumeurs de la peau et les cicatrices rétractiles. On utilise également l'électrolyse en intercalant une solution de sel minéral entre une électrode et la peau. (V. IONISATION.)

**électrolyte** n. m. Corps chimique (acide, base ou sel) se dissociant en ions* lorsqu'il est mis en solution.

Il apparaît autant d'ions positifs (cations) que d'ions négatifs (anions), et cet équilibre joue un rôle considérable dans l'organisme. (V. ÉLECTROLYTIQUE.)

**électrolytique** adj. Relatif aux électrolytes.

**Équilibre hydroélectrolytique,** constance des concentrations des différents électrolytes présents dans les liquides de l'organisme, pour la plus grande part sous forme ionisée.

La concentration des électrolytes conditionne la répartition de l'eau de l'organisme en plusieurs secteurs (intracellulaire et extracellulaire, comportant lui-même les secteurs plasmatique et interstitiel, ainsi que le liquide céphalo*-rachidien et les sécrétions) et la régulation de l'équilibre acido*-basique.

La constance de ces concentrations, en dépit d'apports et d'éliminations incessants, suppose un bilan équilibré, où les apports d'eau et d'électrolytes (alimentaires et métaboliques) sont exactement équilibrés par les pertes qui sont pour une part obligatoires (sudation, respiration, selles) et pour une part ajustables (urines), sous la dépendance de nombreux facteurs, principalement d'origine hypophysaire (hormone antidiurétique*) et surrénalienne (aldostérone*).

Le dosage des différents électrolytes du plasma constitue l'ionogramme* plasmatique.

**Troubles de l'équilibre hydroélectrolytique,** troubles dus à une perturbation du bilan ionique ou hydrique dans le sens positif ou négatif. — Il s'agit parfois de facteurs extérieurs (défaut de boisson, erreur diététique prolongée, erreur thérapeutique), mais bien plus souvent soit d'une perte accrue (diarrhée, vomissements, insuffisance rénale avec perte de sel, par exem-

ple), soit d'un défaut d'élimination, principalement au cours de l'insuffisance rénale, ou bien enfin d'un excès de production métabolique (acido*-cétose).
Les troubles hydroélectrolytiques sont rarement spécifiques d'un secteur ou d'un ion. En effet, l'eau est en perpétuel échange d'un secteur à l'autre selon les forces osmotiques, qui dépendent elles-mêmes des ions présents. L'eau et le sodium sont intimement dépendants dans leur répartition, et le dosage du sodium plasmatique est un reflet de l'hydratation. Enfin la régulation de l'élimination du potassium au niveau du rein dépend en partie du sodium et des ions $H^+$ (acides). De sorte que hydratation, équilibre acido-basique et ionogramme sanguin sont tous rapidement perturbés par la variation importante de l'un d'eux.
L'état pathologique est défini par la prédominance d'un trouble : déshydratation*, hyperhydratation cellulaire ou extracellulaire, acidose, alcalose, etc.
*Traitement.* Il est urgent, car des désordres graves peuvent apparaître : troubles du rythme cardiaque, arrêt cardiaque (hyperkaliémie), convulsions (hyperhydratation), collapsus (déshydratation).
Il est d'abord symptomatique, visant à corriger le trouble ; puis si possible curatif, en traitant la maladie causale.

**électromyogramme** n. m. Enregistrement graphique des courants électriques qui apparaissent dans le muscle au moment de ses contractions (courants d'action).
L'électromyogramme permet de préciser l'existence ou l'absence d'interruption nerveuse lors d'impotences fonctionnelles après les traumatismes. En neurologie, il facilite le diagnostic des paralysies. C'est également un moyen de diagnostic essentiel de la spasmophilie* et des crises de tétanie*.

**électrophorèse** n. f. Méthode d'analyse qui permet de séparer les composants ionisés d'un mélange en les plaçant dans un champ électrique.
Le mélange à analyser est déposé sur un support (bande de papier, plaque de gel d'amidon, etc.) imprégné d'une solution conductrice et dont les extrémités sont reliées aux électrodes d'un générateur. La vitesse de migration d'un composant dépend de sa charge électrique, de sa masse, de la nature du milieu et de la tension appliquée. Après un certain temps de migration, un réactif approprié met en évidence les produits séparés.
On pratique ainsi l'électrophorèse des protéines (albumine, globuline $\alpha$, $\beta$ et $\gamma$) et celle des acides aminés dans le plasma sanguin ainsi que dans les urines.
L'*immunoélectrophorèse* permet d'identifier les protéines sériques capables de précipiter des anticorps* spécifiques.

**électropuncture** n. f. Application de courants électriques dans les tissus à l'aide d'une aiguille reliée à un générateur de courant. (En acupuncture, l'utilisation de courant remplace les mouvements imprimés à l'aiguille.)

**électroradiologie** n. f. Spécialité qui concerne les applications médicales de l'électricité (électrologie) et des radiations (radiologie). [V. ÉLECTRODIAGNOSTIC, ÉLECTROTHÉRAPIE, RADIODIAGNOSTIC, RADIOTHÉRAPIE.]

**électrorétinographie** n. f. Enregistrement des potentiels électriques de la rétine lors de la réponse à un stimulus lumineux.

**électrothérapie** n. f. Traitement par les courants électriques.
EFFETS EXCITOMOTEURS. L'application de courants électriques sur les nerfs et sur les muscles provoque la contraction de ces derniers. On emploie des courants continus, des impulsions, des courants alternatifs ou « en dents de scie » pour stimuler les muscles paralysés. L'électrochoc* consiste à faire passer un courant alternatif à travers le crâne.
EFFETS SÉDATIFS. Le courant continu diminue l'excitabilité nerveuse au pôle positif ; on l'emploie dans les névralgies, les douleurs articulaires, de même que l'ionisation*. Les courants de haute fréquence employés en effluves sont également sédatifs.
EFFETS THERMIQUES. La chaleur peut être produite dans les tissus par la diathermie* dans le traitement des douleurs (arthroses), des troubles circulatoires, des séquelles de paralysie.
EFFETS DESTRUCTEURS. La destruction de lésions tumorales peut être obtenue par les courants continus (électrolyse) ou par les courants de haute fréquenee (électrocoagulation et bistouri électrique).

**éléphantiasis** n. m. Augmentation de volume du derme et de l'hypoderme, siégeant le plus souvent à la racine d'un membre, mais également au scrotum ou au sein.
Il est dû à un œdème chronique qui perturbe la circulation veineuse ou lymphatique. Dans les pays chauds, la plupart des éléphantiasis sont provoqués par les filaires* (de Bancroft et de Médine). Ils peuvent être aussi secondaires à une infection.
Les œdèmes lymphatiques, ou lymphœdèmes, peuvent être également congéni-

taux avec malformation du réseau lymphatique et veineux. Certains sont post-traumatiques, post-phlébitiques. Au membre supérieur, ils sont plus fréquents après les curages ganglionnaires (ablation d'un cancer du sein).

**Clinique.** L'éléphantiasis le plus typique est celui des pays tropicaux (filarioses*). Siégeant souvent au membre inférieur, il débute au dos du pied par des poussées d'œdèmes mous et blancs, qui récidivent, laissant à chaque fois la peau plus épaissie. Puis l'œdème envahit le membre inférieur jusqu'à la cuisse ; il durcit, et la peau devient grenue, tendue, glabre. La jambe devient énorme, indolore ; elle ne dégonfle ni au repos ni en décubitus. Le scrotum est distendu.

L'évolution est longue et parfois aggravée et accélérée par des poussées de surinfection (streptococcie).

**Traitement.** Il dépend de la cause. La filariose* sera mise en évidence et traitée surtout en prévenant les surinfections.

Pour les malformations, certaines interventions chirurgicales ont été proposées. Le traitement médical n'a qu'un effet passager et s'épuise rapidement, Il est à base de diurétiques*, de corticoïdes* et de modificateurs de la paroi capillaire.

La physiothérapie, et surtout la compression (bas, bandes), possède une action qui n'est pas négligeable.

**élimination** n. f. Mécanisme physiologique qui aboutit au rejet par l'organisme des substances inutiles ou toxiques. L'élimination se fait par voie cutanée pulmonaire, rénale, digestive.

**élixir** n. m. Produit contenant 20 p. 100 d'alcool et 20 p. 100 de sucre ou de glycérine.

**ellébore** n. m. Ressemblant à la gentiane, l'ellébore est responsable d'une intoxication marquée par un syndrome digestif et un collapsus* quand la dose dépasse 1 g.

**élongation** n. f. Augmentation accidentelle ou thérapeutique de la longueur d'un membre, d'un muscle, d'un nerf ou de la colonne vertébrale.

**émaciation** n. f. État pathologique d'amaigrissement extrême, de cachexie*, avec pâleur de la peau et des muqueuses.

**émail** n. m. Couche de tissu très dur, blanc brillant, qui recouvre les dents*.

**embarrure** n. f. Fracture de la voûte du crâne avec déplacement d'un fragment osseux.

**embaumement** n. m. Conservation artificielle des cadavres, réalisée par injection dans les artères et les cavités naturelles d'un liquide à base de formol, de phénol et d'alcool.

L'embaumement n'est permis que sur autorisation du maire, après examen d'un médecin assermenté et vérification que la mort soit naturelle.

**embolie** n. f. Oblitération d'un conduit naturel (habituellement un vaisseau sanguin) par un corps étranger en migration, ou *embol*. La nature des embols est variable. Il s'agit le plus souvent d'un caillot* sanguin *(embolie sanguine)*, mais il peut s'agir de microbes *(embolie microbienne)*, de cellules cancéreuses *(embolie néoplasique)*, de corps gras *(embolie graisseuse)*, de bulles de gaz *(embolie gazeuse)*, d'un corps étranger.

Partis de veines thrombosées ou du ventricule droit, les embols peuvent s'arrêter dans l'artère pulmonaire ou ses branches de division : c'est l'*embolie pulmonaire*, qui entraîne l'arrêt des échanges gazeux dans le territoire pulmonaire correspondant. Partis du ventricule gauche, de la circulation artérielle ou d'un anévrisme*, ils peuvent s'arrêter dans le cerveau, dans une autre artère ou dans un membre, bloquant la circulation sanguine du territoire dépendant de l'artère qu'ils bouchent, entraînant alors, suivant les cas, la mort subite, un infarctus*, une gangrène*, un ramollissement*.

**Embolie artérielle des membres,** oblitération d'une artère des membres par un caillot. — Elle se traduit par une douleur vive et l'anoxie* du segment de membre correspondant, privé d'apport sanguin, et qui devient pâle, puis froid et bleu. Le traitement consiste à extraire le caillot responsable par des méthodes chirurgicales. C'est une urgence, car on risque la gangrène* du segment anoxié.

**Embolie cérébrale.** V. CERVEAU, *Affections vasculaires.*

**Embolie pulmonaire.** Les embolies pulmonaires ont pour origine la plus fréquente une phlébite*, le plus souvent des membres inférieurs, qui survient après une intervention chirurgicale, un accouchement ou toute immobilisation prolongée. Lorsqu'elles sont minimes, elles peuvent passer tout à fait inaperçues. Mais il arrive que l'embol obstrue un gros tronc de l'artère pulmonaire, et par conséquent supprime le fonctionnement d'une partie importante du poumon. Les signes sont alors dramatiques. Le sujet ressent une vive douleur en coup de poignard localisée d'un côté du thorax, il est essoufflé, angoissé et le rythme cardiaque s'accélère, avec des manifestations d'insuffisance cardiaque* droite : gros foie douloureux, turgescence des veines jugulaires, etc. C'est une urgence médicale, et le traitement doit être mis en route immédiatement. Il est à base d'oxygène pour aider le malade à respirer, de traitement anticoagulant* (héparine*), de diurétiques* et de sédatifs puissants.

**Embolie amniotique,** accident très rare, survenant au cours d'un accouchement. — Elle consiste en l'irruption de liquide amniotique dans la circulation sanguine maternelle, entraînant une embolie pulmonaire.

**Embolie gazeuse,** pénétration anormale de gaz dans la circulation sanguine, où il migre sous la forme de petites bulles qui sont arrêtées dans les capillaires, bloquant la circulation. (Les embolies gazeuses peuvent aussi bien être pulmonaires que cérébrales.)

**Embolie graisseuse,** accident survenant parfois lors de la fracture du col du fémur : c'est la migration d'un fragment de graisse qui, s'arrêtant souvent dans le poumon, provoque une symptomatologie de choc* grave.

**embrocation** n. f. Préparation huileuse, émulsionnée, destinée à faire des frictions.

**embryologie** n. f. Étude des transformations successives qui affectent l'œuf à partir de la fécondation jusqu'à la constitution d'un organisme semblable à celui des parents. (V. EMBRYON.)

**embryome** n. m. Tumeur d'origine embryonnaire.

**embryon** n. m. Appellation du futur être humain, depuis le stade de l'œuf jusqu'au stade de fœtus.

L'embryon prend naissance aux dépens du *bouton embryonnaire* de l'œuf dès le 8e jour après la fécondation. Les cellules de ce bouton se différencient en deux couches *(endoblaste* et *ectoblaste)* qui constituent un *disque embryonnaire* didermique. Dès la 15e journée, des cellules ectoblastiques s'invaginent le long d'une « ligne primitive », s'insèrent entre les deux feuillets et vont constituer un 3e feuillet, le *chordomésoblaste* ou *mésoderme.* Le disque, primitivement circulaire, s'ovalise et s'allonge, et le corps de l'*embryon* se dessine vers la 4e semaine. Vers le début de la 5e semaine, les membres apparaissent sous l'aspect de bourgeons, puis de palettes. A la fin de la 8e semaine, l'embryon mesure 30 mm et il a déjà son apparence humaine.

Cette mise en place des différentes ébauches est une période critique pour l'embryon. Des influences nocives, et notamment les rayons X, peuvent le perturber et déterminer des malformations. Les dérivés de l'endoderme* et du mésoderme* semblent relativement insensibles ; en revanche, ceux de l'*ectoderme** (système nerveux et sensoriel, parois du corps) sont très sensibles, et les ébauches sont d'autant plus fragiles qu'elles sont à leur maximum d'activité prolifératrice.

**embryopathie** n. f. Maladie contractée dans l'utérus par l'embryon.

Se manifestant au cours de la période d'embryogenèse et d'organogenèse, elle se traduit souvent par des malformations à la naissance. Elle s'oppose à la fœtopathie (maladie du fœtus), affectant un être déjà entièrement formé, dont les éventuelles séquelles ne peuvent plus être des malformations au sens strict.

On peut distinguer :

1. Des embryopathies *traumatiques* par manœuvres abortives ; 2. Des embryopathies par *agents physiques* (radiations ionisantes, explosions atomiques, certaines explorations radiologiques) ; 3. Des embryopathies par *agents infectieux,* comme le virus de la rubéole, qui peut être responsable d'anomalies de l'œil, de l'oreille ou du cœur, ou comme le toxoplasme ; 4. Des embryopathies par *agents chimiques,* comme celles qui sont dues à la thalidomide ; 5. Enfin, des embryopathies d'origine *carentielle* ou *hormonale.*

**embryotomie** n. f. Opération qui consiste à morceler un fœtus mort pour en faciliter l'extraction par voie vaginale.

**émétine** n. f. Alcaloïde de l'ipéca, utilisé en injections sous-cutanées dans le traitement de l'amibiase*. (On lui préfère actuellement la *déhydro-émétine,* moins toxique.)

**émétisant, e** adj. Qui fait vomir. *Toux émétisante,* toux dont la violence entraîne des vomissements.

**emménagogue** adj. Se dit d'un traitement qui provoque ou régularise la menstruation.

**emmétrope** adj. et n. Se dit d'un œil dont la vision est normale, d'une personne qui a une vision normale.

**émollient, e** adj. et n. m. Médication adoucissante et amollissante, appliquée par voie externe (cataplasmes, compresses, irrigations) ou par voie interne (lavements, gargarismes, tisanes, etc.).

**émonctoire** n. m. Organe servant à évacuer les déchets. — Les principaux émonctoires sont l'anus, les reins, la peau (sueur).

**émotion** n. f. Réponse affective, agréable ou désagréable, à une stimulation psychique. L'émotion s'accompagne généralement de manifestations physiques comme la rougeur, l'accentuation du rythme cardiaque, etc.

L'émotion est une réaction élémentaire intense et brève. On réserve le terme de

*sentiment* à des réactions plus durables, diffuses et élaborées.
L'*émotivité* est la capacité à réagir à des événements en éprouvant des émotions. L'*hyperémotivité* correspond à une tendance à réagir trop fortement et trop facilement. La *diminution pathologique de l'émotion* est un des éléments de la schizophrénie*.

**empâtement** n. m. Sensation de gonflement imprécis des tissus perçu à la palpation et dû à un afflux de sang ou de lymphe lors d'une inflammation, ou provoqué par une infiltration pathologique (myxœdème).

**emphysème** n. m. **Emphysème cellulaire,** infiltration de gaz dans un tissu cellulaire (sous-cutané par exemple). — Il a pour cause une brèche dans les voies aériennes, par où l'air a pénétré. L'emphysème sous-cutané se manifeste par une tuméfaction donnant à la palpation la crépitation « neigeuse », comme le bruit des pas dans la neige.
**Emphysème pulmonaire,** augmentation de volume des alvéoles pulmonaires, avec destruction de la paroi alvéolaire, qui entraîne l'impossibilité pour les alvéoles de se vider complètement de l'air qu'ils contiennent, à l'expiration.
***Emphysème localisé.*** Il entoure des lésions cicatricielles de tuberculose et peut parfois entraîner un pneumothorax*.
***Emphysème pulmonaire diffus.*** C'est une affection fréquente, atteignant surtout l'homme de la cinquantaine.
CAUSES. On penche actuellement vers une origine dégénérative entraînant une perte de l'élasticité du poumon avec rupture des parois alvéolaires.
La bronchite* chronique, l'asthme* et les fibroses* pulmonaires se compliquent souvent d'emphysème.
SIGNES. Le seul signe fonctionnel est la dyspnée* d'effort. La tolérance de cet essoufflement à l'effort est longue avant de devenir invalidante. La toux est rare ; il n'y a ni expectoration* ni cyanose*, sauf très tardivement. La pâleur et la fatigue sont associées à une distension du thorax, qui est globuleux, « en tonneau ». La radiographie montre une hyperclarté des deux champs pulmonaires, parfois une cavité arrondie ou « bulle » d'emphysème. Les épreuves fonctionnelles respiratoires montrent une augmentation du volume résiduel et une diminution de la capacité* vitale.
ÉVOLUTION. Souvent très lente, elle aboutit à une insuffisance respiratoire progressive. Des complications peuvent apparaître : pneumothorax* spontané, infection, greffe secondaire d'une bronchite chronique.
TRAITEMENT. Il consiste à éviter les facteurs d'irritation bronchique (fumées, tabac), à traiter les surinfections par les antibiotiques, à apprendre au sujet à utiliser au mieux ses réserves ventilatoires grâce à la kinésithérapie. Quand l'insuffisance respiratoire survient, on associe le repos strict à la corticothérapie* et à l'oxygénothérapie*.

**emplâtre** n. m. Médicament de la consistance d'une pommade dure, qui a une action anti-inflammatoire.

**empoisonnement** n. m. V. INTOXICATION.

**empreinte** n. f. **Empreintes dentaires.** En chirurgie dentaire, on prend des *empreintes* des dents, des arcades dentaires, des crêtes alvéolaires (maxillaire dépourvu de dents) pour faire le diagnostic des anomalies de la denture et établir des appareils de prothèse.
**Médecine légale.** Les empreintes sont des marques, sur le corps humain, de forme et d'aspect divers. Sur un cadavre, elles peuvent rendre compte de la façon dont la mort est survenue (pendaison, coup de revolver, strangulation). Elles peuvent aussi orienter vers l'objet responsable de la mort.
On recherche également sur les objets les empreintes des doigts (dactylogramme), et, sur le sol, celles des pieds.

**empyème** n. m. Collection purulente située dans une cavité naturelle : l'empyème de la plèvre est la pleurésie purulente.

**émulsion** n. f. Préparation liquide constituée par le mélange de deux liquides non miscibles.
Le plus souvent, l'un des liquides est de l'eau et l'autre une huile. En médecine, les émulsions servent d'excipient* à diverses préparations pour la peau.

**énanthème** n. m. Eruption localisée aux muqueuses (à la face interne des joues, par exemple).

**encéphale** n. m. Ensemble des organes contenus dans la boite crânienne : cerveau*, cervelet*, tronc* cérébral.

**encéphalite** n. f. Maladie inflammatoire de l'encéphale, d'origine le plus souvent virale.
A l'atteinte purement encéphalique s'associent parfois des atteintes de méninges *(méningo-encéphalite)*, de la moelle* *(myélo-encéphalite)* ou des deux *(méningo-myélo-encéphalite)*. En cas d'atteinte limitée à la substance blanche, on parle de *leuco-encéphalite.*
**Causes.** Les encéphalites les plus fréquentes sont celles qui viennent compli-

quer une maladie virale générale dans le cadre des maladies infectieuses de l'enfance : rougeole, varicelle, etc. D'autres virus n'atteignent que les centres nerveux : virus de la poliomyélite, de la rage, etc. Pour certaines encéphalites aiguës, le virus responsable reste inconnu : c'est le cas de l'encéphalite léthargique de von Economo.

**Clinique.** Les encéphalites ont toujours les mêmes signes, quelle que soit leur étiologie. Elles associent des troubles de la conscience, des convulsions, des paralysies de membres et des muscles des yeux. Leur traitement, difficile, est fondé sur des mesures symptomatiques : réanimation*, anticonvulsivants, kinésithérapie pour mobiliser les membres paralysés et prévenir la formation d'attitudes* vicieuses. Le pronostic des encéphalites est variable, fonction de la profondeur de l'atteinte.

**encéphalocèle** n. f. Hernie du cerveau, du cervelet ou des méninges à travers la boîte crânienne.

L'encéphalocèle peut être congénitale, se présentant comme une tumeur molle, liquidienne, recouverte de peau normale ou d'une membrane fragile, gonflant lors des cris et de la toux, et pulsatile.

Elle peut être acquise, à la suite d'une blessure du crâne avec perte de substance osseuse.

L'intervention consiste à réséquer le sac méningé et à recouvrir avec une greffe osseuse ou périostée.

**encéphalographie** n. f. **Encéphalographie gazeuse,** radiographie de l'encéphale après introduction d'air dans le canal rachidien et dans les ventricules cérébraux, succédant à une ponction enlevant du liquide céphalo-rachidien.

Cette technique permet, par le contraste obtenu grâce à l'air, de visualiser la forme du cerveau et celle des ventricules cérébraux.

**encéphaloïde** adj. Se dit de certaines tumeurs qui ont l'aspect et la consistance de la matière cérébrale. (Syn. : CÉRÉBROÏDE.)

**encéphalopathie** n. f. Terme générique désignant toutes les souffrances de l'encéphale autres que les maladies inflammatoires (encéphalites*).

On distingue les *encéphalopathies infantiles,* d'une part, correspondant à une altération précoce de développement du système nerveux, avant la naissance ou durant la première enfance, et les *encéphalopathies de l'adulte,* d'autre part, qui ont des causes multiples : métaboliques, toxiques, carentielles, respiratoires, etc.

**Encéphalopathies infantiles.** Leurs causes ne sont pas toutes élucidées. On distingue schématiquement : les traumatismes qui surviennent au moment de la naissance de l'enfant (prématurité, accouchement long et difficile, forceps, toutes les causes entraînant une anoxie du fœtus pouvant provoquer une *infirmité motrice cérébrale);* les maladies de la mère qui frappent le cerveau fœtal pendant la grossesse (rubéole*, toxoplasmose*) ; les carences alimentaires ; les intoxications professionnelles ou médicamenteuses (thalidomide) ; les maladies génétiques ; enfin, de nombreuses maladies infectieuses de l'enfance (encéphalites et méningo-encéphalites de la rougeole, de la varicelle, des oreillons).

Les *encéphalopathies infantiles* sont responsables d'un déficit intellectuel qui va de l'idiotie complète à la simple débilité. Elles s'accompagnent également de troubles neurologiques importants : hémiplégies*, paraplégies*, diplégies*, mouvements anormaux, troubles cérébelleux, crises d'épilepsie. Il peut également exister des anomalies morphologiques du crâne ou de la face : hydrocéphalie*, développement dysharmonieux des membres. L'association fréquente de troubles du caractère avec agitation, agressivité, opposition, assombrit encore le tableau clinique.

Les encéphalopathies infantiles laissent des séquelles très diverses : troubles moteurs et sensitifs, raideur, rétractions tendineuses (sources de déformations), tremblements, incoordination des mouvements et existence de mouvements involontaires.

***Traitement.*** La plupart des enfants qui présentent des encéphalopathies devraient être placés dans des établissements spécialisés en vue de leur rééducation. Deux écueils sont à éviter en effet devant ces cas : d'une part, s'acharner à maintenir en famille un encéphalopathe profond dont la présence compromet l'harmonie du foyer ; d'autre part, rejeter complètement l'enfant en le plaçant dans n'importe quelles conditions.

Le traitement de ces malades consiste essentiellement en rééducation et en kinésithérapie pour lutter contre les raideurs et les rétractions, rééduquer le maintien, apprendre à tenir assis, debout, à marcher, à coordonner les mouvements et à se servir de ses mains afin d'atteindre une indépendance aussi grande que possible dans les activités de la vie quotidienne.

**Autres encéphalopathies.** Chez l'adulte, les encéphalopathies sont souvent causées par des *désordres métaboliques.* Ainsi, une

*hypoglycémie** importante entraîne rapidement un coma qui impose un traitement d'urgence par injection de sérum glucosé.
L'*encéphalopathie respiratoire* est l'ensemble des troubles observés au cours des grandes insuffisances respiratoires, en rapport avec la diminution du taux d'oxygène dans le sang *(anoxie)* et avec l'élévation du taux de gaz carbonique *(hypercapnie)*. On constate des troubles psychiques à type d'euphorie, de confusion ou d'agressivité, et des troubles de la conscience, obnubilation, coma.
Les *encéphalopathies hépatiques* sont causées le plus souvent par l'alcoolisme*. Lorsqu'elles sont aiguës, il s'agit du *delirium* tremens*. Chroniques, elles réalisent les *encéphalopathies dégénératives* de l'alcoolisme.
L'absorption prolongée de sels de bismuth peut être à l'origine d'*encéphalopathies toxiques* qui se manifestent notamment par des myoclonies*.

**enclouage** n. m. Fixation solide d'une fracture par une prothèse métallique en forme de clou.

**enclume** n. f. L'un des osselets de l'oreille* moyenne, entre le marteau et l'étrier.

**encombrement** n. m. **Encombrement trachéo-bronchique,** obstruction plus ou moins complète des voies respiratoires (trachée et bronches) par des sécrétions.

**encoprésie** n. f. Émission non contrôlable des selles après l'âge de 2 ans 1/2. Le plus souvent exclusivement diurne, l'encoprésie survient après une période de propreté complète. Elle est fréquemment accompagnée de troubles psychologiques (naissance d'un autre enfant, décès d'un parent, entrée à l'école...) et parfois de troubles graves du comportement (autisme*).
Le traitement est médical, à base de neuroleptiques* faibles, et nécessite parfois l'isolement complet.

**encre** n. f. **Toxicologie.** La partie la plus toxique de l'encre est le colorant, capable, dans certains cas, de faire apparaître une méthémoglobinémie* qui se manifeste par une cyanose* des lèvres et des ongles, et une légère gêne respiratoire. Le traitement consiste en prescription de vitamine C.

**endartère** n. f. Paroi interne des artères, formée d'un endothélium*. (Syn. : INTIMA.)

**endartérite** n. f. Lésion portant sur l'endartère.

**endémie** n. f. Maladie sévissant en permanence dans une région donnée, par exemple le paludisme dans certains pays tropicaux.
Sur un fond d'endémie peuvent éclater des épidémies, pendant lesquelles le nombre de cas augmente beaucoup.

**endocarde** n. m. Tunique interne du cœur*.

**endocardite** n. f. Inflammation de l'endocarde, due dans l'immense majorité des cas à une agression microbienne.
**Endocardite maligne lente ou endocardite d'Osler.** C'est une septicémie avec greffe bactérienne cardiaque chez des malades déjà porteurs d'une cardiopathie* valvulaire (rétrécissement mitral, insuffisance aortique, cardiopathie congénitale). Le germe responsable est habituellement le *streptocoque alphahémolytique*, mais d'autres germes peuvent être en cause. La porte d'entrée du germe doit être soigneusement recherchée ; elle est souvent rhino-pharyngée ou dentaire, mais elle peut être aussi cutanée ou utérine.
**Signes.** Toute fièvre chez un cardiaque doit faire suspecter d'emblée le diagnostic de maladie d'Osler, à plus forte raison si cette fièvre est prolongée et tenace, et même si elle n'est pas très élevée. L'auscultation cardiaque révèle un souffle dont l'allure, variable d'un point à l'autre, est de faible valeur diagnostique. La fièvre et le souffle sont parfois accompagnés d'une pâleur caractéristique du visage, dite « café au lait », d'une grosse rate, de signes cutanés (purpura*, nodosités de la pulpe des doigts ou « faux panaris » d'Osler), mais bien souvent la fièvre est isolée, et le diagnostic repose alors sur des hémocultures* répétées. L'endocardite d'Osler, jadis mortelle, est maintenant guérie par une antibiothérapie* massive et prolongée à base de pénicilline, mais l'évolution reste soumise au pronostic de la cardiopathie, qui évolue pour son propre compte.
**Endocardite aiguë.** C'est une endocardite survenant sur un cœur sain, chez des sujets âgés ou débilités, et provoquée par des germes grandement virulents (staphylocoques, bactéries Gram* négatif). Son diagnostic repose sur la fièvre, l'apparition d'un souffle et la positivité des hémocultures. Si le pronostic est plus sombre que celui de l'endocardite d'Osler, le traitement repose sur les mêmes critères.
**Endocardite rhumatismale.** V. RHUMATISME, *Rhumatisme articulaire aigu.*

**endocol** n. m. Partie intérieure du col utérin.

**endocrine** adj. Se dit de toute glande dont le produit de sécrétion se déverse directement dans le sang.
On connaît ainsi : la thyroïde, les para-

thyroïdes, les surrénales*, les glandes génitales (testicules* et ovaires*) et l'hypophyse*, qui commande les précédentes. De plus, on connaît des formations particulières qui peuvent être considérées comme des glandes endocrines : ainsi en est-il des îlots de Langerhans* du pancréas, des formations nerveuses comme l'épiphyse* et du corps jaune ovarien ou du placenta* de la femme enceinte. Tous ces amas glandulaires ont pour fonction de sécréter des hormones* qui, répandues dans le sang, agissent sur d'autres organes dits « récepteurs » ou *cibles*.

**endocrinien, enne** adj. Relatif aux glandes endocrines.

**Troubles endocriniens.** Les hormones* interviennent dans toutes les activités métaboliques afin de préserver l'équilibre physiologique. Une modification de la sécrétion hormonale provoque une perturbation de cet équilibre. L'obésité, la maigreur, le diabète, les troubles de la calcification des os sont des manifestations de ces perturbations.

**endocrinologie** n. f. Spécialité médicale qui étudie les sécrétions internes, les hormones, les glandes endocrines qui les produisent et les maladies de celles-ci.

**endoderme** n. m. Feuillet intérieur du disque embryonnaire, constitué de petites cellules plates. (Syn. : ENDOBLASTE.)

Il forme les appareils respiratoire et digestif, les voies urinaires, le thymus et la thyroïde.

**endogène** adj. Qui est engendré par l'organisme. Un toxique est dit *endogène* quand il provient d'une substance fabriquée par l'organisme (l'ammoniaque, l'urée, etc., dans le sang sont toxiques). Une dépression nerveuse est dite *endogène* lorsque aucun facteur extérieur n'en est responsable.

**endomètre** n. m. Muqueuse tapissant l'intérieur de la cavité utérine.

**endométriose** n. f. Affection gynécologique caractérisée par la présence de muqueuse utérine normale en dehors de la cavité utérine.

Les sièges les plus fréquents sont la surface du muscle utérin, la trompe, l'ovaire, mais également le péritoine, la vessie, le tube digestif et les cicatrices cutanées. Elle est la cause de douleurs, lors des règles, et de stérilité. Le traitement repose sur le blocage de l'ovulation par les progestatifs de synthèse et sur la chirurgie dans les cas rebelles.

**endométrite** n. f. Inflammation de la muqueuse utérine.

Elle peut être *aiguë*, à la suite d'un accouchement, d'un avortement ou d'une blennorragie. Elle peut être *chronique*, et souvent alors d'origine tuberculeuse.

**endormissement** n. m. Période de passage entre l'état de veille et l'état de sommeil, pendant laquelle peuvent s'observer une forme d'hallucinations rapides, dites *images hypnagogiques*, et de brusques contractions musculaires.

**endorphine** n. f. Substance naturelle (polypeptide) sécrétée par le tissu nerveux et par l'hypophyse, dont l'action est analgésique et analogue à celle de la morphine.

**endoscope** n. m. Appareil optique destiné à être introduit dans les cavités naturelles de l'organisme pour les examiner.

Les endoscopes sont constitués par un tube métallique de 6 à 8 mm de diamètre, muni d'un objectif avec éclairage à une extrémité, et d'un oculaire pour l'œil de l'observateur, à l'autre extrémité. (V. BRONCHOSCOPE, CYSTOSCOPE, etc.)

Certains appareils sont flexibles (fibroscopes*), permettant de donner au tube des courbures de très petit rayon, et de voir ainsi, dans l'estomac ou dans les bronches, des régions jusqu'alors inaccessibles. D'autres comportent des dispositifs associés facilitant l'ablation des corps étrangers, l'introduction de sondes, des lavages, de petites interventions telles les biopsies, et même des résections (prostate) par voie endoscopique.

**endoscopie** n. f. Ensemble des méthodes d'examen qui consistent à introduire un tube optique muni d'un système d'éclairage (endoscope*) dans les cavités naturelles, pour les examiner. (On pratique ainsi des bronchoscopies*, cystoscopies*, cœlioscopies*, rectoscopies*, gastroscopies*, colonoscopies*, etc.)

Ces examens sont pratiqués sous anesthésie locale ou générale, suivant la sensibilité des sujets. Ils ne sont pas dangereux et les désagréments qui peuvent s'ensuivre sont passagers (irritation de l'organe en cause).

**endothélium** n. m. Tissu cellulaire qui tapisse la paroi interne des vaisseaux et de certaines cavités naturelles.

**endotoxine** n. f. Toxine contenue à l'intérieur du corps d'une bactérie, et qui ne se répand dans l'organisme que lorsque celle-ci est détruite. L'endotoxine typhique, libérée au niveau du sympathique* abdominal, est responsable des troubles de la typhoïde*.

**énéma** n. m. Poire utilisée en oto-rhino-laryngologie pour le lavage du conduit auditif externe (pour enlever les bouchons de cérumen).

**énervation** n. f. Suppression de l'innervation d'un organe, qui peut être soit chirurgicale, soit médicale, par injection locale d'alcool (en cas de douleurs insupportables).

**enfance** n. f. Période de la vie qui se situe entre la naissance et la puberté.

Elle comprend plusieurs phases : l'enfant est d'abord un nouveau-né (pendant les 3 premières semaines de vie), puis un nourrisson (jusqu'à 18 mois), un petit enfant (jusqu'à 7 ans), enfin un grand enfant (jusqu'à 15 ans).

**Développement physique.** Le développement physique de l'enfant présente deux périodes d'accélération : les 8 premiers mois et la puberté.

La croissance est due à deux phénomènes : la multiplication cellulaire et l'augmentation de volume des cellules, cela pour tous les tissus sauf le cerveau. Le rythme de croissance est différent selon les organes et selon les périodes.

La *taille* s'accroît sous l'action d'hormones (hormones gonadotropes et thyroïdiennes) et grâce au rôle que joue le cartilage* de conjugaison au niveau de l'os. La tête voit son périmètre changer, les membres inférieurs s'allongent aux dépens du tronc et des membres supérieurs.

La *dentition** suit une évolution particulière.

L'augmentation de *poids* suit celle de la taille, variable selon les âges et les individus. Vers la fin de la première enfance, l'enfant perd son pannicule adipeux et commence à prendre un aspect longiligne.

La croissance des viscères suit ses propres constantes, différentes pour chacun : très importante pour le foie et le cerveau, faible pour les organes génitaux jusqu'au début de la puberté.

Une bonne hygiène de vie, des besoins énergétiques satisfaits sont aussi nécessaires qu'un climat psychique favorable pour le développement harmonieux de l'individu.

**Alimentation.** L'alimentation de l'enfant doit lui permettre d'effectuer sa croissance de la façon la plus complète. Il est nécessaire que l'apport nutritif soit différent selon les âges de l'enfance, suffisant mais non surabondant, varié, comportant des vitamines, des glucides, des lipides et des protides en quantités adéquates.

La nourriture de l'enfant doit être calquée sur sa vie, c'est-à-dire comporter un apport nutritif suffisant, en rapport avec les différentes activités de la journée : le matin, laitages, céréales, confitures, et, à midi, viande, œuf, poisson. Le repas du soir doit être délibérément allégé : les légumes et les fruits frais doivent être abondants.

L'alcool, les excitants (notamment le thé, le café) sont à proscrire, car ils ont une action néfaste sur la croissance.

Longtemps, un gros enfant a été synonyme d'enfant bien portant. C'est là une erreur, car l'obésité et les troubles digestifs (dus à l'abus de farineux) sont fréquemment observés en pathologie infantile. Le manque de vitamines, de légumes verts et de fruits frais est souvent la cause d'une sous-alimentation élective.

**Particularités de l'enfant.** A chaque âge, l'enfant a des problèmes particuliers qui conditionnent sa vie future.

Avant tout, l'immaturité du nourrisson, qui a besoin constamment de la présence et de l'affection de sa mère. Son corps est morphologiquement différent de celui de l'adulte (sa tête est proportionnellement très importante) ainsi que physiologiquement (fonctionnement génital nul). La croissance se poursuit, nécessitant une attention continuelle ; elle peut être entravée par des maladies graves. Autre particularité, l'importance des besoins quotidiens de l'enfant : en effet, il n'a aucune réserve lipidique et vitaminique, et son équilibre résulte d'un apport convenable et régulier. Une carence même partielle (vitamine D) détermine des lésions irréversibles (rachitisme*).

**Les traitements médicaux de l'enfance.** Les thérapeutiques doivent être appropriées à cet organisme en pleine évolution. Il faut savoir que les médicaments les plus courants (aspirine) peuvent être à l'origine d'intoxications si on ne respecte pas les doses infantiles. Des dosages adaptés de la plupart des médicaments sont commercialisés pour les enfants et pour les nourrissons. L'action d'un produit peut entraîner des anomalies de croissance, des troubles endocriniens, hépatiques, rénaux, d'où la nécessité de ne donner aux enfants que des médicaments prescrits par le médecin.

A côté des traitements prescrits (ou administrés sous avis médical), il faut faire attention aux intoxications accidentelles, qui peuvent provoquer des troubles graves, neurologiques ou digestifs, pouvant aller jusqu'à la mort. Devant toute anomalie susceptible d'être le signe d'une intoxication (vomissements, torpeur, céphalées...), il faut prendre contact avec un service spécialisé.

Soulignons qu'actuellement, grâce à la vaccination*, de redoutables maladies ont disparu de nos régions (diphtérie, variole, poliomyélite). Les incidents des vaccinations sont très rares et négligeables par rapport aux risques que font courir les maladies. Le B.C.G., effectué à la naissance ou au plus tard avant 1 an, a fait disparaître les primo-infections tuberculeuses de l'enfant. Les autres vaccinations obligatoires (diphtérie, tétanos, poliomyélite), exécutées avant 18 mois et renouvelées par des rappels, peuvent être associées à la vaccination contre la coqueluche. D'autres vaccinations sont parfois justifiées : contre la rougeole chez les enfants fragiles, contre la rubéole chez les petites filles, contre la typhoïde avant les colonies de vacances.

**Développement psychique et langage de l'enfant.** Jusqu'à 18 mois, le développement psychique de l'enfant dépend de son développement moteur. À 18 mois, la marche est généralement acquise ainsi que la propreté, du moins partielle.

Le développement psychique ultérieur de l'enfant reste sous l'étroite dépendance de son état physique et de l'atmosphère affective qui l'entoure. Ce développement se fait en plusieurs étapes, dont la plus importante est l'acquisition du langage. Celle-ci s'effectue (jusqu'à l'âge de 5 ans) en commençant par la prononciation de phonèmes, puis de mots, et se poursuit par l'apparition de « pseudo-phrases » (« bébé bobo ») et du « non ». Le vocabulaire s'enrichit en même temps qu'apparaît l'emploi du « je », qui signe la prise de conscience par l'enfant de son autonomie et de sa personnalité propre. L'évolution du langage se poursuit par une maîtrise grandissante de la syntaxe.

Sur le plan intellectuel et affectif, l'enfant se caractérise à cette période d'acquisition par son égocentrisme, c'est-à-dire par sa tendance à tout penser et sentir en fonction de sa seule personne. Il vit en même temps, sur le plan inconscient, des conflits très importants liés au complexe d'Œdipe*. L'enfant éprouve un attachement particulier pour le parent du sexe opposé et des sentiments hostiles pour le parent du même sexe.

Il se heurte alors à la « notion d'interdit » avec les frustrations qui en découlent. Sa capacité à les *dépasser* et à détourner vers des buts « acceptables » ses désirs œdipiens est un gage de bonne évolution ultérieure de sa personnalité.

C'est ainsi qu'au-delà de 5 ans la scolarité — qui nécessite des capacités d'intellectualisation — sera d'autant mieux acceptée et réussie que l'enfant se sera dégagé, du moins temporairement, des problèmes affectifs antérieurs.

Après une période de relative stabilité, la puberté* va faire resurgir les conflits infantiles et la personnalité sera fortement remaniée.

**Législation.** LA PROTECTION DES ENFANTS. La protection infantile a fait depuis quelques années de gros progrès. Un système de protection (v. PROTECTION *maternelle et infantile* [P.M.I.]) a été mis en place pour effectuer une surveillance médicale obligatoire jusqu'à 6 ans. Lors de la scolarité, puis à l'université, des examens médicaux sont prévus.

Un réseau d'assistantes sociales visite les familles pour surveiller l'absentéisme scolaire, les conditions de logement et de nourriture, l'environnement familial (alcoolisme, épilepsie, etc.). Le mineur (moins de 18 ans) est protégé par une réglementation spéciale lorsqu'il travaille.

Sur le plan judiciaire, l'enfant et l'adolescent sont moralement et physiquement protégés. Les sévices à enfants, l'infanticide, les privations de nourriture sont sévèrement punis (art. 312 du Code pénal) et peuvent entraîner une déchéance parentale. L'attentat à la pudeur, le viol ou l'incitation au vice ont fait l'objet de récents amendements concernant les peines encourues, qui sont plus importantes si la victime est mineure. De la même façon sont sanctionnés le défaut de déclaration de naissance, les fausses déclarations (enfant trouvé).

Les mineurs, du fait de leur jeunesse, sont défendus par le droit civil (autorité parentale, tutelle de l'Etat). En cas de milieu social préjudiciable pour l'enfant (alcoolisme, violences...), celui-ci peut-être placé momentanément dans des centres d'accueil ou, plus rarement, dans des familles.

La délinquance juvénile, qui a pris un essor considérable dans la vie urbaine, a vu sa juridiction évoluer vers l'application de peines qui visent à ramener le jeune vers une vie plus adaptée.

**enflure** n. f. V. ŒDÈME.

**enfoncement** n. m. Rupture et pénétration en profondeur de la surface d'un os.

La gravité des enfoncements de la boîte crânienne dépend des lésions produites dans le cerveau par les fragments osseux. (V. CRÂNE, *Pathologie*.)

**enfouissement** n. m. 1. **Enfouissement chirurgical,** manœuvre qui consiste à protéger une suture en la recouvrant d'un deuxième plan, obtenu par plicature des zones avoisinantes.

2. **Enfouissement accidentel.** Il s'observe lors des éboulements, des bombardements, des tremblements de terre. Une compression prolongée par des matériaux solides

entraîne un choc* traumatique souvent mortel.

**engagement** n. m. Lors de l'accouchement, c'est le franchissement du détroit supérieur (entrée dans le bassin) par le plus grand diamètre de la tête fœtale.

**engelure** n. f. Induration rouge ou violacée, lancinante, recouverte de phlyctènes* ou crevassée, siégeant en particulier au niveau des doigts ou des orteils, et due au froid.

Le traitement des engelures comprend, outre les précautions vestimentaires, l'administration de médicaments améliorant les conditions circulatoires et la nutrition générale des tissus (vitamines A, D, C, P) et, localement, l'application de pommades protectrices et cicatrisantes. Les préparations à base d'huile de foie de morue ont une efficacité relative.

**Enghien-les-Bains,** station thermale sulfureuse, à 11 km au nord de Paris, ouverte du 1er juin au 1er octobre.

Les eaux sulfurées calciques et sulfhydriquées sont employées pour traiter par soins locaux (pulvérisations, gargarismes, etc.) les affections des voies respiratoires supérieures : rhinites, rhino-pharyngites, pharyngites, laryngites. Les rhumatismes chroniques sont traités par bains, douches, massages. L'acné, la séborrhée, la couperose bénéficient de la cure.

**engorgement** n. m. Accumulation, dans un tissu ou dans un organe, d'un exsudat ou d'une sécrétion.

**engouement** n. m. **Engouement herniaire,** premier degré de l'étranglement* herniaire, qui impose l'intervention chirurgicale.

**engourdissement** n. m. État caractérisé par la lourdeur, l'insensibilité, l'impotence et des fourmillements localisés à un membre, et dû la plupart du temps à une circulation insuffisante, provoquée par une attitude* vicieuse ou une compression.

Les frictions, les mouvements passifs exécutés avec l'autre membre en viennent généralement à bout.

**engrais** n. m. pl. **Toxicologie.** Les engrais sont très rarement à l'origine d'intoxications, car ils sont rarement absorbés, et d'autre part leurs composants sont dilués. On peut citer les *nitrates*, responsables d'une vasodilatation des vaisseaux s'accompagnant d'un collapsus et d'une méthémoglobinémie*, à l'apparition de laquelle il faut administrer de la vitamine C; l'*ammoniaque liquide*, qui provoque des brûlures et un œdème pulmonaire. Le *cyanamide calcique* interdit l'absorption d'alcool après sa manipulation et entraîne, pour une prise de 30 à 40 g, une intoxication cyanhydrique. Le *fer* peut causer un état de choc, le *bore* des convulsions et des atteintes des reins et du foie lorsqu'ils sont ingérés à une dose supérieure à 5 g.

**engrènement** n. m. Processus par lequel les deux fragments d'un os fracturé se maintiennent en contact avec une certaine stabilité, par accrochage précaire de leurs aspérités ou par pénétration de l'un dans l'autre.

**enkystement** n. m. Ensemble des phénomènes qui aboutissent à la constitution d'une coque fibreuse plus ou moins épaisse autour d'une lésion pathologique, l'isolant du reste de l'organisme : un corps étranger (éclat d'obus par exemple), un abcès, un caillot, une tumeur peuvent s'enkyster.

L'enkystement ne supprime pas le foyer causal, c'est pourquoi un acte chirurgical est souvent nécessaire.

**enlisement** n. m. Conséquence d'une chute dans des substances visqueuses ou solides à particules très fines sur lesquelles le sujet ne peut prendre appui pour se relever et où il disparaît en profondeur.

Ces accidents se produisent dans les sables mouvants ou, plus souvent, dans les silos à grains. La mort survient : par pénétration de particules solides dans les bronches, à la suite des mouvements respiratoires; par le poids du sable ou des grains qui pèse sur le thorax, bloquant la respiration; par l'inhalation des gaz toxiques produits par la fermentation dans les silos; enfin, par la suppression de l'air à la suite de l'enfouissement. L'accidenté doit être sorti le plus rapidement possible, mais l'anoxie* peut être irréversible.

**énophtalmie** n. f. Enfoncement trop important du globe oculaire dans l'orbite. L'énophtalmie se rencontre dans le syndrome de Claude* Bernard-Horner, au cours de fractures du plancher de l'orbite, et dans les déshydratations importantes.

**enrouement** n. m. Altération de la voix, qui devient sourde et voilée. (Syn. : DYSPHONIE.)

**ensellure** n. f. Qui a la forme d'une selle.

**Ensellure lombaire,** courbure physiologique, à concavité postérieure, de la colonne vertébrale au niveau des lombes; elle peut être exagérée ou atténuée au cours de certains états pathologiques. (V. LORDOSE.)

**entamœba** n. m. Nom des amibes* parasites de l'homme.

**entente** n. f. **Demande d'entente préalable,**

demande aux caisses d'assurance maladie de prendre en charge, sur avis du contrôle médical, certains actes* médicaux qui, autrement, ne donneraient pas lieu à participation de leur part (actes ne figurant pas à la nomenclature générale des actes professionnels médicaux ou y figurant avec une mention spéciale).

Pour obtenir l'accord des caisses d'assurance maladie, le malade adresse au contrôle médical une demande d'entente préalable signée par le praticien. L'absence de réponse de la caisse à l'expiration d'un délai de 10 jours équivaut à un accord (sauf en matière de fourniture de prothèse dentaire, où le défaut de réponse dans les 21 jours équivaut à un rejet).

**entérique** adj. Qui a un rapport avec l'intestin.

**entérite** n. f. Inflammation de l'intestin grêle, parfois associée à celle de l'estomac (gastro-entérite) ou du côlon (entérocolite).

Fréquente chez le nourrisson et l'enfant, l'entérite est responsable d'une diarrhée aiguë ; elle est due le plus souvent à une infection, et les germes retrouvés sont *Escherichia coli, Salmonella, Shigella* et le *staphylocoque*. Le traitement consiste en la suppression de l'alimentation lactée et l'administration de carottes dans les formes bénignes. Dans les formes graves, les antiseptiques et antibiotiques à action intestinale sont nécessaires.

**entérobactérie** n. f. Bactérie du tube digestif de l'homme et des animaux (*Escherichia* coli* [ou colibacille], *salmonelles**, *klebsielles, proteus**, etc.).

**entérocolite** n. f. Inflammation touchant simultanément l'intestin grêle et le côlon.

Les entérocolites de nature infectieuse ou parasitaire se traduisent le plus souvent par une diarrhée et un syndrome douloureux abdominal. (V. COLITE.)

**entérocoque** n. m. Bactérie du type cocci, prenant la coloration de Gram* positif.

Il se trouve surtout dans le tube digestif, les voies urinaires, les méninges et l'endocarde, où il est redoutable.

**entérokinase** n. f. Enzyme* sécrétée par la muqueuse intestinale, qui active les précurseurs de la chymotrypsine et de la trypsine contenus dans le suc pancréatique.

**entérorénal, e, aux** adj. Relatif à l'intestin et au rein simultanément.

Le *syndrome entérorénal* désigne l'association d'une infection intestinale et d'une infection rénale ou urinaire consécutive, par suite de la réabsorption des germes par l'intestin et leur excrétion dans le rein *(cycle entérorénal)*.

**entérostomie** n. f. Abouchement à la peau d'une anse de l'intestin grêle, pour y créer un orifice d'ingestion ou d'évacuation.

**entolome** n. m. Genre de champignons basidiomycètes à lames roses, dont certaines espèces, responsables de graves troubles digestifs, sont dangereuses.

**entorse** n. f. Lésion traumatique d'une articulation, provoquée par un mouvement brutal entraînant une élongation ou un arrachement des ligaments, sans déplacement des surfaces articulaires.

Les *entorses bénignes* (foulures) sans mouvements anormaux, sans arrachement ligamentaire, guérissent en 2 à 3 semaines, sans séquelles, grâce à un bandage compressif et élastique. Les *entorses graves*, avec arrachement ligamentaire, sont difficiles à traiter, et les séquelles fonctionnelles sont fréquentes. L'immobilisation plâtrée doit être maintenue plusieurs semaines ; dans certains cas, l'indication opératoire doit être posée, d'emblée ou secondairement : reposition du ligament arraché, transplantations musculaires ou ligamentaires pour corriger l'instabilité articulaire.

**entraînement** n. m. Préparation qui permet à l'athlète d'améliorer au maximum sa technique dans le sport choisi.

Une hygiène stricte, une préparation psychique appropriée sont parties intégrantes de l'entraînement sportif. Mais il faut éviter le *surentraînement* (entraînement excessif), qui doit être reconnu à l'apparition des signes de fatigue et qui impose un repos plus ou moins prolongé.

**entropion** n. m. Bascule en dedans du bord libre de la paupière.

L'entropion met en contact les cils avec la cornée, provoquant une gêne et une irritation de l'œil. L'entropion peut être dû à un traumatisme (cicatrice) ou à un spasme (entropion spontané du vieillard). Le traitement est chirurgical.

**énucléation** n. f. Extirpation d'un organe circonscrit ou d'une tumeur enkystée : *énucléation d'un os du carpe, énucléation de l'œil.*

**énurésie** n. f. Émission nocturne d'urines après l'âge de 3 ans.

Il s'agit d'un acte involontaire, généralement inconscient. Souvent la maîtrise de la propreté nocturne n'a jamais été atteinte (énurésie primaire) ; parfois l'énurésie s'installe après une période de propreté. L'énurésie est différente de l'« incontinence », où l'enfant n'est propre ni le jour ni la nuit.

**Causes.** Il faut avant tout penser à

une cause organique, le plus souvent une lésion urinaire ou neurologique. La recherche d'une infection urinaire, très fréquente, doit être faite avec soin. Mais la cause la plus habituellement retrouvée est d'ordre affectif : naissance d'un frère ou d'une sœur, décès d'un parent, enfant « rejeté » du milieu familial... qui refuse ainsi d'acquérir l'émancipation normale. La notion d'énurésie familiale ne doit pas être négligée.

**Traitement.** Il est variable selon la cause retenue. Une anomalie morphologique des voies urinaires, une infection seront traitées. Sinon, des règles d'hygiène seront conseillées : diminution des boissons le soir, réveil et lever de l'enfant pendant son sommeil. On essaie de lutter selon les cas par des médicaments contre un sommeil trop profond ou, au contraire, contre un sommeil agité. L'acupuncture* peut donner des guérisons définitives. Une aide psychologique est parfois nécessaire, mais il faut que l'enfant sache que lui seul peut contrôler l'émission de ses urines.

**enveloppement** n. m. Méthode qui consiste à entourer d'un linge mouillé le thorax ou le corps entier d'un malade.
Froid, il lutte contre la fièvre lors d'une infection sévère ; tiède, sinapisé, il produit une révulsion. On l'utilise surtout chez l'enfant, où il est un traitement d'appoint des pneumopathies aiguës.

**envenimation** n. f. ou **envenimement** n. m. Introduction de venin dans l'organisme à la suite d'une morsure de serpent, d'une piqûre de scorpion, de guêpe, etc.

**envie** n. f. **Envie des femmes enceintes,** sentiment de convoitise survenant pendant la grossesse et auquel on attribuait l'apparition de diverses lésions de la peau (taches rouges « de vin », qui sont des angiomes*) de l'enfant . Il ne faut accorder aucun crédit à ces croyances populaires.

**Envies autour des ongles,** petits lambeaux de peau qui se détachent autour des ongles. — Il ne faut ni les mordiller ni les gratter, mais les couper avec des ciseaux fins stérilisés à l'alcool et désinfecter la peau.

**environnement** n. m. Ensemble de toutes les conditions extérieures agissant sur un organisme.
Elles sont extrêmement variées et leur importance vis-à-vis d'une espèce vivante est d'autant plus grande que l'organisme est plus évolué.

**Facteurs physiques.** Ce sont d'abord les éléments que subit l'individu : nature du sol, quantité et qualité de l'eau, atmosphère, lumière, rayonnements divers, et enfin les conditions climatiques.
Ce sont aussi les éléments créés ou adaptés : qualité et confort de l'habitat, présence ou non de « nuisances » sous toutes leurs formes.

**Facteurs biologiques.** Ce sont avant tout les ressources alimentaires, qui doivent être en quantité suffisante. Ce sont ensuite les conditions de santé (présence ou non d'épidémies) ainsi que les facteurs psychiques et affectifs qui règlent la vie d'un sujet.

**enzyme** n. f. Protéine* agissant comme catalyseur au niveau des réactions biochimiques qu'elles rendent possibles.
Comme toutes les protéines, les enzymes sont synthétisées selon un modèle transmis par les acides nucléiques. Elles sont identiques à l'intérieur d'une espèce pour une fonction déterminée. On les désigne habituellement par le nom de la réaction qu'elles catalysent, suivi du suffixe *-ase :* transaminase, peroxydase, etc.
Certaines enzymes ne comportent qu'une molécule protéique. La plupart résultent de l'association de deux molécules : l'une protéique, détruite par la chaleur, appelée *apoenzyme ;* l'autre non protéique, intervenant directement dans la réaction, appelée *coenzyme.*

**Fonction enzymatique.** Comparée à une clef ne pouvant ouvrir qu'une seule serrure, l'enzyme possède une double spécificité :
— *spécificité de substrat :* elle ne peut agir que sur une seule substance (l'apoenzyme en est responsable) ;
— *spécificité d'action :* la coenzyme ne permet qu'un type de réaction sur ce substrat.
Le système enzymatique permet des réactions réversibles en n'engageant qu'une faible quantité d'énergie (donc de chaleur) compatible avec la thermorégulation.

**Enzymes médicamenteuses.** Certaines enzymes (ou ferments) sont extraites de végétaux ou surtout d'organes animaux, à des fins thérapeutiques.
Principales enzymes employées :

***Ferments digestifs.*** Ce sont la *papaïne,* extraite du latex ; la *maltine* (ou diastase), extraite du malt ; la *pepsine,* extraite du suc gastrique de porc ; la *pancréatine,* comportant en fait plusieurs principes actifs extraits du pancréas de porc, pour ne citer que les principales.

***Anti-inflammatoires ou facteurs de pénétration.*** Telles sont l'*hyaluronidase,* présente dans les pommades pour faciliter le passage dans les tissus, et surtout l'*alphachymotrypsine,* utilisée en rhumatologie et en ophtalmologie.

*Fibrinolytiques* (pour dissoudre un caillot). D'un maniement très délicat, on les emploie dans les thromboses artérielles récentes : ce sont la *streptokinase* et la *streptodornase*.

**éosine** n. f. Colorant rouge, acide, qui met en évidence les éléments d'une cellule, d'un tissu fixant les acides (v. ÉOSINOPHILE). [L'éosine est employée comme antiseptique.]

**éosinophile** adj. Qui se colore par l'éosine. Les *leucocytes polynucléaires éosinophiles* contiennent de grosses granulations rondes ; ils représentent 1 à 3 p. 100 des leucocytes du sang. (V. ÉOSINOPHILIE.)

**éosinophilie** n. f. Augmentation du nombre des leucocytes polynucléaires éosinophiles au-dessus de la normale, qui est de 3 p. 100.

C'est le signe d'une affection allergique (asthme, urticaire) ou d'une parasitose (oxyures, ankylostomes, etc.). Elle peut également être observée dans la périartérite* noueuse, la maladie de Hodgkin*, le pemphigus*, certains cancers et intoxications.

**épanchement** n. m. Collection pathologique dans une cavité naturelle. — L'épanchement peut être gazeux (pneumothorax), sanglant (hématocèle), séreux (hydrothorax, ascite) ou purulent (pleurésies, péricardites).

**épargne** n. f. **Aliments d'épargne**, substances stimulantes qui permettent à l'organisme de poursuivre un effort en faisant appel à ses réserves : thé, café, cola. — Ces substances ne remplacent pas les aliments énergétiques (glucides, lipides).

**épaule** n. f. Partie du corps qui unit le bras au thorax.

L'armature squelettique de l'épaule, ou *ceinture scapulaire* (clavicule et omoplate), s'unit avec l'humérus* pour former l'articulation scapulo-humérale. Autour de son axe ostéo-articulaire, l'épaule est divisée en trois régions : la *région axillaire*, ou *aisselle*, traversée par les vaisseaux et nerfs du membre supérieur (artère et veine axillaires, branches du plexus brachial) ; la *région scapulaire*, qui comprend les parties molles placées en arrière de l'omoplate et de la région axillaire ; la *région deltoïdienne**, formant le moignon de l'épaule.

Les *fractures* de la clavicule* sont fréquentes, généralement bénignes ; les fractures de l'extrémité supérieure de l'humérus sont surtout le fait du sujet âgé. La luxation* de l'épaule est la plus fréquente des luxations, se reproduisant parfois avec une facilité extrême (luxation récidivante). Le pronostic des lésions traumatiques de l'épaule est toujours réservé, surtout chez les sujets âgés. La *périarthrite scapulo-humérale* est très fréquente. (V. PÉRIARTHRITE.)

**épendyme** n. m. Fine membrane qui tapisse les parois des ventricules cérébraux et du canal central de la moelle épinière.

**éphédrine** n. f. Alcaloïde de l'éphédra. L'éphédrine est un sympathicomimétique*. On l'emploie en comprimés et en sirops pour le traitement de l'asthme*, des bronchites*, du rhume des foins. Le chlorhydrate d'éphédrine sert à faire des collyres et des solutions pour pulvérisations nasales décongestionnantes. (Dangereux, tableau C.)

**éphélide** n. f. Petite tache brune observée surtout sur les parties découvertes du corps. (Syn. : TACHE DE ROUSSEUR.)

L'éphélide, due à une surcharge en pigment de la couche basale de l'épiderme, s'accentue sous l'ensoleillement. Parfois jugée inesthétique, elle ne doit pas être traitée par des moyens agressifs, car elle peut parfois avoir la nature histologique d'un nævus*. Les crèmes de protection solaire et la mise de la peau à l'abri des rayons du soleil permettent d'éviter l'accentuation des taches.

**épicanthus** n. m. Repli cutané, semi-lunaire, siégeant à l'angle interne de l'œil, fréquent chez les enfants atteints de mongolisme.

**épice** n. f. La plupart des épices (poivre, piment, clou de girofle) excitent la sécrétion gastrique et facilitent la digestion, mais elles sont irritantes pour les muqueuses et, donc, contre-indiquées en cas de maladie d'estomac (gastrite, ulcère). [V. CONDIMENT.]

**épicondyle** n. m. Apophyse externe de l'extrémité inférieure de l'humérus*.

**épicondylite** n. f. Inflammation des tendons qui s'insèrent sur l'épicondyle*. (Syn. : TENNIS-ELBOW.)

Fréquemment observée chez les joueurs de tennis, l'épicondylite se traduit par une douleur siégeant à la partie externe du coude et déclenchée par les mouvements de l'avant-bras. Le traitement est à base de repos de l'articulation et d'injections locales d'anti-inflammatoires. Les agents physiques (ultrasons, diathermie, rayons X) et les cures thermales donnent de bons résultats.

**épidémie** n. f. Atteinte d'un grand nombre de personnes par une maladie contagieuse qui s'étend rapidement, revêtant des caractères particuliers selon la cause (rougeole, variole, choléra...).

La maladie peut avoir eu comme point de départ un foyer d'endémie* (migration, guerre, etc.) ou la multiplication du

germe en cause sous des influences climatiques.
La vaccination et l'hygiène ont permis de raréfier des épidémies comme celles de la rougeole, de la variole, de la fièvre jaune, de la peste. Diverses mesures (isolement des malades, hospitalisation d'office, désinfection, désinsectisation, etc.) sont prises par les autorités sanitaires pour empêcher l'extension des épidémies.

**épiderme** n. m. Couche superficielle de la peau, recouvrant le derme*.
L'épiderme se compose d'une couche basale qui assure la reproduction des cellules. Celles-ci se transforment ensuite pour former la couche de Malpighi, où elles sont maintenues solidement entre elles par des ponts (ou épines) intercellulaires. Plus en surface se trouvent la couche granuleuse, puis la couche cornée, riche en kératine. La sécrétion sébacée rend l'épiderme lisse et légèrement lubrifié. Certains sujets ont ainsi un épiderme à tendance grasse, d'autre à tendance sèche. L'entretien de l'épiderme conditionne sa beauté et l'empêche de vieillir prématurément. Aussi faut-il limiter toutes les agressions extérieures (le soleil, le froid, certains savons détersifs), traiter l'épiderme selon son état (sec ou gras) au moyen de crèmes adaptées à sa tendance.

**épidermomycose** n. f. Affection de l'épiderme, due à un champignon, tels le *pityriasis* versicolor* et les *trichophyties**.

**épidermophytie** n. f. Lésion siégeant entre les orteils, due à un champignon, le plus souvent l'*épidermophyton.*

**épididyme** n. m. Organe allongé, coiffant le testicule, constitué par le canal de l'épididyme pelotonné sur lui-même.
Sa partie antérieure, aisément palpable, est la «tête»; sa partie postérieure, ou «queue», se continue avec l'anse épididymodéférentielle, à laquelle fait suite le canal déférent*. Les kystes de l'épididyme sont aisément curables chirurgicalement.

**épididymite** n. f. Inflammation de l'épididyme.
Les *épididymites aiguës* sont, en règle, associées à une inflammation du testicule (v. ORCHITE). Les *épididymites* chroniques sont soit la séquelle d'une épididymite aiguë, soit une localisation de la tuberculose* uro-génitale.

**épidural, e, aux** adj. Désigne la partie du canal rachidien comprise entre le fourreau de la dure-mère (méninge*) et la paroi osseuse (v. SYSTÈME NERVEUX*, *Anatomie*).
L'*injection épidurale* d'anti-inflammatoires est pratiquée dans les lumbagos*, sciatiques* et algies coccygiennes.

**épigastre** n. m. Région de l'abdomen limitée en haut par les côtes et le sternum, la région ombilicale en bas et les flancs de chaque côté.

**épigastrique** adj. Relatif à l'épigastre.

**épiglotte** n. f. Cartilage du larynx* qui obstrue celui-ci pendant la déglutition du bol alimentaire.

**épilation** n. f. Ablation des poils superflus, pratiquée soit par diélectrolyse* par le dermatologue (épilation électrique), soit à la cire ou avec des préparations dépilatoires*.
Le premier procédé donne des résultats définitifs, mais d'application prolongée; il n'est valable que pour des régions limitées du corps et, de plus, ne convient pas à toutes les peaux (risques d'irritation). Les autres procédés ont l'inconvénient d'arracher aussi bien les duvets que les gros poils, et les poils de repousse sont souvent plus gros. On ne doit pas arracher les poils qui prennent naissance dans les grains de beauté, mais seulement les couper.

**épileptiforme** adj. Qui ressemble à l'épilepsie*, sans en être.
*Crise épileptiforme*, crise convulsive simulant une épilepsie.

**épilepsie** n. f. État caractérisé par la survenue de crises convulsives paroxystiques, correspondant à l'excitation simultanée d'un groupe ou de la totalité des cellules cérébrales.
**Signes cliniques.** Suivant la fonction des neurones concernés par la crise d'épilepsie, ou crise comitiale, ses manifestations seront motrices, sensitives, visuelles ou autres.
***La crise généralisée.*** Encore appelée *grand mal* ou *haut mal*, elle est de survenue brutale : le malade pousse un cri et tombe, et la crise se déroule en trois phases successives. Dans un premier temps (phase tonique), le malade se raidit, bloque tous ses muscles et sa respiration, a les yeux révulsés. Cela dure de 1 à 2 minutes. Puis surviennent des secousses généralisées de tout le corps (phase clonique), qui durent quelques minutes et pendant lesquelles le malade se mord généralement la langue. Après quoi s'installe la phase résolutive : le relâchement musculaire est complet, les sphincters se relâchent également, et le malade perd ses urines, la respiration est bruyante et de la mousse apparaît aux lèvres. Pendant toute la crise l'abolition de la conscience est totale, et le coma peut se prolonger pendant 1 à 2 heures (coma postcritique). Dans certains cas, la crise est précédée par quelques manifestations clini-

ques, toujours identiques pour un même malade, l'*aura*, qui annonce la crise.

***Le petit mal.*** Propre à l'enfance, le petit mal se traduit par de très brèves suspensions de la conscience, pendant lesquelles l'enfant a une «absence», cesse soudain ses jeux pendant quelques secondes et les reprend normalement aussitôt après. L'association à une ou deux secousses des membres définit le *petit mal myoclonique.*

***La crise bravais-jacksonienne ou épilepsie localisée.*** Elle est remarquable par le fait qu'elle se déroule en pleine conscience, caractérisée par la survenue de convulsions au niveau d'une moitié du corps ou de la face, ou au niveau d'un membre. Débutant, par exemple, à la main gauche, les convulsions gagnent de proche en proche la racine du membre, auquel elles peuvent rester localisées, ou s'étendre au membre inférieur ou à l'hémiface correspondante. Dans certains cas, la crise se généralise secondairement.

***Autres crises localisées.*** Non motrices, ce sont des *crises sensitives* qui se traduisent par la survenue, dans tout ou partie d'une moitié du corps, de fourmillements et de picotements; des *crises visuelles*, avec apparition brutale dans la moitié du champ visuel d'hallucinations imagées ou non; des *crises temporales*, avec de fausses reconnaissances précédées d'hallucinations olfactives : le malade sent des odeurs nauséabondes. D'autres crises sont à manifestations uniquement végétatives : *épilepsie abdominale,* qui entraîne des crises douloureuses abdominales. Les *crises psychomotrices* sont des épisodes pendant lesquels le malade, dans un véritable état second, fait des gestes plus ou moins élaborés, allant parfois jusqu'à un comportement organisé (promenade, fugue, actes délictueux) dont il ne garde, la crise finie, aucun souvenir.

***État de mal épileptique.*** La succession à court terme de plusieurs crises comitiales (généralisées ou même localisées) constitue l'*état de mal épileptique*, ou comitial, toujours très grave.

**Diagnostic de l'épilepsie.** L'*électroencéphalogramme** est un examen particulièrement précieux dans l'épilepsie, car celle-ci se caractérise toujours par des potentiels particuliers sur le tracé : les *pointes-ondes.* Celles-ci se retrouvent toujours lors d'une crise, parfois même entre les crises, mais, dans ce cas, leur absence ne permet pas d'éliminer le diagnostic. Certaines épreuves permettent de les susciter : stimulations lumineuses intermittentes, respiration forcée (hyperpnée).

**Causes.** L'épilepsie peut être essentielle (sans cause connue), ce qui est souvent le cas de l'épilepsie généralisée. Dans ces cas-là, elle est fréquemment familiale et apparaît dès le jeune âge. Toutefois, les causes d'épilepsie sont nombreuses. Tout phénomène cérébral anormal susceptible d'entraîner une hyperexcitation des neurones peut être générateur d'épilepsie : encéphalites, méningites, tumeurs cérébrales bénignes ou malignes, affections vasculaires cérébrales ou maladies inflammatoires ou dégénératives, fièvre au-dessus de 38,5 °C chez les jeunes enfants. C'est pourquoi la survenue d'une épilepsie chez un sujet en pleine santé doit toujours entraîner des investigations neurologiques approfondies. Citons également l'épilepsie post-traumatique, survenant à la suite d'un traumatisme cérébral, qui laisse une «cicatrice» sur le cerveau, foyer d'hyperactivité.

**Traitement.** ***Traitement de la crise.*** La crise d'épilepsie non compliquée a, en général, un déroulement stéréotypé et ne nécessite pas d'intervention particulière, la vie du malade n'étant pas, le plus souvent, en danger. On peut simplement veiller à ce qu'il ne se blesse pas lors de sa chute et des secousses cloniques; on peut aussi essayer d'éviter qu'il se morde la langue, en glissant un mouchoir ou un tampon entre ses dents. Cependant, si la crise se prolonge, ou en cas d'état de mal épileptique, on peut administrer du phénobarbital, du diazépam et surtout du clonazépam à hautes doses.

***Traitement de fond.*** Il est nécessaire pour diminuer le seuil d'excitabilité du système nerveux et assurer ainsi la prévention des crises. L'élément de base de ce traitement est le *phénobarbital,* qui peut être associé ou non à d'autres neuroleptiques, notamment les *hydantoïnes.* Ce traitement est généralement efficace, à la condition *impérative* que le malade le suive absolument tous les jours, la moindre interruption étant génératrice de crises. Au prix de l'observation rigoureuse de ce traitement, tout épileptique devrait pouvoir mener une vie normale. Des interventions neurochirurgicales sont pratiquées lorsque l'épilepsie a une origine organique comme une tumeur cérébrale.

**épiloïa** n. f. Syn. de SCLÉROSE TUBÉREUSE OU MALADIE DE BOURNEVILLE*.

**épinard** n. m. Peu nourrissant (22 calories pour 100 g), l'épinard est intéressant par sa teneur en vitamine A (carotène), en fer, en potassium et en magnésium. Il est laxatif. Riche en acide oxalique*, il est déconseillé en cas de calculs rénaux.

**épine** n. f. **Épine irritative,** phénomène qui entretient un processus pathologique :

ainsi une infection chronique du rhinopharynx est une épine irritative responsable d'asthme.

**épiphora** n. m. Écoulement de larmes sur les joues, dans les cas où elles ne peuvent pas passer par les points lacrymaux (paralysie faciale, dacryocystites*).

**épiphyse** n. f. 1. Chacune des deux extrémités renflées d'un os long. — 2. Petite formation nerveuse du cerveau, dite aussi *glande pinéale*, située en haut et en arrière du troisième ventricule du cerveau*. (Son rôle physiologique est mal élucidé.)

**épiphysite** n. f. Maladie des extrémités des os, frappant l'enfant et l'adolescent, localisée sur le noyau épiphysaire de certains os.
L'épiphyse fémorale supérieure est le plus souvent touchée (v. COXA-PLANA). D'autres localisations constituent des affections particulières. (V. MALADIE DE SCHEUERMANN*, OSTÉOCHONDRITE.)

**épiploïte** n. f. Inflammation aiguë ou chronique d'un épiploon*.

**épiploon** n. m. Nom de deux replis du péritoine*.
Le *grand épiploon*, qui relie l'estomac au côlon transverse, flotte sur la surface des intestins. Le *petit épiploon* relie le foie à l'estomac.

**épisclérite** n. f. Inflammation superficielle de la sclérotique, se manifestant par une rougeur du blanc de l'œil, limitée, légèrement saillante.
Souvent allergique, elle peut accompagner des affections rhumatismales, des collagénoses*, des infections de voisinage. Les collyres à base de corticoïdes entraînent généralement la guérison.

**épisiotomie** n. f. Section du périnée, que l'on pratique, lors d'un accouchement, à la période d'expulsion de la tête. Elle facilite la sortie de l'enfant et prévient les déchirures. Quelques points de suture permettent une cicatrisation rapide.

**épispadias** n. m. Malformation très rare, dans laquelle le méat urinaire s'ouvre à la face dorsale de la verge. (Le traitement est chirurgical.)

**épistaxis** n. f. Saignement provenant des fosses nasales. (Syn. : SAIGNEMENT DE NEZ, RHINORRAGIE.)
Les deux grandes causes générales d'épistaxis sont : l'*hypertension artérielle* chez l'homme mûr, l'*épistaxis essentielle* de l'adolescent, remarquable par ses récidives fréquentes, et qui se résout spontanément avec le temps. Les autres causes sont locales : varices, angiomes des vaisseaux de la cloison nasale.
Le *traitement local* utilise soit la compression au doigt pendant 8 à 10 minutes, en position assise, la tête un peu penchée en avant ; soit le tamponnement à l'aide d'une mèche stérile introduite dans les fosses nasales et imbibée d'un hémostatique*. Dans les hémorragies graves, il faut avoir recours aux tamponnements antérieur ou postérieur, pratiqués par le spécialiste.

**épithélialisation** n. f. Formation d'un épithélium au-dessus d'un tissu après une lésion destructive (plaie, ulcère, brûlure). [C'est le terme normal de la cicatrisation.]

**épithélialioïde** adj. Se dit de cellules qui ressemblent aux cellules des épithéliums.

**épithélioma** n. m. Tumeur maligne développée à partir d'un épithélium*. (Syn. : CARCINOME, ÉPITHÉLIOME.)
L'épithélioma est constitué d'une prolifération cellulaire anarchique envahissant les tissus voisins. Il peut diffuser dans l'organisme, formant des métastases, et récidiver après ablation.
On distingue différentes formes d'épithéliomas selon les cellules intéressées. Parmi les atteintes cutanées, on différencie les épithéliomas *spinocellulaires* (intéressant les cellules pourvues de pointes [ou épines] d'union, cellule du corps de Malpighi) et les épithéliomas *basocellulaires*, formés à partir des cellules basales. Les épithéliomas des muqueuses surviennent à partir des cellules malpighiennes ou du revêtement cylindrique.
On différencie ensuite l'épithélioma selon la morphologie de la cellule maligne : indifférenciée si celle-ci ne ressemble à aucun tissu normal, différenciée ou mature si celle-ci reproduit la structure de son tissu d'origine. (V. CANCER.)
**Épithéliomas cutanés.** Ils surviennent le plus souvent sur des régions découvertes, saines, exposées à la lumière. D'aspect différent selon leur variété, ils apparaissent souvent sans signes avoisinants, et ils évoluent à bas bruit. Parfois ils se forment sur des lésions préexistantes comme des cicatrices de brûlures ou des nævi pigmentaires. Certaines dermatoses, comme les radiodermites, les kératoses séniles, sont ainsi considérées comme des états précancéreux.
LES ÉPITHÉLIOMAS BASOCELLULAIRES. Ils siègent pratiquement tous au visage. Ils débutent généralement sur une kératose sénile, soit sous la forme d'une petite élevure rosée, globoïde ou allongée, soit par une érosion. Puis la lésion primaire devient une plaque recouverte de squames brunes, bordée par un bourrelet.
La nature basocellulaire ne peut être

affirmée qu'à l'examen histologique. Les épithéliomas basocellulaires sont d'un bon pronostic, car ils sont peu envahissants et ne donnent pas de métastases. Le taux de récidives est très faible (moins de 10 p. 100).

LES ÉPITHÉLIOMAS SPINOCELLULAIRES. Ils apparaissent le plus souvent après la quarantaine sur des lésions préexistantes. Ils se présentent sous la forme d'une tumeur ulcérée, irrégulière, saillante, dure, souvent limitée par un bourrelet dur. L'évolution se fait rapidement vers l'envahissement ganglionnaire, puis l'essaimage à distance (métastases). La nature spinocellulaire est affirmée par l'examen microscopique. Le pronostic est plus réservé que pour le type précédent.

*Traitement.* Avant tout traitement, il faut préciser le type histologique de la tumeur et dépister d'éventuelles métastases. Le traitement choisit, d'après le type de tumeur, entre les moyens physiques, la chirurgie, la chimiothérapie*.

LES MOYENS PHYSIQUES. *L'électrocoagulation* sous anesthésie locale, avec curetage, est largement utilisée. On effectue ainsi une exérèse* passant au large de la lésion et permettant d'analyser le tissu; l'électrocoagulation détruit et stoppe l'envahissement.

La *cryothérapie* par l'azote liquide s'utilise pour les petits épithéliomas basocellulaires limités.

La *radiothérapie* est très employée et donne de bons résultats.

LA CHIRURGIE. Elle va de la simple exérèse à la grande intervention avec plastie* ; elle a beaucoup d'adeptes, surtout lorsque les lésions sont étendues (curage ganglionnaire) : c'est le cas des épithéliomas spinocellulaires, notamment ceux du cuir chevelu.

LA CHIMIOTHÉRAPIE. Elle prend un essor avec les nouvelles associations antimitotiques, mais la durée du traitement est longue.

Le *traitement préventif* est double. Il vise à surveiller tous les états cicatriciels de la peau et à protéger celle des sujets exposés au soleil (marins, agriculteurs, montagnards).

**épithélium** n. m. Tissu de revêtement formé par la juxtaposition de cellules sur une ou plusieurs couches.

L'épiderme est un épithélium pluristratifié (plusieurs couches); le revêtement du tube digestif, qui possède aussi une fonction glandulaire (de sécrétion), ne dispose que d'une seule couche de cellules.

**épitrochlée** n. m. Apophyse interne de l'extrémité inférieure de l'humérus*.

**épreinte** n. f. Faux besoin d'aller à la selle, douloureux.

**épreuve** n. f. **Traitement d'épreuve,** traitement spécifique d'une maladie, que l'on met en œuvre lorsque le diagnostic est incertain. — Le succès ou l'échec du traitement, conduit dans des conditions strictement définies, constitue alors un argument pour affirmer ou infirmer le diagnostic.

**Épreuve fonctionnelle,** examen complémentaire, parfaitement codifié et reproductible, visant à apprécier la valeur fonctionnelle de l'organe auquel il s'adresse. Les résultats sont comparés à des valeurs considérées comme normales dans les mêmes conditions.

Les épreuves fonctionnelles sont extrêmement variées. Elles s'adressent :

— *aux grandes fonctions métaboliques,* et en particulier à la glycorégulation*, épreuve d'hyperglycémie provoquée (V. DIABÈTE) ;

— *au système cardio-vasculaire,* où l'on va de la simple épreuve d'effort, avec enregistrement électrocardiographique, aux examens hémodynamiques les plus sophistiqués, enregistrant pressions, bruits et activité électrique intracardiaques ;

— *au système respiratoire,* permettant d'apprécier les volumes (ou capacités), la ventilation et la diffusion des gaz* (V. RESPIRATION).

**épuisement** n. m. État d'un organisme ayant utilisé toutes ses réserves nutritives, ce qui entraîne un effondrement de la résistance à l'effort et aux maladies.

**épulie** n. f. Tumeur inflammatoire des gencives, congénitale ou consécutive à une affection dentaire.

**épuration** n. f. Élimination d'un déchet, d'un toxique contenu dans l'organisme.

À l'état normal, le *poumon* élimine le gaz carbonique ; le *foie* élimine un grand nombre d'hormones, filtre certains lipides, capte et transforme les toxiques, notamment l'alcool ; le *rein* élimine les déchets azotés (urée, acide urique, créatinine, etc.) et les toxiques solubles dans l'eau.

**Épuration extrarénale.** Lorsque les fonctions du rein sont perturbées (insuffisance rénale), on peut éliminer artificiellement les déchets et toxiques par hémodialyse : c'est le *rein* artificiel* ou l'*hémodialyse péritonéale.* L'*exsanguinotransfusion** est une autre forme d'épuration extrarénale, permettant, en renouvelant le sang, d'éliminer les substances nocives qu'il contient.

**équilibration** n. f. Ensemble des mécanismes qui concourent au maintien de l'équilibre*.

**équilibre** n. m. Fonction permettant de faire face aux forces de la pesanteur en maintenant une attitude (réaction d'adaptation statique) ou au cours d'un déplacement (réaction vraie d'équilibration).
L'équilibre est assuré par des synergies musculaires automatiques, rapidement acquises après la naissance. Cette motricité dépend du système nerveux extrapyramidal ; elle est le complément de la motricité volontaire.
Il est nécessaire, pour assurer l'équilibre, que l'individu soit constamment informé sur sa position et celle de ses membres et segments de membres les uns par rapport aux autres.
Cette information est assurée par un triple système :
— la *vision*, qui permet de se situer dans les trois plans ;
— la *sensibilité* profonde, qui contrôle la tension des tendons et des muscles ;
— enfin, l'*oreille interne*, dans sa partie non auditive, dite « vestibulaire » ou « labyrinthique » (v. OREILLE), dont les *canaux semi-circulaires*, disposés dans trois plans perpendiculaires, sont sensibles aux accélérations subies par l'organisme, en particulier celles de la pesanteur.

**équin** adj. m. 1. *Pied équin* ou *pied bot équin*, attitude vicieuse irréductible du pied, fixé en extension. (V. ÉQUINISME.) 2. *Sérum équin*, sérum de cheval employé en sérothérapie.

**équinisme** n. m. Position anormale, en extension, du pied par rapport à la jambe.
Il se voit dans le pied bot*, dans certaines paralysies, dans les rétractions du tendon d'Achille, dans les séquelles de fracture. La correction par chaussure orthopédique peut être suffisante, sinon il faut avoir recours à la chirurgie.

**équivalent** n. m. 1. Symptôme apparaissant à la place des manifestations habituelles d'une maladie. (L'urticaire, le rhume des foins sont des équivalents de l'asthme ; les absences, les impulsions sont des équivalents de l'épilepsie.)
2. Poids moléculaire ou atomique d'un ion, divisé par le nombre de valences. (Syn. : ÉQUIVALENT-GRAMME.)

**éradication** n. f. 1. Suppression chirurgicale complète d'une lésion. 2. Action menée pour supprimer une maladie endémique *(éradication du paludisme)* ou une espèce animale nuisible (anophèle).

**érectile** adj. Qui se relève.
**Tissu érectile**, tissu vasculaire que l'on trouve au niveau de l'urètre spongieux, des corps caverneux de la verge chez l'homme, au niveau du méat urétral, du clitoris chez la femme. — Pouvant se remplir de sang qu'il garde emprisonné, le tissu érectile provoque ainsi une induration et une rigidité des organes qu'il compose. Il est formé de fibres élastiques et musculaires et d'un lacis capillaire*. L'action des systèmes sympathique* et parasympathique* déclenchée par le désir sexuel provoque un remplissage massif du tissu érectile par le sang.
**Angiome érectile**, tumeur sous-cutanée dont la structure est identique à celle du tissu érectile.

**érection** n. f. État de la verge qui, de l'état flaccide où elle était, devient raide, dure et gonflée par l'afflux de sang dans le tissu érectile*.
La copulation devient alors possible. La perte de la possibilité d'érection est un des éléments de l'impuissance*.

**éréthisme** n. m. Etat d'excitation anormale d'un organe, d'origine nerveuse. — L'*éréthisme cardio-vasculaire* se traduit par une accélération du rythme cardiaque, des accès de palpitations, une augmentation de l'amplitude du pouls.

**éreuthophobie** n. f. Peur de rougir en public.
C'est un signe d'hyperémotivité que l'on rencontre dans la névrose phobique, mais qui est normal chez l'enfant et l'adolescent.

**ergostérol** n. m. V. ERGOT.

**ergot** n. m. **Ergot de seigle**, champignon parasite du seigle et d'autres graminées, toxique en raison de la présence de nombreux alcaloïdes, dont certains sont utilisés en thérapeutique. Tous ces alcaloïdes ont un noyau chimique commun : l'acide lysergique.
L'*ergotamine* est employée en gouttes, dragées ou injections sous-cutanées contre les hémorragies utérines et contre les migraines. La *dihydroergotamine** est surtout employée dans les migraines. L'*ergométrine* est utilisée pour faire contracter l'utérus lors de la délivrance et arrêter l'hémorragie. Un mélange de trois alcaloïdes, la *dihydroergocromine*, la *dihydroergocristine* et la *dihydroergocryptine*, est employé dans les troubles vasculaires cérébraux. Le *méthysergide*, antagoniste de la sérotonine, se justifie dans le traitement de fond des migraines. Citons enfin le *lysergide*, ou L. S. D. 25, médicament hallucinogène*.
Outre ses alcaloïdes, l'ergot de seigle contient un alcool, l'*ergostérol*, qui sert à préparer la vitamine D2.
***Toxicologie.*** L'ingestion d'ergot de seigle (seigle ergoté) provoque une diarrhée, des

modifications variables de la tension artérielle, des convulsions et une ischémie (arrêt circulatoire) des membres occasionnant des gangrènes. Le traitement comporte l'emploi de sédatifs et d'antispasmodiques à fortes doses. Le lavage d'estomac n'est effectué qu'en l'absence de convulsions.

**ergotamine** n. f. V. ERGOT.

**ergothérapie** n. f. Mode de traitement et de réadaptation au moyen de travaux manuels. — Les activités les plus choisies sont le tissage, la vannerie, la poterie, le modelage, le travail du bois, du cuir, le jardinage...

L'ergothérapie est adaptée à deux sortes de patients : 1. Les handicapés physiques, à qui elle permet de compenser en partie les déficiences sensorielles ou motrices ; 2. Les malades mentaux, à qui elle facilite une reprise de contact avec la réalité et avec la société à travers un travail en groupe.

**érosion** n. f. 1. Plaie superficielle des tissus de recouvrement (peau, muqueuses) qui ne détruit pas leur couche basale.

2. Destruction lente et progressive d'un tissu par une lésion infectieuse ou tumorale (tumeur maligne).

**érotomanie** n. f. « Illusion délirante d'être aimé » (Clérambault).

L'érotomanie réalise un type de délire passionnel qui évolue en trois phases : espoir, dépit, rancune. L'évolution peut aboutir à de véritables agressions de « l'objet » (dont le malade croit, à tort, être aimé).

**erratique** adj. Qui varie dans l'espace *(douleurs erratiques)* ou dans le temps *(fièvre erratique)*.

**éructation** n. f. Renvoi de gaz par la bouche. (Syn. fam. : ROT.)

**éruptif, ive** adj. 1. Relatif à une éruption.

2. Comportant des éruptions. (V. FIÈVRE, *Fièvre éruptive*.)

**éruption** n. f. Modification soudaine de la peau et des muqueuses.

Le plus souvent sous forme d'érythème* (rougeur), de vésicules, papules ou bulles, les éruptions sont le signe d'une maladie infectieuse (fièvre* éruptive), d'une allergie ou d'une intoxication.

**érysipèle** n. m. Infection du derme, provoquée par le streptocoque et caractérisée par une inflammation aiguë de la peau, accompagnée de signes d'altération de l'état général et de fièvre.

L'érysipèle est peu contagieux, souvent localisé au visage. Le plus souvent, il est précédé par une infection streptococcique locale (ulcère de jambe, plaie, infection d'un orifice de la face, de l'ombilic chez le nourrisson) qui sert de point de départ.

**Clinique.** Après une courte incubation, on observe une élévation rapide de la température, pouvant atteindre 40 °C avec des frissons. Une plaque cutanée, chaude, rouge, indurée et douloureuse s'installe et s'étend par sa périphérie à partir de l'orifice de la plaie initiale. L'origine de la plaque se situe souvent à l'angle de l'aile du nez, sur la joue ou sur le front. Les signes (douleur, cuisson) sont à leur maximum à la périphérie, constituant un bourrelet caractéristique. On note toujours une adénopathie satellite (ganglion). L'extension se fait pendant 4 à 6 jours avec fièvre, puis la guérison survient du centre vers la périphérie, avec une normalisation de la température. La récidive n'est pas rare (au moment des règles). Chez les sujets diabétiques, alcooliques, dénutris, l'évolution est beaucoup plus grave.

Le diagnostic différenciel se fait entre la staphylococcie* maligne de la face (et l'état infectieux est alors gravissime), le zona cphtalmique et l'eczéma aigu de la face (mais dans ce cas il n'y a pas d'état fébrile).

Les complications se trouvent surtout chez les sujets âgés et les nourrissons. Ce sont des suppurations locales ou des septicémies, avec la dissémination possible du streptocoque.

**Traitement.** Il associe des soins locaux (pansements humides à l'alcool à 30°), une surveillance oculaire dans la forme faciale et surtout un traitement par voie générale : *pénicilline, érythromycine* ou *sulfamides* en cas d'allergie. Un traitement prophylactique et des soins précis doivent permettre une diminution des causes locales (ombilic, excoriations du visage).

**érythème** n. m. Rougeur de la peau ou des muqueuses qui s'efface à la pression. (Cela le distingue des purpuras*.)

L'érythème est dû à la dilatation des capillaires ; c'est le symptôme d'une dermatose ou d'une maladie infectieuse.

**Érytèmes des dermatoses.** L'éythème se voit fréquemment en dermatologie, caractéristique de certaines dermatoses comme la roséole, les coups de soleil... Mais il prend parfois un aspect différent, associé à de nombreux autres symptômes.

L'ÉRYTHÈME NOUEUX. C'est une affection nodulaire prédominant aux membres inférieurs, se rencontrant principalement dans la primo-infection tuberculeuse, les infections streptococciques et l'intoxication par les sulfamides.

Il se présente sous la forme de nodules

enchâssés dans le derme et l'hypoderme ; ces nodules sont peu douloureux et passent par les couleurs de la biligenèse (rouge, bleu, vert, jaune). Lorsque l'origine tuberculeuse est écartée par la pratique d'un bilan (cutiréaction, radiographies, recherche de bacilles), on suspecte une origine streptococcique qui nécessite un traitement antibiotique (pénicilline).

L'ÉRYTHÈME FESSIER DU NOURRISSON. Ce peut être une simple rougeur passagère, mais il peut aussi s'étendre sous forme d'intertrigo*.

Il disparaît avec un changement fréquent des couches et une hygiène rigoureuse (bains de permanganate).

LA DERMITE FESSIÈRE SYPHILOÏDE OU DERMITE DES COUCHES. C'est un érythème se compliquant de papules suintantes, localisé uniquement aux fesses.

L'ÉRYTHÈME POLYMORPHE. C'est un érythème papulo-œdémateux avec des bulles*, disposé le plus souvent en cocarde. Il siège aux coudes, aux genoux, à la muqueuse buccale et aux lèvres. Il peut être associé à une angine, à du prurit, à des douleurs articulaires.

L'ÉRYTHÈME INDURÉ DE BAZIN. C'est une hypodermite subaiguë, évoluant par poussées, qui siège la plupart du temps aux membres inférieurs. Son origine peut être tuberculeuse, streptococcique ; bien souvent on ne trouve pas de cause.

L'ÉRYTHÈME ANNULAIRE OU GRANULOME ANNULAIRE. C'est un érythème avec papules et nodules qui siège au dos des mains et aux doigts. L'histologie met en évidence une dégénérescence des fibres collagènes*. L'évolution est lente.

LES ÉRYTHÈMES ALLERGIQUES. Ils sont très nombreux, d'aspect polymorphe. Il peut s'agir d'allergies aux pénicillines, aux sulfamides, à l'aspirine, à certains cosmétiques, à certains aliments (poissons, mollusques, fraises, etc.).

**Érythèmes des maladies infectieuses.** La majorité des fièvres éruptives (rougeole, scarlatine, etc.) se manifestent par l'existence d'un érythème de la peau, ou *exanthème**, et des muqueuses, ou *énanthème**.

Certains érythèmes non infectieux affectent la topographie et l'aspect de ceux que l'on observe dans les maladies infectieuses (on les dit *scarlatiniformes* [analogues à la scarlatine] ou *morbilliformes* [analogues à la rougeole]) ; leurs origines sont variées, le plus souvent d'ordre allergique.

**érythrasma** n. m. Dermatose* inguinale bilatérale très fréquente, caractérisée par une plaque rouge-brun, homogène, de contour arrondi, située au pli de l'aine. Il peut exister du prurit. D'origine mycosique, l'affection se traite par les solutions et pommades antifongiques.

**érythroblaste** n. m. Cellule jeune de la moelle osseuse, qui donne le globule rouge ou érythrocyte*. (V. SANG.)

**érythroblastose** n. f. Augmentation du nombre des érythroblastes* dans la moelle osseuse.

**érythrocyte** n. m. Syn. de GLOBULE ROUGE, HÉMATIE.

**érythrodermie** n. f. Dermatose* érythématosquameuse (rougeurs et desquamation) généralisée, ne laissant aucun espace de peau saine.

La *dermatite exfoliative de Wilson-Brocq* provoque en quelques jours un érythème profus qui desquame abondamment et longtemps. L'infection streptococcique en est parfois responsable, mais le plus souvent il s'agit d'une intolérance médicamenteuse aux sulfamides ou aux antibiotiques.

Tout autre est l'érythrodermie décrite sous le nom de *pityriasis rubra* de Hebra-Jadassohn. L'érythème est discret au début, accompagné de démangeaison ; puis la peau s'infiltre, devient dure et recouverte de squames. Les poils et les ongles tombent. L'évolution est redoutable.

Il existe des érythrodermies secondaires à une dermatose persistante, tels le psoriasis* et le pemphigus*, et dont la cause est le plus souvent une intolérance médicamenteuse. De même, une maladie du sang peut se révéler par une érythrodermie.

Le nourrisson peut présenter l'exceptionnelle *érythrodermie ichtyosiforme* congénitale et héréditaire, soit bulleuse, soit sèche, qui perturbe, malgré le traitement, la croissance de l'enfant. La maladie de *Leiner-Moussus*, très fréquente, provoque chez le nourrisson un érythème et des desquamations généralisées. L'évolution est spontanément favorable, à condition que le traitement antibiotique, associé à des soins locaux, évite les surinfections.

**érythromélalgie** n. f. Affection caractérisée par des crises douloureuses des extrémités, et en particulier des pieds, accompagnées de gonflement et de rougeur, à rapprocher de la maladie de Raynaud*.

**érythromycine** n. f. Antibiotique actif contre un grand nombre de cocci Gram positif, ainsi que contre les *brucella* et le *bacille diphtérique*.

**érythropoïèse** n. f. Formation des globules rouges. (V. HÉMATOPOÏÈSE.)

**érythrose** n. f. Rougeur permanente de la peau, habituellement au visage. (Elle s'accentue lors des émotions et des changements de température.)

**escargot** n. m. Les escargots constituent un aliment riche, mais souvent indigeste. Pour éviter un empoisonnement, on ne doit manger les escargots qu'après les avoir laissés jeûner (dégorger) un certain temps, car ils peuvent avoir mangé des plantes toxiques pour l'homme. Il est préférable d'utiliser uniquement ceux qui sont operculés, c'est-à-dire qui ont clos leur coquille pour hiberner.

**escarre** ou **escharre** n. f. Croûte noirâtre et dure résultant de la nécrose d'un revêtement cutané ou muqueux.

Très sensible à l'infection, de cicatrisation très longue, l'escarre peut survenir à la suite d'une brûlure, d'un traumatisme, mais aussi, en apparence spontanément, aux points d'appui, lorsque des causes locales s'ajoutent à une altération de l'état général. Cela est particulièrement fréquent chez les sujets âgés contraints à un alitement prolongé. La prévention de ces escarres, dites de *décubitus*, doit être systématique : massage des zones de pression, toilette soignée, changements de position fréquents, utilisation de *matelas** alternants. Le lever précoce, ou tout au moins la mise dans un fauteuil le plus rapidement possible, est un facteur essentiel de prévention. Le pronostic des escarres des sujets âgés alités est sombre, la chirurgie en est difficile.

**Escherichia coli** n. m. V. COLIBACILLE.

**ésérine** n. f. Alcaloïde principal de la *fève de Calabar*, antagoniste de l'atropine*.

Les dérivés de l'ésérine sont utilisés dans le glaucome*, comme stimulant du péristaltisme intestinal, ainsi que dans la myasthénie*.

**espèces** n. f. pl. Mélange de plusieurs plantes ou parties de plantes séchées.

Les espèces servent à préparer des infusés : espèces pectorales (contre la toux), diurétiques, purgatives, etc.

**esquille** n. f. Petit fragment osseux détaché lors de fractures comminutives (à plusieurs fragments).

**essence** n. f. **Essence végétale**, produit complexe constitué par les principes volatils des végétaux. — Les essences végétales sont utilisées en parfumerie et dans certaines préparations pharmaceutiques.

**Essence minérale**, produit de distillation du pétrole, toxique pour l'hémoglobine et le système nerveux, dont l'ingestion provoque une méthémoglobinémie (v. MÉTHÉMOGLOBINE) et une vasodilatation avec céphalées, vertiges et collapsus. — L'intoxication peut être mortelle.

Les purges alcooliques, le lait et les huiles sont formellement contre-indiqués en cas d'ingestion, car ils favorisent l'absorption du produit et aggravent l'intoxication.

**essentiel, elle** adj. Se dit d'une maladie dont la cause est inconnue. (Syn. : IDIOPATHIQUE.)

**essoufflement** n. m. Nom familier de la *dyspnée** (gêne respiratoire).

**ester** n. m. Substance chimique résultant de la combinaison d'un acide et d'un alcool. (Syn. : ÉTHER-SEL.)

**esthiomène** n. m. Maladie de la vulve, caractérisée par l'association d'œdème, d'ulcérations, de brides et de fistules.

**estomac** n. m. Portion du tube digestif, intermédiaire entre l'œsophage et le duodénum.

**Anatomie.**

L'estomac a la forme d'un J majuscule dont les deux portions, verticale et horizontale, sont raccordées à angle plus ou moins aigu. Le pôle supérieur, *grosse tubérosité* ou *fundus*, est occupé par la poche à air ; le corps, vertical, lui fait suite et reçoit à sa partie supérieure et droite l'œsophage : l'orifice œso-gastrique se nomme le *cardia*. L'*antre*, horizontale, fait suite au fundus ; la jonction gastro-duodénale, ou *pylore*, présente un sphincter qui, par sa contraction ou son relâchement, ferme ou ouvre la communication gastro-duodénale. L'estomac est situé en avant du pancréas* ; les deux tiers supérieurs de sa face antérieure sont cachés par le rebord thoracique. Le bord droit de l'estomac, ou *petite courbure*, est uni au foie par le petit épiploon* ; le bord gauche, ou *grande courbure*, est uni à la rate et au côlon transverse par des ligaments.

**Physiologie.**

L'estomac a une fonction mécanique et une fonction de digestion chimique.

***Fonction mécanique.*** L'estomac sert de réservoir aux aliments, où leur brassage, commencé dans la bouche, se poursuit jusqu'à l'évacuation gastrique, qui, progressive, débute lorsque la pression intragastrique dépasse la pression intraduodénale.

***Fonction de digestion chimique.*** La sécrétion gastrique est un élément capital de la digestion*. Elle comporte trois phases.

La sécrétion *céphalique* est déclenchée par la vue des aliments et leur mastication. Elle dépend des nerfs pneumogastriques.

La *phase gastrique* suit le contact des aliments avec la muqueuse antrale ; ce contact induit la sécrétion par l'antre d'une hormone, la gastrine, qui passe

dans le sang et stimule les glandes fundiques.
L'*acidité gastrique* permet la stérilisation du contenu gastrique, l'ionisation et la réduction du fer alimentaire, et surtout l'activation de la pepsine. La muqueuse gastrique contient également le *facteur intrinsèque* nécessaire à l'absorption de la vitamine B12.
**Affections de l'estomac.**
***Plaies de l'estomac.*** Toute plaie de l'abdomen peut entraîner une lésion gastrique ; le tableau clinique est celui de la perforation d'un viscère creux : contracture, présence d'air dans la cavité péritonéale à la radiographie (pneumopéritoine). L'intervention d'urgence s'impose.
***Corps étrangers.*** L'ingestion de corps étrangers (pièces de monnaie, clous, épingles, etc.) est un accident fréquent à tout âge, et plus particulièrement chez le nourrisson et le jeune enfant. Il faut procéder d'abord à leur repérage radiologique par une radiographie standard de l'abdomen. De nombreux corps étrangers sont éliminés facilement par les voies naturelles. Certains d'entre eux peuvent être de taille importante. Il faut surveiller le sujet jusqu'à l'élimination, parfois tardive, du corps étranger.
Si le transit de l'objet par les voies naturelles est impossible, le chirurgien doit intervenir.
***Hémorragies gastriques.*** Mis à part les hémorragies des ulcères et des cancers de l'estomac, les causes d'hémorragie gastrique sont nombreuses. Parmi celles-ci, la gastrite hémorragique paraît la plus fréquente. L'hémorragie de l'estomac se traduit par un vomissement sanglant, l'*hématémèse*, ou par une selle noirâtre, le *melœna*. Le diagnostic repose sur deux examens : la *radiographie* digestive (transit gastro-duodénal) et l'*endoscopie** digestive.
***Inflammation de l'estomac.*** V. GASTRITE.
***Ulcère de l'estomac.*** V. ULCÈRE.
***Tumeurs de l'estomac.*** TUMEURS BÉNIGNES. Rares, il s'agit le plus souvent de schwannomes (tumeurs développées aux dépens de la gaine de Schwann des filets nerveux gastriques), plus rarement de fibromes, de lipomes, d'angiomes. La symptomatologie est polymorphe, et seul l'examen histologique précise la nature exacte de la lésion.
CANCER DE L'ESTOMAC. C'est le plus fréquent des cancers digestifs. Son début clinique est souvent insidieux : vagues douleurs à type de crampe, de pesanteur, parfois vomissements noirâtres. Souvent, seule l'altération de l'état général (perte d'appétit, anémie, amaigrissement rapide) attire l'attention et fait pratiquer l'examen radiologique. Trois types d'images peuvent se présenter : lacunes, raideurs localisées, images d'amputation. Dans les cas douteux, il faut refaire l'examen à quelques semaines d'intervalle. La *fibroscopie* permet la vision directe de la tumeur et la confirmation histologique par biopsie. Certains cancers gastriques sont secondaires à une tumeur bénigne ou à un ulcère gastrique : il faut distinguer la dégénérescence d'un ulcère gastrique vrai avec un cancer primitif à forme pseudo-ulcéreuse. Le traitement du cancer de l'estomac est uniquement chirurgical : gastrectomie* partielle ou totale.

**établissement** n. m. **Établissement de soins**, établissement public ou privé dans lequel sont dispensés des soins médicaux. La loi du 31 décembre 1970 portant réforme hospitalière, qui est destinée à planifier la protection sanitaire du pays, à coordonner les secteurs public et privé, et à améliorer la gestion des hôpitaux publics, a créé un service public hospitalier (S. P. H.). Les établissements privés peuvent y participer en acceptant les conditions qui leur sont imposées et en passant convention avec le S. P. H. Cette même loi instaure une carte sanitaire de la France, destinée à assurer une juste répartition territoriale et une bonne adaptation des équipements sanitaires aux besoins des populations ; cette carte détermine les autorisations de création ou d'expansion d'établissements publics ou privés.

**étain** n. m. Métal blanc argenté, plus dur et moins dense que le plomb.
**Toxicologie.** Les effets nocifs imputés à l'étain et à ses dérivés sont très variables suivant la nature du produit.
Le *chlorure d'étain* est corrosif : sous forme de vapeurs, il peut produire une irritation bronchique, un œdème pulmonaire ; ingéré à la dose de 1 g, il peut entraîner la mort. Les *dérivés organiques de l'étain* sont toxiques pour le système nerveux ; ils provoquent une excitation cérébrale et peuvent faire apparaître une hypertension* intracrânienne avec coma, qui peut laisser des paralysies.

**état** n. m. **État de mal**, série de crises qui se succèdent de manière continue, sans que l'intervalle entre deux accès soit perceptible. *État de mal épileptique, état de mal asthmatique.* Ce sont de graves urgences médicales. (V. ASTHME, ÉPILEPSIE.)
**Période d'état**, expression qui désigne la phase d'une maladie qui succède à la phase initiale d'installation (d'invasion),

et pendant laquelle les symptômes sont relativement stables dans leur ensemble. — Pour les maladies fébriles, la période d'état est normalement suivie par la défervescence.

**État second,** état entraîné par une altération de la conscience, dont le champ se trouve en quelque sorte « rétréci » (P. Janet) et sous l'effet duquel le sujet peut avoir un comportement qui lui est inhabituel (somnambulisme, fugue).

**éternuement** n. m. Mouvement respiratoire brutal, involontaire suivant une irritation de la muqueuse nasale. — Il se caractérise par une inspiration brusque, suivie d'une expiration explosive avec rejet de particules par la bouche et par le nez.

**éthacrinique** adj. *Acide éthacrinique*, diurétique* puissant, actif par voie buccale.

**éthambutol** n. m. Antibiotique de synthèse, utilisé, en association avec d'autres antituberculeux, à tous les stades de la tuberculose.

**éther** n. m. Oxyde d'éthyle, liquide très volatil, d'odeur caractéristique, dont les vapeurs provoquent une explosion au contact d'une flamme.

Bon antiseptique et excellent solvant des graisses, l'éther est employé pour le nettoyage des plaies. C'est un anesthésique* général.

**Toxicologie.** L'intoxication par l'éther peut se produire dans diverses usines en raison de son emploi comme solvant. À faibles doses, l'ouvrier ressent des vertiges, une obnubilation et une somnolence. À des doses fortes, le sujet est victime d'un coma, et les risques de mort sont importants par dépression des centres nerveux. Une broncho-pneumonie peut survenir, due à l'évaporation de l'éther par les poumons. Le traitement d'urgence s'impose (réanimation respiratoire).

**éther-sel** n. m. V. ESTER.

**éthinylœstradiol** n. m. Œstrogène* de synthèse, actif au centième de milligramme.

**éthionamide** n. m. Dérivé de l'acide isonicotinique, utilisé comme antibiotique antituberculeux.

**ethmoïde** n. m. Os situé à la partie médiane et antérieure de la base du crâne, qui contribue à former le squelette des fosses nasales (cloison médiane, cornets supérieurs et moyens) et livre passage aux terminaisons du nerf olfactif.

**ethmoïdite** n. f. Sinusite des sinus de l'ethmoïde.

**éthosuximide** n. m. Antiépileptique utilisé dans le traitement du « petit mal ». (V. ÉPILEPSIE.)

**éthylène** n. m. Hydrocarbure gazeux dont de nombreux dérivés chlorés, employés dans l'industrie, sont toxiques. Le *dichlorure d'éthyle*, ou *dichloréthane*, est un solvant des plastiques et du caoutchouc entrant dans la composition de certaines colles. Il provoque, par ingestion, inhalation ou contamination cutanée, un coma avec chute de la tension artérielle, lésions du foie et des reins. Le lavage d'estomac, un régime riche en sucre sont la base du traitement.

Le *trichloréthane* et le *tétrachlorétane* sont des solvants encore plus dangereux. L'intoxication commence par une irritation nasale et oculaire, puis c'est le coma avec lésions du foie et des reins.

Le *chlorobromoéthane* et le *dibromoéthane*, solvants et vermicides, ont une toxicité similaire.

Le *dichloréthylène*, le *trichloréthylène* et le *tétrachloréthylène* ou *perchloréthylène* sont des solvants de l'industrie employés comme détachants et dans la préparation des cirages. Ils sont narcotiques et provoquent, après une brève phase d'excitation, un coma et des troubles cardiaques. La mort est possible avec 10 à 20 ml de trichloréthylène. On peut aussi observer une intoxication chronique avec amaigrissement, troubles visuels, douleurs articulaires, lésions de la peau.

**éthylène-glycol** n. m. Alcool dérivé de l'éthylène, dont les stéarates et palmitates sont employés comme excipients de pommades.

**éthylisme** n. m. V. ALCOOLISME.

**étincelage** n. m. Application thérapeutique d'étincelles obtenues avec des courants de haute fréquence.

**étiologie** n. f. Étude des causes ou conditions d'apparition d'une maladie. (Le *traitement étiologique* s'attaque à la cause de la maladie.)

**étouffement** n. m. Nom familier de l'*asphyxie**.

**étourdissement** n. m. État voisin du vertige, qui prélude parfois à la perte de connaissance.

L'étourdissement est le plus souvent lié à un mauvais fonctionnement des organes sensoriels de l'équilibre (canaux semi-circulaires de l'oreille interne et voies nerveuses correspondantes), par suite de troubles circulatoires, traumatisme, intoxication, etc.

**étranglement** n. m. Constriction plus ou moins intense d'une partie du corps. (V. STRANGULATION.)

L'*étranglement herniaire* est la complication majeure des hernies*; accident brutal et imprévisible, il impose l'intervention d'urgence.

**étrier** n. m. Dernier osselet de l'oreille* moyenne.
Diverses opérations (mobilisation, prothèse) sont pratiquées sur l'étrier dans la chirurgie de la surdité.

**étuve** n. f. 1. Appareil de désinfection par la chaleur ou les vapeurs désinfectantes. (On y stérilise les instruments de chirurgie et l'appareillage médical.)
2. Appareil dans lequel on entretient une température constante et bien déterminée, pour la culture des microbes. 3. Salle où l'on entretient une atmosphère très chaude et très humide, pour obtenir un « bain de vapeur ».

**eucalyptol** n. m. Liquide incolore, d'odeur forte, extrait de divers arbres *(eucalyptus)* et antiseptique des voies respiratoires.

**eucalyptus** n. m. Grand arbre des pays tropicaux, dont certaines feuilles contiennent une huile essentielle.
On utilise ces feuilles en infusions, décoctions et fumigations dans les affections des voies respiratoires supérieures et comme désodorisant.

**eunuchisme** n. m. État des individus qui ont été privés des sécrétions de leurs glandes sexuelles dès avant la puberté, soit par maladie (orchite), soit par castration *(eunuques)*.
Les manifestations de l'eunuchisme sont caractérisées par une taille anormalement élevée, une morphologie de type féminin et un comportement infantile. Les caractères sexuels secondaires (morphologie, pilosité) n'apparaissent pas, de même que les fonctions sexuelles.

**euphorie** n. f. Orientation particulièrement agréable de l'humeur dans le sens de la sérénité, du plaisir, de l'insouciance.

**euthanasie** n. f. Méthode, quelle qu'elle soit, qui consiste à procurer la mort sans souffrance à des sujets frappés d'un mal incurable et torturés par des douleurs que rien ne peut soulager.
L'euthanasie est condamnée par l'Église, la déontologie médicale et par la loi dans la plupart des pays.

**eutocie** n. f. Évolution spontanément normale d'un accouchement. (S'oppose à DYSTOCIE*.)

**évagination** n. f. Sortie d'un organe hors de son enveloppe ou de sa gaine ; retournement d'un organe creux en doigt de gant.

**évanouissement** n. m. Perte de connaissance avec ou sans arrêt des fonctions cardiaques.
Le début est parfois progressif, avec une sensation de malaise, de vertige, de bourdonnements d'oreilles et de troubles visuels dont l'ensemble est désigné sous le terme de *lipothymie**. En cas d'évanouissement, il est bon d'allonger le sujet à plat, la tête basse, de desserrer les vêtements, de frictionner la face, le cou, le thorax à l'alcool, et de pratiquer la respiration assistée si le sujet ne reprend pas conscience avant 3 minutes.

**éveinage** n. m. Ablation chirurgicale des varices des membres inférieurs. (Syn. : STRIPPING.)
L'éveinage ne nécessite que deux petites incisions, l'une en haut, l'autre en bas de la veine dilatée, celle-ci étant ensuite enlevée grâce à un câble métallique (tire-veine) qu'on passe dedans et qui permet de la tirer de l'intérieur par une de ses extrémités, grâce à une fixation sur le câble.

**éventration** n. f. Hernie de la paroi abdominale, spontanée (par déficience musculaire) ou secondaire à une plaie pariétale ou à la désunion d'une cicatrice (éventration cicatricielle). — La cure chirurgicale en est le seul traitement.

**Évian-les-Bains,** station hydrominérale de la Haute-Savoie, sur le lac Léman, à 42 km de Genève, ouverte du 15 mai au 15 octobre. Les eaux contiennent de faibles quantités de bicarbonate de calcium et de magnésium et d'infimes quantités de chlore et de sodium. On les emploie pour les cures de diurèse (boire et uriner abondamment), dans les affections des reins, des voies urinaires, dans les atteintes cardio-rénales, dans les maladies de la nutrition (désintoxication).

**éviction** n. f. **Éviction scolaire,** interdiction pour un élève atteint d'une maladie contagieuse de fréquenter un local ou un groupe scolaire (arrêté du 14 mars 1970), pour éviter la propagation de la maladie dans les collectivités scolaires. Une semblable mesure s'étend également au personnel.

**évidement** n. m. Ablation complète d'une région anatomique : *évidement ganglionnaire.*

**éviscération** n. f. Sortie des viscères hors de l'abdomen. (L'intervention s'impose.)

**évolution** n. f. Suite des phases d'un processus physiologique ou pathologique. Par exemple, l'*évolution dentaire* est la formation et la percée des dents. Une *lésion évolutive* désigne une lésion qui se transforme (généralement en s'aggravant).

**Ewing (sarcome d'),** réticulosarcome* ou affection de la moelle osseuse, atteignant surtout l'enfant entre 10 et 14 ans.

**exanthème** n. m. Éruption localisée à l'épiderme sous forme de macules* ou de papules*.

**excipient** n. m. Substance introduite dans une préparation pharmaceutique, destinée à amener le produit actif à une dilution convenable ou à en faciliter la confection. (Ainsi les graisses dans les pommades, dans les suppositoires, le sucre dans certaines poudres ou pilules.)

**excision** n. f. Action de couper autour d'un tissu pathologique pour l'enlever en totalité.

**excitabilité** n. f. Faculté que possèdent les cellules, les organes ou l'organisme entier de réagir à une stimulation.

L'excitabilité électrique d'un nerf se mesure par l'étude de la chronaxie*. Sur le plan psychique, le terme d'*excitabilité* a un sens très général. (V. EXCITATION.)

**excitant, e** adj. et n. m. Se dit de substances alimentaires ou médicamenteuses capables de produire une excitation psychique (café, thé, chocolat, épices, amphétamines*, etc.).

L'usage des excitants est à proscrire dans la plupart des affections nerveuses ou mentales, dans les troubles digestifs et cardiaques.

**excitation** n. f. Exaltation des activités psychomotrices.

Elle entraîne des perturbations de la vie affective (euphorie, état passionnel) et cognitive (fuite des idées). Elle peut aussi avoir un retentissement au niveau de la motricité (agitation, cris) et des fonctions neurovégétatives (insomnie). Elle est d'origine exogène (intoxication), émotionnelle (choc affectif) ou psychiatrique (névrose*, psychose).

**excoriation** n. f. Lésion superficielle de la peau, traumatique ou due au grattage.

**excrément** n. m. Déchet rejeté par l'organisme, en particulier les matières fécales*, les urines*.

**excréteur, trice** adj. Qui sert aux excrétions : *canaux excréteurs* des glandes à sécrétion externe.

**excrétion** n. f. Expulsion, hors de l'organisme ou des lieux où ils étaient accumulés, des sécrétions et des déchets.

Tel est le cas des glandes chassant des substances qu'elles ont fabriquées hors de leur réservoir. De même l'urine est chassée de la vessie, la bile de la vésicule biliaire.

**excroissance** n. f. Terme familier désignant une prolifération de peau (verrue, papillome), de tissu conjonctif ou d'os.

**exercice** n. m. **Exercice musculaire,** acte moteur exécuté dans une intention donnée : les exercices peuvent être passifs ou actifs, segmentaires ou globaux, symétriques ou asymétriques ; ils constituent un élément de base de la gymnastique* et de la kinésithérapie*.

**exérèse** n. f. Ablation d'une partie de l'organisme, d'un organe, d'une partie d'organe. — Si la fonction se trouve supprimée, on dit *amputation** ; s'il y a rétablissement de la fonction, c'est une *résection**.

**exhibitionnisme** n. m. Perversion sexuelle essentiellement masculine, où l'action du sujet se résume à l'exhibition de ses parties génitales dans un lieu public.

**exocrine** adj. Se dit de la sécrétion des glandes qui déversent leur produit à l'extérieur des cellules glandulaires (glande sudoripare, sébacée...).

**exonération** n. f. Terme parfois employé pour désigner la miction* et la défécation*.

**exophtalmie** n. f. Protrusion du globe oculaire hors de l'orbite.

L'exophtalmie se constate à l'inspection du sujet et se mesure grâce à l'ophtalmomètre de Hertel. Normalement, la saillie du globe oculaire varie entre 12 et 15 mm. Les causes des exophtalmies sont multiples : infectieuses (sinusite), tumorales (métastases secondaires à une tumeur du sein, de la thyroïde, ou primitives), et surtout endocriniennes (maladie de Basedow*).

Lorsque l'exophtalmie est importante et empêche la fermeture totale des paupières, la cornée peut s'ulcérer.

**exotoxine** n. f. Toxine* libérée par la bactérie au cours de sa vie.

Son action pathogène est directe : c'est le cas de la toxine du botulisme*, de la diphtérie*, du tétanos*.

**exostose** n. f. Tumeur osseuse bénigne qui se développe à la surface des os, le plus souvent secondaire à un traumatisme ou d'origine rhumatismale.

Certaines exostoses apparaissent au moment de la croissance et diffusent à tout le squelette : c'est la *maladie ostéogénique* (v. OSTÉOGENÈSE).

**expectorant, e** adj. et n. m. Produit facilitant l'expulsion par la bouche des sécrétions des bronches et de la trachée.

Le benzoate de sodium, la terpine, l'ipéca à faible dose sont les plus usités.

**expectoration** n. f. Expulsion par la bouche de substances provenant de l'arbre respiratoire (trachée, bronches).

L'étude de l'expectoration est cytologique et bactériologique.

**expertise** n. f. **Expertise médicale,** acte par lequel un médecin, désigné par un magistrat ou une autorité, prête son concours technique afin de fixer et

d'évaluer l'état physique ou mental d'une personne.
On distingue : les *expertises médicales en matière criminelle* (assassinat, coups et blessures, viol, état mental, etc.), les expertises médicales *en matière civile* (accidents de travail agricole, accidents de droit commun, blessures involontaires), les expertises *amiables* ou *arbitrages*. En matière pénale, on désigne en principe au moins deux experts ; en matière civile, un seul, à moins que le tribunal n'estime nécessaire d'en désigner trois.
Le médecin désigné comme expert doit informer de sa mission la personne à examiner. Il rédige un rapport d'expertise qui ne doit révéler que les éléments de nature à fournir les réponses aux questions posées dans la décision qui l'a nommé : hors de ces limites, il est tenu au secret professionnel. Les experts en matière pénale exposent à l'audience, s'il y a lieu, le résultat de leurs opérations techniques après avoir prêté serment.

**expiration** n. f. Action de rejeter de l'air par les voies aériennes (bronches, trachée, nez ou bouche). [V. RESPIRATION.]

**explorateur, trice** adj. Se dit d'un procédé, d'une manœuvre ayant pour but de renseigner sur l'état d'un organe, le contenu d'une cavité ou d'un canal : *laparotomie* exploratrice, ponction* exploratrice.*

**exploration** n. f. **Explorations fonctionnelles,** ensemble des épreuves* qui mesurent l'état de fonctionnement d'un organe ou d'un appareil. (Les explorations fonctionnelles les plus importantes sont celles du foie*, des reins*, des poumons*.)

**explosion** n. f. Les explosions provoquent dans l'organisme des lésions dues aux projectiles eux-mêmes, au souffle de l'explosion (lésions vasculaires, pleuro-pulmonaires), à la libération de gaz toxiques (lésions nerveuses et broncho-pulmonaires). Les *explosions atomiques* provoquent en outre des lésions dues aux effets thermiques (brûlures) et aux effets des radiations nucléaires (irradiations aiguës).

**expressoémotif, ive** adj. **Crises expressoémotives,** manifestations pathologiques de l'émotion, que le malade traduit par les mouvements, les gestes, la mimique.

**expulsion** n. f. Période terminale de l'accouchement*.

**exquise** adj. f. **Douleur exquise,** se dit d'une douleur aiguë provoquée par la palpation d'un point très précis du corps.

**exsangue** adj. Littéralement, privé de sang ; en fait, qualifie un sujet dont la pâleur indique qu'il a perdu beaucoup de sang.

**exsanguinotransfusion** n. f. Intervention consistant à soustraire la plus grande partie du sang d'un malade et à le remplacer par le sang d'un donneur sain.
Chez l'adulte ou le grand enfant, l'exsanguinotransfusion est pratiquée pour lutter contre certaines intoxications.
**Exsanguinotransfusion du nouveau-né,** méthode de traitement de la maladie hémolytique du nouveau-né par incompatibilité sanguine fœtomaternelle. — Elle permet de remplacer les hématies (globules rouges) de l'enfant, porteuses d'anticorps, par des hématies indemnes, d'éliminer les déchets d'hémolyse (bilirubine) nocifs pour le cerveau. Le sang utilisé est celui d'un donneur de même groupe et Rhésus négatif non immunisé, introduit par la veine ombilicale.

**exsudat** n. m. Épanchement inflammatoire des épithéliums* ou des séreuses*, caractérisé par une richesse en protéines supérieure à 20 g par litre. (S'oppose à TRANSSUDAT.)

**exsudation** n. f. Formation d'un exsudat*.

**extemporané, e** adj. et n. f. Se dit d'un médicament qu'on doit préparer au moment de l'emploi, ou d'un examen histopathologique pratiqué au cours d'une intervention chirurgicale.

**extenseur** adj. et n. m. Se dit d'un muscle ou d'un groupe de muscles dont l'action provoque l'extension d'un segment de membre.

**extension** n. f. Action d'étendre, d'allonger un segment du corps sur le ou les segments adjacents.
**Extension continue,** méthode orthopédique de réduction d'une fracture par traction à l'aide de poids, de poulies et de câbles.

**externe** adj. En anatomie, le mot « externe » désigne les parties du corps les plus éloignées du plan sagittal médian du corps.

**extéroceptif, ive** adj. Se dit de la sensibilité qui reçoit ses stimulations de l'extérieur du corps.

**extincteur** n. m. Les extincteurs à gaz carbonique ($CO_2$) ainsi que ceux qui dégagent de la mousse (bicarbonates alcalins) et de la neige carbonique sont peu dangereux. Le tétrachlorure de carbone et le bromure de méthyle, trop dangereux, sont interdits et ont été remplacés par le bromure d'éthyle, le bromofluor (Fréon), nettement moins nocifs. Le tribromofluor est irritant pour les muqueuses. Les extincteurs doivent être régulièrement surveillés pour déceler les fuites.

**extinction** n. f. *Extinction de voix*, perte de la voix. (Syn. : APHONIE.)

**extirpation** n. f. Action de retirer complètement une lésion, une tumeur.

**extraction** n. f. Action d'extraire, d'enlever.

**Extraction de corps étrangers.**

***Corps étrangers introduits par plaie ou piqûre.*** Les corps étrangers des plaies superficielles et accessibles à la vue (terre, sable, débris de bois, épingles, etc.) peuvent être enlevés suivant les cas avec une compresse stérile ou une pince à écharde (à défaut, une pince à épiler) désinfectée. Il faut surtout veiller à ne pas les enfoncer plus profondément par une mauvaise prise.

Les corps étrangers opaques aux rayons X (éclats métalliques, plombs, balles, aiguilles, etc.) sont facilement localisés par la radiographie. Ils sont parfois déplacés loin de leur porte d'entrée. Seule une intervention chirurgicale pourra les enlever ; cependant, lorsqu'ils sont très bien tolérés, il est plus simple de les laisser en place (cas des plombs de chasse et même parfois des balles) s'ils ne font courir aucun risque.

Les corps étrangers transparents aux rayons X (éclats de verre, cailloux, bois, tissu) risquent de passer inaperçus, faisant courir un risque de suppuration prolongée, d'où la nécessité d'une exploration chirurgicale de toute plaie anfractueuse ou pouvant être profonde. Certains corps étrangers qui ne provoquent pas de suppuration peuvent être entourés de tissu fibreux (ils s'enkystent), ce qui peut nécessiter l'ablation chirurgicale.

***Objets déglutis.*** Ils sont surtout le fait d'enfants ou de nourrissons. Seuls les objets pointus (épingles de nourrice ouvertes) ou de plus de 6 cm doivent être enlevés chirurgicalement de l'estomac. Les petits objets non coupants peuvent être laissés dans le tube digestif : on surveillera leur évacuation dans les selles les jours suivants.

***Corps étrangers des voies respiratoires.*** Faisant tousser et étouffer, ils font courir un risque immédiat d'asphyxie. Il faut mettre le sujet tête en bas (suspendu par les pieds, si possible, si c'est un enfant), ouvrir la bouche et tirer sur la langue en tapotant légèrement le thorax, ce qui peut aider à faire sortir l'objet. Si la manœuvre échoue, il faut d'urgence confier l'enfant à un spécialiste pour faire l'extraction par laryngoscopie directe ou par bronchoscopie, parfois par trachéotomie*.

***Corps étrangers de l'œil.*** Peu importants et superficiels, ils sont faciles à extraire sous anesthésie locale. Les corps étrangers ayant pénétré dans le globe oculaire sont beaucoup plus dangereux. Leur extraction se fait avec un électroaimant s'ils sont aimantables ; elle est très difficile dans le cas contraire.

**Extraction dentaire.** L'extraction d'une dent, encore dite *avulsion**, est nécessaire lorsque les traitements conservateurs sont insuffisants (carie trop importante, dent fractionnée, etc.), ou lorsqu'une dent a une position anormale (dent incluse, déviée, etc.). Elle peut également être exigée par la pose d'une prothèse, par un traitement orthodontique ou par un traitement aux rayons X.

Les infections graves, le diabète, les troubles de la coagulation du sang, les maladies du cœur et des vaisseaux constituent des contre-indications aux extractions.

***Précautions avant les extractions.*** Il faut s'assurer qu'il n'existe pas de risque d'hémorragie. Les sujets qui saignent facilement connaissent généralement leur état, mais il est plus prudent de pratiquer l'examen de la crase* sanguine (temps de saignement, de coagulation, etc.). Les traitements anticoagulants doivent être suspendus. Des calmants ou tranquillisants légers peuvent être pris avant l'intervention, à l'exception de l'aspirine, qui fait saigner.

***Extractions simples et extractions chirurgicales.*** Les *extractions simples* se font sous anesthésie locale : les ligaments alvéolodentaires sont tranchés par des lancettes fines, puis la dent est déplacée par un levier dit «élévateur», puis prise dans une pince, le davier, qui permet de finir de l'extraire. L'hémostase est faite par compression : un tampon ou une compresse roulée, placée sur l'alvéole qui saigne, est pressé par la dent opposée en serrant les mâchoires.

Les *extractions chirurgicales* se font à l'hôpital ou en clinique, et généralement sous anesthésie générale. Elles s'adressent aux cas difficiles : racines fracturées, dent de sagesse ou canine incluses, etc.

***Soins après les extractions.*** Le praticien pose dans certains cas une mèche. Des bains de bouche sont prescrits avec des solutions antiseptiques et analgésiques. Des médicaments antihémorragiques peuvent être nécessaires en cas de saignements, des antibiotiques en cas d'infection.

***Complications des extractions dentaires.*** Elles sont rares si toutes les précautions ont été prises.

Chez le *sujet sain*, ce sont les malaises (lipothymies, syncopes), qui disparaissent en mettant la tête basse, des réactions

allergiques à l'anesthésique, des hémorragies pendant ou après l'intervention, des fractures de l'alvéole dentaire ou l'ouverture du sinus maxillaire, des ostéites.
Chez les *sujets malades*, on peut observer des infections des valvules du cœur (sujets atteints de cardiopathie valvulaire), des infections générales (diabétiques) ; les hémophiles et autres sujets atteints de syndromes hémorragiques risquent des accidents hémorragiques graves et ne doivent être opérés qu'en milieu hospitalier.

**extradural, e, aux** adj. Qui est situé en dehors de la dure-mère, le feuillet le plus externe des méninges.
**Hématome extradural,** épanchement sanguin constitué entre l'os et la dure-mère, dû à la déchirure traumatique d'une artère.
L'hématome extradural se manifeste précocement par une perte de connaissance suivie d'une amélioration. Il doit être opéré dans les heures qui suivent le traumatisme, sinon il entraînera la mort.

**extrait** n. m. Médicament obtenu à partir de drogues végétales ou animales sèches, par dissolution au moyen de solvants et par des méthodes déterminées, puis par évaporation de la solution obtenue, jusqu'à une concentration ou une consistance adaptées.

**extrapyramidal, e, aux** adj. **Faisceau extrapyramidal,** voie motrice située dans la moelle* épinière et qui contrôle les mouvements semi-automatiques et involontaires. (V. SYSTÈME NERVEUX*, *Anatomie.*)
**Syndrome extrapyramidal,** ensemble de signes neurologiques qui apparaissent lors de lésions des *noyaux gris* centraux* (v. CERVEAU) qui contrôlent le tonus et les mouvements automatiques élémentaires. Le syndrome extrapyramidal le plus fréquent se rencontre dans la maladie de Parkinson*, qui associe une *akinésie** (réduction considérable de la motricité), une *rigidité*, un *tremblement*. On observe aussi des perturbations de la marche, de la parole et de l'écriture liées à la disparition des automatismes. D'autres manifestations de lésions des noyaux gris centraux sont les *mouvements anormaux*, l'*athétose* (oscillations lentes), les *dystonies* (contractions intermittentes entraînant de brusques mouvements des membres), la *chorée**, l'*hémiballisme* (mouvements extrêmement brusques, de grande amplitude).

**extrasystole** n. f. Contraction cardiaque supplémentaire, naissant en dehors des contractions normales et perturbant la régularité du rythme* cardiaque.

**extra-utérin, e** adj. En dehors de l'utérus.
**Grossesse extra-utérine,** grossesse dont l'œuf et l'embryon se développent en dehors de la cavité utérine. Le plus souvent, l'œuf s'implante dans la trompe, réalisant une grossesse tubaire, mais il peut également s'implanter sur l'ovaire ou sur le péritoine. Les causes de cette anomalie sont toutes celles qui peuvent gêner la migration de l'œuf vers l'utérus, notamment celles qui sont liées à une malformation ou à une infection de la trompe. Les conséquences de l'implantation anormale de l'œuf sont graves. La distension progressive de la trompe et sa dilacération sous l'action des villosités de l'œuf entraînent la fissuration, puis l'éclatement. La trompe ainsi dilacérée saigne dans la cavité péritonéale, soit de façon brutale (inondation cataclysmique), soit de façon progressive (hématocèle ou hématosalpynx).
Le diagnostic est l'un des plus difficiles de la gynécologie. Les signes fonctionnels consistent en douleurs pelviennes, en pertes de sang noirâtres et en malaises syncopaux, que la malade se sache ou non enceinte. En cas de suspicion de grossesse extra-utérine, l'hospitalisation en milieu chirurgical s'impose d'urgence. Elle permet de recourir à des examens complémentaires, et en particulier à la cœlioscopie.
Toute grossesse extra-utérine diagnostiquée doit être opérée d'urgence, car les complications hémorragiques, qui mettent en jeu la vie de la femme, sont inéluctables. Le plus souvent, les lésions de la trompe sont telles qu'elles imposent son ablation (salpingectomie).

**extrapérioste, e** adj. Désigne l'abord ou la façon de dénuder un os de ses attaches musculaires en laissant le périoste en place.

**extrophie** ou **exstrophie** n. f. **Extrophie vésicale,** malformation rare des voies urinaires, dans laquelle la vessie s'ouvre directement à la peau de l'abdomen. Elle nécessite une délicate intervention chirurgicale.

**exulcération** n. f. Ulcération en relief, qui s'observe notamment au niveau du chancre* syphilitique.

# F

**fabulation** n. f. Production de l'imagination, plus ou moins cohérente et adaptée, qui se substitue au réel dans l'esprit du sujet.
La fabulation est normale chez l'enfant jeune. Par contre, son caractère persistant la rend pathologique, et elle devient le symptôme central de la mythomanie*.

**face** n. f. Région de la tête située en avant et au-dessous du crâne.
**Anatomie.** Le squelette de la face est composé de 14 os soudés entre eux, à l'exception du maxillaire inférieur, et creusé de 7 cavités principales : la cavité buccale, les fosses nasales, les deux cavités orbitaires et les deux fosses ptérygo-maxillaires. Ces cavités renferment des organes essentiels à la respiration, à l'odorat, à la vision, à la digestion, au goût et à l'expression.
**Traumatisme de la face.** Les *plaies de la face* sont particulièrement fréquentes; elles posent avant tout un problème esthétique : en l'absence ou, même, en dépit d'un traitement immédiat et correct, des interventions de chirurgie plastique sont souvent nécessaires dans les cas graves.
Les *fractures de la face* atteignent essentiellement les os propres du nez (qui, non réduites immédiatement, entraînent une déformation difficile à corriger par la suite), les maxillaires supérieurs (avec risque d'infection des sinus). Les fractures du maxillaire inférieur nécessitent une immobilisation d'urgence.
La *luxation du maxillaire inférieur* est assez fréquente, facilement réductible. (V. MAXILLO-FACIAL.)

**facial, e, aux** adj. Qui se rapporte à la face, à la figure.
**Anatomie.** *Massif facial,* ensemble osseux qui sert de support à la peau et aux différents constituants anatomiques du visage. (V. FRONTAL, MAXILLAIRE.)
*Nerf facial* (ou VIIe paire des nerfs crâniens), nerf moteur des muscles peauciers de la face. Le nerf facial sort du crâne par le trou dit « stylo-mastoïdien », et traverse la glande parotide*, où il se divise en ses branches terminales, dont les ramifications vont innerver les muscles de la face.
**Pathologie du nerf facial.** ***Paralysie faciale.*** L'atteinte d'un nerf facial le long de son trajet se traduit par la paralysie de la moitié correspondante du visage. C'est une paralysie dite *périphérique*, par opposition à la paralysie *centrale* par atteinte de l'origine du nerf dans le tronc cérébral. La paralysie faciale entraîne une asymétrie du visage : les traits du côté paralysé sont effacés, le coin de la bouche est tombant, la face paralysée semble attirée du côté sain, l'asymétrie s'accusant encore dans la mimique. Les causes de paralysie du nerf facial sont multiples : tumeurs intracrâniennes, fractures du rocher, otites, lésions parotidiennes, etc., jusqu'à la classique paralysie faciale dite *a frigore*, consécutive à une exposition au froid.
***Hémispasme facial.*** C'est un syndrome caractérisé par des crises de contractures sporadiques, d'abord localisées, puis s'étendant à toute la moitié du visage.
**Névralgie faciale.** C'est la conséquence d'une atteinte du *nerf trijumeau* (V[e] paire des nerfs crâniens), nerf qui assure la sensibilité de la face. La névralgie faciale se manifeste par une douleur atroce, en éclair, dans le territoire d'une des trois branches du nerf (orbites, nez, maxillaires). Les douleurs peuvent être spontanées ou déclenchées par une stimulation quelconque. Rebelles aux calmants habituels, elles peuvent céder à certains dérivés de l'aconit*, aux hydantoïnes*, à certains anticonvulsivants. Parfois, il faut recourir à des infiltrations anesthésiques de la région du nerf, voire à la neurochirurgie (section de la racine du nerf).

**faciès** n. m. Expression du visage, notamment au cours de certaines maladies.

**facilitation** n. f. Phénomène grâce auquel la réponse à une stimulation nerveuse est accrue ou accélérée par un stimulus associé. (Syn. : ACTIVATION, SOMMATION.)

**facteur** n. m. Terme servant à désigner une substance que l'on peut mettre en évidence par son action physiologique, mais dont on ne connaît pas encore la composition chimique exacte.
**Facteur intrinsèque,** protéine du suc gastrique qui assure l'absorption de la vitamine B12.

**faiblesse** n. f. Manque de forces.
La faiblesse peut être *passagère ;* elle est due alors à une baisse de tension (v. HYPOTENSION) ou à une perturbation du cerveau (v. LIPOTHYMIE), ou, encore, elle marque le début d'une maladie. La fai-

blesse *localisée* à un groupe de muscles ou à un membre est une parésie*. La faiblesse *permanente* peut être constitutionnelle (v. ASTHÉNIE, PSYCHASTHÉNIE) ou due à un manque d'entraînement.

**faim** n. f. Sensation du besoin de s'alimenter. — La faim peut entraîner des dérèglements psychophysiologiques perturbant les comportements visant à la satisfaire.

En pathologie, une faim insatiable est appelée *boulimie**. L'absence totale de faim est l'*anorexie**.

**falciforme** adj. Qui a la forme d'une faux ou d'un croissant.

Se dit des hématies dans la drépanocytose, ou anémie* à hématies falciformes.

**Fallot (tétralogie de).** V. TÉTRALOGIE.

**famine** n. f. Manque critique de produits alimentaires, dû en particulier à des conditions atmosphériques catastrophiques (sécheresse, inondations) ou à des bouleversements socioéconomiques (guerre, révolution).

Les famines provoquent des états de cachexie*, des syndromes de Kwashiorkor*, des avitaminoses*.

**Fanconi (maladie de),** anémie de type familial, s'accompagnant d'une diminution du nombre des globules blancs et des plaquettes, ainsi que de diverses malformations.

**fangothérapie** n. f. Traitement par bains ou applications de boues* thermales.

**fantôme** adj. **Membre fantôme,** se dit de la perception d'un membre ou d'un segment de membre amputé.

Le sujet, parfaitement conscient de son amputation, continue à avoir l'impression que son membre est là en totalité ou en partie.

**faradique** adj. Se dit d'un courant électrique de haute tension et de faible intensité, utilisé en électrothérapie* *(faradisation).*

**fard** n. m. Les fards peuvent provoquer des accidents cutanés : acné, pyodermites ; les fards à paupières, des blépharites*, contagieuses lorsqu'un même fard est utilisé par plusieurs femmes. L'absorption accidentelle par la bouche est peu dangereuse.

**farine** n. f. Poudre obtenue par la mouture des céréales, en particulier du froment, après séparation de leur enveloppe.

**Diététique.** Fournies par les céréales et les légumineuses, les farines sont un élément important de l'alimentation humaine. Elles sont constituées d'eau, de glucides, de protides, de lipides, de substances minérales, d'enzymes et de vitamines.

***Farines pour nourrissons.*** Pour l'alimentation du nourrisson, on dispose de trois types de farines :

— celles du premier âge, contenant plus de 80 p. 100 de substances amylacées et peu d'albumine (1 p. 100) ;

— celles qui sont employées lors du sevrage, comme les farines de céréales, plus riches en protéines (albumines) ;

— les farines de légumineuses, riches en azote.

Les *farines diastasées* sont des farines dont les grains ont subi un début de germination.

Les *farines lactées* proviennent soit d'un mélange avec de la poudre de lait, soit d'une imprégnation profonde avec du lait entier.

La *décoction farineuse* est utilisée pour remplacer l'eau de coupage des biberons, à partir des 2ᵉ et 3ᵉ mois, pour habituer le nourrisson à digérer les farines.

**Pharmacie.** En pharmacie, on désigne sous l'appellation impropre de « farines » des poudres de végétaux obtenues par écrasement. Citons : la *farine de lin*, qui sert à préparer les cataplasmes ; la *farine de moutarde*, qui possède des propriétés révulsives, servant à la préparation des sinapismes. (Elle doit être conservée à l'abri de l'humidité.)

**fasciculation** n. f. Contraction isolée, involontaire et anarchique de groupes de fibres musculaires, n'aboutissant cependant jamais à un mouvement, et que l'on peut voir saillir sous la peau.

Les fasciculations s'observent au cours de diverses atteintes du système nerveux.

**fasciculé, e** adj. Se dit d'une tumeur organisée en faisceaux, parallèles ou entrecroisés (fibrome, sarcome, névrome, neurinome).

**fatigabilité** n. f. État des sujets qui se fatiguent facilement. (V. FATIGUE.)

**fatigue** n. f. Diminution des capacités de performance d'un organe ou de l'organisme entier devant l'exercice, rendant celui-ci pénible, voire douloureux. (On constate alors, parallèlement à la diminution des possibilités d'action, un ralentissement des réactions pouvant aboutir à une totale incapacité d'agir.) [Syn. : ASTHÉNIE.]

**La fatigue physique.** On peut mettre en évidence la fatigue musculaire par l'enregistrement graphique des contractions musculaires et de leur amplitude au moyen d'un ergographe.

La fatigue musculaire se manifeste par l'épuisement plus ou moins rapide, suivant le degré d'entraînement, de l'efficacité des contractions, lesquelles finissent par disparaître. Les cellules nerveuses, que la fatigue n'altère pas directement, sont touchées, comme l'ensemble de l'organisme, par les conséquences métaboliques de la fatigue. Notamment, alors qu'une fatigue d'importance moyenne se répare par le sommeil qu'elle entraîne, une fatigue intense peut provoquer l'insomnie.

Devant une fatigabilité anormale, il faut se méfier d'une maladie non déclarée (tuberculose, cancer) ou d'une insuffisance glandulaire, notamment surrénale.

Si, malgré la fatigue, l'effort se poursuit au-delà des possibilités de résistance de l'organisme, le sujet parvient à un état irréversible qu'on appelle l'*épuisement*.

**La fatigue nerveuse.** Encore appelée *asthénie neuropsychique*, c'est un symptôme fréquent. Elle est ressentie comme un épuisement ou une faiblesse anormale et durable, qui apparaît dès le matin. Elle se distingue de la fatigue normale par le fait qu'il s'agit d'une manifestation subjective, moralement pénible et qui ne dépend pas d'un effort réel. Elle n'a pas de cause organique et ne disparaît pas avec le repos. Son origine est psychologique. Elle se manifeste dans un grand nombre d'états névrotiques plus ou moins francs, entrant dans le cadre de l'hystérie, de l'hypocondrie ou de la psychasthénie. Un choc affectif ou une tension psychique due à des conflits familiaux ou professionnels peuvent entraîner un épuisement qui s'installera dans un contexte de dépression.

**Prévention de la fatigue.** Une hygiène de vie où le repos alterne avec l'effort de façon régulière, au rythme de chacun, est la meilleure prévention contre la fatigue, notamment un sommeil quotidien suffisant et autant que possible d'une seule traite.

La fatigue musculaire sera efficacement réparée par un massage après l'effort.

Sur le plan de l'hygiène alimentaire, une ration équilibrée et adaptée aux besoins de l'organisme est une condition essentielle pour retarder l'apparition de la fatigue. Elle devra contenir tous les éléments nutritifs, en particulier les vitamines B3 (ou PP), B6 et C.

Aucun médicament ne peut supprimer la fatigue. On se méfiera, entre autres, des diverses substances qui permettent de prolonger l'effort : amphétamines, et, à un moindre degré, café et thé. Retardant la phase de récupération, l'emploi abusif de ces substances peut être néfaste.

Dans les fatigues en rapport avec une maladie, c'est évidemment le traitement de la maladie qui constitue le premier geste thérapeutique.

Certaines thérapeutiques médicamenteuses, du type antidépresseurs, tranquillisants, amènent une amélioration de la fatigue nerveuse. Enfin, dans les cas plus complexes, la psychothérapie permet de résoudre les problèmes du malade.

**faux** n. f. Repli courbe d'une membrane.

La faux du cerveau, la faux du cervelet sont des replis de la dure-mère.

**faux, fausse** adj. **Faux croup**, gêne respiratoire grave (dyspnée), due à une laryngite* striduleuse ou à une laryngite sous-glottique,

**Fausse côte.** V. CÔTE, *Anatomie*.

**Fausse couche.** V. AVORTEMENT.

**Fausse route.** 1. *Fausse route alimentaire*, accident grave dû au passage dans les voies respiratoires (la trachée et les bronches) des aliments ou liquides lors de la déglutition. Les fausses routes alimentaires peuvent provoquer des syncopes ou être la cause d'infections pulmonaires (broncho-pneumonies dites « de déglutition »).

Pour éviter les fausses routes, il faut ne pas faire boire trop vite le nourrisson, bien lui faire faire ses « rots », et coucher les bébés vomisseurs sur le côté.

**favisme** ou **fabisme** n. m. Maladie déclenchée, *chez des individus prédisposés*, par l'ingestion de certaines fèves ou par l'inhalation de fleurs de fèves, et consistant en une anémie hémolytique grave, accompagnée de fièvre et de troubles digestifs.

**Favre et Racouchot (maladie de),** maladie de l'homme après la cinquantaine, dépouvue de tout caractère de gravité, et constituée par la présence, à l'angle externe des yeux et sur les tempes, de nombreux comédons et petits nodules blancs.

**favus** n. m. Dermatose parasitaire due à un champignon parasite de l'homme et des animaux, *Trichophyton schoenleini*.

Le favus entraîne une chute des cheveux diffuse, le cuir chevelu étant parsemé de croûtes jaunâtres, malodorantes et déprimées en godet.

**fébrifuge** adj. et n. m. Se dit d'un médicament qui combat la fièvre. (V. ANTIPYRÉTIQUE.)

**fécal, e, aux** adj. Relatif aux résidus de la digestion, les fèces, plus couramment appelées *matières fécales* ou *selles*. (V. FÈCES.)

**fécaloïde** adj. Qui ressemble aux matières fécales.

Les *vomissements fécaloïdes* sont le rejet par la bouche du contenu intestinal.

**fécalome** n. m. Volumineuse masse de matières fécales durcies, qui, stagnant dans le rectum ou même dans le côlon

d'un malade constipé, peut simuler une tumeur abdominale.
Son évacuation nécessite parfois la fragmentation digitale ou instrumentale.

**fèces** n. f. pl. Résidus de la digestion. (Syn. : MATIÈRES FÉCALES, SELLES.)
Les matières fécales, ou fèces, sont composées d'eau (75 p. 100), de résidus alimentaires, surtout cellulosiques, de cellules intestinales desquamées et de bactéries. Leur pH* est neutre.
L'examen des selles, ou *examen coprologique*, est d'une grande utilité en pathologie digestive. Il permet une étude chimique de la fonction digestive, ainsi que la détection de bactéries, de parasites ou de leurs œufs, ou de kystes.

**fécondation** n. f. Pénétration d'un spermatozoïde dans un ovule mûr.
Après avoir été libéré par le follicule de De Graaf, au niveau de l'ovaire (v. OVULATION), l'ovule est capté par les franges du pavillon de la trompe utérine et active ainsi dans le tiers externe de cette trompe, où il se trouve en présence des spermatozoïdes qui ont remonté la cavité utérine et les deux tiers internes de la trompe, en quelques heures. Un seul spermatozoïde, le premier arrivé, pénètre l'ovule, car, dès que la pénétration est effectuée, l'ovule devient imperméable aux autres. Immédiatement après commence la fusion des éléments des deux gamètes. La tête du spermatozoïde, le pronucleus mâle, vient s'accoler au noyau de l'ovule, pronucleus femelle. La chromatine de chacun se condense en 23 chromosomes (dans l'espèce humaine) et la fusion aboutit à deux fois 23 chromosomes (soit 46). La première cellule ainsi formée, l'œuf, ou zygote, se divise très vite en deux, puis quatre et ainsi de suite, devenant peu à peu l'embryon. La fécondation ainsi réalisée est suivie de la migration de l'œuf dans la lumière de la trompe, jusqu'à la cavité utérine.
Chez la femme présentant un cycle normal de 28 jours, la fécondation se fait vers le 14e jour.
**Fécondation « in vitro »**, traitement de la stérilité par prélèvement d'un ovule, mise en contact de celui-ci avec les spermatozoïdes en laboratoire, puis implantation de l'œuf dans l'utérus maternel. L'enfant ainsi obtenu est dit « bébé-éprouvette ».

**fécondité** n. f. Possibilité de se reproduire et, chez la femme en particulier, possibilité de fécondation* à la suite d'un coït.
La période de fécondité ne dure que de 3 à 4 jours à chaque cycle menstruel. Elle commence 2 jours avant l'ovulation et se termine de 2 à 3 jours après elle.

**féculent** n. m. Aliment riche en amidon. Les féculents doivent être pesés dans le régime des diabétiques, et ils sont déconseillés en cas de troubles digestifs (flatulence).

**feed-back** n. m. (mots angl. signif. *contrôle en retour*). Expression servant à désigner le mécanisme par lequel la réponse d'un système est influencée par le produit de son fonctionnement.
On se sert de cette expression en physiologie pour désigner le mécanisme de rétrocontrôle par lequel les variations du taux sanguin d'une hormone entraînent, au niveau de l'hypophyse, une inhibition des sécrétions de la glande qui la produit ou, au contraire, une stimulation de ces sécrétions. (V. HYPOPHYSE.)

**fêlure** n. f. Fracture incomplète, ou sans déplacement des fragments osseux.

**féminisation** n. f. Régression des caractères sexuels secondaires masculins, chez un homme, et apparition de caractères féminins.
Cette régression peut survenir après castration ou après traitement par les œstrogènes (hormones féminines) chez un homme.

**féminisme** n. m. État d'un individu masculin présentant des caractères propres à la femme.
Parmi ces caractères, il faut noter, en particulier, le développement des seins et des hanches, l'absence de barbe, la finesse de la peau, etc. Le féminisme peut créer une tendance à l'homosexualité et une disposition pour les occupations et les goûts féminins.

**femme** n. f. La femme se définit par un certain nombre de critères qui déterminent son appartenance sexuelle féminine.
Son sexe *génétique* est caractérisé par la présence dans sa formule chromosomique de deux chromosomes sexuels X, soit XX.
Son sexe *gonadique* (v. GONADE) est défini par la présence de deux ovaires. De ces ovaires dépend le sexe hormonal, c'est-à-dire la sécrétion d'hormones folliculiniques et progestatives, ainsi que le sexe *gamétique* (v. GAMÈTE), c'est-à-dire la production d'ovules.
Son sexe *morphologique* est caractérisé par la présence d'organes génitaux externes (vulve, clitoris) qui lui sont propres.
Outre ses organes génitaux, la femme se différencie de l'homme par des caractères anatomiques particuliers : os plus petits et plus fragiles, masses musculaires moins importantes, peau plus fine, glandes sudoripares moins développées, pilosité pubienne triangulaire, masses graisseuses disposées électivement au niveau des hanches, du bassin et des cuisses, che-

veux plus longs et plus fins, s'implantant bas. La morphologie générale (mensurations) montre un diamètre des épaules plus petit, mais un diamètre des hanches plus large que chez l'homme.
Sur le plan *physiologique*, la femme est caractérisée par la périodicité de son cycle menstruel et par des constantes biologiques légèrement différentes de celles de l'homme.
Sur le plan *psychologique* enfin, la femme se distingue par son émotivité, son instinct maternel et protecteur.

**fémoral, e, aux** adj. Qui a rapport avec le fémur.
**Artère fémorale.** Elle fait suite à l'artère iliaque externe au niveau de l'arcade crurale, descend dans le canal fémoral, à la partie antéro-interne de la cuisse, jusqu'à l'anneau du troisième adducteur où elle devient artère poplitée.

**fémorocutané, e** adj. et n. m. Relatif à la peau de la cuisse.
Le *nerf fémorocutané* est un nerf sensitif se distribuant aux téguments de la face externe de la cuisse.
La *névralgie du fémorocutané* se traduit par des douleurs et une perte de sensibilité dans le territoire du nerf, surtout à la marche et à la station debout.

**fémur** n. m. Os qui forme le squelette de la cuisse.
**Anatomie.** Le fémur s'articule en haut avec l'os iliaque, en bas avec le tibia. L'extrémité supérieure comprend la *tête*, articulaire, unie au *corps* de l'os par le *col* et les *trochanters*. L'extrémité inférieure est divisée en deux éminences latérales, les *condyles*.
**Fractures du fémur.** ***Les fractures du col du fémur.*** Elles atteignent électivement les sujets âgés, surtout la femme ; la fragilité de la trame osseuse du col du fémur chez le vieillard explique qu'un traumatisme minime puisse en être la cause. Le diagnostic est facilement évoqué devant l'impotence, la douleur, l'attitude anormale (pied en dehors) du membre inférieur et son raccourcissement. La radiographie confirme le diagnostic et en précise la variété : fracture cervicale ou cervico-trochantérienne.
Le trait de la *fracture cervicale vraie* détache la tête du fémur en laissant un grand fragment de col solidaire du trochanter. Cette fracture consolide souvent mal, évoluant vers la nécrose de la tête fémorale.
Dans les *fractures cervico-trochantériennes*, le col est fracturé à sa base et vient s'engréner dans le massif trochantérien. Même imparfaitement réduites, ces fractures consolident toujours.
Le *pronostic des fractures du col du fémur* est sombre chez le sujet âgé, du fait des complications qu'entraîne l'alitement prolongé : phlébites, escarres, infection urinaire. Le seul remède est la mobilisation précoce : mise au fauteuil immédiate, appui sur le membre fracturé le plus rapidement possible. Cela n'est possible que par le traitement opératoire : ostéosynthèse des fractures cervico-trochantériennes, remplacement de la tête fracturée par une prothèse métallique dans les fractures cervicales.
***Les fractures de la diaphyse* fémorale.*** Elles succèdent à un traumatisme violent et entraînent un état de choc important, d'autant qu'elles sont souvent associées à d'autres lésions (polytraumatisés). Leur traitement d'urgence comporte la réanimation du blessé, le parage* de la plaie en cas de fracture ouverte et la mise en extension continue pour soulager la douleur ; cette technique peut parfois être poursuivie jusqu'à la consolidation, mais, le plus souvent, il faut avoir recours à l'ostéosynthèse*.
***Les fractures de l'extrémité inférieure du fémur.*** Elles sont fréquentes (accidents de la route). Leur traitement est difficile, et des séquelles ne sont pas rares (raideurs du genou).

**fenestration** n. f. Opération contre la surdité, qui consiste à ménager une « fenêtre » dans la paroi entre oreille moyenne et interne. (V. SURDITÉ.)

**fenêtre** n. f. **Fenêtre ovale, fenêtre ronde,** orifices faisant communiquer l'oreille moyenne avec l'oreille interne.

**fente** n. f. **Fente palpébrale,** intervalle qui sépare les paupières supérieure et inférieure.
**Fente sphénoïdale,** fente osseuse située dans l'orbite et faisant communiquer celle-ci avec l'étage moyen de la base du crâne.

**fer** n. m. Métal très répandu dans la nature et dont le corps humain contient de 4 à 5 g.
Le fer est apporté par l'alimentation : de 10 à 15 mg par jour, quantité qui dépasse largement les besoins de l'organisme, lequel n'en absorbe que 1 mg environ par voie intestinale. L'élimination est négligeable. Le fer étant un constituant de l'hémoglobine, donc du sang, les besoins de l'organisme en sont accrus en cas de saignement quel qu'il soit.
En clinique, on dose le fer sérique, dont le taux se situe normalement à 130 γ (gammas) pour 100 ml de sang. Ce taux peut être abaissé, notamment dans certaines anémies dites *hypochromes*. Il peut être augmenté dans les syndromes de surcharge en fer (v. HÉMOCHROMATOSE).

**ferment** n. m. Substance capable de provoquer une transformation chimique dans la matière vivante. (Syn. : ENZYME.)

**Ferments lactiques**, ferments agissant sur le lait et produisant de l'acide lactique.

Les ferments lactiques sont employés en ampoules ou gélules pour rétablir une flore intestinale normale dans certaines diarrhées et au cours des traitements antibiotiques.

**fermentation** n. f. Ensemble de modifications chimiques subies par un milieu organique sous l'influence de ferments provenant de bactéries ou de levures (fermentation alcoolique, lactique, etc.).

**ferrugineux, euse** adj. Qui renferme du fer. (Syn. : MARTIAL.)

**fesse** n. f. Région située en bas du tronc, en arrière de la hanche.

**Anatomie.** La forme convexe de la fesse est due aux muscles fessiers : en profondeur, *petit et moyen fessiers*, abducteurs* et rotateurs de la cuisse ; en surface, le muscle *grand fessier*. La région fessière est traversée par les vaisseaux et nerfs fessiers, vaisseaux ischiatiques et honteux internes, et surtout *nerfs grand et petit sciatiques*.

**Injections dans la fesse.** Les injections intramusculaires, pour ne pas léser d'élément vasculo-nerveux ni surtout le nerf sciatique, doivent se faire dans le quadrant supéro-externe de la fesse, c'est-à-dire au-dessous et en arrière de la crête iliaque.

**fétichisme** n. m. Perversion sexuelle, le plus souvent masculine, où l'excitation sexuelle est provoquée par un objet inanimé ou une partie du corps humain.

**feu** n. m. **Feu de dent**, rougeur et augmentation de la chaleur de la joue, précédant, chez un nourrisson, la percée d'une dent de lait.

**Feu sacré** (ou *de saint Antoine*), le zona*.

**feuillet** n. m. **Feuillet embryonnaire**, ébauche primitive née des cellules du bouton embryonnaire.

Les deux premiers feuillets, l'*ectoblaste* et l'*endoblaste*, sont mis en place dès le 8e jour après la fécondation. Le dernier, appelé *chordomésoblaste*, situé entre les deux précédents, se constitue vers la 3e semaine. (V. EMBRYON.)

**fibre** n. f. Terme général désignant une structure tissulaire élémentaire, cellulaire, multicellulaire ou intercellulaire, ayant une forme allongée.

Il existe des fibres musculaires, des fibres nerveuses, des fibres collagènes (substance intercellulaire).

**fibreux, euse** adj. **Tissu fibreux**, variété de tissu conjonctif formé de fibres collagènes, parallèles ou entrecroisées, mais gardant une direction prédominante, et baignant dans une substance fondamentale résistante.

Normalement constitutif des tendons, aponévroses et ligaments articulaires, le tissu fibreux peut se former en pathologie dans des tissus où il n'a pas sa place, notamment à la suite d'une inflammation : fibrose pulmonaire, hépatique, etc. Peu perméable aux échanges, le tissu fibreux entraîne la sclérose (durcissement) de l'organe qu'il envahit (v. FIBROSE).

**fibrillation** n. f. **Fibrillation auriculaire (F.A.)**, activité anarchique des fibres musculaires des oreillettes cardiaques, n'entraînant pas de contraction efficace de celles-ci, pendant que les ventricules se contractent en arythmie complète, c'est-à-dire de manière tout à fait irrégulière.

La F.A. se traduit à l'électrocardiogramme par de nombreuses petites ondulations, irrégulières en nombre et en valeur, ou ondes f (de fibrillation), à la place de l'onde P de contraction auriculaire normale.

**Fibrillation musculaire.** V. FASCICULATION.

**Fibrillation ventriculaire**, activation anarchique et désordonnée des ventricules cardiaques, sous l'effet d'une stimulation anormale du myocarde ventriculaire, lequel ne se contracte plus de manière efficace. — La fibrillation ventriculaire se traduit à l'électrocardiogramme par un tracé d'ondulations se succédant à un rythme compris entre 250 et 500 par minute. Survenant généralement au cours d'une cardiopathie préexistante, la fibrillation peut aussi apparaître lors d'une électrocution. Si elle n'est pas immédiatement réduite (v. DÉFIBRILLATION), la fibrillation ventriculaire entraîne la mort.

**fibrille** n. f. Élément essentiel des fibres musculaires, lisses ou striées.

**fibrine** n. f. Protéine formée à partir du fibrinogène, sous l'action de la thrombine. (C'est le caillot de fibrine qui, en emprisonnant les éléments figurés du sang, est l'agent essentiel de l'arrêt du saignement [v. COAGULATION].)

Le taux sanguin de fibrine, ou fibrinémie, est évalué à partir de la quantité de fibrinogène contenue dans un échantillon de plasma qu'on fait coaguler. Normalement de 4 à 5 g par litre de plasma, il varie dans divers états pathologiques (v. FIBRINOGÈNE).

**fibrinogène** n. m. Protéine soluble, de forme très allongée, présente dans le plasma sanguin.

La transformation du fibrinogène en

fibrine insoluble par action de la thrombine forme le caillot (v. FIBRINE).

**fibrinolyse** n. f. Phénomène de dégradation de la fibrine*.

Survenant normalement à partir de la 24e heure de la coagulation, le processus de fibrinolyse assure l'élimination des restes du caillot, une fois l'hémostase (ou arrêt du saignement) terminée.

Dans certaines circonstances pathologiques, comme un accouchement compliqué, un avortement, un cancer, ou en période postopératoire, la fibrinolyse peut se produire trop rapidement, empêchant toute coagulation et entraînant les hémorragies cataclysmiques de ces états dits «de fibrinolyse aiguë».

**fibroblaste** n. m. Cellule conjonctive jeune qui aboutit, par maturation, au fibrocyte, cellule du tissu conjonctif fibreux.

**fibroélastose** n. f. Prolifération pathologique dans le tissu conjonctif des éléments fibreux et élastiques.

**Fibroélastose de l'endocarde**, maladie caractérisée par un envahissement de l'endocarde par des fibres élastiques. — Elle aboutit rapidement à la défaillance cardiaque.

**fibromatose** n. f. Affection caractérisée par la présence de plusieurs fibromes.

**fibrome** n. m. Terme désignant une tumeur formée de tissu fibreux pur, mais également les fibromyomes de l'utérus, formés à la fois de tissus fibreux et musculaire.

On observe des fibromes au niveau de tous les organes. Si le tissu fibreux est associé à d'autres tissus (cartilage, graisse, muqueuse, etc.), on utilise le nom composé correspondant (fibrochondrome, fibrolipome, fibromyome, etc.). Si le fibrome est de nature maligne, on parle de fibrosarcome.

**Fibrome du derme**, petite lésion bénigne, de la taille d'une lentille, développée dans le derme de l'avant-bras ou de la jambe.

**Fibrome de l'utérus**, expression utilisée couramment pour désigner un fibromyome, tumeur bénigne formée aux dépens de l'utérus.

C'est une affection fréquente après la trentaine, qui touche surtout les femmes n'ayant pas eu d'enfants. Le fibrome peut se développer sur le col, l'isthme ou le corps de l'utérus. Il peut rester cantonné dans le sein du muscle utérin (fibrome interstitiel), évoluer vers la cavité utérine, en soulevant la muqueuse (fibrome sous-muqueux), ou se développer vers l'extérieur en soulevant le péritoine (fibrome sous-séreux).

Les signes révélateurs sont le plus souvent des modifications des règles, qui augmentent peu à peu en durée et en abondance, et s'accompagnent de caillots. Accessoirement peuvent exister des pesanteurs et une leucorrhée (pertes blanches). Le toucher vaginal révèle un utérus augmenté de volume, dur et irrégulier. L'hystérographie est indispensable pour le confirmer ou le révéler dans les cas où il serait inaccessible à l'examen gynécologique. Beaucoup de fibromes sont parfaitement supportés ; d'autres peuvent entraîner des complications :

1. Les règles hémorragiques peuvent devenir sérieuses du fait de leur abondance, de leur répétition et de leur résistance aux traitements habituels. Elles sont alors susceptibles d'entraîner un état d'anémie avec asthénie ;
2. Une infection (non pas du fibrome lui-même, mais des trompes) peut survenir ;
3. Certains fibromes, notamment ceux de l'isthme et du col, tendent à comprimer les organes voisins (vessie, rectum, uretères et veines) contre les parois osseuses inextensibles du bassin ;
4. Enfin, beaucoup plus rarement, on peut observer la torsion d'un fibrome sur son pédicule ou une nécrobiose (mortification locale) aseptique. La dégénérescence maligne (cancérisation) est exceptionnelle. La survenue d'une grossesse chez une femme porteuse d'un fibrome est possible.

***Traitement.*** Le traitement médical utilise les hémostatiques et les hormones progestatives. L'intervention chirurgicale peut n'enlever que le fibrome (myomectomie) ou retirer l'utérus lui-même (hystérectomie).

**fibromyome** n. m. Vrai nom du «fibrome*» de l'utérus.

**fibroscope** n. m. Variété d'endoscope* dans lequel les rayons lumineux sont conduits par un faisceau de fibres de verre synthétique très souples, donnant à l'appareil une remarquable flexibilité.

**fibrose** n. f. Transformation fibreuse d'un tissu.

**Fibrose cardiaque du nourrisson.** V. FIBROÉLASTOSE.

**Fibrose pulmonaire**, épaississement fibreux de la paroi des alvéoles pulmonaires, entravant la diffusion de l'oxygène et provoquant de ce fait une insuffisance respiratoire progressive. — Un grand nombre d'affections peuvent être à l'origine de cette transformation : la tuberculose, le cancer, la sarcoïdose de Besnier*-Bœck-Schaumann (B. B. S.), les inhalations de toxiques, etc.

**Autres fibroses.** La fibrose peut aussi envahir le foie (fibrose hépatique), le pancréas (fibrose pancréatique), etc.

**Fiessinger-Leroy-Reiter (syndrome de),** affection due à une bactérie du genre *chlamydia*, observée presque uniquement chez l'homme après une infection intestinale à type de dysenterie bacillaire.

Ce syndrome se révèle de 2 à 3 semaines après l'atteinte intestinale, par des manifestations *urogénitales :* urétrite non gonococcique ; *oculaires :* conjonctivite bilatérale, et *articulaires :* polyarthrite inflammatoire.

**fièvre** n. f. Élévation de la température du corps au-dessus de la normale (hyperthermie), accompagnée d'un malaise général et de divers symptômes. Mesurée dans l'anus ou dans la bouche, la température* ne doit pas dépasser 37 °C le matin et 37,5 °C le soir, vers 17 heures, au repos.

Certains états physiologiques tels que l'exercice musculaire, la période prémenstruelle*, la grossesse font monter la température de quelques dixièmes de degré : il ne s'agit pas ici de fièvre. En dehors de ces états, l'augmentation de température est une réaction de l'organisme à une agression, le plus souvent infectieuse.

**Mécanismes et signification de la fièvre.** Chez l'homme et les animaux supérieurs, la température du corps est maintenue constante quelle que soit la température extérieure par des mécanismes dits *de thermorégulation** qui conditionnent la production et la déperdition de chaleur. Ces mécanismes sont commandés par les glandes endocrines (hypophyse, thyroïde) et par des centres nerveux situés dans le diencéphale*, les centres thermorégulateurs.

La fièvre peut résulter d'une anomalie au niveau des centres thermorégulateurs. Il s'agit alors soit d'un dérèglement de ces centres par des substances dites « pyrogènes » (des toxines microbiennes sont invoquées dans le cas le plus fréquent constitué par les maladies infectieuses), soit d'une lésion de ces centres (hémorragie cérébrale, hypertension intracrânienne), ou encore de leur immaturité (prématurés, nouveau-nés).

La fièvre peut résulter également d'une impossibilité d'évacuation de la chaleur (déshydratation supprimant la transpiration) ou d'un excès de production de chaleur (hyperthyroïdie augmentant les métabolismes).

La fièvre, souvent considérée comme une réaction de défense de l'organisme, n'est en réalité qu'un symptôme accompagnant les réactions de défense, qui sont représentées, dans le cas des maladies infectieuses, par les mécanismes d'immunité. Le *degré de la fièvre* ne correspond pas toujours à l'importance des réactions de défense proprement dites, et, surtout, il n'est pas proportionnel à la gravité de la maladie. S'il est un fait que des infections très graves s'accompagnent d'une fièvre très élevée, atteignant 41 °C (typhoïde, typhus), on voit souvent, surtout chez l'enfant, des poussées de fièvre de 39 à 40 °C qui ne correspondent qu'à des infections banales. Inversement, différentes infections graves peuvent se manifester avec une fièvre très faible (moins de 38 °C), telles certaines diphtéries ou certaines appendicites, dites « asthéniques », où les défenses de l'organisme ne fonctionnent pas.

La fièvre en elle-même n'est pas inquiétante jusqu'aux environs de 40 °C mais ce sont les symptômes qui l'accompagnent qui font la gravité de la maladie (par exemple déshydratation, vomissements, signes méningés, etc.). En revanche, les fièvres très élevées sont dangereuses en soi, surtout au-dessus de 41 °C, où des troubles cérébraux sont presque constants (convulsions chez l'enfant, délire et agitation ou, au contraire, prostration chez l'adulte).

**Étude clinique.** Les manifestations qui accompagnent la fièvre sont variables. Une augmentation brutale de la température (à 39 ou à 40 °C) s'accompagne très souvent de frissons, de malaise, de maux de tête chez l'adulte, et de convulsions chez le nourrisson (convulsions hyperthermiques, sans rapport avec l'épilepsie). Parfois, l'ascension thermique est plus modérée (38, 38,5 °C), provoquant des malaises discrets, des sueurs nocturnes. D'autres fois, seule la prise systématique de la température chez un sujet se plaignant de troubles divers montrera que sa température est anormalement élevée.

***La courbe de température.*** Pour traiter correctement une fièvre, il faut en connaître la cause, et le diagnostic du médecin sera facilité par l'établissement d'une courbe indiquant la température prise régulièrement le matin et le soir dès le début de la maladie. On distingue, selon la courbe obtenue, différents aspects :

— *fièvre en plateau*, où la température monte brusquement, se maintient plusieurs jours élevée, puis tombe brusquement au bout de quelques jours ; c'est le type observé dans la pneumonie ;

— *fièvre ascendante, augmentant chaque jour* de quelques degrés avec accrois-

sement des symptômes, observée dans la première semaine des fièvres typhoïde et paratyphoïdes ;
— *fièvre intermittente*, formée d'accès de fièvre élevée ne durant que quelques heures, mais se reproduisant tous les 2 à 3 jours comme dans le paludisme ;
— *fièvre inverse*, c'est-à-dire plus élevée le matin que le soir, dans les suppurations pulmonaires ;
— *fièvre rémittente*, où la température reste constamment un peu au-dessus de la normale, avee des accès plus marqués ;
— *fièvre ondulante*, où les températures maximales montent progressivement puis descendent, puis remontent, comme dans les endocardites*, les brucelloses*.

Le retour de la température à la normale marque généralement le début de la convalescence ; il peut être brutal ou progressif, et on observe souvent une chute de la température au-dessous de la normale (36 °C, parfois 35,5 °C) après les fortes fièvres. Dans certains cas, une chute brutale de la température au cours de la maladie peut être le signe d'une complication (cas de la typhoïde).

**Traitement de la fièvre. Ce qu'il faut faire.** Le repos au lit est nécessaire dans tous les cas. L'alimentation doit être légère jusqu'à l'établissement du diagnostic ; les boissons doivent être abondantes, non alcoolisées (le « grog » aggrave souvent l'état des malades, contrairement à des croyances persistantes) ; on donnera des eaux minérales, des jus de fruits, des tisanes, des bouillons. On prendra soin des lèvres et de la bouche (qu'il faut nettoyer et humidifier), du siège (qui doit toujours être propre). On utilisera les antipyrétiques ou fébrifuges (aspirine, amidopyrine, quinine) avec modération jusqu'à l'avis médical. Il est utile de rafraîchir le front, les tempes, la nuque avec des linges humides. Ceux-ci pourront être appliqués sur les membres si la température dépasse 40 °C, afin d'éviter les troubles nerveux. Les bains dans de l'eau de 37 à 37,5 °C peuvent diminuer une température élevée, mais il est préférable de ne les faire que sur avis médical. Une vessie de glace peut être placée sur la tête, réduisant la température et calmant le mal de tête.

**Ce qu'il ne faut pas faire.** On comprend qu'il ne faille jamais commencer un traitement antibiotique ou anti-inflammatoire avant qu'un diagnostic précis n'ait été établi. Malgré le désir de voir le malade guérir le plus vite possible, il ne faut pas risquer, en appliquant un traitement « à l'aveugle », de modifier l'aspect de la maladie et de rendre le diagnostic encore plus difficile. Même en ce qui concerne les antipyrétiques, il ne faut pas en donner dans les heures précédant la prise de la température (elle paraîtrait plus basse qu'elle ne l'est en réalité).

***Le traitement de la cause.*** Lorsque le diagnostic est établi, le médecin est seul juge de l'opportunité du traitement : les infections bactériennes appellent des antibiotiques* adéquats. Par contre, les infections virales (grippe, rougeole, etc.), n'étant pas influencées par les antibiotiques, ne nécessitent le recours à ceux-ci qu'en cas de complications (surinfection). Les affections rhumatismales relèvent des anti-inflammatoires et des corticoïdes*. Les parasitoses ont, pour la plupart, des médicaments spécifiques.

***fièvre éruptive,*** maladie infectieuse, caractérisée par l'association d'une fièvre et d'une éruption de caractère particulier, touchant la peau et les muqueuses. (V. ÉRUPTIF, IVE.)

***fièvre jaune.*** V. JAUNE.

***fièvre de Malte,*** syn. de BRUCELLOSE*, MÉLITOCOCCIE, FIÈVRE ONDULANTE.

***fièvres récurrentes,*** maladies se manifestant par plusieurs clochers fébriles successifs. (V. BORRÉLIOSE.)

***fièvre scarlatine.*** V. SCARLATINE.

***fièvre typhoïde.*** V. TYPHOÏDE.

**figuré, e** adj. Se dit d'un élément qui a une forme propre, visible au microscope, par opposition aux éléments *amorphes*. (Les hématies, les leucocytes et les plaquettes sont les éléments figurés du sang.)

**filaire** n. f. Ver parasite rond (nématode), au corps long et fin et à la bouche sans crochets, siégeant soit dans les tissus sous-cutanés, soit dans le sang.

Certaines filaires sont pathogènes pour l'homme comme *Loa-loa, Wuchereria bancrofti, Onchocerca volvulus*, causant les filarioses*.

**filariose** n. f. Affection parasitaire due à une filaire.

Les filarioses prédominent dans les régions tropicales et subtropicales, mais le brassage des populations actuel permet de constater des cas importés en France. La transmission se fait par l'intermédiaire d'un hôte vecteur (transporteur). On distingue quatre filarioses pathogènes : la loase, la dracunculose (ou filaire de Médine), l'onchocercose et la filariose lymphatique.

**La loase.** C'est une atteinte de la peau (cutanéodermique) par la localisation des vers et sanguine par celle des embryons. Elle est due à la filaire *Loa-loa*. Rencontrée exclusivement en Afrique dans une région précise, elle est secondaire à la piqûre d'un taon, le *chrysops* (diptère hématophage). Les symptômes les plus fréquents sont oculaires, à type de photophobie, œdème périorbitaire. On observe également un prurit localisé, des œdèmes fugaces (œdèmes de Calabar), parfois des complications cardiaques et rénales.

Le diagnostic se fait sur l'observation des microfilaires dans le sang et d'une augmentation du nombre des éosinophiles* sanguins.

Le traitement par la diéthylcarbamazine à doses croissantes doit être conduit par un spécialiste, en débutant par une posologie minime, pour éviter les accidents de destruction brutale des parasites avec dissémination de leurs toxines.

**La filariose lymphatique.** C'est une parasitose grave, largement répandue dans la zone inter- et subtropicale du globe, due à deux variétés de filaires : *Wuchereria bancrofti* et *Brugia malayi.* Le ver adulte (de 5 à 10 cm) vit dans les vaisseaux sanguins et lymphatiques, et les embryons dans la lymphe. La contamination se fait par piqûre de moustiques (culex, aèdes, anophèles, etc.). L'atteinte du système lymphatique se traduit par des manifestations aiguës et chroniques. Les plus précoces se caractérisent par des lymphangites (scrotum, membres) et des adénites. Les symptômes chroniques, signe de blocage lymphatique, réalisent des tableaux divers : éléphantiasis*, varices, chylolymphurie (émission d'urines laiteuses avec microfilaires).

Le diagnostic se fait sur la mise en évidence du parasite à l'état adulte ou embryonnaire, l'existence d'une hyperéosinophilie sanguine et des réactions d'immunité.

Le *traitement* des lésions précoces repose sur la diéthylcarbamazine, celui des lésions tardives est le plus souvent chirurgical.

La *prophylaxie* est complexe : lutte contre les insectes et diminution du réservoir de parasites par le traitement des malades.

**La dracunculose ou filaire de Médine.** V. DRACUNCULOSE.

**L'onchocercose.** V ONCHOCERCOSE.

**Filatow (maladie de),** quatrième maladie éruptive*, dont les manifestations se rapprochent de celles de la rubéole. (Syn. : MALADIE DE DUKES-FILATOW.)

**filet** n. m. **Filet nerveux,** fine ramification d'un nerf.

**Filet de la langue, filets des lèvres,** replis médians de la muqueuse buccale qui limitent les mouvements de ces organes. (Le filet, ou frein de la langue, doit être sectionné chirurgicalement lorsqu'il gêne l'allaitement du nouveau-né ou, plus tard, s'il gêne l'élocution.)

**filiforme** adj. Se dit d'une dimension comparable à celle d'un fil ou, au figuré, d'une sensation très ténue : un *pouls filiforme* est un pouls très faible.

**fissure** n. f. Fente étroite et peu profonde d'un tissu ou d'un organe (par exemple fracture longitudinale incomplète, sans déplacement, d'un os).

**Fissure anale.** C'est une ulcération superficielle siégeant au fond d'un des plis radiés de l'anus et caractérisée cliniquement par une contracture douloureuse du sphincter* anal. La douleur, élément caractéristique du syndrome fissuraire, commence au passage du bol fécal, puis, après une pause de quelques minutes, reparaît et devient intolérable ; après un temps variable (un quart d'heure, une demi-heure), elle s'atténue jusqu'à la prochaine défécation. L'examen montre une petite ulcération très douloureuse au toucher, le plus souvent associée à une hémorroïde.

Le traitement chirurgical consiste soit en une simple dilatation anale sous anesthésie générale, soit en l'excision de la fissure, mettant à plat les décollements voisins et enlevant hémorroïdes ou polypes associés.

**fistule** n. f. Communication pathologique entre la lumière (l'intérieur) d'un élément anatomique ou pathologique et celle d'un autre élément ou l'extérieur.

Une fistule peut être congénitale ou acquise à la suite d'une affection pathologique ou d'un geste thérapeutique ; il en existe une infinie variété : selon le contenu, on décrit des fistules purulentes, urinaires, stercorales (fèces*), biliaires, etc. ; selon les organes, on rencontre des fistules broncho-pleurales, gastro-coliques, biliaires externes ou internes, œsophago-trachéales, artério-veineuses, etc.

**Fistule anale.** C'est un trajet étroit, irrégulier, allant de la muqueuse du canal anal à la peau de la marge de l'anus, presque toujours consécutif à un abcès du pourtour de l'anus, même parfois correctement traité. Le malade se plaint de démangeaisons anales tenaces avec écoulement muco-purulent, souillant le linge ; l'examen permet de localiser facilement l'orifice cutané plus ou moins proche de la marge anale ; l'exploration douce au stylet, associée au toucher rectal, précise la situation du trajet fistuleux. La radiographie, après injection de produit de contraste, permet de reconnaître si le trajet est simple ou complexe.

Le *traitement* de la fistule anale est

chirurgical : simple mise à plat ou excision en masse du trajet fistuleux, respectant ou reconstituant les fibres du sphincter.

**fixation** n. f. **En chirurgie** : 1. Action de fixer les fragments osseux d'une fracture. (Syn. : OSTÉOSYNTHÈSE.) — 2. Action de fixer un organe trop mobile. (Syn. : PEXIE [ex. : *néphropexie*, fixation d'un rein ptôsé].)

**En histologie**, opération effectuée après prélèvement d'un tissu ou de cellules, en vue de leur conservation, et consistant à les plonger dans du formol afin de maintenir intacte leur structure.

**En sérologie**, *fixation du complément*. V. COMPLÉMENT.

**En psychologie**, attachement exclusif et exagéré, centré sur une personne ou un objet. Les diverses fixations sont souvent en rapport avec une privation trop brutale ou, au contraire, avec un excès de satisfaction survenus dans la petite enfance.

**flaccidité** n. f. Caractère mou des muscles et des membres que l'on observe dans certaines paralysies dites « flasques ».

**flagellé** n. m. Protozoaire pourvu d'un noyau simple et d'un ou de plusieurs flagelles, c'est-à-dire de longs cils locomoteurs implantés sur des corpuscules appelés *blépharoplastes*.

Parasites de l'homme, certains flagellés sont sanguicoles (vivent dans le sang), comme la *leishmania* (v. LEISHMANIOSE), les trypanosomes (v. TRYPANOSOMIASE) ; d'autres se localisent dans le tube digestif *(lamblia* [v. LAMBLIASE], *chilomastix)* ou dans le vagin *(Trichomonas vaginalis)*.

**flanc** n. m. Nom usuel de la partie du corps située entre les côtes et l'aile iliaque du bassin.

**flatulence** n. f. Accumulation de gaz dans le tube digestif, provoquant un ballonnement abdominal, des troubles digestifs et l'émission de ces gaz par la bouche (éructation) ou par l'anus.

**fléchisseur** adj. et n. m. Se dit d'un muscle ou d'un groupe de muscles dont l'action provoque la flexion.

**flétan** n. m. Poisson de l'Atlantique Nord, dont le foie est riche en vitamines A et D.

**fleur** n. f. Certaines fleurs sont toxiques (muguet, aconit, digitale, etc.). — En cas d'ingestion accidentelle (enfants), il faut provoquer un vomissement, faire un lavage d'estomac*, parfois hospitaliser.

**flexion** n. f. Action de plier un segment du corps sur le segment voisin.

**floculation** n. f. Précipitation en flocons d'un corps dissous dans un liquide. (Cette précipitation provoque un trouble plus ou moins important.)

**Floculation par agents chimiques.** La floculation des protéines du plasma sanguin peut être provoquée par l'addition de diverses substances (sels minéraux, colloïde, thymol, formol, etc.). Elle se produit d'une façon différente dans le plasma normal et dans le plasma de sujets atteints de diverses maladies, notamment de maladies du foie.

TESTS DE FLOCULATION POUR LE FOIE. On mesure soit la quantité de réactif nécessaire, soit l'importance du trouble, approximativement (0, +, ++, +++), ou avec un photomètre (en unités Vernes, U. V.).

Ces tests sont positifs en cas d'hépatite ou de cirrhose, mais ils peuvent l'être aussi en cas d'inflammation ou d'anomalies des protéines.

**Floculations par réactions immunologiques.** Une floculation peut aussi être observée par la mise en présence d'antigènes et d'anticorps. Diverses réactions de floculation sont ainsi utilisées dans le diagnostic de la syphilis (réactions de Meinicke, de Kline, de Kahn).

**flore** n. f. **Flore bactérienne,** ensemble des microbes vivant en équilibre dans un milieu donné.

**Flore intestinale,** ensemble des germes présents dans l'intestin. — À l'état normal, on observe une flore dite *de fermentation*, faite de colibacilles, d'entérocoques, de levures ; cette flore est indispensable au bon fonctionnement de l'intestin. L'importance de la *flore iodophile* (germes colorés par l'iode) témoigne de la vitesse du transit dans le gros intestin. À l'état pathologique, on observe une flore de *putréfaction* (staphylocoques, levures pathogènes, etc.), cause de diarrhée. Certains traitements antibiotiques détruisent la flore intestinale normale ; on la rétablit par absorption de ferments lactiques.

**flot** n. m. **Signe du flot,** transmission du choc d'une chiquenaude d'un côté de la paroi abdominale à l'autre, signe de la présence dans l'abdomen d'un épanchement de liquide (ascite* libre).

**fluctuation** n. f. Sensation d'ondulation perçue par les doigts qui palpent ou dépriment une tumeur à contenu liquide (kyste ou abcès).

**fluidifiant, e** adj. et n. m. Se dit des produits qui rendent moins épaisses les sécrétions normales et pathologiques.

Les fluidifiants bronchiques (benzoate de sodium, chlorure d'ammonium et dérivés) rendent plus facile l'expectoration.

**fluor** n. m. Corps simple existant sous forme de sels de calcium (fluorure) dans les os, les dents, les cartilages.

**Fluor et carie dentaire.** L'insuffisance de

fluor dans l'alimentation rend les dents plus vulnérables à la carie. On emploie donc les fluorures, en petite quantité, dans la lutte contre la carie.
**Toxicologie.** Le fluor, gaz halogène, est toxique ainsi que l'acide fluorhydrique. Ce sont des caustiques provoquant des ulcérations des yeux, du nez, et un œdème du poumon. Les sels ingérés en quantité provoquent des troubles digestifs (douleurs, vomissements), une chute de la tension artérielle et une chute du calcium sanguin. Les insecticides, raticides et produits antirouille contenant des fluorures sont très toxiques. En cas d'intoxication, il faut, avant même l'hospitalisation, faire boire des sels de calcium et du lait (c'est la seule intoxication où celui-ci soit utile).

**fluorescence** n. f. Propriété que possèdent certains corps de transformer les rayons X ou ultraviolets en rayons visibles.
La fluorescence est mise à profit pour détecter les rayons X (v. RADIOSCOPIE) et elle a de nombreuses applications de laboratoire (v. IMMUNOFLUORESCENCE).

**fluorique** adj. En médecine homéopathique, la *constitution fluorique* caractérise des individus de forme asymétrique (tête, corps, colonne vertébrale, dents), dont la physiologie est irrégulière, les réactions désordonnées, le psychisme instable.

**flutter** n. m. Trouble du rythme cardiaque, touchant électivement les oreillettes, qui se contractent de manière régulière et coordonnée à une fréquence de 300 par minute.
Les ventricules ne répondent pas à chacune des contractions auriculaires ; ils ne se contractent qu'une fois sur deux, sur trois ou même sur quatre : on parle de flutter 2 sur 1, 3 sur 1, 4 sur 1.

**flux** n. m. Écoulement d'un liquide organique (flux menstruel [les règles], flux biliaire [la bile]).

**fluxion** n. f. Terme commun désignant le stade aigu d'une inflammation : *fluxion dentaire, fluxion articulaire.*

**F.O.,** sigle de FOND* D'ŒIL.

**fœtopathie** n. f. Maladie affectant le fœtus pendant la vie intra-utérine.
Il peut s'agir de fœtopathie *infectieuse*, soit virale (rubéole, herpès, grippe), soit microbienne (listériose), ou encore parasitaire (paludisme, toxoplasmose, etc.). Il peut s'agir aussi de fœtopathie *toxique*, liée à l'administration à la mère de certains médicaments (antithyroïdiens, antivitamine K, radiations ionisantes, etc.) ou de fœtopathie *carentielle* (avitaminoses).

**fœtus** n. m. Nom que prend le futur être humain, depuis le 3e mois de la grossesse jusqu'à la fin de sa vie intra-utérine.
Le stade de fœtus fait suite à celui de l'embryon* des trois premiers mois. Dès le 3e mois, la face prend un aspect plus humain, les membres deviennent proportionnels à la longueur du corps et les organes génitaux se différencient.
Le fœtus à terme mesure 50 cm et pèse environ 3,250 kg. Sa peau est recouverte d'un enduit blanchâtre, le *vernix caseosa ;* ses cheveux sont longs et ses ongles bien formés. La circulation sanguine est tributaire du placenta, où s'effectuent les échanges gazeux. L'appareil digestif est au repos.
L'appareil urinaire fonctionne, et l'urine est émise dans le liquide amniotique. Le système nerveux reste immature. L'intestin est rempli d'une substance verte, le méconium.

**foie** n. m. Glande annexe du tube digestif, qui sécrète la bile et remplit de multiples fonctions métaboliques. (C'est donc à la fois une glande à sécrétion externe [la bile] et une glande à sécrétion interne [modifications chimiques du sang].)
**Anatomie.**
Le foie est situé sous la coupole droite du diaphragme (loge sous-phrénique droite) ; il déborde largement à gauche vers la région cœliaque (v. AORTE) et, même, la loge sous-phrénique gauche.
Le foie pèse de 1,5 à 2 kg chez l'adulte. D'aspect rouge-brun, friable et fragile, sa surface est lisse, recouverte d'une capsule propre. Il présente quatre lobes, qui ne sont tous visibles à la fois que sur sa face inférieure.
Cette face inférieure est parcourue par trois sillons, dont l'un est le *hile du foie*. Ce sillon est occupé par les organes qui vont au foie ou qui en partent : veine porte*, canaux hépatiques, artère hépatique.
La face supérieure, convexe, est divisée par le ligament supérieur en lobe droit et lobe gauche. La face postérieure, verticale, présente deux sillons contenant, le droit, la veine cave inférieure, le gauche, un cordon fibreux.
Le foie est solidement maintenu en place par la veine cave inférieure et par des replis péritonéaux, les ligaments coronaire, triangulaire et falciforme. Le petit épiploon* (repli du péritoine) unit le foie à l'estomac et à la première portion du duodénum ; il contient le *pédicule hépatique.*
Le foie reçoit tout le sang du tube digestif par la veine porte*. A l'intérieur

du foie, celle-ci se divise en 8 branches, destinées aux 8 segments du foie (répartis dans les 4 lobes). Chaque branche se divise en un réseau capillaire qui amène le sang au contact des cellules hépatiques; de là, un nouveau système veineux capillaire draine le sang vers les 8 branches correspondantes des *veines sus-hépatiques*, qui se jettent dans la veine cave, sous le diaphragme. Le foie reçoit en outre du sang artériel oxygéné par l'*artère hépatique*, qui, née du tronc cœliaque, rejoint le pédicule hépatique, où elle chemine en avant de la veine porte, à gauche des canaux cholédoque et hépatique, jusqu'au hile.

**Histologie.**

Le foie est constitué par un labyrinthe de lames formées de cellules, les *hépatocytes;* il est traversé par les branches de la veine porte, de l'artère hépatique et des canaux biliaires, groupés dans les *espaces portes*, et par les branches d'origine de la veine sus-hépatique. La petite masse de tissu hépatique centrée par une veinule sus-hépatique (ou veine centrolobulaire) constitue le *lobule hépatique*, lequel est entouré de plusieurs espaces portes. Le sang coule des espaces portes vers les veines centrolobulaires dans des espaces, ou *sinusoïdes*, tapissés de cellules endothéliales, entre les lames d'hépatocytes. Entre ces hépatocytes naissent des canalicules biliaires, qui s'anastomosent entre eux pour se jeter dans les canaux biliaires qui aboutissent au canal hépatique. (V. BILIAIRE, *Voies biliaires.*)

**Physiologie.**

Le foie participe à presque tous les métabolismes, et sa destruction complète est incompatible avec la vie. Recevant par la veine porte le sang veineux du tube digestif qui contient les produits de la digestion, et, par l'artère hépatique, du sang oxygéné nécessaire à la vie de ses cellules, le foie draine environ 1,5 litre de sang par minute, qu'il renvoie au cœur par les veines sus-hépatiques et la veine cave.

Entre la veine porte et les veines sus-hépatiques, le foie se comporte comme un laboratoire, qui *retient* certains produits de la digestion, *charge* le sang de nombreuses substances nécessaires aux différents métabolismes* et l'*épure* de ses déchets. Une partie de ceux-ci passe dans la bile.

Le foie remplit ainsi deux grandes fonctions : détoxication et épuration, d'une part; synthèse et mise en réserve, de l'autre.

***A. Détoxication et épuration.*** C'est dans la bile, produit de sécrétion externe, que le foie concentre et élimine la plupart des substances à excréter dont il a purifié le sang qui l'a traversé. Le foie sécrète environ 1 litre de bile par jour. Élément important de la digestion, celle-ci est déversée par les voies biliaires dans le tube digestif. La bile contient, notamment : la *bilirubine*, les *sels biliaires*, du *cholestérol*, les produits du catabolisme des *hormones* (*thyroïdiennes* surtout) qui ne sont pas éliminés par le rein, des *protéines*, des *sels minéraux*.

La *détoxication de l'ammoniac* est le second aspect de la fonction épuratrice du foie. L'ammoniac, qu'il soit *endogène*, c'est-à-dire provenant de la dégradation des acides aminés dans le foie même, ou *exogène*, c'est-à-dire issu de la décomposition des protéines alimentaires, est un corps toxique. Le foie le transforme en *urée*, substance soluble, qui passe dans le sang et, de là, est éliminée par le rein dans les urines.

***B. Synthèse et mise en réserve.***

1. GLUCIDES (SUCRES). Le foie joue un rôle important dans la régulation de la glycémie*. D'une part, il stocke le glucose excédentaire qui lui vient du sang du tube digestif après les repas, en le transformant en glycogène*. Le glucose ainsi conservé est déversé secondairement dans la circulation générale, par les veines sus-hépatiques, entre les repas et lors des périodes de jeûne, selon les besoins. Par ailleurs, le foie assure la synthèse du glycogène, lorsque le glucose vient à manquer, soit à partir d'un autre sucre (galactose), soit à partir des lipides ou des protides (néoglycogenèse).

2. LIPIDES (GRAISSES). Le foie dégrade les acides gras alimentaires en *corps cétoniques*, produits de haute valeur énergétique, qui sont soit consommés sur place, soit repris par la circulation générale et dirigés vers des organes qui, comme le rein et le cœur, les utilisent préférentiellement au glucose comme source d'énergie.

Le foie assure, d'autre part, la synthèse du cholestérol*, ainsi que sa dégradation.

3. PROTIDES. Filtre des apports alimentaires, le foie capte les acides aminés, constituants des protéines. Il peut alors, en fonction des besoins de l'organisme, soit stocker ces acides, soit les laisser passer tels quels dans la circulation générale, ou bien les utiliser pour la synthèse de protéines, ou encore transformer un acide aminé en un autre, ou, enfin, les utiliser comme combustible. Le foie est le siège de la synthèse d'une grande partie des *protéines plasmatiques*. Il en déverse tous les jours 40 g dans le sang. À l'exception

des immunoglobulines*, il les synthétise toutes, et notamment la *sérum-albumine*, les *facteurs* de la *coagulation sanguine* (notamment la prothrombine*) et l'*héparine**. Le foie synthétise également les *enzymes** qui interviennent dans les différents métabolismes. Par ailleurs, le foie est le lieu de stockage des *facteurs antianémiques*, du *fer*, des *vitamines* A, D, K et B.

**Examen du foie.**

L'examen clinique permet, grâce à la palpation et à la percussion de l'abdomen, de dépister des modifications importantes de volume et de consistance du foie, et surtout de déceler les signes associés d'une atteinte hépatique (v. plus loin). Il sera complété par l'examen radiographique avec opacification des voies biliaires (cholangiographie*, *artériographie** sélective de l'artère hépatique, *splénoportographie**). La *scintigraphie**, à l'aide d'isotopes radioactifs, donne une véritable carte de la glande. La *laparoscopie** détecte des anomalies de couleur, de forme, de consistance de l'organe.

Enfin, la *ponction-biopsie*, réservée à des cas très précis, peut permettre un diagnostic exact de l'état histologique du parenchyme hépatique.

**Exploration fonctionnelle.**

L'exploration fonctionnelle hépatique dispose d'une batterie d'examens de laboratoire qu'il est illusoire de vouloir tous énumérer ici. Nous nous bornerons à décrire ceux qui, sous le nom de *complet hépatique*, sont prescrits pour les bilans de pratique courante. L'atteinte du foie est d'autant plus importante que plusieurs de ces tests se révèlent perturbés.

1. *Exploration de la fonction excrétrice du foie : test à la brome-sulfone-phtaléine (B. S. P.).* La B. S. P. est une substance chimique colorante qui, une fois injectée dans la circulation sanguine, en est éliminée exclusivement par le foie. On admet que la mesure de la vitesse d'élimination de la B. S. P., injectée par voie intraveineuse dans des conditions définies, permet une appréciation de la capacité du foie à éliminer la bilirubine, donc une appréciation de la fonction excrétrice du foie.

Normalement, 30 minutes après l'injection, il reste 10 p. 100 de B. S. P. dans le sang, et 5 p. 100 au bout de 45 minutes. Il existe une *rétention de la B. S. P.* dans la circulation en cas d'obstacle à l'évacuation de la bile par le foie et en cas d'insuffisance cellulaire hépatique. En dehors de ces deux circonstances pathologiques, la mesure de la vitesse d'élimination de la B. S. P. permet d'explorer le débit sanguin hépatique.

2. *Tests d'insuffisance cellulaire hépatique.* L'atteinte fonctionnelle de l'hépatocyte se traduit sur le plan biologique par : 1° la diminution des fonctions de synthèse et, donc, la baisse de la concentration sanguine des substances synthétisées par le foie ; c'est ainsi qu'on observe alors une chute du taux du *cholestérol* estérifié, des *protéines* plasmatiques et des facteurs de la coagulation (prothrombine principalement) ; 2° la diminution des fonctions d'épuration : la *bilirubine conjuguée*, non éliminée, est anormalement élevée dans le sang. Par ailleurs, il existe une rétention de la B. S. P.

3. *Tests de rétention biliaire.* Les anomalies de ces tests traduisent un obstacle à l'évacuation de la bile par le foie. On constate alors : 1° un reflux dans le sang des substances normalement éliminées par la bile ; c'est ainsi que le taux sanguin de la bilirubine conjuguée et du cholestérol estérifié va augmenter ; 2° une synthèse accrue de certaines substances par l'hépatocyte sous l'effet de la stase biliaire : augmentation des phosphatases alcalines dans le sang ; 3° l'absence de sels biliaires dans le tube digestif, d'où l'impossibilité de digestion des graisses.

4. *Test d'inflammation.* Certaines affections hépatiques : (cirrhoses, hépatites virales) entraînent un syndrome biologique d'inflammation, marqué par une élévation des gammaglobulines plasmatiques et par la positivité des réactions de floculation, dont la plus fidèle est celle de Mac Lagan, ou test au thymol (v. FLOCULATION).

5. *Tests de cytolyse (destruction cellulaire) hépatique.* On assiste, lors de la destruction des cellules hépatiques, à la libération dans le sang de toutes les substances normalement stockées dans l'hépatocyte et, en particulier, de certaines enzymes : la *transaminase glutamo-oxalo-acétique*, ou *S. G. O. T.*, et, surtout, la *transaminase glutamo-pyruvique*, ou *S. G. P. T.*, dont le taux sanguin s'élève de façon proportionnelle à l'intensité de la destruction cellulaire.

**Pathologie.**

***Symptômes des maladies du foie.*** Malgré la grande diversité des affections qui peuvent atteindre le foie, les signes de l'atteinte de cet organe sont presque toujours les mêmes, avec une prédominance en faveur de l'un ou de l'autre, suivant la maladie en cause.

Toutefois, aucun de ces signes ne peut à lui seul permettre d'affirmer qu'il existe une atteinte hépatique. C'est l'étude de

leur association à des signes généraux et à des manifestations éventuellement observées au niveau d'autres organes, ainsi que les résultats des examens d'exploration fonctionnelle, qui permettent de porter un diagnostic.
Les signes de l'atteinte du foie sont :
— le *gros foie* (hépatomégalie*), perceptible par la palpation de l'abdomen ;
— une *douleur sourde* de la région du foie (hépatalgie), souvent réduite à une pesanteur (et très différente de la colique* hépatique, qui n'est pas une douleur du foie, mais des voies biliaires) ;
— l'*ictère**, ou *jaunisse*, qui indique la présence de sels biliaires dans la circulation générale et peut être léger (subictère*) ou accentué (ictère franc) ;
— l'*augmentation de volume de la rate* (splénomégalie*) et la dilatation des veines superficielles de l'abdomen, indiquant une hypertension* de la veine porte.
A ces symptômes peuvent s'ajouter des signes indirects affectant les vaisseaux (dilatation des vaisseaux de la peau, angiomes* stellaires, télangiectasies*, rougeur des paumes ou érythrose* palmaire), le tube digestif (manque d'appétit, nausées, vomissements), le système nerveux (flapping tremor [V. TREMBLEMENT], agitation ou, au contraire, prostration préludant au coma* hépatique).

***Maladies du foie.***

L'HÉPATITE*. C'est l'inflammation diffuse du tissu hépatique. Elle relève de deux causes distinctes : infectieuse ou toxique. Les *hépatites infectieuses* sont contractées par contamination, due à deux virus spécifiques A et B (hépatites virales), mais peuvent, plus rarement, être provoquées par d'autres virus (ceux de la mononucléose* infectieuse et de la fièvre jaune*, notamment) ou par des bactéries (leptospirose* ictéro-hémorragique). Les *hépatites toxiques* sont consécutives à des intoxications par l'amanite* phalloïde, le tétrachlorure de carbone*, le phosphore*, trouvé dans certains raticides, et par certains dérivés du benzène.

LES CIRRHOSES*. Ce sont des affections dégénératives complexes du tissu hépatique. Si 80 p. 100 d'entre elles sont dues à l'alcoolisme, beaucoup d'autres affections peuvent en être la cause. En particulier les hépatites*, l'hémochromatose* (cirrhose bronzée), la maladie de Wilson, certaines obstructions des voies biliaires (cirrhose biliaire).
Les cirrhoses sont souvent accompagnées de dégénérescence graisseuse, ou stéatose*.

LES AFFECTIONS PARASITAIRES. Certains parasites se localisent volontiers dans le foie, et en tête de ceux-ci la *douve* du foie, ou *distomatose* hépatique*, souvent contractée en mangeant du cresson sauvage. Le *kyste hydatique*, ou *échinococcose* hépatique*, se transmet à l'homme par l'intermédiaire du mouton, du bœuf ou du chien. Citons également la *schistosomiase* hépatique* et l'*amibiase**, provoquant des abcès du foie.

LES ABCÈS DU FOIE. Ce sont des infections suppurées localisées à une partie du foie. Il peut s'agir d'une atteinte parasitaire ou bactérienne. Les abcès parasitaires sont essentiellement représentés par l'*abcès* amibien*. C'est le plus fréquent des abcès du foie. Il se développe par la dissémination d'une amibiase intestinale (dysenterie), et peut être prévenu par le dépistage et le traitement précoce de celle-ci. On observe exceptionnellement des abcès hépatiques dus à l'*ascaris**. Les *abcès bactériens* se développent à la faveur de la localisation hépatique d'une septicémie*, ou de la propagation d'une infection abdominale de voisinage (appendicite, cholécystite).

LE CANCER PRIMITIF DU FOIE. C'est un cancer qui se développe sur place à partir des cellules hépatiques (hépatome).
Le cancer du foie se présente comme une cirrhose d'évolution rapide et compliquée par un ou plusieurs des signes suivants : fièvre, ictère foncé, douleurs, ascite* hémorragique (tous signes qui peuvent d'ailleurs compliquer une cirrhose, indépendamment du cancer). Les phosphatases alcalines sont précocement élevées. Le diagnostic est porté sur les données de la laparoscopie* ou de la ponction-biopsie.
A côté des *hépatomes* malins développés à partir des calculs hépatiques, il existe des *cholangiomes** malins, développés à partir des canalicules biliaires, et des sarcomes* développés à partir des éléments conjonctifs.
Les cancers primitifs du foie sont maintenant accessibles à la chirurgie (hépatectomie), lorsqu'ils sont diagnostiqués dès leur début et qu'ils sont localisés à un seul lobe. Toutefois, leur pronostic reste sévère, surtout s'ils accompagnent une cirrhose.

TUMEURS BÉNIGNES DU FOIE. Les tumeurs du foie sont rarement bénignes. Toutefois sont bénins le *cholangiome*, d'exceptionnels *fibromes** et de rares *hémangiomes**. Le diagnostic entre tumeur bénigne et tumeur maligne ne peut être assuré que par l'examen histologique (biopsie*).

***Atteintes du foie au cours des affections cardio-vasculaires.*** *Le foie cardiaque.* On désigne ainsi le retentissement hépatique d'une surcharge de la circulation veineuse, telle qu'on l'observe dans les insuffisances cardiaques* droites et les péricardites* constrictives. Le foie se gorge alors de sang, et, à l'examen, on trouve une hépatomégalie molle, douloureuse, dont la pression provoque le gonflement des veines jugulaires par reflux de sang *(reflux hépato-jugulaire).*

*Autres affections vasculaires pouvant retentir sur le foie.* Une embolie artérielle ou une périartérite* noueuse peuvent donner un infarctus hépatique. Une thrombose des veines sus-hépatiques, extra-ou intrahépatiques (syndrome de Budd-Chiari) entraîne, si elle est aiguë, une douleur, des vomissements, un état de choc, un gros foie douloureux, un coma et la mort. Moins aiguë, l'obstruction de ces veines provoque à la longue un syndrome d'hypertension portale progressif.

***Localisations au foie de diverses maladies générales.*** De nombreuses *granulomatoses** atteignent le foie : maladie de Besnier*-Bœck-Schaumann, *histiocytose**, *leucémies**, *amylose**. Les thésaurismoses* : maladies de Gaucher*, de Hurler (v. GARGOYLISME), de Niemann*-Pick, et les glycogénoses* entraînent une hépatomégalie importante. Certaines affections hépatiques sont dues à une surcharge métallique (v. HÉMOCHROMATOSE et WILSON [*maladie de*]).

Le *cancer secondaire du foie* est la prolifération dans celui-ci de cellules cancéreuses provenant d'un autre organe, et transportées par voie sanguine (métastase). Les cancers secondaires du foie sont beaucoup plus fréquents que les cancers primitifs. Ils proviennent de cancers de l'estomac, de l'intestin, du sein, du poumon, etc.

Au cours de l'évolution d'un cancer connu, parfois chez un sujet jusque-là en bonne santé, apparaissent des douleurs de l'hypochondre droit, parfois un ictère, ou encore une augmentation du volume de l'abdomen, accompagnée d'un amaigrissement rapide. La palpation de l'abdomen découvre un gros foie irrégulier, dur, douloureux. L'exploration fonctionnelle montre des signes de rétention biliaire, dont le plus caractéristique est l'élévation des phosphatases alcalines. Le diagnostic précoce de ces tumeurs est difficile et requiert la laparoscopie*, la scintigraphie* et l'artériographie*.

Bien que les cancers secondaires du foie aient un pronostic très sombre, certains d'entre eux relèvent de la chimiothérapie ou de la radiothérapie, selon la nature du cancer primitif dont ils sont issus.

***Foie et grossesse.*** Au cours de la grossesse, on peut observer certains accidents hépatiques : dégénérescence graisseuse ou stéatose* aiguë grave, cholestase (rétention de bile intrahépatique) récidivante et foie éclampsique (v. ÉCLAMPSIE).

***Maladies diverses attribuées au foie.*** Le foie est souvent rendu responsable de bien des affections, troubles, malaises et même maladies de différents organes. Cela se comprend en raison du nombre et de l'importance des fonctions hépatiques ; toutefois, les croyances populaires très persistantes dépassent largement la réalité et, s'il est exact que le foie défaillant ait des responsabilités multiples, encore ne faut-il pas exagérer celles-ci ou en imaginer là où il n'en existe pas.

**La « crise de foie ».** Nous avons vu plus haut que les crises douloureuses très violentes du côté droit, les coliques hépatiques, ne sont pas dues au foie, mais à des contractions spasmodiques des voies biliaires (par exemple, pour expulser un calcul). D'autres troubles tels que vomissements, diarrhée, malaises divers sont souvent baptisés « crise de foie » : le foie est ici rarement en cause, même si les vomissements contiennent de la bile. Ces troubles sont généralement le reflet de réactions du système neurovégétatif (sympathique et parasympathique) à une agression, dont l'origine peut être aussi bien un aliment mal digéré, un médicament mal toléré par la muqueuse de l'estomac ou une appendicite, etc., qu'une réelle atteinte du foie.

**Les troubles digestifs.** Des manifestations moins alarmantes, mais persistantes, telles que perte d'appétit, digestion difficile, constipation opiniâtre, sont couramment mises sur le compte du foie : là aussi, il est souvent difficile d'affirmer ou d'infirmer cette origine, quoique les voies biliaires soient plus souvent en cause que le foie lui-même.

**Les maladies de peau.** Nombre d'affections de la peau, notamment l'eczéma et l'urticaire, sont considérées comme l'expression d'une atteinte du foie, et les dermatologistes recherchent toujours des dérèglements de divers organes, et spécialement du foie.

**Les troubles nerveux.** Les maux de tête, les migraines, une fatigue persistante et, au maximum, le coma peuvent être consécutifs à une maladie de foie. Cependant, il est très difficile, même s'il existe un des signes de l'atteinte hépatique (ictère, par exemple), d'affirmer l'origine hépatique, et elle seule.

**Les troubles génitaux.** Le syndrome prémenstruel*, très fréquent chez la femme vers 40 ans, est une conséquence possible

des perturbations du foie. Il en est de même de divers autres troubles endocriniens. Chez l'homme, l'atteinte hépatique s'accompagne souvent d'impuissance.
Tous ces troubles, extrêmement fréquents et qu'on attribue facilement au foie, ne sont, dans de nombreux cas, que la conséquence d'erreurs hygiéniques ou alimentaires. Le surmenage, l'excès de fatigue ou, au contraire, l'insuffisance d'exercice, la sédentarité et, surtout, un régime nuisible, dans lequel l'alcool (apéritifs, vins, liqueurs, etc.) joue le rôle principal, sont souvent les vrais responsables.

**Traitement des maladies de foie.**
Nous n'indiquerons ici que les éléments qui permettent d'agir sur les maladies de foie, des indications plus précises étant données à CIRRHOSE, HÉPATITE, etc.
*Les régimes.* Une alimentation rationnelle est toujours souhaitable, mais particulièrement en cas de maladie de foie, même s'il s'agit d'une atteinte légère. Les corps gras, surtout ceux d'origine animale, seront réduits, aussi bien en nature (beurre, crème, fromages gras) que dans les mets (sauces, ragoûts, viandes grasses, etc.). Les protides sont à maintenir à une bonne proportion (viandes rouges, grillées ou rôties), mais leur dosage devient critique chez les grands insuffisants hépatiques (cirrhoses), et surtout après certaines interventions faites en cas d'hypertension portale (anastomoses porto-caves), où les règles diététiques doivent être appliquées avec une grande rigueur, et donc établies en milieu hospitalier. Les glucides ne sont pas rationnés dans les maladies de foie, sauf en cas de diabète associé.
*Les médicaments.* Nombre de substances sont proposées : ce sont les cholérétiques*, qui augmentent la quantité de bile, mais non toujours sa concentration (ils sont néanmoins souvent utiles), les protecteurs de la cellule hépatique, certaines enzymes, certains acides aminés, enfin les anti-inflammatoires (corticoïdes), dans certains cas bien précis, que seul le médecin peut juger. Les antiparasitaires et antibiotiques ne sont employés qu'en cas de diagnostic précis.
*Les cures thermales.* Elles constituent un appoint important dans le traitement des affections chroniques et même parfois après les hépatites. Le séjour en station thermale est souvent le meilleur moyen de s'adapter et de s'habituer à un régime convenable pour le foie, et à une hygiène de vie adéquate. Les eaux de certaines stations ont un effet favorable certain sur nombre d'affections hépatiques ; Vichy, Vittel, Le Boulou, Capvern, Châtelguyon ont toutes leurs indications particulières.

**La chirurgie du foie.**
La chirurgie du foie est longtemps restée cantonnée au traitement des abcès et des kystes hydatiques, mais les progrès des techniques de la réanimation, le perfectionnement des méthodes d'exploration permettent actuellement de pratiquer des interventions salvatrices : hépatectomies (ablation d'un lobe) pour les tumeurs, chirurgie des voies biliaires intrahépatiques, de l'hypertension portale dans les cirrhoses, des lésions traumatiques du foie.

**foin** n. m. **Rhume des foins,** catarrhe nasal et oculaire aigu, survenant régulièrement chez certains malades, au printemps. (Syn. : CORYZA SPASMODIQUE PÉRIODIQUE.) — Il s'agit d'une rhinite allergique en rapport avec la floraison des graminées. Il se traite par les antihistaminiques et par désensibilisation*.

**folie** n. f. Manifestation des troubles mentaux. (V. NÉVROSE et PSYCHOSE.)

**folique** adj. **Acide folique,** substance antianémique présente dans le foie des mammifères.

**follicule** n. m. Petite formation anatomique en forme de sac, délimitant une cavité sécrétrice ou excrétrice, ou encore englobant un organe.
*Follicule pileux,* sac contenant la racine du poil.
*Follicule dentaire,* siège du germe de la dent.
*Follicule clos,* petite formation lymphoïde de la muqueuse de l'intestin.
*Follicule de De Graaf,* élément situé à la surface de l'ovaire et contenant un ovule en formation (V. OVULATION).
Par extension, le terme de « follicule » désigne une formation pathologique, le *follicule tuberculeux,* lésion élémentaire de la tuberculose*.

**folliculine** n. f. Hormone de l'ovaire, sécrétée par les follicules de De Graaf. (V. ŒSTROGÈNE.)

**folliculite** n. f. Inflammation d'un follicule pileux par le staphylocoque.

**fomentation** n. f. Application externe d'une médication chaude, sèche ou humide, pour lutter contre une inflammation (serviettes chaudes, boues, etc.).

**fonction** n. f. Activité exercée par une cellule, un organe ou groupe d'organes. On distingue classiquement des fonctions de nutrition, de relation, de reproduction. Une fonction peut être exercée par un seul organe, par un groupe d'organes reliés entre eux et qu'on appelle *appareil* (appareil digestif, appareil respiratoire), ou par des éléments disséminés dans tout l'organisme, qu'on englobe sous le nom de *système* (système nerveux, système réticulo-endothélial).

**fonctionnel, elle** adj. Relatif à une fonction.

Les *troubles fonctionnels* témoignent du fonctionnement anormal d'un organe : diarrhée, constipation, toux, etc. Ils peuvent exister alors qu'aucune anomalie des organes concernés n'est révélée à l'examen. Ils s'opposent alors aux *troubles organiques*, où l'examen permet de déceler des lésions.

**fond** n. m. **Fond d'œil (F. O.),** partie de la rétine visible à l'ophtalmoscope.

Le fond d'œil s'étend du pôle postérieur du globe oculaire jusqu'au-delà de l'équateur : l'*ora serrata*, ou limite de la rétine sensible.

L'examen du fond d'œil permet d'observer : le pôle postérieur du globe avec la *macula*, endroit le plus sensible de la rétine ; la *papille*, disque où se groupent les fibres du nerf optique ; le réseau vasculaire de la *choroïde*.

L'examen du fond d'œil permet le diagnostic des affections de la rétine et de la choroïde, de l'hypertension* intracrânienne et des tumeurs du cerveau.

**Fond mental,** ensemble des disponibilités psychiques d'un individu (Guiraud), constitutives de sa personnalité.

**fongicide** adj. et n. m. Se dit d'un produit employé pour détruire les champignons parasites.

Les fongicides utilisés pour la protection des plantes et des arbres, des graines et des bois de construction sont toxiques ou néfastes pour l'homme. En thérapeutique humaine, on emploie des médicaments antifongiques*, non toxiques.

**Toxicologie.** Les signes d'intoxication due aux fongicides absorbés accidentellement varient selon les substances, allant des nécroses et perforations digestives, états de choc*, anuries*, hépatites* du *permanganate de potassium*, aux encéphalopathies graves des *organomercuriels*, en passant par les atteintes multiples : reins, foie, sang (avec ou sans coma), des dérivés du *nitrobenzène*. Ces intoxications non traitées aboutissent souvent à la mort. Il convient d'ajouter que, dans les préparations industrielles, les différents fongicides sont associés entre eux et que leur mélange accroît la gravité des intoxications.

**fongique** adj. Relatif aux champignons.

**fongosité** n. f. Masse molle, friable, très vascularisée, apparaissant parfois à la surface d'une plaie, sur une muqueuse ou dans une cavité naturelle.

Les fongosités peuvent être gommeuses (syphilis), tuberculeuses ou cancéreuses.

**fongueux, euse** adj. Qui a l'aspect d'un champignon ou d'une éponge.

**fontanelle** n. f. Espace membraneux compris entre les bords internes des os du crâne du nouveau-né.

On distingue : la *fontanelle antérieure*, ou grande fontanelle, losangique, et la *fontanelle postérieure*, ou petite fontanelle, triangulaire. Normalement, la grande fontanelle se ferme entre 12 et 18 mois. La postérieure se ferme beaucoup plus vite, en 2 à 3 semaines.

**forceps** n. m. Instrument destiné à saisir la tête de l'enfant, lors d'un accouchement difficile, pour l'extraire des voies génitales de la mère.

**forcipressure** n. f. Action d'écraser un vaisseau pour obtenir l'arrêt d'une hémorragie.

**formation** n. f. Syn. de PUBERTÉ*.

**formol** n. m. Gaz antiseptique puissant, d'odeur suffocante. (Syn. : ALDÉHYDE CORMIQUE OU FORMALDÉHYDE.) [Le formol du commerce est une solution aqueuse à 40 p. 100 de ce gaz.]

**formule** n. f. **Formule leucocytaire,** proportion des différentes variétés de leucocytes présents dans le sang. (V. HÉMOGRAMME.)

**fortifiant** adj. et n. m. Terme imprécis, couramment employé pour désigner toute substance, alimentaire ou médicamenteuse, capable de lutter contre la faiblesse*.

Un fortifiant peut être un analeptique* cardio-vasculaire, un stimulant du système nerveux, un médicament contre l'anémie, une vitamine dont l'organisme manque, un régulateur du métabolisme, etc. Il n'y a pas de fortifiant efficace dans tous les cas, et un diagnostic médical est nécessaire avant la prescription de tout médicament de ce genre.

**fosse** n. f. **Fosse iliaque,** région de l'abdomen située en dehors de la région ombilicale et sous l'hypocondre.

**Fosse lombaire,** région située en dehors de la colonne vertébrale (ou rachis*) lombaire.

**Fosses nasales,** cavités du nez* qui constituent le segment supérieur des voies respiratoires.

***Fosse d'aisances*,** récipient en maçonnerie ou en métal, destiné à recevoir les excréments. — L'installation des fosses d'aisances est réglementée ; un permis de construction est obligatoire et la surveillance par les services d'hygiène est préconisée.

**foudre** n. f. L'atteinte par la foudre entraîne une variété particulière d'électrocution, aboutissant à des brûlures et à des marques arborescentes sur le corps de la victime. La transmission à distance de la décharge est possible, par exemple par une ligne électrique même mise hors tension. Le traitement est celui de l'électrocution.

**fouet** n. m. **Coup de fouet**, douleur subite et violente du mollet, à la suite d'une contraction musculaire. (Il correspond à une rupture ou à une élongation musculaire.)

**fougère** n. f. **Fougère mâle**, drogue qui était employée contre certains vers intestinaux (ténias, bothriocéphale).

**foulure** n. f. Syn. D'ENTORSE*.

**fourmillement** n. m. Sensation anormale d'avoir des fourmis dans une partie du corps (v. PARESTHÉSIE).

**foyer** n. m. Siège d'un processus pathologique, localisé ou extensif.

**Foyer infectieux**, région d'un organe ou d'un tissu où siège une infection qui peut contaminer la région avoisinante, une région éloignée (par voie sanguine) ou même l'organisme entier (septicémie).

**Foyer de fracture**, siège d'une fracture pouvant entraîner, suivant les cas, des lésions des organes voisins (vaisseaux, nerfs, viscères) par déchirure ou par compression (hématome, cal vicieux).

**Foyer pulmonaire**, zone de congestion d'un poumon, perçue à l'auscultation (râles crépitants).

**fracture** n. f. Rupture brutale d'un os, survenant après un traumatisme d'une certaine violence, chez l'adulte sain, mais parfois après un traumatisme insignifiant chez le sujet âgé ou atteint de certaines maladies touchant les os.

Une fracture peut être directe, au niveau du point d'application de la force, ou indirecte à la suite d'un mouvement de traction, de flexion, de torsion. Le trait peut être transversal, oblique, en spirale (spiroïde). En cas de fragments multiples, la fracture est dite *comminutive*. Chez l'enfant, fréquents sont les fractures incomplètes (en bois vert) et les décollements* épiphysaires.

Cliniquement, la douleur, l'impotence fonctionnelle, une déformation plus ou moins évidente sont les signes essentiels. La radiographie précise le type et l'importance du déplacement.

Normalement, une fracture évolue vers la soudure des extrémités osseuses par la formation d'un *cal* fibreux qui s'ossifie peu à peu ; mais des anomalies de réparation peuvent se présenter : retard de consolidation, *cal vicieux* en mauvaise position et, surtout, *pseudarthrose**, c'est-à-dire absence complète de consolidation osseuse. Les lésions associées jouent un rôle capital dans le pronostic, en particulier les lésions cutanées : dans les *fractures ouvertes*, où une plaie fait communiquer le foyer de fracture avec l'extérieur, le risque d'infection est considérable et la consolidation toujours longue.

Le *traitement* des fractures a pour objectif essentiel de rétablir l'anatomie de l'os en corrigeant le déplacement (réduction) et de l'immobiliser (contention) jusqu'à obtention d'un cal solide (consolidation*) ; il peut être orthopédique (sans ouverture du foyer) ou chirurgical. Les fractures ouvertes imposent l'intervention d'urgence : nettoyage chirurgical de la plaie, immobilisation du foyer de fracture par ostéosynthèse ou appareil plâtré, reconstitution du revêtement cutané, au besoin par greffe. (V. à chaque os.)

**fragilité** n. f. **Fragilité capillaire**, diminution de résistances de la paroi des capillaires sanguins, observée dans de nombreuses maladies générales et dans l'hémogénie* et le purpura*.

**Fragilité osseuse héréditaire**, syn. D'OSTÉOPSATHYROSE*.

**fraise** n. f. 1. Fruit du fraisier. — La fraise est riche en vitamine C et en fer, mais elle entraîne assez fréquemment des accidents allergiques (eczéma, urticaire, asthme). La racine du fraisier est employée en décoction comme diurétique et astringent.

2. Outil rotatif de coupe. — *Fraises dentaires*, instruments employés en chirurgie dentaire, pour traiter les dents ou pour ajuster les prothèses. (Syn. : ROULETTE.)

**framboise** n. f. Fruit du framboisier. La framboise contient des vitamines A, B et C, de l'acide citrique et de l'acide formique ; elle est diurétique et laxative. Le décocté de feuilles est employé en gargarisme pour son pouvoir astringent.

**Frei (réaction de)**, réaction employée dans le diagnostic de la maladie de Nicolas* et Favre.

**frein** n. m. Nom de certains ligaments ou replis muqueux : *frein de la langue*, *frein du prépuce*.

**frelon** n. m. Grosse guêpe dont le venin peut être dangereux, notamment chez les individus allergiques. — Le traitement est le même que celui des piqûres d'abeille*.

**frémissement** n. m. Sensation de tremblement léger, localisé, perçu à la palpation. (Syn. : THRILL.)

On trouve un frémissement dans le rétrécissement mitral : *frémissement cataire* (du chat qui ronronne), perçu à la pointe du cœur, et dans le kyste hydatique : *frémissement hydatique*, perçu dans la région du foie.

**frénateur, trice** adj. Se dit d'un nerf

ou d'une substance capable de réduire l'activité d'un organe. (V. FEED-BACK.)

**frêne** n. m. La feuille du frêne est employée en infusion et en applications locales contre la goutte et les rhumatismes. Elle sert à préparer une boisson dépurative, la *frénette*.

**fréquence** n. f. Nombre de périodes ou de cycles par unité de temps.

**Courant de haute fréquence.** V. DIATHERMIE et ÉLECTROCOAGULATION.

**friction** n. f. Frottements répétés sur une partie du corps, en vue d'une action révulsive ou de la pénétration locale d'une médication sédative, anti-inflammatoire ou révulsive.

**Friedländer (bacille de),** nom courant de *Klebsiella pneumoniae*.

Il est la cause de septicémies, de pneumonies, de méningites.

**Friedreich (maladie de),** maladie nerveuse familiale transmise selon le mode récessif et classée parmi les *hérédodégénérescences spino-cérébelleuses*.

Cette maladie, qui se révèle au cours de l'enfance, présente trois ordres de symptômes : 1. des *troubles de la motricité* (affaiblissement de la contractilité musculaire; incoordination des mouvements volontaires ; baisse du tonus musculaire, cause de cyphoscoliose) ; 2. des *troubles cérébelleux* (troubles de l'équilibre, de la parole, nystagmus*) ; 3. des *troubles trophiques*, consistant le plus souvent en une déformation des pieds *(pieds bots de Friedreich)*. Il s'y joint une abolition des réflexes tendineux* et un signe de Babinski* bilatéral. Le psychisme reste intact. L'évolution se fait vers une aggravation lentement progressive.

**frigidité** n. f. Impossibilité pour la femme d'éprouver une jouissance normale au cours des rapports sexuels.

La *frigidité totale*, ou anaphrodisie, s'accompagne aussi d'absence de désir. Dans cette catégorie, on distingue les indifférentes, qui subissent les rapports sans y participer, et les opposantes, qui éprouvent une répugnance totale vis-à-vis des rapports.

Dans la *frigidité partielle*, le plaisir sexuel existe, mais il est incomplet et il ne s'accompagne notamment pas d'orgasme. Cette forme de frigidité peut s'observer chez les femmes dites «clitoridiennes», sans jouissance complète par la pénétration vaginale, ou chez des femmes qui éprouvent un intense désir sexuel, mais ne parviennent pas à la détente finale, ce qui provoque souvent chez elles un sentiment d'angoisse.

Les causes de la frigidité sont diverses. Elle peut n'être qu'un signe accessoire au cours d'une maladie générale ou d'un surmenage. Les causes proprement gynécologiques, par affection vulvaire, vaginale ou péritonéale, sont exceptionnelles. Les causes psychiques sont en fait les plus fréquentes. Dans quelques cas, il peut s'agir de troubles mentaux caractérisés, mais dans la majorité des cas il s'agit de femmes normales, présentant seulement quelques traits névrotiques de la personnalité. On retrouve souvent chez elles les conséquences de chocs affectifs de l'enfance, de l'adolescence ou de la défloration, un sentiment de culpabilité, la crainte d'une grossesse, une hostilité envers le partenaire et parfois des conflits conjugaux. Le mécanisme commun à la plupart de ces frigidités est une véritable inhibition psychique du plaisir sexuel. Il s'y ajoute souvent la peur de perdre le contrôle de soi. Le traitement est exceptionnellement médicamenteux (tranquillisants et hormones). La seule façon d'aborder le problème est la psychothérapie, qui, seule, peut supprimer l'état névrotique responsable et permettre à la femme d'accéder à une vie normale.

**frigothérapie** n. f. V. CRYOTHÉRAPIE.

**frisson** n. m. Accès de tremblement fin, irrégulier, saccadé, involontaire, généralisé, accompagné de claquements de dents et d'une sensation de froid.

Momentané, le frisson constitue une réaction de lutte contre le refroidissement.

Plus prolongé, il s'observe à la phase initiale de certains états infectieux aigus, notamment les pneumopathies, les septicémies, et témoigne alors de l'atteinte des centres thermorégulateurs.

**froid** n. m. **Hygiène.** Les effets du froid dépendent de l'action conjuguée de plusieurs facteurs : l'*humidité* augmente la nocivité du froid sur l'appareil respiratoire et les articulations ; la *brutalité des variations de température* et le *vent* en aggravent les conséquences.

Le froid agit par deux types de mécanismes. Dans certains cas, il diminue les possibilités de défense de l'organisme et ne constitue qu'une cause déclenchante de maladies latentes : pneumonies, néphrites, certains rhumatismes. Le froid peut aussi agir directement. Dans un premier stade, on a constaté chez des travailleurs un retentissement sur le rendement, qui diminue pendant qu'augmentent les accidents du travail. A un degré plus élevé, le froid cause des troubles locaux : engelures*, nécroses. A un stade extrême, il entraine un coma hypothermique, qui se voit surtout chez les sujets dénutris, âgés ou alcooliques, de résistance amoindrie. Le réchauffement d'un sujet en coma hypothermique doit toujours être progressif.

**Thérapeutique.** *Traitements par le froid.* V. CRYOTHÉRAPIE.

**froidure** n. f. Lésions de la peau déterminées par le froid, telles les *engelures**.

**fromage** n. m. Produit de fermentation du lait.

LES FROMAGES FRAIS. Ils contiennent tous les éléments du lait, sauf le lactose ; ils sont digestes et apportent des protéines (caséine). Additionnés de crème, ils constituent les petits-suisses, doubles-crèmes, etc. Ils ont alors les avantages et les inconvénients des corps gras (lipides).

LES FROMAGES À PÂTE MOLLE OU FERMENTÉE. Ils sont lavés (pont-l'évêque, livarot) ou ensemencés de moisissures à l'extérieur (camembert, brie) ou à l'intérieur (roquefort, bleu d'Auvergne). Ils sont déconseillés en cas de dyspepsie ou de troubles intestinaux, surtout s'ils sont « faits » (ayant subi un début de putréfaction).

LES FROMAGES À PÂTE FERME. Ils sont obtenus à partir de lait pasteurisé, égouttés sous presse et salés. Les uns sont à pâte cuite (hollande, gruyère), les autres à pâte non cuite (cantal, saint-paulin). Ils sont très digestes et très nutritifs.

La valeur nutritive des fromages dépend de leur teneur en lipides (selon que le lait a été écrémé ou non), qui est généralement indiquée (0 p. 100, 10 p. 100, 40 p. 100). Tous les fromages salés sont contre-indiqués dans les régimes sans sel (cardiaques, rénaux) ; les fromages gras sont interdits dans les hypercholestérolémies et dans l'obésité.

**fronde** n. f. Bandage à 4 chefs (lacets) pour le menton ou le nez.

**front** n. m. Région antérieure du crâne*.

**frontal, e, aux** adj. et n. m. Relatif ou qui appartient au front.

**Os frontal**, os plat situé à la partie antérieure du crâne, au-dessus des os de la face. Il comprend une partie supérieure, verticale, qui correspond au front, et une partie inférieure orbitonasale, dont les parties latérales forment le plafond de l'orbite.

**Sinus frontal.** V. SINUS.

**Lobe frontal du cerveau**, partie antérieure de chacun des hémisphères cérébraux. — Le rôle physiologique d'une grande partie de ce lobe (aire préfrontale) est important dans l'humeur, les fonctions intellectuelles.

**frotte** n. f. Traitement de la gale, qui consistait à frictionner le corps avec une pommade soufrée ; par extension, la gale elle-même.

**frottement** n. m. Se dit du bruit de deux surfaces rugueuses qui se frottent l'une contre l'autre.

On perçoit un frottement à l'auscultation lors de l'inflammation des tuniques de la plèvre : *frottement pleural*, et du péricarde : *frottement péricardique*.

**frottis** n. m. Étalement en couche mince, sur une lame de verre, d'une humeur ou d'un produit pathologique destiné à l'observation microscopique.

Les *frottis vaginaux* consistent à recueillir les cellules desquamées des parois vaginales. La muqueuse vaginale, en effet, subit des modifications cycliques liées au fonctionnement de l'ovaire, et desquame continuellement.

L'étude des frottis vaginaux permet, dans une certaine mesure, de se faire une idée de l'état hormonal des malades. Elle facilite surtout le dépistage de certains cancers génitaux dès leur début (cancer *in situ*).

Des *frottis de cellules de la muqueuse des bronches* peuvent également être faits au cours de la bronchoscopie.

**fruit** n. m. De nombreux fruits sont comestibles et consommés comme dessert ; d'autres sont toxiques.

**Fruits comestibles.** *Fruits à pépins.* La pomme, riche en pectine, est indiquée (râpée) en cas de diarrhée. La poire est laxative. Les agrumes (orange, citron, pamplemousse, mandarine) sont riches en vitamines C. Le raisin est riche en glucose, en vitamines et en potassium ; il est diurétique et laxatif.

*Fruits à noyaux.* Les pêches, prunes, abricots, cerises sont riches en vitamine A ; ils sont moins digestes.

*Fruits charnus.* Ce sont la fraise* et la framboise*.

*Fruits à graines.* Les amandes, noix, noisettes, arachides (cacahuètes) sont riches en corps gras (de 50 à 60 p. 100 et très nutritives.

*Fruits exotiques.* La banane est très nutritive, riche en vitamines A, B et C, mais peu digeste, sauf très mûre. Le caroube est antidiarrhéique. Les dattes et figues sont riches en sucres (glucides).

***Valeur nutritive des fruits.*** Les fruits sont riches en glucides et en vitamines ainsi qu'en sels minéraux (calcium, potassium, magnésium, fer, cuivre). Ils sont plus digestes lorsqu'ils sont mûrs, et la cuisson améliore davantage leur digestibilité, mais supprime les vitamines. La consommation régulière de fruits est nécessaire à la santé.

**Fruits et baies toxiques.** Certains fruits

toxiques sont absorbés par les enfants, qui les confondent avec des fruits comestibles, mais de telles confusions peuvent arriver aux adultes. Ainsi le cumin peut être confondu avec le veratrum (toxique), le datura avec le pavot (soporifique), la noix d'arec avec la noix, les gesses (toxiques) peuvent être prises pour des pois. Il faut donc toujours penser à une intoxication par des fruits ou baies toxiques, notamment à la campagne, en vacances. Il faut autant que possible rechercher quel est le végétal en cause, et hospitaliser le sujet si des signes d'intoxication (coliques, vomissements, troubles nerveux, coma, etc.) surviennent.

**fruste** adj. À peine perceptible. (Se dit d'une maladie dont la symptomatologie n'est que partielle ou très atténuée.)

**frustration** n. f. Sentiment ressenti à la suite d'une privation dans le domaine affectif. La maturation psychologique d'un individu passe par une succession de frustrations qu'il doit pouvoir compenser par de nouvelles satisfactions. Les frustrations sont plus douloureusement ressenties par les sujets au psychisme fragile, chez qui elles sont souvent source de conflits.

**F.S.H.,** sigle de *Folliculo-Stimuling Hormone*, nom anglais de la GONADOSTIMULINE* A.

**fucus** n. m. Nom commun des algues marines.
Les fucus sont riches en iode et en mucilages. L'iode est extrait des cendres de l'algue. Certains mucilages sont employés comme vermifuges et laxatifs.

**fugue** n. f. Abandon subit et temporaire du milieu habituel, résultant de troubles pathologiques ou en réaction à un milieu social perturbé.
**Fugues de l'enfance et de l'adolescence.** Elles sont fréquentes et revêtent la signification d'une réaction affective à une situation insoutenable pour un enfant à caractère fragile. Ces fugues sont inspirées par la peur de la sanction, par le besoin d'évasion ; on observe des fugues avec délits chez l'enfant ayant une éducation défectueuse.
Dans certains cas, ce comportement est plus grave, car il peut être le premier symptôme d'une maladie mentale ou d'une série ultérieure de délits.
L'enfant fugueur sera pris en charge et traité selon la nature de son trouble.
**Fugue chez l'adulte.** Elle s'inscrit le plus souvent dans le cadre d'une maladie mentale définie : fugues plus ou moins conscientes des épileptiques, des déments, des confus ou encore des débiles, fugues absurdes des schizophrènes, fugue consciente du déprimé, du maniaque, mais aussi du déséquilibré avec risques de passages à l'acte spectaculaire (agressions). Le traitement sera celui de la maladie en cause.

**fulgurant, e** adj. Se dit d'une douleur rapide comme l'éclair.

**fuligineux, euse** adj. Se dit d'un enduit muqueux, de couleur brun noirâtre (*fuligo, -ginis*, suie), souvent sec et croûteux, que l'on peut observer sur les lèvres, les gencives et la langue au cours de certaines infections graves (typhoïde).

**fumarate** n. m. Sel de l'acide butènedioïque. — Le *fumarate ferreux* est administré dans les anémies par carence en fer.

**fumée** n. f. Suspension de particules solides dans l'atmosphère.
Les fumées sont l'un des éléments de la pollution* atmosphérique. Émises par des foyers domestiques ou industriels, elles sont le plus souvent accompagnées de gaz toxiques (oxyde de soufre $SO_2$, oxyde de carbone CO, etc.) et peuvent contenir des hydrocarbures cancérigènes. Les fumées rencontrées dans l'atmosphère des grandes villes sont la cause de diverses maladies des voies respiratoires, et la gêne qu'elles provoquent (notamment en réduisant la visibilité) a conduit à diverses réglementations destinées à en réduire l'importance.

**fumigation** n. f. Émission de gaz ou de vapeur dans une enceinte close.
**En thérapeutique,** on fait des fumigations dans le traitement des affections des voies respiratoires supérieures avec un inhalateur (récipient contenant de l'eau bouillante additionnée de produits balsamiques, et surmonté d'un cornet permettant de diriger les vapeurs émises sur le nez et la bouche). [V. INHALATION.]
**En hygiène,** on pratique des fumigations avec des produits désinfectants, pour désodoriser et désinfecter les locaux (on emploie des vapeurs de formol, obtenues en chauffant des comprimés de trioxyméthylène).

**fundus** n. m. Région de l'estomac comprenant la plus grande partie des portions verticale et horizontale du corps de cet organe.

**funiculite** n. m. Inflammation du cordon spermatique.

**furazolidone** n. f. Bactéricide intestinal et gynécologique (vaginites à *trichomonas*).

**fureur** n. f. État d'extrême colère et d'agressivité aveugle, forcenée, rendant le sujet dangereux et nécessitant son internement.

**furfuracé, e** adj. Se dit d'une *desqua-*

*mation fine* par opposition à la desquamation *lamelleuse* ou *en lambeaux.*

**furoncle** n. m. Infection d'un follicule pileux par le staphylocoque doré.

Le furoncle se manifeste au début par une petite tuméfaction rouge, douloureuse (le « clou »), centrée par un poil ; puis se forme une gouttelette de pus qui s'écoule pour laisser apparaître un *bourbillon*, petite escarre qui s'élimine en laissant un cratère, lequel se comblera en laissant une cicatrice.

Les furoncles peuvent être graves chez des sujets fragiles, en particulier chez les *diabétiques*. Au niveau de la face (surtout à la lèvre supérieure), il font courir le risque d'une staphyloccocie* maligne, d'une thrombose des vaisseaux cérébraux. Fréquentes sont les extensions locales (anthrax*) ou générales (furonculose*).

**Traitement.** Il faut s'assurer avant tout de l'absence de diabète, qu'il faudrait traiter d'urgence. Le traitement local comporte des applications d'antiseptiques ou d'antibiotiques (solutions, pommades) et des applications chaudes et humides répétées (compresses imprégnées d'eau chaude avec un antiseptique) ou, mieux, pulvérisations chaudes (nécessitant un appareil spécial). Le furoncle ne doit jamais être pressé ni manipulé pour faire sourdre le pus (risque de dissémination du microbe). Le traitement antibiotique par voie générale est nécessaire lorsque le sujet est déficient ou s'il existe un ganglion de voisinage, et pour tout furoncle ayant tendance à grossir. Institué précocement avec des antibiotiques adaptés, il permet souvent d'éviter la suppuration. Le traitement chirurgical est nécessaire si un bourbillon se forme.

**furonculose** n. f. Survenue successive ou simultanée de plusieurs furoncles.

La furonculose impose la recherche d'un terrain prédisposant (diabète) et oblige à un traitement local (désinfection), général (antibiotiques, vitamines, vaccins antistaphylococciques) et diététique (restriction des glucides).

**furosémide** n. m. Diurétique* de synthèse ayant une action rapide et brève.

**fusée** n. f. Trajet parcouru par le pus depuis son point de formation (abcès) jusqu'à son émergence.

**fusospirille** n. m. Association d'un bacille fusiforme anaérobie et d'un spirochète.

Les fusospirilles existent à l'état normal dans les muqueuses ; ils sont à l'origine de stomatites, d'angines dites de Vincent, de pneumopathies.

# G

**gaïacol** n. m. Constituant de la créosote utilisé en suppositoires dans le traitement des affections respiratoires.

**gaine** n. f. Enveloppe qui entoure un organe, un muscle, un tendon : *gaine aponévrotique, vasculaire, fibreuse.*

**galactogène** adj. et n. m. Se dit d'une substance qui provoque ou stimule la sécrétion lactée (extrait de galéga*, vitamines E et B2, extraits thyroïdiens, progestérone).

**galactophore** adj. Se dit des petits canaux excréteurs du sein, qui s'ouvrent au mamelon et qui conduisent le lait à l'extérieur.

**galactophorite** n. f. Inflammation des canaux galactophores, qui s'observe souvent au moment de l'allaitement.

**galactorrhée** n. f. Écoulement de lait par le mamelon en dehors des périodes normales d'allaitement.

Normale chez le nouveau-né, la galactorrhée témoigne ehez la femme adulte de troubles endocriniens. Elle s'observe dans les deux sexes en cas de lésion ou d'irritation du diencéphale ou après ingestion de certains médicaments (sulpiride).

**galactose** n. m. Sucre isomère du glucose.

**galactosémie** n. f. Présence de galactose dans le sang.

C'est une maladie héréditaire, congénitale, caractérisée par l'absence d'une enzyme permettant la transformation du galactose en glucose. Le nourrisson galactosémique, trop petit pour son âge, est atteint d'un ictère*; son foie et sa rate sont augmentés de volume. Puis surviennent une cataracte et une encéphalopathie* sévère. La découverte du galactose dans les urines permet de faire le diagnostic et de supprimer tous les produits lactés de l'alimentation.

**galactosurie** n. f. Présence de galactose dans les urines.

**Galactosurie provoquée**, test d'exploration de la fonction hépatique, qui consiste à administrer au sujet à jeun une quantité fixée de galactose, puis à en doser l'élimination urinaire par 24 heures. Les chiffres obtenus sont plus élevés en cas d'insuffisance hépatique.

**gale** n. f. Affection de la peau, due à un parasite acarien : *Sarcoptes scabiei.*

La *gale humaine* est très contagieuse ; sa transmission est interhumaine, mais peut se faire par la literie et les vêtements.

La femelle du parasite pond ses œufs dans des galeries sous-cutanées qui sont à l'origine d'un prurit* (démangeaison) très important.

C'est après une huitaine de jours d'incubation silencieuse que le prurit se manifeste. Il s'agit de démangeaisons intenses à recrudescence nocturne, bien localisées et s'accompagnant de lésions cutanées au même endroit. Les régions touchées sont les espaces interdigitaux, les coudes, les aisselles, la face interne des cuisses, la verge chez l'homme, les sillons sous-mammaires et les plis de l'abdomen chez la femme.

Les lésions parasitaires sont de deux types : les sillons scabieux, dus aux galeries de ponte, minces traînées linéaires grisâtres, et les grains perlés (vésicules) situés au bout de ces sillons. Parfois, des lésions de grattage (griffures d'ongles) se surajoutent aux atteintes typiques.

Il existe quelques formes particulières : chez les gens propres (où les sillons sont inapparents), chez le nourrisson (où la gale est souvent localisée aux organes génitaux et surinfectée). La « gale norvégienne », croûteuse, est très rare mais très contagieuse.

Le *traitement* sera tout d'abord celui des surinfections (antibiotiques en cas d'impétigo*), puis, après un bain et un savonnage soigneux, on applique sur les lésions des solutions à base de D. D. T. ou de benzoate de benzyle. Le lendemain, un bain soigneux termine ce traitement. Toute la famille sera traitée. Cette thérapeutique énergique peut être à l'origine d'un certain prurit, qui ne doit pas être considéré comme une rechute. Une hygiène ultérieure scrupuleuse sera recommandée, tant corporelle que pour le linge.

Certaines gales animales (du chat, du cheval) peuvent atteindre l'homme. Certaines professions peuvent être touchées par des gales d'origine végétale ou minérale (blé, thé, coprah, pétrole, etc.).

La « gale du ciment » n'est pas une parasitose. (V. CIMENT.)

**galéga** n. m. Plante indigène à laquelle on attribue des propriétés galactogènes.

**galénique** adj. **Médicament galénique**, médicament prêt à l'emploi, préparé en pharmacie à partir d'une plante (simple) ou d'une substance chimique.

**galop** n. m. Bruit de galop, rythme cardiaque à trois temps, dû à l'adjonction d'un troisième bruit pathologique à distance des deux bruits normaux. — Il s'observe dans l'insuffisance cardiaque*.
**galvanique** adj. (du nom du physicien ital. *Galvani*). Se dit d'un courant continu de faible intensité utilisé en électrodiagnostic* et en électrothérapie.
**galvanocautère** n. m. Cautère constitué par un fil de platine porté à l'incandescence par un courant électrique.
**gambusia** ou **gambusie** n. m. Petit poisson vivipare très vorace, originaire d'Amérique du Sud, qui se nourrit de larves de moustiques et contribue ainsi à la prophylaxie du paludisme.
**gamète** n. m. Cellule sexuelle, mâle ou femelle, ayant subi la méiose* et apte à la fécondation. (Spermatozoïde* pour le mâle, ovule* pour la femelle.)
**gaméticide** adj. Se dit de médicaments employés contre le paludisme, dont l'activité se traduit par la destruction des gamètes produits par le parasite. (V. PALUDISME.)
**gamma** n. m. Troisième lettre de l'alphabet grec ($\gamma$), désignant : 1° le millième de milligramme ou microgramme ($\gamma$ ou $\mu$g) ; 2° les rayons électromagnétiques de longueur d'onde inférieure à celle des rayons X (rayons gamma ou $\gamma$) ; 3° les globulines de poids le plus élevé (*gammaglobulines**).
**gammaencéphalographie** n. f. Gammagraphie du cerveau.
**gammaglobuline** n. f. Globuline* du sérum sanguin qui supporte la majorité des anticorps* responsables de l'immunité.
Les gammaglobulines sont utilisées en prophylaxie et en thérapeutique anti-infectieuses.
On distingue deux types de préparations :
— les *gammaglobulines standard*, préparées à partir de sérums humains ou équins normaux ;
— les *gammaglobulines spécifiques*, provenant de sérums de convalescents d'une affection précise ou de sujets hyperimmunisés contre cette affection.
Administrées par voie intramusculaire, elles confèrent une immunité* passive immédiate mais brève (3 semaines). Elles sont indiquées en période d'épidémie chez des sujets dont le système immunitaire est déficient, ainsi que pour la prophylaxie d'une maladie infectieuse lorsqu'il y a eu un contage dangereux (femme enceinte ayant été en contact avec une rubéole, par exemple).
**gamma-glutamyl-transférase** n. f. Enzyme dont le taux sanguin s'élève d'une façon significative chez 85 p. 100 des buveurs excessifs d'alcool. (Syn. GAMMA-GLUTAMYL-TRANSPEPTIDASE.) [Abrév. GAMMA-G.-T.]
**gammagraphie** n. f. Examen d'un organe grâce à l'accumulation à son niveau de radio-isotopes* (émetteurs de rayons gamma). [Syn. : SCINTIGRAPHIE.]
Technique. On utilise soit l'isotope d'une substance qui se dépose normalement dans un organe donné (iode radioactif pour la thyroïde, par exemple), soit un isotope radioactif fixé sur une protéine. Les rayons gamma émis par l'organe qui a capté le corps radioactif sont détectés par un détecteur de rayons (compteur de particules) qui se déplace en « balayant » la surface à étudier. On obtient une image de l'organe où la densité radioactive indique la proportion de substance fixée.
Organes étudiés. La *thyroïde** a été le premier organe étudié en gammagraphie avec l'iode 131. On détecte ainsi les goitres et tumeurs de la glande ainsi que des métastases d'éventuels cancers sur le reste du corps.
Le *foie* est exploré après injection d'or colloïdal 198 ou de sulfate de technétium. On peut ainsi mettre en évidence des kystes, abcès, tumeurs ou métastases non décelables autrement. Le *rein* est exploré avec du chlorure de mercure marqué au mercure 203. On compare la symétrie des images des deux reins et la gammagraphie avec l'urographie. Le *cerveau* est exploré (gammaencéphalographie) avec le technétium. On peut également faire des gammagraphies du poumon, du squelette, des espaces méningés, etc.
**gamma-G.-T.** V. GAMMA-GLUTAMYL-TRANSFÉRASE.
**gammathérapie** n. f. Traitement par les rayons gamma. (V. COBALTOTHÉRAPIE et CURIETHÉRAPIE.)
**ganglion** n. m. Renflement situé le long des vaisseaux lymphatiques* ou sur les nerfs.
Ganglions lymphatiques. *Histologie.* Le ganglion lymphatique comprend une capsule, une zone périphérique occupée par des follicules* lymphoïdes et une zone centrale formée surtout de cellules réticulaires*.
*Physiologie.* Le ganglion lymphatique produit des lymphocytes capables de se transformer en plasmocytes*. Il produit ainsi toutes les variétés de cellules participant à l'immunité* cellulaire.
Le ganglion agit aussi comme un filtre

d'arrêt pour les particules étrangères véhiculées dans la lymphe.

*Pathologie.* Cette fonction d'arrêt explique qu'il se forme une adénopathie* (ganglion augmenté de volume) dans le territoire lymphatique qui draine une région atteinte d'infection ou de cancer (adénopathie satellite). Il existe des adénopathies tumorales qui accompagnent les hémopathies malignes (leucémies*, lymphosarcome*, maladie de Hodgkin*).

**Ganglions nerveux.** Ils sont situés au point où se réunissent de nombreux filets nerveux, et renferment des neurones* qui transmettent l'influx au relais nerveux suivant.

Les *ganglions sympathiques** sont situés le long de la colonne vertébrale. Les *ganglions rachidiens*, situés sur les nerfs sensitifs allant à la moelle*, contiennent les neurones de ces nerfs.

Le *ganglion ciliaire*, ou *ganglion ophtalmique*, est un élément essentiel de l'innervation du globe oculaire. Il est situé dans la cavité orbitaire, en arrière du globe oculaire.

**ganglioplégique** adj. et n. m. Se dit de médicaments capables de couper ou, tout au moins, de réduire la conduction de l'influx dans les ganglions du système nerveux autonome (sympathique ou parasympathique) [nicotine, procaïne, chlorpromazine, etc.].

Leur effet pharmacologique principal consiste en un brusque relâchement du tonus des vaisseaux qui entraîne une chute de la tension artérielle. Il est recommandé aux malades qui prennent ces médicaments de rester quelque temps allongés après la prise. Quelques-uns de ces produits ont également une action antispasmodique.

**gangrène** n. f. Processus de mortification locale qui aboutit à la nécrose (ou sphacèle) d'une région du corps, avec tendance à l'extension de proche en proche.

**Gangrène ischémique (par arrêt circulatoire).** Tout tissu dépourvu d'irrigation sanguine, donc d'oxygène, meurt. Quand ce processus survient dans un viscère, on parle d'*infarctus** ; dans un os, d'*ostéonécrose ;* le terme de «gangrène» n'est pratiquement utilisé que lorsqu'il y a atteinte cutanée. L'ischémie (arrêt circulatoire) peut être d'origne veineuse (phlébite), artérielle (traumatisme, embolie, artérite) ou capillaire (gelures, escarres de décubitus, mal perforant). La gangrène siège essentiellement au niveau des extrémités et surtout à celles des membres inférieurs. La gangrène d'origine artérielle peut être massive à la suite de l'oblitération brutale d'un gros tronc artériel ; l'évolution est alors très grave si une intervention d'urgence n'est pas pratiquée (désobstruction du vaisseau, au pire amputation). Les gangrènes parcellaires des extrémités surviennent progressivement, après des mois ou des années de douleurs, à l'effort, puis au repos. Seules les thérapeutiques restaurant un débit circulatoire local peuvent éviter l'amputation (v. ARTÉRITE).

**Gangrène septique.** C'est une infection par germes anaérobies* : gangrène pulmonaire (abcès putride), cholécystite* gangreneuse, gangrène septique des membres, etc.

La *gangrène gazeuse* due à des anaérobies telluriques (vivant dans la terre) se voit surtout en temps de guerre, sur des plaies souillées de terre. Les lésions sont rapidement extensives, détruisant les tissus, y formant des bulles de gaz de putréfaction, s'accompagnant d'un syndrome toxique le plus souvent mortel malgré la sérothérapie et le débridement des plaies. Le meilleur moyen de lutter contre cette affection est en fait prophylactique : parage* soigné de toutes plaies contuses, avec excision des tissus mortifiés, large drainage, antibiothérapie.

**gant** n. m. Les gants de ménage, ne provoquant pas d'allergie (hypallergiques), servent à protéger les peaux sensibles dans les travaux quotidiens.

**garde-malade** n. f. ou m. Personne attachée à un malade dont l'état de santé nécessite une surveillance diurne et nocturne.

Le garde-malade a surtout un rôle domestique et de réconfort. Le remboursement peut en être assuré par l'organisme d'assurance maladie, avisé par l'envoi d'une formule d'entente préalable.

**gargarisme** n. m. Solution aqueuse, destinée au rinçage de la bouche et de la gorge et qu'on ne doit pas avaler.

Les principaux médicaments utilisés en gargarisme sont des *émollients*, des *astringents*, des *antiseptiques* et des *antibiotiques.* Le gargarisme est utilisé essentiellement dans les infections de la gorge (angine) et les maladies de la muqueuse buccale. L'efficacité est meilleure quand on contracte la glotte en prononçant la voyelle A et en expirant l'air venu par le larynx, ce qui permet le barbotage du liquide médicamenteux dans le pharynx. L'ingestion accidentelle d'une gorgée du liquide est inoffensive.

**gargouillement** n. m. Bruit que fait le conflit de liquides et de gaz dans une cavité, en particulier dans l'estomac ou l'intestin. (Syn. : BORBORYGME*.)

**gargoylisme** n. m. Maladie héréditaire, due à un trouble enzymatique. (Syn. : MALADIE DE HURLER.)
L'atteinte porte sur les os, les articulations, le foie et la rate. Il s'y associe un faciès de gargouille, un retard psychomoteur et une surdité. La mort survient avant l'âge adulte par infection ou complication cardiaque.

**garrot** n. m. Lien serré autour d'un membre, en amont d'une plaie (entre celle-ci et le cœur), qui peut être réalisé par un moyen de fortune sur les lieux de l'accident, pour arrêter une hémorragie artérielle (sang rouge jaillissant par saccades).
Il doit être desserré toutes les heures et ne doit jamais rester plus de 6 heures. En cas d'hémorragie veineuse (sang foncé coulant régulièrement), le garrot est inutile.

**gastralgie** n. f. Douleur localisée à l'épigastre, s'accompagnant ou non de troubles digestifs.
Les gastralgies sont évocatrices d'une atteinte de l'estomac* (gastrite*, ulcère*, cancer), mais l'épigastre est aussi le lieu d'élection des douleurs des affections du pancréas, du côlon transverse et des douleurs des gens nerveux (« crampes d'estomac »).
Le *traitement* des gastralgies comporte les pansements gastriques (bismuth, trisilicate, etc.), les antispasmodiques et le traitement de la cause.

**gastrectomie** n. f. Ablation de l'estomac, qui peut être totale ou partielle.

**gastrectomisé, e** adj. et n. Se dit d'un malade qui a subi une gastrectomie*.
L'amputation de l'estomac peut entraîner divers troubles, d'autant plus importants que l'exérèse a été plus large (pesanteur après les repas, vomissements, diarrhée). Des règles de régime strictes sont indispensables dans les deux premières années.

**gastrine** n. f. Hormone sécrétée par la muqueuse de l'estomac et du duodénum au niveau de l'antre pylorique (v. ESTOMAC, *Anatomie*), et qui facilite la digestion en stimulant la sécrétion gastrique d'acide chlorhydrique et de pepsine*.

**gastrite** n. f. Inflammation de la muqueuse de l'estomac.
**Gastrites chroniques.** Favorisées par l'abus de l'alcool, du tabac, des épices, ces irritations chroniques de la muqueuse gastrique se manifestent par des troubles digestifs à type de dyspepsie*, de brûlures d'estomac survenant tout de suite après les repas, parfois par des hémorragies. L'examen radiologique de l'estomac met en évidence de gros plis et parfois des spicules (pointes) révélant des érosions superficielles.
Sur le plan biologique, la gastrite entraîne une baisse des sécrétions d'acide chlorhydrique et de pepsine par la muqueuse gastrique, ainsi qu'une altération du taux de protéines du suc gastrique. Certaines gastrites très localisées (gastrites zonales) sont secondaires à une lésion gastrique de voisinage (ulcère notamment). La gastrite chronique est une affection peu grave, d'évolution souvent latente. Le traitement de ses troubles fonctionnels comprend les pansements gastriques, les sirops de prométhazine ou de collargol, des potions anesthésiques locales, des parasympatholytiques ainsi que des médicaments de suppléance (enzymes) en cas de tarissement sécrétoire.
**Gastrites aiguës.** Rarement isolées, elles s'accompagnent presque toujours d'une atteinte intestinale (gastro-entérite*). Leurs causes sont infectieuses ou alimentaires (indigestion). Elles se manifestent par des douleurs épigastriques et des vomissements. Le traitement consiste essentiellement, chez l'adulte ou le grand enfant, en une diète hydrique (eau de Vichy, bouillon de légumes) pendant 24 heures, en l'administration de sécrétions salines (de Bourget*), parfois d'antispasmodiques (atropine, prométhazine).

**gastro-entérite** n. f. Inflammation des muqueuses de l'estomac et de l'intestin.
La gastro-entérite, souvent d'origine infectieuse, se traduit par des douleurs, des vomissements, des nausées et de la diarrhée. Elle est très fréquente chez le nourrisson. (V. ENTÉRITE.)

**gastro-entérologie** n. f. Spécialité médicale des maladies du tube digestif, du foie et du pancréas.

**gastro-entérostomie** n. f. Abouchement chirurgical de l'estomac dans l'intestin.

**gastrorragie** n. f. Syn. D'HÉMORRAGIE GASTRIQUE. (V. ESTOMAC, *Hémorragies gastriques*, et HÉMORRAGIE, *Hémorragies digestives*.)

**gastroscopie** n. f. Exploration visuelle, endoscopique, de la cavité gastrique. (V. ENDOSCOPE et ENDOSCOPIE.)
On introduit par la bouche, sous anesthésie locale (exceptionnellement générale), un endoscope semi-flexible. On explore ainsi l'intérieur de l'estomac et l'on peut même y diriger une sonde à biopsie.
Cet examen est indiqué dans toute affection gastrique où la radiologie n'a pas permis un diagnostic de certitude, ou pour confirmer une image radiologique suspecte. La gastroscopie est très utile

pour le diagnostic des hémorragies* digestives et des gastrites*.

**gastrostomie** n. f. Abouchement de l'estomac à la peau, pour alimenter un sujet présentant un obstacle au niveau de l'œsophage.

**gastrotomie** n. f. Incision de l'estomac pour rechercher une lésion ou extraire un corps étranger.

**gastrula** n. f. Stade de l'embryogenèse qui s'étend du 15e au 18e jour après la fécondation, et caractérisé par la mise en place d'un troisième feuillet au sein du disque embryonnaire jusque-là didermique (constitué de deux feuillets).

**gâtisme** n. m. État des sujets qui expulsent involontairement matières fécales et urines. Le gâtisme est lié à l'abolition de la commande nerveuse des sphincters du fait de la baisse de la vigilance et de l'autonomie. Il est observé dans la vieillesse, mais aussi dans certains syndromes neurologiques, l'idiotie, les démences.

**Gaucher (maladie de),** maladie héréditaire secondaire au dépôt de lipides dans les cellules du système réticulo*-endothélial (dyslipoïdose).
Elle se traduit dès la petite enfance par un gros foie (hépatomégalie), une grosse rate (splénomégalie*) et une augmentation de volume des ganglions, due à la présence et au dépôt de cérébroside (graisse anormale) dans ces tissus. On met en évidence, sur des frottis de moelle osseuse, de grandes cellules, dites «de Gaucher», où le cytoplasme est occupé par le dépôt graisseux.

**gaucherie** n. f. Tendance à utiliser de préférence la moitié gauche du corps pour accomplir les gestes automatiques et volontaires.
**Types de gaucherie.** On distingue le gaucher franc homogène, qui se sert de préférence de tout son côté gauche (œil, main, pied), et le gaucher dysharmonieux, qui se sert par exemple de son œil droit (pour viser) et de sa main gauche pour écrire. La gaucherie contrariée peut être à l'origine de troubles divers (maladresse, tics*, dyslexie*...). [V. LATÉRALISATION.]

**gavage** n. m. Alimentation par introduction des aliments dans l'estomac au moyen d'une sonde.
Le gavage est effectué dans les aliénations mentales rendant l'alimentation impossible, dans les anorexies graves ou les lésions bucco-faciales étendues.

**gaz** n. m. Fluide aériforme.
Les gaz dans l'organisme existent sous forme dissoute ou combinée (gaz du sang), ou sous forme libre (gaz intestinaux). De nombreux gaz industriels ou naturels sont toxiques pour l'organisme.
**Physiologie.** ***Gaz du sang.*** Leur étude se fait sur le sang artériel prélevé par ponction des artères radiale ou fémorale.
L'*oxygène* existe sous deux formes :
— oxygène dissous dans le plasma en quantité minime (0,3 ml pour 100) ;
— oxygène combiné à l'hémoglobine, formant l'oxyhémoglobine ($HbO_2$).
Le *gaz carbonique* ($CO_2$) existe également sous deux formes :
— le $CO_2$ dissous, qui ne représente que 1/20 du total, mais c'est l'intermédiaire obligatoire des échanges respiratoires $CO_2 + H_2O \rightarrow CO_3H_2$ ;
— le $CO_2$ combiné aux bases plasmatiques, qui représente la plus grande partie du $CO_2$ total. Il forme les bicarbonates*, dont l'ensemble constitue la réserve alcaline, système tampon principal du plasma. (V. ACIDO-BASIQUE [*équilibre*].)
Les variations des gaz du sang peuvent se faire soit dans le sens d'une augmentation : hypercapnie (augmentation du $CO_2$) ou hyperoxie (augmentation de l'$O_2$), qui est exceptionnelle ; soit dans celui d'une diminution : hypocapnie ou hypoxie. On étudie habituellement les variations relatives de l'oxygène et du $CO_2$, qui réalisent trois grands types d'associations :
— *hypoxie-hypocapnie*, qui suppose une accélération du rythme respiratoire faisant baisser la pression partielle de $CO_2$ et un défaut d'oxygénation par épaississement de la membrane alvéolaire ou non-ventilation d'une zone pulmonaire ;
— *hypoxie-normocapnie*, que l'on trouve au début de l'insuffisance respiratoire chronique ;
— *hypoxie-hypercapnie*, réalisée dans la majorité des insuffisances respiratoires chroniques.
***Gaz intestinaux.*** Ils proviennent de l'air dégluti, du gaz carbonique produit par les fermentations bactériennes des sucres et de la cellulose et, à un bien moindre degré, de la putréfaction des protéines.
**Toxicologie.** La toxicité des gaz peut schématiquement répondre à trois mécanismes.
*Causticité* avec irritation ou lésion pulmonaire aboutissant à l'œdème pulmonaire précoce ou retardé : dérivés de l'azote (ammoniac, peroxyde d'azote), gaz halogènes (fluor, chlore, brome...), etc.
*Toxicité propre* du gaz vis-à-vis d'un organe ou d'un tissu où le gaz se fixe. C'est le cas de l'oxyde de carbone (CO) se fixant sur l'hémoglobine, qu'il rend inapte au transfert d'oxygène. D'une autre façon, certains gaz sont toxiques pour le système nerveux (dérivés métalloïdes, hydrocarbures aromatiques ou halogénés...) ; d'autres le sont pour le foie, le

rein, parfois le cœur (tétrachlorure de carbone, trichloréthylène, chloroforme...). *Asphyxie*, enfin, lorsqu'un gaz non toxique prend la place de l'oxygène en atmosphère confinée : gaz carbonique, butane, propane, gaz de Lacq (et non gaz de ville, qui contient du CO toxique), l'intoxication se faisant par anoxie*.

Les intoxications sont habituellement accidentelles, fortuites ou lors d'un travail exposé (cuves), ou volontaires (crimes, suicides).

L'attitude est en premier lieu d'éviter les explosions s'il s'agit d'un gaz combustible (ne rien allumer), et d'éviter la confination en ventilant le local.

**gaze** n. f. Étoffe légère et transparente, le plus souvent en coton, dont on fait les compresses*.

**géant, e** adj. et n. V. GIGANTISME.

**Geiger-Müller (compteur de),** appareil de détection et de mesure de la radioactivité. (V. ISOTOPES.)

**gel** n. m. Masse semi-liquide, transparente, obtenue à partir d'une solution colloïdale par formation d'un fin réseau.

**gélatine** n. f. Protéine habituellement extraite des os d'animaux, par hydrolyse de l'osséine*.

La gélatine est utilisée : comme excipient pour ovules et suppositoires ; sous forme de soluté dans le traitement des hémorragies ; en applications locales sous forme d'éponges qu'on introduit au niveau d'une hémorragie (plaie, gencives).

**gelée** n. f. **Gelée royale,** substance fluide et blanchâtre déposée par les abeilles nourricières à l'intention des larves. (La gelée royale est riche en glucides, protides et oligoéléments minéraux.)

**gélose** n. f. Matière gélatineuse provenant de différentes algues. (Syn. : AGAR-AGAR*.)

La gélose est utilisée dans l'industrie alimentaire (confitures, conserves...) et en bactériologie (milieu de culture).

**gélule** n. f. Capsule de gélatine contenant des médicaments destinés à être absorbés par la bouche. — Une fois parvenue dans le tube digestif, la gélatine se dissout, libérant la substance active.

**gelure** n. f. Lésion irréversible de nécrose, provoquée par le froid intense.

Les lésions des gelures ont une grande analogie avec celles des brûlures*. Au niveau des extrémités, elles nécessitent souvent l'amputation.

**gémellaire** adj. Relatif aux jumeaux*.

**génalcaloïde** n. m. Alcaloïde dont la fonction aminée est bloquée par l'oxygène, et qui se régénère dans l'organisme au contact d'une enzyme réductrice.

Les génalcaloïdes (d'atropine, d'ésérine, etc.) sont moins toxiques que les alcaloïdes correspondants, et leur action est prolongée.

**gencive** n. f. Partie de la muqueuse buccale qui recouvre les os maxillaires près des dents.

Entre deux dents voisines, une languette interdentaire de la gencive comble l'espace entre les dents. Si l'espace est important (dents extraites), les languettes se rejoignent et recouvrent le bord alvéolaire du maxillaire.

**Maladies des gencives.** Les inflammations des gencives sont les gingivites*. Les « dents déchaussées » correspondent à une atrophie de la gencive, qui laisse voir la racine des dents (v. PARODONTOSE). Les hémorragies des gencives, ou gingivorragies, peuvent être dues à une lésion locale (gingivite, parodontose) ou être le symptôme d'une maladie générale : carence vitaminique (scorbut*), infection (scarlatine, typhoïde, etc.), maladie du sang (purpura*, hémophilie*, leucémie*, aplasie* médullaire, etc.).

L'abcès d'origine dentaire (parulie), qui soulève la gencive, peut être soulagé par une incision, mais il ne guérit qu'avec le traitement ou l'extraction de la dent. Il existe des tumeurs bénignes et malignes des gencives, qu'on traite par ablation large au bistouri électrique.

Les épulides, ou épulies*, sont des tumeurs formées de fibroblastes et de cellules génératrices de l'émail. L'ablation chirurgicale en assure la guérison.

**gène** n. m. Particule élémentaire d'acide désoxyribonucléique (A. D. N.*), support de l'hérédité.

Les chromosomes* sont constitués par un ensemble de gènes. Chaque gène est porteur d'un caractère héréditaire. Sur les chromosomes, chaque gène occupe un lieu précis, dit *locus*. Sur chaque paire de chromosomes, il existe des paires correspondantes de gènes, dits *allèles**. Si la préesence de deux gènes allèles identiques est nécessaire à l'expression d'un caractère, on dit que celui-ci est *récessif*. Si, au contraire, il suffit que le caractère soit porté par un seul gène allèle pour être exprimé, on dit que celui-ci est *dominant*.

**généraliste** adj. et n. Se dit d'un médecin qui traite toutes les maladies en considérant l'organisme dans sa totalité.

**genêt** n. m. Plante commune des campagnes, le « genêt à balais » contient de la spartéine*.

**génétique** n. f. Science de l'hérédité*.

**génie** n. m. **Génie épidémique,** ensemble des caractères propres à une épidémie considérée en particulier. (Il dépend de la contagiosité et de la virulence des germes, des conditions climatiques [température, humidité] et de l'état des populations [famines, sujets non vaccinés, etc.].)

**génioplastie** n. f. Réparation chirurgicale du menton ou du plancher de la bouche.

**génital, e, aux** adj. Relatif à la reproduction.

L'*appareil génital masculin* comprend les testicules*, les épididymes*, les canaux déférents*, la prostate*, les vésicules* séminales et la verge*.

L'*appareil génital féminin* est constitué par les ovaires*, les trompes*, l'utérus*, le vagin* et la vulve*.

**génito-urinaire** adj. Relatif à l'appareil génital et aux voies urinaires : *tuberculose génito-urinaire.*

**génotype** n. m. Ensemble des caractères héréditaires d'un individu, liés aux gènes qu'il porte et qui constituent son patrimoine héréditaire immuable. (Ce terme s'oppose à celui de PHÉNOTYPE*.)

**genou** n. m. Région qui unit la jambe à la cuisse.

**Anatomie.** L'articulation du genou met en présence les deux condyles de l'extrémité inférieure du fémur et les deux cavités glénoïdes du plateau tibial ; la concordance des surfaces articulaires est assurée par deux fibrocartilages, les *ménisques**. En avant des condyles, s'articulant avec eux par sa face postérieure, se trouve la *rotule**. Les surfaces articulaires sont unies par une capsule renforcée par de puissants moyens d'union, les ligaments latéraux et croisés, et l'appareil d'extension du genou, formé par le tendon du quadriceps, la rotule et le tendon rotulien. En arrière de l'articulation du genou se trouve le *creux poplité** (le jarret), traversé par les vaisseaux et nerfs qui vont de la cuisse à la jambe : vaisseaux poplités, nerf sciatique.

**Pathologie.** Les *lésions traumatiques* du genou sont fréquentes : fractures de l'extrémité inférieure du fémur, de l'extrémité supérieure du tibia, de la rotule, luxations. Les lésions des ligaments du genou sont rassemblées sous le nom général d'*entorses**, mais tous les cas intermédiaires se rencontrent entre la simple distorsion ligamentaire et l'entorse grave qui correspond à la rupture des ligaments latéraux ou croisés. Les lésions traumatiques des *ménisques** sont particulièrement fréquentes chez l'homme jeune. L'*hydarthrose**, ou « épanchement de synovie », a des causes multiples (traumatisme, arthrite...). L'*hémarthrose** est habituellement d'origine traumatique.

Le genou peut être le siège de toutes les maladies habituelles des articulations* : arthrites aiguës infectieuses, arthrites chroniques, arthroses. La localisation au genou de la tuberculose ostéo-articulaire prend le nom de *tumeur blanche.* Le creux poplité peut être le siège de kystes parfois volumineux ou d'anévrismes de l'artère poplitée.

**genouillère** n. f. Moyen de contention du genou, qui peut être *élastique* pour obtenir une compression soutenue et prolongée, renforcer une articulation instable, ou *plâtrée,* pour empêcher les mouvements de flexion et d'extension.

**gentamycine** n. f. Antibiotique de structure glucidique, administré par voie parentérale et actif sur les germes Gram positif et Gram négatif. (Il faut surveiller les nerfs auditifs, pour lesquels cet antibiotique présente une toxicité certaine à doses élevées.)

**gentiane** n. f. Plante des montagnes, à fleurs jaunes. — La gentiane est un tonique amer, excitant les fonctions digestives (teinture de gentiane).

**genu pectorale** adj. f. Se dit de l'attitude où la tête et le tronc viennent au contact des genoux.

Elle est habituellement prise les genoux posés sur le sol et le sujet penché en avant se soutenant sur les coudes. C'est la position élective de l'examen de l'anus et du rectum.

**genu recurvatum** n. m. Déformation du genou, permettant à la jambe de faire avec la cuisse un angle ouvert en avant. (Elle peut être familiale, congénitale ou traumatique.)

**genu valgum** n. m. Déformation qui dévie le genou en dedans et la jambe en dehors (genou « cagneux »).

**genu varum** n. m. Désaxation en dedans de la jambe par rapport à la cuisse (jambes arquées), normale chez le nourrisson jusqu'à 18 mois.

**géode** n. f. Cavité pathologique creusée dans un organe (poumon, rein, os).

**géotrichose** n. f. Parasitose due à des champignons du genre *geotrichum,* dont le plus courant est *G. candidum.*

Saprophytes de l'homme, ces champignons sont très répandus dans le sol, les produits laitiers et ne deviennent qu'exceptionnellement pathogènes.

Leurs localisations sont alors multiples : buccale, simulant un muguet* ; bronchique, fréquente, associant toux et expectoration ; pulmonaire, simulant une tuberculose ; intestinale, sous forme de diarrhée.

Les antibiotiques antifongiques* sont la base du traitement.

**Gérardmer,** station climatique des Vosges, indiquée dans les anémies, convalescences, troubles de la nutrition.

**gerçure** n. f. Petite fissure de l'épiderme, telle qu'on l'observe aux lèvres et sur le dos des mains, l'hiver, ou après un abus de travaux ménagers. (On traite les gerçures par l'application de crèmes hydratantes.)

**gériatrie** n. f. Partie de la médecine qui s'intéresse aux gens âgés.

La gériatrie comprend l'étude biologique des phénomènes responsables du vieillissement et s'attache à en atténuer les effets.

**Biologie.** Sans que les causes en soient connues, on sait que, dès la troisième décennie de la vie, la majorité des organes du corps humain subissent une involution morphologique et fonctionnelle. Cette involution est marquée par une augmentation des lipides de réserve et du tissu interstitiel, d'où le risque croissant d'athérosclérose par dépôt de cholestérol dans la paroi des vaisseaux sanguins. De plus, l'augmentation du tissu interstitiel s'accompagne d'une modification de la structure du collagène*, tissu de soutien de l'organisme. Les appareils locomoteur, respiratoire, circulatoire voient leurs performances diminuer progressivement.

La production des hormones stéroïdes diminue nettement avec l'âge ; en particulier, on sait que chez la femme les œstrogènes diminuent entre 20 ans et la ménopause, et se maintiennent à un chiffre très bas après cette date.

Les cellules du cerveau (neurones) diminuent très nettement en nombre avec l'âge.

**Hygiène et mode de vie des gens âgés.** Les soins corporels doivent être attentifs, afin d'éviter toute infection : les plaies, notamment, doivent être soigneusement désinfectées. Le régime alimentaire doit éviter les graisses animales, être riche en vitamines. L'exercice physique est nécessaire, bien adapté aux capacités personnelles du sujet ; la marche reste un exercice salutaire pour tous. Les vaccinations contre la grippe et le tétanos doivent être effectuées, car les sujets âgés sont souvent touchés par ces affections. Enfin, sur le plan psychologique, il est bon que les vieillards bénéficient d'un entourage chaleureux afin de limiter l'emprise sur eux des inconvénients physiques et moraux qui peuvent les toucher.

**germe** n. m. Syn. de MICROBE.

**Porteurs de germes,** sujets qui portent un germe (dans leur bouche, leur intestin, etc.), étant ainsi responsables de sa dissémination. Certains porteurs de germes n'ont jamais présenté de symptômes ; d'autres restent contagieux bien que guéris.

Les porteurs sains peuvent ainsi transmettre la méningite, la fièvre typhoïde, l'hépatite virale, etc. On les traite par les antibiotiques ou on les isole.

**germicide** n. m. Produit qui détruit les germes.

On utilise des agents physiques (radiations, froid...), des antibiotiques, des antiseptiques, des bactéries antagonistes, etc.

**germinal, e, aux** adj. **Cellules germinales,** cellules du testicule ou de l'ovaire dont la maturation aboutit aux gamètes* ; par extension, les gamètes eux-mêmes.

**Lignée germinale,** ensemble des cellules germinales d'un individu.

**gérodermie** n. f. Affection habituellement familiale, frappant surtout le jeune garçon, et associant une absence de développement des organes génitaux et des caractères sexuels secondaires, une cyphose*, avec hypertrophie des extrémités, et un aspect particulier des téguments, analogues à ceux du vieillard, qui a donné son nom à la maladie (peau sénile, sèche et flasque, calvitie).

**gérontologie** n. f. Étude des modifications du corps humain dues à la sénescence, et, conjointement, des problèmes socio-économiques que pose le nombre croissant des personnes âgées.

L'allongement de la durée de vie tient aux progrès de la médecine et à l'amélioration des conditions de vie. Les problèmes médicaux de la gérontologie constituent le sujet de la gériatrie*, mais bien d'autres domaines sont concernés : touchant à la démographie, à l'économie, à la psychologie et à la sociologie, tous problèmes qui ne peuvent être résolus que par les pouvoirs publics : âge de la retraite, aides financières, construction d'établissements pour gens âgés, organisation des loisirs, etc.

**gérontoxon** n. m. Infiltration graisseuse de la cornée au voisinage du limbe. (Syn. ARC SÉNILE.)

Le gérontoxon s'observe surtout chez le sujet âgé artérioscléreux et atteint d'hypercholestérolémie.

**gestation** n. f. Syn. de GROSSESSE*.

**giarda** n. f. Syn. de LAMBLIA. (V. LAMBLIASE.)

**gibbosité** n. f. Courbure anormale de la colonne vertébrale, se manifestant par une saillie du thorax en arrière. (Syn. : BOSSE.)

La gibbosité peut avoir des conséquences sur la fonction respiratoire. (V. CYPHOSE, SCOLIOSE.)

**gibier** n. m. Le gibier à poil est riche en substances solubles, qui sont plus toxiques que dans les viandes de boucherie, à plus forte raison lorsqu'on l'a laissé longtemps faisander pour le rendre plus tendre et plus sapide. Le gibier est contre-indiqué dans la plupart des affections digestives, ainsi que dans les affections métaboliques qui entraînent une augmentation de l'urée et de l'acide urique (goutte, rhumatismes...).

**gigantisme** n. m. Croissance anormalement importante d'un individu, qui devient un géant.

C'est un état pathologique qui est lié, comme l'acromégalie*, à l'hypersécrétion de l'hormone somatotrope de l'hypophyse*. Le gigantisme survient quand cette anomalie glandulaire commence avant la puberté, c'est-à-dire avant l'ossification des cartilages de conjugaison. Les géants, contrairement à la légende, ont souvent une force musculaire diminuée, des capacités intellectuelles faibles, des fonctions génitales atténuées ou abolies. Ce sont, malgré leur apparence, des sujets fragiles.

**Gilchrist (maladie de),** affection mycosique due à *Blastomyces dermatiditis*. (Syn. : BLASTOMYCOSE NORD-AMÉRICAINE.)

La *forme cutanée* est la plus fréquente, siégeant sur les parties découvertes. Elle se traduit par une pustule qui s'étend en périphérie et dont le centre se rétracte progressivement. La pustule est recouverte de papules disséminées.

La *forme viscérale* (poumon) est responsable de lésions disséquantes aboutissant à la mort.

Le diagnostic se fait sur l'isolement et la culture du champignon.

Le traitement est à base d'amphotéricine*.

**gingembre** n. m. Plante d'Extrême-Orient dont le rhizome est doué de propriétés apéritives, stomachiques, excitantes.

On l'emploie sous forme de décoction, en gargarismes, dans l'aphonie.

**gingivite** n. f. Inflammation de la muqueuse buccale, localisée aux gencives (lorsque toute la muqueuse est atteinte, il y a stomatite).

**Signes cliniques.** Les gingivites se traduisent par des douleurs au contact des aliments, une salivation abondante, une haleine fétide, une difficulté à manger et à avaler (dysphagie).

Les gingivites catarrhales se manifestent seulement par une rougeur (congestion) de la muqueuse. Dans les gingivites érythématopultacées, un dépôt blanchâtre (pus) s'ajoute à la congestion et au gonflement. Il existe également des gingivites *ulcéreuses* (ulcérations près des collets des dents), *hypertrophiques* (épaississement de la gencive), *gangréneuses* (avec atteinte de l'état général).

**Causes des gingivites.** Les *dépôts de tartre* en sont une cause fréquente, un détartrage devant toujours être pratiqué régulièrement.

Les anomalies d'évolution des dents (dent de sagesse en particulier), l'infection des racines dentaires, l'intolérance à certaines prothèses sont les causes les plus courantes.

Les intoxications par le mercure, le bismuth (d'origine médicamenteuse) avec liséré bleuté au bord de la gencive ne sont plus observées depuis l'abandon de ces traitements.

Les avitaminoses, le scorbut s'accompagnent de gingivorragie de la gencive et de gingivite.

Les affections du sang (agranulocytoses et leucémies) provoquent des gingivites graves avec tuméfaction, ulcération et parfois gangrène.

**Traitement.** On évitera les gingivites par une hygiène* bucco-dentaire correcte, un détartrage régulier des dents et le traitement systématique des affections dentaires, autant que possible avant l'atteinte des gencives. Le traitement local comporte des bains de bouche avec des solutions antiseptiques ou antibiotiques et des applications de topique (acide trichloracétique). Le traitement général doit assurer une amélioration du terrain (recherche d'un diabète éventuel, administration de vitamines B, C, PP) ; en cas de gingivite aiguë ou de retentissement sur l'état général, les antibiotiques sont nécessaires.

**glace** n. f. L'emploi de la glace en thérapeutique fait partie de la frigothérapie ou cryothérapie.

L'emploi local de la glace par contact dans des vessies spéciales, dont on veillera à éliminer l'air en totalité, permet d'apporter un effet décongestif, calmant et hypothermisant dans les fièvres élevées. On veillera avec soin à protéger la peau contre les gelures en la talquant et en interposant une flanelle. Au point de vue de l'hygiène, la congélation ne détruit pas les microbes que contient l'eau. Il faut donc choisir avec précaution l'eau destinée à devenir de la glace alimentaire.

**glacière** n. f. **Glacière de ménage,** petit meuble refroidi intérieurement par des pains de glace de préparation industrielle. — La glace industrielle contenant des impuretés, il ne faut pas boire l'eau qui résulte de sa fonte.

**glafénine** n. f. Antalgique* et anti-inflammatoire non toxique, employé en comprimés et en suppositoires.

**glaire** n. f. Liquide clair qui a l'aspect filant du blanc d'œuf et une consistance plus ferme que le mucus.

Des glaires sont sécrétées par certaines muqueuses (respiratoire, génitale, digestive) dans certains cas pathologiques.

La *glaire cervicale* est une sécrétion normale produite par le col de l'utérus.

**gland** n. m. Extrémité de la verge*, séparée du corps de celle-ci par le sillon balano-préputial.

**glande** n. f. Organe dont les cellules produisent une sécrétion*. (On désigne parfois, abusivement, sous ce nom, les glanglions lymphatiques.)

On distingue deux sortes de glandes selon la façon dont leur sécrétion est libérée.

**Les glandes exocrines.** Elles libèrent leur sécrétion par l'intermédiaire d'un canal ou dans une cavité. C'est le cas des glandes salivaires, des glandes intestinales. Leur fonctionnement est simple et se fait sous le contrôle du système neurovégétatif.

**Les glandes endocrines.** Elles rejettent leur sécrétion, les hormones*, directement dans le sang ; leur fonctionnement est complexe, sous la dépendance de l'hypophyse* et, par son intermédiaire, de l'hypothalamus*. Elles sont nombreuses et jouent un rôle important dans la croissance, la digestion, le système nerveux, les fonctions sexuelles, etc.

L'ensemble formé par l'hypothalamus et l'hypophyse (axe hypothalamo-hypophysaire) semble, à l'heure actuelle, être le siège du contrôle de toutes les sécrétions.

La *thyroïde** sécrète une hormone qui agit sur la croissance et les différents métabolismes (lipides, glucides, protides). Les *parathyroïdes** sont de petites glandes qui contrôlent la répartition du calcium dans l'organisme.

Les *surrénales** sont également des glandes endocrines sécrétant, notamment, l'adrénaline* et le cortisol.

Les *gonades* (testicules* et ovaires*), glandes mixtes, sont sous la dépendance de l'hypophyse ; leur sécrétion débute à la puberté et est responsable des modifications corporelles qui l'accompagnent.

Le *rein* comme le *pancréas* sont également des glandes endo- et exocrines.

Les sécrétions de l'*hypophyse* qui commandent les différentes glandes endocrines sont elles-mêmes commandées par des substances sécrétées par l'hypothalamus et appelées *realeasing factors* (R. F.).

**glaucome** n. m. Affection de l'œil caractérisée par une augmentation de sa pression interne, et conférant une dureté anormale à la palpation du globe à travers la paupière.

**Glaucome chronique** Il atteint 2 p. 100 des individus à partir de 40 ans, et l'hérédité y joue un rôle certain. Au début, le glaucome ne se traduit que par des picotements et larmoiements, et seule la mesure de la pression oculaire (tonométrie) par l'ophtalmologiste permet de le dépister. La pression varie avec les heures de la journée et avec l'absorption de liquides. Des examens successifs sont nécessaires pour surveiller l'évolution à ce stade (dit « tonométrique »), qui peut durer plusieurs dizaines d'années. Le stade suivant est caractérisé par des altérations du champ visuel (stade campimétrique). L'atteinte commence près du centre optique de l'œil*, puis se propage vers celui-ci et, subitement, l'acuité visuelle baisse considérablement (à 1/10 ou 2/10).

L'examen ophtalmologique montre, outre l'augmentation de la pression (au-delà de 30 mm de mercure), une excavation de la pupille avec écartement des vaisseaux à l'examen de fond d'œil.

Au stade terminal (glaucome absolu), l'activité visuelle est nulle, la pression très élevée, l'œil douloureux.

***Traitement du glaucome chronique.*** Au début de l'évolution, des collyres (de pilocarpine, d'ésérine, etc.) sont employés, malgré les quelques troubles de la vision qu'ils entraînent. On y ajoute, par voie générale, un inhibiteur de l'anhydrase carbonique, qui diminue la sécrétion aqueuse. La tension artérielle doit être surveillée, et il faut éviter les variations brutales de celle-ci.

Lorsque les altérations du champ visuel progressent, une intervention chirurgicale est nécessaire. Elle consiste à pratiquer un trou ou une fente au niveau de l'angle irido-cornéen, afin de permettre à l'humeur aqueuse de passer librement du globe oculaire dans les espaces sous-conjonctivaux.

**Glaucome aigu.** C'est une augmentation brutale et grave de la tension oculaire qui, non traitée, fait courir un risque de cécité en quelques jours.

Parfois précédée de maux de tête, la crise est caractérisée par une violente douleur à l'œil, irradiant dans toute la tête, et par une baisse de la vision. L'œil est rouge, la cornée trouble, la pupille en mydriase (ouverte). Le globe oculaire est dur comme une bille.

Le glaucome aigu survient surtout chez la femme et vers la cinquantaine. Son apparition est favorisée par une émotion, une opération et par une étroitesse de l'angle irido-cornéen (la racine de l'iris pouvant fermer les pores d'évacuation de l'humeur aqueuse).

***Traitement.*** Il comporte des injections rétro-bulbaires de procaïne, des instillations très fréquentes de pilocarpine (tous les quarts d'heure) et l'administration d'acétazolamide. Le soulagement est généralement rapide, mais des récidives sont possibles. Si la crise ne cède pas en trois jours, l'intervention chirurgicale est nécessaire. Dans tous les cas, la surveillance de l'autre œil s'impose.

**Glaucome congénital.** Encore appelé *buphtalmie*, il survient dès les premiers mois de l'enfance. Il se manifeste par une augmentation de volume des yeux et notamment des cornées (aspect trompeur de « beaux yeux »).

Puis la vue diminue, la cornée se trouble et s'ulcère. Dû à une membrane (dite « de Barkan ») formée dans l'angle irido-cornéen, qui empêche l'humeur aqueuse de traverser le trabéculum* scléral, le glaucome congénital évolue vers la cécité en l'absence de traitement. L'intervention (indispensable) comporte la section de la membrane de Barkan. Cette intervention délicate et qui nécessite une instrumentation spéciale doit parfois être recommencée plusieurs fois.

**Glaucome secondaire.** C'est une poussée d'hypertension oculaire, consécutive à diverses affections de l'œil : décollement de rétine, thrombose de la veine centrale de la rétine, tumeurs, traumatismes.

**glénoïde** adj. **Cavité glénoïde,** surface articulaire concave, plus ou moins profonde.

**gliome** n. m. Tumeur maligne du système nerveux, constituée par des cellules nerveuses de soutien (névroglie).

Le *gliome de la rétine*, ou *rétinoblastome*, est une tumeur de l'enfant, souvent héréditaire, cause de cécité, mais pouvant guérir après énucléation complète de l'œil.

**globe** n. m. **Globe oculaire,** l'œil*.

**Globe vésical,** saillie sus-pubienne, en forme de dôme, qui traduit en clinique une réplétion complète de la vessie. (V. RÉTENTION *d'urines*.)

**globule** n. m. Cellule du sang : *globule rouge* (V. HÉMATIE), *globule blanc* (V. LEUCOCYTE).

**globuline** n. f. Un des deux types de protéines contenues dans le plasma humain, avec l'*albumine*.

Les globulines ont un poids moléculaire plus élevé que celui de l'albumine et on les divise, par électrophorèse, en différentes fractions : alpha-1- ; alpha-2- ; bêta- et gammaglobulines*.

**glomérule** n. m. Partie de l'unité fonctionnelle du rein* *(néphron)* qui est chargée de filtrer le plasma sanguin en ne laissant passer que les petites molécules (eau, urée, sels minéraux) pour former l'urine.

**glomérulonéphrite** n. f. Affection rénale caractérisée par l'atteinte prédominante des glomérules.

Elle est aiguë ou chronique, mise en évidence par une protéinurie*, du sang retrouvé dans les urines, l'existence éventuelle d'œdèmes* et d'hypertension* artérielle. La glomérulonéphrite est souvent due à un foyer microbien (angine, scarlatine), et son pronostic est le plus souvent favorable, grâce au traitement anti-infectieux associé au repos complet.

**glomus** n. m. Petit amas de tissu vasculaire ou nerveux : *glomus carotidien, glomus jugulaire.*

**glossine** n. f. Mouche d'Afrique équatoriale qui transmet la maladie du sommeil. (Syn. : MOUCHE TSÉ-TSÉ.)

**glossite** n. f. État inflammatoire de la langue.

**Glossites aiguës.** Elles participent en général à un état inflammatoire diffus de la muqueuse buccale (V. STOMATITE).

**Glossites chroniques.** Elles sont de divers types. La *glossite losangique médiane*, desquamation du milieu de la langue, et la *glossite exfoliatrice marginée*, qui marque la langue de cernes blancs entourant des aires rouges et lisses, sont sans gravité et n'entraînent aucune gêne. On cite aussi les plaques fauchées de la syphilis* secondaire et la *glossite scléreuse superficielle*, observée au cours du lichen* plan.

**glossodynie** n. f. Sensation douloureuse ou seulement agaçante survenant sur la pointe ou les bords de la langue, chez les sujets névropathes.

Le traitement local donne peu de résultats. Le mieux est de prescrire des tranquillisants ou de recourir à la psychothérapie.

**glosso-pharyngien, enne** adj. Relatif à la langue et au pharynx.

Le *nerf glosso-pharyngien* constitue la 9$^{e}$ paire de nerfs crâniens. Sa paralysie entraîne des troubles de la déglutition ; sa névralgie peut être essentielle (sans cause visible) ou symptomatique d'une tumeur cranio-encéphalique.

**glossoplégie** n. f. Paralysie complète de la langue, généralement associée à une paralysie faciale* ou à une maladie musculaire générale (myopathie*, myasthénie*).

**glossoptôse** n. f. Chute de la langue en arrière, bloquant le passage de l'air.
C'est une cause importante d'asphyxie chez les malades inconscients (anesthésie). Il faut la prévenir par la pose d'une canule de Mayo ou par la luxation de la mâchoire en avant.

**glotte** n. f. Espace compris entre les deux cordes vocales, et partie la plus étroite du larynx*.

**glucagon** n. m. Hormone sécrétée par les cellules α des îlots de Langerhans du pancréas* et qui possède une action hyperglycémiante. (On l'emploie dans le traitement des hypoglycémies.)

**glucide** n. m. Terme général désignant les sucres, et qui englobe les oses (sucres simples) et les osides (sucres complexes).
**Biochimie.** *Les oses.* Ce sont des molécules à 5 ou 6 carbones (pentoses ou hexoses), pour les plus courants, liés à plusieurs fonctions alcool et à une fonction réductrice (aldéhyde ou cétone).
Certains sont fournisseurs d'énergie (glucose*, galactose, fructose) [hexoses], d'autres interviennent dans des molécules importantes, telles celles des acides nucléiques responsables de la transmission génétique (ribose, désoxyribose) [pentoses].
*Les osides.* Ils comportent deux types de corps : les holosides et les hétérosides.
LES HOLOSIDES. Ce sont des polymères d'oses dont l'hydrolyse ne donne que des oses. La longueur de la chaîne varie de deux à plusieurs milliers de molécules. Certains d'entre eux (amidon, glycogène, cellulose, dextrine) ne contiennent que du glucose.
L'amidon est la principale réserve glucidique des végétaux et constitue la principale source de glucides de l'alimentation. Le glycogène*, forme de stockage du glucose chez l'animal, est présent dans le muscle et surtout dans le foie.
LES HÉTÉROSIDES. Leur hydrolyse fournit des oses et des composés non glucidiques. Ils sont très répandus dans les végétaux et certains ont un rôle thérapeutique (digitale, antibiotiques divers, etc.).
**Les glucides de l'organisme.** Ils proviennent essentiellement de l'alimentation : amidon (féculents) ; saccharose (sucre de canne, betterave et fruits), composé de glucose et de fructose ; lactose (sucre de lait), composé de glucose et galactose. Ils sont scindés en oses absorbables grâce aux enzymes et aux sucs digestifs. Une part des glucides de l'organisme provient de synthèse à partir des lipides et protides (néoglycogenèse).
MÉTABOLISME. Absorbés par l'intestin grêle, les oses sont amenés au foie par la veine porte. Ils y sont polymérisés en glycogène. En fonction des besoins, le glycogène est scindé en glucose, qui constitue l'aliment principal ou même exclusif (cerveau) des cellules. (V. GLUCOSE et GLYCOLYSE.)

**glucose** n. m. Sucre simple à 6 atomes de carbone (hexose).
Le glucose est une des principales sources d'énergie de l'organisme. Cette énergie est libérée tout au long d'une chaîne de réactions de dégradation faisant intervenir de nombreux corps intermédiaires, dont l'adénosine* triphosphate (A. T. P.). Le terme ultime de cette dégradation est l'acide lactique.
**Physiologie.** Le glucose apparaît dans l'intestin comme le résultat de la digestion des glucides* alimentaires. Il est absorbé par l'intestin grêle et drainé par la veine porte* vers le foie, où il est mis en réserve sous forme de glycogène*. Le glycogène est ensuite détruit à la demande pour assurer un taux sanguin (glycémie*) fixe de 1 gramme par litre.
Le glucose du sang sert d'aliment aux différents tissus de l'organisme. Le cerveau est le seul organe ne pouvant utiliser que le glucose comme source d'énergie. Cela explique le coma précoce et les séquelles neurologiques possibles de l'hypoglycémie*.
**Pharmacie.** Le glucose est une poudre microcristalline blanche, soluble dans l'eau, légèrement sucrée. Les préparations utilisées sont soit des solutions pour perfusions isotoniques (5 g pour 100 ml) ou hypertoniques (10 g p. 100 ml, 15 g p. 100 ml, 30 g p. 100 ml), soit des sirops.

**glutamique** adj. **Acide glutamique,** aminoacide présent dans les tissus nerveux.
L'acide glutamique est utilisé dans de nombreuses préparations censées stimuler les fonctions intellectuelles et comme détoxicant de l'ammoniac dans les affections hépatiques graves.

**glutathion** n. m. Transporteur d'oxygène présent dans tous les tissus, il résulte de la combinaison de trois acides aminés (tripeptide) : acide glutamique, glycocolle et cystéine.

**gluten** n. m. Résidu protéique obtenu à partir de la farine, après élimination des glucides.
Le gluten est employé pour enrober les comprimés destinés à n'être absorbés que par l'intestin (il ne se dissout pas dans le suc gastrique, qui est acide). La malabsorption* du gluten contenu dans la farine entraîne une affection grave, la *maladie cœliaque**, ou *intolérance au gluten.*

**glycémie** n. f. Quantité de glucose présente dans le sang.

Normalement de 0,80 à 1 g par litre, à jeun, la glycémie augmente après les repas. Les chiffres de la glycémie normale augmentent aussi avec l'âge. (V. DIABÈTE, HYPERGLYCÉMIE, HYPOGLYCÉMIE.)

**glycérine** n. f. Substance liquide visqueuse entrant dans la constitution de graisses organiques. (Syn. : GLYCÉROL.)

La glycérine est obtenue comme sous-produit de l'industrie des savons ou par fermentation alcoolique. Elle est utilisée comme excipient dans de nombreux médicaments (suppositoires, ovules, pâtes chimiques). Par voie interne, on l'utilise comme laxatif et pour les lavements évacuateurs (de 1 à 2 cuillerées à soupe par litre d'eau).

**glycérolé** ou **glycéré** n. m. Préparation semi-liquide employée à la façon d'une pommade et dont la glycérine est le principal excipient.

**glycérophosphate** n. m. Sel de l'acide glycérophosphorique.

On utilise les glycérophosphates de calcium, de sodium, de magnésium et de fer comme reconstituants et toniques nerveux et musculaires.

**glycocolle** n. m. Dénomination commune de l'*acide aminoacétique*, le plus simple des acides aminés.

**glycogène** n. m. Oside, de poids moléculaire élevé, qui constitue la forme de réserve des sucres dans le règne animal. (V. GLUCIDE.)

**glycogénose** n. f. Maladie héréditaire liée à l'absence des enzymes nécessaires au métabolisme du glycogène, qui ne peut plus être utilisé normalement par l'organisme.

**glycolipide** n. m. Grosse molécule de lipide comportant un constituant glucidique.

Les glycolipides sont des éléments des membranes cellulaires (surtout bactériennes) et des tissus nerveux (cérébrosides).

**glycolyse** n. f. Ensemble des réactions de dégradation métabolique du glucose qui s'effectuent soit en présence d'oxygène (aérobiose, respiration), soit en l'absence d'oxygène (anaérobiose, fermentation).

**glycoprotéide** n. m. Grosse molécule composée d'une fraction glucidique (sucre) et d'une fraction protéique (protide).

On trouve des glycoprotéides dans le sérum (orosomucoïde, haptoglobine, céruléoplasmine) ; comme constituant des antigènes des groupes sanguins et de certaines enzymes* ou de certaines hormones ; enfin, dans les sécrétions salivaires, le mucus, etc.

**glycorachie** n. f. Taux de glucose présent dans le liquide céphalo*-rachidien, normalement égal à la moitié de la glycémie*.

**glycorégulation** n. f. Ensemble des mécanismes physiologiques permettant le maintien du taux sanguin de glucose (glycémie) à 1 gramme par litre.

Le glucose sanguin représente le chaînon intermédiaire entre le foie, qui le libère à partir du glycogène* en fonction des besoins de l'organisme, et les cellules des tissus consommateurs, où il sera métabolisé. La constance de son taux résulte d'un équilibre entre un facteur hypoglycémiant et plusieurs facteurs hyperglycémiants. L'hormone hypoglycémiante est l'*insuline**. Elle agit en stimulant la formation de glycogène au niveau du foie et en favorisant la pénétration du glucose dans les cellules des tissus.

Les facteurs hyperglycémiants sont :

— l'*adrénaline*, sécrétée par les glandes médullosurrénales, et le *glucagon**. Ces deux hormones stimulent la libération du glucose à partir du glycogène ;

— l'*hormone somatotrope hypophysaire*, qui stimule la formation de glucose à partir des graisses ;

— les *glucocorticoïdes* (cortisol), qui agissent à partir des protides.

Le fonctionnement correct de la glycorégulation est apprécié par diverses épreuves*, et en particulier par l'épreuve d'hyperglycémie* provoquée.

Les troubles de la glycorégulation se voient essentiellement dans le diabète* (hyperglycémie), un grand nombre d'affections hypoglycémiantes (V. HYPOGLYCÉMIE) et dans les glycogénoses*.

**glycosidase** n. f. Enzyme hydrolysant la chaîne des osides contenant du glucose. (V. GLUCOSE.)

**glycosurie** n. f. Présence de sucre (glucose) dans les urines, signe de diabète*.

**godet (signe du),** empreinte creuse restant dans la peau lorsqu'on appuie fortement avec un doigt, et qui indique la présence d'un œdème*.

**goitre** n. m. Augmentation de volume du corps thyroïde*, quelle qu'en soit la cause.

Le goitre est secondaire soit à une hyperplasie* cellulaire (multiplication des cellules), soit à une hypertrophie (gonflement des cellules).

Le plus souvent, l'anomalie est diffuse *(goitre colloïde)* ; parfois, seul un nodule est anormal *(goitre nodulaire)* ; plus rarement, une calcification du goitre peut être à l'origine d'accidents vasculaires.

Le fonctionnement de la thyroïde est sous la dépendance de la thyréostimuline, hormone hypophysaire. Si la sécrétion thyroïdienne diminue, l'hypophyse sécrète plus de thyréostimuline, ce qui provoque une hyperplasie de la glande thyroïde; inversement, l'augmentation de la sécrétion thyroïdienne freine la sécrétion hypophysaire de thyréostimuline.

**Goitres avec insuffisance de sécrétion thyroïdienne.** Ils résultent d'une anomalie thyroïdienne qui se répercute au niveau de l'hypophyse, entraînant des modifications de la sécrétion de thyréostimuline (v. FEED*-BACK). Parfois, des anomalies métaboliques congénitales sont à l'origine d'un blocage enzymatique (par absence de l'enzyme) qui entraîne un stockage de l'hormone avec hypertrophie cellulaire. Ce trouble héréditaire est responsable d'une diminution de la sécrétion hormonale de la thyroïde (puisque l'hormone ne peut s'en échapper) et d'un hyperfonctionnement hypophysaire réactionnel.

**Goitres avec excès de fonctionnement thyroïdien.** Ces goitres sont secondaires à une stimulation hypophysaire anormale qui aboutit également à la formation d'un goitre sécrétant l'hormone thyroïdienne en excès : c'est la maladie de Basedow*.

**Goitres endémiques.** L'augmentation de volume du corps thyroïde n'est pas, ici, secondaire à une anomalie thyroïdienne, mais à une carence iodée. Dans certaines régions, dites «goitrigènes», l'eau ne comporte pas les infimes quantités d'iode nécessaires au fonctionnement thyroïdien. Cela est à l'origine d'un goitre par hyperfonctionnement hypophysaire. Les régions touchées sont isolées de la mer (Jura, Alpes, Andes).

**Traitement.** Il est à base d'iode minéral et d'hormones thyroïdiennes (pour les goitres avec diminution de la sécrétion) associés à un régime alimentaire convenable. La chirurgie est rarement nécessaire, sauf en cas de compression vasculaire ou de nodule isolé. Les goitres nodulaires doivent être régulièrement surveillés pour dépister une transformation maligne de la lésion (v. THYROÏDE). Les goitres avec augmentation de la sécrétion ont un traitement spécifique. (V. BASEDOW.)

**gomme** n. f. 1. Suc visqueux de certains arbres (pin). [Les gommes sont utilisées en pharmacie pour la préparation de potions.] — 2. Formation nodulaire d'origine infectieuse. (La syphilis, la tuberculose et certaines infections à staphylocoque peuvent être à l'origine de gommes. Le prélèvement en fera la preuve bactériologique.)

**gonade** n. f. Glande qui produit les cellules reproductrices (testicule* ou ovaire*).

**gonadostimuline** n. f. Hormone d'origine hypophysaire, stimulant l'activité des glandes mâles ou femelles.

La *gonadostimuline A* (syn. : F. S. H. [Folliculo-Stimuline-Hormone]) active, chez la femme, la formation et la maturation du follicule de De Graaf. Associée à la gonadostimuline B, elle fait sécréter la folliculine d'origine ovarienne. Chez l'homme, elle permet le développement de la spermatogenèse (production de spermatozoïdes).

La *gonadostimuline B* (syn. : L. H. [Lutéostimuline-Hormone]) est à l'origine de la sécrétion de folliculine*, de la ponte ovulaire et du corps jaune chez la femme. Chez l'homme, elle stimule la fonction endocrine du testicule (testostérone).

**gonadotrope** adj. *Hormone gonadotrope.* V. GONADOTROPHINE.

**gonadotrophine** n. f. Hormone agissant sur les gonades pour les stimuler. (Syn. : HORMONE GONADOTROPE.)

On distingue les gonadotrophines d'origine hypophysaire (v. GONADOSTIMULINE) et les hormones d'origine placentaire, ou *prolans*, qui assurent le maintien du corps jaune de grossesse.

L'utilisation des gonadotrophines (F. S. H.) a constitué un progrès capital dans le traitement des stérilités par anovulation. On les emploie également dans les retards pubertaires, l'acné, etc.

**gonalgie** n. f. Douleur du genou.

**gonarthrose** n. f. Arthrose* du genou.

**gonioscopie** n. f. Examen optique de l'angle formé par l'iris et la cornée.

La gonioscopie est d'une grande importance dans la surveillance du glaucome*. On utilise un verre de contact contenant un prisme, qu'on place sur l'œil, et on regarde au biomicroscope.

**gonococcie** n. f. Infection par le gonocoque.

La gonococcie peut être localisée à l'urètre (v. BLENNORRAGIE) ou aux conjonctives, chez le nouveau-né infecté lors du passage dans les voies génitales de la mère. Elle peut être généralisée, et provoquer alors une septicémie (gonococcémie) succédant à une urétrite.

**gonocoque** n. m. Microbe responsable de la gonococcie.

C'est un diplocoque ne prenant pas la coloration de Gram et se localisant à l'intérieur des cellules.

**gonoréaction** n. f. Réaction sérologique de fixation du complément, utilisée dans le diagnostic des gonococcies. (Sa fiabilité est discutée.)

**Goodpasture (syndrome de),** association d'une affection pulmonaire avec crachats sanglants et d'une atteinte des glomérules* du rein*, d'évolution grave.

**gorge** n. f. Nom familier donné au pharynx. *Mal de gorge.* V. ANGINE.

**goudron** n. m. Résidu de la distillation de la houille ou du bois.

Le *goudron de houille* s'emploie en pommade contre l'eczéma. Le *goudron de pin* est utilisé pour la préparation de pâtes au goudron. Le *goudron de genévrier*, ou *huile de cade**, est utilisé pour la préparation de pommades et de produits capillaires.

**goundou** ou **n'goundou** n. m. Localisation tropicale du pian*, consistant en une tuméfaction du sillon naso-génien en rapport avec une ostéite* hypertrophiante du maxillaire supérieur.

**gourme** n. f. Syn. d'IMPÉTIGO*.

Chez les mineurs, un phénomène allergique accompagne souvent l'infestation par les ankylostomes* et porte le nom de « gourme des mineurs ».

**goût** n. m. Chez l'homme, on distingue quatre modalités du goût : sucré, salé, acide, amer.

Les récepteurs du goût sont constitués par des bourgeons situés sur les bords et la face dorsale de la langue. En certains endroits, ces bourgeons se groupent en papilles, et leurs cellules sont reliées aux terminaisons des nerfs sensoriels de la langue. L'appareil gustatif est stimulé par des corps solubles venant au contact de la langue. Pour les autres substances, cristallisées ou gazeuses, la salive les dissout, puis les véhicule vers les cellules réceptives.

D'autre part, les récepteurs gustatifs sont sensibles à l'action de substances sapides quand elles sont introduites dans le sang circulant. Ainsi explique-t-on la sensation gustative qui accompagne une injection intraveineuse. On a utilisé cette propriété pour mesurer la vitesse circulatoire. Les voies de transmission du goût empruntent le nerf glosso-pharyngien pour le tiers postérieur de la langue, et la corde du tympan, branche du nerf facial, pour ses deux tiers antérieurs. Ces voies nerveuses gagnent, après relais au tronc cérébral et au thalamus, le lobe pariétal du cerveau, à côté de la zone des sensations tactiles et douloureuses de la langue, qui est sous la dépendance du nerf trijumeau.

On conçoit dès lors qu'une paralysie faciale, une névrite qui intéresse la face perturbent le goût. De même, la disparition du goût, ou *agueusie*, peut être due à une tumeur du tronc cérébral ou du thalamus.

Le goût a un rôle physiologique important puisqu'il règle la prise d'aliments ; il permet de moduler la pulsion que représente la faim, d'apprécier et de choisir les aliments.

**goutte** n. f. Affection très douloureuse, provoquée par un trouble du métabolisme de l'acide urique entraînant l'augmentation de son taux dans le sang (hyperuricémie).

**Circonstances de survenue.** La goutte est une affection fréquente, touchant l'homme vers 40 ans. L'hérédité, les habitudes alimentaires jouent un rôle important puisque 50 p. 100 des goutteux présentent un excès de poids. Néanmoins, certaines gouttes sont secondaires à une intoxication par le plomb (saturnisme) ou à une hémopathie* maligne.

**Manifestations cliniques.** La goutte se manifeste, d'une part, par des accès aigus inflammatoires touchant les articulations, d'autre part par des affections chroniques dues à la surcharge dans les tissus de dépôts uratiques.

L'ACCÈS DE GOUTTE AIGU. Dans la majorité des cas, le sujet est réveillé la nuit, brutalement, par une douleur du gros orteil qui augmente progressivement, comparable à un broiement. Vers le matin, la douleur s'atténue, laissant l'articulation de l'orteil rouge, chaude, tuméfiée. Le phénomène se reproduit les nuits suivantes. L'accès cède au bout de cinq jours environ. On retrouve des facteurs déclenchants, comme un écart de régime, un surmenage physique ou intellectuel, et le malade se rappelle quelques signes avant-coureurs de la crise : malaises digestifs, lassitude, crampes du gros orteil. La crise elle-même s'accompagne d'un état saburral* des voies digestives (langue chargée), d'une fièvre modérée et se termine par une débâcle urinaire. Pendant longtemps les crises se répètent à intervalles très variables suivant les sujets, rétrocédant spontanément, puis évoluant vers la goutte chronique.

MANIFESTATIONS DE LA GOUTTE CHRONIQUE. *Les tophi.* Ce sont des concrétions uratiques visibles sous les téguments, de volume souvent important, de couleur blanc jaunâtre, siégeant électivement aux cartilages de l'oreille, aux coudes, aux mains et aux pieds. *Les arthropathies chroniques.* Elles sont dues à l'infiltration de l'articulation par les dépôts uratiques et rendent celle-ci gonflée, raide et douloureuse à la mobilisation.

*Les manifestations rénales.* La lithiase* rénale se traduit par des crises de coliques néphrétiques. L'insuffisance rénale, tardive, aggrave le pronostic de la maladie goutteuse.

L'évolution de la goutte s'étend sur des dizaines d'années, et l'invalidité finit par être sévère.

**Traitement de la goutte.** ***L'accès de goutte.*** Le médicament spécifique du traitement est la *colchicine*, prescrite par voie orale. Les doses sont limitées par le risque de diarrhée.

La phénylbutazone, anti-inflammatoire efficace, est utilisée avec précaution en raison de sa toxicité pour le rein et l'appareil digestif. Les corticoïdes* sont proscrits en raison de la flambée de goutte qu'ils provoquent après une brève amélioration. Le régime alimentaire, le repos au lit aident à l'efficacité du traitement.

***Traitement de fond.*** Il repose sur le régime et les médicaments. On proscrira l'alcool, les graisses et les aliments riches en purines, sources d'acide urique (ris de veau, abats, foie, harengs). On restreindra les aliments tels qu'épinards, petits pois, fruits de mer, poissons. En compensation, on encouragera le sujet à consommer du lait écrémé, des fromages maigres, des céréales, des œufs.

Le régime doit tendre à réduire le poids du sujet et à provoquer une forte diurèse*. On conseille ainsi les eaux bicarbonatées.

Les médicaments uricosuriques sont représentés par le probénécide, qui augmente l'élimination urinaire de l'acide urique. Aussi est-il contre-indiqué en cas d'atteinte rénale et remplacé par l'*allopurinol*, qui diminue la formation d'acide urique, donc son taux sanguin et son élimination urinaire.

**goutte-à-goutte** n. m. Méthode d'administration lente des solutés, par perfusion* intraveineuse. — Le compte-gouttes spécial qui sert à cet effet.

**gouttelette** n. f. **Gouttelettes de Flügge,** particules de salive ou de sécrétions nasales émises lors de la parole, de la toux ou de l'éternuement *(postillons)*, qui sont un agent de transmission des maladies contagieuses.

**gouttes** n. f. pl. Médicament liquide dont la prise est déterminée par un certain nombre de gouttes et qu'on administre, au compte-gouttes, après dilution sur un morceau de sucre ou dans une petite quantité d'eau.

Les *gouttes nasales* sont introduites dans les narines. Il ne faut pas abuser des gouttes huileuses, car elles peuvent pénétrer dans les voies respiratoires et provoquer des pneumonies huileuses.

**gouttière** n. f. **En anatomie,** dépression allongée entre deux reliefs osseux : *gouttière du pouls.*

**En chirurgie,** attelle métallique, plastique ou gonflable, utilisée comme moyen d'immobilisation provisoire d'un membre.

**grain** n. m. **Grain de beauté,** nom familier du *nævus**.

**graisse** n. f. On distingue les *graisses d'origine minérale :* vaseline*, paraffine*, et les *graisses d'origine animale ou végétale,* les lipides*.

**Diététique.** Seules les graisses d'origine animale ou végétale ont un rôle alimentaire. Les graisses animales ont une forte teneur en cholestérol*, que les graisses végétales (margarine) n'ont pas. Ces dernières sont donc recommandées dans l'hypercholestérolémie. Une distinction doit être faite entre les graisses crues et les graisses cuites. Les premières sont réputées plus digestes, et il est recommandé à ceux qui souffrent de troubles digestifs de ne pas consommer de graisses cuites, surtout brûlées (beurre noir). Mais il ne faut pas oublier que les graisses crues réclament au foie un travail équivalent à celui qui est nécessité pour les graisses cuites.

**Gram (méthode ou coloration de),** coloration au violet de gentiane utilisée en bactériologie et qui, après une décoloration à l'alcool, permet de différencier deux sortes de bactéries : les Gram + (positives), qui conservent leur coloration, les Gram − (négatives), qui sont décolorées (ces dernières sont mises en évidence par un deuxième colorant, rouge, la fuchsine).

**grandeur** n. f. Les idées de grandeur caractérisent la mégalomanie (v. DÉLIRE) et se définissent comme la surestimation par l'individu de ses capacités, physiques ou morales.

**granulation** n. f. Partie d'un tissu, d'un organe ou d'une cellule qui a la forme d'une petite masse arrondie, semblable à un grain.

Les granulations pathologiques sont le plus souvent la manifestation d'une inflammation provoquant un bourgeonnement du tissu conjonctif : *granulations tuberculeuses.* Le tissu conjonctif qui couvre les plaies prend le plus souvent un aspect granuleux (tissu de granulation).

**granule** n. m. Petite pilule, du poids de 5 cg environ, où le principe actif est une substance toxique à la dose de 0,1 à 1 mg (digitaline, strychnine, arsenic, etc.).

**En homéopathie,** les petites pilules imprégnées d'une dilution dont elles reçoivent le numéro d'ordre sont aussi appelées *granules.*

**granulie** n. f. Atteinte tuberculeuse aiguë et généralisée, caractérisée par la présence de multiples granulations tuberculeuses, de la taille d'un grain de mil, dans les organes.

**granulocyte** n. m. Syn. de POLYNUCLÉAIRE. (V. LEUCOCYTE.)

**granulome** n. m. Petite tumeur de forme arrondie, quelle qu'en soit la nature.

**Granulome de la peau,** amas inflammatoire dermique de cellules conjonctives : *granulome annulaire, granulome à corps étranger, granulome infectieux,* etc.

**Granulome dentaire,** pseudotumeur appendue à certaines racines dentaires dépulpées, qui a l'aspect d'un bourgeon charnu.

**Granulome éosinophile,** affection osseuse frappant surtout les enfants et les adolescents, de pronostic favorable.

**granulopénie** n. f. Diminution du nombre des granulocytes, ou polynucléaires. (V. LEUCOPÉNIE.)

**graphologie** n. f. Science qui cherche à définir les rapports entre l'écriture et la personnalité.

La graphologie est mise à profit en médecine (études psychologiques des enfants, des malades mentaux, etc.) et en criminologie.

**gras, grasse** adj. Qui contient des graisses* ou entre dans leur composition.

**Acides gras,** acides organiques entrant dans la constitution des lipides. (Les sels d'acides gras constituent les savons*.)

**Grasse,** station climatique des Alpes-Maritimes, à 17 km de Cannes.

Son climat, doux en hiver et tempéré en été, convient aux convalescences d'affections pleuro-pulmonaires congestives, aux asthénies, à certains rhumatismes.

**gravatif, ive** adj. Qui s'accompagne d'une sensation de lourdeur («tête lourde»).

**gravelle** n. f. Ancien nom de la *lithiase* urinaire.*

**gravide** adj. Qualifie un utérus contenant un embryon ou un fœtus et, par extension, une femme en état de grossesse.

**gravidique** adj. Qui dépend de la grossesse.

**gravidocardiaque** adj. Relatif au fonctionnement du cœur durant la grossesse.

**Accidents gravidocardiaques,** ensemble des manifestations d'insuffisance cardiaque survenant au cours de la grossesse, des suites de couches et de l'accouchement, chez les femmes porteuses d'une cardiopathie. Le pronostic fœtal est généralement bon, sous réserve de la prématurité. En revanche, la vie de la mère peut être mise en danger.

**greffe** n. f. Opération qui consiste à transférer sur un individu des parties de tissu ou d'organe prélevées sur lui-même ou sur un autre. (Lorsque le transfert concerne un organe entier [rein, cœur,...] dont il faut assurer la continuité vasculaire, on parle de *transplantation*.*)

On nomme *autogreffes* les greffes prélevées sur l'individu lui-même, *homogreffes* celles qui sont prises sur un autre homme, et *hétérogreffes* celles qui proviennent d'un animal. Seules les autogreffes peuvent survivre sans préparation spéciale du sujet ; les homogreffes posent des problèmes difficiles du fait de l'existence de réactions immunologiques entre receveur et greffon* (phénomène de rejet) ; les hétérogreffes ne servent que de matériel de prothèse provisoire, qui doit être entièrement réhabité par les cellules du receveur (greffon osseux, par exemple).

Les greffes les plus fréquentes sont les *greffes de peau,* qui peuvent être dermo-épidermiques ou de peau totale par pastilles, lambeau libre ou pédiculé. L'os est très souvent utilisé comme greffon dans les pertes de substance, les pseudarthroses (autogreffes, hétérogreffes conservées). Tous les tissus peuvent être greffés, avec plus ou moins de chances de succès : cornée (kératoplastie*), cartilages, tendons, nerfs.

Très particulières sont les greffes de moelle osseuse dans les aplasies* médullaires accidentelles (irradiation à dose léthale).

Outre les problèmes de rejet, se posent pour les homogreffes des problèmes juridiques, particulièrement depuis que les greffes et transplantations ont fait des progrès considérables : réglementation des prélèvements sur un sujet vivant (rein, par exemple), prélèvements *post mortem,* prélèvements sur des sujets en état de coma dépassé (loi du 22 déc. 1976).

**greffon** n. m. Tissu ou organe servant à faire une greffe*.

**grenouillette** n. f. Kyste (tumeur liquide) du plancher de la bouche, se formant aux dépens des glandes muqueuses. Le traitement en est chirurgical.

**Gréoux,** station thermale des Alpes-de-Haute-Provence, à 52 km d'Aix-en-Provence, ouverte du 15 mai au 15 octobre.

L'eau sulfurée, chloro-bicarbonatée sodique et calcique émerge à 36 °C ; elle est radioactive. On l'emploie en bains dans le traitement des affections articulaires (arthrose, suites de traumatismes) et en applications locales dans les affections du nez, de la gorge, des oreilles et des bronches.

**griffe** n. f. *Maladie des griffes du chat.* V. CHAT.

**grille** n. f. **Grille antidiffusante,** en radiologie, système de lames de plomb permettant de supprimer les rayons X diffusés, et de ne garder que les rayons X directs.

**grilthérapie** n. f. Radiothérapie effectuée en protégeant la peau avec une grille antidiffusante.

**grincement** n. m. **Grincement des dents,** bruit lié au frottement des dents de la mâchoire supérieure sur la mâchoire inférieure.

On l'observe dans la spasmophilie*, les méningites*, etc., ou pendant le sommeil chez les sujets nerveux.

**grindelia** n. m. Plante dont on emploie les sommités fleuries, sous forme d'extraits ou de teinture, pour leurs propriétés antiasthmatiques, anticoquelucheuses et expectorantes.

**grippe** n. f. Affection virale très contagieuse, évoluant par poussée épidémique. L'agent pathologique est *Myxovirus influenzæ*, avec plusieurs types dont les plus fréquents sont A1, A2 et B (Hongkong).

**Épidémiologie.** Lorsque survient une pandémie (épidémie frappant un continent, voire tout le globe), des millions de personnes sont atteintes, et la mortalité est alors élevée. Les dernières grandes pandémies sont celles de 1918 (grippe « espagnole ») et 1957 (grippe « asiatique »). La contamination se fait par voie respiratoire, frappant plus particulièrement l'enfant et le vieillard.

**Signes.** ***Grippe commune.*** Après une incubation courte de 1 à 3 jours, le début est brutal : fièvre à 39-40 °C, maux de tête, frissons, courbatures et fatigue.

Puis se surajoutent les phénomènes respiratoires, catarrhe nasal, gêne à la déglutition, larmoiement tandis que la fièvre chute brusquement à 37 °C environ pour réapparaître quelques heures plus tard (« V » grippal). La grippe s'estompe en 5 à 6 jours et laisse le sujet fatigué.

***Grippe grave ou maligne.*** On note parfois un syndrome de grippe maligne avec insuffisance respiratoire par surinfection ou par atteinte des bronches, qui justifie alors une réanimation urgente (oxygénothérapie*, assistance respiratoire).

**Complications.** Chez les sujets fragiles (vieillards, nourrissons) ou atteints d'une affection intercurrente peuvent apparaître des complications telles que sinusite, otite, pneumonie, encéphalite*.

La tension artérielle peut être abaissée du fait d'une atteinte des centres nerveux régulateurs du bulbe rachidien. Il s'ensuit des malaises et parfois des tendances syncopales, voire des syncopes. C'est pourquoi il est indispensable de garder le lit. L'hypotension est traitée par administration de phényléphrine. On peut également observer des troubles respiratoires en rapport avec l'atteinte du centre respiratoire bulbaire.

**Traitement.** Il concerne essentiellement les effets de la grippe ; il faut lutter contre la fatigue par le repos au lit, contre les douleurs et la fièvre par des antipyrétiques (quinine, aspirine, paracétamol). Le malade doit boire beaucoup de boissons chaudes et prendre des désinfectants des voies respiratoires. En cas de surinfection bactérienne, et de toute façon chez les sujets âgés ou déficients, le traitement antibiotique s'impose pour éviter les complications.

**Prophylaxie.** La prévention de la grippe comporte la vaccination, qui est utile chez les sujets fragiles au début de l'hiver.

**gris, e** adj. **Substance** ou **matière grise,** partie du tissu nerveux formée par les corps des cellules nerveuses, ou neurones*, par opposition à la *substance blanche*, formée uniquement des axones* de ces cellules.

La substance grise est représentée par l'*écorce cérébrale*, ou *cortex*, les *noyaux gris centraux* (v. CERVEAU) et par la partie centrale de la *moelle* épinière*.

**griséofulvine** n. f. Antifongique* extrait de *Pénicillium griseofulvum*.

Elle est absorbée par l'intestin et est active contre les principales mycoses* de la peau et des phanères, où elle se concentre. (Le traitement dure de 3 à 8 semaines.) Elle possède également une action anti-inflammatoire, employée dans les rhumatismes.

**grog** n. m. Boisson alcoolisée, chaude et sucrée.

Bienfaisant en cas d'indisposition légère ou de refroidissement passager, le grog doit être prohibé dans les infections graves, surtout s'il y a baisse de la tension artérielle, et chez tous les sujets hépatiques, diabétiques ou déficients. Il ne doit pas être consommé en cas d'exposition prolongée au froid, car il aggrave la déperdition calorique par vasodilatation*.

**grossesse** n. f. État de la femme enceinte, débutant le jour de la fécondation et se terminant le jour de l'accouchement. (Syn. : GESTATION.) [La grossesse dure en moyenne de 270 à 280 jours.]

**Signes cliniques de la grossesse.**

***Dans les premiers mois.*** La survenue d'une grossesse a trois sortes de conséquences sur l'organisme féminin :

*a*) L'ovulation et la menstruation (les règles) sont supprimées. Le retard de

règles est donc le signe clinique essentiel de la grossesse au début ;
*b*) La présence de l'œuf entraîne des modifications générales de l'organisme : nausées, vomissements, salivation, brûlures œsophagiennes, somnolences, envies fréquentes d'uriner. Les seins augmentent de volume, se couvrent d'un fin réseau veineux, leur aréole s'accentue, se pigmente et présente de petits tubercules dits « de Montgomery » ;
*c*) Enfin, le médecin constate par le toucher vaginal que l'utérus est gros, mou, globuleux et contractile.

***Ultérieurement.*** La mère perçoit les mouvements du fœtus à partir de 4 mois et demi.

Son abdomen augmente de volume, pointe en avant chez la primipare, retombe en besace chez la multipare. Des taches brunes, ou chloasma, marquent parfois le visage (masque de grossesse).

Le médecin peut recueillir par l'examen un certain nombre de renseignements :
— la mensuration à l'aide d'un centimètre permet d'apprécier la hauteur utérine en fonction de l'âge de la grossesse ;
— la palpation renseigne sur la position du fœtus, sa présentation (partie de l'enfant qui sortira en premier lors de l'accouchement) et son volume ;
— l'auscultation des bruits du cœur fœtal à l'aide d'un stéthoscope rigide permet d'entendre le rythme cardiaque, rapide (140/mn), à partir de 4 mois et demi ;
— le toucher vaginal retrouve un col ramolli dont il apprécie la longueur et la fermeture ; il permet de confirmer la présentation et d'étudier ses rapports avec le bassin.

**Signes biologiques et radiologiques.**

***Diagnostic biologique.*** Fondé sur la mise en évidence de gonadotrophines, ou prolans, il permet un diagnostic précoce. Ces gonadotrophines peuvent être mises en évidence soit en recherchant leur action sur des animaux de laboratoire (lapine vierge, crapaud) — c'est la méthode la plus ancienne —, soit par méthodes immunologique ou radio-immunologique — c'est la méthode récente. La méthode immunologique, présentée en « kit » dans les pharmacies, permet à toute femme de faire elle-même le diagnostic de grossesse sur ses urines.

***Dosage des hormones stéroïdes.*** Les hormones sexuelles (œstrogènes et progestérone) sont sécrétées de façon de plus en plus abondante, d'abord par le corps jaune gravidique de l'ovaire, puis par le placenta à partir du 3ᵉ mois. Leur dosage sert plus à apprécier la vitalité de la grossesse qu'à en faire le diagnostic.

***Les frottis vaginaux.*** Au cours de la grossesse, les cellules prennent un aspect particulier (cellules naviculaires).

***Échographie.*** L'utilisation des ultrasons en échographie bidimensionnelle (écho B) permet la représentation de véritables « coupes » de l'utérus et facilite le diagnostic précoce des grossesses gémellaires.

***Radiographie du contenu utérin.*** Dès le 5ᵉ mois, elle permet de mettre en évidence le squelette du fœtus avec des rayons X mous.

**Surveillance de la femme enceinte.**

La loi impose des examens prénataux réguliers, avant le 3ᵉ mois, aux 6ᵉ, 8ᵉ et 9ᵉ mois, pour bénéficier des prestations familiales. Un examen postnatal est prévu dans les 8 semaines suivant l'accouchement. Les éléments indispensables de cette surveillance sont la prise de la tension artérielle, la recherche d'albumine et de sucre dans les urines, la surveillance de la prise de poids. Les prises de sang permettent de dépister la syphilis, la rubéole, la toxoplasmose et, en cas de première grossesse, de préciser le groupe sanguin et le facteur Rhésus. Cette mise en observation permet également de dépister les facteurs de risques pathologiques ou socio-économiques et de classer éventuellement la grossesse dans le groupe des grossesses dites « à hauts risques », dont la surveillance, qui fait appel à des techniques très particulières (amnioscopie, ponction amniotique, dosages d'œstriol et d'hormone lactogène placentaire, surveillance de la fréquence cardiaque fœtale), doit être encore plus attentive.

**Hygiène de la grossesse.**

***Digestive.*** Le régime alimentaire doit être varié et équilibré. Sont déconseillés, surtout dans le dernier trimestre, les crustacés, les coquillages, les poissons fumés, le caviar, le gibier, la charcuterie, le foie gras, les truffes, les abats, la triperie, les apéritifs et les alcools. Le régime désodé, dit sans sel, est souhaitable, même en dehors de toute thérapeutique, dans le dernier mois. La *constipation* doit être combattue, et les *soins dentaires* assurés comme en dehors de la grossesse.

***Vestimentaire.*** La *ceinture de grossesse* n'est pas nécessaire quand la musculature est de bonne qualité. Le soutien-gorge doit pouvoir s'adapter à l'augmentation de volume des seins. Les chaussures doivent avoir un talon bottier.

***Corporelle.*** Les *bains* sont autorisés, mais la future mère doit éviter de les prendre seule dans l'appartement. Les *injections* *vaginales* doivent être évitées. Les *rapports sexuels* sont possibles jusqu'au dernier mois, à la condition qu'ils ne soient pas douloureux.

***Voyages.*** Ils sont déconseillés pendant les deux derniers mois. La marche, sans excès, reste le meilleur exercice.

**Petits incidents de la grossesse normale.** La grossesse peut s'accompagner de petits *troubles mineurs* qu'il faut connaître et dont il ne faut pas s'alarmer : malaises simples ou pertes de conscience dans les endroits publics où il fait chaud et où l'on respire mal ; troubles du sommeil ; troubles digestifs ; essoufflements ; crampes ; fourmillements des extrémités. Il peut exister également des douleurs abdominales basses, au niveau des aines, donnant l'impression que « l'enfant appuie » ou que « tout va tomber ». Ces douleurs et ces impressions réalisent le syndrome douloureux des femmes enceintes, qui n'a aucune gravité et ne préjuge nullement de l'évolution de la grossesse.

**Grossesse prolongée.**

La durée exacte de la grossesse normale ne semble pas devoir excéder 280 jours. Un grand nombre de grossesses dites « prolongées » sont en fait normales. Toutefois, il existe de rares cas de terme véritablement dépassé, qui peuvent faire courir un risque à l'enfant. Dans les cas exceptionnels de grossesse vraiment prolongée, il faudra alors discuter le moment et la modalité du déclenchement thérapeutique de l'accouchement.

**Grossesse extra-utérine.**

C'est une grossesse qui se développe en dehors de la cavité utérine, le plus souvent dans une trompe. (V. EXTRA-UTÉRIN.)

**Interruption de grossesse.**

V. AVORTEMENT.

**groupe** n. m.

**Hématologie.**

***Groupes sanguins érythrocytaires (des globules rouges).***

1. SYSTÈME A.B.O. Les globules rouges sont porteurs d'antigènes spécifiques dont la présence détermine l'appartenance du sujet au groupe sanguin A, B, O ou AB. Si le sujet appartient au groupe A, son sérum comportera des anticorps* dirigés contre l'antigène B *(anticorps anti-B)*, c'est pourquoi on ne pourra lui transfuser du sang du groupe B ou AB sous peine de voir apparaître un choc transfusionnel avec hémolyse*.

Pareillement, un sujet du groupe B ne pourra pas être transfusé avec un sang du groupe A, car il contiendra des anticorps *anti-A*. Par contre, les sujets du groupe AB, portant les deux antigènes sur leurs hématies, peuvent recevoir indifféremment du sang du groupe A ou du groupe B. Les sujets qui sont du groupe O ne portent pas d'antigène du système A. B. O. sur leurs hématies. Ils sont donc appelés *donneurs universels*, car on peut — en théorie — transfuser leur sang aussi bien aux sujets du groupe O qu'à ceux des goupes A, B et AB.

De telles transfusions restent cependant risquées. Les sujets AB, par contre, sont dits *receveurs universels*, car, portant aussi bien l'antigène A que l'antigène B, ils n'ont ni anticorps anti-A ni anticorps anti-B.

2. SYSTÈME RHÉSUS. Du nom du singe *Rhésus*, grâce aux hématies duquel on a découvert ce second système antigénique attaché aux globules rouges. Il s'agit d'un système de 5 antigènes auxquels on donne les noms de D, C, E, c, e. Les sujets dits Rh+ sont ceux qui possèdent l'antigène D. Ils représentent 85 p. 100 de la population de race blanche. Les autres (soit 15 p. 100) sont dits Rh−.

Ainsi, un sujet du groupe O porteur de l'antigène D aura pour groupe sanguin O+. Un sujet du groupe AB n'ayant pas l'antigène D aura pour groupe sanguin AB−. (V. aussi INCOMPATIBILITÉ *fœto-maternelle*.)

3. AUTRES SYSTÈMES. Les systèmes antigéniques portés par les globules rouges sont au nombre de 15 en tout. Cependant, ces autres systèmes ou sous-groupes sont secondaires, et il suffit en général, pour la sécurité des transfusions, que le sang transfusé soit *isogroupe* dans les systèmes A. B. O. et Rhésus. Mais il arrive que, même lorsque cette condition est respectée, il survienne un choc lors d'une transfusion*. Il faut alors procéder à une analyse poussée des groupes érythrocytaires du sujet, pour mettre en évidence tous ses sous-groupes et lui transfuser un sang adapté.

DÉTECTION DES GROUPES SANGUINS. Elle s'effectue en mettant en contact les globules du sujet avec différents sérums contenant successivement des anticorps anti-A, anti-B, anti-Rh+, etc. Lorsqu'il ne se produit pas de réaction d'agglutination*, c'est que le sang du malade appartient au même groupe que le sang du sérum avec lequel il est mis en contact, et qui est connu.

***Systhème HLA ou Human Leucocyte Antigen.*** De découverte récente, ce sont des groupes associés aux globules blancs (leucocytes) et dont l'identification est très importante en immunologie, pour les greffes et les transplantations d'organes, l'identité des systèmes HLA du donneur et du receveur étant un facteur important de la prise du greffon.

***Hérédité des groupes sanguins.*** Les antigènes érythrocytaires du système A. B. O. sont transmis par des gènes, suivant les lois de Mendel. Ce sont des *allèles**, car ils sont situés sur le même locus du chromosome qui les porte. Chaque individu possède un gène hérité du père et un gène hérité de la mère. C'est ainsi que les enfants nés d'un mariage entre un père BO et une mère AB pourront avoir :

— soit un génotype* BB correspondant à B;

— soit un génotype BO correspondant également à B, car B domine O;

— soit un génotype AB correspondant à AB;

— soit un génotype AO correspondant à A, car A domine également O, celui-ci étant toujours récessif*.

Ce mécanisme de transmission permet d'effectuer des recherches de paternité* en fonction des groupes de l'enfant, de la mère et du père supposé.

**En psychologie et sociologie,** le groupe est un ensemble d'individus au sein duquel s'établissent des interactions intellectuelles et affectives. Le sociologue cherche à définir la structure d'un groupe donné à l'intérieur d'une organisation sociale. En psychiatrie, on utilise la « dynamique de groupe » dans un sens psychothérapique. (V. PSYCHOTHÉRAPIE.)

**guêpe** n. f. Insecte hyménoptère dont la piqûre est très douloureuse. (V. ABEILLE.)

**guerre** n. f. **Plaies de guerre.** Elles sont provoquées par des projectiles divers (balles, éclats) constamment souillés de débris de terre et de vêtements, donc particulièrement septiques. Les lésions atteignent la peau, les aponévroses, les muscles, au niveau desquels existe un écrasement massif (chambre d'attrition). Le traitement commence sur le terrain par une réanimation d'urgence, pour traiter ou prévenir l'état de choc*, un pansement sommaire et une immobilisation aussi bonne que possible. A l'échelon chirurgical, il faut pratiquer une excision large des tissus lésés et lutter contre l'infection : infection à germes banals, tétanos*, gangrène* gazeuse. Le pronostic a certes été amélioré par les antibiotiques, la vaccination, la sérothérapie, mais les difficultés d'évacuation rapide, qui se produisent souvent, font que ces plaies sont toujours plus graves que celles qui sont observées en pratique civile.

**Guerre et psychiatrie.** La guerre peut réveiller ou, au contraire, faire disparaître des troubles mentaux préexistants; elle peut d'autre part en créer de nouveaux. La pathologie mentale observée est liée à des facteurs somatiques (traumatismes, carences, intoxications) et à des facteurs psychologiques (désorganisation des cadres sociaux, peur, panique, etc.).

**gueule-de-loup** n. f. Malformation congénitale de la face, liée à l'absence de soudure des bourgeons faciaux de l'embryon, et qui réalise un bec*-de-lièvre bilatéral.

**gui** n. m. La feuille de gui contient un hétéroside hypotenseur et tonicardiaque. On l'emploie sous forme de poudre ou d'extrait dans l'artériosclérose.

**guimauve** n. f. La *racine de guimauve* est anti-inflammatoire; on l'emploie en décoction (25 g par litre) pour les gargarismes. Les feuilles de guimauve ont le même emploi. Les bâtons de guimauve calment les gingivites des nourrissons. Les fleurs de guimauve, employées après dessiccation, sont actives contre la toux : elles entrent dans la composition des espèces* pectorales.

**gustatif, ive** adj. Qui a rapport au goût. *Papilles gustatives.* V. GOÛT et LANGUE.

**Guthrie (test de),** méthode de dépistage précoce (avant le 10^e^ jour de la vie) de la phénylcétonurie*. Il consiste à mettre en évidence la présence de phénylalanine dans une goutte du sang de l'enfant, par un procédé bactériologique (culture de bacille subtil).

**gutta-percha** n. f. Sève coagulée de l'arbre *Isonandra gutta.*

Elle est utilisée pour la fabrication d'objets chirurgicaux et en chirurgie dentaire.

**gymnastique** n. f. La *gymnastique athlétique* est une discipline sportive qui demande un long apprentissage et une forme physique parfaite.

La *gymnastique corrective* a un but hygiénique, préventif et correcteur de défauts de maintien légers.

La *gymnastique médicale,* à l'origine de la *kinésithérapie** et de la *rééducation**, repose sur des bases physiologiques précises, les différents types de mouvements (passifs, actifs, analytiques ou globaux) devant être adaptés à chaque cas. Cette gymnastique médicale s'applique à un grand nombre de malades (gymnastique orthopédique, respiratoire, abdominale, pré- et postnatale, etc.) et joue un rôle de plus en plus important en cardiologie et en rhumatologie par exemple.

**gynandromorphisme** n. m. Présence simultanée chez un même individu de caractères sexuels mâles et femelles.

**gynécologie** n. f. Spécialité médicale consacrée à l'organisme de la femme et à son appareil génital. (Elle peut s'exercer seule ou conjointement avec l'obstétrique* [gynécologie-obstétrique].)

**gynécomastie** n. f. Développement anormal des seins chez l'homme, le plus souvent secondaire à une augmentation du taux des œstrogènes et à une réceptivité tissulaire particulière.

Le traitement médical du cancer de la prostate, certains cancers des testicules ou des surrénales sont les causes principales de la gynécomastie, sans oublier la cirrhose du foie (où les hormones ne sont plus détruites par le foie).

Un traitement chirurgical est parfois nécessaire en cas de retentissement psychique de ce phénomène.

**gyromitre** n. m. Champignon toxique s'il est consommé cru. (Syn. : FAUSSE MORILLE.) Son absorption entraîne essentiellement une hémolyse*.

# H

**habitus** n. m. Apparence du corps et du visage.
L'habitus offre quelques renseignements sur le bien-être ou la souffrance d'un sujet. L'expression du visage, la posture de repos, l'attitude fournissent des indications sur la psychologie du sujet, très utilisées en médecine générale comme en psychiatrie.

**hæmagogus** n. m. Moustique vecteur de la fièvre jaune.

**hâle** n. m. Teinte bronzée ou cuivrée que prend l'épiderme après exposition au soleil. Les sujets blonds à peau blanche ne doivent s'exposer que progressivement, car ils risquent des brûlures avec apparition de bulles (ampoules) ainsi que des lésions de kératose* sur le visage et les mains, lésions qui peuvent dégénérer en cancers cutanés.

**haleine** n. f. Odeur de l'air expiré. L'haleine peut être caractéristique d'un certain nombre d'affections : haleine « chargée » des maladies du foie, odeur acétonique de l'haleine pendant un coma diabétique, haleine de l'alcoolique, etc. Le manque de soins de bouche est la raison la plus fréquente des mauvaises haleines. Il suffit souvent d'une bonne hygiène dentaire pour éviter cet inconvénient. Si la bouche et les dents ne sont pas en cause, il faut chercher l'origine de la mauvaise haleine dans les voies respiratoires (O. R. L., bronches, poumons) et le tube digestif (estomac).

**hallucination** n. f. Perception anormale d'un objet qui n'existe pas dans la réalité.
L'hallucination peut affecter chacun des 5 sens (hallucinations auditive, visuelle, olfactive, gustative, tactile) ou la sphère des représentations psychiques (le sujet a l'impression que sa pensée lui échappe). La production des phénomènes hallucinatoires peut être liée à des maladies du système nerveux* central, à des intoxications (mescaline), à un fléchissement de la conscience vigile, à l'isolement sensoriel (sourds, aveugles). Elle participe aussi à différents processus psychotiques (schizophrénie*, psychose hallucinatoire).

**hallucinogène** adj. et n. m. Se dit d'une substance ou d'un état pathologique qui provoque des hallucinations.
L'usage de végétaux comme hallucinogènes est très ancien : de nombreuses peuplades primitives les utilisaient dans les cérémonies divinatoires ou rituelles. Les champignons tels que les agarics provoquent une action proche de celle du peyotl, dont est extraite la mescaline, qui donne des visions colorées. Le diéthylamide de l'acide lysergique (L. S. D. 25) provient de l'ergot de seigle et provoque des alternances d'euphorie et de tristesse et de fantastiques hallucinations colorées. Les substances hallucinogènes sont classées dans la catégorie des stupéfiants.

**hallux valgus** n. m. Déviation en dehors du gros orteil (en lat. *hallux*), qui chevauche les orteils suivants. (V. ORTEIL.)

**halo** n. m. **Halos colorés,** cercles brillants, souvent colorés (violet), que le sujet perçoit en regardant une source lumineuse. — Il s'agit d'une manifestation d'œdème de la cornée, pouvant être la première manifestation d'un glaucome aigu.

**halopéridol** n. m. Neuroleptique* de la famille des butyrophénones.
Il est indiqué dans les états d'agitation psychotique, les hallucinations et les nausées et vomissements.

**halothane** n. m. Gaz anesthésique non inflammable. — L'halothane permet des interventions de longue durée. Il ne peut être employé pour l'accouchement.

**hamamélis** n. m. Arbrisseau dont les feuilles ont un pouvoir astringent et vasoconstricteur.
On en fait une teinture et un extrait pour le traitement des varices et des hémorroïdes. L'eau distillée d'hamamélis sert aux soins de la peau.

**hanche** n. f. Partie du corps qui unit le membre inférieur au bassin*.
**Anatomie.** L'articulation de la hanche, ou *coxo-fémorale*, unit la tête du fémur* et la cavité cotyloïde de l'os iliaque*. Les surfaces articulaires sont maintenues par une capsule et des ligaments puissants, mais qui permettent des mouvements très variés. En avant de l'articulation se trouve la région inguino-crurale, en dedans la région pubienne et obturatrice, en arrière la région fessière.
**Pathologie.** Parmi les lésions traumatiques de la hanche, les *fractures du col du fémur** sont particulièrement fréquentes. Les *luxations traumatiques*, rares, exigent un choc très violent. Ce n'est qu'après un examen radiographique excluant toute lésion osseuse que l'on peut porter le diagnostic de *contusion* de la hanche.
***Luxation congénitale.*** V. LUXATION.

La localisation à la hanche du rhumatisme dégénératif, très fréquente, se nomme *coxarthrose**, alors que le rhumatisme inflammatoire ou infectieux prend le nom de *coxite*. Les dystrophies acquises de la hanche ne sont pas rares chez le sujet jeune (*ostéochondrite**, *coxa**, *vara* de l'adolescent).

**handicapé, e** adj. et n. Désavantagé.
**Enfant handicapé**, enfant souffrant d'une anomalie physique ou mentale, qui le met en état d'infériorité par rapport à la majorité des enfants du même âge. L'état de ces enfants necessite des mesures médicales (soins, rééducation ou éducation en milieu spécialisé), qu'il importe de mettre en œuvre assez tôt afin d'éviter ou de réduire le plus possible leur inadaptation*.
**Législation sociale.** La loi du 30 juin 1975, dite « d'orientation en faveur des personnes handicapées », coordonne les mesures prises en matière d'adaptation et de réadaptation et simplifie les procédures et les allocations : il n'existe plus qu'une allocation pour les enfants (l'allocation d'éducation spéciale) et une pour les adultes (l'allocation aux adultes handicapés). Cette loi a également pour objectif de faire passer la protection des handicapés du domaine de l'assistance à celui de la solidarité nationale et elle pose le principe des droits des handicapés et des devoirs de la société à leur égard (droit à l'éducation, à la gratuité de celle-ci, à la formation permanente, au travail et à un minimum de ressources garanties).
La prévention des handicaps a été améliorée par l'institution du certificat de santé. (V. PROTECTION MATERNELLE ET INFANTILE.)

**Hansen (bacille de),** bacille de la lèpre*.

**haptène** n. m. Substance non protéique qui, combinée à une matière protéique, lui permet d'acquérir les qualités d'antigène* que, seul, il ne possède pas. (V. IMMUNOLOGIE.)

**haricot** n. m. 1. Légume.
Les haricots verts ont une valeur nutritive modeste (40 calories pour 100 g), encore plus faible quand ils sont conservés (20 calories). Les haricots blancs ont une valeur nutritive beaucoup plus importante (337 calories pour 100 g) et contiennent des minéraux : potassium, calcium, magnésium et des vitamines B.
2. Petite cuvette, ayant la forme d'un haricot, servant aux soins hospitaliers. (Elle épouse les surfaces convexes du corps.)

**Hartnup (maladie de),** maladie héréditaire due à un trouble du métabolisme et qui se manifeste par des lésions de la peau, analogues à celles qu'on retrouve dans la pellagre*, et par des troubles de l'équilibre dus à une perturbation du cervelet*.

**haschisch** ou **hachisch** n. m. Résine du chanvre indien (*Canabis indica)*, dont les fleurs servent à faire le kif et la marijuana. Tous ces produits sont euphorisants. Les fortes doses provoquent un coma avec arrêt respiratoire ou cardiaque. L'emploi répété conduit à la toxicomanie.

**haute fréquence (courants de).** V. DIATHERMIE.

**Hauteville-Lompnes,** station climatique de l'Ain, sanatoriums, établissements de soins et de convalescence.

**H. C. H.,** sigle D'HEXACHLOROCYCLOHEXANE*.

**H. D. L.-cholestérol,** V. CHOLESTÉROLÉMIE.

**hébéphrénie** n. f. Forme de schizophrénie* touchant les adolescents.

**Heberden (nodosité d'),** épaississement des articulations des doigts dans le rhumatisme chronique.

**Heine-Medin (maladie de).** V. POLIOMYÉLITE.

**héliothérapie** n. f. Traitement des maladies par les rayons du soleil.
**Précautions.** Les temps d'exposition quotidiens doivent être, au début, de 10 minutes, puis progressivement augmentés jusqu'à 40 minutes. Les premières cures doivent se faire le matin, lorsque le soleil est moins ardent. Les yeux doivent être protégés par des lunettes noires. On doit surveiller la peau, qui rougit rapidement chez les sujets sensibles (blonds).
**Incidents et accidents.** L'exposition prolongée peut provoquer le « coup de soleil », allant de la simple rougeur (érythème) à la brûlure du 2e degré avec phlyctènes (ampoules). Le coup de chaleur* est beaucoup plus redoutable, surtout chez le nourrisson et le petit enfant. (V. CHALEUR.)
**Affections traitées.** L'exposition au soleil aide à la cicatrisation des plaies atones ou traînantes, des plaies après nécrose tissulaire par traumatisme ou radiothérapie. Les enfants chétifs, débiles et surtout rachitiques sont améliorés ainsi que la spasmophilie*. On traite les tuberculoses osseuses, ganglionnaires, péritonéales et épididymaires par les cures héliomarines (Berck).
**Contre-indications.** La primo-infection tuberculeuse et la tuberculose pulmonaire sont des contre-indications à l'héliothérapie, surtout à l'exposition du thorax au soleil. La plus grande prudence

doit être observée chez les sujets âgés, hypertendus et artérioscléreux.

**helminthe** n. m. Nom scientifique donné aux vers, qui se différencient en :
— *plathelminthes*, ou vers plats, tels les trématodes* et les cestodes* ;
— *némathelminthes*, ou vers ronds, à sexes séparés, groupant les filaires, les ascaris, les oxyures... ;
— *sangsues*, vers hématophages*.

**helminthiase** n. f. Atteinte parasitaire due aux helminthes*, ou vers. (V. ASCARIS, CESTODES, FILAIRES, TÉNIA, TRÉMATODES, etc.)

**hémangiome** n. m. V. ANGIOME.

**hémarthrose** n. f. Épanchement de sang dans une articulation, le plus souvent traumatique, exceptionnellement spontané (hémophilie).

**hématémèse** n. f. Rejet de sang par la bouche, lors d'un vomissement.
C'est une hémorragie digestive, témoignant d'un ulcère gastro-duodénal qui saigne, ou d'une rupture de varices œsophagiennes causée par une hypertension portale*.

**hématie** n. f. Cellule sans noyau, biconcave, présente dans le sang circulant, auquel elle confère sa couleur rouge. (Syn. : GLOBULE ROUGE, ÉRYTHROCYTE.)
L'hématie est le véhicule de l'oxygène dans les tissus. Son diamètre est de 7 à 8 $\mu$. Son épaisseur de 1 à 2,4 $\mu$. Son volume moyen de 90 $\mu^3$. Le sang en contient environ de 4 à 5 millions par millimètre cube.
**Formation des hématies, ou érythropoïèse.** Elle a lieu dans la moelle osseuse. Le globule rouge adulte, ou érythrocyte, est le terme d'une lignée cellulaire qui comprend plusieurs stades successifs : *proérythroblaste, érythroblaste, réticulocyte*, et enfin *érythrocyte*. Au cours de cette transformation, la cellule perd son noyau et se spécialise dans la synthèse de l'hémoglobine*. L'érythropoïèse est un phénomène *permanent*, la durée de vie du globule rouge étant de 120 jours. Elle peut se multiplier par 7 à 8 pour compenser des pertes sanguines par hémorragies ; on observe alors une augmentation des réticulocytes dans le sang circulant. (V. ANÉMIE.)
L'érythropoïèse exige la présence de fer et des vitamines* B6, B9, B12 et C.
**Rôle du globule rouge.** Le globule rouge assure le transport de l'oxygène aux tissus par l'intermédiaire de l'hémoglobine* dont il est chargé. La diminution du nombre ou de la qualité des globules rouges entraîne une anémie*. Leur augmentation provoque au contraire une polyglobulie*. Les globules rouges sont également affectés par les anomalies de l'hémoglobine*. (V. HÉMOGLOBINOPATHIE.)

**hématocèle** n. f. Épanchement de sang enkysté (par exemple, chez la femme, *hématocèle rétro-utérine*, due à la fissuration d'une grossesse extra-utérine).

**hématocolpos** n. m. Rétention du sang des règles dans le vagin, lorsqu'une imperforation congénitale de l'hymen en empêche l'écoulement.

**hématocrite** n. m. Volume occupé par les éléments figurés du sang (globules) dans un volume sanguin donné, exprimé en pourcentage.
Sa valeur normale est de 40 p. 100 environ chez l'adulte. Ce volume diminue dans les hémorragies et les anémies* et augmente au cours des polyglobulies*.

**hématodermie** n. f. Manifestation cutanée et muqueuse d'une atteinte des cellules sanguines : leucémies, maladies de Hodgkin, de Kaposi, etc.
Les hématodermies ont en commun leur tendance à former des plaques rouges, à provoquer la démangeaison*, à résister au traitement.

**hématogène** adj. Qui est apporté par le sang.

**hématologie** n. f. Étude des maladies du sang.

**hématome** n. m. Collection sanguine bien limitée, superficielle (« bleu ») ou profonde.
La résolution survient le plus souvent spontanément, aidée par de petits moyens locaux, mais certains hématomes importants doivent être évacués chirurgicalement.
**Hématome intracrânien** (extradural, sous-dural). V. CRÂNE, *Pathologie*.
**Hématome rétroplacentaire**, collection sanguine qui se constitue entre le placenta et la muqueuse utérine, et qui entraîne, dans la grande majorité des cas, la mort du fœtus.

**hématophage** adj. 1. Qui se nourrit de sang (tel l'anophèle). — 2. Par extension, ce qui détruit les hématies (telle l'amibe).

**hématopoïèse** n. f. Formation des cellules du sang.
Chez l'embryon*, l'hématopoïèse a lieu d'abord dans le foie et les îlots sanguins de la vésicule ombilicale, puis dans la moelle osseuse, la rate* et les ganglions. Chez l'adulte, l'hématopoïèse se déroule dans la moelle osseuse pour les globules rouges (érythropoïèse, V. HÉMATIE), globules blancs et plaquettes, dans les ganglions lymphatiques et la rate pour les lymphocytes*, dans tout le tissu réticulo*-endothélial pour les monocytes*.

**hématosalpinx** n. m. Épanchement de sang dans la trompe de Fallope.

Il est en règle générale la conséquence d'une grossesse extra-utérine*.

**hématose** n. f. Transformation du sang veineux en sang artériel, dans les alvéoles pulmonaires, où le sang rejette le gaz carbonique et se charge en oxygène. (V. RESPIRATION.)

**hématozoaire** n. m. Protozoaire responsable du paludisme*.

L'hématozoaire fait partie du genre *plasmodium**. C'est un petit sac ovalaire, nucléé, qui se déforme facilement. Différentes espèces parasitent l'homme et sont les agents du paludisme.

*Plasmodium vivax* et *P. ovale* sont responsables de la fièvre tierce bénigne, alors que *P. malariæ* est l'agent de la fièvre quarte et que *P. falciparum* est à l'origine de la fièvre tierce maligne et surtout des accès pernicieux*.

Le vecteur responsable de la propagation du paludisme est un moustique qui inocule à l'homme l'hématozoaire. Celui-ci se multiplie de deux façons, sexuée et asexuée :

1. Le *cycle sexué a* lieu chez le moustique. Les cellules sexuées, mâle et femelle, forment un œuf contenant de nombreux *sporozoïtes*, qui sont entraînés dans les glandes salivaires du moustique. En piquant l'homme, le moustique femelle inocule les sporozoïtes dans le sang, où ils se fixent aux hématies.

2. Le *cycle asexué* commence par la maturation et la transformation de sporozoïtes en *trophozoïtes*. Le globule éclate en libérant des *mérozoïtes*, qui parasiteront d'autres hématies.

La recherche de l'hématozoaire dans le sang se fait au microscope par l'examen de la « goutte épaisse », goutte de sang recueillie à bout de doigt et étalée sur une lame, ou par un examen immunologique.

**hématurie** n. f. Émission d'urines contenant du sang.

Ce symptôme doit faire rechercher avec soin une cause rénale, vésicale, prostatique.

**héméralopie** ou **hespéranopie** n. f. Diminution considérable de la vision quand la lumière diminue (crépuscule).

L'avitaminose A et certaines affections de la rétine en sont la cause.

**hémianopsie** n. f. Perte de la vue atteignant une moitié du champ visuel.

L'hémianopsie n'est pas due à une affection de l'œil ou du nerf optique, mais à une atteinte des voies nerveuses optiques ou des centres visuels cérébraux.

**Hémianopsie latérale homonyme.** Les deux yeux perdent la vision pour la même moitié de leur champ visuel (la droite ou la gauche pour les deux yeux). Le malade est incapable de voir ce qui se passe dans la partie droite (ou gauche) de son champ visuel. Il peut ne pas prendre une conscience nette de son trouble et le compense par une rotation de la tête. La lésion peut être d'origine vasculaire (hémorragie, ramollissement), tumorale ou traumatique.

**Hémianopsie bitemporale.** Dans ce cas, le malade ne peut voir qu'en face de lui, mais pas latéralement, ni à droite ni à gauche. Le plus souvent, il s'agit d'une tumeur de l'hypophyse ou de sa loge.

**hémiballisme** n. m. Succession de mouvements anormaux très brusques, de grande amplitude, touchant principalement le membre supérieur (bras projeté en dehors et en avant, avec tendance à fléchir et à s'enrouler sur son axe), dus à une hémorragie du corps de Luys, noyau gris* situé à la base du cerveau.

**hémicolectomie** n. f. Ablation de la partie droite ou gauche du côlon.

**hémimélie** n. f. Absence congénitale d'un segment distal de membre (main et bras ou pied et jambe).

**hémiparésie** n. f. Paralysie discrète (parésie*) d'une moitié du corps.

**hémiplégie** n. f. Paralysie d'une moitié du corps, droite ou gauche.

L'hémiplégie est due à une atteinte des voies nerveuses pyramidales*. Ces voies nées du cortex cérébral se croisent au-dessus du bulbe* rachidien ; aussi l'atteinte est-elle opposée au côté de la lésion quand celle-ci siège au-dessus du bulbe. La cause en est le plus souvent un accident vasculaire cérébral : thrombose* ou rupture d'une artère du cerveau (hémorragie cérébrale). Au niveau de la moelle, les traumatismes sont souvent responsables d'hémiplégie ; dans ce cas, la paralysie est du même côté que la lésion.

L'évolution des hémiplégies dépend en grande partie de leur cause. Lorsqu'il s'agit d'un accident vasculaire mineur, l'hémiplégie est parfois transitoire et régresse rapidement. Si la lésion est plus importante, l'hémiplégie persiste, associée alors aux réactions inflammatoires de voisinage qui aggravent les signes nerveux.

**Soins aux hémiplégiques.** Malgré l'irréversibilité des lésions nerveuses, l'hémiplégique doit toutefois recevoir des soins attentifs, car il ne peut souvent pas assurer les actes usuels de la vie. Il doit aussi subir une rééducation visant à assurer la suppléance d'autres groupes musculaires qui ne sont pas atteints.

Après les premiers soins d'urgence, il faut éviter les complications pulmonaires, urinaires et digestives dues à l'impossibilité par le sujet d'assurer les fonctions naturelles de respiration, déglutition, etc. Après un mois, lorsque les troubles se stabilisent, une rééducation kinésithérapique est entreprise, associée à des massages, à des bains, qui apporte, quoique à long terme, des résultats intéressants.

**hémochromatose** n. f. Maladie due à une surcharge en fer de l'organisme.
La forme la plus typique est l'*hémochromatose primitive*, héréditaire, transmise sur le mode dominant et qui se révèle vers 50 ans, frappant plus souvent l'homme que la femme. La peau est le siège d'une pigmentation brune, il existe une impuissance sexuelle, un gros foie douloureux, qui tend à devenir cirrhotique. Le diabète sucré, fréquent, est grave. Une insuffisance cardiaque* se révèle parfois et devient vite sévère. Le signe biologique majeur est l'hypersidérémie (augmentation du taux de fer dans le plasma sanguin), au-dessus de 200 gammas.
Certaines hémochromatoses sont secondaires. Ainsi, les cirrhoses alcooliques se compliquent souvent d'une surcharge en fer. Après des transfusions multiples, au cours de certaines anémies, on rencontre des hypersidéroses (surcharges en fer) dont le retentissement viscéral est bien moindre.

**hémoclasie** n. f. Ensemble des manifestations observées lors de l'introduction dans l'organisme d'une substance étrangère (en particulier d'un colloïde*).
Les manifestations (chute de la tension artérielle, fièvre, éruption) peuvent être à l'origine d'un choc anaphylactique. (V. ANAPHYLAXIE.)

**hémoconcentration** n. f. Déficit absolu ou relatif d'eau par rapport à la quantité des éléments figurés ou dissous du sang. (Contr. : HÉMODILUTION*.)
Rarement, il s'agit d'une augmentation de ces éléments (polyglobulie*, hyperprotidémie...). Le plus souvent, il s'agit d'une déshydratation*, quelle que soit sa cause. L'hémoconcentration se traduit par une augmentation de l'hématocrite* et des concentrations des constituants du plasma. Son risque majeur est la thrombose*.

**hémoculture** n. f. Culture microbienne faite à partir d'un échantillon de sang, à la recherche du germe responsable d'une septicémie*.

**hémodiagnostic** n. m. Méthode de diagnostic consistant à mélanger, sur une lame de verre, une goutte de sang du malade et une goutte d'émulsion du germe suspecté.
Si le test est positif, on voit se former une agglutination* visible à l'œil nu (diagnostic rapide de la typhoïde, du typhus* exanthématique ou de la brucellose*).

**hémodialyse** n. f. Procédé d'épuration* du sang de ses déchets métaboliques en cas d'insuffisance rénale* majeure. (Syn. : REIN ARTIFICIEL.)
L'appareil employé comporte une ligne d'entrée branchée sur une artère du malade ; une pompe ; un épurateur alimenté en permanence en dialysat par un autre circuit sous pression ; une ligne de sortie branchée sur une veine.
Les séances d'épuration ont lieu en centre spécialisé ou à domicile à raison de 4 à 6 heures, 2 ou 3 fois par semaine.
L'hémodialyse, bien qu'astreignante, permet à de nombreux insuffisants rénaux complets de poursuivre une vie presque normale.

**hémodilution** n. f. Augmentation de l'eau du sang par rapport aux éléments figurés et dissous qui sont en quantité normale. (Contr. : HÉMOCONCENTRATION.)
On l'observe lors des grandes rétentions d'eau (insuffisance rénale, insuffisance cardiaque, myxœdème*...).

**hémodynamique** n. f. Étude des différents facteurs (pressions, débits, résistances, etc.) régissant la circulation du sang dans l'organisme.

**hémogénie** n. f. Trouble hémorragique dû à une diminution du nombre des plaquettes*, d'origine inconnue et touchant électivement la femme. (Syn. : PURPURA THROMBOCYTOPÉNIQUE ESSENTIEL, THROMBOPÉNIE ESSENTIELLE.) Les hémorragies sont surtout des purpuras*, des saignements de nez, de gencives, etc.

**hémoglobine** n. f. Protéine complexe (hétéroprotéine) constituant le pigment respiratoire des globules rouges.
L'hémoglobine est synthétisée dans le globule rouge jeune et stockée dans l'hématie* (globule rouge adulte). À la mort de celle-ci, l'hémoglobine passe dans le foie et est transformée en bilirubine*.
**Taux normal d'hémoglobine.** Le taux normal pondéral de l'hémoglobine fonctionnelle circulante totale est de 13 g pour 100 ml de sang chez la femme et de 14 g chez l'homme. Les taux colorimétriques et photométriques normaux sont de 90 à 100 p. 100. L'abaissement de ces taux définit l'anémie*.
**Fonction de l'hémoglobine.** C'est, d'une part, le transport de l'oxygène des poumons aux tissus, d'autre part le transport du gaz carbonique ($CO_2$) des tissus aux poumons.
**Pathologie.** Des différences d'acides aminés dans les chaînes de polypeptides constituant l'hémoglobine déterminent une hémoglobinopathie*.

**hémoglobinopathie** n. f. Maladie caractérisée par une anomalie héréditaire récessive de l'hémoglobine*, comportant le remplacement des acides aminés normaux qui la composent par d'autres acides aminés.
La *drépanocytose*, ou hémoglobinose S, qui touche la race noire, est caractéristique par ses hématies en faucille. Les sujets homozygotes* sont atteints dès l'enfance par un ictère et une grande pâleur témoignant de l'anémie massive, des douleurs osseuses, des crises abdominales douloureuses. L'électrophorèse de l'hémoglobine apporte la certitude diagnostique en identifiant l'hémoglobine S. En revanche, l'hétérozygote ne présente aucun trouble, excepté une anémie discrète et quelques hématuries* transitoires. Le traitement repose sur les transfusions chez l'homozygote.
Il existe d'autres hémoglobinopathies, rares, telles que les hémoglobines « instables », responsables d'hémolyses* chroniques, et les hémoglobines C en Afrique, E en Extrême-Orient, toutes deux bien supportées.
Un groupe un peu différent d'hémoglobinopathies est dû à des anomalies quantitatives de l'hémoglobine. L'exemple typique est representé par la *thalassémie** du pourtour méditerranéen, caractérisée par l'insuffisance de synthèse d'une partie de l'hémoglobine.
La thalassémie majeure, ou maladie de Cooley, frappe les homozygotes. L'atteinte débute dès l'enfance, marquée par une anémie, un faciès mongoloïde, une grosse rate et de l'ostéoporose. L'électrophorèse met en évidence la persistance de l'hémoglobine fœtale F et l'absence d'hémoglobine normale A.
A l'inverse, la thalassémie mineure, frappant l'hétérozygote, est bien supportée.

**hémoglobinurie** n. f. Présence d'hémoglobine dans les urines.
L'hémoglobinurie donne une coloration « porto » aux urines. Elle est fréquente au cours des septicémies à bacilles perfringens, de la fièvre bilieuse hémoglobinurique, de l'hémolyse toxique.
C'est le signe majeur de l'hémoglobinurie paroxystique nocturne, ou maladie de Marchiafava-Micheli, dont la cause est inconnue.
Il existe aussi des hémoglobinuries d'effort. (V. MYOGLOBINURIE.)

**hémogramme** n. m. Étude quantitative et qualitative des globules du sang.
L'hémogramme comprend la *numération globulaire* (dénombrement des globules rouges, des globules blancs et des plaquettes) et la *formule leucocytaire* (proportion des divers types de globules blancs).
**Numération globulaire.** Il existe chez l'adulte normal de 4 à 5 millions de *globules rouges* par millimètre cube de sang. On appelle *anémie** la diminution de ce chiffre et *polyglobulie** son augmentation. Le chiffre normal des *globules blancs* est, chez l'adulte sain, de 5 000 à 10 000 par millimètre cube. La *leucopénie** est la diminution de chiffre et l'*hyperleucocytose** son augmentation. Les *plaquettes*, ou thrombocytes, sont au nombre de 250 000 par millimètre cube ; ce nombre diminue dans les *thrombopénies**, il augmente dans les *polyglobulies*.
**Formule leucocytaire.** On étale une goutte de sang sur une lame de verre ; après séchage, on colore la lame selon une technique particulière. Normalement, on a :

| | | |
|---|---|---|
| polynucléaires | neutrophiles | 45-70 p. 100 |
| — | éosinophiles | 1-3 p. 100 |
| — | basophiles | 0-0,5 p. 100 |
| | lymphocytes | 20-40 p. 100 |
| | monocytes | 3-7 p. 100 |

Il faut noter que, chez l'enfant, les proportions de lymphocytes et de polynucléaires sont inversées. La présence de globules jeunes dans le sang périphérique est soit un signe de prolifération augmentée pour lutter contre une anémie (réticulocytes) ou contre une infection (myélocytes), soit un signe d'hémopathie (leucémie, mononucléose, polyglobulie, etc.).

**hémohistioblaste** n. m. Cellule souche du tissu conjonctif et des lignées sanguines.

**hémolyse** n. f. Destruction des globules rouges.
Il existe une hémolyse normale des globules rouges à la fin de leur cycle de vie (120 jours). Elle a lieu dans la rate.
Cependant, l'hémolyse peut devenir excessive, entraînant une perte exagérée de globules rouges et une anémie *hémolytique**. Le diagnostic d'hémolyse excessive se fait, en pratique, devant une anémie sans signes d'hémorragie, avec des signes de destruction exagérée de l'hémoglobine.
*a*) Si l'hémolyse a lieu dans la rate, le foie et la moelle osseuse, on note une élévation de la bilirubine* libre qui peut aller jusqu'à entraîner un ictère*.
*b*) L'*hémolyse intravasculaire* (dans les vaisseaux) est un phénomène plus rare et plus grave. L'hémoglobine libérée passe dans les urines, et le danger est le choc* avec anurie*.

**hémolytique** adj. Qui a rapport avec l'hémolyse.

**Anémie hémolytique,** anémie par excès d'hémolyse.
***Anémies hémolytiques liées à une anomalie constitutionnelle du globule rouge.*** Elles peuvent être dues à un déficit enzymatique héréditaire qui entraîne des crises hémolytiques aiguës lors de l'absorption de certains produits oxydants (antipaludéens*, sulfamides*, vitamine K, pollen de fèves...).
Le second groupe de ces anémies hémolytiques constitutionnelles concerne les anémies liées aux *hémoglobinopathies**.
On voit aussi des anémies hémolytiques dues à des anomalies héréditaires de la membrane du globule rouge *(sphérocytose héréditaire* ou *maladie de Minkowski*-Chauffard).*
Enfin, une anomalie acquise du globule rouge entraîne une anémie hémolytique assez particulière, l'*hémoglobinurie* paroxystique nocturne.*
***Anémies hémolytiques dues à une agression du globule rouge d'origine extérieure.*** Ce sont soit des intoxications chimiques (hydrogène arsénié, chlorates, plomb) ; soit des infections bactériennes (perfringens, streptocoque hémolytique) ; ou bien des morsures de serpent ; ou bien des infections parasitaires (paludisme) ; ou encore des agressions mécaniques (valve cardiaque, maladies vasculaires étendues). Enfin, une grosse rate peut séquestrer un nombre anormalement élevé de globules rouges et les détruire (*hypersplénisme**).
**hémoméningé, e** adj. Relatif au sang et aux méninges*.
**Barrière hémoméningée,** barrière que doivent franchir les substances circulantes et les médicaments pour passer du sang dans le liquide céphalo*-rachidien.
**hémopathie** n. f. Terme générique désignant toute maladie du sang. (V. ANÉMIE, LEUCÉMIE, POLYGLOBULIE, etc.)
**hémopéricarde** n. m. Épanchement de sang dans la cavité péricardique.
**hémopéritoine** n. m. Épanchement de sang dans la cavité péritonéale, d'origine traumatique ou tumorale, ou par rupture de grossesse* extra-utérine.
**hémophile** adj. et n. m. 1. Se dit de bacilles qui vivent de sang. — 2. Sujet atteint d'hémophilie*.
**hémophilie** n. f. Maladie héréditaire liée au sexe, consistant en une anomalie de la coagulation* qui entraîne des hémorragies incoercibles au moindre traumatisme.
Le gène responsable est lié au chromosome X et récessif*, c'est pourquoi il est transmis par les femmes (XX) et ne se manifeste pratiquement que chez les hommes (XY). [Ceux-ci n'ayant qu'un chromosome X, le gène responsable ne peut pas être inhibé par son allèle* dominant.] (V. HÉRÉDITÉ.)
La maladie consiste en un déficit congénital de facteurs de la coagulation*, qui sont le facteur VIII ou A : c'est l'hémophilie A, forme grave ; le facteur IX ou B : c'est l'hémophilie B, ou forme modérée.
Dans la forme grave, les hémorragies apparaissent dès le plus jeune âge, souvent massives et gravissimes. Dans la forme atténuée, elles peuvent n'apparaître que chez l'adulte. On voit des *plaies vasculaires* qui ne se ferment pas lors d'intervention chirurgicale ou de la chute d'une dent, des saignements de nez, des gencives ; des *hématomes** volumineux et dangereux qui surviennent lors de traumatismes minimes aux membres, aux muscles psoas*, simulant une urgence abdominale, au plancher de la bouche, asphyxiants ; des hémorragies des articulations *(hémarthroses)* ; des hémorragies urinaires.
Devant une hémorragie chez un hémophile, il faut d'abord corriger l'anémie par transfusions si la déperdition sanguine est importante, ensuite injecter le facteur manquant de la coagulation : facteur VIII pour l'hémophile A, IX pour l'hémophile B ; les injections peuvent se faire par voie intraveineuse ou par transfusions. Le meilleur traitement de l'hémophilie est en fait l'injection de la *fraction PPSB* (facteurs II, VII, X et IX).
Mais la conduite à tenir la plus importante pour tout hémophile est de *prévenir l'apparition des hémorragies* en limitant sévèrement les risques de choc, en proscrivant toute injection intramusculaire, toute ponction d'articulation, et d'inscrire le malade à l'Association des hémophiles. Il devra en permanence porter sur lui sa carte de groupe sanguin et sa carte d'hémophile.
**hémopneumothorax** n. m. Présence de gaz et de sang dans la cavité pleurale, due à un traumatisme ou à une complication d'un pneumothorax* spontané.
**hémopoïèse** n. f. Syn. d'HÉMATOPOÏÈSE*.
**hémoptoïque** adj. Teinté de sang : *un crachat hémoptoïque est un crachat sanglant.*
**hémoptysie** n. f. Crachat sanglant provenant des voies respiratoires.
Il faut différencier l'hémoptysie de l'hématémèse*, qui est un vomissement de sang.
Toute hémoptysie doit entraîner une exploration complète de l'arbre respira-

toire (radiographie, examen de crachats, au besoin bronchoscopie).

**hémorragie** n. f. Écoulement de sang hors des vaisseaux qui doivent le contenir.

Le sang peut se répandre à l'extérieur du corps (hémorragie externe) ou s'épancher à l'intérieur des tissus ou entre les organes (hémorragie interne). L'arrêt de l'hémorragie peut se faire spontanément par la formation d'un caillot; cette hémostase* naturelle est possible grâce à la *coagulation**. Les conséquences de l'hémorragie sont très variables selon son importance et sa rapidité. Nulles dans les petites hémorragies capillaires ou veineuses, elles peuvent être dramatiques dans les hémorragies artérielles importantes : c'est le tableau du *choc hémorragique**.

**Signes cliniques.** Les *hémorragies externes* les plus spectaculaires sont les hémorragies des plaies artérielles, avec jaillissement de sang rouge en jets saccadés propulsés par les battements du cœur. Une hémostase spontanée peut se faire, mais elle est toujours précaire. Les plaies veineuses sont en général de faible gravité, avec écoulement régulier de sang noirâtre (rupture de varice) ; en revanche, rares mais gravissimes sont les plaies des gros troncs veineux (cou).

La symptomatologie des *hémorragies internes* est fonction du siège de la lésion : rupture de grossesse* extra-utérine avec choc hémorragique et douleur exquise (très localisée) à l'examen gynécologique ; hémorragies digestives, qui posent des problèmes diagnostiques et thérapeutiques difficiles (les ulcères* gastro-duodénaux, la cirrhose* du foie en sont les causes les plus fréquentes) et qui peuvent se manifester par un vomissement de sang (hématémèse*), par une hémorragie intestinale de sang rouge ou noir (méléna*). Les grandes contusions de l'abdomen s'accompagnent souvent d'hémorragie intrapéritonéale par rupture de la rate, du foie.

**Traitement.** Le traitement de l'hémorragie est commandé par deux impératifs : arrêter le flux sanguin et reconstituer la masse sanguine. Cette reconstitution de la masse sanguine, seul traitement du choc hémorragique, est obtenue par la *transfusion* de sang.* L'arrêt de l'hémorragie dépend de sa nature ; dans les plaies artérielles des membres, le *garrot** ou la *compression manuelle* avec des compresses ou même à main nue assurent une hémostase* (arrêt du saignement) provisoire, le vrai traitement étant la ligature artérielle. Les hémorragies veineuses des membres cèdent à la simple compression, à l'élévation du membre. Les hémorragies internes traumatiques commandent l'intervention d'urgence, l'hémostase pouvant être difficile à réaliser (éclatements du foie). Quant aux hémorragies digestives, la décision opératoire est délicate à prendre, et les transfusions donnent le temps nécessaire à un diagnostic précis.

**Hémorragie cérébrale.** V. CERVEAU, *Accidents vasculaires.*

**hémorragique** adj. Relatif à l'hémorragie*.

**Choc hémorragique,** conséquence des hémorragies importantes, réalisant un tableau typique : sujet pâle, refroidi, inerte, tension artérielle effondrée, pouls petit et rapide, respiration rapide et superficielle.

**Syndrome hémorragique,** ensemble d'hémorragies (nasales, cutanées, urinaires, etc.) liées à un déficit de l'hémostase*, qui peuvent être dues à une maladie vasculaire, à une anomalie des plaquettes* (hémogénie, purpura), à un déficit des facteurs de la coagulation* (hémophilie).

**hémorroïde** n. f. Tumeur variqueuse (varice) constituée par la dilatation des veines de la région ano-rectale.

Plusieurs facteurs interviennent dans leur apparition : hypertension* portale (grossesse, tumeur abdominale, cirrhose), atonie* du sphincter anal, hernie de la muqueuse rectale, phénomènes inflammatoires locaux. La vie sédentaire et la constipation sont des facteurs prédisposants.

**Signes cliniques.** Les hémorroïdes peuvent être *externes*, petites tumeurs molles visibles, ou *internes*, décelables par le toucher rectal et avec l'anuscope. Elles se manifestent par des hémorragies de sang rouge qui enrobent ou suivent les selles, par des douleurs à la défécation. Mais toute hémorroïde peut cacher une affection plus grave (cancer du rectum), d'où la nécessité d'un examen complet. Les hémorroïdes peuvent se compliquer d'infection, d'hémorragies importantes ; la *thrombose* hémorroïdaire entraîne de vives douleurs et nécessite souvent l'intervention d'urgence ; non traitée, elle évolue vers la formation d'une petite tumeur cutanéomuqueuse dure, régulière, la *marisque.*

**Traitement.** Il est médical dans le plus grand nombre des cas : règles hygiénodiététiques, pommades astringentes, injections sclérosantes. Le traitement chirurgical reste l'exception : résection des paquets hémorroïdaires ou résection circulaire avec abaissement de la muqueuse.

**hémospermie** n. f. ou **hématosper-**

**mie** n. f. Éjaculation de sperme teinté de sang, témoin d'une inflammation de la prostate ou des vésicules séminales, survenant parfois sans aucune cause. (Phénomène le plus souvent bénin.)

**hémostase** n. f. Ensemble des moyens qui permettent d'arrêter une hémorragie*.

**Hémostase spontanée.** L'hémorragie d'un petit vaisseau s'arrête d'elle-même grâce à une vasoconstriction et à la formation d'un *caillot.* (V. COAGULATION.)

**Hémostase chirurgicale.** La compression manuelle est un procédé de fortune, mais qui peut sauver la vie du blessé ; pénible pour l'opérateur, elle ne peut être maintenue longtemps. Le *pansement compressif* est un excellent moyen d'hémostase dans les hémorragies veineuses. Dans les hémorragies artérielles des membres, le *garrot** est un pis-aller nécessaire ; il doit être desserré toutes les heures. Le *tamponnement* par mèche de gaze est très utile dans les hémorragies nasales ou dentaires. L'hémostase définitive de vaisseaux importants est réalisée en milieu chirurgical, par ligature ou par suture.

**hémostatique** adj. et n. m. Se dit de tout procédé, substance ou instrument utilisé pour arrêter une hémorragie : *pince hémostatique ; hémostatiques locaux ou généraux.*

**hémothorax** n. m. Épanchement de sang dans la cavité pleurale ; en règle générale, secondaire à un traumatisme.

**héparine** n. f. Substance anticoagulante* présente dans tous les tissus, en particulier le foie et le muscle.

**Pharmacie.** L'héparine est extraite du poumon et du foie de bœuf. Le produit officinal est le sel de sodium, très soluble dans l'eau, injecté par voie intraveineuse. Il existe également des sels calciques à action retardée injectés en intramusculaire et des préparations externes (pommade, suppositoires).

**Emploi thérapeutique.** L'héparine est avant tout anticoagulante, empêchant la transformation de la prothrombine en thrombine et l'action de la thrombine sur le fibrinogène. (V. COAGULATION.) Elle contrarie l'agglutination des plaquettes*, premier temps de la coagulation, et active la résorption du caillot (fibrinolyse*).

Elle est aussi anti-inflammatoire, fluidifiante et antalgique.

L'héparine est utilisée, à titre préventif, chez tout sujet exposé aux thrombophlébites (immobilisation prolongée, cardiaque alité...) ; et, à titre curatif, lors des thromboses constituées récentes : infarctus du myocarde, phlébite, embolie pulmonaire, etc.

**hépatectomie** n. f. Ablation d'un lobe ou d'un segment du foie*.

**hépatique** adj. Relatif au foie*.

**Pédicule hépatique,** ensemble des organes réunis en faisceau qui vont au hile* du foie* ou en reviennent : artère hépatique, veine porte*, canaux hépatique et cholédoque*, nerfs et ganglions lymphatiques.

**Insuffisance hépatique.** Pour qu'elle se manifeste, il faut qu'une fraction très importante du tissu hépatique soit supprimée, les réserves fonctionnelles de cet organe étant très grandes. L'insuffisance hépatique se manifeste dans les affections majeures de l'organe : cirrhose*, hépatites*, cancers du foie. Elle entraîne un amaigrissement important, des œdèmes, une ascite*, une tendance hémorragique. Cette insuffisance de la cellule hépatique se reflète dans les épreuves biologiques : le taux de cholestérol* est diminué, ainsi que la prothrombine. Sont diminués également les taux de fibrine, d'albumine et de toutes les protéines. Par contre, le taux sanguin d'ammoniac et l'azotémie* augmentent. (V. FOIE, *Explorations fonctionnelles.*)

Si l'insuffisance hépatique est sévère et non corrigée par un régime alimentaire approprié, on assiste à une intoxication progressive de l'organisme par l'azote et l'ammoniac, qui aboutit à une *encéphalopathie* hépatique* qui peut être mortelle par *coma hépatique.*

Seul le régime pauvre en protides peut équilibrer le taux de l'azotémie*. Le coma hépatique nécessite les mesures de réanimation* propres à tout coma.

**hépatisation** n. f. Transformation du parenchyme pulmonaire en un tissu ressemblant au foie, qui s'observe dans la pneumonie.

**hépatite** n. f. Inflammation du foie.

Les hépatites ont pour cause soit des substances toxiques *(hépatite toxique),* soit des virus *(hépatite virale),* ou encore des bactéries ou des parasites *(hépatites infectieuses).*

**Hépatite toxique.** Elle est consécutive à l'ingestion d'un produit toxique pour le foie. Les hépatites toxiques entraînent une nécrose hépatique, des troubles digestifs, un ictère* ; elles peuvent être mortelles. Les produits en cause sont les hydrocarbures chlorés (benzène, tétrachlorure de carbone), les amanites* phalloïdes, le phosphore. La prise de certains médicaments : chlorpromazine*, I. M. A. O.*, sulfamides hypoglycémiants, certains anticancéreux, etc., peut simuler une hépatite virale ou un ictère rétentionnel.

**Hépatites virales.** Elles sont dues à deux

types de virus. Le virus A est responsable de l'*hépatite épidémique* et se transmet par voie orale. Le virus B est responsable de l'épatite dite *de la seringue* et se transmet par voie parentérale (transfusion de sang infesté, matériel d'injection contaminé). Après un temps d'incubation variable, allant, suivant le virus en cause, de 1 à 6 mois, apparaît une phase prodromique avec fatigue, douleurs articulaires, courbatures, fièvre et parfois prurit*. Au bout de 8 à 10 jours apparaît l'ictère*, jaune, touchant la peau et les muqueuses. Les troubles digestifs sont constants. Le foie est parfois un peu gros et sensible, et la rate est hypertrophiée. Les épreuves de laboratoire montrent une élévation des transaminases*, des réactions de floculation positives et une élévation de la bilirubine dans le sang (cause de l'ictère). [V. FOIE, *Explorations fonctionnelles.*] L'évolution se fait vers la guérison en quelques semaines. Cependant, une fatigue importante peut persister longtemps, de même qu'une intolérance digestive, qui impose un régime sévère et prolongé.

Il existe aussi des formes très graves, heureusement rares, où l'évolution est rapidement mortelle.

Le *traitement* de l'hépatite virale comprend le repos complet et un régime sans corps gras ni boissons alcoolisées, mais avec un apport protéique suffisant (viandes rouges grillées ou rôties). Certains auteurs préconisent la corticothérapie* dans les formes graves, mais c'est un traitement qui comporte des risques en lui-même.

**Hépatites infectieuses.** Elles sont dues à des parasites ou à des bactéries : hépatite amibienne, leptospirose*, tuberculose, fièvre récurrente, fièvre jaune, mononucléose* infectieuse, etc.

**Hépatite chronique.** Quelle que soit l'étiologie de l'hépatite, il arrive qu'elle se prolonge anormalement ou qu'elle rechute constamment. On parle alors d'*hépatite chronique*, apparaissant sur un terrain génétiquement prédisposé et présentant des troubles de l'immunité. L'évolution de l'hépatite chronique est grave et se fait soit vers l'atrophie, soit vers la cirrhose du foie.

**hépatocyte** n. f. Cellule du foie*.

**hépato-lenticulaire** adj. Qui intéresse conjointement le foie et les noyaux lenticulaires du cerveau.

**Dégénérescence hépato-lenticulaire,** maladie métabolique héréditaire associant une cirrhose du foie à une augmentation du tonus* musculaire, à des mouvements anormaux et à des anomalies oculaires. L'évolution se fait vers la démence*. Chez l'enfant, l'atteinte réalise la *maladie de Wilson** ; chez l'adulte, la *pseudosclérose en plaques* de *Westphal-Strümpell.*

**hépatome** n. m. Tumeur primitive du foie.

**hépatomégalie** n. f. Augmentation de volume du foie.

L'hépatomégalie s'apprécie par la palpation de l'abdomen (bord inférieur) et la percussion du thorax (limite supérieure). Les principales causes d'hépatomégalie sont les cirrhoses* du foie, le foie cardiaque et les cancers du foie.

**hépatonéphrite** n. f. Affection grave, toxique ou infectieuse, touchant ensemble le foie et le rein.

**hépatosplénomégalie** n. f. Augmentation de volume simultanée du foie et de la rate.

**heptaminol** n. m. Substance de synthèse stimulant le muscle, le cœur et le système nerveux.

**herbicide** n. m. Produit utilisé comme désherbant. — Il en existe de nombreuses variétés, suivant les herbes à détruire, et certains produits sont dangereux.

**Toxicologie.** Les *sels de fer* sont peu dangereux : il en faut de 30 à 40 g pour provoquer une intoxication, qui se traduit par des vomissements, de la diarrhée et un état de choc. Il faut faire un lavage d'estomac, donner une purge, remonter la tension et administrer l'antidote, la desferrioxyamine.

Les *sels de cuivre* à partir de 10 g causent des lésions du foie ; le calcitétracémate (E. D. T. A.) en réduit les effets nocifs.

Les *sels d'arsenic* provoquent une intoxication chronique. (V. ARSENIC.)

Les *borates* provoquent des troubles digestifs, des convulsions et un coma, des troubles hépatiques et rénaux ; l'épuration* par le rein artificiel peut être nécessaire.

Le *chlorate de soude*, après absorption de 15 g, entraîne la mort par méthémoglobinémie*, hémolyse*, lésions des reins et du foie. Par ailleurs, le chlorate est un comburant : mélangé à des poudres, à du bois, répandu sur des vêtements, des souliers, il est explosif et fait courir des risques de brûlures ou d'incendie (changer de vêtement et de chaussures, éviter de fumer).

La *cyanamide calcique* entraîne une intoxication cyanhydrique*. Les sels libérant de l'*acide sulfurique* peuvent occasionner des brûlures oculaires, cutanées, etc.

Les *propionates* et *acétates* provoquent un coma avec convulsions.
Les *phénols* (dinitrophénol, dinitroorthocrésol, etc.) provoquent des troubles moteurs (parésies) avec vomissements et diarrhée, des troubles du rythme cardiaque pouvant entraîner la mort. Le premier geste doit être un lavage d'estomac précédant un traitement symptomatique, car il n'existe pas d'antidote.

**hérédité** n. f. Ensemble des caractères passant des ascendants aux descendants. Les caractères transmis par les gamètes (ovule et spermatozoïdes) constituent le *génotype* de l'individu. Leur expression peut secondairement être modulée par le milieu où vit le sujet, l'ensemble formant le *phénotype* qui est l'expression finale sous laquelle se présente l'individu.

**Lois de l'hérédité.** L'étude de l'hérédité, ou *génétique*, fut entreprise par Grégoire Mendel, moine autrichien, qui, dès 1866, en énonça les premières lois qui portent son nom : loi de pureté des gamètes ; loi de dominance ; loi de récessivité.

***Loi de pureté des gamètes.*** Les caractères héréditaires sont portés par les chromosomes*, sur lesquels se trouvent une multitude de gènes* commandant chacun un ou plusieurs caractères (cheveux frisés, yeux bleus, par exemple) de façon très stricte. Le gamète est dit « pur », car il ne contient pas deux gènes identiques.
L'ovule et le spermatozoïde comportent chacun moitié moins de chromosomes que les cellules des autres tissus de l'organisme, grâce à une division dite « réductionnelle », ou méiose*, donnant, à partir d'une cellule mère à $2n$ chromosomes, deux cellules filles à $n$ chromosomes. Une seule de ces cellules filles fécondera (ou sera fécondée par) une seule cellule de l'autre sexe. La réunion des deux redonnera une cellule à $2n$ chromosomes (46 chez l'homme). L'appariement se fait par paires de chromosomes homologues porteurs chacun de gènes homologues. Ou bien la paire de gènes est formée de 2 gènes rigoureusement identiques (yeux bleus-yeux bleus, par exemple) et le sujet est dit *homozygote** pour le caractère considéré, ou bien les gènes bien qu'homologues (couleur des yeux) sont légèrement différents (yeux bleus - yeux marron, par exemple) et le sujet est dit *hétérozygote** pour le caractère considéré. On comprend ainsi les deux autres lois de Mendel.

***Loi de dominance.*** Certains gènes s'expriment toujours et dominent leur gène homologue. Par exemple, le caractère yeux marron est dominant. Un sujet hétérozygote (yeux marron-yeux bleus) aura les yeux marrons. Mais, après réduction chromosomique dans ses gamètes, il transmettra une fois sur deux le caractère marron et une fois sur deux le caractère bleu qui pourra s'exprimer chez un descendant.

***Loi de récessivité.*** Le caractère bleu de l'exemple précédent est dit « récessif » et ne peut s'exprimer qu'à l'état homozygote (bleu-bleu).
Ces lois toujours vraies et vérifiées sont compliquées par de nombreux facteurs intervenant lors des divisions cellulaires et pouvant perturber l'ordre des gènes, dévoilant un caractère masqué bien que présent chez les ascendants, ou faire disparaître un caractère jusque-là présent. Il existe en outre des relations entre certains gènes qui peuvent ne s'exprimer que sous l'action « permissive »* d'autres gènes. Enfin, la structure même du gène peut être brutalement modifiée : ce sont les *mutations*, dont certaines causes sont connues (radiations ionisantes, anticancéreux*, etc.).

**Maladies héréditaires.** Elles sont dues à une altération des gamètes et non de l'œuf ou du fœtus (maladies congénitales).

***Transmission.*** Par définition, elles sont transmises des parents aux enfants selon les lois de Mendel.
Soit une tare T dominante, l'ascendant porteur est donc atteint. La forme homozygote T-T ne peut que transmettre la maladie ; tous les descendants sont atteints.
La forme hétérozygote T-$r$ ($r$ = gène homologue récessif) donne un gamète porteur de la tare et un gamète sain. 50 p. 100 des descendants sont porteurs de la tare, 50 p. 100 sont sains.
Soit une tare $t$ récessive. Le sujet hétérozygote $t$-D est porteur sain (D = gène homologue dominant). Il transmet la tare, sans l'exprimer, une fois sur deux. La maladie n'apparaîtra que dans deux cas : *a*) le conjoint est également porteur sain et la rencontre de gamètes porteurs de $t$ de chaque parent a créé un individu homozygote $t$-$t$ ; b) la tare est portée par un gène qui n'a pas d'homologue susceptible de le dominer et le sujet est $t$-0, malade.
C'est le cas de certaines maladies récessives liées au sexe, telle l'hémophilie* portée par le chromosome X féminin, et qui se manifestent chez l'homme (qui n'a qu'un seul chromosome X).

***Variété des maladies héréditaires.*** Leur catalogue est à la fois très vaste et très imprécis, car, en dehors des rares cas où la maladie s'accompagne d'anomalies morphologiques visibles des chromosomes, il repose sur des notions statistiques, les gènes étant des entités non visibles en microscopie. L'étude du caractère dominant ou récessif est, elle aussi, statistique, nécessitant l'examen d'un arbre généalogique détaillé. Néanmoins, le caractère héréditaire est actuellement affirmé, et le mode de transmission connu pour un très grand nombre d'affections, qu'il s'agisse, par exemple, d'anomalies osseuses (maladie de Crouzon), cartilagineuses (achondroplasie*), oculaires (aniridie*, héméralopie), sanguines (hémophilie*) ou métaboliques (maladie de Gaucher*), pour n'en citer que quelques-unes.

A côté de ces maladies précises existe indiscutablement une hérédité de terrain, créant une prédisposition aux allergies (eczéma, asthme, rhume des foins), aux infections, à certaines maladies vasculaires (hypertension) ou métaboliques (goutte, diabète).

**hermaphrodisme** n. m. Anomalie ou ensemble d'anomalies se caractérisant par la présence simultanée, chez un même individu, de caractères morphologiques et de tissus propres les uns au sexe masculin, les autres au sexe féminin.

**Hermaphrodisme vrai.** C'est une anomalie très rare, où le sujet est porteur à la fois d'un testicule d'un côté et d'un ovaire de l'autre. Les organes génitaux externes peuvent être de type mâle, de type féminin, ou ambigus.

**Pseudo-hermaphrodisme féminin.** Il s'agit de sujets génétiquement féminins (XX) possédant deux ovaires, mais dont les organes génitaux externes ont été « masculinisés », soit en raison d'une malfaçon embryonnaire (hypospadias vulviforme), soit sous l'influence d'hormones mâles pendant la vie intra-utérine. Ces hormones mâles peuvent avoir eu une origine exogène (thérapeutique intempestive administrée à la mère), ou une origine endogène (hyperplasie de la surrénale fœtale). Les grandes lèvres prennent ainsi une allure de testicules, et le clitoris, hypertrophié, peut être pris pour une verge. Cela représente une cause non exceptionnelle d'erreur d'état civil à la naissance.

**Pseudo-hermaphrodisme masculin.** Il s'agit de sujets génétiquement mâles (XY), porteurs de testicules souvent ectopiques* et dont les caractères sexuels externes, malformés ou anormaux, prêtent à confusion. La cause en est soit une malfaçon (hypospadias vulviforme du garçon), soit une insensibilité congénitale des récepteurs (des tissus) à l'action de l'hormone mâle (testicule « féminisant »).

L'hermaphrodisme et les pseudo-hermaphrodismes sont des malformations graves par leurs incidences sociologiques et psychologiques ; ils doivent être reconnus le plus tôt possible, afin d'éviter à l'enfant les perturbations d'un changement de sexe et d'état civil.

**hernie** n. f. Issue d'un organe hors de la cavité où il est normalement contenu.

Les hernies les plus fréquentes sont les hernies de l'abdomen à travers les différents canaux naturels ou les points faibles de la paroi : hernies *inguinales, crurales, ombilicales, épigastriques, obturatrices, lombaires.*

Les hernies *diaphragmatiques* réalisent un tableau particulier (v. DIAPHRAGME).

Il existe aussi des hernies du disque intervertébral ou *hernies discales.*

**Hernies abdominales.** Toute hernie est caractérisée par une *enveloppe* formée par le péritoine* *(sac herniaire)* et les éléments de la paroi repoussée, distendus. Le *contenu* est très variable : épiploon, anse intestinale le plus souvent, mais tout organe de voisinage peut y être inclus ; les organes herniés le sont occasionnellement (hernie réductible) ou en permanence ; le *trajet* dépend de la nature de la hernie ; dans la *hernie congénitale*, le sac est un reliquat embryonnaire qui ne se ferme pas à la naissance (canal péritonéo-vaginal de la hernie inguino-scrotale) ; dans la *hernie acquise*, le trajet se constitue sous l'influence de la poussée abdominale au niveau d'un point faible de la paroi. Affection très répandue, la hernie est favorisée par les efforts, les facteurs qui affaiblissent la paroi (grossesses répétées, amaigrissement important...). Une hernie peut rester stationnaire toute une vie ou grossir lentement jusqu'à prendre des proportions énormes. Les signes révélateurs sont souvent discrets : douleurs à l'effort, à la marche ; l'examen montre une saillie arrondie de taille variable se continuant dans la paroi abdominale par une portion rétrécie, le pédicule ; avec les doigts, on arrive à refouler la saillie herniaire et à la réintégrer dans l'abdomen : il est alors possible d'étudier le trajet en introduisant le doigt dans l'orifice herniaire ; lorsque le malade tousse, la hernie se reproduit et subit une impulsion à chaque secousse.

L'*étranglement herniaire* est une complication grave due à la constriction serrée et irréversible d'une portion d'intestin à l'intérieur du sac herniaire. Les vaisseaux intestinaux comprimés ne peuvent plus remplir leur rôle, et des lésions irréversibles d'ischémie* surviennent plus ou moins rapidement. Cliniquement, cet étranglement réalise une occlusion* par strangulation. L'intervention d'urgence s'impose, entraînant souvent l'ablation d'une portion d'intestin, d'où l'intérêt de faire le diagnostic au début, devant une hernie douloureuse, tendue, irréductible, non impulsive à la toux.

Le *traitement des hernies* est essentiellement chirurgical. Le *bandage herniaire* est un pis-aller très inconfortable qui ne met pas à l'abri d'un étranglement et doit être réservé aux nourrissons et aux grands vieillards.

**Hernie diaphragmatique, hernie hiatale.** V. DIAPHRAGME.

**Hernie discale.** La *hernie discale* est une saillie que fait un disque intervertébral dans le canal rachidien et qui correspond à l'expulsion en arrière de son noyau gélatineux, le *nucleus pulposus.* Cette hernie se produit surtout au niveau des dernières vertèbres lombaires, à l'occasion d'un mouvement de force ou d'un traumatisme, entraînant une compression des racines du nerf sciatique. Le repos, joint aux anti-inflammatoires et décontracturants, à une kinésithérapie prudente, permet souvent la rétrocession des signes, mais, en cas d'échec, l'ablation chirurgicale du nucleus hernié est le seul moyen radical.

**héroïne** n. f. Dérivé de la morphine, stupéfiant très dangereux abandonné en thérapeutique.

L'intoxication aiguë se manifeste par un coma associé à des troubles respiratoires, une parésie* des membres et des troubles visuels.

L'intoxication chronique aboutit à une toxicomanie* grave.

**herpès** n. m. Affection due à un virus, le virus herpétique, qui atteint la peau et les muqueuses.

L'homme est le seul réservoir de virus. La première atteinte, ou *primo-infection herpétique*, est surtout observée chez les enfants.

Elle assure une protection (par formation d'anticorps), mais cette immunité est parfois diminuée, voire abolie, quelques années après, expliquant les herpès secondaires.

**La primo-infection herpétique.** Chez l'enfant, le virus atteint le plus souvent la bouche et la langue. Les lésions sont des vésicules souvent rompues, recouvertes d'un enduit rougeâtre. Elles sont très douloureuses, prurigineuses*, empêchant l'alimentation. Les ganglions du cou sont gonflés. On observe une fièvre élevée et une atteinte de l'état général. La guérison survient une semaine après environ. La localisation peut être différente, atteignant la gorge (angine), les régions génitale ou oculaire (kérato-conjonctivite), plus rarement le poumon ou le système nerveux (méningite).

Chez le nouveau-né, la primo-infection est rare, mais extrêmement grave.

**L'herpès secondaire.** Il siège le plus souvent sur la peau sous forme d'un « bouquet » de vésicules claires qui s'opacifient en quelques jours. Des croûtes se forment, annonçant la cicatrisation. Il existe également une adénopathie (gros ganglion) peu douloureuse. Souvent appelé « bouton de fièvre », l'herpès est fréquent au cours des infections pneumococciques et méningococciques. L'autre localisation est génitale. Chez la femme, il peut récidiver à chaque cycle menstruel ; chez l'homme, la lésion siège souvent sur le gland, pouvant simuler un chancre syphilitique. Mais les éléments sont nombreux, en « bouquet » et douloureux, sans infiltrations.

Le *diagnostic* repose sur l'isolement du virus et sur le diagnostic sérologique.

**Traitement.** Il évitera surtout les surinfections. Actuellement un vaccin inactivé est utilisé dans les herpès secondaires, avec des résultats variables.

D'autres maladies sont parfois nommées « herpès », mais elles sont dues à des mycoses (herpès circiné) ou à des phénomènes complexes (*herpes gestationis* de la femme enceinte).

**herpétique** adj. Relatif à l'herpès.

**Herxheimer (réaction d'),** accident brutal survenant après l'administration d'antibiotique dans le traitement d'une infection (syphilis, typhoïde, etc.).

La réaction est due à l'efficacité du médicament, qui détruit les germes et provoque la libération des toxines.

Cette réaction est évitée par l'administration de doses progressivement croissantes d'antibiotique.

**hétérochromie** n. f. Coloration différente des deux iris, donnant lieu aux yeux vairons.

**hétérochromosome** n. m. Nom donné aux deux chromosomes* sexuels. (Syn. : GONOSOME.)

**hétérogreffe** n. f. Greffe* dont le donneur appartient à une autre espèce animale que le receveur.

**hétérophorie** n. f. Trouble de la vision binoculaire dans lequel les axes des globes oculaires ont perdu leur parallélisme en position de repos.

Il s'ensuit un effort supplémentaire pour faire coïncider les images lorsqu'on fixe un objet. Si les axes sont déviés en dehors, il y a *exophorie ;* en dedans, *ésophorie ;* en haut ou en bas, *hyperphorie.* La fatigue, un fléchissement de

l'état général peuvent faire apparaître des céphalées, des éblouissements, une diplopie* passagère au cours de l'hétérophorie, qui peut évoluer vers le strabisme*.
Le traitement consiste en exercices orthoptiques.
**hétéroside** n. m. Sucre complexe. (V. GLUCIDE.)
**hétérozygote** adj. et n. Se dit d'un sujet ou d'un de ses caractères dont les gènes* allèles* (déterminant un caractère donné et contenus l'un dans un chromosome paternel, l'autre dans un chromosome maternel) sont différents. (V. HÉRÉDITÉ.)
**hexachlorocyclohexane (H. C. H.)** n. m. Puissant insecticide de contact utilisé en poudre à 3 p. 100 contre les ectoparasites de l'homme et des animaux.
**Toxicologie.** L'ingestion ou un contact massif avec la peau provoquent des vomissements, de la diarrhée, des céphalées, des tremblements et des convulsions. Des troubles du rythme cardiaque apparaissent parfois. Il n'existe pas d'antidote. Un lavage d'estomac doit être pratiqué, suivi d'un traitement des symptômes.
**hexachlorophène** n. m. Antiseptique bactéricide employé sous forme de poudres, pommades ou pâtes.
**hexamidine** n. f. Antiseptique et bactéricide puissant, utilisé en *solutions alcooliques* ou *aqueuses* et en pommade, pour désinfecter les plaies ou les lésions cutanées, ainsi qu'en *collyre* ou en *pulvérisations*.
**héxétidine** n. f. Antiseptique et antifongique employé en solution pour bains de bouche.
**hiatal, e, aux** adj. Qui se rapporte à un hiatus.
Les *hernies hiatales* sont des hernies de l'estomac à travers l'hiatus* œsophagien. (V. DIAPHRAGME.)
**hiatus** n. m. Nom donné à certains orifices anatomiques : *hiatus œsophagien.*
**hibernation** n. f. Méthode d'hypothermie* provoquée, destinée à réduire les réactions de défense de l'organisme. — L'hibernation produite par des médicaments neuroplégiques* (chlorpromazine*, péthidine*, prométhazine*) réduit les besoins de l'organisme en inhibant les réactions de défense.
**hidradénome** n. m. Petite tumeur bénigne qui se développe aux dépens d'une glande sudoripare.
**hidrosadénite** n. f. Inflammation staphylococcique des glandes sudoripares et sébacées de l'aisselle.
**hilaire** adj. Relatif à un hile : *ganglion hilaire.*
**hile** n. m. Région d'un organe où pénètrent les artères et d'où sortent les veines et les canaux excréteurs : *hile du poumon, du foie, du rein.*
**hippocratique** adj. Qui a trait à Hippocrate (médecin grec du IXe siècle av. J.-C.), à sa doctrine.
Le *faciès hippocratique* est le visage altéré (pâle, couvert de sueur) du moribond,
La *succussion hippocratique* est le bruit venant de la rencontre de l'air avec le liquide de la plèvre, rencontré dans l'hydropneumothorax*.
Les *ongles hippocratiques* sont les ongles bombés en verre de montre terminant les *doigts hippocratiques*, élargis au bout, en baguette de tambour, et observés au cours des affections respiratoires chroniques.
**hippocratisme** n. m. *Hippocratisme digital*, déformation particulière des doigts. (V. HIPPOCRATIQUE.)
**hippus** n. m. **Hippus pupillaire,** alternance de contractions et de dilatations de la pupille, se produisant de façon rythmique.
**hirsutisme** n. m. Exagération du système pileux, due à des troubles endocriniens. On l'observe essentiellement chez la femme, le plus souvent lié à une anomalie du fonctionnement de l'ovaire* ou des glandes surrénales*, provoquant une sécrétion trop importante d'hormones androgènes*. (V. HYPERTRICHOSE.)
**His (faisceau de),** élément essentiel du système de conduction nerveuse intracardiaque. (V. CŒUR.)
**histamine** n. f. Amine qui provoque la contraction des muscles lisses (intestin, bronches, utérus), une vasodilatation* des artérioles et une hypersécrétion de suc gastrique.
Elle joue un rôle important dans les mécanismes de l'inflammation*. Sa libération dans l'organisme est à l'origine des phénomènes d'anaphylaxie* ; son rôle est également important dans les manifestations allergiques. Le traitement de celles-ci est souvent à base d'antihistaminiques*.
**histidine** n. f. Acide aminé utilisé dans le traitement de l'ulcère* gastrique.
**histiocyte** n. m. Cellule jeune du tissu réticulo-endothélial*.
**histiocytome** n. m. Petite tumeur arrondie et indolore formée par une prolifération bénigne d'histiocytes, facilement détruite par électrocoagulation*.
**histiocytose** n. f. Maladie, sans cause connue, qui se caractérise par l'infiltration de certains parenchymes par des histiocytes.
Le traitement associe la corticothérapie à la radiothérapie.

**histochimie** n. f. Étude de la constitution chimique des cellules et des tissus.

**histocompatibilité** n. f. Ensemble des conditions que doivent remplir deux tissus pour pouvoir être greffés l'un sur l'autre.

Pour qu'une greffe prenne, il faut, en effet, que les deux tissus mis en présence aient des caractéristiques génétiques et immunologiques pratiquement identiques.

**histologie** n. f. Étude de la structure microscopique des tissus.

Les tissus sont préparés au moyen d'une fixation qui empêche toute modification de structure. La préparation est ensuite sectionnée en tranches très fines, colorée, puis étudiée au microscope.

L'*histopathologie* est l'étude des tissus malades prélevés lors d'interventions chirurgicales ou d'autopsies.

**histoplasmose** n. f. Maladie provoquée par une levure (*histoplasma*), et fréquente en Amérique (Etats-Unis) et en Afrique noire.

**Histoplasmose américaine.** L'agent contaminateur est *Histoplasma capsulatum*, parasite des rongeurs. L'affection se manifeste par une atteinte pulmonaire, semblable à celle de la tuberculose, rarement sous une forme septicémique*.

**Histoplasmose africaine.** Le champignon responsable est *Histoplasma duboisii.* La forme la plus fréquente est une atteinte cutanée et ganglionnaire ; la dissémination est plus rare.

Le diagnostic se fait par la recherche du champignon dans les crachats ou dans le prélèvement ganglionnaire, et sur un examen sérologique.

Le traitement est surtout chirurgical, mais l'amphotéricine* B donne de bons résultats.

**HLA (système).** V. GROUPE, *Hématologie.*

**Hodgkin (maladie de),** affection maligne touchant essentiellement la trame réticulo-endothéliale des ganglions lymphatiques. (Syn. : LYMPHOGRANULOMATOSE MALIGNE.)

Elle est caractérisée par la prolifération de cellules spécifiques, les *cellules de Sternberg,* dans tout le système réticulo-endothélial, et par la disparition parallèle de la structure normale de ce tissu.

C'est une maladie de cause inconnue, qui peut se voir à tout âge. Touchant d'abord les ganglions, elle entraîne des adénopathies* superficielles et profondes dont le bilan est fait par la lymphographie*. Elle s'étend ensuite aux viscères, et en premier lieu à la rate, réalisant une splénomégalie* (grosse rate), signe de l'extension de la maladie. Elle peut toucher ensuite le foie, les poumons, la plèvre, le système nerveux, cette extension viscérale s'accompagnant de signes généraux : fièvre, démangeaisons, sueurs, dont l'existence isolée doit déjà faire suspecter la maladie, même en dehors de l'existence de ganglions palpables. Le diagnostic est porté par la découverte de cellules de Sternberg à la biopsie ganglionnaire.

Le pronostic, jadis toujours mortel, a été considérablement amélioré par les traitements modernes, à base d'irradiations massives et de chimiothérapie. On a déjà constaté des guérisons complètes.

**homéopathie** n. f. (grec *homoios*, semblable, et *pathos*, affection). Doctrine affirmant que les symptômes des maladies peuvent être traités par des doses minimes de produits déterminant chez l'homme sain des symptômes semblables.

**Médecine homéopathique.** À l'opposé de la médecine allopathique représentée par Galien et fondée sur la loi des contraires, l'homéopathie, mise à l'honneur par Samuel Hahnemann, est fondée sur la « loi de similitude » : toute substance qui provoque chez un sujet sain l'apparition de symptômes est capable de guérir ces symptômes et la maladie qui en découle.

Le médecin homéopathe peut soigner les maladies aiguës et les troubles fonctionnels ; en ce qui concerne les lésions organiques, il peut en améliorer les symptômes, mais il a recours aux traitements classiques chaque fois que ceux-ci se révèlent nécessaires.

**Pharmacie homéopathique.** Les médicaments sont formés d'un principe actif employé à des dilutions successives et d'une substance véhicule inerte.

***Matière première homéopathique.*** On distingue : les *teintures mères*, par macération alcoolique de substances végétales ou animales ; les *macérats ;* les *biothérapiques*, préparés à partir d'allergènes*, de substances microbiennes ; les *isothérapiques*, préparés extemporanément à partir de prélèvements effectués sur le malade ; les *produits chimiques.*

***Dilutions homéopathiques.*** L'homéopathie s'attache à la notion de dispersion du principe actif au sein d'un véhicule liquide ou solide (trituration), obtenue par mélanges soignés et successifs.

***Formes homéopathiques.*** Outre les présentations habituelles, il existe les granulés et les globules, petites sphères de sucre imprégnées d'une dilution liquide et qu'on dessèche à basse température. On doit les laisser fondre dans la bouche.

Les remèdes sont désignés par le nom latin de leur principe actif, suivi du numéro de leur dilution (ex. : *belladona*

5 CH). Parmi les produits les plus courants, citons : *arnica, belladona, chelidonium, calcarea, tuberculinum.* La posologie est uniquement établie par le médecin homéopathe.

**homéothermie** n. f. Constance de la température centrale de l'homme et des animaux supérieurs. (V. THERMORÉGULATION.)

**homicide** n. m. L'*homicide pathologique* est en relation avec des anomalies mentales. Il s'oppose — en théorie — à l'*homicide responsable*, dont les motifs sont intelligibles en dehors de toute explication psychopathologique.
C'est le rôle des experts psychiatres d'apprécier le degré de responsabilité des auteurs de meurtres.

**homme** n. m. 1. Représentant de l'espèce humaine (ordre des primates, sous-ordre des hominiens). — 2. Être humain de sexe masculin.

**Différences entre l'homme et la femme.** Dès la naissance, le sexe peut généralement être reconnu par les organes génitaux externes ; toutefois, une confusion peut résulter soit d'un retard de formation de l'embryon (par exemple, des testicules non descendus et une commissure du scrotum non soudée peuvent faire prendre un vrai garçon pour une fille, alors que son développement ultérieur sera normal), soit d'une aberration génétique créant un état intersexuel d'évolution variable (v. HERMAPHRODISME). Le nourrisson mâle a très peu de différences physiologiques avec la petite fille. Les différences ne se manifestent vraiment qu'avec la puberté*.
Chez l'adulte, des différences anatomiques caractérisent l'homme : développement du thorax et de la ceinture scapulaire (épaules) important, alors que chez la femme c'est le bassin qui se développe le plus ; la répartition des graisses est différente et il existe une diversité statistique des tailles et de la force musculaire.
La physiologie de l'homme diffère de celle de la femme par le caractère continu de l'activité sexuelle à partir de la puberté et par son déclin progressif dans la vieillesse, alors que la femme a un cycle menstruel et une ménopause*. D'autre part, les constantes biologiques de l'homme sont toujours un peu plus élevées que celles de la femme.
Parmi les affections plus fréquentes chez l'homme que chez la femme, citons les maladies cardio-vasculaires, dont la femme est protégée par ses hormones (œstrogènes) jusqu'à la ménopause, moment à partir duquel elle est également accessible à l'infarctus. Par contre, elle présente plus souvent que l'homme des affections des voies biliaires*, certains rhumatismes, les maladies dites « de système » (collagénoses*).

**homogénéisation** n. f. Action d'homogénéiser un produit pathologique (crachats, urines, tissu) pour en faciliter l'examen microscopique.

**homogreffe** n. f. Greffe dont le donneur appartient à la même espèce que le receveur.

**homosexualité** n. f. Comportement lié à « l'appétence pour l'individu du même sexe » (Fay).
L'homosexualité est essentiellement due à des facteurs psychologiques et sociaux plutôt qu'à des facteurs biologiques. Chez l'adulte, à côté des conduites homosexuelles occasionnelles dues à l'absence de partenaires du sexe opposé, il existe des comportements homosexuels d'origine névrotique ou perverse, et enfin psychotique ou démentielle. On peut y ajouter les comportements homosexuels sous-tendus par des préoccupations sociales ou philosophiques (Grèce antique). Le *transsexualisme* correspond à la conviction d'appartenir au sexe opposé.
L'homosexualité masculine se manifeste par la pédérastie (rapports sexuels contre nature d'un homme avec un autre homme ou un adolescent). L'homosexualité féminine (lesbianisme) est plus discrète et plus stable. Chez l'adolescent, l'homosexualité peut n'être que l'aspect adopté par une ambivalence sexuelle passagère.
Le traitement — essentiellement psychothérapique — ne peut intervenir et n'a de chance de succès que chez le névrosé culpabilisé qui le sollicite.

**homozygote** adj. et n. Se dit d'un individu qui, pour un caractère héréditaire donné, porte deux gènes allèles* identiques : il est dit *homozygote* pour tel gène. (Contr. : HÉTÉROZYGOTE*.)

**honoraires** n. m. pl. **Honoraires médicaux,** rétribution des services rendus par le médecin à son client. Les honoraires payés par des assujettis au régime de la Sécurité sociale leur sont remboursés par les caisses d'assurance maladie sur le vu d'un acquit concrétisé par la signature du praticien sur la feuille de maladie, avec indication de l'acte* qu'il a pratiqué. Ils sont soumis à des tarifs fixés par avenant à une convention nationale. Cette convention, aux termes de la loi du 10 juillet 1975, est conclue entre la Caisse nationale de l'assurance maladie des travailleurs salariés et une ou plusieurs des organisations syndicales nationales les plus représentatives des médecins. Un certain nombre de médecins peuvent se

placer eux-mêmes ou se voir placer « hors convention ». En conséquence, leurs honoraires sont libres, et les assurés ne bénéficient pas du remboursement prévu par la convention : ils sont remboursés sur la base d'un tarif d'autorité.
Les honoraires réglés par la clientèle non assurée sociale sont également libres. Mais le médecin devra tenir compte de sa notoriété, de la fortune des malades et des circonstances particulières.
Les honoraires réglés par un tiers payant (cas d'accident du travail, d'aide médicale) sont réglés directement au médecin par l'administration qui en prend la charge.
Le médecin est libre de donner gratuitement ses soins.

**honteux, euse** adj. Se dit de différents éléments anatomiques en rapport avec les organes génitaux : *vaisseaux, nerf honteux internes.*

**hôpital** n. m. Établissement public ou privé où sont prodigués des soins aux malades et aux blessés.
Au XX$^e$ s., on en vient à considérer l'hôpital non plus comme un établissement de charité, mais essentiellement comme un établissement de soins. Des consultations externes sont ouvertes aux personnes autres que les pauvres. La création, en 1958, du plein-temps hospitalier (v. MÉDECIN, *Plein-temps*) accentue ce caractère. L'hôpital reçoit des missions nouvelles, notamment dans la formation et le perfectionnement du corps médical et du personnel paramédical. En 1970, la loi portant sur la réforme hospitalière crée une carte sanitaire du pays, qui devrait permettre de combattre l'illogisme des implantations.
Cette même loi crée un service public hospitalier (S. P. H.) qui doit assurer l'examen, le diagnostic et le traitement des blessés, malades et femmes enceintes, concourir à l'enseignement universitaire et postuniversitaire, aux actions de médecine préventive et participer à la recherche médicale. Ce service public est assuré par les établissements d'hospitalisation publics et ceux des établissements hospitaliers privés qui acceptent les conditions qui leur sont imposées ou ont passé accord avec le S. P. H.
La classification utilisée pour les établissements publics et privés assurant le S. P. H. est la suivante :
1. *Centres hospitaliers* divisés en centres hospitaliers universitaires (C. H. U.), centres hospitaliers régionaux (C. H. R.) et centres hospitaliers (C. H.) selon leur importance et leur équipement ;
2. *Centres de convalescence, cure, réadaptation ; unités d'hospitalisation,* qui soit constituent un hôpital local, soit sont incluses dans un C. H. R., un C. H. ou un centre de convalescence, de cure ou de réadaptation.
**Hygiène.** Les salles communes tendent actuellement à être remplacées par des chambres à 2, 3 ou 4 lits. La température de la chambre doit être modérée, l'insonorisation est essentielle.
Le risque majeur dans un service hospitalier concerne la propagation de microbes (staphylocoque*, proteus*, bacille pyocyanique*) devenus résistants aux antibiotiques utilisés. (V. HOSPITALISME.) Aussi, faut-il que les locaux et les instruments et accessoires soient désinfectés régulièrement, que chaque malade possède son thermomètre et son bassin. Les services de chirurgie sont divisés en deux parties : septique et aseptique. Le personnel du bloc opératoire, bien distinct du reste du personnel, prend toutes les précautions vestimentaires nécessaires avant de pénétrer dans la salle d'opération.
Les services de pédiatrie renforcent encore les règles d'hygiène : asepsie des biberons, des aliments, de l'air (rayons ultraviolets), et tout spécialement pour le service des prématurés.
Les services de contagieux comportent des chambres individuelles d'isolement, et les visites ne sont admises qu'à travers des couloirs vitrés. Le personnel revêt des vêtements stériles avant d'y pénétrer.

**hoquet** n. m. Spasme subit du diaphragme, involontaire, entraînant chez l'individu qui en est victime un bruit aspiratif caractéristique.
Le hoquet correspond à une irritation du nerf phrénique* ou des centres nerveux du tronc cérébral. Le meilleur moyen d'arrêter le hoquet consiste à se retenir de respirer le plus longtemps possible (apnée) et à plusieurs reprises. S'il persiste, il faut consulter le médecin.

**hormone** n. f. Substance sécrétée par une glande endocrine, qui la libère dans la circulation générale où elle va, véhiculée par le sang, exciter le fonctionnement d'un organe.
Les hormones ont une action importante sur la morphologie de l'individu, sur les métabolismes, sur la circulation sanguine et sur le système nerveux, qui, à son tour, agit sur la sécrétion hormonale.
Les hormones sont sécrétées par l'hypophyse*, le corps thyroïde*, les parathyroïdes*, les surrénales* et les glandes génitales (ovaires*, testicules*), ainsi que par diverses formations cellulaires disséminées (îlots de Langerhans* du pancréas*, certaines cellules gastriques, etc.).

**hormonothérapie** n. f. Traitement par les hormones.
Elle est employée dans plusieurs intentions :
1. Une *action substitutive*, où le produit supplée à une déficience ou à une absence de sécrétion ;
2. Une *action inhibitrice*, dans l'intention de mettre la glande sécrétrice au repos ;
3. Une *action symptomatique*, où l'on recherche l'activité pharmacodynamique des hormones : activité anti-inflammatoire de la cortisone, antidiurétique de l'hormone antidiurétique, etc.

**horripilation** n. f. Redressement des poils, accompagné d'un aspect caractéristique de la peau dit « en chair de poule ».
Due à la contraction du muscle horripilateur qui siège à la base de chaque poil, on l'observe lors d'une émotion intense ou d'une sensation de froid.

**Horton (maladie de),** artérite* inflammatoire segmentaire, intéressant surtout les artères de la tête, notamment l'artère temporale. (Syn. : ARTÉRITE TEMPORALE.)
La maladie de Horton survient après 50 ans.
Le tableau clinique associe des maux de tête intolérables, une fièvre et une grande fatigue. Le diagnostic repose sur la découverte d'une tuméfaction inflammatoire, douloureuse, de l'artère temporale superficielle (qui ne bat plus) et sur la biopsie de celle-ci. Histologiquement, elle est caractérisée par un granulome* contenant des cellules géantes et des plages de nécrose fibrinoïde*.
La corticothérapie*, poursuivie pendant 1 an, assure une nette amélioration et évite les complications oculaires (cécité) et l'atteinte des gros vaisseaux.

**hospitalisation** n. f. Situation du malade soigné à demeure dans un établissement de prévention, de traitement ou de cure.
L'admission des malades n'est soumise à aucune restriction d'ordre économique ou social tenant à la personne du malade. Les établissements assurant le service public hospitalier sont ouverts à toutes les personnes dont l'état requiert leurs services. Le libre choix de l'établissement de soins est de règle, sous réserves des dispositions prévues par les différents régimes de protection sociale. (Ainsi, les organismes de sécurité sociale ne participent aux frais de séjour que dans la limite du tarif de responsabilité fixé pour l'établissement public ou privé le plus proche de la résidence du malade quand ce dernier a choisi, pour des raisons de convenances personnelles, un établissement dont le tarif de responsabilité est supérieur.)
Le directeur de l'établissement prononce l'admission, sur avis d'un médecin de l'établissement ou de l'interne de garde, au vu des certificats exigés selon la catégorie de malade dont il s'agit.
Le directeur est seul habilité pour ordonner la sortie des malades dès que le médecin-chef de service déclare que cette sortie est sans danger pour eux : un hospitalisé n'est jamais retenu à l'hôpital contre son gré (exception faite des malades mentaux). En cas de sortie jugée prématurée par le médecin, l'intéressé doit remplir une attestation dégageant l'hôpital de sa responsabilité.
Après la sortie, le dossier médical est conservé à l'hôpital, mais l'information du médecin traitant est assurée, sauf opposition du malade.
**Hospitalisation à domicile,** forme d'hospitalisation qui s'applique à des malades préalablement hospitalisés, mais dont l'état ne nécessite plus la présence constante de l'équipe médicale.
L'intéressé a le libre choix de son médecin en ville, lequel, après avoir accepté cette charge, restera en liaison constante avec son confrère hospitalier. Tout le matériel est fourni aux patients qui bénéficient aussi d'équipes d'infirmières diplômées d'État, d'aides soignantes, d'assistantes sociales, de kinésithérapeutes, d'aides ménagères.

**hospitalisme** n. m. Ensemble des manifestations physiques et psychiques que provoque sur l'individu un séjour prolongé à l'hôpital. Particulièrement net chez le jeune enfant, il provoque d'abord cris et protestations, puis perte de la propreté, du langage, troubles du sommeil. Chez l'adulte, il se manifeste par une dépendance vis-à-vis du milieu et du médicament.
**Hospitalisme infectieux.** Il résulte de la sélection en milieu hospitalier de germes de plus en plus résistants aux antibiotiques et de leur propagation par épidémie locale, provoquant des infections difficiles à juguler.

**hôte** n. m. Organisme qui supporte un parasite. (S'il s'agit d'une cellule, on dit CELLULE HÔTE.)

**houblon** n. m. Les inflorescences femelles, ou *cônes de houblon*, sont utilisées en infusé dans les maladies de peau ; en décocté (25 g par litre), comme sédatif des douleurs d'estomac.

**houx** n. m. Arbuste dont les feuilles sont employées en décocté (30 g par litre) contre les rhumatismes.

**huile** n. f. Corps gras liquide à la température ordinaire.
Les huiles végétales ou animales sont des esters ; les huiles minérales sont des hydrocarbures.
**Huiles alimentaires.** Ce sont des huiles végétales extraites de fruits. Les plus courantes sont les huiles d'arachide, d'olive, de colza. Les huiles de germe de maïs, de soja, de tournesol, contenant des acides gras insaturés, sont conseillées en cas d'hypercholestérolémie, d'hyperlipémie.
**Huiles pharmaceutiques.** ***Huiles médicinales.*** Elles résultent de l'action émulsifiante ou dissolvante des huiles végétales sur diverses drogues. On en fait des préparations injectables (huile camphrée) ou pour usage externe (huile de jusquiame composée).
***Huiles de poisson.*** Les huiles de foie de morue ou de flétan sont employées comme sources de vitamines A et D.
***Huile de vaseline ou de paraffine.*** Obtenues par distillation du pétrole, elles servent d'excipient pour les préparations dermatologiques (pommades) et comme laxatifs mécaniques.
**Huiles industrielles.** Les *huiles de coupe,* employées dans le façonnage des métaux et dans l'industrie textile, provoquent, par projection répétée sur la peau, des dermites rappelant l'eczéma, des « boutons* d'huile » (pyodermite), une pigmentation de la peau. Une hygiène correcte permet d'éviter ces inconvénients. Les *lubrifiants* ont des inconvénients analogues, mais les contacts sont moins directs et moins étendus.
**huître** n. f. Mollusque marin comestible.
Les huîtres apportent pour 100 g : 81 g d'eau, 10 g de protides, 6 g de glucides, 1,4 g de lipides, des sels minéraux (sodium, potassium, calcium, magnésium, phosphore, soufre, fer, iode, vitamines) et 76 calories. L huître, riche en protides et en sels minéraux, pauvre en glucides et en lipides, est permise dans les régimes amaigrissants. Les huîtres passent pour nocives de mai à septembre (époque du frai). Elles doivent être consommées dans les 10 jours suivant leur mise en bourriche.
**Toxicologie.** L'allergie provoque des éruptions d'urticaire chez les sujets sensibilisés. Les infections à staphylocoques, à colibacilles, la fièvre typhoïde, l'hépatite virale représentent les plus grands dangers. La contamination de l'huître par un protozoaire, *Gonyaulax cutenella*, sécrétant une toxine, cause des troubles digestifs et paralytiques graves. Les huîtres mortes (gel ou réfrigérateur) provoquent un choc avec diarrhée. Une seule huître avariée peut être mortelle.
**humage** n. m. Traitement par inhalation d'une substance thérapeutique volatile dans un local spécialement aménagé.
**huméral, e, aux** adj. Relatif à l'humérus* ou en rapport avec lui : *artère et veines humérales.*
**humérus** n. m. Os long constituant le squelette du bras.
Son extrémité supérieure comprend la tête humérale, qui s'articule avec l'omoplate, et deux tubérosités, le *trochiter* et le *trochin.* L'extrémité inférieure présente une surface articulaire avec le cubitus, en forme de poulie, la *trochlée* ; en dehors d'elle se trouve le *condyle,* prolongé par l'*épicondyle ;* en dedans de la trochlée, la saillie de l'*épitrochlée.*
Les *fractures* de l'extrémité supérieure de l'humérus atteignent spécialement les gens âgés. Le traitement en est essentiellement orthopédique ; les raideurs de l'épaule en sont des séquelles fréquentes. Les fractures de la diaphyse* humérale se voient surtout chez l'adulte : leur danger est l'atteinte du nerf radial, qu'il faut dépister au premier examen. Les fractures de l'extrémité inférieure sont fréquentes chez l'enfant ; leur traitement est souvent difficile.
**humeur** n. f. 1. Ensemble des liquides de l'organisme. — 2. Etat psychique qui témoigne de la disposition affective d'un sujet à un moment donné. (Syn. : MORAL, THYMIE.)
**Liquides de l'organisme.** Les humeurs qu'on rencontre dans l'organisme humain sont : le sang, la lymphe, le liquide céphalo-rachidien, le liquide interstitiel (entre les cellules).
***Humeur aqueuse.*** L'humeur aqueuse baigne la chambre antérieure de l'œil. Sécrétée par l'épithélium ciliaire, elle est évacuée par le canal de Schlemm au niveau de l'angle irido-cornéen. Dépourvue d'éléments vivants, l'humeur aqueuse contient des sels minéraux, de l'acide lactique et de l'acide ascorbique.
***Humeur pathologique,*** syn. de PUS*.
**Humeur psychique,** « disposition affective fondamentale » susceptible d'osciller entre le pôle dépressif (mauvais moral, humeur triste), fait de douleurs et d'angoisse, et le pôle expansif, fait de joie et de plaisir (bonne humeur).
Les perturbations de l'humeur correspondent à des exagérations de ces dispositions naturelles. (V. DÉPRESSION, MANIACODÉPRESSIVE [*psychose*], MANIE, MÉLANCOLIE.)
**humoral, e, aux** adj. Qui a trait aux humeurs (liquides de l'organisme).

On parle de *commande humorale* quand on exprime le rôle des hormones circulantes dans le sang (par opposition à *commande nerveuse*).

**Hurler (maladie de),** syn. de GARGOYLISME.

**Hutchinson (dent de),** malformation des incisives supérieures.

**Hutchinson (syndrome de),** association de tumeurs de la voûte crânienne et rétro-orbitaires, donnant un faciès de grenouille par exophtalmie* et s'observant chez l'enfant.

**Hutchinson (triade de),** association d'une surdité, d'opacités cornéennes (kératite interstitielle) et de malformation des incisives, observée dans la syphilis* congénitale.

**hyalin, e** adj. De la transparence du verre.

L'humeur vitrée* (milieu transparent de l'œil) est également appelée *corps hyalin.* Au cours de certains états pathologiques, les tissus peuvent subir une dégénérescence hyaline. (V. HYALINOSE.)

**hyalinose** n. f. État d'un tissu qui devient transparent.

*Hyalinose cutanéo-muqueuse d'Urbach-Wiethe,* maladie associant des petites tumeurs des paupières, une grosse langue et une infiltration hyaline* des téguments.

**hyaluronidase** n. f. Enzyme dégradant l'acide hyaluronique (constituant du tissu conjonctif).

Elle se trouve dans les venins, le sperme et certaines bactéries. Elle favorise la diffusion des substances dans les tissus et est employée dans de nombreuses préparations pharmaceutiques.

**hydantoïne** n. f. Base organique qui fournit, par substitutions chimiques variées, divers médicaments anticonvulsivants et antiseptiques.

**hydarthrose** n. f. Épanchement de liquide dans une articulation, de causes variées.

Le terme d'*épanchement de synovie,* d'usage courant, est impropre, car le liquide est inflammatoire, bien différent de la synovie* normalement contenue dans les articulations.

**hydatide** n. f. Larve du ténia échinocoque du chien.

L'œuf de ce ténia se transforme chez l'hôte intermédiaire (homme, mouton) en une larve qui se loge dans le foie ou le poumon, entraînant la formation d'un kyste hydatique*. (V. ÉCHINOCOCCOSE.)

**hydatique** adj. Qui provient de l'hydatide.

**Kyste hydatique.** Il résulte du développement de la larve hydatide dans les tissus humains. (V. ÉCHINOCOCCOSE.)

Le *kyste hydatique* est limité par l'*adventice* (membrane constituée d'une partie sans cellules), contenant une outre centrale liquide où se forment des vésicules pouvant être à l'origine de la dissémination parasitaire.

Il se localise le plus souvent au foie et se traduit par une hépatomégalie* contenant une masse arrondie, vibrante (frémissement hydatique) plus ou moins volumineuse. Le kyste peut être responsable de compression des voies biliaires, mais, surtout, sa rupture avec dissémination des larves dans le péritoine, provoquant péritonite et infection généralisée, est redoutable.

Le *traitement* est chirurgical (ablation du kyste). La ponction est abandonnée depuis longtemps. La seconde localisation est le kyste pulmonaire, qui sera lui aussi enlevé chirurgicalement.

**hydramnios** n. m. Augmentation supérieure à 2 litres de la quantité de liquide amniotique dans lequel baigne le fœtus.

Les causes en sont nombreuses et en rapport avec une anomalie de formation ou de résorption de ce liquide.

**Hydramnios chronique,** augmentation insidieuse et progressive du liquide amniotique en fin de grossesse. — Cette augmentation peut passer inaperçue de la femme, et n'être reconnue que par le médecin.

**Hydramnios aigu,** augmentation importante et rapide qui apparaît dès le 4ᵉ mois. — L'abondance, qui peut dépasser 10 litres, explique l'importance des troubles cliniques. Il existe des douleurs très pénibles, avec gêne respiratoire, anxiété et insomnie. C'est en général la marque d'une anomalie grave du fœtus.

**hydrargyrisme** n. m. Intoxication chronique par le mercure*.

**hydrastine** n. f. Alcaloïde extrait du rhizome d'*Hydrastis canadensis,* vasoconstricteur et hémostatique utérin. (Toxique, tableau A.)

**hydrastinine** n. f. Alcaloïde obtenu par oxydation de l'hydrastine, et qui possède les mêmes propriétés, à un degré plus puissant.

**hydrastis** n. m. Plante herbacée de la famille des renonculacées. — On extrait l'hydrastine de son rhizome. L'hydrastis est employé dans les paresses gastriques, les hémorroïdes. (Toxique, tableau A.)

**hydrique** adj. Relatif à l'eau.

**Diète hydrique,** régime où l'eau seule est autorisée.

**hydroa** n. m. Toute affection de la peau comportant des bulles* ou des vésicules*.

**hydrocèle** n. f. Épanchement séreux dans la tunique vaginale qui entoure le testicule.
C'est souvent une affection bénigne dont le traitement est chirurgical, mais ce peut être aussi la première manifestation d'un cancer du testicule.

**hydrocéphalie** n. f. Dilatation des ventricules cérébraux et, par suite, de la tête, chez l'enfant, secondaire à une augmentation du volume du liquide céphalo*-rachidien. (Chez l'adulte, une hypertension* intracrânienne existe, mais elle ne peut distendre la cavité crânienne, rigide.)
Deux phénomènes peuvent être à l'origine de cette atteinte : une surproduction ou une non-résorption du liquide, ou un obstacle à son écoulement.
**Signes cliniques.** L'hydrocéphalie du nourrisson s'exprime par différents signes. C'est le plus souvent l'augmentation du périmètre crânien qui attire l'attention du médecin; le crâne est alors énorme, élargi; les bosses frontales et pariétales sont très saillantes. Le regard est « en coucher de soleil » (déviation des globes oculaires vers le bas), un strabisme est fréquent. La peau du crâne est fine, les fontanelles béantes. Plus tard, on note chez l'enfant une disjonction des sutures crâniennes avec bombement de la fontanelle. À ces signes locaux s'ajoutent des manifestations neurologiques (somnolence, troubles de la vigilance et du tonus).
La révélation d'une hydrocéphalie peut être très rapide, lors de l'accouchement, sur l'association d'un hydramnios*, d'une dystocie*, d'une spina-bifida* ou lorsque les premiers jours ont été marqués par une méningite ou par une hémorragie ventriculaire. Les examens complémentaires qui assureront le diagnostic sont : la transillumination*, l'échoencéphalographie, les explorations radiologiques.
**Causes.** En dehors des tumeurs, qui sont rares, les principales causes sont congénitales (anomalie de circulation du L. C. R.) ou inflammatoires (infectieuses ou hémorragiques).
**Traitement.** Il doit être rapide, pour prévenir l'altération du tissu nerveux, et il doit être pratiqué sur un sujet sans lésions cérébrales. Il consiste à dériver le L. C. R. dans le système veineux au moyen d'une valve reliant l'espace ventriculaire à l'oreillette droite du cœur. Cette opération, qui donne de bons résultats, est actuellement le meilleur traitement, mais elle expose à des infections, et l'inextension du matériel ajouté, qui ne « suit pas » la croissance, est un inconvénient important.

**hydrocholécyste** n. m. Dilatation de la vésicule biliaire, provoquée par un obstacle s'opposant à l'évacuation de la bile, le plus souvent un calcul.

**hydrocortisone** n. f. Hormone de la glande corticosurrénale*. (V. CORTICOTHÉRAPIE.)

**hydrocution** n. f. Accident subit, dû à l'immersion dans l'eau froide et entraînant la mort s'il n'est pas traité.
L'hydrocution met en jeu un réflexe périphérique qui naît dans la peau et entraîne une vasoconstriction des centres nerveux. La réponse, trop brutale, arrête la circulation et la respiration, d'où la syncope. Ce réflexe se produit exceptionnellement lors de manœuvres insignifiantes, telles une injection vaginale ou une dilatation anale.
L'hydrocution ne peut pas être évitée avec certitude. On déconseille d'entrer dans l'eau après le repas quand la température extérieure est très chaude ou quand l'eau est trop froide.
Le *traitement* de l'hydrocution repose sur le massage cardiaque externe, la respiration assistée (par le bouche-à-bouche) et le réchauffement.

**hydrolat** n. m. Médicament résultant de l'action dissolvante de l'eau sur les principes volatils des plantes (essences*).

**hydrologie** n. f. Science qui étudie les eaux naturelles. (V. THERMALISME.)

**hydrolysat** n. m. Mélange de molécules résultant de l'hydrolyse* d'une molécule plus complexe.

**hydrolyse** n. f. Décomposition d'une molécule complexe en deux parties, avec saturation des valences libres ainsi formées par les ions constitutifs de l'eau $H^+$ et $OH^-$.

**hydrominéral, e, aux** adj. Relatif à l'eau et aux sels minéraux. (Se dit surtout des stations d'eaux médicinales [V. EAU].)

**hydronéphrose** n. f. Distension du bassinet et des calices du rein* par l'urine en retention.
On distingue l'hydronéphrose développée en amont d'un obstacle (calcul), et qui cède à la levée de l'obstacle, et l'hydronéphrose congénitale, due au mauvais fonctionnement de la zone qui unit l'uretère au bassinet.
Après des crises lombaires douloureuses et des épisodes d'infection urinaire, le diagnostic d'hydronéphrose peut être porté par le médecin du fait de la perception d'un gros rein à la palpation et par l'urographie* intraveineuse.

Le *traitement* est généralement chirurgical.

**hydropéricarde** n. m. Épanchement dans la cavité péricardique d'une sérosité non inflammatoire, observée dans le myxœdème, l'insuffisance cardiaque.

**hydrophobie** n. f. Répulsion pour l'eau ; *en pathologie*, peur incontrôlée de l'eau, symptôme de la rage*.

**hydropisie** n. f. Rétention d'eau dans l'organisme. (V. ANASARQUE, ASCITE, ŒDÈME.)

**hydropneumothorax** n. m. Présence simultanée d'un épanchement de gaz et de liquide dans la plèvre.

L'auscultation d'un hydropneumothorax laisse entendre la « succussion hippocratique* », bruit de flot à retentissement amphorique.

**hydroquinidine** n. f. Alcaloïde du quinquina, régulateur du rythme cardiaque.

**hydrorrhée** n. f. Écoulement de liquide aqueux. — L'hydrorrhée nasale s'oppose aux rhinorrhées* séreuses (coryza). Elle est soit d'origine allergique, soit le témoin d'un écoulement de liquide céphalo*-rachidien, en cas de fracture du crâne.

**hydrothérapie** n. f. Traitement par l'eau.

L'hydrothérapie comporte les bains* locaux ou généraux, les douches* (en jet, filiforme, en pluie), les applications locales (affusions, pulvérisations). Pratiquée avec les eaux de source, elle fait partie de la crénothérapie* ; avec l'eau de mer, c'est la thalassothérapie*. Les massages* et la rééducation* sont souvent associés à l'hydrothérapie.

**hydrothorax** n. m. Épanchement de liquide non inflammatoire dans la cavité pleurale.

C'est un phénomène mécanique bilatéral observé dans l'insuffisance cardiaque*.

**hydrotimétrie** n. f. Mesure des sels de calcium et de magnésium contenus dans l'eau.

Un degré hydrotimétrique trop faible favorise l'usure des tuyaux de plomb et peut être cause de saturnisme* ; un degré trop fort est gênant pour la cuisson des aliments et le lavage.

**hydroxydione** n. f. Stéroïde sans action hormonale, mais doué de propriétés anesthésiques et utilisé pour cela en chirurgie.

**hydroxocobalamine** n. f. Forme de la vitamine B12, utilisée dans le traitement de l'anémie de Biermer*.

**hygiène** n. f. Ensemble de pratiques et de règles qui améliorent les conditions de vie et préviennent l'apparition des maladies.

Le domaine de l'hygiène comprend tant l'étude des différents milieux dans lesquels l'homme séjourne que la détection des maladies.

L'étude du milieu extérieur s'attache à celle de l'atmosphère troublée par les poussières, les fumées, à celle de la température et à celle de l'humidité. (V. CLIMATOLOGIE.)

L'étude du milieu artificiel comprend celle des habitations et des locaux professionnels. On étudie ainsi la température, les moyens de chauffage, d'éclairage, de ventilation, sans oublier l'évacuation correcte des déchets. (V. ÉGOUT, FOSSE D'AISANCES.)

L'hygiène rurale et l'hygiène urbaine posent des problèmes différents. Le traitement et la surveillance des eaux de boisson y jouent un rôle prépondérant.

L'hygiène individuelle concerne les soins de propreté (v. COSMÉTIQUE) et les précautions vestimentaires.

L'hygiène joue un rôle important dans la prévention des maladies infectieuses et la lutte contre leur propagation.

**Hygiène bucco-dentaire.** C'est l'ensemble des moyens qui permettent la prévention des maladies du système dentaire et de ses annexes.

L'acte essentiel est le brossage des dents, qui doit se faire après chaque repas. Le soir, il sert à éliminer les débris alimentaires qui causent, pendant la nuit, des fermentations. Le matin, il élimine les produits toxiques formés pendant le sommeil. Il faut effectuer le brossage verticalement, en allant toujours de la gencive vers la dent. Ainsi les espaces interdentaires sont nettoyés. On termine en frottant horizontalement les gencives et on rince soigneusement la bouche après chaque brossage. La brosse à dents doit être choisie en fonction de l'état des gencives et on préfère habituellement des brosses en soies artificielles (qui ne retiennent pas les microbes), souples de préférence, pour s'infiltrer mieux dans les recoins. Les dentifrices* facilitent le brossage et le nettoyage ; ceux qui contiennent du fluor ont un rôle préventif de la carie dentaire.

Il est recommandé d'adjoindre à cette technique de brossage l'utilisation d'un fil de soie dentaire ou, à défaut, d'un cure-dents, pour dégager les aliments coincés, que la brosse ne parvient pas à éliminer.

**Hygiène mentale,** secteur particulier de la médecine et de la psychologie qui traite du milieu dans lequel vit l'homme et qui s'efforce de le modifier dans le sens favorable à son développement.

L'hygiène mentale individuelle commence avec les meilleures conditions de vie apportées à un enfant et avec un entourage affectif suffisant.

**hygroma** n. m. Épanchement de liquide dans une bourse séreuse para-articulaire, d'origine traumatique ou rhumatismale (particulièrement fréquent au coude et au genou).

**hygromètre** n. m. Appareil permettant d'évaluer le degré d'humidité de l'air.
Utile dans les habitations et les locaux de travail.

**hymen** n. m. Membrane cutanéo-muqueuse mince, séparant le vagin de la vulve, et qui disparaît lors du premier rapport sexuel.
En réalité, cette membrane présente toujours un ou plusieurs orifices, puisqu'elle doit laisser passer le sang menstruel. Sa valeur en tant que critère de virginité est très relative, car sa morphologie est très variée, et elle peut être absente chez les vierges.

**hymenolepis** n. m. Petit ténia, généralement parasite des rongeurs.
L'espèce le plus souvent retrouvée chez l'homme est *Hymenolepis nana*, qui mesure de 1 à 3 cm de long. Les vers adultes vivent en grand nombre dans l'iléon, entraînant des troubles digestifs, des convulsions et des défauts de croissance chez les enfants. Pour le traiter, on emploie les ténifuges* courants.

**hyoïde** adj. En forme de U. (L'*os hyoïde* est un os médian placé au-dessus du larynx et donnant attache à de nombreux muscles et ligaments.)

**hyoscine** n. f. Alcaloïde de la jusquiame*. (Syn. : SCOPOLAMINE.) [Toxique, tableau A.]

**hyoscyamine** n. f. Alcaloïde de la belladone* et de la jusquiame*, possédant les mêmes propriétés que l'atropine*. (Toxique, tableau A.)

**hyperacidité** n. f. Manifestation clinique de l'hyperchlorhydrie*.
L'hyperacidité se manifeste par des douleurs ou des brûlures gastriques apparaissant assez tôt après les repas, et par des renvois acides.

**hyperaldostéronisme** n. m. Ensemble de troubles dus à l'hypersécrétion d'aldostérone* par la corticosurrénale, secondaire à une tumeur surrénale (syndrome de Conn), à une cirrhose* ou à un syndrome néphrotique*.
Il se caractérise par une hypertension* artérielle, des crises de paralysie transitoire, une fatigue permanente. On peut aussi observer des accès de tétanie*, une soif intense, des urines très abondantes. On enregistre une diminution du potassium sanguin, une alcalose* métabolique et une élimination élevée de l'aldostérone dans les urines.
En cas de tumeur surrénalienne, l'ablation chirurgicale entraîne une guérison totale.

**hyperazotémie** n. f. Augmentation pathologique de l'azotémie due à une insuffisance rénale. (On l'estime par le dosage de l'urée.)

**hyperbare** adj. Se dit d'un gaz dont la pression est supérieure à la pression atmosphérique.
On utilise l'oxygène hyperbare dans les cas où il faut faire respirer à un malade une quantité d'oxygène supérieure à celle qui existe dans l'air atmosphérique. (V. CAISSON.)

**hypercapnie** n. f. Augmentation de la pression partielle du gaz carbonique du sang artériel.
On l'observe principalement au cours des insuffisances respiratoires* chroniques évoluées.

**hyperchlorhydrie** n. f. Teneur excessive du suc gastrique en acide chlorhydrique.
Elle est souvent en rapport avec un ulcère de l'estomac et constante dans le syndrome de Zollinger*-Ellison. Elle est parfois isolée, sans cause organique. Elle se manifeste par un syndrome d'hyperacidité*. Son *traitement* consiste à éviter les mets épicés, à prendre des poudres absorbantes et à en traiter la cause quand elle est connue.

**hypercholestérolémie** n. f. Augmentation du taux de cholestérol dans le sang au-dessus de 2,50 g par litre.
Parmi les *hypercholestérolémies primitives*, on distingue l'hypercholestérolémie « essentielle », qui se manifeste parfois par des xanthomes* tendineux et qui est responsable d'artériosclérose et de maladies coronariennes (infarctus du myocarde). Le traitement repose sur un régime pauvre en graisses animales et en cholestérol, associé au clofibrate*.
Certaines hypercholestérolémies sont associées à l'augmentation du taux des triglycérides sanguines ; elles représentent les hyperlipidémies « endogènes ». L'obésité est fréquente chez ces sujets, dont on redoute les maladies coronariennes si le H. D. L.-cholestérol est bas (v. CHOLESTÉROLÉMIE) et à qui il convient de prescrire un régime hypocalorique associé à la restriction en sucre, en alcool et à la prescription de clofibrate.
Les *hypercholestérolémies secondaires* sont consécutives à une cholestase*, à un syndrome néphrotique*, à une hypothyroïdie, à un diabète mal compensé.

**hyperchromie** n. f. Excès de coloration.
*En dermatologie*, exagération de la pigmentation normale de la peau (lentigo*, chloasma*, mélanodermie*).
**hypercorticisme** n. m. Hypersécrétion de la corticosurrénale*.
**hyperesthésie** n. f. Exagération de la sensibilité.
L'*hyperesthésie cutanée* entraîne un abaissement du seuil de la douleur, ressentie au moindre contact. Elle se rencontre dans les méningites* et dans certaines polynévrites*.
**hyperfolliculinie** n. f. Syndrome gynécologique hormonal caractérisé par une exagération des manifestations physiologiques induites par la folliculine.
**Manifestations cliniques.** Elles sont multiples : sensations abdomino-pelviennes, tension et gonflement des seins, phénomènes de rétention d'eau dans les tissus, manifestations psychiques (nervosité) et neurovégétatives, troubles des règles, troubles thyroïdiens et digestifs.
Ces manifestations apparaissent le plus souvent 6, 8 ou 10 jours avant la survenue des règles et constituent le « syndrome prémenstruel ». Ailleurs, ils culminent au 14e jour et réalisent le syndrome intermenstruel.
Pour en préciser la variété, on fait appel à l'étude de la courbe thermique, à des frottis vaginaux, à la biopsie d'endomètre, à des dosages de folliculine et de progestérone.
**Traitement.** Il est fonction de la variété et de la nature de l'hyperfolliculinie. Il varie selon qu'il existe une augmentation absolue de la folliculine ou une hypersensibilité, voire une allergie, des organes « récepteurs » à la folliculine.
**hyperglycémie** n. f. Augmentation de la glycémie* au-dessus de 1,10 g par litre, signe biologique du diabète* sucré.
**Hyperglycémie provoquée.** V. DIABÈTE, *Signes biologiques*.
**hyperhémie** n. f. Syn. de CONGESTION.
**hyperhidrose** n. f. Sudation exagérée, ordinairement diffuse et constitutionnelle.
Si elle est d'apparition tardive et localisée, elle doit faire rechercher un trouble neurologique. Aux mains, l'hyperhidrose est souvent un signe d'anxiété. Elle peut être à l'origine de complications infectieuses : intertrigo*, mycoses*, etc.
**hyperkératose** n. f. Augmentation d'épaisseur de la couche cornée de l'épiderme.
Congénitale ou acquise, l'hyperkératose est faite soit de cellules normalement kératinisées (durillon), soit de cellules avec noyaux, et il s'agit alors d'une parakératose. Le *traitement* comprend des préparations salicylées à concentrations variables.
**hyperlipémie** ou **hyperlipidémie** n. f. Augmentation de la quantité de lipides* (graisses) du sang. On constate une hyperlipémie dans le diabète*, le myxœdème*, la néphrose* lipoïdique ; c'est un facteur important de l'athérosclérose*.
L'*hyperlipémie essentielle* est une maladie héréditaire rare, qui associe à l'augmentation massive des lipides un gros foie, une grosse rate, des crises douloureuses abdominales et une rétinite*.
**hyperlordose** n. f. Exagération de la courbure, à convexité antérieure, de la colonne vertébrale. On la voit dans les cyphoses* (comme compensation) ainsi que dans le spondylolisthésis*. (V. VERTÈBRE.)
**hypermétrie** n. f. Trouble de la motricité, caractérisé par un mouvement trop ample, dépassant son but.
Elle traduit une atteinte du cervelet*.
**hypermétropie** n. f. Anomalie de la vision, dans laquelle l'image vient se former en arrière du plan de la rétine.
Elle se corrige par des verres convergents.
Chez les sujets jeunes, l'accommodation du cristallin permet de pallier l'hypermétropie, et celle-ci peut passer inaperçue. Mais il en résulte souvent une fatigue anormale et parfois des maux de tête qui obligent au port de lunettes, surtout pour voir de près. L'hypermétrope devient presbyte plus tôt que le sujet emmétrope*.
**hypermnésie** n. f. Exagération de la capacité de rappel des souvenirs, qui reviennent nombreux et en désordre.
**hypernéphrome** n. m. Tumeur du tissu rénal, maligne mais de bon pronostic après exérèse chirurgicale.
**hyperpituitarisme** n. m. Hypersécrétion des hormones de l'hypophyse*. (V. ACROMÉGALIE.)
**hyperplasie** n. f. Développement excessif d'un tissu par multiplication de ses cellules, avec conservation d'une architecture et d'une capacité fonctionnelle normales.
**hyperprotidique** adj. Riche en protides.
**Régime hyperprotidique**, régime alimentaire administré aux dénutris ou aux convalescents, et comportant une ration plus importante de viande et de poisson.
**hypersplénisme** n. m. Syndrome hématologique caractérisé par une grosse rate, associée à une anémie*, à une thrombopénie* et à une leucopénie*, c'est-à-dire à

une diminution de toutes les cellules du sang. (La moelle osseuse reste normale.)

**hypertension** n. f. Augmentation de la tension des parois d'une cavité lorsque la pression du liquide qu'elle contient est supérieure à la normale.

Cela s'applique aux artères (hypertension artérielle), à certaines veines dépendant du système porte (hypertension portale), à la boîte crânienne (hypertension intracrânienne), au globe oculaire (glaucome).

**Hypertension artérielle (H. T. A.).** Elle est définie par des chiffres supérieurs à 16 cm de mercure pour la maximale (ou pression systolique) et 9 pour la minimale (ou pression diastolique), mesurés sur un sujet allongé, au repos depuis 20 minutes.

Certaines H.T.A. ne touchent que la pression systolique. Elles sont variables et essentiellement d'origine émotive ou neurotonique, cédant au repos.

Parmi les H.T.A. vraies, touchant les pressions maximales et minimales, on distingue :

— les H.T.A. *essentielles*, sans cause décelable ;

— les H.T.A. *symptômes* d'une affection et disparaissant avec elle.

***Hypertension artérielle essentielle.*** Elle représente 90 p. 100 des hypertensions. Par définition, le bilan complet à la recherche d'une cause reste négatif. Elle a deux expressions :

— l'une rare, survenant brutalement chez l'adulte jeune, d'emblée très grave par ses chiffres (25 de pression maximale avec poussées à 30) et surtout par son retentissement viscéral aboutissant à une insuffisance rénale rapide. C'est l'H.T. A. maligne, nécessitant un traitement d'urgence et dont les séquelles sont graves (insuffisance rénale, cécité, lésions neurologiques) ;

— l'autre, fréquente après la cinquantaine, d'apparition progressive, s'aggravant lentement si elle n'est pas traitée. Cette forme commune est de pathogénie complexe, due à un dysfonctionnement des mécanismes régulateurs de la pression artérielle.

Très schématiquement, ces mécanismes agissent :

*a*) Sur le débit sanguin, donc sur le rythme cardiaque, et sur le volume sanguin circulant (volémie), qui dépend lui-même en grande partie du sodium et de l'eau qui lui est liée (v. ALDOSTÉRONE, SODIUM) ;

*b*) Sur le tonus des vaisseaux (vasomotricité) par l'intermédiaire d'une substance sécrétée par le rein : la rénine*.

La compréhension de ces notions permet d'appliquer un traitement efficace.

Ce type d'H. T. A. est indiscutablement favorisé par la sédentarité, les régimes riches en protides et en graisses, le surmenage et le tabagisme.

***Hypertension artérielle «symptôme».*** Elle est beaucoup plus rare, mais indispensable à connaître puisqu'elle impose un geste thérapeutique précis, qui la guérit avec sa cause, si celle-ci est curable.

1. La *sténose congénitale de l'isthme de l'aorte*, ou coarctation* aortique, entraîne une hypertension purement mécanique, en amont du rétrécissement.

2. Les *affections rénales* s'accompagnent souvent d'une hypertension :

— soit au cours d'une maladie aiguë qui guérira sans séquelles (glomérulonéphrite) ou au cours d'une insuffisance rénale chronique dont les causes sont variées et dont certaines sont génératrices d'hypertension ;

— soit lors d'une anomalie unilatérale où le rein malade, mal irrigué, sécrète de la rénine en grande quantité : on l'observe lors des sténoses de l'artère rénale, des atrophies congénitales, ou lors d'une affection unilatérale acquise : hydronéphrose, séquelles tuberculeuses, etc. L'ablation chirurgicale du rein malade peut guérir l'H.T.A. dans ces derniers cas.

3. Les *hypertensions endocriniennes* sont rares et dépendent d'affections des glandes surrénales : syndrome de Cushing* ; hyperaldostéronisme* primaire (syndrome de Conn) ; phéochromocytome*.

4. Au *cours de la grossesse*, il faut distinguer :

— l'H.T.A. permanente, préexistante, aggravée par la grossesse ;

— l'H.T.A. *gravidique*, transitoire, non récidivante, n'affectant pas les grossesses ultérieures.

Elle fait partie du tableau de la toxémie* gravidique, s'accompagnant d'une rétention d'eau et de sel. Le pronostic fœtal est mauvais ;

— l'H.T.A. gravidique transitoire mais récidivante, évoluant ultérieurement vers une H.T.A. permanente dont la grossesse est le révélateur.

***Signes et évolution de l'hypertension artérielle.*** Bien souvent l'hypertension artérielle est découverte à l'occasion d'un examen systématique.

Les signes révélateurs sont en fait les symptômes de son retentissement viscéral.

Ce sont, habituellement, des signes cérébraux : céphalées, vertiges, bourdonnements ou sifflements d'oreilles, troubles visuels divers : mouches volantes, taches colorées, etc. Parfois ce sont des troubles

neurologiques périphériques : fourmillements des membres, doigts morts.
Souvent encore ce sont des signes cardio-vasculaires : soit hémorragiques (saignements de nez, hématurie*) ; soit proprement cardiaques (poussée d'insuffisance cardiaque, douleurs d'angine* de poitrine, etc.). Plus rarement ce sont des signes rénaux : polyurie, pollakiurie.
La découverte d'une H. T. A. impose un double bilan :
— l'un à la recherche d'une cause curable ;
— l'autre pour évaluer le retentissement viscéral de la maladie, qui touche les organes fragiles : cerveau, œil, cœur et rein.
***Évolution et complications.*** L'H. T. A. est parfois mal tolérée d'emblée. Plus souvent elle est bien supportée, mais son évolution est imprévisible et peut, à tout instant, donner lieu à une complication. Elle doit donc toujours être traitée.
Certaines complications s'installent lentement : insuffisance cardiaque progressive, insuffisance rénale, baisse de l'acuité visuelle.
D'autres sont brutales et dramatiques, souvent à l'occasion d'une poussée : hémorragie méningée ou cérébrale, infarctus* du myocarde, cécité (perte de la vue).
***Traitement.*** La gravité de la maladie impose que le traitement soit entrepris sans délai et qu'il soit efficace, c'est-à-dire qu'il ramène les chiffres tensionnels à la normale en permanence.
Ce traitement comporte :
a) *Une hygiène de vie :* suppression des excitants (café, thé, tabac, etc.), du surmenage, des contrariétés.
b) *Des règles diététiques :* suivre un régime léger, pauvre en graisses et en sel, à adapter en fonction de la tolérance individuelle. Réduire le volume des boissons. Ce régime est complété ou modulé grâce aux diurétiques*, dont le choix (salidiurétique, antialdostérone, etc.) dépend du type de l'hypertension et de son retentissement.
c) *Le traitement de toute maladie associée*, en particulier diabète, goutte et hyperlipémie.
d) *Un traitement spécifique*, enfin, dont le choix dépend de la sensibilité du malade. Il doit, de façon impérative, couvrir 24 heures d'efficacité, c'est-à-dire que les prises doivent être fractionnées.
Les principaux médicaments dont on dispose sont, outre les diurétiques cités plus haut :
— les ganglioplégiques à action puissante, brève, de maniement difficile ;
— les bêtabloquants, qui peuvent être employés seuls ou associés aux diurétiques :
— les substances à action centrale dont le type est la clonidine ;
— les inhibiteurs de *production* des amines pressives, représentés par l'alphaméthyldopa, très efficace ;
— les inhibiteurs de l'*action* des amines pressives, telle la dihydralazine.
**Hypertension portale.** V. PORTE.
**Hypertension intracrânienne.** Toute augmentation de volume du contenu de la boîte crânienne (cerveau, méninges, vaisseaux) entraîne une importante augmentation de la pression à l'intérieur de cette cavité inextensible. Cette hypertension gêne le retour veineux, favorise l'œdème cérébral, qui accroît encore la pression.
Les signes les plus précoces en sont les céphalées et les vomissements. À un degré de plus s'installe une torpeur progressive, avec un œdème papillaire au fond d'œil. Il peut également apparaître des paralysies ou des crises convulsives.
Les tumeurs cérébrales bénignes ou malignes en sont les principales causes. Mais il peut s'agir aussi d'un obstacle à l'écoulement du liquide céphalo*-rachidien (hydrocéphalie*) ou de toute cause d'œdème cérébral : traumatisme crânien, méningite, etc.
Le risque le plus redoutable de l'hypertension intracrânienne est l'engagement des amygdales cérébelleuses dans le trou occipital sous l'effet de la pression. Il s'ensuit un coma brutal avec souvent arrêt respiratoire. Le traitement sera, selon les cas, chirurgical pour ablation d'une tumeur ou dérivation du liquide céphalo-rachidien, ou médical, associant au traitement de la cause des médicaments antiœdémateux (A. C. T. H.).
**Hypertension oculaire.** V. GLAUCOME.
**hyperthermie** n. f. Augmentation de la température du corps. (Syn. : FIÈVRE.)
**hyperthyroïdie** n. f. Hypersécrétion des hormones thyroïdiennes.
Diverses causes sont à l'origine de cette atteinte : hypothalamo-hypophysaire, responsable de la maladie de Basedow* ; thyroïdienne par la formation d'un nodule ou d'un cancer thyroïdien hypersécrétant. Les signes cliniques sont ceux de la maladie de Basedow. Le *traitement* est différent selon la cause : la chirurgie, les antithyroïdiens* de synthèse, l'iode radioactif.
**hypertonique** adj. 1. Se dit des solutions dont la concentration en sels miné-

raux est supérieure à celle du plasma sanguin.
2. En neurologie, se dit des affections s'accompagnant d'une augmentation du tonus musculaire.

**hypertrichose** ou **hyperpilosité** n. f. Exagération de la densité, de la longueur et du diamètre des poils.
Lorsqu'elle est très accentuée, elle est dénommée *hirsutisme* et peut, dans de rares cas, être hideuse ou grotesque (femmes à barbe). Son retentissement psychologique est toujours plus grave chez la femme que chez l'homme.

**hypertrophie** n. f. Augmentation du volume et du fonctionnement d'un organe, en rapport avec une augmentation de ses échanges nutritifs.
Le terme d'« hypertrophie » est souvent employé par extension pour désigner toute augmentation de volume, notamment pour les ganglions lymphatiques (adénopathie), la rate (splénomégalie), le foie (hépatomégalie), due à l'inflammation ou à une tumeur.

**hyperuricémie** n. f. Augmentation du taux d'acide urique dans le sang, responsable des manifestations pathologiques de la goutte*.
Il y a hyperuricémie quand l'uricémie dépasse 70 mg pour 1 000 g de sang.

**hypervitaminose** n. f. Augmentation excessive du taux des vitamines dans le corps. — Les vitamines solubles dans l'eau ne s'accumulent jamais dans l'organisme, car le rein élimine leur excès. Mais les vitamines, liposolubles (solubles dans les graisses) peuvent s'accumuler et entraîner des troubles. *L'hypervitaminose A* est responsable d'œdèmes cérébroméningés, de douleurs osseuses, d'une coloration jaune de l'épiderme.
*L'hypervitaminose D*, plus fréquente, est une conséquence de traitements intempestifs contre le rachitisme ou l'ostéoporose ; des troubles rénaux apparaissent, par dépôts de sels de calcium (néphrocalcinose).

**hyphéma** n. m. Hémorragie de la chambre antérieure de l'œil*, principalement d'origine traumatique.
L'hyphéma peut masquer la pupille et, par conséquent, empêcher la vision. Il peut se résorber spontanément ou s'organiser, auquel cas il devra être évacué chirurgicalement.

**hypnose** n. f. État de sommeil particulier, au cours duquel le sujet est capable d'obéir à des suggestions.
L'état d'hypnose ne peut être induit que chez certains sujets réceptifs. L'hypnose est utilisée en médecine dans le traitement de certains états névrotiques et pour remplacer, dans quelques cas, l'anesthésie chirurgicale.

**hypnotique** adj. et n. m. Se dit de tout procédé destiné à provoquer le sommeil. L'hydrothérapie*, l'électrothérapie*, l'isolement peuvent avoir un rôle hynotique.
Néanmoins, on réserve habituellement ce terme à une substance chimique et en particulier aux barbituriques* et aux tranquillisants.
Ces substances induisent un sommeil qui présente des inconvénients (réveil difficile, lassitude le lendemain), et tous les bénéfices du sommeil normal ne sont pas retrouvés. De plus, l'accoutumance qui découle de la prise répétée des hypnotiques a obligé à apporter des restrictions légales à leur utilisation.
**Toxicologie.** L'abus répété de barbituriques est responsable de confusion mentale, de détérioration intellectuelle, de somnolence. Le caractère devient instable et le sujet ne peut dormir sans une dose croissante d'hypnotique. Ces produits sont également toxiques pour le rein et le foie.
La prise massive d'hypnotiques (tentative de suicide) est responsable d'un coma profond qui nécessite un traitement urgent de réanimation.
Néanmoins, les avantages des hypnotiques bien employés sont considérables, puisqu'ils permettent à un sujet fatigué ou malade de retrouver un sommeil indispensable.

**hypnotisme** n. m. Ensemble de procédés capables de provoquer l'hypnose.

**hypochlorite** n. m. Sel de l'acide hypochloreux.
Les hypochlorites ont une action oxydante, décolorante, antiseptique et désinfectante.
Les principaux sont l'eau de Javel et le chlorure de chaux. Leur ingestion est grave et occasionne de sévères lésions du tube digestif et notamment de l'œsophage, pouvant entraîner la mort (caustiques).
En pharmacie, on utilise l'hypochlorite de sodium sous la forme de soluté de Dakin.

**hypocholestérolémiant, e** adj. et n. m. Se dit de tout procédé ou substance qui diminue le taux sanguin de cholestérol*.
Les principaux hypocholestérolémiants sont les acides gras insaturés (huile d'olive, huile de tournesol, huile de maïs), le clofibrate et ses dérivés, les dérivés de l'acide nicotinique, les hormones thyroïdiennes.

**hypochrome** adj. **Anémie*** **hypochrome**, anémie où les globules rouges ne sont pas suffisamment chargés en hémoglobine* et sont donc peu colorés.

**hypocondre** n. m. Région de l'abdomen* située sous le rebord inférieur des côtes, de part et d'autre de l'épigastre, au-dessus de la fosse iliaque.

**hypocondrie** n. f. Inquiétude excessive, relative au fonctionnement du corps et à la santé.
L'individu hypocondriaque est à l'affût de la moindre sensation pénible venant de son corps et cherche à être reconnu comme malade, en dehors de toute véritable affection organique.
L'hypocondrie peut être imbriquée dans un contexte névrotique d'asthénie ou d'angoisse phobique. Elle peut avoir pour toile de fond une détérioration de forme démentielle (v. DÉMENCE). Et, enfin, l'hypocondrie peut être intégrée à un processus psychotique.

**hypodermique** adj. Se dit de la région située immédiatement sous la peau. (On y fait toutes les injections médicamenteuses qui ne sont pas trop irritantes ou douloureuses.)

**hypodermite** n. f. Inflammation de l'hypoderme (partie profonde de la peau). Parmi les hypodermites, citons les gommes*, les oléomes et les paraffinomes dus à une injection huileuse.

**hypoesthésie** n. f. Diminution de la sensibilité, due à un trouble de l'innervation sensitive : *hypoesthésie cutanée, hypoesthésie douloureuse*, etc.

**hypogastre** n. m. Région de l'abdomen* située entre la région ombilicale et le pubis.

**hypogastrique** adj. Relatif à l'hypogastre : *artère hypogastrique.*

**hypoglosse** adj. **Nerf hypoglosse** ou **grand hypoglosse**, constituant de la 12e paire des nerfs crâniens. — Exclusivement moteur, il innerve les muscles de la langue.

**hypoglycémiant, e** adj. et n. m. Substance qui diminue la glycémie* (taux de glucose sanguin).
Les médicaments hypoglycémiants employés dans le diabète* pancréatique sont l'insuline* et des produits de synthèse : sulfamides et biguanides.

**hypoglycémie** n. f. Abaissement du taux de la glycémie* au-dessous de 0,80 g, quelle qu'en soit la cause.
**Signes cliniques.** Les *troubles cardio-vasculaires* sont souvent au premier plan : palpitations, angoisse s'accompagnant d'une tachycardie*, troubles du rythme et hypertension.
Les *signes digestifs* consistent en une sensation de faim intense, des nausées, des douleurs épigastriques.
Les *signes neurologiques* sont de loin les plus graves, car ils conduisent au coma. Ce sont des céphalées, des troubles de la vision et de l'équilibre, des tremblements, des sueurs abondantes, une fatigue intense, brutale, qui surprend les malades. Certaines séquelles neurologiques (hémiplégie, maladie de Parkinson) peuvent persister après la correction du trouble de la glycémie. Par contre, les crises convulsives sont des accidents réversibles, ainsi que les troubles sensitifs (fourmillements, engourdissement des membres). Les troubles psychiques sont nombreux et délicats à reconnaître : état confusionnel, désorientation, amnésie, activité psychomotrice intense, qui simulent un état d'ivresse. Des hallucinations peuvent s'y ajouter, de même que des crises d'agressivité, de mélancolie ou de somnambulisme.
La manifestation la plus grave est le *coma hypoglycémique*. Il s'accompagne de sueurs, de convulsions et d'un signe de Babinski* bilatéral. Un traitement rapide doit être entrepris. D'autres *troubles* peuvent se voir, en particulier des atrophies musculaires, des phénomènes d'horripilation.
**Causes.** On distingue les hypoglycémies provoquées (extérieures) et les hypoglycémies spontanées.
***Hypoglycémies provoquées.*** Avant tout, c'est celle du diabétique recevant des doses excessives d'insuline (v. DIABÈTE). L'hypoglycémie est fréquente chez les alcooliques, dans certaines hépatites graves.
***Hypoglycémies spontanées.*** La plupart ont pour origine une lésion du système glandulaire, qu'elle soit pancréatique (tumeur des îlots de Langherans), endocrinienne (par atteinte des glandes hyperglycémiantes [surrénales, thyroïde]) ou due à une lésion hépatique (blocage de la synthèse du glycogène*). D'autres sont dites « secondaires » : après une gastrectomie*, lors du kwashiorkor*, pendant la grossesse.
Souvent les hypoglycémies restent sans cause connue.
**Traitement.** L'hypoglycémie nécessite toujours un traitement d'urgence, administré très rapidement pour prévenir l'aggravation de lésions. C'est l'absorption de quelques morceaux de sucre dans les cas bénins, ou l'injection intraveineuse de glucagon* et la perfusion d'une solution glucosée dans les cas plus graves.
Après l'accès d'hypoglycémie, on en recherchera la cause, qui sera traitée. Si aucune cause n'est trouvée, un regime restrictif en glucides est institué, et l'alimentation est répartie en plusieurs petits

repas par jour, pour maintenir une glycémie plus ou moins constante et éviter les hypoglycémies profondes qui suivent les repas importants, au cours desquels la consommation d'insuline est excessive.

**hypophyse** n. f. Glande endocrine située à la base du crâne, dans la selle* turcique.

L'hypophyse a le volume d'une noisette et pèse moins de 1 g; on y trouve des tissus d'origine embryologique, de structure histologique et de fonctions différentes qui lui confèrent un rôle physiologique d'importance primordiale.

On peut individualiser :

— le lobe antérieur, ou *antéhypophyse*, dérivé de l'endoderme;

— le lobe intermédiaire, de même origine;

— le lobe postérieur, ou *posthypophyse*, dérivant de l'ectoderme.

L'hypophyse est sous la dépendance étroite de l'hypothalamus (v. CERVEAU) par sa vascularisation (système porte) et par ses connexions nerveuses. L'hypothalamus est le centre nerveux de commande de l'hypophyse.

**Physiologie de l'hypophyse.** ***L'antéhypophyse.*** Elle est constituée principalement de cellules glandulaires chromophiles qui sécrètent des hormones : les *stimulines hypophysaires* et l'*hormone de croissance (S. T. H.)*. Cette sécrétion est placée sous la dépendance de l'hypothalamus.

1. Les *stimulines hypophysaires* sont sécrétées sous le contrôle de facteurs hypothalamiques (*releasing factors* ou hormones de libération). A leur tour, elles stimulent les autres glandes endocrines (surrénales, thyroïde, ovaires, testicules...).

— La *thyréostimuline (T. S. H.)* excite la sécrétion thyroïdienne sous l'action de son hormone de libération hypothalamique (T. R. H.).

— La *corticostimuline (A. C. T. H.**) commande les sécrétions surrénaliennes (cortisol* et androgènes). Elle dépend elle-même de l'hormone hypothalamique (α-C. R. F.).

— Les *gonadostimulines**, qui apparaissent lors de la puberté, sont au nombre de deux : l'hormone folliculostimulante (F. S. H.) et la lutéinostimuline (L. H.), toutes deux sous la dépendance d'un seul contrôle hypothalamique (L. H. R. F.-F. S. H. R. F.). La F. S. H. agit sur le développement ovarien* (follicule* de De Graaf) et sur la spermatogenèse chez l'homme. La L. H. est sécrétée au moment de l'ovulation*, et, chez l'homme, stimule la sécrétion testiculaire interne (testostérone).

— La *prolactine* stimule la lactation et contrôle la production de progestérone*.

Le fonctionnement de l'hypophyse, sous le contrôle inhibiteur ou stimulant de l'hypothalamus, est également soumis à la sécrétion des glandes qu'elle stimule. La régulation se fait par *feed**-*back* (contrôle en retour).

2. L'*hormone somatotrope* ou *hormone de croissance (S. T. H.)*. Son action est multiple et s'exerce sur des récepteurs spécifiques par l'intermédiaire de substances chimiques, les *somatomédines*. Elle agit sur la croissance et les différents métabolismes (glucides, lipides, protides) en les stimulant.

La S. T. H. est hyperglycémiante*; elle favorise la synthèse protéique et la dégradation des lipides. Elle agit, au niveau rénal, sur la fuite calcique et la rétention phosphorée.

***Le lobe intermédiaire.*** Il sécrète la mélanostimuline (M. S. H.) sous le contrôle inhibiteur de l'hypothalamus (M. I. F.). La M. S. H. induit la pigmentation de la peau en augmentant la synthèse de mélanine*.

***La posthypophyse.*** Sa sécrétion est sous la dépendance directe des noyaux supraoptiques hypothalamiques. Elle sécrète deux hormones : l'ocytocine* (responsable des contractions utérines) et l'hormone antidiurétique, ayant une double action : vasopressive et antidiurétique* (A. D. H.).

**Troubles du fonctionnement de l'hypophyse.** Schématiquement, il existe des anomalies par excès ou par défaut de la sécrétion hypophysaire.

***L'antéhypophyse.*** 1. Les *syndromes d'hypofonctionnement* peuvent toucher soit toutes les hormones, réalisant un *panhypopituitarisme**, soit une seule sécrétion.

L'origine de cet hypofonctionnement est difficile à établir. Il peut s'agir d'un syndrome de Sheehan (hémorragie et nécrose hypophysaire après accouchement), ou d'une hémochromatose*, ou d'une lésion hypothalamique (tumeur, opération chirurgicale, traumatisme). Les états de grande carence sont à l'origine d'un tarissement hypophysaire (hypopituitarisme secondaire).

2. L'*hyperfonctionnement*, au contraire, est plus souvent dissocié, avec toutefois des interactions hormonales.

L'hypersécrétion de la S. T. H. réalise chez l'adulte une *acromégalie**, et chez l'enfant un gigantisme. Elle est due à la prolifération des cellules sécrétrices de S. T. H. (adénome acidophile).

L'hypersécrétion de corticostimuline (A. C. T. H.), due à un adénome basophile, est responsable de la maladie de

Cushing*. L'hypersécrétion de thyréostimuline, due à un dérèglement hypothalamique, se traduit par la maladie de Basedow*.
L'hypergonadisme, plus rare, toujours d'origine tumorale, réalise chez l'enfant une puberté précoce.
**La posthypophyse.** La *diminution* de sécrétion posthypophysaire réalise le diabète* insipide.
L'*hyperfonctionnement* posthypophysaire n'est pas encore formellement établi.
**Tumeurs de l'hypophyse.** Les tumeurs hypophysaires, le plus souvent bénignes, sont localisées dans le lobe antérieur (ou dans des vestiges embryologiques : craniopharyngiome*). Selon les cellules en cause, on différencie divers adénomes*.
Ces tumeurs sont responsables d'un dysfonctionnement hormonal (soit augmentation de la sécrétion d'une ou de plusieurs hormones, soit compression et insuffisance hormonale) et des signes neurologiques (altération de la vue, céphalées). Les troubles nerveux nécessitent une intervention (libération du chiasma* optique, lequel, voisin de l'hypophyse, est comprimé par la tumeur), le traitement habituel est la radiothérapie.
**hypophysectomie** n. f. Ablation chirurgicale de l'hypophyse.
**hypopion** n. m. Collection purulente située dans la chambre antérieure de l'œil.
**hypopituitarisme** n. m. Diminution des sécrétions de l'hypophyse.
**hypoplasie** n. f. Insuffisance de développement d'un tissu ou d'un organe.
**hypospadias** n. m. Malformation de l'appareil urinaire masculin dans laquelle le méat* urétral s'ouvre à la face inférieure de la verge, et non à son extrémité.
**hyposulfite** n. m. Sel de l'acide hyposulfureux. (Syn. : THIOSULFATE.) L'*hyposulfite de soude* est employé comme désensibilisant dans les allergies.
**hypotenseur** adj. et n. m. Se dit des médicaments visant à réduire l'hypertension* artérielle.
**hypotension** n. f. Abaissement au-dessous de la normale de la pression* régnant dans les vaisseaux (artères) et dans certaines cavités (boîte crânienne).
**Hypotension artérielle.** Elle est définie par une pression systolique (maxima) inférieure à 10 cm de mercure. On l'observe chez les sujets fatigués et surmenés ; chez les cachectiques ; dans certaines maladies (insuffisance surrénale chronique et maladie d'Addison*) ; enfin, c'est le signe principal du collapsus* cardio-vasculaire, que sa cause soit un saignement abondant, une déshydratation, une infection ou un traumatisme.
L'*hypotension orthostatique* est un syndrome clinique caractérisé par une impression de vertige presque immédiatement suivi de syncope, avec hypotension importante, survenant à la station debout et plus souvent au passage rapide de la position couchée à la position debout. L'affection peut être isolée ou accompagner une maladie neurologique. Elle peut être due à des médicaments.
Le *traitement* de l'hypotension est avant tout celui de sa cause. L'hypotension orthostatique autonome peut être améliorée par certains moyens mécaniques : levers progressifs, bandes molletières diminuant le volume vasculaire périphérique, par les analeptiques cardio-vasculaires (néosynéphrine, nicorine) et par la dihydroergotamine (qui facilite le retour du sang veineux).
**Hypotension intracrânienne.** On l'observe au cours des déshydratations, en particulier chez l'enfant. Le cerveau, diminué de volume, s'écarte des parois osseuses. Le risque majeur est la constitution d'un hématome extra-dural, nécessitant une évacuation urgente.
**hypothalamus** n. m. Centre nerveux du diencéphale composé d'un assemblage de substance grise qui tapisse les parois du 3^e^ ventricule (v. CERVEAU). Pourvu de voies nerveuses qui y aboutissent et en repartent, il constitue le centre supérieur de tout le système neurovégétatif et du système endocrinien, sur lequel il agit par l'intermédiaire de neuro-hormones, qui déclenchent la sécrétion des diverses hormones hypophysaires.
**hypothénar** adj. Se dit de l'éminence située à la partie interne de la paume de la main*.
**hypothermie** n. f. Abaissement de la température centrale au-dessous de la normale (37 °C).
**Hypothermie pathologique.** Elle s'observe au cours des expositions prolongées au froid, lorsque l'organisme ne peut plus assurer une température constante : séjour en eau froide (naufragés), froid très vif sans protections, et d'autant plus que le froid diminue les réactions musculaires formant de la chaleur. Cette hypothermie cède au réchauffement. On l'observe également au cours de certaines intoxications, en particulier alcooliques et barbituriques.
Enfin, certaines maladies infectieuses s'accompagnent d'hypothermie parfois profonde : outre le choléra*, ce sont surtout les septicémies* à bactéries Gram

négatif avec état de choc* qui en sont responsables.

**Hypothermie thérapeutique.** L'hypothermie provoquée permet, en diminuant la consommation d'oxygène des tissus, d'interrompre la circulation d'un territoire à des fins chirurgicales, ou d'en assurer une oxygénation plus faible, donc plus facile à maintenir.

L'*hypothermie générale* est obtenue soit par refroidissement externe (vessies de glace, bain froid, couverture froide), après administration de neuroleptiques et sous anesthésie générale juste avant l'intervention ; soit par refroidissement du sang lorsque est mise en place une circulation extracorporelle. On cherche à obtenir une température centrale de 28 à 30 °C, qui diminue considérablement les besoins en oxygène du cerveau et facilite l'arrêt du cœur, nécessaire au cours des opérations à cœur ouvert.

L'*hypothermie locale* est obtenue par de la glace le plus souvent, et on l'utilise au niveau des membres ou sur certains viscères après pose d'un clamp* sur leur pédicule vasculaire, en particulier lors des prélèvements pour greffe (rein surtout).

**hypothrepsie** n. f. Dénutrition chez le nourrisson, dont la forme extrême, l'*athrepsie* (littéralement : « arrêt total des fonctions de nutrition »), aboutit à la mort.

L'hypothrepsie et l'athrepsie peuvent être dues soit à une insuffisance d'apports alimentaires, soit à une assimilation défectueuse ou à tout autre facteur acquis (infection), provoqué (erreur de régime) ou constitutionnel (intolérances digestives, malabsorption*).

**hypothyroïdie** n. f. Insuffisance de sécrétion thyroïdienne.

La forme la plus fréquente en est le myxœdème*, mais elle peut être aussi observée après l'ablation de la glande thyroïde.

**hypotonie** n. f. 1. État des solutions salines dont la concentration est inférieure à celle du plasma sanguin.

2. Diminution du tonus* musculaire.

**hypotrophie** n. f. Diminution des échanges nutritifs, entraînant une diminution de volume au niveau d'un tissu, d'un organe, d'une partie du corps ou du corps tout entier.

(Le degré extrême de l'hypotrophie est l'*atrophie**.)

**hypovolémie** n. f. V. VOLÉMIE.

**hystérectomie** n. f. Ablation de l'utérus. Elle peut être totale ou laisser le col de l'utérus en place (hystérectomie subtotale). Elle peut être isolée ou associée avec l'ablation d'organes voisins (ovaires et trompes).

**hystérie** n. f. Névrose caractérisée par une disposition particulière à exprimer par des manifestations corporelles des conflits affectifs inconscients.

La *personnalité hystérique* est caractérisée par la suggestibilité, l'immaturité avec égocentrisme, l'hyperexpressivité avec théâtralisme, le besoin de séduire son entourage, les tendances mythomaniaques. C'est sur ce terrain que se développent les *symptômes dits « de conversion »*. Parmi les premiers décrits, les grandes crises d'agitation avec convulsions sont de plus en plus rares. Il s'agit plus fréquemment de « crises de nerfs », avec pleurs, gémissements, syncopes, etc. À côté de ces crises existent des paralysies, des contractures, une cécité, une surdité et autres manifestations à type de douleurs viscérales, cardiaques ou autres. Aussi impressionnants que soient ces troubles, ils n'ont jamais aucune base organique. L'hystérique n'est pas un simulateur, car il croit à l'authenticité de ses troubles. Ceux-ci sont un moyen pour lui d'exprimer des affects interdits, refoulés dans l'inconscient.

L'évolution est variable. Parfois l'hystérie se stabilise, mais, en fait, elle est souvent tenace, étant donné les bénéfices secondaires qu'apporte la sollicitude de l'entourage.

**Traitement.** Les manifestations de conversion peuvent nécessiter un isolement complet dans un service spécialisé. Il faut prendre à l'égard de ces malades une attitude compréhensive mais ferme et sobre. Une psychothérapie peut être proposée.

**hystérographie** n. f. Technique radiologique consistant à injecter dans la cavité utérine et dans les trompes un liquide opaque aux rayons X, de façon à en visualiser la morphologie.

C'est un examen peu douloureux, qui détermine seulement une discrète sensation de congestion. La patiente peut ensuite repartir par ses propres moyens.

**hystéromètre** n. m. Sonde graduée qui sert à mesurer la profondeur de l'utérus.

**hystéropexie** n. f. Intervention de chirurgie gynécologique consistant à replacer l'utérus en bonne position et à le fixer.

Elle est réalisée en cas de rétroversion utérine, ou comme temps complémentaire de la cure de certains prolapsus* génitaux.

**hystérosalpingographie** n. f. Syn. D'HYSTÉROGRAPHIE*.

# I

**ichtyol** n. m. Liquide goudronneux issu de la distillation de certains bitumes. Il est utilisé en dermatologie dans différentes préparations, comme antiseptique et régénérateur de l'épiderme.

**ichtyose** n. f. (du gr. *ikhthus*, poisson). Altération généralisée de l'épiderme, qui est épaissi, rendant la peau sèche, rugueuse, recouverte d'écailles qui desquament, rappelant celles des poissons. — L'ichtyose épargne en général les plis de flexion.

**Ichtyose de l'enfant.** Il en existe trois types :
— l'*ichtyose banale*, qui apparaît vers 2 ou 3 mois et où la peau, sèche, desquame de façon diffuse. Sans gravité, elle n'est que la traduction précoce d'une ichtyose de l'adulte ;
— l'*ichtyose congénitale vraie*, ou *érytrodermie squameuse ichtyosiforme*, qui existe dès la naissance ; elle marque la peau de larges plaques rouges qui desquament ; elle ne respecte aucune partie du corps ;
— l'*ichtyose fœtale*, ou *kératome malin diffus*, qui est une affection néonatale exceptionnelle, toujours mortelle.

**Ichtyose de l'adulte.** Elle peut faire suite à une ichtyose infantile banale ou être acquise, liée à l'âge notamment (ichtyose sénile). Le traitement est général (vitamine A) et local.

**ictère** n. m. Coloration jaune de la peau et des muqueuses, due à leur imprégnation par la bilirubine*. (Syn. : JAUNISSE.) L'ictère devient appréciable quand le taux de bilirubine sanguine est supérieur à 20 mg par litre.
Selon que la bilirubine est conjuguée (transformée par le foie) ou non, on distingue les ictères à bilirubine libre et les ictères à bilirubine conjuguée.

**Ictères de l'adulte et de l'enfant.** ***Ictères à bilirubine libre.*** Il s'agit le plus souvent d'un excès de destruction des globules rouges. Les urines sont claires, car la bilirubine ne passe pas par le rein mais par l'intestin, d'où la coloration foncée que prennent les selles. (V. ANÉMIE et HÉMOLYSE.)
Parfois, il s'agit d'un défaut fonctionnel du foie, qui n'assure pas la glycuroconjugaison de la bilirubine. Source d'accidents néonataux, ce défaut chez l'adulte prend le nom de « cholémie de Gilbert ».
***Ictères à bilirubine conjuguée.*** (V. CHOLÉSTASE.) Ce sont des ictères par rétention. La bilirubine, normalement glycuroconjuguée dans le foie, est retenue par l'organisme. Il peut s'agir soit d'une *obstruction* de la voie biliaire principale par un calcul, cholédocien le plus souvent, soit d'une *hépatite** virale ou toxique, car alors les cellules hépatiques sont défectueuses. Dans les deux cas, les selles sont décolorées tandis que les urines sont foncées. Cependant, en cas d'obstruction, le foie est augmenté de volume, les tests biologiques sont perturbés, sauf les réactions qui jugent de l'inflammation. Au cours de l'hépatite, le foie n'augmente pas de volume, et le syndrome inflammatoire est présent cliniquement et biologiquement. (V. HÉPATITE.) De plus, des signes spécifiques à la cause de l'ictère aident au diagnostic, qui devient parfois difficile après quelques jours d'évolution. Signalons l'existence d'ictères mixtes, au cours des cirrhoses* et de certaines hépatites virales. Le traitement des ictères dépend de leur cause.

**Ictères du nouveau-né.** ***Ictère à bilirubine libre.*** Il s'observe chez un tiers des nouveau-nés à terme et il est la conséquence d'une imperfection, jusqu'au 10ᵉ-15ᵉ jour, des activités enzymatiques du foie. Cette insuffisance enzymatique est particulièrement nette chez le prématuré. L'ictère néonatal s'observe aussi dans les cas d'incompatibilité* fœto-maternelle de groupe sanguin (Rhésus, A, B, O), et dans le syndrome de Crigler et Najjar. Ces ictères nécessitent des exsanguinotransfusions*.
***Ictères à bilirubine conjuguée.*** On distingue les ictères dus à une malformation des voies biliaires (qu'il faut opérer chirurgicalement), les ictères par hépatites (toxoplasmose*, listériose*, syphilis*) ou dus à l'hypothyroïdie*, à la galactosémie*.

**ictus** n. m. Accident neurologique brutal, le plus souvent d'origine vasculaire. (Syn. fam. : ATTAQUE.)

**idée** n. f. **Idée fixe**, élément idéique lié à des préoccupations intellectuelles ou affectives, et qui tend à parasiter plus ou moins globalement l'activité mentale du sujet.

**identification** n. f. 1. Recherche de l'identité d'un individu, ayant recours au signalement descriptif et à des critères plus fins (étude des empreintes digitales, du squelette, des dents et des ongles).

2. En *psychologie*, l'identification est le processus par lequel une personne se transforme en prenant modèle sur une autre personne.

**idiopathique** adj. Se dit d'une maladie, en apparence primitive, à laquelle on ne trouve aucune cause.

**idiosyncrasie** n. f. Disposition spéciale à chaque individu, d'où résulte sa manière de réagir aux substances ou aux médicaments qu'il reçoit.

On invoque l'idiosyncrasie quand des réactions anormales apparaissent chez un individu, à la suite, par exemple, de l'ingestion d'une substance considérée comme non toxique.

On se demande dans ce cas si ces individus ne se sensibilisent pas dès leur enfance à certains antigènes*, ce qui rapprocherait l'idiosyncrasie de l'allergie*.

**idiotie** n. f. Degré le plus prononcé de l'arriération* intellectuelle.

**iléite** n. f. Inflammation de l'iléon*.

**iléon** n. m. Partie terminale de l'intestin grêle, qui s'abouche dans le cæcum.

**iléus** n. m. Occlusion* intestinale.

**iliaque** adj. Relatif au flanc.

**Os iliaque,** os pair, de forme tourmentée, qui constitue le squelette de la hanche et forme avec son homologue et le sacrum la ceinture pelvienne ou bassin.

**Fosses iliaques,** régions voisines de l'os iliaque; la *fosse iliaque interne* est la partie basse et latérale de l'abdomen; la *fosse iliaque externe* donne insertion aux muscles fessiers.

**imagination** n. f. 1. Faculté de se représenter des objets absents par la pensée.

2. Faculté de créer et d'inventer.

**Troubles de l'imagination.** Ils comprennent le *mensonge*, la *mythomanie*, les *délires imaginatifs* et l'*hystérie*. Chez l'enfant, le mensonge et les tendances mythomaniaques sont banals et tiennent à l'exubérance de son imagination.

Chez l'adulte, il est des mensonges non pathologiques et d'autres qui le deviennent par leur fréquence et leur préméditation.

La *mythomanie* est une disposition à inventer des histoires, à bâtir des romans, à simuler des maladies diverses. Les thèmes mythomaniaques revêtent trois types : l'*autoaccusation calomnieuse*, la *hâblerie fantastique*, où le sujet se vante de ses exploits, la *simulation* de maladies ou d'attentats.

Les *délires imaginatifs* sont des psychoses délirantes caractérisées par la croyance en un ensemble d'idées de richesse, de puissance, de filiation illustre, de titres exceptionnels, etc.

**I.M.A.O.,** sigle des *Inhibiteurs de la Mono Amine Oxydase*, médicaments thymoanaleptiques (antidépresseurs) qui freinent la destruction de l'adrénaline* et de la noradrénaline.

**imbécillité** n. f. Grave état d'arriération* mentale.

Le développement intellectuel de l'imbécile peut varier entre 2 et 7 ans d'âge mental.

**I.M.C.,** sigle de INFIRME* MOTEUR CÉRÉBRAL.

**imipramine** n. f. Médicament antidépresseur* tricyclique (thymoanaleptique). L'imipramine est indiquée dans les dépressions (mélancoliques, psychoses maniacodépressives) et dans certaines névroses.

**immobilisation** n. f. 1. Traitement qui empêche tout mouvement de tout ou partie du corps. L'immobilisation par écharpe, attelles*, plâtre*, ostéosynthèse* est le temps essentiel de la consolidation des fractures* et des entorses*.

2. **Immobilisation de tréponème.** V. NELSON *(test de)*.

**immunisant, e** adj. Qui confère l'immunité.

**immunisation** n. f. Acte de conférer l'immunité. L'immunisation *active* est réalisée par la maladie elle-même ou par la *vaccination**. L'immunisation *passive* est réalisée par la *sérothérapie**.

**immunité** n. f. État de résistance d'un organisme vis-à-vis d'une maladie infectieuse ou parasitaire.

L'*immunité naturelle* peut être héréditaire et spécifique de l'espèce. Ainsi l'homme est réfractaire à certaines maladies animales (maladie de Carré du chien, par exemple).

L'*immunité* peut être *acquise* et spécifique par sérothérapie*, par vaccination*, ou après un premier contact avec la maladie.

**immunodéficience** n. f. Diminution de l'état d'immunité de l'organisme. Elle peut être congénitale (agammaglobulinémie), consécutive à un traitement (immunodépresseurs, radiations) ou provoquée par une infection (S. I. D. A.).

**immunodépresseur** adj. et n. m. Qui diminue ou supprime les réactions immunologiques de l'organisme. (V. IMMUNOLOGIE.)

**immunoélectrophorèse** n. f. Procédé de séparation el d'étude qualitative des immunoglobulines.

**immunofluorescence** n. f. Fixation d'une substance fluorescente sur un anticorps spécifique, permettant de le repérer dans un complexe antigène-anticorps.

**immunoglobuline** n. f. Globuline* plasmatique douée de propriétés immunitaires : c'est le support matériel des anticorps.

**immunologie** n. f. Étude de l'immunité* et des réactions qui en résultent.

L'immunologie, initialement limitée à l'étude de l'immunité anti-infectieuse, s'applique actuellement à l'étude de mécanismes divers, allant de ceux qui entrent en jeu lors de la pénétration d'une substance étrangère ou d'un tissu étranger (greffes) à ceux qui contrôlent, dans l'organisme, le développement du cancer*.

**Nature de la réponse immunitaire.** La réaction immunitaire de l'organisme comporte la reconnaissance, puis le rejet d'un matériau étranger.

***Nature des antigènes.*** Pour devenir antigénique (ou être capable d'immuniser), une substance étrangère doit avoir un poids moléculaire relativement élevé. Certaines substances non protéiques de faible poids moléculaire peuvent cependant devenir antigéniques après couplage avec une protéine, à laquelle elles confèrent une nouvelle spécificité ; ces substances sont appelées *haptènes**. Les antigènes sont surtout des protéines et des polysaccharides ; les haptènes sont surtout de nature lipidique.

***Différents types de réponse immunitaire à l'introduction d'un antigène.*** Un antigène peut entraîner, selon sa nature et sa voie d'introduction, deux types d'immunité parfois conjugués :

L'*immunité humorale* est caractérisée par la synthèse d'*anticorps* et leur libération dans la circulation. Elle peut être transférée passivement chez un sujet non immunisé par l'injection de sérum immunisé.

L'*immunité cellulaire* repose sur l'action des *lymphocytes**. Elle peut être transférée passivement à un sujet par l'injection de lymphocytes provenant d'un donneur immunisé, mais jamais par l'injection de son sérum : elle ne fait donc pas intervenir d'anticorps circulants.

**Origines de la réponse immunitaire.** Elles sont encore mal connues.

***Réponse immunitaire humorale.*** Les anticorps sont fabriqués par les *plasmocytes*. L'antigène est au préalable capté par les macrophages*, qui transmettent le message antigénique spécifique aux lymphocytes qui se différencient en plasmocytes. Les petits lymphocytes sont capables de *mémoire immunologique* (v. plus loin).

***Réponse immunitaire cellulaire.*** Elle dépend de *lymphocytes sensibilisés* (ou immunologiquement compétents). L'antigène situé à la périphérie informe les lymphocytes, puis ceux-ci, qui ont subi un passage dans le thymus* (lymphocytes T), se différencient ensuite en lymphocytes sensibilisés.

**La réponse immunitaire humorale.** Elle est responsable des réactions produites par des facteurs humoraux spécifiques, ou *anticorps*, en réponse à un antigène.

***Les anticorps ou immunoglobulines.*** Ces protéines sériques, possédant une fonction immunologique, migrent à l'électrophorèse* comme des gammaglobulines.

Chez l'homme, on connaît cinq classes d'immunoglobulines, appelées IgG, IgA, IgM, IgD et IgE. La structure des immunoglobulines doit pouvoir rendre compte de l'extraordinaire *spécificité de la réaction antigène-anticorps*. La fragmentation des molécules d'immunoglobuline a permis d'en préciser la structure avec les méthodes immunochimiques. La structure de l'IgG sera prise pour type ; elle est formée de quatre chaînes protéiques, dont *deux chaînes lourdes* identiques et *deux chaînes légères* identiques, liées entre elles par des ponts disulfures. Les chaînes lourdes sont spécifiques de chaque classe d'immunoglobuline. L'immunoglobuline IgM est formée de 5 unités élémentaires formées de 2 chaînes lourdes et de 2 chaînes légères.

***Techniques d'étude de la réaction antigène-anticorps «in vitro».*** Les réactions mettant en présence *in vitro* antigène et anticorps spécifique sont de deux types : précipitation et agglutination.

RÉACTION DE PRÉCIPITATION. La plus simple consiste à mettre dans un tube une solution de l'antigène en présence de l'anticorps correspondant. La réaction de précipitation peut se faire en milieu gélosé : l'antigène et l'anticorps, placés en deux endroits distincts du gel, diffusent l'un vers l'autre.

La réaction de précipitation permet un dosage quantitatif des anticorps précipitants grâce au dosage de l'azote contenu dans le précipité et dans l'antigène (dont la quantité est connue).

En clinique humaine, cette réaction est utilisée pour rechercher l'existence dans le sérum d'*antigène* Australia* (présent dans le sang de certains malades atteints d'hépatites infectieuses) et d'*alpha I-fœtoprotéine* (présente lors de certains cancers primitifs du foie), en mettant en présence l'antisérum (anticorps) correspondant.

L'immunoélectrophorèse est une autre application de la réaction de précipitation. Elle est employée dans le diagnostic du myélome*, de la maladie de Waldenström*. L'immunoélectrophorèse, très sensible, ne permet pas de dosage quantitatif.

Certaines méthodes permettent le dosage spécifique des diverses immunoglobulines.

RÉACTION D'AGGLUTINATION. La réaction antigène-anticorps peut se traduire, *in vitro*, par une *agglutination :* les globules rouges d'un sujet de groupe* sanguin A, mis en présence d'anticorps anti-A (présents chez les sujets de groupe B), vont s'agglutiner entre eux (c'est le principe de la détermination des groupes sanguins).

RÉACTION DE FIXATION DU COMPLÉMENT. Les complexes antigène-anticorps fixent parfois le complément*. La réaction de fixation du complément est utilisée dans le diagnostic sérologique de la syphilis (réaction de Bordet-Wassermann) et pour les tests d'histocompatibilité en vue de la greffe* d'organes.

***Les réactions tissulaires produites par les anticorps humoraux.*** La sensibilisation passive par les anticorps humoraux est obtenue par transfert du sérum d'un individu immunisé à un individu non immunisé (utilisée dans la sérothérapie contre les maladies infectieuses). Cet état de sensibilisation dure aussi longtemps que l'anticorps transféré (IgG en général) est présent dans la circulation.

Comme les *réagines*, ou *IgE*, adhèrent fortement aux tissus, on les appelle souvent « antigènes de sensibilisation tissulaire ». Elles sont responsables des différentes manifestations de l'anaphylaxie*.

ANTICORPS BLOQUANTS. On peut désensibiliser des individus allergiques par des séries d'injections sous-cutanées d'antigènes faites en augmentant graduellement les doses injectées. Ainsi, on permet au patient de fabriquer des IgG contre l'antigène. Les IgG, bien que produites en faible quantité, ont cependant une plus grande affinité pour l'antigène que les IgE : on les appelle, pour cette raison, des *anticorps bloquants*.

RÉACTION D'ARTHUS. C'est une réaction allergique qui ne se produit que lorsqu'un anticorps conventionnel (IgG, IgM ou IgA) est en très forte concentration dans la circulation et lorsqu'un antigène soluble est en forte concentration dans les tissus. Elle se développe en 4 à 8 heures. Les complexes antigène-anticorps se forment *dans la paroi des vaisseaux*. Il s'ensuit une altération des parois vasculaires. Certaines maladies (glomérulopathies rénales, collagénoses) s'en rapprochent.

LA MALADIE SÉRIQUE. Causée par une vaste gamme d'antigènes (pénicilline, sérum de cheval, etc.), elle résulte de la production d'anticorps circulants (IgG, IgM) et anaphylactiques (IgE) en proportion variable, responsable dc la diversité des manifestations observées. La maladie primaire du sérum survient lors du premier contact avec un antigène et s'observe de 7 à 12 jours plus tard. Les réactions accélérées (moins de 7 jours après) de la maladie sérique s'observent chez les sujets qui ont été déjà sensibilisés.

***Cinétique de la réponse immunologique humorale.*** Après un premier contact avec un antigène, un individu a une *réaction primaire* de formation d'anticorps : limitée, de faible intensité et de courte durée, elle se traduit par la production d'IgM et d'IgG et par une prolifération des plasmocytes dans les ganglions lymphatiques.

Lors d'un contact antigénique ultérieur, une *réponse secondaire* a lieu. Elle se traduit par la production d'IgG (essentiellement) et par une prolifération plasmocytaire beaucoup plus intense que lors de la réaction primaire.

**La réponse immunitaire cellulaire.**

***Les cellules responsables.*** Ce sont les *lymphocytes immunologiquement compétents* (ou *sensibilisés*) présents dans les ganglions lymphatiques et dans le sang périphérique dès le quatrième jour après stimulation antigénique. Les *macrophages* semblent collaborer avec les lymphocytes dans la production des réactions lors d'un rejet de greffe ou d'une sensibilisation de contact.

***Transfert de l'immunité cellulaire.*** Il ne peut se faire que par injection de lymphocytes d'un donneur sensibilisé à un receveur non sensibilisé, car l'immunité cellulaire ne fait pas intervenir d'anticorps circulants.

***L'hypersensibilité retardée.*** Ce terme est utilisé pour désigner un groupe de réactions allergiques, en particulier au niveau de la peau, qui se développent de 1 à 2 jours après le contact avec l'antigène spécifique chez l'individu sensibilisé. Cette période de réaction, relativement longue, contraste avec les réactions provoquées par les anticorps humoraux.

ALLERGIES MICROBIENNES. Parmi celles-ci, c'est la *réaction à la tuberculine* chez un individu vacciné par le B. C. G. ou ayant fait une primo-infection qui a été le mieux étudiée. On observe, avec un maximum en 2 jours, un érythème et une induration (cutiréaction positive), dus à l'infiltrat, au niveau de la lésion, de cellules mononucléaires*.

SENSIBILITÉ DE CONTACT AUX CORPS CHIMIQUES SIMPLES. Le mercure, le chrome, le nickel, le bichromate de potassium (industrie du ciment) peuvent induire des lésions cutanées de contact qui correspondent à une réponse immunologique de type cellulaire.

RÉACTION À LA SUITE D'UNE PIQÛRE DE MOUSTIQUE. L'induration rouge, survenant avec une latence d'une journée, est aussi une manifestation d'hypersensibilité retardée.

REJETS DE GREFFES D'ORGANE OU DE TISSUS. Le rejet d'une greffe est sous la dépendance d'un phénomène d'immunité cellulaire réalisé par les lymphocytes qui envahissent le greffon. Il existe également des anticorps circulants formés par l'organisme receveur. La tolérance de celui-ci peut être augmentée. (V. ci-dessous *Tolérance immunitaire.*)

**Processus immunologiques dans les maladies infectieuses.** L'immunité anti-infectieuse dépend de facteurs non spécifiques (barrière naturelle, lysosyme, phagocytose, etc. [V. INFECTION]) et de réactions immunologiques spécifiques, les deux systèmes agissant souvent de concert.

***Facteurs immunologiques spécifiques.***

FACTEURS HUMORAUX. *Les anticorps naturels.* Ils sont décelés dans le sérum en l'absence d'infection apparente ou de vaccination. Ce sont surtout des IgM. Produits dans l'organisme humain plusieurs mois après la naissance, ils seraient dus à des infections inapparentes ou à des immunisations par des micro-organismes proches sur le plan antigénique.

*Les anticorps spécifiques.* Selon leur action sur les micro-organismes *in vitro*, ils sont neutralisants, précipitants, agglutinants, etc. Leur présence ne préjuge pas de leur rôle protecteur *in vivo.*

FACTEURS IMMUNITAIRES CELLULAIRES. Responsables de l'hypersensibilité de type retardé, ils n'impliquent pas obligatoirement une résistance à l'agent infectieux.

***Différences principales entre immunité antivirale et antibactérienne.*** Alors que les anticorps humoraux semblent favoriser la phagocytose des bactéries, ils permettent la neutralisation des virus (qui sont intracellulaires). L'immunité antivirale semble toujours de beaucoup plus longue durée que l'immunité antibactérienne.

Parmi ses effets nocifs, citons l'encéphalite consécutive à une vaccination contre la variole, la rougeole ou les oreillons, qui résulte d'une réaction immunitaire de type cellulaire contre le virus, dans le cerveau.

**Tolérance immunitaire.** C'est la perte pour l'organisme de la capacité de réagir immunologiquement à des substances ou des cellules généralement antigéniques dans des conditions normales. Elle peut être naturelle ou acquise à la suite d'un traitement particulier.

***Tolérance immunitaire spécifique.*** La tolérance est spécifique si elle ne s'exerce que vis-à-vis d'un antigène ou de plusieurs antigènes électifs.

Le cas le plus simple est la *tolérance immunitaire de l'organisme à ses propres constituants.* On l'interprète parfois comme résultant du contact des cellules immunologiquement compétentes avec les antigènes tissulaires tout au long de la croissance embryonnaire.

Le *contact prénatal avec des antigènes étrangers* induit en général l'établissement d'une tolérance.

Le *phénomène de paralysie immunitaire* est une tolérance immunitaire obtenue chez l'adulte après injection de doses massives d'antigènes faibles. La tolérance aux antigènes d'histocompatibilité* (plus forts) paraît plus difficile à obtenir.

***Tolérance immunitaire non spécifique.*** Elle s'observe au cours de certaines *déficiences immunitaires* congénitales ou acquises (dans les affections touchant le système réticulo-endothélial) qui affectent l'immunité humorale et/ou cellulaire.

Elle peut être *induite par les traitements immunodépresseurs.*

Les immunodépresseurs sont utilisés pour favoriser le succès des transplantations d'organes chez l'homme. Ce sont l'irradiation (rayons X), les immunodépresseurs chimiques (cyclophosphamide, antimétabolites, corticoïdes), le sérum antilymphocyte (obtenu par immunisation d'un animal avec les lymphocytes humains). Ils ont pour inconvénients majeurs de provoquer parfois des aplasies* de la moelle osseuse et de diminuer les réactions immunitaires.

**Auto-immunité.** Un *auto-anticorps* est un anticorps qui réagit spécifiquement avec une substance provenant de l'organisme même où il a été élevé. Il traduit une exception à la règle de la tolérance d'un organisme pour sa propre constitution antigénique. Cela fait donc envisager la libération d'un antigène jusque-là inaccessible, une modification d'antigénicité, ou encore une modification du système immunologique (rupture de tolérance). Les auto-anticorps peuvent être circulants ou cellulaires.

Leur présence ne traduit pas obligatoirement leur responsabilité directe dans le syndrome pathologique en cours.

En pathologie humaine, l'auto-immunisation joue un rôle plus ou moins important dans les anémies hémolytiques auto-immunes, l'anémie de Biermer*, la thyroïdite* d'Hashimoto, les collagénoses*.

**immunotransfusion** n. f. Transfusion de sang issu d'un donneur immunisé contre le germe d'une maladie dont souffre le receveur.

**impaludation** n. f. Envahissement de l'organisme par l'hématozoaire du paludisme*.

**imperforation** n. f. Malformation congénitale caractérisée par l'occlusion complète d'un canal ou d'un orifice naturel.
Les imperforations *au niveau du tube digestif* posent des problèmes de dépistage urgent chez le nouveau-né. Il peut s'agir d'imperforation de l'anus ou d'atrésie de l'œsophage, qui demandent un traitement chirurgical rapide. Les imperforations *au niveau* du *tractus génital* consistent en imperforations de l'hymen ou de l'orifice cervical de l'utérus. Elles se révèlent au moment de la puberté, devant une absence d'écoulement menstruel associée à de violentes douleurs pelviennes. Leur traitement en est également chirurgical.

**impétigo** n. m. Infection superficielle suppurée et croûteuse de la peau.
C'est une affection très contagieuse, fréquente chez l'enfant. Le germe en cause est soit le staphylocoque, soit, le plus souvent, le streptocoque. Les lésions siègent surtout au visage et s'étendent après par grattage. Les premiers éléments sont des bulles. Celles-ci évoluent en pustules qui forment des croûtes. Une adénopathie* (ganglions) est fréquente. La cicatrisation suit la chute des croûtes, mais il est fréquent que de nouveaux éléments apparaissent.
Peuvent s'associer à l'impétigo, la perlèche* ou l'intertrigo*. Certaines dermatoses peuvent se manifester en prenant un aspect d'impétigo (impétigination).
L'impétigo signe toujours une hygiène défectueuse, et le premier traitement sera le savon. On utilise actuellement des solutions et des crèmes à base d'antiseptiques (éosine, mercurothiolate, hexamidine, etc.) ainsi que des antibiotiques qui permettent de guérir sans cicatrices cette maladie.

**implant** n. m. 1. Pastille ou pellet, chargés de médicament, que l'on place dans le tissu cellulaire sous-cutané où ils se résorbent lentement.
2. **Implant dentaire,** plaque ou grille introduite au contact de l'os maxillaire, pour soutenir une prothèse dentaire. (V. IMPLANTATION.)

**implantation** n. f. 1. **Implantation de médicaments.** C'est le mode d'administration de certains médicaments (hormones*, par exemple) consistant, après anesthésie locale, à pratiquer une incision cutanée pour y introduire le produit ou implant.
2. **Implantation dentaire.** Elle consiste à placer autour ou à l'intérieur des maxillaires un implant* qui soutient une prothèse. Ce procédé n'est justifié que lorsqu'il n'existe aucune possibilité de placer une prothèse conventionnelle, en cas de perte totale des dents.

**impotence** n. f. Impossibilité pour un blessé ou un malade de bouger et de se déplacer.

**imprégnation** n. f. **En pathologie,** pénétration d'un agent nocif pour l'organisme (imprégnation alcoolique, par exemple). **En histologie,** méthode de coloration des tissus par fixation de métaux ou de sels métalliques.

**impuissance** n. f. Impossibilité pour l'homme d'avoir un rapport sexuel complet.
L'impuissance relève rarement de causes organiques : il peut s'agir de *troubles hormonaux* consécutifs à une absence ou à un défaut de migration des testicules (ectopie), à une *anomalie des organes génitaux ;* il peut également s'agir d'une *lésion des centres ou voies nerveux* (sections de la moelle épinière, paraplégie, etc.) ; enfin, chez l'homme d'âge mûr, l'*athérosclérose* des artères honteuses (celles qui sont nécessaires à l'érection) peut être en cause. Les impuissances dues à une cause organique ne peuvent être améliorées que si cette cause est susceptible d'être supprimée ou atténuée. Mais la majorité des impuissances ont une cause psychique.
**Impuissances symptomatiques d'un trouble psychique.** Ces impuissances se caractérisent par leur variabilité et leur caractère incomplet, voire leur sélectivité à l'égard d'une personne particulière (impuissances conjugales, extraconjugales).
L'impuissance des états névropathiques trouve souvent son origine dans des perturbations psychoémotionnelles parfois fort complexes.
Celles-ci peuvent être mises en évidence et traitées par la psychothérapie d'inspiration psychanalytique. On retrouve dans l'analyse du sujet une culpabilisation inconsciente à l'encontre des pratiques sexuelles, une autodépréciation renforcée par les échecs successifs.
La dérivation de l'appétit sexuel peut se faire dans la direction, psychologiquement compensatrice, de conduites sexuelles perverses. (V. PERVERSION.)

**impulsion** n. f. Tendance incoercible à exécuter une action irréfléchie et soudaine.
Les actes d'agressivité contre soi-même ou l'entourage, les comportements inadaptés, les satisfactions instinctives peuvent

revêtir un caractère impulsif. Les actes impulsifs s'inscrivent dans des symptomatologies très différentes (impulsion du schizophrène, de l'épileptique, de l'obsessionnel, etc.).

**inactivation** n. f. Destruction de l'action pathogène d'une substanee ou d'un germe par des moyens physiques ou chimiques (chaleur, iode, etc.).

**inadaptation** n. f. Impossibilité pour un individu, et spécialement un enfant, de s'accorder avec le milieu dans lequel il vit.

**Inadaptation juvénile.** Les causes en sont diverses et peuvent s'associer. L'insuffisance de ses aptitudes (intellectuelles, motrices, sensorielles) ou les troubles de son caractère peuvent rendre l'enfant ou l'adolescent inapte à se conformer aux exigences de son milieu social.

Selon la situation où elle se manifeste, on parle d'inadaptation sociale, familiale ou scolaire.

La lutte contre l'inadaptation juvénile doit être non seulement curative, mais préventive. Elle nécessite des mesures spéciales (rééducation, action sociale, traitement psychothérapique, pharmacologique, etc.).

**inadapté, e** adj. et n. Atteint d'inadaptation*. — Par euphémisme, se dit des infirmes* moteurs cérébraux, des arriérés mentaux et de divers handicapés* psychosensorimoteurs, dont l'état nécessite un milieu spécial (instituts médico-pédagogiques).

**inanition** n. f. État dans lequel se trouve un individu privé de toute nourriture depuis longtemps.

**inaptitude** n. f. Impossibilité pour un sujet d'effectuer certains actes ou de supporter certaines conditions physiques, en raison de déficiences congénitales ou acquises.

**incapacité** n. f. Réduction de la capacité à mener une existence normale.

Elle peut résulter d'une altération des facultés mentales ou physiques, temporaire ou définitive. Des régimes de protection sont prévus par la loi pour les incapables, physiques comme mentaux.

**incarcération** n. f. 1. Étranglement d'une anse intestinale à travers un orifice herniaire.

2. Etat d'une personne prisonnière d'un véhicule accidenté.

**inceste** n. m. Union sexuelle entre les membres d'une même famille et faisant l'objet d'un interdit.

Cet interdit a un caractère universel, mais ses modalités varient d'un milieu socioculturel à l'autre. À l'origine de ce tabou, on a relevé des motivations eugéniques, économiques, morales et de droit coutumier. La psychanalyse freudienne a montré comment le tabou de l'inceste pouvait être une défense inconsciente élevée par les hommes contre les tendances incestueuses.

**incidence** n. f. 1. Nombre de nouveaux cas de maladie survenus, pour une population déterminée, pendant une période donnée.

2. Angle sous lequel est examiné un organe ou une partie du corps, visuellement ou avec les rayons X.

**incision** n. f. Section nette et franche, au bistouri ou aux ciseaux.

**incisive** n. f. Dent* aplatie et tranchante, située en avant de la mâchoire.

**inclusion** n. f. **En histologie,** méthode consistant à introduire des fragments de tissu dans un milieu homogène (paraffine), ce qui permet de les couper en tranches fines.

**En cytologie,** élément contenu dans une cellule (vacuoles, par exemple).

**incompatibilité** n. f. Impossibilité pour différents éléments d'exister simultanément ou d'être utilisés ensemble.

**En pathologie,** des croyances, aujourd'hui abandonnées, laissaient dire que certaines maladies ne pouvaient exister en même temps chez le même sujet. La découverte de l'interféron* laisse penser que la survenue d'une maladie virale s'oppose parfois à la manifestation d'une autre affection de même nature.

**En obstétrique,** l'incompatibilité fœto-maternelle survient entre le sang de la mère et celui de l'enfant. Cette incompatibilité existe pour les systèmes de groupes* A, B, O et Rhésus surtout.

***Mécanisme.*** Lorsqu'un sujet est dit « de groupe A », il possède des agglutinogènes A (ou antigènes*) et des agglutinines anti-B (ou anticorps*) dans son sang. Mais les anticorps anti-Rhésus n'existent pas habituellement et ne se développent qu'après contact du sang du sujet avec le facteur Rhésus d'un autre sang. D'autre part, il n'y a mélange des deux sangs, fœtal et maternel, que lors de l'accouchement. À ce moment, la mère peut recevoir des facteurs Rhésus que l'enfant a hérités de son père, et elle se mettra à fabriquer des anticorps anti-Rhésus qui lutteront, à la grossesse suivante, contre les facteurs Rhésus du fœtus ultérieur, provoquant la destruction de ses globules rouges qui contiennent les antigènes. Ainsi, si la mère n'a jamais reçu de sang qui n'était pas de son groupe, elle ne sera sensibilisée qu'à partir de la deuxième grossesse.

Une condition pour qu'existe l'incompatibilité fœto-maternelle est que le père de l'enfant possède un facteur Rhésus dont l'enfant hérite ainsi pour moitié, ce qui ne survient que dans 15 p. 100 des cas.

***Conséquences.*** Elles sont redoutables chez l'enfant où elles sont responsables de la «maladie hémolytique du nouveau-né». On regroupe sous ce terme :

— l'*ictère** néonatal, qui survient avant la 24$^{e}$ heure, associé à un gros foie, à une grosse rate. On peut craindre l'ictère nucléaire (avec atteinte des noyaux gris du cerveau) qui s'accompagne de lésions nerveuses graves ;

— l'*anémie*, qui, quand elle est isolée, est la forme la moins sévère ;

— l'*anasarque fœto-placentaire*, qui provoque la mort de l'enfant.

***Conduite à tenir.*** *Dépistage en début de grossesse.* Il porte sur la recherche systématique du groupe sanguin de toute femme enceinte et sur l'interrogatoire qui fera connaître les antécédents de fausses-couches ou de transfusions sanguines. Si elle est Rhésus négatif, on pratique dès le 7$^{e}$ mois des dosages sanguins d'anticorps anti-Rhésus.

*À la naissance.* Le test de Coombs indirect chez la mère, le test de Coombs direct et le taux de bilirubinémie* chez le nouveau-né décident de l'exsanguino-transfusion.

**En pharmacie,** il y a incompatibilité quand on ne peut mélanger plusieurs médicaments.

***Incompatibilités physico-chimiques.*** Elles résultent du mélange de plusieurs corps susceptibles de réagir brutalement (acides + bases, réducteurs + oxydants).

***Incompatibilités physiologiques.*** L'administration simultanée de deux médicaments est parfois dangereuse. Ainsi en est-il du mélange I. M. A. O. + vasoconstricteurs. Parfois, le mélange ne fait qu'annuler l'effet de chaque médicament.

**En thérapeutique,** on connaît les incompatibilités entre sangs de groupes différents, responsables d'accidents graves lors d'erreurs transfusionnelles, et l'incompatibilité immunologique entre donneur et receveur se manifestant lors des greffes.

**inconscient** n. m. Partie de la vie psychique faite de souvenirs, de désirs et de processus psychologiques qui, tout en échappant à la conscience, agissent sur la conduite.

La découverte de cette dimension psychologique est due aux travaux de S. Freud. Les désirs et les idées inconscientes parviennent à s'exprimer de façon déguisée et détournée dans la vie quotidienne à travers les «actes manqués», les lapsus, les oublis et, enfin, au cours du rêve ; de même, lors des «associations libres» et des symptômes névrotiques.

Le rêve est considéré comme l'expression symbolique des désirs inconscients du sujet. Le contenu manifeste du rêve sert de masque à un contenu latent, qui est le reflet de préoccupations intérieures.

La connaissance de l'inconscient — principale recherche de la cure psychanalytique — est facilitée par la méthode des «associations libres». Cette méthode consiste à énoncer toutes les pensées qui se présentent à l'esprit, sans réticence et sans volonté d'en censurer consciemment aucune, ni de guider le discours en aucune façon. (V. PSYCHANALYSE.)

**incontinence** n. f. Émission involontaire d'urines ou de selles.

Quand elle est nocturne et inconsciente, on parle d'*énurésie* pour la perte d'urines et d'*encoprésie* pour la perte de selles.

**Incontinence d'urines.** Elle peut être due à un trouble nerveux ou à un trouble urinaire. Les troubles nerveux sont le plus souvent les comas* et les paraplégies*. Les lésions des voies urinaires nécessitent souvent un traitement chirurgical.

L'incontinence par regorgement traduit une distension de la vessie par obstacle à la miction.

**Incontinence de selles.** Elle est due soit à une affection nerveuse, soit à une lésion locale comme l'insuffisance du sphincter anal.

**incubateur** n. m. Syn. de COUVEUSE*.

**incubation** n. f. Période de latence entre la contamination d'une maladie infectieuse et son début clinique. De durée variable, elle correspond à la multiplication du germe ou à l'élaboration de sa toxine. (V. tableau.)

Pendant l'incubation, aucun signe clinique n'apparaît, et même les signes biologiques sont le plus souvent négatifs. Le sujet n'est pas encore contagieux.

**DURÉE MOYENNE D'INCUBATION DE DIVERSES MALADIES**

| | | |
|---|---|---|
| blennorragie | 3 à 6 | jours |
| botulisme | 5 h à 5 | — |
| chancre mou | 1 à 2 | — |
| chancre syphilitique | 15 à 45 | — |
| charbon | 1 à 4 | — |
| choléra | 2 à 8 | — |
| coqueluche | env. 8 | — |
| diphtérie | 2 à 7 | — |
| dysenterie bacillaire | 4 à 6 | — |
| érysipèle | 3 à 7 | — |
| fièvre jaune | 2 à 5 | — |
| fièvre récurrente | 5 à 7 | |

| | | |
|---|---|---|
| | | — |
| grippe | 1 à 3 | — |
| lèpre | 3 mois à 20 | ans |
| méningite à méningocoques | 4 à 5 | jours |
| morve | 3 à 5 | — |
| oreillons | 8 à 21 | — |
| paludisme | 5 à 8 | — |
| peste | 1 à 8 | — |
| rage | qq. j. à 3 | mois |
| rougeole | 10 à 14 | jours |
| rubéole | 8 à 15 | — |
| scarlatine | 3 à 8 | — |
| spirochétose ictéro-hémorragique | 5 à 8 | — |
| tétanos | 3 à 12 | — |
| typhoïde | 9 à 21 | — |
| typhus exanthématique | 12 à 20 | — |
| varicelle | 14 | — |
| variole | 8 à 14 | — |

**indemnité** n. f. **indemnité journalière,** indemnité versée par les assurances maladie*, maternité* et accidents* du travail à un assuré social salarié auquel le médecin traitant a prescrit une abstention provisoire de son activité professionnelle.

**indication** n. f. Ensemble de motifs, issus des données diverses sur la maladie et le malade, qui décident des moyens thérapeutiques et de leur moment opportun. — Ces moyens eux-mêmes.

**indice** n. m. Expression numérique d'une grandeur, d'un rapport ou d'un phénomène susceptibles d'être mesurés.

**Indices de robusticité.** Ils permettent d'évaluer l'aptitude physique des individus.

***Indice de Pignet.*** Il faut soustraire la somme du poids, évalué en kilogrammes, et du tour de poitrine, exprimé en centimètres, de la taille comptée en centimètres.

Résultats :

- − 10 surcharge graisseuse
- \+ 21 à 30 constitution moyenne
- \+ de 35 constitution mauvaise.

***Indice de Ruffier.*** Il résulte de la différence entre R (désignant la différence entre le périmètre thoracique et le périmètre abdominal) et E (indiquant l'écart entre la taille au-dessus du mètre et le poids).

Résultats : − de 10 médiocre
15 à 20 très bon.

**indices paludométriques.** Ils sont établis par l'examen des individus vivant dans une région donnée, afin de déterminer le pourcentage de sujets atteints de paludisme.

**indigestion** n. f. Terme utilisé communément pour désigner un ensemble de troubles digestifs (nausées*, vomissements*, ballonnement*, par exemple) succédant à un repas excessif ou mal toléré. (V. DYSPEPSIE.)

**indolent, e** adj. Qui n'est le siège d'aucune douleur.

**indométhacine** n. f. Substance anti-inflammatoire utilisée par la bouche dans le traitement des maladies rhumatismales.

**induction** n. f. 1. Production à distance d'énergie électrique ou magnétique au moyen d'un aimant ou d'un courant, utilisée dans l'électrodiagnostic* et l'électrothérapie*.

2. Phase initiale de l'anesthésie générale.

3. **Induction embryonnaire,** mode d'action exercée par une région limitée de l'œuf en cours de développement sur d'autres parties de celui-ci : les cristallins de l'œil sont induits par les ébauches des globes oculaires.

La nature exacte de l'induction est mal connue. On a invoqué un transfert de substances chimiques cédées par le matériel inducteur à l'ébauche, mais le rôle de cette dernière est certainement très important, car elle contient tous les métabolites nécessaires à l'édification des organes.

**induration** n. f. Durcissement d'un tissu. Il peut traduire une inflammation, une sclérose, une tumeur, une calcification ou une ossification.

**Induration plastique des corps caverneux,** transformation fibreuse de l'enveloppe des corps caverneux, entraînant une déformation de la verge en érection et une douleur permanentes.

**infantilisme** n. m. État pathologique consistant dans la persistance, à l'âge adulte, de certains caractères de l'enfance et dans l'absence de certains caractères physiques, psychiques et génitaux propres à l'adulte.

Les insuffisances thyroïdiennes (v. THYROÏDE), antéhypophysaire (v. HYPOPHYSE) et de syndrome adiposo-génital* sont responsables d'infantilisme.

**Infantilisme affectif ou puérilisme,** fait, pour des adolescents, voire des adultes, de se comporter comme des petits enfants (de moins de 3 ans) pour attirer l'attention, se faire cajoler. Il s'agit soit de sujets débiles, soit de grands émotifs, parfois d'hystériques.

**infarctus** n. m. Lésion due à la nécrose localisée d'un tissu ou d'un viscère.

La cause des infarctus est toujours un arrêt brutal de la circulation artérielle : *embolie* née d'une veine périphérique ou du cœur, *thrombose* locale d'une artériole malade (athérome) ou comprimée, plus rarement *spasme artériel* prolongé.

Macroscopiquement, la lésion est, au début, blanche, cernée d'un liséré rouge lorsque l'artériole bouchée est terminale, rouge dans le cas contraire. Les conséquences d'un infarctus varient d'après l'organe intéressé et l'étendue du territoire atteint ; il aboutit toujours à la mort d'un segment de tissu plus ou moins vaste, qui est remplacé par du tissu fibreux.

**Infarctus du myocarde**, nécrose d'une partie du muscle cardiaque, due à l'athérosclérose* oblitérante des artères coronaires*.

C'est un accident grave, d'évolution parfois fatale. Il survient plus volontiers chez l'homme à partir de la cinquantaine et lorsqu'il existe des facteurs de risques d'athérosclérose : troubles du métabolisme des graisses (hypercholestérolémie), diabète, goutte, hypertension artérielle, tabagisme, obésité, anxiété, etc.

Cliniquement, il se traduit par une douleur rétrosternale, constrictive, irradiant dans les mâchoires et les membres supérieurs, très intense, angoissante. Cette douleur survient souvent en dehors de tout effort et elle n'est pas calmée par la prise de trinitrine*. Elle est souvent associée à des troubles digestifs, à une chute tensionnelle, à une fièvre irrégulière.

La douleur de l'infarctus peut parfois être révélatrice de l'athérosclérose coronarienne. Ailleurs, par contre, l'interrogatoire retrouve des antécédents *d'angine* de poitrine* dont l'aggravation récente aurait dû alarmer et faire instituer un traitement préventif.

Mais il n'est pas rare que la douleur soit atypique, notamment atténuée, voire absente.

Le diagnostic est confirmé par l'électrocardiogramme*, qui montre des signes d'ischiémie, de lésion et de nécrose, associés à des degrés divers (modification du segment ST et de l'onde T). Le dosage des transaminases sériques est précieux lorsque les signes électriques de nécrose (onde Q) sont absents.

***Évolution.*** Elle se fait souvent sans incident. Elle peut cependant être grave. La gravité tient, dans l'immédiat, à l'étendue de la nécrose et à la survenue de troubles du rythme ou d'un collapsus* cardio-vasculaire (chute de la tension artérielle) ; à distance, à la survenue éventuelle d'une nouvelle nécrose ou d'une insuffisance cardiaque*.

***Traitement.*** Il comporte le repos strict au lit, l'administration de morphine contre la douleur, le traitement anticoagulant (actuellement discuté), les « coronarodilatateurs ». L'activité peut être reprise progressivement de 1 à 3 mois après le début de l'infarctus.

**Infarctus mésentérique**, nécrose d'un segment de l'intestin, due à l'arrêt de la circulation artérielle mésentérique.

C'est un accident brutal, dont la traduction clinique est souvent trompeuse, simulant de nombreuses affections digestives. L'existence d'antécédents cardio-vasculaires est donc précieuse pour le diagnostic.

***Traitement.*** Entrepris en urgence, il comporte la réanimation en cas de choc* et la résection chirurgicale des anses intestinales infarcies.

**Infarctus pulmonaire** (v. EMBOLIE *pulmonaire*), nécrose d'une partie du parenchyme pulmonaire, résultant d'une embolie (caillot provenant d'une phlébite), ou d'une thrombose des artérioles pulmonaires. Grande urgence médicale, elle se traduit typiquement par un violent point de côté thoracique, une gêne respiratoire et par une toux qui ramène plus tard quelques crachats sanglants.

***Traitement.*** Le traitement anticoagulant doit être prolongé. La prévention des thrombophlébites*, génératrices d'embolies pulmonaires, est capitale.

**Infarctus utéro-placentaire.** V. HÉMATOME *rétroplacentaire*.

**infectieux, euse** adj. Relatif à une infection*.

Les maladies infectieuses sont d'origine bactérienne ou virale ; elles peuvent être contagieuses ou non. Elles existent à l'état d'épidémie* ou d'endémie*. Certaines sont à déclaration obligatoire (v. CONTAGION) et, le plus souvent, elles nécessitent une éviction scolaire partagée par les frères et sœurs.

**infection** n. f. Ensemble des modifications d'un organisme provoquées par la pénétration d'un germe quel qu'il soit.

**Causes.** Les agents responsables d'infection sont très nombreux. Ils regroupent les bactéries*, les virus*, les protistes, c'est-à-dire les protozoaires* (unicellulaires animaux), et les champignons (v. MYCOSE). Ces agents peuvent être spécifiques (cas des bacilles d'Eberth*, cause de la typhoïde ; de Koch*, cause de la tuberculose) ou non : ainsi le staphylocoque peut être aussi bien responsable de méningite, d'ostéomyélite que de pneumonie. Les germes, venus le plus souvent de l'extérieur, se développent lorsque l'organisme est en état de déficience. L'existence d'une maladie comme le diabète favorise le développement de la plupart des germes. Parfois des germes saprophytes* peuvent devenir pathogènes à la faveur d'un déséquilibre local.

**Moyens de défense de l'organisme.** Différentes réactions sont mises en œuvre par l'organisme pour lutter contre l'agression :
— *localement*, au niveau de la porte d'entrée, des phénomènes circulatoires et lymphatiques constituent une première barrière, aidés par la fonction de phagocytose des globules blancs ;
— sur le *plan général*, on assiste, suivant la nature des agents infectieux, à la formation d'anticorps* et à l'apparition de l'immunité.

**Caractères de l'infection.**

***Infection locale.*** Lorsque le germe reste confiné dans le tissu qu'il pénètre, l'infection reste locale. Elle peut siéger au niveau de la peau (furoncles*, impétigo*), des muqueuses (phlegmons*...). La réaction de l'organisme peut s'accompagner de signes généraux (fièvre) et de formation d'anticorps.

***Infection générale.*** Le germe ayant dépassé les premières défenses (ganglions lymphatiques), il se répand dans l'organisme, notamment dans le sang, et est responsable de septicémie* ou de bactériémie*.

***Infection focale.*** C'est la localisation dans un tissu d'un germe véhiculé par la circulation (sanguine ou lymphatique). Le germe peut être bactérien, viral ou d'origine toxinique. C'est le plus souvent une infection dentaire qui en est le point de départ, mais des foyers O. R. L. (nez, gorge, oreilles), génitaux et même digestifs peuvent se rencontrer.

Ces infections, souvent graves dans leur pronostic, peuvent toucher tous les appareils et en particulier :
— les vaisseaux (phlébites, maladie d'Osler*) ;
— les articulations (rhumatisme articulaire aigu, polyarthrites) ;
— les poumons (abcès du poumon...) ;
— les reins (néphrites, glomérulopathies) ;
— le tube digestif (entérocolites...).

Devant toute infection de diagnostic incertain, un examen soigneux de l'état dentaire et O. R. L. permettra souvent de reconnaître un foyer latent. À partir de ces foyers (dentaires, O. R. L., etc.), des germes ou des toxines sont envoyés dans la circulation générale de façon répétée, bien qu'en quantité minime, et peuvent être responsables de septicémie débutant à bas bruit.

***Infection inapparente.*** Il s'agit d'une atteinte de l'organisme qui ne présente aucune manifestation clinique. Biologiquement, on retrouve certaines anomalies et l'apparition éventuelle d'une immunité. Les sujets ainsi atteints sont les porteurs de germes sains.

***Toxi-infection.*** Elle associe à la multiplication du germe la libération d'une toxine responsable de troubles graves. Les plus redoutables sont la diphtérie*, le tétanos et le botulisme*.

**L'infection en chirurgie.** Le chirurgien doit faire face à deux problèmes : la guérison d'une infection par une opération chirurgicale, et la survenue postopératoire d'une infection.

L'acte chirurgical est souvent nécessaire pour stopper la propagation d'une infection : panaris, appendicite, cholécystite. Le chirurgien pratique des incisions d'abcès, des résections de tissus infectés ; il recherche toutes les localisations secondaires régionales de l'infection et il enlève les corps étrangers (séquestres). La mise en place de drains permet l'évacuation ultérieure du pus et facilite la guérison. L'emploi des antibiotiques a diminué la diffusion des bactéries et permis un rétablissement plus précoce.

L'infection postopératoire est une complication grave et fréquente. Qu'elle survienne en cours d'intervention (brutale hyperthermie*) ou au décours de l'opération, elle aggrave toujours le pronostic. Les antibiotiques favorisent une accélération du retour à la normale, mais au prix de doses élevées et de l'usage de médicaments parfois non dénués d'inconvénients. C'est surtout en chirurgie orthopédique, en chirurgie du nouveau-né et en chirurgie cardiaque et thoracique que le risque est le plus grave.

**L'infection en obstétrique.** Actuellement, les infections obstétricales, si elles n'ont pas disparu, sont moins nombreuses et, grâce aux antibiotiques, moins sévères dans leur pronostic qu'autrefois. La grossesse, l'accouchement et les suites de couches bénéficient d'une surveillance renforcée, de locaux appropriés (maternités) et surtout d'une asepsie rigoureuse pendant et après l'accouchement.

**infériorité** n. f. **Complexe d'infériorité**, sentiment engendré par l'impression d'une insuffisance par rapport à une norme objective ou subjective. Il peut entraîner des réactions de surcompensation qui aboutissent ou non à une adaptation satisfaisante. Les sentiments d'infériorité participent soit à une symptomatologie névrotique (obsessionnelle, psychasthénique), soit à des processus psychotiques (mélancolie, délires).

**infestation** n. f. État de l'organisme après la pénétration d'un parasite (ver, larve, protozoaire, etc.).

**infiltrat** n. m. Terme radiologique désignant une opacité pulmonaire homogène (tuberculose pulmonaire, affection virale, etc.).

**infiltration** n. f. Pénétration diffuse, dans un tissu ou un organe, de produits (liquide, gaz, etc.) ou de cellules ne s'y trouvant pas normalement.

**Infiltrations pathologiques.** On distingue : l'*infiltration d'urine* dans le petit bassin, à la suite d'une rupture de vessie ; l'*infiltration de lymphe* au niveau du médiastin, due à une rupture du canal thoracique (collecteur de la lymphe) ; l'*infiltration de cellules inflammatoires* dans toute inflammation (afflux de leucocytes dans la région atteinte). Les *infiltrations tumorales* par des cellules malignes, à proximité ou à distance du siège d'une tumeur, sont caractéristiques des cancers*.

**Infiltrations thérapeutiques.** Ce sont des injections de produits anesthésiques (procaïne, lignocaïne), d'anti-inflammatoires (dérivés de la cortisone), d'antibiotiques injectables, de substances sclérosantes (l'alcool est utilisé pour supprimer définitivement une voie nerveuse douloureuse). Les infiltrations ont une action strictement locale : articulaire, dentaire, nerveuse.

**infirme** n. Tout individu dont une fonction physique ou psychique est partiellement ou totalement perturbée d'une façon permanente. (V. HANDICAPÉ.)

**Infirme moteur cérébral** (I. M. C.), individu atteint de lésions du cerveau entraînant des paralysies, des spasmes et des mouvements anormaux (athétose) souvent associés à des troubles visuels, auditifs et tactiles.

L'arriération mentale accompagne parfois ces infirmités, mais elle n'est pas constante. Les causes d'I. M. C. sont les traumatismes de l'accouchement, l'anoxie* cérébrale néonatale, les affections de l'embryon dans les 3 premiers mois, parfois des traumatismes crâniens de la petite enfance, plus rarement des affections héréditaires. (V. HANDICAPÉ.)

**infirmerie** n. f. Local réservé aux soins, dans les écoles, usines, casernes, etc.

Les infirmeries doivent être vastes, faciles à nettoyer. L'éclairage doit être bien réparti. Le mobilier comprend généralement une table d'examen, un lit de repos, une paillasse, une table, des chaises, un placard fermant à clef. Le matériel comprend des garrots, pinces hémostatiques, ciseaux, plateaux stérilisables, seringues et aiguilles, des gants et doigtiers, des attelles et gouttières pour fractures. Des compresses stériles, du coton, des bandes, des antiseptiques (alcool, hexamidine, etc.), des bandes adhésives doivent être disponibles pour les pansements. L'armoire à pharmacie est approvisionnée en fonction des besoins de l'établissement.

**infirmier, ère** n. Auxiliaire médical qui donne habituellement, soit à domicile, soit dans un établissement d'hospitalisation ou de consultation, des soins prescrits par un médecin.

**inflammation** n. f. Ensemble des réactions de l'organisme provoquées par une agression, quelle qu'en soit la nature (microbe, levure, virus, agent toxique, traumatisme, etc.).

L'agression entraîne une lésion autour de laquelle se constitue le processus inflammatoire. Le stade aigu de l'inflammation comporte trois temps :

1. Le *temps vasculaire initial* se traduit par une vasodilatation des capillaires autour de la lésion (entraînant rougeur et chaleur lorsque la lésion est superficielle) et par une exsudation de lymphe, de plasma, d'eau et de globules blancs (responsable d'un gonflement) apportant les éléments nutritionnels nécessaires à la reconstitution du tissu lésé ;
2. Le *temps cellulaire*, ensuite, comporte la mobilisation et la multiplication des cellules destinées à détruire et à phagocyter les tissus morts ou les corps étrangers (il y a, parfois, formation de pus) ;
3. A ce stade aigu, fait suite une *phase de multiplication cellulaire et de réparation* qui aboutit soit à une *restitutio ad integrum*, soit à une cicatrice fibreuse.

Selon les caractères cliniques et la prédominance des réactions vasculaires, cellulaires ou tissulaires, on distingue les inflammations aiguës (abcès), subaiguës (sinusite) ou chroniques (cirrhose du foie).

**Inflammation et tumeurs.** Entre les processus inflammatoire et prolifératif, différents et indépendants, il existe parfois des cas frontières : les lésions subaiguës peuvent, en effet, donner des hyperplasies tissulaires localisées, voire être le point de départ d'un cancer. (Il existe des liens indiscutables entre les cervicites* [inflammations du col de l'utérus] subaiguës et les polypes bénins ou le cancer du col de l'utérus, et seul l'examen histologique permet d'établir le diagnostic.)

**influence** n. f. **Délire d'influence,** impression délirante éprouvée par un sujet qu'une action extérieure dirige le fonctionnement de sa pensée, laquelle est comme épiée, devinée, téléguidée, commentée, etc.

**influenza** n. f. Syn. de GRIPPE.

**influx** n. m. **Influx nerveux,** modification physico-chimique qui se propage le long des fibres nerveuses à partir du point de stimulation, et qui correspond au fonctionnement des nerfs.

**infrarouges** n. m. pl. Abréviation de *rayons infrarouges*, radiations lumineuses invisibles à l'œil, de longueur d'onde supérieure aux rayons visibles.
Contenus dans le rayonnement solaire ou produits par des sources incandescentes, on les emploie dans le traitement des douleurs rhumatismales (torticolis, lumbago, douleurs intercostales), des arthropathies et dans les troubles circulatoires des extrémités.

**infusion** n. f. Boisson obtenue en mettant en contact une plante avec de l'eau bouillante et en laissant refroidir. (On prépare ainsi le thé et les tisanes.)

**infusoires** n. m. pl. Classe de protozoaires ciliés et à deux noyaux.
Seul *Balantidium coli* parasite l'intestin de l'homme, provoquant quelques symptômes diarrhéiques (balantidiose*).

**inguinal, e, aux** adj. Relatif à l'aine* : *canal inguinal, hernie inguinale.*

**inhalateur** n. m. Appareil servant à faire respirer des gaz ou des vapeurs.
Les inhalateurs sont employés pour faire respirer de l'oxygène (réanimation) et des gaz anesthésiques. On appelle également inhalateurs les fumigateurs employés pour les fumigations*.

**inhalation** n. f. Pénétration dans les voies respiratoires de gaz ou de vapeurs.
**Inhalation de vapeurs médicamenteuses.** Les *inhalations chaudes* ont pour but de faire pénétrer dans les voies respiratoires des produits volatils (eucalyptol, essence de pin, teinture de benjoin, menthol, etc.) mis au contact d'eau bouillante dans un inhalateur ou fumigateur. Les produits pour inhalations se présentent sous forme de solutions, de poudres, de comprimés solubles ou effervescents. Les inhalations mentholées sont efficaces dans les rhinites et sinusites, mais le menthol est irritant en cas de laryngite (on emploie alors la teinture de benjoin, l'essence de pin, l'eucalyptol).
On pratique également des inhalations de gaz et de vapeurs dans les stations thermales (Le Mont-Dore, Luchon, Allevard, etc.), dans le traitement des affections des voies respiratoires supérieures.
**Inhalation de gaz respiratoires.** Pour la réanimation, on fait respirer de l'oxygène; pour l'anesthésie, de l'oxygène mélangé à du protoxyde d'azote, de l'halothane, etc. Dans tous les cas, le gaz peut être administré par un masque ou par intubation* trachéale (canule dans la trachée).
**Inhalation de gaz ou de vapeurs toxiques.** Il peut s'agir d'un accident dans une installation industrielle (rupture de canalisation), dans une cuisine (gaz de ville), ou de gaz de combat. On observe soit une intoxication (oxyde de carbone), soit une irritation ou même des lésions des voies respiratoires pouvant entraîner l'asphyxie (gaz vésicants). [V. CARBONE, *Oxyde de carbone*, et GAZ, *Toxicologie.*]

**inhibition** n. f. Ralentissement ou suppression d'un phénomène par un autre phénomène ou par une substance donnée. (V. FEED-BACK.)
**Chimie.** Les réactions enzymatiques ont de nombreux inhibiteurs. Certains agissent par compétition, en prenant la place d'un des termes de la réaction (les antimétabolites, par exemple).
**Neurophysiologie.** La stimulation d'un nerf peut arrêter le mouvement d'un organe (l'organe inhibé n'est pas paralysé) ; ainsi la stimulation du nerf pneumogastrique inhibe la contraction cardiaque. L'inhibition est à la base du phénomène d'innervation réciproque : le mouvement de nos membres exige que la contraction d'un groupe musculaire (fléchisseurs, par exemple) s'accompagne du relâchement des muscles antagonistes (extenseurs).
**Psychiatrie.** L'inhibition est une sorte de frein qui ralentit et empêche l'élan de la pensée, entraîne un repli du sujet sur lui-même; elle est un des symptômes majeurs de la mélancolie*.

**inhumation** n. f. Mise en terre d'un cadavre.
Elle n'est autorisée, en France, qu'après délivrance d'un permis d'inhumer par l'officier d'état civil (celui-ci peut l'ajourner s'il existe des indices de mort violente). Un délai de 24 heures est exigé entre le décès et l'inhumation.

**injectable** adj. **Préparations injectables,** médicaments liquides ou substances gazeuses destinés à être injectés par les voies intradermique, hypodermique (sous-cutanée), intramusculaire, intraveineuse (endoveineuse), intrarachidienne ou épidurale. On distingue les solutés aqueux ou huileux, les suspensions aqueuses et huileuses et les préparations opothérapiques injectables. Toutes ces préparations doivent être stériles.

**injection** n. f. Introduction sous pression d'une solution (aqueuse, alcoolique ou huileuse) ou d'un gaz, soit dans une cavité naturelle, soit à travers la peau dans les tissus (injections parentérales également appelées *piqûres*).
**Injections parentérales.** Elles permettent d'administrer des médicaments qui seraient détruits par l'estomac (insuline) ou mal tolérés, de donner des doses fortes qui seraient mal assimilées par voie buccale, d'administrer des médicaments à

des sujets dans le coma. Elles nécessitent une asepsie parfaite (désinfection des mains, stérilité du matériel utilisé [aiguille et embout de la seringue], désinfection de la région de peau choisie pour l'injection).

*Injection sous-cutanée ou hypodermique.* L'injection se fait sous la peau, dans une région où il n'y a pas de vaisseaux ni de nerfs importants (peau de l'abdomen, faces externes du bras, de la cuisse, etc.). La peau est saisie entre le pouce et l'index, et l'aiguille est enfoncée à la base du pli cutané ainsi formé, parallèlement à la peau, le biseau tourné vers le haut.

*Injection intramusculaire.* Elle permet une absorption et une diffusion de médicaments plus rapides que par voie sous-cutanée. Le lieu d'injection est le quadrant supéro-externe de la fesse, où ne passent ni vaisseaux ni nerfs importants. Des incidents peuvent survenir : piqûre du nerf sciatique en cas d'injection faite trop bas et en dedans ; formation d'un petit hématome si on a piqué dans un vaisseau ; abcès de la fesse en cas de faute d'asepsie ; indurations persistantes en cas d'injections répétées.

*Injection intraveineuse (ou endoveineuse).* Elle permet d'injecter de fortes doses de médicaments qui agissent immédiatement et dont certains, irritants pour les tissus, ne peuvent être injectés par voie intramusculaire ou sous-cutanée. Les précautions d'asepsie doivent être rigoureuses, et il faut éviter un choc par introduction de substances pyrogènes*. Elle n'est donc faite que par le médecin ou sous sa responsabilité. Un garrot est placé au-dessus du lieu d'injection. Dès que l'aiguille est dans la veine, du sang apparaît dans la seringue. On enlève le garrot et on fait l'injection lentement (il convient de vérifier que l'aiguille est toujours dans la veine en ramenant un peu de sang par traction sur le piston de la seringue au cours des injections longues).

*Injections intraveineuses sclérosantes.* Elles utilisent des produits sclérosants, qui entraînent l'oblitération des veines, et sont utilisées dans le traitement des varices des membres inférieurs et des hémorroïdes.

*Injection intradermique.* Faite dans l'épaisseur de la peau, elle est utilisée notamment pour la recherche de l'allergie à la tuberculose (intradermoréaction à la tuberculine). La réussite de l'injection intradermique est attestée par le soulèvement de la peau comme une papule.

*Injection intra-artérielle.* Elle se fait surtout dans l'artère fémorale et utilise souvent des médicaments destinés à traiter les troubles vasculaires des membres, comme l'artérite ou les tumeurs du territoire de l'artère.

*Injection intra-articulaire.* V. INFILTRATION.

*Injection épidurale.* Elle se fait à la partie inférieure du canal rachidien dans l'espace compris entre la dure-mère et l'os.

*Injection intrarachidienne.* Elle est faite dans le liquide céphalo-rachidien, au cours d'une ponction lombaire.

**Injections dans les cavités naturelles.** Elles peuvent se faire dans le nez, les oreilles et dans la cavité vaginale (à titre d'hygiène ou de thérapeutique).

**inlay** n. m. Obturation dentaire effectuée avec un bloc d'or incrusté dans la dent.

**innervation** n. f. Disposition et action des nerfs.

Sur le plan *anatomique*, l'innervation désigne la répartition des nerfs dans un territoire. Sur le plan *fonctionnel*, on distingue l'innervation motrice, sensitive et végétative (nerfs sympathiques et parasympathiques).

**inoculation** n. f. Pénétration dans l'organisme, par une brèche cutanée ou muqueuse, ou par injection, d'un germe pathogène.

**inorganique** adj. Se dit d'une maladie indépendante de toute lésion d'organe, et ne se traduisant que par des troubles fonctionnels. (V. ORGANIQUE et FONCTIONNEL.)

**insectes** n. m. pl. Invertébrés à 6 pattes, de l'embranchement des arthropodes.

Les insectes sont dangereux par leurs piqûres et par les maladies qu'ils transmettent. Leur développement passe par des stades larvaires plus ou moins complexes (métamorphoses).

Certains se nourrissent du sang des vertébrés (insectes hématophages).

**Piqûres d'insectes.** Les piqûres d'abeilles*, guêpes* ou frelons* sont parfois dangereuses. Elles entraînent un gonflement local douloureux et, chez les sujets sensibles, de la fièvre, une chute de tension. Elles sont particulièrement dangereuses à la face et surtout dans la bouche, le pharynx, où elles peuvent provoquer un gonflement de la glotte et une asphyxie pouvant nécessiter la trachéotomie. Toutefois, les antihistaminiques et éventuellement les corticoïdes suffisent généralement à en atténuer les effets. Localement, il faut enlever le dard (abeilles) et appliquer des compresses humides ou des cataplasmes anti-inflammatoires.

Certains insectes peuvent entraîner, sans piqûre, des éruptions cutanées (chenilles, papillons) ou même des vésicules très douloureuses (cantharides). Pommades anti-inflammatoires et antihistaminiques suffisent généralement. Nombre d'autres insectes piquent l'homme (moustiques, poux, puces, taons, etc.), mais les piqûres ne sont pas dangereuses s'il n'y a pas transmission de maladie infectieuse.

**Maladies transmises par les insectes.** Elles sont nombreuses. (V. tableau ci-dessous et se reporter aux mots cités.)

| *Insectes* | *Maladies transmises* |
|---|---|
| moustiques (anophèles femelles) | paludisme<br>fièvre jaune<br>dengue |
| phlébotomes | leishmanioses (kala-azar) |
| moucherons (simulies) | onchocercose |
| poux | typhus<br>borréliose<br>peste |
| puces | peste<br>typhus murin |
| punaises | fièvre récurrente<br>trypanosomiase (maladie de Chagas) |
| taons | infection locale au point de piqûre<br>filarioses à loa-loa |
| mouche tsé-tsé (glossine) | maladie du sommeil |

**insecticide** n. m. Produit naturel ou synthétique destiné à la lutte contre les insectes et leurs larves.

Les insecticides de contact pénètrent dans l'insecte par son tégument. Les plus connus sont les pyréthrines, la nicotine et surtout le D. D. T., qu'on emploie en poudre, en solution (à 5 p. 100) ou en émulsion (à 25 p. 100) ; le H. C. H. (hexachlorocyclohexane) est employé en poudre mouillable ou en solution.

Les insecticides par ingestion (arsénicates) déterminent chez l'insecte une intoxication.

L'utilisation des insecticides permet la prophylaxie des maladies transmises par les insectes, mais ils ne doivent être employés qu'à bon escient, car leur usage inconsidéré risque de détruire la faune utile, de rendre les insectes résistant à leur action. Par ailleurs, les insecticides appliqués sur les légumes et les fruits, bien que peu toxiques, doivent être autant que possible éliminés par lavage ou épluchage.

**insémination** n. f. Apport de sperme dans les voies génitales féminines.

**Insémination artificielle de la femme.** C'est une technique utilisée dans certaines variétés de stérilité conjugale, qui consiste à aller déposer du sperme directement dans la cavite utérine.

Elle peut être faite avec un *sperme étranger*, lorsque le mari présente, par exemple, une azoospermie* ou une oligoasthénospermie (peu ou pas de spermatozoïdes) importante. Ce sperme peut avoir été recueilli directement peu avant l'insémination. Il peut également provenir d'une banque de sperme, à partir d'un « pool » de donneurs. Elle peut être faite avec le *sperme du mari*, en cas d'impossibilité de rapports sexuels ou d'obstacle à l'ascension des spermatozoïdes au niveau du col. L'insémination, surtout avec sperme étranger au ménage, pose des problèmes psychologiques, juridiques et sociaux.

***Législation.*** L'insémination artificielle peut être demandée par une femme seule ou par un couple et, dans ce dernier cas, être pratiquée soit avec le sperme du mari, soit avec le sperme d'un donneur anonyme.

L'enfant né de mère célibataire par insémination artificielle sera un enfant naturel que la mère reconnaîtra si elle le veut. Né d'une femme mariée, il est légitime.

**insensibilisation** n. f. Syn. D'ANESTHÉSIE* LOCALE.

**I. N. S. E. R. M.,** sigle de l'*Institut national de la santé et de la recherche médicale,* organisme de recherches portant sur les différentes spécialités médicales et les sciences fondamentales.

**insertion** n. f. Surface d'attache d'un organe sur un autre : *insertion d'un muscle sur un os.*

**insolation** n. f. État morbide consécutif à une exposition trop prolongée au soleil. Elle se traduit par des brûlures cutanées, des lésions oculaires (conjonctivites, altérations rétiniennes parfois irréversibles), une fatigue. Dans les formes graves s'y ajoutent de la fièvre, des céphalées, vertiges, vomissements. Des convulsions peuvent survenir (v. CHALEUR).

**insomnie** n. f. Trouble du sommeil, affectant sa qualité ou sa durée.

La suppression des phases de sommeil accompagnées de rêves est très mal tolérée. l'excitation comme la tristesse causent des insomnies. Le pôle maximal de l'anxiété se situe vers 3 heures du matin, d'où les réveils fréquents à cette heure des sujets déprimés.

Les insomnies fonctionnelles, dues à un

surmenage intellectuel ou physique, ou à une irrégularité des moments de sommeil (pilotes de ligne), sont les plus fréquentes. Certains facteurs toxiques, tels que le tabac, l'alcool, les excès alimentaires, sont nuisibles à la qualité du sommeil.

**Traitement.** Le traitement de l'insomnie dépend surtout de sa cause : calmer la douleur, supprimer le bruit, assurer une bonne hygiène de vie, traiter un épisode psychotique ou les troubles de l'humeur. Les somnifères seront toujours pris avec prudence, selon l'avis médical.

**inspiration** n. f. Phase de la respiration* au cours de laquelle l'air entre dans les poumons grâce à la dilatation de la cage thoracique par action des muscles inspirateurs (diaphragme essentiellement).

**instabilité** n. f. État des enfants présentant un défaut général de contrôle, tant sur le plan moteur que sur le plan psychique.

Les enfants dits *instables* sont en constante agitation, touchent à tout, passent d'une activité à l'autre, bavardent sans arrêt.

L'instabilité psychomotrice constitue un handicap sérieux pour l'écolier; elle est aussi la cause de conflits avec les adultes (parents et éducateurs).

L'instabilité peut avoir une base constitutionnelle, mais elle est aussi favorisée par des conditions éducatives et psychologiques défavorables.

**instances** n. f. pl. Terme employé par Freud pour désigner les trois facteurs constitutifs de la personnalité, le *ça*, le *moi* et le *sur-moi*, qui agissent mutuellement l'un sur l'autre.

Le *ça* est fait de pulsions et de tendances instinctives primitives. Les pulsions restent inconscientes parce qu'elles sont refoulées et censurées par le *sur-moi* — instance répressive culpabilisante, également inconsciente — et par le *moi*, qui doit trouver une voie d'accès pour détourner l'image inacceptable vers une forme d'action de la pulsion acceptée par la conscience du sujet.

L'impossibilité pour le «moi» de faire face aux exigences du «ça» et du «sur-moi» est, dans la théorie freudienne, à l'origine des troubles mentaux.

**instillateur** n. m. Appareil permettant de doser et de faire pénétrer un liquide par gouttes (dans les yeux, le nez, etc.).

**instillation** n. f. Introduction goutte à goutte d'une solution médicamenteuse dans une cavité organique (oreille externe, cavité nasale, trachée, urètre, vessie).

**instinct** n. m. Comportement inné, automatique et à visée adaptative dont le sujet n'a pas conscience. — Chez l'homme, il est bien difficile d'isoler les manifestations instinctives qui sont innées et celles qui sont élaborées au cours de la vie affective de l'individu dans le but d'une adaptation sociale évoluée.

**instrument** n. m. Les instruments chirurgicaux, en acier inoxydable, sont rangés, stérilisés et présentés dans des *boîtes à instruments* adaptées à chaque type d'intervention.

**insuffisance** n. f. Impossibilité pour un organe ou une glande de remplir ses fonctions normales.

Les insuffisances les plus importantes sont :

L'INSUFFISANCE CARDIAQUE. Le cœur ne peut plus assurer le débit sanguin nécessaire au bon fonctionnement des tissus (v. CARDIAQUE);

LES INSUFFISANCES VALVULAIRES. Elles sont dues à un défaut de coalescence des valves d'un orifice cardiaque entraînant un reflux du sang dans la cavité qu'il aurait dû normalement quitter (v. AORTIQUE, MITRALE, PULMONAIRE, TRICUSPIDE);

L'INSUFFISANCE RESPIRATOIRE*. Elle est soit obstructive (défaut de ventilation des alvéoles pulmonaires) [v. ASPHYXIE], soit restrictive (mauvaise diffusion de l'oxygène à travers la membrane alvéolo-capillaire ou trouble de la circulation artérielle pulmonaire). Toutes les affections pulmonaires étendues peuvent entraîner une insuffisance respiratoire (v. POUMON);

L'INSUFFISANCE HÉPATIQUE*. Elle se caractérise par un déficit, dans des proportions variables, des différentes fonctions du foie (v. FOIE et HÉPATIQUE);

L'INSUFFISANCE RÉNALE*. Organique, elle traduit une atteinte du parenchyme rénal; fonctionnelle, elle est due à une chute du débit sanguin rénal; elle provoque l'hyperazotémie (urémie);

LES INSUFFISANCES ENDOCRINIENNES. Citons les insuffisances de la thyroïde (myxœdème*), de la surrénale* (maladie d'Addison*), etc.

**insufflation** n. f. Action d'introduire un gaz sous pression dans une cavité de l'organisme.

**Insufflation pulmonaire.** Introduction d'air ou d'oxygène dans les poumons, par la trachée, soit par la méthode du bouche-à-bouche, soit à l'aide d'appareils de respiration artificielle. (V. RÉANIMATION.)

**Insufflation pleurale.** L'insufflation d'air entre les feuillets de la plèvre (pneumothorax* artificiel) était employée dans le traitement de la tuberculose pulmonaire.

**Insufflation péritonéale.** L'insufflation d'air dans le péritoine (créant un pneumopéritoine) permet de mieux visualiser les organes intra-abdominaux en radiographie ; elle est nécessaire avant de pratiquer une cœlioscopie* (ou laparoscopie).
**Insufflation tubaire.** L'insufflation de gaz carbonique dans l'utérus et les trompes permet d'explorer la perméabilité de ces dernières en cas de stérilité*.

**insuline** n. f. Hormone protidique qui abaisse la glycémie (taux du sucre sanguin).
Elle est sécrétée par les cellules bêta des îlots de Langerhans du pancréas*.
**Préparation.** On extrait l'insuline par des procédés industriels des pancréas du bœuf, du porc et du cheval. Elle est ensuite préparée à l'état cristallisé (1 mg = 24,5 unités internationales). Son action est rapide mais fugace. On prépare donc des insulines « retard » (par formation de complexe avec le zinc et la protamine) qui réduisent à une seule injection la posologie journalière.
L'insuline est présentée en flacons multidoses, titrée à 20 U par millilitre pour l'insuline ordinaire et 40 U par millilitre pour les insulines retard.
**Propriétés.** L'insuline est rapidement inactivée par les enzymes digestives : trypsine et pepsine (elle ne peut donc pas être administrée par la bouche).
L'insuline est la seule hormone qui fasse baisser la glycémie. Elle facilite l'entrée du glucose sanguin dans les cellules en augmentant la perméabilité cellulaire. Son action s'étend également au métabolisme lipidique et protidique (par l'augmentation des synthèses).
**Emploi thérapeutique.** L'insuline est le médicament spécifique du diabète* « maigre » pancréatique (par absence de sécrétion insulinique). On l'emploie également dans les autres formes de diabète lorsque les hypoglycémiants* oraux sont inefficaces. Elle est encore utilisée en psychiatrie (cure de Sakel) pour déterminer un choc hypoglycémique.
En thérapeutique, on a recours à deux sortes d'insulines : l'insuline ordinaire et les insulines retard. L'insuline ordinaire se caractérise par une action rapide (30 minutes après injection), mais fugace (de 4 à 6 heures). Il faut donc répéter les injections 3 fois par jour. Elle peut être administrée par voie intraveineuse, car son action s'exerce dès la cinquième minute (coma diabétique).
Les insulines retard peuvent s'utiliser une fois par jour en injections sous-cutanées profondes, jamais par voie intraveineuse. La plus ancienne, I. P. Z. (insuline-protamine-zinc), agit pendant 24 heures.
L'insulinothérapie étant un traitement permanent, on doit faire varier les points d'injection tous les jours. Les injections peuvent être faites par le malade lui-même. Les seringues sont dosées pour une injection de 40 U. I. et graduées en unités (40 divisions).
**Accidents dus à l'insuline.** Parmi les *accidents locaux*, les lipodystrophies* sont dues à une répétition trop importante d'injections au même endroit. Elles peuvent être atrophiques (dépression indolore sous le pannicule adipeux) ou hypertrophiques (tumeurs saillantes). Elles sont indolores, mais ne permettent pas une bonne résorption de l'insuline. Il faut, pour éviter ces inconvénients, varier tous les jours le point d'injection. Les abcès sont dus à de mauvaises conditions d'asepsie.
Les *accidents généraux* regroupent surtout les allergies et l'hypoglycémie. L'allergie est due à la nature protéique de l'insuline, qui est capable d'induire la formation d'anticorps. Relativement fréquents (de 10 à 30 p. 100), ces accidents allergiques sont de gravité diverse, du rash (éruption) à l'œdème de Quincke (gonflement du visage). Les accidents d'hypoglycémie sont fréquents et graves, surtout chez les personnes âgées. Tout diabétique traité par l'insuline doit avoir sur lui du sucre à croquer en cas de malaises hypoglycémiques.

**intégration** n. f. Coordination de l'activité de plusieurs organes, permettant un fonctionnement harmonieux (intégration par certains centres nerveux des données sensitives, permettant d'adapter les réponses motrices).

**intelligence** n. f. Faculté de connaître et de comprendre.
L'intelligence est susceptible d'être troublée très précocement, ce qui produit, suivant les degrés, la débilité mentale, l'imbécillité ou l'idiotie.
Elle peut aussi être perturbée après une période normale, comme dans les processus démentiels.
Les démences* réalisent un affaiblissement intellectuel global, théoriquement irréversible. Les causes en sont multiples : vasculaires, traumatiques, toxiques, etc.

**intercostal, e, aux** adj. Situé entre les côtes : *l'espace intercostal est occupé par les muscles, les vaisseaux et nerfs intercostaux.*
La *névralgie intercostale* est particulièrement fréquente : elle ne doit pas être confondue avec une affection du cœur, du poumon ou de la plèvre.

**intercurrent, e** adj. Se dit d'un fait survenant pendant le cours d'une maladie (par exemple) et sans rapport avec elle.

**interdit** n. m. En *psychiatrie*, facteur d'inhibition de la libido*, conscient et inconscient. Les instances* répressives du «sur-moi» sont constituées d'interdits. Citons, par exemple, l'interdit de l'inceste*.

**interféron** n. m. Protéine produite par les cellules qui sont infectées par un virus et qui rend ces cellules résistantes à toute autre infection virale.

**intermenstruel, elle** adj. Se dit d'un événement qui survient entre les règles. **Syndrome intermenstruel**, ensemble de manifestations survenant au milieu du cycle et encadrant en fait la période de l'ovulation.

Il associe des phénomènes de tension abdominale ou mammaire, des douleurs pelviennes et une discrète hémorragie. Il semble lié soit à l'ovulation elle-même, soit à une brusque ascension du taux sanguin des œstrogènes.

**intermittent, e** adj. Se dit de toute manifestation se reproduisant à intervalles réguliers ou irréguliers : *fièvre intermittente, claudication intermittente.*

**interne** adj. Désigne ce qui est en dedans, aussi bien en anatomie qu'en pathologie et en thérapeutique. (Les médicaments à usage interne sont destinés à être ingérés, ce qui n'est pas le cas des médicaments à usage externe : pommades, onguents, etc.)

**internement** n. m. Placement d'un malade mental* dans un hôpital psychiatrique.

**intéroceptif, ive** adj. Se dit de la sensibilité des organes récepteurs et des voies nerveuses qui la véhiculent, situés dans les organes internes ou qui en proviennent.

**interosseux, euse** adj. Se dit d'organes situés entre deux os : *muscles interosseux de la main.*

**interprétation** n. f. **Délire d'interprétation.** L'interprétation pathologique est une démarche pseudologique consistant en un raisonnement faux à partir d'une donnée objective (vraie).

Dans ce délire, le fait le plus banal va être investi d'une signification toute particulière — et le plus souvent péjorative — par le sujet, ce qui induit un vécu de persécution. (V. PARANOÏA.)

**intersexualité** n. f. Présence simultanée chez un sujet de caractères sexuels mâles et femelles, en proportions variables. (V. HERMAPHRODISME.)

**interstitiel, elle** adj. 1. Se dit du tissu conjonctif d'un parenchyme (foie, muscle). [Syn. : STROMA.]
2. Se dit du tissu glandulaire endocrine du testicule, situé entre les tubes séminifères.

**intertrigo** n. m. Inflammation de la peau au niveau des plis de flexion des articulations. L'intertrigo s'observe souvent chez les obèses, les enfants et surtout les diabétiques. D'origine infectieuse (bactéries, champignons ou levures), il est favorisé par la macération et la moiteur de la peau. Celle-ci est rouge, suintante le plus souvent ; une adénopathie (ganglion) peut exister. Le traitement est local : il associe des solutions antiseptiques (éosine, hexamidine, permanganate de potassium), une asepsie rigoureuse et un isolement strict des parties malades par compresses stériles et sparadrap (évitant ainsi la contagion) de proche en proche.

**intervention** n. f. Acte thérapeutique destiné à modifier le cours d'une maladie.

L'intervention peut être médicale ou chirurgicale (opération).

**intestin** n. m. Portion du tube digestif qui va du pylore à l'anus, divisée en intestin grêle et gros intestin ou côlon*.

**L'intestin grêle.**

Il mesure 7 m de long et comprend une partie relativement fixe, le duodénum*, et une partie mobile, le jéjuno-iléon*.

***Anatomie.*** LE DUODÉNUM. C'est la partie initiale de l'intestin grêle ; enroulé en forme d'anneau autour de la tête et du col du pancréas, profondément situé contre la paroi abdominale postérieure, en avant du rachis et des gros vaisseaux, il comprend une première partie qui fait suite au pylore (extrémité terminale de l'estomac*) [bulbe duodénal] ; une seconde portion, verticale, qui présente à son bord interne la *petite caroncule*, où s'ouvre le canal de Santorini, et la *grande caroncule*, creusée d'une cavité, l'*ampoule de Vater**, au fond de laquelle débouchent le canal cholédoque* et le canal de Wirsung* (V. PANCRÉAS). La troisième portion du duodénum, horizontale, croise les gros vaisseaux prévertébraux (aorte et veine cave inférieure) ; la quatrième, ascendante, se termine à l'angle duodéno-jéjunal (angle de Treitz).

LE JÉJUNO-ILÉON. Il décrit 15 ou 16 grandes flexuosités, appelées *anses intestinales ;* chacune d'elles a la forme d'un U dont les branches, plus ou moins parallèles, sont en contact l'une avec l'autre. Les anses sont reliées à la paroi par des replis du péritoine, les feuillets du mésentère.

***Histologie.*** La muqueuse de l'intestin grêle est hérissée de villosités qui présentent des glandes à mucus et des cellules sécrétant la sérotonine. Dans la paroi musculeuse se trouvent des plexus nerveux, qui commandent l'automatisme des contractions.

***Physiologie.*** L'intestin grêle est animé de contractions rythmiques et de mouvements pendulaires, qui assurent l'homogénéisation de son contenu, et de mouvements péristaltiques, qui assurent la propulsion de celui-ci. La stimulation des nerfs pneumogastriques augmente le tonus des sphincters. La lumière de l'intestin grêle est, d'autre part, le lieu d'action des enzymes du suc pancréatique et des enzymes intestinales (V. DIGESTION).

***Techniques d'étude de l'intestin grêle.*** Elles comprennent : les examens radiologiques, avec ou sans opacification barytée, et parfois une artériographie* mésentérique ; les tests explorant les syndromes de malabsorption* ; la biopsie* de la muqueuse ; parfois l'examen bactériologique. (V. TUBAGE.)

***Pathologie.*** Occlusion*, diarrhée*, malabsorption* peuvent être la conséquence de nombreuses affections de l'intestin grêle :
— anomalies anatomiques congénitales (atrésie* congénitale, duplications, etc.) ;
— tumeurs et volvulus* du grêle ;
— entérite* et tuberculose intestinale ;
— syndromes de malabsorption* ;
— infarctus* intestinal ou mésentérique.

**Le gros intestin.** V. CÔLON.

**intolérance** n. f. Réaction anormalement intense d'un organisme à l'égard d'un agent extérieur quelconque (médicament, agent physique ou chimique) que les individus de la même espèce tolèrent sans aucune manifestation pathologique évidente.

**Intolérance aux médicaments.** Elle peut être *innée* (on parle alors d'*intolérance congénitale* ou *idiosyncrasie*). Ainsi, chez certains sujets fébriles, l'aspirine, la quinine, l'antipyrine peuvent paradoxalement élever la température.

Elle peut être *acquise* (on parle alors de *sensibilisation*). Cette sensibilité acquise serait de nature *allergique* (v. ALLERGIE) et se manifeste par des réactions générales ou locales. Son traitement est identique à celui des manifestations allergiques. Il doit, dans tous les cas, faire cesser l'usage du médicament en cause.

**Intolérance héréditaire au fructose.** Elle est due à l'absence de l'enzyme hépatique nécessaire pour métaboliser le fructose, et son traitement repose sur un régime alimentaire sans fructose.

**intoxication** n. f. Ensemble de troubles causés par un toxique, un poison.

Les *intoxications alimentaires* sont en fait des infections ou des toxi-infections digestives à staphylocoques, à colibacilles, ou à bacilles botuliques. Les accidents survenant à la suite de l'absorption d'une *dose faible de médicament* n'entrent pas dans le cadre des intoxications, mais dans celui des intolérances*. Par définition, les manifestations infectieuses ne sont pas considérées comme des intoxications.

Ces cas mis à part, le cadre des intoxications reste très important.

**Intoxications aiguës.** En présence d'une intoxication aiguë, le premier point est de RECONNAÎTRE LE TOXIQUE (tubes de *médicaments* à rechercher dans le cas d'un suicide, fuite de *gaz*, *poêle* ou *cheminée* au tirage défectueux), de s'enquérir de l'*activité professionnelle* ou des tentatives préalables de suicide. Le produit peut être connu, mais non sa composition exacte : il convient dès lors de téléphoner à un *centre antipoison* afin d'évaluer les risques de l'intoxication.

Lorsque le danger est minime, une simple surveillance médicale est nécessaire. Mais souvent le transfert en centre de réanimation est indispensable.

L'ÉVACUATION DU TOXIQUE à l'hôpital est réalisée par *lavage d'estomac* (sauf en cas de produit toxique moussant, de coma, de convulsions ou de risque de perforation de la muqueuse gastrique fragilisée par une substance caustique) ; il n'est de toute façon efficace que si l'intoxication ne date pas de plus de 4 heures. Certaines intoxications graves nécessitent une *gastrotomie**. Les *vomissements provoqués* pour évacuer le poison sont toujours contre-indiqués (risque d'inondation trachéale par le produit).

L'*administration de lait n'a que rarement une action bénéfique* (en cas d'hypocalcémie provoquée par les fluorures) ; *au contraire, elle aggrave les intoxications consécutives à des produits solubles dans les graisses.* Dans certains cas, l'élimination du toxique est aidée par des *purges*, par une *diurèse forcée* (pour les produits à élimination rénale), par l'*alcalinisation* en cas d'intoxication aux barbituriques, par l'*hyperventilation pulmonaire* pour les produits volatils, par l'*exsanguino-transfusion* et le *rein artificiel* pour certains poisons. Il existe très peu d'*antidotes* vrais de poisons. Seul l'hyposulfite peut être bu en cas d'absorption d'eau de Javel, sans ordonnance médicale.

L'élimination du toxique et des mesures de RÉANIMATION* particulières à chaque

cas permettent de lutter contre les conséquences d'une intoxication.
**Intoxications chroniques.** Elles posent des problèmes différents.
Certains MÉDICAMENTS ne doivent pas être prescrits à forte dose et de façon prolongée sans surveillance médicale et biologique stricte.
Les INTOXICATIONS PROFESSIONNELLES sont fréquentes. *Souvent inapparentes* au début (saturnisme*, benzolisme*), elles ne peuvent dès lors être détectées que par des examens de laboratoire. Ceux-ci sont régulièrement prescrits par le médecin du travail lorsqu'il existe un risque professionnel.
L'aménagement des locaux et des conditions de travail devrait faire diminuer le nombre des intoxications professionnelles. Citons l'*appareil de Draeger, utilisé pour le dosage des gaz nocifs*, qui exprime leur concentration en *p. p. m.* (ou parties pour un million) ; la différence par rapport aux concentrations permises est évaluée.
**intradermique** adj. Dans l'épaisseur du derme.
**Injection intradermique.** V. INJECTION.
**intradermoréaction** n. f. Injection intradermique de substances capables d'engendrer une réaction de la peau.
Ces substances sont diverses (allergènes, toxiques, broyats cellulaires) et sont à l'origine d'une réaction dermo-épidermique locale.
On distingue :
— l'*intradermoréaction (I. D. R.) à la tuberculine*, positive en cas de contact antérieur avec le B. K. (vaccin B. C. G. ou primo-infection), qui est pratiquée lorsque la cutiréaction a un résultat douteux ;
— l'*I. D. R. de Schick*, utilisant la toxine diphtérique, positive lorsque le sujet n'a pas été en rapport avec le bacille diphtérique ;
— l'*I. D. R. de Dick*, qui utilise le même procédé dans la scarlatine.
Dans certaines parasitoses, des réactions analogues sont employées (v. CASONI).
L'*I. D. R. de Kveim* (broyat cellulaire) est un moyen de diagnostic spécifique de la maladie de Besnier*-Bœck-Schaumann.
C'est surtout dans les atteintes allergiques (asthme, rhinites, etc.) que l'I. D. R. est employée pour la recherche de l'allergène (pollen, poussière, poils*).
**intramusculaire** adj. Dans l'épaisseur du muscle.
**Injection intramusculaire.** V. INJECTION.
**intrarachidien, enne** adj. Dans le canal rachidien de la colonne vertébrale. — On y accède par ponction lombaire (V. CÉPHALO-RACHIDIEN).
**intraveineux, euse** adj. Dans une veine.
**Injection intraveineuse.** V. INJECTION.
**intrinsèque** adj. Qui est propre à un organe.
**Facteur intrinsèque,** substance sécrétée par des glandes gastriques et permettant l'absorption intestinale de la vitamine B12. — Son absence est responsable de l'anémie de Biermer*.
**introspection** n. f. Étude par le sujet de sa propre conscience. (Elle constitue un mode d'investigation fondamental en psychologie.)
**intubation** n. f. **Intubation trachéale ou endotrachéale,** introduction dans la trachée d'un tube courbe, semi-rigide. — L'intubation permet d'isoler les voies aériennes du carrefour aérodigestif que constitue la gorge.
On utilise cette méthode lors des anesthésies et en réanimation.
**intuition** n. f. Mode de connaissance directe, subjective, qui ne recourt ni au raisonnement ni à une perception.
L'*intuition délirante* réalise un point de départ du délire* que viendront justifier des interprétations délirantes.
**intumescence** n. f. Gonflement général ou local d'une partie du corps.
**invagination** n. f. 1. En *embryologie*, phénomène au cours duquel la paroi d'une cavité ou un revêtement de surface s'enfonce en doigt de gant, pour former une nouvelle cavité.
2. Pénétration par retournement en doigt de gant d'un viscère creux dans lui-même.
L'*invagination intestinale aiguë du nourrisson* se manifeste par une intolérance alimentaire absolue (refus du biberon, vomissements), l'arrêt du transit intestinal ainsi que l'apparition et la perception d'une tuméfaction abdominale (boudin d'invagination).
Le diagnostic, confirmé par le lavement baryté, entraîne l'intervention avant l'apparition d'hémorragie rectale et d'altération grave de l'état général.
**invalidité** n. f. État d'incapacité de travail partielle ou totale, prolongée ou définitive.
**Assurance invalidité,** branche des assurances sociales dont bénéficie l'assuré (lui seul et non sa famille) lorsque cet assuré présente une invalidité réduisant au moins des deux tiers sa capacité de travail ou de gain. — Elle comprend deux sortes de prestations. Les premières sont des prestations en nature (remboursement des soins) dispensées de la participation de

l'assuré au ticket modérateur. Les secondes sont constituées par les arrérages d'une pension trimestrielle dont le taux est un pourcentage du salaire. La pension est toujours accordée à titre temporaire et appréciée en tenant compte de la capacité de travail restante, de l'état général, de l'âge de l'assuré, de ses aptitudes et de sa formation professionnelle. Elle peut être révisée en cas d'amélioration ou d'aggravation. Pour y avoir droit, l'assuré social doit être immatriculé depuis 12 mois et justifier de 800 heures de travail au cours des 4 trimestres antérieurs à l'interruption de travail, dont 200 heures au cours du premier de ces trimestres. La pension d'invalidité prend fin à 60 ans ; elle est remplacée par la pension de vieillesse.

**invasion** n. f. Période d'une maladie infectieuse succédant à l'incubation, et qui comporte une altération de l'état général, l'apparition de la fièvre et des premiers symptômes.

**inversion** n. f. État ou position opposé à la normale.

Une *inversion d'organe* (cœur à droite, foie ou appendice à gauche) témoigne d'une anomalie embryologique.

L'*inversion de l'utérus*, ou retournement en doigt de gant, après l'accouchement, constitue une complication exceptionnelle mais redoutable de la délivrance.

L'*inversion sexuelle* est l'aspect psychologique de l'homosexualité (uranisme dans le sexe masculin, saphisme dans le sexe féminin).

**in vitro** (mots lat. signif. *dans le verre*). Se dit de toute expérience de laboratoire pratiquée hors d'un organisme vivant.

**in vivo** (mots lat. signif. *sur le vivant*). Se dit des expériences, des interventions pratiquées sur l'animal de laboratoire vivant.

**involution** n. f. Régression d'un organe, d'une tumeur ou d'une faculté mentale.

L'*involution utérine* est la diminution du volume de l'utérus après l'accouchement.

L'*involution psychique* se traduit par une réduction des diverses fonctions mentales ; la sénilité en est la forme la plus commune.

**iode** n. m. Métalloïde qui se présente en paillettes brunâtres, tachant la peau de jaune, émettant à la température ordinaire une vapeur violette.

On utilise l'iode en applications, sous forme de *teinture* ou de *pommades*, comme antiseptique.

**Dérivés minéraux de l'iode.** Les plus courants sont les iodures de sodium et de potassium, hypotenseurs*.

**Dérivés organiques de l'iode.** L'iode se fixe facilement sur les molécules organiques ; ainsi perd-il sa causticité, et sa toxicité est atténuée. Il est alors utilisé dans un grand nombre de médicaments et notamment dans les produits de contraste*.

**Iode radioactif.** C'est un isotope utilisé pour l'exploration des affections thyroïdiennes, car le tissu thyroïdien est électivement sensible à l'iode.

***Diagnostic des affections thyroïdiennes.*** Après injection d'iode radioactif, on étudie la radioactivité de la région antérieure du cou, où se trouve la thyroïde. La fixation est normale ou augmentée dans l'hyperthyroïdie*, ou encore abaissée dans l'insuffisanee thyroïdienne.

La scintigraphie (ou gammagraphie*) thyroïdienne complète cette étude.

Si le patient a reçu de l'iode, sous quelque forme que ce soit, dans les mois précédant l'examen, la thyroïde, saturée en iode, ne fixe pas l'iode radioactif.

***Thérapeutique par l'iode radioactif.*** L'emploi de l'iode radioactif tend à supplanter les autres moyens thérapeutiques dans le traitement de la maladie de Basedow* et du cancer de la thyroïde. La grossesse est la contre-indication majeure à ce traitement.

**Toxicologie.** L'ingestion de teinture d'iode entraîne des troubles digestifs avec, ensuite, une anurie* tubulaire ; la dose mortelle est d'environ 2 g. La causticité de l'iode le fait proscrire dans la désinfection des brûlures. L'intoxication chronique produit une altération de l'état général et des manifestations cutanées.

Il n'existe pas d'antidote : le traitement est symptomatique. L'allergie à l'iode est fréquente, aussi pratique-t-on des tests pour détecter les sujets intolérants.

**iodémie** n. f. Présence d'iode dans le sang. Le dosage de l'iodémie est normalement de 4 à 8 mg p. 100. L'iodémie est abaissée dans l'insuffisance thyroïdienne et élevée dans l'hyperthyroïdie.

**iodide** n. f. Lésion cutanée, due à l'introduction d'iode dans l'organisme.

Au visage, les iodides ressemblent à de l'acné très congestive. Les lésions sont lentes à disparaître.

**iodoforme** n. m. Antiseptique d'usage externe, employé sous forme de pommades, poudres et solutions.

**ion** n. m. Atome ou molécule chargé électriquement par la perte *(cations)* ou le gain *(anions)* d'un ou de plusieurs électrons.

Les sels minéraux et les protéines solubles sont présents à l'état d'ions dans les êtres vivants.

**ionisant, e** adj. Qui produit des ions.

**Radiations ionisantes.** Ce sont les rayons X

et les rayons α, β et γ émis par les corps radioactifs. Employés dans le diagnostic et le traitement des maladies, les radiations ionisantes ne sont pas dépourvues de dangers et leur emploi est soumis à une réglementation. (V. ISOTOPES, RADIOLOGIE, RADIOTHÉRAPIE.)

**ionisation** n. f. Production d'ions* par des radiations ionisantes ou par le courant électrique. (Dans ce cas, ionisation est synonyme d'ÉLECTROLYSE.)

**Ionisation thérapeutique,** introduction d'ions médicamenteux dans l'organisme à l'aide d'un courant électrique réalisant l'électrolyse d'une solution saline mise au contact de la peau grâce à une électrode spongieuse. L'ionisation est employée pour son action locale dans le traitement de certaines maladies de peau, des cicatrices vicieuses et chéloïdes, des douleurs névralgiques et rhumatismales, dans les séquelles d'hémorragies cérébrales et certaines affections de la muqueuse buccale. Les substances introduites dans l'organisme (calcium, iode, etc.) ont également une action générale après leur passage dans la circulation sanguine.

**ionogramme** n. m. Formule représentant les concentrations des différents ions* contenus dans un liquide organique (plasma ou urines).

Ces concentrations sont exprimées en milligrammes par litre de plasma ou, mieux, en milliéquivalent* (mEq) par litre. Cette formulation permet d'apprécier la quantité d'ions présente et, surtout, d'apprécier l'activité osmotique* de chaque électrolyte, laquelle n'est pas « équivalente » poids pour poids d'un électrolyte à un autre.

L'*ionogramme sanguin* reflète l'état d'hydratation du secteur extracellulaire et son équilibre acido-basique. On y dose les principaux ions :

— cations : *sodium* (142 mEq/l), *potassium* (5 mEq/l), *calcium* (5 mEq/l) et, accessoirement, *magnésium* (3 mEq/l) ;

— anions : *chlore* (103 mEq/l), *bicarbonates* (27), *protéines* (16) et, accessoirement, *phosphates* (2), *sulfates* (1) et *acides organiques divers* (6).

La concentration globale du plasma est de 155 mEq de cations et 155 mEq d'anions, soit 310 mEq par litre.

*Dans les urines*, on apprécie les pertes, par 24 heures, essentiellement du sodium et du potassium.

Les ionogrammes sanguins et urinaires donnent de précieux renseignements sur l'état hydrique de l'organisme et permettent d'ajuster les traitements en fonction de son état d'hydratation.

**ionophorèse** n. f. Application thérapeutique de l'électrolyse. (Syn. : IONISATION* THÉRAPEUTIQUE.)

**ipécacuanha** ou **ipéca** n. m. Racine d'un arbrisseau du Brésil.

La poudre de cette racine est expectorante à petite dose et émétisante (vomitive) à plus forte dose. On l'emploie sous forme de *teinture d'ipéca* et de *sirop d'ipéca composé.*

Le principal alcaloïde de l'ipéca est l'*émétine**.

**iridectomie** n. f. Section chirurgicale d'une portion de l'iris.

**iridocyclite** n. f. V. IRITIS.

**iris** n. m. Membrane de l'œil, circulaire, colorée, percée en son centre d'un orifice, la pupille, et située en avant du cristallin. (V. ŒIL.)

L'iris est rattaché par sa périphérie à la choroïde, au niveau d'un renflement, le corps ciliaire. L'ensemble formé par la choroïde et l'iris est l'uvée*. L'épithélium de l'iris contient deux muscles : le dilatateur de l'iris (qui ouvre la pupille), commandé par des filets nerveux sympathiques, et le sphincter irien (qui la rétrécit), commandé par des filets nerveux parasympathiques.

L'iris, en ouvrant plus ou moins son orifice la pupille, joue le rôle d'un diaphragme photographique et règle la quantité de lumière admise dans l'œil, évitant l'éblouissement. Dans l'obscurité, la pupille s'agrandit (mydriase), alors qu'en pleine lumière elle se rétrécit (myosis).

**Réflexe photomoteur.** A l'état normal, la pupille se contracte sous l'effet de la lumière : c'est le réflexe photomoteur ; la pupille du côté opposé, même non éclairée, se contracte aussi : c'est le réflexe consensuel. Ces réflexes sont perturbés ou abolis dans les affections neurologiques et les cécités.

**Action des médicaments sur l'iris.** Les médicaments sympathicomimétiques (adrénaline, éphédrine), stimulant le dilatateur, et les parasympathicolytiques, paralysant le sphincter, provoquent la mydriase (dilatation de la pupille) ; ils sont employés pour faciliter l'examen du fond* d'œil.

Au contraire, les sympathicolytiques (ésérine) et les parasympathicomimétiques (pilocarpine, acétylcholine) provoquent le myosis (rétrécissement de la pupille).

**iritis** n. f. Inflammation de l'iris.

L'atteinte de l'iris peut être isolée (iritis) ou associée à une inflammation du corps ciliaire : c'est l'*iridocyclite.* Lorsque la choroïde est également touchée, c'est l'*uvéite* totale.

**Signes.** L'iritis se manifeste par une baisse de la vision, une photophobie (crainte de la lumière, dont la vue est pénible) et par des maux de tête. L'examen au biomicroscope montre un œdème et des adhérences de l'iris qui doivent être traitées rapidement par les collyres à l'atropine pour éviter la séclusion (blocage) de la pupille.

**Causes.** L'iritis peut survenir au cours de maladies infectieuses : grippe, zona, leptospirose, brucellose, syphilis, tuberculose. On l'observe également au cours des rhumatismes chroniques, de la lymphogranulomatose bénigne, dans les allergies et après des infections locales (dentaires, amygdaliennes, sinusiennes). Le traitement de l'affection en cause doit être appliqué dès que le diagnostic en est porté. La corticothérapie locale (collyres) et générale peut être nécessaire.

**irradiation** n. f. Exposition d'un corps à des rayons ultraviolets, X ou radioactifs.

**irradiation douloureuse,** propagation d'une douleur, à partir du point où elle a débuté, vers les régions voisines : la douleur de l'angine de poitrine (angor) irradie du cœur vers le bras gauche, le cou, l'épigastre, etc.

**irréductibilité** n. f. 1. Impossibilité de réduire le déplacement de deux fragments osseux fracturés.

2. Impossibilité de faire rentrer dans l'abdomen le contenu d'une hernie*.

**irrigation** n. f. Thérapeutique qui consiste soit à faire couler sur une plaie, soit à introduire dans une cavité naturelle de l'eau ou un liquide médicamenteux.

**irritation** n. f. État de surexcitation. Terme employé aussi pour désigner une inflammation cutanée ou muqueuse.

**ischémie** n. f. Diminution de l'apport sanguin dans une partie du corps.

**L'ischémie aiguë.** Elle résulte d'un arrêt brusque de la circulation artérielle à la suite d'une rupture vasculaire, d'une compression (garrot), d'une thrombose*, d'une embolie* ou d'un spasme artériel. L'ischémie aiguë entraîne la mort tissulaire du territoire correspondant lorsqu'elle est prolongée et que la vascularisation est précaire, sans collatérales artérielles pouvant assurer une revascularisation de suppléance. L'ischémie est responsable des infarctus*, des escarres* et des gangrènes des membres.

**L'ischémie chronique.** Elle résulte d'une compression artérielle lente, d'une diminution du calibre artériel (artériosclérose) ou d'une diminution du débit sanguin (insuffisance cardiaque).

Citons la claudication intermittente des sujets atteints d'artérite* des membres inférieurs.

**Traitement de l'ischémie.** Il est fonction de la cause. Dans l'ischémie aiguë, il comporte, si possible, la levée de l'obstacle circulatoire et l'administration d'anticoagulants* et de vasodilatateurs.

**ischion** n. m. Chacune des parties postéro-inférieures des os iliaques*. (On s'asseoit sur les ischions.)

**ischio-coccygien, enne** adj. Relatif à l'ischion et au coccyx : *muscle ischio-coccygien.*

**isogroupe** adj. Du même groupe sanguin.

**isolement** n. m. **En psychiatrie,** l'isolement est un comportement parfois symptomatique d'une affection mentale, spécialement la schizophrénie.

D'une façon plus générale, on a été conduit à étudier la pathologie de l'isolement, c'est-à-dire les effets nocifs de la suppression de toute communication avec la société humaine.

**En thérapeutique,** l'isolement est la séparation, consentie ou non, d'un individu de la société.

L'isolement des malades est nécessaire pour protéger soit la collectivité (maladies contagieuses, psychopathies), soit le malade lui-même (déficit immunitaire, brûlures étendues, nécessitant la mise à l'abri de toute infection).

Dans les maladies contagieuses, l'isolement empêche ou ralentit la propagation de l'agent en cause (virus, bactérie...). L'isolement est obligatoire pour la variole*, la peste* et le choléra*. Les maladies contagieuses nécessitent un isolement scolaire (v. ÉVICTION).

Certaines maladies ou accidents (grands brûlés, déficit immunitaire, transplantés cardiaques ou rénaux) requièrent une asepsie rigoureuse. Les malades sont placés alors dans des enceintes stériles (« bulles »).

**En bactériologie,** l'isolement est une méthode de séparation de diverses bactéries par repiquage en milieux de culture sélectifs ou sur milieux solides où l'on voit pousser différentes colonies.

**isoniazide** n. f. Puissant médicament antituberculeux. (V. TUBERCULOSE, *Traitement.*)

**isoprénaline** n. f. Substance voisine de l'adrénaline, dont elle possède les propriétés accélératrices du cœur, et utilisée dans les états de choc*.

**isotonique** adj. Se dit des solutions ayant la même pression osmotique* que le plasma sanguin.

On utilise le chlorure de sodium à 9 g p. 1 000 et le glucose à 50 g p. 1 000.

**isotopes** n. m. pl. Corps simples dont les propriétés chimiques, magnétiques et optiques sont identiques alors que leur masse atomique est légèrement différente. Les isotopes sont utilisés pour le diagnostic et le traitement de certaines maladies.

**Physique.** La plupart des corps simples (hydrogène, oxygène, carbone, etc.) existent à l'état naturel sous forme de mélanges d'isotopes que seuls des procédés complexes permettent d'isoler.

En revanche, on peut obtenir des *isotopes radioactifs* en bombardant un corps simple avec des rayons X, des protons ou des neutrons. On obtient, après plusieurs transmutations successives, un nouvel atome qui est radioactif et se trouve être l'isotope d'un autre corps simple naturel. Cet *isotope radioactif*, qui a les mêmes propriétés chimiques que son isotope non radioactif, peut être facilement décelé, repéré et dosé grâce au rayonnement qu'il émet. Le rayonnement des isotopes radioactifs peut être décelé par les compteurs de Geiger-Müller, par les compteurs à scintillation (v. GAMMAGRAPHIE) ou par les émulsions photographiques (autoradiographie). Des doses infimes de matière peuvent ainsi être détectées et localisées dans l'organisme.

**Emploi diagnostique des isotopes.** Introduits dans l'organisme par divers procédés (injection, ingestion, etc.), les radio-isotopes permettent des investigations précieuses.

L'iode 131 est employé dans l'étude du fonctionnement de la thyroïde et dans le diagnostic des hyper- et des hypothyroïdies.

Le phosphore 32 est employé dans celle des phospholipides et des nucléoprotéines.

Le calcium 45 sert à l'étude du tissu osseux.

De nombreux autres isotopes sont utilisés pour effectuer les gammagraphies* (ou scintigraphies) de la plupart des viscères (thyroïde, poumon, cerveau, foie, etc.).

**Emploi thérapeutique des isotopes.** L'iode radioactif est employé dans le traitement de l'hyperthyroïdie ; le radiophosphore donne de bons résultats dans la maladie de Vaquez (v. POLYGLOBULIE) et certaines leucémies*. Le radiostrontium et le radiogallium sont indiqués dans le traitement des tumeurs osseuses. Le phosphore, le strontium et l'yttrium radioactifs sont employés en applications locales dans le traitement des tumeurs de la peau.

Par ailleurs, le cobalt radioactif 60 est utilisé en dehors de l'organisme comme source puissante de rayons $\gamma$. (V. COBALTOTHÉRAPIE.)

**ispaghul** ou **ispaghula** n. m. Plante de l'Inde dont la petite graine rose est employée en décocté dans le traitement de la dysenterie. (Avalée pure, sans croquer, elle est laxative.)

**ivoire** n. m. Tissu osseux très dur, constituant principal de la dent*.

**ivresse** n. f. État d'incoordination des mouvements sur un fond d'excitation accompagné d'un obscurcissement variable de la conscience.

L'ivresse peut résulter d'une ingestion d'alcool, de stupéfiants* ou d'une intoxication à l'oxyde de carbone*.

**Législation.** V. ALCOOLISME.

**ixodidés** n. m. pl. Acariens à sexes différents.

Les ixodidés, ou *tiques*, existent partout et sont capables de propager divers agents infectieux.

Ils sont responsables de nombreuses rickettsioses*, de borrélioses* et surtout, par leur venin, d'une paralysie ascendante parfois mortelle.

# J

**jaborandi** n. m. Arbuste de l'Amérique du Sud, contenant un alcaloïde, la pilocarpine*. La teinture de jaborandi stimule la sécrétion de la sueur et de la salive.

**jalap** n. m. Plante du Mexique, laxative drastique.

Elle sert à préparer l'eau-de-vie allemande (teinture de jalap composée).

**jalousie** n. f. Sentiment naissant d'une « situation triangulaire », réelle ou imaginaire, et qui met en jeu le sujet, l'objet de sa convoitise affective et un rival qui menace de se l'approprier.

Chez l'enfant, elle s'exerce couramment dans la dynamique du complexe d'Œdipe à l'égard du frère ou de la sœur, ou du parent du même sexe.

Chez l'adulte, elle peut devenir pathologique : c'est fréquemment le cas chez les paranoïaques.

**jambe** n. f. Segment du membre inférieur compris entre le genou et le cou-de-pied.

Le tibia et le péroné en constituent le squelette. La jambe présente une loge antérieure où passe le paquet vasculo-nerveux tibial antérieur, une loge externe où passe le nerf sciatique poplité externe, et une loge postérieure qui présente la saillie du mollet, prolongée en bas par le relief du tendon d'Achille ; dans cette loge postérieure descendent les vaisseaux et nerfs tibiaux postérieurs.

Les *fractures des deux os* de la jambe sont fréquentes, transversales, spiroïdes ou comminutives. Correctement traitées, en l'absence de complications, elles évoluent vers la consolidation en 3 ou 4 mois. (V. TIBIA.)

Les *fractures de Dupuytren*, articulaires, intéressent les deux malléoles tibiale et péronière. Souvent compliquées de diastasis* tibio-péronier, elles demandent une réduction d'urgence parfaite, malgré laquelle les séquelles ne sont pas rares : douleurs à la marche, raideur, instabilité de la cheville.

**jambon** n. m. Le jambon est un bon aliment pour les dyspeptiques et convalescents, mais il est interdit dans les régimes sans sel et les régimes amaigrissants. Le jambon fumé, salé ou insuffisamment cuit peut transmettre le botulisme* ou la trichinose*, mais ce sont des accidents rares.

**jaquette** n. f. (ou *jacket*, mot angl.). Prothèse en porcelaine ou en matière plastique qui reconstitue la couronne de la dent.

**jaune** adj. **Corps jaune**, structure transitoire et périodique de l'ovaire, jouant un rôle essentiel, par les hormones qu'il sécrète, dans la menstruation, la nidation et le développement de l'œuf.

Lors de l'*ovulation**, le follicule de De Graaf se rompt pour libérer l'ovule ; la cavité laissée béante est comblée par un exsudat séro-fibrineux, et les éléments du follicule sécrètent de la folliculine et de la progestérone. Le corps jaune est donc une véritable glande endocrine. En l'absence de fécondation, il dégénère et laisse une cicatrice blanchâtre.

En cas de *fécondation*, son existence est prolongée par l'action des prolans sécrétés par le trophoblaste de l'œuf. Son rôle va être capital durant le premier trimestre de la grossesse.

L'*insuffisance du corps jaune*, ou insuffisance lutéale, est un trouble fréquent en gynécologie. Elle explique nombre d'anomalies du cycle menstruel, ainsi que certains avortements spontanés. Elle a bénéficié des progrès récents de l'hormonothérapie.

**Fièvre jaune**, maladie infectieuse aiguë, due au *virus amaril* transmis par la piqûre d'un moustique *(Ædes)*.

Endémo-épidémique, ayant pour origine les rives du golfe du Mexique, la fièvre jaune s'observe aussi en Afrique intertropicale.

Le réservoir de virus est constitué par l'homme malade et par divers mammifères (singes). Le cycle sauvage (animaux-moustiques-animaux) peut entrer en contact avec l'homme et, à partir de ces cas, développer des épidémies de fièvre jaune urbaine (homme-moustiques-homme).

Après la piqûre infestante et une courte incubation (de 4 à 6 jours), la phase d'invasion débute brutalement par une fièvre et des douleurs importantes. Puis la maladie entre dans la période d'état, qui comporte des troubles digestifs importants, des manifestations hémorragiques, la survenue d'un ictère et d'une atteinte rénale.

La mort peut survenir par collapsus, hémorragie ou insuffisance rénale ; dans

les cas favorables, la convalescence est longue. L'immunité acquise est stable.
Le diagnostic se fait sur l'isolement du virus dans le sang.
Le traitement est symptomatique (repos, réhydratation) et vise à prévenir les manifestations rénales.
La prophylaxie est seule efficace : outre la vaccination (Institut Pasteur, Institut Rockefeller), elle repose sur la protection contre les moustiques (impossible en brousse). La maladie est soumise à la réglementation internationale (isolement, déclaration) et la vaccination est obligatoire pour la plupart des pays chauds (certificat valable 10 jours après et pendant 6 ans).

**jaunisse** n. f. V. ICTÈRE.

**jéjunum** n. m. Partie de l'intestin* grêle qui fait suite au duodénum et se continue par l'iléon.

**jennérienne** adj. f. Se dit de la vaccination* contre la variole, découverte par Jenner en 1796.

**jeu** n. m. Activité spontanée à laquelle on se livre pour le plaisir qu'elle procure. Chez l'enfant, le jeu est un facteur d'édification de la personnalité.
En psychologie, on utilise le jeu comme moyen d'investigation ou de traitement psychothérapique, surtout avec les enfants.

**jeûne** n. m. Abstinence d'aliments. Le *jeûne absolu* est en général pratiqué pour des raisons mystiques ou sociales (jeûne protestataire) : il aboutit à une maigreur aiguë expérimentale. La chute de poids est rapide, et le métabolisme* basal s'abaisse avec la température centrale. La durée de la survie (de 10 à 45 jours, voire plus) dépend de plusieurs facteurs : privation de boissons (qui réduit considérablement la survie), état antérieur du sujet (gras ou maigre), âge et surtout sous-alimentation antérieure.
Le *jeûne partiel*, ou *inanition relative*, résulte de causes financières ou sociales, de cataclysmes naturels provoquant la famine dans de nombreux pays (Afrique, Inde). La chute pondérale, lente, peut être supérieure à celle qui est observée au cours du jeûne absolu. L'organisme, après avoir épuisé ses réserves glucidiques et lipidiques, utilise les protéines endogènes. La traduction clinique en est une émaciation considérable, une asthénie physique et psychique, parfois une décalcification du squelette associée à un déficit global des glandes endocrines et à des hypovitaminoses variables. La dénutrition favorise la survenue de complications infectieuses.

**jonction** n. f. *Jonction pyélo-urétérale,* endroit où l'uretère fait suite au bassinet.

**jugement** n. m. Démarche des fonctions supérieures de l'esprit qui assure la critique des synthèses mentales.
Indépendamment du jugement hâtif, erroné, qui peut être ultérieurement rectifié, les troubles du jugement peuvent être liés à une anomalie de la personnalité.
Les *arriérations mentales* sous-tendent nombre de troubles du jugement. Certains processus névrotiques (v. NÉVROSE) peuvent prendre momentanément en défaut la logique du sujet.
Les processus psychotiques (v. PSYCHOSE) s'accompagnent toujours de troubles du jugement. Dans les *paranoïas** délirantes, en particulier, la psychorigidité du malade l'amène à développer des raisonnements pseudologiques ayant des conclusions aberrantes. Dans les processus de destructuration (v. SCHIZOPHRÉNIE), les perturbations du jugement sont liées à la dissociation des mécanismes logiques dont l'incohérence est le terme ultime.

**jugulaire** adj. Qui appartient à la gorge ou au cou.
La *veine jugulaire interne* fait suite au sinus latéral du crâne et longe les artères carotides pour se terminer dans le tronc brachio-céphalique veineux. Les plaies de la veine jugulaire interne sont graves, du fait de l'importance de l'hémorragie et du danger d'embolie gazeuse.

**julep** n. m. Préparation sucrée servant d'excipient dans les potions.

**jumeau, jumelle** n. Enfant issu d'une grossesse double, dite aussi *grossesse gémellaire.*
**Embryologie.** Sur les plans embryologique et génétique, on oppose deux variétés de jumeaux :
*Jumeaux homozygotes, univitellins, ou vrais jumeaux.* Ils résultent de la division d'un œuf fécondé unique. Cette division aboutit nécessairement à la formation de deux êtres identiques ayant un patrimoine chromosomique semblable. Ils sont obligatoirement de même sexe. Ils peuvent avoir, ou non, leur propre cavité amniotique ; en revanche, ils ont, dans la quasi-totalité des cas, une masse placentaire commune.
*Jumeaux hétérozygotes, bivitellins, ou faux jumeaux.* Ils résultent de la fécondation simultanée de deux ovules différents par deux spermatozoïdes distincts. Ils n'ont donc aucune raison de se ressembler plus que des frères et sœurs normaux. Ils peuvent être, ou non, de sexe différent. Ils ont chacun des annexes complètes : deux cavités amniotiques, deux placentas.

*Grossesse et accouchement.* La grossesse gémellaire est souvent mal tolérée par la mère, en raison de l'intensité des signes fonctionnels habituels de la grossesse et de la distension extrême de l'abdomen. La surdistension de l'utérus entraîne le plus souvent un accouchement prématuré. Le diagnostic ne peut qu'être soupçonné par l'examen clinique (excès de volume de l'utérus, constatation de plus de deux pôles fœtaux, perception de deux foyers de bruits du cœur). Il peut être affirmé par la tomoéchographie dès la 10e semaine, ou par la radiographie du contenu utérin à partir du 6e mois.

L'accouchement est souvent plus lent, en raison des mauvaises contractions de l'utérus surdistendu. Après la sortie du premier enfant survient une phase de repos de 5 à 10 minutes, que l'accoucheur met à profit pour vérifier la bonne présentation du second. La dystocie du second jumeau est en effet une éventualité qui impose une extraction immédiate, par manœuvres internes.

Après l'accouchement, il faut craindre une hémorragie de la délivrance, en raison de la masse placentaire importante et de l'atonie secondaire de l'utérus surdistendu.

**Psychologie et psychiatrie.** L'observation de vrais jumeaux placés dans des conditions de vie différentes est utilisée pour déterminer l'influence respective de l'hérédité et du milieu (méthode des jumeaux).

**jusquiame** n. f. Plante à feuilles visqueuses et à fleurs jaunâtres rayées de pourpre, contenant de l'hyoscyamine* et de l'hyoscine* ou scopolamine*.

La teinture de jusquiame est sédative et diminue la sudation et la salivation. (Toxique, tableau A.)

# K

**Kahler (maladie de).** V. MYÉLOME*.

**Kahn (réaction de),** réaction de floculation* utilisée dans le diagnostic de la syphilis*.

**kala-azar** n. m. Parasitose due à un protozoaire flagellé (leishmania). [Syn. : LEISHMANIOSE VISCÉRALE.]

Le chien est le réservoir du parasite, tout comme l'homme ; l'hôte intermédiaire (phlébotome femelle) pique l'homme, assurant la dispersion du parasite. Les foyers se trouvent en Extrême-Orient, au Proche-Orient et en Amérique du Sud.

L'incubation du kala-azar est silencieuse et dure de quelques semaines à quelques mois. La maladie associe une atteinte du systhème réticulo*-endothélial et un amaigrissement à une fièvre irrégulière et prolongée. On note un gros foie, une rate très importante et des adénopathies (ganglions) multiples. Des troubles rénaux et cardiaques peuvent se voir. En l'absence de traitement, l'évolution, surtout chez les jeunes enfants, se fait vers la cachexie et la mort.

Les signes biologiques associent une pancytopénie* (diminution du nombre de tous les globules du sang), une accélération de la vitesse de sédimentation et une dysprotéinémie* (augmentation des gammaglobulines et diminution des albumines). Le parasite est mis en évidence dans la moelle osseuse et la rate.

Le *traitement* utilise des dérivés de l'antimoine en cures alternées.

La *prophylaxie* repose sur l'isolement et le traitement des malades, la lutte contre les phlébotomes et les animaux malades.

**kaliémie** n. f. Concentration du plasma en ions potassium (ou kalium), la normale étant 5 milliéquivalents* ou 0,200 g par litre.

La baisse de la kaliémie (hypokaliémie) est due à une perte accrue de l'ion par le rein (diurétiques) ou par l'intestin (diarrhées abondantes, maladie des laxatifs).

Son augmentation (hyperkaliémie) est due à une rétention par le rein, au cours de l'insuffisance rénale aiguë, ou à de grands délabrements musculaires (écrasements, brûlures graves).

Des troubles de la kaliémie accompagnent certains désordres de l'équilibre acidobasique. Dans tous les cas, le risque est cardiaque : troubles du rythme ou de la conduction, souvent graves.

**kalléone** n. f. Hormone pancréatique utilisée comme vasodilatateur dans les spasmes artériels.

**kanamycine** n. f. Antibiotique actif contre le staphylocoque, les bacilles Gram négatifs et le bacille de Koch.

**kaolin** n. m. Silicate d'aluminium hydraté naturel, utilisé en thérapeutique pour les pansements gastriques et intestinaux.

**Kaposi (maladie de),** affection caractérisée par des lésions cutanées aux extrémités, qui ressemblent à des tumeurs d'aspect angiomateux. (Syn. : ANGIOSARCOMATOSE.)

**Kaposi-Juliusberg (éruption de),** éruption vésiculopustuleuse, très contagieuse, survenant ehez des enfants eczémateux.

**Kempner (régime de),** régime strict sans sodium (sans sel), sans graisses et sans protéines, composé uniquement de glucides (riz, fruits, sucre, vitamines) et indiqué dans le traitement de l'hypertension* et de l'insuffisance cardiaque*.

**kératine** n. f. Protéine soufrée qui constitue l'élément essentiel de la couche cornée de la peau.

**kératinisation** n. f. Transformation des cellules des couches profondes de la peau en cellules chargées de kératine de la couche cornée superficielle.

**kératite** n. f. Inflammation de la cornée.

**Kératites superficielles.** D'origine microbienne ou virale, ou consécutives à un traumatisme, elles entraînent une ulcération qu'on colore en vert avec une goutte de fluorescéine. Ces infections peuvent être graves chez les sujets déficients (diabétiques) et atteindre l'uvée (iritis*, uvéite*). Les ulcérations guérissent en laissant une taie blanche qui peut gêner la vision. Les kérato-conjonctivites touchent la cornée et la conjonctive. L'herpès de la cornée, très douloureux, produit un ulcère dendritique ; il ne faut pas lui appliquer de collyres aux corticoïdes.

**Kératites profondes.** Siégeant dans l'épaisseur de la cornée, elles s'accompagnent souvent d'une prolifération de vaisseaux. La *kératite interstitielle syphilitique*, survenant chez le nouveau-né contaminé par sa mère à la naissance, commande un traitement antisyphilitique général et les collyres à la cortisone pour éviter l'opacification de la cornée et la cécité. La *kératite tuberculeuse* a un aspect voisin. La *kérato-conjonctivite phlycténulaire,* petite élevure à cheval sur le bord de la cornée, très douloureuse, se rencontre au cours de la primo-infection tuberculeuse. La *kératite disciforme,* d'origine virale, entraîne l'opacification de la cornée.

**kératoacanthome** n. m. Tumeur bénigne d'origine épidermique, se développant rapidement, parfois après un traumatisme, mais régressant spontanément.

**kératocône** n. m. Déformation de la cornée en forme de cône.
Le kératocône, de cause inconnue, altère la vision et s'accompagne d'une myopie. La cornée est amincie au centre et peut se perforer. Le port de verres de contact améliore l'acuité visuelle et peut enrayer l'évolution.

**kératodermie** n. f. Affection cutanée caractérisée par l'épaississement de la couche cornée de l'épiderme, au niveau des paumes des mains et des plantes des pieds.
Les kératodermies congénitales sont très rares. Habituellement, les kératodermies surviennent au cours d'affections comme le pityriasis* rubrapilaire, le psoriasis*, le lichen plan, l'eczéma*. L'intoxication arsenicale provoque une kératodermie, de même que la syphilis* secondaire.
La kératodermie eczémateuse est la plus fréquente, sous forme de dermatose des ménagères qui manipulent, les mains nues, des produits irritants comme les détergents et les savons. La meilleure prévention est le port de gants de caoutchouc hypoallergiques. (V. DERMATOSE.)

**kératomalacie** n. f. Ramollissement de la cornée, touchant surtout le nourrisson. Elle se voit au cours des infections oculaires graves, des athrepsies*, des toxicoses. L'évolution peut se faire vers l'opacification ou l'ulcération de la cornée.

**kératoplastie** n. f. Greffe de cornée, consistant à remplacer une portion de la cornée transparente par une cornée prélevée sur un cadavre.
La kératoplastie peut être *perforante* (toute l'épaisseur de la cornée est remplacée) ou *lamellaire* (seulement une couche superficielle est remplacée).

**kératose** n. f. Épaississement localisé de l'épiderme.
La *kératose pilaire* se manifeste tôt dans la vie par de petites rugosités de la face postérieure des bras et de la face externe des cuisses. Bénigne mais désagréable, elle est traitée par l'application de vaseline salicylée.
La *kératose sénile,* ou «crasse sénile», apparaît sur les parties découvertes après la cinquantaine. Elle se manifeste par une croûte grasse de teinte grise, de contour irrégulier. L'extension est lente et ces lésions sont précancéreuses, pouvant se transformer en épithélioma* basocellulaire. Il faut les détruire dès qu'elles apparaissent.

**kérion** n. m. Mycose cutanée due à un trichophyton et atteignant les régions pileuses.
La peau présente un aspect inflammatoire, suppuratif, entraînant une chute des poils. Un traitement rapide doit être appliqué pour éviter la contagion et l'extension des lésions. On associe des antifongiques à des antibiotiques.

**Kernig (signe de),** résistance douloureuse s'opposant à l'extension de la jambe, la cuisse étant fléchie sur le bassin.
Ce signe traduit une raideur réflexe des muscles rachidiens; c'est un des signes cliniques de méningite*.

**khelline** n. f. Substance antispasmodique au niveau de la fibre musculaire lisse.

**kinésithérapie** n. f. Utilisation thérapeutique du mouvement.
Le *mouvement* peut être *actif :* gymnastique médicale, kinébalnéothérapie (mouvements pratiqués dans l'eau), pouliethérapie (mouvements exécutés avec une résistance progressive grâce à un système de poulies), ergothérapie (travail thérapeutique).
Le *mouvement* peut être *passif :* c'est la mobilisation passive, faite par le praticien sur le patient.
Le *mouvement* peut être *provoqué :* par une machine (mécanothérapie), par l'électricité (électrothérapie).
**Applications de la kinésithérapie.** Elles sont nombreuses : citons la rééducation fonctionnelle des blessés (après entorses, fractures, etc.), des handicapés moteurs, la correction des anomalies de maintien, la correction des insuffisances respiratoires, etc.

**kinesthésique** adj. Se dit du sens musculaire qui nous renseigne sur les positions de notre corps et sur nos mouvements.

**Klebs-Lœffler (bacille de),** bâtonnet Gram positif aux extrémités enflées, agent de la diphtérie*.

**kleptomanie** n. f. Impulsion obsédante qui pousse un sujet à voler.
Il s'agit d'un comportement pathologique

rare, bien différent du vol banal poussé par l'intérêt.
Le kleptomane — qui a un sens moral normal — ne s'empare de l'objet convoité qu'après une lutte intérieure pénible contre cette obsession. Ayant cédé à son désir, il éprouve à la fois un sentiment de soulagement et un sentiment de culpabilité intense. Dans ce cas, il s'agit d'un symptôme qui traduit une névrose généralement de type obsessionnel. Il faut souligner que l'objet volé n'a le plus souvent que peu de valeur et ne sert à rien à celui qui l'a volé.
A côté de la kleptomanie véritable, on connaît des impulsions pathologiques au vol beaucoup plus fréquentes, qui ne s'accompagnent pas d'une lutte anxieuse obsédante et qui peuvent avoir un aspect utilitaire. Les débiles mentaux, les déséquilibrés du caractère commettent ce type de vol.
On connaît aussi des vols effectués en état d'inconscience totale par de grands malades mentaux (démence, par exemple).
**Klinefelter (syndrome de),** dysgénésie du testicule, en rapport avec une aberration chromosomique, caractérisée par la présence de 44 autosomes et 3 gonosomes (44 A + XXY). Les sujets conservent un aspect masculin, mais il existe une azoospermie* qui entraîne une stérilité.
**Koch (bacille de)** ou **B. K.,** bacille responsable de la tuberculose, découvert en 1882 par Robert Koch.
Un de ses caractères bactériologiques est sa résistance en milieu acide et alcoolique (acidoalcoolorésistant). Il existe différents bacilles : humain, aviaire et bovin. Le B. K. se recherche dans les crachats, les urines, le pus par l'examen direct après coloration, l'ensemencement sur milieu de Lœwenstein ou l'inoculation au cobaye.
**koïlonychie** n. f. Déformation de l'ongle (concavité de la face supérieure) congénitale ou acquise. — Dans ce cas, elle peut être due à une anémie hypochrome ou à une avitaminose C.
**kola** ou **cola** n. f. Graine de kolatier.
Contenant de la caféine, la kola diminue la sensation de fatigue.
**König (syndrome de),** crises de douleurs et de contractions intestinales au cours de certaines occlusions* intestinales.
**Koplick (signe de),** signe caractéristique mais éphémère de l'énanthème (éruption interne) de la rougeole.
Ce signe, fugace et difficile à mettre en évidence, se recherche sur la face interne des joues. Il est constitué par des taches rouges centrées par de petits points blancs qui adhèrent fortement à la muqueuse et qui disparaissent à l'apparition de l'exanthème.
**Korsakoff (syndrome de),** psychose associée à une polynévrite, dont la cause est généralement l'alcoolisme.
Parmi les symptômes, on distingue : une amnésie de fixation (le sujet se souvient des faits anciens, mais ne peut plus fixer aucun souvenir) ; une désorientation temporospatiale (il ne connaît ni la date ni le lieu où il se trouve) ; une fabulation qui vient combler les trous de mémoire du sujet ; une polynévrite*.
En définitive, le malade est le plus souvent dans un état de confusion mentale. L'évolution est irréversible.
**kraurosis** n. m. **Kraurosis de la vulve,** rétrécissement de l'orifice vulvo-vaginal, avec atrophie des petites lèvres, amincissement de la muqueuse et excoriations, entraînant du prurit et une dyspareunie*. Il s'agit d'un trouble trophique dû à la suppression des sécrétions ovariennes après la ménopause ou chez les femmes jeunes ayant subi une ablation des ovaires.
Le *traitement* consiste en apport d'œstrogènes par voie locale ou générale.
**Krebs (cycle de),** suite de réactions biochimiques permettant à l'organisme de recueillir l'énergie finale des métabolismes* glucidiques, lipidiques et protidiques, qui tous aboutissent au groupement acétyl-($CH_3$—CO—).
Celui-ci est introduit dans le cycle par l'intermédiaire du coenzyme A. Le cycle est composé d'une série d'acides à 4 ou 6 carbones, comportant deux fonctions acides (diacides) et provenant chacun d'une modification biochimique du précédent.
Au cours du cycle, le résidu acétyl- est transformé en gaz carbonique ($CO_2$), éliminé par les poumons, et en ions hydrogène ($H^+$) qui sont pris en charge par des enzymes* dites « transporteurs d'hydrogène », constituant une réserve énergétique qui sera libérée dans les réactions de la respiration* cellulaire (combustions lentes).
Le cycle de Krebs apparaît comme le dernier maillon des métabolismes* des glucides*, lipides* et protides* de l'alimentation. Il élimine les déchets ($CO_2$) et libère une énergie utilisable par l'organisme pour la synthèse de l'adénosine triphosphate (A. T. P.), qui est la réserve énergétique nécessaire aux réactions biologiques et en particulier à la contraction musculaire.
**Kummel-Verneuil (syndrome de),**

ensemble de manifestations survenant après une période de guérison apparente à la suite d'un traumatisme vertébral, et comportant une cyphose douloureuse, des douleurs et des contractures musculaires en ceinture.

**Kunkel (réactions de),** réactions de floculation* pratiquées sur le sérum sanguin et renseignant sur le fonctionnement du foie*.

**kwashiorkor** n. m. État de dénutrition gravissime, secondaire à une carence alimentaire totale (glucides, lipides et surtout protides).

Cette carence touche de nombreux enfants du tiers monde, juste après la période du sevrage et avant qu'ils aient atteint leur propre autonomie. Elle associe des œdèmes (surtout aux membres inférieurs), une disparition des graisses et des signes cutanés à une grande hypotrophie (maigreur). Le traitement nécessite une réhydratation avec apport protidique, graduée mais massive (de 4 g/kg/j à 10g/kg/j au 10e jour), et une rééquilibration électrolytique qui ne peut se faire qu'en milieu hospitalier.

**kyste** n. m. Cavité pathologique contenant un liquide.

En règle générale, les kystes sont des tumeurs bénignes résultant d'une prolifération tissulaire se développant à partir d'un tissu ou d'un organe en reproduisant des structures normales sans monstruosités cellulaires ; ils se développent en refoulant les tissus voisins, qu'ils compriment sans les envahir.

La paroi des *kystes vrais* est constituée d'une ou de plusieurs couches de cellules épithéliales entourées de tissu conjonctif lâche permettant le clivage. Les *faux kystes* ne présentent pas d'assise épithéliale : ils sont, en règle, le résultat de l'organisation d'une lésion inflammatoire. Le contenu des kystes peut être clair ou teinté, plus ou moins visqueux et présenter des éléments tissulaires divers (poils, dents, parasites).

L'origine des kystes peut être *embryonnaire*, se formant au cours de la vie intra-utérine, mais ne se développant parfois qu'à l'âge adulte. Les kystes *dystrophiques* se forment par suite d'une anomalie de fonctionnement d'un organe ou par oblitération des canaux excréteurs d'une glande. Certains kystes constituent un processus de défense de l'organisme contre certains parasites : le type le plus courant en est le kyste hydatique. (V. ÉCHINOCOCCOSE.)

Toutes les parties de l'organisme peuvent être le siège de kystes, mais certaines localisations sont particulièrement fréquentes :

— l'*ovaire* est le siège de kystes de taille et de contenu très variables : kystes fonctionnels, folliculiniques ou lutéiniques qui disparaissent spontanément ; kystes vrais, organiques, qui peuvent se compliquer de torsion, de rupture, de dégénérescence maligne et imposent donc toujours l'exérèse chirurgicale ;

— la *peau* est le siège de kystes épidermiques (kystes sébacés) ou dermoïdes ;

— les kystes *synoviaux* se rencontrent le plus souvent à la face dorsale du poignet ou au creux poplité ;

— le *foie*, le *cerveau*, le *poumon* sont les lieux d'élection de certains kystes parasitaires (kystes hydatiques) ; le *kyste aérien* du *poumon* est une formation aérienne, transparente à la radiographie, d'origine congénitale ou acquise ;

— le *pancréas* est le siège de faux kystes parfois volumineux, posant des problèmes thérapeutiques difficiles ;

— le *rein* peut être envahi de kystes multiples d'origine embryonnaire, qui se développent simultanément, creusant tout le parenchyme rénal (maladie polykystique) ;

— les *kystes des os* sont des cavités se révélant souvent par une fracture spontanée, dont la consolidation entraîne la guérison ;

— les *kystes dentaires* sont des tumeurs bénignes évoluant lentement, développées aux dépens des débris épithéliaux de la lame dentaire. (V. DENT, *Maladies des dents.*)

L'évolution des kystes dépend de leur nature, de leur siège, mais, en règle générale, leur ablation chirurgicale est indiquée avant l'apparition de complications : compressions des organes voisins, torsion, d'où nécrose, infection, rupture (particulièrement grave en cas de kyste parasitaire).

# L

**laborantin, e** n. Auxiliaire médical des laboratoires d'analyse.

**laboratoire** n. m. Local où se trouvent réunis les appareils et les produits nécessaires pour faire des recherches scientifiques ou pratiquer des examens permettant de compléter le diagnostic clinique des maladies.

**Examens de laboratoire,** examens complémentaires qui permettent d'orienter ou de confirmer un diagnostic clinique et de suivre l'évolution d'une maladie sous traitement. — Ils font appel à la chimie, à la biochimie, à la physique, à l'hématologie*, à la bactériologie*, etc.

**labyrinthe** n. m. Ensemble des cavités de l'oreille* interne.

**labyrinthite** n. f. Altération du labyrinthe*, cause de vertiges*, de surdité*, de bourdonnements*.

**lacet** n. m. **Signe du lacet,** examen qui permet d'apprécier la résistance des capillaires* sanguins en plaçant un garrot (un lien) autour d'un membre. — La congestion entraînée par le garrot en 10 minutes provoque plus de 10 petites taches de purpura*, par rupture des capillaires, si ceux-ci ont une fragilité exagérée.

**lacrymal, e, aux** adj. Qui concerne les larmes.

**Glandes lacrymales.** Les glandes lacrymales sécrètent les larmes. Elles sont situées à l'angle supéro-externe de l'orbite, sous la partie externe de la paupière supérieure. Leurs canaux débouchent dans le cul-de-sac supérieur de la conjonctive.

**Voies lacrymales.** Les larmes, après avoir humidifié l'œil, sont évacuées à son angle interne (près du nez) par deux petits orifices, les points lacrymaux supérieur et inférieur, qui se continuent par deux canalicules se rejoignant dans le sac lacrymal. Celui-ci se continue à l'angle inféro-interne de l'orbite par le canal lacrymo-nasal, qui se jette dans les fosses nasales.

A l'état normal, les larmes sont constamment évacuées par les voies lacrymales. Si celles-ci sont obturées, il y a larmoiement, et il faut les déboucher par cathétérisme et lavage au sérum physiologique. Une intervention chirurgicale est parfois nécessaire.

**lacrymogène** adj. Qui fait pleurer.

**Gaz lacrymogènes,** gaz irritants utilisés dans les combats civils. — La plupart d'entre eux provoquent une irritation des muqueuses de l'œil et des voies respiratoires. Des brûlures oculaires plus ou moins graves peuvent être provoquées par l'explosion d'une grenade à proximité de l'œil. Des produits plus récents ajoutent à l'action irritante des gaz une action incapacitante sur les centres nerveux qui peut durer de quelques minutes à plusieurs heures. Ces troubles consistent en une désorientation, de la stupeur et une obnubilation, parfois des accidents convulsifs ou encore un coma retardé, apparaissant plusieurs dizaines de minutes après l'explosion.

**lacs** n. m. Petit ruban que l'on passe autour d'un nerf, d'une artère, d'un canal, pour l'isoler, le protéger lors d'une dissection chirurgicale.

**lactalbumine** n. f. Protéine du lait.

**lactarium** n. m. Etablissement où l'on collecte le lait des accouchées qui en ont trop ou qui ne veulent pas allaiter.

Ce lait est réservé aux nourrissons prématurés ou fragiles dont la mère n'a pas suffisamment de lait.

**lactation** n. f. Sécrétion et écoulement du lait par les glandes mammaires.

Elle comporte deux périodes : la lactogenèse, caractérisée par l'apparition d'une sécrétion mammaire en l'absence de succion mammaire, et la galactopoïèse, ou entretien de la sécrétion lactée qui survient après succion ou traite. Plusieurs hormones sont indispensables pour que la glande mammaire puisse se développer complètement et sécréter du lait (œstrogènes, progestérone et prolactine). Au cours de la lactation, la sécrétion des gonadotrophines F. S. H. et L. H. est suspendue. Il est nécessaire que le lait soit périodiquement éjecté des canaux galactophores pour que la lactation puisse se poursuivre.

**lactique** adj. Se dit : 1° d'un acide organique qui se forme lors de la fermentation du lait ; 2° des bacilles qui effectuent cette fermentation. (V. FERMENT.)

**lactoflavine** n. f. Syn. de VITAMINE* B2.

**lactose** n. m. Sucre réducteur extrait du petit-lait.

Il est utilisé en diététique infantile comme aliment et correcteur du lait de vache.

**lactosérum** n. m. Liquide qui se sépare du lait caillé. (Syn. : PETIT-LAIT.)

Le lactosérum contient les sels minéraux du lait entier, ainsi que le lactose. Il est partiellement privé d'albumine et totalement de caséine*. C'est un désinfectant intestinal.

**lactosurie** n. f. Présence de lactose dans les urines, banale au cours de la grossesse.

**lacunaire** adj. et n. Se dit de malades présentant de multiples lésions destructives (lacunes) au niveau des centres cérébraux, qui correspondent à de petits ramollissements par athérosclérose diffuse, et qui entraînent un certain degré de détérioration intellectuelle.

**ladrerie** n. f. Cysticercose* du porc.

**lagophtalmie** n. f. Ouverture anormale et constante des paupières.

Due à une paralysie du muscle orbiculaire ou à une exophtalmie*, la lagophtalmie entraîne un larmoiement et une irritation de la conjonctive (conjonctivite, kératite).

**laine** n. f. Les ouvriers qui manipulent la laine sont exposés à des infections (charbon) et à des lésions de la peau dues aux huiles de traitement. Les vêtements de laine portés à même la peau peuvent provoquer des réactions allergiques (rougeurs, démangeaisons).

**lait** n. m. Liquide blanc fourni par les glandes mammaires des femmes et des femelles mammifères.

**Le lait de femme.** C'est l'aliment de choix pour le nourrisson. Le lait de femme a une composition qualitative et quantitative adaptée aux besoins de l'enfant : protéines absorbées presque intégralement, lipides indispensables à la croissance (acides gras insaturés), glucides en quantité importante, vitamines. Le lait maternel est approprié aux conditions d'épuration rénale et hépatique du nourrisson. De plus, il contient des immunoglobulines A et du lysozyme* qui représentent une protection efficace contre les infections néonatales. Il n'existe pas d'insuffisance qualitative importante du lait maternel ; par contre, une insuffisance quantitative est parfois observée.

**Le lait de vache.** Variable avec les espèces, sa composition est différente selon l'état de santé et l'alimentation des mammifères.

Les protéines y sont représentées par la caséine (85 p. 100), qui comporte de nombreux acides aminés essentiels, la α-lactalbumine et la β-lactoglobuline, toutes deux coagulables à chaud (« peau » du lait bouilli).

Les lipides sont des triglycérides formés d'acides gras, le plus souvent saturés (acides stéarique, palmitique), facilement attaqués par les sucs digestifs. Le lait écrémé est débarrassé de ces constituants. Le lactose est spécifique de la sécrétion mammaire ; il est rapidement dégradé en acide lactique*.

Parmi les sels minéraux, le calcium (8 g) et le phosphore (1 g) font du lait une alimentation riche. La teneur en fer est au contraire négligeable et doit être suppléée chez l'enfant par un apport extérieur. Dans les régimes désodés, on emploie des laits débarrassés de leur chlorure de sodium.

Les vitamines existent normalement dans le lait de vache, sauf après ébullition (vitamine C) et en hiver (bétail nourri en étable).

***Les pollutions du lait de vache.*** Pour être consommé sans danger, le lait doit être soumis à différentes règles d'hygiène. Les possibilités de souillures sont nombreuses : maladie infectieuse du bétail, dermatoses du personnel, absence d'hygiène du vacher et au cours de la traite. De plus, la chaleur facilite le développement des bactéries le plus souvent inoffensives, mais parfois responsables d'affections graves (tuberculose, fièvre* de Malte). Sur le lieu de production, les bêtes et le personnel doivent être suivis (dépistage de la tuberculose et autres maladies).

Le lait pasteurisé vendu en « packs » ou en bouteilles plastiques doit être bouilli et consommé rapidement. L'industrie laitière est contrôlée à divers niveaux : services vétérinaires, hygiène, service des fraudes.

**Les laits industriels.** Les laits, après stérilisation à 120 °C, peuvent être conservés très longtemps, mais les vitamines sont détruites. La concentration du lait, réalisée par adjonction de sucre après pasteurisation, ne permet pas le développement des germes. Ces laits *concentrés* peuvent se conserver très longtemps.

L'évaporation à basse température (– 50 °C) est à l'origine des laits secs (en poudre) contenant toutes les protéines et une partie des vitamines. Ce lait ne contient plus que 6 p. 100 d'eau. Différents procédés permettent l'obtention de laits secs, écrémés ou non. Ce lait se conserve à l'abri de la chaleur et de la lumière, et se dissout facilement dans l'eau. Certains laits secs sont sucrés, d'autres partiellement ou totalement écrémés ; d'autres encore sont additionnés de vitamines ; tous se diluent à raison de 5 g (soit une mesure) pour 30 g d'eau.

**Emploi et accidents du lait de vache.** Le lait de vache est employé pour l'alimentation du nourrisson bien que sa composition lui

soit moins adaptée que celle du lait de femme. On le coupe différemment selon l'âge, et on ajoute du sucre et des vitamines. (V. ALLAITEMENT.)
Chez l'adulte, la digestion du lait est aisée, à condition que l'absorption soit lente ou ralentie par la présence de café, de cacao, de malt, de chicorée, etc.
Le lait des mammifères (chèvre, vache, brebis) est utilisé pour la confection de fromages et de yaourts (lait caillé).
L'intolérance aux protéines du lait de vache n'est pas rare et peut être responsable, chez des nourrissons sensibilisés, de chocs anaphylactiques. La désensibilisation des sujets allergiques se fait par absorption progressive de doses minimes de lait (dilution 1 p. 1 000).

**laitance** n. f. Substance fluide, blanchâtre, qui est le sperme des poissons.
Certaines laitances sont utilisées en cuisine après avoir été dégorgées et blanchies (maquereaux) ; d'autres sont toxiques.

**Lamalou-les-Bains,** station thermale de l'Hérault, à 40 km de Béziers.
Une source chaude (49 °C) et plusieurs sources froides (de 17 à 29 °C) fournissent des eaux bicarbonatées calciques, ferrugineuses et arsenicales, carbogazeuses et radioactives. On les emploie en bains et douches dans le traitement des affections neurologiques et dans les rhumatismes chroniques.

**lambeau** n. m. Fragment de tissu détaché accidentellement ou volontairement pour recouvrir une perte de substance. (V. GREFFE.)

**lambliase** n. f. Parasitose digestive due à un protozoaire flagellé, *Giardia intestinalis.* (Syn. : GIARDIASE.)
C'est un parasite piriforme, à deux noyaux et quatre flagelles.
La giardia, localisée dans le duodénum, est responsable de diarrhées, de vomissements, parfois de troubles hépatiques. Ce sont surtout les enfants qui sont contaminés.
Le diagnostic biologique est fait sur la constatation de kystes à la coproculture*. Le traitement utilise deux cures espacées de *métronidazole.*

**laminaire** n. f. Algue brune des côtes rocheuses et, par extension, petits cylindres qui en sont tirés pour être utilisés en gynécologie.
Mise en place pendant 24 heures, la laminaire élargit lentement le col de l'utérus pour les traitements intra-utérins.

**laminectomie** n. f. Ablation des lames latérales des vertèbres*.
Cette intervention constitue le temps obligatoire de la plupart des interventions sur la moelle épinière.

**lancinant, e** adj. Caractère d'une douleur intense, survenant par élancements aigus successifs.

**Landry (syndrome de),** syndrome caractérisé par des paralysies ascendantes, c'est-à-dire que, ayant dans un premier temps paralysé les membres inférieurs, puis supérieurs, elles atteignent ensuite les muscles de la déglutition et de la respiration.
De nombreuses atteintes neurologiques peuvent l'entraîner (poliomyélite*, polyradiculonévrites*, etc.).

**langage** n. m. Moyen d'expression de la pensée et de communication entre les hommes.
**Développement du langage.** L'acquisition du langage nécessite une maturation motrice et intellectuelle suffisantes et, d'autre part, des conditions d'apprentissage favorables.
Avec pour base un équipement nerveux et sensori-moteur intact, le langage de l'enfant va se développer progressivement grâce au mécanisme de l'imitation et de la répétition des sons, puis des mots et des phrases entendus. La polarisation sur certains phonèmes va s'effectuer grâce à l'écho (la répétition) et aux réactions rencontrés chez l'entourage de l'enfant.
L'évolution du langage comporte plusieurs stades : le stade du vagissement ; le stade du gazouillis ; le stade d'apprentissage du langage humain débutant par le « jargon » et la répétition des syllabes. Les premiers mots sont généralement prononcés vers 1 an. Vers 18 mois apparaissent les premiers mots-phrases. Le stade de la phrase (vers 2 ans) est caractérisé par l'emploi d'un verbe à l'infinitif. Le vocabulaire s'accroît sans cesse. Vers 3 ans apparaît le pronom « je » ; le stade du langage social est atteint vers 6 ou 7 ans.
**Troubles du langage.** Ils sont divers et peuvent avoir des causes variées : troubles de l'audition ; malformations ou lésions des organes phonateurs (larynx, cordes vocales) ; lésions neurologiques ; troubles mentaux.
Il est fréquent que des malades qui présentent des troubles mentaux s'expriment dans un langage anormal : on connaît le langage précieux, théâtral, de certains hystériques, le discours pauvre, puéril des débiles ou des diminués mentaux, les tics verbaux qui émaillent le discours des obsédés, etc. Mais c'est surtout dans la schizophrénie* que le langage est profondément perturbé : les malades utilisent un langage bizarre,

abstrait, symbolique, fait de mots nouveaux (néologismes) et ayant un sens hermétique et secret.
Le *traitement* de ces troubles dépend de leur cause et est donc très variable.

**Langerhans (îlots de),** amas de cellules endocrines sécrétant l'insuline* et situées au sein du parenchyme pancréatique, entre les acini.

**langue** n. f. Organe musculaire recouvert d'une muqueuse et situé dans la cavité buccale.

**Anatomie.** La langue est formée de 17 muscles. Ils sont innervés par la 12e paire des nerfs crâniens : les grands hypoglosses. La langue joue un rôle important dans la mastication, la déglutition et la phonation. D'autre part, elle contient les papilles gustatives, qui sont les récepteurs du goût*. Sur la face inférieure, la langue est reliée au plancher de la bouche par le frein.

**Examen de la langue.** Il est essentiel car il renseigne sur les affections de la cavité buccale et sur l'état général d'un sujet.

***Inspection.*** À l'état normal, la langue est rose et humide. Elle peut être recouverte d'un enduit blanchâtre lors d'une infection (muguet*, lichen*) ou d'une perturbation de l'appareil digestif, dont elle est un bon reflet : elle est alors dite « saburrale ». Elle peut devenir rouge vif, dépapillée, lors des glossites*, de la syphilis*, des avitaminoses B. Des taches rouges y apparaissent dans la scarlatine et après certains traitements antibiotiques (tétracyclines). Des taches noires sont visibles en cas d'affection mycosique*. La langue peut devenir sèche en cas de déshydratation*.
Des fissures peuvent apparaître sur la langue, au point de constituer la langue dite *scrotale*, très plissée.
Les plaies sont souvent le fait de morsures, survenues lors de la mastication ou au cours d'une crise épileptique*.
Des ulcérations se trouvent parfois en regard des dents faisant saillie hors de l'arcade dentaire. Sur les bords de la langue, une ulcération due à l'herpès* (non indurée en profondeur) ou à la syphilis* (à base indurée) peuvent se rencontrer, mais les aphtes sont le plus souvent responsables de ces ulcérations.

***Palpation.*** *Pratiquée avec deux doigts protégés par un doigtier, elle permet d'apprécier la consistance des lésions observées, Ainsi, un cancer de la langue montre une grande induration de la base de la lésion.*

**Affections de la langue.** Les lésions inflammatoires sont regroupées sous le terme de *glossite**, souvent en rapport avec une infection de l'appareil digestif.
Des douleurs persistantes de la langue constituent la glossodynie*. La glossoplégie* (paralysie de la langue) est souvent unilatérale dans les hémiplégies*, déviant la pointe vers le côté non paralysé.
Les tumeurs bénignes de la langue apparaissent comme de petits nodules ronds reposant sur une muqueuse saine. Il s'agit de kystes, de lipomes, de papillomes, etc.
Le cancer de la langue est fréquent chez l'homme de 50 ans, grand fumeur, souvent secondaire à une lésion préexistante qui se cancérise : formation d'une tumeur à contours irréguliers, saignant facilement au contact et reposant sur une base dure. L'examen s'emploie à rechercher les signes d'extension locale et régionale au plancher de la bouche, aux ganglions sous-maxillaires, ce qui aggrave le pronostic. C'est dire l'importance de traiter sans attendre une lésion, même minime, siégeant sur la langue. Le traitement consiste à implanter des aiguilles de radium dans la langue, après biopsie de la lésion, puis à irradier par cobaltothérapie les ganglions atteints. À un stade plus tardif, on pratique un curage ganglionnaire du cou, associé à la cobaltothérapie.

**languette** n. f. **Languette interdentaire,** repli de la muqueuse des gencives, situé dans l'espace compris entre deux dents voisines.

**lanoline** n. f. Matière grasse faite d'un mélange d'acides gras estérifiés et d'alcools libres, obtenue à partir du suint de mouton. (Syn. : LANOLÉINE.)
Elle est utilisée comme excipient pénétrant et comme agent émulsif dans la préparation des crèmes et pommades.

**laparoscopie** n. f. Examen endoscopique de la cavité péritonéale, qui permet d'examiner et de photographier la surface du foie, de la vésicule biliaire et des organes génitaux féminins. (V. aussi CŒLIOSCOPIE.)

**laparotomie** n. f. Incision chirurgicale de la paroi abdominale.

**laque** n. f. La projection sur la peau ou l'ingestion accidentelle de laque pour fixer les cheveux sont peu dangereuses ; au maximum, sa vaporisation dans la bouche peut produire une obnubilation, une tendance hypoglycémique. Il faut se protéger les yeux pendant la vaporisation, l'emploi répété de laque pouvant entraîner une kératite*.

**larme** n. f. Liquide sécrété par les glandes lacrymales*, qui humecte en permanence la surface de l'œil et assure sa transparence. (Lors d'une vive émotion, la sécrétion augmente et se répand au-dehors.)

**larva migrans** n. f. (mots lat.). Affection humaine due à la migration dans l'organisme de larves de vers parasites d'animaux qui ne peuvent se développer dans l'homme car le terrain est trop différent (impasse parasitaire).

La localisation des larves peut être cutanée ou viscérale. Les personnes atteintes sont surtout des enfants.

L'atteinte viscérale est due à l'*ascaris* du chien* et se caractérise par des troubles de l'état général, des signes pulmonaires et un gros foie. Biologiquement, on note une leucocytose avec éosinophilie*. Le traitement est celui de l'ascaridiose*.

L'atteinte cutanée, ou « creeping disease », est secondaire à l'infestation d'ankylostomes*. Elle se traduit par un prurit intense et des lésions vésiculeuses souvent surinfectées. On associe corticoïdes et traitement symptomatique.

**larve** n. f. Forme évolutive de certains insectes. — La larve est un organisme différent du ver adulte. Elle subit une ou plusieurs métamorphoses pour devenir adulte.

Les larves jouent un grand rôle dans la transmission de maladies (rickettsioses) ou dans leur genèse même (kyste hydatique*, cysticercose*, *larva* migrans*).

**larvé, e** adj. **Forme larvée**, se dit d'une maladie ne présentant que des signes cliniques.

**laryngectomie** n. f. Ablation chirurgicale, totale ou partielle, du larynx.

**laryngite** n. f. Inflammation du larynx, provoquant une dysphonie*, ou altération de la voix, qui peut être rauque, voilée ou éteinte.

**Laryngites aiguës.** Elles sont provoquées par une infection (grippe, rhinite, sinusite), par une inhalation de fumées ou de matières irritantes (poussière, tabac, etc.), par le surmenage vocal ou le froid.

La *laryngite aiguë catarrhale* se manifeste par l'altération de la voix, pouvant aller jusqu'à l'extinction, par une toux sèche, quinteuse. Le traitement comporte le repos vocal (ne pas parler), l'interdiction de fumer, le séjour dans une pièce chaude et humide. On pratique des inhalations de vapeurs médicamenteuses (benjoin, eucalyptus, pin), des aérosols vasoconstricteurs ou antibiotiques. Les calmants de la toux et les antihistaminiques sont administrés par voie générale ainsi que des antibiotiques en cas de signes généraux d'infection ou de complication.

La *laryngite striduleuse* est une crise de gêne respiratoire aiguë survenant brusquement, la nuit, chez un enfant déjà malade (rhino-pharyngite, rougeole, etc.) ou apparemment sain. La voix et la toux sont rauques, la respiration sifflante, la dyspnée angoissante. Tout rentre généralement dans l'ordre en quelques minutes avec des compresses chaudes autour du cou, une atmosphère chaude et humide, des pulvérisations nasales de vasoconstricteurs, un sirop calmant. Si la dyspnée persiste, il faut craindre la laryngite aiguë œdémateuse.

La *laryngite aiguë œdémateuse*, ou faux croup, est une affection grave, hivernale, atteignant les petits enfants. Le début est analogue à la laryngite striduleuse, mais, au lieu de s'atténuer, les signes s'aggravent d'heure en heure. L'enfant est menacé d'asphyxie du fait d'un gonflement de l'épiglotte, des aryténoïdes (cordes vocales) et du dessous de la glotte. La voix, après avoir été rauque, est étouffée. Le traitement, urgent, comprend les antibiotiques, les anti-inflammatoires et, au besoin, l'intubation trachéale (avec une canule) ou même la trachéotomie. L'hospitalisation est nécessaire dès que le diagnostic est certain.

Les laryngites des maladies infectieuses sont fréquentes, la plus grave étant la *laryngite diphtérique*, ou *croup*, qui se manifeste par des fausses membranes obturant le larynx (V. DIPHTÉRIE et CROUP). On observe également des laryngites de gravité diverse dans la rougeole, la coqueluche, la scarlatine.

**Laryngites chroniques.** Ces affections se manifestent par la dysphonie (voix rauque, cassée, bitonale ou éteinte), généralement sans fièvre, ni douleur, ni toux. Toute altération de la voix qui dure plus de 2 semaines doit faire consulter un oto-rhino-laryngologiste, car il peut s'agir d'un cancer du larynx au début. Toutefois, la plupart des laryngites chroniques n'ont pas cette origine.

Les *laryngites catarrhales chroniques* font suite à une laryngite aiguë ou apparaissent d'emblée, favorisées par le tabac, les poussières, les efforts vocaux. Les cordes vocales sont infiltrées, ternes, parfois rouges.

Les *laryngites chroniques hypoglossiques* comportent un épaississement de la muqueuse du larynx, diffuse ou localisée aux aryténoïdes, aux cordes vocales, à leurs commissures.

Les *laryngites ulcéreuses* comportent deux petits ulcères symétriques de la partie postérieure des cordes vocales, qui s'emboîtent l'un dans l'autre (« contact ulcère ») lors de la phonation.

Les *laryngites atrophiques* représentent l'extension au larynx de l'ozène*.
Le *traitement* des laryngites chroniques est difficile. Il comporte la suppression du tabac et de l'alcool, le traitement des affections du nez et des sinus, des soins locaux : inhalations de balsamiques et de soufre, instillations et pulvérisations. Les cures thermales (Enghien, Cauterets, Luchon) sont souvent efficaces.

**laryngoscopie** n. f. Examen visuel du larynx.

**Laryngoscopie indirecte.** Elle se fait à l'aide d'un miroir laryngien et avec un éclairage axial obtenu par une lampe frontale. Le médecin tire légèrement la langue du patient de la main gauche et place le miroir sur la face postérieure du pharynx ; il obtient une image renversée du larynx.

**Laryngoscopie directe.** Elle se fait avec un laryngoscope à vision directe (spatule munie d'un éclairage), qui permet de redresser les courbures des voies respiratoires (bouche, pharynx) lorsque la laryngoscopie indirecte n'est pas possible (petits enfants, sujets comateux), ou pour pratiquer l'intubation trachéale (anesthésie, réanimation).

**laryngospasme** n. m. Contracture des cordes vocales qui s'oppose au passage de l'air dans le larynx et provoque une dyspnée intense. (Syn. : SPASME DE LA GLOTTE.)
On l'observe chez le nourrisson, au cours des crises de tétanie (dans le tétanos) et au cours de l'anesthésie générale. Des frictions du thorax le font disparaître le plus souvent. L'oxygénation, l'intubation trachéale, voire la trachéotomie sont nécessaires dans les cas graves.

**larynx** n. m. Organe de la phonation, faisant partie des voies respiratoires et situé entre le pharynx et la trachée.

**Anatomie.** Le larynx est un conduit cartilagineux recouvert intérieurement de muqueuse et comprenant des organes vibratoires, les cordes vocales.

***Cartilages du larynx.*** Le *cartilage cricoïde,* situé à la partie inférieure du larynx, au-dessus de la trachée, a une forme de bague à chaton postérieur ; il s'articule avec le cartilage thyroïde et avec les cartilages aryténoïdes.
Le *cartilage thyroïde*, le plus volumineux, est formé de deux lames quadrilatères qui s'unissent en avant, formant la pomme d'Adam. Ces lames se prolongent en arrière par des cornes supérieures et inférieures, ces dernières s'articulant avec le cartilage cricoïde.
Le *cartilage épiglottique*, formant l'épiglotte, est une lame mince et élastique, de forme ovalaire, située dans l'angle rentrant du cartilage thyroïde et fixée à la base de la langue. L'épiglotte obture l'orifice supérieur du larynx pendant la déglutition.
Les *cartilages aryténoïdes*, au nombre de deux, ont la forme d'une pyramide triangulaire à sommet supérieur, dont la base repose sur le cartilage cricoïde. Ils présentent une saillie dirigée en avant, l'apophyse vocale, où s'insère la corde vocale.

***Articulations du larynx.*** Les différents cartilages du larynx s'articulent entre eux et sont unis par des ligaments et des membranes.
Les cartilages *cricoïde* et *thyroïde* sont unis par une articulation et une membrane formant un conduit continu. Les *aryténoïdes* sont articulés avec le chaton cricoïdien et peuvent subir des mouvements d'adduction, d'abduction et de rotation. Ils sont également amarrés à l'angle rentrant du cartilage thyroïde.

***Muscles du larynx.*** Ces muscles assurent la mobilité des cartilages. Le *crico-thyroïdien* fait basculer le cartilage thyroïde sur l'anneau cricoïdien, allongeant la corde vocale.
Le *crico-aryténoïdien postérieur* éloigne les apophyses vocales des aryténoïdes et les cordes vocales : c'est un dilatateur de la glotte.
Le *crico-aryténoïdien latéral* rapproche les cordes vocales et ferme la glotte.
L'*interaryténoïdien*, impair et médian, tendu entre les aryténoïdes, rapproche ceux-ci et ferme la glotte.
Le *thyro-aryténoïdien*, pair et symétrique, est le muscle vocal. Il comporte le thyro-aryténoïdien interne, qui forme la corde vocale, et le thyro-aryténoïdien externe, qui constitue l'appareil de suspension du sphincter vocal.

***La muqueuse laryngée.*** Elle tapisse tous les cartilages, ligaments et muscles du larynx, plus ou moins adhérente aux organes sous-jacents et pouvant s'en laisser séparer par l'œdème en certains points, provoquant une obstruction et une dyspnée laryngée de pronostic sévère chez l'enfant.

***Configuration intérieure du larynx.*** Les cordes vocales divisent le larynx en trois étages :
— étage supérieur sus-glottique, avec le vestibule en forme d'entonnoir ;
— étage moyen ou glottique, formé par les cordes vocales nacrées et lisses ;
— étage inférieur ou sous-glottique, où le larynx s'élargit pour rejoindre la trachée.

***Vaisseaux et nerfs.*** Les artères du larynx proviennent des artères thyroïdiennes.

Les veines se jettent dans la jugulaire interne.
Les nerfs sont au nombre de 2 de chaque côté. Le nerf laryngé supérieur est sensitif et moteur du crico-thyroïdien. Le nerf laryngé inférieur, ou récurrent, est le nerf moteur de tous les autres muscles ; né du pneumogastrique, il passe à droite sous l'artère sous-clavière et, à gauche, sous la crosse de l'aorte (dans le thorax) pour remonter de chaque côté du larynx. Toute compression ou lésion des nerfs récurrents (en particulier le gauche, qui descend dans le thorax) entraîne une paralysie des cordes vocales et une aphonie ou une dysphonie.
**Physiologie.** Le larynx a 3 fonctions : respiratoire, servant au passage de l'air du pharynx à la trachée ; protectrice des voies respiratoires inférieures par l'épiglotte, qui ferme son orifice supérieur lors de la déglutition ; vocale par l'émission de sons produits par la vibration des cordes vocales provoquée par l'air expiré lorsque celles-ci sont rapprochées et plus ou moins tendues.
**Signes des affections du larynx.** Ce sont la dyspnée* laryngée et la dysphonie.
La *dyspnée laryngée* est une respiration difficile, lente, surtout inspiratoire, avec tirage*, cornage* et abaissement du larynx à l'inspiration.
La *dysphonie* consiste en troubles de la voix allant de la voix voilée à l'aphonie totale.
L'examen du larynx se fait par laryngoscopie*.
**Pathologie. *Lésions traumatiques du larynx.*** Les plaies du larynx sont surtout des plaies de guerre ou résultant d'agression (gorge tranchée). Ces plaies nécessitent une trachéotomie, pour assurer la respiration, et une suture chirurgicale. Les fractures du larynx résultent de coups ou de strangulations ; elles peuvent aller jusqu'à l'écrasement. La douleur, l'emphysème sous-cutané et la gêne respiratoire sont intenses. Une intervention chirurgicale est nécessaire pour réduire les fractures et, éventuellement, placer un tube intralaryngé en plastique.
Les plaies et les fractures du larynx peuvent avoir pour séquelles des rétrécissements et des troubles de la voix.
***Lésions infectieuses du larynx.*** Ce sont les laryngites*, mais deux maladies provoquent des lésions spécifiques destructives : la *syphilis du larynx*, actuellement très rare, et la *tuberculose laryngée*, accompagnant la tuberculose pulmonaire, avec gêne à parler, à manger, douleur, gêne respiratoire. Le traitement est celui de ces deux affections. (V. SYPHILIS et TUBERCULOSE.)
***Affection du larynx d'origine nerveuse.*** Les *paralysies du larynx* résultent d'une atteinte des nerfs laryngés ou des centres nerveux ; l'atteinte du nerf récurrent entraîne la paralysie de la corde vocale. Lorsque l'atteinte est unilatérale, la voix est bitonale ; la laryngoscopie permet d'observer la corde vocale immobilisée. L'atteinte bilatérale est plus rare.
Dans la paralysie des dilatateurs (due à une atteinte des noyaux d'origine du nerf), les cordes vocales peuvent se rapprocher (la voix est possible), mais elles ne peuvent s'éloigner pour la respiration : il en résulte une forte dyspnée.
Enfin, les paralysies du larynx peuvent être associées à des paralysies des muscles du voile du palais, du cou, de la langue, ce qui permet de localiser le siège de la lésion.
Le *laryngospasme** est une contracture de la glotte d'origine nerveuse.
***Tumeurs du larynx.*** TUMEURS BÉNIGNES. Très diverses, elles entraînent essentiellement de la dysphonie (altération de la voix) persistante, de la dyspnée si leur volume augmente. Il peut s'agir de nodules vocaux siégeant sur la corde vocale et justiciables de rééducation vocale, de polypes ou de papillomes nécessitant une intervention chirurgicale. On peut également observer des kystes, lipomes, angiomes, chondromes relevant également de la chirurgie.
CANCERS DU LARYNX. Ces cancers sont des épithéliomas pouvant siéger sur la glotte (cordes vocales), au-dessus ou au-dessous. Ils se manifestent au début par une dysphonie persistante (voix altérée), de la dyspnée et une gêne légère à la déglutition. Les symptômes persistant plus de 15 jours nécessitent un examen par le spécialiste, comportant la laryngoscopie (indirecte ou directe), des radiographies et une biopsie qui confirmera le diagnostic. Toute laryngite chronique doit d'ailleurs être suivie régulièrement, afin de dépister une dégénérescence possible.
Le *traitement* repose sur la chirurgie et comporte toute une gamme d'interventions, allant de l'ablation d'une seule corde vocale à celle de tout le larynx (laryngectomie). La radiothérapie complète le traitement chirurgical. La rééducation de la voix est possible même après laryngectomie.

**Lasègue (signe de),** douleur et limitation de la flexion du membre inférieur sur le bassin, la jambe étant en extension sur la cuisse. — C'est un signe que l'on retrouve dans la sciatique* et dans la méningite.

**laser** n. m. Générateur de rayons lumineux cohérents, c'est-à-dire formés de vibrations se faisant en phase (en même temps).

Le rayon du laser est employé en ophtalmologie pour effectuer la photocoagulation de la rétine (rétinites, choroïdites), des lésions vasculaires du fond d'œil (diabète, angiomes) et en dermatologie pour la destruction de petites tumeurs.

**latence** n. f. Délai qui sépare l'apparition d'un phénomène de la stimulation qui lui a donné naissance.

**latent, e** adj. Se dit d'une maladie qui ne présente pas encore de symptômes apparents, par exemple une maladie infectieuse en incubation.

**latéralisation** n. f. Installation de la latéralité* des mouvements (ses troubles provoquent la gaucherie*).

**latéralité** n. f. Inégalité fonctionnelle des côtés droit et gauche du corps humain.

Elle fait appel à la notion de *dominance cérébrale* : dans la majorité des cas, c'est-à-dire chez le droitier, l'hémisphère cérébral gauche est dominant, et est le siège de la fonction du langage. Chez le gaucher, c'est l'inverse. (V. GAUCHERIE.)

**laudanum** n. m. Médication liquide à base d'opium et qui en renferme les principes actifs à la dilution de 1/10.

On utilise principalement le laudanum en application sur la peau (en compresses) pour obtenir une sédation, ou, associé à d'autres sédatifs, sous forme de lavement.

**laurier-rose** n. m. Arbrisseau méditerranéen dont les feuilles sont vénéneuses, provoquant une intoxication analogue à celle de la digitale. Le suc des feuilles est employé en gargarisme comme calmant dentaire.

**laurylsulfonate** n. m. Corps tensioactif, émulsif et détergent, employé dans les succédanés des savons et dans certaines solutions antiseptiques pour nettoyer les plaies.

**lavage** n. m. **Lavage gastrique**, procédé consistant à introduire dans l'estomac un liquide au moyen d'une sonde, puis à l'évacuer immédiatement après par siphonnement, pour entraîner le contenu gastrique par la même sonde.

On utilise le lavage gastrique au cours des intoxications par ingestion, sauf en cas d'absorption de liquide caustique. On fait pratiquer ensuite une recherche des toxiques dans le liquide d'évacuation. Le lavage gastrique ne doit jamais être effectué chez un malade dans le coma ou dont la vigilance est nettement diminuée, car on risque alors le passage du contenu gastrique dans la trachée, ce qui entraîne des complications sévères. En cas de coma, le lavage sera pratiqué sous la couverture d'une sonde d'intubation* trachéale. Le lavage gastrique ne doit être pratiqué que sur avis médical.

***Technique.*** Le liquide employé est de l'eau tiède additionnée de sel, du sérum physiologique ou une solution antiseptique. On fait avaler une sonde gastrique au malade (ou on la passe par le nez, d'où elle descend dans l'œsophage), avec le maximum de douceur. On en enfonce environ 45 cm, après quoi on s'assure d'être bien dans l'estomac par l'aspiration de liquide gastrique (acide). On verse ensuite de 400 à 500 ml de liquide dans un entonnoir adapté à l'extrémité de la sonde gastrique, qu'on laisse s'écouler dans l'estomac en la tenant légèrement surélevée, puis on renverse l'entonnoir, en l'abaissant, et on vide ainsi le contenu gastrique avec l'eau qu'on vient d'injecter. On recommence la manœuvre jusqu'à ce que le liquide d'évacuation soit clair.

**lavande** n. f. Les fleurs de lavande vraie (*Lavandula vera*, labiacées) sont employées en infusions (de 15 à 30 g par litre) comme antispasmodique, antimigraineux, antiseptique pulmonaire, sudorifique et diurétique. Le suc de feuilles froissées a un pouvoir cicatrisant sur les petites plaies, les piqûres d'insectes.

**lavement** n. m. 1. Injection de liquide dans le gros intestin, par l'anus, soit pour favoriser l'évacuation des matières fécales, soit dans un dessein diagnostique, thérapeutique ou nutritionnel. — 2. Le liquide injecté lui-même.

***Lavement évacuateur.*** On l'utilise dans le traitement de la constipation, ou pour vider le côlon avant une rectoscopie* ou un lavement baryté (v. ci-dessous), médicamenteux ou nutritif. Le patient doit être couché sur le côté droit, les cuisses légèrement fléchies et le siège relevé par un oreiller. La canule, enduite de vaseline, doit être enfoncée dans le rectum sur une dizaine de centimètres pour éviter que le liquide ne ressorte par l'anus. La quantité de liquide introduite varie de 30 à 60 ml, pour un nourrisson, à 1 litre pour un adulte. Le lavement doit être gardé le plus longtemps possible (de 10 à 20 minutes) pour que l'évacuation soit complète. Les liquides employés sont l'eau (préalablement bouillie), à laquelle on ajoute 1 ou 2 cuillerées à soupe d'huile, et une décoction de graines de lin dans les lavements lubrifiants qui ramollissent les matières fécales. Dans les lavements purgatifs, qui excitent les contractions intestinales, on ajoute à 1 litre d'eau soit de 10 à 15 g de savon, soit 3 ou 4 cuillerées à soupe de glycérine, ou encore 1 ou 2 cuillerées à soupe d'huile de ricin.

*Lavements médicamenteux.* On les emploie soit à titre uniquement local (inflammation du rectum), soit à titre général, lorsque le malade ne peut ingérer le médicament à cause de sa nature (créosote) ou d'une intolérance gastrique grave.

*Lavements nutritifs.* Ils sont donnés aux malades qui ne peuvent pas se nourrir par voie buccale. À base de bouillon salé et de jaune d'œuf, ils étaient surtout utilisés lorsque l'alimentation parentérale (par voie veineuse) n'était pas encore pratiquée.

*Lavement baryté.* Il est destiné à l'examen du gros intestin (côlon), rendu visible par l'administration, par voie rectale, d'un produit opaque aux rayons X.

**laxatif** n. m. Médicament utilisé contre la constipation*, et provoquant l'élimination des selles par stimulation du réflexe de défécation.

**Maladie des laxatifs.** Surtout fréquente chez la femme, elle est provoquée par un abus de laxatifs irritants pour la muqueuse intestinale et contenant le plus souvent de la *phénolphtaléine.* Celle-ci entraîne une hypersécrétion intestinale et une perte sévère de potassium, avec hypokaliémie (v. KALIÉMIE), cause d'altération de l'état général, de fatigue, d'insuffisance rénale. L'emploi abusif de laxatifs entraîne, en outre, une accoutumance qui nécessite l'augmentation perpétuelle des doses et une véritable dépendance. C'est pourquoi on préférera aux laxatifs des mucilages (cellulose, agar-agar), qui augmentent le volume des selles et favorisent les contractions intestinales.

**laxité** n. f. État de relâchement de certains tissus non soumis à une tension permanente, qui peut être physiologique (laxité de la peau) ou pathologique (hyperlaxité articulaire).

**lazaret** n. m. Local où se fait l'inspection sanitaire des voyageurs et où ils subissent éventuellement la quarantaine*.

**L. C. R.,** sigle de LIQUIDE CÉPHALO*-RACHIDIEN.

**L-dopa,** forme lévogyre de la dopamine*.

**L. E. (cellule),** cellule observée dans le sang de malades atteints de collagénoses, en particulier le *Lupus Érythémateux Disséminé* (L. E. D.). [Syn. : CELLULE DE HARGRAVES.]

Il s'agit d'un polynucléaire ayant phagocyté le noyau d'un autre globule blanc.

**Léchère (La),** station thermale de la Savoie, à 21 km d'Albertville, ouverte du 10 mai au 10 octobre.

Les eaux, sulfatées calciques et sodiques, très chaudes (de 51 à 55 °C) et radioactives, sont employées en bains, douches, douches sous-marines dans le traitement des varices, séquelles de phlébites, ulcères variqueux et dans les troubles circulatoires de la ménopause. On traite également des affections du foie, des reins ainsi que les rhumatismes.

**lécithine** n. f. Graisse complexe (phosphoaminolipide), présente dans un grand nombre de tissus animaux et végétaux (cervelle, muscles, lait de femme, jaune d'œuf, haricot) et utilisée comme stimulant de la nutrition.

**légal, e, aux** adj. **Médecine légale,** discipline qui met la médecine au service de la justice et qui comprend, outre la médecine légale proprement dite ou médecine criminelle avec ses diverses annexes (toxicologie, police scientifique, etc.), la médecine légale civile (appréciation des séquelles d'une maladie, d'un accident...), la médecine légale psychiatrique (appréciation du degré de responsabilité pénale, étude des maladies mentales pouvant conduire au crime) et la médecine légale sociale (hygiène et sécurité du travail, prophylaxie des accidents et maladies, etc.).

**légiste** adj. **Médecin légiste,** médecin qui intervient dans les problèmes judiciaires de médecine légale toutes les fois qu'un examen médical peut influencer les décisions de la justice.

**légume** n. m. Les *légumes frais* comportent une forte proportion d'eau (de 90 à 95 p. 100), des sels minéraux : potassium, calcium, magnésium. La teneur en glucides est élevée dans les racines (navets, carottes, betteraves), faible dans les parties aériennes. La teneur en protides est faible, en lipides nulle. Les légumes frais sont riches en vitamines C et B (feuilles vertes, tomates, choux, carottes). Les légumes sont alcalinisants par leurs sels minéraux.

Les *légumes secs* sont riches en protéines (25 p. 100), en glucides (de 55 à 60 p. 100), ce qui leur donne un pouvoir calorifique élevé. Ils contiennent également des sels minéraux (phosphore, fer, calcium) et des vitamines B.

**Consommation.** Les légumes jeunes et frais peuvent être consommés crus. Certains donnent un jus très digestible (tomates, carottes). Le plus souvent, on les consomme cuits, bien que la cuisson diminue leur valeur alimentaire et fasse baisser le taux de vitamines par oxydation.

**Conservation.** Les progrès réalisés dans l'industrie alimentaire permettent de conserver pratiquement tous les légumes en toutes saisons. (V. CONGÉLATION et CONSERVES.)

**Leiner-Moussus (maladie de),** dermatose d'origine infectieuse touchant le nourrisson.

Le début, entre le 2e et le 4e mois, se fait sous la forme d'une rougeur fessière ou de lésions séborrhéiques du cuir chevelu. L'atteinte se généralise souvent, la peau ayant un aspect pseudo-scarlatinoïde, squameux et croûteux.

La surinfection est fréquente, due à des germes banals (staphylocoque, candida, etc.). Le *traitement* associe une désinfection par colorants et crèmes et l'observation d'une hygiène stricte.

**léiomyome** n. m. Tumeur bénigne faite de fibres musculaires lisses : la tumeur utérine couramment dénommée «fibrome» est en fait un léiomyome.

**leishmaniose** n. f. Parasitose transmise par piqûre d'un phlébotome femelle et due à un protozoaire flagellé du genre *leishmania*. Les leishmanioses existent sous deux formes selon l'hôte : en culture, elles sont flagellées ; chez l'homme, ovoïdes. Selon leur localisation, on distingue les leishmanioses cutanées et les leishmanioses viscérales.

La leishmaniose viscérale est le kala-azar*. Les leishmanioses cutanées sont de deux groupes : oriental *(Leishmania tropica)* ou sud-américain *(Leishmania brasiliensis)*.

Le *bouton d'Orient* (ou de Biskra) siège sur les régions découvertes et se présente sous la forme d'une papille excavée, croûteuse, responsable d'une cicatrice inesthétique. Il est rencontré sur le pourtour méditerranéen et au Moyen-Orient.

La *dermite forestière* est une lésion extensive végétante qui atteint parfois les muqueuses.

Le diagnostic est fondé sur la recherche du parasite sur les frottis et la culture sur milieu spécial.

Le *traitement* doit lutter contre la surinfection, et une action spécifique est obtenue par les dérivés de l'antimoine.

**lénitif, ive** adj. Se dit d'un remède qui calme, qui apaise.

**lente** n. f. Œuf de pédiculidé (pou de tête, de corps ou du pubis [morpion]).

La lente est assez grande (0,8 mm), transparente, et adhère au cheveu ou au poil par un ciment fixateur. Une de ses extrémités est libre. Elle donne une larve qui subira trois mues. La présence de lentes affirme la pédiculose*, affection parfois difficile à distinguer des pellicules.

Les lentes sont supprimées par rasage ou peignage spécial. Un shampooing à base de D. D. T. est souvent utile auparavant. Pour les cils, on emploie une vaseline xylolée.

**lenticulaire** adj. **Os lenticulaire,** un des osselets de l'oreille moyenne, situé entre l'enclume et l'étrier.

**Noyau lenticulaire du cerveau,** formation de substance grise située au centre du cerveau*.

**lentiginose** n. f. Dissémination de petites taches brunâtres, les *lentigos*, sur la face et les régions exposées à la lumière.

La lentiginose périorificielle associe les lentigos autour de la bouche et de l'anus à des polypes digestifs, parfois très nombreux dans le rectum, et dont certains peuvent se cancériser.

**lentigo** n. m. Petite tache brune de la peau, plus visible en été. (Syn. : GRAIN DE BEAUTÉ, NÆVUS PIGMENTAIRE.)

**lentille** n. f. 1. Plante de la famille des légumineuses, dont la valeur calorique est de 327 calories pour 100 g, et qui est riche en phosphore.

**2. Lentille cornéenne,** lentille optique correctrice de la vue, que l'on place directement sur la cornée. (V. VERRE, *Verres correcteurs*.)

**léontiasis** n. m. (du grec *léôn*, lion). Hypertrophie de la face, responsable de son aspect léonin, visible dans certaines lèpres* lépromateuses.

**Leontiasis ossea,** hypertrophie des os de la face, et surtout des maxillaires supérieurs, lui donnant un aspect léonin.

**lépiote** n. f. Champignon.

La *lépiote helvéolée* est la plus toxique de ce groupe de champignons. (V. CHAMPIGNON.)

**lèpre** n. f. Maladie infectieuse due au bacille de Hansen, et dont les signes principaux sont cutanés et nerveux.

Il existe encore plus de 10 millions de lépreux de nos jours. La lèpre est une maladie très peu contagieuse, à transmission interhumaine. La pénétration se fait par lésion cutanée, parfois muqueuse. Mais ce sont surtout les conditions d'hygiène et les mauvaises conditions socio-économiques qui sont responsables de la persistance de cette maladie.

**Signes cliniques.** Après une très longue incubation (de 2 à 5 ans), la lèpre débute le plus souvent par une atteinte cutanée. On distingue trois formes cliniques : la forme indéterminée ; la forme tuberculoïde ; la forme lépromateuse.

***La lèpre indéterminée.*** Elle représente le stade initial de la lèpre. Il s'agit, avec un état général conservé, de l'appari-

tion de macules* (taches), uniques ou multiples, hypochromiques (blanches) ou érythémateuses* (rouges) qui s'étendent de façon centrifuge. A ces endroits, la peau n'a plus de sensibilité tactile et thermique ni de sudation.
Ces lésions sont peu contagieuses; le bacille n'est pas présent lors des prélèvements et la réaction de Mitsuda (v. LÉPROMINE) rarement positive.
**La lèpre tuberculoïde.** C'est une des deux évolutions de la forme précédente. Elle se traduit par la conservation de l'état général, des lésions cutanées peu importantes contrastant avec l'ampleur des atteintes nerveuses.
Les atteintes cutanées ressemblent à celles de la lèpre indéterminée : taches roses à bords circinés (en cirques), avec dépigmentation au centre et extension des lésions.
Les lésions nerveuses associent hypertrophie des troncs nerveux (gros nerfs, palpables au creux poplité, au cou et au coude), une atrophie musculaire (responsable d'attitudes vicieuses [griffe cubitale]) et des troubles nerveux (sensitifs, vasomoteurs et sécrétoires) à type de multinévrites. Des modifications cutanées surviennent, responsables de mutilations, d'ulcérations (maux perforants) pouvant léser l'os (résorption osseuse).
Le bacille est rarement mis en évidence, mais la réaction de Mitsuda est positive.
L'évolution se fait, en dehors du traitement, vers la cachexie* et la mort en quelques dizaines d'années.
**La lèpre lépromateuse.** C'est la forme contagieuse, avec des lésions multiples. Les lésions cutanées, ou « lépromes », sont infiltrées, réalisant des nodules disséminés sur le corps, sur un fond d'infiltration diffuse réalisant un aspect éléphantiasique des membres. Les lésions viscérales (atteintes des ganglions, du foie, des yeux) sont le propre de cette forme. Les lésions muqueuses (rhino-pharynx) sont destructrices et très contagieuses (nombreux bacilles dans le prélèvement muqueux). Les lésions nerveuses existent toujours.
Le bacille de Hansen est mis en évidence dans les lésions, mais la réaction de Mitsuda est négative.
**Traitement.** Il permet actuellement de guérir les lésions précoces et d'enrayer l'évolution vers la forme lépromateuse, la plus grave, mais il ne peut agir sur les déformations.
Le traitement débute après l'identification du stade de la lèpre (réaction à la lépromine, biopsie cutanée et nerveuse, recherche du bacille) et après la recherche et le traitement de parasitoses éventuellement associées. Il doit commencer de façon très progressive pour éviter les *réactions lépreuses :* fièvre et exacerbation de toutes les lésions. Il dure toujours plus de 5 ans.
Il est à base de sulfones* (en comprimés ou en injections) pour les formes bacillifères, de sulfamides (action retardée), efficaces sur les lésions nerveuses. D'autres médicaments sont également utilisés : la rifadine, l'huile de chaulmoogra, les thiourées.
On complète par des traitements orthopédiques et chirurgicaux (« neurolyse fasciculaire »).
Actuellement, les malades sont traités en ambulatoire si on a constaté l'absence de lésions bacillifères; les villages de lépreux, les léproseries sont indiqués pour les formes contagieuses.
La prophylaxie associe le développement du niveau socioéconomique et de l'hygiène dans les pays d'endémie, la vaccination par le B. C. G. et le traitement préventif par les sulfones pour les personnes vivant au contact des malades.

**lépromine** n. f. Broyat de nodules lépreux.
La « réaction de Mitsuda », ou « léprominoréaction », est une intradermoréaction testant l'allergie retardée au bacille de Hansen. Elle est positive en cas de réaction de défense de l'organisme (dans les formes de bon pronostic) et négative tout au début de la maladie et dans les cas où celui-ci est incapable de combattre. D'un grand intérêt pronostique, cette réaction est un des critères de classification.

**leptosome** adj. et n. Se dit d'un individu longiligne, maigre, de taille variable.

**leptospirose** n. f. Maladie infectieuse due à un spirochète *leptospire.*
Il en existe diverses formes cliniques.
**Leptospirose ictéro-hémorragique.** Due à *Leptospira ictero-hemorragiæ*, cette maladie touche le plus souvent les égoutiers et les terrassiers, car elle se transmet par l'intermédiaire indirect du rat (eau souillée). C'est une maladie professionnelle.
Après une incubation silencieuse d'une dizaine de jours, la maladie débute brutalement par la fièvre, un syndrome méningé et des douleurs diverses (musculaires et articulaires). Puis un ictère s'installe 5 jours après, d'une teinte safran, accompagné d'une diminution de volume des urines, d'une exacerbation du syndrome méningé et d'une atteinte hémorragique (épistaxis, ecchymoses). Dix jours après, l'ictère disparaît, alors qu'il se

produit une nouvelle poussée thermique. La convalescence commence au 20ᵉ jour; elle sera longue, avec une importante fonte musculaire. La maladie ne laisse pas de séquelles.

Il existe des formes bénignes et, à l'opposé, des ictères graves (coma azotémique).

Le diagnostic repose sur la mise en évidence du germe (pendant les 6 premiers jours) et l'inoculation au cobaye. Le sérodiagnostic de Martin et Petit est positif à partir du 10ᵉ jour.

Le traitement antibiotique associe les tétracyclines et les pénicillines. La prophylaxie repose sur la dératisation et la prévention des maladies professionnelles.

**Leptospirose grippo-typhosique.** C'est une maladie due à *Leptospira grippo-typhosa,* sévissant surtout autour des rivières. Les réservoirs de virus sont des rongeurs sauvages. La maladie débute brutalement par une fièvre et un syndrome méningé. Une rechute thermique est fréquente. Le diagnostic repose sur l'examen sérologique.

**Leptospirose canicolaire.** Due à *Leptospira canicola*, cette atteinte s'observe chez les personnes vivant avec les chiens. Les sujets présentent une fièvre élevée et des signes méningés. Le pronostic est favorable malgré les rechutes fréquentes.

**Leptospirose des porchers.** *Leptospira pomona* est l'agent de cette maladie qui s'attrape par les porcs (réservoir du germe). Les principaux foyers sont en Suisse, dans les Alpes et en Italie du Nord. Le diagnostic se fait sur le sérodiagnostic et l'hémoculture. Toutes les leptospiroses sont traitées par les antibiotiques : tétracyclines et pénicillines.

**Leriche (syndrome de),** syndrome provoqué par l'oblitération de la division de l'aorte* abdominale en deux artères iliaques.

Cette obstruction est le plus souvent due à l'athérome. Elle entraîne une fatigabilité anormale des deux jambes à la marche, des douleurs de la région fessière et des troubles de l'érection.

**lesbianisme** n. m. Homosexualité* chez la femme.

**lésion** n. f. Altération d'une cellule, d'un tissu ou d'un organe, due à une agression ou à une maladie.

**Variétés de lésions.** Les *lésions inflammatoires*, comme les infiltrats, les abcès, les phlegmons, sont dues à des processus d'inflammation* qui peuvent évoluer vers la guérison ou vers la suppuration et la fibrose.

Les *lésions dégénératives* comportent des altérations définitives des composants de la cellule, en particulier du noyau et du cytoplasme.

Les *lésions tumorales* sont bénignes ou malignes selon que la prolifération respecte ou non la structure histologique du tissu et qu'elle est ou non susceptible de se disséminer à d'autres cellules lointaines. (V. CANCER, TUMEUR.)

**Conséquences des lésions.** L'agent responsable entraîne des bouleversements dans le rôle de la cellule, dans sa reproduction, et peut même provoquer sa mort. Certaines lésions sont irréversibles, comme celles qui se produisent au niveau des cellules nerveuses. Par contre, les cellules du foie récupèrent leurs fonctions grâce à la grande capacité de régénération de cet organe.

Selon l'endroit touché, une lésion aura des conséquences diverses. Un rein touché totalement n'empêche pas la fonction rénale de s'effectuer efficacement quand l'autre rein est intact. Au niveau du cerveau, les lésions de certaines zones, même petites, entraînent des troubles neurologiques ou psychiques considérables.

Certaines lésions gardent une gravité certaine alors même que l'agent causal a disparu. Il en est ainsi de certaines cicatrices cutanées susceptibles de se cancériser, de certaines hépatites virales qui se transforment en cyrrhose irréversible, etc.

**lessive** n. f. Poudre ou solution concentrée de bases minérales (lessive de soude, de potasse) et, par extension, poudre ou solution de divers détergents pour le nettoyage.

Divers produits sont ajoutés aux lessives. Les poudres à laver sont peu nocives, excepté pour les ouvriers qui les manipulent et risquent une pneumopathie* chronique.

L'absorption de lessive entraîne une diarrhée sévère. Il ne faut ni faire vomir ni pratiquer de lavage d'estomac, car le produit risque de pénétrer dans les bronches.

**létal, e, aux** adj. Se dit de ce qui est nécessairement mortel.

Ce terme est employé pour parler d'un gène qui, présent à la fois dans les cellules mâles et femelles, entraînerait la mort du produit de leur union.

On parle aussi de *dose létale* de poison à propos des intoxications mortelles.

**létalité** n. f. 1. Propriété d'entraîner la mort. — 2. Syn. de MORTALITÉ.

**leucémie** n. f. Prolifération maligne de globules blancs, ou leucocytes*, dans le sang. Les leucémies sont classées en fonction du type de globule blanc atteint et du caractère évolutif de la maladie.

On distingue : les *leucémies lymphoïdes* (lymphocytes*), les *leucémies myéloïdes* (granulocytes* issus de la moelle osseuse). Ces deux formes de leucémies ont une évolution longtemps chronique. Les *leucémies aiguës* sont caractérisées par la rapidité de leur évolution et le caractère immature des cellules qui prolifèrent : ce sont des *blastes*, éléments les plus jeunes de la lignée blanche.

**La leucémie myéloïde chronique.** Elle peut survenir à tout âge, mais touche de préférence l'adulte jeune. Elle se manifeste d'abord par de la fatigue, une altération de l'état général et, surtout, une sensation de pesanteur du flanc gauche. On retrouve souvent dans le caryotype des sujets atteints de leucémie myéloïde chronique un chromosome 21 anormal : le chromosome Philadelphie.

A l'examen, on retrouve une rate augmentée de volume (splénomégalie) qui peut être énorme. Elle est parfois accompagnée d'un gros foie et de douleurs osseuses. La numération sanguine montre un taux de globules blancs voisin de 100 000 et plus, avec une nette prédominance de polynucléaires et le passage dans le sang de quelques formes immatures : myélocytes*, métamyélocytes. Le myélogramme* confirme le diagnostic en montrant une augmentation importante des granulocytes, avec un respect de l'équilibre général de la lignée, sans prédominance des formes jeunes. Le traitement, essentiellement chimiothérapique, à base de busulfan, ramène les globules blancs à des chiffres normaux, et la rate diminue de volume. L'évolution de la leucémie myéloïde chronique est émaillée de rechutes, qui deviennent de plus en plus fréquentes au fil des années. C'est pourquoi, même en phase de rémission, un contrôle hématologique mensuel est nécessaire. D'autre part, l'épaississement du sang fait courir le risque de thromboses*. L'apparition de blastes dans le sang, ou *transformation blastique*, indique que la leucémie devient aiguë et de pronostic fatal à brève échéance.

**La leucémie lymphoïde chronique.** La prolifération maligne porte ici sur les lymphocytes, ce qui entraîne une hypertrophie de tout le tissu lymphoïde : ganglions, rate. La maladie peut être longtemps très bien supportée et est souvent découverte au cours d'un examen de routine, où la numération-formule sanguine montre une lymphocytose entre 10 000 et 20 000 lymphocytes, mais parfois beaucoup plus modérée : de 5 000 à 10 000. Le diagnostic est porté au vu du myélogramme, qui montre plus de 25 p. 100 de lymphocytes. L'envahissement de la moelle osseuse par les lymphocytes peut entraîner une diminution des autres lignées : anémie*, granulopénie* et thrombopénie*. Le malade est victime d'infections fréquentes et son état général s'altère. Le déficit immunitaire se manifeste par des anomalies des immunoglobulines*.

Le traitement de la leucémie lymphoïde chronique n'est pas toujours nécessaire. En effet, les formes modérées sont très longtemps bien supportées. Cependant, lorsque la lymphocytose dépasse 100 000 par millimètre cube, on administre une chimiothérapie à base de chlorambucil. L'évolution de la maladie est très longue et porte sur plus de 10 ans. Les malades meurent en général d'une infection intercurrente ou d'un autre cancer.

**Leucémie aiguë.** Elle est caractérisée par la prolifération de cellules jeunes, les blastes, de morphologie anormale. Selon que ces blastes évoquent le lymphoblaste ou le myéloblaste, on parle de *leucémie lymphoblastique* ou *myéloblastique*. La maturation de la lignée blanche étant bloquée à ce stade, on ne trouve dans le sang pratiquement plus de cellules normales, alors qu'il existe un envahissement blastique important. C'est le *hiatus leucémique*. La moelle est envahie de leucoblastes et les autres lignées sont toutes diminuées.

Les signes de la maladie découlent des faits précédents : syndrome hémorragique dû à la thrombopénie (hémorragies cutanéo-muqueuses), tableau infectieux dû à la baisse du nombre des polynucléaires (angines nécrotiques, surinfections multiples). A l'examen, on retrouve une rate volumineuse, des adénopathies. Il existe souvent des douleurs osseuses. La numération globulaire montre l'anémie, la thrombopénie, la granulopénie et surtout la présence des blastes, confirmée par le myélogramme. Les leucémies aiguës avaient toujours un pronostic fatal à brève échéance. Les traitements récents par corticothérapie, rubidomycine, vincristine et d'autres associations de chimiothérapie permettent des rémissions d'une durée variable ; quelques rares guérisons complètes ont été observées.

**leucémoïde** adj. Qui ressemble à la leucémie*.

**Réaction leucémoïde,** augmentation, dans le sang d'un individu non leucémique, du nombre des globules blancs, avec présence de quelques formes jeunes de la lignée blanche. Elle s'observe dans de nombreuses infections, surtout chez l'enfant, et dans certains cancers.

**leucoblaste** n. m. Cellule jeune des

diverses lignées de globules blancs ou leucocytes*.

**leucocyte** n. m. Cellule sanguine contenant un noyau. (Syn. : GLOBULE BLANC.)
Le nombre des leucocytes dans le sang (*leucocytose**) est normalement de 5 000 à 8 000 par millimètre cube. (V. HÉMOGRAMME.)
Selon la forme du noyau, on distingue deux grandes catégories de leucocytes : les polynucléaires et les mononucléaires.
**Les polynucléaires.** Contrairement à ce que semble indiquer leur nom, ils n'ont qu'un seul noyau, mais il est polylobé. Leur cytoplasme étant ponctué de granulations, on les appelle aussi *granulocytes.* Les grains ont une affinité variable pour les colorants, en fonction de quoi on distingue des polynucléaires *neutrophiles, éosinophiles* et *basophiles.*
Les polynucléaires sont formés dans la moelle* osseuse à partir de l'hémocytoblaste*. Ils passent successivement par le stade de *myéloblaste, promyélocyte, myélocyte, métamyélocyte* et, enfin, *polynucléaire,* le seul à quitter la moelle osseuse pour entrer dans le courant sanguin. À mesure qu'il passe par ces différents stades, le cytoplasme du futur polynucléaire se charge en granulations et le noyau prend sa forme polylobée.
Les *polynucléaires neutrophiles* (de 45 à 70 p. 100) sont spécialisés dans la phagocytose des bactéries. Ils jouent donc un rôle important dans la lutte anti-infectieuse, et leur chiffre augmente lors de toute infection due à des bactéries.
Les *polynucléaires éosinophiles* (de 1 à 3 p. 100) ont des fonctions encore mal connues. Ils seraient spécialisés dans la phagocytose des complexes antigène-anticorps, et particulièrement des réagines allergiques. Le nombre des éosinophiles augmente lors des réactions allergiques, ainsi que lors des infestations parasitaires.
Les *polynucléaires basophiles* (de 0 à 0,5 p. 100) sont riches en histamine. On ignore leur fonction.
**Les mononucléaires.** Ils comportent deux lignées : les monocytes et les lymphocytes.
Les *monocytes* (de 3 à 7 p. 100) sont formés dans le tissu réticulo-endothélial (la trame des ganglions lymphatiques). Ce sont de grandes cellules à noyau encoché et à grains azurophiles (bleus) dans le cytoplasme. Leur principale fonction est la phagocytose des grosses particules (corps étrangers, cellules détruites) et ils peuvent se transformer en macrophages* très différenciés.
Les *lymphocytes* (de 20 à 40 p. 100) sont formés dans le tissu lymphoïde (ganglions lymphatiques) et constituent une lignée à part. (V. LYMPHOCYTE.)
**Maladies des leucocytes.** V. AGRANULOCYTOSE, LEUCÉMIE, LEUCOCYTOSE, LEUCOPÉNIE, MONONUCLÉOSE, etc.

**leucocytose** n. f. Nombre de globules blancs présents dans la numération sanguine. Au-delà d'un chiffre de 8 000, on parle d'*hyperleucocytose.* En deçà d'un chiffre de 4 000, on parle de *leucopénie**.

**leucodermie** n. f. Teinte très blanche de la peau, qui est peu pigmentée.
La leucodermie peut être constitutionnelle ou acquise, généralement à la suite de l'exposition au soleil de lésions épidermiques squameuses (pityriasis* versicolor, dartres). Elle peut être estompée par l'application de solutés d'hydroxyacétone (tan).

**leucodystrophie** n. f. Variété d'encéphalite* suraiguë évolutive, due à des lésions de la substance blanche du cerveau.

**leucokératose** n. f. Syn. de LEUCOPLASIE*.

**leuconychie** n. f. Teinte blanche acquise par l'ongle, soit sur toute sa surface, soit en bande, en forme de croissant transversal, et qui serait due à la présence de microbulles d'air dans son épaisseur.

**leucophérèse** n. f. Syn. de CYTOPHÉRÈSE.

**leucoplasie** n. f. Aspect blanchâtre de la muqueuse buccale, dû à la formation d'une couche cornée (kératinisation) identique à celle de la peau. (Syn. : LEUCOKÉRATOSE.)
La leucoplasie peut être congénitale, mais elle est le plus souvent acquise, due soit à un tic de mordillement, soit au lichen* ou encore à la syphilis*, voire au tabac. Les leucoplasies sont susceptibles de se cancériser. Les premiers signes sont l'infiltration (durcissement), l'aspect végétant, le saignement facile. L'apparition d'une leucoplasie chez un fumeur doit inciter celui-ci à interrompre promptement l'usage du tabac.

**leucopénie** n. f. Diminution du nombre des globules blancs du sang ou leucocytes, au-dessous de 4 000, témoin d'une maladie générale ou hématologique, qu'il faut rechercher. (V. AGRANULOCYTOSE, LEUCOCYTE.)

**leucopoïèse** n. f. Formation de globules blancs, ou leucocytes*.

**leucorrhée** n. f. Écoulement non sanglant par la vulve (Syn. : PERTES ou FLUEURS BLANCHES.) C'est une affection fréquente, qui nécessite un examen local soigneux et des examens complémen-

taires. Elle est souvent mal interprétée par les femmes, qui soit la négligent, soit en exagèrent l'importance.
Il faut la distinguer des *écoulements physiologiques* abondants, mais sans caractère pathologique, que sont l'*hypersécrétion de la glaire cervicale* au moment de l'ovulation, et l'*exagération de la desquamation* des cellules superficielles du vagin.
**Leucorrhées pathologiques.** Elles représentent, au contraire, une anomalie et demandent un traitement adapté à leur cause. Elles sont pratiquement toujours dues à un état inflammatoire du vagin ou du col utérin.
***État inflammatoire du vagin (vaginite).*** Il s'agit de leucorrhée mal tolérée, avec cuisson, dyspareunie* et troubles urinaires. À l'examen au spéculum, le vagin apparaît rouge et recouvert de pertes plus ou moins adhérentes.
*a*) La vaginite à *trichomonas* est la plus fréquente. Elle entraîne une leucorrhée abondante, vert jade, d'odeur fade, finement bulleuse et souvent striée de sang. Elle entraîne du prurit vulvaire, avec irritation de la peau et de la muqueuse, et des signes urinaires. L'agent causal, le trichomonas, est un protozoaire facilement reconnu sur l'examen microscopique des pertes à l'état frais. Le traitement est local et général, et doit être appliqué également au partenaire.
*b*) La vaginite mycosique, ou *muguet vaginal,* entraîne une leucorrhée blanchâtre, parfois grumeleuse et analogue à du lait caillé. Elle s'accompagne plus de cuisson que de démangeaisons. Elle est due à un champignon, appelé *Candida albicans*, qui se développe surtout à la suite d'un traitement par antibiotiques chez les femmes prenant la « pilule », les diabétiques et les femmes enceintes. Le traitement utilise les antifongiques par voie locale et générale.
*c*) La vaginite à *gonocoque* entraîne un écoulement purulent abondant, irritant, avec des brûlures à la miction, et survient après une contamination vénérienne. (V. GONOCOCCIE.)
*d*) Les *autres vaginites microbiennes.* Plus rarement, on peut observer des infections vaginales à *hœmophilus*, à *proteus* ou à *staphylocoques.*
***État inflammatoire et dystrophique du col de l'utérus (cervicites).*** Il s'agit de leucorrhées épaisses, visqueuses, collant et empesant le linge, jaunissant à l'air. À l'examen au spéculum, si le vagin paraît relativement sain, le col utérin, par contre, est anormal. Il peut s'agir d'une *exocervicite (synectopie* ou *ectropion)* ou d'une *endocervicite.* La colposcopie a permis de classer avec une grande précision ces lésions. Le traitement comporte la destruction des lésions par diathermocoagulation ou cryothérapie, associée aux antibiotiques et aux médications anti-inflammatoires.
**Variétés de leucorrhées selon les terrains.** Chez la *petite fille*, il s'agit plus souvent d'une irritation locale et vulvaire que d'une vaginite vraie. L'absence d'œstrogènes favorise le développement microbien. Il faut éliminer une oxyurose, un corps étranger introduit par l'enfant, une malformation urinaire passée inaperçue.
Chez la *femme enceinte*, les infections vaginales sont fréquentes, notamment avec *Candida albicans.* Elles doivent être traitées, car elles peuvent être à l'origine de contamination de l'enfant, lors de l'accouchement.
Chez la femme *ménopausée* ou *âgée*, l'atrophie progressive des muqueuses vaginales favorise la surinfection par des germes banals.

**leucosarcomatose** n. f. Affection caractérisée par l'association d'une tumeur maligne de nature lymphoïde* et d'une dissémination dans le sang périphérique des cellules leucémiques. (V. LEUCÉMIE.)

**leucose** n. f. Affection hématologique maligne, caractérisée par la prolifération anarchique des cellules formatrices de globules blancs, que ces cellules passent ou non dans le sang périphérique. Dans le premier cas, on dit qu'il y a *leucémie**, dans le second, *leucose aleucémique.*
Le diagnostic se fait par l'interprétation du *myélogramme**, la moelle osseuse étant massivement infiltrée de leucoblastes. Les leucoses ont une symptomatologie superposable à celle des leucémies ; elles ont le même pronostic.

**leucotomie** n. f. Destruction chirurgicale d'une zone de substance blanche cérébrale. La leucotomie est indiquée dans certaines douleurs rebelles, voire dans le traitement des psychoses sévères.

**leucotoxique** adj. et n. m. Se dit d'un corps toxique pour les globules blancs, ou leucocytes*.

**lever** n. m. **Lever précoce.** Le lever précoce des opérés et des accouchées dès le lendemain de l'intervention est un des facteurs essentiels de la lutte contre la stase sanguine génératrice de thrombose*. C'est le traitement préventif des phlébites* et des embolies* pulmonaires.

**lévomépromazine** n. f. Dérivé de la phénothiazine*, d'action voisine de celle de la chlorpromazine*.

**lèvre** n. f. Bord de certains orifices

naturels : lèvres de la bouche, petites et grandes lèvres du vestibule de la vulve. (Le terme de *lèvre* désigne également les bords d'une plaie ou d'une incision chirurgicale.)

**lévulose** n. m. Glucide isomère du glucose, ainsi dénommé parce qu'il dévie à gauche le plan de polarisation de la lumière.

**levure** n. f. Forme évolutive de champignons, dont certains sont utilisés en thérapeutique alors que d'autres sont pathogènes. On distingue deux sortes de levures : les *ascosporées* (sexuées) non pathogènes, qui sont utilisées en thérapeutique ou dans l'industrie ; les *anascosporées* (asexuées), dont certaines sont pathogènes : le *Candida albicans*, responsable de candidoses* ; le *torulopsis*, de la torulose*, et l'*histoplasma*, d'histoplasmoses*. Le *blastocytis* est un saprophyte du tube digestif.
On emploie des levures, telle que la levure de bière (en émulsions, lyophylisée ou en poudre), comme vitaminothérapie dans le diabète, les traitements antibiotiques au long cours et les infections intestinales.

**libido** n. f. Énergie ou force sexuelle.
Ce terme est essentiellement utilisé par les psychanalystes.
La libido ne désigne pas seulement le désir du coït. Il s'agit d'un désir beaucoup plus vaste, qui englobe l'amour au sens le plus large.
Très tôt dans la vie de l'individu, les instincts libidineux se heurtent à des interdits moraux et à des obstacles d'ordre familial et social qui les empêchent de s'exprimer pleinement. Le conflit qui en résulte peut être plus ou moins bien résolu. Dans les cas où un équilibre entre les différentes forces n'est pas trouvé, le conflit est générateur d'angoisse* et de névrose*.

**lichen** n. m. **En pharmacie,** végétal formé par la symbiose d'un champignon et d'une algue. Le lichen d'Islande *(Cetraria islandica)* est employé pour ses propriétés émollientes et sédatives de la toux.
**En dermatologie,** affection papuleuse ou nodulaire de la peau (sans rapport avec les lichens végétaux).
Le *lichen plan*, affection fréquente, est caractérisé par des papules polygonales, planes, brillantes, à surface quadrillée de stries opalines, et dont la dimension va d'une pointe d'épingle à une lentille. Il siège surtout aux avant-bras, aux poignets, pouvant s'associer à des lésions verruqueuses des jambes. Sans gravité, le lichen plan est désagréable par le prurit (démangeaisons) qu'il provoque et par son aspect inesthétique. On doit éviter l'exposition au soleil et prendre des sédatifs doux. Les pommades corticoïdes ne sont appliquées que dans les poussées aiguës. Le *lichen obtus* est fait de nodules très prurigineux aux jambes ; le *lichen aurique* est une complication du traitement par les sels d'or.

**lichénification** n. f. Modification de la peau sous l'influence d'un prurit prolongé et intense et du grattage qui en résulte.
La peau se pigmente, devient grenue par apparition de papules séparées par des sillons qui forment un quadrillage en réseau. La lichénification apparaît au cours du *prurigo** ou à la suite d'un *eczéma**, d'une *mycose**, d'une *névro-dermite**, etc.

**lifting** n. m. (mot angl.). V. LISSAGE.

**ligament** n. m. Élément de tissu conjonctif qui relie deux organes : *ligament articulaire, ligaments péritonéaux.*

**ligature** n. f. **Ligature chirurgicale,** lien employé pour obturer un vaisseau, un canal, pour suturer les différents plans anatomiques. Certaines ligatures subissent en 8 à 10 jours une résorption par l'organisme (catgut) ; d'autres sont non résorbables (lin, soie, Nylon, acier).
**Ligature des trompes,** oblitération chirurgicale des trompes de Fallope, en vue de rendre la femme stérile, sans toucher à la fonction ovarienne.

**ligne** n. f. **Ligne blanche,** bandelette tendineuse qui s'étend de la pointe du sternum à la symphyse pubienne, entre les muscles grands droits de l'abdomen.

**lignocaïne** n. f. Anesthésique local d'action rapide, dénué de réactions allergiques.

**limaçon** n. m. Cavité de l'oreille* interne, en forme d'escargot, qui contient l'organe de l'audition.

**limnée** n. f. Mollusque gastropode, vecteur de la grande douve du foie, *Fasciola hepatica*. (V. DISTOMATOSE.)

**lin** n. m. Plante herbacée.
La *graine de lin* est employée comme laxatif doux en décoction (de 1 à 2 cuillerées à potage sur lesquelles on verse un peu d'eau bouillante).

**lingual, e, aux** adj. Qui se rapporte à la langue.
**V lingual,** groupement en forme de V des plus grosses papilles gustatives, à la base de la langue.

**liniment** n. m. Médicament liquide ou à consistance de pommade, destiné à être appliqué sur la peau, en compresses, onction ou friction, pour obtenir une sédation ou une révulsion (camphre, huile de jusquiame, laudanum, etc.).

**lipémie** n. f. Taux de lipides* dans le sang. Les lipides du sang sont les triglycérides, les phospholipides et le cholestérol.

Les *lipides totaux* dans le sang normal sont présents à un taux variant de 4 g à 6,5 g par litre de plasma. L'hyperlipémie (augmentation du taux de lipides dans le sang) se voit chez le sujet sain à la suite d'un repas copieux, d'un jeûne prolongé, d'un effort physique.

L'hyperlipémie se voit aussi dans la néphrose* lipoïdique, le diabète*, le myxœdème*, et il existe des *hyperlipémies essentielles* (sans cause connue).

**lipide** n. m. Terme général désignant les graisses animales et végétales.

**Biochimie.** Les lipides sont des esters* d'acides gras et d'alcools. Leur rôle énergétique est important. On connaît :

— les *triglycérides*, qui sont les graisses de réserve de l'organisme ;

— les *stérides*, qui sont les esters du cholestérol* et d'un acide gras ;

— les *lipides complexes*, dont les phospholipides, qui sont formés par du glycérol dont une fonction est estérifiée par l'acide phosphorique. Suivant la liaison qu'a lui-même contractée l'acide phosphorique, on obtient la céphaline, la sérine ou la lécithine.

**Physiologie des lipides.** ***Origine.*** L'alimentation apporte les lipides. Le suc pancréatique transforme les triglycérides en monoglycérides et acides gras. Les triglycérides sont retransformés par la cellule intestinale en chylomicrons qui rejoignent la circulation lymphatique et sont captés par le foie.

L'organisme fabrique des acides gras à partir de l'acide pyruvique.

***Mode de transport des lipides.*** Le foie synthétise les triglycérides, les phospholipides, et les combine aux protéines. Les lipoprotéines ainsi formées gagnent la circulation sanguine, où l'on distingue les alpha- et les bêta-lipoprotéines.

***Catabolisme (dégradation) des lipides.*** La bêta-oxydation est une réaction chimique qui scinde les acides gras. Les carbones sont perdus par l'acide gras, et un radical s'en va pour entrer dans le cycle de Krebs*, cycle qui est à l'origine de la production d'énergie du métabolisme* cellulaire.

**lipidose** ou **lipoïdose** n. f. Affection caractérisée par les dépôts de graisses dans certains tissus, tels que les os, la peau, le système nerveux.

Lorsque prédomine un excès de cholestérol, les dépôts sont jaunes et les affections sont appelées *xanthomatoses** (xanthomes, xanthélasma).

**Manifestations nerveuses des lipidoses.** Certaines affections familiales rares donnent des tableaux neurologiques qui varient avec la localisation de la lipidose. Citons l'idiotie amaurotique de Tay-Sachs, les maladies de Niemann-Pick et de Gaucher, le gargoylisme*.

**lipocaïque** adj. **Facteur lipocaïque** ou **hormone lipocaïque**, substance extraite du pancréas, qui protège les organes de la surcharge graisseuse.

Associé à l'héparine, on l'emploie pour la prévention de l'athérosclérose.

**lipodystrophie** n. f. Altération du fonctionnement des cellules graisseuses, provoquant une atrophie ou une tuméfaction du tissu sous-cutané.

La maladie de Barraquer*-Simons est responsable d'une accumulation de graisse dans la moitié inférieure du corps. Une lipodystrophie se voit aussi aux points d'injections répétées chez les sujets diabétiques.

La lipodystrophie intestinale, ou maladie de Whipple, d'origine bactérienne, présente des localisations digestives associées à des douleurs articulaires. Le traitement consiste en l'administration d'antibiotiques.

**lipomatose** n. f. Affection caractérisée par l'accumulation de tissu graisseux, formant des masses tumorales.

La *lipomatose pancréatique* est une agénésie du pancréas exocrine, dont les acini sont remplacés par des lobules graisseux. Cette affection est incompatible avec la vie.

**lipome** n. m. Tumeur formée de lobules graisseux, circonscrite ou diffuse, qui peut atteindre des proportions considérables, mais qui est de nature bénigne.

**lipoprotéine** n. f. Combinaison d'une protéine* et d'un lipide*.

Les lipides du plasma sont transportés par des protéines avec lesquelles ils sont combinés.

**Analyse des lipoprotéines.** Les lipoprotéines sont séparées par action de réactifs chimiques qui permettent de les classer, selon leur migration à l'électrophorèse*, en classes $\alpha$, $\beta$ et $\gamma$ correspondant à des poids moléculaires différents.

**liposoluble** adj. Soluble dans les lipides (graisses).

**lipothymie** n. f. Malaise à type de sensation angoissante de perte de connaissance imminente, accompagné de sueurs, de voile blanc devant les yeux, de bourdonnement d'oreilles et de pâleur.

Survenant lors d'une émotion, la lipothymie témoigne d'une dystonie* neurovégétative. Elle peut marquer le début d'une syncope*.

**lipotrope** adj. Qui est attiré par les graisses.

**Facteurs lipotropes.** La choline et la méthionine sont des facteurs lipotropes, capables de capter les graisses accumulées dans le foie.

**lipurie** n. f. Présence de graisse dans les urines, visible à la surface de celles-ci quand la graisse n'est pas émulsionnée.
La lipurie existe dans certaines néphropathies* et dans les lésions pancréatiques.

**liqueur** n. f. Boisson alcoolique préparée par un mélange d'alcool, d'eau, de parfum et, le plus souvent, de sucre. — Les liqueurs dont la teneur en alcool est élevée exposent à tous les dangers de l'alcoolisme*.
*En pharmacie*, ce terme est consacré à la désignation de divers médicaments liquides.

**Lisfranc (articulation de),** ensemble des articulations qui, au pied*, unissent l'arcade tarsienne (cuboïde et cunéiformes) à la base des 5 métatarsiens. (Syn. : ARTICULATION TARSO-MÉTATARSIENNE.)

**lissage** n. m. Opération chirurgicale ayant pour but de supprimer les rides (en angl. : *lifting*).
Le lissage (ou remodelage) consiste à faire des incisions en haut du front (à la limite des cheveux), en avant des oreilles et au cou, à réséquer de fines bandelettes de peau et à retendre celle-ci en suturant.

**listériose** n. f. Maladie infectieuse due à une bactérie Gram positive, *Listeria monocytogenes.*
Cette maladie, bien connue des vétérinaires, est également répandue dans l'espèce humaine, en particulier chez la femme enceinte et le nouveau-né. Elle est plus rare chez l'homme adulte. Le germe est à l'origine d'affections diverses : méningites, infections latentes, fœtopathies.
La méningite est fréquente, souvent associée à une septicémie comme l'atteste l'hémoculture. Des céphalées intenses, des rachialgies et de la fièvre complètent ce tableau. Chez la femme, le germe détermine des infections génitales latentes, responsables d'avortements spontanés et de contamination pour le nouveau-né. L'atteinte du nouveau-né est particulièrement grave, occasionnant une septicémie néonatale avec atteinte hépatique (ictère), neurologique (méningo-encéphalite), cutanée, oculaire et cardiaque. Le pronostic est toujours reservé.
Le diagnostic repose sur l'identification du germe à l'hémoculture et à la ponction lombaire. Le traitement est à base d'antibiotiques (ampicilline, érythromycine et spiramycine).

**lit** n. m. La nature de la literie, qu'elle soit en laine, en crin, en duvet ou en mousse, n'a aucune importance pour les sujets normaux. Elle joue au contraire un rôle capital dans l'évolution de certaines affections.
Les *sujets allergiques* présentant des crises d'asthme voient parfois ces dernières s'espacer lorsqu'ils suppriment les oreillers en plume.
Les *sujets atteints d'une affection vertébrale*, et spécialement ceux qui souffrent d'une sciatique, ont intérêt à dormir sur un plan dur, ce qui est aisément réalisé par l'interposition d'une planche entre le matelas et le sommier.
Les *femmes porteuses de varices* sont soulagées en dormant les pieds soulevés à l'aide de cales placées sous les pieds avant du lit ou à l'aide d'un traversin glissé sous le matelas.
Les *sujets alités* de façon prolongée présentent rapidement une inflammation, puis une escarre* au niveau des talons et des fesses, c'est-à-dire aux points d'appui. Il est indiqué dans ce cas d'utiliser un matelas* alternant ou une peau de chamois.

**lithiase** n. f. Formation de pierres, ou calculs, dans diverses glandes ou leurs voies excrétrices.
Les calculs sont formés de substances minérales, mais aussi de produits organiques qui perdent leur solubilité. La nature des calculs varie avec chaque organe, leur teneur en calcium détermine leur caractère opaque ou non aux rayons X. Parfois la lithiase se résume à l'existence de fines concrétions que l'on nomme *boue* ou *sable.*
Une lithiase peut être totalement muette et rester ignorée, mais le plus souvent elle crée un obstacle dans un conduit d'excrétion : l'organe lutte contre la gêne à la progression du flux physiologique en renforçant ses contractions, qui deviennent douloureuses, ou se laisse distendre par le produit de sécrétion accumulé en amont du calcul, ce qui peut entraîner des troubles dus au déficit sécrétoire. De plus, la lithiase favorise l'infection et parfois l'apparition de certains cancers.
Les lithiases les plus fréquentes sont les lithiases biliaire et urinaire.

**Lithiase biliaire.** V. BILIAIRE, *Voies biliaires,* et COLIQUE, *Colique hépatique.*

**Lithiase urinaire.** V. URINAIRE, *Pathologie.*
D'autres organes peuvent être le siège d'une lithiase :

— le *pancréas* peut avoir ses canaux excréteurs obstrués de concrétions calciques génératrices de pancréatites* ;
— les *glandes salivaires* peuvent être atteintes de lithiase, se traduisant au moment de la mastication par un gonflement douloureux de la glande dont le canal est obstrué : l'intervention chirurgicale assure la guérison.
Les calculs des *voies lacrymales* sont formés de carbonate ou de phosphate de chaux ; ils peuvent se surinfecter. Des concrétions peuvent aussi se produire dans les glandes mammaires, les bronches ou l'intestin.

**lithium** n. m. Métal alcalin dont les sels sont prescrits comme solvants de l'acide urique (goutte, lithiase urinaire) et, en psychiatrie, dans la psychose maniacodépressive.

**lithopédion** n. m. Fœtus mort et surchargé en sels minéraux à la suite d'un séjour prolongé dans l'utérus.

**lithotritie** n. m. Broiement d'un calcul de vessie à l'aide d'un instrument, le *lithotriteur*, introduit dans la vessie par les voies naturelles.

**Little (maladie de),** infirmité motrice cérébrale survenant chez les enfants prématurés ou victimes d'un accouchement difficile. (Syn. : HÉMIPLÉGIE INFANTILE CENTRALE.) La paralysie atteint les membres inférieurs le plus souvent, accompagnée d'une exagération de la tonicité des groupes musculaires.
La marche se fait en ciseaux et la position assise est difficile. La rééducation motrice et la kinésithérapie, entreprises précocement, améliorent le pronostic fonctionnel de ces enfants qui, d'autre part, ont un développement intellectuel normal.

**livedo** n. f. Traces violacées présentes aux membres inférieurs surtout, et témoignant de troubles circulatoires.

**lividité** n. f. **Lividité cadavérique,** taches violacées apparaissant sur le cadavre quelques heures après la mort et correspondant à l'accumulation passive du sang dans les régions déclives sous l'effet de la pesanteur. — La disposition des lividités cadavériques a une importance capitale en médecine légale.

**loa-loa** n. m. Ver nématode de la famille des filaires.
Cette filaire est localisée à l'Afrique tropicale occidentale et est transmise par la piqûre du chrysops*. La filariose* à loa-loa associe des troubles cutanés et cardiaques (v. FILARIOSE). Le diagnostic repose sur la mise en évidence des filaires, une éosinophilie sanguine et la présence de microfilaires dans le sang.
Le *traitement* utilise la carbamazine à doses croissantes.
La prophylaxie repose sur la lutte contre le chrysops.

**lobe** n. m. Partie individualisée d'un organe : *lobe hépatique, lobe pulmonaire, lobe cérébral.*

**lobectomie** n. f. Ablation d'un lobe : *lobectomie pulmonaire.*

**lobélie** n. f. Plante exotique *(Lobelia inflata)* employée sous forme de poudre et de teinture contre l'asthme, la coqueluche et les bronchites.

**lobéline** n. f. Alcaloïde de la lobélie, stimulant du centre nerveux de la respiration. On l'emploie dans les intoxications par l'oxyde de carbone et par la morphine. À dose suffisante (dragées), elle diminue le désir de fumer du tabac.

**lobite** n. f. Lésion pulmonaire d'origine infectieuse, limitée à un lobe* pulmonaire.

**lobotomie** n. f. Intervention neurochirurgicale pratiquée dans certaines psychoses graves, et consistant à sectionner les fibres nerveuses allant à un lobe cérébral.

**Lobstein (maladie de),** maladie congénitale caractérisée par une fragilité osseuse excessive, des fractures multiples et une teinte bleutée des sclérotiques.

**lobule** n. m. Subdivision d'un lobe ou segment arrondi d'un organe (lobule de l'oreille).
**Lobule hépatique,** segment élémentaire du foie centré par une veinule sus-hépatique.
**Lobule pulmonaire,** segment pulmonaire où se termine la dernière branche de ramification d'une bronche.

**local, e, aux** adj. Limité à une portion circonscrite de l'organisme ou d'un organe : *infection locale.*

**localisation** n. f. **Localisation cérébrale,** région de l'écorce cérébrale correspondant à une fonction particulière et dont la lésion entraîne la suppression de la fonction correspondante. (V. CERVEAU.)
**Signes de localisation,** signes retrouvés) à l'examen neurologique et correspondant à la lésion d'un centre cérébral particulier.

**lochies** n. f. pl. Écoulements vulvaires des suites de couches.
Constituées, les 2 ou 3 premiers jours après l'accouchement, par du sang non coagulé, elles deviennent séro-sanguinolentes vers le 8e jour. À partir du 15e jour, elles sont séreuses et se tarissent. Leur odeur est fade et non fétide en l'absence d'infection.

**locomoteur, trice** adj. Qui concerne la locomotion, le déplacement du corps.
L'*appareil locomoteur* comprend les os,

les muscles, les nerfs, les articulations des membres.

**Loëwenstein-Jensen (milieu de),** milieu de culture utilisé pour l'isolement du bacille de Koch* à partir de produits pathologiques.

Les colonies de bacilles tuberculeux se développent en deux semaines. La culture est négative si rien ne pousse au bout de deux mois.

**Löffler (syndrome de),** association d'images radiologiques d'infiltrat pulmonaire de courte durée et d'une éosinophilie* sanguine. C'est une manifestation allergique bénigne, consécutive à une infestation parasitaire (ascaris).

**logorrhée** n. f. Bavardage intarissable, flot de paroles plus ou moins cohérentes.

La logorrhée s'observe surtout dans les états maniaques (v. MANIE), où elle est le reflet de la « fuite des idées » du malade. Elle est habituelle dans les états d'excitation (ivresse aiguë, alcoolisme, etc.).

**loisir** n. m. Temps dont on peut disposer en dehors des activités professionnelles et des obligations sociales.

Du point de vue de l'hygiène mentale, les loisirs permettent de rétablir un équilibre en donnant à l'homme l'occasion de se réaliser dans un domaine différent de celui de sa vie professionnelle.

Les loisirs devraient être des moments d'enrichissement personnel joignant l'utile et l'agréable, et mériteraient une certaine préparation.

Il y a, d'une part, les distractions qui apportent l'épanouissement physique (sport, promenade), d'autre part, les loisirs à orientation culturelle (lecture, cinéma, théâtre, concerts, etc.). Tout aussi enrichissantes peuvent être les activités personnelles gratuites à caractère manuel (jardinage, bricolage) ou artistique (peinture, musique, etc.).

La radio et la télévision, qui comblent les loisirs d'une grande majorité, ne doivent pas devenir une façon de « tuer le temps » en restant démesurément passif.

**lombago** n. m. Douleur lombaire aiguë, spontanée ou traumatique.

Le lombago apparaît brutalement, accompagné d'une contracture réflexe des muscles sacro-lombaires qui bloque le segment lombaire et rend le malade impotent. La douleur irradie au niveau des fesses et vers la racine des cuisses ; elle est augmentée à chaque mouvement, lors de la toux, de la défécation. Au maximum, c'est une sciatique* ; on parle alors de *lombo-sciatique.*

Le lombago dure habituellement quelques jours, puis disparaît assez brusquement. Il peut aussi persister plusieurs semaines. La cause en est généralement une lésion d'un disque intervertébral ou une poussée d'arthrose. La radiographie permet le diagnostic entre le lombago et les affections graves de la colonne vertébrale (tuberculose, cancer).

**Kinésithérapie des lombagos.** Outre le traitement médical qui soigne la douleur, la kinésithérapie tient une grande place dans le traitement de fond des lombagos, bien que certains ne lui accordent aucun pouvoir préventif des récidives.

L'important est d'acquérir des positions antalgiques (qui calment la douleur), en soulageant les disques de l'effet de la pesanteur.

La kinésithérapie, semblable à celle qui est utilisée dans les lordoses, impose un travail des muscles abdominaux, un réveil des muscles extenseurs du dos. Le port d'un corset orthopédique aide au maintien en bonne posture.

Les massages, quant à eux, sont efficaces par la décontraction musculaire qu'ils provoquent.

**lombaire** adj. Qui se rapporte aux lombes (au bas du dos).

**Vertèbres lombaires,** au nombre de 5, elles constituent le rachis lombaire.

**Région lombaire,** région située de chaque côté de la colonne vertébrale, entre la 12e côte et la crête iliaque.

**lombalgie** n. f. Douleur de la région lombaire, pouvant s'accompagner d'irradiations diverses.

Les lombalgies ont une origine principalement vertébrale (v. LOMBAGO) ou rénale ; il est parfois difficile d'en diagnostiquer l'origine.

**lombalisation** n. f. Anomalie de la première vertèbre sacrée, qui n'est plus soudée complètement à ses voisines et ressemble ainsi à une vertèbre lombaire.

**lombarthrose** n. f. Arthrose* des vertèbres lombaires.

**lombo-sacré, e** adj. Qui concerne à la fois la région lombaire et le sacrum.

La *charnière lombo-sacrée* est l'articulation entre la 5e vertèbre lombaire et le sacrum. Sa *pathologie* est riche et variée, car c'est un étage de transition entre la colonne vertébrale mobile et la ceinture pelvienne : *anomalies transitionnelles* (lombalisation de la 1re sacrée, sacralisation de la 5e lombaire) ; *spina-bifida* (déhiscence de l'arc postérieur d'une vertèbre), *spondylolisthésis** (glissement en avant du corps de la 5e lombaire), *hernies discales**, *ostéo-arthrites* tuberculeuse, mélitococcique, staphylococcique.

Les fractures de la charnière lombo-sacrée n'entraînent pas de lésions de la moelle épinière, mais parfois des lésions des racines des derniers nerfs rachidiens (queue-de-cheval).

**lombo-sciatique** n. f. Association d'un lombago* et d'une névralgie sciatique*.

**lombostat** n. m. Corset* de contention lombo-sacrée utilisé pour le traitement des lombalgies, des sciatiques.

**longiligne** adj. Type morphologique caractérisé par une taille élevée, des membres longs, sans graisse.

**Looser-Milkman (stries de),** image radiologique observée dans les maladies osseuses par carence phospho-calcique (ostéomalacie*), et faite de fissures multiples donnant des images en bandes claires.

Ces stries de Looser-Milkman s'observent surtout sur les os du bassin, aux fémurs, sur les côtes et les omoplates, prenant parfois des aspects de fracture.

**lordose** n. f. Courbure à convexité antérieure de la colonne vertébrale.

**Anatomie.** Il existe deux lordoses physiologiques normales : la lordose cervicale (au niveau du cou) et la lordose lombaire. La première a son sommet à la 6e vertèbre cervicale, la seconde à la 3e vertèbre lombaire.

**Pathologie.** L'accentuation de la lordose lombaire, ou hyperlordose, débute souvent dans l'enfance et est traitée par la gymnastique corrective.

L'hyperlordose peut être un moyen de rétablir l'équilibre au cours d'une grossesse, ou quand il existe une cyphose* sous-jacente. Elle peut correspondre à une affection organique atteignant la colonne vertébrale (arthrose) ou les muscles vertébraux (paralysie, myopathie*).

Enfin, la lordose physiologique peut être au contraire atténuée, comme c'est le cas dans les rétrolisthésis* et le spina*-bifida occulta. (V. LOMBO-SACRÉ.)

La kinésithérapie active apprend au sujet à acquérir une bonne statique et à basculer le bassin en avant pour réduire la lordose.

**loupe** n. f. Terme usuel désignant un *kyste* sébacé, petit amas de graisse qui apparaît surtout au cuir chevelu, à la nuque, dans le dos.

Sans danger mais inesthétique, on l'enlève en l'énucléant après une incision minime.

**L.S.D. 25.** V. HALLUCINOGÈNE.

**Luchon,** station thermale sulfureuse de la Haute-Garonne, à 90 km de Tarbes, ouverte toute l'année.

Les eaux, sulfureuses et radioactives, sont employées en humages, insufflations, bains, douches (locales et générales) et applications de boues. Certaines eaux sont utilisées en boisson. Les indications de la cure sont, d'une part, les affections chroniques des voies respiratoires : rhinites, sinusites, otites et bronchites ; d'autre part, les affections rhumatismales : arthroses et arthrites en dehors des poussées inflammatoires aiguës.

**lucite** n. f. État inflammatoire de la peau provoqué par l'exposition à la lumière, au soleil, aux rayons ultraviolets.

Certains états carentiels, comme la pellagre* (manque en vitamine PP), des maladies métaboliques, comme les porphyries*, ou l'absorption de substances photosensibilisatrices, comme les sulfamides*, la chlorpromazine*, les phénotiazines ou certains dérivés de la tétracycline, rendent plus sensibles à la lucite.

**luette** n. f. Appendice charnu du voile du palais, mobile et contractile, qui ferme les fosses nasales pendant la déglutition. (V. PALAIS.)

**lugol** n. m. **Solution de lugol,** solution d'iode et d'iodure de potassium dans de l'eau.

**Test au lugol,** test consistant à badigeonner le col utérin avec un tampon imbibé de solution de lugol. (Syn. : TEST DE SCHILLER.) Le col utérin normal prend une teinte acajou. Lorsqu'il y a des anomalies de l'épithélium utérin, celui-ci ne se colore pas, et on pratique une biopsie à ce niveau.

**lunette** n. f. pl. Instrument d'optique destiné à corriger les imperfections de la vue (myopie, presbytie, etc.).

Les verres* correcteurs (simples ou teintés, incassables, à double foyer, etc.) doivent être centrés en tenant compte de l'écartement pupillaire. Leur plan doit être perpendiculaire à l'axe optique de l'œil.

**lupique** adj. Relatif au lupus*.

**lupoïde** adj. Qui rappelle l'aspect cutané des lésions du lupus.

**lupus** n. m. Affection cutanée à tendance envahissante et destructive.

**Lupus érythémateux.** Il en existe deux types : le lupus érythémateux chronique et le lupus érythémateux disséminé.

***Lupus érythémateux chronique.*** C'est un érythème (rougeur) un peu infiltré, sensible à la pression, prédominant à la face, soit en ailes de papillon, tel un loup de déguisement (d'où le nom de la maladie), soit en disques. Ces plaques s'accompagnent de desquamation et évoluent vers l'atrophie cicatricielle. Le traitement consiste en l'administration d'antipaludéens de synthèse pendant des mois et en l'application locale et générale de corticoïdes. Les sujets atteints doivent éviter l'exposition au soleil et les médications photosensibilisantes.

***Lupus érythémateux disséminé.*** Il s'agit d'une maladie générale, de cause inconnue, frappant surtout la femme jeune. Cette affection se manifeste par une éruption érythématosquameuse de la face (lupus) en aile de papillon, une altération de l'état général associé à une fièvre variable, des douleurs articulaires, des atteintes viscérales, dont les plus fréquentes sont rénales, cardiaque (endocardite*, péricardite*), pleurale (épanchements inflammatoires).

Les examens biologiques montrent la présence de nombreux anticorps* circulants et de cellules L.* E. (ou cellules de Hargraves) dans le sang.

L'évolution peut s'étendre sur de nombreuses années, aboutissant encore fréquemment à la mort malgré les traitements qui associent corticoïdes, antipaludéens de synthèse et immunosuppresseurs.

**Lupus tuberculeux.** V. TUBERCULOSE, *Tuberculose cutanée.*

**lutéine** n. f. Syn. de PROGESTÉRONE*.

**luxation** n. f. Déplacement des extrémités articulaires entraînant une modification permanente de leurs rapports.

**Luxations traumatiques.** Elles atteignent électivement l'épaule ou le coude de l'adulte ; succédant à un traumatisme direct ou indirect, elles entraînent une douleur très vive, l'aspect de la région étant, en règle générale, assez caractéristique pour que le diagnostic s'impose à la simple inspection. La réduction d'urgence doit être pratiquée après vérification radiologique de l'absence de fracture associée. Le pronostic est généralement favorable, mais des récidives sont possibles, réalisant à l'extrême le tableau de la luxation récidivante.

**Luxation congénitale de la hanche.** Elle est due à un vice de formation de cette articulation. Les symptômes n'en deviennent évidents qu'au début de la marche, entre 15 et 18 mois : le traitement en est alors long et difficile, les séquelles fréquentes. C'est dire l'importance d'un diagnostic précoce, dès la naissance, par l'examen systématique des nouveau-nés (à la recherche du signe du « ressaut »). A ce stade, la simple mise en abduction permanente (jambes écartées) suffit à éviter la luxation confirmée et permet le développement normal de la marche.

**Luxation dentaire,** variété de luxation articulaire. — C'est la séparation plus ou moins accentuée d'une dent* de son alvéole. Elle peut s'infecter.

**Luxation du cristallin,** déplacement anormal du cristallin (v. ŒIL) soit vers l'arrière dans le corps vitré, soit en avant dans la chambre antérieure. — La luxation du cristallin entraîne des troubles de la vue.

**Luxeuil-les-Bains,** station thermale de la Haute-Saône, à 30 km de Vesoul.

Des eaux chlorurées sodiques très chaudes (de 44 à 62 °C) et peu radioactives et des eaux plus froides (de 19 à 36 °C), mais plus radioactives, sont employées en bains (piscine thermale ou baignoire), douches et applications de boues thermales.

Les indications sont les affections gynécologiques (ovarites, troubles des règles, stérilité) et les affections veineuses (périphlébites, ulcères variqueux, crampes).

**lycée** n. m. **Lycée climatique,** établissement d'enseignement secondaire situé dans un site favorable (altitude, demi-altitude, mer, plaine) et destiné aux jeunes gens dont l'état de santé peut bénéficier des conditions climatiques de la région.

**Lyell (syndrome de),** affection épidermique bulleuse sévère, caractérisée par l'existence de bulles* et d'un décollement de l'épiderme en lambeaux.

La cause en est le plus souvent une intolérance médicamenteuse.

**lymphadénome** n. m. Tumeur bénigne du tissu lymphatique (simple augmentation de volume des ganglions lymphatiques).

**lymphangiectasie** n. f. Dilatation des vaisseaux lymphatiques.

La lymphangiectasie peut être congénitale, siégeant sur les membres dont le tissu sous-cutané est épaissi, œdémateux : c'est l'éléphantiasis.

Le plus souvent, la lymphangiectasie est acquise, consécutive à une obstruction des gros canaux lymphatiques due à une thrombose*, à des amas parasitaires (filarioses). Les lymphangiectasies intestinales sont à l'origine de malabsorptions* et de troubles digestifs.

**lymphangiome** n. m. Tumeur bénigne faite de cavités lymphatiques dilatées, s'observant surtout chez l'enfant.

**lymphangite** n. f. Inflammation des vaisseaux lymphatiques.

**Lymphangites aiguës ou subaiguës.** Les lymphangites secondaires à des plaies septiques ont une porte d'entrée cutanée ; on distingue la *lymphangite réticulaire,* qui dessine une aréole rouge autour de la plaie, et la *lymphangite tronculaire,* traînée rouge le long de l'axe des troncs lymphatiques.

Se produisant sur des malformations congénitales ou acquises, elles nécessitent un traitement antibiotique rapide et efficace.

**Lymphangites chroniques.** Souvent secondaires aux précédentes, elles ont une origine microbienne, parasitaire ou néoplasique.

**lymphatique** adj. et n. m. Qui se rapporte à la lymphe et aux vaisseaux qui la véhiculent.

Les *vaisseaux lymphatiques* drainent la lymphe et la déversent dans le système veineux. Les ganglions lymphatiques en sont les relais. Nés de toutes les parties du corps, les petits vaisseaux rejoignent les gros troncs collecteurs qui s'ouvrent dans les grosses veines du cou.

Les *ganglions lymphatiques* se trouvent sur le trajet des vaisseaux et sont groupés essentiellement au niveau du cou, de l'aisselle, de l'abdomen et de l'aine.

Le *système lymphatique* de l'appareil digestif draine de nombreuses substances absorbées au cours de la digestion.

**lymphatisme** n. m. État de fatigue générale de l'organisme avec augmentation du volume des ganglions lymphatiques.

En fait, ce terme regroupe de nombreuses affections qui entraînent une grande fatigue, allant de la primo-infection tuberculeuse aux affections hématologiques bénignes (anémies, mononucléose, etc.).

Le traitement du lymphatisme comporte celui de la cause et, quand aucune cause n'est décelée, on peut souvent conclure à un conflit psychologique.

**lymphe** n. f. Liquide de l'organisme occupant les espaces intercellulaires et drainé dans les vaisseaux lymphatiques.

La *lymphe intersticielle* (intercellulaire) est le résultat de la filtration du sang à travers les parois des capillaires* sanguins.

La lymphe apporte aux cellules des éléments venant du sang et renvoie au sang les déchets cellulaires.

La *lymphe vasculaire* circule dans le système clos qu'est le réseau lymphatique*, voie importante de drainage des tissus et du tube digestif.

**lymphoblaste** n. m. Cellule souche siégeant dans le tissu lymphoïde* et capable de donner des lymphocytes*.

**lymphocytaire** adj. Relatif aux lymphocytes.

**Méningite lymphocytaire,** méningite dans laquelle le liquide céphalo-rachidien est riche en lymphocytes. Ce sont soit des méningites tuberculeuses, soit des méningites virales (oreillons, grippe).

**Réaction lymphocytaire.** V. LYMPHOCYTOSE.

**lymphocyte** n. m. Leucocyte* (globule blanc) mononucléaire, qui se différencie des autres globules blancs en ce qu'il n'est pas formé dans la moelle osseuse, mais dans les organes lymphoïdes : ganglions, rate et formations lymphoïdes du tube digestif (amygdales, appendice, plaques de Peyer).

Il existe deux populations de lymphocytes : les lymphocytes B, à vie courte, qui interviendraient dans les réactions d'immunité* humorale, et les lymphocytes T, qui, après avoir effectué un passage dans le thymus*, acquièrent une immunocompétence qui en fait des lymphocytes à vie longue (de 3 mois à 10 ans), capables de conserver la mémoire d'un contact avec un antigène* observé, et qui jouent de ce fait un rôle dans l'immunité cellulaire. Cette immunité peut être transférée d'un sujet à un autre par des transfusions de lymphocytes.

Les lymphocytes représentent normalement de 20 à 40 p. 100 du nombre total des globules blancs.

**lymphocytose** n. f. Augmentation du nombre des lymphocytes dans le sang (normalement de 1 500 à 4 000 lymphocytes par millimètres cubes).

La lymphocytose est normale chez l'enfant jusqu'à l'âge d'environ 6 ans. Les lymphocytoses pathologiques témoignent de la réaction de l'organisme à une agression bactérienne, virale, ou à un processus tumoral.

**lymphogranulomatose** n. f. Nom générique groupant des affections responsables d'une prolifération du système lymphatique. — Ce sont essentiellement : la maladie de Besnier*-Bœck-Schaumann, la maladie de Hodgkin* et la maladie de Nicolas* et Favre.

**lymphographie** n. f. Radiographie des vaisseaux et des ganglions lymphatiques après injection d'un produit opaque aux rayons X.

La lymphographie donne des renseignements dans le diagnostic des affections des ganglions : maladie de Hodgkin*, leucémies*, métastases cancéreuses. On l'emploie également dans l'étude des affections des vaisseaux lymphatiques : lymphœdème*, chylurie, adénopathies, etc.

**lymphoïde** adj. Relatif aux lymphocytes.

**Tissu lymphoïde,** tissu qui constitue les amygdales*, les ganglions* lymphatiques, les plaques de Peyer de l'intestin. Le tissu lymphoïde est constitué d'un enchevêtrement de cellules endothéliales (v. ENDOTHÉLIUM) entre lesquelles se trouvent les précurseurs des lymphocytes (histioblastes, lymphoblastes) et les lymphocytes eux-mêmes.

**Leucémie lymphoïde, leucose lymphoïde.** V. LEUCÉMIE et LEUCOSE.

**lymphopoïèse** n. f. Formation de lymphocytes. (Elle se fait dans le tissu lymphoïde.)

**lymphoréticulose** n. f. Affection du tissu lymphoïde* et du tissu réticulo*-endothélial, responsable d'une augmentation de volume des ganglions lymphatiques. (En pratique, on réserve ce terme à la maladie des griffes du chat* [lymphoréticulose bénigne d'inoculation].)

**lymphorragie** n. f. Écoulement de lymphe, de nature traumatique ou inflammatoire.
La *lymphorragie traumatique* survient après blessure d'un gros tronc lymphatique ou au niveau d'une plaie ou d'une brûlure étendue.
La *lymphorragie inflammatoire* s'observe dans les poussées de lymphangite* aiguë et peut entraîner des pertes calciques et protidiques graves.

**lymphosarcome** n. m. Tumeur maligne de l'amygdale ou d'un ganglion lymphatique, susceptible de diffuser à l'ensemble du tissu lymphoïde.
Les ganglions atteints sont ceux du tube digestif ou du médiastin*. La rate est augmentée de volume, il existe des lésions osseuses, cutanées. On distingue essentiellement le sarcome de Burkitt* et la maladie de Brill-Symmers, de pronostic grave.

**lyophilisation** n. f. Technique de dessiccation à basse température utilisée pour la conservation de nombreux médicaments (extraits d'organes, sérums, vaccins, etc.) ou aliments qui seraient altérés par les méthodes classiques.
Les produits lyophilisés sont avides d'eau ; il suffit, pour reconstituer le produit primitif, d'en ajouter un volume convenable au moment de l'emploi.

**lysat** n. m. Produit de la dissolution des cellules ou des bactéries.

**lyse** n. f. Dissolution, destruction. (Employé souvent en suffixe : *hémolyse**, *autolyse**, *cytolyse**, etc.)

**lysine** n. f. 1. Nom donné à diverses substances enzymatiques qui ont la propriété de dissoudre les globules rouges *(hémolysines)*, les cellules des tissus ou les bactéries *(bactériolysines)*.
2. Nom usuel de *l'acide diaminocaproïque*, acide aminé* indispensable.

**lysozyme** n. m. Enzyme bactéricide.
Il se trouve dans les larmes, le lait maternel et le blanc d'œuf. Il est employé comme anti-infectieux dans le zona, les affections buccales (aphtes) et comme antagoniste de l'héparine.

**lytique** adj. 1. Qui provoque la lyse*.
2. Qui diminue les effets d'une substance ou d'une fonction : *adrénolytique*, *sympatholytique*.

# M

**McBurney (incision de),** incision de la fosse iliaque droite pour l'appendicectomie.

**McBurney (point de),** point situé à 4 cm de l'épine iliaque antérosupérieure droite, sur une ligne menée de celle-ci à l'ombilic. (Une douleur nette provoquée à ce niveau par la palpation est un signe d'*appendicite**.)

**macération** n. f. **En pharmacie.** V. DISSOLUTION.

**En pathologie,** aspect blanchâtre et ridé de la peau lorsqu'elle est restée humide (mains dans l'eau, pansement trop hermétique, etc.). — Les cadavres ayant séjourné dans l'eau sont macérés.

**mâchoire** n. f. Pièce osseuse de la face qui supporte les dents. — V. MAXILLAIRE.

**macrocéphale** adj. et n. Se dit d'un individu présentant une grosse tête.

**macroglobulinémie** n. f. Présence en quantité anormale dans le plasma, de *macroglobuline* (ou immunoglobuline* IgM).

Dans la maladie de Waldenström, ou *macroglobulinémie essentielle* (sans cause connue), cette protéine est sécrétée par des cellules d'allure lymphocytaire. Il y a des gros ganglions, un gros foie et une grosse rate, des hémorragies, des troubles circulatoires.

Il existe aussi des *macroglobulinémies secondaires*, dues à des cirrhoses, à des infections chroniques, etc.

**macroglossie** n. f. Augmentation de volume de la langue.

Elle peut être congénitale (souvent due à un lymphangiome) ou acquise (myxœdème, acromégalie, phlébite des veines de la langue).

**macrophage** adj. et n. m. Cellule dont le rôle est de *phagocyter** de nombreuses particules (déchets cellulaires, corps étrangers).

Les monocytes sanguins sont les principaux macrophages.

**macropsie** n. f. Fait de percevoir les objets plus grands qu'ils ne sont en réalité. — La macropsie précède souvent l'épilepsie*.

**macrosomie** n. f. Monstruosité caractérisée par une augmentation de toutes les parties du corps.

**macrotie** n. f. Dimension excessive de l'oreille.

Elle se traite chirurgicalement.

**macula** n. f. Zone centrale de la rétine* située sur l'axe visuel et responsable de l'acuité visuelle. (Syn. : TACHE JAUNE.)

**macule** n. f. Petite tache cutanée érythémateuse (rouge), non indurée.

**maduromycose** n. f. Variété de mycétome* dont le type est constitué par le « pied de Madura » (gonflement et ulcérations).

**magique** adj. **Pensée magique,** reflet de la mentalité primitive et de la mentalité infantile suivant lesquelles l'homme peut agir sur les êtres et les choses au moyen de forces mystérieuses.

La pathologie psychiatrique est riche en manifestations puisées dans les croyances magiques.

La plupart des délires contiennent des idées d'envoûtement, de possession, etc. Dans la névrose obsessionnelle, les rites, les obsessions correspondent souvent à un mode de pensée magique.

**magnésium** n. m. Métal blanc, brillant, très oxydable.

**Biochimie.** Le magnésium se trouve dans tous les organes vivants (feuilles, graines, os, rein, cerveau, etc.).

Le magnésium du sérum sanguin varie entre 16 et 22 mg par litre. Son taux diminue dans l'hypothyroïdie*, l'éclampsie*, les cirrhoses graves ; il augmente dans l'hyperthyroïdie*, l'insuffisance rénale*.

**Pharmacie.** La *magnésie lourde* (oxyde de magnésium) et son hydroxyde, la *magnésie légère* et l'hydrocarbonate de magnésium sont employés comme anti-acides gastriques et laxatifs. Le *sulfate de magnésium*, ou sel d'Epsom, est cholagogue et purgatif.

Le *chlorure de magnésium*, laxatif et cholagogue, a été préconisé dans la prévention du cancer. Le silicate de magnésium naturel est le *talc**, alors que le *trisilicate synthétique* de magnésium est un pansement anti-acide employé contre les brûlures d'estomac.

**maigreur** n. f. État résultant de la pauvreté des réserves graisseuses de l'organisme et donnant à un individu un poids inférieur à celui d'un sujet normal. Une maigreur est notable quand il existe une diminution de 10 p. 100 par rapport au poids normal pour la taille.

**Les maigreurs constitutionnelles.** On connaît des maigreurs *sthéniques*, chez des sujets actifs, vifs, et des maigreurs *hyposthé-*

*niques* chez des sujets rapidement fatigables, frileux. Le caractère héréditaire et familial de ces maigreurs est indiscutable.
**Les maigreurs acquises.** Certaines sont physiologiques, survenant après des efforts intensifs. Les autres sont pathologiques : la maigreur est en fait un amaigrissement, symptôme parmi d'autres d'une maladie organique ou psychique.
L'*insuffisance de la ration alimentaire*, due au jeûne volontaire, à une famine ou à une pauvreté extrême des ressources, est cause d'amaigrissement.
Dans certaines *affections digestives*, après gastrectomie*, lors de diarrhées profuses, l'amaigrissement est fréquent.
Des *maladies infectieuses, parasitaires* sont responsables de maigreur ; de même, l'amaigrissement peut être le signe d'une affection grave, comme un *cancer**.
Des *maladies endocriniennes*, comme la maladie de Basedow*, la maladie d'Addison* (atteignant les surrénales), le diabète, provoquent des amaigrissements.
Des *affections psychiatriques*, en premier lieu la mélancolie* (ou dépression endogène), provoquent fréquemment un amaigrissement important. L'anorexie* mentale de la jeune fille, affectivement perturbée, conduit souvent à un état voisin de la cachexie.
**Traitement des maigreurs.** Il concerne d'abord la cause quand elle est connue. Puis il concerne la ration calorifique, qui doit être suffisante, établie sur les habitudes alimentaires du sujet et sur ses besoins dominants en certains aliments. Manger à heures régulières, bien mastiquer, éviter de boire pendant les repas, c'est une conduite qui permet de mieux assimiler les aliments et d'éviter les troubles digestifs. Les anabolisants* de synthèse sont un bon appoint à ce régime.
**main** n. f. Organe de préhension et de sensibilité qui constitue l'extrémité des membres supérieurs de l'homme.
Très complexe, sa fonction essentielle de préhension est rendue possible par les mouvements du pouce, opposable aux autres doigts, et les mouvements de flexion des 5 doigts.
Le squelette de la main est constitué par les 8 os du carpe*, les 5 métacarpiens et les phalanges, au nombre de 3 pour chaque doigt sauf pour le pouce qui n'en a que 2. La main est le lieu de passage des tendons des muscles fléchisseurs et extenseurs des doigts, dont elle permet le jeu par un système de gaines et de poulies de réflexion ; des muscles spécifiques sont affectés au pouce et à l'auriculaire (formant les éminences thénar et hypothénar) ; les muscles interosseux (entre métacarpiens) permettent les mouvements latéraux des doigts. La vascularisation de la main est assurée par les branches des deux arcades palmaires formées par les anastomoses des artères radiale et cubitale ; son innervation est complexe, par des branches des nerfs médian, cubital et radial.
**Pathologie.** La main est particulièrement exposée aux accidents (50 p. 100 des accidents du travail) : fractures, luxations, entorses, brûlures (42 p. 100 des brûlures). Toute plaie de la main doit être considérée comme potentiellement grave et faire l'objet d'une exploration à la recherche d'une lésion nerveuse ou tendineuse : les sections des tendons, surtout des fléchisseurs, sont graves, car elles menacent la fonction du doigt intéressé, et le traitement est difficile.
Les *infections* de la main exigent un traitement précoce antibiotique ou chirurgical, avant qu'un panaris* ou une plaie infectée évoluent vers un phlegmon profond des gaines digitales. Les maladies du tissu conjonctif n'épargnent pas les mains : main rhumatismale, rétraction de l'aponévrose palmaire ou maladie de Dupuytren*.
***main artificielle.*** V. PROTHÈSE.
**maïs** n. m. L'huile de maïs fait baisser le taux de cholestérol sanguin. Les stigmates (ou filaments des fleurs) de maïs en tisane ou en extrait sont diurétiques (30 g de stigmates pour 1 litre d'eau pendant 2 heures). L'extrait, insaponifiable, est employé dans le traitement des parodontoses*.
**mal** n. m. Souffrance, douleur, maladie. Suivi d'un adjectif le mot *mal* prend des significations particulières : *mal comitial*, épilepsie* ; *mal blanc*, panaris*, abcès*.
*Mal de tête.* V. CÉPHALÉE. — *Mal de mer.* V. MER. — *Mal au cœur.* V. NAUSÉE.
**malabsorption** n. f. Défaut du processus qui fait passer les aliments (préalablement transformés par le processus de digestion) à travers la barrière intestinale.
Les *tests utilisés dans le diagnostic de malabsorption* mettent pour la plupart en évidence l'anomalie de l'absorption *ou* de la digestion. Seuls un petit nombre d'entre eux permettent un diagnostic spécifique de malabsorption.
Les *principaux symptômes d'un syndrome de malabsorption* associent un amaigrissement, une diarrhée graisseuse, une anémie avec glossite*, des névrites, des œdèmes, des douleurs osseuses, une tétanie, une asthénie, un retard staturo-pondéral chez l'enfant, etc.

Les *principales causes de malabsorption intestinale* sont : 1° l'altération de la digestion (maldigestion*) ; 2° la diminution de la surface d'absorption (résection intestinale par exemple) ; 3° une prolifération bactérienne anormale dans l'intestin grêle ; 4° une obstruction lymphatique (maladie de Whipple* par exemple) ; 5° une insuffisance cardio-vasculaire ; 6° des lésions de la muqueuse intestinale (entérite*, sprue*, salmonellose*) ; 7° des anomalies biochimiques ou génétiques ; 8° des maladies endocrines ou métaboliques.

**maladie** n. f. Altération de la santé comportant un ensemble de caractères définis, notamment une cause, des signes et symptômes, une évolution et des modalités thérapeutiques et pronostiques précises.

La maladie se distingue du syndrome* et de l'affection*. La science des maladies est la *pathologie.* Elle envisage la cause et les circonstances d'apparition de la maladie (étiologie), son mécanisme et son évolution (pathogénie), les signes par lesquels elle se manifeste (séméiologie). On établit le *diagnostic* d'une maladie en déterminant sa nature et en la différenciant des maladies voisines. On émet un *pronostic* en tirant des prévisions des symptômes et de l'évolution. La classification des causes de maladies constitue la *nosographie*, alors que la lutte contre ces causes est la *prophylaxie.*

**Maladies à déclaration obligatoire.** V. CONTAGIEUX.

**Assurance maladie,** branche des assurances sociales dont peuvent bénéficier soit l'assuré, soit les membres de sa famille et qui comprend deux ordres de prestations : les unes, dites *en nature*, concernent le remboursement des actes médicaux et paramédicaux, les médicaments, les hospitalisations, les appareils, tout ce qui concourt aux soins à donner au malade ; les autres, *en espèces,* réservées au seul assuré, constituent des indemnités en argent destinées à atténuer la perte de salaire due à la maladie (indemnités journalières).

Les prestations en nature sont accordées sans autre limitation de durée que celle qui est inhérente à l'opportunité thérapeutique. Pour en bénéficier, l'assuré social du régime général doit justifier de 1200 heures de travail salarié accomplies au cours de l'année civile précédant la date du 1er avril de chaque année. Une attestation annuelle d'activité salariée est fournie à l'employé par l'employeur. Le remboursement s'effectue en principe sur la base d'un pourcentage. On nomme *ticket* modérateur* la participation restant à la charge de l'assuré, qui est ainsi variable et peut même disparaître quelquefois, notamment pour les affections de longue durée.

Les prestations en espèces supposent 200 heures de travail salarié au cours du trimestre civil ou des 3 mois de date à date précédant l'arrêt de travail. Elles ne sont versées qu'à partir du 4e jour qui suit l'arrêt de travail médicalement motivé. Elles représentent la moitié du salaire dans les limites d'un plafond (dans certains régimes spéciaux comme celui des fonctionnaires, l'employeur continue de verser plein salaire pendant une première période, demi-salaire ensuite) et sont servies de telle sorte que, pour une période quelconque de 3 années consécutives, l'assuré reçoive au maximum, au titre d'une ou plusieurs maladies, 365 indemnités journalières. Lorsque l'arrêt de travail se prolonge sans interruption au-delà de 6 mois et que l'assuré est atteint d'une affection de longue durée, il peut percevoir sous certaines conditions des indemnités journalières pendant 3 ans.

L'assurance maladie des artisans, industriels et commerçants ne comporte pas d'indemnités journalières, mais seulement le remboursement des frais médicaux et pharmaceutiques. Elle suppose 3 mois d'affiliation.

**Maladies de longue durée.** Elles suppriment la participation de l'assuré au tarif servant de base au calcul des prestations en nature de l'assurance maladie ; la participation de l'assuré est également supprimée lorsque le malade est reconnu atteint d'une affection non inscrite sur cette liste, mais comportant un traitement prolongé et une thérapeutique particulièrement coûteuse.

1 tuberculose évolutive sous toutes ses formes
2 lèpre
3 bilharziose
4 poliomyélite antérieure aiguë et ses séquelles
5 sarcoïdose
6 tumeurs malignes y compris les tumeurs des tissus lymphatiques et hématopoïétiques
7 diabète sucré
8 anémie pernicieuse
9 hémophilie
10 maladies mentales (psychoses, névroses graves, troubles graves de la personnalité, arriérations mentales)
11 maladies cérébro-vasculaires
12 sclérose en plaques
13 maladie de Parkinson
14 paraplégies
15 infarctus du myocarde

16 hypertension maligne
17 néphrite chronique grave
18 néphrose lipoïdique
19 spondylite ankylosante
20 polyarthrite chronique évolutive
21 troubles neuro-musculaires (myopathie, amyotrophie congénitale)
22 fibrose kystique
23 artériopathies chroniques
24 cardiopathies congénitales
25 insuffisance respiratoire chronique grave.

**Maladie professionnelle,** maladie reconnue comme directement liée au travail et assimilée aux accidents* du travail par le législateur. — Ne peuvent être considérées comme telles que les maladies dont une liste est fixée par les pouvoirs publics. Cette liste comprend actuellement 66 tableaux pour les maladies professionnelles du régime général et 43 tableaux pour les maladies professionnelles agricoles.

Une maladie professionnelle non inscrite au tableau pourrait être prise en charge, mais au titre d'accident du travail si l'accident était prouvé (morsure) ou au titre de maladie ordinaire.

**malaire** adj. Relatif à la joue.

**Os malaire,** os de la face qui participe à la constitution de l'orbite et dont le relief correspond à la pommette.

**malaise** n. m. Dans le langage populaire, sensations imprécises à type de faiblesse générale. (V. LIPOTHYMIE, SYNCOPE.)

**malaria** n. f. Syn. de PALUDISME*.

**maldigestion** n. f. Anomalie de la digestion intestinale par maladie du foie, des voies biliaires, par gastrectomie* ou insuffisance pancréatique. (V. aussi MALABSORPTION.)

**malentendant** n. m. Sujet dont l'acuité auditive est diminuée, mais non supprimée. (V. SURDITÉ.)

**malformation** n. f. **Malformation congénitale,** vice de structure anatomique externe ou interne, présent à la naissance.

La fréquence en est de 2 à 3 p. 100 de l'ensemble des naissances. Les malformations peuvent être la conséquence de facteurs héréditaires d'ordre chromosomique ou génétique (mongolisme, syndrome de Turner) ou de facteurs extrinsèques agissant avant le 3e mois sur le fœtus *in utero*, qu'ils soient infectieux (rubéole, toxoplasmose), chimiques (thalidomide), hormonaux ou ionisants (rayons X, radiations atomiques).

**malignité** n. f. Tendance d'une maladie à évoluer vers l'aggravation. — En anatomie pathologique, les tumeurs dites *malignes* sont des cancers*.

**malin, igne** adj. Qui a les caractères de la malignité.

**malléole** n. f. Apophyse de chacune des extrémités inférieures des deux os de la jambe, contribuant à former la mortaise tibio-péronière (malléole interne ou tibiale, malléole externe ou péronière).

**malnutrition** n. f. Nutrition inadéquate résultant d'une sous-alimentation, d'une alimentation mal équilibrée ou d'une assimilation incomplète ou imparfaite (maldigestion* ou malabsorbtion*) et se traduisant essentiellement par la maigreur.

**Malpighi (corps de),** couche profonde de l'épiderme* située au-dessus de la membrane basale.

**malposition** n. f. **Malposition dentaire,** anomalie de position d'une dent (en avant ou en arrière de sa position normale, oblique, abaissée, surélevée, etc.). — Les malpositions dentaires sont cause de troubles de l'articulé* et doivent être traitées par l'orthodontie* lors de la dentition définitive.

**Malte (fièvre de).** V. BRUCELLOSE.

**mamelle** n. f. Glande qui sécrète le lait, appelée plus couramment *sein** chez la femme.

**mamelon** n. m. Saillie centrale du sein où débouchent les canaux galactophores et qui permet au nourrisson de téter. (V. ALLAITEMENT.)

Le mamelon est entouré d'une surface annulaire pigmentée, ou aréole. Il peut présenter des anomalies (invagination du mamelon), des lésions *inflammatoires* (eczéma, impétigo, crevasses) ou des *écoulements anormaux*, de lait en dehors de la grossesse (galactorrhée) ou de sang. Les écoulements sanglants par le mamelon doivent conduire à des examens complémentaires.

**mamilloplastie** n. f. Intervention plastique destinée à corriger une anomalie du mamelon.

**mammaire** adj. Qui se rapporte à la glande sécrétant le lait : *tension mammaire, artères mammaires.*

**mammite** n. f. Congestion passagère du sein.

**mammographie** n. f. Examen radiologique du sein.

La mammographie simple, sans préparation, permet de préciser la nature de certains kystes et tumeurs du sein. La mammographie avec préparation consiste en l'opacification préalable, par une substance opaque, des canaux galactophores (galactographie) ou en l'injection de gaz dans le tissu graisseux situé en arrière du sein (pneumomammographie).

**mammoplastie** n. f. Intervention pratiquée sur un sein afin d'en améliorer l'esthétique.

**mandélique** adj. Relatif aux amandes amères.

**Acide mandélique.** Il est utilisé à l'état de sel d'ammonium, comme acidifiant des urines.

**mandragore** n. f. Plante contenant de l'hyoscyamine*.

Son extrait est utilisé en cataplasmes sur les lésions suintantes.

**mandrin** n. m. Tige métallique qui s'adapte exactement à la lumière intérieure d'une aiguille ou d'un trocart à ponction.

**manganèse** n. m. Métal voisin du fer dont certains sels sont employés dans le traitement des anémies.

Le *permanganate de potassium*, qui se présente sous forme de cristaux violets, est un oxydant énergique employé en solution (à 1/10 000) comme antiseptique à action brève.

**maniaco-dépressive (psychose),** maladie mentale caractérisée par l'alternance d'accès dépressifs de type mélancolique (v. MÉLANCOLIE) et d'accès d'excitation de type maniaque (v. MANIE). [Syn. : PSYCHOSE PÉRIODIQUE OU CYCLIQUE.]

L'alternance des accès, leur durée, leur nombre sont très variables. Certains malades peuvent présenter surtout des accès mélancoliques, d'autres sont plus sujets aux accès maniaques. La guérison de ces épisodes est la règle, soit spontanément, soit à la suite d'un traitement, mais il est impossible de prévoir les rechutes. Il existe des formes mineures qui n'entraînent qu'un ou deux accès ; dans d'autres cas, la répétition est indéfinie. Dans tous les cas, il faut souligner la nécessité pour les malades d'être suivis par un psychiatre et d'être traités par neuroleptiques et antidépresseurs et par les sels de lithium.

**manie** n. f. Sous ce terme, on entend couramment des habitudes que certains individus s'imposent ou imposent à leur entourage.

**Psychiatrie.** En fait, la *manie* désigne une psychose aiguë caractérisée par un état de surexcitation des fonctions psychiques avec exaltation de l'humeur, des instincts et de l'activité motrice.

Le maniaque — généralement un adulte entre 20 et 50 ans — est dans un état de grande excitation euphorique. Il est sans cesse en mouvement, rit, chante, parle sans interruption, se montre à la fois familier, jovial, ironique et grossier. Il passe très rapidement d'une idée à l'autre, d'une activité à l'autre, dans un désordre qui le rend totalement inefficace. L'excitation érotique est fréquente. Les excentricités, les idées farfelues se succèdent avec tapage et scandale. Elles entraînent rapidement l'hospitalisation. L'insomnie est généralement totale et s'accompagne d'un amaigrissement malgré l'accentuation de l'appétit et de la soif.

L'évolution spontanée se fait vers la guérison en quelques semaines ou quelques mois, mais, sous traitement, l'amélioration est bien plus rapide.

L'accès maniaque survient brusquement, sa durée est variable ; cependant, il peut s'étendre sur plusieurs mois.

Les crises de manie peuvent alterner avec des crises de mélancolie : on donne le nom de psychose maniaco*-dépressive à cette affection mentale.

Les causes de cette psychose sont encore inconnues. Il s'agit d'une maladie endogène le plus souvent indépendante des conditions extérieures. On retrouve fréquemment un événement déclenchant (échec, surmenage, deuil). Mais cet événement n'est pas la véritable cause de la maladie, à laquelle il faut probablement une prédisposition nerveuse et psychique.

Dans quelques cas, on a pu découvrir une cause précise à un accès maniaque : méningo-encéphalite, tumeur, intoxication, traumatismes crâniens, etc.

Enfin, il existe des états maniaques révélateurs d'une schizophrénie*.

Les accès de manie atténués, appelés crises d'hypomanies ou accès hypomaniaques, sont plus connus. Ils comportent une excitation moindre et ne nécessitent pas obligatoirement des soins.

*Traitement.* Le traitement des états maniaques repose sur l'emploi des neuroleptiques et du lithium, qui suffisent dans la plupart des cas. L'hospitalisation est nécessaire dans les accès suraigus (fureur maniaque) avec gros trouble du comportement. Les risques de rechutes rendent nécessaire la surveillance médicale de ces malades.

**maniérisme** n. m. Comportement caractérisé par un langage, des attitudes, des gestes ou des mimiques compliqués et dépourvus de naturel.

Préciosité, sophistication et affectation marquent l'individu maniéré dont l'attitude est souvent mal adaptée à l'ambiance. Ce comportement se rencontre aussi bien chez des sujets normaux que des malades mentaux. Il est particulièrement net chez les hystériques. Dans un autre registre et sous sa forme discordante, le maniérisme peut être un signe de schizophrénie*.

**manipulation** n. f. Thérapeutique utilisant la mobilisation passive et mesu-

rée d'une ou de plusieurs articulations, notamment celles de la colonne vertébrale.
Les *manipulations vertébrales* doivent être prudentes ; elles sont utilisées dans les douleurs lombaires, les lombagos, les douleurs cervicales, les douleurs du dos et certaines névralgies. Des manœuvres brutales ou inadéquates peuvent se compliquer de troubles neurologiques (paralysies notamment). Aussi l'usage de ces techniques est-il réservé aux médecins.

**manne** n. f. Suc visqueux de divers frênes, sucré, partiellement soluble et laxatif grâce au mannitol* qu'il contient.

**mannitol** n. m. ou **mannite** n. f. Sucre complexe doué de propriétés laxatives et cholalogues.

**marche** n. f. L'enfant marche normalement à 1 an environ, mais de grandes variations peuvent être observées, entre 9 et 18 mois ; au-delà de ce délai, si l'enfant ne marche toujours pas, un état pathologique est en cause, mais son diagnostic aurait dû être fait beaucoup plus tôt, dans la période postnatale : recherche d'une hanche luxable, d'une malformation des membres inférieurs, d'une affection du système nerveux.
Excellent exercice trop souvent négligé, la marche active la circulation, accroît la ventilation pulmonaire ; c'est la seule activité physique permise aux vieillards.
La marche athlétique est réservée à des sujets très entraînés ; les compétitions de longue durée (plusieurs centaines de kilomètres) sont très pénibles.

**Marché commun.** La Communauté économique européenne (C. E. E.) comprend à l'heure actuelle la France, l'Allemagne, l'Italie, la Belgique, les Pays-Bas, le Luxembourg, la Grande-Bretagne, l'Irlande, le Danemark et la Grèce (l'adhésion de l'Espagne et du Portugal a été signée en 1985).
Les différences quant à la formation médicale dans les divers pays membres, comme les différences entre les règles de déontologie et les législations concernant la sécurité sociale ont rendu longtemps difficile l'adoption d'une politique européenne de l'exercice de la médecine. Ce n'est qu'en 1975 qu'ont été arrêtées par les communautés européennes deux directives qui visent : 1° à la reconnaissance mutuelle des diplômes de médecine dans les divers pays membres de la C. E. E. et à faciliter l'exercice effectif du droit d'établissement et de libre prestation des services d'un médecin d'un pays membre dans un autre pays membre ; 2° à la coordination des dispositions législatives, réglementaires et administratives concernant les activités du médecin. La France a accordé sa législation avec ces directives par une loi du 31 décembre 1976.

**Marchiafava-Micheli (maladie de),** anémie* hémolytique rare, de cause inconnue, se traduisant par des poussées d'hémolyse* entraînant une hémoglobinurie (hémoglobine dans les urines qui sont rouges ou noirâtres).
L'évolution est grave, et aucun traitement n'est efficace en dehors des transfusions.

**mare** n. f. L'eau stagnante des mares contient parfois des parasites (douves* par exemple) ou des larves de moustiques qui véhiculent diverses maladies (paludisme*).

**Marfan (syndrome de),** affection héréditaire transmise sur le mode dominant qui associe des malformations squelettiques, cardio-vasculaires et oculaires graves.

**margarine** n. f. Graisse ayant l'apparence du beurre, faite d'un mélange d'huiles végétales et de graisses animales, et présentée en cubes. Les margarines uniquement végétales sont indiquées en cas d'hypercholestérolémie, d'hyperlipémie, d'athérosclérose.

**mariage** n. m. Législation. Le droit français impose des conditions d'aptitude physique au mariage qui sont la différence de sexe et l'âge de 18 ans révolus pour l'homme, de 15 ans révolus pour la femme, des dispenses pouvant être néanmoins accordées pour motifs graves (grossesse). Un examen médical est exigé avant le mariage : les futurs époux en justifient par la présentation du certificat prénuptial, datant de moins de 2 mois, qui atteste sur papier libre que l'intéressé a été examiné en vue du mariage, que le médecin a pris connaissance des résultats d'un examen de sang et qu'il a fait part à l'intéressé de ses constatations. Cet examen de sang comporte les examens suivants : groupe sanguin, facteur Rhésus, agglutinines anti-Rhésus si le rhésus est négatif, sérologie de la syphilis, de la rubéole et de la toxoplasmose.
Le consentement de certaines personnes est exigé pour le mariage des mineurs, c'est-à-dire des individus de moins de 18 ans ; les incapables majeurs comme le malade mental* doivent également obtenir le consentement des père et mère ou du conseil de famille s'il s'agit d'un incapable sous tutelle, du curateur ou du juge des tutelles s'il s'agit d'un incapable sous curatelle (le majeur sous sauvegarde de la justice conservant le droit de donner son consentement).
Il existe des empêchements à mariage

pour des raisons de parenté ou d'alliance, inspirés par la morale et la génétique. La femme veuve ou divorcée doit respecter avant de se remarier un délai de viduité, c'est-à-dire un délai de 300 jours à partir du décès du mari ou de l'ordonnance de domicile séparé en cas de divorce, qui, représentant le délai de gestation la plus longue, évite par son respect la confusion de part, c'est-à-dire l'équivoque relative à la paternité de l'enfant.

Un mariage *in extremis* ou avec une personne intransportable peut être célébré en dehors de la mairie.

**Les mariages consanguins.** Ils augmentent les risques de survenue de tares récessives provenant d'ascendants communs.

**Le mariage des cardiaques.** Le mariage et sa conséquence habituelle, la grossesse, posent de difficiles problèmes aux femmes cardiaques. Grâce à une stricte surveillance médicale et à des règles hygiéniques rigoureuses, les risques au cours de la grossesse, pour la mère et pour l'enfant, ont été réduits.

**Mariage et maladie mentale.** On connaît un certain nombre d'états névrotiques et psychotiques déclenchés par la vie conjugale. Ces états sont provoqués par les conflits avec le conjoint, la mésentente sexuelle, les déceptions diverses, l'alcoolisme du partenaire, les problèmes inhérents à la venue des enfants.

En fait, la fragilité de la personnalité antérieure et la réactivation par le mariage d'anciens conflits infantiles semblent jouer un rôle majeur.

L'attachement excessif aux parents gâte souvent l'harmonie conjugale. La non-liquidation du complexe d'Œdipe* est à la base de nombreuses frigidités* ou impuissances*.

Il arrive que les époux ne se soucient plus guère de la satisfaction de leur conjoint dans les rapports sexuels. Agressivité, rancune, ressentiment émaillent la vie des couples, où l'épouse devient acariâtre, le mari inaffectif, brutal, égocentrique.

Bien souvent aussi, on se marie pour échapper à une vie jugée décevante ou contraignante en exigeant du partenaire qu'il comble tous les manques, les carences infantiles, les désirs inassouvis. Or, le mariage n'est presque jamais un remède à ces maux.

Le problème de la validité du mariage des malades mentaux est un point de droit délicat. En principe, le mariage nécessite un consentement total et la pleine lucidité des futurs conjoints. Cette lucidité n'est altérée que dans les maladies qui comportent un état de « démence » au sens du Code pénal.

**marijuana** n. f. Préparation de chanvre* indien employée à l'origine sous forme de cigarettes.

Actuellement fumée ou mâchée, elle est utilisée par les toxicomanes* pour ses propriétés hallucinogènes.

**marisque** n. f. Petite tumeur ridée, molle et indolente s'insérant à la marge de l'anus, qui est issue de la transformation fibreuse d'une hémorroïde.

**marjolaine** n. f. Plante ornementale dont les fleurs sont employées en infusions (50 g par litre) comme antispasmodique et stimulant de la digestion.

**marronnier** n. m. On utilise le *marron d'Inde* en extraits stabilisés ou en alcoolature dans le traitement des affections veineuses (varices, hémorroïdes) en raison de son action vaso-constrictive et de sa teneur en vitamine P.

**marsupialisation** n. f. Technique opératoire consistant à ourler à la paroi abdominale les lèvres d'une cavité pathologique, tel un kyste hydatique du foie.

**marteau** n. m. **Anatomie.** L'un des osselets de l'oreille* moyenne.

**Marteau pneumatique,** instrument utilisé dans les travaux publics dont les vibrations provoquent chez les ouvriers divers troubles. Le « doigt mort » professionnel est le plus banal (doigt blanc ou bleuté, insensible, parfois gonflé). Une diminution de la force musculaire et une atrophie des muscles peuvent être observées. Les lésions osseuses et articulaires sont fréquentes et touchent le poignet (ostéonécrose de l'os semi-lunaire du carpe), le coude, parfois le genou, la cheville en cas de contact. Des troubles auditifs et digestifs peuvent être observés. L'arthrose du coude et la nécrose du semi-lunaire sont des maladies* professionnelles.

**martial, e, aux** adj. Relatif au fer.

**Traitement martial,** traitement par le fer*.

**masculinisation** n. f. Apparition chez la femme pubère de caractères sexuels secondaires de type masculin (hirsutisme*, voix grave, hypertrophie du clitoris) avec ou sans troubles des règles. — Elle traduit un dérèglement hormonal.

**masochisme** n. m. Perversion associant le plaisir sexuel à la douleur ou à la souffrance ressenties par le sujet lui-même.

Le masochiste n'éprouve de jouissance que lorsqu'il est battu, violenté. Il est d'usage d'étendre ce mot à toute forme de satisfaction procurée par une souffrance physique ou morale. Le masochisme est, en règle, lié à son contraire : le sadisme, ou tendance à prendre du plaisir dans la

souffrance d'autrui. Le sado-masochisme exprime la combinaison chez le même individu, ou dans un couple, de ces deux tendances complémentaires.
L'agressivité, toujours importante, est tantôt tournée contre soi, dans le masochisme, tantôt vers autrui, dans le sadisme. Pour les psychanalystes, le sado-masochisme se rencontre dans les tout premiers stades du développement de la personnalité auquel l'individu ne doit pas rester fixé. Ils ont insisté sur l'existence d'un type caractériel pathologique : le « caractère masochique ». Il s'agit de sujets indéfiniment malheureux et malchanceux, accumulant les échecs, les insatisfactions, et qui se complaisent, en réalité, dans leur état. Selon Freud, le masochisme reflète un besoin de punition exprimant un sentiment de culpabilité, inconscient.

**masque** n. m. **Masque de grossesse.** Encore appelé *chloasma*, il est constitué de taches brunes aux contours irréguliers, mais relativement symétriques, siégeant sur le front, les pommettes et les tempes, et apparaissant vers le 3e mois de la grossesse. Il disparaît en général après le retour de couches.

**massage** n. m. Action pratiquée avec la main sur une partie du corps dans une intention hygiénique ou thérapeutique.
Utilisée de tous temps, dans tous les pays, la *massothérapie* est associée de nos jours aux techniques de la kinésithérapie* avec des indications précises. Le massage entraîne un renouvellement complet du sang dans les régions manipulées, agit sur le système vaso-moteur, régularise les fonctions circulatoire, respiratoire, digestive; il entraîne d'autre part un relâchement musculaire, une relaxation.
Les indications en sont multiples : en *dermatologie* (acné, cicatrices vicieuses); en *rhumatologie*, où il constitue un traitement d'appoint indispensable de toutes les arthroses et arthralgies inflammatoires ou traumatiques (torticolis, lombalgies aiguës...). Très efficace dans certaines affections endocriniennes (obésité, cellulite), il est indispensable en orthopédie et en traumatologie, tant pendant la période d'immobilisation que pendant celle de rééducation. Le massage des membres inférieurs chez les sujets alités est une prévention efficace des phlébites et des escarres de décubitus. Les contre-indications sont rares (enfants et certains cardiaques).
Pour être remboursés par la Sécurité sociale, les massages doivent être prescrits par un médecin, et le masseur kinésithérapeute doit demander l'entente* préalable de la Caisse.
Le *massage cardiaque* se pratique en cas d'arrêt cardiaque : interne, il exige une incision chirurgicale du thorax ou de l'abdomen (massage transdiaphragmatique); externe, il consiste en pressions rythmées sur le sternum, très efficaces surtout si elles sont combinées à une respiration artificielle, tel le bouche-à-bouche.

**masséter** n. m. Muscle pair des joues qui contribue à la mastication.

**masseur-kinésithérapeute** n. Auxiliaire* médical qui traite les maladies par les techniques du mouvement actives ou passives, associées ou non à certains agents physiques. (V. KINÉSITHÉRAPIE et MASSAGE.)

**masticateur** adj. m. Qui a trait à la mastication. (Les muscles masticateurs sont les temporaux, les masséters et les ptérygoïdiens externes et internes.)

**mastication** n. f. Transformation des aliments en bol alimentaire par incision, broyage au niveau des surfaces triturantes des dents, grâce aux mouvements de la mâchoire inférieure.

**masticatoire** adj. **Coefficient masticatoire,** nombre qui permet de déterminer les possibilités de mastication d'après le nombre et le type des dents restantes.
**Pâte masticatoire,** pâte parfumée qui excite la sécrétion salivaire *(chewing-gum).*

**mastite** n. f. Inflammation de la glande mammaire.
La *mastite aiguë* survient le plus souvent au cours de l'allaitement. Le début est marqué par une fissuration du mamelon, puis par un écoulement de pus. La température s'élève et oscille. Le sein devient ensuite rouge, douloureux et tuméfié. Le traitement antibiotique est souvent impuissant à enrayer la suppuration, et il faut alors drainer le pus par une incision au bistouri.
La *mastite chronique* se rencontre chez la femme à la quarantaine, sous la forme d'un noyau dur, mal limité. Le diagnostic se pose alors avec le cancer du sein, et l'examen histologique est indispensable.

**mastodynie** n. f. Douleur des seins.
Il peut s'agir de mastodynie isolée, simple congestion mammaire inter- ou prémenstruelle, sans altération objective du sein à l'examen clinique et qui s'insère dans le syndrome prémenstruel. La mastodynie avec support organique s'accompagne d'une masse située dans le quadrant supéro-externe du sein, ferme et sensible.

**mastoïde** n. f. Apophyse osseuse du

crâne, située en arrière de l'oreille et creusée de cavités (cellules mastoïdiennes) qui communiquent avec l'oreille moyenne.

**mastoïdite** n. f. Infection des cavités de la mastoïde consécutive à une otite moyenne suppurée.

Les mastoïdites aiguës, fréquentes autrefois, sont devenues très rares depuis qu'on traite les otites conjointement par la paracentèse* précoce et les antibiotiques. Il existe néanmoins des infections mastoïdiennes chroniques entretenant une suppuration prolongée de l'oreille (après ouverture du tympan) et qui nécessitent l'ouverture de la mastoïde.

**mastopexie** n. f. Intervention chirurgicale destinée à corriger la ptose mammaire (seins descendus).

**masturbation** n. f. Manipulation ou attouchement solitaires des organes génitaux, s'accompagnant de sensations voluptueuses. La masturbation se manifeste très tôt chez le petit enfant, vers 3 ans, ou encore avant. Elle diminue au-delà de 5 à 6 ans et réapparaît à l'adolescence.

Ce comportement est banal, et il ne devient pathologique que par sa persistance à l'âge adulte, et à partir du moment où il est préféré à l'acte sexuel normal.

La masturbation ne détermine en soi aucun trouble physique ou psychique. C'est en fait le sentiment de culpabilité très fort qui s'attache à cet acte qui nuit le plus à l'équilibre affectif de l'enfant et de l'adolescent. Le sentiment de culpabilité et l'angoisse peuvent être excessivement aggravés par l'attitude répressive et punitive de parents qui ne tolèrent pas ce comportement.

Chez l'adulte, la masturbation peut être le reflet et non pas la cause d'une névrose ou d'un déséquilibre. Elle s'accompagne de phantasmes, c'est-à-dire d'images mentales qui tendent à maintenir le sujet hors de la réalité.

**maté** n. m. Espèce de houx d'Amérique du Sud. — Les feuilles sont employées en infusions dont l'action est voisine de celle du thé.

**matelas** n. m. **Matelas alternant**, matelas pneumatique formé de plusieurs cylindres de matière plastique gonflés et dégonflés tour à tour par un dispositif approprié permettant ainsi un massage constant des zones d'appui. — Ses effets sont remarquables dans la prévention des escarres chez les malades alités.

**matériel** n. m. **Matériel chirurgical.** Le gros matériel est constitué par le *bloc* opératoire* et ses dépendances. Les instruments courants sont des bistouris, des ciseaux, des pinces hémostatiques, des écarteurs, etc. De nombreux instruments spéciaux sont prévus pour chaque intervention particulière. Le linge comprend les vêtements et gants du chirurgien et de ses aides, les champs* opératoires, le matériel de pansement. Tout le matériel chirurgical est stérilisé dans des boîtes métalliques.

**maternel, elle** adj. **Instinct maternel**, c'est l'amour maternel dans ses composantes instinctives. — Il peut être pathologiquement exalté chez des mères surprotectrices, affaibli chez des femmes narcissiques ou perverti chez des femmes souffrant de troubles mentaux.

**maternité** n. f. État, qualité de mère. (V. GROSSESSE, ACCOUCHEMENT et ALLAITEMENT.) — Par extension, lieu où les femmes viennent accoucher.

**Assurance maternité**, branche des assurances sociales dont bénéficient l'assurée ou la femme légitime de l'assuré ou sa fille à charge, et qui comporte deux ordres de prestations : des prestations dites *en nature* (soins médicaux), qui couvrent les frais d'examens obligatoires avant la grossesse, les frais d'accouchement et les examens postnataux ; des prestations *en espèces* (indemnité en argent atténuant la perte de salaire), qui correspondent au repos prénatal qui commence 6 semaines avant l'accouchement et au repos postnatal qui s'achève à la fin de la 10$^{e}$ semaine qui suit l'accouchement. Le bénéfice de l'assurance suppose que l'assurée a travaillé au moins 200 heures pendant le trimestre civil précédant le début du 9$^{e}$ mois avant la date présumée de l'accouchement, ou au moins 120 heures au cours du mois civil précédant cette même date. La déclaration de grossesse doit être faite à la caisse de Sécurité sociale avant la fin du 3$^{e}$ mois.

Si la grossesse est considérée comme de nature pathologique, il est fait appel aux prestations de l'assurance maladie. Il en est de même lorsque les suites de couches sont estimées pathologiques.

**matière** n. f. **Matières fécales**, syn. de FÈCES*, SELLES.

**matité** n. f. Diminution du son normal perçu à la percussion du thorax.

Elle traduit une condensation du poumon sous-jacent (pneumonie) ou un épanchement pleural (pleurésie).

**matrice** n. f. Syn. d'UTÉRUS*.

**maturité** n. f. Moment où un être atteint son développement complet physique et psychique, caractérisé par l'état adulte.

**mauve** n. f. **Mauve sauvage**, plante commune dont les fleurs séchées sont employées en infusion contre la toux (espèces* pectorales).

**maxillaire** adj. Qui se rapporte aux mâchoires.

Le *maxillaire supérieur* est un os de la face, pair, formant avec son homologue la plus grande partie de la mâchoire supérieure et prenant part à la formation des cavités orbitaires et des fosses nasales ; ses deux tiers supérieurs sont occupés par le volumineux *sinus maxillaire*.

Le *maxillaire inférieur* constitue le squelette mobile de la mâchoire inférieure ; l'extrémité de ses branches montantes présente la saillie des condyles, qui s'articulent avec l'os temporal pour former l'articulation temporo-maxillaire, qui permet les mouvements de la mâchoire.

Les fractures des maxillaires sont fréquentes, pouvant entraîner des lésions de l'arcade dentaire, des troubles de la mastication ; en cas de déplacement, leur traitement est complexe.

**maxillo-facial, e, aux** adj. La *région maxillo-faciale*, partie antérieure et inférieure de la tête, constitue le centre de la vie de relation : expression du sentiment (mimique), perception des sensations gustatives, olfactives, visuelles et auditives. (V. FACE.)

La *chirurgie maxillo-faciale* fait appel aux techniques propres à l'oto-rhino-laryngologie, à la stomatologie et à la chirurgie plastique : correction des disgrâces faciales (malformations du nez, des mandibules, chirurgie plastique de la peau) ; traitement des malformations congénitales (bec-de-lièvre, division palatine). Les traumatismes de la face sont de plus en plus fréquents : fractures, plaies intéressant non seulement les téguments, mais les muscles et les nerfs, avec de grosses conséquences esthétiques et fonctionnelles.

**May-Grünwald-Giemsa (méthode de)**, méthode de coloration des cellules du sang, pour leur examen au microscope.

**méat** n. m. Orifice d'un conduit ou espace compris entre les parois d'un organe : *méat urinaire* (à l'extrémité de l'urètre), *méats des fosses nasales* (espaces limités par les cornets et le corps de l'ethmoïde).

**mécanothérapie** n. f. Partie de la kinésithérapie* qui utilise des appareils ou instruments pour la rééducation des malades.

Le malade peut pratiquer des *mouvements actifs* sur des appareils ayant des leviers gradués pour doser l'effort et la résistance opposée au mouvement (*pouliethérapie* notamment), ou des *mouvements passifs* (ses efforts sont totalement supprimés).

**mèche** n. f. Ruban de gaze stérilisée utilisée en tamponnement pour faire l'hémostase* d'une cavité.

**Meckel (diverticule de)**, cul-de-sac plus ou moins profond appendu à l'iléon, persistance partielle du canal omphalo-mésentérique de l'embryon*.

La possibilité d'inflammations, de tumeurs de ce diverticule lorsqu'il persiste à l'âge adulte impose son exérèse lors de toute intervention abdominale.

**méconium** n. m. Mélange visqueux de couleur verdâtre, que le nouveau-né expulse par l'anus, peu après la naissance. Il est constitué de bile, de débris épithéliaux et de mucus.

Il peut être expulsé prématurément lors de l'accouchement ou en fin de grossesse. Il colore alors le liquide amniotique en brun plus ou moins foncé et peut constituer un témoin de souffrance fœtale.

L'absence ou le retard d'élimination après la naissance doit faire suspecter une anomalie ano-rectale.

**méconnaissance** n. f. **Méconnaissance systématique**, attitude de l'esprit qui résiste contre la vérité malgré l'évidence et les preuves tangibles.

Une telle attitude de refus de la réalité est bien connue chez les personnalités rigides et chez les paranoïaques.

**médecin** n. m. **Médecin généraliste** ou **omnipraticien**, docteur en médecine qui traite les maladies ou blessures de l'ensemble de l'organisme et de chacune de ses parties. — Il peut accomplir tout acte médical, même ceux qui ressortissent à un spécialiste, dès lors qu'il se croit capable de le mener à bien et que l'intérêt du malade l'exige.

**Médecin traitant**, médecin qui soigne habituellement le malade, par opposition au médecin consultant, au médecin du travail ou au médecin contrôleur, qui ne dispensent pas de soins au malade.

**Médecin plein-temps**, médecin exerçant la totalité de son activité professionnelle à l'hôpital. (Il peut, sous certaines conditions, recevoir à titre privé ses malades personnels dans le service où il exerce ses fonctions hospitalières.)

**Médecin conventionné**. V. HONORAIRES.

**Médecin consultant**, médecin appelé en consultation par le médecin traitant d'un malade lorsque les circonstances l'exigent (il s'agit souvent d'un spécialiste). Il ne donne pas au malade de soins continus et laisse au médecin traitant la charge de surveiller l'application de ses prescriptions.

**Médecin spécialiste, médecin compétent.** V. SPÉCIALITÉ, COMPÉTENCE.

**Médecin du travail.** V. TRAVAIL.

**médecine** n. f. Ensemble des connaissances scientifiques et des moyens de tous ordres mis en œuvre pour la prévention, la guérison ou le soulagement des maladies, blessures ou infirmités.

**Enseignement de la médecine.** Les études de médecine qui sont accomplies dans les unités d'enseignement et de recherche de médecine (U. E. R.) sont divisées en 3 cycles. Le 1er cycle dure 2 ans et forme aux sciences fondamentales ; le 2e cycle dure 4 ans et donne une formation à la fois hospitalière, théorique et clinique ; le 3e cycle consiste en un stage pratique interné de 1 an, à l'issue duquel l'étudiant soutient sa thèse et reçoit le titre de docteur en médecine. Après les études de médecine générale, l'étudiant peut entreprendre des études spécialisées (chirurgie, ophtalmologie, etc.). L'accès à une carrière hospitalière nécessite une formation supplémentaire : les médecins sont recrutés par concours et gravissent ensuite tous les échelons d'une hiérarchie qui va de l'interne au professeur, chef de service.

**Exercice de la médecine.** Pour exercer la médecine en France, et sous réserve des dispositions de la loi du 31-12-1976 (v. MARCHÉ COMMUN) en ce qui concerne les médecins ressortissants de l'un des États membres de la C. E. E., il faut être muni du diplôme d'État français de docteur en médecine et être citoyen français (une loi du 13 juillet 1972 permet cependant au ministre de la Santé publique de délivrer des autorisations individuelles d'exercer la profession, d'une part à des personnes étrangères titulaires d'un diplôme français, d'autre part à des personnes françaises ou étrangères titulaires d'un diplôme étranger). Il faut, en outre, être inscrit au tableau de l'Ordre* des médecins et avoir fait enregistrer son diplôme. L'exercice de la médecine sous un pseudonyme est interdit. Le remplacement temporaire d'un médecin par un confrère ou un étudiant remplissant certaines conditions est possible.

L'association de médecins omnipraticiens ou de même discipline mettant en commun leur équipement professionnel et l'organisation de leur travail dans une maison médicale commune, sans hospitalisation, en vue de permettre une bonne distribution des soins aux malades, une aide mutuelle, un perfectionnement professionnel et de parer au surmenage est autorisée : c'est le *cabinet de groupe.* L'utilisation en commun de locaux et d'équipements par des spécialistes de disciplines différentes est possible sous la forme de *sociétés de moyens,* et un décret du 14 juin 1977 portant application aux médecins de la loi du 29 novembre 1966 autorise les *sociétés civiles professionnelles de médecins.*

***Exercice illégal de la médecine.*** Infraction commise par une personne non habilitée à exercer la médecine et qui, cependant, habituellement et par direction suivie, établit un diagnostic ou participe au traitement de maladies ou affections chirurgicales, congénitales ou acquises, réelles ou supposées, par acte personnel, consultation verbale ou écrite ou par tous autres procédés, même sans intention de nuire et même lorsque les actes incriminés ont été accomplis en présence d'un médecin (guérisseur, médecin en situation irrégulière, auxiliaire médical qui dépasse son rôle, etc.).

**Médecine légale.** V. LÉGAL.

**Médecine préventive,** partie de la médecine qui, d'une part, s'intéresse à l'individu pris isolément pour améliorer ses conditions de santé et, d'autre part, essaie de faire disparaître certains fléaux sociaux dans l'intérêt non seulement de cet individu mais de la collectivité et des générations futures.

**Médecine scolaire.** V. ÉCOLE.

**Médecine du travail.** V. TRAVAIL.

**médian, e** adj. Du milieu.

**Incision médiane,** incision verticale faite dans le plan de symétrie du corps : *laparotomie médiane.*

**Nerf médian,** nerf du membre supérieur qui suit l'axe médian de l'avant-bras, innerve les muscles de sa loge antérieure et une grande partie de la main. Sa paralysie se traduit par une perte de la flexion et de la pronation.

**médiastin** n. m. Région médiane du thorax située entre les deux poumons, le sternum et la colonne vertébrale.

Le médiastin contient des organes essentiels : cœur entouré du péricarde, gros vaisseaux artériels (aorte, artère pulmonaire), gros troncs veineux (veines caves, veines pulmonaires), trachée et bronches. C'est de plus un lieu de passage entre la tête et l'abdomen pour l'œsophage, les nerfs pneumogastriques et phréniques, la chaîne sympathique, le canal thoracique, etc.

**Affections du médiastin.** Souvent découvertes lors d'un examen radiologique systématique (déformation de la silhouette médiastinale), les affections médiastinales sont aussi capables de provoquer des symptômes en rapport avec la compression d'un organe de cette région.

**Syndrome de compression médiastinale.** Il se manifeste par de la toux, de la dyspnée*, des hémoptysies*, des douleurs intercostales, des troubles de la phonation*, de la déglutition, des signes de compression de la veine cave supérieure.
La radiologie et surtout les tomographies* permettent de préciser le diagnostic, associées à des examens propres à l'œsophage, aux bronches et aux vaisseaux. La médiastinographie* gazeuse permet, après infiltration d'air, de mieux apprécier les différents organes.
Les principales causes de compression médiastinale sont : l'anévrisme* de l'aorte, le mégaœsophage*, la hernie diaphragmatique (v. DIAPHRAGME), les tumeurs du médiastin et les médiastinites*.
**Tumeurs du médiastin.** Certaines sont d'origine embryonnaire (dysembryomes), d'autres se développent aux dépens des nerfs (sympathoblastome malin, schwannome, neurofibrome). Une tumeur du thymus* accompagne souvent la myasthénie*. Les tumeurs de la thyroïde* peuvent plonger dans le médiastin et sont alors difficiles à découvrir (goitre plongeant).
**médiastinite** n. f. Inflammation du tissu conjonctif du médiastin.
Les médiastinites s'observent après des plaies thoraciques, des interventions chirurgicales sur le médiastin ou au cours d'affections de l'œsophage.
**médiastinographie** n. f. Radiographie du médiastin* après insufflation de gaz.
**médiateur** n. m. **Médiateur chimique,** substance libérée aux extrémités d'une fibre nerveuse excitée et qui permet la transmission de l'influx* nerveux à une fibre voisine ou à un muscle. — L'*acétylcholine** est le médiateur des nerfs du système parasympathique*. L'atropine* diminue son action. La *noradrénaline**, accélératrice des battements de cœur, est le deuxième médiateur chimique ; elle intervient dans le système sympathique*, et son action est augmentée par la cocaïne*, diminuée par l'ergotamine*.
Au niveau du cerveau, l'acétylcholine est facilitatrice, car elle est le médiateur des fibres excitatrices, tandis que l'acide gamma-amino-butyrique est le médiateur des fibres inhibitrices. L'acétylcholine permet aussi la transmission de l'influx nerveux entre le nerf et la fibre musculaire, transmission que le curare* interrompt.
**médicament** n. m. Substance matérielle employée dans le traitement des maladies ou des blessures.
Les médicaments sont toujours vendus en pharmacie, mais n'est pas un médicament tout produit vendu en pharmacie, par exemple les cosmétiques*.
Le médicament possède des propriétés curatives et n'est pas toujours dépourvu de toxicité, c'est pourquoi il doit être préparé et dispensé par un pharmacien qui en expliquera le mode d'emploi.
Le *médicament simple* s'utilise sans transformation préalable ; le *médicament galénique* résulte d'un mélange qui rend possible son administration (teinture de belladone) ; le *médicament chimique* résulte d'un mélange galénique de plusieurs substances chimiques ; le *médicament officinal*, lui, est inscrit au codex (laudanum) ; le *médicament magistral* est préparé au vu d'une ordonnance qui en prescrit la formule.
Le *médicament spécialisé* ou spécialité pharmaceutique est préparé industriellement.
Depuis le XVIII^e siècle, moment où ils sont apparus, les médicaments spécialisés ont progressé pour aboutir de nos jours à une grande qualité, mais un médicament n'est délivré au public qu'après des années d'expérimentation et délivrance d'un « visa », émanant du ministère de la Santé publique. Chaque exemplaire doit comporter mention de sa formule quantitative et du laboratoire responsable. Les spécialités pharmaceutiques remboursables par la Sécurité sociale figurent sur des listes établies selon la législation en vigueur.
DÉNOMINATIONS COMMUNES DES MÉDICAMENTS. Dans un but de simplification, le codex autorise certaines dénominations abréviatives, généralement dérivées du nom scientifique.
**Formes médicamenteuses.** La voie d'administration impose une préparation convenable du médicament, afin d'obtenir une efficacité maximale par cette voie. On distingue : la *voie orale* (per os) [ingestion par la bouche de comprimés, cachets, poudres, etc.] ; la *voie rectale* (suppositoires, lavements) ; la *voie parentérale* (injections intradermique, intraveineuse, intramusculaire) ; les *applications sur les muqueuses* (collyres, aérosols, ovules) et *sur la peau* (pommades, pâtes dermiques, etc.).
**Prescription des médicaments.** Le médecin ordonne un traitement pour une durée déterminée en précisant les doses par prise et par jour. Il peut mentionner un renouvellement. Le pharmacien exécute l'ordonnance en délivrant la quantité de médicament nécessaire pour la durée du traitement.
Le remboursement par la Sécurité sociale n'est assuré pour les spécialités que si la

vignette* en est collée sur la feuille de maladie.

**médullaire** adj. Qui est relatif à la moelle* (osseuse ou épinière).

**médullosurrénal, e, aux** adj. Se dit de la partie centrale de la glande surrénale et de sa sécrétion.

Les glandes médullosurrénales, formées de cellules chromaffines, sécrètent des catécholamines* (noradrénaline et adrénaline). L'adrénaline agit par augmentation du débit cardiaque et de la pression systolique et a un effet dilatateur sur les vaisseaux du foie et du cerveau. La noradrénaline a une action constrictive des vaisseaux périphériques et dilatatrice des coronaires. L'une et l'autre inhibent la musculature striée du tube digestif, des bronches et de la vessie.

Les tumeurs médullosurrénales sont les *phéochromocytomes**.

**mégacaryocyte** n. m. Cellule très volumineuse, présente dans la moelle osseuse et qui donne naissance aux plaquettes*.

**mégacôlon** n. m. Dilatation permanente du côlon.

Le *mégacôlon congénital* (maladie de Hirchsprung) est dû à l'absence d'innervation autonome d'un segment plus ou moins étendu du côlon. Le traitement est chirurgical : résection du segment anormal.

Chez l'adulte, on peut observer des mégacôlons au cours de certaines affections du système nerveux central, des avitaminoses B, du myxœdème*, de l'acromégalie*.

**mégadolichocôlon** n. m. Dilatation progressive du côlon au cours des ans, souvent limitée à l'anse sigmoïde, entraînant une constipation opiniâtre et des dangers de volvulus* (torsion).

**mégalérythème** n. m. **Mégalérythème épidémique,** maladie éruptive bénigne de l'enfance. (Syn. : CINQUIÈME MALADIE ÉRUPTIVE.) L'éruption est faite de taches rouges confluentes, en « carte de géographie » ; elle atteint le visage, le tronc, puis les membres (sauf leurs extrémités) et dure de 3 à 12 jours.

**mégalocyte** n. m. Globule rouge anormalement grand (de 10 à 12 $\mu$), trouvé dans les anémies* mégaloblastiques.

**mégalomanie** n. f. Folie des grandeurs.

La mégalomanie comporte une surestimation orgueilleuse de sa propre valeur, qui peut aller jusqu'au délire de grandeur vrai.

Le sujet est persuadé de posséder une puissance démesurée, il s'identifie aux plus hauts personnages ou croit en une destinée illustre (Dieu, maître du monde). La conviction absolue d'être un personnage important (Napoléon) se rencontre dans certains délires* paranoïaques ou paraphréniques.

Des idées de grandeur sont aussi observées dans la paralysie générale, ou les démences séniles.

Enfin, dans la manie*, il est fréquent de noter des idées mégalomaniaques avec euphorie excessive, sentiment de toute-puissance, projets extravagants, mais, en général, la conviction est assez faible.

Toute une gamme d'états intermédiaires existe entre le vrai délirant mégalomane et l'homme simplement orgueilleux et vaniteux.

**mégaœsophage** n. m. Dilatation de l'œsophage due à une achalasie* (défaut de motricité) du segment inférieur de l'organe, entraînant de la dysphagie*, des régurgitations et au maximum une impossibilité totale de s'alimenter.

Le traitement chirurgical consiste en la section des fibres musculaires au niveau du cardia (opération de Heller).

**méga-uretère** n. m. Dilatation congénitale de l'uretère, pouvant entraîner une pyélonéphrite, une insuffisance rénale, justiciable alors d'un traitement chirurgical.

**méiopragie** n. f. Prédisposition d'une partie du corps ou d'un organe à une maladie déterminée.

Cette notion rendrait compte de la fixation de certains symptômes de conversion hystérique sur un point du corps antérieurement atteint.

**méiose** n. f. Variété particulière de mitose*, s'observant dans les cellules de la lignée germinale (cellules sexuelles), au cours de la maturation progressive qui transforme l'ovogonie en ovocyte, la spermatogonie en spermatocyte.

Cette méiose, ou mitose réductionnelle, donne naissance à deux cellules filles (haploïdes), qui ne possèdent que la moitié du nombre des chromosomes* dont leur cellule mère (diploïde) était porteuse. La réduction chromosomique est un phénomène capital dans la compréhension de l'hérédité et de la génétique : la conjugaison d'un spermatozoïde et d'un ovule, à 23 chromosomes chacun, constitue la fécondation ; elle donne naissance à la première cellule humaine, à 46 chromosomes, dont la moitié des caractères proviennent du spermatozoïde (c'est-à-dire du père), la moitié de l'ovule (c'est-à-dire de la mère).

**mélancolie** n. f. Communément, état de dépression, de tristesse assez mal défini dans son intensité.

**Psychiatrie.** Trouble de l'humeur ou état dépressif profond, vécu avec un sentiment

de douleur morale intense et accompagné d'un ralentissement ou d'une inhibition de toutes les activités psychiques et psychomotrices.
— Il s'agit d'une psychose aiguë, dont l'évolution est en règle favorable. Le malade retrouve son état antérieur au bout de quelques semaines ou de quelques mois.
La mélancolie représente cependant, malgré sa tendance à la guérison, l'état dépressif le plus profond, et le risque de suicide y est très grand.
La mélancolie peut revêtir plusieurs aspects. La forme avec inhibition psychomotrice se caractérise par un ralentissement extrême de toutes les fonctions psychiques, motrices et sexuelles. Le malade est prostré, immobile, le faciès douloureux ; la parole est rare et la voix est à peine audible. Il a la conviction d'une déchéance, d'une incurabilité totales. Sa souffrance s'exprime sous la forme d'idées exagérées de culpabilité, d'indignité, de damnation, de ruine : « J'ai commis de lourdes fautes, je mérite la mort. »
Au maximum est réalisée la stupeur mélancolique avec mutisme et inertie complète.
Il existe aussi une forme dite « mélancolie anxieuse », avec agitation et désespoir vivement exprimés.
Dans la forme de mélancolie délirante, on observe des idées hypocondriaques de négation d'organe : « Je n'ai plus de foie », « tout se pourrit à l'intérieur », « je suis déjà mort ».
L'insomnie, enfin, est un signe constant.
On ne connaît pas actuellement les causes de cette affection qui frappe plus souvent les femmes que les hommes, à l'âge adulte. Il s'agit probablement d'un trouble de la régulation de l'humeur qui toucherait un ensemble complexe de structures cérébrales. Une hérédité similaire est assez fréquemment retrouvée. Néanmoins, on peut observer des événements psychologiques déclenchants. La ménopause, la mise à la retraite, le vieillissement sont aussi l'occasion de mélancolies dites « d'involution ».
Dans le cas où l'accès mélancolique se répète, on parle de psychose maniaco-dépressive surtout si des accès maniaques alternent avec les accès mélancoliques.
*Traitement.* Les médicaments antidépresseurs, associés ou non au lithium, obtiennent souvent un très bon résultat. Mais l'électrochoc demeure la thérapeutique la plus efficace des formes graves très délirantes ou très anxieuses, ou en cas de danger majeur de suicide. L'hospitalisation s'avère indispensable, ainsi qu'une surveillance médicale régulière.

**mélanine** n. f. Pigment brun, granuleux, dérivant de la tyrosine.
Présente surtout dans la peau (à laquelle elle donne sa couleur), la mélanine existe également dans le cerveau *(locus niger)* et dans l'œil. Son excès de production peut être physiologique (brunissage solaire, tache mongolique des nouveau-nés) ou pathologique (maladie d'Addison*). Elle est très développée dans la race noire, et son déficit est responsable d'albinisme* ou de vitiligo*.
Les nævi* ou mélanomes* sont des tumeurs riches en mélanine.

**mélanocyte** n. m. Cellule sécrétant la mélanine.
Les mélanocytes sont localisés dans le derme, près des follicules pileux, dans les poils et les cheveux.

**mélanodermie** n. f. Pigmentation brune de la peau.
Le hâle solaire est une mélanodermie due à l'action des rayons ultraviolets. Elle est localisée aux régions exposées. Certaines affections comme la maladie d'Addison*, la mélanose* de Riehl, le chloasma* sont reconnaissables par ce symptôme.

**mélanodontie** n. f. Coloration noire des dents de lait, avec fonte de l'émail.
La mélanodontie n'a pas d'influence sur les dents permanentes.

**mélanome** n. m. Tumeur riche en mélanine.
**Mélanome malin ou nævo-carcinome.** C'est une tumeur rare et grave, se développant sur un nævus* pigmentaire ou « grain de beauté ». Parfois il apparaît comme la transformation maligne du nævus, d'une mélanose* de Dubreuilh ou sur une peau totalement saine.
La dégénérescence est impossible à prévoir et rare en face du grand nombre de nævi. Elle s'observe le plus souvent sur des nævi très pigmentés, siégeant sur des zones de frottement ou de traumatisme (joue, plante, paume). Toute atteinte accidentelle, toute extension rapide d'un nævus doit amener à le faire exciser largement en profondeur et en surface par un médecin expérimenté.
Les *signes d'alerte*, en dehors de l'extension, sont la pigmentation piquetée, l'induration, l'ulcération et le saignement spontané de même qu'une adénopathie (ganglions).
Le *traitement* (chirurgie et radiations), mais surtout le dépistage beaucoup plus précoce en ont amélioré le pronostic, qui demeure sévère.
**Mélanone juvénile de Spitz.** C'est une tumeur rougeâtre de bon pronostic.

**Mélanomes bénins.** Ce sont les nævi. (V. NÆVUS.)

**mélanophore** adj. et n. m. Se dit d'une cellule pigmentée, riche en mélanine, siégeant dans l'épiderme.

On en rencontre dans les nævi (v. NÆVUS) pigmentés.

**mélanose** n. f. Affection secondaire à une surcharge en mélanine, responsable d'une teinte bronzée.

La *mélanose de Dubreuilh* est une tumeur pigmentée du sujet âgé, siégeant le plus souvent au visage. Sa dégénérescence cancéreuse est fréquente et doit être envisagée devant une extension de la tache, une ulcération et une induration.

La *mélanose de Riehl* est une atteinte de la face, sous forme de coloration en mailles grisâtres, accompagnées de fines dilatations capillaires (télangiectasies*) et d'une atrophie cellulaire. Elle peut s'étendre au cou. Elle survient presque exclusivement chez la femme. L'emploi d'un produit de beauté ou d'un parfum est souvent reconnu comme facteur favorisant. Le traitement associe la radiothérapie, des règles d'hygiène et des apports vitaminiques (PP).

La *mélanose colique* est secondaire à l'emploi abusif de laxatifs.

**mélanosarcome** n. m. Sarcome (tumeur maligne) débutant à la peau ou à l'œil, dont les cellules sont chargées de mélanine, qui lui donne une teinte brune. — Le mélanosarcome est de pronostic redoutable. Il est cependant sensible à la radiothérapie.

**méléna** ou **melæna** n. m. Élimination par l'anus de sang noir, c'est-à-dire de sang digéré par le tube digestif.

Ce méléna résulte d'une hémorragie haute (duodénale ou gastrique*) du tube digestif.

**mélilot** n. m. Petite plante dont l'extrait est utilisé dans le traitement des conjonctivites et des affections inflammatoires veineuses.

**mélisse** n. f. Plante commune dont on utilise la tige feuillée pour préparer des infusions aux propriétés stimulantes et antispasmodiques.

**melon** n. m. Le melon peut provoquer de la diarrhée et est déconseillé en cas de troubles intestinaux.

**méloplastie** n. f. Intervention de chirurgie plastique destinée à réparer des lésions traumatiques du visage et plus spécialement des joues.

**membrane** n. f. Couche tissulaire mince qui enveloppe ou divise les diverses formations des organismes vivants.

**Cytologie et histologie.** 1. *À l'échelon cellulaire*, il existe une *membrane cytoplasmique* qui enveloppe chaque cellule et une *membrane nucléaire* qui sépare le noyau du cytoplasme. 2. *À l'échelon des tissus et des organes*, les membranes désignent des feuillets aussi bien formés de tissu épithélial qu'issus de tissu conjonctif (membranes de l'œil, membranes du cerveau comme les méninges, etc.).

**Physiologie.** Les membranes séparent différents milieux de manière plus ou moins complète (imperméables, semi-perméables, ou perméables).

***Potentiel de membrane.*** C'est la valeur de la tension électrique qui existe entre l'intérieur d'une cellule vivante intacte et la périphérie.

**Pathologie.** Des membranes se forment dans de nombreux processus morbides (fausses membranes de la diphtérie*, adhérences pleurales, péritonéales, etc.).

***Maladie des membranes hyalines.*** Due à la production dans les alvéoles pulmonaires de fines membranes adhérant aux parois et empêchant l'hématose du sang capillaire, elle s'observe souvent chez les nouveau-nés prématurés et entraîne une asphyxie progressive, parfois mortelle.

**membre** n. m. Appendice latéral du tronc. Au nombre de 4, pairs et symétriques, ils jouent un rôle essentiel dans la vie de relation.

Le *membre supérieur* est composé du bras* relié au tronc par la ceinture* scapulaire, de l'avant*-bras et de la main*, articulés au niveau du coude* et du poignet*.

Le *membre inférieur*, relié au tronc par la hanche*, est formé par la cuisse*, la jambe* et le pied *, articulés au niveau du genou* et de la cheville*.

Les *malformations congénitales* des membres sont multiples, les *aplasies* pouvant présenter tous les degrés : absence totale d'un ou de plusieurs membres (ectromélie) ; aplasie du segment proximal ou phocomélie (tristement célèbre lors de la vague d'intoxications par la thalidomide). Citons aussi la *syndactylie**, les *luxations** congénitales.

***membre fantôme.*** V. AMPUTATION.

**mémoire** n. f. Faculté de se souvenir.

Les défauts de la mémoire s'appellent des *amnésies*. On distingue : les *amnésies antérogrades*, ou de fixation, caractérisées par l'incapacité à acquérir de nouveaux souvenirs, comme dans le syndrome de Korsakoff* ; les *amnésies rétrogrades* ou *d'évocation*, qui désignent l'impossibilité de se souvenir d'événements passés.

L'hypertrophie de la mémoire se nomme *hypermnésie* : elle est gênante si la sélection des souvenirs et leur évocation se trouvent perturbées.

Les *paramnésies* peuvent être définies comme des évocations de souvenirs « à côté » de celles qui devraient être choisies.

**Ménière (vertige de),** syndrome associant une surdité, des bourdonnements d'oreilles et des vertiges, à évolution paroxystique.

Il serait dû à des modifications de tension de l'endolymphe contenue dans le labyrinthe de l'oreille* interne.

**méninge** n. f. Enveloppe du système nerveux central.

L'encéphale el la moelle épinière sont entourés complètement par trois méninges superposées, de dehors en dedans : la dure-mère, l'arachnoïde et la pie-mère. Entre pie-mère et arachnoïde se trouve délimité l'espace sous-arachnoïdien, qui contient le *liquide céphalo*-rachidien.*

**méningé, e** adj. Relatif aux méninges.

**Syndrome méningé,** ensemble des troubles traduisant une souffrance des méninges, quelle qu'en soit la cause. — La manifestation la plus courante est la céphalée* (mal de tête), accompagnée de vomissements, d'une raideur de la nuque et parfois de troubles de la conscience (ou du tonus chez les nourrissons). Un signe de Kernig* est presque toujours mis en évidence.

**Hémorragie méningée,** rupture d'un vaisseau dans les espaces sous-arachnoïdiens. — Des maux de tête très violents surviennent brutalement, associés à un syndrome méningé. La ponction lombaire ramène un liquide teinté de sang. La localisation de l'hémorragie rend compte des signes neurologiques associés : paralysies oculomotrices, aphasie, hémiplégie, coma. Ces hémorragies sont consécutives aux traumatismes crâniens, aux anévrismes artériels, ou artério-veineux, à l'hypertension artérielle. En cas de malformations, une intervention après angiographie permet de supprimer la cause.

**méningiome** n. m. Tumeur bénigne des méninges, entraînant une compression cérébrale.

Son ablation, délicate, est un des triomphes de la neurochirurgie.

**méningite** n. f. Atteinte infectieuse des meninges*.

La méningite comporte un syndrome méningé, un syndrome infectieux, fébrile ou non, et des altérations du liquide céphalo*-rachidien (L. C. R.). On distingue des méningites purulentes et des méningites à liquide clair.

**Méningites purulentes.** Elles sont dues à l'invasion des méninges par des bactéries pyogènes*. Tous les germes peuvent être responsables de méningites, mais le méningocoque et le pneumocoque sont les plus fréquents, avec le bacille de Pfeiffer chez l'enfant.

*Signes cliniques.* On observe un syndrome méningé*, une altération importante de l'état général, parfois des troubles de la conscience et un coma. La ponction lombaire donne la clé du diagnostic en ramenant un liquide trouble ou purulent. L'examen bactériologique fournit l'identification du germe et son antibiogramme, ce qui permet d'adapter rapidement le traitement antibiotique. L'analyse chimique du liquide met en évidence les modifications du glucose (abaissé) et de l'albumine (augmentée), ainsi que la présence de globules blancs, d'hématies et de germes.

Les méningites purulentes à méningocoques sont épidémiques (crèche, écoles), mais des infections locales de voisinage (otites, abcès du cerveau) sont souvent en cause chez le nourrisson.

Le *traitement antibiotique* doit être très précoce, adapté au germe et administré à une posologie suffisante. Souvent on utilisera un seul antibiotique avec contrôle de son taux dans le liquide céphalo-rachidien.

**Méningites à liquide clair.** Elles regroupent les méningites tuberculeuses, virales et lymphocytaires aiguës et parasitaires.

*Les ménigites tuberculeuses.* Localisation grave de la tuberculose, l'atteinte méningée reste de mauvais pronostic malgré le progrès de l'antibiothérapie, car le diagnostic en est souvent retardé. Elle touche surtout les nourrissons et les adultes jeunes qui ne sont pas protégés par le B. C. G. On note, avant la méningite, une fatigue, une fièvre constante, parfois isolée, et un amaigrissement. Des signes abdominaux, neurologiques (à type ramollissement) peuvent exister, risquant de retarder la mise en route du traitement. L'examen du liquide céphalo-rachidien (L. C. R.) montre une augmentation de l'albumine, une diminution du glucose et la présence de cellules nombreuses à forte prédominance lymphocytaire. La recherche du B. K. dans le L. C. R. est l'étape importante. La présence du B. K. est consécutive à une autre localisation (ancienne, plus ou moins bien traitée, ou récente) et fait instaurer un traitement aux 3 antibiotiques pour 1 an (réduit à 2 antibiotiques au bout de 6 mois). L'apport de la corticothérapie est parfois nécessaire au début, ainsi qu'une ventilation assistée en cas de troubles respiratoires.

Le pronostic est encore sévère, en particulier en raison de la fragilité du terrain, du retard fréquent du traitement, de la multiplicité des localisations.

*Les méningites virales et lymphocytaires aiguës.* Infections fréquentes, elles atteignent exclusivement l'enfant. Elles s'accompagnent d'un syndrome méningé franc, d'une fièvre en général modérée, sans signe de gravité (conscience normale, pas de troubles du tonus). Le L.C.R. est clair, avec peu d'éléments lymphocytaires, le taux de glucose est normal, l'albuminorachie peu élevée. L'évolution est favorable spontanément.

L'étiologie est très souvent virale : entérovirus, virus coxsackie, écho-virus, sans oublier la poliomyélite* aiguë, les oreillons, l'herpès.

*Les ménigites parasitaires.* Les leptospiroses*, les rickettsioses*, etc., peuvent être à l'origine de méningites à liquide clair.

**Autres méningites.** Il faut mentionner l'atteinte méningée lors de la brucellose, de la syphilis, des métastases cancéreuses, des leucoses.

Les mycoses, peu fréquentes en France, sont responsables de méningites graves : ce sont la torrulose, les candidoses, l'histoplasmose, l'aspergillose...

**méningocèle** n. f. Hernie des méninges hors de leur enveloppe osseuse naturelle, le plus souvent congénitale, exceptionnellement acquise et d'origine traumatique.

La méningocèle réalise une tumeur kystique, liquidienne, recouverte d'une membrane fine et fragile. Elle peut siéger dans la région du *crâne* (v. ENCÉPHALOCÈLE), ou dans la région du *rachis* (v. SPINA-BIFIDA).

Sa gravité est liée aux anomalies cérébrales ou médullaires dont elle peut s'accompagner.

Le traitement chirurgical donne des résultats variables selon l'importance des lésions.

**méningococcémie** n. f. Septicémie à meningocoque.

La forme aiguë est souvent contemporaine d'une méningite, une fièvre en plateau à 39 ou 40 °C, des arthralgies*, une grosse rate s'ajoutent au tableau de la méningite* purulente.

La forme suraiguë est gravissime. Elle s'accompagne de troubles de la coagulation réalisant un *purpura* fulminans.*

Le traitement associe des antibiotiques à la corticothérapie.

**méningocoque** n. m. Diplocoque, de la famille des *Neisseria*, ne prenant pas la coloration de Gram et responsable de méningites* graves et contagieuses.

**méniscectomie** n. f. Ablation d'un ménisque.

**méniscographie** n. f. Examen radiologique des ménisques* du genou après injection, dans l'articulation, de liquide opaque aux rayons X ou d'air.

**ménisque** n. m. Lame fibro-cartilagineuse interposée entre des surfaces articulaires qui ne s'adaptent pas exactement, afin de rétablir la concordance.

Le ménisque de l'articulation *temporo-maxillaire* est un disque biconcave situé entre les surfaces convexes du temporal et du maxillaire inférieur.

Les *ménisques du genou* sont interposés entre les condyles fémoraux et les cavités glénoïdes du plateau tibial. Au nombre de 2, interne et externe, ils ont la forme d'une lame prismatique triangulaire recourbée en croissant.

Les *lésions traumatiques* des ménisques du genou sont fréquentes surtout chez l'adulte jeune et sportif (football, rugby, ski). Le traumatisme (en règle, rotation de la cuisse sur la jambe combinée avec un mouvement d'extension brusque) entraîne une douleur aiguë avec blocage en flexion du genou, qui cède dans les heures qui suivent. Mais les symptômes ne sont pas toujours aussi nets : simple entorse qui dure, épanchements articulaires à répétition. Seule l'arthrographie (gazeuse ou avec produit de contraste) affirme la lésion anatomique : désinsertion d'une corne, fissuration, luxation d'un fragment méniscal.

Le traitement de toute lésion méniscale confirmée est chirurgical, car un ménisque rompu cicatrise mal et dégénère vers l'arthrose.

**ménopause** n. f. Cessation définitive des règles.

Elle survient le plus souvent à un âge compris entre 45 et 55 ans.

**Physiologie.** La ménopause est provoquée par le vieillissement de l'ovaire, qui devient insensible aux influences de l'hypophyse. On distingue deux périodes :

1. *La phase de préménopause.* Il existe encore dans l'ovaire* quelques follicules semi-actifs qui sécrètent bien encore de la folliculine*, mais qui se transforment de plus en plus irrégulièrement en corps jaune. Il y a alternance de cycles ovulatoires et de cycles anovulatoires. La sécrétion de progestérone* disparaît progressivement, et la secrétion de folliculine, qui persiste sans être contrebalancée par la progestérone, réalise un état d'hyperfolliculinie relative.

2. *La phase de ménopause confirmée.* Elle succède à la précédente après quelques mois ou années. Les sécrétions ovariennes ont alors complètement disparu : il n'y a plus ni progestérone ni folliculine.

Les sécrétions hypophysaires s'intensifient pour essayer de faire sécréter quand même l'ovaire déficient.

**Manifestations de la ménopause.** Elles sont très diverses :

***Symptômes liés directement à la disparition des sécrétions hormonales de l'ovaire.***

TROUBLES DES RÈGLES. Tantôt arrêt brusque et inopiné, tantôt arrêt progressif. Le plus souvent, l'arrêt définitif est précédé d'une période d'irrégularités menstruelles consistant en allongements des cycles, alternant avec des raccourcissements, et séparés par des périodes sans règles, ou avec des règles hémorragiques. On observe aussi fréquemment l'apparition ou le renforcement d'un syndrome prémenstruel (gonflement abdominal et des seins).

BOUFFÉES DE CHALEUR. Elles se traduisent par une rougeur plus ou moins intense de la face et du cou, et s'accompagnent souvent d'une sensation d'angoisse, d'étouffement et d'une transpiration abondante prédominant à la nuque, au visage et dans le sillon intermammaire. Elles surviennent au début de la nuit, puis dans la journée à l'occasion d'efforts ou des repas.

TROUBLES DE RÉGRESSION GÉNITALE. Ils sont d'apparition plus ou moins tardive et d'intensité très inégale selon les femmes : diminution du tissu graisseux et de la pilosité du pubis ; sécheresse et atrophie de la muqueuse vulvo-vaginale ; atrophie et hypotonie des seins.

***Autres manifestations, de signification pathogénique variable.*** On peut observer : des troubles musculaires et ostéo-articulaires ; des troubles cardio-vasculaires ; des troubles mentaux avec leurs trois aspects caractérisant la « crise ménopausique » (crise personnelle, crise familiale, crise sociale). Certains troubles peuvent se développer ou s'exagérer à l'occasion de la ménopause : obésité, diabète, asthme, eczéma, migraines, déséquilibre thyroïdien.

Cette énumération ne doit pas inquiéter outre mesure, car bien des femmes ne souffrent absolument pas de leur ménopause. Il s'agit quand même d'un « âge critique », et il est bon qu'à cette période les femmes aillent consulter leur médecin. Lorsqu'il existe des anomalies des règles, en particulier, seul le médecin pourra affirmer qu'il s'agit bien d'anomalies en rapport avec la ménopause, et non avec une affection organique.

**Traitement.** *Classiquement*, il n'est indiqué que chez les femmes qui présentent des troubles des règles ou des bouffées de chaleur. Il est alors différent selon qu'il s'agit de la préménopause (la progestérone est le traitement de choix), ou de la ménopause confirmée (les œstrogènes en forment la base essentielle).

La femme, à la ménopause, doit savoir que les troubles ressentis sont le plus souvent passagers, que la ménopause n'est pas le prélude à la sénescence et que, pour ne plus avoir ses règles, elle ne doit pas perdre pour autant la joie de vivre ni la confiance dans l'avenir.

**ménorragie** n. f. Écoulement de sang menstruel (règles) anormalement long et abondant.

Elle se distingue de la métrorragie par le fait que, dans l'intervalle de ces règles hémorragiques mais venues à la date attendue, il n'y a aucune perte de sang anormale.

Les causes de ménorragies varient selon les périodes de la vie.

Elles sont fréquentes chez les *jeunes filles* encore près de la puberté. Elles sont liées presque toujours à un état d'insuffisance hormonale.

Chez les *femmes* en période d'activité génitale, elles peuvent être également la conséquence d'un déséquilibre hormonal, ou en rapport avec une affection organique telle qu'une infection génitale ou un fibrome de l'utérus.

Chez les femmes en période de *préménopause*, elles sont liées le plus souvent à une insuffisance de progestérone.

Seul le médecin, après avoir pratiqué des prélèvements et des radiographies pourra affirmer la cause exacte. Toute ménorragie devra donc faire l'objet d'un bilan gynécologigue soigneux.

Le traitement symptomatique comporte le repos allongé, les hémostatiques et les ocytociques. Le traitement de fond dépend de la cause.

**menstruation** n. f. Écoulement sanguin d'origine utérine, survenant périodiquement chez la femme en période d'activité génitale. (Syn. : RÈGLES.)

L'apparition des premières menstruations caractérise la *puberté**. Leur arrêt définitif caractérise la *ménopause**. Elles s'arrêtent temporairement pendant la grossesse. L'intervalle entre deux menstruations définit un *cycle menstruel*. Cet intervalle est le plus souvent de 28 jours, mais il est en fait variable d'une femme à l'autre. La durée des règles est également très variable : le plus souvent l'écoulement dure de 3 à 4 jours, mais on peut considérer comme normales des règles de 1 à 5 jours. L'abondance du sang perdu varie de 20 à 70 cm$^3$. Faible le premier jour, la perte sanguine atteint un maximum au deuxième jour et diminue à partir du quatrième.

**Signification de la menstruation.** Il importe de bien comprendre que la menstruation ne constitue qu'une activité négative, en ce sens qu'elle n'est que la conséquence de l'absence de fécondation de l'ovule. Elle correspond à la chute de la muqueuse préparée en vue de permettre la nidation de l'œuf fécondé. Si l'ovule n'a pas été fécondé, les transformations de cette muqueuse induites par les sécrétions de progestérone et de folliculine n'ont plus de raisons d'être, la couche superficielle (ou «fonctionnelle») de la muqueuse se détache et s'élimine avec une petite perte sanguine.

**menstruel, elle** adj. En rapport avec la menstruation.

**Cycle menstruel.** V. CYCLE.

**mensuration** n. f. Mesure des différentes parties du corps.

La *mensuration des diverses parties du corps* (taille* debout ou assise, thorax, membres, etc.) permet d'apprécier la croissance et son harmonie.

La *mesure du périmètre abdominal*, faite au niveau de l'ombilic, renseigne sur l'évolution d'une grossesse, d'une obésité ou d'une ascite*.

Le *périmètre crânien* est régulièrement mesuré chez le nourrisson.

Les *mensurations du bassin* permettent chez la femme enceinte de prévoir si l'accouchement pourra se faire par les voies naturelles.

**mental, e, aux** adj. Relatif à l'esprit.

**Malade mental,** individu dont la vie psychique est gravement perturbée. — Les possibilités et les conditions d'hospitalisation des malades mentaux varient beaucoup suivant l'équipement psychiatrique départemental. En règle générale, tout département dispose au moins d'un hôpital psychiatrique pour internement (régime de la loi de 1838); un nombre croissant de régions possède des services libres de psychiatrie soit dans le cadre de l'hôpital psychiatrique, soit à l'hôpital général, ou encore sous forme de cliniques privées; enfin les dispensaires d'hygiène mentale tendent à se multiplier. Lorsque le malade consent à l'hospitalisation jugée nécessaire, on l'adresse de préférence dans un service libre. S'il n'y en a pas, on recourra généralement à l'auto-placement. Lorsque le malade ne comprend pas la nécessité de l'hospitalisation, et en fonction des critères de danger et de méconnaissance de l'état morbide ou de l'utilité des soins, on a recours à la procédure d'internement. Il existe deux sortes d'internement qui font au patient des situations fort différentes quant au régime d'entrée, de sortie et de séjour : le *placement volontaire*, demandé par l'entourage du malade (ou, à l'extrême, par le malade lui-même en l'absence de service libre), et le *placement d'office*, ordonné par le préfet lorsque l'état d'aliénation du malade mental compromet l'ordre public et la sûreté des personnes. La loi porte des dispositions très strictes pour éviter les internements arbitraires. Sur le plan patrimonial, les malades mentaux sont protégés par la loi du 3 janvier 1968 portant réforme du droit des incapables majeurs, c'est-à-dire de tous ceux qui sont victimes d'une altération durable de leurs falcultés, telle qu'elle mette en péril l'expression de leur volonté (malades mentaux, vieillards, inadaptés, blessés, prodigues). Cette loi crée trois régimes de protection des biens des incapables majeurs : tutelle, curatelle et mise sous sauvegarde de la justice. Le choix de protection dépend de l'état du malade à un moment donné. Il ne dépend pas du choix du traitement, et même un malade placé dans un service libre pourra être pourvu d'une forte protection légale. Aux termes de cette même loi de 1968, l'individu qui cause un dommage à autrui alors qu'il est sous l'empire d'un trouble mental n'en est pas moins obligé à réparation.

**menthe** n. f. Plante odorante des endroits humides.

La *menthe officinale* ou menthe poivrée *(Menta piperata)*, d'odeur caractéristique, a des propriétés antispasmodiques et stomachiques dues au menthol*. On l'emploie en infusions (5 g par litre).

**menthol** n. m. Substance cristalline, très odorante, extraite de la menthe.

Employé en pommade, poudre, dentifrice, inhalations, le menthol est analgésique, antiprurigineux et décongestionnant.

**méprobamate** n. m. Syn. de PROCALMADIOL*.

**mEq,** sigle de MILLIÉQUIVALENT*.

**mer** n. f. **Eau de mer.** Elle contient de 34,5 à 36 g par litre de sels minéraux sous forme ionisée.

L'eau de mer n'est pas toxique tant que les quantités bues restent faibles. Audelà, apparaissent de graves désordres hydroélectrolytiques. (V. ÉLECTROLYTIQUE.)

**Bains de mer.** Ils sont, dans la majorité des cas, bénéfiques pour l'organisme. Néanmoins, les enfants jeunes, les femmes enceintes, les vieillards doivent être particulièrement prudents. Les maladies de peau irritatives (eczéma, impétigo), les infections générales ou respiratoires restent de réelles contre-indications. L'hydrocution* est un danger chez tout sujet en période de digestion. Certaines affections sont justiciables de bains d'eau de mer réchauffée, c'est la thalassothérapie*.

**Mal de mer**, ensemble des troubles provoqués par les mouvements d'un navire. (Syn. : NAUPATHIE.)

*Signes.* Ils vont de la simple somnolence, avec nausée, au malaise sérieux, qui se traduit par des vomissements, des vertiges et une pâleur extrême. Certaines formes graves aboutissent au collapsus*. Les troubles disparaissent dès qu'on retrouve la terre ferme.

*Causes.* Les mouvements du navire en sont responsables : le roulis (oscillation autour de l'axe longitudinal), le tangage (oscillation autour de l'axe transversal), la houle (mouvement vertical).

Ce sont surtout les accélérations de ces mouvements qui déplacent les viscères dans l'abdomen, provoquant des tiraillements des nerfs sympathiques et qui stimulent les labyrinthes* de l'oreille* interne régissant l'équilibre. La vision des objets qui se déplacent est un facteur aggravant, de même que les facteurs de suggestion (mauvaise odeur, inconfort).

*Comment éviter le mal de mer.* Il est recommandé de rester en position allongée, la tête immobile, inclinée en arrière, près du centre de gravité du bateau. Il ne faut pas être à jeun, mais s'être alimenté auparavant par petites prises successives. Il est utile de bander l'abdomen en le serrant modérément : on diminue ainsi les mouvements des viscères.

*Traitement.* Des médicaments peuvent être pris préventivement ; ce sont les alcaloïdes de la belladone (atropine) ou, mieux, les antihistaminiques* de synthèse, associés à des dérivés de la théophylline (à proscrire chez le nourrisson) ou de la phénothiazine.

**mercure** n. m. Métal liquide à la température ordinaire, très dense, se combinant à la plupart des métaux lourds en donnant un amalgame. (Symbole chimique : Hg.)

**Thérapeutique.** Le mercure a été utilisé sous forme de sels ou de complexes pour leurs propriétés antiseptiques, antiparasitaires, diurétiques. Leur toxicité tend à les faire abandonner.

**Toxicologie.** Le mercure lui-même ne présente pas de toxicité, n'étant pas absorbé par l'intestin.

*Les sels minéraux.* Les sels mercureux comme le calomel ne sont que peu absorbés par le tube digestif ;

— les sels mercuriques comme le sublimé sont bien absorbés et réalisent le syndrôme de l'intoxication mercurielle.

L'*intoxication aiguë* se manifeste par des douleurs abdominales vives, accompagnées de vomissements et de diarrhée. Ces troubles s'atténuent après 2 à 3 jours, tandis que se constitue progressivement une insuffisance rénale avec anurie*.

Le traitement comporte, outre le lavage d'estomac en cas d'intoxication récente (moins de 6 heures), l'administration de B. A. L.*, qui est l'antidote. La néphropathie anurique nécessite, lorsqu'elle apparaît, une épuration* extra-rénale permettant d'attendre la reprise de la diurèse (une quinzaine de jours).

L'*intoxication chronique* se traduit par des signes cutanés et muqueux (placards ardoisés), des troubles digestifs variés (anorexie, diarrhée intermittente), surtout par une atteinte insidieuse des fonctions hépatiques et rénales, auxquels peuvent s'ajouter des troubles neurologiques.

*Les sels oganiques.* Ceux qui sont utilisés en thérapeutique (mercurescéine, diurétiques) ont une faible absorption digestive. En revanche, les organomercuriels, utilisés en agriculture comme fongicides*, déterminent des signes d'encéphalopathie, des troubles de la vue et des troubles psychiques. Le B.A.L.* y est peu efficace.

Les intoxications mercurielles sont rarement volontaires (sublimé principalement). Il s'agit le plus souvent d'accident par manipulation ou inhalation prolongée (fabrication de feutre, détonateurs...) ou d'une ingestion accidentelle.

**mercurescéine** n. f. Dérivé organique du mercure, de couleur rouge, employé en solution ou pommade.

**mercurobutol** n. m. Dérivé organique du mercure, incolore, non toxique, fortement antiseptique, utilisé en solutions alcooliques ou aqueuses.

**mérocrine** adj. Se dit d'une glande dont l'excrétion ne s'accompagne pas de destruction du cytoplasme. (S'oppose à HOLOCRINE.)

**mérycisme** n. m. Régurgitation des aliments de l'estomac dans la bouche, où ils sont de nouveau mastiqués.

Plus fréquent chez le nourrisson que chez l'adulte, il traduit un trouble psychoaffectif.

**mescaline** n. f. Substance hallucinogène* extraite du peyotl.

**mésenchyme** n. m. Tissu conjonctif de l'embryon à partir duquel se forment les vaisseaux sanguins, le système lymphatique et les muscles lisses.

**mésentère** n. m. Repli du péritoine, qui relie le jéjuno*-iléon à la paroi postérieure de l'abdomen.

Cette insertion postérieure est longue de

15 cm environ (racine du mésentère), alors que le bord intestinal mesure 6 m en moyenne, d'où l'aspect plissé et godronné du mésentère qui permet la mobilité des anses grêles. Le mésentère contient vaisseaux, lymphatiques et nerfs destinés au jéjuno-iléon (intestin grêle).

**Affections du mésentère.** La *mésentérite rétractile* est une inflammation chronique de cause discutée ; les *tumeurs* du mésentère sont rares.

L'*infarctus mésentérique* est une perturbation vasomotrice ou une oblitération de la circulation artério-veineuse mésentérique entraînant la nécrose d'un segment intestinal. C'est un accident brutal, se manifestant par des douleurs abdominales violentes, des vomissements, un arrêt du transit ou au contraire une diarrhée sanglante, et un état de choc marqué. L'intervention chirurgicale est urgente.

**mésentérique** adj. Qui se rapporte au mésentère*.

**méso** n. m. et préfixe. Repli du péritoine* qui unit à la paroi abdominale un segment du tube digestif, lui apporte ses vaisseaux et nerfs : mésocôlon, mésogastre, méso-appendice.

**mésoblaste** ou **mésoderme** n. m. Feuillet intermédiaire entre l'ectoderme* et l'endoderme* de l'embryon.

**mésocôlon** n. m. Repli péritonéal unissant le gros intestin à la paroi abdominale postérieure.

**mésothéliome** n. m. Tumeur développée aux dépens des séreuses (péritoine, plèvre, péricarde, etc.).

**mésothorium** n. m. Corps radioactif naturel, dont les applications sont identiques à celles du radium. (V. CURIETHÉRAPIE.)

**métabolisme** n. m. 1. **Métabolisme matériel.** C'est l'ensemble des transformations que subit toute substance introduite dans l'organisme.

On distingue deux étapes : l'assimilation ou *anabolisme*, c'est-à-dire la transformation d'une substance brute en éléments utilisables par l'organisme pour synthétiser sa propre substance ; le *catabolisme*, qui est l'ensemble des réactions de dégradation d'une substance vers des éléments rejetables par le rein, l'intestin ou le poumon.

2. **Métabolisme énergétique.** On considère ici l'apport ou la consommation d'énergie du métabolisme d'une substance. On peut considérer un corps chimique isolé (glucide, lipide, protide, par exemple) ou le métabolisme énergétique total de l'organisme.

**Métabolisme basal.** C'est la mesure de la quantité de chaleur produite par l'organisme en une heure et par mètre carré de surface corporelle dans des conditions basales, c'est-à-dire au repos musculaire complet, à jeun, couvert en fonction de la température de façon à n'avoir à réagir ni contre la chaleur ni contre le froid.

En pratique, on mesure la consommation d'oxygène dont on connaît le pouvoir calorique chez un sujet normalement alimenté. Le métabolisme basal est augmenté dans les hyperthyroïdies (maladie de Basedow) et diminué dans les hypothyroïdies (myxœdème).

**métabolique** adj. Relatif au métabolisme.

**Maladies métaboliques.** Elles sont pour la plupart d'origine génétique, soit congénitale (anomalie acquise du fœtus), soit héréditaire (anomalie existant chez les parents et transmise). Cette anomalie entraîne l'absence ou la diminution d'une enzyme nécessaire à une réaction biochimique, bloquant ainsi une chaîne métabolique. Citons l'albinisme, l'idiotie phénylpyruvique, la galactosémie, les porphyries, etc.

**métabolite** n. m. Corps intermédiaire d'une chaîne de réactions biochimiques ou produit terminal de cette chaîne.

**métacarpe** n. m. Partie du squelette de la main* comprise entre le poignet et les doigts, formée de cinq os longs, les métacarpiens.

**métamère** n. m. Segment résultant de la division primitive de l'embryon*.

Chez l'embryon humain, cette fragmentation n'est que passagère, et il se produit une nouvelle fragmentation de la chorde qui donnera naissance aux vertèbres.

**métaphase** n. f. Deuxième phase de la mitose*.

**métaplasie** n. f. Transformation d'un tissu en un autre de structure et de fonction différentes.

On retrouve souvent à l'origine des facteurs inflammatoires, chimiques ou hormonaux.

**métastase** n. f. Développement de foyers secondaires d'une affection, disséminés par voie sanguine ou lymphatique à partir d'un foyer primitif.

**Métastases cancéreuses.** V. CANCER.

**Métastases infectieuses,** présence d'abcès situés à distance d'un foyer infectieux primitif lors d'une septicémie*.

**Métastases uratiques,** fixation d'urates sous la peau ou dans les reins d'un sujet atteint de goutte*.

**Métastases calciques,** fixation de calcium sous la peau ou dans les reins d'un sujet présentant une hypercalcémie importante.

**métatarsalgie** n. f. Souffrance de l'avant-pied (métatarse).

**métatarse** n. m. Partie du squelette du pied comprise entre le tarse et les orteils, composée des 5 métatarsiens.

**metatarsus varus** n. m. Déviation en dedans des métatarsiens par rapport à l'axe du pied.

Il entraîne une déformation compensatrice des orteils (hallux valgus).

**météorisme** n. m. Distension gazeuse de l'intestin entraînant un gonflement de l'abdomen qui est sonore à la percussion.

**méthadone** n. f. Substance analgésique, utilisée comme succédané de la morphine, lors de certaines cures de désintoxication. (Tableau B.)

**méthémoglobine** n. f. Hémoglobine* dont le fer ferreux a été oxydé en fer ferrique, ce qui la rend impropre au transport de l'oxygène.

La méthémoglobine présente dans le sang (méthémoglobinémie) est responsable de vertiges, de dyspnée*. Sa présence est souvent due à une intoxication (acides), dont le traitement comprend du bleu de méthylène et de l'acide ascorbique.

**méthionine** n. f. Acide aminé soufré indispensable à l'équilibre et à la croissance de l'organisme.

**méthotrexate** n. m. Antimitotique* dont la structure est proche de celle de l'acide folique.

**méthyle** n. m. Radical chimique —$CH_3$.

**Biochimie.** Le groupe méthyle est en partie synthétisé par l'organisme qui puise le complément nécessaire dans l'alimentation. Un de ses rôles essentiels est la formation de glycérophospholipides permettant le transfert des lipides. Cette synthèse se fait dans le foie. La carence en « donneurs de méthyle » (facteurs lipotropes) aboutit à l'accumulation de lipides dans le foie et à sa dégénérescence graisseuse.

**Toxicologie.** ***Dérivés non halogènes.*** La plupart sont dangereux pour le foie, le rein ou le cœur et peuvent être mortels à des doses allant de 3 g (sulfate de diméthyle) à 10 g (acrylate) ou 30 g (formiate ou acétate).

***Dérivés halogènes.*** Ils sont tous très toxiques pour le système nerveux et en particulier le nerf optique, soit directement, soit par formation d'alcool méthylique. Les bromures et chlorures de méthyle (anciens extincteurs, insecticides, colorants) ne sont plus utilisés.

L'intoxication aiguë se manifeste par des vertiges, des céphalées, des convulsions, puis par un coma avec séquelles neurologiques graves si le malade survit.

L'intoxication chronique donne les mêmes symptômes, mais atténués.

**méthylène** n. m. **Bleu de méthylène.** V. BLEU.

**méthylsergide** n. m. Substance dérivée de l'ergot* de seigle, utilisée dans le traitement des migraines.

**méthyltestostérone** n. f. Dérivé de la testostérone, utilisable par voies intramusculaire, sublinguale et en implants.

**métoclopramide** n. m. Corps synthétique augmentant le péristaltisme et le calibre des voies digestives, efficace contre les nausées, les digestions difficiles, le ballonnement.

**métopimazine** n. f. Médicament antinauséeux et antivomitif très efficace, employé en gouttes, comprimés, suppositoires et injections.

**métrite** n. f. Inflammation du col ou du corps de l'utérus.

**La métrite du col**, ou métrite cervicale, ou cervicite, est la plus fréquente. Elle survient, en fait, sur une muqueuse dystrophique (v. ECTOPIE) du col et succède souvent à un avortement ou à un accouchement. Elle détermine des leucorrhées*, des douleurs et une dyspareunie*. Son traitement repose sur la diathermocoagulation*.

**La métrite du corps** est plus rare. Elle peut évoluer sur un mode *aigu*, il s'agit alors d'une infection gonococcique ou puerpérale (streptocoque).

Elle peut évoluer sur un mode *chronique* et est alors plus rare, puisque la chute de l'endomètre, lors des règles, assure un véritable « décapage » de la muqueuse tous les mois.

**métrorragie** n. f. Saignement provenant de l'utérus en dehors des règles, et de ce fait anormal.

Ce symptôme relève d'un très grand nombre de causes, et il doit entraîner une consultation quel que soit l'âge de la femme. La survenue d'une métrorragie impose un toucher vaginal et un examen au spéculum, mais également, selon les cas, des examens complémentaires tels que frottis* vaginaux, hystérographie* ou cœlioscopie*, dosages hormonaux.

Une métrorragie peut être grave par sa répétition, qui anémie progressivement la malade ; le plus souvent elle est grave par la lésion qui en est à l'origine.

***Avant la puberté.*** Les métrorragies sont exceptionnelles et peuvent être dues à une puberté précoce ou à une tumeur sécrétante de l'ovaire.

***Chez la jeune fille.*** Il peut s'agir d'une cause *générale* (tuberculose, maladie de cœur ou du sang), d'une cause *génitale organique* (kyste de l'ovaire), mais, le plus souvent, il s'agit d'une *cause fonctionnelle* par irrégularité de l'ovulation.

***Chez la femme en période d'activité génitale.*** Il faut penser d'abord à un *état de grossesse* connu, ou méconnu (menace d'avortement, grossesse extra-utérine, môle*). Si le diagnostic de grossesse est éliminé avec certitude, il peut s'agir d'un *fibrome*, d'un *polype*, d'une *infection* génitale, d'une *tumeur maligne* (cancer du col de l'utérus) ou d'*anomalies* dites « fonctionnelles » du cycle menstruel.

***Chez la femme à la ménopause.*** Les métrorragies sont fréquentes et le plus souvent bénignes. Mais aucune femme ne doit se contenter de l'explication facile du « retour d'âge », sans avoir consulté son médecin, qui seul est à même de découvrir des causes organiques toujours possibles comme un fibrome, un polype ou un cancer.

***Chez la femme après la ménopause*** (c'est-à-dire un an après l'arrêt total des règles). Il peut s'agir de lésions bénignes (polype, atrophie vulvo-vaginale, cervicite), mais il peut s'agir aussi de tumeurs au pronostic beaucoup plus sérieux (cancer du corps de l'utérus). Les métrorragies sont parmi les plus fréquents des troubles du cycle menstruel. Elles doivent toujours être considérées comme des anomalies et toujours inciter à aller consulter sans tarder.

**microbe** n. m. Terme général regroupant tous les micro-organismes : virus*, bactéries*, protozoaires*, champignons microscopiques.

**microbiologie** n. f. Science des microbes*.

Elle regroupe la virologie, la bactériologie, la parasitologie et la mycologie.

**microcéphalie** n. f. Insuffisance de développement du crâne, sans anomalies de formes, mais s'accompagnant parfois de cécité et d'arriération mentale.

**microchirurgie** n. f. Chirurgie effectuée sous le contrôle du microscope, avec des instruments spéciaux. La microchirurgie est un progrès important en O. R. L., en ophtalmologie, en traumatologie, etc.

**microclimat** n. m. Région très limitée où un ensemble de conditions climatiques précises sont réalisées. (V. CLIMATOLOGIE.)

**microcoque** n. m. Bactérie de forme ronde. (Syn. : coccus* [pl. *cocci*].)

**microcornée** n. f. Malformation congénitale de la cornée, dont le diamètre est très petit.

**microcyte** n. m. Globule rouge de taille inférieure à la normale.

**microdactylie** n. f. Malformation congénitale caractérisée par une réduction proportionnée d'un ou de plusieurs doigts ou orteils.

**microglossie** n. f. Petitesse excessive de la langue.

**micrognathie** n. f. Petitesse excessive du maxillaire inférieur.

**microgramme** n. m. Millionième de gramme, représenté par le signe $\gamma$ (gamma) ou $\mu$g.

**micromélie** n. f. Anomalie congénitale caractérisée par une brièveté anormale des membres.

L'achondroplasie* réalise une micromélie symétrique des quatre membres.

**micro-organisme** n. m. Syn. MICROBE*.

**microphage** n. m. Cellule effectuant la phagocytose* d'éléments de taille très petite (bactéries par exemple).

**microphtalmie** n. f. Réduction congénitale des dimensions du globe oculaire, pouvant réaliser, à l'extrême, une absence complète de cet organe.

**micropolyadénopathie** n. f. Présence de nombreux ganglions de petite taille, disséminés au cou, aux aisselles, aux aines, etc.

**microscope** n. m. Appareil d'optique qui permet d'observer des objets invisibles à l'œil nu, grâce à un système d'agrandissement associant plusieurs lentilles (grossissements allant de 15 × à 1 500 ×).

**Ultramicroscope,** microscope muni d'un fond noir sur lequel se détachent les objets très brillants qui sont éclairés latéralement. — Il permet d'observer des organismes difficiles à colorer et à l'état mobile (tréponèmes de la syphilis par exemple).

**Microscope polarisant,** système optique permettant l'observation en lumière polarisée (recherche de corps biréfringents dans les urines).

**Microscope électronique.** Le rayon lumineux est remplacé ici par un faisceau d'électrons et les lentilles optiques par un dispositif électrique complexe. Les grossissements obtenus atteignent 100 000 ×.

**microsporie** n. f. Maladie cutanée causée par un *microsporon* (champignon). *Microsporon furfur* est l'agent du pityriasis* versicolor.

**microtome** n. m. Appareil utilisé en histologie pour confectionner des coupes très fines d'un tissu à examiner au microscope.

**miction** n. f. Action d'uriner.

La miction est le résultat de la contraction réflexe de la vessie* et du relâchement volontaire des sphincters. L'adulte normal présente 5 ou 6 mictions par jour et n'urine pas pendant le sommeil. La miction normale est indolore, immédiate, sans effort, et sa terminaison est franche.

**miel** n. m. Le miel, principal aliment sucré de l'Antiquité, est très nutritif (320 calories pour 100 g), il ne contient pas de lipides. On peut l'employer comme le sucre et à sa place. Il est légèrement laxatif. Les diabétiques doivent l'éviter. En pharmacie, le miel sert à préparer des mellites et comme excipient pour pilules, électuaires, crèmes dermiques.

**migraine** n. f. Douleur unilatérale siégeant au crâne, sans horaire précis, souvent très violente et accompagnée de nausées, de troubles oculaires.

**Formes cliniques.** *La migraine ophtalmique.* C'est la plus typique. Les signes annonciateurs sont des troubles du sommeil, une somnolence, une irritabilité particulière. La première phase est marquée par des troubles visuels. Un point brillant apparaît devant les yeux et s'agrandit (scotome* en croissant). Ce trouble s'étend en tache d'huile ou se transforme en déficit visuel (hémianopsie*). L'accès entre ensuite dans sa phase douloureuse (crise migraineuse), à prédominance fronto-orbitaire, unilatérale : sensation de broiement, de martèlement. La douleur s'exagère par paroxysmes déclenchés par le bruit, la lumière, l'éternuement, la toux. L'accès aboutit à un état vertigineux, nauséeux : le sujet est pâle, il vomit, ce qui apaise la douleur. Puis celle-ci reprend, et la crise dure ainsi de 12 à 24 heures, laissant ensuite le sujet détendu, mais las.

*La migraine simple.* Elle ressemble à la migraine ophtalmique, sans ses signes visuels. La mise en évidence des signes annonciateurs et des signes d'accompagnement aide au diagnostic.

*La migraine accompagnée.* Elle associe à la crise douloureuse des signes neurologiques passagers : fourmillements des extrémités, illusions concernant le volume et la position de certains segments corporels (asomatognosie), parfois troubles du langage, qui régressent à l'arrêt de la crise. Certaines migraines surviennent à des périodes particulières de la vie : puberté, menstruations. D'autres se rencontrent chez des sujets à tendance dépressive, anxieuse ou victimes d'un traumatisme crânien.

**Physiopathologie.** La douleur est le résultat d'une vaso-dilatation et d'une hyperpulsabilité artérielles au niveau du cerveau, responsable d'un œdème qui engendre la douleur. Des causes peuvent être alléguées à la survenue d'une crise migraineuse : allergie alimentaire surtout, perturbations digestives ou hépatiques. Le vomissement de bile calmant souvent la migraine, on a tendance à attribuer celle-ci à un dérèglement du foie ou des voies biliaires ; en réalité, le plus souvent les deux phénomènes (le mal de tête et la crise biliaire) semblent causés par un dérèglement du système neurovégétatif.

**Traitement.** *Le traitement de fond.* Il vise à éviter la répétition des crises. Il comporte, d'une part, la correction de tous les troubles organiques constatés : constipation, dyskinésie* biliaire, insuffisance hépatique, troubles endocriniens (notamment ovariens chez la femme), la désensibilisation d'une éventuelle allergie, le respect d'un régime sans graisses, ragoûts, abats, boissons alcoolisées, tabac, etc., et, d'autre part, la prescription de cures régulières de régulateurs du système sympathique, au premier plan desquels se trouvent les dérivés de l'ergot de seigle : dihydro-ergotamine et méthysergide. La conduite de ce traitement, qui doit être adapté à chaque cas, ne peut être entreprise que par le médecin connaissant bien son patient et le suivant régulièrement.

*Le traitement des crises.* Lorsqu'elles sont déclarées, il est aléatoire : le tartrate d'ergotamine associé ou non à la caféine peut limiter la crise lorsqu'il est administré dès la première phase. Plus tard, seuls les antalgiques puissants peuvent atténuer la douleur : amidopyrine associée aux barbituriques, paracétamol, phénacétine, codéthyline, dont il existe de nombreuses formes spécialisées. Les suppositoires calmants permettent de traiter les sujets qui vomissent. Le repos au lit, le calme, l'obscurité sont essentiels.

**Mikulicz (syndrome de),** nom donné à deux affections différentes :

1. Une hypertrophie des glandes salivaires et lacrymales, de cause inconnue et d'évolution bénigne.
2. Une ostéite* dystrophique bénigne touchant les sujets jeunes (kystes et transformation fibreuse des os).

**miliaire** adj. Qui ressemble à un grain de mil.

**En pneumologie,** « miliaire » désigne un aspect radiologique fait d'un semis de petits nodules disséminés dans les champs pulmonaires. La cause majeure en est la tuberculose. Ces images se trouvent aussi dans la maladie de Besnier*-Bœck-Schaumann, dans les pneumoconioses* (silicose surtout) et dans les scléroses pulmonaires diffuses.

**En dermatologie,** « miliaire » désigne les éruptions faites de petites vésicules qu'on observe chez les sujets fébriles. La *suette miliaire* est une maladie infectieuse qui se traduit par une éruption miliaire, des sueurs abondantes et de la fièvre.

**milieu** n. m. Espace matériel dans

lequel un corps ou un être vivant est placé, ou encore son environnement.
**Milieu intérieur,** ensemble des liquides qui baignent les cellules des organismes supérieurs, de composition remarquablement constante. (V. HOMÉOSTASIE.)
**Milieux transparents de l'œil*.** Ils comprennent la cornée, l'humeur aqueuse, le cristallin, le vitré, qui sont des substances réfringentes à travers lesquelles passent les rayons lumineux pour frapper la rétine.
**Milieu de culture,** substance apte à favoriser le développement des micro-organismes. Les bactéries sont cultivées sur milieu liquide ou solide (bouillon de viande, gélose nutritive, etc.). Le milieu à l'œuf de Loewenstein est utilisé pour la culture du bacille de Koch. Des milieux privés d'air sont nécessaires pour le développement de germes anaérobies*. Les virus ne peuvent être cultivés que sur des cellules vivantes (œuf embryonné de poule ou culture de tissus).
**Milieu social.** On désigne ainsi, en psychopédagogie, l'ensemble de toutes les influences émanant de l'éducation et de la culture ambiante s'exerçant sur un individu.
**milium** n. m. Granulation bénigne blanche, de la taille d'une tête d'épingle, apparaissant sur la peau du visage ou sur des cicatrices, en éléments groupés.
**Millard-Gubler (syndrome de),** hémiplégie dite *alterne* (paralysie d'un hémicorps et de l'hémiface opposée).
**millefeuille** n. m. Plante aux feuilles divisées *(Achillea millefolium,* composées), employée en infusions comme cholérétique, emménagogue et contre les hémorroïdes.
**milliéquivalent** n. m. Millième partie de la masse d'un ion capable de se combiner (donc d'être « équivalent ») à 1 g d'hydrogène $H^+$ s'il s'agit d'un anion, ou à 17 g de radical $OH^-$ s'il s'agit d'un cation (sigle : mEq).
Cette expression est la seule capable de rendre compte d'une concentration d'ions, qu'ils soient positifs ou négatifs. La concentration ionique étant déterminante de la pression osmotique, on peut ainsi juger de l'équilibre hydrique de l'organisme. (V. IONOGRAMME.)
**mimique** n. f. Expressions du visage, jeux de physionomie qui accompagnent et reflètent les états affectifs et les pensées.
Certains troubles mentaux comportant une perturbation de la mimique, on distingue les mimiques exagérées (hypermimies), les mimiques appauvries (amimies) et les mimiques paradoxales.
**minéralocorticoïde** n. m. Hormones sécrétées par la corticosurrénale*, qui agissent sur le métabolisme de l'eau et des sels minéraux.
Ce sont l'aldostérone et la désoxycorticostérone. Elles retiennent l'eau et le sodium et favorisent la fuite de potassium.
**minerve** n. f. Appareil orthopédique destiné à maintenir la tête en rectitude et en extension.
Il permet l'immobilisation des lésions de la colonne cervicale (plâtré ou en plastique, avec ou sans appui mentonnier).
**Minkowski-Chauffard (maladie de),** anémie hémolytique*, due à une fragilité excessive des globules rouges.
La maladie commence dans l'enfance par un ictère* modéré, une anémie*, une splénomégalie* (grosse rate), des anomalies osseuses responsables de retard staturopondéral. La lithiase* vésiculaire est une complication fréquente.
Le diagnostic repose sur la découverte de la microsphérocytose (petits globules rouges sphériques), de la diminution de la résistance* globulaire et l'hémolyse *in vitro*, qui est accélérée et corrigeable par le glucose. La maladie peut provoquer des crises aiguës sur un fond d'anémie chronique.
Le traitement utilise des transfusions et surtout la splénectomie*, intervention très efficace.
**miroir** n. m. **Optique.** ***Miroir d'éclairage,*** instrument utilisé par les oto-rhino-laryngologistes pour l'examen du nez, du larynx et de l'oreille. — Le plus courant est le miroir de Clar, qui réfléchit et concentre la lumière sur la zone à examiner.
***Miroir d'examen,*** miroir utilisé pour examiner un organe caché dans une cavité. — On se sert de miroirs laryngés et dentaires, de petit diamètre, montés sur une tige fine.
**Psychologie.** ***Stade du miroir.*** Ce stade constitue, chez l'enfant, une étape importante dans le développement de la personnalité et dans la formation de l'image du corps. Au début de sa vie, l'enfant a de l'espace qui l'entoure et de son propre corps une connaissance imparfaite, à la fois chaotique et morcelée. Progressivement, il va réaliser la synthèse de son image corporelle devant le miroir en prenant conscience peu à peu de son identité et de son intégrité propres par rapport au monde extérieur.
**mithridatisation** n. f. Tolérance partielle ou complète à des doses importantes de poison, grâce à l'ingestion répétée et prolongée de doses minimes du même poison.
Ce phénomène existe notamment pour les

stupéfiants (morphine et autres) et la nicotine, qui donnent une accoutumance*.

**mitochondrie** n. f. Élément du cytoplasme des cellules, jouant un rôle important dans les réactions de respiration cellulaire.

**mitose** n. f. Mode de division indirecte des cellules des organismes supérieurs, au cours de laquelle le noyau subit d'importantes modifications. (S'oppose à AMITOSE*.)

Son résultat est la formation de deux cellules filles identiques à la cellule mère qui leur a donné naissance. La mitose comprend plusieurs phases : lors de la *prophase*, la chromatine* nucléaire se condense en filaments qui se dédoublent dans le sens longitudinal formant les chromosomes* ; le *centre cellulaire* (centrosome) situé dans le cytoplasme se dédouble en deux centromères allant chacun à l'un des pôles de la cellule et reliés entre eux par de fins filaments qui forment le *fuseau achromatique*. La membrane du noyau disparaît. Lors de la *métaphase* (deuxième temps), les chromosomes, groupés en paires, se disposent dans la partie médiane du fuseau, donnant la plaque équatoriale. Lors de l'*anaphase*, les chromosomes homologues se séparent, migrant vers chaque centromère. La *télophase* (dernière étape) se caractérise par la formation à chaque pôle de deux noyaux normaux et par la formation de deux cellules filles par étranglement du cytoplasme.

**Mitoses anormales.** Ces divisions anormales sont surtout le fait des cellules cancéreuses. Elles peuvent consister en perte ou non-disjonction de chromosomes, en la formation de trois cellules filles.

**Mitose réductionnelle.** V. MÉIOSE.

**Modificateurs de la mitose.** Les extraits embryonnaires augmentent le nombre des mitoses. Les agents bloquant la mitose sont nombreux et utilisés dans le traitement des cancers : radiations ionisantes, drogues antimitotiques*.

**mitral, e, aux** adj. Qui a la forme d'une mitre.

L'*orifice mitral* fait communiquer l'oreillette et le ventricule gauches du cœur*. Il est muni d'une valvule formée de deux valves quadrilatères retenues par des cordages, eux-mêmes fixés à des piliers ancrés sur la paroi du ventricule gauche. Cette valvule s'oppose au reflux du sang vers l'oreillette gauche lors de la systole (contraction) ventriculaire.

**Rétrécissement mitral (R.M.),** diminution d'ouverture de la valvule mitrale, qui est devenue fibreuse, avec soudure des commissures séparant les deux valves. — La cause principale en est le rhumatisme articulaire aigu.

Le R.M. s'observe plus fréquemment chez la femme que chez l'homme. Il entraîne une stase sanguine en amont de l'orifice : oreillette gauche, capillaire pulmonaire, puis secondairement ventricule droit.

Il se révèle par une dyspnée* à l'effort, des épisodes d'œdème pulmonaire plus ou moins intense, accompagnés souvent d'hémoptysies*. Cliniquement, le diagnostic est affirmé par le roulement diastolique caractéristique à l'auscultation, que l'on perçoit souvent à la palpation sous forme d'un frémissement «pareil au chat qui ronronne» : le frémissement cataire.

Le traitement curatif est chirurgical : commissurotomie à cœur fermé, de plus en plus remplacée à l'heure actuelle par la pose de valves artificielles qui évitent la récidive.

**Insuffisance mitrale (I.M.),** reflux de sang du ventricule vers l'oreillette gauche lors de la systole*, par incontinence (fuite) de la valvule. — Les causes principales sont une anomalie congénitale ; parfois une rupture de cordage ou un dysfonctionnement de pilier après infarctus ; parfois une perforation ou la lésion d'une valve au cours de l'endocardite* d'Osler ; fréquemment, il s'agit d'une séquelle de rhumatisme articulaire aigu.

Les signes fonctionnels sont les mêmes que ceux du R.M., mais il s'y associe des signes d'insuffisance ventriculaire gauche. (V. CŒUR.) Le traitement associe diurétiques et tonicardiaques. La chirurgie propose le remplacement valvulaire.

**Insuffisance mitrale fonctionnelle,** reflux du sang du ventricule vers l'oreillette gauche, dû à un élargissement de l'anneau mitral par relâchement du myocarde du ventricule gauche, consécutif à une affection autre qu'une atteinte mitrale.

**Maladie mitrale.** Elle associe rétrécissement mitral et insuffisance mitrale.

**mitte** n. f. Conjonctivite due à l'hydrogène sulfuré (v. SOUFRE), associant un larmoiement, une photophobie et parfois des ulcérations cornéennes.

**mobilisation** n. f. 1. **En physiologie,** déplacement du corps par rapport au sol ou d'un segment du corps par rapport aux autres. — 2. **En thérapeutique,** mise en mouvement des articulations dont le jeu est limité en vue d'en augmenter l'amplitude, cette mobilisation pouvant être active ou passive. (V. KINÉSITHÉRAPIE.) — 3. **En chirurgie,** section des adhérences normales ou pathologiques pour déplacer un organe fixe ou restaurer une mobilité disparue. — 4. **En biochimie,** mise en circulation des réserves nutritives (graisses, glycogène*, etc.).

**mobilité** n. f. **Mobilité anormale,** déplacement anormal d'os ou de fragments osseux perçu en cas de fracture ou d'entorse. (La recherche de cette mobilité anormale doit être très prudente, car douloureuse et parfois dangereuse.)

**moelle** n. f. 1. Partie du système nerveux que protège la colonne vertébrale *(moelle épinière).*

2. Tissu mou occupant la cavité interne des os *(moelle osseuse).* — Le même adjectif, *médullaire,* se rapporte aux deux.

**Moelle épinière.** Située dans le canal rachidien, c'est une tige cylindrique qui s'étend du trou occipital (où elle fait suite au bulbe*) jusqu'au niveau de la deuxième vertèbre lombaire (où lui font suite les nerfs lombosacrés). Sa face antérieure est parcourue par un sillon médian profond, sa face postérieure par un sillon médian peu accusé. Sur une coupe horizontale, la moelle apparaît formée d'une partie centrale de substance grise (cellules nerveuses) et d'une partie périphérique de substance blanche (faisceaux nerveux conducteurs).

La substance grise a la forme d'un croissant : les cornes antérieures, larges, donnent issue aux racines motrices des nerfs rachidiens ; les cornes postérieures, étroites, reçoivent les racines sensitives des nerfs ; les cornes sont reliées entre elles par une bande transversale percée du canal de l'épendyme et par deux bandes latérales. La substance blanche est divisée par les sillons antérieur et postérieur en deux cordons antérieurs, deux cordons postérieurs ayant entre eux les cordons latéraux ; elle contient les faisceaux nerveux moteurs (pyramidal en avant et latéralement), sensitifs (en arrière et latéralement) et d'association assurant la transmission de l'influx nerveux entre l'encéphale et les nerfs périphériques.

***Syndromes médullaires.*** Ils associent des troubles sensitifs, moteurs et parfois sphinctériens dont le niveau est fonction de la lésion causale (lésion lombaire : troubles au niveau des membres inférieurs ; lésion cervicale : troubles des quatre membres).

Les *paralysies* d'origine médullaire peuvent être flasques ou spasmodiques.

Les *troubles sensitifs* peuvent être globaux ou électifs pour un mode de sensibilité. (V. SYRINGOMYÉLIE.)

Les *troubles sphinctériens* sont plus graves lorsque la lésion responsable est située au niveau des centres sphinctériens lombosacrés.

***Affections de la moelle épinière.*** Citons les *traumatismes rachidiens* (fractures ou luxations de vertèbres), qui peuvent provoquer les différents syndromes médullaires (v. ci-dessus). Les *compressions médullaires* résultent d'une lésion osseuse du canal rachidien ou d'une lésion développée entre celui-ci et la moelle. Elles doivent être levées par une intervention neurochirurgicale urgente. Elles se traduisent par des signes d'atteinte médullaire, par des signes de compression des nerfs rachidiens et par un blocage de la circulation du liquide céphalo*-rachidien. Elles peuvent avoir pour cause le mal de Pott*, les tumeurs intra- ou extra-médullaires, les épidurites, etc. Les *myélomalacies* (ramollissements) sont dues à un défaut de vascularisation médullaire. Les *myélites* sont des affections inflammatoires de la moelle. Les *tumeurs* de la moelle sont soit bénignes, soit malignes, la myélographie* en permet le diagnostic. Les autres affections de la moelle épinière sont la syringomyélie*, la sclérose* latérale amyotrophique, la sclérose* en plaques, le tabès* (syphilis nerveuse).

**Moelle osseuse.** La *moelle rouge* est cantonnée, chez l'adulte, aux os courts et plats et aux extrémités des os longs ; la *moelle jaune* contient surtout de la graisse. La moelle osseuse rouge est le principal organe de l'hématopoïèse*. Elle peut être explorée par le myélogramme* (ponction sternale).

***Affections de la moelle osseuse.*** L'infection aiguë généralement localisée est l'*ostéomyélite* (v. OSTÉITE). Les *lésions dégénératives de la moelle,* causes d'anémies* et d'agranulocytose* sont souvent consécutives à la prise de médicaments, à l'absorption de toxiques industriels, à des irradiations par des corps radioactifs. (V. MYÉLOSE.) Les *lésions tumorales* de la moelle sont les myélomes*, les leucémies* myéloïdes, etc.

**moi** n. m. En *psychologie,* le « moi » désigne en principe la personnalité psychique d'un sujet qui prend conscience de lui-même et qui s'affirme comme un être bien distinct des autres. Au sens *psychanalytique,* le moi est l'une des trois grandes « instances* » de la personnalité.

**moignon** n. m. Ce qui reste d'un membre ou d'un organe que l'on a amputé. (V. AMPUTATION.)

**molaire** n. f. Grosse dent* servant à broyer les aliments.

Les molaires de la première dentition (dents de lait) sont au nombre de 8 ; elles sont remplacées par les prémolaires (dents définitives) ; les molaires de la seconde dentition, définitives, situées en arrière des précédentes, sont au nombre de 12. (V. DENT.)

**môlaire** adj. Relatif à la môle*.

**Avortement môlaire.** L'avortement d'un œuf môlaire se caractérise par le fait qu'il s'effectue par fragments, qu'il est très hémorragique, qu'il s'accompagne d'expulsion de vésicules translucides caractéristiques de la môle. Il est souvent incomplet et nécessite la vérification de la cavité utérine avec une curette ou une canule d'aspiration.

**môle** n. f. Dégénérescence kystique des villosités du placenta, aboutissant à la formation d'une grappe volumineuse de vésicules translucides.

C'est une affection bénigne en elle-même, mais dont les suites doivent être surveillées pendant longtemps, en raison de la possibilité de transformation ultérieure en tumeur maligne gravissime, le *chorio-épithéliome.*

La *grossesse môlaire* est marquée par des métrorragies* répétées dès les premiers mois et une exagération des signes fonctionnels de grossesse (vomissements et nausées intenses, crampes, insomnies). L'examen clinique permet de reconnaître un utérus trop gros, pour l'âge supposé de la grossesse, et trop mou. Parfois, il met en évidence des kystes ovariens bilatéraux. Le diagnostic doit être confirmé par le dosage des hormones gonadotropes et par l'échographie.

L'*évolution spontanée* de la grossesse môlaire se fait vers l'avortement. Dans la très grande majorité des cas, les récidives après guérison sont exceptionnelles, et les grossesses ultérieures se déroulent normalement. Après évacuation de la môle, le taux des hormones gonadotropes diminue rapidement et devient nul au bout d'un mois. La persistance ou l'augmentation des ces hormones font suspecter un chorio-épithéliome.

**mole** n. f. Unité de quantité de substance, correspondant à un nombre déterminé de molécules dit nombre d'Avogadro ($6 \times 10^{23}$). En médecine, on emploie des sous-multiples, la millimole (mmol), ou millième de mole, et la micromole (μmol) ou millionième de mole.

**Molitg,** station thermale des Pyrénées-Orientales, dont les eaux sulfurées et bicarbonatées, riches en silicium, sont utilisées dans certaines affections de la peau (eczémas, psoriasis, etc.), du nez et du pharynx (rhinites, pharyngites, etc.).

**molluscum** n. m. Tumeur cutanée bénigne.

**Molluscum contagiosum,** tumeur hémisphérique, d'aspect perlé, contagieuse et d'origine virale, profondément enchâssée dans le derme. — Isolé ou multiple, le molluscum contagiosum siège souvent à la face, ce qui rend son traitement délicat. La cryothérapie* en permet l'ablation.

**Molluscum pendulum,** tumeur cutanée saillante de petite taille, présente par dizaines au niveau du cou et des aisselles. — Le traitement repose sur l'électrocoagulation.

**mollusque** n. m. Les principaux mollusques comestibles sont l'escargot, l'huître, la moule, le calmar, etc. Chez certains sujets, ils entraînent des accidents allergiques. Les huîtres et les moules peuvent transmettre l'hépatite virale et la typhoïde.

**momification** n. f. Transformation d'un cadavre en momie, le plus souvent par dessiccation et absence de putréfaction.

**Monge (maladie de),** polyglobulie observée chez les sujets vivant en haute altitude (où l'air est raréfié en oxygène) ; elle s'accompagne de cyanose, d'asthénie et disparaît lorsque le sujet retrouve une atmosphère au taux normal d'oxygène.

**mongolisme** n. m. Maladie congénitale caractérisée par des troubles intellectuels et une morphologie particulière avec faciès rappelant les Mongols, mais sans rapport avec cette race.

Le mongolisme est lié à la présence dans les cellules de 3 chromosomes 21 au lieu de 2, ce pourquoi cette maladie est également appelée « trisomie 21 ».

Le visage du mongolien est large et rond avec une bouche petite et une grosse langue ; les fentes palpébrales sont obliques avec une bride interne, ou épicanthus ; les yeux sont écartés, la nuque aplatie et le cou court. Le mongolisme s'accompagne souvent de malformations cardiaques ou digestives, qui abrègent l'existence des enfants qui en sont atteints. Néanmoins, le développement d'un enfant mongolien permet une survie qui peut atteindre l'âge adulte, mais il existe une arriération profonde, et l'âge mental dépasse rarement 7 ans.

La plupart des mongoliens naissent de femmes âgées, et le risque s'accroît considérablement au-delà de 40 ans. Dans ces cas, il s'agit d'un « accident de la méiose », et les chromosomes des parents sont normaux. (Les autres enfants sont normaux.)

Dans de rares cas, les mongoliens naissent de parents porteurs d'une anomalie appelée « translocation », mais qui ne présentent pas d'anomalies cliniques. Dans ces cas, la maladie peut être transmise 1 fois sur 3 grossesses.

**moniliase** n. f. Syn. de CANDIDOSE*.

**moniteur** n. m. Appareil électronique de surveillance automatique des malades. Le moniteur contrôle en permanence un ou plusieurs paramètres (pouls, tension artérielle, température, etc.) dont on a fixé les limites permises de variation. Une alarme sonore et visuelle sera déclenchée si ces limites sont franchies, soit immédiatement, soit après un délai variable à volonté.
Les moniteurs sont utilisés pour la surveillance continue de l'électrocardiogramme, de la respiration, de la pression artérielle, du débit sanguin périphérique, de la pression artérielle ou pulmonaire, de la température.
Chaque moniteur peut être relié à une console centrale permettant à une seule personne de surveiller de 8 à 10 malades. Indispensables en réanimation, les moniteurs permettent aussi de détecter des troubles intermittents et brefs ou d'étudier en continu des phénomènes naturels (sommeil par exemple).

**monitorage** ou **monitoring** n. m. Surveillance d'un ou de plusieurs malades à l'aide d'un moniteur.

**monoamine** n. f. Amines ne possédant qu'un «radical —$NH_2$», telles la sérotonine et les catécholamines.

**monoamine-oxydase** n. f. Enzyme capable d'oxyder les monoamines.
Présente dans la substance grise du cerveau, elle détruit à ce niveau les monoamines. Les inhibiteurs de la monoamine-oxydase (I. M. A. O.*) sont des médicaments antidépresseurs.

**monoarthrite** n. f. Arthrite* touchant une seule articulation.

**monocyte** n. m. Variété de leucocyte* mononucléaire de grande taille, représentant de 4 à 10 p. 100 des leucocytes sanguins. (Ce taux augmente dans les syndromes mononucléosiques et les maladies éruptives.)

**mononucléaire** adj. et n. m. Se dit d'une cellule ne possédant qu'un seul noyau.
Les mononucléaires du sang sont les lymphocytes* et les monocytes*.

**mononucléose** n. f. Réaction ganglionnaire et sanguine comportant surtout une leucocytose* avec augmentation du nombre des mononucléaires.
**Mononucléose infectieuse,** maladie infectieuse d'origine virale caractérisée par l'existence d'une angine rouge aiguë, pseudomembraneuse, d'adénopathies* cervicales et plus rarement par un ictère* et une splénomégalie. — La fièvre est élevée, et la fatigue est intense. Les arguments du diagnostic sont biologiques : d'abord, il existe une hyperlymphocytose (de 12 000 à 25 000) avec hyperbasophilie et grands monocytes bleutés ; d'autre part, le «M. N. I.-test», spécifique de la maladie, ainsi que la réaction sérologique de Paul-Bunnell-Davidson sont positifs.
La mononucléose infectieuse atteint surtout les adultes jeunes ; la contamination se fait par la salive des individus, d'où son nom de «maladie du baiser». Le traitement ne comporte que le repos au lit et les antibiotiques, qui évitent les surinfections bactériennes. Parfois, on administre des corticoïdes* afin d'écourter l'asthénie (fatigue) de la convalescence, qui dure souvent plusieurs mois.

**monoplégie** n. f. Paralysie d'un des quatre membres.

**monstre** n. m. Être qui a subi une perturbation dans son développement, avant ou pendant la *morphogenèse.*
C'est l'aspect le plus grave des malformations. Un petit nombre seulement sont capables de vivre. L'étude des monstres constitue la *tératologie.*
**Principaux types de monstres.** ***Les monstres simples ou unitaires.*** On en distingue 3 groupes, selon le siège de la malformation :
— *monstruosités du tronc :* malformation des parois du corps ou des viscères ;
— *monstruosités des membres :* absence ou atrophie des deux premiers segments des membres (hémimèles, phocomèles, ectromèles), anomalies portant sur l'ensemble des membres (symélie) ;
— *monstruosités de la tête :* affectant soit le système nerveux (hydrocéphalie), soit le système nerveux et le crâne (anencéphales, encéphalocèle, méningocèle).
***Les monstres composés, qui sont le plus souvent doubles.*** Lorsque les deux êtres qui les composent sont égaux, ils constituent des *tératopages* (frères siamois), réunis front contre front, occiput contre occiput, sacrum contre sacrum, etc. Lorsque les deux êtres sont inégaux, le plus petit, plus incomplet et imparfait que l'autre, est appelé *parasite,* tandis que l'autre est appelé *hôte.*
**Causes des monstruosités.** Ces causes exercent obligatoirement leur action avant la fin de la morphogenèse, c'est-à-dire au début du 3e mois de la grossesse.
*Causes préexistantes à la fécondation.* Ce sont les facteurs génétiques ou héréditaires (gènes anormaux, anomalies de nombre ou de structure des chromosomes), ou encore des anomalies de l'ovule ou du spermatozoïde (vieillissement).
*Causes extérieures au produit de conception initialement indemne* (agressions par des agents nocifs ou des carences durant

la période de formation des organes). V. EMBRYOPATHIE.
L'étude des monstres, qui, il y a quelques années, se limitait à en établir la liste et la description, est devenue une science essentielle en raison des possibilités de prévention qu'elle permettra.
**montagne** n. f. L'alpinisme impose un effort physique intense dans des conditions atmosphériques qui dépendent de l'altitude*. La *baisse de la teneur en oxygène* dans l'atmosphère détermine une hypoxie contre laquelle le sujet lutte par une respiration plus ample et rapide, une tachycardie*, une polyglobulie*. L'hypoxie n'entraîne pas de troubles si l'ascension se fait par paliers.
Le *froid* peut être responsable de gelures en l'absence de protection.
La *diminution de la saturation en vapeur d'eau* peut entraîner une irritation des voies respiratoires supérieures et doit conduire à augmenter la ration d'eau.
L'*intensité de la lumière* peut provoquer, en l'absence de protection, des brûlures cutanées et des ulcérations de la cornée.
**Mal des montagnes.** V. ALTITUDE.
**Mont-Dore (Le),** station thermale et climatique du Puy-de-Dôme, à 48 km de Clermont-Ferrand et à 7 km de La Bourboule, ouverte du 15 mai au 25 septembre.
Les eaux chlorobicarbonatées sodiques, carbogazeuses, riches en silicium sont radioactives. On les emploie, en salles de humage (brouillards de vapeur d'eau thermale, aérosols), en bains, douches et applications locales (gargarismes, douche nasale gazeuse, etc.), dans le traitement de l'asthme et dans les bronchites chroniques, l'emphysème, les irritations des voies respiratoires.
**moral, e, aux** adj. Qui concerne les mœurs et la morale.
**Sens moral,** capacité de discrimination du bien et du mal. — Il existe, en psychiatrie, des troubles de la conscience morale, chez certains pervers* asociaux notamment.
**moral** n. m. Ensemble des fonctions psychiques par opposition au physique. Dans un sens plus restrictif, peut désigner l'humeur* d'un sujet *(avoir bon moral, mauvais moral).*
**morbidité** n. f. Nombre d'individus touchés par une maladie dans une population déterminée et pendant un temps donné.
**morbilleux, euse** adj. Se rapportant à la rougeole*.
**morbilliforme** adj. Se dit d'une éruption qui ressemble à celle de la rougeole* et qui laisse des intervalles de peau saine entre des plaques rouges.
**morphée** n. f. Sclérodermie* circonscrite en plaques, en bandes, ou en petites plages blanc nacré entourées d'un halo lilas.
**morphine** n. f. Alcaloïde extrait de l'opium, qui en contient de 8 à 12 p. 100. Le chlorhydrate de morphine est utilisé en injections comme analgésique ; son usage répété conduit à l'accoutumance (stupéfiant* inscrit au tableau B) et peut provoquer des accidents, notamment un arrêt respiratoire.
**morphinomanie** n. f. Toxicomanie* à la morphine.
Après une phase d'adaptation désagréable, elle entraîne un état d'euphorie transitoire en raison de l'accoutumance. À long terme, elle provoque une altération de l'état général.
**morphogenèse** n. f. Développement de la forme corporelle de l'embryon, qui va se délimiter, se modeler et prendre une forme humaine.
Elle se termine au début du 3^e^ mois de la grossesse ; l'embryon est alors devenu un fœtus*. La morphogenèse précède la formation des organes (organogenèse), qui elle-même précède la différenciation tissulaire.
**morphologie** n. f. Étude des formes.
**morpion** n. m. Pou de pubis adhérent fortement à la racine d'un poil.
On s'en débarrasse avec une préparation à base de D. D. T. (V. POU, *Pou de pubis.*)
**Morquio (maladie de),** affection rare, héréditaire, à transmission récessive* autosomique*.
Elle se traduit par un nanisme dysharmonieux dû à l'aplatissement des vertèbres (avec risques de compression médullaire) et par des anomalies épiphysaires entraînant des déformations des membres.
**morsure** n. f. Certains animaux peuvent transmettre diverses maladies infectieuses par morsure. Citons la rage* (transmise par le chien, le chat, le renard), la brucellose* (ruminants), la spirochétose* (communiquée par le rat).
**mort** n. f. Cessation de la vie.
La mort est caractérisée par l'arrêt de la respiration et l'arrêt du cœur. L'auscultation ne perçoit aucun bruit, le pouls est absent, la tension artérielle est nulle. Divers procédés permettent de confirmer ces signes : un miroir placé devant les narines ne se couvre d'aucune buée (respiration arrêtée), l'ouverture d'une petite artère du bras (artériotomie) ne provoque pas d'écoulement de sang. Des syncopes cardiaques et respiratoires peuvent réaliser un état de *mort apparente*, que les moyens modernes de réanimation peuvent parfois faire rétrocéder. Toutefois un arrêt circulatoire de plus de 3 minutes

entraîne des lésions définitives du cerveau : c'est la *mort cellulaire* attestée par la disparition des tensions électriques mesurées à l'électroencéphalographie (électroencéphalogramme « plat »). Dans les heures qui suivent, et plus ou moins rapidement selon la température ambiante et l'état du cadavre, surviennent la rigidité cadavérique, les lividités* cadavériques et l'abaissement de la température du corps.
La mort subite — qui se produit brusquement chez un sujet en bonne santé apparente — peut relever de causes diverses : hémorragies internes, embolies, fibrillation cardiaque, intoxication, etc. L'absence d'une cause évidente pose un problème médico-légal (recherche d'un suicide ou d'un meurtre éventuels) et conduit à une autopsie.
**Législation.** La loi a facilité la preuve de la mort par la rédaction de l'acte de décès*, mais n'a pas défini les procédés scientifiques de constatation de la mort. Or les progrès de la science et notamment les nouvelles techniques de réanimation, les prélèvements sur cadavre en vue de greffes* ont fait naître ce problème de définition ou plutôt de diagnostic certain. En l'absence de textes définissant la mort clinique, on admet que les textes qui autorisent l'autopsie* immédiate après le décès et la greffe de cornée, à condition que la réalité du décès ait été constatée par deux médecins employant des procédés reconnus valables par le ministère de la Santé publique et de la Population (examen direct, artériotomie, épreuve à la fluorescéine d'Icard, signe de l'éther), peuvent être appliqués pour procéder aux prélèvements en vue des autres greffes. En cas de réanimation prolongée, le constat de décès nécessitera la consultation de deux médecins, dont l'un sera un chef de service hospitalier, secondé, chaque fois qu'il est possible, par un spécialiste d'encéphalographie, et s'appuiera sur le caractère destructeur et irrémédiable des altérations du système nerveux central. Le chirurgien qui utilisera l'organe prélevé ne peut être un des deux médecins ayant constaté le décès.
**Mort du fœtus « in utero ».** La mort du fœtus dans l'utérus et avant l'accouchement pose un certain nombre de problèmes d'ordre diagnostique et thérapeutique.
DIAGNOSTIC. Il est souvent difficile à faire. La mère ne perçoit plus les mouvements habituels et constate souvent une montée laiteuse prématurée. Le médecin ne perçoit plus les bruits du cœur, note que la hauteur utérine a cessé d'augmenter. Il faut souvent s'aider d'examens complémentaires tels que : radiographie du contenu utérin, dosages hormonaux, enregistrement de l'électrocardiogramme fœtal, ou examen échographique.
CAUSES. Il peut s'agir de causes *maternelles* (néphropathies, toxémie, hypertension, diabète, maladies infectieuses banales ou spécifiques [listériose, toxoplasmose], intoxications, etc.).
Il peut s'agir de causes *fœtales* (malformations incompatibles avec la vie ; déséquilibre circulatoire chez des jumeaux). Il peut s'agir de causes *ovulaires*, ce sont les anomalies d'insertion du placenta et les anomalies du cordon ombilical (brièveté, circulaires [cordon enroulé autour du cou ou d'un membre] et nœuds).
Enfin certaines causes sont mixtes, tels les incompatibilités sanguines, les grossesses réellement prolongées, les traumatismes violents sur l'abdomen, les émotions exceptionnelles.
CONDUITE À TENIR. Après la mort du fœtus, l'accouchement peut ne survenir que plusieurs jours, voire plusieurs semaines, après. Il y a souvent moins d'inconvénients à attendre le déclenchement spontané de cet accouchement qu'à le provoquer. L'infection, souvent redoutée à tort par la patiente dans ces cas, n'est pas à craindre puisque la poche des eaux n'est pas ouverte.
**Mort apparente du nouveau-né,** état d'un enfant qui vient de naître, lorsqu'il est privé de motilité, de mouvements respiratoires et que son cœur ne bat pas, ou ne bat que très lentement.
La *cause essentielle* en est l'asphyxie intense et prolongée dont a souffert l'enfant *in utero* ou lors de l'expulsion. Il s'agit d'une extrême urgence, et l'on ne dispose que de quelques secondes pour empêcher l'enfant de mourir et surtout sauver son cerveau.
Il *faut d'extrême urgence* assurer simultanément l'assistance circulatoire (massage cardiaque), l'assistance respiratoire (mettre en place un laryngoscope, désobstruer le naso-pharynx, intuber et ventiler artificiellement) et lutter contre l'acidose (injection de bicarbonate).

**mortaise** n. f. **Mortaise tibio-tarsienne,** ensemble articulaire formé par l'extrémité inférieure du tibia et du péroné (pilon tibial et malléoles), enserrant le « tenon » de l'astragale et permettant les mouvements de flexion et d'extension du pied.

**mortalité** n. f. Rapport qui existe entre le nombre de décès et le chiffre d'une population donnée pendant un temps déterminé.

**mort-aux-rats** n. f. Les rodonticides (mort-aux-rats) sont nombreux. Leur absorption par l'homme est de danger variable. Les *anticoagulants** n'entraînent pas de gros troubles (la vitamine K est l'antidote). Le *phosphore**, la *strychnine**, etc., sont très toxiques, et leur absorption nécessite de faire appel à un centre antipoison.

**mortification** n. f. 1. Gangrène*, nécrose*.
2. Privation que l'on s'impose dans un but spirituel ou moral.

**mortinatalité** n. f. On appelle actuellement *mort néonatale* la mort d'un enfant au cours des 27 premiers jours de vie, *mortalité néonatale* le taux de morts néonatales pour 1000 naissances d'enfants vivants. On appelle *mort fœtale* la mort *in utero* survenue après la 20e semaine de gestation, *mortalité périnatale* le taux global des morts fœtales et néonatales pour 1000 naissances d'enfants vivants.

**morue** n. f. L'huile de foie de morue est administrée *per os* comme antirachitique et pour sa richesse en vitamines A et D.

**morula** n. f. Nom donné à l'œuf humain fécondé, lorsque les premières divisions de segmentation lui ont donné la forme d'une mûre.

**Morvan (chorée de).** V. CHORÉE.

**Morvan (maladie de),** panaris analgésique (indolore) des doigts relevant de causes multiples, dont la lèpre et la syringomyélie.

**morve** n. f. Maladie infectieuse contagieuse touchant les équidés (cheval) et transmissible à l'homme.
Le bacille morveux *(Malleomyces mallei)* pénètre dans l'organisme par voie cutanée (plaie) ou muqueuse. La morve peut avoir une évolution aiguë ou chronique ; ses localisations sont cutanées (abcès cutanés et sous-cutanés disséminés) et/ou muqueuses (écoulement nasal) et s'accompagnent de fièvre. Le diagnostic repose sur la cutiréaction à la malléine (substance extraite du bacille morveux) et sur la mise en évidence du bacille dans le pus.
Les traitements antibiotiques sont efficaces ; l'éradication de la morve animale a rendu cette maladie rare en Europe.

**mosaïque** n. f. Existence, chez un individu, de populations de cellules qui n'ont pas le même équipement chromosomique. (Ainsi le syndrome de Turner a habituellement un caryotype XO, mais une mosaïque XO-XX peut s'observer.)

**Moschkowitch (maladie de),** affection rare, de cause inconnue, touchant l'enfant et caractérisée par un purpura* thrombopénique avec anémie hémolytique*, des signes neurologiques et une atteinte rénale grave.

**moteur, trice** adj. Qui produit le mouvement : *nerf moteur.*
**Syndrome moteur,** terme général désignant toute paralysie due à une lésion du système nerveux.
**Plaque motrice,** endroit où le nerf rejoint le muscle et où s'effectue la transmission de l'influx nerveux au muscle par l'intermédiaire de l'acétylcholine*, de manière que le muscle puisse se contracter.

**Mott (cellule de),** cellule volumineuse qui s'observe dans les organes de sujets atteints de trypanosomiase* et de maladies du système réticulo*-endothélial.

**mouchage** n. m. Moyen qui permet l'évacuation des sécrétions des fosses nasales.
La meilleure façon de se moucher est d'obstruer successivement chaque narine et de souffler sans violence par la narine restée libre. Le nourrisson ne sait pas se moucher, et il est nécessaire d'apprendre au jeune enfant à se moucher correctement.

**mouche** n. f. Insecte diptère du genre *musca*, pouvant transmettre des maladies.
**Rôle pathogène des mouches.** La mouche domestique se pose sur les aliments et y dépose ce qu'elle transporte sur ses pattes (microbes), d'où son rôle dans la transmission du trachome, du choléra, de nombreuses maladies infectieuses. Les *œstres* sont les agents des mycoses ; les *glossines*, ou mouches tsé-tsé, se trouvent en Afrique et transmettent la maladie du sommeil. (V. TRYPANOSOMIASE.)
**Lutte contre les mouches.** Les insecticides à base de D.D.T. en plaquettes ou en aérosols permettent de détruire les mouches.

***mouche de Milan,*** emplâtre révulsif à base de cantharide. (V. VÉSICATOIRE.)

***mouche volante.*** V. MYODÉSOPSIE.

**mouillant, e** adj. Se dit de produits (détersifs, par exemple) qui abaissent la tension superficielle d'un liquide afin qu'il imprègne ou s'étale plus facilement.

**moule** n. f. Les moules peuvent entraîner divers types d'accidents : des accidents allergiques parfois (urticaire, choc, etc.), des chocs ptomaïniques (diarrhée suraiguë après ingestion de moules mortes), des maladies infectieuses qu'elles transmettent (typhoïde*, botulisme*, etc.), une intoxication due à la mytilotoxine*, avec paralysie respiratoire nécessitant de pratiquer la respiration artificielle avec un respirateur*.

**moustique** n. m. Insecte diptère *(culicidés)* transmettant à l'homme de nombreuses maladies (paludisme, filarioses lymphatiques, fièvre jaune, etc.). Les moustiques vivent au voisinage des points d'eau calme. La femelle dépose ses œufs à la surface de l'eau, où ils se transforment en larves (qui vivent dans l'eau), puis en adultes.

**La lutte contre les moustiques.** Elle comprend : la *destruction des adultes* par la pulvérisation de D. D. T. ou d'H. C. H. ; la *destruction des larves* par la suppression des marécages, par l'utilisation de poisons (pétrole, D. D. T.) et de poissons larviphages.

**moutarde** n. f. **Moutarde noire,** plante dont on utilise les graines pour la préparation de la moutarde de table et d'une poudre, la *farine de moutarde*, employée comme révulsif.

**Moutarde à l'azote.** V. ANTICANCÉREUX.

**mouvement** n. m. V. DÉPLACEMENT et MOTRICITÉ.

**Mouvements associés,** contraction synergique de certains muscles pour l'accomplissement d'une fonction.

**moxa** n. m. Cautère en bois ou petite mèche en cône, imprégnée ou non de médicament, qu'on fait brûler et qu'on applique sur la peau comme révulsif. (V. ACUPUNCTURE.)

**M. S. T.** Sigle de Maladie Sexuellement Transmissible (syphilis, blennorragie, chancrelle, etc.).

**mucilage** n. m. Substance qui se dissout ou gonfle dans l'eau, en donnant un liquide visqueux.

De nombreux granulés, introduits dans le tube digestif se comportent comme des mucilages ; augmentant le volume des selles, ils agissent ainsi comme laxatifs. Ils sont recommandés en cas de constipation*.

**mucine** n. f. Substance hyaline, semi-liquide élaborée par les cellules muqueuses.

**mucocèle** n. f. Pseudo-tumeur bénigne due à une accumulation de mucus dans une cavité dont l'orifice est obstrué *(mucocèles sinusiennes, lacrymales, appendiculaires).*

**mucolytique** adj. Se dit des enzymes dépolymérisant le mucus et plus généralement les mucopolysaccharides*.

**mucopolysaccharide** n. m. Composé dont l'hydrolyse libère des osamines (sucres aminés).

Les mucopolysaccharides entrent dans la composition du tissu collagène, des cartilages, des mucus et sécrétions digestives.

**mucoprotéine** n. f. Protéide formé par une protéine et un mucopolysaccharide.

**muco-pus** n. m. Mucus jaunâtre contenant des polynucléaires et des macrophages, sécrété au cours des infections rhinopharyngées et bronchiques.

**mucosité** n. f. Produit d'excrétion d'une muqueuse comportant, outre du mucus, des débris cellulaires et des microbes.

**mucoviscidose** n. f. Maladie héréditaire récessive, caractérisée par une altération des sécrétions muqueuses.

Cette maladie, de pronostic redoutable, est due à la composition du mucus : très visqueux, épais, chargé en sel. Elle touche toutes les glandes muqueuses : respiratoires, digestives, pancréatiques et hépatiques.

Le plus souvent, le diagnostic est posé à la naissance devant un « iléus méconial » (occlusion intestinale par le méconium*), un simple retard à l'élimination du méconium ou une atteinte pulmonaire aiguë. Ultérieurement, une fibrose kystique du pancréas, un ictère, une hypotrophie et surtout des manifestations pulmonaires permettent de faire le diagnostic. Celui-ci est confirmé par la mesure de la teneur en chlore de la sueur, par une absence d'enzymes pancréatiques et par la présence de graisses dans les selles.

Le dépistage précoce se fait en mesurant la concentration en albumine du méconium chez le nouveau-né dont un frère ou une sœur est atteint.

Le traitement vise à fournir les enzymes digestives absentes, à fluidifier les sécrétions bronchiques et à éviter leur surinfection. Malgré cela, l'évolution est le plus souvent fatale.

**mucus** n. m. Substance filante et visqueuse faite de mucines* hydratées.

Cette substance est sécrétée par les cellules à mucus ou mucipares (cellules calciformes des bronches, cellules glandulaires salivaires, cellules mucipares de l'épithélium gastrique). Le mucus joue un rôle de protection chimique et mécanique des muqueuses.

**muet, ette** adj. Qui est privé de l'usage de la parole. (V. MUTISME et MUTITÉ.)

**muguet** n. m. Maladie habituellement localisée aux muqueuses, due à une levure *(Candida albicans).*

Elle s'observe surtout chez le nourrisson, où elle se traduit par la présence d'un enduit très blanc sur la langue et sur la muqueuse buccale. Chez l'enfant et l'adulte, le muguet peut se localiser au niveau de la bouche ou du vagin et succède souvent à un traitement antibiotique prolongé. Le traitement du muguet repose sur les antifongiques* (localement et *per os*).

**Muller (canal de).** V. CANAL.

**multiceps** n. m. Ver plat, très voisin des ténias.

Il vit, à l'état adulte, dans le tube digestif des carnivores et se développe, à l'état larvaire (cénure), chez les herbivores. L'homme peut être parasité par les larves, qui engendrent des manifestations appelées *cénuroses*. La cénurose sous-cutanée ou musculaire, bénigne, s'oppose à la cénurose cérébrale, d'évolution grave.

**multinévrite** n. f. Atteinte simultanée et non symétrique de plusieurs nerfs périphériques éloignés les uns des autres. Elle se traduit par des douleurs, une paralysie et une atrophie des muscles ; le diabète en est une cause fréquente.

**multipare** adj. f. Se dit d'une femme qui a déjà eu plusieurs enfants.

**muqueuse** n. f. Membrane épithéliale recouvrant les différents conduits naturels ouverts à l'extérieur.

**Muqueuses non sécrétantes.** Les muqueuses *buccale, œsophagienne, anale, vaginale, du col de l'utérus et des voies urinaires* forment une paroi épaisse : les cellules y sont aplaties, comme des pavés, en plusieurs couches (épithélium pavimenteux pluristratifié).

**Muqueuses sécrétantes.** Ce sont des revêtements plus fragiles. Les muqueuses des *voies respiratoires* sont faites d'un épithélium simple cilié (rôle dans le rejet des poussières) et de cellules à mucus ; les muqueuses de l'*estomac* et de l'*intestin* assurent un double rôle de protection des cavités digestives et de sécrétion des ferments destinés à la digestion ; au niveau du duodénum et de l'intestin grêle, des replis, ou villosités, permettent l'absorption intestinale ; la muqueuse *utérine*, ou *endomètre*, se modifie au cours du cycle génital (les règles correspondent à sa desquamation).

**mûrier** n. m. Arbre originaire de la Chine, dont les fruits (mûres) servent à préparer un suc astringent utilisé en gargarismes.

**murmure** n. m. **Murmure vésiculaire,** bruit du déplissement des alvéoles pulmonaires lors de l'inspiration, qu'on entend à l'auscultation.

**Murphy (signe de),** douleur à la palpation de la région sous-hépatique, déclenchée lorsque le malade inspire profondément, signe de cholécystite*.

**muscade** n. f. La noix de muscade (graine du muscadier) contient une huile volatile douée de propriétés excitantes. La muscade entre dans la composition des alcoolats de Fioravanti, de Garus et de mélisse composée.

**muscle** n. m. Organe doué de la propriété de se contracter.

On distingue les *muscles striés*, volontaires, destinés à la vie de relation, généralement insérés sur des os par des tendons, et les *muscles lisses*, involontaires, destinés à la vie végétative, en règle générale annexés aux viscères.

Les muscles sont faits de cellules spécialisées qui transforment l'énergie chimique en énergie mécanique. Le fonctionnement de la cellule musculaire, très complexe, implique des modifications de la structure des molécules d'actine et de myosine qui composent les myofibrilles. L'énergie nécessaire provient de la dégradation du glucose et de réactions d'oxydation, en présence d'enzymes. Le muscle normalement commandé par un nerf est d'autre part excitable par l'application d'un courant électrique.

La jonction nerf-muscle se fait au niveau de la plaque motrice : l'arrivée d'un message nerveux y libère un médiateur chimique, l'acétylcholine, qui excite l'unité motrice voisine, d'où naissance d'une onde de dépolarisation, qui entraîne le phénomène mécanique de la contraction musculaire ; l'acétylcholine est détruite sur place par une enzyme, la cholinestérase ; la transmission neuromusculaire peut être bloquée soit en empêchant l'action de l'acétylcholine libérée (curare), soit en empêchant sa destruction par la cholinestérase (néostigmine, curarisants de synthèse).

Les *affections traumatiques* des muscles sont fréquentes : élongations brutales (claquage), hématomes, hémorragies plus ou moins importantes. Les écrasements massifs des masses musculaires entraînent la libération de déchets en quantité importante avec phénomènes de choc (syndrome de Bywaters*). Les plaies, souvent associées à des écrasements, exposent toujours à des infections (en particulier le tétanos*, d'où importance de la sérothérapie et de la vaccination). Les tumeurs bénignes des muscles sont des *myomes* (léiomyomes des muscles lisses, rabdomyomes des muscles striés). Les tumeurs malignes (*sarcomes**) sont exceptionnelles.

Parmi les *affections dégénératives* des muscles entraînant leur faiblesse, les plus fréquentes sont les amyotrophies* ; plus rares, réalisant des entités cliniques bien particulières, sont la myasthénie* et les myopathies*.

**musculaire** adj. Qui se rapporte au muscle, qui lui est propre.

**Bilan musculaire.** Cet examen, ou « testing musculaire », explore la force de chaque muscle et la cote de 0 à 5. Le testing est utilisé dans l'analyse d'une paralysie, la poliomyélite en particulier, afin d'évaluer les possibilités de la rééducation et ses progrès.

**musculo-cutané, e** adj. Qualifie certains nerfs mixtes qui se distribuent aux muscles et à la peau : *nerf musculo-cutané du membre supérieur.*

**museau** n. m. **Museau de tanche,** nom donné, en raison de la ressemblance, à la partie du col de l'utérus accessible à la vue, à travers un spéculum.

**mutation** n. f. Transformation définitive d'un gène* en rapport avec une altération de la molécule d'A. D. N. constitutive du chromosome ; elle peut modifier le caryotype*, sans se traduire dans le phénotype*.

Dans certains cas, elle produit des anomalies franches (albinisme*, phénylcétonurie*, etc.). [V. CHROMOSOME et HÉRÉDITÉ.] Les causes des mutations sont souvent inconnues ; certains facteurs peuvent les induire (rayons X, $\gamma$, certaines substances chimiques, certains virus).

**mutilation** n. f. Destruction ou ablation d'une partie du corps, accidentelle ou volontaire.

Les conséquences psychiques d'une mutilation accidentelle peuvent être graves, chez l'enfant comme chez l'adulte. Parmi les mutilations volontaires, il faut distinguer l'*hétéromutilation* (mutilation d'autrui), qui est le fait de sadiques, de pervers, ou rituelle chez certains primitifs, et l'*automutilation,* qui peut être utilitaire et organisée (pour obtenir une pension, une réforme...) ou le fait de psychotiques (mélancoliques, schizophrènes).

**mutisme** n. m. Absence d'utilisation de la parole sans lésion organique décelable. Il peut être volontaire ou traduire des troubles psychiques.

**mutité** n. f. Impossibilité de parler, due à une lésion organique (consécutive à la surdité ou à une lésion du larynx).

**mutualité** n. f. **Mutualité agricole,** ensemble institutionnel qui a pour but de protéger les agriculteurs à l'égard de leurs risques professionnels et sociaux et de leurs charges familiales.

Les caisses de mutualité agricole se divisent en deux groupes : les *assurances mutuelles agricoles* (dites « mutualité 1900 »), qui pratiquent l'assurance contre les accidents, l'incendie, la grêle et la mortalité du bétail, et la *mutualité sociale agricole,* qui gère la protection sociale obligatoire (assurances sociales, assurance vieillesse, prestations familiales des salariés de l'agriculture et assurance maladie des exploitants [AMEXA]).

**myalgie** n. f. Douleur musculaire.

**myasthénie** n. f. Maladie due à un trouble de la transmission de l'influx nerveux du nerf au muscle au niveau de la plaque motrice.

La myasthénie débute le plus souvent vers 20 ans, parfois beaucoup plus tard. C'est donc unc maladie acquise. Elle est remarquable par la qualité du trouble moteur qu'elle provoque : le déficit des muscles n'existe pas au repos, il apparaît uniquement à l'effort soutenu et prolongé du muscle et augmente progressivement. En premier lieu survient l'atteinte de la musculature oculaire (chute des paupières), puis apparaissent les troubles des muscles de la face, des membres et éventuellement des muscles respiratoires (diaphragme).

Un bon argument diagnostique réside dans le test à la néostigmine, qui, injectée, supprime momentanément les signes myasthéniques en rétablissant la jonction neuromusculaire. L'évolution de la maladie est imprévisible, se faisant par poussées, qui, responsables d'accidents respiratoires, nécessitent souvent l'hospitalisation en service de réanimation. Mais, bien souvent, la myasthénie adopte un mode évolutif chronique. Le traitement utilise des anticholinestérasiques, qui opèrent sur le « bloc » neuromusculaire, et préconise souvent une thymectomie (ablation du thymus*).

**myatonie** n. f. Absence de tonus musculaire.

La myatonie est en rapport avec des maladies neurologiques (maladie de Werding-Hoffmann, myopathie), de pronostic sombre.

**myatrophie** n. f. Syn. d'AMYOTROPHIE*.

**mycétome** n. m. Tumeur mycosique dont de nombreux champignons peuvent être responsables *(actinomycètes, ascomycètes, adelomycètes).*

La transmission se fait par introduction du parasite dans les téguments. Le *pied de Madura* est le plus fréquent des mycétomes.

**mycologie** n. f. Science des champignons et des maladies qu'ils provoquent : les *mycoses**, les *intoxications* secondaires à l'ingestion de *champignons vénéneux,* les *mycotoxicoses* dues à l'ingestion d'aliments contaminés par des champignons microscopiques.

**mycose** n. f. Affection de la peau ou des viscères due à des champignons microscopiques.

**Les mycoses viscérales.** Elles sont rares en France. Ce sont la sporotrichose*, l'histoplasmose*, la chromoblastomycose* et l'aspergillose.*

**Les mycoses cutanées.** Elles sont fréquentes. Elles reconnaissent deux sortes de champignons : les dermatophytes et les levures.

*Les dermatophytes.* Le diagnostic étiologique n'est pratiqué que dans les cas douteux, car les prélèvements ne sont pas toujours nécessaires : la localisation du parasite renseigne sur celui-ci.
L'*herpès circiné* siège sur la peau glabre (visage ou tronc), sous forme de cercles rosés, prurigineux, s'étendant en périphérie. Le parasite, souvent transmis par un animal, est le *trichophyton.*
Dans les plis (aine, aisselle), les lésions se caractérisent par des plaques érythématosquameuses limitées par un liséré plus sombre. C'est l'*eczéma marginé de Hébra,* qu'il faut différencier de l'*érythrasma,* d'origine bactérienne, et des intertrigos à levures.
L'atteinte des pieds est fréquente, favorisée par la mauvaise hygiène et la sudation. Le suintement et la surinfection provoquent la macération et la fissuration de la peau. Un eczéma* ou une dysidrose* peuvent se greffer sur la mycose. La guérison nécessite une hygiène soigneuse, un traitement de tous les orteils, qui seront isolés par des morceaux de gaze.
Les ongles et cheveux peuvent également être atteints, réalisant des onychomycoses*, des kérions* et des teignes.
Les *onychomycoses** entraînent un épaississement et un jaunissement de la lame de l'ongle, se propageant de proche en proche. Ils s'accompagnent parfois d'un périonyxis*.
Les *kérions** sont plus rares. Très contagieux, ils sont la rançon d'une absence d'hygiène.
Les teignes *microsporiques* réalisent de grandes plaques d'alopécie* (chutes de cheveux). Les teignes *trichophytiques* se caractérisent par de petites plaques où les cheveux sains et malades sont mélangés. Le favus* se caractérise par un godet jaunâtre purulent, laissant une alopécie définitive.
*Les levures.* Elles provoquent les candidoses* généralisées ou localisées et surtout le *pityriasis* versicolor.*
**Diagnostic des mycoses.** Le prélèvement et l'analyse mycologique ne sont pas toujours nécessaires. La culture se fait sur milieu de Sabouraud. La notion de contage et l'aspect des lésions permettent le diagnostic.
**Traitement.** Il associe des soins locaux (solutions iodées) aux antifungiques* : la griséofulvine pour les dermatophytes, la nystatine pour les levures, l'amphotéricine B pour les mycoses viscérales. La difficulté réside dans les surinfections secondaires et l'eczématisation possible des lésions cutanées.

**mycosis** n. m. Affection cutanée et générale grave.
Le *mycosis fongoïde,* dont la cause est inconnue, débute par des placards érythémateux (rouges) bien limités, très prurigineux*, ou, parfois, par un pseudoeczéma. L'évolution se fait vers une infiltration tumorale et une atteinte de l'état général. Le traitement associe, au début, des corticoïdes à une vitaminothérapie. La radiothérapie et les antimitotiques sont employés ultérieurement.

**mycothérapie** n. f. 1. Traitement par des extraits de champignons. (Syn. : ANTIBIOTHÉRAPIE.) — 2. Emploi de levures* vivantes pour reconstituer la flore intestinale.

**mydriase** n. f. Dilatation anormale de la pupille par paralysie des fibres parasympathiques commandant l'iris* ou due à l'action d'un mydriatique (atropine*).
La mydriase observée lors d'un traumatisme est le signe d'une atteinte cérébrale sévère.

**mydriatique** adj. et n. m. Qui est relatif à la mydriase. — Substance (atropine, néosynéphrine) qui produit la mydriase.

**myéline** n. f. Substance riche en lipides, entourant le cylindraxe de certaines cellules nerveuses et donnant aux nerfs et à une partie de la substance cérébrale son caractère blanc laiteux.

**myélite** n. f. Inflammation de la moelle* épinière, se traduisant par une paraplégie.

**myélocyte** n. m. Cellule jeune de la moelle osseuse dont dérive le polynucléaire*.

**myélogramme** n. m. Résultat de l'étude quantitative et qualitative des cellules de la moelle osseuse. On pratique le myélogramme lorsque des anomalies de l'hémogramme* n'ont pas une cause évidente.
**Technique.** Le myélogramme se fait par ponction du sternum ou par biopsie de la moelle osseuse. Le myélogramme normal de l'adulte contient de 8 à 30 p. 100 de cellules de la lignée du globule rouge (une *lignée* regroupe l'ensemble des précurseurs d'un type de cellules circulantes) ; de 50 à 70 p. 100 de cellules de la lignée du polynucléaire neutrophile ; de 2 à 4 p. 100 de cellules de la lignée éosinophile et basophile ; de 1 à 2 p. 100 de cellules souches indifférenciées ou hémoblastes ; enfin, la lignée plaquettaire (v. PLAQUETTE) et moins de 15 p. 100 d'éléments cellulaires non myéloïdes (non formés dans la moelle : lymphocytes, plasmocytes, etc.).
Le myélogramme peut être anormalement pauvre (hypoplasie médullaire) ou

riche (syndrome myéloprolifératif). Il peut révéler la présence d'éléments cellulaires anormaux.

**myélographie** n. f. Radiographie de la moelle épinière après injection dans l'espace sous-arachnoïdien de substances de contraste iodées ou d'air (myélographie gazeuse).

**myéloïde** adj. Qui se rapporte à la moelle osseuse.

**Lignées myéloïdes**, lignées de cellules sanguines qui se développent dans la moelle osseuse (globules rouges, leucocytes polynucléaires, plaquettes).

**myélome** n. m. Tumeur de la moelle osseuse formée d'une prolifération de plasmocytes* anormaux sécrétant en quantité importante une immunoglobuline* anormale. (Syn. : MALADIE DE KAHLER.)

Cette affection d'évolution fatale se traduit par une asthénie, une anémie et des douleurs osseuses avec des « lacunes » à l'emporte-pièce sur les radiographies osseuses. Les urines peuvent contenir la protéine de Bence-Jones, qui représente la chaîne légère de l'immunoglobuline* anormale.

**myéloplaxe** n. m. 1. Nom parfois donné à l'OSTÉOCLASTE*.

2. Cellule géante, multinucléée, qui se rencontre dans certaines tumeurs bénignes des os *(tumeur à myéloplaxes)*.

**myéloprolifératif, ive** adj. **Syndrome myéloprolifératif**, syndrome marqué par la prolifération des lignées sanguines de la moelle osseuse (leucémie* myéloïde, polyglobulie*).

**myélotomie** n. f. Intervention neurochirurgicale qui sectionne la commissure postérieure de la moelle épinière, interrompant les fibres de la sensibilité douloureuse, en cas de douleurs intolérables.

**myiase** n. f. Parasitose due à différentes larves de diptères (mouches).

Les localisations des larves sont variables.

MYIASES CAVITAIRES. La localisation nasale et la localisation dans le conduit auditif provoquent des douleurs et des écoulements.

MYIASES INTESTINALES. Elles sont rares.

MYIASES OCULAIRES. Les larves pondues dans les replis conjonctivaux doivent être extraites rapidement.

MYIASES DES PLAIES. Elles ne s'observent que dans les régions tropicales.

MYIASES RAMPANTES *(creeping disease)*. Les larves circulent sous la peau et provoquent des cordons inflammatoires.

MYIASES FURONCULEUSES. Les larves forment sous la peau des lésions purulentes.

On les traite par des antihelminthiques*.

**myocarde** n. m. Tunique musculaire du cœur située entre l'endocarde (en dedans) et le péricarde (en dehors).

Le myocarde est sous la dépendance du *système de commande intrinsèque du cœur**, qui est formé de faisceaux musculaires et d'éléments nerveux. Sa contraction rythmée assure la circulation du sang. Les *affections du myocarde* sont l'infarctus* du myocarde, les myocardites*, la myocardie*, la cardiomyopathie*.

**myocardie** n. f. Insuffisance cardiaque avec gros cœur, de cause inconnue, en rapport avec un processus inflammatoire subaigu d'évolution rapidement mortelle.

**myocardite** n. f. Inflammation du myocarde dont les symptômes sont variables (collapsus, insuffisance cardiaque* de degré variable), et qui complique certaines maladies infectieuses, virales, métaboliques, etc.

**myoclonie** n. f. Suite de secousses musculaires brèves, entraînant un déplacement de la partie du corps intéressée. Elles peuvent se voir dans l'épilepsie* (petit mal myoclonique) ou dans d'autres affections neurologiques.

**myodésopsie** n. f. Points brillants apparaissant dans le champ visuel. (Syn. : MOUCHES VOLANTES.)

**myoépithélial, e, aux** adj. Se dit d'une cellule épithéliale possédant des fibres musculaires (myofibrilles) lui permettant de se contracter.

Les glandes exocrines en possèdent souvent (glandes mammaires, sébacées) et excrètent plus facilement leur sécrétion.

**myofibrille** n. f. Fibre musculaire contractile, constitutive des cellules musculaires.

**myoglobine** n. f. Protéine voisine de l'hémoglobine, présente dans les muscles striés. En cas de lésion musculaire ou myocardique, la myoglobine passe dans le sang et dans les urines. (V. MYOGLOBINURIE.)

**myoglobinurie** n. f. Présence de myoglobine dans les urines.

La myoglobinurie survient lors de grands traumatismes musculaires (syndrome de Bywaters*) et au cours de rhabdomyolyses (lyses musculaires spontanées).

**myographie** n. f. Technique d'enregistrement des phénomènes mécanique *(myogramme)* ou électrique *(électromyographie**) de la contraction musculaire.

**myome** n. m. Tumeur bénigne faite de fibres musculaires.

On distingue les *léiomyomes** (fibres musculaires lisses) et les rhabdomyomes (fibres striées).

**myomectomie** n. f. Opération consistant

à retirer un ou plusieurs fibromes (myomes) bien individualisés de l'utérus, tout en laissant intact le reste de l'appareil génital féminin.
La myomectomie conserve donc les règles et les possibilités de procréation.
**myopathie** n. f. Nom générique des affections musculaires dégénératives, héréditaires, qui réalisent une dystrophie* musculaire progressive.
Les myopathies débutent avant l'âge de 30 ans, insidieusement, toujours bilatérales et symétriques ; le déficit prédomine sur les racines des membres, et l'atteinte musculaire est diffuse. Le dosage des enzymes musculaires permet d'aider au diagnostic, dont les arguments majeurs sont l'électromyographie et la biopsie musculaire.
On distingue :
*Les myopathies sans myotonie**. La maladie de Duchenne ne frappe que les garçons très jeunes et reste très grave. La myopathie de Landouzy-Déjérine débute dans la seconde enfance et évolue lentement, atteignant d'abord les muscles de la face. Elle est souvent compatible avec la vie. Il existe des myopathies oculaires, des ceintures (scapulaire et pelvienne) et distales (des extrémités) ;
*Les myopathies avec myotonie**. La myotonie de Thomsen, hypertrophique, donne au sujet un aspect athlétique. La myotonie de Steinert, atrophique, plus fréquente, est remarquable par les manifestations extramusculaires qu'elle provoque : calvitie précoce, atrophie testiculaire, cataracte ;
*Les myopathies métaboliques*. Citons les paralysies périodiques, les glycogénoses*, les myoglobinuries*.
Le traitement repose sur la rééducation motrice.
**myopie** n. f. Anomalie de la réfraction des milieux transparents de l'œil dans laquelle l'image se forme en avant de la rétine.
L'acuité visuelle est très diminuée de loin ; de près, elle est en général bonne. La myopie peut être faible ou forte (ici, même corrigée, l'acuité visuelle reste médiocre). La choroïdose myopique peut compliquer une forte myopie : c'est l'étirement de la sclérotique qui conduit souvent à des altérations du champ visuel.
**Traitement.** Le port de verres correcteurs divergents ou de lentilles de contact permet d'obtenir une excellente acuité visuelle.
**myoplastie** n. f. Opération plastique portant sur un muscle (suture, transposition, allongement, etc.).
**myorésolutif, ive** adj. et n. m. Médicament provoquant le relâchement musculaire. (Syn. : DÉCONTRACTURANT.)
Les myorésolutifs sont dépresseurs au niveau du système nerveux. Ils diminuent les douleurs provoquées par la contracture musculaire, d'où leur emploi dans le lumbago, le torticolis. Les plus utilisés sont le chlorméthazanome*, le méthocarbamol* ; le curare et ses dérivés ont une action identique. Les myorésolutifs sont utilisés en anesthésie et en réanimation.
**myosis** n. m. Rétrécissement du diamètre de la pupille provenant d'une atteinte de l'innervation sympathique de l'iris.
**myosite** n. f. Affection inflammatoire et destructrice du muscle.
La myosite est d'origine infectieuse (typhoïde*) ou parasitaire (trichinose*). Certaines myosites ont une étiologie inconnue : ainsi en est-il de la *dermatomyosite**, où l'atteinte musculaire est associée à une atteinte cutanée, et de la *polymyosite*, affection diffuse des muscles.
**myotonie** n. f. Anomalie de la décontraction musculaire.
La myotonie se produit après une contraction volontaire qui persiste et empêche le muscle de se relâcher. (V. MYOPATHIE.)
**mysticisme** n. m. Attitude mentale qui donne aux intuitions, aux croyances et aux sentiments une valeur plus importante qu'aux connaissances déterminées par l'observation et la raison.
**mythomanie** n. f. Tendance pathologique à mentir, à imaginer des fables ou à simuler. Le mythomane se complaît dans une fabulation permanente qui peut prendre des formes variables : paroles, discours, lettres et écrits destinés à enjoliver ou à noircir la réalité. Au départ, le mensonge et la simulation sont le plus souvent conscients et utilitaires, mais le mythomane peut se prendre à son propre jeu et croire sincèrement à ses fables.
Le fond mental du mythomane est fait de vanité et d'exaltation imaginative. Le mythomane est souvent un individu instable, suggestible, au moi inconsistant, volontiers théâtral. À ces traits peut s'ajouter la perversité (v. PERVERS), qui a de graves conséquences sociales (médisance, lettres anonymes).
Chez l'enfant, les tendances mythomaniaques sont habituelles et n'ont pas de caractère pathologique. Le mensonge a souvent, chez lui, valeur de jeu.
**mytilotoxine** n. f. Toxine se trouvant dans les moules* et les huîtres* contaminées par un protozoaire *(Gonyaulax catenella)*.

**myxœdème** n. m. Infiltration de la peau et des muqueuses observée, surtout, lors des hypothyroïdies ; par extension, insuffisance de la glande thyroïde.

**Myxœdème de l'hypothyroïdie.** ***Chez l'adulte.*** La maladie regroupe divers signes faciles à mettre en évidence, qui peuvent être isolés ou associés. Les modifications de la peau et des phanères sont caractérisées par une bouffissure du visage, donnant un aspect de « pleine lune », le nez épaté, les lèvres épaisses. Le teint du visage est cireux ; la rougeur des pommettes et les lèvres cyanosées (bleues) forment un contraste avec le reste de la face. L'infiltration touche plus discrètement les membres (doigts boudinés) et le corps. La peau est sèche, et les poils sont cassants. On note souvent une disparition de la pilosité (sourcils). Les dents sont en mauvais état. Il existe par ailleurs un ralentissement psychomoteur (fatigue, diminution de la mémoire) avec des troubles psychiques (hallucinations, dépressions) que le traitement hormonal guérit.

L'atteinte œdémateuse du cœur est responsable d'un ralentissement du pouls, d'une hypotension, d'anomalies sur l'électrocardiogramme, parfois d'accidents graves. D'autres troubles sont fréquents : digestifs (constipation, anorexie*), musculaires (crampes et myalgies), anémie modérée.

Le diagnostic biologique retrouvera une diminution de l'hormone thyroïdienne circulante et un abaissement du métabolisme de base, un allongement du temps de réponse du réflexogramme*, une augmentation du cholestérol dans le sang.

***Chez l'enfant.*** Les signes cliniques sont souvent absents à la naissance, bien que l'affection soit alors congénitale. Malgré cela, seul un traitement précoce permet une évolution intellectuelle acceptable.

Les premiers signes doivent attirer l'attention dès le premier mois de la vie ; ce sont une prolongation de l'ictère physiologique, une constipation, une grosse langue responsable de difficultés à téter, parfois une toux, une respiration bruyante. Une hernie ombilicale existe souvent. C'est un nourrisson « trop sage pour son âge », qui grossit plus qu'il ne grandit. Très souvent, peu de signes sont présents, et les signes radiologiques permettront de faire le diagnostic sur une simple radiographie de squelette. Il existe un retard des points d'ossification, une dysgénésie* touchant les épiphyses des os et un retard d'apparition des ébauches dentaires.

En l'absence du traitement précoce et efficace, l'évolution se fera vers un nanisme dysharmonieux accompagné d'une débilité profonde (crétinisme).

***Causes.*** L'origine du myxœdème peut être thyroïdienne ou centrale.

L'*origine thyroïdienne*, de loin la plus fréquente, consiste en une absence, une atrophie ou une destruction glandulaire : absence en cas de myxœdème congénital ; atrophie secondaire à une thyroïdectomie ou à un traitement par l'iode (v. BASEDOW [*maladie de*]) ou après thyroïdites.

L'*origine centrale* provient d'une lésion de l'hypothalamus ou de l'hypophyse et s'accompagne souvent d'une panhypopituitarisme*.

***Traitement.*** Il consiste en l'administration quotidienne d'hormone thyroïdienne la vie durant. On utilise la poudre desséchée de thyroïde ou des hormones synthétiques.

Chez l'enfant, la dose sera très faible au début, relevée progressivement. Elle devra être administrée toute la vie et surveillée pour éviter tout accident et permettre une croissance et un développement psychomoteur normaux.

**Myxœdèmes cutanés.** Ce sont des infiltrations de mucine dans le derme, identifiées par des colorants spéciaux.

Le *myxœdème lichénoïde* est caractérisé par une éruption de grosses papules réparties sur le corps et le visage. Il n'existe pas de prurit. Il n'y a pas, non plus, de troubles thyroïdiens biologiques, seule une anomalie des immunoglobulines a été découverte.

Le *myxœdème prétibial* est constitué par un placard livide, en peau d'orange, localisé à la face antérieure des jambes. Il peut se transformer en éléphantiasis.

**myxome** n. m. Tumeur conjonctive constituée par un tissu très lâche rappelant le mésenchyme embryonnaire, de nature bénigne, mais récidivant volontiers après extirpation.

# N

**nævo-carcinome** n. m. Syn. de MÉLANOME MALIN.

**nævus** n. m. (plur. : *nævi*). Tache brune ou rougeâtre de la peau apparaissant pendant l'enfance ou à l'âge adulte, de nature héréditaire.

On distingue les nævi pigmentaires, riches en mélanocytes* et dont certains peuvent se transformer en mélanomes* malins (nævicarcinomes), et les nævi simples.

**Les nævi pigmentaires.** Ce sont les lentigos, les nævi tubéreux et les nævi bleus.

Les *lentigos*, ou grains de beauté, sont des taches marron foncé, arrondies, légèrement en relief, siégeant avec prédilection sur le visage.

Les *nævi tubéreux* sont de petites saillies de teinte plus ou moins foncée, souvent pileuses, inesthétiques. Ils apparaissent après la puberté et fréquemment après des grossesses.

L'ablation de ces deux types de nævi n'est pas obligatoire, car la dégénérescence de ces lésions est rare. Mais en cas de traumatismes répétés, lors d'une blessure ou du fait de leur aspect inesthétique, l'intervention peut être pratiquée. L'exérèse doit être totale et large, effectuée au bistouri électrique avec contrôle histologique systématique.

Les *nævi bleus* sont de grandes nappes lombaires bleutées. C'est la « tache mongolique » que l'on observe fréquemment en Afrique du Nord et en Asie. Elle s'efface lentement.

Le *nævus d'Otus,* fréquent en Asie, est localisé à la face et s'étend jusqu'à la sclérotique.

La *mélanose de Dubreuilh* touche les personnes âgées sous forme d'une tache brune irrégulière qui dégénère rapidement en cancer.

**Les nævi simples.** Ils sont nombreux et de natures diverses. Il faut citer les angiomes*, les nævi verruqueux, les nævi pileux (avec un ou plusieurs poils), inesthétiques mais ne dégénérant pas. Le *nævus sébacé,* petite tumeur jaune localisée au visage, peut dégénérer en cancer et doit être opéré.

**nain, naine** n. Individu dont la taille est inférieure à 1,25 m à l'âge adulte. — Par extension, personne de très petite taille. (V. NANISME.)

**naissance** n. f. V. ACCOUCHEMENT.

**Déclaration des naissances.** La déclaration de naissance d'un enfant revient au père ou, à défaut du père, aux docteurs en médecine ou en chirurgie, aux sages-femmes ou autres personnes qui auront assisté à l'accouchement, ou encore, lorsque la mère accouche hors de son domicile, à la personne chez qui elle aura accouché. Cette déclaration doit avoir lieu dans les 3 jours qui suivent l'accouchement et doit indiquer la commune, la date et l'heure de l'accouchement, le sexe et éventuellement les nom et prénoms de l'enfant. La déclaration peut ne pas porter les noms du père et de la mère, ni même les nom et prénoms de l'enfant. L'indication du nom de femme mariée de la mère établit la filiation légitime d'un enfant, sauf si le mari de la mère peut désavouer cette paternité. La présomption de paternité du mari de la mère ne joue pas lorsque l'enfant, inscrit sous le nom de jeune fille de la femme mariée sans indication du mari, n'a de possession d'état que vis-à-vis de sa mère. (On appelle « possession d'état » une réunion suffisante de faits qui indiquent le rapport de filiation comme le nom, le fait d'être traité comme un enfant, etc.) L'indication du nom de la mère célibataire vaut reconnaissance de l'enfant si elle est corroborée par la possession d'état. L'enfant reçoit le nom du mari de la mère. À défaut, le nom de la mère s'il est indiqué sur l'acte de naissance, ou le nom du premier de ses deux parents qui l'a reconnu, ou le nom de son père naturel si ses deux parents l'ont reconnu en même temps. Quand l'acte de naissance ne contient aucune indication de nom, un nom provisoire est donné à l'enfant par l'officier d'état civil, d'accord avec l'administrateur de l'hospice où il est placé.

**Régulation des naissances.** Le problème de la régulation des naissances est un problème concernant les familles mais aussi l'État (problèmes de la démographie).

Une loi du 30 juin 1973 crée un *Conseil supérieur de l'information sexuelle, de la régulation des naissances et de l'éducation sexuelle.* Il assure la liaison entre les associations et les organismes ayant vocation à la planification familiale, à l'information des couples et à l'information sexuelle.

V. ACCOUCHEMENT, AVORTEMENT, CONTRACEPTION.

**nalorphine** n. f. Antagoniste de la morphine*, utilisé dans le traitement des intoxications par cette drogue ou par les drogues voisines.

**nanisme** n. m. Affection caractérisée par une insuffisance de développement statural aboutissant à l'état de nain.

**Nanismes par défaut de développement statural.** 1. L'*achondroplasie** est une affection congénitale très rare, due à une soudure trop précoce des cartilages de conjugaison.

2. Les *affections endocriniennes* provoquant un nanisme sont : l'*insuffisance thyroïdienne* ou *myxœdème** qui, lorsqu'il commence dès la naissance, est associé à une débilité mentale profonde; l'*insuffisance hypophysaire,* qui entraîne un nanisme bien proportionné mais assorti à d'autres troubles, car il est rare que l'hormone somatotrope* soit la seule à être déficitaire.

Parmi les *nanismes d'origine métabolique,* le *nanisme rénal* se manifeste par un arrêt de la croissance où les proportions sont respectées.

**Nanismes par déformation des os.** Ce ne sont pas des nanismes vrais, car les os ont des longueurs pratiquement normales mais sont courbés ou tassés : rachitisme*, ostéomalacie*, maladies de la colonne vertébrale (cyphose*, scolioses*, mal de Pott*) ont pu produire des restrictions de taille ressemblant au nanisme; les membres ont alors la longueur normale, contrastant avec le tronc.

**naphtazoline** n. f. Vasoconstricteur utilisé pour décongestionner les muqueuses de l'œil ou des fosses nasales.

**narcissisme** n. m. Amour excessif de soi. Le narcissisme désigne d'abord l'amour exclusif de leur propre corps qu'ont certains sujets atteints de perversions sexuelles. Dans un sens plus élargi, il désigne une attitude fréquente de l'esprit consistant en une valorisation exagérée de sa propre personne.

**narcoanalyse** n. f. Méthode de diagnostic et de traitement psychiatrique qui consiste à provoquer un sommeil léger par des hypnotiques et à interroger le sujet, à le faire parler au moment de l'endormissement et du réveil. (Syn. : SUBNARCOSE ANALYTIQUE.)

On emploie à cet effet des barbituriques à action brève (amobarbital, penthiobarbital) en injections intraveineuses lentes. Ces substances sont parfois appelées à tort « sérum de vérité » : en réalité, le sujet ne dit que ce qu'il veut. Dans des cas exceptionnels, on emploie des hallucinogènes pour l'analyse des rêves.

La narcoanalyse, en permettant au sujet de se détendre, en supprimant son angoisse, lui permet de mieux extérioriser ses préoccupations et de s'en débarrasser à l'occasion d'une réaction émotionnelle après laquelle il se trouve soulagé.

La narcoanalyse rend des services indiscutables dans le diagnostic et le traitement des névroses : angoisses, hystérie, phobies, troubles sexuels divers, ainsi que dans ceux des psychoses (délires).

**narcolepsie** n. f. Besoin irrésistible de dormir, survenant par accès.

La narcolepsie est généralement un signe de troubles cérébraux (syphilis nerveuse, tumeur cérébrale, traumatisme crânien).

**narcose** n. f. Sommeil profond dû à l'action d'un narcotique.

La narcose est apparentée à l'anesthésie et désigne les états au cours desquels on ne peut pas réveiller le sujet, même en le mobilisant ou en lui parlant.

**narcothérapie** n. f. Traitement par des substances narcotiques. (Syn. : CURE DE SOMMEIL.)

**narcotique** n. m. Substance qui provoque un sommeil profond. (Ce sont essentiellement les barbituriques* et les stupéfiants*.)

**narine** n. f. Chacun des orifices des fosses nasales situés en bas du nez*.

En cas de corps étranger dans une narine, l'extraction ne doit être tentée que si l'on est certain de ne pas repousser l'objet plus profondément, sinon il faut consulter le spécialiste O. R. L.

**nasal, e, aux** adj. Relatif au nez*.

**Fosses nasales,** cavités de la face situées en arrière du nez et communiquant avec l'extérieur par les narines.

***Anatomie.*** Les fosses nasales constituent la partie supérieure de l'appareil respiratoire et elles contiennent l'organe de l'olfaction. Ce sont des cavités paires et symétriques, allongées d'avant en arrière et communiquant en arrière avec le pharynx par deux orifices, les choanes. Les fosses nasales sont séparées par une cloison dont le squelette est cartilagineux en avant, osseux en arrière. La paroi supérieure est formée par les os propres du nez, le frontal et la lame criblée de l'ethmoïde, dont les trous laissent passer les terminaisons sensorielles des nerfs olfactifs.

La paroi externe des fosses nasales, complexe, est formée des lames latérales de l'ethmoïde et du maxillaire supérieur. Cette paroi est rendue irrégulière par les cornets, supérieur, moyen et inférieur, qui sont des lames osseuses enroulées d'avant en arrière. Sous les cornets se trouvent des méats où s'ouvrent : pour le cornet inférieur, le canal lacrymo-nasal

(V. LACRYMAL) ; pour le cornet moyen, les sinus maxillaire, frontal et ethmoïdal antérieur ; pour le cornet supérieur, le sinus ethmoïdal supérieur.

Les sinus* sont des cavités annexées aux fosses nasales et communiquant avec elles. Toutes les parois des fosses nasales sont recouvertes d'une muqueuse, dite « pituitaire », comportant un épithélium cilié et innervée par le nerf trijumeau.

***Physiologie.*** Les fosses nasales ont un rôle dans la respiration : l'air inspiré y est purifié de ses poussières, humidifié et réchauffé avant de parvenir à la trachée et aux bronches. L'ensemble des cavités nasales joue un rôle dans la tonalité de la voix*. Enfin, le plafond des fosses nasales est le siège de l'odorat (V. OLFACTION).

***Maladies.*** INFLAMMATION. L'inflammation des fosses nasales est la rhinite* ; elle peut être d'origine infectieuse ou allergique et se propager aux sinus, réalisant les sinusites*. La tuberculose nasale, devenue rare, commence par le lupus tuberculeux, qui peut se propager vers les fosses nasales. Le traitement antituberculeux a transformé le pronostic de cette affection. La syphilis nasale a subi une évolution analogue.

DÉVIATION DE LA CLOISON. La *cloison nasale* est souvent le siège de déviations qui lui donnent, de face, un aspect en S plus ou moins allongé. Ces déviations peuvent être d'origine congénitale ou consécutives à un traumatisme. La déviation de cloison est une cause de rhinite chronique et d'obstruction nasale. L'intervention chirurgicale, qui n'est effectuée qu'après la fin de la croissance (à l'âge adulte), permet de reposer la cloison en bonne position et de redonner une forme correcte au nez.

CORPS ÉTRANGERS. Introduits par les narines*, ils sont cause d'obstruction et d'infection, et peuvent nécessiter une intervention chirurgicale.

TUMEURS DES FOSSES NASALES. Les *tumeurs bénignes* telles que fibromes, angiomes, ostéomes sont rares. Toutefois, on rencontre souvent des *polypes*, masses gélatineuses translucides qui obstruent les fosses nasales, supprimant l'odorat et causant de fréquentes infections. Leur ablation se fait sous anesthésie locale ; elle peut nécessiter plusieurs séances et la récidive n'est pas rare.

Les *tumeurs malignes* modifient la structure osseuse des fosses nasales, entraînant douleurs, obstruction et écoulements séreux ou sanglant. Elles se traitent par la chirurgie et la radiothérapie.

**nasonnement** n. m. Trouble de la voix dans lequel les fosses nasales ne jouent plus leur rôle de résonateur. (V. RHINOLALIE.)

**natation** n. f. Sport complet, utile et agréable, qui tonifie la musculature, entretient la souplesse, accroît l'amplitude respiratoire.

On conseille généralement d'attendre 3 heures après la fin d'un repas important avant de pénétrer dans l'eau, afin de laisser à la digestion le temps de s'accomplir. (Le mécanisme de la noyade par hydrocution* est cependant discuté.) Il faut éviter en tout cas de se plonger brutalement dans une eau très froide après une longue exposition au soleil et ne pas s'éloigner à trop grande distance du rivage. En cas de « crampe », il est nécessaire de se mettre en « planche » sur le dos et, si possible, de se faire remorquer par un nageur proche.

**natrémie** n. f. Concentration d'ion sodium (natrium) dans le sang.

Normalement comprise entre 135 et 142 milliéquivalents par litre, elle reflète l'état d'hydratation du secteur extracellulaire.

**naturisme** n. m. Conception et pratique d'un mode de vie qui se veut proche de la nature.

Le naturisme est considéré par ses adeptes comme un moyen d'acquérir et de conserver une bonne santé.

Ses principes généraux sont : la vie au grand air, l'exposition au soleil le corps dépourvu de vêtements et l'alimentation à base de régimes végétariens. Enfin, les plantes sont souvent préconisées comme médicaments par certains adeptes de la nature. Il faut cependant bien connaître les plantes pour les utiliser correctement. On a vu des sujets mourir pour avoir pris des infusions de fleurs des champs contenant des digitales*, des colchiques* ou des solanées*. Le naturisme ne doit donc pas être considéré comme un mode de vie simpliste, mais doit tenir compte des données de la science.

**nausée** n. f. Malaise dû à l'envie de vomir, couramment désigné par l'expression « mal au cœur ».

La nausée s'accompagne d'une contraction involontaire des muscles du pharynx et des parois abdominales. Elle s'observe lors de nombreuses affections digestives ou lors de l'irritation des centres nerveux du tronc* cérébral, par une tumeur par exemple. On peut la déclencher artificiellement par l'attouchement de la paroi postérieure du pharynx. Certaines douleurs, lorsqu'elles sont très violentes, provoquent la nausée. Enfin, la nausée peut être présente dans toutes les formes de malaise (début de grossesse, mal de mer, etc.) : c'est un signe de dystonie neurovégétative.

On calme les nausées par l'administration d'antiémétiques* et en traitant la cause.

**nauséeux, euse** adj. Relatif à la nausée.

**Réflexe nauséeux,** réflexe provoquant une nausée, déclenché par l'attouchement de la paroi postérieure du pharynx. Il est aboli lors de certaines paralysies et dans la diphtérie.

**nébulisat** n. m. Extrait sec, obtenu par pulvérisation et dessiccation d'un liquide médicamenteux.

**nébuliseur** n. m. Appareil pulvérisant sous pression de fines gouttelettes d'un liquide médicamenteux (pour le nez, la gorge, la peau, etc.).

**nécrobiose** n. f. Mort tissulaire localisée, entraînée par l'arrêt de la circulation à un endroit donné d'un organe, mais qui ne s'accompagne jamais de suppuration et est tolérée par le reste de l'organe.

**nécropsie** n. f. Syn. D'AUTOPSIE*.

**nécrose** n. f. Mort tissulaire.

**Nécrose secondaire à une infection.** Les microbes sont à l'origine de la destruction des cellules et de la formation de pus. C'est le cas type du bourbillon du furoncle*. Dans la tuberculose, le pus, ou caséum, est formé de lymphocytes*, et dans la syphilis les plasmocytes* sont les plus nombreux.

**Nécrose secondaire à une ischémie ou à un traumatisme.** C'est la nécrose aseptique ou gangrène* sèche. Parfois, la cause reste inconnue : c'est le cas de la nécrose fibrinoïde* observée dans les collagénoses*.

**négatif, ive** adj. Absence d'un signe, d'une réaction recherchée.

Un examen négatif n'autorise jamais à éliminer un diagnostic. L'examen doit être répété.

**négation** n. f. Action de nier.

**Délire de négation.** Dans ce délire, le malade nie les réalités les plus évidentes. Il a la conviction qu'il n'a plus d'organes, plus de cerveau, qu'il est mort...

Un tel délire se rencontre surtout dans certaines formes de mélancolies*.

**négativisme** n. m. Attitude de résistance de certains malades mentaux aux sollicitations de l'entourage. — Les sujets négativistes ne répondent à rien de ce qui leur est demandé, et leur comportement, bien différent d'une opposition volontaire, correspond à un refus de contact avec le monde extérieur.

**négatoscope** n. m. Écran lumineux permettant d'examiner les radiographies.

**neige** n. f. **Neige carbonique,** anhydride carbonique solidifié, utilisé en dermatologie dans le traitement de la couperose*, de l'acné*, des verrues*, etc.

**Nelson (test de),** réaction de laboratoire, spécifique de l'infection syphilitique. (Syn. : TEST D'IMMOBILISATION DES TRÉPONÈMES.)

Il consiste à mettre le sérum suspect en présence de tréponèmes : si plus de 50 p. 100 de ceux-ci sont immobilisés (par des anticorps du sérum), le test est positif ; il est douteux entre 25 et 50 p. 100.

**nématode** n. m. Ver rond ayant un tube digestif complet. (V. ANGUILLULE, ANKYLOSTOME, ASCARIS, FILAIRE, OXYURE, TRICHINE, TRICHOCÉPHALE.)

**néomycine** n. f. Antibiotique bactéricide à l'égard d'un grand nombre de bactéries Gram positif et Gram négatif, employé en usage externe.

**néonatal, e, als** adj. Relatif au nouveau-né.

**néonatalogie** n. f. Spécialité médicale qui a pour objet l'étude du nouveau-né avant, pendant et après la naissance.

**néoplasie** n. f. Formation histologique nouvelle. (En pratique, tumeur bénigne ou maligne.)

**néostigmine** n. f. Substance de synthèse voisine de l'ésérine*.

La néostigmine excite le péristaltisme intestinal ; on l'emploie pour rétablir le transit des matières après les opérations.

**néphrectomie** n. f. Ablation d'un rein.

**néphrétique** adj. Relatif au rein.

**Colique néphrétique.** V. COLIQUE.

**néphrite** n. f. Atteinte inflammatoire du rein. (V. NÉPHROPATHIE.)

**néphroangiosclérose** n. f. Affection rénale due à l'hypertension* artérielle, et comportant des lésions des artérioles rénales et des glomérules*.

**néphroblastome** n. m. Tumeur rénale de l'enfant, de volume important et responsable d'une hématurie*.

**néphrocalcinose** n. f. Surcharge calcique du tissu rénal.

L'examen radiologique la révèle souvent en montrant une densité anormale du tissu rénal.

Les causes locales sont les malformations rénales, les néphrites interstitielles. Les hypercalcémies*, quelle qu'en soit la cause, sont aussi responsables de néphrocalcinose.

L'évolution se fait, à long terme, vers l'insuffisance rénale.

**néphrogramme** n. m. **Néphrogramme isotopique,** méthode qui permet d'apprécier la valeur fonctionnelle des reins par injection d'un corps radioactif et mesure de la radioactivité émise par chacun des deux reins.

**néphrologie** n. f. Étude des maladies du rein*.

**néphron** n. m. Unité sécrétrice élémentaire du rein*, comprenant le glomérule et le tubule.

**néphropathie** n. f. Affection inflammatoire ou dégénérative du rein.

On classe les néphropathies selon le siège de la lésion : glomérulopathies (glomérule), tubulopathies (tubule), néphrite interstitielle (tissu conjonctif) et néphroangiosclérose (vaisseaux).

**Les glomérulopathies.** Les lésions sont variables, atteignent la membrane basale, les cellules ou tout le glomérule. On distingue schématiquement :

1. *Les glomérulonéphrites aiguës*, le plus souvent d'origine infectieuse. Après une angine streptococcique, une sinusite, une scarlatine apparaissent la fièvre, des urines rares et foncées, des œdèmes, une protéinurie (albuminurie). Survenant plus souvent chez l'enfant, l'affection régresse grâce au régime sans sel et au repos strict au lit. La protéinurie s'estompe peu à peu. Le pronostic reste néanmoins réservé dans certains cas qui évoluent vers la chronicité, où l'hématurie* microscopique est le signe majeur ;
2. *Les glomérulites membraneuses avec syndrome néphrotique**. Selon l'extension des lésions, on distingue des formes bénignes et des formes plus sévères ;
3. *Les glomérulopathies chroniques pariétoprolifératives*. Souvent secondaires à une atteinte aiguë persistante, elles se révèlent par un syndrome néphrotique*, une poussée d'hypertension* artérielle, une hématurie* (sang dans les urines), une protéinurie* (albumine dans les urines). La glomérulopathie chronique évolue vers l'insuffisance rénale. Les glomérulopathies peuvent apparaître dans le cadre d'affections métaboliques comme le diabète*, l'amylose*, etc.

**Les tubulopathies.** La tubulopathie aiguë, d'origine toxique ou liée à un état de choc*, se manifeste par une anurie*.

Parmi les tubulopathies chroniques, citons le diabète rénal, le diabète insipide résistant à l'extrait d'hypophyse* postérieure.

**Les néphropathies interstitielles.** Les lésions commencent dans le tissu interstitiel et atteignent secondairement le néphron*. Leur origine est infectieuse ; parfois, elles sont dues à une intoxication ou à un obstacle des voies urinaires. On les dit « ascendantes », car elles sont secondaires à une altération des voies urinaires. La néphrite interstitielle aiguë des maladies infectieuses se traite par les antibiotiques. Les néphropathies d'origine obstructive, responsables d'hydronéphrose* si elles atteignent un seul rein, évoluent rapidement vers l'insuffisance rénale aiguë si elles touchent les deux reins.

**Les néphroangioscléroses.** V. ce mot.

**Autres affections échappant à la classification.** Ce sont : *a*) les anomalies du développement rénal, le rein polykystique, le rein en fer à cheval (souvent ectopique) ; *b*) les lithiases* rénales ; *c*) les affections des gros vaisseaux du rein : thrombose des veines rénales, responsables d'anurie ou de syndrome néphrotique.

**néphropexie** n. f. Intervention chirurgicale consistant à fixer en bonne place un rein descendu (ptôse rénale).

**néphrose** n. f. Affection non inflammatoire du rein, par opposition aux néphrites. (V. NÉPHROTIQUE.)

**néphrostomie** n. f. Intervention chirurgicale faisant passer directement l'urine des cavités excrétrices du rein à l'extérieur, par abouchement des uretères* à la peau.

**néphrotique** adj. **Syndrome néphrotique**, affection qui frappe surtout les jeunes, et est habituellement l'expression d'une néphropathie* glomérulaire.

Il se caractérise par des œdèmes blancs et mous, une protéinurie (albuminurie) abondante, une augmentation du cholestérol et des lipides totaux, une diminution des protéines du sang.

Parfois, le syndrome néphrotique évolue vers l'insuffisance rénale, mais l'évaluation du pronostic, assombri par la constatation d'une hématurie microscopique, d'une hypertension artérielle, dépend de la cause retrouvée.

Les *syndromes néphrotiques secondaires* à une affection générale (amylose, diabète, lupus*) ou locale (thrombose de la veine cave) régresssent avec le traitement de la maladie en cause.

Les *syndromes néphrotiques « primitifs »* sont divisés en plusieurs groupes par la biopsie rénale. Dans les *syndromes néphrotiques purs*, variété la plus fréquente chez les sujets jeunes, le traitement par les corticoïdes* est formellement indiqué. Les *glomérulites membraneuses* avec épaississement de la paroi des capillaires, généralement dû à des dépôts pathologiques en dehors ou en dedans de la membrane basale, ne guérissent jamais complètement malgré les tentatives de traitement par les extraits thyroïdiens, la nivaquine. Dans les *glomérulites prolifératives endocapillaires*, où l'effet des corticoïdes est minime, le traitement anti-infectieux semble le mieux indiqué.

**nerf** n. m. Organe en forme de cordon blanchâtre, conducteur des incitations sensitives, sensorielles ou motrices.

**Anatomie.** ***Nerfs crâniens.*** Ils véhiculent la sensibilité, la sensorialité et la motricité de toute la région de la tête. Ils sont au nombre de douze paires : nerfs olfactifs* (I) ; optiques* (II) ; moteurs* oculaires communs (III) ; pathétiques* (IV) ; trijumeaux* (V) ; moteurs oculaires externes (VI) ; faciaux (v. FACIAL) [VII et VII bis] ; nerfs auditifs* (VIII) ; glosso*-pharyngiens (IX) ; pneumogastriques* (X) ; nerfs spinaux (v. SPINAL) [XI] et grands hypoglosses* (XII).

Ces nerfs ont leurs *noyaux,* ou centres, dans les divers étages du tronc* cérébral, dont ils sortent pour aller innerver leurs territoires respectifs. Leur lésion provoque l'anesthésie ou la paralysie du territoire correspondant de la tête (exemple : paralysie faciale* par atteinte d'un nerf de la VII^e^ paire).

***Nerfs rachidiens.*** Ils véhiculent la sensibilité et la motricité du reste du corps. Au nombre de 31 paires, ils ont leur origine dans la moelle* épinière, d'où ils sortent au-dessus de la vertèbre* correspondant à leur numéro : 7 nerfs cervicaux, 12 dorsaux, 5 lombaires, 5 sacrés, 2 coccygiens. Ils se distribuent ensuite au cou, au tronc et aux membres.

Les nerfs rachidiens sont formés par la réunion de deux racines : antérieure motrice et postérieure sensitive. Ils se redivisent rapidement en deux branches (motrices et sensitives à la fois), concernant respectivement la face antérieure de la face postérieure du corps. Les nerfs rachidiens constituent le *système nerveux périphérique* (v. NERVEUX, *Système nerveux cérébro-spinal*).

**Histologie.** Les nerfs sont faits de fibres nerveuses groupées en faisceaux. Ces fibres sont des axones*, c'est-à-dire les prolongements du corps cellulaire des neurones*. On distingue deux grandes catégories de fibres nerveuses, suivant qu'elles sont entourées de myéline *(myélinisées)* ou non *(amyéliniques),* ces dernières appartenant au système nerveux végétatif. Les fibres nerveuses sont entourées d'une gaine protectrice : la gaine de Schwann.

**Pathologie.** V. NERVEUX, *Système nerveux cérébro-spinal.* Pathologie.

***nerfs (crise de),*** expression populaire désignant un accès d'excitation motrice et psychique désordonnée, incontrôlée, avec cris, pleurs, sanglots, contorsions plus ou moins spectaculaires, etc. — Les tranquillisants, notamment sous forme injectable, sont très efficaces dans ces situations, mais une attitude ferme est déjà salutaire.

**Néris-les-Bains,** station thermale de l'Allier, à 7 km de Montluçon, ouverte du 15 mai au 1^er^ octobre. — L'eau, bicarbonatée et sulfatée sodique, contient de la silice ; elle est radioactive. On l'emploie en bains, douches et en étuves thermales. On traite les paralysies et leurs conséquences, les névralgies, la maladie de Parkinson*, la sclérose* en plaques, les névroses et dépressions, les rhumatismes, les affections gynécologiques et celles de la peau.

**nerveux, euse** adj.

**Système nerveux,** ensemble de cellules spécialisées, appelées *neurones**, qui assurent le fonctionnement interne de l'organisme (système neurovégétatif) et la relation de cet organisme avec le milieu extérieur (système nerveux cérébro-spinal).

**Système nerveux cérébro-spinal.**

***Anatomie.*** LE SYSTÈME NERVEUX CENTRAL. L'*encéphale* est l'ensemble des organes situés dans la boîte crânienne : il comprend le cerveau*, le cervelet* et le tronc cérébral (pédoncules cérébraux, protubérance annulaire et bulbe rachidien). Au-dessous du bulbe, le système nerveux central se continue dans le canal rachidien par la moelle* épinière.

L'encéphale et la moelle sont enveloppés par les méninges*. Le système nerveux central contient les centres de réception, d'intégration et d'élaboration des messages nerveux.

LE SYSTÈME NERVEUX PÉRIPHÉRIQUE. Il est constitué par les nerfs qui sont reliés au système nerveux central. On distingue les nerfs crâniens et les nerfs rachidiens. (V. NERF, *Anatomie.*)

***Physiologie du système nerveux cérébro-spinal.*** Elle repose sur le fonctionnement du neurone*, et en particulier sur deux de ses propriétés : l'excitabilité, qui entraîne la création d'un influx nerveux, et la conductivité, qui en assure la propagation. Le second élément capital de la physiologie nerveuse est la synapse. C'est le point où s'articulent deux neurones différents, et qui assure la transmission de l'influx nerveux entre deux structures discontinues.

L'influx nerveux naît de la dépolarisation électrique de la membrane endoplasmique des neurones, provoquée par une stimulation sensitive (v. SENSIBILITÉ) ou une incitation centrale. Cette dépolarisation se propage ensuite le long de la fibre nerveuse de proche en proche, assurant ainsi la conduction de l'influx. La con-

duction n'est efficace que dans un sens seulement : celui qui va des terminaisons dendritiques vers le corps du neurone, puis de celui-ci vers la terminaison de l'axone. Là, l'influx nerveux doit franchir la synapse* qui le sépare du neurone suivant ou de l'organe effecteur.
La transmission synaptique (au niveau des synapses) s'effectue par l'intermédiaire d'un médiateur chimique : *acétylcholine** ou *adrénaline**, en fonction duquel les fibres nerveuses sont dites respectivement *cholinergiques* ou *adrénergiques.* La jonction neuromusculaire (du nerf au muscle) s'appelle *plaque** motrice.
L'influx, né à l'extrémité centrale ou périphérique d'une voie nerveuse, ne connaît pas seulement une propagation linéaire jusqu'à l'autre extrémité de la fibre où il a pris naissance : l'excitation se propage aux neurones voisins, dans un sens aussi bien ascendant que latéral, et les synapses qu'il pourrait franchir sont innombrables. Elles ne jouent pas toutes un rôle de transmission, car certaines sont inhibitrices, permettant ainsi la modulation et l'adaptabilité du message nerveux. Un même influx suit donc un circuit très complexe au sein des voies nerveuses jusqu'au cortex, suscitant nombre de réactions conscientes et inconscientes (physiologiques, viscérales), qui échappent, par leur importance et leur complexité, au seul schéma anatomique.
***Exploration du système nerveux cérébro-spinal.*** Toute altération d'une étape quelconque du système nerveux se traduit immédiatement par l'altération de la fonction correspondante : motricité, sensibilité, équilibre, coordination..., qui sera mise en évidence par l'examen neurologique. C'est en fonction de cet examen que la plupart des diagnostics sont portés et localisés, les examens paracliniques ne tenant lieu que de confirmation.
L'*examen neurologique* se fait suivant un protocole bien défini. On étudie l'une après l'autre les grandes fonctions du système nerveux.
LA MOTRICITÉ. On étudie les mouvements spontanés du malade en quantité et en qualité, et on note l'existence d'éventuels mouvements anormaux. On localise un éventuel *déficit moteur* (hémiplégie gauche ou droite, paralysie d'un ou de différents groupes de muscles). Le bilan musculaire peut être fait muscle par muscle. Avec le mouvement, on étudie aussi la marche et le *tonus** musculaire.
LES SENSIBILITÉS*. On étudie successivement les sensibilités profonde et superficielle et les différents modes de la sensibilité : tactile, douloureuse, thermique, l'altération d'un seul de ces modes étant le reflet de la lésion d'une voie déterminée. La sensibilité peut être abolie *(anesthésie)* ou présenter les sensations anormales (*paresthésies**).
LES RÉFLEXES*. Ils sont étudiés un à un, explorant les racines nerveuses correspondantes. L'excès de vivacité d'un réflexe autant que son abolition est un signe pathologique. L'examen des réflexes se termine par l'exploration du fonctionnement des sphincters*.
LES PAIRES DE NERFS CRÂNIENS. Elles sont systématiquement explorées une à une : odorat (I), vue (II), mouvements des yeux (III et VI), de la face (VII), etc.
L'ÉQUILIBRATION ET LA COORDINATION. Elles sont explorées par la marche et la réalisation de certains gestes complexes, qui étudient entre autres le fonctionnement du cervelet*.
L'ÉTUDE DES FONCTIONS SUPÉRIEURES (LANGAGE, MÉMOIRE). Elle termine l'examen neurologique. L'altération de ces fonctions témoigne, plus que d'une affection diffuse du système nerveux, d'une lésion du cerveau* lui-même.
L'examen neurologique est complété par une série d'*examens paracliniques.* La *ponction** *lombaire* permet l'étude du liquide céphalo*-rachidien, qui présente des altérations caractéristiques dans de nombreuses maladies neurologiques. L'*électroencéphalogramme** étudie l'activité électrique du cerveau, dont il peut localiser les éventuelles anomalies. L'*électromyogramme** étudie le fonctionnement des muscles et celui de la fonction neuro-musculaire (plaque motrice). Les autres examens sont principalement radiologiques, à base d'opacification du canal rachidien, des cavités ou des artères cérébrales. (V. CERVEAU.)
***Pathologie du système nerveux.*** Le système nerveux peut être atteint d'affections multiples. Certaines ne sont que l'expression nerveuse d'une maladie plus générale, tandis que d'autres sont à localisation exclusivement nerveuse, comme la sclérose* en plaques, la syringomyélie*, etc.
PATHOLOGIE DU SYSTÈME NERVEUX CENTRAL. Les symptômes sont fonction du siège des lésions, de leur caractère localisé ou non et de leur rapidité de développement. Il existe ainsi une pathologie de la moelle*, du cerveau*, du cervelet*, du tronc* cérébral. Mais nombre d'affections ont un caractère plus diffus.
Les *lésions traumatiques* peuvent toucher le crâne* aussi bien que le canal rachidien, à travers les vertèbres, et laisser

des séquelles neurologiques importantes, notamment l'épilepsie*.
Le système nerveux central peut être le siège de *tumeurs*, qui peuvent se localiser aussi bien dans le cerveau* que dans le canal rachidien, occasionnant des compressions de la moelle épinière (v. NEURINOME). Les tumeurs sont aussi bien bénignes que malignes, ces dernières étant primitives ou métastatiques d'un autre cancer. Elles relèvent souvent de la chirurgie, mais ont un pouvoir de récidive important.
Les virus ont une grande affinité pour le système nerveux central. Ils entraînent des lésions souvent disséminées qui intéressent soit la substance grise, soit la substance blanche, donnant lieu à des encéphalites*, des myélites*.
Les maladies bactériennes peuvent diffuser au cerveau par la voie d'une septicémie ou par une localisation élective (syphilis). Dans les affections dégénératives, tout se passe comme si l'on assistait à un vieillissement de certaines populations neuronales : maladie de Parkinson*, chorée* de Huntington, sclérose* latérale amyotrophique, etc. (V. aussi CERVEAU, *Maladies du cerveau*.)
PATHOLOGIE DU SYSTÈME NERVEUX PÉRIPHÉRIQUE. Ce sont les maladies des nerfs. Suivant qu'elles touchent des nerfs moteurs ou sensitifs, les symptômes sont différents. Le plus souvent, cependant, les deux types de nerfs seront touchés, et l'atteinte nerveuse se traduira par un déficit moteur, une baisse du tonus, l'abolition des réflexes* ostéo-tendineux, des crampes et des fasciculations. L'atteinte d'un nerf moteur entraîne obligatoirement l'atrophie du muscle qu'il innerve. C'est pourquoi on constatera aussi une amyotrophie*. Sur le plan sensitif, l'atteinte nerveuse se traduit soit par une anesthésie, soit au contraire par des douleurs, des paresthésies* (sensations anormales). Le déficit sensitif peut être global ou toucher plus particulièrement un mode de la sensibilité*. Selon la façon dont se groupent les symptômes, et surtout selon leur répartition topographique, on parlera de polynévrite* (atteinte bilatérale et symétrique des nerfs, sensitivomotrice, prédominant aux extrémités), de polyradiculonévrite* (atteinte bilatérale et symétrique non globale, prédominant aux racines nerveuses, avec modifications du liquide céphalo-rachidien), de mononévrite ou radiculite* (atteinte d'une seule racine nerveuse), ou encore de multinévrite* (atteinte non systématisée de plusieurs troncs nerveux). L'atteinte de la corne antérieure de la moelle* épinière produit une atteinte nerveuse périphérique (poliomyélite).
Ces atteintes ont une origine toxique (alcool), métabolique (diabète), virale (poliomyélite) ou encore relèvent d'une lésion directe des fibres nerveuses par traumatisme.
Les nerfs peuvent présenter des tumeurs. Il existe des tumeurs proprement nerveuses : *schwannomes* (développées aux dépens de la gaine de Schwann), *neurofibromes*. Elles dégénèrent rarement en cancers. Des tumeurs d'une autre origine peuvent venir comprimer un tronc nerveux, provoquant ainsi des douleurs et des paralysies.

**Système neurovégétatif.**

C'est le système nerveux des organes. (Syn. : SYSTÈME NERVEUX AUTONOME.) Il coordonne les relations entre les viscères d'un même organisme. Il assure la régulation des fonctions dites *végétatives* : respiration, circulation, reproduction, métabolisme.
Le système neurovégétatif est relié au système nerveux central au niveau de ses centres : les noyaux végétatifs sont en effet contenus dans le tronc* cérébral, où ils sont en rapport avec le reste du système nerveux, en particulier avec l'hypothalamus* et le rhinencéphale*.
Le système végétatif comprend deux contingents : le *sympathique* et le *parasympathique*. L'équilibre végétatif résulte de l'interaction entre ces deux systèmes antagonistes. Sur le plan anatomique, ils sont organisés de la même manière : la voie efférente, qui va du névraxe à l'organe effecteur, comporte deux neurones articulés entre eux par une synapse située dans un *ganglion végétatif* : le premier neurone est dit *préganglionnaire*, le second *postganglionnaire*.
***Le sympathique.*** ANATOMIE. Le neurone préganglionnaire a son origine dans la corne latérale de la moelle épinière. Les ganglions végétatifs de relais du système sympathique s'étagent le long de la colonne vertébrale (d'où sortent les fibres), tout près du névraxe, formant de chaque côté les *chaînes du grand sympathique*. Les fibres postganglionnaires gagnent l'organe effecteur par un long trajet.
PHYSIOLOGIE. Les fibres préganglionnaires du système sympathique sont *cholinergiques**. En revanche, les fibres postganglionnaires sont adrénergiques. Leur action est dilatatrice sur la pupille et sur les bronches ; elle accélère le cœur, ralentit le transit digestif et élève la glycémie.
***Le parasympathique.*** ANATOMIE. Il se divise

en deux parties : crânienne et sacrée. Le *parasympathique crânien* est représenté par la X$^{e}$ paire de nerfs crâniens, ou nerfs *pneumogastriques*, ou encore nerfs *vagues*. Chaque nerf pneumogastrique descend avec les vaisseaux du cou et envoie des fibres aux organes de la tête et, plus bas, aux organes du thorax et de l'abdomen.
Le *parasympathique sacré* innerve le côlon, le rectum et l'appareil uro-génital. Les ganglions parasympathiques, où se fait la synapse entre neurone pré- et postganglionnaire, se trouvent situés à proximité de l'organe effecteur.
PHYSIOLOGIE. Le parasympathique est entièrement *cholinergique*, c'est-à-dire qu'à sa terminaison il libère de l'acétylcholine*. Cette hormone active les sécrétions lacrymales et salivaires, provoque une contraction de l'iris ; elle a une action constrictive sur les bronches, ralentit le cœur, augmente la sécrétion gastrique, accélère le transit digestif et joue sur le sphincter vésical.

**nervosisme** n. m., **nervosité** n. f. Termes populaires désignant généralement les manifestations observées sur des sujets irritables, instables, dont l'humeur est variable, ainsi que l'état de ces sujets eux-mêmes.

**neurasthénie** n. f. Affection psychiatrique fréquente, qui fait partie des névroses.
Le symptôme essentiel en est l'asthénie ou fatigue permanente, intense, physique, psychique et génitale.
La fatigue est maximale le matin, au réveil, et n'est guère améliorée par le repos. Cet état s'accompagne de troubles divers : maux de tête, douleurs, nausées, spasmes digestifs, troubles de la sexualité, difficultés de l'attention et de la mémoire, insomnies.
En règle général, les examens ne révèlent pas de lésion organique : il s'agit essentiellement d'un état névrotique dont les causes sont discutées.

**neurinome** n. m. Tumeur le plus souvent bénigne, due à une prolifération des cellules de Schwann qui entourent les nerfs* périphériques. (Syn. : SCHWANNOME.)
Les neurinomes peuvent siéger en n'importe quel point de l'organisme. Leur traitement est chirurgical.

**neuroanémique** adj. **Syndrome neuroanémique,** syndrome associant les signes de l'anémie de Biermer* à des troubles neurologiques divers : paralysies, troubles de la sensibilité, polynévrites, etc.

**neurochirurgie** n. f. Branche de la chirurgie consacrée aux affections du système nerveux.
Exception faite de la chirurgie des nerfs périphériques, la neurochirurgie s'exerce sur des lésions intracrâniennes ou intrarachidiennes, et implique comme préalable un passage à travers des structures osseuses (trépanations*, volet* crânien, laminectomie*).

**neurofibromatose** n. f. Formation de tumeurs fibreuses (neurinomes*) sur le trajet des nerfs. (V. RECKLINGHAUSEN.)

**neuroleptique** adj. et n. m. Substance psychotrope* sédative, douée d'actions importantes sur le système neurovégétatif. (Syn. : NEUROPLÉGIQUE.)
Les neuroleptiques créent un état d'indifférence psychomotrice sans action proprement hypnotique* ; ils réduisent les états d'excitation, d'agressivité et d'agitation ; ils réduisent les psychoses aiguës et chroniques ; ils provoquent des modifications du système nerveux autonome (sympathique et parasympathique). Leur action sur le système nerveux autonome se manifeste par une sédation des nausées et des vomissements, par un abaissement de la température et de la tension artérielle et par un blocage de l'ovulation*.
Les principaux neuroleptiques sont la chlorpromazine et ses dérivés, les butyrophénones (dont le type est l'halopéridol) et, enfin, la réserpine.

**neurologie** n. f. Spécialité médicale ayant pour objet l'étude des maladies du système nerveux* (affections des nerfs et du cerveau, à l'exclusion des maladies mentales).

**neurolyse** n. f. Libération chirurgicale d'un nerf enserré dans un tissu pathologique.

**neurone** n. m. Cellule nerveuse qui participe à l'élaboration et à la transmission de l'influx nerveux.
Le neurone est composé d'un corps cellulaire et de prolongements : les *dendrites*, qui le réunissent aux neurones voisins, et l'*axone*, beaucoup plus long, qui transmet l'influx nerveux à sa destination. Les corps cellulaires des neurones forment la substance grise, les axones, la substance blanche. (V. NERVEUX, *Système nerveux*.)

**neuroplégique** n. m. Syn. de NEUROLEPTIQUE. (V. aussi GANGLIOPLÉGIQUE.)

**neuro-psychiatrie** n. f. Spécialité médicale regroupant les qualifications de la neurologie et de la psychiatrie.

**neurotomie** n. f. Section chirurgicale d'un nerf.

**neurotoxine** n. f. Toxine qui agit sur le système nerveux (toxines diphtérique et tétanique).

**neurotrope** adj. Qui a une affinité particulière pour le système nerveux.

**Virus neurotropes**, ceux de la rage, de la poliomyélite, etc.

**neurovégétatif** n. m. **Système neurovégétatif.** V. NERVEUX, *Système neurovégétatif.*

**neutrophile** adj. Qui présente une affinité pour les colorants neutres. (C'est le cas du plus grand nombre des leucocytes* polynucléaires.)

**névralgie** n. f. Douleur dans le territoire d'un nerf. — La névralgie est due à une névrite* ou à la compression du nerf.

La névralgie est une douleur aiguë, intense, avec des élancements, qui siège sur un trajet défini. Elle s'accompagne de fourmillements, d'une diminution de la sensibilité sur ce trajet. La névralgie doit être distinguée de la douleur radiculaire ou radiculalgie (atteinte des racines sensitives).

Les nerfs sensitifs ou mixtes (sensitifs et moteurs) peuvent être atteints : on connaît ainsi les névralgies cervico-brachiale, crurale, faciale (atteignant le trijumeau), intercostale, sciatique.

**Traitement.** C'est souvent celui de la cause, quand il s'agit d'une compression. Les antalgiques et analgésiques calment la douleur. La vitamine B1 (thiamine) et ses dérivés (benzotiamine, diacéthylthiamine) permettent une meilleure nutrition du nerf à long terme. Enfin, la carbamazépine est le médicament spécifique de la névralgie du trijumeau. (V. FACIAL, *Névralgie faciale.*)

**névraxe** n. m. Nom donné au système nerveux* cérébro-spinal : cerveau, tronc cérébral, moelle épinière, à l'exception des nerfs*.

**névrite** n. f. Inflammation d'un nerf, se traduisant par des paralysies et des douleurs (névralgies) dans le territoire de ce nerf.

Les causes sont toxiques (plomb, alcool), infectieuses ou allergiques.

**Névrite optique.** Elle se traduit par la baisse rapide de la vision d'un œil et des douleurs orbitaires. Le champ visuel montre un scotome* central. Chez le sujet jeune, il faut penser à une sclérose* en plaques dont la névrite optique peut être la première manifestation. Une cause fréquente est l'intoxication alcoolo-tabagique ; dans ce cas, le traitement favorise la régression des troubles visuels.

Une inflammation de la papille* ou papillite, caractérisée par l'œdème qu'elle provoque, accompagne parfois la névrite optique.

**névrodermite** n. f. Affection dermatologique d'origine nerveuse.

On distingue : 1. La *névrodermite disséminée*, forme majeure de l'eczéma constitutionnel de l'adulte ; 2. La *névrodermite circonscrite*, plaque érythémateuse (rouge) infiltrée (dure), quadrillée, résultant du grattage provoqué par le contact avec un objet quelconque, ou spontanée dans certaines régions (nuque, organes génitaux, dos du pied, etc.).

**névroglie** n. f. Tissu de soutien des centres nerveux.

La névroglie joue un rôle nutritif et intervient dans la cicatrisation.

**névrome** n. m. Tumeur du nerf.

Un névrome peut se développer sur un nerf en un point quelconque ou à l'extrémité amputée après un traumatisme.

**névropathe** n. Se dit d'un sujet, en général anxieux et hyperémotif, qui présente des troubles du système nerveux végétatif.

**névrose** n. f. Affection neuropsychique fréquente, qui ne s'accompagne d'aucune lésion décelable dans le système nerveux.

**Caractères généraux.** Les névroses se traduisent par des symptômes très variées — essentiellement psychologiques — et s'accompagnent secondairement de troubles physiques de type fonctionnel (douleurs, fatigue, malaises...) qui ne correspondent pas à des lésions des organes intéressés.

Les névroses s'opposent aux psychoses par leur caractère de moindre gravité. Elles n'altèrent jamais la personnalité dans sa totalité comme le font les psychoses. Le sens de la réalité est conservé chez le névrosé, qui a en outre une conscience pénible de son état morbide : il se sent malade.

Les névroses se caractérisent encore par l'importance — dans leur genèse — des conflits psychologiques, plus souvent inconscients que conscients.

Les névrosés se distinguent des déséquilibrés du caractère (v. DÉSÉQUILIBRE) par le fait que leur comportement n'est presque jamais antisocial.

**Différents types de névrose.** La névrose classique se définit en principe par une *personnalité pathologique* d'une part, et des *symptômes spécifiques* d'autre part, plus ou moins gênants pour le malade. Les névroses les mieux définies et les plus structurées sont : la *névrose obsessionnelle*, qui associe des obsessions multiples, des rites, des impulsions à une personnalité obsessionnelle (v. OBSESSION) ; la *psychasthénie*, qui est proche de cet état. Elle comporte une asthénie physique et psychique ; la *névrose phobique*, qui associe des phobies (des craintes) de personnes, d'objets, de lieux, de situations à une personnalité *hyperémotive phobique* (v. PHOBIE) ; la *névrose hystérique*, qui associe

des manifestations somatiques, dites « de conversion », à une personnalité de type hystérique (v. HYSTÉRIE).
A côté de ces trois principaux types de névroses, on a décrit des états névrotiques divers qui ne constituent pas toujours une entité clinique : la névrose d'*angoisse*, la névrose *hypocondriaque*, la névrose d'*organes*, ou névrose *psychosomatique*, la *neurasthénie**, la *dépression** *névrotique*, les névroses *traumatiques* ou réactions névrotiques aiguës, déclenchées par un événement objectivement dramatique ou catastrophique (guerre, bombardement, accident...).
Enfin, on peut citer d'autres névroses un peu artificiellement isolées, telles que la névrose d'*échec* ou de *destin*, la névrose de *préjudice*, etc.
Cependant, de nombreux névrosés n'entrent pas dans les catégories citées plus haut. Ils ont peu de symptômes francs tels que phobies, obsessions, etc., mais leur névrose réside dans une organisation plus ou moins pathologique de la personnalité qui se manifeste par des troubles du caractère, des difficultés d'adaptation familiale et professionnelle.
Les névrosés souffrent aussi d'anomalies de la sexualité (impuissance, masturbation, abstinence, frigidité).
Pendant longtemps, ils parviennent à compenser leurs difficultés, mais, à la suite d'un événement assez banal (surmenage, maladie, accouchement) et parfois sans cause apparente, peut survenir, à un âge quelconque, la décompensation : c'est-à-dire la rupture d'un équilibre affectif jusque-là fragile. Cette décompensation prend l'aspect de la classique dépression névrotique.
En réalité, la frontière entre caractère névrotique et caractère normal demeure très floue. L'écart entre normalité et névrose ne tient pas à la nature des problèmes, mais à leur degré, à leurs proportions.
**Les causes.** Il est possible que des facteurs multiples interviennent pour fragiliser l'individu et déterminer une névrose.
Le terrain neurosomatique peut jouer un rôle. Mais, en fait, les causes psychologiques sont considérées comme primordiales.
C'est à Freud et à la psychanalyse que l'on doit une compréhension des difficultés psychiques à l'origine des névroses.
Il existe chez le névrosé un ensemble de conflits inconscients, générateurs d'angoisse et *remontant à la petite enfance*.
L'événement réel qui semble décompenser la névrose à l'âge adulte ne fait que réactiver un traumatisme ancien enfoui dans l'inconscient.
Pendant les 6 ou 7 premières années de la vie, le « moi » a subi une série de déviations, d'arrêts, de régressions au cours du développement de la personnalité.
Les conflits entre désir et crainte, pulsions et interdits n'ont pas été résolus et ils deviennent générateurs d'angoisse et de culpabilité. Elles-mêmes sont refoulées ou remaniées par des mécanismes de défense, dits « névrotiques », qui occasionnent un défaut d'épanouissement affectif.
Le névrosé ne perçoit que les symptômes gênants, lesquels l'amènent à consulter.
La précocité dans les origines de la névrose, même lorsqu'elle se révèle à l'âge adulte, n'est pas un obstacle à son abord thérapeutique par la psychanalyse.
**Évolution et pronostic.** L'évolution et le pronostic des névroses sont, en général, difficiles à préciser. Ils dépendent de chaque cas particulier, de la gravité, des possibilités de traitement. La névrose est classiquement liée à la notion de chronicité, mais elle peut évoluer par poussées et rémissions.
**Traitement.** La *psychothérapie*, qu'elle soit d'inspiration psychanalytique ou de soutien, plus superficielle, est toujours indiquée. Elle vise à atténuer les symptômes les plus gênants, à détendre une situation anxieuse, à améliorer l'adaptation.
La *psychanalyse* classique est plus rarement indiquée, car elle exige des conditions très précises.
Signalons aussi les méthodes de relaxation, les psychothérapies de groupe, la sociothérapie. Enfin, la chimiothérapie (psychotropes*) peut contribuer à favoriser la prise en charge psychothérapique du malade, en le soulageant rapidement et en lui faisant reprendre espoir.
**Névroses infantiles.** Elles constituent souvent l'amorce des névroses de l'adulte, mais la personnalité malléable de l'enfant rend leur évolution réversible si un traitement est entrepris assez tôt.
Leurs symptômes les plus fréquents sont des troubles du caractère et du comportement, difficiles à classer. Parfois il s'agit de troubles d'allure « caractérielle » où dominent l'agressivité, les colères, l'agitation, l'instabilité, l'opposition. Parfois il s'agit d'inhibition, d'apathie, de passivité, d'anxiété ou d'hyperémotivité, avec tendances dépressives.
Certains enfants névrosés peuvent présenter quelques obsessions, s'assujettir à des rites ; d'autres manifestent des peurs injustifiées (phobies). Beaucoup ont des

crises d'angoisse avec des symptômes corporels.

Le sommeil est souvent troublé, ainsi que l'alimentation. Sur le plan psychomoteur, fréquents sont les tics, l'énurésie*, l'encoprésie*, l'onychophagie*. Le rendement scolaire est presque toujours nettement diminué.

Ces états névrotiques peuvent se regrouper en deux catégories : les *réactions névrotiques* directement conditionnées par le milieu familial, le milieu scolaire, les erreurs d'éducation; les *névroses* plus graves, enracinées dans la personnalité, avec des relations pathologiques complexes tissées entre les parents et les enfants. Elles apparaissent précocement, dominées par l'inhibition, des blocages affectifs, une anxiété profonde, des difficultés de communication qui ne s'améliorent pas avec un changement de milieu.

La psychothérapie est l'élément fondamental du traitement, qui demande la coopération des parents.

**névrotique** adj. Relatif à la névrose.
N. Sujet atteint de névrose.

**nez** n. m. Saillie médiane de la face, en forme de pyramide creuse, surplombant les narines* à la manière d'un auvent.

**Anatomie.** Le nez a un squelette osseux (os propres du nez, branche montante du maxillaire supérieur) et un squelette cartilagineux qui lui donne sa forme caractéristique. Le cartilage médian est celui de la cloison nasale. Des cartilages latéraux, pairs et symétriques, complètent la charpente du nez et des narines. En raison de cette charpente cartilagineuse, la forme du nez varie beaucoup selon les individus et les races. La peau qui recouvre le nez comporte de nombreuses glandes sébacées, sources de « points noirs » qu'il convient d'exprimer avec précaution et en désinfectant la peau.

**Difformités nasales.** Elles sont multiples, congénitales ou consécutives à un traumatisme. Il est des nez convexes ou bossus, d'autres concaves, en forme de selle, d'autres déviés d'un côté, certains trop grands, d'autres trop petits, toutes ces anomalies pouvant se combiner. Le traitement chirurgical des difformités nasales, ou rhinoplastie, permet de restituer au nez une forme normale et le plus souvent de rendre aux fosses nasales une perméabilité correcte (les difformités visibles étant souvent accompagnées d'une déviation de la cloison nasale*).

**Fractures du nez.** Consécutives à un traumatisme (chute, coup de poing, accident d'auto), ces fractures atteignent l'os et le cartilage, ou seulement le cartilage. Il existe une déformation du nez, et la palpation peut permettre de sentir des fragments mobiles ; toutefois seules la rhinoscopie et la radiographie autorisent un bilan complet. Le traitement comporte la réduction chirurgicale et une contention par mèches dans les fosses nasales et pansement spécial.

**niche** n. f. Image radiologique d'une cavité, terme spécialement employé pour désigner la lésion radiologique typique des ulcères* de l'estomac.

**nickel** n. m. Métal blanc dont la manipulation régulière peut entraîner des troubles cutanés.

Le *nickel carbonyle*, gaz employé dans l'industrie, est extrêmement toxique pour le poumon, entraînant une gêne respiratoire et, après une accalmie trompeuse, un œdème* aigu du poumon.

**niclosamide** n. m. Dérivé cyclique chloré, doué de propriétés ténifuges*.

**Nicolaier (bacille de),** agent du tétanos*.

**Nicolas-Favre (maladie de),** affection vénérienne atteignant la région anogénitale. (Syn. : LYMPHOGRANULOMATOSE SUBAIGUË.)

Le chancre d'inoculation, indolore passe inaperçu. Des adénopathies (gros ganglions) se forment et évoluent vers une suppuration séreuse. L'inflammation anorectale, aboutissant à la sclérose et au rétrécissement du rectum, est la complication majeure. Une antibiothérapie à base de tétracyclines permet un arrêt de l'infection.

**nicotinamide** n. f. Syn. de VITAMINE B3 ou PP.

**nicotine** n. f. Alcaloïde liquide extrait du tabac*, utilisé comme antiparasitaire.

La nicotine est toxique : une dose de 40 mg peut être mortelle.

**nicotinique** adj. Qui se rapporte à la nicotine.

**Acide nicotinique,** corps voisin de la vitamine PP (amide nicotinique), vasodilatateur artériel et veineux.

**nidation** n. f. Fixation de l'œuf fécondé dans la muqueuse qui tapisse la cavité de l'utérus.

**Nidation normale.** L'œuf fécondé atteint l'utérus 3 jours après l'ovulation, mais demeure encore libre 2 ou 3 jours. Dépourvu de matériaux de réserve, il pénètre dans l'épaisseur de la muqueuse utérine pour y puiser sa subsistance. La muqueuse utérine doit, pour pouvoir assurer son développement, se trouver à un certain stade du cycle menstruel, le *stade sécrétoire*, caractéristique du 22$^{e}$ jour. Le lieu normal de la nidation est le fond utérin.

**Nidations anormales.** Les nidations *extra-utérines* peuvent se faire, sur l'ovaire, dans la cavité abdominale ou dans la trompe. (V. EXTRA-UTÉRIN, *Grossesse extra-utérine.*) La nidation, bien que se faisant dans l'utérus, peut être de *mauvaise qualité*, en raison d'un état anormal de l'endomètre ou de l'équilibre hormonal, et avoir pour conséquence un avortement spontané.

**Niemann-Pick (maladie de),** affection rare, congénitale et familiale, touchant le nourrisson vers le 3e mois.
Elle se traduit par un gros foie et une grosse rate, une polyadénopathie (des ganglions), un arrêt du développement avec teinte jaunâtre de la peau.
Cette maladie est due à un trouble du métabolisme des lipides*, que traduisent l'hypercholestérolémie* et l'augmentation des lipides totaux dans le sang.

**nitreux, euse** adj. **Vapeurs nitreuses,** mélanges gazeux d'oxydes d'azote contenant du peroxyde d'azote.
Particulièrement caustiques pour les poumons, les vapeurs nitreuses donnent, après une phase d'inhalation douloureuse suivie d'accalmie, un œdème* pulmonaire grave.

**nitrite** n. m. Ester ou sel de l'acide nitreux. L'ion nitreux est un vasodilatateur puissant, utilisé dans le traitement de l'angine de poitrine.

**nodal, e, aux** adj. **Tissu nodal,** tissu cardiaque histologiquement individualisé, le long duquel s'effectue la conduction de l'onde de dépolarisation qui entraîne la contraction cardiaque.
Il comprend le nœud de Keith et Flack, et le nœud d'Aschoff-Tawara. (V. CŒUR.)

**nodosité** n. f. Toute formation pathologique qui donne au palper une sensation de dureté nettement limitée et de dimensions réduites.
Les nodosités se rencontrent le plus souvent au cours des maladies rhumatismales.

**nodulaire** adj. Relatif au nodule*, ou formé de nodules, ou ressemblant à un nodule.
On parle de lésion nodulaire, de tuberculose nodulaire, d'image nodulaire à la radiographie.

**nodule** n. m. Petit renflement cutané ou sous-cutané, d'origine inflammatoire, graisseuse ou calcaire. — En radiologie pulmonaire, le nodule désigne une lésion de forme arrondie et de dimensions variables.

**nœud** n. m. La confection des *nœuds chirurgicaux*, destinés à maintenir les ligatures d'hémostase ou de réfection tissulaire, demande beaucoup de soins.
Le terme « nœud » désigne également, *en anatomie*, un ensemble localisé de tissu particulier : *nœud d'Aschoff-Tawara du cœur**.

**noix** n. f. 1. Fruit du noyer*.
2. **Noix vomique,** graine du vomiquier, contenant de la strychnine* et utilisée dans les états d'asthénie et comme excitant des fonctions digestives. (Toxique, tableau A.)

**nombril** n. m. Syn. d'OMBILIC.

**nomenclature** n. f. **Nomenclature des actes professionnels,** document établi par l'Administration, sur lequel chaque acte* professionnel du praticien (médecin, chirurgien-dentiste, auxiliaire médical) est désigné par une lettre clef stipulant la nature de l'acte et comportant un coefficient indiquant la valeur relative de chaque acte professionnel. Ainsi le praticien peut respecter le secret* professionnel, tout en remplissant les papiers dont l'assuré social aura besoin pour le remboursement des frais qu'il a engagés.

**non-assistance** n. f. *Non-assistance à personne en danger.* V. ASSISTANCE.

**noradrénaline** n. f. Catécholamine* précurseur de l'adrénaline*, libérée au niveau de la médullo*-surrénale et à la terminaison des nerfs adrénergiques*.
Elle a une action vasoconstrictrice et hypertensive supérieure à celle de l'adrénaline, et est utilisée pour cela dans les chocs*. (V. ISOPRÉNALINE.)

**noramidopyrine** n. f. Dérivé de l'amidopyrine*, moins toxique qu'elle, employé contre les douleurs, névralgies et migraines.

**normocytaire** adj. Désigne une anémie* dans laquelle la taille des globules rouges est normale.

**nosoconiose** n. f. Maladie due aux poussières. (V. ALUMINOSE, ANTHRACOSE, PNEUMOCONIOSE, SILICOSE.)

**nosologie** n. f. Partie de la médecine qui classe les maladies selon leur cause, selon leur localisation sur un organe ou selon les lésions qu'elles entraînent.

**nourrice** n. f. Personne qui garde et parfois allaite un enfant de moins de 2 ans, soit chez elle, soit chez les parents de cet enfant. (On l'appelle *gardienne d'enfant* lorsque ce dernier a de 2 ans à 5 ans.)
Des registres ouverts à la mairie consignent les déclarations des parents prenant une nourrice à domicile et celles des personnes qui prennent chez elles des enfants en nourrice ou en garde. La loi du 17 mai 1977 relative aux assistantes maternelles revalorise les fonctions de nourrice et de gardienne en même temps qu'elle assure les parents et les orga-

nismes publics et privés de la compétence de ces personnes.

**nourricier, ère** adj. **Trou nourricier**, orifice livrant passage à l'artère nourricière de l'os.

**nourrisson** n. m. Enfant nourri au sein. — Par extension, enfant de 1 mois à 2 ans.

**Le développement physique.** Durant cette période de transformation intense, l'enfant a une croissance staturo-pondérale très importante. Il double son poids de naissance à 3 mois, le triple à 1 an. Il grandit de 20 à 25 cm, et son périmètre crânien, après une croissance rapide, varie peu au-delà de 15 à 18 mois. Tous les tissus se maturent, en particulier le tissu nerveux et le tube digestif.

Les besoins du nourrisson sont très importants, d'autant plus que son organisme manque de réserves : besoins protidiques (3 g par kilo), en eau, en fer et en vitamines (A, D, C, etc.).

Le nourrisson entre dans la vie avec deux handicaps : son immaturité immunologique, qui le laisse fragile devant les infections, et son équilibre thermique précaire, dû à une mauvaise régulation métabolique. Il est particulièrement sensible au froid et surtout à la chaleur (coup de chaleur*).

**Le développement psychomoteur.** La croissance physique s'accompagne d'un éveil psychologique important, favorisé par la présence attentive des parents.

L'éveil mental est étudié au moyen de tests précis (Gesell). Il reconnaît sa mère et lui sourit avant 2 mois ; il redresse la tête à 3 mois, babille à 4-5 mois. À partir de 6 mois, il se tient assis, tient son biberon, et les premières dents apparaissent. Les premières syllabes sont entendues vers 8 mois, et la station debout acquise à 9-10 mois. Il marche à partir de 1 an environ et dit quelques mots à 15 mois. Mais chaque enfant suit son propre développement, et certains retards ne doivent pas inquiéter les parents.

**L'hygiène du nourrisson.** Une vie calme et régulière est indispensable à la poursuite de la croissance et du développement du nourrisson. La manipulation d'un bébé ne doit pas être brutale, mais toujours douce, calme et sûre. L'alimentation comporte, surtout depuis quelques années, une diversification rapide des repas. Après l'allaitement*, on utilise rapidement des purées de légumes dans le biberon, puis, vers 4 mois, à la cuillère. L'introduction de la viande, des œufs et du poisson se fait progressivement vers 5-6 mois. Les repas ne seront pas donnés à heures fixes, mais adaptés à l'emploi du temps du nourrisson (ne pas réveiller un nourrisson qui dort).

Le repos est essentiel chez l'enfant. Au cours de sa croissance, le nourrisson passe du sommeil quasi permanent (1 mois) à la nécessité d'avoir des heures de jeux ou de promenade (5-6 mois) tout en maintenant la sieste. La chambre du nourrisson doit être calme, aérée, séparée si possible de celle des parents. Elle doit être humidifiée mais pas trop chauffée (18-20 °C). Dès que l'enfant se met debout, un lit à barreaux est nécessaire pour prévenir les chutes. Toute la literie doit être lavable ; l'emploi de pyjamas spéciaux permet d'éviter les couvertures et édredons (risque d'étouffement). Une aire de jeu (parc, siège relax) est indispensable pour leur permettre l'apprentissage de la marche.

C'est l'âge des intoxications accidentelles souvent mortelles (détergents, médicaments, etc.) et des accidents (brûlures).

La vie du nourrisson comporte également des contacts avec la vie extérieure : jouets (peluche, puis jouets éducatifs), visites, promenades. Dès l'âge de 1 mois, un enfant doit sortir (rôle du soleil). Les voyages sont permis, mais doivent être limités, car ils entraînent fréquemment des décalages thermiques, des troubles digestifs et surtout des contaminations infectieuses. La déshydratation survient souvent lors des voyages, surtout en voiture. La sécurité du nourrisson doit être assurée en plaçant toujours les enfants à l'arrière des voitures, dans un siège fixé aux banquettes (risque d'éjection). Une altitude supérieure à 1 000 mètres est déconseillée.

La propreté du nourrisson est capitale. Dès l'âge de 15 jours, on peut le baigner dans une pièce chaude, l'eau étant à 38 °C. Le bain étant sédatif, il est recommandé de le donner le soir. Après chaque change, le siège doit être lavé au savon, en insistant sur les plis inguinaux, la vulve chez la petite fille. L'absence de rougeur et de boutons est un gage de bonne santé. L'irritation de la peau du siège provient d'une hygiène défectueuse, d'une allergie à la lessive (ou aux couches en plastique) et parfois d'une affection intercurrente (diarrhée, rhinopharyngite). Les cheveux sont nettoyés par un shampooing spécial une ou deux fois par semaine, de même que les ongles, les narines et les oreilles. L'apprentissage de la propreté se fait dès que l'enfant tient assis tout seul.

L'habillement du nourrisson varie selon son âge et le climat. Il doit toutefois

suppléer à son mauvais équilibre thermique et être fréquemment changé.
Au début, des tissus fins (lin) sont appliqués sur la peau. Les brassières doivent être boutonnées dans le dos et ne pas comporter d'épingles. L'enfant sera langé en abduction (jambes écartées) et ses jambes seront couvertes. Le langeage cuisses rapprochées doit être abandonné. Les couches en cellulose sont de plus en plus utilisées et sont tolérées entre les deux parois d'une couche-culotte. Vers 3 mois, les habits d'une seule pièce sont conseillés pour permettre une plus grande liberté de mouvement. Plus tard, l'habillement est adapté à la marche.
Les erreurs d'habillage sont le plus souvent le fait d'excès, les nourrissons étant trop couverts et sujets au coup de chaleur*. La lessive des habits doit être faite au savon, excluant l'eau de Javel et autres détergents.
**Les maladies du nourrisson.** Après la période néonatale, où diverses malformations congénitales peuvent être reconnues, le nourrisson aborde une pathologie le plus souvent infectieuse, mais certaines anomalies congénitales ne s'expriment qu'à ce moment : surdimutité, cardiopathie*, maladie cœliaque. Les atteintes les plus fréquentes sont celles du rhinopharynx (rhinopharyngites, otites) ainsi que celles du tube digestif (gastro-entérites, diarrhées, etc.). La surveillance médicale, des soins d'hygiène et l'éloignement des autres enfants visent à en diminuer la fréquence.
Le nourrisson est touché également par des maladies plus graves : méningites*, staphylococcies*, rougeole*, carences, etc. La vaccination* systématique préventive a permis de diminuer la fréquence de la diphtérie* et de la coqueluche*.

**nouure** n. f. **En pédiatrie,** déformation osseuse observée au cours du rachitisme, et caractérisée par des épaississements semblables à des nœuds.
**En dermatologie,** induration circonscrite, arrondie ou ovalaire, dure, située ordinairement dans l'hypoderme, d'un volume variant entre celui d'un pois et celui d'un œuf, et observée lors de l'érythème* noueux, du rhumatisme* articulaire aigu, de la sarcoïdose*, etc.

**nouveau-né, e** adj. et n. Qualifie l'état de l'enfant depuis sa naissance jusqu'à la fin du séjour moyen à la maternité. (Passée cette période, il devient un nourrisson*.)
**Éléments de physiologie.** La naissance constitue une rupture brutale des amarres avec la mère. Le *fœtus* était un être parasitaire, greffé à l'intérieur de sa mère, dépendant d'elle par l'intermédiaire du placenta*. Le *nouveau-né* est expulsé dans un monde nouveau, aérien, agressif, et est obligé pour survivre de mettre en route en quelques secondes les dispositifs qui assureront son autonomie respiratoire, énergétique et calorifique. Outre les difficultés mécaniques, trois dangers menacent le nouveau-né : l'anoxie*, l'hypothermie* et l'hypoglycémie*.
**Soins à la naissance.** L'évaluation clinique de l'état de l'enfant à la naissance, au moyen du score d'Apgar*, guide la conduite à tenir.
***Le nouveau-né normal*** a, à la naissance, un score d'Apgar égal ou supérieur à 7.
À la première minute, il faut désobstruer le pharynx et les fosses nasales. L'aspiration provoque en plus un réflexe de toux et augmente la réactivité de l'enfant.
À la troisième minute, il faut pratiquer les soins du cordon ombilical, instiller un collyre antibiotique dans les yeux et pratiquer le premier examen du nouveau-né, en évitant toute déperdition de sa chaleur.
***Le nouveau-né en état de mort apparente*** a un indice d'Apgar inférieur à 3, et nécessite une réanimation immédiate sur 3 plans : *cardiaque* (le massage cardiaque externe doit être entrepris sans délai) ; *respiratoire* (la désobstruction, l'intubation trachéale et la ventilation sont pratiquées ensuite) ; *métabolique* (le cathétérisme ombilical permet l'administration de bicarbonate et de sérum glucosé).
***Le nouveau-né dont l'indice est compris entre 3 et 7*** représente une urgence moins grande. Si, à la troisième minute, le score est remonté au-dessus de 7, ce nouveau-né doit être considéré comme normal. Si le score reste bas, il faut procéder comme au paragraphe précédent.
**Examen médical à la naissance.** Le but de cet examen est de s'assurer de l'absence de malformations : recherche d'une *atrésie de l'œsophage* ou des *choanes*, en passant une sonde demi-molle par le nez jusque dans l'estomac ; d'une *division palatine*, par l'examen de la cavité buccale ; d'une *imperforation de l'anus*, par celui de la région périnéale ; de malformations neuro-vertébrales, par l'inspection de la colonne vertébrale.
Par ailleurs, l'examen reconnaît les caractéristiques du nouveau-né en bonne santé : teint rouge vif, cri vigoureux, gesticulation, extension des bras en croix à la moindre stimulation. La peau, épaisse, ne garde pas le pli et est recouverte d'une couche graisseuse *(vernix caseosa)* et d'un fin duvet *(lanugo)*. À terme, il pèse

3,250 kg et mesure 50 cm. Le cœur bat à 130-140 pulsations/mn ; la respiration assez rapide, ne dépasse pas 40 à 50 cycles/mn. Le foie déborde largement le rebord costal ; la rate n'est pas perçue. L'examen neurologique est le plus important : la tête est ballante et, en position assise, le tronc s'incurve et s'affaisse ; en revanche, les membres sont hypertoniques. Les réflexes propres au nouveau-né sont dits «archaïques»; ce sont les réflexes des bras en croix, de préhension et de serrement des doigts, de la marche automatique, des points cardinaux.

**Hygiène du nouveau-né.** Après avoir été habillé (bande élastique pour maintenir le pansement ombilical, chemisette et brassière, pointe en tissu-éponge, couche en coton, lange de laine), il est couché sur le côté dans un berceau où il sera surveillé. L'enfant est changé de préférence *après* chaque tétée. Le cordon est nettoyé tous les jours et protégé par une compresse stérile. Il tombe vers le 10ᵉ jour, et on peut alors donner le premier bain si la plaie est bien cicatrisée. La première sortie du nouveau-né à terme ne se fera pas avant le 15ᵉ jour en été, et le 25ᵉ jour en hiver.

**Alimentation.** Le nouveau-né est laissé classiquement à jeun durant environ 12 à 24 heures. Les premières prises alimentaires peuvent consister en eau sucrée donnée prudemment, à la cuiller ou au biberon. Les premières sécrétions mammaires (colostrum) sont intéressantes, car riches en protéines et en gammaglobulines* protectrices. Dans les jours suivant la naissance, le rythme et la quantité des repas seront fonction du poids de l'enfant et de son avidité. (V. ALLAITEMENT.)

Durant les 3 à 4 premiers jours de la vie, la courbe de poids du nouveau-né commence par fléchir, et la chute peut atteindre de 5 à 10 p. 100 du poids de naissance. Au 8ᵉ jour, le nouveau-né a habituellement repris ce poids de naissance.

**Pathologie chirurgicale du nouveau-né.** La chirurgie néonatale a bénéficié des progrès de la réanimation et de la création de centres spécialisés. Elle a pour objet de traiter les malformations qui entraînent un risque vital immédiat. Parmi les malformations qui relèvent de cette spécialité, il faut citer : *a*) les *malformations digestives* (atrésie de l'œsophage, imperforation anale, occlusions, malformations des voies biliaires) ; *b*) les *hernies* (diaphragmatiques, ombilicales, inguinales) ; *c*) certaines *malformations cardiaques* cyanogènes (transposition des gros vaisseaux) ; *d*) les *malformations neuro-vertébrales* (méningocèles crâniennes et spina*-bifida graves).

**Pathologie médicale.** Elle est dominée par les problèmes de *dépression respiratoire* (maladie des membranes* hyalines, retard de résorption du liquide pulmonaire, inhalation de liquide amniotique, pneumothorax*), par les *malformations cardiaques*, par les *ictères** néonataux, enfin par les problèmes de l'*infection néonatale*.

**noyade** n. f. Mort par asphyxie, due à la pénétration de l'eau dans les poumons (de 6 000 à 7 000 noyades mortelles en France chaque année).

En cas de submersion, après une phase d'apnée volontaire d'une durée de 1 minute, la victime effectue quelques mouvements inspiratoires amples et irrésistibles, puis perd connaissance ; des convulsions apparaissent, les battements cardiaques persistent pendant quelques minutes après l'arrêt de la respiration, et la mort survient en moyenne de 6 à 8 minutes après le début de la noyade.

**Soins à donner à un noyé.** Sortir la victime le plus rapidement possible ; enlever avec le doigt la mousse qui obstrue la bouche et le larynx ; commencer la *respiration* artificielle** ainsi que le massage cardiaque externe, en attendant le transfert à l'hôpital, indispensable pour tout noyé. Ces manœuvres de réanimation doivent être prolongées un certain temps et, après la reprise des fonctions respiratoire et cardiaque, il faut garder la victime sous surveillance médicale (possibilité d'insuffisance cardiaque, de surinfection pulmonaire secondaire).

**noyau** n. m. Partie centrale de la cellule, séparée du cytoplasme par la membrane nucléaire, et contenant les chromosomes* et les nucléoles.

**Noyaux du système nerveux.** Ce sont des formations anatomiques de substance grise, situées à divers étages du névraxe. Dans le cerveau*, ce sont les noyaux gris centraux : thalamus, putamen, pallidum, locus niger, etc. ; dans le tronc* cérébral, ce sont les noyaux d'origine des nerfs* crâniens.

**noyer** n. m. Les *feuilles* de noyer sont employées en décocté, comme dépuratif et astringent.

Les *noix*, très nutritives, contiennent de l'acide gallique, nocif pour les dents (il faut se brosser les dents après avoir mangé des noix).

**nucléaire** adj. Qui a rapport avec le noyau, soit le noyau de l'atome *(énergie nucléaire)*, soit le noyau de la cellule.

**nucléique** adj. **Acides nucléiques**, protéines

complexes, présentes dans le noyau des cellules.
Ils sont les supports du message héréditaire. Ils comprennent l'*acide désoxyribonucléique*, ou A. D. N., et les différentes variétés de l'*acide ribonucléique* de l'A. D. N.
***Acide désoxyribonucléique ou A. D. N.*** C'est la substance chimique constitutive des chromosomes. Sa structure a une forme de double hélice. On peut la comparer à une échelle de corde enroulée autour d'un axe imaginaire, dont les montants sont formés par l'alternance régulière d'un sucre, le désoxyribose, et d'un groupement phosphoré. Les barreaux de l'échelle sont fixés aux molécules de sucre. Ils sont constitués par deux bases, l'une purique, l'autre pyrimidique, unies entre elles au milieu du barreau par une liaison labile.
Il y a deux bases puriques : la *guanine* (G) et l'*adénine* (A), et deux bases pyrimidiques : la *cytosine* (C) et la *thymine* (T). Les seules liaisons possibles sont A-T et G-C. Il n'existe donc que 4 paires de bases « possibles » : A-T ; T-A ; G-C et C-G.
Lorsque la cellule se divise, la double hélice se sépare en ses deux chaînes par rupture des liaisons labiles entre les bases. Chaque hélice synthétise alors une nouvelle chaîne complémentaire identique.
Les *mutations* génétiques sont dues à des erreurs dans l'enchaînement des paires de bases : perte ou substitution incorrecte.
L'enchaînement rigoureux et *spécifique* des paires de bases constitue le message héréditaire, chaque portion de chromosome ou gène étant constituée d'un fragment d'A. D. N. responsable de la synthèse d'une protéine déterminée.
***Acides ribonucléiques ou A. R. N.*** L'A. R. N. *transcrit* le message génétique contenu dans l'A. D. N. du noyau. Il le « transporte » jusqu'au cytoplasme de la cellule, où se font les synthèses protéiques.
La constitution de l'A. R. N. est semblable à celle de l'A. D. N., à ceci près qu'il n'y a qu'une seule hélice, que le sucre est un ribose et que la thymine est remplacée par l'*uracile*. Il existe trois types d'A. R. N., en fonction du travail qu'ils ont à exécuter : l'A. R. N. messager, ou *A. R. N. m*, transcrit le message génétique, c'est-à-dire qu'il quitte le noyau et pénètre le cytoplasme, porteur du message génétique de l'A. D. N. Dans le cytoplasme, il est *lu* par les *ribosomes*, petites structures sphériques constituées de protéines et d'A. R. N. *ribosomal* ou *A. R. N. r.* Cette « lecture » de l'*A. R. N. m* par l'*A. R. N. r* aboutit à la formation d'une série spécifique d'acides aminés, grâce à une 3ᵉ variété d'A. R. N., l'*A. R. N. de transfert* ou *A. R. N. t.* Ainsi, la séquence des acides aminés de la protéine respecte strictement le message inscrit dans l'*A. R. N. m*, lui-même contretype du message inscrit dans l'A. D. N.
**nucléoprotéine** n. f. Protéide* résultant de l'association d'une protéine basique avec un acide nucléique.
**nucléotide** n. m. Corps chimique résultant de la combinaison d'un acide phosphorique, d'un glucide et d'une base purique ou pyrimidique.
Le nucléotide est l'élément constitutif de base des acides nucléiques*.
**nucleus** n. m. **Nucleus pulposus**, partie centrale des disques intervertébraux, faite d'une substance gélatineuse et ferme.
L'expulsion en arrière du nucleus pulposus constitue la hernie* discale.
**nullipare** n. f. et adj. Femme qui n'a jamais mené de grossesse à son terme.
**numération** n. f. **Numération globulaire**, comptage des globules rouges et des globules blancs du sang. (V. HÉMOGRAMME.)
**nuque** n. f. Région postérieure du cou, située en arrière de la colonne cervicale, siège fréquent de furoncles* et d'anthrax*.
L'exposition prolongée de la nuque au soleil peut être une cause de coup de chaleur*.
**nursing** n. m. (terme anglais). Ensemble des petits soins infirmiers qu'il est nécessaire d'effectuer au cours de maladies prolongées, de suites d'interventions chirurgicales, ou chez les sujets impotents ou comateux.
**nutrition** n. f. Introduction dans l'organisme et utilisation par celui-ci des matériaux nécessaires à la vie.
Les fonctions de nutrition comprennent les fonctions digestive, respiratoire, circulatoire, excrétoire et endocrinienne qui permettent l'apport aux cellules des éléments assurant leur croissance, le déroulement des différents métabolismes et l'élimination des déchets de ces métabolismes.
Parmi les maladies de la nutrition, le diabète* sucré et la goutte* sont les plus fréquentes.
**nyctalopie** n. f. Faculté de voir la nuit. — Par extension, sensibilité accrue à la lumière.
**nymphomanie** n. f. Exagération morbide de l'impulsion sexuelle chez la femme.
Elle peut se rencontrer chez certaines déséquilibrées du caractère, perverses ou non, dans certaines névroses, chez des débiles mentales, au cours d'épisodes

d'excitation maniaque ou d'états délirants à thèmes érotiques. Elle peut également survenir à la suite de traitements par les hormones androgènes.

**nystagmographie** n. f. Enregistrement électrique des contractions musculaires, entraînant le *nystagmus**.

**nystagmus** n. m. Suite de secousses rythmiques, involontaires et conjuguées des globes oculaires, dues à une lésion du labyrinthe*, des voies vestibulaires ou du cervelet. Des nystagmus s'observent également en cas de mauvaise fixation sur un objet (cas des voyageurs en chemin de fer qui fixent le paysage).

Le nystagmus est fréquemment retrouvé dans les syndromes cérébelleux et vestibulaires*.

**nystatine** n. f. Antibiotique antifongique* extrait de *Streptomyces nourcei*, actif contre les mycoses *(Monilia* et *Candida albicans)*.

# O

**obésité** n. f. Hypertrophie du tissu graisseux, engendrant un excès de poids corporel.

**Mesure de l'obésité.** Certaines formules, dont celle d'Azerad, définissent le poids théorique normal en fonction du sexe, de la taille et de l'âge. Plus simplement, le poids idéal peut se définir par cette formule, où P est le poids et T la taille :

$$P = T - 100 - \frac{(T - 150)}{4}.$$

À partir de ce poids idéal, on dit qu'il y a obésité chaque fois que le poids du sujet dépasse de 10 p. 100 le poids calculé.

**Caractères morphologiques des obésités.** Dès la puberté, le pannicule adipeux se répartit différemment chez l'homme et chez la femme. Il est plus épais dans la partie supérieure du corps chez l'homme, dans la partie inférieure chez la femme.

On distingue deux grands types d'obésité :

— l'*obésité androïde*, qui intéresse le menton, la nuque, le thorax et le haut de l'abdomen ;

— l'*obésité gynoïde*, qui intéresse le bas de l'abdomen, les fesses et les cuisses.

**Pronostic de l'obésité.** L'obésité est une maladie grave, et le taux de mortalité des obèses s'accroît de 25 à 50 ans : à 45 ans, un excès de poids de 11 kg diminue d'un quart les chances de survie.

Le retentissement viscéral de l'obésité est important.

1. *Sur le système cardio-respiratoire.* L'essouflement est fréquent ; d'autre part, le cœur est un muscle engorgé de tissu graisseux et les artères qui l'irriguent sont atteintes d'athérome*, générateur d'insuffisance coronarienne.

2. *Sur l'appareil digestif.* Le foie est surchargé, et la vésicule biliaire, contrainte de travailler au-delà de ses possibilités, devient insuffisante.

3. *Sur les articulations.* L'excédent de poids détériore les articulations des vertèbres et des membres inférieurs.

4. *Sur les glandes endocrines.* Le danger essentiel est le diabète*, fréquent chez les obèses.

**Causes de l'obésité.** 1. L'obésité peut résulter d'un déséquilibre entre les dépenses et les recettes énergétiques (activité physique très réduite, voire sédentarité, contrastant avec une alimentation excessive).

2. Certains *facteurs nerveux* provoquent l'obésité. L'obésité peut être consécutive à une intervention neurochirurgicale portant sur l'hypothalamus*, ou à un traumatisme crânien. En fait, les traumatismes psychoaffectifs en sont les grands responsables : choc nerveux, polyphagie* symptomatique d'une névrose* d'angoisse où la prise alimentaire est assimilable à une conduite infantile archaïque (stade oral).

3. Les obésités peuvent être dues à des *troubles glandulaires.* Le myxœdème entraîne une rétention d'eau ; les affections pancréatiques avec hypersécrétion d'insuline provoquent une sensation de faim qui entraîne l'obésité. Les syndromes d'hypercorticisme* modifient surtout la répartition graisseuse, qui se place à la partie supérieure du corps, « en pèlerine ». Les troubles portant sur les glandes sexuelles provoquent plus une rétention d'eau qu'une surcharge de tissu adipeux.

4. Enfin, il faut souligner la part de responsabilité qui incombe à l'*hérédité ;* en effet, l'existence d'un facteur constitutionnel transmis est indéniable.

**Traitement de l'obésité.** Il repose sur la restriction calorique, qui impose ainsi à l'organisme de faire appel à ses réserves. Le régime doit être tolérable pour le patient afin qu'il ne le décourage pas rapidement ; il doit être équilibré dans ses constituants, suivi médicalement et institué progressivement.

Habituellement, la ration quotidienne doit être réduite à 1 000 ou 1 200 calories ; la restriction porte sur les trois types d'aliments :

— les *glucides** ne doivent pas dépasser 1,5 à 2 g par kilogramme de poids ;

— les *graisses* (ou lipides) sont sévèrement restreintes, et seules sont autorisées les graisses contenues dans la viande ;

— les *protides*, eux, sont peu diminués, car ils ne se transforment pas en graisse : ce sont surtout les viandes et les fromages maigres. (V. RÉGIME.)

En ce qui concerne les boissons, l'alcool et le vin sont proscrits, alors que l'eau est consommée à volonté. Le sel doit être un peu restreint, car il favorise la rétention d'eau dans l'organisme. Le traitement de l'obésité est complété par la prise d'exer-

cice physique quotidien, des massages qui activent la circulation périphérique.
Quant aux médicaments, en aucun cas ils ne peuvent être absorbés sans contrôle médical ; ils seront toujours administrés d'une façon éphémère et comme adjuvants en raison de leurs inconvénients. On utilise ainsi les modérateurs de l'appétit ou anorexigènes, les extraits thyroïdiens (pour augmenter les combustions) et les diurétiques*, pour évacuer l'excès d'eau.
Les cures thermales, notamment à Brides-les-Bains*, donnent des résultats constants et sans inconvénients notables.

**obnubilation** n. f. Trouble psychique consistant en une diminution de la conscience et de la vigilance.

**obsession** n. f. Irruption, dans la pensée, d'une idée, d'un sentiment, d'une tendance, apparaissant au sujet comme un phénomène morbide en désaccord avec son moi conscient, et qui persiste malgré tous ses efforts pour s'en débarrasser.
L'obsession est donc une idée parasite qui assiège (lat. *obsidere*, assiéger) le sujet, alors que celui-ci la critique et la trouve absurde. Un sujet normal peut éprouver, de façon passagère, des obsessions sous l'effet de la fatigue et du surmenage.
La véritable obsession s'observe dans la névrose obsessionnelle, et il faut la distinguer de l'idée délirante obsédante, non critiquée par le sujet.
**La névrose obsessionnelle.** Elle peut comporter trois grandes formes d'obsessions :
— les *obsessions idéatives* prennent souvent la forme interrogative d'un doute permanent qui contraint le sujet à d'incessantes ruminations et recherches mentales rendant tout choix impossible ;
— les *obsessions phobiques* sont des craintes liées — comme les phobies — à certains objets (couteaux, épingles, allumettes, crainte de la saleté...), mais qui, à l'inverse des phobies, apparaissent en dehors de la présence de ces objets ;
— les *obsessions-impulsions*, appelées aussi « phobies d'impulsion », désignent la crainte obsédante d'être poussé à perdre le contrôle de soi et à commettre un acte ridicule, nuisible ou scandaleux. Ces phénomènes s'accompagnent d'une lutte anxieuse intense, mais le passage à l'acte est exceptionnel.
Conscient de leur caractère absurde et irrationnel, l'obsédé ne peut y faire face que sur le mode magique conjuratoire. Tel malade devra se laver 13 fois les mains pour « conjurer les microbes », etc. Les obsessions peuvent se greffer sur deux types de personnalité. Le premier est la *psychasthénie**, forme de dépression mentale caractérisée par l'abaissement de la tension psychologique. Le second, décrit par les psychanalystes, est le « caractère anal » ou « caractère obsessionnel ». Il s'agit de sujets méticuleux, parcimonieux, autoritaires, manquant de générosité affective et de chaleur spontanée.
L'évolution de la névrose obsessionnelle est très variable. Certaines formes mineures parviennent à « s'enkyster » ou à s'améliorer sensiblement. Les formes graves, au contraire, sont émaillées d'états dépressifs nécessitant l'hospitalisation.
La chimiothérapie (tranquillisants, certains neuroleptiques, les antidépresseurs) peut améliorer l'état des malades. La psychothérapie psychanalytique bien indiquée est susceptible de bons résultats, à condition de se prolonger très longtemps.
**Syndromes obsessionnels.** En dehors de la névrose obsessionnelle, on connaît des syndromes obsessionnels passagers au cours d'autres maladies mentales. Ainsi en est-il de la mélancolie et de certaines schizophrénies*.

**obstétrique** n. f. Spécialité médicale qui se rapporte à la grossesse et à l'accouchement.

**obstruction** n. f. Gêne ou obstacle complet à la circulation des matières solides ou liquides dans les conduits naturels ou les vaisseaux. (V. OCCLUSION.)

**obturation** n. f. **Obturation dentaire**, insertion dans une cavité dentaire convenablement préparée d'un matériau adéquat restituant la forme naturelle de la dent.
L'obturation des canaux des *racines* de la dent (obturation radiculaire) fait partie de l'endodontie (traitement interne des dents).
L'obturation des cavités (caries) siégeant dans la *couronne* de la dent (obturation coronaire) a pour but de rendre à la dent sa fonction et un aspect aussi esthétique que possible.
***Préparation des cavités.*** Les cavités sont presque toujours dues à des caries, parfois à un accident. Le premier temps consiste à ouvrir la cavité et à délimiter son contour. On résèque ensuite toute la partie cariée de la dent. Enfin, on réalise une cavité correspondant au matériau qui va être utilisé : fond plat et parois perpendiculaires, forme dite « de rétention » (fond plus large que l'orifice), forme dite « de convenance » pour l'or. Tous ces temps doivent respecter des règles de prophylaxie et de résistance mécanique.
***Matériaux employés.*** Pour les *obturations provisoires*, pendant le traitement de la

cavité (dévitalisation de la pulpe, traitement des canaux radiculaires), on emploie des pâtes durcissantes permettant de maintenir un pansement.
Les *obturations définitives* idéales nécessiteraient un matériau inaltérable, de bonne résistance mécanique, mauvais conducteur de la chaleur, sans action nuisible sur les tissus vivants, esthétique et de préparation facile. Aucun matériau ne répond à tous ces critères à la fois ; aussi, suivant les conditions cliniques et techniques et les possibilités économiques, on utilise les ciments, l'amalgame, l'or, les silicates, les résines acryliques, etc.
Les *incrustations* (onlay*, inlay*) consistent à sceller dans la cavité un bloc d'or coulé à sa forme. On réalise ainsi les restaurations les plus variées avec d'excellents résultats mécaniques et physicochimiques, et seule l'esthétique constitue une limitation d'emploi.

**occipital, e aux** adj. En rapport avec la région inférieure et postérieure de la tête : *os occipital, artère occipitale, lobe occipital* du *cerveau.*
**Syndrome occipital,** syndrome neurologique comportant des troubles du champ visuel à type d'agnosie* visuelle, dû à une lésion des lobes occipitaux du cerveau.

**occlusion** n. f. **Occlusion intestinale,** arrêt du cours des matières et des gaz dans un segment de l'intestin. (Syn. : ILÉUS INTESTINAL.) Selon que cet arrêt survient brusquement ou se confirme peu à peu, on parle d'occlusion *aiguë* ou *subaiguë.*
***Signes cliniques.*** Dans les cas aigus typiques, le tableau clinique est dominé par quatre signes cardinaux : la *douleur,* variable dans son siège, dans l'intensité des caractères d'apparition ; les *vomissements,* abondants ou réduits à de simples nausées, d'abord alimentaires, puis bilieux et fécaloïdes ; l'*arrêt des matières et des gaz* plus ou moins précoce ; le *ballonnement abdominal* (météorisme) diffus ou localisé, immobile ou animé de mouvements péristaltiques. L'altération de l'état général est plus ou moins importante selon le mécanisme et la durée de l'occlusion. La *radiographie* montre l'apparition de niveaux hydroaériques sur le cliché sans préparation ; dans certains cas, le lavement opaque peut préciser siège et nature de l'obstacle. Le *diagnostic du siège de l'occlusion* est très important : en faveur d'une occlusion haute (grêle) plaident le début brutal, les douleurs vives, les vomissements précoces, un ballonnement périombilical et, à la radio, des images hydroaériques centrales étagées «en tuyaux d'orgue». Dans les occlusions basses (gros intestin), le début est habituellement progressif, les douleurs atténuées, les vomissements tardifs ou absents, les images hydroaériques périphériques et peu nombreuses. Le *mécanisme* de l'occlusion influe également sur le tableau clinique : ballonnement intestinal très douloureux mais immobile d'une occlusion par strangulation, état général mieux conservé et ondulations péristaltiques en cas d'obstruction.
***Causes.*** Les causes des occlusions sont multiples, mais il faut opposer les *occlusions mécaniques* par obturation (tumeurs intestinales, corps étranger, iléus biliaire, agglutination d'anses...) ou par strangulation (bride, volvulus, hernie étranglée, invagination intestinale...), qui imposent toujours l'intervention chirurgicale, et les *occlusions fonctionnelles,* provoquées par le dérèglement du système nerveux moteur de l'intestin sous des influences diverses, et qui peuvent être paralytiques ou spasmodiques. Les *iléus paralytiques,* fréquents et sans gravité pendant 2 à 5 jours après les interventions chirurgicales sur l'abdomen, peuvent être secondaires à certains états pathologiques (coliques néphrétiques), à des troubles du métabolisme (hypokaliémie), et se rencontrent surtout chez le sujet âgé.
***Traitement.*** La réanimation constitue le premier temps du traitement, quels que soient le tableau clinique et la cause : la correction des troubles électrolytiques viendra à bout des occlusions fonctionnelles et, dans les occlusions mécaniques, permettra une intervention dans de bonnes conditions ; cette réanimation préopératoire devra cependant être écourtée si l'on craint une occlusion par strangulation. L'intervention chirurgicale comporte en tout cas une exploration complète de la cavité abdominale, à la recherche de la ou des causes de l'occlusion. La sanction chirurgicale sera fonction de la lésion : simple section d'une bride, résection d'un segment d'intestin grêle nécrosé. Au niveau du côlon, il est risqué de traiter d'emblée l'occlusion et une tumeur, par exemple : souvent, on pratique seulement en urgence une dérivation en amont de la lésion (colostomie*) ; ultérieurement, il sera possible de pratiquer l'exérèse de la lésion et de rétablir le transit intestinal normal.

**occupationnel, elle** adj. **Méthodes occupationnelles,** méthodes de traitement ayant pour but d'occuper les malades mentaux. On distingue l'*ergothérapie,* ou thérapeutique par le travail, et les *activités récréationnelles* (jeux, sport...). Dans un sens large, on parle de *sociothérapie* quand on vise la réadaptation du malade à la société.

**oculaire** adj. Relatif à l'œil.

**Traumatismes oculaires.** Les *contusions du globe oculaire* (coups de poing, projectile, accident de la route) peuvent entraîner un hyphéma*, des lésions de l'iris, des luxations du cristallin, une cataracte*, un glaucome*. Il peut également se produire un décollement de la rétine, des hémorragies de la macula, une hémorragie du vitré, qui compromettent gravement la vision.

Les *plaies du globe* peuvent consister en un éclatement (sous l'influence d'un choc violent), en plaies perforantes par couteau, débris de verre (pare-brise). Ces plaies doivent être explorées chirurgicalement et suturées après résection éventuelle d'une hernie de l'iris. Au pire, on est amené à pratiquer l'énucléation de l'œil.

Les *plaies des paupières* réclament une suture minutieuse par le spécialiste, pour éviter une irrégularité disgracieuse ou un larmoiement.

Les *traumatismes de l'orbite*, qui peuvent dévier la position et l'axe de l'œil, nécessitent une reconstitution osseuse par greffe.

**Corps étrangers de l'œil.** V. EXTRACTION.

**oculo-cardiaque** adj. **Réflexe oculo-cardiaque,** ralentissement du rythme cardiaque, obtenu normalement par la compression des globes oculaires. (Cette manœuvre stimule en effet le nerf pneumogastrique*, pourvu des fibres parasympathiques* qui ralentissent le cœur.)

**oculogyre** adj. Qui fait tourner les yeux. (V. OCULOMOTEUR.)

**Crise oculogyre,** crise spasmodique des globes oculaires (qui tournent et se fixent vers le haut), observée au cours de l'encéphalite épidémique.

**oculomoteur, trice** adj. Qui fait mouvoir le globe oculaire ou ses parties. (V. ŒIL, *Annexes du globe oculaire.*)

**Paralysies oculomotrices.** Elles résultent de l'atteinte d'un des nerfs moteurs de l'œil.

Les *paralysies de la pupille* et du *muscle ciliaire* (ophtalmoplégie intrinsèque) rendent l'accommodation* impossible.

L'ensemble des mouvements de l'œil peut être perturbé dans les polyradiculonévrites*, la myopathie*, la myasthénie*, ou lors d'une lésion du tronc cérébral.

Dans l'atteinte du nerf moteur oculaire commun (III$^{e}$ paire), tous les mouvements sont supprimés, sauf celui qui porte l'œil au-dehors, d'où strabisme* divergent avec diplopie* et chute de la paupière.

Dans l'atteinte du nerf moteur oculaire externe (IV$^{e}$ paire), il y a strabisme interne (impossibilité de porter l'œil vers l'extérieur) et diplopie.

La paralysie de la motricité conjuguée des yeux résulte d'une atteinte des centres de commande (partie haute du tronc cérébral, tubercules quadrijumeaux) par une tumeur ou un accident vasculaire. Les deux yeux ne peuvent alors se porter simultanément vers la droite, la gauche, le haut.

**ocytocine** ou **oxytocine** n. f. Hormone polypeptidique sécrétée par le lobe postérieur de l'hypophyse* (posthypophyse), qui renforce les contractions des muscles lisses et notamment de l'utérus.

**ocytocique** adj. et n. m. Se dit d'une substance qui renforce les contractions utérines.

L'hormone posthypophysaire, par son efficacité constante et le caractère physiologique de son effet en perfusion intraveineuse, est l'ocytocique le plus employé lors de l'accouchement.

**Oddi (sphincter d'),** sphincter situé à l'abouchement du cholédoque* dans le duodénum*.

**oddite** n. f. Processus inflammatoire atteignant le sphincter d'Oddi. (C'est une complication de la lithiase biliaire.)

**odontalgie** n. f. Douleur dentaire.

**odontoïde** adj. **Apophyse odontoïde,** apophyse surmontant le corps de la 2$^{e}$ vertèbre cervicale (axis*), s'articulant avec l'arc antérieur de l'atlas* et constituant l'axe de rotation de la tête par rapport au cou.

**odontologie** n. f. Étude du système dentaire, base de la chirurgie dentaire.

**odonto-stomatologie** n. f. Étude du système dentaire et de la bouche, et traitement des lésions pouvant les atteindre.

**odorat** n. m. Sens spécialisé dans la perception des odeurs. V. OLFACTION.

**œdème** n. m. Infiltration de liquide dans les tissus de l'organisme, et particulièrement dans les tissus conjonctifs.

**Causes.** Les œdèmes peuvent avoir une cause *mécanique,* qui est une gêne dans la circulation de retour du sang vers le cœur (phlébite*, lymphangite*, compression des lymphatiques ou des veines, etc.), ou une cause *physico-chimique,* qui modifie l'équilibre osmotique (v. OSMOSE) entre le sang et les tissus au niveau de la paroi des capillaires (rétention de chlorure de sodium au cours des affections rénales, perte de protides au cours des cirrhoses*, trouble endocrinien, etc.).

**Variétés d'œdèmes.** ŒDÈME SOUS-CUTANÉ. Il se manifeste par un gonflement de la peau et des tissus sous-jacents dans lesquels la pression d'un doigt laisse un creux, le *signe du godet.* Il s'observe dans toutes les inflammations aiguës, dans les affections allergiques (v. ci-dessous *œdème de Quincke*), dans les phlébites, les affections cardiaques et rénales.

ŒDÈMES DES MUQUEUSES. Ils sont fréquents au cours des inflammations aiguës du nez (nez bouché), de la gorge (gênant la déglutition), du larynx (gênant la respiration), des muqueuses génitales.

ŒDÈME CÉRÉBRAL. Témoignant d'un œdème généralisé ou d'une affection locale (tumeur, abcès cérébral, etc.), il s'accompagne d'hypertension* intracrânienne grave.

ŒDÈME PAPILLAIRE. L'œdème de la papille optique s'observe au fond* d'œil. Lorsqu'il persiste, il entraîne une baisse de l'acuité visuelle ; il témoigne souvent d'une hypertension intracrânienne dont il partage les causes.

ŒDÈME AIGU DU POUMON. Inondation brutale des alvéoles et du tissu interstitiel pulmonaire par le plasma sanguin transsudé à travers la paroi des capillaires pulmonaires. Il se traduit par une dyspnée* brutale douloureuse et angoissante, par une expectoration* mousseuse et saumonée et par la perception, à l'auscultation des poumons, de râles crépitants. Il met en jeu le pronostic vital, en raison du risque d'asphyxie, et s'observe surtout dans les défaillances cardiaques* gauches.

ŒDÈME DE QUINCKE. C'est un œdème dermique aigu, douloureux, de nature urticarienne. (Syn. : URTICAIRE GÉANTE.) Il atteint le plus souvent la face, qu'il tuméfie, et peut mettre la vie en danger lorsqu'il touche la muqueuse laryngée (on le traite par administration de corticoïdes par voie intraveineuse). Il répond aux mêmes causes que l'urticaire*.

**Œdipe (complexe d'),** le plus important des complexes*, selon la théorie psychanalytique.

Son installation est un phénomène normal qui survient chez l'enfant entre 3 et 5 ans en moyenne. Il consiste en un ensemble de sentiments contradictoires éprouvés par l'enfant à l'égard de ses deux parents. Le garçon manifeste un amour exclusif à l'égard de sa mère, alors qu'il éprouve à l'égard de son père hostilité et jalousie. La fille, au contraire, aime son père d'un amour exclusif, alors qu'elle s'oppose à sa mère et la jalouse.

Mais la réalité n'est pas aussi simple, car l'enfant éprouve aussi des sentiments positifs envers le parent du même sexe, comme l'admiration avec désir de lui ressembler. Et c'est la possibilité pour l'enfant de s'identifier à ce parent qui va lui permettre de dépasser cette position conflictuelle.

Dans le cas où le complexe n'est pas résolu, il demeure refoulé et devient générateur de troubles névrotiques (névroses), aussi bien chez l'enfant que chez l'adulte.

**œil** n. m. Organe de la vue.

**Anatomie.**

***Le globe oculaire.*** C'est une sphère constituée de trois tuniques :

— la tunique externe est la *sclérotique* (blanc de l'œil), épaisse de 1 mm, résistante, blanc nacré, qui se continue en avant par une calotte de 11 mm de diamètre, plus convexe, la *cornée* transparente* ;

— la tunique moyenne, ou *uvée*, comprend la choroïde vasculaire et nerveuse qui tapisse l'intérieur de la sclérotique et forme, en avant, le corps ciliaire* et l'*iris** ;

— la tunique interne est la *rétine**, organe sensoriel.

A l'intérieur de l'œil et en arrière de l'iris se trouve le *cristallin*, lentille optique de puissance variable dont la périphérie est insérée, à l'union de la cornée et de la sclérotique, par le muscle ciliaire.

En avant du cristallin se trouve l'humeur aqueuse (formée d'eau et de sels minéraux) dont l'excès s'échappe de l'œil au niveau de l'angle irido-cornéen (entre iris et cornée) par des pertuis formant le *trabéculum.*

En arrière du cristallin se trouve l'humeur vitrée ou corps vitré, substance gélatineuse sans vaisseaux et transparente. L'innervation du globe oculaire est assurée par les nerfs ciliaires.

***Annexes du globe oculaire.*** Le globe oculaire est maintenu en place et animé de mouvements de rotation par les *muscles oculomoteurs.*

Ces muscles, au nombre de 6 (4 muscles « droits » et 2 muscles « obliques »), s'insèrent au pourtour de la sclérotique et vont prendre appui au pourtour ou au fond de l'orbite. Ils assurent la mobilité de l'œil (regard en haut, en bas, sur les côtés, convergence des axes pour voir de près) et sont commandés par les nerfs moteurs oculaires communs et moteurs oculaires externes (III$^{e}$ et VI$^{e}$ paires des nerfs crâniens).

L'œil est protégé en avant par les paupières* supérieure et inférieure limitant la fente palpébrale, le globe et la face interne des paupières étant recouverts par la conjonctive. L'humidification permanente de la sclérotique et de la cornée (qui assure la transparence de celle-ci) est assurée par les larmes, sécrétées par l'appareil lacrymal*. Près du pôle posté-

rieur de l'œil, le nerf optique, issu de la rétine, émerge du globe oculaire.
***L'orbite.*** Le globe oculaire et ses annexes (muscles, glandes lacrymales, nerf optique) sont contenus dans une cavité osseuse de la face, l'orbite, dont les bords saillants le protègent. La paroi de l'orbite correspond, en dedans, aux fosses nasales par l'intermédiaire des sinus frontal, ethmoïdaux, sphénoïdal et maxillaire. Le fond de l'orbite est percé par le trou optique (où passe le nerf optique) et la fente sphénoïdale (comblée par des vaisseaux, des nerfs et des formations fibreuses).

**Symptômes affectant l'œil.**

L'*œil rouge* peut être dû à une inflammation (kératite*, conjonctivite*, iridocyclite*) ou à une hémorragie sous la conjonctive (traumatisme ou rupture spontanée d'un vaisseau capillaire). Le diagnostic de la cause doit toujours être recherché.

Les *paupières collées* le matin sont l'indice d'une infection des paupières (blépharite*) ou de conjonctivite ; il faut nettoyer l'œil à l'eau bouillie avant d'instiller un collyre antiseptique. Le spécialiste doit être consulté si l'incident se reproduit.

La *diminution de l'acuité visuelle* (baisse de la vision d'un œil ou des deux yeux) peut être due à un vice de réfraction, à une cataracte*, un glaucome*, une rétinite. La perte subite et passagère de la vue, totale ou partielle (mouches volantes, voiles), peut être due à un trouble vasculaire (spasme, hémorragie de la rétine, hypertension artérielle) ou à une affection du cerveau (compression des veines nerveuses optiques, tumeur, etc.).

Les *douleurs oculaires* peuvent être dues à une inflammation (kératite, iritis) ou à l'hypertension* oculaire (glaucome) ; elles s'accompagnent souvent de maux de tête (céphalées). Inversement, la migraine* s'accompagne souvent de troubles visuels. Tous les symptômes oculaires justifient, surtout s'ils se prolongent, la consultation d'un ophtalmologiste et celle d'un médecin généraliste.

**Pathologie de l'œil.**

***Lésions accidentelles.*** V. OCULAIRE, *Traumatismes oculaires.*
***Lésions inflammatoires.*** Elles peuvent toucher la cornée (kératite*), la conjonctive (conjonctivite*), la sclérotique (épisclérite), le cristallin (cataracte*), l'iris (iritis*, iridocyclite, uvéite*), la rétine (rétinite*), les paupières (blépharites*), l'appareil lacrymal (dacryoadénite, dacryocystite), le nerf optique (névrite optique).
***Hypertension oculaire.*** V. GLAUCOME.
***Troubles de la réfraction.*** Anomalies optiques de l'œil, ce sont la myopie*, l'hypermétropie*, l'astigmatisme*, la presbytie*, responsables de troubles de la vision qu'on corrige par le port de lunettes ou de verres* de contact.
***Tumeurs de l'œil.*** Le *rétinoblastome* est une tumeur de la rétine, d'origine embryonnaire, atteignant le petit enfant. La pupille prend un aspect blanchâtre, l'œil devient aveugle. L'énucléation de l'œil est le seul geste thérapeutique. La radiothérapie peut permettre de conserver l'autre œil.

Les *tumeurs de la choroïde* touchent surtout l'adulte. Elles peuvent être bénignes (angiomes) ou malignes (sarcome de la choroïde). Le diagnostic est difficile et nécessite des examens complémentaires (test au phosphore radioactif, échographie). En cas de sarcome, l'énucléation de l'œil est nécessaire.
***Anomalies de l'œil ou de la vision en rapport avec une lésion du système nerveux.*** L'*œdème de la papille optique*, décelé à l'examen du fond d'œil, peut être un signe d'hypertension intracrânienne ; les *modifications* du *champ visuel* traduisent des atteintes des voies optiques (v. HÉMIANOPSIE). Les *paralysies* isolées ou associées des muscles oculomoteurs* s'observent dans les hémiplégies, dans certaines intoxications. Les *modifications de la pupille** permettent le diagnostic de nombreuses maladies.

**œil-de-perdrix** n. m. Cor entre deux orteils, typiquement centré d'un point noir et entouré d'une aréole rouge (d'où son nom). On le traite par des pommades antiseptiques et réductrices ou par électrocoagulation.

**œnolisme** n. m. Alcoolisme* dû au vin.

**œnologie** n. f. Discipline qui traite de la composition et de la préparation des vins.

**œsophage** n. m. Segment du tube digestif qui relie le pharynx à l'estomac.

Long de 25 cm, de 2 à 3 cm de diamètre (mais avec plusieurs rétrécissements), il chemine en avant de la colonne vertébrale. Il traverse successivement la partie inférieure du cou, le thorax dans le médiastin* postérieur, et le diaphragme*, puis il pénètre dans l'abdomen et s'ouvre dans l'estomac au niveau du cardia*.

Parmi les *lésions traumatiques*, rares sont les plaies et les ruptures de l'œsophage ; beaucoup plus fréquentes sont les perforations par corps étranger ou par manœuvre instrumentale (œsophagoscopie). Les *brûlures* de l'œsophage sont dues le plus souvent à l'ingestion de caustiques (acides ou bases) : après une

phase de début dramatique s'installent des signes d'œsophagite chronique qui témoignent d'un rétrécissement cicatriciel de traitement long et difficile. Les *malformations congénitales* de l'œsophage sont graves (atrésie œsophagienne, fistule œsotrachéale) ; leur cure chirurgicale, très délicate, est la seule chance de survie.
Les *tumeurs* de l'œsophage peuvent être bénignes (kystes, myomes) ; mais, surtout fréquent chez l'homme au-dessus de 50 ans, se rencontre le *cancer de l'œsophage,* dont le signe révélateur est la dysphagie*, d'abord capricieuse et intermittente, puis permanente. Les indications thérapeutiques sont difficiles à poser : agents physiques ou résection chirurgicale ; le pronostic demeure sombre.

**œsophagite** n. f. Inflammation aiguë ou chronique de la muqueuse œsophagienne. L'œsophagite a une origine *infectieuse, toxique* ou *allergique.*
L'œsophagite *peptique* est secondaire à l'action corrosive du suc gastrique en excès sur la muqueuse. Le tableau clinique se résume à l'association d'une gêne à avaler, d'une hypersalivation et de régurgitations.
Le traitement est médical (gels, antispasmodiques) et la chirurgie est réservée aux œsophagites consécutives à une malformation et aux perforations.

**œsophagoscope** n. m. Endoscope* destiné à l'examen de l'œsophage. (V. ENDOSCOPIE.)

**œstradiol** n. m. Hormone œstrogène* de l'ovaire. (Syn. : DIHYDROFOLLICULINE.)

**œstriol** n. m. Dérivé peu actif de l'œstradiol.
Au cours de la gestation, il est élaboré en grandes quantités à partir d'un précurseur sécrété par la surrénale du fœtus. À ce titre, il constitue un témoin fidèle du « bien-être » fœtal, et son effondrement est un signe de souffrance fœtale.

**œstrogène** n. m. et adj. Hormone provoquant chez la femelle l'ensemble des phénomènes physiologiques et histologiques caractéristiques de l'œstrus*.
**Biochimie.** Les œstrogènes *naturels* sont essentiellement sécrétés par l'ovaire, qui reçoit des actions stimulantes de l'hypophyse, accessoirement par les surrénales, le placenta et les testicules. Les principaux sont l'œstrone, ou folliculine, l'œstradiol et l'œstriol.
Les œstrogènes de *synthèse* sont l'éthinylœstradiol, le benzœstrol, le diénœstrol, le diéthylstilbœstrol, etc.
**Physiologie.** Les œstrogènes exercent essentiellement une action sur les récepteurs génitaux (utérus, vagin, petites lèvres, sein). Ils ont, d'autre part, une action métabolique générale, en favorisant l'anabolisme protidique, la rétention d'eau et de sodium.

**œstrus** n. m. Phase du cycle menstruel où se produit l'ovulation.

**œuf** n. m. Cellule résultant de la fusion de l'ovule et du spermatozoïde à l'issue de la fécondation.
Par extension, on appelle également ainsi la même cellule ayant subi des divisions (œuf embryonné), puis l'ensemble du fœtus et de ses annexes.
Dès sa formation, l'œuf commence à se diviser (segmentation). Il se divise en deux, puis quatre, huit, etc. Il passe ainsi par le stade de *morula,* puis de *blastula* et arrive dans la cavité utérine pour effectuer sa nidation. Il est fait alors d'une couche de petites cellules périphériques, qui formeront le *trophoblaste* et les villosités placentaires, et d'un amas central de grosses cellules, le *bouton embryonnaire,* qui constituera l'embryon proprement dit.
Au terme de la grossesse, l'œuf comporte d'une part le fœtus, d'autre part ses annexes (placenta, liquide amniotique, membranes amniotique et chorionique, cordon ombilical).

**officine** n. f. Lieu où se préparent, se stockent et se dispensent au public les médicaments, sous la direction d'un ou de plusieurs pharmaciens.

**Ogino-knaus (méthode d'),** technique contraceptive reposant sur la théorie selon laquelle, chez les femmes bien portantes, l'ovulation se produirait le 15$^{e}$ jour précédant la menstruation à venir.
Il suffirait, en conséquence, de pratiquer la continence du 14$^{e}$ au 18$^{e}$ jour inclus pour éviter la fécondation. En fait, de nombreux facteurs sont capables de bouleverser les calculs de la femme la plus prévoyante, et cette méthode n'apporte qu'une garantie illusoire.

**oïdiomycose** n. f. Syn. de CANDIDOSE.

**oignon** n. m. Callosité douloureuse du gros orteil, souvent secondaire à une malformation articulaire *(hallux* valgus).*

**oléandomycine** n. f. Antibiotique extrait de *Streptomyces antibioticus,* actif *per os* contre les germes Gram positif.

**olécrane** n. m. Apophyse osseuse de l'extrémité supérieure du cubitus*, qui donne insertion au tendon du triceps.
Les fractures de l'olécrane nécessitent une ostéosynthèse, car le tendon du triceps éloigne le fragment fracturé du cubitus.

**olfaction** n. f. Sens qui permet la perception des odeurs.
L'olfaction est due à l'excitation de cellu-

les sensorielles, dites *de Schultze*, situées dans les fosses nasales, qui transmettent l'information chimique au cerveau par l'intermédiaire du nerf olfactif.
L'olfaction nécessite une perméabilité nasale satisfaisante et se fait à l'inspiration comme à l'expiration. Le stimulus est représenté par la composition chimique des molécules actives à sentir.
L'odorat identifie un nombre très important d'odeurs, alors que le goût ne reconnaît que quatre saveurs (salé, sucré, acide, amer).
L'olfaction peut être modifiée : ainsi certaines encéphalopathies herpétiques, certaines tumeurs cérébrales provoquent des hallucinations olfactives ; la destruction des centres nerveux de l'olfaction (traumatismes, artériosclérose) provoque l'*anosmie* (perte de l'odorat).
**oligoamnios** n. m. Quantité insuffisante (moins de 200 $cm^3$) de liquide amniotique dans les derniers mois de grossesse.
**oligoélément** n. m. Élément minéral présent dans l'organisme en très faible quantité.
Certains oligoéléments ont un rôle important dans le métabolisme* cellulaire, et leur carence alimentaire peut être responsable de troubles sévères. Il en est ainsi de l'iode, du magnésium, du zinc, du cobalt, de l'alumine.
Certains oligoéléments sont administrés en injections ou par voie perlinguale.
**oligophrénie** n. f. Déficit intellectuel, quelle que soit son importance. (V. ARRIÉRATION.)
**oligurie** n. f. Diminution de la quantité d'urines émises en un temps donné.
**olivier** n. m. Les *feuilles* de l'olivier *(Olea europea)* sont employées en décoction contre l'hypertension artérielle et le diabète. L'*huile* d'olive est laxative et cholagogue* (une cuillerée à soupe le matin à jeun avec du jus d'orange).
**ombilic** n. m. Petite dépression cutanée située un peu au-dessous du milieu de la paroi abdominale. (Syn. : NOMBRIL.)
Elle représente la cicatrice consécutive à la section du cordon ombilical.
**Affections de l'ombilic.** ***Infections.*** V. OMPHALITE. (Chez l'adulte, le manque de soins corporels peut amener également eczéma et mycoses.)
***Hernies.*** Elles peuvent s'observer à tout âge, mais spécialement chez le nourrisson et chez la femme après la grossesse.
***Tumeurs.*** Parmi les tumeurs qui peuvent siéger à son niveau, il faut isoler l'endométriose*.
**omnipraticien** n. m. Médecin généraliste capable de pratiquer certains examens et certaines interventions relevant de diverses spécialités médicales, notamment les premiers soins en cas d'urgence.
**omoplate** n. f. Os plat, triangulaire, qui constitue avec la clavicule la ceinture scapulaire.
Sa face postérieure est divisée en deux fosses sus- et sous-épineuses par l'*épine* de l'omoplate, qui se prolonge en dehors par une apophyse articulée avec la clavicule, l'*acromion.* L'angle externe présente le col de l'omoplate qui supporte la cavité glénoïde, articulée avec la tête de l'humérus, et l'*apophyse coracoïde.*
Les *fractures* de l'omoplate sont rares et, en général, de bon pronostic. La *surélévation congénitale* de l'omoplate n'est justiciable du traitement chirurgical que dans les rares formes graves ; le plus souvent la gymnastique suffit à corriger cette malposition.
**omphalectomie** n. f. Ablation chirurgicale de l'ombilic.
**omphalite** n. f. Inflammation de l'ombilic. Elle survient dans les jours qui suivent la naissance, soit avant, soit après la chute du cordon. Elle est due à un défaut d'asepsie* dans les soins du cordon. La peau est rouge, gonflée, et du pus peut se former. L'infection peut se propager à partir de cette porte d'entrée et conduire à une septicémie.
Chez l'adulte et le grand enfant, l'omphalite est la conséquence d'un manque d'hygiène ; elle prend la forme d'eczéma, de mycoses.
**omphalocèle** n. f. Hernie ombilicale congénitale.
Elle réalise une tumeur sessile, en demi-sphère, portant le cordon ombilical et recouverte d'une membrane dont l'ouverture entraîne une éviscération. Le pronostic dépend de l'importance de la masse, des malformations associées et de la précocité de l'intervention chirurgicale.
**O. M. S.,** sigle d'ORGANISATION MONDIALE DE LA SANTÉ* (institution de l'O. N. U.).
**onanisme** n. m. Action de provoquer solitairement l'orgasme génital par quelque moyen que ce soit. (V. MASTURBATION.)
**onchocercose** n. f. Parasitose due à un ver nématode*, la filaire vivipare *Onchocerca volvulus.*
La femelle est beaucoup plus grande que le mâle ; ils circulent sous la peau sous forme de filaments ou de nodules. La femelle libère des microfilaires, qui vivent dans le derme. Le vecteur du parasite est un moustique, la simulie*, qui prend des microfilaires lors d'une piqûre et véhicule le parasite.
L'atteinte parasitaire se traduit par la présence de nodules sous-cutanés indo-

lores, disséminés sur le corps, de lésions de grattage (craw-craw). Les lésions les plus graves et les plus tardives touchent l'œil et aboutissent à la cécité. Le diagnostic repose sur l'examen du derme avec recherche de microfilaires, l'éosinophilie* sanguine (de 20 à 30 p. 100) et sur un examen ophtalmologique.
L'ablation des nodules (filaires adultes) se fait chirurgicalement pour éviter l'essaimage. Les microfilaires sont détruits par la diméthylcarbamazide à doses croissantes.
La prophylaxie repose sur la lutte contre les simulies et le traitement des malades.
**oncotique** adj. **Pression oncotique,** pression osmotique* due à la présence de protéines dans une solution.
**onction** n. f. Friction douce avec une pommade.
**ondulant, e** adj. **Fièvre ondulante,** fièvre irrégulière dont les accès sont séparés par des périodes de température normale, surtout observée au cours des brucelloses*.
**ongle** n. m. Formation cornée mince, plate ou légèrement bombée, faite de kératine* dure, située à l'extrémité dorsale des doigts et des orteils.
La *matrice*, située au niveau de son implantation, assure sa croissance régulière. Le croissant clair situé à sa base s'appelle *lunule*.
**Affections des ongles.** La *fragilité* des ongles peut être constitutionnelle ou acquise (travaux ménagers, dissolvants de vernis, etc.).
L'ongle peut être altéré par des taches blanches, ou *leuconychies**, et par des *mycoses** (*onychomycoses**).
***Ongle incarné.*** L'ongle incarné, ou *onyxis* latéral, est une lésion fréquente, douloureuse, siégeant au niveau du gros orteil. Le rebord unguéal pénètre dans le sillon périunguéal, entraînant des douleurs avec risque d'infection. Le port de chaussures trop étroites en est la cause la plus fréquente. De nombreuses techniques appliquées par les pédicures sont efficaces (l'ongle ne doit jamais être entaillé sur les bords) ; en cas d'échec, l'ablation chirurgicale de la partie latérale de la matrice est nécessaire.
**onguent** n. m. Médicament à base de résines et de corps gras, destiné aux applications sur la peau.
**onirisme** n. m. Ensemble de phénomènes mentaux se déroulant de façon automatique à la faveur de baisse de la vigilance ou d'un état de confusion mentale.
C'est une sorte de rêve éveillé où surgissent de multiples visions qui fascinent le sujet.
L'onirisme s'observe dans diverses maladies organiques, les infections avec fièvre, les intoxications, et aussi dans les psychoses.
**onychogryphose** n. f. Hypertrophie de l'ongle, qui est irrégulier, en forme de griffe.
**onycholyse** n. f. Décollement de l'ongle, découvrant la pulpe unguéale.
**onychomycose** n. f. Infection de l'ongle par un champignon parasite.
L'ongle s'épaissit et devient jaunâtre et friable. Progressivement l'infection s'étend et s'accompagne d'une réaction inflammatoire. Le traitement est local (ablation de l'ongle, applications locales d'antifongiques) et général (griséofulvine*).
**onychophagie** n. f. Tic caractérisé par l'impulsion à se ronger les ongles.
**onyxie** n. m. Inflammation de l'ongle*. (Elle s'associe souvent à un *périonyxis**.)
**opération** n. f. Acte chirurgical.
Les *opérations chirurgicales* sont très différentes en difficulté, en gravité, en durée selon les cas. Précédées de soins préopératoires*, elles se pratiquent sous anesthésie* générale, régionale ou locale dans une salle appropriée (bloc* opératoire) en respectant les règles de l'asepsie*.
**ophiasis** ou **ophiase** n. f. Pelade tondante décrivant des couronnes autour de la nuque et des oreilles.
**ophidisme** n. m. Ensemble des troubles occasionnés par les morsures de serpents.
**ophtalmie** n. f. Affection inflammatoire de l'œil.
**Ophtalmie purulente,** infection grave de l'œil qui débute par une conjonctivite, puis se propage aux autres éléments de l'œil pour se terminer par la fonte purulente.
**Ophtalmie sympathique,** uvéite* post-traumatique qui débute sur un œil et gagne le second. Après un accident, un fragment d'iris reste dans la cicatrice et irrite l'œil. Le second œil est atteint plus tard. S'y associent un syndrome méningé et des troubles de l'équilibre. Les corticoïdes ont transformé le pronostic, autrefois sévère (perte de la vue). Un virus serait responsable de cette affection, mais certains auteurs penchent pour une allergie au pigment uvéal.
**ophtalmique** adj. **Nerf ophtalmique de Willis,** branche sensitive du nerf trijumeau*. Le nerf ophtalmique de Willis se divise en trois branches : le nerf lacrymal pour la sensibilité des paupières, le nerf frontal pour la région médiane du

front, le nerf nasal pour la sensibilité du nez.
**ophtalmologie** n. f. Spécialité médicale des maladies de l'œil* et de ses annexes.
**ophtalmomalacie** n. f. Ramollissement et réduction du globe oculaire.
L'ophtalmomalacie, consécutive à une affection inflammatoire de l'œil, est une lésion d'atrophie. La vision est nulle et la douleur oblige parfois à l'énucléation* de l'œil.
**ophtalmoscopie** n. f. Examen du fond de l'œil.
**opisthotonos** n. m. Contracture généralisée incurvant le corps en arrière et étendant les membres, observée dans le tétanos* et l'hystérie*.
**opium** n. m. Suc extrait des capsules de pavots.
L'opium contient de nombreux alcaloïdes, parmi lesquels la morphine*, la codéine*, la papavérine*, la noscapine*.
L'opium officinal est titré à 10 p. 100 de morphine par addition de lactose à l'opium brut.
**Toxicologie.** L'intoxication aiguë par la morphine ou l'extrait d'opium se traduit par des nausées, une constipation, un myosis* et une gêne respiratoire. Des doses fortes (0,10 g de morphine) provoquent un coma. L'antidote est la nalorphine. L'intoxication chronique est la morphinomanie*, toxicomanie dont la désaccoutumance peut être obtenue grâce aux injections substitutives de méthadone.
**opothérapie** n. f. Thérapeutique à base de tissus animaux (hormonothérapie).
La préparation est analogue à celle des extraits végétaux, mais elle nécessite de nombreuses précautions. Actuellement, les préparations d'opothérapie sont facilitées par la lyophilisation*, qui conserve intactes toutes les propriétés du tissu vivant.
L'opothérapie est utilisée pour pallier l'insuffisance de certaines glandes endocrines ou mixtes : thyroïde, surrénales, hypophyse, foie, pancréas, etc.
**opposition** n. f. 1. Propriété du pouce humain qui lui permet de se placer de telle façon que la face palmaire de sa deuxième phalange soit au contact de celle de l'un quelconque des autres doigts. (C'est l'opposition qui permet la préhension.)
2. *En psychiatrie*, acte qui consiste à prendre le contrepied de ce qui est demandé. (Les réactions d'opposition sont fréquentes et normales chez l'enfant, tant qu'elles ne deviennent pas constantes.)
**oppression** n. f. Syn. de DYSPNÉE*.
**opticien** n. m. **Opticien lunetier**, auxiliaire* médical, en même temps que commerçant et artisan, qui effectue le meulage et le montage des verres et l'adaptation des lunettes.
L'opticien lunetier ne peut délivrer aucun verre correcteur d'amétropie à une personne de moins de 16 ans sans ordonnance médicale ; il peut en délivrer aux personnes de plus de 16 ans, à condition de n'utiliser en vue du choix du verre que la méthode de réfraction subjective (en essayant les verres au client), la méthode de réfraction objective (calcul de l'acuité visuelle par les principes de l'optique) étant réservée aux médecins. Les verres délivrés sans ordonnance médicale ne seront pas remboursées par la Sécurité sociale.
**optique** adj. Relatif à la vision.
**Voies optiques.** Elles naissent au niveau de la rétine et forment les fibres optiques qui, groupées en faisceaux, constituent le nerf optique. Celui-ci passe de l'orbite à l'intérieur du crâne, se réunit au nerf optique opposé pour constituer le *chiasma**. Puis, après croisement, les fibres forment les *bandelettes optiques* qui atteignent les corps genouillés externes. A ce niveau, des fibres rejoignent le noyau du nerf moteur oculaire commun ; d'autres rejoignent le lobe occipital du cerveau, où siègent les centres de la vision.
**or** n. m. Les « sels d'or » sont utilisés dans le traitement de la polyarthrite rhumatoïde. (Syn. : CHRYSOTHÉRAPIE.)
**oral, e, aux** adj. Se dit d'un médicament qu'on administre par la bouche. *Voie orale.* Syn. de PER OS.
**orange** n. f. L'orange est riche en vitamine C, mais elle contient de l'acide oxalique. Son abus peut provoquer la formation de calculs urinaires.
**orbiculaire** adj. En forme de cercle. (Se dit des muscles circulaires dont l'action tend à fermer un orifice : *muscle orbiculaire des lèvres, des paupières.*)
**orbite** n. f. Cavité paire de la face, qui contient l'œil et ses muscles moteurs.
**orchi-épididymite** n. f. Inflammation du testicule et de l'épididyme, d'évolution aiguë ou chronique, secondaire à une blennorragie, à une infection urinaire, à une maladie spécifique (oreillons) ou à germes banals.
Elle guérit en général facilement grâce aux antibiotiques, mais peut être une cause de stérilité*.
**orchidopexie** n. f. Intervention chirurgicale consistant à descendre et à fixer dans les bourses un testicule en ectopie*.
**orchite** n. f. Inflammation du testicule, souvent associée à celle de l'épididyme. (V. ORCHI-ÉPIDIDYMITE.)

Elle se traduit, dans son aspect aigu, par une vive douleur des bourses irradiant vers l'aine, s'accompagnant de fièvre, et par une bourse rouge et tuméfiée.

**ordonnance** n. f. Pièce écrite remise par le médecin au malade ou à son entourage, et qui résume ses prescriptions.

L'ordonnance est exécutée par le pharmacien, qui donnera éventuellement tous les détails complémentaires utiles à sa compréhension. L'ordonnance doit être présentée à la Sécurité sociale pour le remboursement des frais, mais elle doit être rendue au malade à qui elle appartient.

L'ordonnance, datée et signée par le médecin, doit respecter la législation sur les substances vénéneuses* ; le pharmacien est dans l'obligation de vérifier que les posologies sont conformes aux indications de la pharmacopée (les dépassements de doses doivent être formellement indiqués).

**ordre** n. m. **Ordre des médecins,** organisme professionnel qui veille au maintien des principes de moralité, de probité et de dévouement indispensables à l'exercice de la médecine.

**ordure** n. f. Les ordures ménagères doivent être déposées dans des boîtes fermées par un couvercle, car elles attirent les rats, les mouches et contiennent des germes. Elles doivent être ramassées systématiquement et rigoureusement détruites. Les boîtes doivent être fréquemment désinfectées à l'eau de Javel.

**oreille** n. f. Organe sensoriel de l'ouïe.

**Anatomie.**

L'oreille *externe* est la seule partie visible, l'oreille *moyenne* et l'oreille *interne* étant situées dans des cavités creusées dans le *rocher* de l'os temporal.

***Oreille externe.*** Le *pavillon* de l'oreille est une lame fibrocartilagineuse centrée par une sorte d'entonnoir, la conque, entourée de replis (hélix, anthélix, tragus, antitragus) et terminée en bas par le lobule, dépourvu de cartilage.

Le conduit auditif externe, long de 25 mm, prolonge la conque jusqu'au tympan. Il est tapissé de peau munie de poils et de glandes sébacées et cérumineuses (formant le cérumen).

***Oreille moyenne.*** Le fond du conduit auditif est clos par une membrane fine, nacrée, le tympan, qui le sépare de la caisse du tympan, cavité creusée dans le rocher. La caisse du tympan communique en avant avec le pharynx, en arrière avec les cellules mastoïdiennes, l'ensemble, rempli d'air, constituant l'oreille moyenne.

*La trompe d'Eustache.* C'est un conduit fibrocartilagineux et osseux, long de 4 cm. Elle fait communiquer l'oreille moyenne avec le rhino-pharynx ou cavum.

*La caisse du tympan.* Elle présente une paroi osseuse supérieure très mince, qui la sépare de la boîte crânienne (d'où les complications méningées de certaines otites).

La paroi interne présente deux orifices, la fenêtre ovale et la fenêtre ronde, qui la font communiquer avec l'oreille interne ou labyrinthe.

La chaîne des osselets, située dans la caisse du tympan, est formée par le *marteau,* dont le manche s'insère à la face interne du tympan, l'*enclume,* dont le corps s'articule avec la tête du marteau, une de ses « racines » prenant appui sur la paroi et l'autre s'articulant avec le dernier osselet, l'*étrier,* dont la platine est ajustée à la fenêtre ovale.

Les osselets sont mis en tension par deux petits muscles (muscles du marteau et de l'étrier).

*Les cellules mastoïdiennes.* Ce sont des cavités remplies d'air qui occupent l'apophyse mastoïde. La première et la plus importante est l'antre mastoïdien.

***Oreille interne.*** Située dans le rocher, elle est très complexe et formée du *labyrinthe osseux* et du *labyrinthe membraneux.*

*Le labyrinthe osseux.* Il comprend une cavité, le *vestibule,* située en dedans de la caisse du tympan ; les *canaux semi-circulaires,* tubes cylindriques situés dans les trois plans de l'espace (horizontal, frontal, sagittal) et communiquant avec le vestibule ; enfin le *limaçon,* tube creux enroulé autour d'un axe creux, la columelle, et cloisonné en deux rampes, la rampe vestibulaire et la rampe tympanique.

Le *labyrinthe membraneux.* Contenu dans le labyrinthe osseux, il comprend : dans le vestibule, l'*utricule* et le *saccule,* dont naissent des fibres pour le nerf vestibulaire (de l'équilibre) ; dans les canaux semi-circulaires osseux, les canaux semi-circulaires membraneux dont les dilatations ou ampoules donnent également des fibres au nerf vestibulaire ; enfin, dans le limaçon membraneux, le canal cochléaire, situé à la partie périphérique de la rampe vestibulaire dont il est séparé par la *membrane de Reissner.* La membrane basilaire supporte l'organe de l'audition, ou *organe de Corti,* d'où partent les fibres du nerf de l'audition.

Le conduit auditif interne, creusé dans le rocher, contient le nerf auditif (formé par le nerf cochléaire et le nerf vestibulaire).

**Physiologie.**
L'oreille est l'organe sensoriel de l'audition, mais aussi de l'équilibration.
*Transmission des sons.* Les sons, captés par le pavillon, sont transmis par le conduit auditif externe au tympan, qu'ils font vibrer. Les vibrations sont transmises, renforcées par la chaîne des osselets, à la fenêtre ovale et aux liquides de l'oreille interne. L'intégrité de tous ces organes est nécessaire à la transmission des sons.
*Perception des sons.* Les vibrations sont transmises par les liquides labyrinthiques à l'organe de Corti, qui transforme les vibrations mécaniques en énergie nerveuse, qui parcourt ensuite le nerf cochléaire et est acheminé par les voies cochléaires aux centres nerveux temporaux droit et gauche.
*Perception des positions et des mouvements de la tête.* Nécessaires à l'équilibre, ces perceptions prennent naissance dans le vestibule et dans les canaux semi-circulaires par les déplacements des liquides endolymphatiques et ceux de petits fragments osseux qui y sont contenus, les *otolithes.* Ces déplacements de liquide et les pressions qui en résultent sont transformés en influx nerveux et transmis par le nerf vestibulaire aux centres nerveux de l'équilibration*.
**Hygiène.**
*Nettoyage de l'oreille.* Pour enlever le cérumen contenu dans le conduit auditif, il ne faut pas employer d'instruments durs (os, métal, bois), mais un petit tampon de coton monté sur une fine tige (portecoton). Il ne faut nettoyer ainsi que la partie visible du conduit et veiller à ne pas enfoncer le cérumen ou un éventuel corps étranger. Le soin du lavage avec un énéma doit être laissé au médecin. Celuici sera consulté pour tout écoulement, même minime, et pour toute baisse de l'audition.
*Protection contre les variations de pressions.*
Les ascensions ou descentes brusques (en montagne ou en avion) provoquent une gêne des oreilles due à la différence de pression entre la caisse du tympan et l'extérieur. On y remédie en avalant souvent sa salive.
*Perforation du lobule de l'oreille* (pour les boucles d'oreilles). Elle doit être évitée chez les sujets à peau délicate.
**Maladies de l'oreille.**
*Signes.* Cinq symptômes doivent attirer l'attention sur l'oreille ; ce sont :
— la *douleur de l'oreille* ou *otalgie ;*
— l'*écoulement d'oreille* ou *otorrhée ;*
— la *baisse d'audition* (hypoacousie, puis surdité) ;
— les *bourdonnements* d'oreilles ;
— les *vertiges* (signes d'atteinte du vestibule).
*Inflammations.* Ce sont les différentes formes d'otite (externe, moyenne, interne), dues à différents germes banals ou à des mycoses (v. OTITE). La syphilis acquise de l'oreille est extrêmement rare actuellement : elle peut entraîner baisse d'audition, bourdonnements, vertiges. La syphilis congénitale peut provoquer la surdi-mutité.
La tuberculose de l'oreille touche l'oreille moyenne, parfois le labyrinthe. Elle se manifeste comme une otite chronique traînante. Le diagnostic repose sur l'examen bactériologique de l'écoulement. Le traitement antituberculeux général est appliqué.
*Tumeurs.* Des tumeurs malignes peuvent être localisées au pavillon, au conduit auditif externe, à l'oreille moyenne. La chirurgie et la radiothérapie permettent de les traiter. La tumeur du glomus jugulaire (formation paraganglionnaire du golfe de la veine jugulaire), bien que bénigne, entraîne des bourdonnements, de la surdité, une paralysie faciale, des hémorragies ; on la traite par la chirurgie.
*Malformations de l'oreille.* Les malformations congénitales concernent les formes et les dimensions de l'oreille (oreille trop grande ou *macrotie*, trop petite ou *microtie*). Le décollement des pavillons, source de complexes d'infériorité, doit être corrigé précocement, vers 7 ans.
L'*aplasie*, ou absence de formation de l'oreille, est la plus grave malformation : elle peut être limitée au pavillon ou intéresser l'oreille moyenne et interne, et être cause de surdité.
Les *malformations acquises* résultent de traumatismes, plaies, brûlures. La chirurgie esthétique et la prothèse pallient les différents vices d'aspect du pavillon.
**oreillette** n. f. Chacune des deux cavités musculaires du cœur, situées à sa partie supérieure et ayant pour fonction de chasser le sang qu'elles reçoivent dans le ventricule correspondant. (V. CŒUR.)
**oreillons** n. m. pl. Maladie virale frappant l'enfant et l'adulte jeune, et caractérisée par une parotidite.
Très contagieuse, l'affection se répand par petites épidémies dans les collectivités.
Après une incubation silencieuse de 21 jours, elle associe une fièvre modérée, une angine et une douleur devant les oreilles. Puis une tuméfaction des glandes parotides apparaît, rejetant en dehors le pavillon de l'oreille. Une douleur gêne la

mastication. L'évolution se fait vers la guérison en une semaine.
D'autres localisations virales sont possibles : méningée (raideur de la nuque et céphalée) et testiculaire ou ovarienne (après la puberté), responsable d'atrophie testiculaire ou ovarienne, donc de stérilité. Les autres atteintes (pancréatite, néphrite) sont plus rares.
Le *traitement* vise à faire baisser la fièvre et à calmer la douleur. Chez le grand enfant et l'adulte, le repos au chaud et au lit permet d'éviter la localisation aux organes génitaux. Les antibiotiques ne sont pas utiles.

**organe** n. m. Partie du corps destinée à remplir une fonction spécifique.

**organique** adj. Qui se rapporte à un organe.
Se dit plus spécialement d'un trouble qui est en rapport avec une altération visible de la structure d'un organe, par opposition à un trouble *fonctionnel**.

**Organisation mondiale de la santé (O. M. S.),** institution spécialisée, fondée en 1948 au sein de l'Organisation des Nations unies, et qui a notamment pour objet d'amener tous les peuples au niveau de santé le plus élevé possible.
Son siège est établi à Genève. Elle a notamment mis au point le *Règlement* sanitaire international* (actuellement règlement de 1971), qui organise la prévention des épidémies des maladies quarantenaires*, publié la *Pharmacopée* internationale* (dernière édition en 1967), créé le *Centre international de recherche sur le cancer* à Lyon (1965). Elle patronne des recherches sur les maladies transmissibles.

**organochloré, e** adj. et n. m. Se dit des produits organiques contenant du chlore.
Les insecticides organochlorés peuvent provoquer une intoxication aiguë avec vomissements, tremblements, puis convulsions et encombrement respiratoire. Le lait et les amines* pressives sont interdits. Le *traitement* comporte le lavage d'estomac et la réanimation. L'intoxication chronique se traduit essentiellement par des lésions du foie, du rein et du système nerveux, variables avec la nature du produit (paradichlorobenzène, hexachlorure de benzène, texaphène, aldrine).

**organogenèse** n. f. Période du développement de l'embryon au cours de laquelle les organes se différencient.
Elle suit la *morphogenèse* corporelle et précède la *différenciation* tissulaire. Lorsque des facteurs tératogènes* agissent durant cette période, des malformations peuvent survenir.

**organophosphoré, e** adj. et n. m. Se dit de produits organiques contenant du phosphore.
Les insecticides organophosphorés sont nombreux (le plus connu est la nitrostigmine). Ils peuvent être la cause d'une intoxication aiguë qui se traduit par une hypersudation, une diarrhée et des crampes musculaires précédant les paralysies, souvent mortelles en l'absence de traitement (lavage immédiat de la peau, réanimation, administration d'atropine). Le respect des prescriptions inscrites sur les boîtes d'insecticides a réduit le nombre des intoxications.

**orgasme** n. m. Point culminant de l'excitation génésique, qui correspond à un paroxysme de sensations voluptueuses.
L'impossibilité de parvenir à l'orgasme est, chez l'homme, un des aspects de l'impuissance*. Chez la femme, c'est l'essentiel de la frigidité*.

**orgelet** n. m. Furoncle* de la glande pilosébacée annexée à un œil.
Il se traduit par une douleur et un œdème rouge de la paupière. Son traitement est local (pommades, antibiotiques).

**orgueil** n. m. Surestimation de soi.
L'orgueil est souvent au centre de maladies mentales, notamment dans la *paranoïa** et dans les états mégalomaniaques.

**orientation** n. f. L'*orientation scolaire* a pour objet de diriger l'enfant vers la forme d'enseignement qui lui convient, afin que ses capacités soient utilisées au mieux.
L'*orientation professionnelle* prend le relais de l'orientation scolaire. Elle est chargée d'aider les jeunes à choisir un métier qui convienne à leurs aptitudes physiques et intellectuelles, en tenant compte de leurs goûts, de leur situation familiale et des besoins du marché du travail. Le médecin et le psychologue sont utilement consultés dans les décisions d'orientation.

**orifice** n. m. Ouverture qui donne accès à une cavité ou fait communiquer deux cavités entre elles.
**Maladies des orifices du cœur.** Elles peuvent toucher les orifices mitral*, tricuspide*, aortique* ou pulmonaire* (insuffisance ou rétrécissement dus à une anomalie du fonctionnement des valvules). [V. CŒUR.]

**O. R. L.,** sigle de OTO-RHINO-LARYNGOLOGIE.

**ornithodore** n. m. Acarien de la famille des tiques*.
Les adultes comme les larves sont hématophages*. Le plus souvent, ce sont des parasites des animaux, mais l'homme peut être contaminé. Les ornithodores transmettent les fièvres récurrentes (borrélioses*).

**ornithose** n. f. Maladie contagieuse due à une bactérie du genre *chlamydia*. C'est une maladie voisine de la psittacose*, transmise par les pigeons, les colombes, etc. ; la maladie se caractérise par une fièvre élevée, une toux persistante et des épistaxis*. Les anomalies radiologiques pulmonaires sont importantes : opacités cotonneuses, contrastant avec peu de signes cliniques. L'évolution aboutit à la guérison.
Le diagnostic se fait par le sérodiagnostic en cours de maladie et la réaction de déviation du complément. Le virus est sensible aux tétracyclines ; la seule prophylaxie réside dans l'éviction des pigeons.

**oronge** n. f. Nom de certains champignons vénéneux.
La *fausse oronge* ou *amanite tue-mouches* entraîne une intoxication atropinique. D'autres oronges, ou *amanites**, sont mortelles.

**orotique** adj. L'*acide orotique* est prescrit *per os* pour faire baisser l'acide urique et le cholestérol sanguins.

**orteil** n. m. Au nombre de cinq, les orteils sont au pied l'équivalent des doigts de la main ; ils sont constitués par trois phalanges, sauf le gros orteil, qui, comme le pouce, n'en a que deux, mais ne peut accomplir les mouvements d'opposition*.
Les *fractures* des orteils ne sont pas rares et en général de bon pronostic. Les déformations des orteils sont particulièrement fréquentes. La plus souvent rencontrée est l'*hallux* valgus*, déformation du gros orteil dévié en dehors, favorisé par la pression de chaussures étroites et pointues, à haut talon ; il se voit surtout chez la femme et nécessite l'intervention chirurgicale. Au niveau des autres orteils, la *griffe des orteils* (orteil en marteau) nécessite également un traitement sanglant. Il existe de nombreuses autres affections, dues aux frottements : durillons*, cors*, œils-de-perdrix*.

**orthodiagramme** n. m. Dessin en vraie grandeur des organes examinés en radioscopie.

**orthodontie** n. f. Partie de l'art dentaire qui s'occupe de la prévention et du traitement des difformités et anomalies de position des dents.

**orthopédie** n. f. Étymologiquement, correction des déformations infantiles, mais l'usage englobe sous ce nom toute la partie de la médecine et de la chirurgie qui a pour objet l'étude et le traitement des affections de l'appareil locomoteur et du rachis.
**Chirurgie orthopédique.** C'est une spécialisation qui groupe tous les traitements chirurgicaux, sanglants ou non, qui concernent les os et les articulations, quels que soient l'âge ou la nature de l'affection.
*Chez l'enfant*, en plus des lésions traumatiques telles que fractures et luxations, de nombreuses affections relèvent d'un traitement orthopédique : luxations* congénitales, *coxa* valga* ou *vara*, pieds* bots, scolioses*, etc. Le traitement peut se limiter à une réduction progressive par plâtres successifs, semelles, chaussures orthopédiques, ou nécessiter une intervention sanglante.
*Chez l'adulte*, l'orthopédie s'adresse essentiellement aux lésions traumatiques (fractures, luxations) en utilisant des méthodes non sanglantes (plâtre, extension continue) ou une réduction chirurgicale. Depuis quelques années, la chirurgie orthopédique a considérablement amélioré le pronostic de certaines affections dégénératives (coxarthrose*).
**Appareils d'orthopédie.** Les *chaussures orthopédiques* sont des souliers faits sur mesure à partir d'un moulage du pied ; elles peuvent être destinées uniquement à dissimuler une déformation ou à corriger un défaut, telle une boiterie par raccourcissement d'un membre inférieur ; dans le pied paralytique, elle permet la marche en relevant le pied en position normale.
Les *semelles orthopédiques*, amovibles dans des chaussures normales, ont pour objet de ramener le pied dans ses aplombs anatomiques en corrigeant les affaissements de la voûte (pieds plats) ou les appuis douloureux (pied creux, métatarsalgie, etc.).
Les *bandages herniaires* ont des indications actuellement très réduites : nourrissons, contre-indication formelle de l'intervention chirurgicale, qui est le traitement de choix de toute hernie : les progrès de l'anesthésie ont rendu très rares les contre-indications, l'âge, en tout état de cause, n'en étant plus une absolue.
Les *corsets** et *lombostats** sont des appareils orthopédiques de soutien ou de correction vertébrale.
Les *ceintures* sont destinées au soutien abdominal chez les obèses, les insuffisants musculaires, les femmes enceintes.
**Orthopédie dento-faciale.** C'est la branche de l'odonto-stomatologie qui a pour objet de corriger les malformations et déformations des maxillaires et des dents. Ces malformations peuvent être héréditaires ou dues à des causes acquises locales (troubles respiratoires, attitudes* vicieuses et en particulier succion du pouce,

extractions prématurées de dents) ou générales (rachitisme). La surveillance attentive, l'hygiène bucco-dentaire doivent diminuer considérablement la fréquence de ces anomalies qui demandent, à partir d'un certain âge (de 7 à 16 ans), une thérapeutique bien réglée : fonctionnelle (rééducation), mécanique (appareils à appui extrabuccal, alvéolo-dentaire ou dentaire) ou chirurgicale. L'orthopédie dento-faciale intervient encore dans le traitement des accidents intéressant les maxillaires.

**orthophoniste** n. Rééducateur spécialisé dans les troubles du langage.
L'orthophoniste s'attache à corriger chez l'enfant le bégaiement et les retards de langage par des exercices phonétiques, respiratoires et grâce à des méthodes pédagogiques appropriées chez ces enfants perturbés affectivement.

**orthophorie** n. f. Faculté de diriger sans effort les deux yeux vers un seul point.

**orthoptiste** n. Auxiliaire* médical qui mesure et traite les déséquilibres oculomoteurs et les troubles de la vision binoculaire.

**orthosiphon** n. m. Arbrisseau de Java dont les feuilles et les fleurs ont des propriétés diurétiques*. (On l'utilise sous forme d'infusé et d'extrait fluide.)

**orthostatique** adj. Relatif à la station debout.
La *protéinurie* (ou albuminurie) *orthostatique* survient surtout chez les jeunes, où le passage de la station horizontale à la station debout favorise une fuite de protéines dans les urines, en l'absence de lésion du rein.
L'*hypotension orthostatique*, baisse de la tension artérielle au moment du passage à la station debout, peut entraîner des malaises, le plus souvent une lipothymie*. La dihydroergotamine corrige généralement bien ce trouble.

**orthosympathique** adj. Se dit d'une partie du système nerveux autonome. (V. NERVEUX, *Système neurovégétatif*, NEUROVÉGÉTATIF.)

**orthotonos** n. m. Contracture des muscles maintenant le corps en rectitude.

**ortie** n. f. Les *orties brûlantes*, *romaines*, la *grande* et la *petite ortie* provoquent au contact de la peau une irritation (urticaire) calmée par les crèmes antihistaminiques.
Les fleurs de l'*ortie blanche* (non urticante) sont employées en infusions pour leur action diurétique et astringente.

**os** n. m. Organe dur et solide qui constitue la charpente de l'homme et des vertébrés.

**Anatomie.** Le *tissu osseux*, forme différenciée du tissu conjonctif, comporte des cellules ou *ostéoblastes* qui interviennent tout au long de la vie : très actifs dans la formation de l'os pendant la croissance, les ostéoblastes continuent à l'âge adulte à adapter constamment la structure de l'os aux efforts qui lui sont demandés, et interviennent dans la formation des cals (consolidation des fractures*) ; dans la vieillesse, le fléchissement de leur activité entraîne une diminution de la solidité de l'os.
La substance fondamentale qui entoure les cellules est une protéine analogue au collagène*, l'*osséine*, dans laquelle les ostéoblastes déposent le phosphate de calcium, qui donne à l'os sa dureté et sa résistance. Les éléments du tissu osseux reçoivent leurs substances nutritives et leurs sels minéraux par le sang : les vaisseaux sanguins abordent l'os, d'une part, par sa surface (périoste*) et constituent, d'autre part, un important réseau dans les cavités creusées dans les os (moelle* osseuse).
On distingue habituellement les *os courts* (carpe, tarse, vertèbres), les *os plats* (voûte du crâne, os iliaque) et les *os longs*, qui comportent une partie moyenne, compacte, la *diaphyse*, et des extrémités, les *épiphyses*, faites de tissu spongieux et recouvertes de cartilage* sur leur portion articulaire.

**Rôle biologique des os.** Les os conditionnent par leur dureté les formes stables et la solidité de l'organisme ; ils permettent, grâce aux muscles insérés sur eux, les déplacements des différents segments de l'organisme les uns par rapport aux autres et donc la locomotion. Par la mise en réserve du phosphate de calcium et sa restitution selon les besoins, ils participent à la régulation de la calcémie*, dont la stabilité est indispensable au bon équilibre des fonctions organiques. Enfin, par la présence dans la moelle* osseuse de la plus importante portion du système hématopoïétique, les os interviennent dans la formation des globules sanguins.

**Pathologie du système osseux.** En dehors des affections traumatiques du squelette, qui font l'objet de descriptions générales (fractures*, luxations*) ou particulières à chaque segment anatomique, la pathologie de l'os comporte trois grands chapitres : les ostéites, les tumeurs et les dystrophies osseuses.

***Les ostéites.*** Elles revêtent de multiples aspects selon leur cause et leur évolution. L'*ostéomyélite aiguë* était, avant l'apparition des antibiotiques, une maladie redou-

table par sa fréquence et sa gravité : menace pour la vie dans ses formes septicémiques, danger fonctionnel par ses séquelles. L'agent habituel en est le *staphylocoque doré*, le point de départ une lésion cutanée (furoncle, plaie infectée) ou muqueuse. Le microbe atteint l'os par voie sanguine et se fixe électivement dans l'épiphyse des os longs. L'infection atteint tous les éléments de l'os, avec élimination de débris morts (séquestres). Cliniquement, l'ostéomyélite aiguë de l'enfant a un début brutal avec frissons, température à 40 °C prostration, et la douleur immobilise le membre dans une attitude antalgique. Sous l'influence du traitement antibiotique et de l'immobilisation stricte, l'évolution se fait vers la guérison. Mais l'évolution vers l'ostéomyélite prolongée, chronique, qui était la règle autrefois, peut encore se voir en cas de germes antibiorésistants. L'*ostéomyélite chronique* post-traumatique est l'infection d'un foyer de fracture (fractures ouvertes, plaies de guerre) ; le traitement en est particulièrement long et difficile.
Les *ostéites infectieuses* sont représentées par des atteintes osseuses qui peuvent se voir au cours de certaines maladies infectieuses : fièvres éruptives, fièvre de Malte (spondylite mélitococcique), typhoïde. Les lésions ostéo-articulaires de la syphilis sont exceptionnelles dans nos pays. Les *ostéites tuberculeuses* sont, en règle générale, des ostéo-arthrites (atteinte de l'os et de l'articulation), et leur fréquence a beaucoup diminué depuis quelques années, grâce aux médications spécifiques antituberculeuses. Des champignons peuvent provoquer des *infections osseuses mycosiques* (actinomycose, sporotrichose).
L'*échinococcose** (kyste hydatique) des os est exceptionnelle en France. L'imprégnation de l'organisme par un métal toxique peut provoquer une *ostéite chimique :* ostéite mercurielle au cours d'un traitement hydrargyrique prolongé, ostéites phosphorée, arsenicale, cadmique, d'origine professionnelle.
***Les tumeurs des os.*** Les *tumeurs malignes primitives* dérivent soit du tissu ostéogénique, soit des tissus de la moelle osseuse. Les *ostéosarcomes** ou sarcomes ostéogéniques sont les plus fréquentes des tumeurs primitives des os. La constitution en est très variable (de l'os au tissu fibreux en passant par le cartilage), d'où les noms d'*ostéosarcome*, de *chondrosarcome*, de *fibrosarcome*, selon le tissu prédominant. La douleur en est souvent le premier signe ; la radiographie montre une zone peu nette, avec aspect déchiqueté, dit « en feu d'herbes », et éperon périosté, mais seul l'examen histologique peut affirmer le diagnostic. Le traitement est très décevant, les larges exérèses ne donnant pas de meilleurs résultats que des interventions plus limitées suivies de radiothérapie. Les caryolytiques* modernes pourront peut-être améliorer un pronostic actuellement désastreux. Le *réticulo-sarcome* (tumeur d'Ewing) est une affection du système réticulo-endothélial très sensible aux radiations, mais avec tendance à la récidive. Les *myélomes* sont des néoplasmes du tissu médullaire proprement dit : multiples, ils réalisent la *maladie de Kahler**.
Les *tumeurs malignes secondaires* des os sont soit des tumeurs propagées au squelette (épithélioma de la face par exemple), soit des tumeurs métastatiques (cancer du sein, de la prostate).
Les *tumeurs bénignes* du squelette sont beaucoup plus rares : angiomes, lymphangiomes, fibromes sont exceptionnels ; les *chondromes* atteignent les petits os des extrémités ou les grands os des membres, et peuvent alors dégénérer. Les *tumeurs à myéloplaxes*, souvent révélées par une fracture spontanée, ont un aspect radiologique caractéristique, ainsi que le *kyste solitaire* des os.
***Les dystrophies osseuses.*** Elles sont multiples, d'origine génotypique, endocrinienne ou inconnue. L'*ostéopétrose** (maladie des os de marbre) est caractérisée par une opacité extrême des os à la radiographie, une anémie grave et progressive. La *maladie de Lobstein** (maladie des os de verre), héréditaire et familiale, est caractérisée par des fractures spontanées et la teinte bleutée des sclérotiques. La *maladie exostosante* provoque des excroissances ostéo-cartilagineuses à la surface des os, qui peuvent être supprimées chirurgicalement. L'*hyperparathyroïdie* primitive due à une tumeur d'une parathyroïde* entraîne, par un excès d'hormone parathyroïdienne, une fuite de calcium des os, d'où douleurs, fractures spontanées. L'*acromégalie** réalise des malformations osseuses bien particulières.
Le *rachitisme** est un trouble de la minéralisation de l'os, frappant un organisme en croissance rapide et lié à une carence en vitamine D. L'*ostéomalacie** se rencontre surtout chez la femme après 40 ans. L'*ostéoporose** est consécutive à une insuffisance ou à une mauvaise qualité de la trame protéique de l'os. Chez l'enfant, elle peut être due à une avitaminose C ; chez la femme ménopausée, à une carence hormonale ; elle se rencontre

également au cours de toutes les affections invalidantes, médicales ou chirurgicales; et elle existe toujours, plus ou moins accentuée, chez le vieillard.
La *maladie de Paget** des os se rencontre dans les deux sexes. La *dysplasie fibreuse* des os se révèle habituellement dans l'enfance, par des déformations osseuses et des fractures spontanées.
La pathologie osseuse est un vaste domaine qui ne peut être séparé de la pathologie du rhumatisme*, des articulations*, des muscles* et des tendons*.
**oscillomètre** n. m. Appareil permettant d'explorer la pulsatilité artérielle en enregistrant les variations de volume qu'elle provoque.
**ose** n. m. Sucre simple. (V. GLUCIDE.)
**oseille** n. f. En potage ou en légume, l'oseille est laxative et parfois mal tolérée par l'estomac. Contenant de l'acide oxalique, elle est contre-indiquée en cas de calculs rénaux et de goutte.
**oside** n. m. Sucre complexe dont l'hydrolyse fournit soit uniquement des oses* (holosides), soit des oses et des composés non glucidiques (hétérosides). [V. GLUCIDE.]
**Osler (maladie de).** V. ENDOCARDITE, *Endocardite maligne lente.*
**Osler (maladie de Rendu-).** V. RENDU-OSLER *(maladie de).*
**osmose** n. f. Ensemble des phénomènes qui régissent le passage de l'eau à travers une membrane semi-perméable, en fonction de la concentration des éléments en solution de part et d'autre de cette membrane.
Les membranes cellulaires sont comparables à des membranes semi-perméables et entretiennent activement à l'égard de certains ions des concentrations différentes à l'intérieur et à l'extérieur de la cellule. Sous l'effet de la pression osmotique,* l'eau passe du milieu le moins concentré vers le plus concentré, de même qu'un certain nombre d'ions ou de substances diffusant librement (chlore, urée, etc.). L'osmose est, dans l'organisme, responsable des mouvements hydriques entre les divers secteurs, intra- et extracellulaires.
**osmotique** adj. **Pression osmotique**, pression développée par certaines substances (ions, urée, glucose, protéines) lorsqu'elles sont en solution et tendent à retenir ou attirer l'eau.
La pression osmotique des protéines est la pression *oncotique.*
**osséine** n. f. Constituant azoté du tissu cellulaire sous-cutané, du cartilage et des os.
**osselets** n. m. pl. Petits os de l'oreille* moyenne (marteau, enclume, étrier).
**ossification** n. f. Ensemble des phénomènes tissulaires et biochimiques aboutissant à la constitution d'un tissu osseux.
L'ossification est un des stades de la formation des os et elle se poursuit pendant toute leur croissance (v. OSTÉOGENÈSE). L'*ossification à partir du tissu fibreux* s'observe au niveau des os de la voûte du crâne et au niveau du périoste* de tous les os, où elle produit le développement des os en épaisseur. L'*ossification à partir d'ébauches cartilagineuses* d'os, ou ossification enchondrale, se fait au niveau de tous les os longs et courts; pendant la croissance, le *cartilage de conjugaison*, situé entre l'épiphyse et la partie moyenne de l'os, continue à se développer, assurant ainsi la croissance de l'os en longueur.
**ossifluent, e** adj. **Abcès ossifluent**, abcès des parties molles ayant pour origine une lésion osseuse (abcès ossifluent du mal de Pott*).
**ostéite** n. f. Affection inflammatoire du tissu osseux. (V. OS.)
**ostéo-arthrite** n. f. Atteinte infectieuse, aiguë ou chronique, d'une articulation et des os voisins, dont le pronostic dépend de l'étendue des surfaces articulaires atteintes et de la rétraction des capsules et ligaments. (V. OS, OSTÉITE.)
**ostéo-arthropathie** n. f. Atteinte simultanée d'une articulation et des extrémités osseuses voisines, de cause infectieuse ou dégénérative.
**Ostéo-arthropathie hypertrophiante pneumique**, ensemble d'anomalies (hippocratisme* digital, hypertrophie des extrémités des membres avec douleurs articulaires, etc.) observées au cours d'affections pulmonaires chroniques.
**ostéoblaste** n. m. Cellule conjonctive qui élabore la trame osseuse.
Celle-ci, d'origine protéique, se charge ensuite de calcium. Les ostéoblastes sont logés dans des travées qui vont former la structure de l'os. Leur prolifération est responsable de tumeurs, les ostéoblastomes ou sarcomes ostéogéniques.
**ostéochondrite** ou **ostéochondrose** n. f. Inflammation primitive ou secondaire des cartilages formateurs des os ou recouvrant leurs extrémités.
**Ostéochondrites primitives.** Elles sont de cause inconnue et touchent la hanche avec aplatissement de la tête du fémur, le coude, le genou, le semi-lunaire (maladie de Kienböck), le deuxième métatarsien (maladie de Köhler).
**Ostéochondrites secondaires.** Nombreuses, elles sont secondaires à des nécroses

osseuses post-traumatiques (fracture du col du fémur, maladie des caissons) ou survenant au cours d'un traitement cortisonique prolongé.

**ostéochondromatose** n. f. Affection rare, caractérisée par une atteinte des synoviales* articulaires avec libération de multiples débris cartilagineux (ostéochondromes*) dans l'articulation (genou le plus souvent), entraînant une usure progressive de celle-ci :

**ostéochondrome** n. m. Tumeur osseuse développée au voisinage du cartilage de croissance, très fréquente chez l'enfant et l'adolescent, de nature essentiellement bénigne, ne dégénérant qu'exceptionnellement. (Syn. : EXOSTOSE* OSTÉOGÉNIQUE.)

**ostéoclasie** n. f. 1. Résorption des os due aux ostéoclastes*.
2. Intervention chirurgicale sectionnant un os en vue de corriger une anomalie de forme, congénitale ou traumatique.

**ostéoclaste** n. m. Cellule conjonctive qui détruit les travées osseuses. Un équilibre permanent avec les ostéoblastes* permet un remaniement permanent de l'os.

**ostéogenèse** n. f. Formation du tissu osseux. — Elle résulte de la transformation du tissu conjonctif commun dont les cellules deviennent des ostéoblastes capables de mobiliser les sels de chaux, tandis que la substance fondamentale se transforme en osséine capable de les fixer.
L'*os long* de l'enfant est issu d'un moule cartilagineux ; il comporte plusieurs parties. Un fût central, ou *diaphyse*, est entouré par le périoste*, qui fabrique des lamelles osseuses concentriques augmentant le volume de l'os. Les extrémités de la diaphyse élaborent des travées osseuses qui assurent la croissance en longueur de l'os. À partir d'un certain stade de développement, la diaphyse est surmontée par les *épiphyses*, centrées par un point d'ossification et qui élaborent le squelette articulaire de l'os et qui sont séparées de la diaphyse par le cartilage de conjugaison. Ce dernier s'ossifie progressivement vers la diaphyse et vers l'épiphyse ; sa soudure marque la fin de la croissanee.
*Au niveau des os de membranes*, l'édification des lamelles osseuses se fait directement à partir du tissu conjonctif.
Les *troubles de l'ostéogenèse* peuvent être dus à des facteurs héréditaires, métaboliques (rachitisme*) ou locaux (arthrites, décollement épiphysaire chez l'enfant).

**ostéoïde** adj. Qui rappelle le tissu osseux.
**Ostéome ostéoïde.** V. OSTÉOME.

**ostéologie** n. f. Partie de l'anatomie relative aux os.

**ostéolyse** n. f. Destruction osseuse localisée, d'origine inflammatoire (ostéomyélite), dystrophique (kyste solitaire) ou tumorale (ostéosarcome, métastase).

**ostéomalacie** n. f. Affection osseuse due au défaut de minéralisation de la matrice protéique de l'os.
Les travées osseuses restent normales en quantité et en taille, mais l'os n'y est pas calcifié. Chez l'enfant, l'ostéomalacie prend le nom de *rachitisme**.
**Causes.** Elles sont souvent digestives : carence d'apport, gastrectomie*, cirrhose, pancréatite* chronique, maladie cœliaque*. Ailleurs, l'ostéomalacie a une cause rénale : néphropathie* responsable de l'excès d'élimination urinaire du phosphore et du calcium.
**Signes.** L'ostéomalacie se traduit par des douleurs osseuses, profondes et vives, responsables d'une gêne à la marche (démarche « en canard ») et finissant par confiner le malade au lit.
La radiologie confirme le diagnostic en montrant des déformations de la colonne vertébrale (cyphose*), du bassin (bassin « en cœur de carte à jouer ») ; tout le squelette présente des stries de Looser*-Milkman. Le phosphore sanguin est abaissé.
**Traitement.** Il associe le traitement de la cause à l'administration de vitamine D.

**ostéome** n. m. Tumeur bénigne formée par du tissu osseux adulte, qui se rencontre au niveau de certains os (ostéome ostéoïde) ou au niveau d'un muscle (et alors secondaire à l'ossification d'un hématome circonscrit).

**ostéomyélite** n. f. Infection de l'os* par le staphylocoque doré.

**ostéomyélosclérose** n. f. Transformation fibreuse avec sclérose de la moelle osseuse, de cause inconnue, s'accompagnant d'une métaplasie* myéloïde de la rate (apparition dans cet organe de lignées sanguines normalement présentes dans la moelle osseuse).
Elle se manifeste par une altération de l'état général avec grosse rate. Le diagnostic repose sur la biopsie osseuse qui montre la sclérose de la moelle et l'absence d'autres lésions. L'évolution est grave, mais lente.

**ostéopathie** n. f. Toute affection touchant l'os.

**ostéopériostite** n. f. Inflammation aiguë ou chronique du périoste s'accompagnant d'une atteinte sous-jacente de l'os.

**ostéopétrose** n. f. Maladie « des os de

marbre», dite *maladie d'Albers-Schönberg.*
Héréditaire, l'ostéopétrose se traduit par une augmentation de l'opacité radiologique du squelette, due à l'épaississement de la corticale des os longs et des travées de l'os spongieux. La maladie peut être latente ou se traduire par des troubles de l'hématopoïèse, par des fractures spontanées, etc.
**ostéophlegmon** n. m. Suppuration osseuse sous-périostée, véritable abcès chaud de l'os, surtout fréquent au niveau du maxillaire (d'origine dentaire).
**ostéophyte** n. m. Production osseuse exubérante, qui se développe au cours de l'arthrose à la périphérie des surfaces articulaires. (Syn. : BEC*-DE-PERROQUET.)
**ostéoporose** n. f. Fragilité osseuse due à un amenuisement des lamelles osseuses, donnant au tissu osseux un caractère poreux. Elle résulte souvent d'un déficit de l'activité ostéoblastique (qui reconstitue constamment l'os), alors que la résorption osseuse s'effectue normalement.
L'ostéoporose s'observe au cours des immobilisations prolongées (fracture, paralysie), au cours de la sénilité, après la ménopause, au cours du syndrome de Cushing* et lors des traitements corticoïdes prolongés. Elle se traduit surtout par des douleurs dorso-lombaires.
Le traitement repose sur l'administration de calcium, de vitamine D, d'un régime riche en protéines et d'anabolisants*.
**ostéopsathyrose** n. f. Affection héréditaire, encore appelée *ostéogenèse imparfaite tardive* ou *maladie de Lobstein*.
Elle se caractérise, dans sa forme complète, par des fractures spontanées précoces dues à la fragilité osseuse, des déformations osseuses affectant surtout le crâne, une coloration bleue des sclérotiques, une hyperlaxité ligamentaire, une croissance diminuée et par une surdité.
**ostéosarcome** n. m. Sarcome du tissu osseux.
C'est la plus fréquente des tumeurs malignes primitives des os, de pronostic particulièrement sévère.
**ostéosynthèse** n. f. Intervention chirurgicale ayant pour but de mettre en place exactement les fragments d'un os fracturé et de les maintenir par un matériel, habituellement en métal laissé en place jusqu'à la consolidation.
Il peut s'agir d'un cerclage*, d'un boulonnage*, d'un enclouage*, etc. Une petite intervention complémentaire pratiquée plusieurs mois après permet de retirer le matériel métallique.
**ostéotendineux, euse** adj. V. RÉFLEXE.
**ostéotomie** n. f. Section chirurgicale d'un os pour modifier l'orientation de l'un des fragments.
Cette intervention est utilisée dans certaines malformations congénitales, certaines coxarthroses ou devant un cal vicieux.
**otalgie** n. f. Douleur de l'oreille.
L'otalgie peut être due à une otite*, à une névralgie faciale*, à des affections dentaires, temporo-maxillaires, pharyngées, laryngées.
**otite** n. f. Inflammation de l'oreille.
Employé seul, le terme d'«otite» désigne l'*otite moyenne*, c'est-à-dire l'atteinte de l'oreille moyenne (caisse du tympan). L'atteinte de l'oreille externe est l'*otite externe*, celle de l'oreille interne, l'*otite interne* ou *labyrinthite*.
**Otite externe.** C'est une inflammation de la peau du pavillon ou du conduit auditif due à des germes divers (bactéries, champignons). Elle se traduit par des démangeaisons, une douleur, une rougeur de la peau, parfois des écoulements de sérosité ou de pus. Le traitement comporte l'emploi d'antiseptiques ou d'antibiotiques (solutions, crèmes).
Le *furoncle du conduit auditif*, très douloureux spontanément et à la pression, est consécutif à des grattages de l'oreille (ongles, spatules). Il faut éviter toute pression sur le conduit, faire des bains d'oreille (alcool à 90°) et les antibiotiques par voie générale sont souvent nécessaires.
L'*impétigo* et l'*eczéma* du conduit auditif se traitent comme les autres localisations de ces affections.
**Otite moyenne.** C'est l'infection de la caisse du tympan par des germes provenant du pharynx (angine, rhino-pharyngite) et véhiculés par la trompe d'Eustache. L'otite moyenne peut être aiguë ou chronique.
***Otite aiguë.*** Elle se manifeste chez le grand enfant et chez l'adulte par une otalgie* plus ou moins intense, une baisse de l'audition, de la fièvre. Chez le nourrisson, la fièvre seule ou associée à une rhino-pharyngite ou à une diarrhée devra faire suspecter une otite et pratiquer l'examen du tympan à l'otoscope.
Le tympan est rouge, partiellement (à sa partie supérieure) ou en totalité dans les *otites congestives*. Le traitement comporte la désinfection du nez, les bains d'oreilles décongestionnants et les antibiotiques par voie générale. Tout peut rentrer dans l'ordre, ou, au contraire, l'évolution peut se faire vers la suppuration.
L'*otite suppurée* se manifeste par un surcroît de douleur et de fièvre, une baisse

nette de l'audition. L'examen montre un tympan bombé et rouge. La paracentèse (ouverture du tympan) doit être faite à ce stade, sinon la perforation se fera plus tardivement, exposant au risque de mastoïdite*, à un drainage insuffisant conduisant à l'otite chronique. Le stade congestif peut également être suivi d'une *otite séreuse*, dans laquelle le liquide retenu derrière le tympan et visible par transparence est séreux (clair), formant un niveau liquide ou des bulles. Dans ce cas, l'évolution peut être spontanément favorable, mais les récidives sont fréquentes.

***Otites chroniques.*** Elles sont consécutives aux otites aiguës et aux mastoïdites ayant évolué défavorablement.

L'otite *muco-purulente* se traduit par un écoulement jaune clair provenant du rhino-pharynx à travers la trompe d'Eustache et le tympan déjà perforé. L'évolution est traînante, et le traitement doit s'attacher à supprimer le foyer infectieux du rhino-pharynx (amygdales, végétations). Après assèchement de l'oreille, on pratiqne une tympanoplastie.

L'*otorrhée purulente*, beaucoup plus grave, se manifeste par un écoulement purulent, fétide, provenant d'une suppuration osseuse (mastoïde, caisse du tympan). La perforation du tympan peut être presque totale. La baisse auditive devient importante, pouvant atteindre la surdité complète. Des complications graves peuvent survenir : otite interne ou labyrinthite, lésion du nerf facial (paralysie faciale), méningite, abcès du cerveau.

Le traitement des otorrhées purulentes chroniques doit être poursuivi régulièrement par l'oto-rhino-laryngologiste avec des moyens médicaux (antibiotiques, soins locaux) et chirurgicaux (évidement pétro-mastoïdien), suivant l'évolution et l'imminence de complications.

**Otite interne ou labyrinthite.** C'est la propagation de l'infection d'une otite moyenne suppurée vers le labyrinthe : elle entraîne des vertiges incoercibles (atteinte des canaux semi-circulaires) et une baisse ou une disparition de l'audition (atteinte du limaçon). La prévention de ces accidents réside dans un traitement efficace des otites moyennes.

**otomycose** n. f. Infection de l'oreille externe due à des champignons, le plus souvent associés à des germes banals.

Elle se manifeste par des démangeaisons et des signes d'otite* externe. La prévention consiste à éviter les grattages de l'oreille, les nettoyages irritants. Le traitement curatif emploie les antifongiques, l'alcool iodé, les solutions de permanganate.

**otoplastie** n. f. Intervention chirurgicale visant à corriger les malformations congénitales ou acquises de l'oreille.

**oto-rhino-laryngologie** n. f. Spécialité médicale consacrée aux affections des oreilles, du nez et de la gorge. (Sigle : O. R. L.)

**otorragie** n. f. Écoulement de sang provenant de l'oreille.

Il peut s'agir de traumatisme (blessure ou corps étranger du conduit auditif, fracture du crâne), d'infection (otite) ou de tumeur (polype). Il faut proscrire les lavages et instillations et se contenter d'un pansement stérile en attendant l'avis médical.

**otorrhée** n. f. Écoulement séreux, muqueux ou purulent provenant de l'oreille. (V. OTITE.)

**otoscope** n. f. Instrument pour l'examen de l'oreille.

C'est un spéculum* (petit entonnoir) employé avec un éclairage frontal ou muni d'un dispositif éclairant et d'une loupe incorporés.

**otospongiose** n. f. Affection de l'oreille interne qui provoque une surdité par ankylose entre l'étrier (dernier osselet de l'oreille moyenne) et le pourtour de la fenêtre ovale (qui met la platine de l'étrier en rapport avec l'oreille interne).

L'otospongiose est une affection familiale touchant la femme jeune et s'aggravant à chaque grossesse. C'est une surdité de transmission, et le tympan est d'aspect normal. Le traitement chirurgical comporte diverses interventions visant à rompre l'ankylose de l'étrier ou à remplacer celui-ci par une prothèse en Téflon. Une récupération excellente de l'audition est obtenue dans de nombreux cas.

**ouabaïne** n. f. Glucoside digitalique* extrait de *Strophantus gratus*.

L'ouabaïne injectée par voie intraveineuse est un tonicardiaque d'urgence.

**ouate** n. f. Duvet de coton utilisé pour la fabrication des pansements.

**Ouate de cellulose**, substance fibreuse analogue, constituée de fibres de conifères, surtout utilisée en puériculture (couches).

**oubli** n. m. Perte d'un souvenir ou d'un ensemble de souvenirs.

L'oubli est un phénomène psychologique normal, qui peut être aussi pathologique. Il est souvent sélectif, utilisé comme une défense inconsciente.

L'étude des oublis pathologiques se confond avec celle des amnésies*.

**ouraque** n. m. Canal embryonnaire

reliant primitivement le conduit uro-génital à l'allantoïde*.
Chez l'adulte, il est oblitéré et réduit à un cordon fibreux reliant le sommet de la vessie à l'ombilic. Anormalement, il peut ne pas s'oblitérer et déterminer fistule, diverticule ou kyste.

**ourlien, enne** adj. Relatif aux oreillons : *virus ourlien.*

**ourles** n. m. pl. Syn. d'OREILLONS*.

**ovaire** n. m. Glande génitale de la femme.
Au nombre de 2, les ovaires constituent, avec l'utérus et les trompes, l'appareil génital féminin interne.
**Anatomie.** De forme arrondie et aplatie transversalement, les ovaires mesurent 4 cm de long et 2 cm de large. Ils sont situés dans le petit bassin, de part et d'autre de l'utérus et en arrière des trompes. Chaque ovaire est composé de deux parties distinctes :
*a*) Une *partie interne*, centrale, appelée *médullaire*, où s'épanouissent les vaisseaux qui ont pénétré dans son hile;
*b*) Une *partie externe*, la plus large, appelée *corticale*, qui contient les éléments de la gamétogenèse, les *follicules de De Graaf.* Chaque follicule de De Graaf mûr est formé d'un *ovocyte*, ou ovule, entouré de *cellules folliculeuses.* Quand le follicule est arrivé à maturation complète survient l'ovulation. Après elle, la cavité du follicule laissée béante est envahie par un exsudat séro-fibrineux coagulé et se charge d'un pigment jaune lipidique. Le follicule est ainsi transformé en *corps jaune.* En l'absence de fécondation, le corps jaune régresse et se transforme en un organe blanc et scléreux persistant, le *corpus albicans.*
**Physiologie.** Le rôle de l'ovaire est double : *a*) il excrète l'ovule, qui s'unira au spermatozoïde (fonction exocrine). Il libère ainsi un ovule tous les 28 jours, de la puberté à la ménopause; *b*) l'ovaire crée par ses hormones un développement de la muqueuse utérine permettant la fécondation et le développement de l'œuf jusqu'à ce qu'il soit relayé par le placenta (fonction endocrine). Schématiquement, il sécrète exclusivement des œstrogènes* avant l'ovulation, puis des œstrogènes et de la progestérone*, lorsque le corps jaune s'est formé à la suite de l'ovulation.
Les deux ordres de fonction sont sous la dépendance de l'hypophyse et de l'hypothalamus. L'hormone hypophysaire de stimulation folliculaire (ou F. S. H. [Folliculo-Stimuline-Hormone]) préside à la croissance du follicule; l'hormone lutéinisante (ou L. H. [Lutéo-stimuline-Hormone]) détermine l'ovulation et les sécrétions hormonales. L'hypophyse agit ainsi sur l'ovaire par des stimulines, mais l'ovaire est capable, en retour, de freiner l'hypothalamus et l'hypophyse par ses sécrétions hormonales *(feed*-back).*
**Exploration de l'ovaire.** Les examens paracliniques auxquels on a recours pour explorer les fonctions de l'ovaire sont : la courbe thermique, l'étude de la glaire cervicale, les frottis vaginaux, la biopsie de l'endomètre, les dosages hormonaux urinaires et sanguins, la cœlioscopie et la biopsie.
**Pathologie.** ***Maladies organiques.*** Les ovaires peuvent être le siège de lésions inflammatoires *(ovarite* et *annexite),* de kystes variés *(séreux, dermoïdes* et *mucoïdes)* et de tumeurs bénignes ou malignes. Ces dernières peuvent être, ou non, douées de pouvoir hormonal.
***Maladies fonctionnelles.*** Ce sont toutes les causes ou les conséquences d'une anomalie du cycle menstruel qui peuvent être observées : anomalies dans le processus de maturation des follicules, anomalies de l'ovulation, anomalies de sécrétions hormonales. Les *dystrophies de l'ovaire,* affections très fréquentes (dystrophie micropolykystique), se situent à la limite du fonctionnel et de l'organique, et semblent bien être une conséquence d'un déséquilibre entre les stimulines hypophysaires.

**ovariectomie** n. f. Ablation de l'ovaire.
Elle peut être unilatérale ou bilatérale et, dans ce cas, elle réalise une *castration.*

**ovarite** n. f. Inflammation de l'ovaire.
L'inflammation *vraie* de l'ovaire est rare. C'est le plus souvent un élément de l'infection des annexes de l'utérus, et la participation de l'ovaire à l'annexite* est plus une réaction de voisinage qu'une infection véritable du parenchyme. L'usage a consacré l'expression d'*ovarite sclérokystique* pour une affection où il n'existe jamais d'éléments inflammatoires, et où l'élément essentiel est une dystrophie de l'ovaire.

**ovocyte** n. m. Cellule ovarienne dérivant de l'*ovogonie** et destinée à former l'ovule.
Les ovocytes de *premier ordre* donnent après division réductionnelle (méiose) des ovocytes de *second ordre.*

**ovogonie** n. f. Cellule souche de la lignée séminale féminine, n'existant que pendant la vie fœtale.

**ovotestis** n. m. Présence simultanée, dans la même gonade, de tissu testiculaire et de tissu ovarien.

**ovulation** n. f. Libération périodique

d'un ovule par l'ovaire. (Syn. : PONTE OVULAIRE.)
**Physiologie.** Tous les mois, chez la femme, un follicule de De Graaf arrive à maturation, se distend et laisse échapper, en un point aminci de sa paroi, un ovule entouré de sa couronne de cellules folliculaires. L'ovule libéré est capté par le pavillon de la trompe. Après l'ovulation, le follicule rompu et vidé se transforme en corps jaune.
Ce phénomène est conditionné par le fonctionnement de l'hypophyse* lui-même sous la dépendance d'influences hypothalamiques et corticales du cerveau.
**Signes.** Quelques signes de présomption permettent à certaines femmes de reconnaître la période de l'ovulation : vague douleur latérale du bas-ventre, changeant de côté d'un cycle à l'autre ; discret écoulement vulvaire. La méthode la plus valable pour déterminer, *a posteriori*, la date de l'ovulation est la courbe de température. Il existe un plateau avant l'ovulation, au-dessous de 37 °C, et un plateau au-dessus de 37 °C après elle. Elle semble avoir lieu le premier jour de la montée thermique, ou le dernier de la température basse. Toutefois, la température ne permet pas de la prévoir, mais seulement de penser qu'elle a eu lieu.
**Pathologie.** La connaissance de la date de l'ovulation permet de favoriser ou d'éviter la fécondation. D'autre part, les anomalies de l'ovulation entraînent des anomalies du cycle menstruel, c'est-à-dire des troubles des règles.
***Inhibition de l'ovulation.*** La suppression de l'ovulation peut être réalisée pour des raisons de contraception ou des raisons thérapeutiques. Elle est facile à réaliser à l'aide des œstrogènes ou des progestatifs, si ces hormones sont données à un certain moment du cycle (« pilule » contraceptive). L'inhibition peut être réalisée au cours d'un ou de plusieurs cycles consécutifs.
***Induction de l'ovulation.*** À l'inverse, certains états pathologiques sont dus à une absence occasionnelle ou habituelle de l'ovulation (anovulation). Ils déterminent alors une stérilité et des troubles menstruels. Des progrès considérables ont été faits récemment pour induire, à la demande, une ovulation. On a recours soit à des hormones gonadotrophines à effet F. S. H., tirées de l'urine des femmes ménopausées (H. M. G.), soit à des corps de synthèse (chlorotrianisène, cyclofénil). Toutefois, si l'on peut utiliser ces produits pour obtenir une grossesse, on ne peut encore les utiliser pour régulariser les cycles menstruels.

**ovule** n. m. **Cytologie et gynécologie.** Cellule libre née de l'ovaire, au niveau d'un follicule de De Graaf et qui constitue le gamète femelle. — L'ovule, capté par le pavillon de la trompe, peut être fécondé dans le tiers externe de cette dernière. En l'absence de fécondation, il meurt au bout de 24 à 36 heures.
**Pharmacie.** Médication solide, de forme ovoïde, destinée à être introduite dans la cavité vaginale. — L'excipient est le plus souvent constitué par de la glycérine solidifiée par la gélatine. Le produit actif peut être un antiseptique, un antibiotique, un hémostatique, un œstrogène, etc.

**oxomémazine** n. f. Antihistaminique dérivé de la phénothiazine, calmant de la toux et des insomnies.

**oxycodone** n. f. Puissant analgésique, hypnotique et calmant de la toux dérivé de la morphine. (Syn. : DIHYDROXYCODÉINONE.) [V. STUPÉFIANT, tableau B.]

**oxydase** n. f. Enzyme réagissant avec l'oxygène pour lui transférer des électrons. (V. RESPIRATION, *Respiration cellulaire*.)

**oxydation** n. f. Fixation, sur un substrat d'atomes d'oxygène ou, ce qui est équivalent, perte d'atome d'hydrogène ou d'électrons.
L'oxydation est, dans l'organisme, sous la dépendance d'enzymes : oxygénases et hydroxylases.

**oxydoréduction** n. f. Ensemble des phénomènes qui, au niveau cellulaire, régissent le transport de l'oxygène entre les molécules organiques, le plus souvent par action enzymatique.
L'oxydoréduction est le couplage de l'oxydation* d'une molécule à la réduction d'une autre qui fournit l'oxygène ou reçoit l'hydrogène ou les électrons transférés de l'une à l'autre.
**Potentiel d'oxydoréduction.** Noté par le symbole *rH*, il caractérise la concentration en molécules d'hydrogène d'un milieu.
Par définition, $rH = \text{Log}\,\frac{1}{[H]}$, où [H] représente la concentration en molécules d'hydrogène. Le maintien du rH à une valeur constante est une nécessité pour les organismes vivants qui assurent, par l'oxydoréduction, la respiration cellulaire.

**oxygène** n. m. Corps simple, gazeux, inodore, incolore, de masse atomique 16, représentant 21 p. 100 de l'air atmosphérique.
Dans l'organisme, l'oxygène moléculaire assure la respiration* cellulaire et la combustion des produits énergétiques. Il

est véhiculé par le sang, fixé à l'hémoglobine.
Il est produit industriellement par distillation fractionnée de l'air liquide et stocké sous pression (environ 150 kg) dans des obus d'acier.
En thérapeutique, on l'utilise pour améliorer l'hématose* ou en caisson* hyperbare au cours des intoxications oxycarbonées. (V. OXYGÉNOTHÉRAPIE.)

**oxygénothérapie** n. f. Emploi thérapeutique de l'oxygène.
L'oxygénothérapie est indiquée chaque fois que les tissus sont privés d'oxygène (anoxie). En faisant inhaler de l'oxygène pur ou un mélange d'air enrichi en oxygène, on augmente la concentration d'oxygène des globules rouges et surtout celle de l'oxygène dissous dans le plasma, qui se trouve directement utilisable par les tissus.
**Sources d'oxygène.** On emploie des bouteilles cylindriques en acier (obus) munies d'un détendeur (pour réduire la pression) et d'un débitmètre (pour mesurer la quantité d'oxygène délivrée). L'oxygène est humidifié en passant dans un barboteur d'eau ou un nébuliseur. Dans les hôpitaux et cliniques, l'oxygène est amené à un poste spécial à chaque lit par des canalisations reliées à un réservoir central.
**Modes d'administration.** La *sonde nasale,* d'emploi commode, est introduite après lubrification dans une narine jusqu'à la luette. Il existe des embouts pour appliquer l'oxygène aux deux narines.
Les *masques à oxygène,* fixés sur le visage, sont munis de soupapes permettant l'évacuation des gaz expirés (les masques sont surtout employés au cours des anesthésies).
Les *tentes à oxygène,* faites de parois plastiques transparentes et appliquées sur le lit, laissent toute liberté aux mouvements du visage. Les *cloches à oxygène* sont employées pour les petits enfants.
Enfin, on fait des *chambres à oxygène* où ce gaz est employé à la pression atmosphérique ou à une pression supérieure (oxygène hyperbare).
Le débit d'oxygène est réglé, suivant les cas, de 3 à 12 litres par minute; il peut être continu ou intermittent, à la demande.
L'oxygène peut également être employé en *injections sous-cutanées* (il se résorbe rapidement) ou dans certaines cavités de l'organisme pour faire un contraste radiologique (bien et vite résorbé, il ne provoque pas d'embolies gazeuses).
**Indications.** L'oxygénothérapie est indispensable dans l'intoxication par l'oxyde de carbone (CO), nécessaire dans le traitement des asphyxiés, des états de choc*, dans certaines affections pulmonaires (pneumonies, broncho-pneumonies), en cas de paralysie respiratoire et au cours des anesthésies et de toutes les ventilations artificielles.
Chez les insuffisants respiratoires chroniques, l'oxygène ne doit être employé qu'à faible dose (de 0,5 à 1 litre par minute), sinon on déprime le centre respiratoire, qui ne réagit plus à l'excès de gaz carbonique mais seulement à l'absence d'oxygène.

**oxyhémoglobine** n. f. Forme oxygénée de l'hémoglobine*.

**oxyquinol** n. m. Antiseptique intestinal et urinaire administré par la bouche et en applications locales en gynécologie, en stomatologie, en urologie.

**oxytocine** n. f. Syn. D'OCYTOCINE*.

**oxyure** n. m. Ver rond (nématode) parasitant souvent l'intestin de l'homme.
Les oxyures sont de petits vers ronds, au corps allongé se terminant en spirale chez le mâle et en pointe chez la femelle. Ils vivent dans l'intestin grêle, le cæcum et l'appendice. La femelle va pondre près de l'anus et libère 10 000 œufs, qui deviennent infestants.
La contamination est interhumaine, due à une mauvaise hygiène ; plus rarement, il s'agit d'inhalation de poussières contenant des œufs. Après ingestion, l'œuf se transforme en ver adulte en 20 jours, provoquant l'oxyurose* ; le grattage de l'anus provoque l'auto-inoculation et entretient l'infestation.

**oxyurose** n. f. Parasitose due aux oxyures*.
C'est une maladie très répandue, surtout chez les enfants d'âge scolaire. L'adulte tolère souvent très bien l'oxyurose, seulement gêné par des démangeaisons anales. L'enfant, du fait des réinfestations massives (doigts souillés dans la bouche), est beaucoup plus touché. Il existe un prurit anal intense, avec lésions de grattage, parfois des troubles du sommeil et de l'irritabilité, des troubles digestifs à type de douleurs vagues, des anomalies des selles. Une appendicite aiguë peut se manifester lorsque les oxyures pénètrent l'appendice. Chez la petite fille, ils peuvent être responsables de vulvo-vaginite.
Le diagnostic est fondé sur la recherche des œufs au microscope après prélèvement sur la marge anale (patch test).
Le traitement utilise des sels de pipérazine (sirops ou comprimés) ou de pyrvinium et nécessite une hygiène corporelle stricte. Toute la famille doit être traitée

le même jour pour éviter les réinfestations.

**ozène** n. m. Lésion atrophique de la muqueuse nasale provoquant une suppuration malodorante se desséchant sous forme de croûtes fétides.
C'est une affection familiale débutant à la puberté et dont les causes restent obscures.
Le traitement est décevant, qu'il soit médical (lavages isotoniques, corps tensioactifs, antibiotiques) ou chirurgical (implants acryliques ou en Téflon, greffons osseux...) ; on observe une amélioration à la ménopause.

**ozone** n. m. Gaz d'odeur caractéristique, résultant de la condensation de 3 atomes d'oxygène ($O_3$).
Il se forme dans l'air traversé par des étincelles électriques et existe en faible quantité dans l'atmosphère sous l'influence des radiations solaires et des décharges orageuses.
Très antiseptique, il est utilisé dans le traitement de l'eau domestique. À forte concentration, il est irritant pour les muqueuses respiratoires et peut même provoquer de l'œdème pulmonaire si l'inhalation est prolongée.

# P

**pacemaker** n. m. (mot angl.). V. STIMULATEUR.

**Pachon (appareil de),** oscillomètre* pour mesurer les oscillations (pulsations) artérielles. (Il renseigne sur la souplesse et la perméabilité des artères.)

**pachydermie** n. f. Augmentation de l'épaisseur de la peau.

La *pachydermie vorticillée* (en tourbillons) du cuir chevelu est un nævus géant à surface contournée. La *pachydermopériostose* est un épaississement de la peau et du périoste.

**Paget (maladie cutanée de),** maladie s'observant le plus souvent au sein, mais pouvant aussi toucher la vulve, le scrotum et l'anus.

Elle prend la forme d'un eczéma suintant, se traite difficilement et représente un des stades élémentaires de la cancérisation.

**Paget (maladie osseuse de),** dystrophie* osseuse observée surtout après 60 ans, dont l'origine est inconnue.

Elle est causée par la prolifération anormale et excessive des ostéoblastes* et des ostéoclastes*, entraînant une destruction et une régénération anarchique de la trame osseuse. Les deux processus, se déroulant en même temps, donnent lieu à un remaniement osseux permanent. L'os ainsi remanié a une morphologie caractéristique : il est déformé en longueur et en largeur, prenant un aspect « entre parenthèses » très évocateur, surtout au niveau des membres inférieurs (tibia pagétique). Le crâne augmente de volume, obligeant les malades à reconsidérer périodiquement la pointure de leur chapeau. La face conserve son intégrité. Des douleurs plus ou moins vives et une gêne fonctionnelle, surtout aux membres inférieurs, sont les principaux symptômes cliniques.

Les radiographies osseuses montrent des modifications de structure qui caractérisent le processus pagétique : épaississement de la corticale, remaniement architectural, aspect ouaté et alternance de zones claires et opaques.

L'évolution de la maladie est très lente, émaillée par de nombreuses complications dont la plus fréquente est la surdité.

Outre le traitement de la douleur, on prescrit des sels phospho-calciques et de la calcitonine.

**pain** n. m. **Qualités du pain.** La croûte inférieure doit être jaune ou brun léger, la croûte supérieure jaune d'or à brun clair. Les deux croûtes doivent représenter le cinquième du poids du pain. La mie sera homogène, claire, sans taches, non collante aux doigts. Le pain devient *rassis* par perte d'eau et par transformation chimique de l'amidon en dextrine. En réchauffant le pain rassis, l'eau restante « distille » de la croûte vers la mie, ce qui lui redonne pour une faible durée l'apparence de pain frais.

**Fraudes et falsifications du pain.** La plus courante consiste à maintenir une forte proportion d'eau. L'adjonction d'« améliorant », condamnée, permet l'emploi de farines pauvres en gluten.

**Variétés de pain.** Le *pain blanc* (de gruau) est léger, digestible, mais pauvre en vitamines, en fer et en substances azotées. Le *pain viennois* est pétri avec du lait. Le *pain complet*, riche en cellulose, lutte contre la constipation ; il contient plus de vitamines, de fer, d'azote que le pain blanc, mais il est souvent mal toléré. Le *pain grillé*, le *pain braisé* et les *biscottes* sont plus digestes que le pain frais. Des pains de régime se font *sans sel, hypoazotés* (enrichis en amidon), au *gluten* (davantage de protéines et moins de glucides pour les diabétiques). Le *pain d'épice*, fait avec de la farine de seigle et du miel, est légèrement laxatif.

**Valeur nutritive et digestibilité.** Cent grammes de pain blanc fournissent 250 calories et contiennent 37 g d'eau, 7 g de protides, 1 g de lipides, 53 g de glucides et des sels dont 0,5 g de sodium. Le pain est un aliment excellent, mais son abus entraîne des troubles digestifs.

**palais** n. m. Paroi supérieure de la bouche* qui sépare celle-ci des fosses nasales.

Le palais se continue en arrière par le *voile du palais*, membrane musculo-membraneuse dont le bord libre supporte la luette*. Le palais peut être le siège de malformations. (V. PALATIN, *Division palatine.*)

**palatin, e** adj. Relatif au palais : os *palatin.*

**Division palatine.** C'est une malformation congénitale qui laisse une communication anormale entre bouche et fosses nasales ;

souvent associée à un bec*-de-lièvre, elle doit être traitée chirurgicalement vers 18 mois.

**pâleur** n. f. Aspect blanchâtre de la face et des téguments en général.
La pâleur est un signe d'anémie* ou de diminution de la quantité de sang contenu dans les capillaires de la peau (choc*).
**Pâleur-hyperthermie,** syndrome mortel observé chez les nourrissons après une intervention chirurgicale, et, chez l'adulte, après un traumatisme crânien ou des brûlures graves, et qui se manifeste par une fièvre élevée et une pâleur intense.

**palilalie** n. f. Trouble de la parole consistant dans la répétition involontaire d'un mot ou d'une phrase.

**palliatif, ive** adj. **Traitement palliatif,** traitement visant à diminuer les douleurs et à améliorer les différentes fonctions, lorsqu'on ne peut s'attaquer à la cause d'une maladie.

**pallidum** n. m. Segment interne du noyau lenticulaire, élément des noyaux gris du cerveau*.

**pallidectomie** n. f. Destruction neurochirurgicale du pallidum*, préconisée dans les formes graves de la maladie de Parkinson*.

**palmaire** adj. Qui se rapporte à la paume de la main : *région palmaire, aponévroses palmaires.*

**palmo-plantaire** adj. Relatif à la paume de la main et à la plante des pieds. (Certaines affections de la peau touchent simultanément ces deux régions [pemphigus*, dyshidrose*].)

**palpation** n. f. Méthode d'exploration clinique qui consiste à appliquer la paume de la main et la pulpe des doigts sur une partie du corps en exerçant une pression douce afin d'apprécier les qualités physiques d'un organe, d'une région.
Elle renseigne sur les dimensions, la consistance, la mobilité, la chaleur et la sensibilité de ceux-ci.

**palpébral, e, aux** adj. Qui se rapporte à la paupière.
**Fente palpébrale,** fente délimitée par les bords des paupières inférieure et supérieure, réunis à l'occlusion des yeux. (Elle est élargie au cours des paralysies faciales d'origine centrale.)

**palpitation** n. f. Perception par un sujet de ses battements cardiaques, accélérés et ressentis comme gênants, voire douloureux.
La palpitation correspond à une tachycardie* dont l'origine est très souvent émotive, mais qui peut traduire un trouble du rythme* cardiaque.

**paludisme** n. m. Maladie fébrile due à **un protozoaire** (hématozoaire du genre ***plasmodium***) et transmise par la piqûre **d'un** moustique : l'anophèle*. (Syn. : FIÈVRES TIERCE et QUARTE, MALARIA.)
**Répartition du paludisme.** C'est surtout dans les zones équatoriales et tropicales (Afrique, Asie du Sud-Est, Amérique centrale) que l'endémie est la plus forte, touchant près d'un milliard de personnes. Mais la multiplication des voyages et des transports rapides ne met aucun pays à l'abri des cas d'importation.
**Signes cliniques.** La *période d'invasion* est difficile à diagnostiquer, car elle associe des symptômes trompeurs : embarras gastrique, fièvre, céphalées, vomissements, nausées, etc. Sa durée est variable (de 3 à 5 jours).
La *phase d'état,* caractéristique, lui fait suite. Après une période de fatigue extrême, elle comprend une sensation de froid intense avec frissons, puis une fièvre élevée à 40-41 °C avec des céphalées, une oligurie*. Enfin survient la *phase de résolution* avec chute de la fièvre, transpiration abondante et sensation de bien-être. Cette crise se répète les 3e et 5e jours (fièvre tierce) ou les 4e et 7e jours (fièvre quarte), puis s'arrête spontanément. Au cours des crises, le foie et la rate sont augmentés de volume, le teint est pâle (anémie).
Une forme particulière est réalisée par l'infestation due au *Plasmodium falciparum : l'accès pernicieux.* Il associe aux troubles précédents des signes neurologiques : obnubilation, coma, collapsus... Il est responsable de nombreux décès chez les enfants.
Il existe des manifestations tardives du paludisme, dues à la persistance du parasite dans le foie (v. hématozoaire). Le paludisme chronique est la conséquence des réinfestations fréquentes des malades. Il associe une anémie, un gros foie et une grosse rate à de la fièvre. Le paludisme est responsable d'atteintes rénales (néphrites* et syndromes néphrotiques*). Mais c'est surtout la fièvre bilieuse* hémoglobinurique (due au *falciparum*) qui nécessite un traitement approprié (hospitalisation). Le diagnostic se fait sur la présence de l'hématozoaire dans le sang (goutte épaisse).
**Traitement.** Il repose toujours sur la quinine et ses dérivés, et varie selon le type de plasmodium. L'accès non compliqué est traité pendant 5 jours à forte dose, puis pendant quelques semaines à dose plus faible. L'accès pernicieux nécessite l'hospitalisation, une réhydratation importante, une thérapeutique associant

corticoïdes et antimalariques de synthèse.
**Prophylaxie.** Les personnes se rendant en pays d'endémie doivent absorber des comprimés de sels de quinine le jour de leur arrivée, durant leur séjour et pendant les 2 mois suivant leur retour.
La vaccination est à l'étude, mais se heurte au fait que le paludisme ne confère pas d'immunité.
La prophylaxie collective s'appuie sur la désinsectisation et le traitement des malades qui constituent le réservoir du parasite.

**panacée** n. f. Autrefois, remède censé guérir toutes les maladies. (Ce terme est employé actuellement par dérision.)

**panaris** n. m. Infection d'un doigt.
Toute excoriation cutanée, toute écharde, toute piqûre peut entraîner un panaris.
**Les panaris superficiels.** Ce sont les plus fréquents et les moins graves : panaris phlycténoïde (mal blanc), périunguéal (tourniole), sous-unguéal. La simple excision de la peau morte ou d'une partie de l'ongle amène la guérison. Le panaris érythémateux est une lymphangite du doigt qui cède rapidement aux pansements alcoolisés.
**Les panaris sous-cutanés.** Ils siègent dans les espaces celluleux du doigt : le plus fréquent est le panaris de la pulpe, qui se manifeste par des douleurs lancinantes entraînant l'insomnie ; la pulpe devient gonflée et tendue, avec fièvre. Le traitement est chirurgical, l'antibiothérapie étant souvent sans effet décisif : l'excision sous anesthésie générale des tissus nécrosés amène une guérison rapide.
**Les panaris profonds.** Ils atteignent les gaines des fléchisseurs, les phalanges et les articulations du doigt. Les *panaris des gaines*, ou ténosynovites suppurées, peuvent être primitifs par inoculation directe ou secondaires à un panaris sous-cutané. Au niveau des trois doigts moyens (index, médius, annulaire), l'infection reste localisée à la gaine digitale, entraînant des douleurs intenses, une fièvre élevée et une attitude du doigt en crochet irréductible, avec, à la pression, une douleur exquise en face de la tête du métacarpien. Au niveau des 1^er^ et 5^e^ doigts, la suppuration atteint les gaines palmaires de la paume, réalisant un phlegmon des gaines digito-palmaires. Le traitement est chirurgical ; il consiste en ouverture et lavage de la gaine et en instillation d'antibiotiques, mais les séquelles sont toujours à craindre (raideur plus ou moins grave du doigt).
L'*ostéite des phalanges* est généralement secondaire à un panaris de la pulpe négligé ; la radiographie confirme l'atteinte osseuse. L'arthrite entre la phalange et la phalangine risque d'entraîner une ankylose.
Le panaris est une affection grave qui ne doit jamais être traitée à la légère, car elle peut aboutir à la perte d'un doigt.

**pancréas** n. m. Glande digestive à sécrétion interne et externe, située derrière l'estomac, au-devant des premières vertèbres lombaires.
**Anatomie.** Le pancréas est formé d'une *tête* enchâssée dans le cadre duodénal, d'un *corps* et d'une *queue* effilée. Il est en rapport intime avec le canal cholédoque, qui le pénètre, avec les branches du tronc cœliaque, les racines et l'origine de la veine porte. La sécrétion externe du pancréas est acheminée vers le duodénum par les canaux de Wirsung et de Santorini (le canal de Wirsung débouche à côté du canal cholédoque, dans l'ampoule de Vater).
**Histologie.** Le pancréas comporte, étroitement imbriqués, deux organes : le *pancréas exocrine*, dont la sécrétion est déversée dans le duodénum et aide à la digestion, et le *pancréas endocrine*, dont les hormones sont déversées dans le sang.
Le *pancréas exocrine* est une glande acineuse (v. ACINUS) dont les canaux excréteurs se réunissent pour former le canal de Wirsung et le canal de Santorini.
Le *pancréas endocrine* est formé par les *îlots de Langerhans*, qu'on retrouve entre les acini et dont les cellules sécrètent l'insuline* et le glucagon*.
**Physiologie.** Le pancréas exocrine sécrète le suc pancréatique, alcalin, formé d'enzymes digestives (protéases, lipases et amylases) et d'ions (bicarbonate et sodium).
Les protéases sont activées en trypsine* et chymotrypsine. L'amylase hydrolyse l'amidon, et la lipase les graisses.
Le suc pancréatique est déversé dans le duodénum au moment de la digestion.
**Exploration fonctionnelle.** Le déficit de la sécrétion n'apparaît que pour des lésions très importantes. Il existe diverses manières d'explorer la sécrétion pancréatique exocrine.
1. *Dosages enzymatiques.* Certaines lésions pancréatiques (destruction glandulaire, obstruction des voies excrétrices) peuvent entraîner une élévation de l'amylase dans le sang et dans les urines.
2. *Tubage duodénal.* On recueille par une sonde duodénale le suc pancréatique obtenu après stimulation de l'excrétion de la glande.
3. *Examen des selles.* L'insuffisance pancréatique entraîne une maldigestion qui porte à la fois sur les graisses, les viandes et l'amidon. Les selles sont très

abondantes, pâteuses et graisseuses (stéatorrhée).

**Exploration radiologique.** Elle est très difficile et fournit avant tout des signes indirects résultant des modifications des organes de voisinage, notamment une déformation du cadre duodénal à l'examen baryté. La cholécystographie* visualise la partie du cholédoque qui traverse le pancréas, et peut mettre en évidence une déformation éventuelle. La splénoportographie* étudie les veines splénique et porte, intimement accolées au pancréas. On peut également voir des calcifications du pancréas.

**Pathologie.** ***Inflammations du pancréas.*** Elles forment le groupe des pancréatites*.

***Tumeurs bénignes.*** Elles peuvent se développer aux dépens du *pancréas exocrine :* tumeurs kystiques et pseudokystes d'origine traumatique ou parasitaire, ou aux dépens du *pancréas endocrine : adénomes langherhansiens* le plus souvent insulinosécrétants, parfois responsables d'ulcères (syndrome de Zollinger*-Ellison).

***Tumeurs malignes.*** Ce sont des carcinomes ou des épithéliomas langerhansiens : le pronostic en est sombre car la seule thérapeutique radicale, la *duodéno-pancréatectomie totale*, est une opération difficile.

***Lithiase pancréatique.*** Elle se caractérise par la présence de calculs dans les voies excrétrices de la glande. L'évolution en est variable : parfois les troubles restent discrets, parfois la lithiase déclenche une pancréatite aiguë. En cas d'échec du traitement médical, l'intervention chirurgicale s'impose : extraction des calculs, pancréatectomie partielle.

**pancréatectomie** n. f. Ablation du pancréas.

**pancréatico-jéjunostomie** n. f. Intervention consistant à anastomoser une anse d'intestin grêle au pancréas, pour drainer une fistule pancréatique.

**pancréatique** adj. Qui a rapport avec le pancréas*.

**Insuffisance pancréatique.** La destruction du pancréas par une pancréatite chronique ou par ablation chirurgicale entraîne une maldigestion (insuffisance du pancréas exocrine) et un diabète (insuffisance du pancréas endocrine).

La maldigestion porte sur les protéines, entraînant une élimination de fibres musculaires intactes, une élévation de l'azote fécal ; elle porte surtout sur les graisses, occasionnant une *stéatorrhée** (selles graisseuses et abondantes). Le déficit de la digestion des sucres (amidons) est moins important. Le tout entraîne une diarrhée chronique, un amaigrissement. Cette insuffisance du pancréas exocrine peut être corrigée par l'administration *per os* d'extraits pancréatiques. Le diabète consécutif à la destruction du pancréas endocrine nécessite le traitement par l'insuline.

**pancréatite** n. f. Inflammation du pancréas.

Les *pancréatites aiguës* présentent divers aspects. Le plus typique est celui de la *pancréatite aiguë hémorragique*, qui survient chez l'adulte jeune, réalisant un véritable « drame abdominal » : douleur brutale, atroce, en coup de poignard, avec angoisse, vomissements, état de choc*. A l'opposé, l'examen ne montre qu'un minimum de signes abdominaux, et le diagnostic est confirmé par les épreuves biologiques : augmentation considérable de l'amylasémie et de l'amylasurie. Si le diagnostic clinique est évident, le traitement médical s'impose : lutte contre le choc, antalgiques, neutralisation des enzymes pancréatiques par les « antienzymes », qui ont considérablement amélioré le pronostic, jadis très sombre, de l'affection. Souvent, le tableau clinique, moins précis, pousse à l'intervention, afin de ne pas passer à côté d'une perforation gastrique ou intestinale par exemple : elle découvre un pancréas au minimum œdématié, au maximum nécrosé, permet de vérifier les voies biliaires, d'infiltrer les nerfs splanchniques. Le traitement par les antienzymes demeure essentiel.

Les *pancréatites chroniques* sont de cause souvent obscure, de diagnostic et de traitement difficiles : la forme la plus fréquente est marquée par des poussées douloureuses épigastriques, avec nausées, élévation thermique modérée, augmentation de l'amylase dans le sang et dans les urines, entrecoupées de périodes de calme. L'évolution se fait souvent vers la destruction progressive du pancréas, avec stéatorrhée, diabète, hémorragies digestives, faux kyste du pancréas. Le traitement est très difficile : antienzymes, antalgiques en période aiguë ; les interventions de dérivation du canal de Wirsung sont souvent décevantes ; la pancréatectomie totale comporte un pronostic sévère.

**pancytopénie** n. f. Diminution du nombre des éléments des trois lignées sanguines (globules rouges, globules blancs, plaquettes), par lésion de la moelle osseuse ou excès de destruction dans la rate (hypersplénisme).

**pandémie** n. f. Extension d'une maladie contagieuse à un continent entier ou même à toute la Terre.

**panhypopituitarisme** n. m. Diminution globale des fonctions endocriniennes de l'antéhypophyse. (V. HYPOPHYSE.)

**pannicule** n. m. **Pannicule adipeux,** tissu graisseux sous-cutané, qui est plus ou moins développé.

**pannus** n. m. 1. Affection de la cornée, caractérisée par le développement de petits vaisseaux qui injectent la conjonctive.
2. Tissu inflammatoire recouvrant et érodant le cartilage des articulations, au cours de certaines arthrites* et dans la polyarthrite rhumatoïde.

**pansement** n. m. Ce qui sert à soigner une plaie, à la protéger des agents infectieux. Les éléments du pansement comprennent :
— un *matériel de contact :* gaze* aseptique pliée convenablement (compresses) ;
— un *matériel d'absorption :* coton hydrophile, ouate de cellulose ;
— un *matériel de protection* mécanique et bactériologique (coton cardé) ;
— un *matériel de contention :* bandes de gaze, de crêpe, de toile, adhésifs divers (sparadraps).
Des produits en poudre, en pommade ou liquides (antibiotiques, antiseptiques) servent à protéger la plaie de l'infection (alcool, solution de Dakin...).
Il existe de nombreuses variétés de pansements : pansement sec, pansement isolant (gaze imbibée de corps gras, feuilles minces d'aluminium), pansement compressif (pour assurer une hémostase temporaire), pansement humide, qui diminue la douleur et favorise la collection du pus par le maintien de chaleur et d'humidité, pansement à irrigation continue (méthode de Carrel).
Le pansement oculaire, destiné à un œil opéré ou blessé, est fait de rondelles de gaze maintenues par un sparadrap.

**pantothénique** adj. **Acide pantothénique.** Syn. de VITAMINE B5.

**papaïne** n. f. Enzyme extraite du fruit du papayer, d'action voisine de celle de la trypsine, et employée pour faciliter la digestion et détruire les vers intestinaux.

**papavérine** n. f. Alcaloïde de l'opium. Sans action sur le système nerveux ni sur le système neurovégétatif, la papavérine s'oppose aux contractions des muscles lisses. Elle est antispasmodique et hypotensive ; on l'administre en injections ou par la bouche.

**papille** n. f. 1. Petit disque perçu à l'examen du fond* d'œil, constituant la réunion des fibres du nerf optique.
2. Renflement constitué par la terminaison du canal cholédoque* et du canal de Wirsung* dans la deuxième portion du duodénum*.

**papillectomie** n. f. Résection de la papille de l'ampoule de Vater (où se terminent canal cholédoque et canal de Wirsung).

**papillome** n. m. Petite formation épithéliale végétante de la peau ou des muqueuses, d'origine infectieuse, bénigne, mais pouvant dégénérer en cancer.
Les *papillomes de la vessie* (ou polypes) sont découverts par la cystoscopie, à la suite d'une hématurie. Ils doivent être détruits par électrocoagulation.

**papillotomie** n. f. Incision de la papille de l'ampoule de Vater, lorsque celle-ci présente un rétrécissement.

**papule** n. f. Lésion élémentaire de la peau, en relief, dont la taille varie de celle d'une tête d'épingle à celle d'une lentille.
La papule se rencontre dans de nombreuses dermatoses* : urticaire*, lichen* plan, etc.

**para-amino-hippurique** adj. Se dit d'un acide dont la mesure de la clairance* permet d'explorer le fonctionnement rénal.

**para-amino-salicylique** adj. (sigle : P. A. S.). Se dit d'un acide dérivé de l'acide salicylique, doué de propriétés bactériostatiques vis-à-vis du bacille tuberculeux.

**paracentèse** n. f. Ponction ou ouverture d'une cavité, pour évacuer une collection liquidienne anormale : *paracentèse du péritoine* en cas d'ascite* ; *paracentèse du tympan* devant tout épanchement de la caisse du tympan (v. OTITE).

**paracétamol** n. m. Médicament analgésique et antipyrétique dérivé de l'aniline. Bien toléré, il est souvent prescrit aux enfants sous forme de suppositoires, aux adultes sous forme de comprimés dans les fièvres et douleurs diverses.

**parachutisme** n. m. Les accidents traumatiques les plus fréquents sont les entorses de la cheville et du genou, les accidents graves de l'atterrissage étant rendus peu fréquents par la préparation physique indispensable. Les harnais modernes ont rendu exceptionnelles les fractures du rachis dorsal au moment du choc d'ouverture.

**paracousie** n. f. Fait d'entendre d'une façon anormale.
La paracousie porte sur la fréquence, l'intensité et le timbre des sons, ces anomalies étant le plus souvent indissociables.

**paraffine** n. f. Mélange solide d'hydrocarbures provenant de la distillation des pétroles.
On l'emploie dans la confection de tulles gras et de certaines pommades.

**paragangliome** n. m. Tumeur développée aux dépens des ganglions sympathiques* abdominaux ou à partir de la médullosurrénale.

**parage** n. m. Action de parer, d'apprêter. Le *parage d'une plaie* contuse et sale consiste en l'ablation chirurgicale de tous les tissus souillés (peau, graisse, aponévroses, tendons, muscles).

**parakératose** n. f. Altération des cellules de la couche cornée de l'épiderme, dont la maturation est anormale, et formant généralement des squames.

**paralysie** n. f. Impotense motrice due à un déficit de la force musculaire.

Les paralysies atteignent une moitié droite ou gauche du corps (hémiplégie*), un membre (monoplégie*), les deux membres inférieurs (paraplégie*). Le déficit moteur porte parfois sur un seul groupe musculaire, la racine des membres (cas des myopathies*) ou leur extrémité (cas des polynévrites*). Les nerfs crâniens peuvent être atteints, d'où les paralysies faciales oculaires, pharyngées (déglution), laryngées (voix), etc.

La *paralysie agitante* est l'ancien nom de la maladie de Parkinson*. La *paralysie générale* est la syphilis* cérébrale.

**Paralysies des membres et du tronc.** On distingue les *paralysies centrales*, où la lésion atteint les neurones* de la voie pyramidale (provenant de l'écorce cérébrale), dites *spasmodiques*, et qui se manifestent par l'exagération des réflexes ostéotendineux, et les *paralysies périphériques*, dites *flasques*, où la lésion est plus basse. Ces dernières associent au déficit moteur une abolition des réflexes, des troubles de la sensibilité, une amyotrophie*.

L'analyse de tous les signes neurologiques rencontrés permet de déterminer le siège et l'origine de la lésion (infection, traumatisme, intoxication, tumeur, déficit vasculaire, maladie dégénérative). Le pronostic dépend de la topographie et de la nature de la lésion. Certaines paralysies régressent totalement, d'autres sont définitives.

***Traitement.*** Outre les soins qui doivent permettre d'effectuer les actes élémentaires de la vie (assistance respiratoire en cas de paralysie des muscles intercostaux et du diaphragme), le traitement repose essentiellement sur la rééducation motrice. Celle-ci exploite au maximum les capacités des muscles intacts ou en voie de restauration.

La chirurgie peut également réduire certaines impotences fonctionnelles.

**Paralysies oculomotrices.** C'est la paralysie des muscles moteurs de l'œil (ophtalmoplégie). Elle se traduit par une diplopie*, et un strabisme est fréquent lorsque l'œil veut se déplacer dans le champ d'action du muscle paralysé. Il importe de localiser le siège de la lésion le long du trajet des nerfs oculomoteurs. Une lésion du tronc cérébral associe une hémiplégie* à une atteinte des nerfs crâniens de l'autre côté.

Parmi les causes, citons : les traumatismes crâniens, la sclérose en plaques, les intoxications, les tumeurs cérébrales, la myopathie.

**Paralysie à tiques.** Cette maladie, observée chez l'animal et l'homme, est due à la piqûre de certaines tiques. Quelques jours après la fixation d'une tique femelle, le sujet ressent un déficit moteur des membres inférieurs, puis supérieurs, enfin des centres respiratoires. La neurotoxine* sécrétée par le parasite est responsable des lésions, qui provoquent la mort si la tique n'est pas extraite avant l'apparition des troubles respiratoires.

**paramédical, e, aux** adj. **Professions paramédicales**, ensemble des professions qui ont trait, sur les plans techniques ou administratifs, aux activités relatives à la santé : manipulateurs de radiologie, diététiciennes, secrétaires médicales, etc. (Les personnels donnant les soins [infirmiers, masseurs, kinésithérapeutes, ete.] sont des auxiliaires médicaux.)

**paramètre** n. m. Tissu conjonctif situé de chaque côté de l'utérus, sous le péritoine.

**paranéoplasique** adj. **Syndrome paranéoplasique**, ensemble de manifestations pathologiques apparaissant parallèlement à un cancer et disparaissant lors de son ablation, sans avoir cependant avec lui un lien direct de cause à effet. (V. CANCER.)

**paranoïa** n. f. Trouble du jugement.

**La constitution paranoïaque.** C'est une organisation pathologique de la personnalité. Le paranoïaque se distingue par quatre caractères fondamentaux : la *surestimation de soi*, qui va de la suffisance à la mégalomanie ; la *méfiance* ; la très grande susceptibilité ; la *psychorigidité*, qui tient au culte de la logique purement formelle et sans nuances ; l'*insociabilité*, qui résulte des traits précédents. Les troubles du caractère occasionnent souvent des brouilles avec l'entourage. Le paranoïaque a une forte agressivité qu'il attribue à autrui (projection). Cet ensemble psychologique dépend d'un jugement faussé par l'orgueil. Le paranoïaque juge mal, interprète sans cesse la réalité de façon erronée à partir de faits exacts et se trouve souvent au bord du délire de persécution ou de revendication.

Psychoses paranoïaques. La paranoïa désigne aussi les psychoses paranoïaques dans les formes délirantes chroniques dont la plus connue est le *délire d'interprétation* et *de persécution*.

Ce délire évolue chroniquement de manière systématisée, tout en demeurant cohérent. Il repose sur de multiples interprétations fausses de faits exacts.

On connaît, en outre, des *délires de revendication* fondés sur un postulat faux (tels un postulat de préjudice, un postulat passionnel).

Une autre psychose paranoïaque, la *paranoïa sensitive* (Kretschmer), apparaît chez des sujets bien différents des véritables personnalités paranoïaques : on les appelle « personnalités sensitives ». Ce sont des individus timides, peu communicatifs, très susceptibles mais souffrant en silence, qui développent un jour des idées délirantes (impressions d'hostilité de l'entourage). Ils peuvent alors parfois changer de comportement, devenir accusateurs et agressifs, mais le plus souvent ils se montrent déprimés et anxieux.

Le traitement des paranoïaques est des plus difficiles, car ils refusent généralement la consultation médicale. Dans les psychoses paranoïaques, les neuroleptiques ne parviennent pas à entamer la conviction délirante, mais ils freinent l'expansion du délire.

Un certain nombre de paranoïaques, par leur caractère dangereux, font l'objet d'une mesure d'internement prolongé.

**paranoïde** adj. Se dit d'une variété des psychoses délirantes chroniques.

Le *délire paranoïde*, contrairement au délire paranoïaque, n'est pas systématisé. Il est flou, incohérent, peu construit, souvent incompréhensible. Les malades ont « perdu pied » par rapport à la réalité. Ils se trouvent plongés dans un univers imaginaire, peuplé d'idées délirantes abstraites, symboliques. Ces délires paranoïdes se rattachent à la schizophrénie*.

**paraphimosis** n. m. Gonflement important du gland de la verge, dû à son étranglement par le collet du prépuce ramené en arrière. Le paraphimosis survient lorsqu'on décalotte un phimosis* trop serré. Il nécessite une intervention chirurgicale d'urgence.

**paraphlébite** n. f. Syn. de PÉRIPHLÉBITE.

**paraphrénie** n. f. Variété de délire chronique, caractérisée par un ensemble d'idées délirantes extraordinaires ou fantastiques, élaborées par des sujets dont l'imagination est très développée.

Ce délire, si riche et si déraisonnable, demeure cependant compatible avec une lucidité conservée pour les actes de la vie courante. Les malades paraphréniques (atteints à partir de 35-40 ans) ont, par exemple, la conviction d'avoir vécu plusieurs vies, de s'être métamorphosés en arbres, en animaux ; d'autres d'avoir eu des filiations divines, d'autres encore croient posséder des secrets inouïs, etc.

Les neuroleptiques peuvent appauvrir le délire, mais la conviction reste intacte.

**paraplégie** n. f. Paralysie des deux membres inférieurs.

Dues à une atteinte des nerfs périphériques (polynévrite*, poliomyélite*, polyradiculonévrites*), elles sont dites *paraplégies flasques*. Quand l'atteinte porte sur le premier neurone du faisceau pyramidal (paraplégie centrale), la paraplégie est spasmodique.

Les paraplégies sont provoquées par les traumatismes vertébraux (lésions de la moelle épinière), les polynévrites, la poliomyélite, les tumeurs du rachis, etc.

Le pronostic dépend de la cause et des signes associés, tels que les troubles sensitifs et sphinctériens. La rééducation permet dans certains cas d'améliorer les fonctions déficientes.

**paraprotéine** n. f. Globuline* anormale présente dans le sérum au cours d'affections telles que la maladie de Kahler* (myélome multiple), la maladie de Waldenström*, les cryoglobulinémies*, etc.

**parapsoriasis** n. m. Affection de la peau, voisine du psoriasis*. — On distingue :

— le *parapsoriasis en gouttes*, qui donne des taches rouges recouvertes d'une squame et qui peuvent s'étendre sur tout le corps ;

— le *parapsoriasis en plaques*, qui se traduit par de larges nappes rouges siégeant sur le tronc et qui sont susceptibles d'évoluer vers le mycosis* fungoïde.

**parasitaire** adj. Qui a trait aux parasites*. Les maladies parasitaires, ou parasitoses, regroupent quatre types : les *helminthiases**, dues aux vers ou helminthes ; les *protozooses*, dues aux protozoaires (amibiase*, paludisme*) ; les parasitoses dues aux *arthropodes** ; les *mycoses**.

Les troubles cliniques sont nombreux (hépatiques, neurologiques, toxiques...), de même que les réactions de l'organisme (éosinophilie*, formation d'anticorps spécifiques).

**parasite** n. m. Tout être qui vit aux dépens d'un organisme hôte.

Certains parasites restent à l'extérieur de

l'hôte (ectoparasites), d'autres le pénètrent (endoparasites).

**parasympathique** n. m. Un des deux constituants du système nerveux* végétatif, dont le médiateur chimique est l'acétylcholine*.

**parasympatholytique** adj. et n. m. Se dit d'une substance qui s'oppose à l'action du parasympathique. (Le type en est l'atropine*.)

**parasympathomimétique** adj. et n. m. Se dit d'une substance qui reproduit les effets du parasympathique. (V. NERVEUX, *Système nerveux végétatif.*)

**parathormone** n. f. Hormone polypeptidique, faite de 84 acides aminés, produite par les glandes parathyroïdes.

Son rôle principal est d'élever la calcémie* ; son rôle secondaire est d'accélérer l'élimination urinaire du phosphore. Son taux normal est de 0,3 à 0,7 millimicrogrammes par millilitre chez le sujet normal. L'abaissement du taux du calcium du sang stimule sa sécrétion.

**parathyroïde** adj. et n. f. Se dit de glandes endocrines dont le rôle est la régulation du métabolisme du calcium.

**Anatomie.** Habituellement au nombre de quatre, les parathyroïdes sont disposées derrière les lobes latéraux du corps thyroïde. Néanmoins, elles peuvent avoir un siège aberrant (derrière l'œsophage, dans la thyroïde). Leur taille est d'environ 5 à 10 mm de long, 4 mm de large.

**Physiologie.** Les glandes parathyroïdes sont composées de cellules qui renferment la *parathormone**, dont le stimulus de sécrétion est la variation du calcium dans le milieu intérieur. La parathormone mobilise les réserves phosphocalciques de l'os. Au niveau du rein, elle empêche la réabsorption tubulaire du phosphore. Les taux de calcémie* et de calciurie* témoignent du fonctionnement de ce système homéostatique. L'action de la parathyroïde sur le phosphore reste encore inexpliquée.

**Pathologie.** ***Hypoparathyroïdie.*** C'est l'insuffisance de fonctionnement des parathyroïdes. Souvent secondaire à l'exérèse de la glande thyroïde (vu la proximité de ces glandes), l'hypoparathyroïdie se manifeste essentiellement par l'accès de tétanie*, par des troubles trophiques (cataracte*, fragilité de la peau, des ongles et des dents) et par des troubles psychiques (accès dépressifs).

Le diagnostic repose sur la découverte des signes de Chvostek* et de Trousseau*, témoins de l'hyperexcitabilité neuromusculaire, que confirment les données de l'électromyogramme* (présence de potentiels répétitifs). La biologie confirme le diagnostic, avec un taux de calcium sanguin bas.

***Hyperparathyroïdie.*** C'est l'excès de fonctionnement des parathyroïdes.

HYPERPARATHYROÏDIE SECONDAIRE. Souvent, la baisse de la calcémie (cause de cette hyperparathyroïdie) est due à une mise en réserve du calcium dans les os. C'est le cas des ostéopathies par carence phosphocalcique. Elle peut être due à une carence en vitamine* D, telle que l'ostéomalacie* et le rachitisme*. L'insuffisance rénale chronique en est parfois responsable.

HYPERPARATHYROÏDIE PRIMAIRE. Fréquente chez la femme entre 30 et 50 ans, elle débute par des douleurs osseuses du rachis lombaire ; puis surviennent des fractures spontanées. Les clichés radiologiques révèlent une augmentation généralisée de la transparence osseuse, un aspect de tumeurs réalisant alors l'ostéite fibrokystique de Recklinghausen. Le syndrome urinaire, souvent révélateur, comprend des calculs rénaux bilatéraux et parfois une néphrocalcinose* (dépôts de calcium dans le rein). Les lésions digestives sont plus rares ; il s'agit d'un ulcère duodénal, souvent associé à une tumeur du pancréas endocrine, réalisant le syndrome de Zollinger*-Ellison.

Les examens biologiques révèlent une hypercalcémie (signe fondamental), une hypercalciurie, une hypophosphorémie, une hypophosphaturie.

Une tumeur de la parathyroïde est souvent responsable de ce tableau.

Le traitement est avant tout chirurgical et demande une extrême précision. En général, l'amélioration est immédiate.

**parathyroïdectomie** n. f. Ablation des glandes parathyroïdes*.

**paratyphoïde** adj. **Fièvre paratyphoïde,** salmonellose comparable à la fièvre typhoïde*, mais due aux bacilles paratyphiques A, B ou C. (L'évolution et les complications sont identiques à celles de la typhoïde.)

**parégorique** adj. **Élixir parégorique,** composé à base d'opium, d'anis, de camphre et d'acide benzoïque, utilisé dans le traitement de la diarrhée (1 cuillerée à café dans un demi-verre d'eau plusieurs fois par jour).

**parenchyme** n. m. Tissu dont les cellules ont une activité physiologique déterminée, par opposition au tissu conjonctif, tissu de soutien : *parenchyme hépatique, rénal,* etc.

**parentéral, e, aux** adj. Littéralement : à côté de l'intestin.

**Administration parentérale,** administration d'une substance liquide médicamenteuse ou nutritive par une autre voie que la voie digestive (sous-cutanée, intramusculaire, intraveineuse, intrarachidienne).

**parésie** n. f. Paralysie légère, se traduisant par une diminution de la force musculaire.

Elle relève des mêmes causes que la paralysie*, avec une atteinte plus discrète.

**paresse** n. f. Opposition à tout travail intellectuel ou corporel chez un sujet capable de réaliser ces tâches.

La paresse peut parfois relever d'une altération de l'état général, due à une maladie encore latente. Il faut y penser en particulier à propos des baisses soudaines de rendement scolaire chez les enfants.

**paresthésie** n. f. Sensation anormale non douloureuse.

Spontanées ou provoquées par le frôlement des téguments, les paresthésies sont variables : picotement, fourmillement, sensation thermique. Elles s'observent dans les atteintes des nerfs périphériques (polynévrite) et de la moelle (sclérose en plaques). De simples troubles circulatoires en sont le plus souvent la cause (engourdissements, bras ou doigt « morts », etc.).

**pariétaire** n. f. Plante commune en France, utilisée en infusions (10 g par litre) pour son pouvoir diurétique.

**pariétal, e, aux** adj. En rapport avec la paroi d'une cavité (plèvre pariétale, péritoine pariétal, etc.).

L'*os pariétal* est un os du crâne situé de chaque côté de la ligne médiane, entre l'occipital en arrière et le frontal en avant. Le *lobe pariétal du cerveau* est situé sous l'os pariétal.

**Parkinson (maladie de),** maladie lentement progressive, atteignant le sujet dans la seconde moitié de la vie. Elle associe un trouble moteur, l'akinésie, une rigidité, un tremblement.

**Clinique.** L'*akinésie* est la rareté du mouvement : le parkinsonien est immobile, sa mimique diminue, le balancement associé du bras lors de la marche disparaît ; le sujet paraît économe de ses mouvements. Cette akinésie est due à la *perte de l'automatisme des mouvements*, qui dépend des voies extrapyramidales*. Le parkinsonien doit penser le moindre de ses gestes, d'où de grandes difficultés à se mouvoir et notamment à marcher, écrire, etc.

La *rigidité* est due à une exagération du tonus musculaire, constatée lors de l'étirement passif d'un muscle. La résistance du sujet cède par à-coups successifs : c'est le phénomène de la roue dentée. Cette hypertonie donne au malade une attitude caractéristique « en flexion », tête et tronc inclinés en avant, bras fléchis, genoux légèrement repliés.

Le *tremblement* est dit « de repos », car il s'atténue dans le mouvement volontaire. On le constate nettement au niveau des doigts : le sujet semble rouler une cigarette. Il disparaît pendant le sommeil et s'exagère à l'émotion.

L'état psychique des malades évolue vers le repliement sur soi et des modifications de l'humeur, dues à une communication de plus en plus difficile avec l'entourage. L'évolution de la maladie de Parkinson est inexorablement progressive.

Cette affection est due à une atteinte du *locus niger*, noyau gris central du cerveau et des voies extrapyramidales.

LES SYNDROMES PARKINSONIENS. Ils diffèrent de la maladie dans leur mode de début et leur installation, qui peuvent être brutaux. Ils peuvent avoir une cause infectieuse, tumorale, vasculaire, traumatique ou toxique (oxyde de carbone, neuroleptiques*).

**Traitement.** Il repose sur la prescription de L-dopa, précurseur de la dopamine*, dont les doses doivent être augmentées très progressivement afin de parvenir à la dose seuil. L'amantadine, la scopolamine et divers médicaments synthétiques complètent l'action de la L.-dopa.

La chirurgie (v. STÉRÉOTAXIE) est utilisée dans le traitement des tremblements irréductibles.

**parodonte** n. m. Appareil de soutien de la dent, constitué par le *cément* (couche superficielle recouvrant l'ivoire de la racine), le *ligament alvéolo-dentaire* (attachant la dent à l'alvéole du maxillaire), l'*os alvéolaire* (partie de l'os maxillaire où sont creusés les alvéoles dentaires) et les *gencives**.

**parodontite** n. f. V. PARODONTOLYSE.

**parodontolyse** n. f. Destruction progressive, et irréversible en l'absence de traitement, du parodonte*.

Les parodontolyses se manifestent par une rétraction des gencives (dents déchaussées), de la pyorrhée (formation de pus) et un ébranlement croissant des dents aboutissant à leur chute.

**Causes des parodontolyses.** Les *causes générales* le plus fréquemment retrouvées sont les *troubles endocriniens* (hypophyse, thyroïde, surrénales, glandes génitales surtout chez la femme), les *infections* (des amygdales, de l'intestin, des voies biliaires ; les septicémies), les *allergies*, les *avitaminoses*, les *intoxications*.

Les *causes locales* sont nombreuses : il peut s'agir d'une inflammation (gingivite*), d'un traumatisme, du tartre dentaire, des obturations ou prothèses mal ajustées ou débordant sur les gencives. La pénétration de particules alimentaires entre les dents est une cause d'inflammation, donc de parodontolyse. Une anomalie de l'articulé* dentaire, l'absence d'une dent sont causes de fatigue pour les dents restantes, qui sont ainsi plus exposées. Les bactéries observées au niveau des lésions ne sont pas spécifiques : ce sont les germes habituels des infections buccales (entérocoques, streptocoques, fusospirilles).

**Formes cliniques.** La parodontolyse se manifeste sous deux formes très différentes : l'une inflammatoire, la *parodontite*, l'autre dégénérative, la *parodontose.*

La *parodontite* (ancienne « pyorrhée alvéolo-dentaire ») commence par une gêne, puis une douleur au niveau des gencives, qui deviennent rouges, gonflées, avec des bandelettes interdentaires hypertrophiées. Les saignements sont fréquents, au moindre contact. Les poussées se répètent, séparées par des périodes d'amélioration, puis l'inflammation devient permanente. Des cavités se creusent dans le ligament alvéolo-dentaire, et du pus s'écoule entre la gencive et la dent. Celle-ci devient de plus en plus mobile. La radiographie montre la régression de l'os alvéolaire. La gencive se rétracte. La mastication devient très difficile. L'infection peut gagner la dent par sa racine, former des abcès (parulie). Des complications générales sont possibles : néphrite, endocardites, rhumatismes.

La *parodontose* se caractérise par l'absence de douleur et par la lenteur de son évolution. Les gencives sont pâles, comme anémiques. Elles se résorbent, ainsi que les languettes interdentaires, près des incisives, des canines, des molaires supérieures. Puis des racines des dents se dénudent sur le tiers de leur hauteur, devenant légèrement douloureuses au contact. À un stade ultérieur, l'os se résorbe, comme le montrent les radiographies, le ligament étant réduit à quelques millimètres ; la dent, très mobile, tombe spontanément. Des phénomènes inflammatoires peuvent se surajouter, transformant la parodontose en parodontite (v. plus haut).

**Traitement.** Il doit être préventif et curatif, local et général, et être poursuivi régulièrement afin de limiter l'évolution. Le *traitement préventif* consiste à établir chez l'enfant un articulé dentaire et une occlusion des maxillaires normaux. À tout âge le brossage biquotidien des dents élimine les déchets retenus près des dents. Le traitement des caries à leur début, le détartrage périodique et une surveillance régulière par le dentiste ou le stomatologiste permettent de supprimer sinon de réduire au maximum les causes locales. Le médecin joue un rôle important en neutralisant les foyers infectieux, corrigeant les troubles endocriniens, le diabète, les erreurs de régime, les avitaminoses.

Le *traitement curatif* comporte pour l'état général les mêmes indications que le traitement local, auxquelles on ajoute l'administration régulière d'extrait de *Zea mays* (maïs) et les antibiotiques en cas d infection aiguë.

Le *traitement local* comporte une hygiène *bucco-dentaire* très rigoureuse, la suppression de toutes les causes d'irritation locale (détartrage), le rétablissement d'un bon engrènement des maxillaires ainsi que de leur occlusion. L'immobilisation ou la contention des dents mobiles permet une meilleure répartition des pressions masticatoires. Le traitement chirurgical supprime les culs-de-sac péridentaires (gingivectomie) et les cavités infectées. Le massage des gencives à la brosse souple reste la méthode la plus efficace, en activant la circulation et en exprimant le pus des culs-de-sac.

**parodontose** n. f. V. PARODONTOLYSE.

**parosmie** n. f. Interprétation erronée d'une perception olfactive réelle.

**parotide** n. f. La plus volumineuse des glandes salivaires, située sous le conduit auditif externe, en arrière de la branche montante du maxillaire inférieur.

La salive sécrétée se déverse dans la bouche par le *canal de Sténon*, qui, après avoir traversé la joue, s'ouvre en regard de la première molaire.

Les inflammations de la parotide sont les *parotidites**.

Les *tumeurs de la parotide* sont parfois des épithéliomas, plus souvent des *tumeurs mixtes*, constituées de tissus différents (dysembryomes), bénignes mais pouvant évoluer vers la dégénérescence cancéreuse ; elles doivent être traitées chirurgicalement dès leur découverte (parotidectomie).

Les *plaies* de la parotide présentent une gravité particulière du fait de la possibilité de blessure du nerf facial (paralysie faciale), de la carotide externe (hémorragie grave) ou du canal de Sténon (fistule salivaire).

La *lithiase du canal de Sténon* se manifeste par des crises douloureuses paroxystiques et une tuméfaction de la région parotidienne. Le calcul peut s'évacuer spontanément ou, enclavé, provoquer des complications (infection, fistule salivaire).

**parotidite** n. f. Inflammation de la parotide*, qui peut être infectieuse ou toxique.

La plus fréquente des *parotidites infectieuses* est observée dans les oreillons*.

Lors des infections de voisinage (stomatites, angines), on observe souvent des parotidites très douloureuses, surtout lors de la mastication, qui évoluent vers la suppuration. L'incision de l'abcès peut être suivie d'une fistule salivaire.

Les parotidites toxiques, dues au plomb, au mercure, sont de mauvais pronostic.

**paroxysme** n. m. Période d'une maladie ou d'une douleur où les signes atteignent leur maximum.

**parulie** n. f. Petit abcès de la gencive, dont l'origine est une infection de l'alvéole dentaire.

**P. A. S.** V. PARA-AMINO-SALICYLIQUE.

**passion** n. f. « Émotion intense et prolongée » qui mobilise toute l'énergie du sujet et détermine son comportement.

La passion peut aller dans le sens de l'amour ou de la haine. Elle peut être féconde tant que l'être passionné garde sa lucidité, mais peut atteindre une intensité pathologique dans l'*état passionnel* ou le *délire passionnel.*

Les *états passionnels* comportent des crises passionnelles passagères à la suite d'un choc affectif, des états passionnels se développant progressivement, pour aboutir à une décharge explosive parfois meurtrière. Encore plus graves sont les délires passionnels, que l'on classe dans les délires paranoïaques de revendication. Les plus courants sont le *délire de jalousie*, l'*érotomanie* (illusion délirante d'être aimé), les *délires de revendication.*

**passivité** n. f. Modalité de comportement caractérisée par une absence ou une faiblesse des réactions aux sollicitations extérieures.

La passivité s'observe aussi bien chez certains malades mentaux que chez des individus pour qui il s'agit d'un comportement passager.

**pasteurellose** n. f. Infection due à des bactéries du genre *pasteurella.*

Elles sont nombreuses chez les animaux sauvages ou domestiques qui contaminent l'homme accidentellement. On distingue, selon le bacille : la tularémie* *(Pasteurella tularium)*, les pasteurelloses vraies *(Pasteurella multocida)*, la pasteurellose à bacille de Malassez et Vignal.

**La pasteurellose vraie.** Après une morsure par un chien ou un chat, la plaie devient rouge, inflammatoire. Les ganglions lymphatiques augmentent de volume, une lymphangite et, parfois même, des douleurs articulaires complètent le tableau. Puis une sérosité purulente s'écoule de la plaie infectée. Il existe des formes septicémiques*, mais surtout des formes régionales avec atteintes articulaires et vasculaires.

Le diagnostic repose sur l'identification du germe et l'intradermoréaction à l'antigène correspondant. Le traitement est à base d'antibiotiques (tétracyclines) et justifie la vaccination.

**La pasteurellose à bacille de Malassez et Vignal.** C'est une maladie fréquente chez les rongeurs. Elle atteint rarement l'homme, avec une prédominance chez les sujets jeunes de sexe masculin. Elle se traduit souvent par une forme pseudo-appendiculaire (douleurs abdominales, troubles digestifs, fièvre) ou par un érythème noueux. Il existe des formes septicémiques, de mauvais pronostic.

La découverte du bacille dans les ganglions mésentériques* fait le diagnostic.

**pasteurisation** n. f. Méthode de protection des aliments par chauffage mesuré.

La pasteurisation ne permet de conserver les produits que quelques jours.

**pastille** n. f. Médicament de la forme d'un petit disque, qu'on laisse fondre dans la bouche.

**patch** n. m. Petit tissu adhésif renfermant une substance, qu'on applique sur la peau afin d'étudier la sensibilité de celle-ci à son égard, en vue de la détermination d'une allergie.

**pâte** n. f. **Pâte dermique,** pommade épaisse dont la consistance est due à la forte proportion de poudre qui la constitue.

**Pâtes officinales composées sucrées,** appelées aussi *pâtes pectorales* ; elles sont à base de gomme arabique et de médicaments contre la toux.

**Pâtes alimentaires,** produits à base de semoule de blé desséchée et moulée. — On ajoute parfois des œufs desséchés ou frais. Elles renferment beaucoup de glucides et doivent être pesées dans le régime des diabétiques.

**patellectomie** n. f. Ablation chirurgicale de la rotule, totale ou partielle, en cas de fractures comminutives ou d'arthrose du genou.

**paternité** n. f.

**Désaveu de paternité.** En droit français, une présomption existe selon laquelle l'enfant né d'une femme mariée a pour père le mari de celle-ci. Cette présomption ne pourra pas jouer néanmoins dans deux cas : *a*) si l'enfant est déclaré sous le nom de jeune fille de sa mère et n'a de possession d'état qu'à l'égard de celle-ci ; *b*) en cas de jugement ou de demande de

séparation de corps ou de divorce, lorsque l'enfant est né plus de 300 jours après l'ordonnance qui autorise les époux à résider séparément (ou moins de 180 jours après le rejet de la demande ou la réconciliation).
Le mari de la mère aura toujours le droit de désavouer l'enfant en justice en justifiant de faits propres à démontrer qu'il ne peut pas en être le père (adultère, vieillesse du mari, couleur de peau de l'enfant, etc.). Lorsque l'enfant est né moins de 180 jours après la célébration du mariage, le père prétendu n'aura même pas à prouver ces faits ; il pourra désavouer l'enfant en invoquant seulement la date de l'accouchement, à moins qu'il n'ait connu la grossesse avant le mariage ou qu'il ne se soit, après la naissance, comporté comme le père.
En l'absence de désaveu de la part du mari, la mère pourra *contester la paternité* de celui-ci lorsque, après dissolution de son mariage, elle se sera remariée avec le véritable père de l'enfant et qu'elle et son nouveau conjoint auront désiré légitimer l'enfant pour que la vérité de la filiation soit rétablie.
**Recherche de paternité.** Pour que la filiation d'un enfant non légitime soit établie, il faut soit une reconnaissance des parents, soit une décision de justice. La reconnaissance, qui se fait soit dans l'acte de naissance, soit par acte authentique, est un acte individuel qui n'engage que son auteur. La recherche de maternité est assez rare, la recherche de paternité beaucoup plus fréquente. La loi ne l'autorise que dans certains cas : enlèvement ou viol, lorsque l'époque des faits se rapporte à celle de la conception ; séduction accomplie à l'aide de manœuvres dolosives, abus d'autorité, promesse de mariage ou fiançailles ; existence de lettres ou autres écrits émanant du père prétendu, propres à établir la paternité d'une manière non équivoque ; fait que le père prétendu ou la mère ont vécu pendant la période légale de la conception en état de concubinage, impliquant, à défaut de communauté de vie, des relations stables et continues ; cas où le père prétendu a pourvu ou participé à l'entretien, à l'éducation ou à l'établissement de l'enfant en qualité de père. L'action en recherche de paternité n'est pas recevable s'il est établi que, pendant la période légale de la conception, la mère était d'une inconduite notoire ou qu'elle a eu commerce avec un autre individu, à moins qu'il ne résulte d'un examen des sangs ou de toute autre méthode médicale certaine (par exemple, constatation d'une castration) que cet individu ne peut être le père. Elle n'est pas non plus recevable si le père prétendu était pendant la même période, soit par suite de l'éloignement, soit par l'effet de quelque accident (le droit français ne reconnaissant pas l'impuissance naturelle comme une cause de désaveu), dans l'impossibilité physique d'être le père. Enfin, le père prétendu peut faire la preuve par un examen des sangs ou toute autre méthode médicale certaine qu'il ne peut être le père de l'enfant.

**pathétique** adj. Relatif aux émotions, aux passions.
Le *nerf pathétique*, IV$^{e}$ paire de nerfs crâniens, assure l'innervation d'un muscle rotateur de l'œil, le *grand oblique*, appelé autrefois *muscle pathétique* (il fait rouler l'œil, portant la cornée en bas et en dehors).

**pathogène** adj. Qui engendre la maladie.
**Pouvoir pathogène d'un germe,** ensemble des manifestations morbides que provoque la pénétration de ce germe dans un organisme réceptif. Il dépend de la virulence (capacité de multiplication) du germe et des différentes toxines qu'il sécrète.

**pathogénésie** n. f. En médecine homéopathique, ensemble des signes et symptômes observés chez un sujet antérieurement sain après absorption d'une substance organique minérale ou végétale, et qui justifient d'un traitement par cette même substance en cas de symptômes analogues.

**pathognomonique** adj. Se dit d'un symptôme ou d'un signe biologique permettant à lui seul de faire le diagnostic de l'affection qui le provoque.

**pathologie** n. f. Science consacrée à l'étude des maladies.

**pathomimie** n. f. Simulation de maladies ou d'infirmités par des individus qui se complaisent, par vanité ou dans un dessein vénal, dans des situations morbides.

**patte-d'oie** n. f. 1. Insertion terminale sur le tibia des tendons des muscles couturier, droit interne et demi-tendineux de la cuisse. 2. Rides « de la patte-d'oie », rides en rayons qui atteignent la région externe des paupières.

**Paul, Bunnell et Davidson (réaction de),** réaction sérologique de la mononucléose* infectieuse.

**paupière** n. f. Repli de peau et de tissu membraneux placé en avant de l'œil*.
Il existe pour chaque œil une paupière supérieure et une paupière inférieure, qui, en se rapprochant, recouvrent complètement le globe oculaire. Quand l'œil est ouvert, elles délimitent la fente pal-

pébrale. Les paupières ont un rôle de protection grâce à leurs cils, qui écartent les poussières, et à leurs mouvements ou clignements, qui balaient constamment la cornée.

Les principales affections de la paupière sont : la blépharite*, l'orgelet*, le chalazion*, l'eczéma*, l'entropion*. Les tumeurs bénignes sont : le kyste dermoïde*, le papillome*, le xanthélasma*, l'angiome*, etc. Les tumeurs malignes sont des épithéliomas* ou des nævo-carcinomes*.

**pavot** n. m. Plante aux fleurs blanches ou rouges, au fruit globuleux *(Papaver somniferum)*, contenant de la morphine et divers alcaloïdes sédatifs.

Les capsules non mûres sont incisées et laissent couler un suc qui, desséché, constitue l'opium*. Le décocté de capsules (20 g par litre) est employé en bains de bouche, en lotions calmantes. (Toxique, tableau A.)

Les graines de certaines variétés de pavot (œillette), exprimées à froid, donnent l'*huile d'œillette*, d'usage alimentaire et pharmaceutique (usage externe).

**peau** n. f. Membrane imperméable qui recouvre la surface du corps.

**Histologie.** La peau comprend le *derme**, richement innervé et vascularisé, l'*épiderme**, qui joue un rôle protecteur, les *phanères** et les *glandes*. La peau résiste aux traumatismes et à la pénétration de produits toxiques. Les terminaisons nerveuses permettent la transmission au cerveau des perceptions du toucher (force, pression, température). La peau produit une matière sébacée, le *sébum*, qui assouplit la couche cornée, et la *sueur* qui règle les dépenses thermiques.

**Lésions traumatiques de la peau.** Les *avulsions** (ou arrachements) sont des pertes plus ou moins complètes de peau et posent de délicats problèmes de chirurgie réparatrice. Le *scalp* du cuir chevelu en est un exemple.

Les *contusions* sont des atteintes d'écrasement dues à des pressions exagérées. Les *érosions* sont des plaies très superficielles.

Dans tous les cas, l'infection doit être évitée par l'application locale d'antiseptiques et la vaccination contre le tétanos.

**Maladies de la peau.** On les désigne sous le terme générique de dermatoses*, à l'exception des cancers. (V. aussi ECZÉMA, PSORIASIS, IMPÉTIGO, etc.)

***Cancers de la peau.*** Ils apparaissent souvent après la quarantaine et sont indolores.

On distingue les cancers épidermiques ou épithéliomas*, les nævo-carcinomes ou mélanomes* et les métastases de cancers profonds. Les épithéliomas sont les plus susceptibles de guérison en raison de leur faible extension et de la possibilité d'exérèse chirurgicale ou de radiothérapie. La récidive peut survenir longtemps après le premier traitement et est justiciable alors de nouvelles irradiations radiothérapiques*. L'électrocoagulation donne souvent d'excellents résultats.

**peaucier** adj. et n. m. Se dit d'un muscle qui possède une insertion mobile sur la peau (muscles des paupières, des lèvres, etc.).

**pectine** n. f. Sucre à grosse molécule, présent dans un grand nombre de fruits. La pectine entre dans la composition de nombreux mucilages* et est hémostatique*.

**pectoral, e, aux** adj. 1. En rapport avec la poitrine : *muscles petit et grand pectoral.*

2. **Pharmacie.** Se dit des substances réputées curatives pour les bronches et les poumons : sirops, pâtes sucrées, espèces*.

**pédagogie** n. f. Art d'instruire ou d'élever les enfants.

La pédagogie a évolué progressivement depuis l'introduction des données de la psychologie. À côté des méthodes traditionnelles dites « autoritaires » sont d'abord apparues des « méthodes optimistes », faisant entière confiance à la nature de l'enfant, mais qui devinrent l'objet d'un certain nombre de reproches. Bientôt fut créée une nouvelle organisation scolaire visant à former des classes homogènes : classes pour arriérés, classes de perfectionnement, classes pour sujets bien doués, etc. Sont venues enfin des méthodes pédagogiques visant à s'adapter le plus complètement possible à l'enfant, en fonction de son âge et de ses intérêts. La notion de « méthode active », de plus en plus connue, implique une participation active de l'enfant à l'élaboration même de ses connaissances.

**pédérastie** n. f. Homosexualité* masculine.

**pédiatrie** n. f. Médecine des enfants. Cette spécialité fait appel à toutes les autres disciplines (génétique, biochimie, cardiologie, néphrologie...). Elle suit la pathologie de l'enfant, du stade de nouveau-né jusqu'à la puberté. Les hôpitaux d'enfants limitent à 15 ans l'entrée dans les services de pédiatrie.

**pédicule** n. m. Faisceau nourricier d'un organe, d'une glande, d'un tissu, réunissant l'artère principale, ses veines et son nerf.

**pédiculé, e** adj. Se dit de tumeurs rattachées à l'organisme par un seul pédicule.

**Greffe pédiculée,** greffon conservant une

attache avec la région donneuse. (V. GREFFE.)

**pédiculose** n. f. Dermatose provoquée par les poux. (Syn. : PHTIRIASE*.)

**pédicure** n. Auxiliaire médical qui pratique des soins sur les pieds.

**pédieux, euse** adj. En rapport avec le pied : *artère pédieuse, muscle pédieux.*

**pédoncule** n. m. **Anatomie.** Cordon aboutissant à un organe.

**Pédoncules cérébraux.** Situés sur la face antérieure du tronc cérébral, ils relient la protubérance* au cerveau*. (V. TRONC, *Tronc cérébral.*)

**Pédoncules cérébelleux.** Situés sur la face postérieure du tronc* cérébral, ils relient celui-ci au cervelet*.

**pédophilie** n. f. Perversion sexuelle qui se manifeste par les désirs ou le comportement érotique que peut avoir l'adulte à l'égard d'enfants.

**peeling** n. m. Exfoliation artificielle de la peau. — Le peeling permet de renouveler l'épiderme en effaçant les rides et certaines cicatrices superficielles. On emploie la neige carbonique et la résorcine, qui provoquent une desquamation efficace. Seuls les dermatologues pratiquent les peelings, afin d'en évaluer les justes indications et d'en effectuer la surveillance. Les instituts de beauté se sont emparés de cette méthode, mais n'emploient que des produits légers, ce qui rend le résultat moins appréciable.

**peinture** n. f. **Peintures à l'huile.** Leurs *solvants*, d'origine végétale ou minérale, sont responsables de pneumopathies d'élimination, après passage dans le sang. Leurs *pigments* sont dangereux pour les sujets dont les reins sont atteints d'une affection sérieuse.

Le danger d'intoxication par ingestion existe surtout chez les enfants ; les sujets qui manipulent les pistolets à peinture peuvent inhaler imprudemment ces peintures, toxiques pour le poumon.

**Peintures à l'eau.** Elles sont en général anodines ; seuls les pigments peuvent être dangereux.

**Traitement.** L'ingestion proscrit toute tentative de lavage gastrique, toute administration de lait, qui favorise l'absorption des peintures. L'état pulmonaire demande une surveillance étroite pendant quelques jours, et un bilan rénal peut être entrepris afin de dépister une atteinte rénale.

**pelade** n. f. Plaque d'alopécie* (chute des cheveux) circonscrite.

**Pelade en plaques.** Il s'agit d'une ou de plusieurs zones arrondies, dépourvues de cheveux ou de poils. Le cuir est œdématié, les pores dilatés. A la périphérie, on trouve des cheveux dits « en points d'exclamation », c'est-à-dire présentant une extrémité renflée, l'autre étant en épi de blé. Ils signent l'évolutivité de la plaque. La pelade qui siège à la barbe est plus tenace et souvent associée à du vitiligo*.

**Pelade décalvante totale.** Elle atteint le crâne en totalité, les cils, les sourcils... La repousse est rare, surtout après la puberté. Des traitements classiques (frictions révulsives, soufre, vitamines) et surtout la corticothérapie générale permettent certaines guérisons. Un déséquilibre neurovégétatif doit toujours être recherché et traité (sédatifs).

**pellagre** n. f. Maladie du groupe des avitaminoses, due à un déficit en vitamine* B3 ou PP *(Para Pellagra).*

**Causes.** Les carences d'apport existent encore dans certains pays d'Asie ou d'Afrique.

La carence d'absorption résulte d'une gastrectomie* ou d'une diarrhée au long cours.

Les carences d'utilisation s'observent chez les sujets alcooliques chroniques et au cours de certains traitements antituberculeux.

**Symptômes.** La pellagre débute soudainement par un érythème* (rougeur) des régions découvertes qui finit par desquamer, des troubles digestifs à type d'entérocolite, avec glossite* et stomatite*. Enfin, les troubles psychiques débutent par des céphalées, de l'insomnie, de l'anxiété, et peuvent aboutir à un syndrome maniaco-dépressif.

**Traitement.** On prescrit des aliments lactés, des œufs, auxquels on adjoint de la nicotinamide (vitamine PP) et d'autres vitamines B.

**pellet** n. m. Comprimé d'hormone cristallisée, destiné à être implanté sous la peau et assurant une imprégnation prolongée de l'organisme.

**pellicule** n. f. Squame du cuir chevelu. Les squames sont fines (pityriasis sec) ou grasses et grossières (pityriasis gras). Il convient de corriger les troubles digestifs des sujets atteints et de faire un traitement local par des antiseptiques et des shampooings appropriés.

**pelvien, enne** adj. Qui se rapporte au pelvis ou petit bassin.

**pelvimétrie** n. f. Appréciation chiffrée des mesures du bassin osseux, pour juger du pronostic d'un accouchement, soit par l'examen clinique soit par radiographies.

**pelvis** n. m. Partie du bassin* située au-dessous du détroit supérieur. (Syn. : PETIT BASSIN.)

**pemphigus** n. m. Terme générique qui

regroupe toutes les maladies cutanées bulleuses.
La bulle est dans l'épaisseur de l'épiderme. Le pronostic des pemphigus, autrefois fatal, a été modifié par la corticothérapie depuis que ces maladies ont été définies comme auto*-immunes (dues à des anticorps sanguins dirigés contre les cellules cutanées).
Le *pemphigus habituel* se traduit par de grosses bulles flasques disséminées, très douloureuses.
Le *pemphigus végétant* débute par une atteinte buccale et s'étend aux grands plis cutanés.
Le *pemphigus séborrhéique* est caractérisé par des placards squameux au niveau du cuir chevelu et du visage. Puis les croûtes font place aux bulles excentrées. Les muqueuses ne sont pas atteintes.
Le *pemphigus foliacé* aboutit à une érythrodermie* desquamative. La guérison est spontanée.
Enfin, le *pemphigus bénin familial*, survenant souvent dans l'enfance, prédomine sur les côtés du cou et aux plis inguinaux. Les rémissions spontanées alternent avec les poussées évolutives.

**pendaison** n. f. Forme de strangulation obtenue en passant autour du cou un lien sur lequel s'exerce ensuite le poids du corps.
La mort est provoquée par asphyxie et anoxie cérébrale. La perte de connaissance se produit en 8 à 10 secondes, mais le pendu reste accessible aux soins de réanimation pendant environ 10 minutes. En cas de chute du corps d'une certaine hauteur, il y a rupture des vertèbres du cou, lésion du bulbe et mort immédiate.

**pénicillamine** n. f. Produit de dégradation de la pénicilline, c'est un agent chélateur utilisé dans le traitement de la maladie de Wilson* et qui favorise l'élimination urinaire du cuivre.

**pénicilline** n. f. Antibiotique élaboré, par divers champignons microscopiques du genre *penicillium.*
La préparation de la pénicilline consiste en une culture de *Penicillium notatum*, suivie de manœuvres d'extraction et de purifications qui isolent un grand nombre de corps (pénicillines F, G, V, K...) dont seuls quelques-uns sont retenus pour leurs propriétés thérapeutiques.
**Constitution chimique et variétés.** La pénicilline est un noyau complexe, soufré. Ce noyau, constant dans toutes les sortes de pénicilline, est responsable de l'activité et classe la pénicilline dans les β-lactamines.
La *pénicilline G* est la pénicilline de base : c'est un corps cristallisé, soluble dans l'eau et l'alcool, détruit en milieu acide, ce qui rend impossible son ingestion par la bouche.
Elle est administrée en injection intramusculaire ou en perfusion intraveineuse. Sa diffusion est rapide dans tous les liquides de l'organisme. Son élimination est également rapide par le rein, obligeant à répéter les injections. Elle n'est pas toxique, mais donne parfois des incidents allergiques bénins qui interdisent toute nouvelle prise.
La *pénicilline V* résiste à l'acidité gastrique et se prend donc par la bouche. Mais son absorption intestinale est peu contrôlable et son intérêt est plus prophylactique que curatif.
Dans les *pénicillines «retard»*, l'effet retard est obtenu en fixant la pénicilline sur une base organique peu soluble et retardant sa diffusion.
Ainsi le benzylpénicillinate de procaïne est-il efficace pendant environ 24 heures et la benzathine-pénicilline pendant environ 15 jours.
La *bipénicilline* associe une pénicilline G à la pénicilline-procaïne.
**Spectre d'action.** Active sur un grand nombre de bactéries Gram + et d'anaérobies, la pénicilline connaît des résistances, surtout envers certains staphylocoques. Elle reste très active vis-à-vis du méningocoque, du pneumocoque et du streptocoque.
Les résistances ont conduit à chercher d'autres pénicillines, synthétiques ou semi-synthétiques. Ce sont principalement l'*ampicilline*, la *méthampicilline*, la *cloxacilline*, l'*oxazocilline*, etc.

**pentamidine** n. f. Substance synthétique utilisée dans le traitement des trypanosomiases*.

**penthiobarbital** n. m. Anesthésique actif par voie intraveineuse.
C'est un barbiturique d'action rapide et brève, aux effets secondaires rares.

**pentose** n. m. Sucre à cinq atomes de carbone.
Certains pentoses entrent dans la composition des acides nucléiques*, de certaines enzymes et de l'A. T. P.*.

**pepsine** n. f. Protéine, constituant essentiel du suc gastrique, qui provient de l'activation du pepsinogène, sécrété dans le fundus de l'estomac*.
Elle hydrolyse un nombre important de protides. (V. DIGESTION.)

**peptide** n. m. Protide composé par l'union de deux ou de plusieurs acides aminés* par des liaisons CO—NH *(liaisons peptidiques).*
Les *polypeptides* comprennent un nombre plus important d'acides aminés.

**peptique** ou **pepsique** adj. Relatif à la pepsine. (V. ENZYME et ESTOMAC.)
**Ulcère peptique**, ulcère siégeant sur le jéjunum, survenant après une gastrectomie partielle et dû à l'attaque directe de la muqueuse par la sécrétion chlorhydropeptique de l'estomac restant. Le traitement en est chirurgical : résection de l'anse ulcérée et vagotomie*.

**peptone** n. f. Mélange d'aminoacides et de polypeptides résultant de l'action d'une enzyme protéolytique sur une protéine.

**percussion** n. f. Méthode d'investigation clinique consistant à écouter le bruit produit en frappant une partie du corps. Pratiquée sur le thorax et l'abdomen, la percussion en apprécie la sonorité. Elle peut être *immédiate*, en frappant avec les doigts, ou *médiate*, les doigts droits frappant le médius gauche posé à plat sur la paroi. La percussion permet de déceler la matité*, le tympanisme*, le skodisme*.

**percutané, e** adj. Fait à travers la peau.
**Voie percutanée**, passage direct d'une broche à destinée osseuse à travers la peau.
**Médicaments percutanés**, ceux qui sont introduits par massage ou friction.

**perforant, e** adj. **Mal perforant**, ulcération creusant la peau en profondeur.
Ces maux atteignent tous les plans, cutanés, musculaires, articulaires, et s'observent au cours d'affections neurologiques telles que le tabès ou au cours du diabète évolué.

**perforation** n. f. **Perforation intestinale**, brèche au niveau de l'intestin grêle ou du côlon, entraînant l'irruption dans la cavité abdominale de gaz et de liquides alimentaires.
Les causes en sont nombreuses : traumatiques (plaies de l'abdomen), infectieuses (typhoïde), ulcéreuses (perforation des ulcères gastro-duodénaux), médicamenteuses (dérivés de l'acide salicylique, de la cortisone). La symptomatologie est variable, les signes essentiels restant la contracture abdominale et, à la radiographie, l'existence d'un pneumopéritoine*. Le traitement est chirurgical.

**perfringens** adj. et n. m. **Bacille perfringens**, bacille anaérobie* Gram* positif.
Il sécrète une toxine, responsable, avec d'autres germes, de gangrène gazeuse et de septicémies gravissimes (après avortement).

**perfusion** n. f. Introduction, de façon lente et prolongée, de liquides thérapeutiques (sang, plasma, médicaments) en volumes importants.
Les perfusions sont presque toujours pratiquées par voie veineuse. Le tuyau de perfusion est raccordé à une aiguille ou, mieux, à un cathéter* souple placé dans une veine. À l'autre bout, on place le flacon de perfusion contenant le liquide à administrer. Cette voie peut être maintenue longtemps, mais elle est parfois la source de complications infectieuses (lymphangites, septicémies).

**périartérite** n. f. Inflammation de la paroi externe des artères.
**Périartérite noueuse ou maladie de Küssmaul-Maïer.** Collagénose* atteignant l'homme plus fréquemment que la femme, à l'âge adulte. La symptomatologie de la maladie est variable, dominée par la fièvre. Il existe une altération de l'état général, et des douleurs intenses prédominent aux membres inférieurs. Des nodosités peuvent apparaître de façon fugace sous la peau. Les artères des viscères peuvent être atteintes, donnant des signes cardiaques, rénaux (hypertension artérielle), digestifs, pulmonaires. Le diagnostic est porté sur la biopsie musculaire ou cutanée, révélant l'aspect histologique caractéristique de la maladie.
D'évolution imprévisible mais parfois très longue, la périartérite noueuse (P. A. N.) ne connaît pas de traitement spécifique. La corticothérapie permet de prolonger la vie de ces malades, qui meurent généralement d'insuffisance cardiaque ou rénale.

**périarthrite** n. f. Inflammation des bourses séreuses et des tendons qui entourent une articulation, cette dernière étant respectée.
La périarthrite est essentiellement une maladie de l'épaule *(périarthrite scapulo-humérale)* qui se traite par antalgiques, infiltrations locales, massages et kinésithérapie.

**périarticulaire** adj. Situé autour d'une articulation : *injection périarticulaire.*

**péricarde** n. m. Enveloppe qui contient le cœur, formée d'une partie séreuse (dont les deux feuillets pariétal et viscéral limitent la *cavité péricardique*, normalement virtuelle) et d'une partie fibreuse reliée aux organes voisins par des ligaments.

**péricardite** n. f. Inflammation du péricarde.
**Péricardite sèche.** Elle se traduit par des douleurs thoraciques, un essoufflement, une fièvre. L'auscultation découvre parfois le frottement péricardique, présent durant la systole et la diastole cardiaques.
**Péricardite avec épanchement.** Les signes cliniques sont plus importants. Les bruits du cœur sont assourdis à l'auscultation et le frottement péricardique d'abord entendu

s'estompe. En cas d'épanchement abondant, le cœur, comprimé, est gêné dans son fonctionnement (tamponnade), et un tableau d'insuffisance cardiaque peut survenir.
L'examen radiologique montre les contours de l'ombre cardiaque augmentés de volume et arrondis.
La ponction du péricarde est réservée aux épanchements abondants. Autrement, l'épanchement se résorbe lentement ; le risque, alors, est le développement d'une péricardite constrictive.
**Péricardite constrictive.** Elle est due à la fusion des feuillets pariétal et viscéral du péricarde.
Elle associe des signes de stase veineuse, d'hypertension portale* et une arythmie*. Le cœur apparaît recouvert de calcifications à l'examen radiologique. La chirurgie (péricardectomie) permet d'enrayer l'évolution sévère de cette affection.
**Causes.** Le rhumatisme articulaire aigu est une cause fréquente de péricardite. Dans ce cas, l'évolution est souvent bénigne.
La tuberculose est responsable d'abondants épanchements chez l'adulte jeune. Elle s'observe souvent après une primo-infection.
La péricardite aiguë bénigne simule fréquemment l'infarctus du myocarde en raison des douleurs au cœur. La guérison sans séquelles est rapide, mais la cause reste souvent inconnue.
Certaines collagénoses* et hémopathies, quelques tumeurs provoquent des péricardites.

**périchondre** n. m. Membrane conjonctive qui enveloppe les cartilages, à l'exception des cartilages articulaires.

**péridural, e, aux** adj. Autour de la dure-mère.
**Anesthésie péridurale,** anesthésie régionale du bassin par injection dans l'espace épidural*, avant un accouchement ou une opération.

**périnatalogie** n. f. Spécialité nouvelle, née de la collaboration des pédiatres et des obstétriciens, se proposant d'étudier la physiologie et la pathologie du nouveau-né, de façon globale, avant, pendant et après l'accouchement.

**périnée** n. m. Plancher du petit bassin, au niveau duquel se trouvent les organes génitaux externes et l'anus.
L'orifice inférieur du petit bassin, limité par les os iliaques et les ligaments sacro-iliaques, est presque entièrement obturé par des aponévroses et des muscles disposés en trois plans.
Le *périnée de l'homme* présente l'insertion de la base de la verge (où s'engage l'urètre), le scrotum et l'anus.
Le *périnée de la femme* présente en avant la vulve* et en arrière l'anus. Outre les plans superficiels de couverture et les plans musculo-aponévrotiques, il renferme les glandes de Bartholin*, l'appareil érectile. Entre vulve et anus se trouve un noyau fibreux qui est essentiel dans le soutien des organes génitaux ; aussi la destruction de ce noyau central du périnée après un accouchement expose-t-elle au prolapsus*.

**périnéorraphie** n. f. Rapprochement des muscles latéraux du périnée, pour reformer une sangle solide en cas de prolapsus.

**périnéphrétique** adj. Qui siège autour du rein.
**Phlegmon périnéphrétique,** suppuration de la graisse périrénale, secondaire à un abcès staphylococcique du rein.

**période** n. f. **Période réfractaire,** laps de temps pendant lequel une fibre nerveuse qui vient d'être excitée n'est plus excitable par un nouveau stimulus électrique, quelle que soit l'intensité de celui-ci. Elle impose ainsi une limite au fonctionnement d'une fibre.

**périodicité** n. f. Cycle que présentent les manifestations de certaines maladies (par exemple, la périodicité de l'ulcère* gastrique).

**périodique** adj. Qui revient à des époques régulières.
**Maladie périodique,** affection de cause inconnue, observée chez des sujets jeunes, d'origine méditerranéenne, et consistant en des accès de fièvre accompagnés de douleurs abdominales et de manifestations articulaires.
**Paralysie périodique,** maladie, le plus souvent familiale, caractérisée par la survenue d'accès paralytiques qui durent quelques heures et entre lesquels le sujet est parfaitement normal. Ces accès sont accompagnés de variations du taux du potassium sanguin.

**périoste** n. m. Membrane fibreuse qui recouvre les os, sauf au niveau des surfaces articulaires.
Le périoste joue un rôle essentiel dans le développement et la vascularisation des os*, dans la formation du cal* après fracture.

**périostite** n. f. Lésion inflammatoire aiguë ou chronique du périoste*.

**périphérique** adj. Se dit de tout ce qui touche l'extrémité distale (éloignée) d'un organe, par opposition à *central.*
**Système nerveux périphérique.** V. NERVEUX.

**périphlébite** n. f. Inflammation du tissu cellulaire situé autour d'une veine et de la paroi externe de celle-ci.
Elle peut être une complication d'une phlébite* ou secondaire à une inflamma-

tion de voisinage. Elle se manifeste par des douleurs, une rougeur localisée de la peau, sans œdème. Le traitement comporte des applications locales d'anti-inflammatoires, parfois un traitement antibiotique par voie générale. Les anticoagulants ne sont indiqués que si l'on craint une extension aux parois internes de la veine. (V. PHLÉBITE.)

**péristaltisme** n. m. Ensemble de contractions d'un organe creux qui provoque la progression de son contenu : *péristaltisme intestinal.*

**péritoine** n. m. Membrane séreuse qui tapisse les parois de l'abdomen et la surface des viscères digestifs qu'il contient. Le péritoine enveloppe complètement le tube digestif et les organes annexes, et délimite une cavité virtuelle, la *cavité péritonéale,* qui permet le libre mouvement des anses intestinales. Le côlon transverse barre horizontalement la cavité abdominale : il est relié à la paroi postérieure par le *méso-côlon* transverse, qui délimite ainsi deux régions. L'*étage sous-mésocolique* renferme le *jéjuno-iléon**, le cæcum, les côlons ascendant, transverse, descendant et sigmoïde. L'*étage sus-mésocolique* renferme l'estomac*, relié au foie par le petit épiploon, à la rate par l'épiploon gastro-splénique, au côlon par le ligament gastro-colique.

**péritonéoscopie** n. f. Examen endoscopique de la cavité péritonéale. (Syn. : CŒLIOSCOPIE.)

**péritonisation** n. f. Réparation d'une ouverture du péritoine après une intervention chirurgicale.

**péritonite** n. f. Inflammation du péritoine.

**Péritonites aiguës généralisées.** L'infection peut atteindre le péritoine par effraction (traumatisme), à partir d'un viscère abdominal (avec ou sans perforation), par voie sanguine (au cours d'une septicémie). Le tableau clinique est marqué par des douleurs, des vomissements, une altération de l'état général et, à l'examen, par un signe essentiel : la *contracture abdominale,* qui, au maximum, réalise le « ventre de bois ». Les causes les plus fréquentes sont les perforations d'ulcères, les péritonites appendiculaires, biliaires, génitales. Le traitement chirurgical est une nécessité absolue (seule exception : la perforation d'ulcère gastro-duodénal vue très tôt, qui peut être traitée par l'aspiration mais sous surveillance très stricte).

**Péritonites aiguës localisées.** Elles sont secondaires à des processus inflammatoires survenant dans une cavité péritonéale cloisonnée par des adhérences : abcès sous-phrénique, abcès appendiculaire, pelvi-péritonites génitales.

**Péritonites tuberculeuses.** Elles sont rares à l'heure actuelle, pouvant réaliser des aspects multiples : forme aiguë miliaire, forme subaiguë ascitique (classique « ascite essentielle des jeunes filles »). Le pronostic en a été transformé par la chimiothérapie antituberculeuse. (V. TUBERCULOSE.)

**péri-urétral, e, aux** adj. Situé au pourtour de l'urètre : le *phlegmon péri-urétral* est une complication rarissime du rétrécissement urétral blennorragique.

**périviscérite** n. f. Réaction inflammatoire chronique des séreuses qui entourent les viscères (plèvre, péricarde, péritoine).

**perlèche** n. f. Inflammation streptococcique des commissures des lèvres.
Fréquente chez l'enfant, elle s'associe souvent à l'impétigo. Chez l'adulte, une intolérance d'appareil dentaire, une avitaminose B, une syphilis doivent être recherchées.

**perlingual, e, aux** adj. À travers la langue.

**Voie perlinguale,** mode d'administration de certains médicaments. Le produit absorbé par la muqueuse de la langue et celle de la face interne des joues passe directement dans le sang, sans atteindre la muqueuse digestive. On utilise des glossettes (comprimés), qu'on laisse fondre sans déglutir. Ainsi en est-il de la trinitrine*, de l'adrénaline* et de certaines hormones.

**permanente** n. f. **Accidents cutanés.** Cette ondulation du cheveu, provoquée par la chaleur ou par une réaction chimique, est responsable de la fragilisation du cheveu, qui s'effiloche à son extrémité. Les incidents surviennent sur les cheveux fins ou déjà abîmés par des soins agressifs.

**permanganate** n. m. **Permanganate de potassium,** antiseptique en solution dans l'eau à 1/10 000, utilisé pour les lavages urétraux et les injections vaginales.

**pernicieux, euse** adj. Grave.

**Anémie pernicieuse.** V. BIERMER *(anémie de).*

**Accès pernicieux.** V. PALUDISME.

**pernio** ou **pernion** n. m. Appellation de l'engelure.

**Lupus pernio,** nom ancien de certaines formes de la maladie de BESNIER*-BŒCK-SCHAUMANN.

**péroné** n. m. Os long, grêle, situé à la partie externe de la jambe.
Son extrémité inférieure, ou *malléole externe,* forme avec l'homologue du tibia la mortaise tibio-péronnière. Les fractures les plus fréquentes sont celles de la malléole externe, isolées ou associées

à une fracture du tibia (fractures de Dupuytren*).

**peropératoire** adj. Qui se produit ou doit se faire pendant une opération chirurgicale : *surveillance peropératoire, accident peropératoire, examens peropératoires* (radiographies par exemple).

**per os** loc. adv. (mots latins). Par la bouche : *médicament qu'on doit absorber «per os».*

**peroxydase** n. f. Enzyme qui oxyde un substrat à partir de l'oxygène d'un peroxyde (telle l'eau oxygénée).

**perroquet** n. m. Les perroquets et les perruches peuvent transmettre la *psittacose**, même lorsqu'ils sont en apparence sains. Pour réduire le risque de contamination, il faut éviter d'acheter des oiseaux récemment importés, ne jamais leur présenter la nourriture maintenue entre ses propres lèvres et se désinfecter après avoir nettoyé leur cage.

***perroquet (bec-de-)*** V. BEC-DE-PERROQUET.

**persécution** n. f. De nombreux malades mentaux expriment des idées de persécution. Ils ont la conviction qu'on essaie de leur nuire dans leur personne physique ou morale, ou dans leurs biens matériels. Les persécutions sont multiples : surveillance, menaces, préjudices, empoisonnements, etc. Ces idées de persécution reposent sur des interprétations fausses de faits souvent banals. «J'ai des maux d'estomac, c'est qu'on m'empoisonne», «J'ai vu trois voitures jaunes ; on voulait me dire que j'étais cocu», etc. Dans la majorité des cas, ces malades ont aussi des hallucinations auditives, olfactives, des sensations anormales, des phénomènes de transmission de pensée ou d'écho de la pensée. Les persécuteurs peuvent demeurer inconnus, mais ils sont le plus souvent désignés : le conjoint, les voisins, un chef de bureau, etc. Il peut y avoir aussi des persécuteurs nombreux : des groupes sociaux, ethniques, politiques... Certains de ces délirants persécutés réagissent vigoureusement : plaintes à la police, procès, etc. D'autres «subissent», sans manifester d'agressivité. Les délires de persécution correspondent à différentes maladies mentales : le *délire chronique d'interprétation* de type paranoïaque, le *délire chronique hallucinatoire*, les *délires passionnels*. Il peut s'agir aussi de *délire paranoïde** au cours d'une schizophrénie. On rencontre des idées de persécution chez les déments préséniles ou séniles (atrophie du cerveau). Cependant, beaucoup d'idées de persécution ne sont que transitoires au cours de psychoses aiguës. L'administration de neuroleptiques peut réduire, dans certaines formes de délire, les idées de persécution.

**persil** n. m. Plante d'usage culinaire, riche en calcium, fer, manganèse et vitamines. (On en extrait l'apiol*.)

**personnalité** n. f. Ensemble des éléments qui forment l'individualité mentale d'un sujet.

La personnalité se développe, soumise aux interactions de la maturation et du milieu. Elle se modifie durant les grandes étapes de l'enfance et de l'âge adulte. Le premier âge (de la naissance à 1 an) est dominé par le développement psychomoteur et marqué par les relations affectives centrées sur la mère et sur l'alimentation. Chez l'enfant de 1 à 3 ans, la motilité s'épanouit, le langage se développe jusqu'à l'acquisition du «je». Sur le plan affectif, l'enfant passe du stade oral au stade anal (apprentissage de la propreté). Dans la seconde enfance (de 3 à 7 ans), les fonctions motrices et psychiques s'individualisent. La pensée est déjà moins égocentrique : c'est l'âge du début de la socialisation.

La grande enfance (de 7 ans à la prépuberté) est classiquement l'âge de raison où apparaît la conscience morale. Sur le plan affectif, la grande enfance est une période de latence où les conflits infantiles sont «refoulés». Sur le plan social, c'est l'âge scolaire avec ses acquisitions intellectuelles et sa vie en groupe.

L'âge de la puberté se traduit par une réactivation des tendances infantiles refoulées (pulsions génitales surtout) et par l'actualisation du problème de la fixation libidinale sur le sexe opposé. L'adolescence est l'âge de la crise d'originalité juvénile, des premières aventures amoureuses et de la formation définitive du caractère.

La personnalité adulte apparaît à un âge variable. C'est l'âge de l'entrée dans la vie professionnelle et de la fondation d'une famille.

**perte** n. f. **Perte de connaissance,** abolition passagère de la conscience, due à des causes neurologiques ou cardio-vasculaires. (V. LIPOTHYMIE et SYNCOPE.) Toute perte de connaissance prolongée réalise un coma*.

**Pertes blanches.** V. LEUCORRHÉE.

**Pertes séminales,** émission involontaire de sperme, le plus souvent nocturne, et s'accompagnant de sensations voluptueuses. Elles s'observent normalement chez l'adolescent ainsi que chez l'adulte dont les rapports sexuels sont rares.

**pervenche** n. f. Petite plante à fleurs bleues *(Vinca minor)* dont les feuilles, en infusion, sont utiles aux diabétiques.

On en extrait un alcaloïde vasodilatateur cérébral, la vincamine*, et deux alcaloïdes cytostatiques (anticancéreux), la vinblastine* et la vincristine*.

**pervers, e** adj. et n. Invalide mental qui n'a aucun sens moral et dont la conduite est constamment dominée par la méchanceté et les tendances à la malignité (disposition à faire le mal intentionnellement).

La *perversité* (qui diffère de la perversion*) s'inspire du désir gratuit de nuire. Les pervers constitutionnels présentent depuis leur plus lointaine enfance des troubles graves du caractère et du comportement social. Ce sont de « mauvais sujets », indisciplinés, révoltés, impulsifs, agressifs, qui paraissent insensibles à l'amour, au respect, à la douleur, aux punitions. Ils ne connaissent ni l'angoisse ni la culpabilité, leur lucidité est intacte et leur intelligence normale. Leurs perversions sont variées : homosexualité, sado-masochisme, toxicomanies. Ils vivent en solitaire ou dans des bandes organisées pour la rapine ou la rébellion. L'évolution de ces troubles aboutit à l'emprisonnement ou à l'internement à vie en hôpital psychiatrique, d'autant plus que surviennent des vols, des incendies criminels, des violences, des homicides.

À côté de ces pervers constitutionnels (assez peu répandus), il est des pervers conditionnés sous l'influence du milieu familial ou social : carences éducatives ou affectives, abandon, etc. On retrouve chez eux une angoisse, un sentiment de culpabilité qui les rend amendables.

**perversion** n. f. Déviation des tendances instinctives.

Il s'agit d'une conduite anormale par rapport au comportement de l'ensemble des individus d'une société donnée, avec ses règles morales et ses conventions. Il faut souligner que la normalité en matière de tendances instinctives est une notion qui varie selon l'âge de l'individu, la société et le contexte culturel dont il fait partie.

Parmi les principales perversions, citons les perversions sexuelles, de loin les plus répandues, les perversions du comportement alimentaire : certaines anorexies, la voracité avec gloutonnerie, la coprophagie, le mérycisme (rumination), le pica*... Citons aussi la dipsomanie*, la potomanie*, enfin les toxicomanies et en particulier l'alcoolisme*. Un bon nombre de conduites antisociales (vol, pyromanie, homicide...) sont aussi considérées comme des perversions. Beaucoup sont en réalité des perversités. (V. PERVERS.) « Perversion » et « perversité » ne sont pas synonymes.

Les pervers ont toujours des perversions multiples, mais l'existence d'une perversion chez un individu ne signifie pas obligatoirement qu'il est pervers. On connaît des perversions chez des psychopathes *non* pervers, des névrosés ou au cours de psychoses, ainsi que chez des insuffisants de l'intelligence.

**Perversions sexuelles.** Les comportements sexuels anormaux se substituent plus ou moins complètement au coït normal entre partenaires de sexe opposé. On distingue deux catégories : la première porte sur les *aberrations dans le choix du partenaire* ou de l'objet de désir. Ce sont la masturbation*, l'homosexualité* avec ses nombreuses variétés et pratiques, la pédophilie*, la gérontophilie (goût sexuel pour les vieillards), la bestialité (attrait érotique pour les animaux), le fétichisme (désir sexuel provoqué par des objets particuliers), la nécrophilie (coït ou attouchement sur des cadavres). La seconde catégorie se caractérise par une *déformation de l'acte sexuel*. Les plus fréquentes sont le sadisme* et le masochisme* (érotisation de la douleur que l'on inflige au partenaire ou que l'on subit). Citons aussi le *voyeurisme* (plaisir sexuel procuré par la vue de relations sexuelles), l'*exhibitionnisme* (besoin incœrcible d'obtenir un équivalent de l'orgasme par l'exhibition devant quelqu'un de ses organes génitaux). L'exibitionnisme est une perversion typiquement masculine.

La nécrophilie et le vampirisme (action de sucer le sang) sont inséparables du sadisme en général. Ce type de perversion est rare.

Le viol en tant que perversion sadique peut se combiner à l'inceste. Il se rencontre fréquemment chez les alcooliques, les déséquilibrés pervers.

Toutes ces perversions s'associent diversement entre elles ; il est rare de les rencontrer isolément chez un individu donné.

**Les causes des perversions.** Autrefois, on considérait ces déviations comme des anomalies innées ou constitutionnelles. Actuellement, sous l'influence de la psychanalyse, on propose l'explication de troubles du développement psychosexuel survenus pendant l'enfance. Du point de vue pulsionnel et instinctif, l'enfant évolue selon une suite de stades (oral, anal, phallique, génital) qui se caractérisent par un mode de satisfaction libidinale particulier. L'aboutissement de ce développement doit se faire par une bonne résolution des complexes d'Œdipe* et de castration et par l'orientation de la sexualité vers le sexe opposé.

Dans les cas de perversions, des éléments pathogènes ont bloqué ou fait régresser le développement psychosexuel de l'enfant qui, à l'âge adulte, va voir son désir sexuel dévier vers une ou plusieurs perversions.

Le vrai pervers sexuel finit toujours par se laisser aller à son plaisir favori sans culpabilité.

**Traitement.** Le traitement repose en principe sur la psychothérapie psychanalytique, mais il est fort difficile car la majorité des individus qui ont des perversions sexuelles s'en accommodent plus ou moins bien.

**pèse-bébé** n. m. Balance aménagée avec un plateau en forme de berceau, pour peser les nourrissons.

**pessaire** n. m. Instrument gynécologique destiné à corriger certaines anomalies de position de l'utérus.

Il se présente le plus souvent comme un anneau de dimensions variables, en caoutchouc, que l'on place au fond du vagin pour soutenir le col de l'utérus.

Il est indiqué en cas de rétroversion utérine ou de prolapsus, mais ne représente qu'un palliatif utilisé en cas de contre-indication opératoire (cardiaques, femmes très âgées ou refusant l'opération, etc.).

**peste** n. f. Maladie infectieuse épidémique, due au bacille de Yersin, transmise à l'homme par les rongeurs ou leurs parasites, et de pronostic grave.

La *peste bubonique* est transmise à l'homme par la piqûre d'une puce infestée. Après l'apparition brutale d'une fièvre élevée, avec frissons, vomissements, douleur diffuse, la maladie se localise à une aire ganglionnaire voisine du point d'inoculation, où apparaît le *bubon pesteux*, ganglion rouge, hypertrophié, inflammatoire. Son évolution se fait vers une dissémination septicémique fatale ou vers une suppuration qui aboutit parfois à la guérison.

La *peste septicémique* survient d'emblée ou fait suite à un bubon pesteux. Elle est toujours mortelle.

La *peste pulmonaire* est transmise directement d'homme à homme par l'intermédiaire de la salive. Elle se manifeste par une sensation d'asphyxie angoissante et une expectoration abondante qui fourmille de bacilles de Yersin et la rend très contagieuse. Son pronostic est fatal sans traitement.

**Prophylaxie.** En période épidémique, la vaccination assure une bonne protection individuelle. Les mesures de protection collective sont de deux ordres : *lutte contre les réservoirs de virus* (destruction des rats) et *lutte contre les puces* avec du D. D. T. C'est une maladie à déclaration obligatoire.

**Traitement.** L'association de streptomycine à des sulfamides permet la guérison si le traitement est entrepris assez tôt. La prophylaxie par les sulfamides chez des sujets en contact avec la peste pulmonaire s'est révélée efficace.

**pesticide** n. m. Substance destinée à protéger les cultures et les hommes contre certains animaux et certaines plantes.

**Insecticides.** *Minéraux :* l'arsenic*, les cyanures*, le séléniate de sodium (mortel pour quelques milligrammes), le sulfure de carbone*.

*Organiques :* l'oxyde d'éthylène*, le naphtalène (mortel pour une absorption de 2 g), le trichloréthylène* (très dangereux, de même que le tétrachlorure de carbone*), le dibromométhane, les carbonates.

*Végétaux :* la nicotine*, le pyrèthre (mortel pour une absorption de 50 mg), la roténone (mortelle pour une dose de 10 mg).

**Nématocides** (pour tuer les vers). Ce sont des gaz dérivés des halogènes. Ils sont très toxiques et entraînent un coma profond, souvent associé à un œdème pulmonaire. Parmi ces produits, citons : le dichloréthane (mortel avec 5 ml), le dichlorobuthane (mortel avec 5 ml), le trichloronitrométhane, qui libère du phosgène (v. CARBONE), le bromure de méthyle*.

**Hélicides** (pour tuer les escargots). Ils sont presque exclusivement à base de métaldéhydes. L'intoxication qu'ils provoquent est grave : une seule tablette peut être mortelle.

**pétéchie** n. f. Petite tache rouge violacé, provoquée par une petite hémorragie sous-cutanée. (V. PURPURA.)

**péthidine** n. f. Dérivé chimique doué de propriétés analgésiques et narcotiques analogues à celles de la morphine*. (Stupéfiant, tableau B.)

**pétreux, euse** adj. Qui se rapporte au rocher (partie de l'os temporal qui contient l'oreille moyenne et interne).

**pétrissage** n. m. Variété de massage destinée à agir sur les plans profonds par des pressions manuelles plus ou moins appuyées.

**pétrole** n. m. **Toxicologie.** Le pétrole et ses dérivés (essence, kérosène, gas-oil, fuel-oils et mazout, huiles de graissage), sont des produits toxiques.

***Intoxication aiguë.*** La forme légère réalise un état d'ébriété et d'euphorie qui est recherché par certains toxicomanes qui inhalent régulièrement de l'essence ou du pétrole. Éliminés par voie pulmonaire, ces produits sont irritants pour les bronches, provoquant une *pneumopathie chimique* qui se surinfecte, entraînant toux et fièvre. L'atteinte pulmonaire est beaucoup plus grave lorsque le liquide pénètre directement dans les bronches. Pour cette raison, il faut éviter toute provocation de vomissements et tout lavage gastrique en cas d'ingestion, de peur de la survenue de fausses routes bronchiques. L'absorption de quantités importantes de produits pétroliers produit un coma* qui ne présente pas de particularités en dehors d'une hypersécrétion bronchique et d'une surinfection pulmonaire.

***Intoxication chronique.*** Elle provoque des manifestations cutanées, particulièrement fréquentes avec les huiles de graissage : boutons d'huile, dermites* pigmentaires, etc.

**peuplier** n. m. Les bourgeons de peuplier noir sont antihémorroïdaires ; ils entrent dans la composition de l'*onguent populéum.*

**peyotl** n. m. Petit cactus des régions semi-désertiques du nord du Mexique. La mastication de la partie aérienne du peyotl provoque une sensation euphorique accompagnée d'hallucinations et de visions colorées. Il contient de la mescaline*. À fortes doses, le peyotl entraîne la mort par arrêt cardiaque.

**Pfeiffer (bacille de),** bactérie fréquemment rencontrée dans les crachats, responsable de complications pulmonaires de la grippe.

**pH,** notation permettant de caractériser le degré d'acidité* ou d'alcalinité* d'une solution.

L'acidité d'une solution est déterminée par sa richesse en ions hydrogènes ($H^+$) libres. Le pH représente l'inverse du logarithme de la concentration en ions $H^+$. Une solution neutre comportant à parties égales des ions $H^+$ et $OH^-$ aura un pH de 7. Une solution ayant une concentration en ions $H^+$ supérieure à la concentration en ions $OH^-$, donc acide, aura un pH inférieur à 7. Inversement, le pH d'une solution alcaline sera supérieur à 7.

Le pH du sang est normalement égal à 7,42. Le pH de l'urine normale est nettement plus acide : 5 à 6.

**phacomatose** n. f. Affection qui se manifeste par des petites tumeurs de la peau et du système nerveux et des taches cutanées pigmentées. (V. MALADIE DE BOURNEVILLE*, NEUROFIBROMATOSE.)

**phagédénique** adj. (grec *phagein*, manger). Se dit des ulcères qui creusent les tissus.

**phagédénisme** n. m. Propriété que possèdent certains états (diabète, syphilis) de former des ulcères phagédéniques.

**phagocyte** n. m. Cellule capable de phagocytose*. — Certaines sont fixes (histiocytes), d'autres mobiles (globules blancs).

**phagocytose** n. f. Absorption de substances par une cellule.

Celle-ci entoure le corps étranger par des expansions cytoplasmiques (pseudopodes) avant de l'absorber. La phagocytose est un moyen de nutrition chez les êtres primitifs (amibes) et de défense chez les organismes supérieurs. Les microbes et les déchets sont détruits par les phagocytes*.

**phalange** n. f. Segment osseux des doigts et des orteils. (Chaque doigt possède trois phalanges, sauf le pouce et le gros orteil qui n'en ont que deux.)

**phalangette** n. f. Dernière phalange des doigts, qui porte l'ongle.

**phalangine** n. f. Deuxième phalange des doigts à trois phalanges.

**phalangisation** n. f. Opération visant à transformer le premier métacarpien en pouce, après amputation de ce dernier.

**phalloïde** adj. **Amanite phalloïde.** V. AMANITE.

**phanère** n. m. Annexe de la peau ou des muqueuses : poils, ongles, dents.

**phantasme** n. m. Sorte de rêverie consciente ou inconsciente par laquelle l'individu satisfait des désirs inassouvis dans la réalité. Les phantasmes existent chez les sujets normaux ; leur connaissance et leur étude sont de grande importance en psychanalyse.

**pharmacie** n. f. 1. Lieu où l'on prépare et dispense les médicaments.

2. Art de préparer les médicaments.

La pharmacie fait appel à de nombreuses disciplines : physique, chimie, biologie, technologie, et elle a de nombreux spécialistes.

**Exercice de la pharmacie.** L'exercice de la pharmacie nécessite le diplôme d'État de pharmacien et l'inscription à l'Ordre des pharmaciens. La pharmacie comprend trois grandes branches : la pharmacie d'officine (dans chaque ville le nombre des officines est proportionnel au nombre des habitants), la pharmacie industrielle (préparation des spécialités pharmaceutiques), la pharmacie de recherche (laboratoires). Les médicaments* ne peuvent être dispensés que dans des pharmacies, sauf dans les localités où il n'y a pas de pharmacie et où un médecin, dit *propharmacien*, est habilité à vendre les médicaments.

**pharmacien, enne** n. Personne qui exerce la pharmacie*. — L'exercice de la profession est réservé aux Français titulaires du diplôme d'État de pharmacien. (V. PHARMACIE.)

**pharmacocinétique** adj. et n. f. Se dit de l'étude du devenir des médicaments dans l'organisme (leur absorption, leur passage dans le sang, leur fixation par les organes, leur élimination).

**pharmacodynamie** n. f. Étude de l'action des médicaments sur les organes et sur les organismes.

**pharmacologie** n. f. Étude descriptive des médicaments, de leur préparation, de leur posologie et de leurs indications.

**pharmacopée** n. f. Livre que tout pharmacien doit posséder et qui contient la nomenclature des drogues, des médicaments simples et composés, les tableaux de posologie et divers renseignements utiles aux pharmaciens. (Syn. : CODEX.)

**pharyngite** n. f. Inflammation du pharynx*. (V. aussi ANGINE.)

**pharynx** n. m. Conduit musculo-membraneux qui fait communiquer les fosses nasales et la bouche (en haut) avec le larynx et l'œsophage (en bas). Le pharynx est donc un carrefour où s'entrecroisent la voie aérienne (des fosses nasales au larynx) et la voie digestive (de la bouche à l'œsophage).

**Anatomie.** Le pharynx s'étend de la base du crâne à la 6e vertèbre cervicale.

***Structure.*** Le pharynx est constitué de muscles constricteurs (supérieur, moyen et inférieur), qui réduisent son calibre, et de muscles élévateurs, qui élèvent ses parois au-dessus du bol alimentaire chassé vers le bas par les constricteurs. Des aponévroses recouvrent les muscles, et une muqueuse tapisse complètement l'intérieur du pharynx.

***Configuration.*** Situé en avant de la colonne vertébrale, en arrière des fosses nasales, de la bouche et du larynx, le pharynx se divise en trois parties :

La partie supérieure, le *rhino-pharynx*, ou cavum, communique avec l'orifice postérieur des fosses nasales. On y trouve l'amygdale pharyngienne (qui forme les végétations adénoïdes) et, latéralement, les orifices des trompes d'Eustache ;

La partie moyenne, ou *oro-pharynx*, est celle qu'on voit à l'examen de la bouche ouverte. Elle se trouve sous le bord libre du voile du palais, centré par un appendice charnu, la luette. Latéralement se trouvent les amygdales palatines, entourées par les « piliers » du voile du palais ;

La portion inférieure, ou *hypopharynx*, répond en avant au larynx* et présente latéralement deux gouttières pharyngo-laryngées, dites *sinus piriformes*, qui vont rejoindre l'œsophage.

Le pharynx est irrigué par des branches des artères carotides externe et faciale. Il est innervé par les nerfs glosso-pharyngien et pneumogastrique et par des filets du sympathique.

**Physiologie.** V. DÉGLUTITION.

**Pathologie.** Les signes d'atteinte du pharynx sont la gêne à la déglutition, ou *dysphagie* (difficulté à avaler), et la douleur à la déglutition. Devant ces symptômes, on examine l'oro-pharynx directement avec un abaisse-langue : on voit les amygdales, la luette et, au fond, la paroi postérieure du pharynx. Le rhinopharynx est examiné par rhinoscopie* postérieure et l'hypopharynx par laryngoscopie*.

***Inflammations aiguës.*** L'inflammation du rhino-pharynx, ou cavum, est la rhinopharyngite*, fréquente chez les nourrissons et les enfants ; celle de l'oro-pharynx est l'angine*, qui peut se localiser aux amygdales (amygdalite) ou atteindre tout le pharynx (pharyngite). Les pharyngites peuvent se compliquer de *phlegmon de l'amygdale* avec grosse gêne à la déglutition, voix nasonée, fièvre élevée, frissons et, à l'examen, bombement de l'amygdale et de son pilier antérieur. L'incision est nécessaire et il faut souvent pratiquer ensuite l'amygdalectomie.

Des *abcès* peuvent se former derrière le pharynx (abcès rétropharyngés) ou latéralement (abcès latéropharyngés). Ils entraînent un torticolis et une dysphagie douloureuse. L'incision et le drainage sont nécessaires.

***Inflammations chroniques.*** L'amygdalite chronique se manifeste par des poussées inflammatoires locales avec gêne à la déglutition, sur des amygdales très grosses, cryptiques (percées de multiples petits orifices ou cryptes) ; elle fait grossir les ganglions du cou et engendre un risque de complications telles qu'otite, néphrite, rhumatisme articulaire aigu. Les traitements antibiotiques atténuent les poussées, mais seule l'amygdalectomie met à l'abri des récidives.

Des pharyngites chroniques atteignant toute la muqueuse pharyngée peuvent avoir pour origine une infection de voisinage (sinusite), l'alcool, le tabac, les poussières. Les gargarismes, collutoires, aérosols et les cures thermales améliorent les symptômes (douleurs, raclements, irritation, toux), mais seule la suppression de la cause est radicale.

***Affections spécifiques.*** La tuberculose du pharynx, accompagnant une laryngite tuberculeuse, est rarissime, ne se voyant qu'au cours de granulies. Il en est de même de la syphilis*, qui peut néanmoins provoquer à la période primaire le chancre de l'amygdale, aux périodes secondaires des «plaques muqueuses» et à la période tertiaire des gommes.

***Tumeurs du pharynx.*** TUMEURS BÉNIGNES. Les papillomes et polypes sont classiques, mais le fibrome naso-pharyngien est le plus caractéristique. C'est une tumeur envahissante du cavum qui provoque une obstruction nasale, des épistaxis* entraînant une anémie. Le traitement chirurgical en est délicat.

CANCERS. Ce sont des épithéliomas* ou des sarcomes*. Le cancer du cavum provoque destruction nasale, troubles auditifs par destruction de la trompe d'Eustache, compression des nerfs crâniens. Les cancers de l'amygdale et de l'hypopharynx se manifestent par une gêne à la déglutition et des douleurs irradiant à l'oreille. Parfois, les cancers du pharynx se manifestent d'emblée par un glanglion au cou. La persistance et l'unilatéralité de tous ces symptômes doivent faire consulter un spécialiste. Le traitement associe la chirurgie et la radiothérapie.

**phénacétine** n. f. Antipyrétique et analgésique* de synthèse.
L'emploi de ce corps et des substances voisines doit être prudent, car ils sont toxiques pour le rein.

**phenformine** n. f. Biguanide* à action «retard», employé en comprimés dans le traitement du diabète.

**phénindione** n. f. Médicament anticoagulant* employé en comprimés et en pommades.

**phénobarbital** n. m. Dénomination commune de la *phényléthylmalonylurée*, le plus employé des barbituriques*.
Son indication majeure est l'épilepsie*, mais il entre dans la composition de nombreux médicaments sédatifs. Il est administré par voie orale ct rectale. Le *phénobarbital sodique* est administré par voie parentérale, en psychiatrie, en anesthésie et dans le traitement de l'intoxication par la strychnine.

**phénol** n. m. Dérivé du benzène, très antiseptique, qui fut longtemps employé en chirurgie.
Sa toxicité en a restreint l'emploi. On l'utilise encore dans le mélange anesthésique de Bonain* et pour la conservation de certains solutés.

**Toxicologie.** Le phénol, comme ses dérivés (menthol, thymol, résorcine, hydroquinone des révélateurs photographiques, etc.), cause des troubles digestifs, un coma avec troubles respiratoires et collapsus, et, en cas de survie, des lésions des reins et du foie. La dose mortelle est de 2 g. Le traitement consiste à faire vomir, à faire un lavage d'estomac, à administrer une purge et à lutter contre le collapsus.

**phénolphtaléine** n. f. Phtaléine du phénol, soluble dans l'alcool et l'éther, insoluble dans l'eau.
Réactif des oxydases, la phénolphtaléine a également des propriétés laxatives.

**phénolsulfonephtaléine** n. f. **Clearance de la phénolsulfonephtaléine**, méthode d'exploration du pouvoir d'excrétion du tubule rénal, fondée sur l'élimination urinaire d'une quantité injectée de phénolsulfonephtaléine (P. S. P.). Au bout de 15 minutes, si le rein est normal, 20 p. 100 de la substance doit avoir été éliminée, 70 p. 100 au bout de 70 minutes. (V. REIN, *Explorations fonctionnelles.*)

**phénothiazine** n. f. Dérivé soufré et aminé du phénol, utilisé dans le traitement des vers intestinaux (oxyures) et de certaines parasitoses végétales.
Il en existe de nombreux dérivés antihistaminiques* ou psychotropes*.

**phénotype** n. m. Terme de génétique désignant l'ensemble des caractères d'un individu qu'on peut observer.
Ceux-ci résultent, d'une part, du patrimoine héréditaire (génotype*), d'autre part de modifications apportées à l'individu par le milieu environnant.

**phénylbutazone** n. f. Médicament anti-inflammatoire, analgésique et antipyrétique. On l'emploie par voies orale, rectale, intramusculaire ou locale (pommade) dans le traitement des rhumatismes, des arthroses et de la plupart des inflammations. Elle doit être utilisée avec prudence, car elle peut provoquer des troubles rénaux (albuminurie), cutanés (éruptions), gastriques (ulcères) ou hématologiques (agranulocytose*), mais son efficacité est certaine dans de nombreux cas.

**phénylcétonurie** n. f. Maladie héréditaire récessive, due à un déficit enzymatique empêchant la dégradation de la phénylalanine. (Syn. : MALADIE DE FÖLLING.)

**Signes cliniques.** Cette maladie se traduit par une arriération mentale acquise, après un développement psychomoteur des premiers mois normal. Des convulsions, des spasmes* en flexion, une hypertonie musculaire sont également évocateurs. Le dépistage à la naissance permet d'éviter cette dégradation si un régime strict est suivi.

**Diagnostic.** Le dépistage de la phénylcétonurie (test de Guthrie) repose sur l'augmentation dans le sang et dans les urines de la phénylalanine.

**Traitement.** C'est l'observation d'un régime

sévère dès la naissance jusqu'à l'âge de 4 à 5 ans, en surveillant régulièrement ces enfants. Des laits spéciaux, des farines sont vendus dans le commerce. Les protides (viande, poisson, œufs) sont interdits ; les glucides et lipides représentent le principal apport alimentaire. Ce régime permet une acquisition psychomotrice normale.

**phényléphrine** n. f. Aminoalcool de structure voisine de celles de l'adrénaline et de l'éphédrine.

Vasoconstrictive et hypertensive, on l'emploie en gouttes, comprimés et injections dans le traitement de l'hypotension et du collapsus, et, localement, en collyres ou en gouttes nasales.

**phénytoïne** n. f. Médicament voisin des barbituriques*, mais non hypnotique, employé dans le traitement des convulsions et de l'épilepsie.

**phéochromocytome** n. m. Tumeur de la médullosurrénale*, sécrétant des substances hypertensives.

Ces tumeurs sont habituellement bénignes et souvent multiples, échelonnées dans le péritoine.

**Signes cliniques.** L'expression la plus courante est celle d'une hypertension artérielle permanente ou paroxystique. Il s'y ajoute souvent des douleurs abdominales, thoraciques, des céphalées et des sueurs abondantes.

**Diagnostic.** Il est indispensable de rechercher le phéochromocytome chez un sujet jeune, hypertendu, car l'exérèse totale de la tumeur peut assurer la guérison. L'augmentation des métabolites, des catécholamines (acide vanylmandélique) dans les urines, le test à la régitine* et les examens radiologiques (urographie intraveineuse avec rétropneumopéritoine) font le diagnostic.

**Traitement.** Après une médication antihypertensive de protection pour le malade, il repose sur l'ablation de toutes les tumeurs existant dans la cavité abdominale.

**phimosis** n. m. Étroitesse anormale de l'orifice préputial, s'opposant à la découverte du gland.

Peu serré, le phimosis peut céder dans les premiers mois à des tractions prudentes sur le prépuce ; plus tard, il faut intervenir chirurgicalement : circoncision* ou plastie préputiale.

**phlébectomie** n. f. Résection d'une veine, soit partielle, soit étendue, en cas de varices.

**phlébite** n. f. Inflammation d'une veine avec formation d'un caillot, qui entraîne son oblitération (thrombophlébite).

Les causes des phlébites sont multiples : interventions chirurgicales (et surtout opérations abdomino-pelviennes), avortements, accouchements, traumatismes, cardiopathies décompensées, infections.

**Signes.** Les signes de la phlébite sont minimes au début et doivent être recherchés de façon systématique aux membres inférieurs, chez les opérés par exemple : sensibilité à la pression, empâtement du mollet, douleur à la flexion dorsale du pied, fièvre discrète avec anxiété et accélération du pouls. A un stade plus avancé, le mollet est très douloureux, l'œdème s'étend à tout le membre inférieur.

L'évolution se fait vers la résorption, mais en plusieurs semaines, et les séquelles sont fréquentes : lourdeur, gêne à la station debout, troubles trophiques, ulcères de jambe. Mais, surtout, peut survenir une *embolie* pulmonaire*, complication sévère, parfois mortelle, dont la fréquence fait toute la gravité des phlébites.

**Traitement.** Seul l'emploi immédiat des *anticoagulants* au moindre soupçon de phlébite peut éviter son évolution et constitue le véritable traitement préventif des embolies pulmonaires. Associé à la *mobilisation* et au *lever précoce*, le traitement anticoagulant réduit considérablement les séquelles, mais demande une surveillance rigoureuse, clinique et biologique, car il n'est pas sans danger (risque d'hémorragies).

**phlébographie** n. f. Radiographie des veines après injection d'un produit de contraste.

**phlébolithe** n. m. Calcification de la paroi d'une veine, au niveau de grosses varices.

**phlébologie** n. f. Spécialité médicale des affections veineuses.

**phléborragie** n. f. Hémorragie veineuse par plaie ou rupture d'une varice.

Le traitement consiste à surélever le membre le plus possible et à poser un pansement compressif.

**phlébotome** n. m. Insecte de petite taille des pays tropicaux.

La femelle se nourrit de sang ; la piqûre provoque une démangeaison et une dermatite ou *harara*. Ces insectes sont les vecteurs de la fièvre à pappataci, de la verruga* du Pérou, de la leishmaniose*.

**phlébotomie** n. f. Incision d'une veine, pour faire une saignée, extirper un caillot où poser un cathéter.

**phlegmon** n. m. Inflammation aiguë ou subaiguë du tissu conjonctif, évoluant ou non vers la formation d'un abcès.

Superficiels ou profonds, circonscrits ou diffus, les phlegmons sont particulièrement graves chez les diabétiques, les sujets déficients. Le traitement repose sur l'antibiothérapie, l'évacuation chirurgicale ne devant être pratiquée qu'au stade de collection suppurée.

**phlyctène** n. f. Élevure remplie de sérosité, siégeant sur l'épiderme. (Syn. : AMPOULE, CLOQUE.)
La phlyctène doit être ponctionnée et traitée par un antiseptique jusqu'à cicatrisation parfaite.

**phobie** n. f. Crainte angoissante éprouvée en présence d'un objet ou d'une situation n'ayant pas un caractère réellement dangereux.
L'angoisse disparaît toujours en l'absence de l'objet «phobogène». Le sujet phobique reconnaît le caractère absurde de sa crainte, mais ne peut la vaincre.
La phobie se rencontre essentiellement dans la névrose phobique. On distingue : les phobies d'objets ou d'animaux, les phobies de situation, les phobies d'impression dans lesquelles le malade craint de commettre un acte nuisible. Les aspects cliniques de ces phobies sont multiples. Citons : l'*agoraphobie*, angoisse intense ressentie dans un espace libre (rue, place, etc.) ; la *claustrophobie*, peur des espaces clos (caves, ascenseurs, etc.) ; la *phobie des moyens de transport* ; la *phobie de défenestration*, peur du vide, vertiges ; la *phobie des instruments tranchants, pointus ;* l'*éreutophobie*, peur de rougir en public. Signalons encore la peur de la foule, des éléments naturels, des animaux, etc.
Dans la névrose phobique, les symptômes se greffent sur une personnalité particulière avec tendance à l'évitement, timidité, hyperémotivité ou, au contraire, « fuite en avant » dans une activité excessive.
La théorie psychanalytique a permis un grand progrès dans l'interprétation et la compréhension de ce trouble.
La psychothérapie d'inspiration psychanalytique trouve dans cette névrose une de ses meilleures indications. Les thérapies médicamenteuses (tranquillisants) peuvent être associées afin d'atténuer l'angoisse. Notons enfin que des phobies peuvent apparaître dans d'autres troubles de la personnalité*, mais alors comme symptômes secondaires ou transitoires.

**phocomèle** n. et adj. Individu porteur d'une phocomélie*.

**phocomélie** n. f. Malformation congénitale caractérisée par l'absence ou le raccourcissement de la racine d'un ou de plusieurs membres, alors que la partie distale est normalement formée. (Cette malformation évoque le membre du phoque, d'où son appellation.)
L'ingestion de thalidomide en début de grossesse a été la cause de nombreux cas de phocomélie.

**pholcodine** n. f. Dérivé de la morphine, calmant de la toux comme la codéine*, mais moins toxique que cette dernière.

**phonation** n. f. Ensemble des phénomènes qui concourent à la production de la voix*. L'organe de la phonation est le larynx*.

**phonendoscopie** n. f. Étude de la transmission des sons par les organes.
La présence d'un organe plein permet la transmission des vibrations et, en percutant par zones concentriques, on peut déterminer les limites de l'organe étudié. On emploie actuellement des appareils électroniques et les ultrasons.

**phonocardiographie** n. f. Enregistrement des bruits du cœur par un microphone piézoélectrique posé sur la poitrine et transcrits sur un papier à déroulement continu.
L'électrocardiogramme simultané permet de repérer chaque bruit dans le cycle cardiaque. La méthode permet une étude précise des bruits du cœur et de leurs anomalies, ainsi que celle des souffles éventuels.

**phosphatase** n. f. Enzyme libérant de l'acide phosphorique à partir de ses esters.
Certaines phosphatases sont présentes en quantité constante dans le sérum sanguin. Selon leur pH d'activité maximale, on parle de :
— *phosphatases alcalines*, dont le taux normal est de 1 à 5 unités Bodansky et qui s'élèvent en cas d'*affection osseuse* ostéoblastique (maladie de Paget, myélome, etc.) et de rétention biliaire ;
— et de *phosphatases acides*, dont le taux normal est de 1 à 5 unités Plummel, et qui, étant d'origine spécifiquement prostatique, s'élèvent en cas de cancer de la prostate.

**phosphène** n. m. Sensation lumineuse provoquée en comprimant le globe oculaire. Lorsqu'il survient spontanément, c'est un signe de décollement rétinien ou d'hypertension artérielle.

**phospholipide** n. m. Lipide* complexe dont la molécule renferme du phosphore.
Il en existe deux groupes : les *phosphatides*, non azotés, d'origine végétale ; les *phospho-aminolipides*, où l'azote est sous forme alcaline aminée et le phosphore sous forme acide. On les trouve surtout dans le système nerveux.

**phosphore** n. m. Métalloïde de symbole P. Le phosphore joue dans l'organisme un rôle considérable sous différentes formes : *phosphates minéraux*, principalement de calcium, qui représentent la

presque totalité des substances minérales des os* et des dents ; *esters orthophosphoriques*, unissant une molécule d'acide phosphorique à une molécule organique (ose*, glycérol, acide aminé...) ; *esters polyphosphoriques*, dont l'acide est un anhydride phosphorique fait de 2 ou 3 molécules d'acide orthophosphorique.
On distingue les esters diphosphoriques, tel que l'acide adénosine-diphosphorique (A. D. P.) et les esters triphosphoriques, tel l'acide adénosine-triphosphorique (A. T. P.). Le rôle de ces esters est essentiel, car ils stockent et redistribuent l'énergie dans l'organisme.
L'énergie libérée par les réactions métaboliques est ainsi stockée puis relibérée à la demande par la réaction inverse.
**Toxicologie.** Le phosphore se présente sous deux formes :
— le phosphore rouge, sans danger ;
— le phosphore blanc, hautement toxique.
On l'utilise comme combustible de feux d'artifice et dans certains pesticides. L'intoxication aiguë peut être mortelle en quelques heures, après troubles digestifs, ictère* grave, collapsus cardio-vasculaire. L'inhalation de gaz phosphorés peut provoquer les mêmes troubles, avec en plus un œdème pulmonaire. L'intoxication chronique détermine des nécroses osseuses.

**phosphorique** adj. **En chimie,** se dit des dérivés oxydés du phosphore.
**En homéopathie,** la *constitution phosphorique* caractérise les individus longilignes, de texture musculaire et ligamentaire moyennement serrée, à tempérament vif, individualiste, artistique et émotif.

**photocoagulation** n. f. Coagulation par la lumière.
Elle est utilisée pour le traitement de certaines affections rétiniennes : destruction de certaines petites tumeurs, traitement de décollements minimes de la rétine.

**photomètre** n. m. Instrument permettant de mesurer les intensités lumineuses.
En médecine et en biologie, on utilise la photométrie pour le dosage de corps en solution ou en suspension ; on l'effectue en mesurant l'absorption d'un faisceau lumineux qui les traverse dans des conditions données. Avec les *spectrophotomètres*, la mesure se fait sur une fréquence lumineuse strictement délimitée par la diffraction du faisceau dans un prisme.

**photophobie** n. f. Crainte de la lumière, due à l'impression pénible ou douloureuse qu'elle provoque dans les inflammations du globe oculaire, le glaucome congénital, les méningites, etc.

**photopsie** n. f. Vision lumineuse subjective qui frappe aussi bien l'œil sain que l'œil malade, due à une excitation directe de la rétine, en rapport avec un afflux du sang à la tête, un choc sur l'œil, etc.

**photosensibilisation** n. f. Sensibilisation de la peau à la lumière solaire, se traduisant par l'apparition d'érythèmes sur les zones exposées, auxquels peuvent s'ajouter des bulles, des croûtes.
La photosensibilisation peut être due à des troubles métaboliques (porphyries*), à une carence (pellagre*) ou à l'absorption de certains médicaments : phénothiazine, chlorpromazine, amidopyrine, etc.

**phototraumatisme** n. m. Lésion de la rétine, provoquée par une lumière trop intense.
Le phototraumatisme survient chaque fois que l'on regarde une source lumineuse particulièrement intense (Soleil, notamment). L'évolution se fait vers la récupération visuelle, avec parfois persistance d'un petit scotome*, gênant la vision, et d'une cicatrice indélébile au fond* d'œil.

**phototropisme** n. m. Déplacement ou changement d'orientation des êtres vivants sous l'influence de la lumière.
Certains êtres ont un phototropisme positif : ils vont vers la lumière ; d'autres ont un phototropisme négatif : ils s'en éloignent. Ces propriétés jouent un rôle dans le mode de vie de certains parasites.

**phrénique** adj. Relatif au diaphragme*.
**Nerf phrénique,** nerf issu du plexus cervical, qui commande les contractions du diaphragme*. Il descend à travers le cou et le thorax ; ses branches terminales se distribuent dans le diaphragme.
Sur le trajet du nerf phrénique peuvent apparaître des points douloureux caractéristiques, lors d'inflammations de voisinage (pleurésie, abcès sous-phrénique, colique hépatique).
**Centre phrénique,** partie centrale du diaphragme, formée par des fibres tendineuses.

**phtiriase** n. f. Infestation par les poux*.

**phtisie** n. f. Syn. ancien de TUBERCULOSE*.

**phtisiologie** n. f. Spécialité médicale consacrée à l'étude et au traitement de la tuberculose.

**physiologie** n. f. Science des fonctions et des constantes du fonctionnement normal des organismes vivants, unicellulaires comme pluricellulaires. — En médecine, c'est l'étude des fonctions de l'homme sain.

**physiothérapie** n. f. Traitement par les agents physiques.

Les principaux agents utilisés sont l'eau (v. BAIN, EAU, THERMALISME), la chaleur*, le froid* (v. CRYOTHÉRAPIE), les rayonnements (rayons* X, ultraviolets, infrarouges), l'électricité (v. ÉLECTROTHÉRAPIE), les actions mécaniques (forces et mouvements, v. KINÉSITHÉRAPIE).

**phytothérapie** n. f. Traitement par les plantes*.
De nombreuses plantes sont encore employées en nature, mais la plupart d'entre elles ne sont vendues qu'en pharmacie, et il peut être dangereux d'utiliser certaines d'entre elles dont on ne connaît pas parfaitement les effets.

**pian** n. m. Tréponématose* endémique, due à *Treponema pertenue.* (Syn. : YAWS.)
Cette infection sévit dans les régions chaudes et humides d'Afrique (côte ouest), d'Asie (Thaïlande, Indonésie) et d'Amérique (Haïti, Jamaïque).
La contamination se fait par contact non vénérien dans l'enfance, ou par le biais des mouches. La promiscuité et les mauvaises conditions hygiéniques favorisent l'extension de cette maladie.
**Signes cliniques.** Le pian ne se manifeste que par des signes cutanés et ostéo-articulaires, sans manifestations viscérales comme la syphilis.
Après un mois d'incubation, la lésion initiale se développe sous la forme d'une papule ulcérée : c'est le «pianome primaire», qui dure plusieurs mois. En même temps apparaissent les lésions dites «secondaires», tumeurs végétantes recouvertes de croûtes. Aux paumes et aux plantes, elles prennent un aspect hyperkératosique. Ces atteintes disparaissent sans laisser de traces.
Le stade tertiaire associe des lésions cutanées (gommes, ulcérations palmo-plantaires) à des atteintes ostéo-articulaires (gangosa, goundou*).
**Diagnostic.** Il repose sur la découverte du tréponème dans les plaies.
**Traitement.** La pénicilline est l'antibiotique de choix.

**pica** n. m. Trouble du comportement alimentaire de certains malades mentaux qui avalent des objets ou des substances non comestibles.

**picrique** adj. **Acide picrique,** trinitrophénol. — Le soluté à 1 p. 100 d'acide picrique est utilisé en compresses dans le traitement des brûlures superficielles peu étendues.

**picrotoxine** n. f. Combinaison de deux lactones, présente dans la *coque du Levant* (*Anamirta cocculus*, ménispermacées).
La picrotoxine est un poison tétanisant dont l'antidote est le chloral.

**pied** n. m. Partie distale du membre inférieur, qui repose sur le sol et supporte le corps.
**Anatomie.** Le squelette du pied est composé de 3 groupes osseux. Le *tarse*, massif, qui occupe la moitié postérieure, est formé par 7 os disposés sur 2 rangées : la rangée postérieure est constituée de 2 os superposés, l'*astragale**, qui s'articule avec la mortaise tibio-péronière, et le *calcanéum**, formant la saillie du talon ; à l'extrémité postérosupérieure du calcanéum s'insère le tendon d'Achille. La rangée antérieure du tarse comprend 5 os juxtaposés : *cuboïde* et *scaphoïde* unis à l'astragale et au calcanéum par l'articulation médiotarsienne ou articulation de Chopart ; en avant du scaphoïde, les 3 *cunéiformes.* Le *métatarse* est composé de 5 os longs, les *métatarsiens*, qui s'articulent en arrière avec les os de la 2e rangée du tarse, en avant avec les premières phalanges des orteils. Les *phalanges* des orteils ressemblent à celles des doigts par leur disposition, leur forme, mais en diffèrent par leurs dimensions réduites (exception faite pour les 2 phalanges du gros orteil). Le squelette du pied comprend, sur sa face plantaire, des os sésamoïdes, dont 2 sont constants à la face inférieure de la première articulation métatarso-phalangienne.
La région dorsale du pied donne passage aux tendons des muscles extenseurs et péronier antérieur (eux-mêmes situés audessus du muscle pédieux), à l'artère pédieuse et aux rameaux du nerf tibial antérieur. La région plantaire, ou plante du pied, comprend 4 loges séparées par des aponévroses et contenant les tendons et les muscles des orteils, des vaisseaux et des nerfs.
**Statique du pied.** Le pied repose sur 3 points d'appui osseux : 1 postérieur, la tubérosité plantaire du calcanéum, 1 antéro-interne (la tête du premier métatarsien), 1 antéroexterne (la tête du 5e métatarsien). L'empreinte plantaire ne montre de ces 3 points d'appui que le postérieur, le talon ; les 2 points d'appui antérieurs sont noyés dans une bande transversale épaisse, qui constitue le talon antérieur.
Les 3 points d'appui sont réunis par des arches qui supportent la *coupole plantaire :* arches interne, externe et antérieure. La stabilité de la voûte plantaire est assurée par des moyens puissants : outre les ligaments qui assemblent les différentes pièces osseuses, en ne leur permettant qu'une très faible mobilité, et le grand ligament plantaire, tous les muscles de la jambe (à l'exception du triceps sural) et du pied concourent au

maintien du galbe plantaire. Au point de vue moteur, dans le mouvement essentiel de la flexion plantaire, le pied est un levier du deuxième genre (type de la brouette) où la résistance (poids du corps transmis par le tibia) est placée entre le point d'appui (têtes métatarsiennes) et la puissance (tendon d'Achille transmettant sa force au calcanéum). Le pied, en dehors de ses mouvements essentiels de flexion-extension, effectue des mouvements de rotation interne et externe (adduction et abduction), de supination (varus) et de pronation (valgus), ces mouvements étant évidemment beaucoup plus limités qu'au niveau de la main.

**Pathologie.** Parmi les multiples *malformations congénitales* du pied, la plus fréquente est le *pied bot* (1 cas sur 1 000 naissances), qui atteint surtout les garçons et une fois sur deux est bilatéral. Il s'agit le plus souvent d'un pied bot « varus équin » à l'aspect caractéristique : la pointe du pied est déviée en dedans (adduction), la plante regarde en dehors (varus) ; la pointe du pied est abaissée comme le pied d'un cheval (équin).

L'évolution, en l'absence de traitement, aboutit à une déformation irréductible, d'où la nécessité d'entreprendre le traitement dès les premiers jours : manœuvres d'assouplissement et de redressement du pied, suivies d'application de bandages adhésifs, puis plâtres successifs ; à l'âge de la marche, l'enfant est appareillé avec des chaussures montantes et des attelles de nuit. Poursuivi jusqu'à la fin de la croissance osseuse, ce traitement a des résultats, en règle générale, excellents, mais parfois des corrections chirurgicales sont nécessaires, portant sur les parties molles (capsulectomies, ténotomies) ou sur les os eux-mêmes (tarsectomie, arthrodèse). Beaucoup plus rares sont le pied bot talus et le pied bot convexe.

Les *déformations de la voûte plantaire* sont de simples anomalies de position. Le *pied plat* est l'affaissement de cette voûte : normal chez le nourrisson, fréquent chez le petit enfant, où il s'agit en réalité d'un pied faible qu'il faut traiter préventivement. Le *pied plat valgus douloureux* de l'adolescent se traduit par une douleur, le soir, à la fatigue, une usure des chaussures plus marquée en dedans ; à l'examen, le pied est tourné en dehors, la saillie de la malléole tibiale exagérée ; les empreintes plantaires montrent l'affaissement de la voûte et son degré. L'évolution peut être grave, avec douleurs vives, contracture musculaire, apparition de signes d'arthrose. C'est dire la nécessité du traitement préventif dès l'enfance : chaussures physiologiques montantes et, dès qu'il existe un début d'affaissement de la voûte, usage d'une semelle orthopédique corrigeant le valgus du calcanéum et soulevant les têtes métatarsiennes. Plus rare est le *pied creux essentiel des adolescents*, avec creusement de la voûte par chute de l'avant-pied, appui à la marche uniquement sur la pointe ; aux déformations fibreuses s'ajoutent rapidement des déformations osseuses, et si le traitement orthopédique n'a pas été entrepris à temps il faut recourir à la chirurgie : ténodèses, voire tarsectomies.

Les *lésions traumatiques* du pied sont multiples : les plaies et piqûres sont toujours graves en raison du risque d'infection ; il faut les désinfecter très soigneusement, voire les débrider, et surtout prévenir le risque de *tétanos* par la sérothérapie et le rappel de vaccin. Les *entorses** sont particulièrement fréquentes au niveau des articulations tibio- et médiotarsiennes. Les *fractures* les plus fréquentes sont celles du calcanéum, des métatarsiens et des orteils ; celles de l'astragale et des autres os du tarse sont beaucoup plus rares. Quelles que soient la nature et l'importance du traumatisme, les séquelles sont souvent graves, en particulier l'ostéoporose post-traumatique. Seul un traitement correct (lutte contre l'infection, rééducation active précoce) peut permettre une récupération complète ou, au moins, réduire les séquelles au minimum.

Les *paralysies traumatiques* du nerf sciatique et de ses branches entraînent non seulement des troubles de la statique du pied (par exemple, le steppage dans la paralysie du sciatique poplité externe), mais aussi des troubles sensitifs et trophiques qui peuvent rendre la marche impossible. La réparation nerveuse est évidemment le traitement idéal, mais elle connaît des impossibilités et des échecs qui obligent à des interventions palliatives (transplantations tendineuses, arthrodèses, arthrorises). Les pieds bots de la *poliomyélite* présentent un polymorphisme extrême : la rééducation active précoce permet souvent de limiter les séquelles, qui demandent des traitements chirurgicaux délicats. Les *paralysies spastiques* d'origine cérébrale ou médullaire (syndrome de Little, hémiplégie cérébrale infantile) sont de traitement long et difficile. Certaines maladies du système nerveux (tabès) ou nutritionnelles (diabète) peuvent également entraîner des arthropathies importantes et des ulcé-

rations rebelles des parties molles (mal perforant plantaire).
Les *métatarsalgies* (douleurs du métatarse), les *talalgies* (douleurs du talon) forment un chapitre important et difficile de la podologie. Ces syndromes sont de causes multiples : hyperlaxité constitutionnelle ou occasionnelle, pressions trop considérables (obésité), chaussures antiphysiologiques, anomalies congénitales ou acquises. Elles demandent un bilan complet, local et général pour décider de la thérapeutique : semelles orthopédiques, agents physiques, voire chirurgie.
Les déformations des orteils ne sont pas rares. La forme la plus fréquente est l'*hallux valgus*, où le gros orteil est dévié en dehors, pouvant même s'insinuer sous le 2^e^ orteil ; en même temps se constituent une exostose du premier métatarsien et une bursite souvent très douloureuse au bord interne de l'articulation métatarso-phalangienne (oignon). Cet hallux valgus s'observe surtout dans le sexe féminin, la pression de chaussures trop étroites ou pointues, à haut talon, en est la cause favorisante. Lorsque la déformation est invétérée, seul le traitement chirurgical peut corriger la déformation de l'orteil. Les autres orteils peuvent être le siège d'une griffe de la 2^e^ phalange sur la première, un cor se développant au sommet de l'angle ainsi formé : c'est l'*orteil en marteau*, qui, au stade de déformation fixée, doit être traité chirurgicalement.
L'*ongle incarné*, ou *onyxis latéral*, est une lésion fréquente, siégeant électivement au gros orteil : le rebord unguéal pénètre dans le sillon péri-unguéal, entraînant de vives douleurs ; puis une suppuration apparaît, et la marche devient difficile. La prévention de cet accident consiste en une coupe à ras de l'ongle, en carré, sans entaille sur les bords, en même temps que sont dispensés des soins d'hygiène minutieux. En cas d'échec, il faut recourir à l'ablation chirurgicale de la partie latérale de la matrice.

***pied d'athlète.*** V. ATHLETIC FOOT.

**pie-mère** n. f. Enveloppe interne des méninges*, qui adhère étroitement au cerveau et à la moelle.

**pierre** n. f. **Maladie de la pierre,** ancien nom des calculs de la vessie. (V. LITHIASE URINAIRE.)

**pigeonneau** n. m. Ulcération noirâtre, arrondie, du doigt, observée chez les travailleurs maniant l'acide chromique ou ses sels.

**pigment** n. m. Substance organique colorée, telles la bilirubine* de la bile, la mélanine* de la peau.
La coloration normale de la peau, due à la mélanine, peut diminuer (vitiligo*) ou augmenter (mélanodermie*, éphélides*). La bilirubine, lorsqu'elle se dépose dans les téguments et les muqueuses, est responsable de l'ictère*. Certaines intoxications (l'argent) sont responsables de pigmentations transitoires.

**pilier** n. m. Partie qui sert de soutien à un organe ou délimite un orifice : *piliers du cœur, du diaphragme, du voile du palais.*

**pilocarpine** n. f. Alcaloïde du jaborandi*, doué d'une action parasympathicomimétique. Elle excite les sécrétions (salive) et fait contracter la pupille. On l'emploie en collyre dans le traitement du glaucome*.

**pilomoteur** adj. m. Se dit d'un réflexe obtenu en effleurant la peau, et qui provoque l'érection des poils.
Celle-ci est déterminée par le muscle érecteur attaché à chaque poil et commandée par le système neurovégétatif (horripilation).

**pilonidal, e, aux** adj. **Kyste ou sinus pilonidal,** petite tumeur due à l'inclusion d'un poil dans l'épaisseur du derme.
Les kystes pilonidaux se rencontrent électivement au niveau de la région sacro-coccygienne. Leur infection, presque constante, impose le traitement chirurgical.

**pilosébacé, e** adj. Relatif au poil et à la glande sébacée qui lui est adjointe.

**pilule** n. f. Médicament de forme sphérique, destiné à être avalé, dans lequel la substance active est mélangée à un excipient et recouverte de poudre ou d'un vernis.
**Pilule contraceptive,** dragée renfermant des hormones œstrogènes et progestatives, employée pour la contraception*.
La pilule est prise 21 ou 22 jours par mois (selon les produits) avec un arrêt de 7 jours. Une hémorragie minime se produit pendant l'arrêt, simulant des règles. Le diabète et les maladies des veines ou des artères (thromboses), les hyperlipidémies sont les principales contre-indications.

**piment** n. m. Le piment rouge (piment annuel ou poivre long) et le piment frutescent (poivre de Cayenne) sont employés comme condiment ; ils facilitent la digestion, mais sont contre-indiqués en cas de gastrite ou d'ulcère gastrique ou duodénal. Les gros piments doux (poivrons), employés comme légumes ou en salade, sont également déconseillés en cas d'affection gastrique.

**pin** n. m. Les bourgeons de *pin sylvestre* sont employés en décoction (20 g par litre) et en sirop comme sédatif de la toux et diurétique. Le *pin maritime* fournit la térébenthine.

**pince** n. f. Instrument de chirurgie aux formes diverses, servant à extraire les corps étrangers, prendre et séparer les organes au cours des opérations (pinces à disséquer), obturer les vaisseaux (pinces hémostatiques).

**pincement** n. m. **Pincement articulaire,** diminution de l'écart qui existe normalement entre deux surfaces articulaires. C'est le signe d'une affection articulaire (arthrose*, anomalie d'appui, etc.).

**pinéal, e, aux** adj. **Glande pinéale.** V. ÉPIPHYSE.

**pinguécula** ou **pinguicula** n. f. Petite tuméfaction bénigne, située sous la conjonctive et qui correspond à une dégénérescence hyaline.

**Pinkus (tumeur fibro-épithéliale de),** lésion de la région lombo-sacrée, qui apparaît très tôt dans la vie et qui correspond à un épithélioma* basocellulaire.

**pipérazine** n. f. Corps de synthèse, base de médicaments uricosuriques, anthelminthiques et psychotropes.

**pipobroman** n. m. Dérivé de la pipérazine, employé dans le traitement de la maladie de Vaquez (polyglobulie* essentielle) et dans celui des leucémies* myéloïdes.

**piqûre** n. f. 1. Plaie ponctuelle faite par un objet pointu (aiguille, clou, etc.).
Les piqûres exposent à l'infection. Pour éviter celle-ci, il faut faire saigner les piqûres superficielles, les désinfecter, injecter le sérum antitétanique ou faire un rappel de vaccin antitétanique et appliquer un traitement antibiotique énergique.
Toute piqûre profonde doit être examinée par un médecin, qui décidera de la nécessité éventuelle d'une exploration ou d'une intervention chirurgicale. (V. PLAIE.)
2. **Piqûre sous-cutanée, intramusculaire, etc.** V. INJECTION.
3. V. ACUPUNCTURE.

**piscine** n. f. L'eau des piscines doit répondre à certains critères pour éviter la propagation des maladies infectieuses (poliomyélite, granulomes, mycoses, etc.). Les baigneurs sont également tenus à un minimum d'hygiène. Il est, par exemple, interdit d'uriner dans les piscines.
L'eau des piscines est régulièrement assainie et renouvelée. Dans les circuits sans système de régénération, une vidange complète avec lessivage des parois doit être effectuée au moins tous les 3 jours. Dans les circuits avec régénération, l'eau est renouvelée sans arrêt et d'un vingtième de son volume par jour au moins. Le désinfectant le plus courant est le chlore ou le protoxyde de chlore. L'alcalinisation de l'eau facilite l'effet du chlore. Un contrôle rigoureux des piscines est exercé par les ministères des Affaires sociales, de l'Intérieur et de la Jeunesse et des Sports.

**pithiatisme** n. m. Ensemble de troubles corporels, sans aucune cause organique, qui peuvent apparaître et disparaître chez certains malades, par persuasion ou suggestion. (Ce terme, de moins en moins utilisé, désigne la « conversion hystérique » [V. HYSTÉRIE].)

**pituitaire** adj. Qui se rapporte : 1. À l'hypophyse, ou glande pituitaire ; 2. À la muqueuse des fosses nasales.

**pituite** n. f. Rejet par régurgitation d'un liquide filant, aqueux, survenant le plus souvent le matin, à jeun, chez des sujets atteints de gastrite, notamment les alcooliques.

**pityriasis** n. m. « Affection cutanée caractérisée par une fine desquamation » (Brocq).
On décrit sous ce nom :
**Le pityriasis rosé de Gibert.** Il se traduit par des taches rosées, à centre jaunâtre, sur la racine des membres et le tronc seulement. L'affection, bénigne, est saisonnière (printemps, automne) ;
**Le pityriasis rubra pilaire.** Très rare, héréditaire, cette affection est caractérisée par des cônes cornés rouges, présents sur le dos des premières phalanges des doigts, associés parfois à une érythrodermie* ;
**Le pityriasis versicolor.** C'est une mycose* cutanée due au champignon *Malassezia furfur.* Très fréquente, elle est facilement reconnaissable : les régions atteintes (le tronc surtout) sont d'une coloration brun fauve, étendues en nappes. Le signe majeur est le signe du « copeau » ou décollement facile des squames avec une curette.
La variété achromiante (v. ACHROMIE) décolore la peau en plaques, ressemble au vitiligo et apparaît après exposition au soleil.
Le traitement repose sur l'application prolongée de fongicides* locaux.

**pivot** n. m. **Pivot dentaire, dent à pivot,** prothèse à tenon employée sur une dent dont il ne reste que la racine.

**placenta** n. m. Organe permettant les échanges gazeux et nutritifs entre la mère et son fœtus, et jouant un rôle endocrinien durant la grossesse.
**Anatomie.** Le placenta se constitue à partir des villosités chorioniques de l'œuf, qui ont pris contact avec la muqueuse utérine. Le placenta à terme est une masse

charnue, en forme de « gâteau », de 16 à 20 cm de diamètre, de 2 cm d'épaisseur et d'un poids de 500 g environ.
On lui décrit une face *fœtale*, lisse, tapissée par l'amnios, sous lequel on voit les vaisseaux placentaires. Cette face regarde vers l'intérieur de l'œuf. La face *maternelle*, charnue, formée de cotylédons polygonaux séparés par des sillons, est celle qui s'attachait à la paroi utérine. Le bord du placenta est circulaire et se continue par les membranes. Le cordon est fixé au centre de la face fœtale.
**Physiologie.** Le placenta est double.
***Rôle d'échanges gazeux et nutritifs.*** Les deux circulations, maternelle et fœtale, ne communiquent pas, mais sont séparées par le revêtement de la villosité et par la paroi des vaisseaux. C'est à travers ces « barrières » placentaires que s'effectuent cependant les échanges d'oxygène et de gaz carbonique dissous (respiration fœtale), et les apports de protides, glucides, lipides, sels minéraux (nutrition du fœtus).
***Rôle de glande endocrine.*** Il sécrète, *seul,* deux hormones protéiques : l'hormone gonadotrope chorionique, ou H. G. C., qui est utilisée pour faire le diagnostic biologique de la grossesse, et l'hormone lactogène placentaire, ou H. L. P., dont l'activité et la structure s'apparentent à celles de l'hormone de croissance et de la prolactine.
Il sécrète, *en association* avec les compartiments maternel et fœtal (unité fœto-placento-maternelle), des hormones stéroïdes sexuelles comme la progestérone et les œstrogènes.
**Pathologie.** Pendant la grossesse, le placenta peut se décoller prématurément et saigner (hématome* rétroplacentaire ; placenta prævia*). Il peut faillir à son rôle d'échanges entre la mère et le fœtus (syndrome dit « d'insuffisance placentaire ») et conduire à un retard de croissance, voire à la mort *in utero* du fœtus. Après l'accouchement, il peut se décoller incomplètement, ou être retenu dans l'utérus et déterminer des complications de la délivrance.
**Explorations du placenta.** La localisation exacte du placenta peut être précisée par des techniques aux radio-isotopes* (technetium), ou par les ultrasons*. La fonction endocrinienne est explorée par les dosages de H. G. C. et de H. L. P., et, dans une certaine mesure, par ceux des stéroïdes.

**plaie** n. f. Solution de continuité de revêtement cutané.
Les plaies intéressent les plans de couverture (peau, aponévroses), mais peuvent s'accompagner de lésions d'autres organes : les risques propres à ces atteintes surajoutées, les dangers qu'elles présentent, les mesures thérapeutiques qu'elles imposent sont très particuliers à chaque lésion (plaies de l'abdomen*, des viscères, des artères*, fractures* ouvertes, etc.).
Les *piqûres* sont des plaies étroites, à bord net, dont le risque essentiel est l'infection.
Les *coupures* sont des sections nettes qui exposent particulièrement aux lésions vasculo-nerveuses ou tendineuses.
Les *plaies contuses* sont produites par un agent contondant qui broie les tissus, dévitalise les parties molles plus ou moins profondément.
Toute plaie implique un examen clinique méthodique et complet : circonstances de l'accident, nature de l'agent vulnérant, temps écoulé depuis la blessure. L'aspect des orifices cutanés est très variable ; la recherche de lésions ostéo-articulaires, vasculo-nerveuses, viscérales est un temps essentiel de l'examen : abondance de l'hémorragie externe, tension d'un hématome profond, sensibilité des téguments, état du pouls en aval, état général du blessé (signes de choc* traumatique).
**Traitement des plaies.** L'ablation chirurgicale des zones dévitalisées, suspectes de souillure microbienne, et celle des corps étrangers inclus sont les actes thérapeutiques essentiels : le « parage chirurgical » excise méthodiquement, plan par plan, tous les tissus contus, avec une hémostase rigoureuse. La *suture cutanée primitive* entraîne une cicatrisation rapide, mais, lorsque le danger d'infection est particulièrement à redouter, il ne faut pas hésiter à laisser la plaie ouverte, sous couvert d'une surveillance clinique et bactériologique rigoureuse, les modalités du *pansement** étant adaptées à chaque circonstance. Cette méthode doit être la règle devant une plaie datant de plus de 12 heures ou lorsque l'état général interdit une exploration chirurgicale réglée. La thérapeutique anti-infectieuse moderne a considérablement amélioré le pronostic (antibiothérapie, sérothérapie antitétanique).
La guérison d'une plaie cutanée, si les lèvres sont accolées et s'il n'y a pas d'infection, survient en 6 à 8 jours *(cicatrisation par première intention).* Si les lèvres restent éloignées, s'il y a perte de substance, la guérison est retardée et ne se produit que lentement, par *seconde intention*, mais il est souvent possible de procéder ultérieurement à une *suture secondaire*, après avivement des bords de

la plaie. En cas de perte de substance, il faudra recourir à des greffes*.

**plancher** n. m. Formation anatomique qui constitue la partie inférieure d'une cavité.

Le *plancher de la bouche* comprend toutes les parties molles qui ferment en bas la cavité buccale (le phlegmon du plancher de la bouche porte le nom d'angine de Ludwig).

Le *plancher uro-génital* est le plan musculo-aponévrotique qui ferme, dans le périnée* antérieur, la fente uro-génitale.

Le *plancher du 3e ventricule cérébral* est constitué par l'hypothalamus*, le *plancher* du *4e ventricule* par le bulbe* et la protubérance*.

**planning** n. m. **Planning familial**, régulation du nombre et de la date des naissances, volontairement pratiquée par un couple. — Il fait appel aux méthodes de contraception* ou au traitement de la stérilité*.

**plante** n. f. 1. Espèce végétale dans son ensemble.

2. Face inférieure du pied*.

**Plantes médicinales.** De nombreuses plantes ont une action physiologique et sont utilisées en thérapeutique sous forme de poudre, d'extraits, de teintures, d'infusions ou de décoctions. Certaines sont inoffensives, tels le tilleul, la camomille, la menthe, etc. D'autres, très nombreuses, sont toxiques et ne doivent être utilisées que sous forme pharmaceutique, telles la digitale, la belladone, la colchique, etc. (V. chaque plante à son ordre alphabétique.) L'emploi inconsidéré de plantes cueillies dans les champs peut aboutir à des intoxications graves, voire mortelles.

**Intoxication par les plantes.** Une intoxication par les plantes pose plusieurs problèmes.

1. L'absorption est-elle réelle ? Il s'agit en effet le plus souvent d'enfants, auxquels il est difficile de se fier.

2. L'identification exacte de la plante. Il sera toujours utile de s'adresser pour cela au pharmacien, qui a fait des études de botanique.

3. Faire une évaluation statistique du risque, toujours difficile. (V. ACONIT, BAIE, BELLADONE, BOIS, CHAMPIGNON, CIGUË, COLCHIQUE, COLOQUINTE, CYTISE, DIGITALE, ELLÉBORE, ERGOT, FLEURS, HASCHISCH, IVRAIE, LAURIER, ORANGER, PEYOTL, SOLANACÉES, TABAC.)

***Conduite à tenir devant la suspicion d'une intoxication par les plantes.*** Devant l'apparition de troubles digestifs ou nerveux chez un enfant susceptible d'avoir absorbé des plantes, il faut d'abord procéder à un lavage d'estomac si l'enfant est conscient. Il convient ensuite d'essayer d'identifier la plante en cause pour juger de la gravité éventuelle de l'accident et commencer un traitement approprié. Si cette identification se révèle impossible, il faut placer l'enfant en surveillance à l'hôpital.

**plaque** n. f. **Plaque dentaire**, ensemble des éléments qui se déposent sur la surface de l'émail des dents : bactéries, protéines, débris alimentaires et épithéliaux, tartre.

**Plaques fauchées**, aires arrondies, de petite taille, qui apparaissent sur la partie antérieure du dos de la langue. — Elles sont lisses et indolores. Leur observation en association avec d'autres lésions cutanéomuqueuses caractéristiques permet de fonder le diagnostic de syphilis* secondaire.

**Plaque motrice**, jonction entre le nerf et le muscle. — Au niveau de la plaque motrice, l'extrémité terminale de l'axone libère le médiateur chimique (adrénaline ou acétylcholine) sous l'effet de l'influx nerveux. Le muscle, alors, se contracte.

**Sclérose en plaques.** V. SCLÉROSE.

**plaquette** n. f. Élément figuré du sang, intervenant dans la coagulation*. (Syn. : THROMBOCYTE.)

Les plaquettes, au nombre de 200 000 à 300 000 par millimètre cube, sont formées par l'éclatement des mégacaryocytes* issus de la moelle osseuse.

La diminution du nombre des plaquettes, ou *thrombocytopénie*, entraîne des purpuras* ; son augmentation, ou *thrombocytémie*, se voit dans les hémopathies prolifératives (leucémie myéloïde), et, de façon transitoire, après une splénectomie*.

**plasma** n. m. Liquide surnageant au-dessus des cellules sédimentées du sang, après centrifugation d'un sang *non* coagulé. (V. SÉRUM.)

Le plasma contient des sels minéraux, des protéines et des acides aminés, du glucose et divers acides organiques, des lipides et du cholestérol, des vitamines, des pigments, des hormones, etc. Les protéines plasmatiques sont étudiées par électrophorèse* ou immunoélectrophorèse : le plasma contient 45 g/l d'albumine, 30 g/l de globulines* ($\alpha_1$, $\alpha_2$, $\beta$ et $\gamma$) et 4 g/l de fibrinogène. Le plasma peut être transfusé. (V. PLASMATHÉRAPIE.)

**plasmaphérèse** n. f. Action de séparer le plasma des globules d'un sang prélevé par saignée, les globules pouvant être restitués au sujet.

Effectuée dans certaines affections, elle permet de débarrasser le sang de substances nocives, par exemple d'immunoglobulines ou de myoglobulines. Pratiquée sur le sang d'un donneur, elle permet de lui rendre ses globules si on ne désire que le plasma, ou d'utiliser séparément plasma et globules.

**plasmathérapie** n. f. Emploi thérapeutique du plasma humain.
Dans le traitement du choc* et du collapsus*, le plasma tend à être remplacé par des solutions à grosses molécules (dextran), car, riche en protéines, il est allergisant et peut créer des réactions d'intolérance.

**plasmocyte** n. m. Cellule du système lymphoïde, formée dans la rate et dans les ganglions lymphatiques, et qui synthétise des anticorps*.
C'est une cellule très basophile*, à noyau excentré, avec la chromatine en rayons de roue. Normalement, le sang ne contient pas de plasmocytes, ou très peu ; ils apparaissent lors d'affections très diverses (rubéole, myélome*, infections chroniques, etc.).

**plasmodium** n. m. Genre de protozoaires vivant dans le sang et agents du paludisme. (V. HÉMATOZOAIRE.)

**plastie** n. f. Suffixe indiquant une réparation modelante, à partir des tissus contigus, à une perte de substance : *rhinoplastie* (nez), *myoplastie* (muscle).
Employé seul, le terme de *plastie* est utilisé pour désigner la réparation des pertes de substance cutanée ou une opération au cours de laquelle on place une prothèse : *plastie de la hanche.*

**plastique** adj. **Chirurgie plastique.** Elle vise à corriger les disgrâces congénitales ou acquises.
Il faut distinguer la *chirurgie réparatrice*, qui, obéissant à des règles très strictes, a pour but de corriger des pertes de substance, par exemple au niveau des téguments, par greffes* cutanées (en pastille, dermo-épidermique, de peau totale) ou autoplasties (lambeaux de glissement, de rotation...).
La *chirurgie cosmétique* ou *esthétique* s'efforce de corriger une imperfection corporelle qui prend pour le patient une importance préjudiciable à sa santé psychique : correction des déformations du nez (rhinoplastie), des hypertrophies ou des hypotrophies mammaires, lipectomies (ablation de graisse) au niveau des cuisses et de l'abdomen. Ces interventions esthétiques ne sont pas sans danger, et leurs risques réels doivent être connus des patients.
**Aliments plastiques.** Ce sont les aliments qui participent à l'élaboration de la matière vivante (protéines), par opposition à ceux qui sont oxydés pour des besoins énergétiques.
**Matières plastiques.** Elles présentent un certain danger au moment de la production. Leur toxicité est variable suivant leur nature, mais elles sont essentiellement irritantes pour le poumon ou la peau. Au niveau de l'utilisation, la toxicité est presque nulle, en dehors, toutefois, d'accidents d'intolérance cutanée, très rares. Les poêles à frire plastifiées ne doivent pas être chauffées au-delà de 350 °C pour éviter le dégagement d'acide fluorhydrique.

**plastron** n. m. **Plastron appendiculaire,** empâtement perçu à la palpation de la paroi abdominale lors de l'évolution d'un abcès appendiculaire.
L'évolution spontanée de cette péritonite localisée se ferait vers la péritonite* généralisée ou la fistulisation à la peau ou dans un organe voisin. Ces modalités évolutives graves doivent être évitées par le drainage de l'abcès appendiculaire.

**plathelminthes** n. m. pl. Vers plats. (V. CESTODES, TRÉMATODES.)

**platine** n. m. 1. Métal précieux qui sert à faire des objets inoxydables à haute température.
2. Surface dressée, plane. — La *platine de l'étrier* est la partie de cet osselet de l'oreille* moyenne qui fait piston dans la fenêtre ovale et y transmet les vibrations sonores. (V. OREILLE et SURDITÉ.)

**plâtre** n. m. Matériau employé pour immobiliser les fractures et diverses affections ostéo-articulaires : *gouttière plâtrée, appareils plâtrés circulaires.*
La surveillance d'un plâtre doit être attentive : toute douleur anormale, tout refroidissement des extrémités doivent faire craindre une compression, qu'il faudra supprimer.

**platyspondylie** n. f. Aplatissement congénital des corps vertébraux.

**pleurer** n. m. et v. **Pleurer spasmodique,** pleurs pathologiques alternant avec des rires de même nature, et retrouvés dans les atteintes lacunaires du cerveau, dites « pseudobulbaires » : *rire et pleurer spasmodiques.*

**pleurésie** n. f. Inflammation et épanchement de liquide dans la plèvre*.
**Signes de la pleurésie.** La douleur thoracique continue, pongitive*, augmentée par la toux sèche, quinteuse et brève qui survient aux changements de position, ainsi que l'essoufflement sont des signes qui imposent un examen clinique et radiologique. La percussion du thorax découvre une *matité* à sa partie basse (base) et le murmure vésiculaire est diminué, voire aboli, à l'auscultation. Les autres signes d'examen sont moins constants : égophonie, pectoriloquie aphone (transmission distincte de la voix chuchotée). La radiographie thoracique montre une opacité étendue, homogène, atteignant en bas le diaphragme.
Le signe de certitude d'un épanchement est fourni par la ponction pleurale,

qui ramène un liquide séro-fibrineux, hémorragique ou purulent, sur lequel on pratique l'examen cytobactériologique.

**Causes des pleurésies.** ***Pleurésies séro-fibrineuses.*** Elles relèvent de trois causes essentielles : la tuberculose, les tumeurs et les maladies infectieuses. Le liquide de ponction est riche en albumine et en fibrine*, jaune citron. Le traitement de la pleurésie tuberculeuse comporte l'administration d'antibiotiques antituberculeux et de corticoïdes. En l'absence de traitement approprié, l'évolution se fait vers d'inévitables séquelles pleurales (symphyse* des feuillets, pleurite).

Les tumeurs intrathoraciques pleurales provoquent souvent, chez le sujet âgé, un épanchement, soit réactionnel, soit dû à une atteinte cancéreuse de la séreuse elle-même.

Enfin, les causes infectieuses sont représentées par les pneumopathies* virales, les suppurations bronchiques ou pulmonaires.

***Pleurésies hémorragiques.*** Le liquide est rouge et incoagulable. Ces épanchements sont le plus souvent signe de tumeurs malignes, primitives ou secondaires, du poumon ou de la plèvre.

***Pleurésies purulentes.*** Elles relèvent toujours d'une infection pulmonaire bactérienne (pneumocoques, entérocoques, staphylocoques, etc.).

Elles imposent un traitement antibiotique précoce et énergique afin d'éviter l'enkystement* et la pachypleurite* ; la ponction évacuatrice, en cas d'épanchement abondant, sera aidée d'un drainage et d'une aspiration de la collection purulente.

**pleurite** n. f. Inflammation de la plèvre sans épanchement de liquide.

La douleur thoracique, le frottement pleural, râpeux, présent aux deux temps (inspiration et expiration) de l'auscultation, l'opacité discrète et homogène visible sur la radiographie thoracique sont les signes habituels de la pleurite.

La pleurite peut précéder une pleurésie, quelle que soit l'origine de cette dernière. Elle peut être consécutive à une bronchopneumopathie banale ou à une atteinte tuberculeuse. Il faut craindre l'évolution vers la *pachypleurite* (épaississement des feuillets pleuraux et symphyse [soudure] de ceux-ci), source d'insuffisance respiratoire.

**pleurodynie** n. f. Douleur vive du thorax, observée dans les affections de la plèvre.

**pleuroscopie** n. f. Endoscopie* de la cavité pleurale.

Cette cavité, virtuelle à l'état normal, doit être préalablement emplie d'air (pneumothorax* artificiel).

**pleurotomie** n. f. Ouverture chirurgicale de la plèvre, par exemple pour drainer une pleurésie purulente.

**plèvre** n. f. Enveloppe séreuse des poumons.

La plèvre se compose de deux feuillets, un feuillet viscéral et un feuillet pariétal, se réunissant au niveau du hile du poumon et limitant entre eux une cavité virtuelle, la *cavité pleurale.* Cette cavité pleurale peut être le siège d'un épanchement liquidien (pleurésie*) ou aérien (pneumothorax*). Les lésions traumatiques de la plèvre résultent soit de plaies du thorax, soit d'un embrochement par un fragment de côte fracturée (hémothorax, hémopneumothorax). Les tumeurs primitives de la plèvre sont exceptionnelles ; il s'agit le plus souvent de métastases d'un cancer pulmonaire ou extrathoracique.

**plexus** n. m. Réseau de nerfs ou de vaisseaux anastomosés (réunis entre eux) de façon complexe : *plexus veineux* de l'orbite, du mésentère, du petit bassin. Les *plexus choroïdes* du cerveau sont des lacis de capillaires artériels et veineux qui sécrètent le liquide céphalo-rachidien. Les *plexus nerveux* sont formés soit de nerfs du système cérébro-spinal (plexus cervical, brachial, lombaire, sacré et coccygien), soit de nerfs du système neurovégétatif, provenant du sympathique et du parasympathique (plexus cardiaque, solaire, mésentérique, hypogastrique, honteux).

**plomb** n. m. Métal gris bleuâtre, très dense.

**Emploi pharmaceutique.** L'acétate basique de plomb précipite avec les chlorures de l'eau commune pour donner l'*eau blanche,* employée comme résolutif en lotions.

**Toxicologie.** ***Intoxication chronique ou saturnisme.*** C'est une maladie professionnelle fréquente, résultant de l'emploi d'oxydes (minium de litharge), de sulfures (galène), de sulfate (blanc de Mulhouse), sous-carbonate (céruse), acétate (eau blanche), arséniate (utilisé en agriculture). Les métiers exposés sont l'imprimerie, la peinture, la fonderie et la tréfilerie, la récupération de vieux métaux, la fabrication d'accumulateurs, d'émaux et de céramique. Le saturnisme non professionnel résulte de l'utilisation de vaisselle ou de bouchons verseurs en plomb ou en étain, ainsi que de l'eau de boisson «trop dure», attaquant des canalisations en plomb (surtout si les prises de terre des appareils ménagers sont branchées dessus).

SIGNES CLINIQUES. La *colique de plomb*, qui apparaît après plusieurs mois d'exposition, est une violente douleur abdominale avec constipation, pâleur, pouls lent et hypertension artérielle simulant une affection chirurgicale. La *paralysie* des avant-bras (nerf radial) empêche l'extension des doigts, surtout des doigts du milieu ; elle n'est pas douloureuse. La *néphrite chronique*, la *goutte saturnine* sont plus rares.
La constatation de l'un de ces signes fait rechercher le liséré de Burton, ligne ardoisée de la gencive en bordure des dents. Il existe une anémie avec hématies ponctuées (comportant des granulations inhabituelles). Le plomb est éliminé dans les urines (plomburie) à un taux supérieur à 50 γ par litre. Le dosage de plomb dans le sang (plombémie) montre un taux supérieur à 500 γ par litre. Au-dessous de ces chiffres, il y a imprégnation normale en cas de manipulation du plomb, mais non saturnisme.
TRAITEMENT. On emploie le *calcitétracémate disodique*, chélateur qui fixe le plomb et permet son élimination urinaire *(plomburie provoquée)*.
PRÉVENTION DU SATURNISME. La législation impose la surveillance médicale fréquente des ouvriers touchant le plomb et ses dérivés, avec examens de sang. Il est recommandé de ne pas manger ni fumer au poste de travail, de porter des vêtements spéciaux, d'utiliser les douches. Le saturnisme figure au tableau n° 1 des maladies professionnelles.
**Intoxication aiguë.** Due à l'ingestion de *sels de plomb*, elle est rare et se manifeste par des vomissements, de la diarrhée, des douleurs abdominales, un goût métallique dans la bouche. Une anurie* survient les jours suivants, dont dépend la vie du sujet. La dose mortelle est de 0,50 g environ. Le traitement comprend le lavage d'estomac, une purge et la prescription de calcitétracémates.
Les *enfants* s'intoxiquent avec des jouets en plomb, des pots de peinture. Les troubles nerveux prédominent (céphalées, comas) analogues à ceux de l'hypertension intracrânienne. Il peut rester des séquelles.
L'absorption de *plomb tétraéthyle* (supercarburants) provoque des céphalées, des hallucinations et des convulsions, puis un coma pouvant entraîner la mort.
Les *intoxications aiguës* sont des accidents du travail et non des maladies professionnelles comme le saturnisme.

**Plombières-les-Bains,** station thermale des Vosges, à 32 km de Vittel, ouverte du 1er juin au 1er octobre, pour les affections de l'intestin et du système neurovégétatif.
Les sources chaudes (52 °C) et froide (27 °C), sulfatées et bicarbonatées sodiques avec oligoéléments, sont radioactives. On les emploie en bains, douches sous-marines, compresses, goutte-à-goutte rectaux dans les colites spasmodiques, les diarrhées avec spasmes, les colites mucomembraneuses, les colites parasitaires, inflammatoires, la rectocolite hémorragique, les diverticuloses. Certaines affections rhumatismales et névralgies sont également améliorées.

**plongée** n. f. **Accidents de plongée.** Les plongées sous-marines exposent à des accidents liés aux variations de pression : *accidents de décompression* libérant des bulles et réalisant des embolies* gazeuses (hémorragies, paralysies, atteintes articulaires) ; accidents au niveau des *cavités gazeuses de l'organisme* (hémorragies gastriques, œdème aigu du poumon, otites, sinusites). Ces accidents sont particulièrement fréquents lors de la remontée : certaines précautions (décompression par paliers) permettent de les éviter.

**Plummer-Vinson (syndrome de),** difficulté à avaler (dysphagie), généralement associée à une atrophie de la muqueuse linguale, parfois observée lors des anémies par carence en fer ou en acide folique.

**pneumallergène** adj. Allergène* qui pénètre dans les voies respiratoires.
Ce sont les pollens, moisissures, fibres textiles, graines, poils, plumes, squames, poussières de maison et industrielles, etc.

**pneumatocèle** n. f. Cavité gazeuse intracrânienne ayant une traduction radiologique, parfois observée après un traumatisme ouvert du crâne.

**pneumobacille** n. m. V. FRIEDLÄNDER *(bacille de)*.

**pneumococcie** n. f. Infection due au pneumocoque*.
C'est souvent à l'occasion de circonstances anormales que cette bactérie, normalement saprophyte*, devient pathogène : fatigue excessive, alcoolisme, diabète. Les pneumococcies s'observent plus fréquemment chez l'enfant et le vieillard. La localisation méningée est très grave.

**pneumoconiose** n. f. Affection pulmonaire due à l'inhalation de poussières. Certaines poussières minérales entraînent des surcharges sans lésion pulmonaire : telles la sidérose* (due au fer), l'anthracose* (due au charbon). Par contre, d'autres sont responsables de fibrose* pulmonaire irréversible : la *silicose**, l'*asbestose*, la *bérylliose*, qui sont des maladies professionnelles indemnisables.

**Asbestose.** Elle est due à l'inhalation de poussières d'amiante et atteint les ouvriers qui traitent ce matériau. La toux, l'essoufflement, l'expectoration amènent le sujet à consulter. Le cliché thoracique montre des calcifications pleurales et des images réticulonodulaires en verre filé. Le pronostic est sévère, l'évolution se faisant inexorablement vers l'insuffisance respiratoire chronique.
**Bérylliose.** L'atteinte, due au béryllium, se traduit soit par une pneumopathie* aiguë, régressive en quelques semaines, soit par une insuffisance respiratoire apparaissant progressivement et pouvant aboutir à l'asphyxie.
**Pneumoconioses d'origine végétale.** Les agents responsables sont souvent des pollens de plantes, qui provoquent alors des accidents de type allergique. Mais les industries du bois, du liège, du coton, du chanvre sont responsables de pneumoconioses, appelées respectivement : subérose, byssinose, cannabiose. Le foin moisi est à l'origine du « poumon des fermiers ».

**pneumocoque** n. m. Bactérie du genre diplocoque, immobile, prenant la coloration de Gram* et responsable de pneumonies, méningites, péritonites.

**pneumogastrique** n. m. Formant la X^e paire de nerfs crâniens, le pneumogastrique ou *nerf vague* est un nerf mixte, sensitivomoteur, dont le territoire, très étendu, comprend les viscères du cou, du thorax et de l'abdomen. Il appartient au système nerveux* végétatif (parasympathique), et ses fonctions sont capitales.

**pneumologie** n. f. Spécialité médicale qui étudie les affections du poumon et des bronches.

**pneumonectomie** n. f. Ablation chirurgicale, totale ou partielle, d'un poumon.

**pneumonie** n. f. Pneumopathie microbienne circonscrite, caractérisée par l'inflammation aiguë d'un lobe entier du poumon. (V. PNEUMOPATHIE.)

**pneumopathie** n. f. Terme générique désignant toutes les atteintes infectieuses du poumon.
**Pneumopathies bactériennes.** ***La pneumonie* à pneumocoques.*** C'est la plus typique, bien qu'elle soit devenue rare. Son début est brutal, marqué par un point de côté, une fièvre élevée, de la toux ramenant une expectoration rouillée riche en pneumocoques. L'examen clinique et radiologique confirme l'atteinte d'un lobe du poumon.
L'évolution, aujourd'hui enrayée par la prescription précoce d'antibiotiques, était autrefois marquée au 9^e jour par une « crise », accompagnant la chute de la fièvre. Grâce au traitement, la chute thermique survient en 48 heures et les complications (abcès du poumon, pleurésie* purulente) sont évitées, sauf parfois chez le vieillard, où la maladie peut encore s'aggraver (défaillance cardiaque).
***Les pneumopathies à staphylocoques.*** Elles sont assez fréquentes, surtout chez l'enfant, où elles apparaissent à la suite d'une grippe ou d'une autre infection. Le tableau est celui d'une infection sévère, et les complications atteignent surtout la plèvre (pleurésie purulente, pyopneumothorax*).
***Autres pneumopathies bactériennes.*** Les *rickettsies** et les *miyagawanelles*, parasites intracellulaires, sont responsables de pneumopathies dues aux agents de l'ornithose* et de la psittacose* pour les premiers.
Le *bacille de Friedländer** provoque de graves atteintes pulmonaires et les séquelles sont fréquentes.
**Pneumopathies virales.** La mieux connue est due au virus de la *grippe*. Le début en est progressif, marqué par une altération de l'état général, des douleurs articulaires succédant à une laryngite, à une pharyngite. La radiologie montre des opacités nuageuses près du hile. Les signes cliniques s'amendent en une dizaine de jours. Le traitement antibiotique, inactif sur le virus lui-même, a pour but d'éviter les surinfections bactériennes. Les *adénovirus*, le *virus syncytial* sont susceptibles de provoquer des pneumopathies semblables, ainsi que les virus des fièvres éruptives (rougeole, varicelle, variole).

**pneumopéricarde** n. m. Épanchement d'air dans le péricarde, consécutif à une plaie thoracique.

**pneumopéritoine** n. m. Épanchement de gaz dans la cavité péritonéale, qui se traduit, à la radiographie de l'abdomen en position debout, par un croissant clair sous le diaphragme, séparant le foie du diaphragme.
Le pneumopéritoine *pathologique* est dû à un traumatisme (plaie de l'abdomen) ou à la perforation d'un organe creux. La découverte d'un pneumopéritoine est un élément diagnostic capital de la *perforation d'un ulcère* gastrique ou duodénal.*
On utilise de plus en plus, dans un dessein diagnostique, l'injection d'air ou de gaz carbonique dans la cavité péritonéale : c'est le premier temps de toute *péritonéoscopie* ou *cœlioscopie**.

**pneumophtisiologie** n. f. Spécialité médicale consacrée aux affections pulmonaires (pneumologie*) et à la tuberculose.

**pneumothorax** n. m. Épanchement d'air entre deux feuillets de la plèvre*.
**Pneumothorax spontané.** Il est dû à la perforation d'une lésion pulmonaire (tuberculeuse ou staphylococcique), mais il survient souvent sans raison apparente chez l'adulte jeune *(pneumothorax idiopathique).* Le pneumothorax complique parfois l'emphysème*, dont une des bulles se rompt dans la cavité pleurale.
Habituellement le début est très brutal, marqué par une douleur atroce, un essoufflement sévère ; le diagnostic repose sur le tympanisme*, reconnu à la percussion thoracique, l'abolition du murmure vésiculaire à l'auscultation. La radiologie montre un hémithorax déshabité, sans trame pulmonaire visible, le parenchyme étant rétracté près du hile.
Généralement, un pneumothorax de faible importance régresse spontanément, mais s'il entraîne la moindre gêne respiratoire, il faut poser un drain aspiratif dans la plèvre, pour la vider de l'air qui s'y est introduit. L'infection reste néanmoins possible, surtout dans le pneumothorax tuberculeux. Les traitements antibiotiques évitent cette complication.
Les pneumothorax idiopathiques sont susceptibles de récidiver et imposent parfois la symphyse* thérapeutique de la plèvre.
**Pneumothorax thérapeutique.** Utilisé dans le traitement de la tuberculose avant l'apparition des antibiotiques antituberculeux, il est désormais abandonné.

**poche** n. f. **Poche à air gastrique,** présence physiologique d'air dans la partie supérieure de l'estomac, visible à la radiographie, sous la coupole diaphragmatique gauche.

**podagre** adj. et n. Atteint de goutte*.

**podologie** n. f. Branche spécialisée de la chirurgie orthopédique, consacrée aux affections du pied*.

**podophylle** n. m. Plante dont le rhizome est utilisé comme purgatif sous forme de poudre de teinture.
Sa résine, la *podophylline*, a les mêmes propriétés.

**poids** n. m. **Variations normales du poids.** Elles correspondent à la courbe de croissance pondérale, de l'enfance à l'âge adulte. A l'âge adulte, le poids normalement reste stable, sauf en cas de sous-alimentation, de surmenage, de maladie, etc. Chez les vieillards, il diminue régulièrement pour se stabiliser enfin.
**Variations pathologiques du poids.** ***Les chutes du poids.*** Elles sont un indice pathologique si elles se produisent sans explication physiologique : sous-alimentation, surmenage, etc. ; elles sont particulièrement évocatrices si elles sont importantes en peu de temps, ou prolongées sur plusieurs mois, régulières. Chez l'enfant et l'adolescent, une chute de 200 g en un mois ou de 100 g par mois plusieurs mois de suite doit faire rechercher une cause pathogène. Chez le nourrisson, une chute de plus de 50 g par jour dans les premiers mois doit faire consulter un médecin, car toute perte de poids et même une stabilisation prolongée de la courbe pondérale chez le nourrisson est pathologique.
***Les augmentations pathologiques du poids.*** Elles correspondent, en cas d'augmentation rapide, à une rétention d'eau et de sel ; en cas de constitution progressive, à une surcharge graisseuse pouvant mener à l'obésité*. La mesure du poids est un critère de contrôle de l'efficacité d'un traitement diurétique*.

**poignard** n. m. **Douleur en coup de poignard,** douleur vive et soudaine en un point du corps : thoracique au début de la *pneumonie ;* abdominale au début d'une *péritonite aiguë.*

**poignet** n. m. Articulation du membre supérieur, comprise entre l'avant-bras et la main*.
Les fractures et entorses du poignet sont fréquentes, en particulier les fractures articulaires de l'extrémité inférieure du radius.

**poïkilodermie** n. f. État bigarré de la peau, dû à la présence de petits capillaires et d'un fin réseau pigmenté.
La poïkilodermie se situe habituellement au visage et au cou ; elle entre dans le cadre d'affections générales, telle la dermatomyosite*.

**poil** n. m. Le poil est une phanère ; il naît au fond d'une invagination de l'épiderme, à partir d'un bulbe annexé à une glande sébacée.
Les poils sont présents à la surface du corps, et en grande quantité au niveau de certaines régions (cuir chevelu, creux axillaires, pubis).
En certaines régions, les poils sont des caractères sexuels secondaires (visage, thorax, pubis). Le développement exagéré de la pilosité féminine doit faire rechercher des troubles endocriniens.

**point** n. m. **Points douloureux,** douleur localisée en une région très limitée du corps.
Les points douloureux peuvent être *spontanés :* le type en est le *point de côté,* douleur aiguë siégeant à la partie latérale et postérieure du thorax, accompagnant une affection viscérale ou une névralgie intercostale. Il existe également des points douloureux abdominaux

(appendicite*, cholécystite*) et au niveau des membres, sur le trajet des nerfs par exemple. Les *points douloureux provoqués* sont recherchés dans un dessein diagnostique par une palpation rigoureuse, tel le point de McBurney, signe d'appendicite.
**Points de suture,** points utilisés pour fermer une plaie, en général avec une aiguille sertie d'un fil fin. Il en existe une grande variété : point simple, points en X ou en U, surjet, etc.
**Points d'ossification,** zones de départ de l'ossification à partir d'une ébauche cartilagineuse (ossification* enchondrale).
Il existe un point d'ossification primaire, au centre de l'os, et des points accessoires au niveau des épiphyses.
**Points noirs.** V. COMÉDON.

**poire** n. f. 1. Fruit comestible peu nutritif, mais riche en vitamines et régulateur du transit intestinal.
2. Appareil d'hygiène en caoutchouc, employé pour faire des lavements (de 50 à 300 ml), des lavages, des injections vaginales.

**poireau** n. m. 1. Légume employé cuit, en bouillon, en salades, riche en potassium, rafraîchissant, laxatif et diurétique.
2. Terme familier désignant les verrues* du visage.

**pois** n. m. Le petit pois frais a une valeur nutritive de 93 calories pour 100 g, alors que le pois cassé en apporte 350. Les différentes variétés de pois (à écosser, mange-tout, pois chiches et pois cassés) sont déconseillées en cas de fermentations et de ballonnements intestinaux.

**poison** n. m. Tout toxique et spécialement ceux qui sont employés volontairement pour nuire.
A côté des médicaments ou pesticides utilisés en vue de suicide ou de crime, certains poisons anciens sont encore employés par diverses peuplades pour rendre la justice, initier les adolescents, et sont à base d'arsenic* ou de strychnine*. Les flèches sont empoisonnées à l'aconit*, à l'anémone*, au strophantus* et surtout au curare*.

**poisson** n. m. Animal aquatique dont de nombreuses espèces sont comestibles.
**Composition.** Les poissons, riches en protides (de 15 à 25 p. 100), ont une excellente valeur nutritive.
Les *poissons maigres* (brochet, colin, limande, merlan, raie, sole, turbot, truite) contiennent moins de 5 p. 100 de lipides.
Les *poissons demi-gras* (congre, hareng, maquereau, rouget, sardine [sans huile]) en contiennent de 5 à 12 p. 100.
Les *poissons gras* (anguille, thon, saumon) en contiennent plus de 12 p. 100.
Les vitamines liposolubles (A, D, E, K) se trouvent en quantités élevées dans le foie de certains poissons (morue, flétan).
**Conservation.** La glace, la saumure, le séchage et le fumage sont les procédés classiques de conservation, mais la congélation (poissons surgelés), plus récente, est le procédé qui conserve le mieux la saveur naturelle.
**Digestibilité.** Les poissons cuits à l'eau ou grillés sont facilement digérés, alors que la friture rend la digestion difficile. Certains poissons provoquent des phénomènes d'allergie (urticaire, nausées, malaises, hypotension) chez les sujets prédisposés.
**Poissons venimeux ou toxiques.** Par leur *piqûre*, certaines raies, le poisson-chat, la rascasse, la vive et de nombreux poissons tropicaux provoquent une vive réaction locale (rougeur, gonflement) qui peut suppurer ; une réaction générale (lipothymie), des troubles nerveux, une hémolyse, une anurie peuvent être observés dans certains cas. (Notons que nombre d'autres animaux marins sont venimeux : méduses, actinies, éponges rouges, astéries, etc.)
En *ingestion*, de nombreux poissons sont venimeux, entraînant une intoxication muscarinique, histaminique ou hallucinatoire (tétrodon, requin, poisson-crapaud, perroquet). Le thon et le maquereau peuvent entraîner un choc histaminique. La rascasse et l'anguille, qui contiennent du venin, ne doivent pas être consommées crues. Les coquillages peuvent être à l'origine d'infections diverses (typhoïde, dysenterie).

**poivre** n. m. On distingue le *poivre noir*, à surface vert noirâtre et ridée, et le *poivre blanc*, qui est le précédent débarrassé de sa coque, moins âcre et moins aromatique. Utilisé dans de nombreuses préparations culinaires, le poivre est stimulant et excitant, mais il ne faut pas en abuser. On en fait des pommades et des cataplasmes révulsifs.

**polarisation** n. f. Orientation ou attraction par un pôle.
**En physique,** la polarisation de la lumière est utilisée dans les microscopes polarisants et dans les lunettes de soleil à verres polarisants.
**En cytologie,** on dit d'une cellule qu'elle est polarisée lorsque ses deux extrémités n'ont pas la même fonction.
**En psychiatrie,** le terme de *polarisation* désigne l'orientation prédominante de toute les fonctions mentales ou de toutes les facultés dans une direction ou vers un but donné.

**poliomyélite** n. f. Maladie virale caractérisée par des lésions des cornes

antérieures (motrices) de la moelle épinière. (Syn. : MALADIE DE HEINE-MEDIN.)
**Signes cliniques.** La poliomyélite débute, comme une maladie infectieuse, par de la fièvre, des vomissements précédant de peu un *syndrome méningé** annonciateur des paralysies (du 3e ou 4e jour). Celles-ci sont importantes, asymétriques, douloureuses, accompagnées d'abolition des réflexes, d'amyotrophie, mais sans aucun déficit sensitif. La mortalité est liée à l'existence de troubles respiratoires et de la déglutition par paralysie des muscles correspondants.
Actuellement, grâce à la vaccination, ces formes massives sont rares, remplacées par des méningites* lymphocytaires, des « grippes » qui passent inaperçues.
**Évolution.** Elle est très variable. Certaines paralysies régressent totalement sans séquelles, alors que d'autres n'ont qu'une récupération faible, aggravée par une amyotrophie importante. Les déformations des membres et du dos doivent être appareillées.
Le pronostic des formes graves (respiratoires) a été amélioré par les progrès techniques de ventilation assistée, permettant une survie du malade. Mais la récupération d'une autonomie respiratoire n'est pas toujours possible : la respiration assistée doit être poursuivie indéfiniment.
**Virologie.** Il existe trois types de virus retrouvés dans la gorge, les selles ou le liquide céphalo-rachidien. Des petites épidémies estivo-automnales subsistent, favorisées par les baignades en eau contaminée.
**Traitement.** Il se limite à une assistance respiratoire, à la prévention des déformations et à la rééducation.
**Prophylaxie.** Le traitement préventif est possible grâce à la vaccination, obligatoire en France, qui a pratiquement fait disparaître les épidémies.
Il existe deux vaccins, l'un tué (en injection sous-cutanée), l'autre vivant inachevé *(per os)*, qui assurent une très bonne immunité. (V. VACCINATION.)

**pollakiurie** n. f. Augmentation exagérée du nombre des mictions* (émissions d'urine) diurnes, avec apparition de mictions nocturnes. (C'est un signe de souffrance de l'appareil urinaire*.)

**pollicisation** n. f. Procédé chirurgical qui transforme un index en pouce, après amputation de ce dernier.

**pollinose** n. f. Ensemble des manifestations allergiques (rhume des foins, asthme) résultant de la sensibilisation aux pollens.

**pollution** n. f. 1. Action de souiller, souillure ; introduction dans un milieu donné de substances d'une nature telle qu'il puisse en résulter un effet nuisible ou une gêne.
La pollution s'exerce sur les êtres humains soit directement, soit plus souvent de manière indirecte, par la contamination du sol, des eaux, de l'atmosphère, avec des effets prolongés même à de très faibles concentrations, devenant dangereuses à la longue par le mécanisme des transmissions biologiques successives (des plantes aux herbivores, puis aux carnivores et à l'homme).
**Pollution du sol et des terres.** LES VILLES. Les causes de la pollution urbaine résident dans la surpopulation et la prolifération anarchique des véhicules à moteur, qui, en stationnant, obstruent les caniveaux, envahissent les trottoirs et, de ce fait, s'opposent au nettoyage et favorisent la dispersion des déchets et détritus de plus en plus nombreux. Des quantités importantes de plomb, provenant de la combustion de l'essence, provoquent le saturnisme*. Les suies, riches en benzopyrène, sont cause de cancer. Les imbrûlés de mazout et d'huiles de graissage provenant des moteurs Diesel favorisent les bronchites chroniques et l'insuffisance respiratoire.
LES CAMPAGNES. Dans les cultures, la recherche de hauts rendements conduit à l'abus des engrais chimiques ; l'emploi intensif des insecticides et autres pesticides* empoisonne le sol pour des décennies. Les pulvérisations de D. D. T. par les avions au-dessus des champs et des forêts tuent les oiseaux et perturbent l'équilibre naturel. Les eaux d'infiltration contaminent les nappes phréatiques, les eaux de ruissellement se déversent dans les mares et les ruisseaux, de telle sorte qu'on retrouve le D. D. T. cancérigène dans le lait, le beurre et les fromages.
**Pollution des eaux.** La pollution des lacs et cours d'eau est due à des déversements inconsidérés d'eaux d'égouts non épurées et d'eaux industrielles (industries agricoles et alimentaires, et surtout usines utilisant des *détergents non biodégradables*). Si les pollutions accidentelles sont très spectaculaires, les déversements permanents sont un mal endémique plus grave. La pollution atteint maintenant certaines nappes aquifères souterraines, malgré le rôle d'épuration joué par l'infiltration à travers les couches du sol.
En ce qui concerne les eaux potables, leur traitement les rend claires et limpides, absolument exemptes de germes pathogènes. Cependant, un certain nom-

bre de virus peuvent résister au traitement par le chlore ou par l'ozone. Le danger le plus grave réside dans l'absence de méthodes sûres pour débarrasser des *détergents* les eaux livrées à la consommation, en particulier les détergents à mousse, non biodégradables.

**Pollution atmosphérique.** L'air est considéré comme pollué « lorsque la présence d'une substance étrangère ou une variation importante dans la proportion de ces constituants est susceptible de provoquer un effet nuisible [...] ou créer une gêne ». En dehors de la radioactivité naturelle et artificielle, les principales sources de la pollution atmosphérique peuvent être regroupées en trois catégories : la pollution due aux procédés industriels, la pollution due à la combustion des foyers domestiques, enfin celle qui est dégagée par les véhicules.

L'*activité industrielle* crée des polluants très variés : ceux-ci sont constitués, de façon générale, de produits faisant l'objet d'une fabrication, ou bien de produits primaires ou intermédiaires de cette fabrication, ou encore de produits de décomposition des produits précités. Citons : l'industrie sidérurgique, celle de l'aluminium, l'industrie chimique, les cimenteries, les usines de pâte à papier, etc.

La *combustion* provoquée par les combustibles solides, liquides ou gazeux utilisés dans les foyers domestiques ou industriels est constituée essentiellement par l'émission de dioxyde de soufre*, d'oxyde d'azote*, de monoxyde de carbone* (CO) et de particules.

Les *véhicules automobiles* dégagent non seulement du monoxyde d'azote, mais aussi des hydrocarbures imbrûlés, du plomb*, des particules d'amiante.

**Moyens de lutte contre la pollution.** Les améliorations apportées à la conception des moteurs de véhicules automobiles ont permis de diminuer les émissions polluantes de moitié de 1960 à 1972, mais ces progrès ont été masqués par l'augmentation parallèle du parc automobile.

Lorsqu'il n'est pas possible de réduire en permanence et partout les émissions polluantes, deux sortes de dispositions peuvent être envisagées : la limitation dans certaines zones seulement et la limitation dans le temps. En dehors de ces méthodes de prévention proprement dite, il existe un certain nombre de moyens permettant de faire en sorte que les émissions polluantes incriminées n'engendrent pas au sol un niveau de pollution jugé excessif : cheminées convenablement dimensionnées, meilleure conception du développement urbain, meilleur tracé des voies de circulation, création d'espaces verts, séparation par un espace suffisamment large des zones industrielles qui sont le siège d'activités polluantes et des zones réservées à l'habitation.

2. Émission involontaire de sperme*, sans valeur pathologique.

**polyarthrite** n. f. Inflammation simultanée de plusieurs articulations.

**Polyarthrite rhumatoïde,** affection rhumatismale d'évolution chronique et de tendance extensive. Elle s'observe chez l'adulte, où elle apparaît entre 35 et 55 ans, et elle est trois fois plus fréquente chez la femme que chez l'homme. (Syn. : POLYARTHRITE CHRONIQUE ÉVOLUTIVE ou P. C. É.)

Les arthrites* inflammatoires de la polyarthrite rhumatoïde touchent préférentiellement les mains, puis les pieds et les genoux. Elles évoluent vers des déformations visibles à la radiographie et particulièrement caractéristiques au niveau des mains, dites « en coup de vent » externe, et vers une ankylose. On observe également des nodosités sous-cutanées siégeant électivement à la face postérieure de l'avant-bras.

La maladie évolue par poussées, au cours desquelles l'état général s'altère, avec apparition de fièvre, de fatigue, de perte d'appétit et d'un amaigrissement. C'est une évolution chronique, compromettant à la longue lourdement le pronostic fonctionnel des articulations.

Le *diagnostic* est porté sur les signes cliniques mais aussi biologiques : accélération de la vitesse de sédimentation, présence dans le sang du *facteur rhumatoïde.*

Le *traitement* fait appel au repos, aux antalgiques (aspirine, glaférine) et aux anti-inflammatoires (corticoïdes, indométhacine) en dernier recours. Le traitement de fond utilise aussi les sels d'or et les antipaludéens de synthèse, mais c'est un traitement délicat, nécessitant une surveillance médicale stricte (peau, urines, sang, yeux, etc.) pour éviter les accidents.

**polycorie** n. f. 1. Anomalie congénitale très rare de l'iris, constituée par la présence de plusieurs pupilles juxtaposées ayant chacune un sphincter et un dilatateur.

2. Accumulation quantitativement anormale de substances physiologiques dans un organe, qu'elles surchargent et hypertrophient.

**polydactylie** n. f. Malformation, souvent héréditaire, caractérisée par l'existence de doigts surnuméraires (complets ou simples moignons).

**polydipsie** n. f. Soif exagérée.
La polydipsie se rencontre au cours du diabète* (surtout du diabète insipide), des néphropathies*, de la potomanie*.

**polyester** n. m. Polymère d'esters d'éthylène ou d'autres substances organiques.
Les polyesters fixent l'eau et facilitent la préparation d'émulsions et de pommades.

**polyéthylène-glycol** n. m. Polymère résultant de la condensation de l'oxyde d'éthylène et de l'eau, de formule générale $H(OCH_2CH_2)_nOH$, où *n* peut varier de 3 à 225.
On utilise ces polymères comme excipients pour pommades ou comme agents émulsifs dans les collyres et les solutés injectables.

**polygala** n. m. Herbe vivace ayant, sous forme de sirop et de teinture, une action expectorante et fluidifiante sur les sécrétions bronchiques.

**polyglobulie** n. f. Augmentation du nombre des globules rouges, qu'il faut distinguer de l'hémoconcentration*.
**Polyglobulies par manque d'oxygène ou anoxies.** La baisse de la saturation en oxygène du sang artériel entraîne par compensation une augmentation du nombre des globules rouges; c'est ce qu'on observe en haute montagne et dans certaines maladies respiratoires chroniques ou cardiaques.
**Polyglobulies hormonales.** Elles s'observent lors d'une tumeur du rein sécrétant de l'érythropoïétine, hormone qui intervient dans la synthèse du globule rouge, ainsi que dans la maladie de Cushing*.
**Polyglobulie essentielle ou maladie de Vaquez.** Elle rentre dans le cadre des syndromes myéloprolifératifs*. Le risque principal est la survenue des thromboses vasculaires, dues à l'épaississement du sang. On la traite par des saignées ou par l'injection de phosphore radioactif.

**polykystique** adj. Se dit d'une affection caractérisée par la présence de plusieurs kystes dans un organe : maladie polykystique du rein, du sein (maladie de Reclus*), du foie...
La maladie polykystique peut être généralisée, touchant plusieurs organes, et en particulier le cerveau.

**polymyosite** n. f. Affection inflammatoire touchant tous les muscles.
La polymyosite provoque des douleurs musculaires (myalgies*), une fatigue et un déficit moteur. Le traitement consiste en la prescription anti-inflammatoires, mais l'évolution reste sévère.

**polynévrite** n. f. Atteinte des fibres périphériques, sensitives, motrices ou végétatives des nerfs, responsable de troubles neurologiques symétriques, à prédominance distale*. L'origine des polynévrites est le plus souvent toxique (alcool, plomb, arsenic). Le tableau clinique comprend une faiblesse musculaire avec amyotrophie, une abolition des réflexes* ostéo-tendineux et l'absence de signe de Babinski*.
Le traitement comprend la kinésithérapie* et l'administration des vitamines B1, B6, B12.

**polynucléaire** n. m. Sorte de leucocyte* ayant un gros noyau polylobé (faisant croire à plusieurs noyaux, d'où le nom) et un cytoplasme contenant des granulations neutrophiles, éosinophiles ou basophiles. (Syn. : GRANULOCYTE, LEUCOCYTE GRANULEUX.)

**polynucléose** n. f. Augmentation du nombre des polynucléaires dans le sang. (C'est un signe d'infection bactérienne.)

**polype** n. m. Tumeur bénigne des épithéliums, observée au niveau des muqueuses des cavités naturelles : *polypes du nez, du rectum, de l'urètre, du col utérin...*

**polypeptide** n. m. Protide composé de l'association d'un nombre assez important d'acides aminés. (V. PEPTIDE.)

**polyphagie** n. f. Faim exagérée entraînant une prise excessive de nourriture.
La polyphagie est un symptôme (diabète) et diffère en cela de la boulimie*, symptomatique d'un désordre psychique.

**polypnée** n. f. Augmentation de la fréquence respiratoire, manifestation habituelle de la dyspnée*.

**polypoïde** adj. En forme de polype (se dit de certaines tumeurs végétantes, de l'ovaire par exemple).

**polypose** n. f. Affection caractérisée par la formation simultanée ou successive de plusieurs polypes dans un même organe.

**polyradiculonévrite** n. f. Atteinte diffuse des racines des nerfs périphériques, souvent d'origine inflammatoire.
La polyradiculonévrite associe un déficit moteur d'origine périphérique et des troubles sensitifs qui peuvent porter sur les membres et le tronc. Le syndrome de Guillain-Barré en est l'exemple typique. Le liquide céphalo-rachidien montre une dissociation albuminocytologique (présence d'albumine, pas de réaction cellulaire). L'atteinte est généralement régressive. D'autres maladies (collagénoses*, lèpre*) provoquent des polyradiculonévrites qui s'installent sur un mode chronique.

**polysérite** n. f. Atteinte inflammatoire simultanée de plusieurs séreuses (plèvre, péricarde, etc.).

**polysiloxane** n. m. Polymère* du groupe des silicones, prescrit par la bouche, en gel ou en tablettes, comme protecteur du tube digestif.

**polytraumatisé, e** n. et adj. Blessé présentant simultanément plusieurs lésions traumatiques. (V. ACCIDENT, *Accidents de la route* et TRAUMATISME.)

**polyurie** n. f. Émission d'une quantité excessive d'urine, qui se voit au cours de certaines affections (diabète insipide, diabète sucré) et au moment de la guérison des maladies fébriles.

**pommade** n. f. Médicament de consistance molle, destiné à être appliqué sur la peau.
Les pommades sont constituées d'un ou de plusieurs principes actifs incorporés ou dissous dans un excipient approprié (matières grasses [lanoline, vaseline] ou excipients synthétiques [glycéré d'amidon, hydroxyde d'aluminium, polymères du glycol]). Lorsque le principe actif est constitué par une forte proportion de poudre insoluble, la pommade prend le nom de *pâte dermique ;* lorsque, au contraire, il figure en petite quantité et est soluble dans l'excipient, la pommade prend le nom de *crème*. On appelle *onguent* une pommade renfermant une ou plusieurs résines. Les corps actifs des pommades sont de nature très diverse : antibiotiques*, anti-inflammatoires*, antihistaminiques*, etc.

**pomme** n. f. 1. La *pomme*, fruit comestible, peu nutritive (58 calories pour 100 g), contient des vitamines et des sels minéraux, et elle facilite le transit intestinal. Crue et râpée, elle s'oxyde (devient jaune) et acquiert des propriétés antidiarrhéiques.
2. La *pomme de terre* est un aliment glucidique (elle contient 20 p. 100 de glucides, ce qui entre dans le calcul des régimes pour diabétiques). Riche en fer et en vitamine C, il ne faut pas la faire cuire longtemps à l'étouffée ou dans un excès d'eau, mais plutôt à la vapeur. Très digestible, la purée de pomme de terre est un des premiers aliments donnés à l'enfant au moment du sevrage.

**ponction** n. f. Intervention consistant à évacuer une cavité remplie de liquide, au moyen d'une aiguille, d'un trocart ou d'un bistouri.
La ponction peut avoir un but *thérapeutique* (ponction pleurale, d'ascite, ponction d'hémarthrose) ou *diagnostique* (ponction lombaire, sous-occipitale, ventriculaire).

**ponctué, e** adj. Semé de taches en forme de points.
**Hématie ponctuée,** globule rouge renfermant des points basophiles*, signe d'intoxication du globule rouge.

**pondéral, e, aux** adj. Qui se rapporte au poids.
**Surcharge pondérale.** V. OBÉSITÉ.

**pongitif, ive** adj. Se dit d'une douleur à type de piqûre.

**pont** n. m. **Pont dentaire.** V. BRIDGE.

**pontage** n. m. Intervention chirurgicale visant à restaurer la perméabilité d'une artère bouchée, le plus souvent par l'athérome*.
Elle consiste à greffer un « pont » veineux entre l'artère située en amont de l'obstacle et celle qui est en aval. Le pontage se fait couramment dans l'angine de poitrine (v. ANGOR) entre l'aorte et les artères coronaires pour rétablir la circulation dans celles-ci (pontage aorto-coronarien).

**ponte** n. f. 1. **Ponte ovulaire,** masse gélatineuse de 0,5 $cm^3$, constituée du liquide folliculaire et de l'ovule, qui s'échappe de l'ovaire au moment de l'ovulation.
2. Cet échappement lui-même. (La ponte ovulaire est captée par les franges du pavillon de la trompe.)

**ponto-cérébelleux, euse** adj. Se dit de la région située à l'angle que forment ensemble la protubérance* (ou *pont* de Varole) et le cervelet*.
Des tumeurs bénignes (méningiomes) peuvent s'y développer, dites *tumeurs de l'angle ponto-cérébelleux*. Elles se traduisent par des signes d'hypertension* intracrânienne, par une paralysie faciale*, une baisse de l'acuité auditive et des troubles de l'équilibre, dus à l'atteinte des nerfs* de la région (VII, VIII).

**poplité, e** adj. Qui se rapporte à la partie postérieure du genou.
Le *creux poplité* (le jarret), situé en arrière de l'articulation du genou, est traversé par les vaisseaux poplités (artère, veine, lymphatiques), la veine saphène externe, le nerf sciatique.

**porocéphalose** n. f. Affection parasitaire due à des larves d'arachnides qui infestent certains serpents.
Cette parasitose est fréquente en Afrique, où l'homme s'infecte en absorbant du serpent mal cuit. Les larves, calcifiées dans les viscères, ne provoquent pas de troubles.

**porokératose** n. f. Dermatose* exceptionnelle, caractérisée par des éléments cornés miliaires, déprimés en leur centre.
**Porokératose de Mantoux,** épaississement corné palmo-plantaire, formé d'élevures lenticulaires.
**Porokératose de Mibelii,** affection cutanée familiale, qui s'étend en placards à par-

tir de papules cornées dont le centre est déprimé.

**porome eccrine (de Pinkus),** lésion bourgeonnante bénigne, siégeant à la plante du pied et attribuée à une hyperplasie des glandes sudoripares.

**porphyrie** n. f. Trouble du métabolisme, entraînant la formation dans l'organisme de quantités massives de porphyrines*.

La *porphyrie chronique* apparaît en général à l'âge adulte, mais peut aussi, plus rarement, se manifester dès l'enfance. Les signes en sont des éruptions cutanées bulleuses sur les zones exposées au soleil, associées à l'émission d'urines de teinte acajou.

Dans la *porphyrie aiguë intermittente*, la symptomatologie, qui apparaît tôt dans la vie, est à prédominance nerveuse. Les crises se manifestent par de violentes douleurs abdominales, pouvant simuler une urgence chirurgicale, des paralysies des membres, des nerfs crâniens et parfois des muscles respiratoires, nécessitant le transfert en centre de réanimation. On observe également des troubles de nature psychiatrique à type d'agitation, de dépression ou d'hystérie.

**porphyrine** n. f. Pigment constitué par l'union de quatre noyaux pyrroliques, précurseur de l'hémoglobine* et de la bilirubine*. L'excrétion urinaire normale de porphyrine est de 10 à 30 g par 24 heures. Elle est augmentée dans les porphyries* et dans le saturnisme*, dans les insuffisances hépatiques et certaines anémies* hémolytiques ou arégénératives.

**porracé, e** adj. Qui a la couleur du poireau : *vomissement porracé*, observé au cours de certaines occlusions* intestinales.

**porte** adj. Se dit d'un système veineux qui commence par un système capillaire et se termine par un autre système capillaire.

**Veine porte.** Elle est formée par la confluence des principales veines des viscères abdominaux (veines mésentériques, veine splénique). Le tronc porte, formé à la face postérieure du pancréas, monte dans le pédicule hépatique et se termine au hile du foie en deux branches, droite et gauche. La veine porte draine vers le foie la totalité du sang intestinal et, donc, une grande partie des produits de l'absorption intestinale ; son flux moyen est de 1 000 à 1 200 ml par minute, sa pression, de 7 à 10 mm de mercure.

**Espace porte.** C'est l'élargissement de la fissure interlobaire du foie où s'anastomosent les canaux périlobulaires des voies biliaires intrahépatiques.

**porteur, euse** n. **Porteur de germes**, individu qui héberge des microbes pathogènes tout en demeurant cliniquement sain. — On dépiste ces sujets par prélèvements de gorge systématiques, car ils sont un élément important de dissémination des épidémies.

**porto-cave** adj. Qui appartient aux systèmes veineux porte* et cave*.

**Anastomoses porto-caves.** Ce sont des vaisseaux unissant les systèmes porte et cave, normalement de très faible calibre, mais qui peuvent, en cas d'hypertension* portale, se dilater considérablement ; il en existe plusieurs groupes : au niveau du cardia (varices œsophagiennes), du rectum (hémorroïdes), de la paroi abdominale, près de l'ombilic (circulation collatérale). En cas d'hypertension portale, on en crée chirurgicalement. (V. PORTE.)

**posologie** n. f. Étude du dosage et des modalités d'administration des médicaments. On distingue la dose maximale par prise (quantité administrée en une fois) et la dose par 24 heures. La posologie d'un médicament doit tenir compte de l'âge du malade, de sa susceptibilité particulière et de l'affection en cause.

**possession** n. f. **Délire de possession**, conviction de certains malades mentaux d'être habités par un être mythique ou magique qui agit ou s'exprime par leur propre corps.

**postcure** n. f. Période de repos et de réadaptation après une maladie de longue durée ou après un traitement fatigant.

**poste** n. m. **Poste de travail.** L'étude des postes de travail a un double but : réduire au minimum le travail nécessaire et sélectionner l'ouvrier le mieux adapté à ce poste. Le poste est étudié en fonction des mouvements et de la position de l'ouvrier, de la disposition des objets, de l'apport et de l'évacuation des pièces travaillées. Les qualités requises pour chaque poste sont numérotées de 1 à 5, et l'ouvrier dont le profil répond le mieux aux qualités exigées peut ainsi être choisi.

**posthypophyse** n. f. Lobe postérieur de l'hypophyse*.

**postopératoire** adj. Qui se fait, se produit à la suite d'une intervention chirurgicale.

Les *soins postopératoires* sont très importants : surveillance de l'opéré jusqu'au réveil complet, apport liquidien suffisant par voie veineuse puis buccale, prévention de l'encombrement bronchique, des escarres*, des phlébites*, contrôle de la reprise du transit digestif.

**post-partum** n. m. inv. Période de 6 à 8 semaines entre l'accouchement* et le retour de couches.

**postprandial, e, aux** adj. Survenant après le repas : *douleur postprandiale.*

**post-traumatique** adj. Survenant après un traumatisme.

**Syndrome post-traumatique,** ensemble des troubles fonctionnels observés dans les suites d'un accident : *séquelles* du traumatisme (éléments objectifs et mesurables) et *syndrome subjectif* des traumatisés du crâne, variable selon les individus : douleurs, déficits sensoriels ou psychiques posant des problèmes médicolégaux délicats. (V. SINISTROSE.)

**posture** n. f. Position d'une partie du corps par rapport aux autres.

**Drainage de posture,** méthode d'évacuation du liquide contenu dans une cavité (pus, sérosité...), qui consiste à placer le sujet de telle sorte que la cavité se vide en vertu des forces de pesanteur. (Cette technique est surtout utilisée dans le traitement des affections broncho-pulmonaires.)

**potasse** n. f. Hydroxyde de potassium, extrêmement caustique.

Son contact avec les tissus organiques provoque des brûlures graves. Il faut immédiatement laver à grande eau la région touchée. En cas d'ingestion, la potasse provoque des brûlures de la bouche et de l'œsophage, profondes et étendues. Il ne faut surtout pas tenter de faire vomir, ni pratiquer un lavage d'estomac (ce qui provoquerait un second passage du caustique sur les muqueuses), ni administrer un acide (vinaigre), qui ajouterait une intoxication à une autre, mais faire boire très abondamment *de l'eau* et administrer des pansements gastriques. Le rétrécissement (sténose) de l'œsophage est la conséquence habituelle de ces accidents.

**potassium** n. m. Métal alcalin, de symbole K (en lat. *kalium).*

**Biologie.** Le potassium est avant tout un ion intracellulaire. Son taux sanguin (kaliémie) normal est de 4 à 5 mEq* (ou 0,200 g) par litre.

Maintenu activement dans les cellules, il y assure une pression osmotique* égale à celle que lui oppose le sodium extracellulaire.

Son rôle est essentiel dans la contraction musculaire, ce qui explique que les anomalies de la kaliémie aient comme premier inconvénient des troubles du rythme cardiaque.

L'excès de potassium sanguin, ou *hyperkaliémie* (V. KALIÉMIE), s'observe dans les délabrements cellulaires (crush syndrome) et surtout dans l'insuffisance rénale aiguë. L'insuffisance de potassium sanguin, ou *hypokaliémie*, est due à un défaut d'absorption ou à une perte exagérée (syndromes dysentériques, maladie des laxatifs, traitements prolongés par les diurétiques).

**Formes pharmaceutiques.** Les sels de potassium sont solubles et utilisés habituellement pour compenser les pertes en potassium, soit sous forme de chlorure (par voie orale ou en perfusion), soit sous forme de glucoheptonate (sirop). On l'utilise aussi en remplacement du sodium dans les sels de régime.

**potion** n. m. Médicament liquide, sucré et édulcoré, destiné à être absorbé par cuillerées.

Les potions servent d'excipient à divers médicaments.

**potiron** n. m. Gros fruit comestible, consommé en potage.

Ses semences sont vermifuges et ténifuges.

**potomanie** n. f. Besoin de boire en grande abondance, de l'eau de préférence, dû à un dérèglement du centre nerveux de la soif.

Elle s'observe chez les déséquilibrés, certains obsédés et au cours de diverses perturbations affectives profondes. Elle ne doit pas être confondue avec la dipsomanie (alcoolisme) ni avec le diabète insipide (où c'est l'augmentation des urines éliminées qui provoque la soif).

**Pott (mal de),** tuberculose des corps vertébraux, la plus fréquente des tuberculoses* osseuses.

La maladie peut atteindre le rachis à n'importe quel niveau, individualisant ainsi autant de formes particulières, mais il existe un certain nombre de symptômes communs caractéristiques.

La *période de début* se manifeste avant tout par la douleur, progressive, exagérée par l'effort et la fatigue, avec irradiations douloureuses. La contracture musculaire entraîne une limitation des mouvements. Fatigue, amaigrissement, anorexie sont habituels. La cutiréaction est positive. La radiographie montre une diminution de hauteur du disque intervertébral (pincement), parfois déjà une usure du corps vertébral, voire une caverne.

La période de *pleine évolution* correspond à la phase de destruction des vertèbres et des disques : douleurs intenses, atteinte marquée de l'état général et, à la radiographie, écrasement de plusieurs vertèbres et déformation importante de la colonne vertébrale. Les abcès froids tuberculeux apparaissent à bas bruit et migrent (dans le mal de Pott dorsolombaire, ils descendent dans la gaine du muscle psoas, franchissant parfois l'ar-

cade* crurale). Leur fistulisation (v. FISTULE) est toujours à craindre.
L'évolution du mal de Pott se faisait autrefois en 3 ou 4 ans, la guérison survenant par une soudure spontanée des vertèbres déformées, d'où gibbosité*, parfois paralysie, lorsque le sujet n'était pas emporté par la surinfection des abcès ou une méningite tuberculeuse. Actuellement, le mal de Pott bien traité dès la phase de début doit guérir parfaitement, d'où la nécessité d'un diagnostic précoce. Chez l'enfant, le traitement médical par les antituberculeux est suffisant, aidé par une immobilisation relativement courte et la cure héliomarine. Chez l'adulte, il faut souvent recourir au traitement chirurgical : abord direct de la lésion rachidienne, curetage de l'abcès osseux et comblement de la cavité par un greffon.

**pou** n. m. Parasite de l'homme et de nombreux animaux.
Les poux se nourrissent de sang ; on peut les rencontrer sous tous les climats. Ils transmettent par leur piqûre de nombreuses maladies infectieuses (typhus exanthématique, fièvre récurrente*...). Le malade se contamine soit directement, soit au contact de la literie, des vêtements.
**Pou de corps** *(Pediculus humanus corporis).* Ce petit insecte se déplace avec rapidité grâce à 3 paires de pattes terminées en crochet. Il pique l'individu et aspire le sang. La femelle pond des « lentes », de l'ordre de 10 par jour. La durée de vie est de 1 mois si la température se maintient autour de 22 °C. Ce qui explique que la fièvre débarrasse provisoirement les malades. Les poux se nichent dans les replis de la peau, les poils et surtout les vêtements. Ils sont responsables de prurit à recrudescence nocturne, de lésions de grattage pouvant entraîner une pigmentation de la peau.
**Pou de tête** *(Pediculus humanus capitis).* La pédiculose du cuir chevelu s'observe surtout chez les enfants, où elle entraîne un prurit, des lésions de grattage fréquemment surinfectées, localisées le plus souvent au cou.
**Pou de pubis ou morpion.** C'est un insecte plus petit, restant immobile dans les poils, le plus souvent localisé au pubis, mais parfois à la poitrine, aux aisselles et aux cils. La transmission est souvent directe, parfois indirecte (literie). Il est responsable de papules et de prurit, surtout nocturne.
**Traitement.** Toutes les pédiculoses nécessitent deux cures, espacées de 8 jours. On associe des insecticides de contact (solutions de D. D. T.) à des antibiotiques en cas de surinfection. Les vêtements et linges doivent tous être désinfectés au D. D. T.
Les autres espèces de poux parasitant les animaux contaminent rarement l'homme.

**pouce** n. m. Premier doigt de la main, constitué seulement de deux phalanges et permettant, par son jeu articulaire et ses muscles propres, les mouvements *d'opposition*, essentiels à la préhension.
Les fractures du pouce menacent toujours les fonctions de la main : elles doivent donc être parfaitement réduites et immobilisées en position de fonction (légère flexion, opposition, abduction). La fracture de la base du premier métacarpien nécessite le plus souvent une ostéosynthèse*.

**poudre** n. f. Médicament constitué par des substances végétales, animales ou chimiques qu'on a amenées à un degré de division suffisant pour assurer leur homogénéité* et faciliter leur administration.
Le degré de division est obtenu par broyage après une première division grossière ; après quoi la poudre est tamisée.

**Pougues-les-Eaux,** station hydrominérale de la Nièvre, à 11 km de Nevers, ouverte du 1er juin au 1er octobre.
Les eaux, carbogazeuses, sont *bicarbonatées calciques* et contiennent peu de sodium. On les emploie en cures de boisson dans les dyspepsies acides, les atonies gastriques, la lithiase biliaire, l'insuffisance hépatique et surtout le diabète.

**pouliethérapie** n. f. Technique de rééducation qui permet d'exécuter des mouvements avec résistance progressive, grâce à un système de poulies et de contrepoids.

**pouls** n. m. Transmission de l'onde pulsative artérielle engendrée par chaque contraction cardiaque.
La qualité et l'amplitude du pouls peuvent être appréciées par la palpation des artères périphériques, habituellement l'artère radiale (au poignet), en exerçant avec le doigt une pression plus ou moins forte.
Les variations du pouls sont très importantes : le pouls peut être petit, filiforme, au cours de l'insuffisance cardiaque*, du choc* ; il peut être dicrote (v. DICROTISME) ; il peut être ample, bondissant, dans l'insuffisance aortique, irrégulier dans les arythmies, etc.
L'étude du pouls carotidien (à la base du cou) renseigne sur la circulation cérébrale ; celle des pouls fémoraux (à l'aine), tibial postérieur (en arrière de la malléole interne) et pédieux*, sur celle des membres inférieurs.
**Pouls lent permanent,** forme la plus typique de bradycardie (pulsations lentes) par

dissociation auriculo-ventriculaire complète (v. RYTHME, *Troubles du rythme cardiaque*). Le pouls lent permanent réalise le syndrome d'*Adams**-*Stokes*.

**poumon** n. m. Organe de la respiration, où se font les échanges gazeux entre l'air et le sang.

**Anatomie.**

Le poumon fait partie de l'appareil respiratoire avec les bronches et la trachée. L'homme possède deux poumons situés dans la cage thoracique et séparés par le médiastin*.

***Aspect extérieur.*** Le poumon pèse environ 600 g chez l'adulte. Il a une coloration gris rosé ; il est élastique, et sa faible densité lui permet de flotter sauf s'il est gorgé d'eau (noyé).

Chaque poumon possède une face externe appliquée contre la cage thoracique, une face interne renfermant le hile, une face inférieure reposant sur le diaphragme* et un sommet arrondi. Le poumon droit possède 3 lobes séparés par les scissures, tandis que le poumon gauche, plus petit du fait de la présence du cœur, ne possède que deux lobes. Chaque poumon est recouvert par la plèvre*.

***Configuration intérieure.*** Le parenchyme pulmonaire est constitué d'alvéoles*, petites cavités en rapport avec des capillaires* sanguins. D'autre part, les bronches, accompagnées d'une branche de l'artère pulmonaire, pénètrent par le hile* dans le parenchyme et se divisent successivement dans chaque lobe, puis dans chaque lobule pour y donner une bronchiole terminale qui, elle, se divise en bronchioles respiratoires où s'ouvrent les alvéoles.

***Aspect radiologique.*** Les poumons apparaissent comme des zones transparentes alternant avec des zones sombres, qui correspondent à la trame vasculaire et bronchique du parenchyme. L'ombre du cœur empiète largement sur le poumon gauche. La base du poumon est limitée en dehors par le sinus costo-diaphragmatique. Le sommet est visible au-dessus de l'ombre de la clavicule. La radioscopie permet d'apprécier les mouvements thoraciques au cours de la respiration.

**Physiologie.**

Les parois alvéolaires, innombrables, dans lesquelles se ramifient les capillaires, représentent une grande surface d'échange gazeux. Les muscles respiratoires, diaphragme surtout, permettent les mouvements des poumons, qui se laissent distendre passivement grâce à leur élasticité propre. La commande de ces mouvements inspiratoires est située dans le bulbe et la protubérance du cerveau. (V. RESPIRATION.)

**Exploration fonctionnelle du poumon.**

***Étude de la fonction ventilatoire.*** Son bon fonctionnement dépend de l'intégrité des muscles respiratoires, des voies aériennes et des centres nerveux de commande.

L'étude du rythme respiratoire fournit déjà quelques renseignements. La radioscopie apprécie les mouvements des coupoles diaphragmatiques lors d'inspirations et d'expirations forcées. La spirographie enregistre la ventilation en circuit fermé, le sujet devant souffler et inspirer dans un appareil étanche. Elle étudie donc le volume courant, le volume de réserve inspiratoire (à l'inspiration forcée) et le volume de réserve expiratoire (à l'expiration forcée), la somme représentant la capacité vitale (environ de 3 à 5 litres). La spirographie permet de connaître le rapport de Tiffeneau, rapport du volume expiratoire maximal en une seconde (V. E. M. S.) à la capacité vitale (C. V.) ; ce rapport est normalement de 75 p. 100. On étudie aussi la ventilation maximale en une minute ; elle est normalement de 80 à 150 litres par minute.

De ces données, on définit deux syndromes :

Le *syndrome « obstructif »* (diminution du rapport de Tiffeneau), qui atteste l'atteinte de la perméabilité bronchique : c'est la bronchite* chronique, l'emphysème* ;

Le *syndrome « restrictif »* (Tiffeneau normal, capacité vitale diminuée), qui signe une atteinte du parenchyme ou de la plèvre : c'est la silicose*, la pachypleurite*.

ÉPREUVES PHARMACODYNAMIQUES. Elles répètent les mesures spirographiques après administration d'une drogue bronchodilatatrice ou bronchoconstrictrice ; on les utilise dans le diagnostic de l'asthme*.

BRONCHOSPIROMÉTRIE SÉPARÉE. Grâce à une sonde introduite dans les bronches, elle permet d'étudier simultanément la ventilation et la consommation d'oxygène de chaque poumon. On l'utilise pour évaluer l'efficacité pulmonaire avant pneumonectomie*.

MESURE DU TRAVAIL RESPIRATOIRE. On étudie la compliance thoracique ou rapport des variations de volume aux variations de pression intrathoraciques. On obtient des courbes qui renseignent sur le travail d'un poumon atteint d'asthme.

***Étude de la fonction alvéolo-capillaire.*** Elle compare les pressions d'oxygène et de gaz carbonique dans l'air alvéolaire et dans le sang artériel. On obtient trois éventualités : *a*) trouble de diffusion par épaississement de la membrane alvéolo-capil-

laire (cas des fibroses*) ; *b*) alvéoles ventilés par l'air et non perfusés par le sang (cas d'embolie* pulmonaire) ; *c*) alvéoles perfusés et non ventilés (cas d'atélectasie* récente).
D'autre part, on étudie la capacité de diffusion de l'oxyde de carbone (CO), qui est normalement très diffusible à travers la membrane alvéolo-capillaire ; elle dépend de la perméabilité de cette membrane, de la ventilation et de la circulation sanguine.
***Étude des gaz du sang artériel.*** C'est finalement le meilleur test d'efficacité de la fonction respiratoire, dont le but est de maintenir constants les taux d'oxygène et de gaz carbonique du sang artériel. On obtient les résultats suivants : pression en oxygène $PO_2$ = 90 mm de mercure ; pression en gaz carbonique = 40 mm ; pH = 7,40 ; saturation d'oxyhémoglobine $SaO_2$ = 97 p. 100 (ou pourcentage d'hémoglobine* combinée à l'oxygène). [V. GAZ, *Gaz du sang.*]
***Étude de la fonction circulatoire.*** Ce sont essentiellement l'angiographie* et le cathétérisme* cardiaque.
**Pathologie.**
***Lésions traumatiques du poumon.***
PLAIES PLEURO-PULMONAIRES. Elles peuvent entraîner la mort par asphyxie et présentent un risque infectieux majeur.
Les plaies pleuro-pulmonaires à thorax ouvert se rencontrent en chirurgie de guerre ; les plaies à thorax fermé se rencontrent dans les fractures fermées des côtes et dans les plaies par balle ou par arme blanche. Il peut s'ensuivre un hémothorax*. Il faut évacuer l'épanchement pleural d'urgence et lutter contre l'insuffisance respiratoire aiguë.
LÉSIONS TRAUMATIQUES DES ALVÉOLES PULMONAIRES. Elles sont dues parfois aux brûlures par des agents physiques ou chimiques à partir des voies aériennes supérieures. Plus souvent, les accidents de décompression* et les corps étrangers intrabronchiques sont responsables de traumatismes alvéolaires (rupture d'alvéoles) et entraînent des déficits respiratoires importants.
***Maladies inflammatoires du poumon.*** On les désigne toutes sous le nom de *pneumopathies**. Outre les bactéries* et les virus*, les parasites peuvent infecter le poumon (kyste* hydatique).
Quand les bronches participent à l'atteinte pulmonaire, on parle de bronchopneumonie*. La tuberculose* est responsable de lésions très diverses, aboutissant à la névrose caséeuse (cavernes) ou à la sclérose (poumon fibreux) ; enfin, l'emphysème* et la sclérose pulmonaire sont l'aboutissement de la plupart des maladies chroniques du poumon.
***Tumeurs du poumon.*** On connaît le *cancer primitif*, appelé plus proprement « cancer bronchique » (c'est l'épithélium bronchique qui est le point de départ du cancer [V. BRONCHE]), et le *cancer secondaire* du poumon, dû à des métastases de cancers du sein, de l'utérus, du testicule. Dans ce dernier cas, les douleurs thoraciques lancinantes, l'essoufflement, l'amaigrissement el la fatigue conduisent à pratiquer des examens chez ces sujets qu'on sait atteints par ailleurs. La radiologie montre typiquement l'image « en lâcher de ballons » (multiples images sombres).
**poumon d'acier,** variété de respirateur* artificiel, composé d'un cylindre dans lequel on place le malade, à l'exception de la tête, et où des variations de pression permettent de rétablir les mouvements de la cage thoracique ainsi que la ventilation pulmonaire. On l'emploie dans le traitement des paralysies respiratoires (poliomyélite, suites de traumatismes, etc.).
**pourpre** n. m. **Pourpre rétinien,** pigment de la rétine, indispensable au mécanisme photochimique de la vision*, premier temps de l'acte visuel. (Syn. : RHODOPSINE.) — Le pourpre rétinien est dérivé d'un caroténoïde voisin de la vitamine A, et l'absence de cette vitamine entraîne des troubles visuels (héméralopie*). [V. aussi RÉTINE.]
**poussière** n. f. Les poussières entraînent des nosoconioses*, dont la localisation est surtout pulmonaire (v. PNEUMOCONIOSE).
Elles occasionnent aussi des dermatoconioses : tatouages, granulomes inflammatoires par inclusion dans le derme, kératoses*, eczémas, etc.
Les *caries dentaires* sont favorisées par les poussières de sel, de sucre et de farine.
Les *rhinites* sont fréquentes avec le chrome et aboutissent à une ulcération.
Les *troubles oculaires* provoqués par les poussières sont faits d'eczémas ou d'incrustation des paupières, de conjonctivites, etc.
A côté de ces poussières spécifiques de l'industrie, la majorité des poussières industrielles ou ménagères sont banales. Leur inconvénient majeur est de gêner l'action du soleil et de véhiculer des germes microbiens et des caustiques.
**Pouteau-Colles (fracture de),** fracture sus-articulaire de l'extrémité inférieure du radius.
C'est la plus fréquente des fractures de la région du poignet.

**prævia** adj. Se dit d'un obstacle qui, placé au-devant du fœtus, constitue de ce fait une difficulté lors de l'accouchement*.

**Placenta prævia.** Le placenta* est dit *prævia* lorsque, au lieu de s'insérer normalement au fond de l'utérus, il se fixe sur la partie basse de l'utérus. Étant mou, il ne constitue pas un véritable obstacle pour la présentation. En revanche, il expose à des hémorragies qui peuvent être redoutables pour la mère et pour l'enfant.

Il se manifeste, dans la seconde partie de la grossesse, par des hémorragies indolores, inopinées, souvent nocturnes. Son diagnostic s'affirme par la localisation placentaire à l'aide des isotopes ou des ultrasons. Le repos absolu est nécessaire. Suivant le degré de gravité, fonction du caractère plus ou moins «recouvrant» du placenta, l'accouchement pourra avoir lieu par les voies naturelles ou par césarienne.

**Tumeurs prævia.** Il peut s'agir d'un kyste de l'ovaire, d'un fibrome, d'un rein en position anormale, d'une tumeur osseuse, etc. Ces tumeurs, par leur consistance et leur volume, ont pour conséquence de rendre impossible l'engagement de la présentation fœtale. Elles imposent le recours à la césarienne.

**prandial, e, aux** adj. Qui se rapporte aux repas. (V. POSTPRANDIAL.)

**praticien** n. m. Médecin, chirurgien-dentiste, sage-femme ou auxiliaire médical qui pratique son art.

**Préchacq-les-Bains,** station thermale des Landes, à 12 km de Dax, ouverte du 1er mai au 20 octobre.

Les eaux, sulfatées et chlorurées calciques et sodiques, très chaudes (de 56 à 61 °C), sont employées en bains (piscine ou baignoire), en douches «bain de vapeur» (douche brouillard à 42 °C), en applications locales de boues radioactives, dans le traitement des arthroses*, des rhumatismes, de la goutte*, des raideurs post-traumatiques.

**précordial, e, aux** adj. Situé en avant du cœur, dans la région mammaire gauche : *douleur précordiale.*

**précordialgie** n. f. Douleur de la région précordiale.

Il peut s'agir d'un élément de la crise d'angine* de poitrine, mais le plus souvent c'est une névralgie sans liaison avec l'effort et apparaissant chez les sujets anxieux et émotifs.

**prédisposition** n. f. Tendance particulière de certaines personnes à présenter plus facilement que d'autres des troubles donnés à l'occasion de certaines circonstances déclenchantes, composée de multiples facteurs souvent mêlés : génétiques, organiques, matériels, sociaux et psychologiques.

**prednisone** n. f. Dérivé de la cortisone* ayant une grande action anti-inflammatoire, utilisé dans le traitement des rhumatismes.

**préjudice** n. m. **Sentiment de préjudice,** impression que l'on est victime d'un dommage injustement infligé à sa propre personne ou à ses biens.

*En psychiatrie,* le sentiment de préjudice peut prendre une forme névrotique : la «névrose de rente», par exemple, des sujets qui ont eu un accident du travail et qui inconsciemment refusent de guérir, s'enlisant dans un état hypocondriaque ou dépressif, revendiquant une indemnité alors qu'objectivement ils sont aptes à reprendre le travail. Les bénéfices secondaires que le sujet tire de son inactivité constituent un obstacle important à son amélioration.

Le sentiment de préjudice peut faire partie de maladies mentales plus graves. Il est alors une conviction délirante d'une injustice que seule la vengeance ou la procédure judiciaire peuvent réparer. Le malade persécuté peut devenir dangereux et l'internement s'impose.

**prèle** n. f. Plante des terrains humides et argileux précieuse pour sa forte teneur en silice et en potasse. (Syn. : QUEUE*-DE-CHEVAL.) Elle a une action diurétique, hémostatique et reminéralisante.

**prélèvement** n. m. Échantillon de produit biologique recueilli pour analyse.

Les prélèvements concernent le sang, l'urine, les fèces, les crachats, le pus où qu'il se trouve, les exsudats. Tout prélèvement doit être fait de manière stérile.

**prématuré, e** adj. et n. **Accouchement prématuré,** accouchement qui se produit entre 6 et 8 mois et demi de grossesse. Les causes de l'accouchement prématuré sont multiples : cardiopathie, excès de liquide amniotique, grossesse gémellaire, placenta prævia. D'autres facteurs peuvent intervenir : malformations utérines, béance de l'isthme, infections génitales ou urinaires, surmenage.

**Nouveau-né prématuré.** Il s'agit d'un enfant né vivant au terme d'une gestation d'une durée inférieure à 8 mois et demi (38 semaines), quel que soit son poids de naissance. En dépit des progrès considérables qui ont été faits, la mortalité reste élevée, et les séquelles cérébrales grèvent l'avenir d'au moins un quart des survivants.

Le prématuré présente un aspect variable selon son degré de prématurité, mais bien différent de celui du nouveau-né à terme.

La tête et l'abdomen sont proportionnellement plus développés que le thorax ; le cou est long et la tête repose sur le côté ; les nodules mammaires ne sont pas palpables, les plantes de pieds sont lisses et sans plis ; les mouvements spontanés sont saccadés, généralisés et asymétriques. La peau est mince, rougeâtre, translucide ; les ongles sont mous et ne dépassent pas l'extrémité des doigts ; il existe des poils de lanugo (duvet à poils longs) à la face et sur les épaules.

La plupart des dangers qui menacent, à court terme, le prématuré découlent de l'immaturité physiologique des grandes fonctions. L'immaturité de la thermorégulation* expose au refroidissement ; celle de l'équilibre acido*-basique, à l'acidose* ; celle de la fonction pulmonaire, à la détresse respiratoire (maladie des membranes* hyalines) ; celle du foie, à l'ictère* ; celle du système nerveux, aux troubles respiratoires, aux troubles de la déglutition*.

À long terme, le prématuré reste exposé aux troubles moteurs, lesquels peuvent s'associer à des difficultés intellectuelles, à des troubles oculaires, à des troubles du langage et du comportement.

Les 8 premiers jours de la vie ont donc une importance capitale pour l'avenir du prématuré. À la naissance, il doit être considéré comme un nouveau-né à « haut risque » et doit pouvoir bénéficier des techniques de réanimation moderne. S'il présente des troubles manifestes, il doit être transporté dans d'excellentes conditions dans un centre de soins intensifs néonataux. S'il ne présente pas de signes pathologiques, il doit être transféré dans un centre de prématurés.

L'accouchement et l'élevage des prématurés ne peuvent être entrepris que dans des unités hospitalières spécialement conçues. Il faut en effet leur assurer une existence en milieu aseptique, à température et à oxygénation réglables, une alimentation adaptée aux possibilités réduites de leur appareil digestif, une surveillance constante des fonctions vitales, pour lutter contre l'anoxie (mesure des pressions d'$O_2$ et de $CO_2$ dans le sang), contre l'anémie, l'infection, l'immaturité hépatique, les pertes hydriques, etc.

Cet élevage se fait dans des incubateurs ou couveuses plus ou moins sophistiqués, où les soins sont effectués stérilement à travers des hublots ménagés dans les parois transparentes. L'oxygénation, l'humidification et la température sont réglées de façon constante et branchées parfois sur des alarmes multiples, la respiration et l'électrocardiogramme étant surveillés par des moniteurs*.

**prémédication** n. f. Traitement préalable à une intervention médicale (endoscopie*) ou chirurgicale, destiné à permettre un meilleur déroulement de l'opération et à supprimer les réactions indésirables.

**prémolaire** adj. et n. f. Se dit des 4e et 5e dents (à partir de l'incisive centrale) de la dentition définitive.

Les prémolaires, au nombre de 8, remplacent les molaires de lait. (V. DENT.)

**prémonitoire** adj. Se dit des signes, symptômes ou syndromes qui précèdent l'apparition d'une maladie.

**préopératoire** adj. Qui se fait avant une intervention chirurgicale.

**Bilan préopératoire**, examen clinique, radiologique et biologique destiné à apprécier l'extension des lésions, l'état général du patient et l'état de ses organes vitaux.

**Soins préopératoires**, ensemble des mesures à prendre concernant l'organe à opérer (évacuation rectale, désinfection intestinale par exemple), la région de la peau où doit se faire la voie d'abord, la correction des troubles généraux (diabète, anémie, déshydratation, infection, etc.).

**prémenstruel, elle** adj. Qui précède la menstruation.

**Syndrome prémenstruel**, ensemble de manifestations (congestion mammaire, abdominale, pelvienne, douleurs diverses, prise de poids, troubles du caractère) survenant avant les règles, et dont l'intensité peut, chez certaines femmes, constituer une gêne importante. Il disparaît généralement dès le premier jour des règles.

**prénuptial (certificat).** V. MARIAGE.

**préparation** n. f. *Préparation des malades aux interventions chirurgicales.* V. PRÉMÉDICATION et PRÉOPÉRATOIRE.

*Préparations pharmaceutiques.* V. CACHET, COMPRIMÉ, MÉDICAMENT, POMMADE.

**prépuce** n. m. Repli de la peau de la verge* qui recouvre le gland.

**presbyophrénie** n. f. Forme particulière de démence* sénile.

Les malades se montrent très souvent euphoriques, enjoués, volubiles ; ils fabulent sans cesse. Ils présentent une amnésie* de fixation et sont désorientés dans le temps et dans l'espace.

**presbytie** n. f. Inaptitude à distinguer avec netteté les objets rapprochés.

Le pouvoir d'accommodation* de l'œil diminuant avec l'âge, on comprend qu'à partir d'un certain moment la vision de près devienne difficile : c'est la presbytie. On la corrige au moyen de verres convergents, qui permettent une vision de près correcte, mais troublent la vision de loin.

**présénilité** n. f. Période qui s'étend du déclin de l'âge mûr à la sénilité*.

Variable suivant les individus, la présénilité ne semble pas dépendre directement de l'arrêt ou du ralentissement des fonctions sexuelles (ménopause*, andropause*). Il s'agit d'une période délicate de la vie, du point de vue de la santé physique et mentale. Concordant avec la diminution des dépenses naturelles de l'organisme, elle est l'époque où peuvent apparaître des maladies graves (cancers*, maladies dégénératives), ainsi que les déséquilibres neuropsychiques, le plus souvent à type de dépressions. Dans l'ensemble, la présénilité se résume souvent au passage d'un moment difficile de l'existence, et nombreux sont les petits états de fatigue, les réactions caractérielles, les déséquilibres passagers de l'humeur et de la sexualité qui guérissent ou s'harmonisent dans un équilibre nouveau et accepté. Il faut insister sur l'importance de conserver une certaine activité au-delà de la mise à la retraite, pour l'homme aussi bien que pour la femme.

**présentation** n. f. En obstétrique, partie du fœtus qui « se présente » au détroit supérieur, c'est-à-dire à l'entrée du bassin, lors de l'accouchement.

On distingue ainsi les présentations *transversales* (présentations de l'épaule) et les présentations *longitudinales*. Parmi ces dernières, qui sont les plus fréquentes, on sépare les présentations *pelviennes* (siège complet et siège décomplété) et les présentations *céphaliques* (sommet, front, face).

**préservatif** n. m. Dispositif en baudruche ou en caoutchouc, utilisé dans un but de contraception.

L'emploi du préservatif masculin, ou condom, est une méthode sûre sous réserve d'une utilisation correcte. Il établit un obstacle à l'ascension des spermatozoïdes dans l'utérus.

Les préservatifs féminins (cape, diaphragme) ont une efficacité moindre. Ils nécessitent une technique et une connaissance anatomique parfaites, et impliquent l'adjonction d'une crème spermicide.

**pression** n. f. **Pression artérielle,** force exercée sur la paroi artérielle par le sang, et provoquant la tension artérielle qui la compense exactement. (V. TENSION.)

La pression artérielle dépend du débit cardiaque et des résistances qu'opposent artérioles et capillaires à l'écoulement du sang.

La régulation est complexe et précise, dépendant du système nerveux autonome et de facteurs hormonaux.

Les centres nerveux vasomoteurs sont situés dans le plancher du IV^e ventricule cérébral. Ils reçoivent des informations venant des récepteurs situés à la bifurcation carotidienne et sur la crosse de l'aorte. Ils agissent par augmentation ou diminution du débit cardiaque et par action sur le tonus capillaire. Les facteurs hormonaux sont en partie liés au système nerveux sympathique, qui libère des catécholamines* vasopressives. Ils sont mis en jeu principalement par la libération de rénine* par le rein lorsque la pression artérielle diminue. La rénine provoque, d'une part, indirectement l'augmentation des résistances capillaires et, d'autre part, une sécrétion d'aldostérone* qui diminue l'élimination rénale du sodium et augmente donc la masse sanguine par la rétention de l'eau qui est liée au sodium.

**Pression atmosphérique,** pression exercée en un lieu par la colonne d'air située au-dessus de ce lieu.

Elle est, au niveau de la mer, de 760 mm de mercure et diminue avec l'altitude. Sa diminution entraîne une baisse de la pression partielle des gaz composant l'atmosphère, en particulier de l'oxygène, obligeant l'organisme à s'adapter à l'altitude par augmentation de la fréquence respiratoire, puis par celle de la masse des globules rouges transporteurs d'oxygène. (V. POLYGLOBULIE.)

**prestation** n. f. Service fourni en vertu d'une obligation légale ou contractuelle.

**Prestation sociale,** prestation servie au titre d'une législation sociale : *prestation d'aide sociale* ou *d'assurance sociale, prestations familiales.*

***Prestations familiales.*** Elles se sont généralisées à l'ensemble de la population par des textes de 1946, modifiés par de nombreux textes plus récents. Ce sont à l'heure actuelle : les allocations prénatales, les allocations postnatales, les allocations familiales, le complément familial, l'allocation de logement, l'allocation d'éducation spéciale, l'allocation d'orphelin, l'allocation de rentrée scolaire, l'allocation de parent isolé.

**Preste (La),** station thermale des Pyrénées-Orientales, à 68 km de Perpignan, ouverte du 1^er mai au 1^er octobre, traitant les affections urinaires.

L'eau hyperthermale (42 °C), sulfurée, sulfatée et bicarbonatée sodique, est employée en boissons, bains et douches dans les infections de l'arbre urinaire : cystites, urétérites, pyélites, notamment dues au colibacille. On traite également les affections des appareils génitaux masculin et féminin.

**présure** n. f. Substance liquide sécrétée par l'estomac et qui coagule le lait.

**pretium doloris** n. m. (loc. lat. signif. *prix de la douleur*). Dommages-intérêts accordés par les tribunaux pour la réparation de la douleur physique ou morale résultant d'un accident. (Ils s'ajoutent à la réparation du préjudice matériel.)

**préventorium** n. m. Établissement de cure pour les sujets ayant fait récemment une primo-infection tuberculeuse.

**priapisme** n. m. État pathologique caractérisé par une érection persistante et douloureuse, sans désir sexuel, et n'aboutissant pas à une éjaculation.

**primevère** n. f. Une des premières plantes à fleurir au printemps (*Primula officinalis*, primulacées). Appliquées sur la peau, ses feuilles peuvent provoquer une éruption. Ses fleurs, en infusion, sont antispasmodiques et calmantes de la toux.

**primipare** adj. et n. f. Se dit d'une femme qui accouche pour la première fois.

**primitif, ive** adj. Se dit de toute maladie qui n'est pas la conséquence d'une autre, par opposition à *secondaire*. — Ainsi, le cancer *primitif* du foie s'oppose au cancer secondaire, qui est une métastase.

**primo-infection** n. f. Première atteinte d'un organisme par un germe.

**Primo-infection tuberculeuse.** La primo-infection tuberculeuse était autrefois l'apanage de l'enfance. Depuis les progrès de la lutte antituberculeuse, et surtout depuis l'obligation de vacciner par le B.C.G., le nombre des contaminations a fortement diminué.

La contamination se fait par pénétration du bacille de Koch (B. K.), par voie aérienne (gouttes de salive), plus rarement par voie digestive, cutanée ou muqueuse.

***Signes cliniques.*** La primo-infection tuberculeuse peut se manifester par des symptômes très différents :

La *primo-infection «latente»* ne s'extériorise que par un virage des tests tuberculiniques (cutiréaction devenant positive), sans aucune autre manifestation. Seule intervient la notion de «virage», c'est-à-dire le passage d'une cutiréaction négative à une cutiréaction positive. La positivité seule ne peut faire le diagnostic.

Parfois, seuls existent une fatigue excessive, de la fièvre, un amaigrissement.

La *primo-infection «maladie»* associe certains signes évocateurs : fièvre élevée, signes digestifs pouvant égarer le diagnostic (typhobacillose), un amaigrissement récent, un érythème* noueux, une kérato-conjonctivite phlycténulaire doivent faire pratiquer des radiographies, des tests tuberculiniques et la recherche du B. K. La radiographie du thorax montre une image ganglionnaire d'adénopathie* médiastinale plus ou moins importante, accompagnant une opacité dans l'un des poumons. Il s'y ajoute parfois un épanchement pleural.

***Évolution.*** Elle est le plus souvent bénigne et guérit par le traitement, laissant au sujet une immunité relative, mise en évidence par la positivité des tests (cuti-, intradermoréactions).

Les atteintes locales sont responsables de compressions bronchiques entraînant des troubles de ventilation ou des fistules, c'est-à-dire l'ouverture du ganglion avec irruption du pus dans les voies respiratoires.

L'atteinte secondaire de l'organisme par le B. K. est responsable de méningite, de miliaire, d'atteinte osseuse ou génito-urinaire.

Les séquelles sont des calcifications (témoignant de la guérison), des dilatations des bronches, parfois des lésions tuberculeuses évolutives.

***Traitement.*** Il permet d'éviter le plus souvent les complications et les tuberculoses secondaires.

Selon la gravité de l'atteinte, on associe deux ou trois antituberculeux (streptomycine, isoniazide, rifampicine). Dans les formes graves, la corticothérapie améliore le pronostic.

Sur le plan social, le contaminateur (parent, enseignant, camarade) doit être recherché, traité et isolé pendant les premiers mois. Des règles hygiéno-diététiques (repos, alimentation équilibrée...) doivent être appliquées. La durée du traitement varie de 6 à 18 mois.

**probénécide** n. m. Médicament uricosurique* employé dans le traitement de la goutte.

**procaïne** n. f. Anesthésique local de synthèse.

C'est un succédané de la cocaïne*, moins cher, moins toxique et non stupéfiant. On l'emploie en injections (pour l'anesthésie locale) en chirurgie et en chirurgie dentaire, associée ou non à l'adrénaline*. On l'utilise également en comprimés dans le traitement de la sénescence. La procaïne peut provoquer des réactions allergiques.

**procalmadiol** n. m. Le premier médicament tranquillisant, encore employé actuellement. (Syn. : MÉPROBAMATE.)

C'est un sédatif du système nerveux qui relâche les muscles, combat l'anxiété et régularise le sommeil.

**processus** n. m. Succession des mécanismes et des manifestations (symptômes) qui caractérisent l'évolution d'une maladie.

**procidence** n. f. Issue à l'extérieur de l'utérus, et avant la sortie de l'enfant, d'une partie mobile de ce dernier ou de ses annexes.

**Procidence du cordon**, chute du cordon ombilical en avant de la présentation fœtale. — C'est un accident, souvent imprévisible, qui met en péril brutalement la vie de l'enfant, car le cordon risque d'être comprimé entre le bassin et la présentation, et de subir une dessiccation s'il apparaît à la vulve. La procidence est favorisée par l'excès de longueur du cordon, l'excès de liquide amniotique, les rétrécissements du bassin, les tumeurs prævia* et les présentations irrégulières, qui laissent des vides dans l'aire du détroit supérieur (siège, face, épaule).

Elle implique la terminaison immédiate de l'accouchement, le plus souvent par césarienne. C'est une des plus graves urgences obstétricales du point de vue fœtal.

**Procidence des membres**, chute d'un membre au-dessous de la présentation, à laquelle il n'appartient pas : procidence de la main ou d'un pied dans une présentation céphalique ou transversale; procidence d'une main dans la présentation du siège.

**proctologie** n. f. Spécialité médicale des maladies du rectum* et de l'anus*.

**prodrome** n. m. Symptôme se produisant juste avant un état pathologique, dont il annonce l'imminence. (Par exemple, les nausées, la fièvre, les démangeaisons sont des prodromes de l'hépatite virale.)

**progestatif, ive** adj. et n. m. Qui permet le maintien de la gestation.

Ce terme désigne un certain nombre de substances dont les unes sont dérivées de la *progestérone**, et les autres, les *norstéroïdes* (ainsi dénommées parce qu'elles dérivent de la 19-nortestostérone), sont douées d'une activité extrêmement marquée, notamment dans la lutte contre les hémorragies de cause hormonale, et sont actives par voie buccale.

**progestérone** n. f. Une des deux hormones sexuelles féminines. (Syn. : LUTÉINE.) Elle est sécrétée par l'ovaire au niveau du corps jaune, dans la seconde partie du cycle menstruel et sous l'influence de l'hormone gonadotrope hypophysaire L. H. Elle est éliminée dans les urines sous formes de prégnandiol. Elle exerce une action inhibitrice sur la contractilité de l'utérus et agit en synergie avec la folliculine pour transformer l'endomètre en une muqueuse apte à recevoir l'œuf fécondé. Pendant la grossesse, le placenta en sécrète également à partir du 2e mois.

C'est elle qui, par son action sur les centres de la thermorégulation, est responsable du décalage de quelques degrés de la courbe thermique menstruelle.

Sa sécrétion régulière est le garant de cycles menstruels normaux. Son insuffisance (insuffisance lutéale) est fréquemment rencontrée, notamment peu après la puberté et dans la période qui précède la ménopause.

**prognathisme** n. m. Saillie en avant de la mâchoire inférieure, due à un développement excessif du maxillaire inférieur.

**projection** n. f. En *psychanalyse*, ce terme désigne le mécanisme de défense par lequel un sujet attribue inconsciemment à autrui des désirs et des sentiments qui lui sont propres, mais qu'il ne veut accepter ni reconnaître comme tels.

La projection est le mécanisme dominant dans la psychose paranoïaque (v. PARANOÏA). D'une façon plus générale, le terme s'applique au fait de percevoir le monde extérieur en fonction de nos tendances, de nos expériences, de nos conflits intérieurs propres.

**prolactine** n. f. Hormone sécrétée par les cellules acidophiles de l'hypophyse*, qui agit sur les glandes mammaires et provoque la lactation.

**prolan** n. m. Substance gonadotrope sécrétée par le placenta dès le début de la grossesse.

Les prolans ont une action folliculostimulante (prolan A) et lutéinisante (prolan B). Ils sont retrouvés en quantité considérable dans le sang et les urines des femmes enceintes, et c'est sur cette présence que reposent les diagnostics biologique et immunologique de la grossesse. Des éliminations trop importantes de prolans doivent faire suspecter une grossesse môlaire (v. MÔLE) ou gémellaire.

**prolapsus** n. m. Chute partielle ou totale d'un organe, par suite du relâchement de ses moyens de fixation et de soutènement.

**Prolapsus génital**, chute progressive, et à des degrés divers, des parois vaginales et de l'utérus, pouvant également conduire à extérioriser la vessie (cystocèle) et le rectum (rectocèle). — Le relâchement tissulaire qui l'autorise peut être d'origine congénitale mais est le plus souvent la conséquence d'accouchements répétés, difficiles, ou concernant de gros enfants.

La symptomatologie s'exprime par des sensations de pesanteur, des lombalgies, des troubles urinaires et de l'asthénie. Parfois, c'est la constatation par la

malade elle-même d'une tuméfaction vulvaire à la suite d'un effort ou d'une station debout prolongée.
L'examen médical permet de faire l'inventaire des différents éléments du prolapsus, et de le classer du premier degré (simple béance vulvaire) au troisième degré (extériorisation de l'utérus, qui descend entre les cuisses).
Le traitement est chirurgical. Le port d'un pessaire ne peut être proposé qu'aux femmes âgées chez lesquelles existe un risque opératoire vital.
**Prolapsus du rectum,** issue, par l'orifice anal, de la paroi rectale. — Il ne doit pas être confondu avec le rectocèle, qui en est l'issue par l'orifice vaginal. (V. RECTUM.)

**prométhazine** n. f. Dérivé de la phénothiazine*, premier de la série des antihistaminiques* synthétisés à partir de ce corps.
La prométhazine n'est pas toxique. Elle s'oppose à tous les effets de l'histamine*, sauf à l'hypersécrétion gastrique. On la prescrit en sirop ou en dragées comme antihistaminique, hypnotique et antitussif, associée à l'aspirine comme antalgique, par les voies rectale et parentérale* pour la préanesthésie et en applications locales comme antiprurigineux.

**promontoire** n. m. Angle formé par l'articulation de la colonne vertébrale lombaire sur le sacrum.
Il limite en arrière le détroit supérieur du bassin*, et peut constituer un obstacle lors de l'accouchement.

**pronation** n. f. Rotation en avant du bord radial de la main, amenant la paume en dedans, vers l'axe du corps, puis en arrière. (Mouvement opposé : SUPINATION*.)

**prononciation** n. f. **Vices de prononciation.** Ils sont très divers et peuvent être isolés ou associés à des perturbations auditives, neurologiques, intellectuelles ou affectives. Citons le zézaiement, le chuintement.

**pronostic** n. m. Prévision que fait le médecin sur l'évolution et l'aboutissement d'une maladie.
Le pronostic est fonction de la nature de la maladie, de sa forme, du terrain du malade et des traitements entrepris. Il comporte toujours une marge d'incertitude.

**propanolol** n. m. Médicament sympatholytique de synthèse du groupe des bétabloquants*.
On l'emploie contre la fibrillation* cardiaque, certaines tachycardies, l'angine de poitrine.

**prophylaxie** n. f. Ensemble des mesures destinées à garantir contre les maladies ou les accidents non seulement l'individu, mais aussi les populations.
La prophylaxie s'adresse aussi bien aux maladies infectieuses qu'aux accidents du travail, aux parasitoses qu'au développement psychomoteur.
A ce titre, les campagnes de vaccination systématique (B. C. G., variole, etc.), la déclaration de certaines maladies contagieuses, ainsi que l'isolement des malades, les propagandes diverses d'hygiène de vie (antialcoolique, antitabac...), la médecine du travail, le dépistage précoce de certaines maladies (cancer, par exemple), les rééducations en milieu psychiatrique, etc., sont autant d'entreprises prophylactiques.

**propreté** n. f. **Propreté chez l'enfant,** fait de contrôler par lui-même ses urines et ses selles.
La propreté est acquise entre 1 et 2 ans pour le jour, et avant 4 ans pour la nuit. Son acquisition est soumise à de nombreuses variantes liées au sujet (hérédité, psychisme) qui ne doivent pas inciter la mère à employer la force. Elle doit, au contraire, par son attitude encourageante, amener l'enfant à s'imposer cette nouvelle contrainte.

**proprioceptif, ive** adj. Se dit des sensations provenant du corps lui-même et renseignant sur la position dans l'espace, les attitudes, les mouvements, l'équilibre, etc.

**prostaglandines** n. f. pl. Acides gras non saturés, isolés dans le liquide séminal, mais que l'on peut également isoler de la prostate (d'où leur nom) et de nombreux autres organes.
Ces substances, au nombre d'une quinzaine, contrôlent l'activité enzymatique des cellules et ont des fonctions multiples et encore mal précisées. De grands espoirs thérapeutiques sont fondés sur elles, tant dans le domaine gynécologique (accouchement, contraception, interruption de grossesse) que dans celui de la médecine générale (hypertension, ulcère de l'estomac, rhinites, etc.).

**prostate** n. f. Glande qui entoure, chez l'homme, la partie initiale de l'urètre.
Située en arrière du pubis et en avant du rectum, entre la vessie en haut et le périnée en bas, elle a la forme d'une châtaigne dont la base supérieure est accolée à la vessie. Elle est traversée de haut en bas par l'urètre prostatique, dans lequel s'abouchent les deux canaux éjaculateurs et l'utricule prostatique. Le tissu prostatique est formé de fibres musculaires et de glandes qui déversent leurs sécrétions dans l'urètre. Ces sécrétions, qui forment la plus grande partie du

sperme, diluent les spermatozoïdes et leur donnent leur mobilité.

**Adénome prostatique.** C'est l'affection la plus fréquente de cet organe. Souvent appelé à tort « hypertrophie prostatique », c'est une tumeur bénigne qui se développe chez l'homme aux alentours de la soixantaine. Il se manifeste par une augmentation de la fréquence des mictions, des modifications du jet, parfois une rétention aiguë d'urines. Le diagnostic est fait par le toucher rectal ; l'urographie intraveineuse précise le retentissement éventuel de l'adénome sur les voies urinaires supérieures. Si le patient n'est pas opéré, l'évolution se fait vers la distension vésicale (miction par regorgement), l'infection. Le traitement est chirurgical : parfois résection endoscopique par les voies naturelles pour de petits adénomes, le plus souvent ablation de l'adénome par voie abdominale.

**Cancer de la prostate.** Moins fréquent, il se développe autour de la cinquantaine et chez le vieillard. Le traitement par les œstrogènes de synthèse, poursuivi indéfiniment, donne de bons résultats.

**Infection de la prostate.** V. PROSTATITE.

**prostatectomie** n. f. Ablation de la prostate, de la base de la vessie, et des vésicules séminales en cas de cancer prostatique. (Ne pas confondre avec ADÉNOMECTOMIE*.)

**prostatite** n. f. Inflammation de la prostate, se traduisant par une poussée fébrile avec dysurie, une prostate très douloureuse au toucher rectal.

Les prostatites peuvent être dues au gonocoque (complication de la blennorragie), mais aussi à des germes banals (staphylocoque, colibacille). Les antibiotiques sont généralement actifs ; sans traitement, l'évolution peut se faire vers l'abcès de la prostate.

**prostration** n. f. État d'abattement profond.

La prostration est due à une diminution très importante des forces physiques, le plus souvent consécutive à une longue maladie ou à une dénutrition extrême. On la rencontre également dans certaines maladies infectieuses et dans les états psychotiques de mélancolie* et de dépression*.

**protamine** n. f. Matière protéique préparée à partir du sperme de poissons.

Elle est utilisée dans la préparation de l'insuline « retard » et comme antidote de l'héparine* (sulfate de protamine).

**protéase** n. f. Enzyme hydrolysant les liaisons peptidiques et assurant ainsi la dégradation des protéines.

Des protéases sont présentes dans les sucs digestifs (pepsine, trypsine, chymotrypsine, etc.), dans les tissus et dans le sang.

**protection** n. f. **Protection maternelle et infantile (P.M.I.)**, ensemble des mesures de surveillance médicosociale préventive des femmes enceintes et des enfants du premier et du second âge.

La P.M.I. commence par l'examen médical prénuptial (certificat prénuptial) et se poursuit au cours de la grossesse (4 examens prénatals : le premier, avant la fin du 3e mois, consiste à confirmer l'état de grossesse et à évaluer les risques obstétricaux ou médicaux qui peuvent menacer la santé de la mère et celle de l'enfant, la détermination du groupe sanguin et du facteur Rh étant obligatoire à ce stade dans une première grossesse ; le deuxième, au 6e mois, pour dépister les menaces d'accouchement prématuré ; le troisième lors des 15 premiers jours du 8e mois et le quatrième pendant les 15 premiers jours du 9e mois, pour dépister la toxémie gravidique, prévenir les morts fœtales tardives et les causes possibles d'accouchement difficile).

Un carnet* de santé est remis par la mairie à la personne qui déclare la naissance. Un *examen postnatal* est ensuite prévu dans les 8 semaines qui suivent l'accouchement. Les enfants, jusqu'à l'âge scolaire, font ensuite l'objet d'une surveillance médicosociale : *9 examens médicaux* sont prévus au cours de la première année, dont le premier dans les 8 jours de la naissance et un au cours du 9e mois ; *3* au cours de la deuxième année, dont un au 24e mois ; *2 par an pour les années suivantes*, et cela jusqu'à ce que les enfants ayant atteint 6 ans passent sous la surveillance de la médecine scolaire. (V. ÉCOLE.) Les examens subis dans les 8 jours de la naissance et au cours du 9e et du 24e mois donnent lieu à l'établissement du certificat* de santé faisant mention de toute anomalie, maladie ou infirmité, notamment mentale, sensorielle ou motrice susceptible de provoquer une invalidité ou un handicap*.

Des *vaccinations obligatoires* complètent ce système de protection. Enfin, les placements d'enfants en dehors du domicile familial (crèches, nourrice*, etc.) sont soumis à des règles de contrôle, des garanties particulièrement strictes.

**protéide** n. f. Syn. de PROTÉINE* et, pour certains, D'HÉTÉROPROTÉINE.

**protéine** n. f. Substance caractéristique de la matière vivante, constituée par l'assemblage d'acides aminés unis par des liaisons peptidiques.

**Constitution.** Une protéine est constituée d'une ou de plusieurs chaînes pepti-

diques. La séquence des acides aminés définit la structure primaire, détruite par action enzymatique ou hydrolyse acide.
Ces chaînes sont enroulées en hélice, constituant la structure secondaire, et l'enroulement est maintenu par des liaisons hydrogènes.
Ces hélices sont elles-mêmes repliées ou associées, maintenues par des ponts disulfures constituant la structure tertiaire.
Les structures secondaire et tertiaire sont fragiles, et peuvent être détruites par la température, les variations de pH, etc.
**Classification des protéines.** ***Les holoprotéines.*** Elles ne contiennent que des acides aminés. Elles peuvent être de structure fibrillaire, habituellement insolubles, et entrer dans la constitution des tissus de soutien (kératine, collagène) ; parfois solubles, comme le fibrinogène et la myosine. Elles peuvent être de structure globulaire. Ce sont, par ordre de complexité croissante : les protamines et les histones (basiques), les albumines et les globulines (acides).
***Les hétéroprotéines.*** Elles comportent un groupement non protéique, qui peut être un glucide (glycoprotéine), un acide nucléique (nucléoprotéine), etc.
***Métabolisme.*** Absorbées par voie digestive, les protéines sont dégradées en acides aminés. Puis ces acides aminés sont absorbés par la muqueuse intestinale.
La synthèse des protéines dans l'organisme à partir des acides aminés ainsi absorbés est sous la dépendance directe du code génétique transmis par les acides nucléiques*.
**Les protéines plasmatiques.** Le plasma sanguin contient 75 g par litre de protéines (protéinémie) constitués d'un grand nombre de fractions. On les analyse par électrophorèse*, immunoélectrophorèse, ultracentrifugation ou précipitation fractionnée. L'électrophorèse sur papier distingue :
— les *albumines* (de 55 à 60 p. 100), qui maintiennent la pression osmotique du plasma et transportent un grand nombre de molécules dont les médicaments ;
— les $\alpha_1$-*globulines* (de 3 à 6 p. 100) comportant des lipo- et glycoprotéines ;
— les $\alpha_2$-*globulines* (de 8 à 10 p. 100), surtout glycoprotéines ;
— les β-globulines (de 10 à 14 p. 100), comprenant des lipo- et glycoprotéines et quelques immunoglobulines ;
— les γ-globulines (de 15 à 20 p. 100), qui sont les immunoglobulines. (V. ANTICORPS.)
On trouve également dans le plasma du fibrinogène (de 2 à 4 g/l) et des transporteurs dont le rôle est capital en dépit de leur faible concentration (céruloplasmine, sidérophiline, haptoglobine...).
Enfin, les enzymes* sont des protéines.
***Variations de la protéinémie.*** *L'hypoprotéinémie* (baisse des protéines du sang) peut être due à une dilution du plasma. Habituellement, elle porte sur l'albumine, qui est diminuée dans les cirrhoses, les affections intestinales exsudatives, les dénutritions graves, les syndromes néphrotiques*.
*L'hyperprotéinémie* (augmentation des protéines du sang) peut être due à une hémoconcentration ou à la production excessive d'un groupe de protéines, habituellement les γ-globulines. (V. DYSPROTÉINÉMIE.)

**protéinose** n. f. **Protéinose alvéolaire,** affection caractérisée par le dépôt d'une substance amorphe mucoprotéique dans les alvéoles pulmonaires, créant une insuffisance respiratoire progressive.

**protéinurie** n. f. Élimination de protéines dans les urines. (Syn. : ALBUMINURIE.)
Chez le sujet normal, l'élimination par 24 heures est extrêmement faible (moins de 40 mg), pouvant un peu augmenter à la station debout (protéinurie orthostatique) ou à l'effort. La protéinurie traduit une lésion du filtre rénal du glomérule (v. REIN) qui, normalement, retient les grosses molécules. Cela ne signifie pas nécessairement insuffisance rénale, le rein pouvant rester capable d'éliminer correctement les déchets azotés. Une protéinurie abondante (supérieure à 5 g par 24 h) définit le syndrome néphrotique*, qui s'accompagne rapidement d'œdèmes. Une protéinurie importante et persistante impose une biopsie rénale pour en préciser l'origine. Par contre, une protéinurie orthostatique est normale chez l'adolescent.

**protéolysat** n. m. Mélange d'acides aminés, obtenu par hydrolyse de protéines et utilisé essentiellement pour l'alimentation des blessés et comateux, par sonde gastrique ou par perfusion veineuse.

**protéolyse** n. f. Dégradation des protéines en peptides et en acides aminés.

**protéolytique** adj. Se dit des enzymes réalisant la protéolyse.

**proteus** n. m. Genre de bacille très mobile, saprophyte* de l'homme (tube digestif et voies respiratoires supérieures) et très répandu dans la nature (fumiers, sol, etc.).
Les proteus peuvent devenir pathogènes et sont alors responsables d'infections graves (méninges, vésicule biliaire, rein)

de mauvais pronostic. Le traitement est dicté par l'antibiogramme*.

**prothèse** n. f. Ensemble des techniques et des appareils ayant pour objet le remplacement partiel ou total d'un membre ou d'un organe : *prothèses externes* pour les membres (v. AMPUTATION, MAIN) ; *prothèses internes* (prothèse de hanche, matériel d'ostéosynthèse, valves cardiaques...).

**Prothèse dentaire,** ensemble des techniques permettant la reconstitution d'une dent partiellement détruite, le remplacement d'une ou de plusieurs dents, ou la correction de troubles dentaires ou osseux.

PROTHÈSE UNITAIRE. Elle vise à réparer une seule dent. Si les lésions sont limitées, on fait une obturation* pouvant comporter des incrustations d'or (inlay, onlay). Si toute la couronne est atteinte, on la remplace par une couronne métallique ou en porcelaine cuite sur or, solide et esthétique. Sur une dent dont il ne reste que la racine, on peut réaliser une dent à tenon radiculaire (dent à pivot*).

PROTHÈSES DE RECONSTITUTION. Elles peuvent être fixes, mobiles ou mixtes, et remplacent une ou plusieurs dents (prothèses partielles), ou toutes les dents (prothèses totales). Les *prothèses fixes* sont les bridges* ou ponts dentaires. Les *prothèses mobiles partielles* comportent une plaque-base qui s'appuie sur plusieurs dents et sur les muqueuses (gencives, palais). Sur cette plaque-base sont montées les dents artificielles (en résine ou en céramique), sur une « fausse gencive » de même teinte que la gencive. Les *prothèses mobiles totales* sont destinées à remplacer toutes les dents d'un maxillaire et elles s'appuient uniquement sur les muqueuses.

Les implants* permettent également de remplacer, dans certains cas, l'ensemble des dents du maxillaire inférieur.

PROTHÈSES D'ORTHODONTIE. Elles ont pour but de corriger les défauts d'implantation ou d'articulé dentaire.

PROTHÈSES DE CONTENTION. Elles ont pour objet de solidariser entre elles plusieurs dents ou toutes les dents d'un maxillaire ; on les utilise dans le traitement des parodontoses* (dents mobiles) et dans celui des fractures des maxillaires.

***Assurances sociales.*** Les assurés ne peuvent obtenir le remboursement que pour des appareils fonctionnels et thérapeutiques, ou nécessaires à l'exercice d'une profession. Les appareils sont considérés comme *fonctionnels* lorsque le coefficient masticatoire* est inférieur à 40 ou lorsque l'intéressé ne dispose pas de cinq couples de dents masticantes (prémolaires ou molaires) « en antagonisme physiologique dans la position d'occlusion normale de la bouche », répartis sur les deux côtés de la bouche. Les appareils sont considérés comme *thérapeutiques* lorsqu'une maladie est provoquée par l'absence de dents (troubles digestifs, maigreur, etc.). Les appareils *professionnels* sont accordés aux personnes « en contact avec le public ». Les appareils et les couronnes doivent faire l'objet d'une demande d'entente* préalable.

**prothrombine** n. f. Proferment synthétisé par le foie, qui, en présence de calcium et de thromboplastine, donne naissance à la thrombine. (V. COAGULATION.)

**Taux de prothrombine.** Défini comme étant de *100 p. 100* chez les sujets en bonne santé, il s'abaisse *spontanément* dans les maladies de foie (v. COAGULATION, EXPLORATION) et *artificiellement* lors des traitements anticoagulants*, où l'on s'efforce de le maintenir aux alentours de 30 p. 100.

**protide** n. m. Terme générique désignant des substances quaternaires (composées d'oxygène, hydrogène, carbone et azote), caractéristiques de la matière vivante.

L'unité élémentaire est l'acide aminé* dont les groupements en chaînes composent les peptides* et les protéines*.

**protocole** n. m. **Protocole opératoire,** compte rendu de l'intervention que le chirurgien écrit sur un registre opératoire.

**protoplasme** ou **protoplasma** n. m. Gel de protéines, constituant fondamental de la matière vivante, présent dans les cellules, hors du noyau (cytoplasme) et à l'intérieur de celui-ci (caryoplasme).

**protoxyde** n. m. **Protoxyde d'azote,** gaz azoté utilisé comme anesthésique lors d'interventions prolongées. (V. ANESTHÉSIE.)

**protozoaire** n. m. Organisme microscopique, formé d'une seule cellule vivante complète (avec noyau, mitochondries, centrosome), dont plusieurs genres sont parasites de l'homme (amibes*, trypanosomes*, etc.).

**protubérance** n. f. **Protubérance annulaire,** formation nerveuse située à la face antérieure du tronc* cérébral. (Syn. : PONT DE VAROLE.)

De chaque côté de la protubérance sortent les racines motrices et sensitives de la Ve paire de nerfs* crâniens, ou nerf trijumeau.

**provitamine** n. f. Substance capable de se transformer en vitamine* dans l'organisme : *le carotène est la provitamine A.*

**proximal, e, aux** adj. Proche de la

racine ou du centre, par opposition à DISTAL*, qui concerne l'extrémité. — Une paralysie proximale est une paralysie de la racine des membres.

**prurigo** n. m. Groupe d'affections prurigineuses, aux causes et aux manifestations diverses.

Les lésions (papules, vésicules) sont le siège d'un prurit* (démangeaison) intense, souvent nocturne, responsable de lésions de grattage (épaississement de la peau).

Le *prurigo strophulus* de l'enfant se voit entre 1 et 6 ans. Il a l'aspect d'une piqûre de moustique, c'est-à-dire une papule couronnée d'une vésicule qui disparaît en une dizaine de jours. La différence avec les piqûres d'arthropodes ou avec la gale est souvent difficile à faire. La cause de cette lésion est discutée : pour certains, elle signe l'intolérance alimentaire à un régime trop riche en hydrates de carbone, aux fraises, au poisson... ; pour d'autres, c'est un équivalent de l'urticaire, de l'eczéma, de l'asthme... ; pour d'autres encore, seule l'origine parasitaire existe. Le traitement associe des antihistaminiques et des sédatifs.

Le *prurigo chronique* a le même aspect que le précédent, mais les lésions se compliquent ultérieurement d'eczéma.

Chez l'adulte, le prurigo peut se manifester lors de la grossesse, lors de l'eczéma*.

**prurit** n. m. Démangeaison. C'est un symptôme fréquent en dermatologie : eczéma*, lichen* plan, gale*, prurigo*...

L'intensité du prurit est souvent différente selon l'individu. Il faut faire disparaître le prurit par des neurosédatifs ou des antihistaminiques pour éviter une altération de l'état général (insomnie) et des lésions de grattage (lichénifications). Certaines affections sont de cause interne : prurit diabétique, sénile, prurit vulvaire de la ménopause.

**pseudarthrose** n. f. Absence de consolidation entre les deux fragments d'un os fracturé, avec apparition, au niveau des extrémités osseuses, de modifications qui rendent la consolidation définitivement impossible. (V. FRACTURE.)

**pseudopelade** n. f. Alopécie* définitive, s'étendant par petites plaques.

On retrouve parfois un lichen* plan ou un lupus* érythémateux à l'origine.

**pseudopode** n. m. Expansion protoplasmique de la cellule, observée chez les protozoaires et les leucocytes, pour la locomotion et la phagocytose.

**psittacose** n. f. Maladie infectieuse, due à une bactérie du genre *chlamydia*. (Syn. : MALADIE DES PERROQUETS OU DES PERRUCHES.) Cette maladie est transmise à l'homme par les oiseaux (pigeons, perruches...). Elle détermine une bronchopneumopathie grave, avec des troubles neurologiques (méningite, délire) et de la fièvre. Des adénopathies sont fréquentes. Le diagnostic est fait par le sérodiagnostic spécifique.

Le *traitement* associe des tétracyclines, des corticoïdes et des moyens de réanimation dans les cas graves. C'est une maladie à déclaration obligatoire (n° 19).

**psoas** n. m. Muscle épais, fusiforme, qui s'étend des vertèbres lombaires au petit trochanter, où il se termine par un tendon commun avec le muscle iliaque. Il fléchit la cuisse sur le tronc.

**psoïtis** n. f. Inflammation du muscle psoas, qui se traduit par une attitude particulière de la cuisse, fléchie sur le bassin.

**psore** n. f. En *médecine homéopathique*, groupe de signes dus à une auto-intoxication.

Elle comporte des manifestations allergiques, des suppurations, des éruptions cutanées, et relève de médicaments dits *psoriques*.

**psoriasis** n. m. Dermatose* érythématosquameuse (rougeur et squames) chronique, et réputée pour sa ténacité.

**Signes.** Souvent héréditaire, le psoriasis apparaît chez le sujet jeune ou adulte et débute insidieusement, au genou ou au coude, par des plaques rouges recouvertes de squames blanches. Parfois, il est plus malaisé de le reconnaître quand il atteint les ongles ou le cuir chevelu. Généralement, le psoriasis ne provoque pas de démangeaison. Il évolue par poussées successives, déclenchées par les infections ou les émotions. L'évolution est lente, mais il faut toujours craindre une complication invalidante : le rhumatisme psoriasique (arthrite chronique).

**Traitement.** Il comporte surtout des soins locaux : décapants (vaseline salicylique), réducteurs* (éosine en solution, huile de cade), corticoïdes (pommades). Les mercuriels ne s'emploient que pour les lésions du cuir chevelu. Les rayons ultraviolets sont efficaces après photosensibilisation dans les psoriasis étendus (PUVATHÉRAPIE). Certaines cures thermales (La Bourboule, Luchon) sont bénéfiques. Les soins généraux associent des vitamines, des acides aminés soufrés, voire des immunosuppresseurs*. Des médications sont prescrites pour lutter contre le foyer infectieux, s'il existe, et sur la labilité émotionnelle, fréquente, retrouvée chez les patients atteints.

**psychanalyse** n. f. Discipline fondée

par Freud et se rapportant à l'exploration psychologique profonde de l'homme normal et pathologique, à l'élaboration d'une théorie psychologique et psychopathologique générale, à la psychothérapie* des maladies mentales (cure psychanalytique).

Pour Freud, le véritable champ d'investigation de la psychologie est l'inconscient. L'inconscient est au centre de la vie mentale. On peut se le représenter comme un vaste domaine, impossible à décrire (indicible), peuplé de pulsions*, d'instincts, de désirs, de phantasmes, d'affects plus ou moins complexes et souvent contradictoires. Cet ensemble voit son contenu s'orienter sous l'action des trois grandes *instances** de la personnalité, qui composent une sorte d'équilibre dynamique : le *ça*, le *sur-moi* et le *moi*. Le « ça » est représenté par les pulsions et les désirs archaïques ou primitifs qui tendent à se satisfaire brutalement. Les instincts du « ça » sont constamment réprimés par le « sur-moi » : instance morale constituée par des exigences et des interdits intériorisés. Ces deux instances demeurent inconscientes. La troisième, à la fois consciente et inconsciente, est le « moi ». Il s'agit d'une fonction de contrôle, de synthèse de la personnalité qui tend à réaliser un équilibre entre les exigences du « ça » et celles du « sur-moi » en leur permettant de les satisfaire sous une forme édulcorée. On ne peut avoir une idée de ce qui se passe dans l'inconscient que lorsque la vigilance du « moi » diminue. C'est le cas dans les rêves, les actes manqués, les lapsus, les oublis...

D'autre part, Freud a décrit chez le jeune enfant une série de stades du développement affectif et libidinal : les stades oral, anal, phallique, génital ou œdipien, qui se déroulent de zéro à 6 ans. Dès l'âge de 6 ans, les bases affectives et psychosexuelles de la personnalité sont acquises. La puberté*, l'adolescence* et l'âge adulte ne s'accompagnent que de remaniements partiels. D'après les psychanalystes, les névroses, même lorsqu'elles n'apparaissent qu'à l'âge adulte, dérivent de perturbations du développement infantile, d'une fixation ou d'une régression à un des stades précédents.

La théorie psychanalytique est indissociable de la pratique, de la méthode thérapeutique. La *cure psychanalytique* repose sur le principe de la libre association des idées. Le patient doit livrer tout ce qui lui vient à l'esprit dans le dessein d'analyser ses résistances et ses défenses inconscientes, ainsi que les conflits infantiles refoulés qui vont resurgir dans le phénomène du transfert*. Tous les malades ne peuvent bénéficier de la cure psychanalytique, et seul le spécialiste est habilité à discerner les indications de ce traitement.

**psychasthénie** n. f. Névrose attribuée par Janet à une baisse ou à une insuffisance de la tension psychologique.

La psychasthénie se caractérise par les symptômes suivants : fatigabilité rapide, sentiment très pénible d'incomplétude, d'impuissance, d'imperfection mentale, tendances aux scrupules, aux doutes, à l'autoanalyse de la vie intérieure, comme à une excessive autocritique, timidité et inhibition dans les contacts sociaux. Ces symptômes psychiques peuvent s'associer à des troubles corporels décrits autrefois dans la neurasthénie : hypotension artérielle, tendances aux évanouissements, troubles digestifs, maux de tête, douleurs.

**Formes cliniques.** *La psychasthénie chronique.* Elle apparaît comme une affection névrotique développée sur un tempérament nerveux particulier et une organisation plus ou moins pathologique de la personnalité.

*Les états ou les syndromes psychasthéniques transitoires.* Certains correspondent à des états d'épuisement, d'autres succèdent à un traumatisme crânien, à une maladie infectieuse ou encore à des chocs psychologiques graves. Ces états sont très voisins des états dépressifs.

**Causes.** Pour Janet, tous les symptômes s'expliquent par une faiblesse de la tension psychologique, qui empêche de parvenir à un niveau élevé des « fonctions du réel ». Pour les psychanalystes, ce sont les conflits psychologiques inconscients et l'angoisse qu'ils engendrent qui rendent compte des symptômes psychasthéniques.

Chez le psychasthénique proche de l'obsédé, on retrouve un « sur-moi » particulièrement rigide, écrasant les pulsions du « ça » et un « moi » faible, incapable de maîtriser les éléments de conflits.

**Traitement.** Il comprend des mesures d'hygiène nerveuse et mentale combinées à une amélioration des conditions de vie. La psychothérapie de soutien est nécessaire. Une psychanalyse est indiquée selon les cas. Les méthodes de relaxation, l'hydrothérapie, les activités physiques, la gymnastique sont très conseillées. La chimiothérapie intervient aussi. En premier lieu, les psychotoniques* nooanaleptiques améliorent le rendement psychique. On utilise également les antidépresseurs, ou thymoanaleptiques.

**psychiatrie** n. f. Branche de la médecine dont l'objet est l'étude et le traitement des maladies mentales.

Jusqu'au XVII^e siècle, on fit des malades mentaux des possédés du démon ou des sorcières. Puis, sous l'influence de certains précurseurs, la médecine commence à arracher les maladies mentales à la démonologie. Néanmoins les malades sont encore traités comme des animaux féroces, enchaînés aux murs. C'est en 1793 que Pinel, en France, dans un geste symbolique, brisa les chaînes des aliénés de Bicêtre. Il fut, avec quelques autres médecins de l'époque, le fondateur de la psychiatrie, inaugurant une ère de description minutieuse des maladies psychiatriques classées selon des catégories immuables. On rechercha pendant longtemps une cause organique bien définie à l'origine de chaque affection mentale. Mais cette méthode fut un échec car, à l'exception de certains processus comme les atrophies et les tumeurs cérébrales, la plupart des psychoses (et surtout les névroses, le déséquilibre et les perversions) demeurent apparemment exemptes d'altérations dans le système nerveux. Les conceptions psychiatriques s'assouplissent sous l'influence des théories psychologiques, psychanalytiques et sociologiques. La connaissance des phénomènes entrant dans la genèse des affections psychiatriques doit beaucoup au génie de Sigmund Freud, surtout en ce qui concerne les névroses. Les attitudes psychothérapiques, dans leurs diverses modalités, prirent de l'extension. À travers l'histoire de la psychiatrie, on distingue une opposition entre les conceptions organicistes et les conceptions psychiques des origines de la maladie mentale. La psychiatrie moderne tente de trouver sa voie entre ces diverses théories.

Une classification simple des maladies mentales est reconnue par la majorité des psychiatres : 1° les arriérations mentales ou les insuffisances intellectuelles ; 2° les psychoses manifestement organiques ; 3° les psychoses dites « fonctionnelles », sans lésion décelable dans le système nerveux ; 4° les névroses ; 5° les déséquilibres du caractère ou personnalités psychopathiques.

Les possibilités thérapeutiques ont nettement progressé. Après les méthodes de choc, apparues autour des années 30, l'emploi, depuis 1952, des drogues neuroleptiques et tranquillisantes et, depuis 1958, celui des antidépresseurs ont permis aux médecins de faire œuvre efficace en matière de pathologie mentale. Les médicaments favorisent l'abord psychothérapique des patients et les multiples méthodes de réintégration sociale. Les hôpitaux psychiatriques s'humanisent, tandis que s'organise une assistance médico-sociale avec établissements de postcure.

**psychisme** n. m. Ensemble des fonctions mentales : intelligence*, affectivité,*, mémoire*, volonté.

**psychochirurgie** n. f. Intervention chirurgicale sur le cerveau, visant à traiter des troubles mentaux (telle la lobotomie).

Cette méthode a perdu de son intérêt depuis l'apparition des neuroleptiques*.

**psychodrame** n. m. Technique psychothérapique créée par Moreno (1922), utilisant comme moyen d'expression l'improvisation dramatique.

Cette méthode, applicable à tout un groupe (mais aussi à un seul malade), est fondée sur l'expression des conflits par le jeu dramatique, avec la participation de psychothérapeutes.

**psychodysleptique** adj. et n. m. Drogue psychotrope qui entraîne des troubles d'ordre délirant et surtout hallucinatoire.

Les psychodysleptiques induisent des sortes de psychoses généralement transitoires, mais qui peuvent persister chez des sujets qui en abusent ou ont une personnalité fragile. Les principaux sont la mescaline, le diéthylamide de l'acide lysergique ou L. S. D. 25, la psilocybine, la butofénine, etc. Ils provoquent des hallucinations essentiellement visuelles, des troubles du schéma corporel, une impression de dépersonnalisation.

Les psychodysleptiques n'entrent pas dans la thérapeutique, car on ignore encore leur mécanisme d'action.

**psychogène** adj. Se dit d'une affection dont les causes sont psychologiques : contrariété, chagrin, deuil, etc.

**psycholeptique** adj. et n. m. Médicament ayant une action sédative sur le système nerveux central et le psychisme.

Ce terme général englobe les neuroleptiques*, les tranquillisants* et les hypnotiques*.

**psychologie** n. f. Étymologiquement, « science de l'âme ».

L'objet de la psychologie est l'étude du comportement et de la conduite de l'homme. Les différents aspects de cette étude définissent les diverses branches de la psychologie. Citons, entre autres : la psychologie génétique, qui étudie le psychisme dans sa formation ; la psychologie sociale, qui considère les relations des individus entre eux et des groupes entre eux ; la psychologie pathologique, qui s'attache aux troubles du comportement et aux perturbations de la personnalité.

**psychologue** n. Spécialiste de la psychologie.
En dehors des carrières d'enseignement et de recherche, le psychologue exerce son activité dans la psychologie appliquée. Le *psychologue clinicien* collabore à une équipe médicale, pédiatrique, neuropsychiatrique. Le *psychologue scolaire* est attaché à un établissement d'enseignement, où il a un rôle de dépistage et d'orientation scolaire. Le *psychologue industriel* participe à l'orientation, à la sélection professionnelle.

**psychométrie** n. f. Ensemble des méthodes et des techniques utilisées en psychologie pour évaluer le plus objectivement possible les fonctions mentales des individus normaux et pathologiques. Elle comprend la détermination chiffrée des fonctions intellectuelles, instrumentales et psychomotrices, l'appréciation et l'analyse de la personnalité.

**psychomotricité** n. f. Résultat de la combinaison des fonctions motrices et psychiques.
**Anomalies de la psychomotricité.** On distingue les déficits psychomoteurs : par lésions précoces des centres nerveux, par arrêt, ralentissement ou régression dans le domaine psychomoteur, liés à des causes organiques ou à des perturbations de l'affectivité.

**psychonévrose** n. f. Névrose affectant profondément la personnalité du sujet, et au cours de laquelle peuvent apparaître, par intermittence ou en permanence, des troubles psychotiques.
Ces troubles peuvent être des idées délirantes, des dépressions graves, des sentiments de modification corporelle. Le sujet finit par ne plus se rendre compte de son état anormal.

**psychopathe** adj. et n. 1. Se dit en général d'un sujet atteint d'une maladie mentale.
2. Dans un sens plus restreint et plus actuel, ce terme désigne le déséquilibré* du caractère ou encore la « personnalité psychopathique ».
**Personnalité psychopathique.** Ces psychopathes sont des sujets à l'intelligence normale, mais dont la personnalité pathologique donne naissance à des conduites antisociales : soit délinquance franche, soit inadaptation sociale avec une existence marginale. Ils se caractérisent par leur impulsivité, leur instabilité, leur agressivité, leur incapacité à profiter de l'expérience passée, leur besoin de satisfaction immédiate. Le devenir des psychopathes est variable : l'évolution peut se faire vers l'atténuation, avec une relative adaptation sociale. Ailleurs, dans les grands déséquilibres, c'est la prison ou l'internement qui guettent les malades. Le traitement est toujours difficile.
**Psychopathe dangereux.** L'image du « fou dangereux » n'a pas disparu. Certains malades sont susceptibles de nuire à autrui en s'attaquant à sa personne physique par homicide, coups et blessures, etc., à sa personne morale par calomnies, attentat aux mœurs, etc. Ce ne sont d'ailleurs pas les malades mentaux les plus spectaculaires qui sont les plus dangereux, mais des sujets lucides, normaux au premier abord dont la dangerosité est dissimulée. Il peut s'agir de paranoïaques (v. PARANOÏA), de déséquilibrés pervers* ou de mythomanes. Il faut insister sur le rôle joué par l'alcool, qui favorise hautement l'impulsivité et l'agressivité.
La loi de 1838 régit les modalités d'internement des malades mentaux dans les hôpitaux psychiatriques. Mais on ne peut se contenter d'enfermer les psychopathes. La dangerosité est un symptôme dont il faut chercher la cause en vue du traitement chimiothérapique et psychothérapique. Si l'hospitalisation est nécessaire, les médecins tendent de plus en plus à éviter l'internement.

**psychoprophylaxie** n. f. **Psychoprophylaxie obstétricale,** préparation psychologique à la grossesse et à l'accouchement, visant à détruire les préjugés sur la douleur.
Cette préparation rend confiance à la femme et lui permet d'avoir un comportement discipliné et organisé au moment de son accouchement « sans douleur ».
La *méthode soviétique*, fondée sur la physiologie du fonctionnement cérébral et des réflexes conditionnés (Pavlov), accorde à l'activité nerveuse supérieure un rôle prépondérant. Elle vise, d'une part, à *diminuer les excitations sensorielles* qui arrivent au cortex cérébral (parole, bruits), et, d'autre part, à *renforcer l'activité cérébrale* par la prise de conscience, par le contrôle permanent des péripéties de l'accouchement et par la coopération personnelle de la femme.
La *méthode anglaise* cherche au contraire l'assoupissement du psychisme pour briser le cercle vicieux « crainte-spasme-douleur ». La peur de souffrir entraînerait des réflexes de défense générateurs de tension musculaire douloureuse.
Ces préparations se réalisent par l'éducation de la femme enceinte au cours de séances spéciales, mais aussi par l'éducation du personnel, par l'aménagement des salles d'accouchement et des modalités

particulières de surveillance du « travail ».

**psychorigidité** n. f. Disposition à l'entêtement inébranlable, avec résistance pathologique aux sentiments et aux désirs d'autrui. La psychorigidité fait habituellement partie des traits de caractère décrits dans la paranoïa* et dans la névrose obsessionnelle. (V. OBSESSION.)

**psychose** n. f. Affection mentale altérant profondément la personnalité dans son ensemble et qui se définit par les caractères suivants : la *perte du contact avec le réel,* l'*altération foncière* des relations avec le monde environnant, l'*existence de désirs, de croyances, de comportements étranges*, incompréhensibles, irrationnels qui s'expriment à travers des *idées délirantes* et traduisant un mode de pensée irréelle.

Les symptômes psychotiques compromettent sérieusement l'adaptation sociale du malade ; les malades psychotiques sont le plus souvent *inconscients*, totalement ou partiellement, de leur état morbide.

**Formes des psychoses.** Les *psychoses aiguës* se déroulent comme des crises passagères dans l'existence d'un individu. Ainsi en est-il des accès confusionnels, des bouffées délirantes, des psychoses puerpérales.

les *psychoses chroniques*, dont les symptômes sont durables, subissent des poussées évolutives suivies de périodes d'accalmie. Citons les délires* paranoïaques, les délires hallucinatoires chroniques, la schizophrénie*.

Les *psychoses intermittentes* se déroulent par accès successifs entrecoupés de périodes normales : la psychose maniaco-dépressive* en est l'exemple le plus frappant.

La *psychose infantile* est une psychose d'évolution chronique, caractérisée par une perte de contact avec la réalité, un repli intense de l'enfant sur lui-même, des troubles de la communication (du langage) et une grande régression affective traduisant une angoisse profonde. L'évolution dépend de l'âge auquel la psychose frappe l'enfant et du stade de maturation de celui-ci.

**Causes des psychoses.** Elles sont discutées. Si certaines sont manifestement organiques avec des lésions décelables (démences, confusions mentales, psychoses toxiques), beaucoup d'autres donnent lieu à des hypothèses étiologiques diverses et contradictoires.

**Traitement.** Le traitement utilise toutes sortes de moyens : les chimiothérapies neuroleptiques, les antidépresseurs, les méthodes de choc, les psychothérapies. L'essentiel réside dans la resocialisation du sujet grâce aux hôpitaux de jour ou de nuit, aux foyers de postcure, aux ateliers protégés.

**psychosomatique** adj. Se dit de la partie de la médecine qui étudie les troubles corporels d'origine psychologique et le retentissement psychique des affections organiques.

Les « manifestations psychosomatiques » sont les conséquences des conflits psychiques sur l'organisme.

**Névroses psychosomatiques ou névroses d'organes.** Ce sont des affections qui s'expriment par des symptômes corporels intéressant le plus souvent la vie végétative, dont les causes principales sont affectives ou émotionnelles. Les émotions entraînent, par l'intermédiaire du système nerveux végétatif et des glandes endocrines, des modifications dans le métabolisme et le fonctionnement des organes. Les facteurs psychologiques et somatiques, étroitement imbriqués, déterminent une prédisposition et une fragilité particulière chez les malades psychosomatiques, qui réagissent à leur manière propre : les uns par une crise d'asthme ou une diarrhée, les autres par une poussée d'hypertension artérielle, des éruptions cutanées, des douleurs gastriques.

On distingue de ces névroses la conversion somatique de l'hystérique, dont les manifestations ont un caractère et une signification différents.

***Conséquences organiques des troubles psychosomatiques.*** Les désordres psychosomatiques, d'abord purement fonctionnels, c'est-à-dire sans lésion décelable, peuvent entraîner au bout d'un certain temps des lésions tangibles des organes qu'ils affectent. D'où l'importance d'un traitement précoce.

**Autres affections psychosomatiques.** Citons certaines affections allergiques, des affections endocriniennes et nutritionnelles, des affections cardio-vasculaires, certaines hypertensions artérielles, certaines angines de poitrine, de nombreuses affections digestives et toute une série de troubles, de douleurs, de dérèglements fonctionnels (céphalées, vomissements, constipation, diarrhée, palpitations, troubles urinaires ou gynécologiques chez la femme, etc.).

**Traitement des troubles psychosomatiques.** Il doit comporter à la fois des mesures visant à corriger les symptômes corporels et les troubles psychologiques qui les sous-tendent.

La psychothérapie est indispensable pour permettre au malade de prendre

conscience de ses problèmes affectifs et de leur rôle dans la maladie.
Les mesures hygiéno-diététiques et les thérapeutiques de milieu (v. PSYCHOTHÉRAPIE) ont un rôle favorable. Les chimiothérapies par les tranquillisants et les neuroleptiques doux apaisent aussi les malades.

**psychotechnique** adj. et n. f. Se dit de la discipline qui englobe les méthodes d'application aux problèmes humains des données de la psychométrie et de la psychologie expérimentale.
Le terme s'emploie principalement à propos de la psychologie industrielle et de l'orientation professionnelle.

**psychothérapie** n. f. Mode de traitement utilisant exclusivement des techniques psychologiques.
Le champ de la psychothérapie est très vaste, car elle peut s'appliquer à des troubles variés. Les types de psychothérapie sont multiples.
La *psychothérapie directive ou «de soutien»* a pour but d'apporter une aide à un sujet dans une phase difficile de son existence, sans chercher à analyser en profondeur l'origine du malaise.
La *psychothérapie en profondeur* est fondée sur la méthode psychanalytique utilisant les «associations libres». A partir du phénomène du transfert, le travail psychanalytique consiste à analyser les conflits profonds inconscients, à rechercher leurs liens avec les troubles présentés et, ainsi, à faire évoluer la personnalité du sujet.
Citons encore la *psychothérapie d'inspiration psychanalytique*, dont les règles sont moins strictes et qui peut s'appliquer à un plus grand nombre de cas ; la *psychothérapie d'expression* (psychodrame*, rêve éveillé, expressions plastiques) ; la *psychothérapie de groupe*, qui s'adresse à plusieurs personnes réunies.
La psychothérapie de l'enfant utilise les techniques du jeu, du dessin, de la peinture, du modelage.
La psychothérapie par le milieu, ou *psychothérapie institutionnelle*, fait appel à des établissements (écoles, ateliers, etc.) spécialisés.
Les indications de psychothérapie dépendent du trouble présenté, de la personnalité, de l'âge et de la situation du patient.

**psychotique** adj. et n. Relatif à la psychose ; sujet présentant une psychose.

**psychotonique** adj. et n. m. Se dit d'un médicament psychotrope ayant un effet de stimulation sur le système nerveux central. On distingue les stimulants de la vigilance et de l'activité intellectuelle, appelés *nooanaleptiques*, et les stimulants de l'humeur, appelés *thymoanaleptiques* ou *antidépresseurs*.
**Médicaments nooanaleptiques.** Ils sont essentiellement représentés par l'*amphétamine et ses dérivés*. Ils stimulent l'activité intellectuelle et physique avec sensation de fatigue différée, impression de meilleur rendement. En fait, leur prescription comme antiasthénique (contre la fatigue) ne répond à aucune indication. Ils sont utilisés comme correcteurs de certains médicaments (essentiellement les barbituriques chez les épileptiques), parfois comme anorexigène*. Leurs effets secondaires sont fréquents : anorexie, tachycardie, insomnie, anxiété et parfois états d'excitation de type maniaque, décompensation dépressive.
Les *régulateurs métaboliques*, autres psychostimulants, ont une action beaucoup plus douce et sont dénués d'effet végétatif ou d'excitation corticale. Citons les substances dérivées du diéthyl-amino-éthanol, les diverses vitamines et, plus spécialement, l'acide ascorbique, les substances supposées intervenir dans le métabolisme énergétique des cellules nerveuses (A. T. P.*, dérivés de l'acide glutamique ou de l'acide aspartique), etc.
**Médicaments thymoanaleptiques ou antidépresseurs.** Ils ne redressent l'humeur (le «moral») que chez les sujets déprimés ; leur action est lente à s'établir comme à disparaître ; ils lèvent l'inhibition psychomotrice et peuvent accroître l'anxiété, entraînant un risque de «passage à l'acte» suicidaire (c'est pourquoi on les associe souvent à des tranquillisants). On en connaît deux catégories principales :
Les *dérivés de l'iminodibenzyle* (imipramine, amitriptyline, etc.) . Ils donnent lieu à des effets secondaires gênants mais sans gravité lorsqu'on respecte leurs contre-indications (glaucome, adénome de la prostate, troubles du rythme cardiaque, hypertension artérielle).
Les *inhibiteurs de la mono-amino-oxydase* (I. M. A. O.) sont beaucoup moins bien tolérés, et leur emploi nécessite une surveillance stricte.

**psychotrope** adj. et n. m. Se dit d'une substance dont l'action s'exerce électivement sur les fonctions psychiques, qu'elle modifie. Selon Delay, les psychotropes peuvent être classés en trois groupes.
**Les psycholeptiques,** substances déprimant la vigilance, qui comprennent :
*a)* les *hypnotiques** (nooleptiques), qui provoquent le sommeil ;
*b)* les *neuroleptiques**, qui sont très actifs dans les psychoses aiguës et chroniques ;

c) les *tranquillisants**, qui sont anxiolytiques et plus ou moins sédatifs.
**Les psychoanaleptiques ou psychotoniques,** substances stimulantes. V. PSYCHOTONIQUE.
**Les psychodysleptiques.** V. ce mot.
**Administration des psychotropes.** L'usage des psychotropes a bouleversé la pratique de la psychiatrie, où ils sont largement utilisés. Leur prescription doit être prudente en raison de leurs effets secondaires et, parfois, de leur toxicité.
**psyllium** n. m. Graine riche en mucilages, qui, mise au contact de l'eau, se gonfle et agit comme laxatif* mécanique en augmentant le volume du bol fécal.
**ptérygion** n. m. Voile se formant sur la conjonctive et s'étendant sur la cornée, à partir de l'angle interne de l'œil*.
Ayant tendance à progresser vers le centre de la cornée, il peut entraîner une baisse de l'acuité visuelle. Le traitement est chirurgical, mais le ptérygion a tendance à récidiver.
**ptérygo-maxillaire** adj. Qui se rapporte à l'apophyse ptérygoïde du sphénoïde et à l'os maxillaire supérieur : *région ptérygo-maxillaire.*
**ptomaïne** n. f. Substance toxique provenant de la dégradation enzymatique de certaines protéines.
On trouve des ptomaïnes dans les intestins, au cours de certaines entérites, et dans les cadavres.
**ptôse** n. f. Situation anormalement basse, en position debout, d'un viscère : *ptôse gastrique, ptôse rénale.*
**ptôsis** n. m. Chute de la paupière supérieure par paralysie du muscle releveur. Le ptôsis est le signe d'une atteinte de la IIIe paire de nerfs* crâniens, congénitale ou lésionnelle.
**ptyalisme** n. m. Sécrétion exagérée de salive. (Syn. : SIALORRHÉE.)
Le ptyalisme est déclenché par une hyperactivité parasympathique*.
**puberté** n. f. Passage de l'enfance à l'adolescence.
La puberté est caractérisée par une transformation importante de l'organisme : morphologique, psychologique et sexuelle (ovulation* et spermatogenèse). Cette maturation, qui se fait sous l'influence de l'hypothalamus et de l'hypophyse, est mise en évidence par l'augmentation des gonadostimulines* urinaires.
**La puberté normale.** Elle se traduit au début par une rapide croissance staturale, une nouvelle répartition des graisses chez la fille, une augmentation de volume des muscles chez le garçon. Puis les caractères sexuels secondaires apparaissent.
Chez la fille, le développement mammaire s'accompagne d'une pigmentation de l'aréole, les poils pubiens, puis axillaires se développent; les organes génitaux externes se modifient (orientation des petites lèvres) et les règles* apparaissent.
Chez le garçon, la pilosité pubienne, d'abord triangulaire comme chez la fille, remonte à l'ombilic; les poils axillaires sont les premiers signes de puberté. Les organes génitaux se développent; le scrotum se plisse et se pigmente. La voix mue*, la barbe apparaît.
Des modifications psychologiques importantes accompagnent cette nouvelle image corporelle (affirmation de la personnalité).
L'âge de la puberté varie énormément selon les individus, les races et les climats. En France, elle se situe entre 11 et 15 ans, plus précocement chez la fille que chez le garçon.
**Les pubertés anormales.** ***Les pubertés précoces.*** Elles surviennent avant l'âge de 9 ans. Les examens biologiques permettent de retrouver une cause précise (tumeur hypophysaire, ovarienne, testiculaire, surrénalienne...), parfois un dérèglement secondaire (méningite, tumeur de l'épiphyse). Parfois aucune cause précise n'est retrouvée : c'est une puberté précoce idiopathique, de bon pronostic.
***Les pubertés retardées.*** On en parle à partir de 16 ans chez le garçon et de 15 ans chez la fille. Ce sont, très souvent, de simples retards, sans cause organique, qui ne nécessitent pas de traitement.
L'« impubérisme » (absence de puberté) relève de causes plus générales et plus graves : dénutrition profonde, diabète, cardiopathie; insuffisance thyroïdienne* et/ou hypophysaire; anomalie testiculaire chez le garçon, responsable d'un eunuchisme; syndrome de Turner* chez la fille. Les origines sont nombreuses : infectieuse (orchite ourlienne*), chirurgicale (hernie étranglée) ou agénésie testiculaire. Le traitement hormonal (testostérone) permet un développement normal, mais la stérilité est définitive.
**Troubles mentaux de la puberté.** La modification complète de l'image corporelle est responsable d'une dualité psychologique dès les premiers signes de puberté. Ce déséquilibre est aggravé par l'instabilité caractérielle de cette période. Les psychanalystes pensent que c'est le moment de plus grand risque pour extérioriser une névrose* traduisant les problèmes de l'enfance.
**pubis** n. m. Partie antérieure de l'os iliaque. L'articulation des deux pubis forme la *symphyse pubienne.* La *région*

*pubienne* est la partie médiane inférieure de la région hypogastrique (bas-ventre).

**puce** n. f. Insecte dépourvu d'ailes (aptère), coureur et sauteur, vivant sur le corps de l'homme et de nombreux animaux.

Il existe plusieurs espèces de puces, chacune étant adaptée à un hôte préférentiel.

**Rôle pathogène.** La piqûre de la puce entraîne un prurit intense, avec apparition d'une zone érythémateuse (rond rouge) circonscrite au point de piqûre. La puce du rat transmet ainsi la *peste**, le *typhus** *murin* et la *tularémie**. La puce du chien est l'hôte intermédiaire du ténia *Dipylidium caninum.*

**Destruction.** La pulvérisation du D.D.T. est très efficace dans les habitations, sur le passage des rongeurs et dans leurs terriers.

**puériculture** n. f. Discipline permettant d'assurer le développement harmonieux physique et psychique de l'enfant.

La puériculture s'appuie sur la psychologie, l'hygiène et la pédiatrie. Elle concerne les enfants, de la naissance à la seconde enfance. Elle est enseignée dans les hôpitaux d'enfants et dans certaines écoles spécialisées qui forment des éducateurs (puéricultrices, jardinières d'enfants).

**puerpéral, e, aux** adj. Relatif aux femmes en couches ou ayant accouché récemment.

**Fièvre puerpérale,** affection septicémique, due au streptocoque, ayant pour point de départ une infection de l'utérus lors de l'accouchement. C'était autrefois une affection redoutable, mais les mesures d'hygiène, l'asepsie et surtout les antibiotiques l'ont pratiquement fait disparaître.

**Psychose puerpérale.** On distingue sous ce nom tous les troubles psychiques, psychotiques ou névrotiques, majeurs ou mineurs, qui frappent les femmes enceintes, les accouchées ou les allaitantes.

**pulmonaire** adj. Relatif au poumon.

**Orifice pulmonaire,** orifice faisant communiquer le ventricule droit du cœur avec l'artère pulmonaire qui conduit le sang aux poumons.

Il est fermé par une valve composée de trois valvules cupuliformes (sigmoïdes) s'opposant au reflux du sang vers le ventricule droit lors de la diastole*.

La principale affection de l'orifice pulmonaire est le rétrécissement, presque toujours congénital, rarement l'insuffisance (fuite entre valvules).

**Artère pulmonaire,** vaisseau artériel de gros calibre qui véhicule le sang provenant du ventricule droit aux poumons. (Ce sang, contrairement à celui qui est contenu dans les autres artères, est pauvre en oxygène et chargé de gaz carbonique.) Elle se divise en artères droite et gauche qui pénètrent dans les poumons gauche et droit au niveau des hiles.

**Veines pulmonaires,** vaisseaux qui ramènent le sang oxygéné des poumons à l'oreillette gauche. Ces veines sont au nombre de deux par poumon.

**pulpe** n. f. 1. Tissu conjonctif mou, richement vascularisé.

La *pulpe des doigts* occupe la face palmaire de la dernière phalange.

La *pulpe dentaire,* contenue dans la cavité de la dent, assure par ses vaisseaux et nerfs la nutrition de celle-ci.

2. Médicament de consistance molle, obtenu par écrasement et tamisation d'un tissu végétal.

**pulpectomie** n. f. Ablation de la pulpe dentaire (notamment en cas de pulpite).

**pulpite** n. f. Inflammation de la pulpe dentaire.

Au début, l'inflammation se manifeste par une sensibilité accrue aux variations de température (liquides froids ou chauds). Puis s'installe la pulpite, qui peut être aiguë d'emblée, avec des douleurs très violentes, pulsatiles, irradiées (rage de dents), intermittentes, survenant par crises plus ou moins prolongées. La douleur est accrue en position couchée. Les irradiations douloureuses se font vers l'orbite, les tempes, le menton, suivant les dents atteintes. À un stade plus avancé, c'est l'abcès pulpaire, la dent devenant très sensible à la percussion; enfin s'installe la pulpite gangreneuse avec nécrose de la pulpe. Les douleurs spontanées s'atténuent, mais la sensibilité à la percussion s'accentue.

Le traitement de la pulpite comporte l'ouverture de la dent, suivie soit d'un traitement conservateur (dans les formes de début) avec coiffage pulpaire, soit d'une pulpectomie*.

**pulsatile** adj. Animé de battements, de pulsations.

Ce terme désigne des vaisseaux artériels ou des tumeurs d'origine vasculaire (v. ANÉVRISME), ou encore des douleurs vives à type d'élancements.

**pulsation** n. f. Battement que l'on attribue habituellement au cœur et aux artères.

**pulsion** n. f. Dans la théorie freudienne de la psychanalyse*, tendance instinctive inconsciente orientant la conduite de l'individu.

**pultacé, e** adj. Qui ressemble à une bouillie.

Ce terme qualifie habituellement l'enduit blanchâtre recouvrant les amygdales au cours des angines.

**pulvérisation** n. f. Mode d'application de médicaments sous forme de particules projetées par un gaz dans lequel elles sont en suspension.

**Produits et appareils.** Les *poudres* utilisées en pulvérisation sont souvent des anesthésiques, des antibiotiques ; on les administre à l'aide d'une poire adaptée à un flacon. Le produit est projeté avec le jet d'air.

Les *liquides* sont des anti-inflammatoires, des vasoconstricteurs, des antibiotiques, mis en réserve dans de petites « bombes » à pulvériser. Certains appareils comportent un dispositif doseur.

**Applications.** Sur la peau, on applique des pulvérisations pour désinfecter, cicatriser ou anesthésier.

Les pulvérisations nasales et buccales, pour décongestionner et désinfecter, ne doivent être faites que pendant quelques jours.

**punaise** n. f. Insecte hématophage de forme ovalaire, de la famille des hétéroptères.

La punaise pique l'homme aux parties découvertes, dans l'obscurité. Puis elle disparaît pendant la journée dans les boiseries, les rideaux, la literie, les sommiers... Les femelles pondent des œufs qui éclosent en une semaine ; l'évolution complète dure onze semaines. Elles peuvent parasiter tous les animaux, mais l'homme est l'hôte de choix.

La piqûre, douloureuse, sous forme de papule, peut transmettre des maladies infectieuses.

L'action de l'hexachlorobenzène est efficace.

**punctum** n. m. (lat. *point*). **Punctum proximum,** point le plus rapproché de vision nette. (Il s'éloigne de l'œil avec l'âge, ce qui constitue la presbytie*.)

**Punctum remotum,** point le plus éloigné de vision nette. (A l'infini pour l'œil normal, il s'en rapproche dans la myopie* et en cas de port de verres chez les presbytes.)

**pupille** n. f. Orifice par lequel la lumière pénètre dans l'œil*.

La pupille est limitée par l'iris*, qui agit comme un diaphragme.

**Syndromes pupillaires.** Ils mettent en évidence des troubles de la dynamique ou de la statique pupillaire, souvent dus à des anomalies neurologiques, comme le *signe d'Argyll*-Robertson* et le *syndrome d'Adie**.

**Anisocorie.** Il y a *anisocorie* quand une pupille est plus grande que l'autre. Il peut s'agir soit d'une mydriase* (du côté plus grand) par paralysie de la III^e^ paire de nerfs* crâniens (isolée, elle se rencontre dans la diphtérie*, le botulisme*, la syphilis*, certains traumatismes crâniens) ; soit d'un myosis* (du côté plus petit) par paralysie du sympathique* crânien : c'est le syndrome de Claude* Bernard-Horner.

**purgatif** n. m. Médicament qui accélère le transit du contenu intestinal el le rend plus fluide, provoquant ainsi l'évacuation rapide des fèces.

***Purgatifs salins.*** Ils augmentent le péristaltisme intestinal et entraînent une hypersécrétion intestinale . Ils sont d'action rapide. Les principaux sont : le *sulfate de soude*, le *tartrate de potassium*, le *sulfate* et le *citrate de magnésium*.

***Purgatifs anthracéniques.*** Ils agissent sur le côlon, ce qui fait que leur action n'apparaît que 6 ou 12 heures après la prise. Ce sont la *rhubarbe*, le *séné*, le *cascara*. Il faut y ajouter la phénolphtaléine, produit chimique irritant pour les muqueuses et pouvant provoquer une diarrhée.

***Purgatifs huileux.*** Certains ont une action purement mécanique, comme l'huile de paraffine (v. ci-dessous), d'autres, comme l'huile de ricin, ont une action chimique.

***Purgatifs drastiques.*** Ce sont la poudre de scammonée, l'huile de croton, la teinture de jalap. Ils sont très actifs mais très irritants pour les muqueuses intestinales.

***Purgatifs mécaniques.*** Ils agissent soit en augmentant le volume des résidus de la digestion (mucilages), soit en lubrifiant la paroi intestinale (purgatifs huileux). Ce sont plus des laxatifs* que des purgatifs.

**Thérapeutique.** L'emploi des purgatifs, autrefois très répandu et appliqué non seulement à la constipation, mais aussi à de nombreuses affections dans un but « dépuratif », est actuellement bien limité. Seuls quelques cas de constipation aiguë durant depuis plusieurs jours, et dans la certitude de l'absence d'affection chirurgicale telle qu'une occlusion*, une appendicite* ou une péritonite*, justifient l'emploi de purgatifs salins ou anthracéniques. La constipation* banale est plutôt une indication de laxatifs mécaniques (mucilages).

**purique** adj. **Bases puriques ou purines,** substances azotées dont le rôle biochimique est considérable (adénine, guanine). Elles entrent dans la constitution des nucléotides*, qui sont utilisés sous forme simple par la cellule vivante pour son métabolisme, ou s'enchaînent pour former les acides nucléiques* (A. D. N. et A. R. N.) qui jouent un rôle fondamental dans la synthèse des protéines spécifiques. Leur dégradation dans l'organisme aboutit à la formation de l'acide urique*.

**purpura** n. m. Syndrome hémorragique cutané caractérisé par l'apparition sur la peau de taches rouges spontanées, ne s'effaçant pas à la pression, de forme et de dimension variables.

L'éruption purpurique est faite de petites taches lenticulaires nommées *pétéchies* ou d'ecchymoses* (bleus), plus grandes ; elle évolue et peut s'étendre aux muqueuses sous forme de taches rouge noirâtre ou ecchymotiques. Des hémorragies des muqueuses sont parfois associées (saignements du nez, des gencives). Il peut, par ailleurs, exister un syndrome hémorragique généralisé (hémorragies internes).

Devant un purpura, il faut pratiquer une exploration complète de la crase* sanguine (temps de saignement, de coagulation et signe du lacet), une numération des globules rouges et blancs (hémogramme) et des plaquettes*, et un hématocrite*. En fonction de ces examens, on distingue deux types de purpura : les uns sans troubles de la crase sanguine, mais avec une altération de la paroi vasculaire ; les autres avec troubles de la crase et, le plus souvent, une diminution du nombre des plaquettes (thrombopénie).

**Purpuras non thrombopéniques.** Le *purpura rhumatoïde* est généralement formé de pétéchies siégeant de préférence aux membres inférieurs, avec douleurs articulaires, et souvent accompagné d'une néphrite hématurique.

Des *purpuras infectieux* s'observent au cours de nombreuses fièvres éruptives.

La *fragilité capillaire* entraîne un purpura chez les sujets âgés, les hypertendus et les diabétiques.

Le *syndrome de Willebrand*, d'origine génétique, consiste en un purpura associé à des saignements du nez, des hématuries* et des hémorragies digestives.

Enfin, des purpuras s'observent au cours de certaines maladies du sang, notamment les dysglobulinémies*.

**Purpuras thrombopéniques.** Ils se caractérisent, outre la présence sur le corps de pétéchies, par une diminution du nombre des plaquettes sanguines. Cette diminution peut être d'origine toxique (aplasies médullaires toxiques ou médicamenteuses, destruction des plaquettes par autoanticorps) ; elle peut être le signe d'une hémopathie maligne (leucémie*, maladie de Hodgkin*, etc.) ; enfin, être de cause inconnue *(purpura thrombopénique chronique*, ou *hémogénie, maladie de Werlhof)*.

**pus** n. m. Exsudat pathologique liquide et opaque, qui est la conséquence d'une infection. Le pus s'accumule dans les tissus formant l'abcès, ou s'écoule par une fistule*.

Le pus est formé de sérum, de nombreux leucocytes* polynucléaires plus ou moins altérés, de cellules provenant des tissus lésés, de microbes et d'hématies. Il a une coloration qui dépend du germe en cause, allant du jaune au vert. Il peut ne contenir aucun germe : il est dit alors *aseptique*.

**pustule** n. f. Lésion de la peau contenant du pus.

C'est l'élément caractéristique de la vaccine* (vaccination antivariolique) et de la variole. Elle existe dans l'impétigo et lors de surinfections de toutes les dermatoses.

**pustulose** n. f. Affection caractérisée par des pustules. (Syn. : ÉRUPTION DE KAPOSI*-JULIUSBERG.)

**putréfaction** n. f. Décomposition des protéines animales ou végétales sous l'influence de bactéries pour la plupart anaérobies*, avec production de gaz malodorants et de corps aminés fortement basiques, très toxiques.

**Putréfactions intestinales.** Normales jusqu'à un certain point, les putréfactions intestinales deviennent gênantes lorsqu'elles sont excessives, et signent alors un déséquilibre de la flore intestinale. Le traitement comporte une restriction de la consommation de viande, l'administration d'antiseptiques intestinaux et de suspensions de bacilles lactiques.

**puvathérapie** n. f. V. PSORIASIS.

**pyélite** n. f. Infection du bassinet, associée le plus souvent à une infection du parenchyme rénal (pyélonéphrite*).

**pyélographie** n. f. Radiographie des voies urinaires après injection d'un produit de contraste.

Cet examen se fait par cystoscopie et introduction du produit dans l'uretère *(urétéropyélographie rétrograde)*.

**pyélonéphrite** n. f. Infection des voies urinaires supérieures et du rein.

Les *pyélonéphrites aiguës* se voient surtout en cas d'anomalies des voies excrétrices ou chez la femme enceinte. Leur évolution est en général favorable.

**pyélotomie** n. f. Incision du bassinet pour extraire un calcul.

**pygomèle** adj. et n. m. Variété de monstre double, avec fusion complète des deux têtes, des deux troncs, et ayant un seul ombilic. (V. DIPYGE.)

**pygopage** adj. et n. m. Variété de monstre double, généralement viable, dont chacun des composants possède un ombilic et un cordon ombilical, mais réunis l'un à l'autre par leurs régions sacro-coccygiennes. (Ils s'opposent aux *craniopages*, monstres doubles, viables, réunis par les têtes.)

**pylore** n. m. Orifice inférieur de l'estomac, à sa jonction avec le duodénum.

Le pylore est constitué par un muscle circulaire volumineux, le *sphincter pylorique*, qui règle le passage du bol alimentaire.

**Pathologie.** Le rétrécissement du passage pylorique constitue la sténose du pylore.

***La sténose du pylore du nourrisson.*** Due à une hypertrophie congénitale du muscle, elle se manifeste, entre 20 jours et 3 mois, par des vomissements répétés après presque toutes les tétées ; l'examen radiologique confirme le diagnostic. Le traitement est, en règle générale, chirurgical : pylorotomie extramuqueuse, qui assure rapidement et constamment la guérison.

***La sténose pylorique de l'adulte.*** Elle est secondaire à une lésion ulcéreuse ou tumorale de la région pylorique. Elle évolue en deux phases : une phase de lutte (hyperkynétique) et une période d'atonie où l'estomac se laisse distendre, avec clapotage à jeun, image radiologique caractéristique, altération de l'état général. Le traitement est chirurgical : si possible ablation de la lésion par gastrectomie, sinon gastro-entérostomie, qui permettra le passage des aliments.

**pylorique** adj. Qui se rapporte au pylore. *L'antre pylorique* est la partie de l'estomac qui précède immédiatement le pylore.

**pylorotomie** n. f. Section, sur toute sa longueur, du manchon musculaire qui étrangle le pylore au cours de la sténose pylorique du nourrisson.

**pyoculture** n. f. Culture bactériologique de pus prélevé sur un organisme malade pour déterminer la ou les bactéries qui ont déterminé l'infection à l'origine de ce pus.

**pyocyanique** n. m. Bacille mobile formant du pus bleu.

Ce germe ubiquitaire est responsable d'infections graves en chirurgie et en néonatalogie. Il est souvent résistant aux antibiotiques courants.

**pyodermite** n. f. Lésion cutanée infectieuse formant du pus et des croûtes. L'impétigo* peut former des lésions suppuratives secondaires dans les plis cutanés et devenir végétant. Les antiseptiques et les antibiotiques en ont rapidement raison. La *pyodermite végétante d'Hallopeau* est caractéristique par les vastes placards qu'elle provoque.

**pyogène** adj. et n. m. Se dit des germes qui produisent du pus, tels le slaphylocoque, le streptocoque, l'entérocoque, etc.

**pyonéphrose** n. f. Suppuration du rein et de ses cavités excrétrices.

**pyopneumothorax** n. m. Présence d'air et de pus dans la cavité pleurale.

Très rare de nos jours, c'est une complication des pneumothorax* et des suppurations pulmonaires.

**pyorrhée** n. f. Suintement ou écoulement de pus.

**Pyorrhée alvéolo-dentaire,** écoulement de pus autour du collet des dents ; c'est un signe important des parodontolyses*.

**pyosalpinx** n. m. Collection purulente dans une trompe de Fallope.

C'est un stade évolutif des salpingites ; il participe des mêmes étiologies qu'elles. Une fois constitué, le pyosalpinx risque de se rompre dans la cavité péritonéale (en donnant une péritonite), dans le côlon ou l'intestin grêle, ou encore de s'ouvrir dans le vagin en laissant une fistulisation chronique.

Son traitement nécessite l'ablation de la trompe, dès lors que le pus s'est collecté.

**pyostercoral, e, aux** adj. Se dit d'un écoulement de pus et de matières fécales à partir d'une cavité pathologique en communication avec le tube digestif.

**pyothorax** n. m. Présence de pus dans la cavité pleurale, au cours des pleurésies* purulentes.

**pyramidal, e, aux** adj. **Faisceau pyramidal,** groupement de fibres nerveuses provenant de la zone motrice du cerveau* et dont les corps cellulaires (neurones) ont la forme de pyramides.

Le faisceau pyramidal est constitué par les axones de ces cellules. Il descend jusque dans la moelle. Une partie importante du faisceau pyramidal s'entrecroise avec le faisceau controlatéral au niveau du bulbe. Le restant croise la ligne médiane au niveau de son lieu de destination. Toutes les fibres pyramidales élant finalement croisées, il en résulte que les troubles moteurs consécutifs aux traumatismes crâniens ou aux accidents vasculaires cérébraux sont toujours situés du côté opposé à la lésion.

***Syndrome pyramidal.*** Ensemble des signes dus à une irritation du faisceau pyramidal. Il se manifeste par une *hypertonie* qui prédomine sur les muscles extenseurs des membres inférieurs et les muscles fléchisseurs des membres supérieurs, une vivacité des réflexes ostéo-tendineux avec, parfois, apparition d'une trépidation (clonus) du pied ou de la rotule, et par un signe de Babinski*. Les causes de l'atteinte pyramidale sont multiples : traumatiques, tumorales, vasculaires, infectieuses, etc.

**Os pyramidal,** troisième os de la première rangée du carpe.

**Muscle pyramidal de l'abdomen,** muscle s'étendant devant le grand droit*, du pubis à la ligne* blanche.

**Muscle pyramidal du bassin,** muscle provenant de la face antérieure du sacrum et qui se termine au niveau de l'extrémité supérieure du fémur.

**pyrèthre** n. m. 1. Le *pyrèthre de Dalmatie* est un insecticide.

2. Le *pyrèthre vrai* (à ne pas confondre avec le précédent) fournit une poudre de racine qui a une action antinévralgique et sialagogue (augmentation de la production de salive).

**pyridoxine** n. f. Vitamine B6.

La pyridoxine a un rôle important dans les trois métabolismes principaux : elle favorise la transformation des acides gras non saturés ; elle facilite et accélère la glycogenèse* ; surtout, elle participe au métabolisme des acides aminés et intervient dans le cycle de Krebs*.

**pyromanie** n. f. Impulsion obsédante à allumer un feu. (V. OBSESSION.)

**pyrosis** n. m. Sensation de brûlure rétrosternale (dans le thorax).

Le pyrosis est dû à un reflux dans l'œsophage de liquide gastrique dont les causes les plus fréquentes sont la hernie* hiatale, les œsophagites* peptiques, l'aérophagie.

**pyrvinium** n. m. Matière colorante douée de la propriété de détruire les oxyures*.

Il colore les selles en rouge.

**pyurie** n. f. Présence de pus dans les urines.

# Q

**Q** n. m. **Fièvre Q,** variété de rickettsiose observée au Queensland (d'où le nom de « fièvre Q »). Ses symptômes rappellent ceux du typhus exanthématique, mais l'évolution se fait généralement vers la guérison.
**QRS,** dans l'électrocardiogramme*, onde de dépolarisation des ventricules.
**quadriceps** n. m. Muscle qui forme le relief antérieur de la cuisse, formé de quatre « chefs » : droit antérieur, vastes interne et externe, crural.
Ces muscles se rejoignent et s'insèrent par un tendon commun sur la rotule ; ils sont extenseurs de la jambe.
**quadriplégie** n. f. Déficit moteur ou paralysie des quatre membres. Les quadriplégies résultent souvent d'une lésion de la moelle cervicale, parfois d'une lésion cérébrale.
**quantitométrique** adj. Se dit, en électroradiologie, de l'unité qui définit l'intensité d'un rayonnement X par rapport à celle d'un étalon connu.
**quarantaine** n. f. Mesure de police qui consiste à imposer un isolement provisoire (autrefois 40 jours, d'où son nom) aux personnes, aux navires et aux marchandises provenant d'un pays infecté par une maladie contagieuse.
Le développement de la désinfection et celui de la lutte antimicrobienne (antibiotiques notamment) ont permis d'abandonner cette mesure.
Il reste 6 maladies, dites « quarantenaires », où la surveillance médicale remplace l'isolement. Ce sont : le *choléra*, la *fièvre jaune* et les *fièvres récurrentes*, la *peste*, le *typhus* et la *variole*.
**quatrième** adj. **Quatrième maladie,** fièvre éruptive. (Syn. : MALADIE DE FILATOW*-DUKES.)
**Queckenstedt-Stookey (manœuvre de),** manœuvre permettant, au cours de la ponction* lombaire, de juger de la libre circulation du liquide céphalo*-rachidien (L. C. R.) et de déceler s'il existe un blocage à cette circulation.
L'aiguille de ponction est reliée à un tube gradué où la pression du L. C. R. est mesurée au repos, puis lors de la compression de l'abdomen, puis des veines jugulaires*. Normalement, chaque fois que l'on comprime, la pression augmente, puis, à la décompression, redescend à sa valeur précédente. En cas de blocage du L. C. R., la pression n'est pas modifiée par la compression.
**queue-de-cheval** n. f. Volumineux faisceau de cordons nerveux, constitué par les racines des trois derniers nerfs lombaires, des nerfs sacrés et coccygiens. **Syndrome de la queue-de-cheval,** ensemble symptomatique lié à la souffrance des racines ci-dessus, associant des troubles génitaux et sphinctériens, une anesthésie « en selle », des troubles des réflexes.
**Quick (temps de).** V. COAGULATION, *Exploration de la voie exogène.*
**Quincke** (œdème de) V. ŒDÈME.
**quinidine** n. f. Alcaloïde du quinquina, stabilisateur du rythme cardiaque.
Elle est utilisée dans les tachycardies* et les arythmies*.
**quinine** n. f. Principal alcaloïde du quinquina.
Le *chlorhydrate de quinine* est le plus ancien médicament connu du paludisme. Le *sulfate de quinine* est antipyrétique* et le *bromhydrate de quinine* est employé contre les palpitations, les névralgies, les paresthésies*.
**Toxicologie.** Employée à doses trop fortes, la quinine a une toxicité oculaire (spasme des artères rétiniennes), cardiaque (troubles du rythme) et parfois rénale (anurie*). En cas d'intoxication aiguë, il faut faire uriner le malade sans alcaliniser ses urines, et l'ophtalmologiste pratique une injection de vasodilatateurs derrière les globes oculaires s'il existe des troubles de la vue. Chez les enfants, et pour une intoxication importante, on pratiquera une exsanguinotransfusion*.
**quinoléine** n. f. Substance extraite du goudron de houille, noyau de médicaments très divers.
**quinquina** n. m. Arbre originaire des Andes. Le *quinquina gris*, très aromatique, sert à faire des apéritifs. Le *quinquina rouge* (seul officinal) contient dans son écorce de nombreux alcaloïdes dont la quinine* et la quinidine*. On emploie le quinquina en extrait fluide, teinture ou vin pour son action tonique.
**quinte** n. f. Toux caractéristique saccadée, pénible par ses secousses répétées qui ne permettent pas d'inspiration entre elles.
La quinte peut aboutir à l'asphyxie si elle se prolonge trop longtemps. Elle se voit le plus souvent dans la coqueluche*, où elle est suivie d'une inspiration

bruyante dite «chant du coq». Les affections trachéo-bronchiques et les corps étrangers peuvent être responsables de quintes.

**quotient** n. m. **Quotient respiratoire,** rapport du volume de gaz carbonique éliminé au volume de l'oxygène absorbé par les poumons. (Ce quotient est voisin de 0,8.)

**Quotient intellectuel (Q. I.),** système de cotation exprimant les résultats de nombreux tests* mentaux d'intelligence, de connaissance, d'aptitude.

On distingue deux méthodes de cotation du quotient intellectuel :

1. Le Q. I. déterminé à partir de la notion *d'âge mental* par des tests du type Binet-Simon, essentiellement appliqués aux enfants.

Le Q. I. résulte de la formule :

$$\frac{\text{âge mental} \times 100}{\text{âge réel}}.$$

L'âge mental correspond au degré de développement intellectuel. Il est déterminé à partir de la note obtenue à une échelle d'intelligence où les épreuves sont de difficultés croissantes et regroupées par tranches d'âge.

Pour un quotient de 100, c'est-à-dire moyen, normal, l'âge mental correspond à l'âge réel.

Si l'âge mental est inférieur à l'âge réel, on obtient un Q. I. inférieur à 100. Selon l'importance de retard intellectuel, on atteint ou non la zone de la débilité, dont la limite supérieure équivaut à un Q. I. de 70 à 75.

Inversement, un âge mental supérieur à l'âge réel donne un Q. I. supérieur à 100, signe d'une avance dans le développement intellectuel.

2. Le Q. I. déterminé par des tests du type Wechsler. Il ne s'agit plus d'apprécier le retard ou l'avance du développement intellectuel par rapport à l'ensemble des individus de tous les âges, mais de comparer les résultats d'un sujet à un test avec les résultats des sujets de son groupe d'âge. Le Q. I. situe l'écart de l'individu par rapport à une moyenne de 100 correspondant au point de plus grande fréquence.

# R

**R. A. A.,** abrév. de RHUMATISME* ARTICULAIRE AIGU ou maladie de Bouillaud.

**race** n. f. « Groupement naturel d'hommes présentant un ensemble de caractères physiques héréditaires communs » (Henri V. Vallois).

Le terme *physique* englobe des caractéristiques anatomiques (couleur de la peau, forme des cheveux, du nez, du crâne, etc.) et physiologiques (groupes sanguins et tissulaires, caractères génétiques, etc.). La distribution géographique des races humaines et des espèces animales dépend de facteurs *climatiques, géologiques, physiographiques* (altitude, exposition, etc.) et *biologiques* (compétitions entre ennemis naturels, réserves en nourriture, etc.).

**rachialgie** n. f. Douleur au niveau de la colonne vertébrale.

**rachianesthésie** n. f. Méthode d'anesthésie partielle consistant à injecter dans le canal rachidien, par une aiguille à ponction lombaire, un liquide qui agit directement sur la moelle épinière et provoque l'anesthésie des régions sous-jacentes (petit bassin, membres inférieurs).

**rachidien, enne** adj. Qui se rapporte au rachis*.

**rachis** n. m. Axe osseux souple du corps, formé de l'articulation des vertèbres*. (Syn. : COLONNE VERTÉBRALE.)

**rachitisme** n. m. Maladie de l'enfance, due le plus souvent à une avitaminose D. Le rachitisme ne se voit que dans les pays faiblement ensoleillés, touchant les enfants entre 6 et 18 mois. Actuellement c'est une maladie rare, grâce au dépistage précoce et surtout au traitement prophylactique.

**Signes cliniques.** Les *signes neurologiques* se caractérisent par une hypotonie musculaire généralisée, responsable de hernies* (ombilicales), de retard dans l'acquisition de la marche.

Les *signes osseux* sont les plus importants. Le premier est le « craniotabès », ramollissement des os du crâne, accompagné d'une augmentation du périmètre crânien. Les fontanelles se ferment plus tardivement (jusqu'à 18 mois). Puis, vers 9-12 mois, le « bourrelet épiphysaire », tuméfaction des poignets et des chevilles, annonce les troubles de la maturation des os longs, responsables de déformation, des jambes notamment. Plus tard, et en l'absence de traitement, les cartilages costaux forment le « chapelet costal », pouvant être à l'origine de déformations thoraciques.

Il peut exister des manifestations viscérales touchant l'appareil pulmonaire (broncho-pneumopathies spasmodiques), le système réticulo-endothélial (gros ganglions, grosse rate), la régulation phosphocalcique (tétanie*).

**Examens complémentaires.** Les *radiographies* du squelette permettent de faire le diagnostic et de suivre l'évolution du rachitisme. Elles mettent en évidence le retard des points d'ossification, les altérations des extrémités osseuses (élargissement des épiphyses) et de la trame (déminéralisation osseuse).

Les *signes biologiques* sont de deux ordres : l'hypophosphorémie (baisse du phosphore sanguin) et l'hypocalcémie (baisse du calcium sanguin) [responsable de morts subites].

**Causes.** L'avitaminose D est la cause la plus fréquente. Elle entraîne une diminution de l'absorption intestinale du calcium et du phosphore, et entrave la fixation osseuse du calcium. L'absence de soleil est souvent en cause, car les rayons solaires sont nécessaires à la transformation des provitamines D en vitamines D. Le rachitisme vitaminorésistant est parfois génétique, parfois secondaire à une néphropathie* tubulaire (v. REIN) ou à une affection chronique de l'intestin.

**Traitement.** Il consiste en l'administration de vitamine D. Le rachitisme par avitaminose évolue spontanément vers la guérison après l'âge de 2 ans, mais au prix de graves séquelles (osseuses, pulmonaires). Pour éviter celles-ci, la prophylaxie actuelle (administration de vitamine D dès la naissance et jusque vers deux ans) supprime le risque d'avitaminose D.

**radial, e, aux** adj. Qui est en rapport avec le radius*.

**Nerf radial,** nerf mixte, moteur et sensitif, né du plexus* brachial, qui descend le long du bord externe et de la face postérieure du bras. — Au coude, il se termine en deux branches : l'une sensitive, innervant la peau de la face postérieure du bras, de l'avant-bras et de la main ; l'autre motrice, innervant les muscles de la région postérieure du bras et des régions externe et postérieure de l'avant-bras.

***Paralysies du nerf radial.*** Elles s'observent

lors de certains traumatismes du membre supérieur et dans l'intoxication par le plomb*.

**Artère radiale,** branche de bifurcation de l'artère humérale au pli du coude. — Elle descend sur la face antérieure et externe de l'avant-bras. C'est elle qu'on palpe quand on prend le pouls*.

**radiations** n. f. pl. Terme général désignant les rayons* électromagnétiques et les rayonnements corpusculaires (électrons, particules alpha [α], etc.).

**Radiations ionisantes,** les rayons X et ceux qui sont émis par la radioactivité*, lesquels ionisent les gaz et produisent des effets nocifs sur les tissus vivants. (V. RADIOBIOLOGIE.)

**radicotomie** n. f. Intervention chirurgicale consistant en la section d'une racine nerveuse rachidienne, en général sensitive, afin de supprimer la douleur dans le métamère correspondant.

**radiculaire** adj. Qui se rapporte aux racines des nerfs émergeant de la moelle épinière (nerfs rachidiens).

**Syndrome radiculaire,** ensemble des troubles nerveux dus à l'atteinte d'une racine nerveuse (radiculite). — La névralgie sciatique est un exemple de syndrome radiculaire L5 ou S1.

**radiculalgie** n. f. Douleur liée à la souffrance d'une racine postérieure d'un nerf rachidien.

La radiculalgie est caractérisée par sa topographie fixe (dans le territoire de la racine atteinte) et ses paroxysmes violents qui surviennent sur un fond continu. Les causes de radiculalgie sont le plus souvent des compressions.

**radiculite** n. f. Inflammation de la racine d'un nerf* rachidien.

Due à des causes mécaniques (tumeur, compression, etc.) ou infectieuses (polyradiculonévrite*), elle entraîne des symptômes neurologiques (douleurs, paresthésies) limités au territoire de ce nerf.

**radiculographie** n. f. Exploration radiologique des racines des nerfs rachidiens après injection d'un produit de contraste très fluide dans le canal rachidien. La radiculographie est particulièrement utile dans le diagnostic des hernies discales, des compressions radiculaires et des tumeurs intrarachidiennes.

**radioactivité** n. f. Propriété de certains éléments chimiques, dits « radioactifs », de désintégrer leurs noyaux atomiques en émettant des particules (α et ß) et des rayons électromagnétiques (γ).

Les particules ou *rayons alpha* (α) sont des atomes d'hélium réduits à leur noyau et chargés positivement. Leur faible pénétration limite leur emploi thérapeutique.

Les *particules bêta* (ß) sont des électrons chargés négativement et doués d'une énergie cinétique considérable. L'utilisation des rayons bêta (bêtathérapie) permet le traitement d'affections cutanées telles qu'angiomes*, chéloïdes*, tumeurs superficielles.

Les *rayons gamma* (γ) sont des ondes électromagnétiques de la même nature que la lumière ou les rayons X, mais de longueur d'onde encore plus petite que ceux-ci et encore plus pénétrants. Ils ne sont pas chargés électriquement. Les applications biologiques des rayons gamma sont analogues à celles des rayons X, mais la profondeur d'action est plus grande et la répartition du rayonnement plus homogène. (V. CURIETHÉRAPIE, GAMMATHÉRAPIE, RADIOTHÉRAPIE.)

**Corps radioactifs naturels.** Ils sont groupés en familles. La famille *uranium-radium* aboutit, par émission de particules α et ß à partir de l'uranium 238, au plomb 206.

La famille de l'*uranium-actinium* conduit, à partir de l'uranium 235, à un autre isotope du plomb, le plomb 207. Enfin, la famille du *thorium* aboutit, à partir du thorium 232, au plomb 208.

Chaque élément radioactif est caractérisé par sa période de *demi-désintégration* (ou *demi-vie*), durée de temps durant laquelle il perd la moitié de sa radioactivité. Cette période, très variable, va d'une fraction de seconde à des milliards d'années (pour le radium 1580 ans).

L'unité de mesure du rayonnement radioactif est le *curie* (et son sous-multiple le *millicurie*), mais il faut faire intervenir pour chaque corps radioactif un *facteur d'exposition* (des tables donnent le facteur pour chaque cas). Les corps radioactifs naturels permettent le traitement et la guérison d'un certain nombre de cancers (v. CURIETHÉRAPIE).

**Radioactivité artificielle.** En plaçant un corps radioactif près d'un élément stable, ce dernier est bombardé par les particules émises par le premier et il émet à son tour un rayonnement radioactif. Ce rayonnement fait perdre des particules à l'atome bombardé, qui se transforme ainsi en un autre corps radioactif, qui lui-même se transformera ensuite en un autre élément stable. Les radioéléments artificiels sont obtenus en plaçant un corps stable dans une pile atomique ou dans un faisceau de particules électrisées provenant d'un cyclotron. On obtient ainsi des isotopes* radioactifs de nombreux corps, qui sont utilisés en médecine pour le diagnostic

(V. GAMMAGRAPHIE) et le traitement de nombreuses affections (V. ISOTOPES).

**radiobiologie** n. f. Etude de l'action sur les tissus vivants des rayons X et, de façon plus générale, des radiations ionisantes.

L'ionisation (charge électrique des molécules ou des atomes) est produite par les rayons X et les rayonnements des corps radioactifs naturels ou artificiels. Elle a une action importante sur les tissus vivants, en provoquant des ruptures de liaisons entre les atomes des grosses molécules de protéines. On observe ainsi soit la mort immédiate ou différée des cellules, soit des modifications des chromosomes et de la division cellulaire qui sont transmises héréditairement d'une cellule à ses cellules filles. L'action des radiations ionisantes est d'autant plus forte que l'activité reproductrice des cellules est grande, qu'elles sont plus éloignées du terme de leur division et que leurs fonctions ne sont pas différenciées. C'est pourquoi les rayonnements ionisants détruisent plus facilement les cellules tumorales (qui se multiplient sans arrêt) que les cellules saines.

Les bactéries sont également détruites par les radiations, et on met à profit ce phénomène pour la stérilisation d'aliments ou d'instruments médicaux et chirurgicaux ; toutefois, les doses utiles de rayons sont trop fortes pour pouvoir être appliquées à la destruction des germes pathogènes de l'homme. Chez l'homme, en effet, les rayons ionisants provoquent des anémies*, des leucopénies*, des agranulocytoses*, des leucémies* et des lésions de la peau allant de la radiodermite* au cancer de la peau. La radiobiologie permet de déterminer les doses des différentes radiations qui peuvent être employées à des fins thérapeutiques et d'éviter les accidents que provoqueraient des doses excessives. (V. COBALTHÉRAPIE, CURIETHÉRAPIE, RADIOTHÉRAPIE.)

**radio-carpien, enne** adj. **Articulation radio-carpienne**, articulation du poignet, mettant en présence l'extrémité inférieure du radius* et la première rangée des os du carpe*.

**radiocinématographie** n. f. Utilisation d'une caméra en radiodiagnostic*.

Elle fournit des renseignements sur les mouvements du cœur, des vaisseaux, du tube digestif, etc.

**radio-cubital, e, aux** adj. Se dit de deux articulations, l'une supérieure, l'autre inférieure, permettant la rotation du radius* autour du cubitus*. (Cette rotation correspond aux mouvements de pronation et de supination de la main.)

**radiodermite** n. f. Lésion cutanée due à l'irradiation par les rayons X.

La radiodermite est une maladie professionnelle touchant le personnel radiologique, malgré les précautions obligatoires auxquelles il est soumis. Elle touche aussi les malades traités par radiothérapie quand leur sensibilité personnelle est grande et que les zones cutanées sont irradiées à des intervalles trop rapprochés.

La *radiodermite aiguë* se manifeste, peu après l'exposition, par un érythème*, des ulcérations douloureuses. Elle laisse après guérison une cicatrice peu esthétique.

La *radiodermite chronique*, tardive, peut être ulcéreuse et gagner les plans profonds. La douleur intense impose l'exérèse chirurgicale de la zone atteinte. Parfois, la radiodermite s'étend en placard indolore susceptible de dégénérer en lésion cancéreuse plusieurs années après. Pour cette raison, les dermatologues conseillent de plus en plus l'excision préventive de l'aire cutanée atteinte.

**radiodiagnostic** n. m. Application des rayons* X au diagnostic des maladies.

Les rayons X traversent facilement les tissus mous, alors qu'ils sont arrêtés par les os, les dents, les objets métalliques, les sels de métaux ou métalloïdes lourds (baryum, bismuth, iode). Cette propriété est à la base du radiodiagnostic : les images de radiographie ou de radioscopie faites sans préparation donnent une image nette et contrastée des os, alors que les parties molles (muscles, reins, foie, etc.) ne donnent que des images floues. Les cavités contenant de l'air (sinus, tube digestif, épanchements gazeux [pneumothorax]) sont encore plus transparentes aux rayons X que les tissus mous. Les cavités naturelles peuvent donner une image en introduisant dans leur lumière des produits de contraste. La tomographie* permet d'obtenir des images plus nettes d'un plan donné de la plupart des organes. La radioscopie, basée sur le fait que les rayons X rendent fluorescents divers sels métalliques, et la radiocinématographie permettent d'obtenir des images cinétiques (en mouvement) des organes mobiles (cœur, poumon, tube digestif, voies urinaires). La radioscopie directe tend à céder la place à la radioscopie télévisée (circuit fermé de télévision), qui, grâce aux amplificateurs de brillance, donne une image plus lumineuse et permet de diminuer les doses de rayons X traversant le patient et atteignant le praticien. Le soustracteur* d'images augmente la finesse des images obtenues avec des produits de contraste en supprimant les détails osseux au profit des vaisseaux contrastés. (V. RADIOCINÉMATOGRAPHIE, RADIOGRAPHIE, RADIOLOGIE, RADIOSCOPIE.)

**radioélément** n. m. Corps élémentaire radioactif, naturel ou artificiel. Les radioéléments sont classés au tableau A des substances vénéneuses. Les plus employés sont le thorium, le mésothorium et le radium pour les éléments naturels, le cobalt 60 pour les éléments artificiels. (V. ISOTOPE.)

**radiographie** n. f. Utilisation de la propriété qu'ont les rayons X d'impressionner une pellicule sensible photographique pour former des « images » des corps traversés par ces rayons.
Le film d'acétate de cellulose recouvert d'une couche de sel d'argent est placé dans une cassette qui le protège des rayons lumineux tout en laissant passer les rayons X. La radiographie qui ne fait passer les rayons dans le corps que pendant une fraction de seconde est inoffensive.

**radio-immunisation** n. f. Accoutumance d'un tissu aux radiations (rayons X, radioéléments), le rendant peu sensible à de nouvelles irradiations. (On doit en tenir compte dans les applications de la radiothérapie.)

**radiologie** n. f. Étude des radiations et, en langage courant, des rayons X et de leurs applications, le radiodiagnostic* et la radiothérapie*.
**Les rayons X.** Découverts par Röntgen en 1895, ils sont de même nature que les rayons lumineux, mais de plus courtes longueurs d'onde . Ils sont produits, dans le tube à rayons X, par bombardement d'une pièce métallique (anode ou anticathode) avec des rayons cathodiques (électrons négatifs provenant de la cathode). La cathode est une pièce métallique chauffée au rouge dans une enceinte vidée d'air. Une différence de potentiel de 50 000 à 300 000 V, appliquée entre cathode (reliée au pôle négatif) et anode (ou anticathode, reliée au pôle positif) provoque l'accélération des électrons vers l'anode. La longueur d'onde des rayons X est d'autant plus courte et leur pénétration plus grande que la différence de potentiel est plus élevée. Les bêtatron et synchrotron, où les électrons sont encore plus accélérés, produisent des rayons X très pénétrants.
Les rayons X sont d'autant plus absorbés par les corps simples que ceux-ci ont une masse atomique élevée. Les différences de pénétration entre les diverses substances qui en résultent sont la base du radiodiagnostic*.
Les rayons X ont, d'autre part, une action sur les cellules vivantes, allant de simples modifications métaboliques à la destruction totale (V. RADIOBIOLOGIE) : ces propriétés sont la base de la radiothérapie*.

**radiologiste** n. Médecin spécialisé en radiologie. (Syn. : RADIOLOGUE.)

**radiomanométrie** n. f. Étude de la pression existant dans certains organes creux (voies biliaires), combinée à l'examen radiologique et utilisée dans quelques interventions chirurgicales.

**radiomensuration** n. f. Évaluation, à l'aide de la radiologie, des dimensions de certains os ou viscères (le bassin en vue de l'accouchement, par exemple) et des corps étrangers métalliques dont on peut ainsi préciser la localisation.

**radionécrose** n. f. Destruction des tissus et des cellules par les rayons X et les autres radiations ionisantes. (V. RADIOBIOLOGIE.)

**radiopelvimétrie** n. f. Mensuration des diamètres du bassin, en obstétrique, obtenue par des radiographies réalisées suivant une technique déterminée.

**radiophotographie** n. f. Photographie en format réduit de l'image obtenue sur un écran de radioscopie.
Ce procédé est utilisé pour l'examen systématique et le dépistage dans les collectivités.

**radiorésistance** n. f. État des tissus qui, spontanément ou à la suite de plusieurs irradiations, ont perdu leur sensibilité aux rayons X. (C'est le cas de certains cancers.)

**radioscopie** n. f. Utilisation de la propriété qu'ont les rayons X de rendre fluorescents divers sels métalliques pour former des « images » de la configuration interne des corps traversés par ces rayons. Les substances fluorescentes (platinocyanure de baryum, tungstate de cadmium, etc.) sont placées sur un écran. Le corps à observer est intercalé entre une ampoule à rayons X et cet écran (V. RADIODIAGNOSTIC). La radioscopie a l'avantage de donner une image cinétique (mobile) des organes examinés. Elle a l'inconvénient, par rapport à la radiographie, de ne pas laisser de document et de faire traverser le patient et le médecin par des doses plus importantes de rayons, ce dernier problème étant actuellement résolu par l'amplificateur de brillance. (V. RADIODIAGNOSTIC.)

**radiosensibilité** n. f. État des tissus vivants qui peuvent être modifiés par les radiations ionisantes. (V. RADIOBIOLOGIE, RADIOTHÉRAPIE.)

**radiothérapie** n. f. Traitement par les

rayons X. (Syn. : RÖNTGENTHÉRAPIE.) [V. RADIOBIOLOGIE et RADIOLOGIE.]

**Effets thérapeutiques recherchés.** Suivant l'intensité et la qualité (longueur d'onde) des rayons X employés d'une part, suivant la nature des tissus irradiés d'autre part, on peut obtenir soit une destruction du tissu ou d'une de ses parties (effet cytolytique), soit une modification de son fonctionnement (effet modificateur).

***Effet cytolytique ou destructeur.*** De loin le plus employé, il s'adresse au traitement des tumeurs, et spécialement des tumeurs malignes ou cancers. Ce mode de traitement est fondé sur la radiosensibilité des tissus tumoraux, qui est beaucoup plus grande que celle des tissus sains. Il s'ensuit une action sélective qui fait que les rayons X détruisent les cellules tumorales (spécialement celles qui sont en division, ou mitose) en respectant les cellules saines. Parmi les tumeurs, certaines sont plus sensibles que d'autres : en allant des plus sensibles vers les moins sensibles, on rencontre les sarcomes, les épithéliomas basocellulaires, les cancers du col utérin, les cancers du sein, pour aboutir aux cancers digestifs, qui sont très peu améliorés par les rayons. Les tissus déjà irradiés sont moins sensibles à un nouveau traitement : c'est la radiorésistanee*.

***Effets modificateurs.*** Quelques séances de radiothérapie à faibles doses et à faible pénétration ont un effet anti-inflammatoire net sur les furoncles et les anthrax, sur les adénopathies (ganglions inflammatoires), les lymphangites, les sinusites. Des doses un peu plus élevées donnent de bons résultats dans les arthroses, les arthralgies, les névralgies (surtout sciatiques), diverses arthrites chroniques, les douleurs persistantes du zona. La castration ovarienne, le traitement des fibromes utérins sont d'autres applications de la radiothérapie modificatrice.

**Modes d'application.** ***La radiothérapie superficielle.*** Elle s'adresse aux lésions de la peau et des muqueuses accessibles. Elle fait appel à des rayons peu pénétrants, obtenus avec des tensions de 50 kV, le tube à rayons X étant directement appliqué sur la lésion : c'est la *contactothérapie*. La buckythérapie emploie les rayons encore plus mous dans le traitement du lupus érythémateux et des tumeurs épidermiques. *L'électronthérapie* (électrons émis par un accélérateur de particules et guidés par un champ magnétique) s'adresse aux lésions étendues en surface et faiblement en profondeur ; sans être, à proprement parler, de la radiothérapie, cette technique a des applications similaires.

***La radiothérapie profonde.*** Elle s'adresse aux viscères profonds et fait appel à des rayons pénétrants obtenus avec des tensions de 200 kV et plus. Le rayonnement doit être filtré pour éliminer les radiations molles qui irriteraient la peau. L'utilisation de portes d'entrée multiples, avec des faisceaux toujours dirigés vers la tumeur, permet de concentrer sur celle-ci des doses importantes de rayons sans léser les tissus et viscères plus superficiels (méthode des « feux croisés »). La cycloradiothérapie (ampoule tournant autour du sujet, avec la lésion pour centre sur laquelle est orienté le faisceau des rayons X) en est l'application moderne.

***La radiothérapie endocavitaire.*** C'est la radiothérapie des lésions situées dans la bouche, le vagin, le rectum ; elle utilise soit la contactothérapie, soit des rayons semi-pénétrants dirigés à l'aide de localisateurs spéciaux.

**Techniques et précautions en radiothérapie.** La nature des rayons employés (leur longueur d'onde) est mesurée par *qualitométrie*, alors que la mesure de leur intensité est la *quantitométrie*. Les doses effectivement appliquées au sujet sont mesurées avec le dosimètre en R (röntgen). La répartition de l'énergie au sein des tissus est estimée à l'aide de courbes isodoses. Il faut tenir compte de l'inégale sensibilité des différentes parties du corps aux rayons, établir des « points d'entrée » judicieux pour les faisceaux, fractionner au mieux la répartition dans le temps des séances.

Malgré toutes les précautions prises, le *mal des rayons* (nausées, vomissements, diarrhée, cyanose, perte de l'appétit) peut apparaître et nécessiter un ajustement des doses. L'hémogramme (numération globulaire et formule leucocytaire) doit être pratiqué régulièrement au cours d'un traitement radiothérapique pour déceler toute atteinte des lignées sanguines.

L'irritation de la peau (rougeur, pigmentation) est fréquente et sans risques si elle ne touche pas le derme ; dans le cas contraire, elle provoque une radiodermite aboutissant à l'atrophie, voire à la nécrose de la peau.

**radiotoxicologie** n. f. Étude des accidents provoqués par les différentes sortes de rayons. Ces accidents dépendent de la nature des rayons.

**Les rayons non ionisants** (ondes courtes, infrarouges, lumière visible, ultraviolets). Ils provoquent des brûlures et des déshydratations, l'œil étant spécialement exposé, donc à protéger.

**Les rayons ionisants** (rayons X, radiations des corps radioactifs [v. RADIOACTIVITÉ]). Ils provoquent des lésions de la peau, des désordres sanguins, des lésions osseuses, oculaires et viscérales portant spécialement sur les gonades (testicule et ovaire). La prévention des accidents occasionnés par les radiations ionisantes est réglementée tant pour leurs applications médicales que dans l'industrie. Les sujets exposés sont soumis à des contrôles réguliers : port de dosimètres permettant de mesurer les quantités de rayons reçus par l'individu, examens de sang fréquents. Certaines zones sont dites « surveillées et contrôlées » en raison de sources locales de radioactivité. Le traitement préventif des accidents comporte les lavages de la peau et de l'estomac, le traitement curatif, les greffes de peau, de moelle osseuse, etc.

**radis** n. m. Le radis a une saveur piquante qui excite l'appétit ; il contient des vitamines et du potassium. Le radis noir est diurétique et facilite les fonctions du foie et de la vésicule biliaire.

**radium** n. m. Métal de nombre atomique 88, doué de radioactivité naturelle, découvert par P. et M. Curie en 1898.
C'est le premier élément radioactif employé en thérapeutique (v. CURIETHÉRAPIE) dans le traitement des cancers de la bouche, du col utérin, de la peau, etc. Malgré son efficacité, son utilisation diminue au profit des isotopes* radioactifs artificiels (notamment le cobalt 60) dont les indications sont identiques et les prix moindres.

**radiumthérapie** n. f. Synonyme de CURIETHÉRAPIE*.

**radius** n. m. Os long qui constitue avec le cubitus le squelette de l'avant-bras*. Son *extrémité supérieure* comporte la tête, dont la face supérieure, ou *cupule*, s'articule avec le condyle de l'humérus et le pourtour avec la cavité sigmoïde du cubitus. *L'extrémité inférieure*, prolongée par l'apophyse styloïde, s'articule avec le cubitus pour former l'articulation radio-cubitale inférieure, et avec les os du carpe pour former l'articulation radio-carpienne.
Les *fractures du radius* sont fréquentes : fractures de la tête radiale, de la diaphyse (le plus souvent associée à une fracture de la diaphyse cubitale [fracture de l'avant-bras*]). Les fractures de l'extrémité inférieure sont les plus communes des fractures des membres : elles peuvent être articulaires ou sus-articulaires (fracture de Pouteau-Colles).

**radon** n. m. Gaz radioactif résultant de la désintégration radioactive du radium et présent dans l'eau de certaines sources thermales.

**rage** n. f. Maladie virale mortelle, transmise à l'homme par la salive des animaux malades (chiens, loups, renards...). Le virus est une grosse molécule que l'on peut cultiver *in vitro* pour permettre l'isolement d'un virus « fixe » peu toxique pour l'homme et à l'origine de la vaccination. Le virus rabique a une affinité électivement nerveuse.
La rage, qui avait disparu de France, est redevenue une maladie courante depuis quelques années. Elle se propage d'est en ouest grâce à la prolifération et à la migration des renards. Ceux-ci sont infectés avant l'apparition des premiers signes et contaminent l'homme en le mordant, en le griffant ou même en le léchant.
**La rage animale.** C'est toujours l'animal qui contamine l'homme. Le chien est l'animal le plus souvent en cause. Il devient contagieux pendant l'incubation, cliniquement silencieuse (de 3 semaines à 3 mois).
**La rage humaine.** Après une incubation silencieuse de 2 semaines à 3 mois, la maladie débute par des troubles nerveux (fourmillements) et des troubles du caractère. Puis des tremblements, des convulsions, une hypersensibilité cutanée précèdent les contractions musculaires, la fièvre, les troubles de déglutition. La mort survient au bout d'une semaine par asphyxie.
**Traitement.** Les moyens actuels ne permettent pas de guérir la rage à la période d'état. Il faut donc traiter préventivement tous les sujets mordus par un animal suspect. Celui-ci doit être contrôlé tous les 15 jours par un vétérinaire. Si c'est un chien errant, il faut considérer *a priori* que la blessure est souillée.
Le traitement associe dans les cas graves la sérothérapie à la vaccination (utilisée seule dans les cas bénins). Elle se pratique à raison de 14 injections quotidiennes par voie sous-cutanée et une injection de rappel 15, puis 90 jours après.
**Prophylaxie.** Elle associe l'élimination des animaux errants, la lutte contre les renards femelles et la vaccination des animaux domestiques. Il ne faut à aucun prix abattre un animal suspect, mais l'isoler pour le surveiller et confirmer éventuellement le diagnostic, ce qui permet une prophylaxie plus efficace.

**raideur** n. f. **Raideur articulaire**, limitation plus ou moins grande de la mobilité d'une articulation, sans lésions des surfaces articulaires, secondaire aux traumatismes ou à une immobilisation prolongée après un plâtre ou une intervention chirurgicale.

**raifort** n. m. Plante à racine cylindrique, âcre et piquante, riche en vitamine C et employée râpée comme condiment. (Le sirop de raifort est antiscorbutique.)

**raisin** n. m. Le raisin contient des glucides (16 p. 100), du potassium, très peu de sodium et des vitamines. Il est rafraîchissant, laxatif, diurétique. Il n'a pas de contre-indication, mais, chez les diabétiques, on doit le peser en raison de sa teneur en glucides et pour intégrer ceux-ci dans la ration glucidique prescrite.

**raison** n. f. Faculté de penser, de connaître, de juger en fonction d'un système de référence logique.

La raison et le raisonnement (manière dont s'exerce la raison) sont troublés dans nombre de maladies mentales.

L'altération de la raison et du jugement constitue le symptôme primordial de la *démence**, au cours de laquelle les capacités intellectuelles du sujet s'affaiblissent et se détériorent.

L'atteinte du raisonnement peut s'observer aussi chez les malades délirants. Le *délire** se caractérise par des croyances fausses, choquant l'évidence et en désaccord avec la réalité. Le délire paranoïaque (v. PARANOÏA) en est un exemple. Dans la schizophrénie*, l'intelligence et le raisonnement, qui peuvent être conservés, ont leur efficacité diminuée par des phénomènes mentaux de discordance* ou de dissociation*.

Chez les *débiles* mentaux, l'intelligence, le raisonnement et le sens critique sont particulièrement faibles.

Enfin, chez tous les individus normaux interviennent des erreurs de jugement et de raisonnement qui sont plus ou moins reconnues par chacun comme telles.

**rajeunissement** n. m. Ensemble des méthodes tendant à compenser les effets de la sénescence.

Elles utilisent souvent l'hormonothérapie, la vitaminothérapie; leurs effets sont très discutables.

**râle** n. m. Bruit pathologique perçu à l'auscultation des poumons, et naissant dans les bronches ou les alvéoles.

Les râles bronchiques (ronflants et sibilants) sont modifiés par la toux. Les râles bulleux ou sous-crépitants traduisent l'existence de mucosités ou de pus bronchioalvéolaire. Les râles crépitants s'observent dans les processus d'alvéolite (pneumonie*, œdème* aigu du poumon).

**ramassage** n. m. Le *ramassage* et le *transport des blessés* dans des conditions satisfaisantes présentent un intérêt considérable pour le pronostic des accidents de la voie publique. (V. ACCIDENT, *Accidents de la route.)*

**rameau** n. m. **Rameaux communicants**, filets nerveux reliant les ganglions de la chaîne sympathique* au système cérébrospinal. (V. NERVEUX, *Système nerveux cérébro-spinal.)*

**ramollissement** n. m. Diminution pathologique, due à un processus dégénératif, de la consistance d'un tissu.

**Ramollissement cérébral**, foyer de nécrose cérébrale consécutif à un accident vasculaire (embolie ou thrombose artérielle). Il se traduit souvent par une aphasie*, une hémiplégie* de degré variable, parfois par des troubles de la conscience (coma*).

**raphé** n. m. Entrecroisement de fibres musculaires ou tendineuses : *raphé médian de l'abdomen.*

**rappel** n. m. **Injection de rappel**, injection d'un vaccin pratiquée à distance de la primovaccination, soit systématiquement (les délais en sont variables), soit à l'annonce d'une épidémie ou à l'occasion d'un accident (vaccin antitétanique). [V. VACCINATION.]

**raptus** n. m. Manifestation psychique paroxystique, explosive, susceptible d'entraîner des troubles du comportement social. Des raptus anxieux ou coléreux peuvent être suivis de passages à l'acte tragique : suicide, meurtre, violences physiques, fugues, etc.

**rash** n. m. Éruption cutanée pouvant simuler la scarlatine, la rougeole, et survenant au cours d'une maladie éruptive ou allergique.

**rat** n. m. Les rats sont nuisibles par leur voracité (ils rongent les canalisations) et, surtout, ils transmettent un certain nombre de maladies infectieuses (spirochétoses, septicémies à bacille *moniliformis*, peste, typhus murin, rage, sodoku, etc.) et parasitaires. La lutte contre les rats comporte le ramassage régulier des ordures ménagères, qui doivent être placées dans un local clos, la protection des habitations et des navires. La dératisation* proprement dite se fait avec divers poisons, avec les pièges et les animaux ratiers (chiens et chats).

**ratanhia** n. m. Plante d'Amérique du Sud, dont les racines, contenant du tanin, sont astringentes et antidiarrhéiques.

On l'emploie en poudre, sirop, extrait, teinture, dans le traitement des diarrhées, et en suppositoires contre les hémorroïdes.

**rate** n. f. Organe lymphoïde de l'abdomen, situé dans l'hypochondre gauche.

**Anatomie.** La rate est à gauche et en arrière du pôle supérieur de l'estomac, au-dessus de l'angle colique gauche, cachée sous les côtes. L'artère splénique (de la rate) vient de l'aorte par le tronc cœliaque*, la veine splénique se jette dans la veine porte*.

**Histologie.** La rate est formée de lobules contenant la pulpe rouge (cellules réticulaires et riche réseau veineux) et la pulpe blanche (corpuscules de Malpighi).

**Physiologie.** Le rôle de la rate est encore mal connu. Elle élabore des lymphocytes, des monocytes et fabrique des anticorps. Elle joue un rôle majeur dans le stockage et la destruction des globules rouges vieux.

**Exploration.** ***Examen clinique.*** La *rate normale* n'est pas palpable ni percutable. La *rate pathologique* est généralement grosse : c'est la splénomégalie. Dans ce cas, elle présente une aire de matité étendue et, surtout, elle peut être palpée sous les côtes, en inspiration profonde.

***Examen biologique.*** L'*examen du sang* aide souvent au diagnostic étiologique d'une splénomégalie lorsqu'il montre des lignées d'*hypersplénisme**.

La *ponction de la rate* (après avoir vérifié l'absence de troubles de l'hémostase) permet d'étudier sa composition cellulaire *(splénogramme)* et de déceler éventuellement des parasites.

L'*examen radiologique de la rate* comporte la splénographie* et la splénoportographie*.

**Maladies de la rate.** ***Affections propres à la rate.*** Rares, elles sont représentées par les tumeurs primitives bénignes (angiomes*, kystes, pseudokystes d'origine traumatique ou dégénératifs) ou malignes (sarcomes).

***Affections générales touchant la rate.*** Elles sont très nombreuses. L'atteinte splénique accompagne parfois une affection générale déjà connue (paludisme, leucémie myéloïde, cirrhose du foie) ; ailleurs, on se trouve devant une splénomégalie* en apparence isolée dont il convient de faire le diagnostic.

**ration** n. f. **Ration alimentaire,** quantité d'aliments indispensable, qualitativement et quantitativement, aux besoins de l'organisme pendant 24 heures.

***Besoins caloriques.*** La ration alimentaire doit couvrir les besoins caloriques de telle sorte que le bilan recettes-dépenses soit équilibré. Elle doit couvrir d'abord le métabolisme* de base (dépenses de fond de l'organisme au repos), les dépenses occasionnées par la lutte contre le froid et par l'activité de l'individu. L'apport calorique quotidien varie, suivant les cas, de 1 000 à 3 500 calories.

*Aliments fournissant l'apport calorique.* Ce sont les glucides, les lipides et les protides.

Les *glucides* ont une valeur énergétique moyenne de 4,1 calories par gramme. Ils sont apportés par les céréales, les légumes secs, la pomme de terre, les sucres purs ou leurs dérivés.

Les *lipides* ont une valeur énergétique moyenne de 9,3 calories par gramme. Ils sont fournis par le beurre et ses succédanés, les huiles et graisses animales.

Les *protides* ont une valeur énergétique moyenne de 4,2 calories par gramme. Ils sont présents dans de nombreux aliments d'origine animale (en particulier dans la viande) et végétale. Ils ont aussi un rôle plastique (croissance et renouvellement tissulaire).

*Équilibre entre les éléments de la ration.* L'apport calorique total doit comporter environ 12 p. 100 de protides (dont 50 p. 100 de protéines animales), 40 p. 100 de lipides et 48 p. 100 de glucides.

***Besoins en vitamines et autres corps non synthétisés par l'organisme.*** La ration alimentaire doit apporter diverses substances indispensables qui sont des vitamines*, des sels minéraux, certains acides aminés et acides gras insaturés que l'organisme ne peut pas synthétiser.

**Adaptation de la ration à certains états.** Chez l'enfant, la ration calorique est proportionnellement plus élevée que chez l'adulte. Pendant la grossesse, les besoins caloriques et les besoins en protéines et en calcium sont plus élevés. Les travaux de force, les efforts sportifs, etc. nécessitent des rations élevées (3 500 calories et plus).

**raubasine** n. f. Alcaloïde du rauwolfia*, vasodilatateur et hypotenseur.

**rauwolfia** n. m. Arbuste de l'Inde *(Rauwolfia serpentina*, apocynacées), dont les racines sont utilisées pour leurs activités sédatives et hypotensives.

On l'emploie sous forme de poudre (comprimés) ou d'extrait fluide dans le traitement de l'hypertension. On en extrait plusieurs alcaloïdes : l'ajmaline*, la raubasine*, la réserpine*.

**Raynaud (syndrome de),** trouble de la vasomotricité artérielle, touchant les extrémités des membres.

Cette maladie évolue par crises, parfois déclenchées par le froid et caractérisées par une phase de pâleur des doigts (ou, moins souvent, des orteils) avec impression d'engourdissement, suivie d'une phase de cyanose* avec douleur cuisante, puis d'une phase de rougeur. L'accès est parfois écourté par immersion dans l'eau chaude. La maladie de Raynaud affecte surtout les femmes. Certaines formes graves s'accompagnent de troubles trophiques cutanés (atrophie de la peau, gangrène, etc.). D'origine inconnue, elle accompagne parfois la syringomyélie* et certaines collagénoses*, surtout la sclérodermie*. Son traitement est décevant.

**rayons** n. m. pl. 1. Vibrations électromagnétiques de même nature que la lumière visible, et n'en différant que par la longueur d'onde.

2. Émissions corpusculaires de la radioactivité*. (Syn. : RADIATIONS.)

Par ordre de longueurs d'onde croissantes des *rayons électromagnétiques*, on rencontre les rayons gamma (γ), les rayons X, les rayons ultraviolets*, la lumière visible, les rayons infrarouges*, les rayons hertziens (ondes courtes, moyennes et longues de la radiodiffusion). Tous ces rayons sont employés en médecine, mais le mot « rayons » employé seul désigne les rayons X. (V. RADIOLOGIE.)

Les *rayons corpusculaires* sont des particules de matière émises par les corps radioactifs ou par les accélérateurs de particules (cyclotron, bêtatron) ; ils ont une charge positive (rayons α [alpha]), négative (rayons β [bêta]) ou n'ont pas de charge électrique (neutrons).

Les rayons gamma, les rayons X et les rayonnements corpusculaires chargés électriquement sont des radiations ionisantes douées d'une action biologique importante mais nocive à forte dose. Le *mal des rayons* est l'ensemble des troubles provoqués par les radiations ionisantes. (V. RADIOBIOLOGIE, RADIOTHÉRAPIE, RADIOTOXICOLOGIE.)

**réaction** n. f. 1. Méthode biologique ou chimique servant au diagnostic de certaines affections.

2. Mode de comportement de l'organisme à l'occasion d'une action agressive ou informatrice, le stimulus.

**Réactions chimiques ou biologiques.** ***Réactions chimiques.*** Elles visent à rechercher, par exemple, l'albumine, le glucose dans les urines.

***Réactions tuberculiniques.*** Elles mettent en évidence l'allergie tuberculinique par la recherche de la sensibilité cutanée à la tuberculine.

La *cutiréaction** de von Pirquet est la plus communément employée.

L'*intradermoréaction*, plus précise, est pratiquée lorsque la cutiréaction est négative ou douteuse. La réaction provoquée par l'injection intradermique se lit à la 72e heure : l'existence d'un nodule rouge induré, entouré d'un halo rosé, traduit une réaction positive. Le principe de la bague tuberculinique est identique.

Le *timbre tuberculinique*, d'application simple, n'est pas douloureux mais il est moins précis, le sparadrap pouvant provoquer une rougeur difficile à identifier. Le *B. C. G.-test*, pratiqué sous forme de cuti- ou d'intradermoréaction avec du B.C.G., permet de déceler une allergie tuberculinique extrêmement faible, dite « infratuberculinique ».

Les réactions tuberculiniques *positives* indiquent que le sujet a été vacciné par le B. C. G. ou qu'il a fait une primo-infection. Les réactions négatives permettent d'affirmer que le sujet n'a pas été tuberculisé, à quelques retenues près : les réactions ne se positivent que de 3 à 6 semaines après un contage tuberculeux, et certaines maladies dites *anergisantes* rendent négatives les réactions tuberculiniques.

***Réaction de floculation ou de précipitation.*** V. IMMUNOLOGIE.

***Réaction d'Herxheimer.*** C'est une poussée fébrile causée par une pénicillinothérapie trop intense au cours de la syphilis.

Les *autres réactions* sont traitées à leur ordre alphabétique.

**réactionnel, elle** adj. Se dit d'un symptôme ou d'une affection consécutifs à une agression extérieure, qu'elle soit physique (traumatisme, infection) ou psychique (affection psychogène).

**réactivation** n. f. Procédé qui vise à faire réapparaître des phénomènes qui ont disparus.

On réactive un sérum qui a perdu son complément* en ajoutant une goutte de sérum frais.

En *parasitologie*, l'administration d'un laxatif fait apparaître les amibes dans les selles. La réactivation de la blennorragie* consiste à faire boire de la bière : si l'affection n'est pas guérie, les gonocoques réapparaissent dans l'exsudat urétral.

**réadaptation** n. f. **Réadaptation fonctionnelle**, ensemble des mesures permettant d'obtenir la réinsertion d'un blessé ou d'un malade dans la société et son reclassement dans la vie professionnelle.

**réanimation** n. f. Ensemble des soins intensifs destinés à rétablir ou à maintenir chez certains malades ou blessés un équilibre humoral et fonctionnel normal.

Elle s'adresse soit à des sujets normaux ayant subi une intervention chirurgicale et une anesthésie générale (V. PRÉ-, PER- et POSTOPÉRATOIRE), soit à des sujets gravement atteints : polytraumatisés, cardiaques, insuffisants respiratoires ou rénaux.

La réanimation comprend deux activités connexes : la surveillance et le traitement.

La *surveillance* est très importante, car la rapidité d'intervention est capitale en

cas de collapsus*, d'arrêt cardiaque par exemple ; des appareils automatiques ont été créés à cet effet, qui mesurent la tension artérielle, le pouls, exécutent électrocardiogramme, électroencéphalogramme et donnent l'alarme à la moindre défaillance. (V. MONITEUR.)
Le *traitement* comporte de multiples interventions : rétablissement de la masse sanguine, de l'équilibre électrolytique*, ventilation assistée avec intubation ou trachéotomie, épuration extrarénale, choc électrique, etc.
C'est dire l'intérêt non seulement de centres spécialisés de réanimation, mais aussi des équipes mobiles, possédant le matériel nécessaire pour maintenir les fonctions vitales d'un blessé ou d'un malade jusqu'à son arrivée en milieu hospitalier.
**recalcification** n. f. Augmentation de la fixation du calcium par le tissu osseux.
**récepteur** n. m. 1. Élément sensoriel, à l'origine d'une fibre nerveuse, qui répond à une stimulation physique ou chimique en déclenchant un influx* nerveux. — Citons les *extérocepteurs*, qui renseignent sur le milieu extérieur ; les *intérocepteurs*, qui renseignent sur le fonctionnement des viscères ; les *propriocepteurs*, placés dans les tendons, les muscles et les articulations, qui renseignent sur la position des segments du corps.
2. Cellule, tissu ou organe électivement stimulé par une hormone.
**réceptivité** n. f. État dans lequel un organisme contracte plus particulièrement certaines maladies.
**récessif, ive** adj. **Caractère récessif**, caractère héréditaire qui ne se manifeste que lorsque le gène responsable existe sur les deux chromosomes de la paire (c'est-à-dire à l'état homozygote*). [V. HÉRÉDITÉ.]
**receveur** n. m. **Receveur universel**, sujet possédant le groupe* sanguin AB, qui peut recevoir du sang d'un groupe quelconque sans inconvénient.
**rechute** n. f. Nouvelle poussée évolutive d'une maladie chez un sujet qui en avait été déjà atteint et qui n'était pas complètement guéri.
La rechute survient habituellement pendant la convalescence.
**récidive** n. f. Nouvelle offensive d'une maladie dont un sujet déjà atteint avait complètement guéri.
**récipient** n. m. Sous ce nom, le codex* consacre un chapitre définissant les conditions auxquelles doivent satisfaire tous les contenants qui renferment les préparations injectables et les collyres.
La transparence est une condition essentielle. On distingue les récipients en verre, qui regroupent les flacons et les ampoules, et les récipients en matière plastique, de compositions très diverses. Le codex exige de tous les récipients que le produit utilisé pour leur fabrication soit rigoureusement neutre vis-à-vis du contenu. Pour les ampoules « buvables », le verre qui les compose est généralement coloré.
**Recklinghausen (neurofibromatose de),** affection héréditaire caractérisée par des *manifestations cutanées* (taches « café-au-lait », tuméfactions ou « neurinomes »), des *tumeurs nerveuses* de siège variable, des *lésions viscérales* (dystrophies de certains organes) et des *lésions osseuses* (affaissement de la colonne vertébrale).
**Recklinghausen (ostéite fibrokystique de),** ensemble des manifestations osseuses de l'hyperparathyroïdie primitive (v. PARATHYROÏDE) : douleurs osseuses sur les zones d'appui, fractures spontanées, tuméfactions osseuses aboutissant à des déformations squelettiques et qui sont dues à une décalcification osseuse importante.
**Reclus (maladie de),** affection caractérisée par la formation dans le sein de multiples petits kystes. (Syn. : MALADIE POLYKYSTIQUE DU SEIN.)
Souvent bilatérale, de nature bénigne, cette affection peut subir une transformation néoplasique.
**reconstituant, e** adj. et n. m. Se dit des substances qui, apportées à l'organisme, sont supposées rétablir la fonction et la division des cellules après une agression (maladie ou blessure). [V. FORTIFIANT.]
**recrudescence** n. f. Exacerbation des manifestations d'une maladie après une rémission temporaire.
**rectite** n. f. Inflammation du rectum.
Les rectites sont fréquentes au cours des poussées d'hémorroïdes ; elles peuvent survenir dans les maladies comme la recto*-colite hémorragique, ou encore être secondaires à une irradiation thérapeutique du petit bassin.
Le traitement consiste en l'application de lavements anti-inflammatoires.
**rectocèle** n. m. Protrusion de la paroi antérieure du rectum dans le vagin.
C'est une forme de prolapsus* génital.
**recto-colite** n. f. Inflammation du rectum et du côlon.
**Recto-colite hémorragique,** affection caractérisée par l'érosion de la muqueuse rectale et colique avec hémorragies et parfois suppuration. — Sa cause est mal connue ; ses manifestations cliniques et son pro-

nostic sont très variables. Certaines formes se traduisent par un syndrome dysentérique avec fièvre, hémorragies, d'évolution subaiguë. D'autres ne se manifestent que par l'émission d'une glaire sanglante. La maladie évolue souvent par poussées. La rectoscopie et le lavement baryté prudent permettent de faire le diagnostic.
Le *traitement* des poussées aiguës repose sur la réanimation. Il comporte toujours l'administration d'antiseptiques intestinaux, de lavements aux corticoïdes. Certains aspects psychosomatiques de l'affection conduisent à employer les médicaments psychotropes (tranquillisants).

**rectopexie** n. f. Intervention chirurgicale consistant à fixer le rectum à un organe voisin ou à la paroi pelvienne postérieure, pour traiter un prolapsus* rectal.

**rectoscopie** n. f. Examen endoscopique du rectum et du côlon sigmoïde.

**rectum** n. m. Segment terminal du tube digestif, faisant suite au côlon sigmoïde, descendant en avant du sacrum et du coccyx pour se terminer à l'anus.
**Anatomie.** Le rectum comprend un segment pelvien, l'ampoule rectale, et un segment inférieur, le canal anal, entouré des fibres du releveur de l'anus et du sphincter. Irrigué par les vaisseaux hémorroïdaires, ses veines constituent une anastomose porto-cave.
**Pathologie.** Les *lésions traumatiques* du rectum sont produites par des corps étrangers, des projectiles divers, l'empalement, voire l'air comprimé. Les plaies du rectum sont toujours graves et demandent l'intervention chirurgicale d'urgence.
Les inflammations du rectum sont les rectites*. Les anomalies des veines du rectum constituent les hémorroïdes et leurs complications.
Les *tumeurs bénignes* sont fréquentes (polypes); uniques ou multiples, elles doivent être extirpées, car leur dégénérescence est toujours à redouter.
Le *cancer du rectum* est un des plus fréquents des cancers digestifs. Il se manifeste par des hémorragies de sang rouge, des faux besoins, mais est parfois longtemps latent, d'où la nécessité de pratiquer un toucher rectal systématique chez tout malade ayant dépassé la cinquantaine. Le traitement peut, dans certains cas, faire appel aux agents physiques, mais est, en règle, chirurgical (amputation du rectum).

**récurrent, e** adj. **Nerfs récurrents,** branches des nerfs pneumogastriques qui innervent les muscles du larynx*.
**Fièvre récurrente.** V. FIÈVRE.

**réducteur, trice** adj. et n. Se dit de drogues d'usage local, comme le pyrogallol, l'ichthyol, employées dans le traitement de certaines dermatoses*.

**réduction** n. f. 1. Manœuvre qui amène les fragments déplacés d'un os fracturé dans leur position anatomique normale. — Elle peut être *orthopédique* (par manipulation et immobilisation ou par traction continue) ou *sanglante*, c'est-à-dire par intervention chirurgicale.
2. En *chimie*, perte d'oxygène, diminution de l'oxydation.

**réduve** n. m. Insecte de la famille des réduvidés. (Syn. : TRIATOME.)
C'est le vecteur de la maladie de Chagas*. Sous nos climats, les réduves détruisent les insectes nuisibles.

**rééducation** n. f. Action de rétablir le cours normal de certaines fonctions chez des infirmes ou d'apprendre à des convalescents à recouvrer l'usage de leurs facultés.
La *rééducation motrice* s'adresse avant tout aux blessés et aux alités : elle utilise toutes les techniques de la *kinésithérapie**. De nombreuses spécialités médicales font appel à ces techniques : rééducation des mouvements des yeux en ophtalmologie (strabisme), de la voix après laryngectomie; rééducation des insuffisants respiratoires ou des opérés du thorax; rééducation obstétricale (les techniques d'accouchement sans douleur sont en réalité des techniques de rééducation musculaire et nerveuse). En rhumatologie et en neurologie, la rééducation a un rôle essentiel dans le traitement de toutes les infirmités motrices.
La *rééducation psychologique* est l'ensemble des méthodes utilisées en faveur de l'enfance inadaptée. (V. INADAPTATION.)
**Rééducation des sourds-muets.** V. SOURDS-MUETS.

**rééquilibration** n. f. Action de rétablir un équilibre (rééquilibration électrolytique*, par exemple).

**réflexe** n. m. Réponse involontaire à une stimulation donnée. (La réaction déclenchée est innée, identique dans la même espèce animale.)
Les *réflexes conditionnés* sont, eux, des réponses apprises à des stimulations répétées habituelles.
**Physiologie.** La moelle épinière est le centre nerveux des réflexes.
Le *réflexe myotatique* (d'étirement musculaire) traduit un arc réflexe élémentaire. L'incitation, née dans les récepteurs* musculaires, gagne la moelle par une fibre sensitive (neurone) qui rejoint là un deuxième neurone dont la fibre motrice excite le muscle et provoque sa contraction. Ce réflexe est dit « monosy-

naptique». (Il existe une seule liaison : une seule synapse* entre le neurone sensitif et le neurone moteur.)
D'autres réflexes demandent la participation de nombreuses fibres, pour informer diverses régions du corps, pour inhiber ou, au contraire, faciliter la réponse réflexe : ce sont les réflexes polysynaptiques (plusieurs synapses).
**Clinique.** En pratique médicale, l'étude des réflexes fournit de précieux renseignements sur le type et la topographie d'une lésion neurologique.
***Réflexes ostéo-tendineux.*** En frappant un des tendons d'insertion d'un muscle, on obtient une réponse musculaire de contraction qui engendre un mouvement. Ainsi, en percutant le tendon rotulien, on provoque la contraction du quadriceps de la cuisse. On recherche le réflexe achilléen au tendon d'Achille.
Aux membres supérieurs, on recherche les réflexes bicipitaux, tricipitaux, etc.
Une lésion de la moelle épinière, d'une racine ou d'un nerf abolit un certain réflexe correspondant au niveau de la lésion.
A l'inverse, une exagération d'un réflexe traduit l'atteinte d'une fibre inhibitrice du réflexe (le faisceau pyramidal* est inhibiteur).
***Réflexes cutanés.*** L'excitation d'une zone cutanée déclenche une réponse vive. On connaît ainsi les réflexes cutanés abdominaux, cutanés plantaires (v. BABINSKI [*signe de*]), crémastérien et du voile du palais.
Il faut en rapprocher les *réflexes de défense*, exacerbés lors d'une atteinte pyramidale, et qui se traduisent par une triple flexion du membre lorsqu'on pince la peau près de l'extrémité de celui-ci.
***Réflexes neuro-végétatifs.*** La réponse due à la stimulation d'organes innervés par le système végétatif consiste en horripilation*, modification de la pupille, augmentation ou diminution de sécrétion, etc.
***Réflexes oculaires.*** Le réflexe cornéen consiste en une fermeture de la paupière lors d'un attouchement de la cornée. Son abolition témoigne d'une atteinte du nerf trijumeau.
Le réflexe photomoteur (contraction de la pupille à la lumière) reflète le fonctionnement du nerf moteur oculaire commun et des fibres parasympathiques.
Le réflexe pupillaire d'accommodation à la distance fait intervenir les voies optiques de la rétine jusqu'au cortex*.
***Réflexes du nouveau-né.*** Ces réflexes, dits «archaïques», disparaissent peu après la naissance. C'est le cas de la marche automatique, du réflexe de Moro*, du réflexe de succion.
***Réflexe conditionné.*** V. CONDITIONNEMENT.

**réflexogramme** n. m. Tracé graphique d'un réflexe.
**Réflexogramme achilléen,** enregistrement de la réponse musculaire à la percussion du tendon d'Achille. Il explore la fonction thyroïdienne. Le réflexogramme achilléen est normalement compris entre 240 et 340 millièmes de seconde. Il est allongé dans l'hypothyroïdie et raccourci dans l'hyperthyroïdie.

**reflux** n. m. Retour d'un flot.
En clinique, certains reflux anormaux ont une importance diagnostique : *reflux hépato-jugulaire, reflux vésico-urétéral.*

**refoulement** n. m. Mécanisme psychologique inconscient par lequel des pensées, des images mentales ou des souvenirs liés à un désir profond et instinctif senti comme interdit sont maintenus hors de la conscience.
Les sentiments et les images refoulés n'en conservent pas moins leur force, et cherchent sans cesse à revenir «à la surface». La culpabilité et l'angoisse qui s'y rattachent engagent le sujet (le moi) dans une lutte intérieure nécessitant une dépense d'énergie plus ou moins grande. Le concept de refoulement est essentiel dans la compréhension et dans l'approche psychothérapique des névroses*.

**réfraction** n. f. Changement de direction de la lumière lors de son passage d'un milieu dans un autre (de l'air dans l'eau, par exemple).
Dans l'œil normal (emmétrope*), ce pouvoir de réfraction est tel que l'image des objets situés entre 5 m et l'infini se forme sur la rétine sans accommodation. Un défaut de réfraction nécessite un verre correcteur.

**réfrigérateur** n. m. La température moyenne des réfrigérateurs est de + 4 °C. Il ne faut pas y laisser plus de 24 heures des aliments crus tels que le blanc d'œuf et le poisson. Il est déconseillé d'y conserver les coquillages, car ils meurent rapidement et leur chair devient toxique. Les freezers et congélateurs à — 18 °C conservent les aliments congelés.
Le chlorure de méthyle qui se trouve dans le circuit de certains appareils est dangereux en cas d'explosion ou de fuite.

**réfrigération** n. f. L'exposition au froid intense est responsable de troubles du système cardiaque. La réfrigération dans un dessein thérapeutique réduit les besoins de l'organisme en oxygène. (V. HYPOTHERMIE, *Hypothermie thérapeutique.*)

**refroidissement** n. m. Malaise passa-

ger, dû à l'exposition aux basses températures, qui provoque chez le sujet touché des frissons, une sensation de froid.
Le refroidissement favorise le développement des infections, notamment respiratoires, mais il n'en est pas la cause, qui est microbienne.

**refus** n. m. En psychologie et en psychiatrie, attitude consistant à rejeter hors de la conscience des désirs, des images mentales, des actes et divers aspects de la réalité extérieure que le sujet vit comme interdits, dangereux pour son équilibre ou simplement détestables.
Les conduites de refus revêtent des aspects divers : refoulement*, reniement, répression, opposition, méconnaissance, négativisme, oublis. Les objets ou thèmes qui engendrent des refus sont innombrables : refus (conscient ou non) de la mort, de la vieillesse, de l'exercice d'une sexualité normale, etc. Les malades mentaux expriment souvent le refus de la réalité extérieure en se dérobant à tout contact.

**régime** n. m. Ensemble de mesures diététiques prescrites lors de certaines maladies. Le régime doit soit diminuer l'effort de l'organisme devant une surcharge (néphropathie, enzymopathies), soit agir directement sur la maladie (obésité, diabète). On distingue les régimes de restriction glucidique (v. DIABÈTE), protidique, saline et celui de restriction calorique (v. OBÉSITÉ).

**Régime de restriction protidique.** Il est utilisé dans les insuffisances rénales chroniques et en cas d'anurie (v. REIN). Il freine le métabolisme protidique tout en apportant une ration suffisante (de 1 800 à 2 000 calories) grâce aux glucides, lipides et vitamines. Ce régime ne permet pas l'exclusion totale des protides (qui entraîne une fonte musculaire), mais en tolère 0,5 g par kilogramme de poids corporel. Il est souvent à l'origine d'une anorexie*, qu'il faut combattre par un assaisonnement varié. Des listes indiquent la teneur des aliments en protides, en fonction de leur équivalence.

**TENEUR EN PROTIDES DE DIVERS ALIMENTS**

*10 g de protides équivalent à :*

| | | | |
|---|---|---|---|
| viande | 50 g | pâtes | 80 g |
| poisson | 50 g | pain | 120 g |
| œuf | 100 g | riz | 150 g |
| lait | 300 g | chocolat | 150 g |
| lentilles | 40 g | pommes de terre | 300 g |

**Régime de restriction saline.** C'est un régime très employé (de façon plus ou moins stricte) en raison du rôle important du sodium. Il est utilisé en cas de néphropathies (v. REIN), d'insuffisance cardiaque*, d'hypertension* artérielle et lors de la corticothérapie*.
Le régime *pauvre en sel* (2 g de sodium par jour) interdit le sel dans la cuisine, remplace le pain par du pain sans sel et déconseille certains aliments : charcuterie, fromages, poissons et viandes salées. Les conserves, les pâtisseries du commerce, les confitures et certains médicaments sont à proscrire.
Le régime *désodé strict* apporte moins de 200 mg de sodium. Il supprime les viandes, les œufs, le beurre et certains légumes (épinards, céleri). Il est difficilement accepté, et les condiments, le sel de régime (sauf chez les insuffisants rénaux) doivent permettre d'éviter une lassitude du malade.
Les eaux minérales (surtout gazeuses) doivent être employées en quantité minime.
Ces régimes ne sont pas exempts de dangers (désordres hydroélectrolytiques) et ne doivent être faits que sous surveillance médicale.

**Autres régimes.** Adaptés à des cas particuliers, ce sont :
— la *diète hydrique*, qui supprime pendant quelques jours toute alimentation solide ;
— les *régimes d'exclusion*, utilisés au cours de déficits enzymatiques (galactosémie*, phénylcétonurie*...) et permettant de pallier l'anomalie biologique ;
— le régime de *restriction lipidique*, qui apporte moins de 60 g de lipides. Il est très utilisé dans l'athérosclérose. Il supprime les abats, les huiles, le beurre, les œufs, les viandes grasses.
Le régime *hyperprotidique*, ou carné, est prescrit chez les dénutris, les cirrhotiques, les brûlés... Il associe une augmentation de la ration protidique animale, des légumes et certains protides (choline*, méthionine*).

**règlement** n. m. **Règlement sanitaire,** règlement de police relatif à la protection de la santé publique.

**Règlement sanitaire international,** règlement sanitaire adopté par l'Assemblée mondiale de la santé, composée des représentants des pays membres et membres associés de l'Organisation mondiale de la santé (O. M. S.). Le règlement actuel est entré en vigueur le 1er janvier 1971. Il prévoit un échange permanent et rapide des informations relatives aux épidémies, l'essentiel des moyens matériels et du personnel dont devront être pourvus chaque port et aéroport pour faire face aux besoins sanitaires, les mesures sanitaires que devront prendre les autorités nationales pour chacune des maladies quarantenaires. Il porte dispositions sur le carnet international de vaccination*. Il combine le maximum de sécurité possible contre la diffusion des maladies et le minimum d'obstacles au trafic international.

**règles** n. f. pl. Écoulement sanglant d'origine utérine, lié à la desquamation de l'endomètre, se reproduisant périodiquement, en l'absence de fécondation, de la puberté à la ménopause. (Syn. : MENSTRUATION*.)

**réglisse** n. f. Le *bois de réglisse*, riche en glycyrrhizine, de saveur sucrée, est employé pour sucrer les tisanes. La *poudre de réglisse* (tablettes, pastilles) facilite la digestion.

De fortes doses de réglisse provoquent une hypertension analogue à celle que l'on observe au cours de l'hyperaldostéronisme*.

**régression** n. f. **En pathologie,** diminution des symptômes d'une maladie ou de l'étendue d'une lésion (totale, elle aboutit à la *restitutio ad integrum*).

**En psychiatrie,** retour en arrière du développement d'une personnalité parvenue à un stade plus ou moins avancé de maturation.

La régression fait revenir un individu à des modes d'expression ou de comportement d'un niveau inférieur, archaïque ou infantile.

La maladie mentale réalise une telle désorganisation de la personnalité. Les activités psychologiques les plus fines et de haut niveau sont diminuées, alors que se trouvent libérées des activités automatiques, affectives ou intellectuelles plus élémentaires, qui déterminent le comportement pathologique.

**régularisation** n. f. Ablation des parties contuses, déchiquetées et dévitalisées, des bords d'une plaie.

**régulation** n. f. 1. Action d'assurer le fonctionnement harmonieux d'un système complexe (régulation hormonale).

2. Capacité de suppléance que possèdent certains tissus embryonnaires, et visant à compenser une déficience des tissus voisins.

3. **Régulation des naissances** V. CONTRACEPTION.

**régurgitation** n. f. Rejet du contenu de l'estomac par la bouche, sans nausée ni effort de vomissement.

Elle traduit une lésion œsophagienne ou gastrique. Chez le nourrisson, la régurgitation d'une gorgée de lait accompagnant le « rot » après le biberon est normale.

**réimplantation** n. f. Section d'un canal ou d'un muscle, suivie de la fixation d'une des extrémités sur un autre viscère ou un autre os.

**Réimplantation dentaire,** intervention qui consiste à réintroduire dans son alvéole une dent expulsée accidentellement, ou à extraire puis réimplanter ailleurs une dent (généralement incluse). [Dans ce dernier cas, on dit aussi TRANSPLANTATION.]

**rein** n. m. Organe de sécrétion de l'urine qui joue un rôle important dans la régulation de l'équilibre hydroélectrolytique* et celui de la tension artérielle.

***Anatomie.*** Les reins, au nombre de deux, placés symétriquement de chaque côté de la colonne vertébrale dans les fosses lombaires, ont une couleur rouge foncé et la forme de haricots. Leur bord interne présente un segment déprimé, le *hile*, qui livre passage à l'artère et à la veine rénales, et au bassinet.

Le *parenchyme* rénal est composé d'une partie centrale, *médullaire*, formée par les pyramides de Malpighi, agglomérat de petits canaux collecteurs urinaires qui vont, par leur sommet, constituer une papille, et d'une partie périphérique, la substance *corticale*, qui pénètre entre les pyramides en formant les colonnes de Bertin. L'urine s'écoule des papilles dans les *petits calices*, qui la drainent dans les grands calices, lesquels se réunissent pour former le *bassinet*. Celui-ci se rétrécit en entonnoir et se continue avec l'uretère. (V. URINAIRE.)

**Histologie.**

Le *néphron* est l'unité fonctionnelle élémentaire du rein. Il en existe entre 1 000 000 et 1 500 000 dans chaque rein, et chacun d'entre eux possède toutes les fonctions d'épuration. Le néphron comporte deux parties : le glomérule et le tubule.

***Le glomérule.*** C'est l'organe filtrant. Il est composé : *a*) d'un peloton vasculaire, ou flocculus, alimenté par une artériole afférente, drainé par une veinule efférente ; *b*) de la capsule de Bowman, qui englobe le flocculus et s'ouvre dans le tubule.

***Le tubule.*** C'est l'organe de dilution et de concentration de l'urine. Il est fait d'un épithélium cubique reposant sur une membrane basale, en continuité avec celle de la capsule. Il comporte plusieurs segments : *a*) le *tube contourné proximal*, court, fin, sinueux, situé dans la corticale du rein, à la suite du glomérule ; *b*) l'*anse de Henle*, en épingle à cheveux, descendant profondément dans la médullaire du rein, puis remontant dans la corticale. La branche descendante est fine, la branche ascendante large ; *c*) le *tube contourné distal*, faisant suite à

l'anse de Henle. Il se jette dans un tube collecteur dont plusieurs se réunissent pour former un des tubes papillaires de Bellini, descendant jusqu'à la papille où il se jette dans un calice.
L'*appareil juxtaglomérulaire* est un amas cellulaire dense situé entre l'artériole afférente et le tube contourné proximal. C'est un des régulateurs de la pression artérielle.

**Physiologie.**

***Formation de l'urine.*** Elle dépend de trois mécanismes :
*La filtration glomérulaire.* Les parois du flocculus laissent passer environ 180 litres par jour d'un ultrafiltrat, ou urine primitive, de même composition que le plasma, à l'exception des protéines, trop grosses pour passer cette barrière.
Certaines substances du plasma, telle la créatinine, sont uniquement filtrées par le rein et non réabsorbées. Leur clairance* est donc un reflet de la filtration glomérulaire.
*La réabsorption tubulaire.* L'urine définitive n'étant que de 1 à 2 litres par 24 h, la plus grande partie de l'urine primitive est réabsorbée par le tubule. Cette réabsorption est *passive* pour certaines substances, régies uniquement par des gradients de concentration. C'est le cas de l'urée. Elle peut être *active* et connaît alors une limite (réabsorption tubulaire maximale ou T. m.) au-delà de laquelle l'élimination urinaire croît avec la concentration plasmatique. Le glucose, totalement réabsorbé à l'état normal, apparaît dans les urines lorsque son T. m. est dépassé. La glycosurie* est alors proportionnelle à la glycémie*.
*La sécrétion tubulaire.* Certaines substances comme l'acide para-aminohippurique ou la phénolsulfonephtaléine sont sécrétées par le tubule. Cette sécrétion est active et connaît donc une limite (sécrétion tubulaire maximale).
***Régulation des équilibres hydroélectrolytique et acidobasique.*** Environ 80 p. 100 de l'eau de l'urine primitive est réabsorbée obligatoirement au niveau du *tube* proximal, car elle est liée au sodium dont c'est le premier site de réabsorption non ajustable.
L'*anse de Henle* constitue ensuite un système de concentration progressive de l'urine. Sa branche descendante s'enfonce, de la corticale à la médullaire, dans un milieu de plus en plus concentré en électrolytes, ce qui lui fait perdre de l'eau. Puis, la branche ascendante étant imperméable à l'eau, seuls les électrolytes seront échangés, le sodium étant réabsorbé contre un ion potassium ou hydrogène (acide). Cette réabsorption est sous la dépendance de l'aldostérone* et permet d'ajuster l'élimination du sodium aux besoins de l'organisme ainsi que d'éliminer ou d'épargner des ions acides.
Le tube contourné distal, puis le tube collecteur permettent la réabsorption de l'eau, ajustée, au niveau du tube collecteur, par l'hormone antidiurétique*, qui le rend perméable à l'eau en fonction de l'état d'hydratation de l'organisme.
***Régulation de la pression * artérielle.*** Le rein y joue un rôle majeur car il règle la volémie* par la réabsorption plus ou moins grande du sodium et de l'eau qui lui est liée. D'autre part, l'appareil juxtaglomérulaire, sensible à l'osmolarité* du plasma et à la volémie circulante, sécrète la rénine*, qui permettra la formation d'angiotensine*, directement active sur les centres vasomoteurs réglant la tension artérielle.

**Explorations du rein.**

***Exploration clinique.*** Elle ne dispose que de l'interrogatoire, qui précise le type et l'évolutivité des symptômes, et de la palpation, permettant parfois de percevoir un gros rein.
***Exploration radiologique.*** C'est un temps essentiel de l'examen. *L'urographie* intraveineuse* apprécie la rapidité et la symétrie de la sécrétion, puis la morphologie des voies excrétrices et, enfin, la taille et la forme du rein. Au besoin, l'*artériographie* permet au mieux de visualiser la vascularisation et les tumeurs parenchymateuses.
***Exploration fonctionnelle.*** *L'examen chimique des urines* permet de dépister une protéinurie*, traduisant une anomalie du filtre glomérulaire.
Les dosages sanguins de l'*urée* et de la *créatinine* apprécient l'efficacité globale de l'épuration du sang par le rein.
Un certain nombre d'épreuves déterminent tout ou partie de la fonction rénale.
Le *calcul des clairances* est essentiel : clairance de l'urée (75 ml/mn), indice de la fonction globale, et clairance de la créatinine (130 ml/mn), indice de la filtration glomérulaire, sont les principales.
Les *épreuves de dilution et de concentration* apprécient le pouvoir du rein à éliminer une charge d'eau connue (dilution) ou à concentrer les urines après restriction hydrique. La mesure de la densité urinaire en est l'indicateur principal.
D'autres épreuves sont parfois pratiquées : élimination de la phénolsulfone-

phtaléine (éliminée par le tubule) ; clairance de l'inuline ou de l'acide para-aminohippurique, etc.

***Exploration isotopique.*** Elle se fait par fixation d'un traceur radioactif dont on apprécie la qualité de la fixation, et qui permet, avec certains traceurs, de donner une « image fonctionnelle » du rein et surtout la forme du parenchyme efficace.

***Biopsie rénale.*** Pratiquée à l'aiguille (ponction-biopsie) ou chirurgicalement, c'est le temps essentiel du diagnostic des glomérulopathies dans la mesure où il n'existe pas de contre-indication. L'étude microscopique du tissu prélevé lors de la biopsie objective l'anomalie d'un des tissus fonctionnels du rein.

**Pathologie médicale du rein.**

La biopsie rénale a bouleversé récemment la compréhension des affections du rein, ou *néphropathies*, et leur classification, en précisant le tissu lésé et le type de lésion.

***Classification des néphropathies.*** ATTEINTE DU GLOMÉRULE OU GLOMÉRULOPATHIES. Les *glomérulopathies primitives* se traduisent cliniquement par une *protéinurie** (albuminurie) plus ou moins importante, souvent associée à une *hématurie**, parfois à de l'hypertension* artérielle.

Certaines sont bénignes et transitoires, telle la glomérulonéphrite* aiguë streptococcique ; d'autres sont d'avenir incertain, tel le syndrome néphrotique* ; d'autres, enfin, évoluent vers l'insuffisance rénale chronique (v. ci-dessous).

Les *glomérulopathies secondaires* apparaissent au cours d'une maladie générale ; elles sont facilement rattachées à leur cause si la maladie est connue, mais souvent révélatrices.

*a) L'amylose rénale* survient au cours des suppurations chroniques, des maladies inflammatoires, de certaines affections malignes ; elle aboutit à l'insuffisance rénale ;

*b)* Le *diabète* est une cause fréquente de glomérulopathie, dont l'évolution est grave ;

*c)* Les *maladies de système* se compliquent souvent de glomérulonéphrite (lupus* érythémateux disséminé, périartérite* noueuse, purpura rhumatoïde, pour citer les principales), témoignent de la susceptibilité immunologique du glomérule.

ATTEINTES DU TUBULE OU TUBULOPATHIES. Les *tubulopathies aiguës* correspondent habituellement au tableau d'insuffisance rénale aiguë. La cause est souvent un toxique (mercure*, plomb*, tétrachlorure de carbone, antibiotiques...) ou un état de choc* prolongé (collapsus, septicémie, etc.).

Les *tubulopathies chroniques* sont caractérisées par un défaut électif d'une ou de plusieurs fonctions tubulaires (élimination de glucose, acides aminés, sodium, eau...). Elles sont souvent congénitales, parfois toxiques ou acquises.

LES NÉPHROPATHIES INTERSTITIELLES. Touchant le tissu de soutien entre les néphrons, elles peuvent être aiguës (d'origine infectieuse ou immunoallergique) ou chroniques ; elles sont surtout consécutives à une affection des voies urinaires.

LES NÉPHROPATHIES VASCULAIRES. Touchant les vaisseaux du rein, elles sont parfois dramatiques et brutales par thrombose aiguë des veines ou des artères rénales.

Elles peuvent être insidieuses par lésion partielle des veines, se traduisant par un syndrome néphrotique, ou des artères, entraînant une hypertension artérielle.

LES MALFORMATIONS RÉNALES. Elles sont fréquentes : hypoplasies et surtout polykystoses familiales.

***Insuffisance rénale.*** C'est une diminution ou une suppression de la fonction d'épuration du rein. Elle se traduit par une augmentation de l'*urée* et de la *créatinine* sanguines, avec souvent des œdèmes* et une *hypertension artérielle*.

L'*insuffisance rénale aiguë* est transitoire, consécutive à une affection brutale : septicémie, collapsus prolongé, intoxications. Elle se traduit par une diminution ou une suppression de la sécrétion urinaire (anurie) et dure de quelques heures à 3 semaines.

Dans l'*insuffisance rénale chronique*, ou *« urémie »*, il y a une rétention azotée (augmentation de l'urée sanguine) qui se complique rapidement de troubles métaboliques (acidose, décalcification, anémie) et de signes cliniques : pâleur, anorexie, œdèmes.

Au stade ultime apparaissent une péricardite et des infections multiples. Le traitement comporte un régime pauvre en azote (viandes) et en sel, un apport calcique adapté et l'épuration* extrarénale au long cours.

**Pathologie chirurgicale du rein.**

***Traumatismes.*** Les *contusions du rein* soit dues à un choc direct dans la région lombaire : douleur et hématurie* les caractérisent. L'évolution se fait le plus souvent vers la guérison, mais, dans certains cas graves, l'intervention chirurgicale s'impose (suture ou néphrectomie).

Les *plaies* du rein sont rares et surtout le fait de blessures de guerre, souvent associées à des lésions d'un organe du voisinage.

***Infections.*** L'abcès du rein (ou anthrax rénal) est secondaire à une lésion staphylococcique cutanée, propagée par voie sanguine. En l'absence d'antibiothérapie, l'évolution se faisait vers le phlegmon périnéphrétique (collection suppurée dans l'enveloppe fibreuse qui entoure le rein).

***Tumeur.*** Les lésions tumorales du rein sont longtemps silencieuses, l'hématurie d'alarme pouvant être très tardive ; ce sont des kystes (bénins) ou des cancers qui nécessitent une néphrectomie élargie.

***Malformations.*** Les malformations du rein sont rares : symphyse rénale (rein en fer à cheval), ectopie rénale, reins doubles, etc.

La *ptôse rénale* (rein descendu) a une symptomatologie multiforme ; l'urographie confirme la position anormale et la mobilité du rein. Les complications sont rares (hydronéphrose) et l'indication opératoire ne doit être posée que dans des cas bien déterminés, peu fréquents.

***rein artificiel,*** appareillage qui permet, au cours de séances répétées tous les 2 ou 3 jours, d'épurer le sang du malade dans un système filtrant situé en dehors de l'organisme. — Le sang est prélevé dans une veine et réinjecté dans une autre veine après épuration*.

**réinfection** n. f. Infection nouvelle, frappant un sujet guéri d'une infection antérieure non immunisante, due au même germe.

**réintervention** n. f. Nouvelle intervention chirurgicale décidée pour pallier une complication secondaire à l'intervention première (hémorragie, désunion de suture, occlusion, etc.) ou à un résultat insuffisant.

**rejet** n. m. **Rejet de greffe,** phénomène immunologique par lequel l'organisme d'un receveur se défend contre un greffon provenant d'un donneur de constitution génétique différente. (V. IMMUNOLOGIE, *La réponse immunitaire cellulaire* et *Tolérance immunitaire*.)

**relation** n. f. **Fonctions de relation,** fonctions qui établissent des liaisons entre l'organisme et le milieu environnant.

Elles sont dominées par le système nerveux*, qui perçoit les modifications du milieu extérieur par les organes des sens et y répond par un comportement approprié. Le système nerveux* végétatif assure des liaisons internes entre les divers organes.

**relaxation** n. f. État de l'organisme caractérisé par une diminution du tonus musculaire, étroitement liée à un état psychologique fait de quiétude. La relaxation est utilisée comme élément psychothérapeutique dans de nombreuses affections.

La *technique de relaxation de Jacobson* a pour but de faire prendre conscience au sujet du degré de contraction puis de décontraction musculaire suivant un ordre déterminé pour les différentes parties du corps.

La *méthode de Y. M. Schultz,* dite « training autogène », aboutit, à travers une concentration sur soi permettant un relâchement musculaire, à un état de détente global.

La *méthode de Kretschmer,* ou hypnose active fractionnée, ajoute aux techniques de relaxation la recherche d'un état hypnotique.

Les techniques de relaxation sont indiquées pour les états spasmodiques, les affections psychosomatiques et certaines névroses.

**releasing factor** n. m. (mots angl.). Hormone sécrétée par l'hypothalamus et qui déclenche la sécrétion d'une des hormones de l'hypophyse*.

**releveur** adj. et n. m. Nom donné à plusieurs muscles, traduisant leur fonction : releveurs de l'anus, de la paupière supérieure, de l'aile du nez.

**rémission** n. f. Sédation temporaire des manifestations d'une maladie.

**rémittent, e** adj. Qui présente des rémissions.

**Fièvre rémittente,** fièvre qui évolue par accès rapprochés, séparés de phases d'apyrexie plus ou moins complète.

**Rendu-Osler (maladie de),** affection héréditaire caractérisée par le développement d'angiomes, et dont la rupture est responsable d'hémorragies plus gênantes que graves.

Les angiomes peuvent être cutanés (visage) ou muqueux (bouche). Le traitement en est uniquement palliatif : cautérisation ou électrocoagulation des lésions hémorragiques.

**rénine** n. f. Substance sécrétée par l'appareil juxtaglomérulaire rénal (v. REIN, *Histologie*), en fonction de la pression artérielle locale du rein.

Elle participe à la formation d'angiotensine*, substance vasoconstrictrice et stimulante de la sécrétion d'aldostérone*, et joue un rôle dans la régulation de la tension artérielle.

**renversé, e** adj. Se dit d'une technique particulière de bandage faisant faire aux bandes plusieurs aller et retour et retournements pour éviter leur flottement sur une portion de membre conique (mollet, avant-bras).

**renvoi** n. m. Terme familier désignant la *régurgitation**.

**réparatrice** adj. **Chirurgie réparatrice,** ensemble des techniques chirurgicales destinées à rétablir un tissu ou un organe lésé dans son état antérieur : *chirurgie réparatrice orthopédique, esthétique*, etc.

**réplétion** n. f. État d'une cavité remplie.

La *réplétion gastrique*, après un repas, se traduit par une sensation de bien-être. La *réplétion de la vessie* se manifeste par le besoin d'uriner.

**repos** n. m. État d'activité basale (minimale), notamment des organes de relation.

**Repos physiologique,** détente ou décontraction nécessaire à la récupération physiologique, après un effort musculaire.

**Cure de repos,** adjuvant indispensable du traitement de l'infarctus du myocarde (repos *complet* au lit pendant un mois environ) et des maladies asthéniantes (repos *incomplet*).

**reprise** n. f. **Visite de reprise du travail,** visite médicale à laquelle est soumis le salarié après une absence pour cause de maladie professionnelle ou d'accident du travail, après un congé de maternité ou une absence de plus de trois semaines pour cause de maladie non professionnelle.

**rescinnamine** n. f. Alcaloïde de *Rauwolfia** *serpentina*, doué d'une action hypotensive durable, sans aucun effet sédatif ni tranquillisant.

**résecteur** n. m. Instrument d'endoscopie*, comprenant une anse coupante permettant de faire l'ablation de certaines formations pathologiques sous contrôle de la vue par l'endoscope.

**résection** n. f. Ablation de tout ou partie d'un organe, avec conservation ou rétablissement de ses fonctions : résections d'anses intestinales, de portions du côlon, de certains os, etc. (S'oppose à AMPUTATION*.)

**Résection endoscopique,** abrasion des saillies pathologiques du col de la vessie ou de la prostate à l'aide d'un instrument spécial (résecteur) introduit par les voies naturelles.

**réserpine** n. f. Principal alcaloïde du rauwolfia* doué d'effets hypotenseur, sédatif et tranquillisant.

Son effet dépresseur sur l'humeur a réduit ses indications. (Tableau C.)

**réserve** n. f. **Réserve alcaline,** ensemble des constituants du plasma sanguin capables, par fixation et élimination du gaz carbonique, de s'opposer à l'augmentation de l'acidité sanguine (baisse du pH).

Il s'agit essentiellement de bicarbonates, principal tampon du plasma. (V. ÉLECTROLYTIQUE.)

Exprimée en ion bicarbonate, la réserve alcaline normale est de 25 milliéquivalents* (mEq) par litre.

**réservoir** n. m. **Réservoir de virus,** être vivant susceptible d'assurer la survie d'un agent pathogène (virus, bactérie, parasite) et d'être le point de départ d'une contamination.

**résidu** n. m. **Résidu vésical,** urine restant dans la vessie après la miction*. Un résidu vésical important traduit une gêne à l'évacuation normale de la vessie* ; une malformation du col vésical ou une affection de la prostate est alors à rechercher.

**résine** n. f. Substance végétale obtenue par exsudation spontanée ou provoquée.

Quelques résines sont utilisées en pharmacie : la *térébenthine** (antiseptique urinaire et pulmonaire) et les résines de *podophylle**, de *turbith**, de *jalap** (purgatifs).

**Résines échangeuses d'ions,** substances polymères de poids moléculaire élevé, qui possèdent la propriété d'enlever aux solutions aqueuses leurs ions acides ou alcalins. — Elles sont utilisées pour la production d'eau « déminéralisée » (adoucisseurs d'eau) et pour la séparation de substances dont la charge ionique est différente.

**résistance** n. f. **Résistance des germes aux antibiotiques.** Certaines souches microbiennes mutantes (v. MUTATION) ne sont plus détruites par certains antibiotiques : elles deviennent « résistantes ». En cas d'infection, un antibiogramme* est donc nécessaire.

**Résistance globulaire.** C'est la possibilité pour les hématies de ne pas éclater dans des solutions salines dites « hémolysantes ». Cette résistance est diminuée dans les maladies hémolytiques et augmentée dans la thalassémie. (V. HÉMOLYSE.)

**Test de résistance à l'héparine.** Mieux appelée « test de tolérance à l'héparine* », cette méthode révèle des troubles de la coagulation* là où le temps de coagulation standard est normal. Elle complète souvent la mesure du taux de prothrombine*.

**résolutif, ive** adj. et n. m. 1. Se dit des médicaments qui font disparaître une inflammation sans suppuration.

2. Se dit aussi des substances qui favorisent le relâchement musculaire. (V. MYORÉSOLUTIF.)

**résolution** n. f. **Résolution musculaire,** état de relâchement musculaire complet.

**résorcinol** n. m. ou **résorcine** n. f. Substance antiseptique qui entre dans la formule de nombreux gargarismes.

**résorption** n. f. Retour dans la circulation sanguine ou lymphatique d'éléments normaux ou pathologiques, solides, liquides ou gazeux, qui étaient infiltrés dans les tissus.

**respirateur** n. m. **Respirateur artificiel,** appareil assurant la respiration de sujets sains en milieu inhabituel ou de malades incapables de respirer seuls.

***Respirateurs pour sujets sains.*** Le sujet respire de lui-même des gaz oxygénés fournis par un appareil soit de type scaphandre vrai (prise d'air à distance), soit d'un type autonome (plongée sous-marine).

***Respirateurs utilisés en médecine.*** Ce sont des appareils d'assistance respiratoire. Certains, tel le poumon d'acier, compensent le déficit des muscles respiratoires. D'autres apportent au poumon un mélange gazeux oxygène sous pression selon un rythme et un débit réglables. (V. RESPIRATION.)

**respiration** n. f. Ensemble des phénomènes permettant l'absorption de l'oxygène et le rejet du gaz carbonique par les êtres vivants.

**Mécanismes de la respiration.**

L'absorption et l'élimination des gaz sont assurées par :

— la ventilation pulmonaire, qui renouvelle l'air des alvéoles ;

— la diffusion permettant l'échange gazeux entre l'alvéole pulmonaire et le capillaire sanguin ;

— le système nerveux, qui commande et adapte la fonction respiratoire.

***La ventilation pulmonaire.*** Elle est assurée par des phénomènes mécaniques. Les mouvements d'expansion et de rétraction de la cage thoracique provoquent à l'intérieur du poumon des variations de pression compensées par l'entrée (inspiration) ou la sortie (expiration) d'air par la trachée ;

— l'inspiration est entièrement active, musculaire, due essentiellement au diaphragme et aux autres muscles inspiratoires dont la contraction accroît le volume de la cage thoracique dans ses trois diamètres, vertical, antéropostérieur et frontal ;

— l'expiration, lorsqu'elle est calme, est passive, due à la seule élasticité du tissu pulmonaire et de la paroi thoracique ; lorsqu'elle est forcée, elle met en jeu les muscles expiratoires.

La ventilation pulmonaire assure la composition constante de l'air alvéolaire, qui, du fait des échanges gazeux avec le sang, s'appauvrit en oxygène et s'enrichit en gaz carbonique. Cette constance est due à l'apport continuel d'air atmosphérique à travers l'arbre respiratoire.

Les composantes de la ventilation pulmonaire sont étudiées par spirométrie (débits, volumes). [V. POUMON, *Exploration fonctionnelle*.]

***Les échanges gazeux alvéolo-capillaires.*** Ils se font entre l'air alvéolaire et le sang du capillaire pulmonaire, l'oxygène diffusant vers le sang et le gaz carbonique vers l'alvéole.

Ces échanges dépendent, d'une part, des différences de pression partielle de l'oxygène et du gaz carbonique dans le sang veineux et dans l'air alvéolaire ; d'autre part, de la constante de diffusion du poumon, liée à la qualité et à la surface de la membrane alvéolo-capillaire.

La pression partielle de l'oxygène alvéolaire est de 100 mm de mercure, contre 40 mm dans le sang veineux. La différence de 60 mm de mercure explique la diffusion vers le sang, qui, oxygéné, quitte le poumon avec une pression partielle en oxygène de 97 mm de mercure.

Pour le gaz carbonique, la pression partielle alvéolaire est de 40 mm de mercure, contre 46 mm dans le sang veineux. La différence est faible, mais le gaz carbonique, beaucoup plus diffusible que l'oxygène, passe cependant rapidement du sang vers l'alvéole, en égalisant les pressions.

***Transport des gaz.*** V. GAZ, *Gaz du sang.* L'oxygène est en faible part dissous (0,3 ml d'oxygène pour 100 ml de sang artériel), la majeure partie étant combinée à l'hémoglobine* sous forme d'oxyhémoglobine.

Le gaz carbonique est également en faible part dissous (2,5 p. 100), en partie combiné avec l'hémoglobine et sous forme de bicarbonates.

***Régulation de la respiration.*** Les organes de coordination des mouvements respiratoires sont des centres nerveux du bulbe et de la protubérance. Ils sont au nombre de trois :

— le centre *apneustique* ou centre de l'inspiration ;

— le centre *expiratoire* (ces deux centres sont bulbaires, liés entre eux par des phénomènes d'inhibition réciproque) ;

— le centre *pneumotaxique*, enfin, est protubérantiel (situé plus haut dans le tronc cérébral) et assure la coordination des deux autres.

Ces centres sont pairs et symétriques, chacun commandant les mouvements respiratoires d'une moitié du corps.

Les voies effectrices cheminent dans la moelle, puis émergent par les nerfs : phrénique pour le diaphragme, intercostaux pour les muscles intercostaux. La musculature bronchique, enfin, est innervée par le pneumogastrique (parasym-

pathique), constricteur, et par des filets sympathiques venant du ganglion stellaire (dilatateurs).
Des régulations existent à l'état normal sur ces centres :
*a)* une *régulation humorale* dépendant principalement de la pression partielle du gaz carbonique dans le sang artériel : le $CO_2$ agit directement sur les centres respiratoires, qu'il stimule, et indirectement par l'intermédiaire des chimiorécepteurs du sinus carotidien.
L'oxygène agit à un moindre degré et en modifiant le seuil de sensibilité des centres au $CO_2$ ; l'acidose provoquée par l'anoxie stimule également la respiration ;
*b)* un *contrôle nerveux* s'exerce également sur les centres : c'est surtout la distension des alvéoles pulmonaires qui provoque le réflexe expiratoire, et leur collapsus, l'inspiration.
D'autres influences sont importantes, notamment celle de la pression artérielle, agissant sur les barorécepteurs (récepteurs sensibles à la pression) de la crosse aortique et du sinus carotidien (son élévation déprime la respiration) et les influences centrales mises en jeu par les émotions, la fièvre, la volonté, etc.
La respiration normale suppose donc : la liberté des voies aériennes jusqu'aux alvéoles ; l'inhalation d'un mélange gazeux normal (air) ; une paroi alvéolo-capillaire perméable ; des mouvements respiratoires bien synchronisés, agissant sur une cage thoracique d'élasticité normale ; enfin, un poumon bien irrigué.

**Respiration cellulaire.**

Elle est représentée par les échanges gazeux au niveau des cellules vivantes (absorption d'oxygène, rejet de gaz carbonique), et par l'utilisation de l'oxygène comme comburant énergétique.
Le métabolisme cellulaire des glucides, des lipides et de certains protides aboutit à la formation de radicaux acétyl- qui entrent dans le cycle de Krebs* où ils sont oxydés en eau et gaz carbonique. Cette oxydation est couplée avec la réduction d'accepteurs d'hydrogène (v. OXYDORÉDUCTION). L'hydrogène passe ensuite à une flavoprotéine, puis à une chaîne de cytochromes qui transporte les électrons de l'hydrogène jusqu'à l'oxygène. Finalement $H^+$ et $O^-$ s'unissent pour former de l'eau.
Ces transferts se font par petits sauts énergétiques, compatibles avec une température constante, et l'énergie est stockée sous forme d'A. T. P. (v. ADÉNOSINE et PHOSPHATE) qui pourra la relibérer à la demande.

***respiration artificielle.*** Elle permet d'assurer une ventilation pulmonaire toutes les fois que celle-ci ne peut être réalisée par le malade : qu'il s'agisse d'une paralysie des mouvements respiratoires (atteintes neurologiques, électrocution, coma profond), d'un encombrement trachéo-bronchique (noyade, certaines bronchopathies aiguës) ou d'une anomalie alvéolaire (pneumopathies chroniques ou aiguës).

**Les méthodes naturelles.**

Elles sont nombreuses, mais seul le *bouche-à-bouche* est à la fois efficace et non traumatisant pour le thorax. Il importe avant toute chose de supprimer la cause extérieure, si elle existe (oxyde de carbone, électrocution...), et d'assurer la liberté des voies aériennes en mettant le malade en position de sécurité : tête basse, couché sur le côté, cou en hyperextension. On maintient la mâchoire subluxée en avant (en appuyant derrière les branches montantes du maxillaire inférieur) pour éviter la chute de la langue, qui obstruerait la glotte. La méthode consiste ensuite à souffler sans violence dans la bouche de la victime, que l'on maintient entrouverte avec deux doigts de la main droite glissés entre les dents et retenant la langue, tandis que la main gauche pince le nez pour éviter les fuites. On pratique ainsi, au rythme de 20 par minute environ (respiration un peu rapide), des insufflations de grand volume. Un tissu peut être placé sur la bouche de la victime, le sauveteur soufflant à travers.
Les méthodes manuelles (Schaefer, Sylvester, Holger-Nielsen) ne sont utilisées que lorsque le bouche-à-bouche est impossible ; moins efficaces et comportant des risques de fractures de côtes, elles ne peuvent s'appliquer à tous les traumatisés.

**Les méthodes artificielles.**

Elles ont recours à des appareils de divers types dont le principe est soit une assistance mécanique s'adressant à des poumons sains dans un thorax paralysé, soit une assistance ventilatoire par insufflation d'un mélange gazeux plus ou moins enrichi en oxygène.
— L'ASSISTANCE MÉCANIQUE. Le type en est le poumon d'acier, enceinte close où l'on introduit le malade à l'exception de la tête et du cou. Cette enceinte est reliée à une soufflerie qui y exerce alternativement une dépression (inspiration) et une surpression (expiration) dont l'amplitude, la durée et le rythme sont réglables.
— L'ASSISTANCE VENTILATOIRE. Elle nécessite l'insufflation directe, soit après intubation*, soit après trachéotomie*, d'un

mélange air-oxygène dans la trachée du malade.
La ventilation assistée implique un contrôle permanent de l'état du malade et une surveillance régulière des constantes respiratoires et des gaz du sang.
**respiratoire** adj. Qui concerne la respiration.
**Appareil respiratoire.** Il comporte :
*a)* les voies aériennes supérieures : fosses nasales* (v. NEZ), une partie du pharynx*, le larynx*, la trachée*, les bronches* ;
*b)* les poumons* ;
*c)* le système musculaire et osseux assurant la mécanique ventilatoire (v. RESPIRATION).
**Insuffisance respiratoire.** C'est la carence partielle du système respiratoire à assurer l'oxygénation, l'épuration du gaz carbonique et, en partie, l'équilibration acidobasique du sang artériel.
L'insuffisance respiratoire est aiguë lorsqu'elle survient brutalement et reconnaît une cause curable, disparaissant avec elle. Elle est chronique en cas d'atteinte définitive de l'appareil respiratoire.
***Causes.*** Elles sont nombreuses :
— *troubles de la perméabilité des voies aériennes*, surtout par bronchospasme (v. ASTHME) ou encombrement bronchique ;
— *troubles de la mécanique ventilatoire :* traumatismes, atteintes neurologiques (poliomyélite, tétanos, par exemple) ou déformations graves du thorax (scoliose, gibbosité) ;
— *suppression fonctionnelle d'une partie du parenchyme pulmonaire*, comprimé par un épanchement pleural, ou après exérèse chirurgicale, ou par destruction microbienne ;
— *troubles de la perméabilité alvéolo-capillaire* enfin, au cours des fibroses (silicose*, par exemple).
L'asthme*, la bronchite* chronique et l'emphysème*, affections les plus fréquentes où survient l'insuffisance respiratoire chronique, associent ces mécanismes à divers degrés.
***Signes cliniques.*** Ce sont la dyspnée*, la cyanose*, et souvent la toux et l'expectoration. Biologiquement, il existe toujours une baisse de l'oxygène du sang, associée, selon les cas, à une augmentation (hypoventilation alvéolaire) ou à une diminution (hyperventilation par polypnée) du gaz carbonique du sang.
***Traitement.*** Il vise d'abord à assurer la liberté des voies aériennes et à pallier le défaut de ventilation : intubation et ventilation assistée, avec oxygénothérapie, peuvent être nécessaires. La rééducation respiratoire par le kinésithérapeute joue un rôle important dans la plupart des cas (suites d'accidents, d'opérations, d'affections bronchiques ou pulmonaires).
La cause sera traitée si elle est accessible.
Le traitement d'entretien comporte des bronchodilatateurs, des fluidifiants bronchiques et des analeptiques* respiratoires. L'oxygène doit toujours être manié avec la plus grande prudence chez ces malades. Enfin, l'insuffisant respiratoire est toujours exposé à la surinfection, ce qui justifie les traitements antibiotiques prolongés.
**responsabilité** n. f. **Responsabilité des malades mentaux.** ***Responsabilité civile.*** V. MENTAL, *malade mental.*
***Responsabilité pénale.*** La loi dispose qu'il n'y a ni crime ni délit lorsque le prévenu était en état de démence au moment de l'action ou lorsqu'il a été contraint par une force à laquelle il n'a pas pu résister. Encore faut-il apprécier justement cette démence par une estimation nuancée de chaque cas particulier (expertise médicolégale).
**Responsabilité du médecin.** La responsabilité civile du médecin est considérée comme fondée sur le contrat que le médecin a passé avec son patient et par lequel il s'est engagé non pas à guérir le malade, mais à mettre en œuvre tout ce qu'il faut pour le guérir en l'état actuel de la science. Le malade doit prouver, pour obtenir réparation, que le médecin (ou le chirurgien) a commis une faute dans l'exercice de ses fonctions.
**retard** adj. **Pharmacie.** Se dit d'un médicament dont la durée de transit dans l'organisme est assez longue, soit naturellement (digitaline*, vitamines liposolubles, etc.), soit grâce à un procédé physique, chimique ou galénique. Un médicament *retard* peut être administré à doses relativement élevées et espacées. Citons, parmi les procédés permettant d'obtenir un effet «retard» : l'utilisation d'enzymes freinant l'élimination rénale du médicament ; l'utilisation du principe actif sous forme de sel à hydrolyse lente ; sa combinaison à des macromolécules pour retarder son élimination ; l'utilisation de comprimés à couches multiples.
**Retard de règles.** V. AMÉNORRHÉE.
**Retard de consolidation,** anomalie dans le processus de guérison des fractures, qui retarde la reprise des fonctions du membre fracturé, mais n'empêche pas la consolidation dans un délai plus prolongé, contrairement à la pseudarthrose*.
**rétention** n. f. 1. Accumulation excessive et dangereuse, dans la cavité qui le

contient, d'un liquide normalement destiné à être évacué hors de l'organisme.

**Rétention d'urines.** La *rétention aiguë* est l'impossibilité totale et soudaine d'uriner malgré les efforts que fait le malade pour satisfaire son envie. Cet accident impose le sondage évacuateur d'urgence. Sa cause principale est l'adénome de la prostate*. La *rétention chronique* est l'impossibilité de vider complètement sa vessie lors de chaque miction : l'urine restant dans la vessie est le « résidu vésical ». Les causes en sont nombreuses : lésions de la prostate, du col de la vessie*, de l'urètre*. La principale complication de la rétention chronique est l'infection urinaire, qu'il faut éviter par les antiseptiques et antibiotiques urinaires (s'éliminant dans les urines).

2. Augmentation, au-dessus du chiffre normal, du taux sanguin d'une substance.

**Rétention azotée.** C'est le défaut d'élimination par le rein des produits du catabolisme protéique et notamment de l'urée, dont le taux sanguin s'élève au-dessus de 0,50 g par litre. (V. REIN, *Insuffisance rénale.*)

**Rétention du potassium.** L'élévation du taux sanguin de potassium au-dessus de 5 milliéquivalents* par litre, par défaut d'élimination, s'observe au cours de l'insuffisance rénale aiguë. (V. REIN.)

**Rétention du sodium.** La diminution de l'élimination normale du sodium dans l'urine (normalement de 150 à 300 milliéquivalents par 24 heures) se produit sous l'influence d'une hypersécrétion d'aldostérone*, qu'elle soit primitive par tumeur surrénalienne ou secondaire à un trouble hydrique. Le sodium retenant de l'eau, il peut apparaître des œdèmes*.

**Ictère par rétention.** Cet ictère est dû à l'accumulation dans le sang de bilirubine* conjuguée, dont le taux sanguin normal est nul ou très faible. Il est occasionné par une obstruction des voies excrétrices de la bile ou un défaut de l'excrétion biliaire par la cellule hépatique (hépatite).

**réticence** n. f. Refus plus ou moins volontaire de se confier, de la part d'un malade, lors d'un entretien avec le médecin. Les causes sont diverses : inhibition, hyperémotivité, négativisme*, méfiance...

**réticulé, e** adj. Ayant un aspect en mailles. L'aspect réticulé du champ pulmonaire, en radiologie, indique une surcharge bronchique (œdème, infection).

**Substance réticulée,** formation du tronc cérébral qui participe au contrôle des voies nerveuses motrices et sensitives et, surtout, assure l'activité de vigilance. Le sommeil est dû à l'inhibition de la substance réticulée.

**réticulocyte** n. m. Hématie* jeune, contenant une substance granulo-filamenteuse, se présentant sous forme de grains ou de réseaux.

**réticulo-endothélial, e, aux** adj. **Tissu réticulo-endothélial,** tissu hématopoïétique diffus, contenant une grande cellule mésenchymateuse, l'*hémohistioblaste*, qui serait à l'origine de toutes les cellules du sang.

**réticulopathie** n. f. Terme général désignant toute affection du système réticulo*-endothélial.

**réticulosarcome** n. m. Prolifération cellulaire maligne du tissu réticulo-endothélial.

Elle est rarement localisée et, dès lors, sensible à la radiothérapie.

**réticulose** n. f. Affection du tissu réticulo-endothélial apparentée aux leucémies lymphomonocytaires.

Elle se traduit par des nappes érythémateuses (rouges) ou par des tumeurs globuleuses rouges dont l'évolution est imprévisible.

**réticulum** n. m. Réseau de fibres conjonctives, nerveuses, ou de vaisseaux.

**rétine** n. f. Membrane du fond de l'œil*, sensible aux rayons lumineux.

Située en avant de la choroïde, la rétine est formée de 9 couches cellulaires. On trouve ainsi, d'arrière en avant, une couche pigmentaire, qui arrête les rayons lumineux, et 3 couches de cellules nerveuses : celle des cônes et des bâtonnets, organes sensoriels, récepteurs de la sensation visuelle ; celle des cellules bipolaires ; celle des cellules ganglionnaires, dont les cylindraxes se groupent pour former le nerf optique. Les bâtonnets, très sensibles aux basses luminescences, sont indispensables à la vision dans la pénombre. Les cônes, concentrés au centre optique de l'œil, permettent la vision des formes et des couleurs. Les couches externes de la rétine sont nourries par la choroïde, qui est très vascularisée, alors que les couches internes le sont par l'artère centrale de la rétine, qui pénètre dans l'œil avec le nerf optique et s'épanouit à la surface interne de la rétine. (C'est cette surface qu'on voit dans l'examen du « fond* d'œil ».)

**rétinite** n. f. Inflammation de la rétine. Elle peut être due à une infection microbienne à point de départ extraoculaire ou à une inflammation de la choroïde qui diffuse vers la rétine (chorio-rétinite).

**rétinopathie** n. f. Toute lésion de la rétine d'origine métabolique ou dégénérative.

La *rétinopathie de l'hypertension* artérielle* se manifeste par une baisse de la vision et, à l'examen du fond d'œil, par le « signe de croisement » (les artères écrasent les veines qu'elles croisent), par des hémorragies et par de l'œdème de la papille.
La *rétinopathie diabétique* est favorisée par une mauvaise équilibration du diabète. Elle se manifeste par des hémorragies, des exsudats, des thromboses veineuses, et entraîne une baisse importante de la vision.
La *rétinopathie pigmentaire*, affection dégénérative et héréditaire, entraîne une héméralopie* et un rétrécissement du champ visuel. Il existe également des rétinopathies dans les leucoses*.

**retour** n. m. **Retour d'âge.** V. MÉNOPAUSE.

**rétraction** n. f. Diminution des dimensions d'un organe ou d'un tissu, due à un raccourcissement des fibres qu'il contient.
**Rétraction des cicatrices,** phénomène qui se produit lors de la cicatrisation de certaines plaies, aboutissant à la formation de chéloïdes* inesthétiques, voire à des brides entraînant une gêne fonctionnelle plus ou moins marquée. (Cette complication est particulièrement fréquente au cours de la cicatrisation des brûlures.)
**Rétraction de l'aponévrose palmaire.** V. DUPUYTREN *(maladie de).*
**Rétraction ischémique de Volkmann,** complication de certaines fractures du membre supérieur chez l'enfant, cette rétraction des muscles fléchisseurs des doigts entraîne une griffe de la main irréductible, qui compromet gravement la fonction.
Le traitement curatif est décevant, c'est dire que toutes les précautions doivent être prises pour l'éviter : pas de mobilisation brutale du foyer de fracture, plâtre non serré, surveillance attentive.

**rétrécissement** n. m. Diminution du calibre d'un conduit ou d'un orifice naturel (syn. : STÉNOSE) : *rétrécissement mitral, rétrécissement de l'œsophage, du pylore (sténose), de l'urètre*.*

**rétrolisthésis** n. m. Déplacement en arrière d'une vertèbre par rapport à la vertèbre sous-jacente, d'origine traumatique, rhumatismale ou infectieuse (mal de Pott*).

**rétropéritonéal, e, aux** adj. Situé en arrière du péritoine : *espace rétropéritonéal, organes rétropéritonéaux.*

**rétropneumopéritoine** n. m. Procédé de radiodiagnostic consistant à insuffler un gaz dans l'espace rétropéritonéal, afin de mettre en évidence certains viscères abdominaux, et plus particulièrement les reins et les surrénales.
Le rétropneumopéritoine a actuellement tendance à être remplacé par des explorations scintigraphiques et échographiques.

**rétrosternal, e, aux** adj. Situé en arrière du sternum.
Les douleurs rétrosternales sont souvent dues à des affections du cœur et justifient un examen cardiologique et un électrocardiogramme.

**rétroversion** n. f. Position d'un organe basculé en arrière.
**Rétroversion de l'utérus.** L'utérus tout entier est basculé en arrière autour d'un axe transversal. La rétroversion se distingue de la rétroflexion, dans laquelle, le col conservant sa direction normale, le corps utérin seul bascule en arrière.
On distingue la rétroversion *mobile*, congénitale ou secondaire à un accouchement, et en rapport avec une distension de l'appareil de soutien de l'utérus, et la rétroversion *fixée*, habituellement consécutive à une infection pelvienne chronique.
L'intervention chirurgicale, qui consiste à refixer l'utérus et à empêcher sa chute dans le cul-de-sac de Douglas, ne s'adresse qu'aux formes douloureuses de rétroversion ayant résisté au traitement médical.

**revascularisation** n. f. Opération ayant pour but d'apporter de nouveaux vaisseaux à un organe insuffisamment vascularisé. (Par exemple : revascularisation du myocarde* par « pontage* aortocoronaire ».)

**rêve** n. m. Phénomène psychologique se produisant pendant le sommeil*, constitué par une série d'images dont le déroulement figure un drame plus ou moins suivi.
Les images du rêve sont en rapport avec des excitations sensorielles externes, internes, et avec les préoccupations du rêveur (souvenirs récents ou lointains, parfois totalement oubliés).
Au réveil, le rêve est le plus souvent oublié. Les techniques modernes de physiologie ont révélé que les images visuelles se traduisent par des mouvements oculaires rapides et peuvent être repérées sur les tracés électroencéphalographiques. La phase du sommeil pendant laquelle les rêves se déroulent est dite « sommeil paradoxal ».
Freud a beaucoup étudié les rêves et leur signification. Il a montré comment le « contenu manifeste du rêve », souvent absurde et confus, dérivait de l'élaboration d'un « contenu latent » primitif se rapportant à des désirs refoulés. Le rêve

permet, sous une forme déguisée, d'exprimer et de réaliser des idées et des sentiments inacceptables pour le sujet lui-même ou pour la société.

**revendication** n. f. Action de réclamer. Les idées de revendication, au sens psychiatrique, se manifestent essentiellement chez les paranoïaques. Le délire de revendication repose sur un postulat faux et s'affirme en une conviction absolue, parfois dangereuse par ses conséquences.

**révision** n. f. **Révision utérine**, manœuvre obstétricale pratiquée le plus souvent avec la main, visant à s'assurer de la vacuité de l'utérus et de l'intégrité de ses parois après un accouchement.

Se dit également d'un curetage pratiqué après un avortement incomplet, pour retirer les fragments ovulaires restants.

**révulsif, ive** adj. et n. m. Se dit de toute substance employée pour provoquer la révulsion* (capsicum*, camphre, alcool, etc.).

**révulsion** n. f. Thérapeutique provoquant une irritation locale de la peau, pour drainer le sang d'une région malade vers les téguments.

Ce résultat peut être obtenu par différents procédés.

La *friction*, sèche ou humide (gant imbibé d'alcool par exemple), est indiquée dans les contractures musculaires.

Les *fomentations* sont chaudes, sèches (air chaud, bouillottes, etc.) ou humides (compresse chaude humide). Elles sont indiquées dans les laryngites et les trachéites.

Les *cataplasmes* sont à base de farine de lin (chaleur simple) ou à base de farine de moutarde (irritation et vasodilatation).

Les *ventouses** ne sont plus guère employées.

La révulsion a vu ses indications réduites du fait de l'apparition des antibiotiques* et des anti-inflammatoires*.

**Rh.** Abréviation de RHÉSUS* *(facteur).*

**rhabditoïde** adj. Se dit d'une forme larvaire de certains vers nématodes*.

**rhabdomyome** n. m. Tumeur bénigne extrêmement rare, développée aux dépens d'un muscle strié.

**rhagade** n. f. Gerçure profonde.

**rhéobase** n. f. Intensité minimale d'un courant continu qui, appliqué pendant une longue durée à un nerf ou à un muscle, en provoque l'excitation.

**rhéotome** n. m. Dispositif électrique permettant d'étudier l'influence de la durée d'application d'un courant sur un muscle et l'excitation produite.

**rhésus** n. m. **Groupe sanguin Rhésus (Rh).** V. GROUPE, *Hématologie.* **Incompatibilité Rhésus.** V. INCOMPATIBILITÉ, *En obstétrique.*

**rhinencéphale** n. m. Partie de l'encéphale qui assure l'odorat.

Il est constitué notamment par la bandelette et le bulbe olfactifs, puis par le corps calleux, le lobe limbique, le septum, la circonvolution de l'hippocampe, le corps godronné, le trigone olfactif.

**rhinite** n. f. Inflammation de la muqueuse nasale. (Syn. : RHUME DE CERVEAU.)

**Les rhinites aiguës.** Le coryza ou rhume de cerveau est une affection virale commune. Après un «coup de froid», un refroidissement, le malade souffre d'un malaise général, de maux de tête, puis, après une sensation de sécheresse nasale, un écoulement nasal aqueux s'ensuit, qui devient rapidement purulent. L'écoulement redevient aqueux avant la guérison, qui survient en 8 jours. Cette affection banale peut se compliquer d'otite*, de sinusite*.

Le traitement est souvent décevant. On utilise la vitamine C, le paracétamol, l'aspirine, la quinine, les pulvérisations de vaso-constricteurs, les boissons alcoolisées chaudes... Il ne faut pas abuser des gouttes nasales, qui peuvent conduire à la rhinite chronique. Les antibiotiques ne sont généralement pas nécessaires.

Les maladies infectieuses débutent fréquemment par une infection rhinopharyngée : c'est le cas de la grippe*, de la rougeole* et de la scarlatine*.

**Les rhinites vestibulaires.** Elles consistent en l'infection de la partie antérieure des fosses nasales (vestibule) et sont favorisées par les sécrétions nasales et surtout les poussières et le grattage. On utilise des crèmes antibiotiques. Une infection du pharynx ou des sinus doit être recherchée.

**Les rhinites chroniques.** La vie moderne a fait considérablement augmenter la fréquence de cette affection : ventilation insuffisante des locaux, chauffage par le plancher et surtout humidification inconstante. L'abus du tabac, de l'alcool ainsi que des gouttes nasales sont également en cause.

La rhinite catarrhale chronique est souvent associée à un état carentiel ou allergique. La sensation de «nez bouché» ne s'atténue alors que l'été.

La rhinite chronique hypertrophique associe une obstruction nasale, des céphalées, parfois un tremblement. Des complications (laryngite, pharyngite...) ne sont pas rares.

Les vasoconstricteurs doivent être évités, et une cause d'ordre général recherchée. Une cautérisation des cornets est parfois nécessaire.

La rhinite atrophique banale succède aux rhinites infectieuses et nécessite un traitement local, parfois une cure thermale.
**Les rhinites allergiques.** Elles sont souvent associées à d'autres manifestations allergiques et se présentent sous deux formes :
Le *rhume des foins* débute au même moment, celui de la floraison des plantes graminées (mai-juin). Il associe des salves d'éternuements qui fatiguent le malade, un écoulement nasal aqueux, une obstruction nasale, des céphalées et un larmoiement intense. Il s'accentue au soleil, au grand air et rétrocède à l'intérieur des maisons. Il dure pendant toute la floraison de l'espèce en cause ;
Les *rhinites apériodiques* (survenant à n'importe quelle époque) sont plus fréquentes que le rhume des foins et sont déclenchées par une cause minime (poussières, plumes, poils, etc.). C'est une obstruction nasale avec écoulement clair qui persiste chez un sujet commun comme chez un allergique. La muqueuse est rose lilas, parfois parsemée de polypes.
Le traitement des rhinites allergiques repose sur la désensibilisation spécifique et associe des antihistaminiques*, des corticoïdes*, des gammaglobulines* et des cures thermales.

**rhinoconiose** n. f. Atteinte de la muqueuse nasale, imputable aux poussières (de marbre, d'arsenic, d'acides, etc.).

**rhinolalie** n. f. Anomalie de la voix, due à une atteinte des voies respiratoires supérieures.
La *rhinolalie ouverte*, due à une paralysie du voile du palais, donne une voix nasonnée. La *rhinolalie fermée*, lors de l'obstruction des voies nasales, assourdit le timbre de la voix (parler «du nez»).

**rhino-pharyngite** n. f. Inflammation du rhino-pharynx (v. PHARYNX). C'est une affection bénigne, banale pendant l'enfance, qui est favorisée par la présence de formations lymphoïdes (amygdales, végétations).
Elle se traduit par l'association de fièvre, d'un écoulement nasal, parfois de diarrhée. L'examen de la cavité buccale montre un écoulement de pus dans l'arrière-gorge.
Les complications sont nombreuses : otites, mastoïdites, sinusites, pneumopathies. Une atteinte grave de l'état général peut se voir.
Le *traitement* associe une désinfection nasale, des antibiotiques (en cas de complications) et parfois une paracentèse (otites). L'adénoïdectomie pratiquée au bon moment permet d'éviter les récidives dans le plus grand nombre des cas.

**rhinophyma** n. m. Tumeur du nez, stade ultime de l'acné* rosacée. Il donne au nez un aspect tuméfié, bosselé. La peau est violacée.
Le traitement comporte des antiseptiques locaux et une antibiothérapie générale. La chirurgie est nécessaire dans les formes très évoluées.

**rhinoplastie** n. f. Intervention chirurgicale destinée à corriger les difformités du nez.

**rhinorrhée** n. f. Écoulement nasal.

**rhinosclérome** n. m. Infection chronique due au bacille de Frisch, caractérisée par un catarrhe chronique et une infiltration des muqueuses des voies respiratoires supérieures.
Le volume du nez augmente rapidement, puis les lésions s'étendent au pharynx et aux bronches. Les antibiotiques ont transformé le pronostic.

**rhinoscopie** n. f. Examen visuel des fosses nasales.
La *rhinoscopie antérieure* emploie un spéculum pour diriger le faisceau lumineux. La *rhinoscopie postérieure* s'aide d'un petit miroir introduit derrière le voile du palais afin de réfléchir l'image du cavum* et des choanes.

**rhinosporidiose** n. f. Maladie de l'Inde et de l'Afrique, due à un champignon et caractérisée cliniquement par des polypes développés sur les muqueuses (conjonctive, pharynx, vagin).

**rhipicéphale** n. m. Tique dont une espèce, parasite du chien, peut transmettre à l'homme une rickettsie, agent de la fièvre boutonneuse. (V. RICKETTSIOSE.)

**rhizomélique** adj. Qui touche la racine des membres (épaules, hanches).
La *spondylose rhizomélique* est un rhumatisme ankylosant atteignant les vertèbres, les épaules et les hanches.

**rhizopode** n. m. Protozoaire* se déplaçant par des pseudopodes, tel l'*amibe*.

**rhomboïde** adj. En forme de losange.
Le muscle rhomboïde est situé entre le rachis et l'omoplate ; il attire l'épaule en arrière.

**rhubarbe** n. f. La souche rhizomateuse (racine) de rhubarbe est laxative. On l'emploie en poudre (comprimés) et en extraits.

**rhumatisme** n. m. Terme général désignant la plupart des manifestations douloureuses des articulations (arthropathies) et les atteintes d'autres organes qui en sont la conséquence ou la cause.
**Les rhumatismes inflammatoires.** Non microbiens, non suppuratifs, aux manifestations générales d'intensité variable, on les distingue suivant leur expression clinique.

***Le rhumatisme articulaire aigu (R. A. A.), ou maladie de Bouillaud,*** affection inflammatoire, due à la toxine du streptocoque*, atteignant les articulations et pouvant secondairement toucher le cœur. — Le R. A. A. débute le plus souvent de 15 à 20 jours après une angine* rouge, et ses principales manifestations sont articulaires, générales et cardiaques. Divers autres organes peuvent être atteints.

SIGNES CLINIQUES. Les *manifestations articulaires* réalisent typiquement une polyarthrite* aiguë, fébrile, touchant électivement les grosses articulations, qui sont rouges, chaudes et enflées. Toute mobilisation entraîne une douleur intense. Les arthrites sont *mobiles*, passant en quelques jours d'une articulation à l'autre, et *fugaces*, ne laissant aucune séquelle.

La *fièvre* est constante mais variable, chaque poussée articulaire étant accompagnée d'un clocher fébrile.

Les *manifestations cardiaques* sont très fréquentes et font toute la gravité de la maladie — la *cardite rhumatismale* —, l'inflammation pouvant toucher à la fois ou séparément chacune des trois tuniques du cœur* : l'endocarde, réalisant des lésions des valves* cardiaques ; le péricarde (péricardite rhumatismale guérissant sans séquelles) ; le myocarde (myocardites de gravité très variable). L'atteinte cardiaque se décèle à l'auscultation : assourdissement des bruits du cœur, apparition de souffles, d'un frottement péricardique, d'un bruit de galop.

Les *autres manifestations* du R. A. A. sont nombreuses mais plus rares : manifestations nerveuses de la chorée* de Sydenham ; manifestations cutanées avec les nodosités de Meynet et l'érythème marginé ; manifestations pulmonaires (pneumonies, pleurésies, pleurites, etc.).

DIAGNOSTIC BIOLOGIQUE. Il est fondé sur une élévation importante de la *vitesse de sédimentation*, l'augmentation du taux sanguin de fibrine, la présence de streptocoques α (alpha) hémolytiques dans la gorge et une élévation des antistreptolysines O dans le sang.

ÉVOLUTION. Sans traitement, l'évolution de la crise de R. A. A. se fait vers la sédation en quelques semaines. Les arthrites guérissent sans séquelles, mais les lésions valvulaires cardiaques grèvent l'avenir du sujet atteint.

TRAITEMENT. *Le traitement de la crise.* Le repos absolu au lit doit être poursuivi jusqu'à ce que la vitesse de sédimentation soit redevenue normale. La prescription de *pénicilline* est indispensable dès le début pour lutter contre l'extension de l'infection. L'inflammation articulaire est traitée par les anti-inflammatoires cortisoniques.

*Le traitement prophylactique des récidives.* Il est aussi important que le traitement de la crise. Chez l'enfant, il est poursuivi pendant une durée de 5 ans après la dernière crise reconnue. Chez l'adulte, beaucoup moins exposé aux récidives et aux complications, les délais sont plus réduits. La pénicilline est alors administrée sous forme « retard ».

***Le rhumatisme articulaire subaigu.*** Il est caractérisé par une polyarthrite touchant les grosses articulations et guérissant sans séquelles. Il ne s'accompagne pas de localisation cardiaque. Il peut récidiver sur le même mode ou sous forme d'un état intermédiaire entre le rhumatisme aigu et la polyarthrite banale.

***La polyarthrite chronique évolutive.*** V. POLYARTHRITE.

***La spondylarthrite ankylosante.*** V. SPONDYLARTHRITE.

***Le rhumatisme psoriasique.*** Il associe à une maladie de peau, le psoriasis*, une arthrite rhumatismale.

***Le rhumatisme palindromique,*** rare, de localisation variable, touche une seule articulation à la fois, et son évolution est récidivante.

**Les rhumatismes infectieux.** Dus aux bactéries, ils se rencontrent au cours de la gonococcie, de la tuberculose, de la syphilis, de la brucellose.

**Les rhumatismes dégénératifs ou arthroses.** Ce sont des arthropathies chroniques résultant d'une destruction des cartilages articulaires associés à une prolifération du tissu osseux sous-jacent. Elles se traduisent par des douleurs à la mobilisation, des déformations, des limitations de mouvements. (V. ARTHROSE.)

**Les arthropathies métaboliques.** Elles sont le fait de la goutte* et de l'alcaptonurie*.

**Les arthropathies nerveuses.** Elles se voient dans le tabès* et la syringomyélie*.

**rhumatoïde** adj. **Douleur rhumatoïde,** se dit d'une douleur se déplaçant d'une articulation à l'autre.

**Facteur rhumatoïde,** protéine anormale trouvée dans le sérum des malades atteints de *polyarthrite* rhumatoïde.*

**rhumatologie** n. f. Spécialité médicale s'occupant des affections rhumatismales. (V. ARTHRITE, ARTHROSE, RHUMATISME.)

**rhume** n. m. V. RHINITE.

**ribonucléique** adj. **Acide ribonucléique.** V. NUCLÉIQUE.

**ribose** n. m. Sucre (ose*) à 5 atomes de carbone, entrant dans la constitution des acides nucléiques et déterminant, selon sa forme, l'acide ribonucléique (A. R. N.)

ou l'acide désoxyribonucléique (A. D. N.). [V. NUCLÉIQUE.]

**ricin** n. m. Plante dont la graine est riche en huile, caractérisée par son action purgative.

**rickettsie** n. f. Microbe immobile, intermédiaire entre les bactéries et les virus, et se cultivant sur des milieux spéciaux.
Les rickettsies sont à l'origine de nombreuses maladies (rickettsioses*) transmises par des insectes ou des arachnides.

**rickettsiose** n. f. Maladie infectieuse, due aux rickettsies.
Les principales sont : le typhus* exanthématique, transmis par le pou ; le typhus murin, dû à la puce du rat ; les fièvres pourprées et boutonneuses transmises par les tiques* (fièvre des montagnes Rocheuses, fièvre méditerranéenne boutonneuse*) ; le typhus des broussailles, d'Extrême-Orient (ou scrub typhus) ; la fièvre Q*.
Toutes ces variétés, malgré des origines et des vecteurs différents, sont facilement traitées par le chloramphénicol* et les tétracyclines*.

**ride** n. f. Pli de la peau qui marque le visage.
Les rides d'expression, que l'on voit même sur le visage d'êtres jeunes, sont dues aux mimiques des visages et marquent le tempérament d'un sujet. Les rides dues au vieillissement de la peau apparaissent plus facilement sur certaines peaux fragiles ou particulièrement exposées au soleil. L'efficacité de certaines crèmes ou de certains «masques», dans la lutte contre les rides, est due aux massages répétés que ces produits réclament pour être appliqués plus qu'à leur composition.
La chirurgie esthétique peut remédier à certaines rides, à condition de tenir compte du fait que certains types de peaux cicatrisent difficilement et peuvent développer des chéloïdes*.

**Riehl (mélanose de),** affection cutanée caractérisée par une pigmentation grisâtre du visage, prédominant aux joues et au front.
Elle s'observe surtout, après 40 ans, chez les femmes nerveuses présentant des troubles digestifs et parfois endocriniens. (V. MÉLANINE, MÉLANOSE.)

**rigidité** n. f. **Rigidité cadavérique**, durcissement des muscles après la mort. — Elle apparaît vers la 4e heure après la mort, dont elle aide à déterminer l'heure. Si l'on «force» une articulation après l'installation de la rigidité cadavérique, celle-ci disparaît et ne revient pas.

**Rinne (épreuve de),** épreuve qui permet de différencier les surdités de transmission et de perception par l'étude comparative de l'audition par voie osseuse et par voie aérienne.

**rire** n. m. Expression corporelle spontanée d'un état émotionnel, acquérant secondairement une valeur symbolique et une signification sociale.
Le rire peut avoir une signification pathologique dans certaines maladies neurologiques et psychiatriques (tel le *rire sardonique* du tétanos*, contraction musculaire qui ne correspond pas du tout à une joie, mais est, au contraire, très douloureuse).

**ris** n. m. **Ris de veau**, thymus* du veau, dont la richesse en purines interdit la consommation en cas de goutte*.

**Rivalta (épreuve de),** réaction de précipitation d'un épanchement séreux en présence d'acide acétique. — La réaction de Rivalta est positive si le liquide devient bleu, négative dans le cas contraire. La substance responsable de cette réaction n'a pas encore été isolée. Cette réaction différencie les exsudats* des transsudats*.

**riz** n. m. Riche en glucides, le riz a une bonne valeur nutritive et sa richesse en amidon en fait un aliment très digestible. L'*eau de riz*, ou décoction de riz, est antidiarrhéique. La *farine de riz* est utilisée dans l'alimentation du tout-petit.

**riziforme** adj. Ressemblant au riz. (Qualifie certains granules pathologiques qui ont la forme et l'aspect d'un grain de riz, par exemple la diarrhée riziforme du choléra*.)

**R. M. N.,** sigle de *résonance magnétique nucléaire*, technique de l'imagerie médicale fournissant des images en coupes de l'organisme et des renseignements sur la structure des tissus.

**Roche-Posay (La),** station hydrominérale de la Vienne, à 22 km de Châtellerault, pour le traitement des affections de la peau. L'eau bicarbonatée calcique froide (de 11 à 13 °C) contient de la silice et du sélénium. On l'emploie en boisson, bains, douches, douche filiforme dans les eczémas, même en phase aiguë, les prurits. Le psoriasis, l'acné, le lichen plan sont également améliorés.

**rocher** n. m. Partie quadrangulaire de l'os temporal*, contenant l'oreille interne. **Fracture du rocher.** Elle se traduit souvent par un écoulement de sang par l'oreille, parfois par une paralysie faciale*. Des radiographies centrées sur le rocher en permettent le diagnostic. Le traitement est délicat.

**Rolando (scissure de),** scissure située à la face externe des hémisphères cérébraux et séparant la zone motrice (en avant) de la zone sensitive (en arrière). [V. CERVEAU.]

**romarin** n. m. Arbrisseau méditerranéen dont on emploie les feuilles comme condiment. En infusions, les fleurs sont stimulantes et cholagogues.

**Romberg (signe de),** impossibilité pour un sujet de garder l'équilibre, debout, les yeux fermés. Le signe de Romberg témoigne de l'atteinte du cervelet* et des faisceaux nerveux proprioceptifs renseignant sur la position des parties du corps dans l'espace.

**ronce** n. f. Les feuilles et les bourgeons foliaires de la ronce sont utilisés en gargarisme pour leur action astringente.

**rond, e** adj. **Fenêtre ronde,** orifice creusé dans la caisse du tympan.

**Ligament rond,** ligament de l'articulation de la hanche et cordon fibreux fixant l'utérus.

**Muscle rond pronateur** de l'avant-bras, muscle qui fait tourner le radius autour du cubitus, dans la pronation.

**Muscles rond et grand rond,** muscles de la ceinture scapulaire, rotateurs de l'épaule.

**Trous grand rond et petit rond,** orifices de la grande aile de l'os sphénoïde.

**ronflement** n. m. Bruit variable survenant lors de la respiration, pendant le sommeil. Il peut être dû à une diminution pathologique de la perméabilité nasale, à un relâchement complet du voile du palais (sommeil profond). On peut souvent le supprimer en dormant sur le côté. Sa persistance justifie un examen oto-rhino-laryngologique.

**Röntgen** 1. **Rayons de Röntgen,** synonyme de RAYONS X. (V. RADIOLOGIE.)
2. Unité d'émission de rayons X.

**Rorschach (test de),** test psychologique de la personnalité, fondé sur l'interprétation par le patient de taches d'encre de formes variables. (V. TEST.)

**Roscoff,** station climatique du Nord-Finistère, à 28 km de Morlaix.
Le climat doux et tempéré et les bains d'eau de mer réchauffée (thalassothérapie) associés à la kinésithérapie permettent de traiter les enfants déficients, les troubles de la nutrition, les affections douloureuses rhumatismales ou post-traumatiques.

**rose** n. f. L'eau distillée de rose est adoucissante pour la peau et pour les conjonctives. La rose pâle est laxative, alors que la rose rouge est astringente. Le mellite de rose rouge est employé contre les aphtes, en bains de bouche.

**roséole** n. f. Éruption généralisée de taches rosées.
On lui reconnaît de nombreuses causes : infectieuse (roséole saisonnière, d'entité discutée), vénérienne (période secondaire de la syphilis), allergiques (barbituriqués).

**rossignol** n. m. **Rossignol des tanneurs.** V. PIGEONNEAU.

**rot** n. m. Syn. fam. de ÉRUCTATION*.

**rotation** n. f. Action de tourner autour d'un axe.
La rotation en dehors d'un membre en position anatomique éloigne de l'axe du corps le pouce ou le gros orteil.

**rotule** n. f. (lat. *patella*). Os plat développé dans le tendon du muscle quadriceps, s'articulant par sa face postérieure avec la trochlée fémorale.
Sa base supérieure donne insertion au tendon du quadriceps*, son sommet (situé en bas) au tendon rotulien.

**Fractures de la rotule.** Fréquentes, elles sont dues en général à un choc direct. Sans déplacement, l'immobilisation plâtrée est suffisante ; en cas de déplacement, il faut intervenir chirurgicalement pour évacuer l'hémarthrose, faire une ostéosynthèse solide, reconstituer les ailerons rotuliens. Dans les fractures comminutives, on peut être amené à pratiquer l'ablation de la rotule (patellectomie). Dans tous les cas, la rééducation est indispensable, car les séquelles ne sont pas rares.

**rouge** n. m. **Dermite du rouge à lèvres,** réaction eczémateuse des lèvres à l'éosine* qui compose ce cosmétique. — L'intolérance peut gagner la peau ; il convient de traiter cet eczéma* et d'éviter un nouveau contact.

**rougeole** n. f. Fièvre éruptive très contagieuse, due à un virus.
C'est une maladie de l'enfance et peu d'adultes l'ont. Dans les pays développés, la maladie est bénigne, mais, dans les pays du tiers monde, les formes en sont beaucoup plus graves et c'est une grande cause de cécité et de mortalité. La transmission est directe, par les gouttelettes de salive lors de toux ou d'éternuements. La contagiosité débute dès l'incubation et se poursuit pendant le début de l'éruption.

**Signes cliniques.** Après une incubation silencieuse de 10 jours, la maladie débute par la *phase d'invasion.* Celle-ci associe de la fièvre, un larmoiement et une rhinite (catarrhe* oculo-nasal), de la toux, des vomissements. A ce moment, seul le signe de Koplick* fait le diagnostic : c'est un semis de petits points blanchâtres sur la face interne des joues. Quatorze jours après l'incubation, l'*éruption* apparaît, débutant à la tête, derrière les oreilles, autour du cuir chevelu, puis s'étend les jours suivants à l'abdomen et aux membres, pour se généraliser au 4e jour. C'est

un exanthème* maculo-papuleux laissant un intervalle de peau saine entre les taches.
L'éruption disparaît en 4 à 6 jours, la fièvre et le catarrhe oculo-nasal s'atténuent, mais l'enfant reste fatigué et anorexique pendant plusieurs jours. Des complications peuvent survenir : otites, pharyngites, mais surtout broncho-pneumonies, parfois graves, dues à une surinfection bactérienne. Les complications neurologiques (encéphalites) sont de mauvais pronostic.
L'immunité conférée par la rougeole est très solide.
**Traitement.** L'isolement est de rigueur, l'alimentation doit être légère. On utilise le repos au lit, des calmants de la toux et surtout des antipyrétiques. Dans les formes graves, les antibiotiques sont utiles pour traiter la surinfection.
**La prophylaxie.** Il existe un vaccin, préparé à partir de virus atténué, qui n'est pas obligatoire en France. Il comporte une seule injection sous-cutanée.
La séroprévention par des gammaglobulines* spécifiques est utilisée lors de contacts d'enfants fragiles avec des rougeoleux. L'injection doit être précoce (5 premiers jours). La déclaration de la maladie est obligatoire.
**rouget** n. m. **Rouget du porc,** infection contagieuse due à *Erysipelothrix rhusiopathiæ.* — Cette bactérie infecte les animaux (porc, cheval, mouton, etc.), qui contaminent les hommes se trouvant en contact fréquent avec eux (maladie professionnelle). Elle se traduit le plus souvent par une plaque vineuse surélevée au niveau de la main, avec une adénopathie satellite (ganglion dans l'aisselle). Elle guérit souvent spontanément, mais la pénicilline en abrège l'évolution.
**roulade** n. f. Technique de massage qui consiste à faire « rouler » les muscles sous les mains.
**roulement** n. m. **Bruit de roulement,** signe d'auscultation caractéristique du rétrécissement mitral, de timbre grave, entendu pendant la diastole (roulement diastolique) à la pointe du cœur.
**rousseur** n. f. **Taches de rousseur,** v. ÉPHÉLIDE.
**Royat,** station thermale du Puy-de-Dôme, à 4 km de Clermont-Ferrand, ouverte du 15 avril au 15 octobre pour les maladies des artères et du cœur.
Les eaux bicarbonatées calciques (de 28 à 34 °C) agissent par le gaz carbonique ($CO_2$) qu'elles contiennent en solution, et qui a des propriétés vasodilatatrices. On les emploie en *bains carbogazeux,* bains de gaz thermaux, pulvérisations, humages, douches locales dans le traitement des artérites des membres, de l'hypertension artérielle et dans les cardiopathies dues à l'artériosclérose ou aux scléroses broncho-pulmonaires. On traite également l'acrocyanose*, la cellulite*, les arthroses*. L'infarctus du myocarde, les thromboses, les hypertensions* malignes ou d'origine rénale (néphropathies) sont des contre-indications.
**rubéfaction** n. f. Rougeur due à une congestion et à une irritation cutanées, occasionnées par un médicament provoquant une vasodilatation et dit « rubéfiant ».
**rubéole** n. f. Fièvre éruptive due à un virus. Cette maladie contagieuse est bénigne, sauf chez la femme enceinte, entraînant de graves embryopathies*.
**Signes cliniques.** Après une incubation silencieuse d'une quinzaine de jours, survient une *période d'invasion* associant fièvre et courbatures. Puis apparaissent une *éruption* débutant au visage, s'étendant au reste du corps (sauf aux paumes et aux plantes), des adénopathies (gros ganglions) et parfois une angine. Dans le sang circulant, on note une plasmocytose (v. PLASMOCYTE) et une élévation des anticorps* spécifiques (sérodiagnostic). La maladie se termine rapidement et entraîne une immunité durable.
La seule complication est l'infection d'une femme enceinte non immunisée. Le risque de malformations est maximal pendant le premier trimestre de la grossesse. Les malformations touchent le cœur, les yeux, le cerveau, les oreilles de l'embryon.
**Traitement.** En dehors de la grossesse, seuls des antipyrétiques seront prescrits. En cas de grossesse, des gammaglobulines spécifiques sont utilisées à titre préventif mais pas toujours avec succès.
**Prophylaxie.** Le seul moyen d'éviter le risque de rubéole pendant une grossesse chez les personnes n'ayant pas eu cette maladie est la vaccination. Celle-ci est pratiquée chez les jeunes filles à partir de 14 ans (une injection sous-cutanée). Chez la femme, un traitement contraceptif est appliqué pendant les 3 mois suivant la vaccination.
**rue** n. f. Plante importante par sa teneur en rutine*.
**rugine** n. f. Instrument de chirurgie servant à dénuder l'os de ses insertions musculaires ou du périoste.
**rupture** n. f. Déchirure brusque d'une cavité, d'un vaisseau.
**Rupture d'anévrisme*,** complication la plus grave de l'anévrisme. — La rupture d'anévrisme de l'aorte se traduit par une

douleur atroce, transfixiante, irradiant le thorax dans le dos, et par un état de choc* brutal. C'est une urgence chirurgicale.

**Rupture de varices* œsophagiennes,** éclatement de varices œsophagiennes provoqué par l'hypertension portale. — Complication fréquente des cirrhoses, elle se manifeste par une hémorragie digestive.

**Rupture de grossesse extra-utérine.** V. EXTRA-UTÉRINE.

**rutine** n. f. Glucoside extrait de nombreux végétaux, notamment de la rue*, possédant l'activité vitaminique P. (V. VITAMINE.)

**rythme** n. m. **Rythme cardiaque.** C'est la fréquence des contractions du cœur, normalement réglée à 70-75 par minute au repos et à 37 °C.

Ce rythme est engendré par une activité électrique spontanée et répétitive dont l'origine est le sinus auriculaire situé dans l'oreillette droite. Cette activité est modulée par le système nerveux végétatif (parasympathique* qui le ralentit [stimulation vagale] et sympathique* qui l'accélère).

La stimulation ainsi déclenchée chemine à travers les oreillettes et rejoint le nœud d'Aschoff-Tawara situé à la jonction auriculo-ventriculaire, dans la cloison interventriculaire. Cette zone est ainsi appelée « jonctionnelle ».

L'influx chemine ensuite dans le faisceau de His*, puis gagne simultanément la branche droite et les deux branches gauches de ce faisceau et active les ventricules, qui se contractent. Trois principes fondamentaux régissent le rythme cardiaque et ses anomalies :

1. Chaque niveau des voies de conduction possède un rythme propre, d'autant plus lent qu'il est situé plus bas (sinus 75/mn, nœud d'Aschoff-Tawara 50/mn, tronc du faisceau de His 40/mn, branches 35/mn, ventricules 30/mn).
2. Le cœur obéit au stimulus le plus rapide, qu'il soit normal ou non, et qui « coiffe » les rythmes plus lents.
3. Après le passage du stimulus, suit une période réfractaire pendant laquelle aucune stimulation ne peut passer. Cela à chaque niveau des voies de conduction.

***Les troubles du rythme cardiaque.*** On distingue, selon leur origine, les troubles supraventriculaires des troubles ventriculaires et, selon leur rythme, les réguliers des irréguliers. Enfin, certains troubles du rythme sont dus à une anomalie de la conduction intracardiaque.

1. LES TROUBLES SUPRAVENTRICULAIRES. Dans ce cas, le complexe rapide ventriculaire QRS de l'électrocardiogramme* est normal, fin (les deux ventricules sont activés en même temps par un stimulus venu de plus haut).

Les troubles supraventriculaires peuvent être auriculaires ou jonctionnels.

a) *Les troubles du rythme auriculaire réguliers.* Ce sont principalement :

— la tachycardie* sinusale, de 90 à 140/mn environ. Le stimulus part normalement du sinus auriculaire. Chaque complexe ventriculaire est précédé d'une onde P (auriculaire) normale, à un rythme accéléré. Elle est normale lors des émotions, de la fièvre.

On l'observe également au cours des maladies du sinus et surtout dans l'hyperthyroïdie* ;

— la bradycardie* sinusale est un ralentissement du sinus, qui reste cependant suffisamment actif pour ne pas laisser apparaître les rythmes spontanés sous-jacents (maladie de l'oreillette, malaise vagal) tel qu'on l'observe dans l'évanouissement banal ;

— les tachycardies auriculaires non sinusales : une onde P anormale précède chaque complexe ventriculaire. Ne provenant pas du sinus, elle a une morphologie particulière selon son origine. Une forme bien individualisée est le *flutter* auriculaire*, où les oreillettes battent à 300/mn et où les ventricules suivent une fois sur deux ou sur trois (flutters dits 2/1 ou 3/1). Les complexes QRS sont alors précédés d'une, de deux ou de trois ondes P.

b) *Les tachycardies « jonctionnelles » régulières.* Elles naissent soit au niveau du nœud d'Aschoff-Tawara, soit au niveau du tronc du faisceau de His. Les complexes QRS sont toujours fins, mais non précédés d'une onde P (l'activité ne provient pas de l'oreillette).

c) *Les troubles irréguliers.* Ils sont de deux types principaux :

— les extrasystoles* supraventriculaires d'origine auriculaire, survenant de façon inopinée entre deux stimulalions normales ;

— la fibrillation* auriculaire : il n'existe ici aucune activité organisée des oreillettes, et l'activité passe aux ventricules de façon inopinée et irrégulière, créant une arythmie* complète.

2. LES TROUBLES DU RYTHME VENTRICULAIRE. Ils sont caractérisés par des complexes ventriculaires larges, car l'origine de l'excitation, siégeant dans la paroi d'un des ventricules, excite celui-ci en premier et crée un retard à l'excitation de l'autre.

*a)* La *tachycardie ventriculaire* représente le principal et presque unique trouble du rythme ventriculaire régulier. Elle bat entre 180 et 220/mn, et sur l'électrocardiogramme on observe au milieu de complexes ventriculaires larges, de temps en temps, un complexe fin dû à l'activité auriculaire (qui persiste de son côté) et qui a momentanément « capturé » les ventricules.

*b)* Les *rythmes ventriculaires irréguliers* sont dus :

— aux *extrasystoles ventriculaires* partant de façon inopinée du ventricule droit ou gauche. Selon leur incidence sur le rythme de base, on distingue les extrasystoles : intercalées (elles ne modifient en rien le rythme de base et apparaissent entre deux complexes normaux) ; décalantes (elles prennent la place d'un complexe normal, mais de façon prématurée et décalent ainsi le rythme normal) ; avec repos compensateur (le complexe normal suivant apparaît au double du temps auquel il aurait dû s'exprimer). Il est important de considérer le nombre d'extrasystoles pour 100 complexes normaux et leur position par rapport à eux, certaines pouvant être couplées tous les 2 ou 3 complexes normaux (bigéminisme, trigéminisme) ;

— à la *fibrillation ventriculaire* où il n'existe qu'une activité électrique anarchique, sans aucune efficacité hémodynamique. C'est l'équivalent d'un arrêt circulatoire, qui nécessite une défribrillation immédiate.

3. LES TROUBLES DU RYTHME DUS OU ASSOCIÉS À DES TROUBLES DE LA CONDUCTION INTRACARDIAQUE. On les observe principalement au cours des *blocs* auriculo-ventriculaires* où l'activité auriculaire ne parvient plus aux ventricules, qui battent à leur propre rythme (de 30 à 40/mn), et lorsqu'il existe des voies de conduction anormales, surnuméraires, susceptibles de créer un véritable mouvement circulaire électrique réactivant constamment les ventricules à une fréquence élevée.

***Conséquences des troubles du rythme.*** Il existe toujours une chute du débit cardiaque. L'urgence dépend surtout de son importance.

La fibrillation ventriculaire est une urgence absolue, nécessitant un choc électrique car c'est pratiquement un arrêt cardiaque dont la mort est l'aboutissement rapide.

Les troubles du rythme ventriculaire sont des urgences relatives, car susceptibles à tout moment de dégénérer en fibrillation. Les troubles du rythme auriculaire sont habituellement mieux tolérés et moins graves.

Les principales causes sont :

*a)* Les *cardiopathies :* soit valvulaires, principalement mitrales, engendrant souvent une fibrillation auriculaire ; soit consécutives à l'hypertension* artérielle ; ou encore et surtout coronariennes, et principalement l'infarctus du myocarde, grand pourvoyeur de tachycardies et de fibrillations ventriculaires à sa phase aiguë ; ou finalement aiguës (péricardite* ou thyrotoxicose*, par exemple) ou dégénératives chroniques (maladie de l'oreillette, cardiomyopathies) ;

*b)* Les *désordres métaboliques*, portant principalement sur le calcium (hypocalcémie) et le potassium (hypokaliémie) ;

*c)* Les *intoxications médicamenteuses* enfin (digitaliques surtout).

# S

**Sabouraud (milieu de),** milieu de culture gélosé pour la culture des champignons et des levures.

**saburral, e, aux** adj. **Langue saburrale,** se dit d'une langue dont la muqueuse est recouverte d'un enduit blanc jaunâtre.

La langue saburrale s'observe au cours de la plupart des affections digestives et des infections. Elle témoigne d'un *état saburral* des voies digestives sur toute leur étendue, d'où son importance diagnostique.

**saccharine** n. f. Substance synthétique, soluble dans l'eau et dans l'alcool, possédant un pouvoir sucrant 500 fois plus élevé que le saccharose, mais non nutritive.

Elle est utilisée comme édulcorant dans les régimes pauvres en glucides (diabète).

**saccharose** n. m. Glucide (sucre) dont la molécule est formée par l'union d'une molécule de glucose et d'une de lévulose. On la rencontre dans la canne et la betterave à sucre, et dans de nombreux fruits.

**sacralisation** n. f. Anomalie de la 5e vertèbre* lombaire, qui est soudée, totalement ou partiellement, au sacrum* dès les premières années de la vie.

Elle aggrave parfois les différentes affections de la charnière* lombo-sacrée (rhumatismes, arthroses, etc.), mais elle est souvent latente (sans manifestations cliniques).

**sacré, e** adj. Qui est en rapport avec le sacrum* : *artères sacrées moyenne et latérales, nerfs sacrés, plexus sacré* (qui donne naissance aux nerfs grand et petit sciatiques).

**sacro-coccygien, enne** adj. Qui se rapporte au sacrum et au coccyx : *articulation sacro-coccygienne, tumeurs sacro-coccygiennes.*

**sacro-coxalgie** n. f. (littéralement : « douleur de l'articulation sacro-iliaque »). En pratique, la sacro-coxalgie désigne la tuberculose de l'articulation sacro-iliaque.

Rare, elle se signale par une douleur fessière accompagnée de boiterie. Les radiographies et les tomographies centrées sur l'articulation permettent le diagnostic. Les traitements antituberculeux associés à la chirurgie ont amélioré le pronostic de cette affection.

**sacro-iliaque** adj. Qui se rapporte au sacrum et à l'os iliaque : *articulations sacro-iliaques.* (Syn. : SACRO-COXAL.)

**sacro-sciatique** adj. **Ligaments sacro-sciatiques,** bandes fibreuses larges et résistantes, tendues entre le sacrum et la tubérosité ischiatique de l'os iliaque*. (Les grand et petit ligaments sacro-sciatiques délimitent les deux échancrures sciatiques*.)

**sacrum** n. m. Os formé par la réunion des 5 vertèbres sacrées, articulé latéralement avec les os iliaques : par sa face supérieure avec le rachis lombaire et par son extrémité inférieure avec le coccyx.

**sadisme** n. m. Perversion sexuelle qui consiste à infliger de la douleur à autrui au cours de l'acte sexuel, afin d'éprouver un plaisir érotique et un orgasme.

Les actes de sadisme vont de la flagellation ou de la fessée au crime sadique le plus sauvage.

L'envers du sadisme est le masochisme*, les deux perversions pouvant alterner ou s'ajouter chez le même individu. Les psychanalystes emploient le terme de *sadisme* dans un sens bien élargi, intéressant le psychisme pur pour désigner les tendances, les pulsions agressives dirigées vers autrui. Cette agressivité se manifeste sous des formes très diverses : un individu peut être sadique en gestes comme en paroles ou en écrits, exprimant par là son désir de dominer, de critiquer, de torturer moralement les autres. Inversement, le masochiste recherche la soumission, la passivité, l'échec, et se laisse écraser avec une sorte de joie plus ou moins consciente.

Le sado-masochisme réalise la combinaison de ces deux types de comportement. Il sous-tend bon nombre de relations humaines.

Tout n'est pas négatif dans le sadisme au sens large. Des tendances sadiques modérées et bien contrôlées par le « moi » peuvent constituer une force naturelle d'adaptation sociale.

**safran** n. m. Plante originaire du Levant *(Crocus sativus)*, employée comme condiment. Après dessication, elle a une odeur spécifique. Elle doit être conservée en flacons bouchés, à l'abri de la lumière. Elle facilite la digestion et est emménagogue*. On en fait la *teinture de safran* et la *teinture d'opium safranée* ou *laudanum.*

**sage-femme** n. f. Femme qui pratique

les accouchements et assure la surveillance des femmes enceintes.

Contrairement à l'idée générale, une sage-femme n'est pas une auxiliaire médicale, mais un « personnel médical à compétence limitée ». C'est ainsi que, pouvant mener jusqu'à son terme la surveillance d'un accouchement normal, les sages-femmes doivent pouvoir diagnostiquer les anomalies (dystocies*) de l'accouchement et faire alors appel à un docteur en médecine.

L'exercice de cette profession est subordonné à la possession du diplôme d'État de sage-femme, délivré après trois années d'études, et à l'inscription au conseil de l'Ordre des sages-femmes.

**sagittal, e, aux** adj. **Plan sagittal,** en anatomie, plan de référence vertical, médian antéropostérieur.

**saignée** n. f. Évacuation d'une certaine quantité de sang à des fins thérapeutiques.

**Saignée générale.** Elle consiste à introduire une grosse aiguille dans une veine superficielle du pli du coude. On recueille jusqu'à 500 ml de sang. La saignée était autrefois largement utilisée, car elle représentait une des rares thérapeutiques disponibles ; elle est réservée maintenant au traitement de l'hémochromatose* primitive, de la polyglobulie* primitive et de l'œdème* aigu du poumon.

**Saignée locale.** Elle porte sur les petits vaisseaux* et procure une décongestion locale grâce à l'emploi de ventouses* et de sangsues*.

**saignement** n. m. Écoulement de sang. (V. HÉMORRAGIE.)

**Temps de saignement,** méthode d'étude de l'hémostase*.

On incise avec un vaccinostyle le lobule de l'oreille. Toutes les 30 secondes, on recueille une goutte de sang sur un buvard. Quand le buvard ne recueille plus rien, on sait que le temps de saignement, exprimé en minutes, est le double du nombre de taches. Ce temps est allongé en cas d'anomalies des plaquettes* et en cas d'atteinte des vaisseaux (fragilité capillaire, purpura*).

**Saignement de nez.** V. ÉPISTAXIS

**Saint-Amand-les-Eaux,** station thermale du Nord, à 42 km de Lille, ouverte du 15 mai au 1er octobre, pour le traitement des rhumatismes.

Les eaux sulfatées calciques et magnésiennes, tièdes (26 °C) et radioactives, sont employées en bains et pour la confection de boues radioactives (applications locales, bains de boue), à la température d'émergence ou après réchauffement jusqu'à 40 °C. On traite ainsi les polyarthrites* chroniques évolutives en dehors de leurs poussées aiguës, les névralgies, douleurs musculaires et algodystrophies*, mais les meilleurs succès sont observés dans les arthroses* (vertébrales, de la hanche, du genou, etc.) avec ou sans ostéoporose*. On traite également les affections respiratoires supérieures par les gaz sulfureux contenus dans les eaux.

**Saint-Christau,** station thermale des Pyrénées-Atlantiques, à 40 km de Pau, ouverte du 1er juin au 31 octobre, pour les affections de la peau et des muqueuses.

L'eau bicarbonatée calcique froide (13 °C), contenant du *cuivre*, est employée en bains de bouche, dans les lésions de la muqueuse buccale et des lèvres, ainsi qu'en pulvérisations et jets filiformes dans les eczémas*, prurits* et ulcères* de jambe.

**Saint-Galmier,** ville de la Loire, réputée pour la source Badoit, dont l'eau gazeuse, froide, bicarbonatée sodique et calcique, est employée dans les dyspepsies, l'acidité gastrique et comme reminéralisant.

**Saint-Guy (danse de).** V. CHORÉE, *Chorée de Sydenham.*

**Saint-Honoré-les-Bains,** station thermale de la Nièvre, à 69 km de Nevers, ouverte de début mai à fin septembre, pour le traitement de l'asthme et des affections des voies respiratoires supérieures.

Les eaux, chlorurées et bicarbonatées sodiques et calciques, sont sulfhydriquées ($H_2S$) et contiennent du fer, du manganèse, du fluor, du lithium, de l'arsenic. On pratique l'*inhalation sèche* des gaz thermaux, les *aérosols* et *pulvérisations* d'eau thermale, les insufflations nasales, les douches et bains de pieds ou généraux. On traite ainsi l'asthme intriqué à la bronchite, l'emphysème, l'asthme infantile, les trachéites, laryngites, sinusites et bronchites congestives, les suites d'interventions sur la sphère O. R. L.

**Saint-Nectaire,** station thermale du Puy-de-Dôme, à 41 km de Clermont-Ferrand, ouverte du 1er juin au 1er octobre, pour les affections des reins.

Les eaux, bicarbonatées sodiques (de 22 à 43 °C), carbogazeuses, sont employées en bains, affusions lombaires (très chaudes), douches, dans les séquelles de néphropathies, l'albuminurie (présence d'albumine dans les urines), les syndromes néphrotiques*. Le régime alimentaire doit être strict.

**salade** n. f. Les salades, peu nutritives mais riches en vitamines, facilitent le transit intestinal et luttent contre la constipation.

**salaison** n. f. Les viandes, poissons ou autres aliments «salés» ne donnent pas la même sécurité que les conserves (risques de toxi-infections). Les salaisons, souvent indigestes, sont déconseillées aux dyspeptiques et interdites dans les régimes sans sel.

**salicaire** n. f. Plante dont les fleurs servent à préparer l'*extrait fluide de salicaire*, utilisé dans le traitement des inflammations de la muqueuse intestinale.

**salicylamide** n. m. Amide de l'acide salicylique, utilisé comme antalgique*.

**salicylate** n. m. Sel de l'acide salicylique. Le *salicylate de sodium*, longtemps utilisé dans le traitement du rhumatisme* articulaire aigu, est le plus souvent remplacé par l'aspirine.

**salicylé, e** adj. et n. Relatif à l'acide salicylique et à ses sels.

Le dérivé salicylé le plus utilisé est l'acide acétylsalicylique ou aspirine.

**Toxicologie.** Pris à forte dose, les dérivés salicylés (aspirine) sont responsables de brûlures, d'ulcérations et d'hémorragies gastriques. Au-delà de 10 g, un coma survient, associé à un collapsus* et à une acidose*. Dans les intoxications massives, l'alcalinisation sous contrôle biologique est nécessaire ainsi que, parfois, l'épuration* extrarénale, notamment chez les insuffisants rénaux.

**salicylique** adj. Se dit de l'acide orthohydroxybenzoïque, employé en pommades pour son action antiseptique et anti-inflammatoire. (Sa causticité proscrit son emploi *per os*.)

**salidiurétique** adj. et n. m. Se dit d'un diurétique* dont l'action sur le rein aboutit à une forte élimination d'ions sodium et potassium sous forme de chlorures.

Les principaux salidiurétiques sont les thiazidiques (chlorothiazide), l'acide éthacrinique et le furosémide.

**Salies-de-Béarn,** station hydrominérale des Pyrénées-Atlantiques, à 56 km de Pau, ouverte toute l'année, pour les affections gynécologiques.

Les eaux, fortement chlorurées sodiques (250 g par litre), sont employées en douches et irrigations vaginales dans les vaginites, cervicites, annexites, et dans les troubles des règles, aussi bien au voisinage de la puberté qu'à celui de la ménopause. On traite également les troubles de croissance et certaines affections ostéo-articulaires.

**salive** n. f. Produit de la sécrétion des glandes salivaires (parotides, sous-maxillaires et sublinguales) qui se déverse dans la bouche.

La salive favorise la déglutition du bol alimentaire et contient une enzyme, l'amylase*, qui hydrolyse les sucres complexes. Sa sécrétion est déclenchée par le contact des aliments sur les éléments sensitifs de la bouche et par réflexe conditionné. (La vue d'un mets appétissant fait saliver.)

**salle** n. f. **Salle d'opération,** lieu où sont pratiquées les interventions chirurgicales. (V. BLOC OPÉRATOIRE, CHIRURGIE, MATÉRIEL, *chirurgical*.)

**salmonellose** n. f. Maladie infectieuse, due aux bactéries du genre *salmonella*.

On regroupe sous ce terme : les fièvres typhoïde* et paratyphoïde, certaines affections digestives (gastro-entérites, toxi-infections) et certaines méningites et ostéites, surtout fréquentes chez les prématurés.

**salpingectomie** n. f. Ablation de la trompe de Fallope.

Elle peut être uni- ou bilatérale, totale ou partielle, associée ou non à l'ablation de l'utérus et des ovaires. Le chirurgien est souvent obligé d'y recourir en cas de lésion infectieuse ou tumorale de la trompe, et en cas de grossesse extra-utérine tubaire.

**salpingite** n. f. Inflammation d'une trompe. Le terme peut s'appliquer aux atteintes de la trompe d'Eustache (v. OREILLE), mais, en pratique, désigne les atteintes inflammatoires de la trompe utérine de Fallope. (V. TROMPE.)

**salsepareille** n. f. Plante récoltée du Mexique au Brésil (*Smilax medica*, liliacées) et utilisée pour ses propriétés diurétiques et sudorifiques.

On l'emploie sous forme de poudre, d'extrait et de sirop : *sirop du cuisinier* ou *de salsepareille composé*.

**sanatorium** n. m. Etablissement public ou privé, se consacrant au traitement de la tuberculose pulmonaire ou extrapulmonaire. On y prépare la réinsertion sociale et professionnelle des patients et leur retour à une vie normale.

**sang** n. m. Elément vivant, liquide, circulant dans les vaisseaux et irriguant les tissus de l'organisme, auxquels il apporte les substances nutritives et l'oxygène nécessaires au métabolisme et dont il recueille les déchets pour les emporter vers les organes qui les éliminent.

**Prise de sang,** prélèvement de sang en vue d'examen. Ce prélèvement est d'abondance variable suivant la nature de l'examen : quelques gouttes de sang prélevées par piqûre de la pulpe du doigt à l'aide d'un vaccinostyle suffisent à pratiquer un hémogramme*, un dosage de la glycémie. Le plus souvent il est nécessaire de prélever le sang par ponction veineuse au pli du coude, après avoir rendu les veines turgescentes par compression du bras à l'aide d'un garrot.

**Principaux constituants du sang.** La centrifugation du sang, préalablement rendu incoagulable, en sépare les deux parties : le *plasma* et les *éléments figurés* (les cellules). Ces derniers représentent 45 p. 100 du volume sanguin total *(hématocrite*) :* ce sont les globules rouges ou hématies*, les globules blancs ou leucocytes*, les plaquettes* ou thrombocytes. (V. HÉMOGRAMME.)

La composition du plasma est complexe ; le *sérum*, obtenu par centrifugation d'un sang qui a coagulé, a une composition identique si ce n'est qu'il est dépourvu du fibrinogène*, qui s'est transformé en fibrine au cours de la coagulation.

**Masse sanguine totale.** Elle peut être calculée en mesurant, après injection d'un colorant, la concentration de ce colorant ou d'une substance radioactive dans le sang. Elle est d'environ 5 litres.

**sanglot** n. m. **Spasme du sanglot,** perte de connaissance lors d'une colère ou d'un sanglot.

Le spasme du sanglot survient surtout chez les enfants anxieux, entre 2 et 6 ans. La respiration est bloquée, et l'enfant devient légèrement cyanosé (bleu) ; une friction et des mouvements du tronc lui font reprendre sa respiration. L'électro-encéphalogramme n'est pas perturbé, un sédatif léger est nécessaire.

**sangsue** n. f. Ver de l'embranchement des annélides, aquatique ou terrestre, et dont le corps est terminé par une ventouse à chaque extrémité.

Par ses trois mâchoires, la sangsue provoque une plaie cutanée à travers laquelle elle suce le sang et injecte un produit anticoagulant, l'hirudine.

Les sangsues étaient utilisées autrefois pour réaliser une saignée locale et fluidifier le sang.

**sanitaire** adj. Relatif aux actions tendant à améliorer l'hygiène.

**Règlement sanitaire,** règlement de police relatif à la protection de la santé publique. — Il a essentiellement pour but de lutter contre les maladies transmissibles, d'assurer l'alimentation en eau potable et l'évacuation des matières usées.

**santé** n. f. État de fonctionnement normal de l'organisme en dehors de maladies.

**Santé physique.** Elle dépend de nombreux facteurs : alimentation, importance et répartition dans le temps des périodes d'activité et de repos, qualité du sommeil, etc. L'hygiène* a pour objet de placer l'individu dans les meilleures conditions d'existence et de diminuer ainsi les risques de maladie.

La santé doit être surveillée dès la naissance et régulièrement durant toute la vie.

**Santé mentale.** Il s'agit d'une notion fort difficile à définir, pour laquelle un certain nombre de critères ont été proposés. L'*adaptation au milieu social* tient à la possibilité de supporter agressivité et frustrations venues du milieu extérieur et de résoudre les problèmes posés par la vie professionnelle et familiale, les loisirs, les responsabilités sociopolitiques, l'épanouissement des sentiments.

L'*acceptation et l'exercice harmonieux de la sexualité** constituent le deuxième critère.

L'*aptitude au bonheur*, troisième critère, peut se définir comme la capacité de profiter de ce que la vie apporte de favorable, sans tomber dans le sentiment de confort permanent de l'« imbécile heureux ».

**Santé publique,** ensemble des questions relatives à la protection générale de la santé publique, à la protection sanitaire de la famille et de l'enfance, aux fléaux sociaux, aux professions médicales, à la pharmacie, aux hôpitaux et hospices publics, au thermalisme, aux laboratoires et institutions de santé publique. — Les textes qui y sont relatifs ont été réunis en 1953 en un *Code de la santé publique.*

**santonine** n. f. Substance vermifuge extraite du semen-contra*.

**Santorini (canal de),** un des canaux excréteurs du pancréas*.

**saphène** adj. Se dit de plusieurs éléments vasculo-nerveux du membre inférieur : *nerfs saphènes* interne, externe, péronier ; *veines saphènes* interne et externe.

**saphénectomie** n. f. Résection d'une veine saphène. (V. VARICE.)

**saphisme** n. m. Homosexualité* féminine.

**saponoside** n. m. Sucre complexe (hétéroside) présent dans de nombreux végétaux (*sapindus*, asperge, douce-amère, etc.).

Soluble dans l'eau, c'est un agent tensioactif qui donne des solutions moussantes par agitation.

**saprophyte** adj. et n. m. Se dit de bactéries ne provoquant pas de maladies infectieuses, hôtes habituels de l'organisme. (On en trouve sur la peau, dans la bouche, l'intestin, où ils sont nécessaires à la digestion.)

**sarcine** n. f. Bactérie saprophyte décelable dans les vomissements, au cours de maladies chroniques de l'estomac et dans les crachats de la gangrène pulmonaire.

**sarcocèle** n. m. Tuméfaction du testicule ou de l'épididyme, quelle qu'en soit la cause.

**sarcoïde** adj. Se dit d'un nodule inflammatoire de la peau, caractéristique de la maladie de Besnier*-Bœck-Schaumann (appelée aussi SARCOÏDOSE).

**sarcomatose** n. f. Nom donné aux formes diffuses des sarcomes*.

**sarcome** n. m. Terme générique désignant les cancers nés du tissu conjonctif différencié ou commun.

On désigne habituellement les sarcomes par le tissu qui leur a donné naissance ou qu'ils reproduisent (ostéosarcome [os], lymphosarcome [ganglions lymphatiques], réticulosarcome [rate, moelle osseuse, etc.]).

**sarcoplasme** n. m. Cytoplasme des cellules musculaires.

**sarcopte** n. m. Parasite de la gale*. Il a un corps ovale, 4 paires de pattes, dont l'antérieure est munie de ventouses. La femelle, plus grande que le mâle, creuse une galerie dans la peau de l'hôte pour y déposer ses œufs. Dix jours suffisent pour que ceux-ci arrivent à maturité.

**satellite** adj. et n. m. Élément proche d'un centre dont il dépend ou qu'il accompagne dans son trajet : *ganglion satellite d'une infection locale* (par exemple : ganglions maxillaires lors d'une infection dentaire).

**saturnisme** n. m. Intoxication par les sels de plomb*.

**satyriasis** n. m. État d'excitation érotique chez l'homme, de nature morbide, car excessif et quasi permanent. (L'homologue chez la femme est la *nymphomanie*.)

**sauge** n. f. Plante labiacée *(Salvia officinalis)*, employée en infusions comme tonique gastrique et contre l'excès de sudation et les migraines.

**Saujon,** station hydrominérale de la Charente-Maritime, à 11 km de Royan, ouverte toute l'année pour les affections nerveuses : névroses, états dépressifs, dystonies* neurovégétatives.

**saule** n. m. L'écorce de saule en décoction est employée dans la goutte et les rhumatimes. Les « chatons » en infusion sont sédatifs.

**sauna** n. m. (mot finnois). Bain de chaleur sèche puis humide, suivi de massage et intercalé de douches chaudes et froides.

Il stimule la circulation, provoque une forte sudation et une sensation d'apaisement.

**savon** n. m. Substance qui résulte de l'action, appelée « saponification », d'un oxyde métallique sur un corps gras. Les savons sont caustiques. En pharmacie, ils tendent à être remplacés par les détergents, mouillants et agents émulsifs modernes, qui ne présentent pas cet inconvénient.

**scalène** adj. et n. m. **Muscles scalènes,** muscles inspirateurs pairs, tendus de la nuque aux côtes.

**scalénotomie** n. f. Section chirurgicale du muscle scalène antérieur, qui peut être responsable d'une compression de la veine sous-clavière.

**scalp** n. m. Décollement chirurgical ou traumatique du cuir chevelu, qui laisse le crâne à nu.

**scammonée** n. f. Résine purgative drastique, employée en poudre.

**scanner** ou **scanographe** n. m. Appareil de radiodiagnostic permettant d'obtenir des images des diverses parties de l'organisme en coupes fines. (Syn. TOMODENSITOMÈTRE.)

Le scanner est basé sur le principe de la tomographie*. Un étroit pinceau de rayons X traverse le corps et est recueilli à sa sortie par des détecteurs qui transmettent les données reçues à un ordinateur. La source de rayons X et les détecteurs tournent autour du corps dans un même plan, fournissant des données à l'ordinateur pour chaque angle. L'ordinateur enregistre les données et reconstitue point par point une image nette de la coupe considérée. La durée de l'examen ne dépasse pas quelques minutes.

Les premiers scanners, mis au point en 1972, ne permettaient que d'explorer le cerveau ; les modèles plus récents autorisent une exploration du corps entier par des coupes perpendiculaires à son axe vertical.

Les images obtenues, ou scanographies, ont une grande netteté et se rapprochent des coupes anatomiques, permettant d'apprécier les moindres détails.

Les renseignements fournis par le scanner, basés sur les différences de pénétration des rayons X dans les tissus, ne dispensent pas toujours des autres examens tels que la gammagraphie*, l'échographie*, l'angiographie*.

Au niveau du cerveau, les diagnostics les plus facilités sont ceux des hématomes*, des abcès, des atrophies, de certaines tumeurs.

Dans l'abdomen, ce sont les organes pleins (foie, reins, pancréas) dont l'exploration bénéficie le mieux du scanner, les organes creux (tube digestif, voies urinaires, etc.) restant du domaine de la radiologie classique.

**scaphoïde** n. m. Nom donné à deux os des membres : *scaphoïde carpien*, qui constitue la partie supéroexterne du squelette du poignet ; *scaphoïde tarsien*, situé au bord interne du pied, entre l'astragale et les cunéiformes.

La *fracture du scaphoïde carpien* est assez fréquente ; elle est grave car évoluant souvent vers la pseudarthrose*.

**scaphoïdite** n. f. Affection de l'os scaphoïde tarsien chez l'enfant (maladie de Köhler).

La douleur à la marche, l'altération du noyau scaphoïdien, visible à l'examen radiologique, permettent d'évoquer cette maladie, qui évolue vers la guérison en 2 ou 3 ans.

**scapulaire** adj. En rapport avec l'épaule : *artères scapulaires, région scapulaire.*

**Ceinture scapulaire**, ensemble osseux formé par les clavicules, le sternum et les omoplates, ayant une forme de ceinture.

**scapulo-huméral, e, aux** adj. **Articulation scapulo-humérale**, articulation de l'épaule* qui unit l'omoplate et la tête de l'humérus*.

**scarification** n. f. Petite incision superficielle de la peau, surtout utilisée pour pratiquer les cutiréactions et certaines vaccinations.

**scarlatine** n. f. Maladie infectieuse éruptive, due au streptocoque.

Très contagieuse, elle survient surtout dans la seconde enfance, de façon plus ou moins sporadique, et est transmise par la salive des malades. La déclaration est obligatoire.

Le germe est un streptocoque* hémolytique responsable d'une angine, et sécrétant ensuite une toxine qui provoque l'éruption. L'immunité est solide.

**Signes cliniques.** La maladie débute brutalement, après une incubation de 3 à 4 jours, par une fièvre élevée (39 °C), des céphalées, des vomissements et une angine avec forte dysphagie*. L'examen de la gorge met en évidence une angine rouge s'étendant également sur le voile du palais, contrastant avec la langue, qui est blanche. Un ou deux jours plus tard, la muqueuse de la langue desquame*, et celle-ci prend une teinte rouge framboisé. Les ganglions lymphatiques du cou sont sensibles et augmentés de volume.

La période d'état se manifeste de 12 à 24 heures après par l'exanthème* (éruption), qui débute au tronc et aux plis, se généralisant rapidement. Il s'agit de vastes plaques rouges sans intervalles de peau saine. La peau est sèche, rugueuse, chaude,

L'énanthème* correspond à l'angine et est responsable des modifications de la langue.

Sans traitement, la fièvre reste élevée plusieurs jours et des modifications cardiaques et rénales (oligurie*, protéinurie*) doivent être recherchées. La disparition de l'éruption demande une dizaine de jours ; elle va de pair avec celle de l'énanthème. La peau desquame en lambeaux à partir du 10e jour, surtout aux paumes et aux plantes, à la pulpe des doigts.

**Complications.** Elles sont rares depuis l'emploi des antibiotiques, mais doivent être recherchées pendant toute l'évolution. Elles sont de deux ordres : les complications dues au streptocoque (angines graves, otites suppurées, streptococcémies ou scarlatine dite « maligne ») ; les complications dues à la toxine, plus tardives mais graves (atteintes rénales, glomérulonéphrites aiguës et rhumatisme* articulaire aigu ou maladie de Bouillaud). Ces dernières constituent le *syndrome post-streptococcique*, auquel il faut savoir penser tout au long de la vie d'un malade qui a présenté un jour une infection à streptocoque.

**Formes cliniques.** Elles sont nombreuses et de gravité variable, les scarlatines malignes pouvant évoluer vers le collapsus (chute de tension artérielle), les scarlatines frustes exposant aux complications, car le diagnostic est fait *a posteriori.* Certaines scarlatines peuvent avoir une porte d'entrée autre que l'angine (brûlure, plaie).

**Traitement.** Il repose sur la pénicilline par voie intramusculaire (de 1 à 2 millions d'unités par jour), le repos et une surveillance cardiaque et urinaire. Deux prélèvements de gorge négatifs permettent de raccourcir à 10 jours l'éviction scolaire, qui était précédemment de 40 jours.

**scarlatiniforme** adj. Se dit d'une éruption rappelant celle de la scarlatine* (les causes en sont allergiques, infectieuses, toxiques), évoluant par plaques pouvant s'étendre à tout le corps, sans intervalle de peau saine.

**Scarpa (triangle de),** région antérieure de la hanche, limitée en haut par l'arcade fémorale, latéralement par les muscles couturier et moyen adducteur, traversée par les vaisseaux fémoraux, la terminaison du nerf crural et de la veine saphène interne et de nombreux ganglions lymphatiques.

**Schaefer (méthode de),** méthode de respiration artificielle manuelle pratiquée sur un sujet à plat ventre, le sauveteur provoquant l'expiration par la pression du thorax, l'inspiration se faisant par l'élasticité du thorax.

**schéma** n. m. **Schéma corporel**, représentation qu'a chaque individu de son corps.

Cette image du corps propre ne se constitue que progressivement, au cours de l'enfance, à partir de différentes expériences sensorielles d'origine interne ou externe. Elle est le fondement de la conscience de soi, comprise comme sentiment d'une unité, d'une intégrité, d'une identité distincte du monde extérieur et des autres.

Le schéma corporel peut être profondément perturbé au cours de certaines affections mentales. C'est notamment dans les états psychotiques (schizophrénie*, délires* chroniques hypocondriaques) que s'observent des sentiments de dépersonnalisation physique et mentale qui révèlent une terrible angoisse de morcellement du corps. Certains malades sentent leur personne physique se transformer, devenir étrangère ou irréelle. Ils sont la proie de sensations anormales, leur corps devient léger ou lourd, s'allonge ou se rétrécit, se disloque, se vide de son sang. Beaucoup se préoccupent de leur visage, qui leur apparaît bizarre, méconnaissable. D'autres malades nient l'existence de certains de leurs organes, ont le sentiment de n'être plus en vie.

Il s'agit, chez ces malades, d'un état de dépersonnalisation délirante. Beaucoup moins graves sont les troubles du schéma corporel rencontrés chez certains névrosés, psychasthéniques, hypocondriaques, hystériques, anxieux.

**Scheuermann (maladie de),** affection de l'adolescence, due à une altération du cartilage des vertèbres, entraînant une déformation du rachis et la constitution de hernies discales. (Syn. : ÉPIPHYSITE VERTÉBRALE, OSTÉOCHONDROSE VERTÉBRALE.)

Elle se caractérise par une cyphose* dorsale et des douleurs modérées mais persistantes. Les signes radiologiques permettent un diagnostic précoce : les plateaux vertébraux sont irréguliers, les vertèbres cunéiformes* et les disques intervertébraux pincés. La cyphose dorsale est composée par une lordose cervicale et lombaire. L'évolution se termine à la fin de la croissance, mais, en l'absence de traitement, au prix de déformations et de douleurs importantes. Une surveillance radiologique, la kinésithérapie et le corset de soutien jusqu'à la fin de la croissance permettent d'éviter ces séquelles.

**Schick (réaction de),** intradermoréaction à la toxine diphtérique. Lorsqu'elle est positive (papule rouge), elle indique que l'organisme est réceptif à la diphtérie. Si elle est négative, elle prouve au contraire que l'organisme est immunisé.

**schizoïdie** n. f. Constitution mentale caractérisée par un repli sur soi, un défaut de contact avec le monde extérieur, une certaine froideur affective, un besoin de se réfugier dans les compensations imaginatives d'une vie intérieure assez riche. L'apparence de froideur et d'indifférence du schizoïde constitue une défense contre le monde extérieur et cache une sensibilité souvent vive, facilement blessée par les contacts avec les hommes. (V. SCHIZOPHRÉNIE.)

**schizonte** n. m. Stade évolutif de l'hématozoaire*.

**schizophrénie** n. f. Affection psychiatrique du groupe des psychoses*, observée surtout chez l'adulte jeune.

La schizophrénie se caractérise fondamentalement par une dissociation de la vie psychique, avec transformation profonde de la personnalité. La perte du contact vital avec la réalité, le repli dans un monde intérieur « autistique », c'est-à-dire hermétiquement clos et impénétrable qui devient le lieu d'un délire chaotique, marque la personnalité schizophrénique.

La dissociation se manifeste sur l'ensemble du « moi » ; on observe des troubles du cours de la pensée (incohérences, barrages, ralentissement...), des troubles du langage (mutisme, jargon...), des troubles de l'affectivité qui réalisent des comportements discordants, incompréhensibles, immotivés.

La vie affective est profondément perturbée et, à travers ses manifestations, on retrouve la marque du retrait par rapport au monde extérieur et l'incohérence.

Le malade peut paraître complètement inaffectif et indifférent, il sombre dans une inaction totale. Les sentiments, les désirs, les intentions, les actes sont contradictoires, incompatibles, bizarres, étranges.

La mimique et la motricité peuvent être altérées et ne plus s'harmoniser avec les paroles ou les situations présentes (paramimie, catatonie, maniérisme).

Le malade s'isole alors dans un monde imaginaire, archaïque, où il est confronté à des angoisses terribles, à des expériences de transformation de sa personne physique et morale, provoquées par des illusions, des hallucinations, des intuitions. Il peut avoir l'impression que sa pensée ne lui appartient plus, qu'il est influencé, téléguidé, etc. De là peuvent s'élaborer des thèmes délirants, mystiques, mégalomaniaques, parascientifiques, hypocondriaques, cosmiques, réalisant un délire paranoïde*.

Cette description correspond à un état de schizophrénie franc et prononcé.

Or deux ordres de remarques s'imposent.

1. À partir d'un trouble primordial, la schizophrénie prend d'innombrables aspects cliniques, desquels on a dégagé quatre grandes formes de schizophrénie : *hébéphrénique, catatonique, paranoïde, simple*, selon l'âge de début, les signes dominants, l'évolution.

De plus, on connaît des états frontières entre la névrose et la psychose où les troubles psychotiques sont intermittents et moins patents.

2. Si l'évolution de la schizophrénie est chronique, elle se fait souvent par poussées, entrecoupées de périodes de rémission, que les progrès thérapeutiques tendent à favoriser.

Le *début* de la schizophrénie peut se faire progressivement, insidieusement, marqué chez un jeune par une transformation complète du caractère, qu'aucun événement extérieur ne justifie.

Elle peut commencer d'une manière aiguë, brutale, par un état d'excitation ou de dépression atypique, une bouffée délirante, une confusion mentale...

**Causes.** Les origines de la schizophrénie demeurent hypothétiques, la plupart des travaux modernes supposant l'intervention de facteurs multiples, biologiques, sociologiques, psychologiques qui se mêleraient inextricablement pour faire basculer l'individu dans la maladie.

Ce sont les travaux psychanalytiques qui ont marqué un progrès dans la compréhension — du moins partielle — de la schizophrénie. Selon ces travaux, ce n'est pas à l'âge où elle se manifeste qu'il faut rechercher les causes de l'affection, mais durant les premières années de la vie infantile. Des perturbations affectives intenses et précoces dans les relations du nourrisson et du jeune enfant, avec la mère surtout, mais aussi avec le père, entraînent une fragilisation de la personnalité tout entière, qui pourra «craquer» plus tard sous le choc d'un événement pénible.

D'autres facteurs psychosociaux, dits «d'environnement», ont été incriminés : isolement moral, conditions sociales défavorables, aliénation de la personne humaine dans une civilisation écrasante par sa technicité, sans chaleur humaine.

En fait, les origines de la schizophrénie résultent de la convergence, à un moment donné, d'une série de conditions congénitales et acquises, anciennes e[t] internes et externes.

**Traitement.** Le traitement que l'[...] à la schizophrénie ne saurait être univoque en raison de la grande diversité des formes et des causes possibles de la maladie. On associe, en général, plusieurs thérapeutiques :

— les *thérapeutiques de choc* (électrochocs), moins appliquées qu'auparavant du fait des progrès de la chimiothérapie, et qui sont maintenant réservées à des cas ayant résisté aux autres traitements ;

— la *chimiothérapie* par les psychotropes, où les médicaments utilisés sont surtout les neuroleptiques* ; plus accessoirement sont administrés des tranquillisants, des antidépresseurs à doses faibles.

Le traitement ne doit jamais être interrompu sans avis médical ; il peut durer des mois, voire des années.

Ces chimiothérapies ne vont jamais sans une *psychothérapie* de soutien, de compréhension, ni sans une relation confiante entre le médecin et son malade.

Au moment de l'hospitalisation, il ne faut pas tromper le malade sur la nécessité d'être hospitalisé, mais l'en avertir ; ne jamais employer la violence. La séparation du milieu habituel est indispensable tant que les troubles ont un aspect aigu.

Après l'hospitalisation, la reprise d'une vie socioprofessionnelle s'effectuera dans des conditions très variables.

On insiste actuellement sur des thérapeutiques fondées sur des institutions adaptées aux patients qui ont peu de soutien familial, des proches trop anxieux, traumatisants ou ne pouvant assumer la charge du malade. Les établissements (hôpitaux de jour, de nuit, ateliers protégés...) comportent des thérapeutiques de groupe.

Une extension des méthodes psychothérapiques inspirées de la psychanalyse se fait jour.

**Schlemm (canal de),** veine du pourtour de la cornée*.

**Schüller-Christian (maladie de),** maladie de l'enfance associant des lacunes crâniennes (amincissements des os du crâne) à une exophtalmie bilatérale et à un diabète insipide. (Syn. : MALADIE DE HAND-SCHÜLLER-CHRISTIAN, HISTIOCYTOSE*.)

Son évolution est imprévisible ; la radiothérapie a permis la guérison d'un certain nombre de malades.

**Schwann (gaine de),** enveloppe externe, protectrice de la fibre nerveuse.

**schwannome** n. m. Tumeur bénigne

des nerfs, développée aux dépens des gaines de Schwann, fréquente surtout au niveau de l'estomac.

**Scialytique** n. m. (nom déposé). Dispositif d'éclairage suspendu au-dessus du champ opératoire, qui ne laisse aucune ombre.

**sciatique** adj. et n. Se dit de nerfs importants du membre inférieur.

**Anatomie.** Le *nerf grand sciatique*, branche terminale du plexus* sacré*, est le nerf le plus volumineux de l'organisme. Il sort du bassin par la grande échancrure sciatique, descend dans la fesse, puis dans la région postérieure de la cuisse. Au creux poplité il se divise en ses deux branches terminales : le nerf *sciatique poplité externe*, qui se termine en nerf musculo-cutané et tibial antérieur, et le nerf *sciatique poplité interne*, qui devient à la jambe le nerf tibial postérieur. Le nerf *petit sciatique* est destiné au muscle grand fessier et aux téguments de la région postérieure de la fesse et de la cuisse.

**Pathologie.** ***Névralgie sciatique ou sciatique*** (n. f.). Affection fréquente qui se traduit par une douleur sur le trajet du nerf sciatique.

CAUSES DE LA SCIATIQUE. La plupart des névralgies sciatiques sont dues au déplacement (hernie) d'un disque intervertébral, situé soit entre les 4ᵉ et 5ᵉ vertèbres lombaires, soit entre la 5ᵉ vertèbre lombaire et la 1ʳᵉ vertèbre sacrée (le sacrum). Il en résulte une compression des racines L5 ou S1 du nerf sciatique. La hernie discale survient vers 40 ans, témoignant de l'usure spontanée des disques intervertébraux ou des conséquences de petits traumatismes répétés. La douleur sciatique survient habituellement sans qu'il soit possible d'incriminer un traumatisme particulier, mais elle peut s'installer brusquement au cours d'un effort.

Par ailleurs, il existe des sciatiques dites « symptomatiques » parce qu'elles révèlent une anomalie vertébrale. La spondylodiscite (inflammation du disque intervertébral), le spondylolisthésis* (glissement en avant d'une vertèbre), un canal lombaire trop étroit provoquent souvent des névralgies sciatiques. De même, le neurinome* d'une racine nerveuse, une métastase osseuse d'un cancer primitif latent sont parfois découverts à l'occasion de la survenue de la douleur.

SIGNES CLINIQUES. La sciatique provoque une douleur caractéristique qui part de la région lombaire, suit la fesse, la face postérieure de la cuisse, le mollet et irradie le pied. En cas d'atteinte de la racine L5, la douleur, accompagnée de fourmillements, passe en avant de la malléole externe du pied et gagne le gros orteil. En cas d'atteinte de la racine S1, elle passe derrière le talon et atteint les derniers orteils par la face plantaire du pied, en dehors.

Le sujet atteint a tendance à fléchir le membre douloureux afin de porter le poids du corps sur le membre sain, car la sciatique est le plus souvent unilatérale. La lordose lombaire s'efface légèrement, l'inclinaison latérale du tronc est limitée, la pression au niveau des espaces interépineux, près de la ligne médiane, déclenche une douleur fulgurante dans tout le membre (signe de la sonnette). La douleur est reproduite par la flexion du membre inférieur, le genou étant maintenu en extension (signe de Lasègue). Les signes neurologiques (abolition des réflexes ostéotendineux, signes de paralysie) sont à rechercher systématiquement.

L'examen radiologique peut montrer le pincement global d'un disque, mais, plus souvent, on observe un bâillement latéral du disque du côté de la douleur.

La douleur, survenue brutalement, persiste très vivement pendant plusieurs semaines, et la guérison spontanée se fait dans un délai de 10 semaines environ, avec parfois des séquelles sensitives.

TRAITEMENT DE LA SCIATIQUE. La crise de sciatique aiguë impose le repos au lit, la prescription d'antalgiques, d'anti-inflammatoires. Dans les cas rebelles, on a parfois recours à des infiltrations périradiculaires à base de corticoïdes. Les bains chauds, les rayons infrarouges, la radiothérapie sont d'un appui précieux. Le lever doit être très progressif et le port de charges lourdes, évité. Les cures thermales (Dax, Bourbonne-les-Bains) sont très salutaires.

Le traitement orthopédique comporte le port d'un corset plâtré au moment des crises hyperalgiques, nécessitant une immobilisation totale ; le lombostat prend le relais après la fin de la crise, pour maintenir une bonne attitude du rachis.

La chirurgie procède, dans les cas rebelles, à l'ablation de la hernie discale, spécialement dans les formes paralysantes de sciatique.

***Paralysie sciatique.*** Une compression, tumorale ou inflammatoire, une tuberculose vertébrale entraînent parfois une paralysie des muscles innervés par le nerf sciatique. La branche sciatique poplitée externe est le plus souvent atteinte, le malade progresse alors par steppage*.

**scie** n. f. Les *scies chirurgicales* sont variées : les plus utilisées sont les scies à lame, d'usage manuel. Il existe des scies mécaniques rotatives. La scie de Cigli est un fil-scie qui agit de la profondeur à la superficie. Les scies oscillantes, utilisées pour sectionner les plâtres, n'agissent pas sur la peau.

**scintigraphie** n. f. Syn. de GAMMAGRAPHIE.

**scissure** n. f. Fente naturelle à la surface de certains organes, ou plan de séparation entre deux segments d'un organe : *scissures pulmonaires, hépatiques, cérébrales, pleurales...*

**scissurite** n. f. Inflammation de la plèvre, située au niveau d'une scissure séparant deux lobes pulmonaires.
Elle se traduit par une ligne opaque sur le cliché radiologique.

**sclérectasie** n. f. Augmentation du volume de la sclérotique.
C'est la buphtalmie chez l'enfant, et elle ne survient que lors d'un glaucome* congénital.

**sclérème** n. m. Œdème, particulier au nouveau-né et au nourrisson, qui, de mou et déclive, devient dur, ligneux et luisant. Son apparition est de pronostic réservé. Sa cause reste inconnue.

**scléreux, euse** adj. et n. Relatif à la sclérose. — Atteint de sclérose*.

**sclérodactylie** n. f. Effilement des doigts avec amincissement et parfois ulcération de la peau, s'observant au cours de la sclérodermie*.

**sclérodermie** n. f. Affection des fibres collagènes du derme dont la prolifération durcit la peau et réduit sa souplesse et sa mobilité.
**Sclérodermies localisées à la peau.** La *sclérodermie en plaques (morphée)* forme des plaques lardacées qui régressent après plusieurs années. La *sclérodermie en gouttes* forme des éléments lenticulaires blancs. La *sclérodermie en bandes* peut être *linéaire* ou *annulaire*, comme on l'observe aux membres inférieurs ou au prépuce.
**Sclérodermie généralisée.** C'est une maladie d'évolution sévère, mais lente. Elle associe aux manifestations cutanées, souvent révélatrices (maladie de Raynaud* suivie de sclérodactylie*, masque cireux et rigide du visage, pigmentation cutanée inégale), une atteinte viscérale profonde qui domine le pronostic (sclérose digestive prédominant au niveau de l'œsophage, avec dysphagie*, atteintes cardiaque, pulmonaire, rénale). Le pronostic est amélioré par certaines thérapeutiques anti-inflammatoires (corticoïdes).
On observe des formes de passage entre les sclérodermies dermatologiques et généralisées.

**scléroœdème** n. m. Infiltration cutanée œdémateuse, dure, pouvant constituer un mode de début aigu de la sclérodermie*.

**sclérogène** adj. Se dit des agents morbides ou des maladies qui entraînent la constitution d'un tissu scléreux remplaçant le tissu originel lésé.

**sclérolipomatose** n. f. Inflammation entraînant la sclérose du tissu cellulaire adipeux qui entoure un organe (uretères, rein, intestin).

**scléromalacie** n. f. Amincissement de la sclérotique* qui permet d'apercevoir la choroïde par transparence.
La scléromalacie perforante en est l'aspect le plus fréquent : elle se rencontre parfois au décours de la polyarthrite* rhumatoïde.

**scléroprotéine** n. f. Variété de protéine constitutive du tissu conjonctif des phanères (poils, ongles).

**sclérose** n. f. Durcissement des tissus vivants, consécutif à une formation excessive de collagène*.
Elle est la conséquence d'une altération tissulaire de cause variable (infarctus, inflammation, etc.) et peut atteindre le myocarde, les artères (artériosclérose), le derme (sclérodermie*), le système nerveux, etc.
**Neurologie.** Le terme de sclérose entre dans la dénomination de diverses affections du système nerveux, qui peuvent comporter, à leur stade ultime, la formation de sclérose.
***La sclérose en plaques.*** C'est une affection répandue, de cause inconnue. Sa définition est anatomique : les coupes histologiques montrent des plaques disséminées de désintégration des gaines de myéline*. (V. NERF.)
La maladie débute, en règle générale, entre 20 et 40 ans, par des troubles de la marche, une diplopie, ou par des paresthésies des membres. La maladie installée peut réaliser différents syndromes : paraplégie spasmodique, syndrome cérébelleux, syndrome cordonal postérieur, etc. L'évolution de la maladie se fait sur de nombreuses années, par poussées entrecoupées de rémissions parcellaires, vers un état grabataire, lui-même source de complications.
***La sclérose latérale amyotrophique, ou maladie de Charcot.*** C'est une affection dégénérative du système nerveux également de cause inconnue. Elle est caractérisée par une atteinte des cellules motrices de la moelle* et du tronc cérébral ainsi que des fibres pyramidales. Touchant l'adulte, elle débute insidieusement par un déficit moteur des mains avec amyotrophie des muscles de la main, puis des avant-bras et des bras. Les réflexes ostéo-tendineux

sont exagérés. Il existe un signe de Babinski. Des fasciculations musculaires s'y associent. Il n'y a jamais de trouble sensitif. L'évolution, rapide, se fait vers l'extension des lésions au tronc cérébral : les paralysies d'origine bulbaire sont le plus souvent responsables de la mort, qui survient en moyenne en 1 an à 19 mois par troubles respiratoires.

***Les scléroses combinées de la moelle.*** Elles associent des signes d'atteinte pyramidale discrète et d'atteinte des cordons postérieurs de la moelle. Elles se rencontrent au cours de certaines compressions médullaires et caractérisent aussi les complications neurologiques de l'anémie de Biermer.

***La sclérose diffuse des hémisphères, ou maladie de Schilder.*** C'est une affection de causes diverses qui frappe surtout l'enfant. Elle se caractérise par un déficit intellectuel, des crises d'épilepsie et par une évolution rapidement mortelle.

***La sclérose tubéreuse de Bourneville*.*** Elle est due à de multiples dysplasies. (Syn. : ÉPILOIA.)

***La sclérose corticale laminaire.*** Elle est due à l'alcoolisme chronique ; elle se traduit par une détérioration mentale progressive.

**sclérotique** n. f. Tunique externe fibreuse du lobe oculaire. (V. ŒIL.)

**scolex** n. m. Tête de ténia.

Pour être définitivement débarrassé d'un ténia, il faut avoir éliminé ou détruit le scolex.

**scoliose** n. f. Déviation latérale de la colonne vertébrale.

Il faut distinguer :

— les *scolioses osseuses ou structurales,* d'origine congénitale ou acquise, accompagnées d'une rotation des vertèbres autour de leur axe vertical, entraînant gibbosités, voussures. Leur traitement est difficile : appareillages de redressement, voire interventions chirurgicales ;

— les *attitudes scoliotiques*, très fréquentes chez l'enfant et l'adolescent, de bon pronostic en général si un diagnostic précoce permet de mettre en œuvre une *kinésithérapie* bien dirigée.

**scolopendre** n. f. Arthropode de la classe des myriapodes. (Syn. : MILLE-PATTES.)

Le scolopendre est venimeux. Sa piqûre provoque au point d'injection un œdème et une lymphangite. L'espèce *Scolopendra gigantea*, qu'on rencontre sous les tropiques, est responsable d'accidents gravissimes chez les enfants. Le traitement utilise la corticothérapie ou la sérothérapie et le gluconate de calcium.

**scopolamine** n. f. Alcaloïde des solanacées, utilisé comme sédatif et hypnotique. (Syn. : HYOSCINE.)

Elle diminue les sécrétions bronchiques et salivaires et les tremblements. (Toxique, tableau A.)

**scorbut** n. m. Maladie due à la privation totale d'aliments frais contenant de l'acide ascorbique ou vitamine* C.

Le scorbut se rencontre le plus souvent associé à d'autres avitaminoses, lors des famines, des guerres.

Chez un individu carencé, on soupçonne le scorbut sur la présence d'une gingivite* avec stomatite* hémorragique, d'un purpura*, de douleurs dans les membres inférieurs. Les hémorragies souscutanées, digestives et musculaires sont fréquentes. Le dosage de l'acide ascorbique dans le sang et dans les urines confirme le diagnostic.

La maladie de Barlow, ou scorbut du nourrisson, donne des troubles osseux avec des risques de fractures spontanées, des troubles digestifs. L'anémie, constante, est parfois le seul symptôme. Ce tableau clinique s'observe chez les enfants nourris exclusivement de farines et de laits stérilisés.

Le traitement consiste en l'administration de vitamine C sous forme de jus de citron, d'orange, de légumes frais ou de préparations pharmaceutiques.

**scorpion** n. m. Arachnide qui possède 4 paires de pattes et une queue prolongée par un crochet porteur d'un venin mortel. Les scorpions n'existent que dans les régions chaudes et sèches (Afrique, Proche-Orient), mais ils peuvent être importés dans les cageots de fruits. La piqûre de scorpion entraîne un engourdissement de la plaie, puis de la région touchée. Des signes neurologiques (convulsions, vertiges) précèdent la mort en l'absence de sérum antivenimeux spécifique (injection sous-cutanée le plus rapidement possible).

**scotome** n. m. Lacune limitée du champ visuel.

Le scotome peut être absolu (la sensation visuelle est complètement abolie dans la zone intéressée) ou relatif (la perception existe, mais elle est moins bonne, en particulier pour certaines couleurs). Le scotome peut être positif : il se détache dans ce cas comme une tache noire ou grise. Il est alors plus facilement perçu par le malade (scotome scintillant de la migraine*), qui, autrement, peut ne pas s'en apercevoir.

Le scotome ne doit pas être confondu avec la *tache aveugle* ou *tache de Mariotte*, qui correspond à la papille*, dépourvue de cellules visuelles (v. ŒIL et FOND, *Fond d'œil.)*

**scrofule** n. f. Terme ancien désignant la tuberculose des ganglions.

**scrotum** n. m. Enveloppe cutanée des testicules. (Syn. : BOURSES.)

**scybales** n. f. pl. Excréments durs et arrondis éliminés par certains constipés.

**sébacé, e** adj. Relatif au sébum, sécrétion grasse protégeant la peau.

**Glandes sébacées,** petites glandes annexées aux poils et sécrétant le sébum.

**séborrhée** n. f. Augmentation de la sécrétion des glandes sébacées*.

Elle est le fait de certains tempéraments et donne à l'épiderme un aspect luisant. Elle s'accompagne souvent d'alopécie* et d'eczéma* du visage et du tronc.

**sec, sèche** adj. **Régime sec,** régime comportant une ration de liquides minime. (Il est prescrit aux sujets ayant une surcharge hydrique à éliminer [ascite*].)

**secondaire** adj. 1. Se dit de toute manifestation pathologique faisant suite à une autre maladie, dite «primitive», qui l'a engendrée.

2. Se dit aussi de la deuxième période d'une affection qui en comporte plusieurs : *syphilis* secondaire.*

**secourisme** n. m. Ensemble de moyens thérapeutiques simples qui peuvent être appliqués pour porter secours aux personnes accidentées.

L'enseignement du secourisme peut être suivi à partir de 14 ans révolus. Il prépare à l'obtention du brevet d'État de secouriste de la protection civile. En France, la Croix-Rouge française (C. R. F.) délivre des certificats de secouriste de valeur identique au brevet d'Etat. La Croix-Rouge française, dépendant de la Croix-Rouge internationale, est un auxiliaire du Service de santé des armées et des pouvoirs publics. (A ce titre, elle assure les secours d'urgence et l'éducation sanitaire du public.)

Le *poste de secours* est un poste fixe, prévu pour un grand nombre de personnes (foire, réunion sportive). Le personnel est composé d'un chef de poste, d'infirmières, de secouristes et, en cas de poste très important, d'un médecin. Il sert à donner les premiers soins aux blessés, qui seront évacués rapidement vers un hôpital.

La *chaîne de secours* est le dispositif qui permet, lors d'un sinistre important, le ramassage des blessés, l'administration des premiers soins, le tri et l'évacuation de victimes dans l'ordre d'urgence.

Lors de catastrophes plus importantes (tremblement de terre, inondations, incendie géant), le plan ORSEC (plan départemental d'organisation des secours) est déclenché par le préfet.

**secours** n. m. **Premiers secours.** Ce sont ceux qui peuvent prévenir le danger de mort immédiate et rendre le blessé transportable vers un centre hospitalier. Au sens de la loi, ils sont un devoir pour quiconque se trouve près de la personne en péril. De toute façon, il faut prévenir Police-Secours en ville ou la gendarmerie en campagne, et chercher un médecin.

**Des gestes intempestifs doivent être évités,** tels que faire boire de l'alcool ou déplacer le blessé. Il est préférable de coucher le blessé sur le côté et de veiller à ce qu'il respire en ouvrant la bouche et en poussant le maxillaire inférieur vers l'avant.

**Dans certains cas, cependant, des gestes immédiats sont indispensables :**

— ARRÊTER UNE HÉMORRAGIE ARTÉRIELLE IMPORTANTE (sang rouge sortant par saccades) par un pansement compressif en amont de la plaie ou par la compression manuelle à demeure ;

— STOPPER UNE HÉMORRAGIE VEINEUSE (sang frais coulant régulièrement) par compression du membre en aval de la plaie et élévation du membre qui saigne ;

— LUTTER CONTRE UN ARRÊT RESPIRATOIRE en dégageant le cou et le thorax du blessé de toute entrave et en entreprenant la respiration* artificielle ;

— LUTTER CONTRE UN ARRÊT CARDIAQUE par le massage* cardiaque à thorax fermé.

**secret** n. m. Le *secret professionnel* est imposé aux médecins par le Code pénal comme par le Code de déontologie médicale. Ce secret est relatif : il peut y être dérogé par la loi elle-même (déclaration des naissances*, des maladies contagieuses [v. CONTAGION], des maladies vénériennes, délivrance de certificats* médicaux), par la pratique hospitalière (explication des cas devant les autres malades et les étudiants), par la théorie du secret partagé qui autorise le médecin à communiquer à un autre médecin (par exemple le médecin conseil de la Sécurité sociale) ou à une personne habilitée à connaître ce qu'il sait de ses malades (le tiers à la confidence étant tenu lui-même au secret). Le médecin expert est tenu au secret dans une certaine mesure : il ne doit se prononcer que sur des faits d'ordre médical et ne doit communiquer ses conclusions qu'à l'autorité qui l'a commis.

**sécrétine** n. f. Hormone sécrétée par la muqueuse du duodénum et qui excite la sécrétion du suc pancréatique.

**sécrétion** n. f. Produit élaboré par une cellule spécialisée de l'organisme.

Le produit de sécrétion peut être éliminé

à l'extérieur par des canaux excréteurs *(sécrétion externe* ou *exocrine)* ou passer directement dans le milieu intérieur, le sang *(sécrétion interne* ou *endocrine).* Certaines glandes* ont une sécrétion interne et externe.

**sécurité** n. f. **Sécurité et hygiène dans l'industrie.** Diverses dispositions régissent l'hygiène et la sécurité dans les entreprises : la médecine* du travail, la prévention des maladies* professionnelles, les normes relatives aux locaux professionnels et à la protection individuelle des travailleurs ont pour but de protéger l'individu et son entourage.

**Sécurité sociale,** institution qui : 1° garantit les travailleurs et leurs familles contre les risques de toute nature susceptibles de réduire ou de supprimer leur capacité de gain et qui couvre également les charges de maternité et les charges de famille de ces travailleurs ; 2° assure pour toute autre personne et pour les membres de sa famille résidant sur le territoire français la couverture des charges de maladie et de maternité ainsi que des charges de famille.

Le *Code de Sécurité sociale* regroupe les dispositions relatives à celle-ci.

La Sécurité sociale englobe : 1° des systèmes de réparation des accidents* du travail et des maladies* professionnelles ; 2° des systèmes d'assurances* sociales ; 3° des systèmes d'indemnisation des charges familiales (V. PRESTATION, *Prestations familiales*).

Le législaleur français a voté en 1928 et 1930 les premières lois sur les assurances sociales protégeant certains salariés de l'industrie et du commerce (les milieux agricoles obtenant l'institution d'un régime spécial), en 1932 celle sur les allocations familiales.

En 1945 et 1946 sont adoptés une série de textes visant à étendre la Sécurité sociale à l'ensemble de la population : un régime général est créé, mais il laisse survivre certains régimes spéciaux. Des régimes complémentaires vont se développer. Lorsque, en 1948, le gouvernement entend assurer les travailleurs indépendants contre le risque vieillesse, il crée trois régimes autonomes. En 1952 est mis en place un nouveau régime autonome : celui des professions agricoles. Une loi de 1966 institue une assurance maladie pour les professions non salariées non agricoles ; c'est un régime autonome.

En 1967 sont adoptées plusieurs ordonnances, ratifiées en 1968. L'une porte réorganisation administrative et financière de la Sécurité sociale. Une autre crée l'assurance volontaire. Le Parlement et le gouvernement ont poursuivi un effort commun en vue de réaliser sinon l'harmonisation des régimes existants du moins la généralisation de la protection. Etendue progressivement à diverses catégories de la population non concernées jusque-là, la Sécurité sociale a fait l'objet d'une loi du 2 janvier 1978 qui consacre le droit de tous les Français, qu'ils exercent ou non une activité professionnelle, à être protégés. Désormais, les Français relevant d'un régime obligatoire sont couverts par celui-ci, tous les autres relèvent du régime de l'assurance personnelle, qui remplace, en l'améliorant, l'assurance volontaire.

V. ASSURANCES *sociales,* DÉCÈS *(assurance),* INVALIDITÉ, MALADIE *(assurance),* MATERNITÉ *(assurance),* MUTUALITÉ *agricole,* PRESTATIONS *familiales,* VIEILLESSE *(assurance).*

**sédatif, ive** adj. et n. m. Se dit d'un médicament qui provoque une légère dépression du système nerveux central, maintenant le malade éveillé mais plus calme. (Syn. : CALMANT et TRANQUILLISANT.)

**sédiment** n. m. Dépôt de substances solides contenues dans un liquide.

**Sédiment urinaire.** Toujours pathologique, il est constitué de cristaux, de cellules et parfois de microbes. Son étude est facilitée par centrifugation*.

**sédimentation** n. f. **Vitesse de sédimentation des hématies.** Le sang, rendu incoagulable, est recueilli dans des tubes de verre hauts et fins maintenus verticalement. Les éléments figurés du sang descendent au fond du tube, laissant au-dessus d'eux une couche claire de plasma. La lecture du niveau supérieur de la couche globulaire, grâce aux graduations millimétriques du tube, se fait après 1 heure, 2 heures et 24 heures. Les chiffres obtenus sont d'environ 5 mm à la 1re heure, 10 à la 2e heure et 55 après 24 heures. La vitesse de sédimentation est accélérée dans presque tous les états inflammatoires, quelle qu'en soit la nature. Elle est diminuée dans les polyglobulies*.

**sein** n. m. Nom donné à la glande mammaire. (Étymologiquement : angle [*sinus*] entre les deux glandes.)

**Anatomie.**

Organes glandulaires pectoraux, au nombre de deux, les seins sont destinés à la lactation*. De forme hémisphérique, chaque sein présente un mamelon au centre d'une zone pigmentée, l'aréole. Le sein est constitué de 15 à 25 lobes, subdivisés en lobules et en acini. L'appareil excréteur, ou arbre galactophore, est formé de canaux qui se réunissent pour se terminer en pores galactophores au niveau du mamelon. L'ensemble est enveloppé dans un tissu conjonctif et adipeux.

**Physiologie.**

La commande hormonale du sein est dominée par celles des sécrétions ovariennes d'œstradiol et de progestérone, dont elle reflète les variations au cours du cycle menstruel et au cours des différents âges de la vie génitale.

Le développement glandulaire acineux est maximal aux environs du 5ᵉ mois de grossesse, mais la lactation ne débute qu'après l'accouchement. C'est ensuite la succion régulière du mamelon qui entretient la lactation, en entraînant une sécrétion de prolactine* qui permet la synthèse de lactalbumine et de lactose.

**Anomalies des seins.**

Elles portent sur le nombre, la symétrie et le volume des seins. Elles posent des problèmes de chirurgie esthétique.

La ptôse mammaire (descente du sein), isolée ou associée à une *hypertrophie* de la glande, ou gynécomastie, peut, dans certains cas monstrueux, être traitée par amputation ou résection modelante.

Les *hypotrophies* relèvent de la mise en place de prothèses. Les asymétries et les anomalies de la région mamelonnaire peuvent également être corrigées.

**Pathologie des seins.**

***États inflammatoires.*** On les observe surtout au cours de l'allaitement. Il peut s'agir d'une simple *lymphangite*, bruyante mais sans lendemain, ou d'un *abcès* du sein. Ce dernier se traduit par des douleurs de plus en plus marquées, une fièvre oscillante et des signes locaux. Lorsque l'abcès n'a pu être enrayé par les antibiotiques, il faut inciser et drainer le pus constitué.

La *galactocèle* est une masse liquide renfermant du lait, plus ou moins altéré par une inflammation ancienne.

***Tumeurs du sein.*** Le problème essentiel est de savoir s'il s'agit ou non d'un cancer. Toute tumeur du sein doit donc être l'objet d'un examen clinique minutieux par la palpation, et d'examens paracliniques (mammographie*, galactographie [par opacification des canaux galactophores*], thermographie*, ponction et étude cytologique, examen anatomo-pathologique). En fin de compte, seule l'ablation de la tumeur, suivie d'un examen microscopique, permet de porter un diagnostic certain.

TUMEURS BÉNIGNES. Il peut s'agir d'une tumeur *unique* (kyste, adénome ou adénofibrome) ou de tumeurs *multiples* (maladie de Reclus). Cette dernière affection est le plus souvent en rapport avec une hyperfolliculinie, et se traduit par des poussées douloureuses des seins avant les règles.

CANCER DU SEIN. C'est un des cancers les plus fréquents de la femme adulte. Il est découvert habituellement, de façon fortuite, par la malade elle-même. On insiste actuellement sur l'importance de l'auto-examen des seins pour dépister précocement ce cancer . Il n'existe, au début, ni douleur ni modification de la peau, seulement une petite masse arrondie, irrégulière, non sensible.

**Toute masse de ce genre perçue par une femme devra la conduire à consulter son médecin.** Celui-ci jugera s'il s'agit d'une simple congestion prémenstruelle (disparaissant complètement après les règles) ou, au contraire, d'une lésion permanente. Dans ce cas, il fera faire des examens complémentaires : mammographie*, thermographie*, et, surtout, si le moindre doute persiste, il conseillera une biopsie extemporanée, c'est-à-dire faite au cours d'une intervention chirurgicale, qui permettra l'ablation du sein si l'examen histologique pratiqué immédiatement indique une lésion maligne.

Le traitement fait appel à l'association de la radiothérapie et de la chirurgie. Actuellement, on discute la nécessité de l'amputation large du sein, et certains auteurs pensent que la simple ablation de la tumeur peut être pratiquée, avec les mêmes résultats, dans de nombreux cas. Il faut souligner qu'actuellement un cancer du sein traité *précocement* peut être guéri dans 70 à 85 p. 100 des cas.

**sel** n. m. **Sel de cuisine.** C'est le chlorure de sodium extrait des salines ou récolté sur les marais salants (sel de mer). Il joue un rôle important dans la rétention de l'eau par l'organisme (v. SODIUM). Il en faut de 9 à 15 g par jour, la moitié étant apportée par le pain, le lait, la charcuterie, etc.

**Sels de régime.** Ce sont des sels *sans sodium*, donnés aux sujets soumis au régime désodé (sans sel) ; ils ne doivent être mis sur les aliments qu'après la cuisson.

**sélénium** n. m. Métalloïde proche du soufre*.

Le sulfure de sélénium est utilisé dans le traitement des séborrhées*.

**selle** n. f. **Selle turcique**, dépression osseuse du corps du sphénoïde (os du crâne) où loge l'*hypophyse**.

**selles** n. f. pl. Syn. : MATIÈRES FÉCALES, FÈCES*.

**séméiologie** n. f. Étude des signes cliniques, des symptômes des maladies.

**semelle** n. f. **Semelles orthopédiques**, semelles amovibles destinées à ramener le pied dans ses aplombs anatomiques, en corrigeant les affaissements de la voûte plantaire ou les appuis douloureux (pieds plats, pieds creux, métatarsalgies).

**semen-contra** n. m. Capitules floraux non épanouis d'*Artemisa maritima*, contenant de la santonine et employés comme vermifuge sous forme de dragées (de 5 à 10 g par jour chez l'adulte, 0,50 g par année d'âge chez l'enfant) associées à des boissons acidulées. (Le traitement dure 3 jours.)

**semi-circulaire** adj. **Canaux semi-circulaires**, canaux de l'oreille* interne contenant l'organe sensitif de l'équilibration.

**semi-lunaire** adj. et n. m. **Os semi-lunaire**, os de la première rangée du carpe, situé entre le scaphoïde et le pyramidal.

**Ganglions semi-lunaires**, ganglions de la chaîne sympathique abdominale, situés dans la région cœliaque.

**séminifère** adj. **Tubes séminifères**, canalicules du testicule où se forment les spermatozoïdes*.

**séminome** n. m. Tumeur maligne du testicule, de bon pronostic si un diagnostic précoce permet l'intervention chirurgicale rapide.

Le séminome, très radiosensible, est traité par une irradiation globale, chaînes ganglionnaires et métastases comprises.

**séné** n. m. Folioles et gousses de divers cassiers, employées en infusions comme purgatif.

**sénescence** n. f. Phénomène biologique général de vieillissement, se manifestant à l'échelon moléculaire et tissulaire comme au niveau de la personnalité.

La sénescence survient à un âge variable selon les individus, et aboutit, tôt ou tard, à la sénilité*. Le vieillard voit souvent sa mémoire, sa curiosité, ses capacités d'adaptation, ses sens et ses réflexes s'émousser. Le radotage, la rigidité des croyances sont fréquents. L'humeur devient maussade. L'égocentrisme s'accroît et concerne souvent les préoccupations corporelles, qui s'exagèrent. La limitation du champ d'activités mentales et physiques rend rarement cette étape souriante et sereine. L'adaptation nécessaire est tributaire de la vie antérieure. Le sujet doit accepter ce troisième âge sans toutefois que celui-ci l'empêche de mener à bien certaines initiatives physiques ou intellectuelles. L'expérience passée et l'acquisition d'une plus grande sagesse sont néanmoins les vertus bénéfiques de cet âge.

L'entourage affectif joue toujours un rôle important. À cette période, certains sujets deviennent anxieux, déprimés, tandis que d'autres s'évertuent à ne rien changer de leurs habitudes, au risque d'accélérer le processus de vieillissement. D'autres encore se révoltent et deviennent hargneux. Il est donc nécessaire, par un soutien social et affectif permanent, de faire accepter cette étape de la vie.

Sur le plan médical, la sénescence peut être retardée par une surveillance des différents organes (cœur, artères, appareil urinaire, système nerveux) et des métabolismes (recherche du diabète*, des hyperlipémies*, des hypercholestérolémies) et par une correction d'éventuels troubles endocriniens, digestifs, etc.

**sénilité** n. f. État d'affaiblissement de l'activité physique et psychique, que l'on rencontre dans la vieillesse. (V. SÉNESCENCE.)

**Troubles mentaux de la sénilité.** Ils sont dus à une déchéance progressive des cellules cérébrales, avec un affaiblissement des fonctions intellectuelles.

Le trouble le plus grave est la démence sénile, par dégénérescence cellulaire ou par athérosclérose* des vaisseaux cérébraux.

Cette démence apparaît à partir de 65 ans et pose des problèmes socioéconomiques importants en raison des difficultés d'adaptation de ces sujets à la vie de famille et aux conditions d'existence du monde moderne. Cette démence revêt l'allure de la mélancolie* ou d'un état maniaque ou délirant. Les troubles mentaux sont aggravés par l'alcoolisme, les carences nutritionnelles, l'isolement affectif et les traumatismes physiques. Il est donc indispensable de veiller au confort moral et matériel des sujets âgés.

L'hospitalisation en milieu psychiatrique s'impose parfois en vue d'un traitement symptomatique. Les neuroleptiques, les tranquillisants, les antidépresseurs sont utilisés prudemment. L'adjonction d'hormones, de vitamines améliore la concentration et l'activité psychomotrice, bien qu'il ne s'agisse que d'une amélioration aléatoire.

**sens** n. m. Fonction qui transmet à l'homme les informations sur le milieu qui l'entoure et sur ses rapports avec lui. (V. ŒIL et VISION; AUDITIF et OREILLE; SENSIBILITÉ; ÉQUILIBRATION.)

**sensibilisation** n. f. Introduction dans un organisme intact d'une substance étrangère, qualifiée d'antigène et entraînant le développement d'anticorps. (Une deuxième pénétration de la substance antigène provoque les phénomènes d'allergie*.)

**sensibilité** n. f. Propriété que possède l'organisme de percevoir des phénomènes physiques tels que contact, pression, frot-

tement, chaleur, positions, déplacements du corps ou de ses parties.
Les informations que peut recevoir l'organisme sont divisées en *sensibilité superficielle* (tactile et thermique) et *sensibilité profonde* (perception de la position des segments de membre) à laquelle on rattache la sensibilité aux vibrations (diapason).
**Organisation anatomique de la sensibilité.**
***Récepteurs de la sensibilité.*** A chaque type de sensibilité correspondent des organes récepteurs spécialisés : ainsi les *récepteurs tactiles* (petits groupes de cellules nerveuses spécialisées) sont plus nombreux au niveau de la pulpe de l'index qu'au niveau du dos de la main.
***Voies de la sensibilité.*** Les récepteurs sont reliés à des nerfs sensitifs qui se groupent pour gagner la corne postérieure de la moelle épinière. De là, les fibres montent jusqu'au thalamus* par des chemins différents, puis gagnent le cortex*. Le tact, les sensibilités thermique et douloureuse croisent la ligne médiane durant leur trajet.
**Physiologie de la sensibilité.** Les voies nerveuses de la sensibilité sont parcourues par l'influx* nerveux, constituant des « ondes-messages » se propageant à partir du récepteur. Les trains d'ondes-messages peuvent être modifiés lors de chaque franchissement d'une nouvelle synapse par des influx inhibiteurs ou facilitateurs venus d'autres régions du cerveau, permettant ainsi une sélection et un enrichissement de l'information.
**Examen de la sensibilité.** En supprimant le contrôle de la vue (le sujet ferme les yeux), on explore objectivement la sensibilité individuelle à l'effleurement ou à la piqûre, à la chaleur ou à la position imprimée aux segments de membres (jambe, pied, orteil).
**Troubles de la sensibilité.** Selon le siège des lésions du système nerveux, la sensibilité peut être atteinte globalement ou partiellement, dans un territoire donné ou sur tout le corps. Les troubles sont des douleurs (algies), des sensations bizarres (paresthésies), une hyperesthésie ou une hypoesthésie.

**sensitif, ive** adj. et n. En psychiatrie, se dit de la constitution des sujets timides, renfermés, anxieux, affligés de scrupules exagérés, hyperémotifs.
Insatisfaits et se sentant inférieurs, ils vivent assez seuls. L'accumulation des échecs, des déceptions détermine parfois chez eux une explosion inattendue de colères ou un état dépressif (v. DÉPRESSION), ou encore un véritable délire* de persécution.

**sensoriel, elle** adj. Qui se rapporte aux organes des sens et à leurs fonctions : bulbe olfactif et olfaction, œil et vision, oreille et audition, langue et goût, peau et sensibilité tactile.

**septicémie** n. f. État pathologique caractérisé par l'envahissement durable de la circulation sanguine par des germes, à partir d'un foyer septique.
La positivité de l'hémoculture* affirme le diagnostic et met le germe en évidence. Toutes les bactéries* peuvent être à l'origine de septicémies, ainsi que les champignons.
**Clinique.** La fièvre, oscillante, en plateau ou irrégulière, présentant des clochers, est le signe principal de la septicémie. Elle est en général très élevée, précédée par un frisson. On peut cependant voir des hypothermies jusqu'à 35 °C dans les septicémies à germes Gram* négatif et dans celles du nouveau-né. A chaque décharge bactérienne correspond soit un pic fébrile, soit une flèche d'hypothermie et un frisson. L'état général est profondément altéré. Des métastases* infectieuses peuvent se greffer à partir du foyer sur différents organes : foie, reins, poumons. La greffe endocarditique est particulièrement redoutable chez les cardiaques. (V. ENDOCARDITE *d'Osler.)* Le choc* infectieux est une complication grave des septicémies.
Les septicémies sont particulièrement sévères lorsqu'elles atteignent des malades diabétiques, cardiaques ou sous traitement immunosuppresseur.
**Traitement.** L'emploi précoce et massif d'antibiotiques adaptés au germe en cause (à partir de l'antibiogramme*) a entraîné une transformation du pronostic des septicémies, jadis le plus souvent mortelles. Il est impératif de guérir le foyer septique d'origine sous peine d'une rechute, ce qui nécessite parfois une intervention chirurgicale.

**septicopyohémie** n. f. Forme de septicémie caractérisée par l'apparition d'un ou de plusieurs abcès sur certains organes ou sur certaines régions de l'organisme.
La peau, le foie, les reins peuvent être le siège de ces abcès. Le traitement est identique à celui des septicémies ; parfois, cependant, il nécessite une intervention chirurgicale « de nettoyage ».

**septique** adj. Contaminé par un microbe. (Contr. : ASEPTIQUE.)

**septum** n. m. Cloison séparant deux cavités : *septum interventriculaire* (du cœur) ; *septum des fosses nasales*.

**séquelle** n. f. Lésion ou manifestation fonctionnelle qui persiste après la guérison d'une maladie.

**séquestre** n. m. Fragment osseux dévitalisé, provenant d'une fracture comminutive* ou de l'évolution d'une ostéite*.

**séreuse** n. f. Membrane qui recouvre certains organes dont elle facilite les mouvements.
Une séreuse est constituée de deux feuillets, un pariétal et un viscéral, délimitant une cavité virtuelle : la *plèvre**, le *péritoine**, le *péricarde** sont des séreuses.

**sériegraphie** ou **sériographie** n. f. Suite de radiographies prises à des intervalles d'environ une seconde, pour étudier les mouvements et la structure d'organes internes.

**seringue** n. f. Instrument servant à injecter ou à prélever des liquides dans les tissus ou dans les cavités naturelles.
Toutes les seringues sont formées d'un piston et d'un corps de pompe, muni d'un embout qui s'adapte au pavillon d'une aiguille. Les seringues sont en verre ou en plastique (à usage unique) ou métalliques (pour les anesthésies locales). Leur capacité va du quart de millilitre à 500 ml.

**sérique** adj. Qui se rapporte au sérum*.

**séroatténuation** n. f. Emploi, au cours d'une maladie infectieuse, du sérum spécifique pour en atténuer la gravité et éviter les complications. (V. SÉROTHÉRAPIE.)

**sérodiagnostic** n. m. Examen du sérum*, permettant le diagnostic d'une maladie infectieuse.
On met en présence le sérum du malade avec des bactéries (ou leur toxine). Si le sérum contient les anticorps* correspondants, un complexe antigène-anticorps se forme, qui est mis en évidence par une agglutination*. On diagnostique ainsi la fièvre typhoïde (sérodiagnostic de Widal), la brucellose* (sérodiagnostic de Wright), etc.

**sérologie** n. f. Science qui étudie les phénomène d'immunité des sérums* sanguins.

**séroprévention** n. f. Traitement préventif utilisant un sérum spécifique pour éviter l'apparition d'une maladie (tétanos, coqueluche) chez un sujet supposé contaminé.

**sérosité** n. f. Liquide présent dans les cavités séreuses dont la composition est très proche de la lymphe et qui coagule comme elle.

**sérothérapie** n. f. Emploi de sérums* pour prévenir ou guérir certaines maladies.
La sérothérapie consiste à injecter à un malade un sérum contenant les anticorps spécifiques de la maladie dont il est atteint. Ces anticorps transmettent une immunité* passive et ne peuvent en aucun cas être à l'origine de la formation d'anticorps chez le receveur. La sérothérapie permet ainsi une action rapide (car immédiatement efficace) mais de durée limitée (20 jours). Elle est utilisée à titre préventif (tétanos), à titre curatif (diphtérie, venin de serpent, botulisme, etc.) ou pour atténuer une maladie (V. SÉROATTÉNUATION). Les sérums agissent par leurs anticorps, qui neutralisent les toxines de certaines bactéries (tétanos, botulisme), les venins de serpent et certains virus (rubéole, hépatite virale). Le sérum antirabique est utilisé en cas de morsure, en même temps que la vaccination est commencée.
**Application de la sérothérapie.** Le sérum doit être injecté très précocement pour éviter l'action néfaste de la toxine ou du virus. On l'injecte, le plus souvent, par la voie sous-cutanée (cuisse, abdomen, épaule), en deux ou plusieurs fois (méthode de Beredka) pour éviter les accidents d'intolérance. On injecte 0,10 ml, puis 0,25 ml, puis 1 ml, de quart d'heure en quart d'heure, puis la dose prescrite.
**Accidents de la sérothérapie.** Ils sont dus à l'origine animale des sérums. L'introduction de protéines animales est à l'origine de manifestations allergiques et de sensibilisation. La purification des sérums a permis une diminution des accidents sériques.
***Les accidents précoces.*** Le plus grave est le choc anaphylactique. (V. ANAPHYLAXIE.) Dès la fin de l'injection, le malade est pâle, frissonnant, la tension artérielle s'effondre. Une syncope brutale, parfois la mort, survient. D'autres accidents peuvent se voir sur des sujets allergiques ou eczémateux après plusieurs injections (asthme, réaction locale). Devant de tels accidents, on utilise l'adrénaline*, les corticoïdes* et les antihistaminiques*, après arrêt de l'injection.
***Les accidents tardifs.*** Ils constituent la « maladie sérique », survenant vers le 10e jour après l'injection. Elle se traduit par une fièvre élevée, des manifestations allergiques (œdème de Quincke, urticaire) et une atteinte rénale. Les symptômes peuvent être uniques ou associés. Le traitement associe corticoïdes et antihistaminiques.
***Prévention des accidents.*** Elle repose sur le fractionnement des doses, sur l'emploi de sérums purifiés et sur la prescription d'un régime alimentaire (peu de charcuterie et de viande, pas d'alcool les jours suivant l'injection). La vaccination doit, dans tous les cas possibles (tétanos), se substituer à la sérothérapie.

**sérotonine** n. f. Nom usuel de la *5-hydroxytryptamine*, substance du groupe des monoamines.
Elle est produite par certaines cellules de l'intestin et par les neurones du système nerveux central où elle jouerait un rôle de médiateur chimique dans les synapses. Elle est détruite par une enzyme, la monoamine-oxydase. Certaines tumeurs carcinoïdes* de l'intestin grêle ou du poumon peuvent entraîner une hypersécrétion de sérotonine avec crises vasomotrices typiques (rougeurs, sueurs, bouffées de chaleur).

**serpent** n. m. La morsure d'un certain nombre de serpents est venimeuse. Les troubles constatés dépendent de la nature du serpent en cause. Les serpents du groupe des *viperidæ* et des *crotalidæ* (surtout représentés par les vipères) provoquent une inflammation locale très forte avec léger collapsus, n'entraînant la mort qu'en cas de piqûre dans une veine ou chez un enfant. Les *clapidæ* (cobra, serpent corail, bongare) vivant hors de France entraînent en 1 à 2 heures la mort par paralysie respiratoire.
**Traitement.** ***Au niveau de la plaie.*** Un garrot peut être posé, dans les premières minutes, en aval de la plaie (il sera levé régulièrement). L'incision superficielle de la peau, suivie de succion, est utile, comme le lavage à l'aide d'un antiseptique. L'injection d'un sérum antivenimeux correspondant à la variété de serpent responsable est le geste le plus utile.
***Traitement général.*** Il comporte le traitement d'un choc éventuel et d'une surinfection locale. En cas de paralysie respiratoire, la respiration assistée est nécessaire.

**serpigineux, euse** adj. Se dit d'une lésion cutanée extensive, à contours irrégulièrement sinueux.

**serpolet** n. m. Petite plante servant de condiment et douée d'une action antispasmodique (toux quinteuses, coqueluche) et cholérétique. (On l'emploie en infusion à 10 g par litre.)

**sérum** n. m. Partie du sang* coagulé qui surnage au-dessus du caillot.
Le sérum contient tous les constituants du plasma*, à l'exception de ceux qui ont servi à la coagulation. On emploie les sérums qui contiennent des anticorps* à des fins d'immunisation. (V. SÉROTHÉRAPIE.)
**Sérums thérapeutiques.** Ils proviennent d'animaux (cheval, bœuf, ovins) préalablement vaccinés contre certaines maladies infectieuses, c'est-à-dire dont le sang contient les anticorps spécifiques destinés à lutter contre ces maladies. Toutefois, la forte quantité de protéines qu'ils contiennent peut donner lieu à des accidents d'ordre anaphylactique* lors de l'injection. C'est pourquoi on procède à la *purification* des sérums thérapeutiques, qui consiste à éliminer la plus grande partie des protéines qu'ils contiennent, pour ne conserver que les anticorps*. Les sérums thérapeutiques inscrits au codex sont : les sérums *antibotulique, anticharbonneux, antidiphtérique, antigangréneux, antirabique, antirouget, antitétanique, antivenimeux.* Tous ces sérums sont curatifs ; toutefois, les sérums antitétanique et antidiphtérique sont également prescrits à dose préventive, pour conférer à l'organisme une immunité passagère, le premier en cas de blessure par accident, le deuxième pour préserver l'entourage d'un malade en période d'épidémie.
**Maladie du sérum.** V. SÉROTHÉRAPIE.

**sésamoïde** adj. **Os sésamoïde,** os inclus dans un ligament articulaire : la *rotule est un os sésamoïde.*

**sessile** adj. **Tumeur sessile,** tumeur qui se raccorde sans séparation à son tissu de soutien.

**séton** n. m. **Blessure en séton,** plaie produite par un agent vulnérant qui fait trajet sous la peau entre un orifice d'entrée et un orifice de sortie.

**seuil** n. m. Niveau de stimulation à partir duquel on obtient une réponse.
Le terme de « seuil » est surtout utilisé en physiologie nerveuse. Un courant électrique appliqué à une fibre nerveuse doit atteindre une intensité, dite *liminaire*, correspondant au *seuil d'excitation* de la fibre, pour l'exciter. On parle aussi de seuil d'activité d'un médicament (dose minimale à partir de laquelle il agit).

**sevrage** n. m. 1. Cessation de l'allaitement et début d'une alimentation consistante chez le nourrisson. (V. ALLAITEMENT.)
**2. Sevrage des alcooliques,** diminution, puis arrêt de la consommation de boissons alcooliques chez les sujets alcooliques. Il doit être progressif, réalisé sous contrôle médical.

**sexe** n. m. 1. Ensemble des caractères qui permettent de distinguer chez les êtres vivants deux genres, mâle et femelle, dont l'union permet la reproduction.
2. Les organes génitaux, mâles ou femelles.
**La différenciation sexuelle.** Elle est définie par des *caractères sexuels primaires* (gonades*, organes génitaux externes), et des *caractères sexuels secondaires* (morphologie, pilosité, musculature, comportement, etc.).
Le *sexe génétique* est déterminé dès la

fécondation par l'union des chromosomes* sexuels (v. GAMÈTE), provenant l'un de l'ovule maternel (X), l'autre du spermatozoïde paternel (X ou Y). C'est donc le père qui détermine le sexe, car suivant que le spermatozoïde portera un chromosome X ou Y, l'œuf fécondé sera femelle (XX) ou mâle (XY). La différenciation sexuelle définitive repose également sur la sécrétion hormonale des gonades du fœtus. En effet, au stade embryonnaire, le fœtus, qu'il soit XX ou XY, porte à la fois les ébauches des deux appareils sexuels, mâle (canaux* de Wolff) et femelle (canaux de Müller). L'embryon mâle (XY) ne se différenciera en un sujet d'apparence masculine que si le testicule embryonnaire sécrète effectivement les hormones mâles (androgènes*). Celles-ci stimulent le développement des canaux de Wolff, qui se différencient alors en épididyme, canal déférent, vésicules séminales et canaux éjaculateurs. Parallèlement, le canal de Müller s'atrophie. Chez la femme, au contraire, le développement des voies génitales est un phénomène essentiellement passif, qui ne nécessite l'intervention d'aucune hormone jusqu'à la puberté, et les canaux de Müller se développent spontanément, donnant les trompes*, l'utérus* et la partie supérieure du vagin.

On voit ainsi que la différenciation sexuelle est deux fois sous la dépendance masculine : sur le plan génétique d'abord, avec le chromosome Y, sur le plan hormonal ensuite, avec l'intervention indispensable des hormones mâles pour le développement des voies génitales masculines. Cette différenciation sexuelle peut entraîner des anomalies, d'origine principalement chromosomique (v. CHROMOSOME, *Anomalies des chromosomes).*

**Maladies prépondérantes selon le sexe.** En dehors de toute hérédité*, certaines maladies touchent plus fréquemment l'homme ou la femme, soit en vertu d'une prédisposition organique mal connue, soit en rapport avec certaines activités plus spécifiques à l'un ou à l'autre sexe. Par exemple, les maladies cardio-vasculaires touchent essentiellement les hommes de 45 à 55 ans, avec des taux de mortalité (en 1973) allant de 429 à 637 pour 100 000 habitants suivant les régions, alors que pour les femmes le taux de mortalité se situe aux alentours de 360 pour 100 000 habitants. Certains cancers atteignent plus volontiers un sexe que l'autre : pour l'homme, cancer de la peau, des poumons, de l'estomac, du pancréas ; pour la femme, celui de l'intestin. Les maladies de l'appareil respiratoire touchent en moyenne deux hommes pour une femme. En revanche les maladies dites « de système » (v. COLLAGÉNOSE) ainsi que les atteintes de la vésicule biliaire se manifestent plus souvent chez la femme que chez l'homme.

**Maladies propres au sexe.** L'appareil génital des deux sexes peut être le siège de tumeurs, malignes ou bénignes. Les infections touchent plus souvent la femme que l'homme : salpingite*, métrite*, vaginite*. Elles sont aussi plus latentes que chez l'homme, où elles se révèlent tout de suite, soit par un écoulement (urétrite*), soit par une inflammation douloureuse (orchite*, épididymite*). Enfin, les maladies vénériennes concernent particulièrement l'appareil sexuel. (V. BLENNORAGIE, SYPHILIS.)

**sexualité** n. f. Ensemble des phénomènes physiologiques et psychologiques qui se manifestent chez des êtres vivants du fait de leur répartition en sexes différents.

Sur le plan physiologique, la sexualité comporte la formation, le développement et le fonctionnement des organes génitaux. Sur le plan psychologique, la sexualité est l'ensemble du plaisir et des activités qui tiennent au fonctionnement normal de l'appareil génital. Dans ce sens, la *sexualité* est à rapprocher de la *génitalité* et se trouve fondée sur *l'instinct sexuel.*

Mais la *sexualité n'est pas réductible à la génitalité ;* elle désigne un ensemble beaucoup plus vaste de phénomènes. C'est dans un sens très large que l'emploient les psychanalystes en lui accordant une place primordiale dans le développement de la personnalité, d'où le terme « développement psychosexuel » :

— Est de nature sexuelle toute excitation agréable venue du corps et non réductible à un besoin organique élémentaire ;

— En second lieu, la sexualité englobe les émotions, les sentiments, les passions qui composent l'amour en général.

La « libido » désigne cette énergie, cet élan sexuel qui est une des forces principales de la vie psychique. La vie sexuelle ne commence pas à la puberté, mais dès la première enfance. Elle s'organise par étapes autour des zones du corps dites « érogènes » parce que susceptibles de procurer du plaisir. Chez le tout petit enfant (1re année), la zone buccale est source de satisfaction (plaisir de sucer, de mordre), puis la zone anale devient prépondérante avec l'apprentissage de la propreté (plaisir de retenir, d'expulser des matières), enfin les organes génitaux

deviennent le centre d'intérêt (apparition de la masturbation).
La sexualité de l'enfant se manifeste de façon «polymorphe». Elle englobe des conduites diverses (masturbation, voyeurisme, jeux homosexuels). C'est avec l'apparition et la résolution du complexe d'Œdipe que s'achève la mise en place des fondations et de l'armature — notamment sexuelles — de la future personnalité adulte.
Après 6 ans environ, l'élan sexuel semble s'apaiser jusqu'à la puberté, période à laquelle il sera réactivé. L'individu est alors mûr pour avoir une sexualité adulte orientée vers le sexe opposé.

**Sheehan (syndrome de),** nécrose* de la loge antérieure de l'hypophyse, survenant après un accouchement difficile, et responsable d'un panhypopituitarisme* aigu.

**Shiga (bacille de),** agent de la dysenterie bacillaire.

**shunt** n. m. (de l'angl. *to shunt*, dériver). Communication pathologique entre deux vaisseaux.

**sialographie** n. f. Radiographie des glandes salivaires après opacification.

**sialorrhée** n. f. Sécrétion exagérée de salive, de cause neurologique (maladie de Parkinson, paralysie bulbaire, etc.), toxique (mercure, pilocarpine, etc.), psychique (névrose) ou locale (lésion buccale).

**S. I. D. A.,** sigle de *syndrome d'immunodéficience acquise*, affection contagieuse grave, transmise surtout par les rapports sexuels, parfois par transfusion de sang, et dont l'origine virale est probable. Le S. I. D. A. correspond à une perte d'activité des lymphocytes «T», ce qui laisse la voie ouverte à des infections multiples (dues à des germes divers dits opportunistes) et à des tumeurs (sarcomes) rattachées à la maladie de Kaposi*.

**sidération** n. f. Anéantissement brutal des forces vitales, motrices et végétatives.

**sidéropénie** n. f. Diminution du taux de fer dans le sang.

**sidérose** n. f. Pneumoconiose* due à l'inhalation d'oxyde de fer, observée chez les soudeurs, les ouvriers des fonderies, etc.

**siège** n. m. **Accouchement par le siège,** variété d'accouchement au cours duquel le fœtus s'expulse, le siège en premier et la tête en dernier. (V. ACCOUCHEMENT.)
**Bain de siège,** bain partiel se prenant dans un récipient permettant le bain isolé du siège (baignoire spéciale, bidet ou simple bassine). Ils sont indiqués dans les affections du petit bassin, les hémorroïdes*, les dysménorrhées*, les affections de la prostate*, etc.

**sifflement** n. m. **Sifflements d'oreille.** V. ACOUPHÈNE et BOURDONNEMENT.

**sigmoïde** adj. En forme de sigma, lettre grecque ($\Sigma$).
**Côlon sigmoïde (ou pelvien),** segment du côlon gauche qui fait suite au côlon iliaque et se continue avec le rectum.
**Valvules sigmoïdes,** valvules des artères aorte et pulmonaire.

**sigmoïdite** n. f. Inflammation chronique ou aiguë du côlon pelvien ou sigmoïde, liée le plus souvent à une diverticulose* chronique. Elle peut se compliquer d'occlusion intestinale ou d'infection locale pendant l'intervention chirurgicale nécessaire.

**signe** n. m. Toute manifestation que le médecin peut observer ou provoquer à des fins diagnostiques. (V. SYMPTÔME.)

**silicone** n. m. Groupe de composés organiques dans lesquels le carbone est remplacé par le silicium. Les silicones sont employés en pommades pour leurs propriétés protectrices de la peau et des muqueuses.

**silicose** n. f. Affection broncho-pulmonaire, du groupe des pneumoconioses, provoquée par l'inhalation de poussières de silice.
**Causes.** Il s'agit d'une maladie professionnelle. Le travail dans les mines (creusement des galeries) expose particulièrement au risque de silicose. L'industrie céramique (porcelaine, faïence), l'industrie métallurgique (sablage au jet de sable, fonderies) y prédisposent également.
La silice libre est l'agent responsable, et le nombre et la taille des grains de poussières sont très déterminants. La durée d'exposition, en général plusieurs années, et l'association d'autres affections pulmonaires (tuberculose) sont des facteurs aggravants.
**Signes.** Latente pendant des années, la silicose débute par une dyspnée* et une toux qui deviennent permanentes. La radiographie révèle la maladie. Il s'agit de nodules de taille variable et d'opacités linéaires, réticulées, bilatérales, symétriques, respectant les bases et les sommets des poumons. Les épreuves fonctionnelles rendent compte de l'insuffisance respiratoire chronique.
**Prophylaxie de la silicose.** Elle est fondamentale. Il faut remplacer les substances silicogènes lorsque cela est possible, humidifier l'air, aspirer les poussières, porter un masque filtrant. Les ouvriers, soumis à un contrôle radiographique régulier, sont soustraits à l'exposition dès l'apparition d'une image radiologique suspecte.
La silicose étant une maladie profession-

nelle, la durée d'exposition nécessaire pour bénéficier de la réparation est de 5 ans. Le médecin traitant constate l'affection, et les expertises de la Sécurité sociale décident de l'indemnisation. En cas de litige, un collège de trois médecins experts tranche définitivement. La maladie doit être déclarée dans les 15 ans qui suivent l'arrêt de l'exposition au risque.

**sillon** n. m. En anatomie, fissure plus ou moins profonde de certains organes : *sillons séparant les circonvolutions cérébrales, sillons de la moelle épinière, du foie, sillon balanopréputial*, etc.

En dermatologie, les *sillons de la gale** sont des traînées grises correspondant aux galeries creusées par le parasite. Les *sillons unguéaux*, perpendiculaires à l'axe des doigts, apparaissent lors d'intoxications ou d'onyxis.

En pédiatrie, les *sillons amniotiques* sont des creux, plus ou moins profonds, au niveau des membres de certains nouveau-nés. On les attribue à une thrombose vasculaire entraînant une nécrose tissulaire. Certaines phocomélies* seraient dues à ce mécanisme.

**similinum** n. m. *En médecine homéopathique*, remède dont la pathogénésie* reflète au mieux l'état d'un malade.

**similitude** n. f. Loi de similitude, loi sur laquelle est fondée la médecine homéopathique* : telle substance donnée à un sujet sain provoque certains symptômes. Lorsque ceux-ci sont retrouvés chez un malade, ils conduisent à lui donner cette substance comme remède.

**Simmonds (maladie de),** syndrome caractérisé par un déficit global de la sécrétion du lobe antérieur de l'hypophyse*, observé parfois à la suite d'une grossesse et caractérisé par un état cachectique avec somnolence.

**simple** n. m. Nom donné à une drogue végétale utilisée dans son état naturel.

**simulation** n. f. Reproduction ou imitation de symptômes pathologiques, dans l'intention consciente et volontaire de tromper et d'obtenir des avantages.

**simulie** n. f. Petit moustique d'Afrique et d'Amérique dont la piqûre douloureuse provoque de la fièvre, et qui transmet l'onchocercose*.

**sinapisme** n. m. Cataplasme à base de farine de moutarde. (Il est destiné à produire une révulsion*.)

**sinistrose** n. f. État mental pathologique résidant dans un sentiment, voire dans une idée délirante, de préjudice* corporel, qui s'enracine dans l'esprit de certains accidentés (du travail, de la circulation) et les pousse à prolonger anormalement leur inaptitude au travail.

**sinus** n. m. Sinus du nez, cavités aériennes annexées aux fosses nasales, creusées dans l'épaisseur des os qui entourent ces dernières. — Il y a 4 sinus (maxillaire, ethmoïdal, sphénoïdal, frontal) de chaque côté ; les sinus sont tapissés par une muqueuse.

Sinus du cœur, chez l'embryon, extrémité du confluent veineux se rendant au cœur.

Sinus veineux du crâne, veines qui drainent le sang venu de l'encéphale*, et qui constituent les origines de la veine jugulaire* interne.

**sinusite** n. f. Inflammation des sinus osseux de la face.

Sinusites aiguës. Elles font suite à une infection nasale ou à une infection dentaire, et, dans ce dernier cas, ne touchent que le sinus maxillaire.

Les infections d'origine nasale sont consécutives à une rhinite, à une grippe, à un bain en piscine, etc. Elles se manifestent par une douleur vive, paroxystique, au-dessus de l'angle interne de l'œil (sinus frontal), à côté du nez (sinus maxillaire), souvent diffuse et irradiante. Un écoulement de pus par une seule narine est très caractéristique.

Le diagnostic se fait par rhinoscopie*, diaphanoscopie* et radiographie de la face. Le traitement comprend les pulvérisations nasales, les inhalatations mentholées, les antibiotiques, les anti-inflammatoires et antalgiques.

Si l'infection se prolonge (sinusites subaiguës), le spécialiste pratique des ponctions et lavages des sinus, des aspirations (sinusite de l'ethmoïde* ou ethmoïdite).

Les sinusites maxillaires d'origine dentaire (2e prémolaire, 1re molaire) se traduisent par une douleur, une fluxion, un gonflement, le mouchage de pus fétide. L'extraction de la dent, la ponction éventuelle du sinus, les antibiotiques constituent l'essentiel du traitement.

Sinusites chroniques. Elles font généralement suite à une sinusite aiguë. Les signes en sont mutiples : mouchage purulent, écoulement dans la gorge, toux, laryngite, douleur, maux de tête, anosmie* et cacosmie*, fièvre. Parfois seuls les maux de tête, les douleurs oculaires, l'atteinte de l'état général sont présents et c'est l'examen (comme pour une sinusite aiguë) qui permettra de porter le diagnostic. Le traitement comporte les ponctions et lavages du sinus, la mise en place éventuelle d'un drain. En l'absence de résultat, on pratique l'ouverture chirurgicale du sinus. Le traitement des sinusites chroniques frontales, ethmoïdales et sphénoïdales est particulièrement délicat. L'action sur le terrain joue un rôle important : correction d'un déséquilibre alimentaire, d'une carence vitaminique, équilibration d'un diabète, désensibilisation d'une allergie. La mucoviscidose*, les agammaglobulinémies* doivent être recherchées. Le traitement thermal consolide les résultats.

**sirop** n. m. Liquide très sucré.
L'adjonction d'une grande quantité de sucre* permet la conservation et donne une consistance visqueuse au sirop. Les sirops « simples » sont une dilution du sucre dans de l'eau, pratiquement à saturation. Les sirops « médicamenteux » sont préparés par adjonction au sirop simple de diverses substances : sels, alcaloïdes, teintures, extraits de plantes. Selon les composants, on prépare des sirops contre la toux, les spasmes, la diarrhée, etc.

**sitostérol** n. m. Stéroïde* présent dans les huiles de maïs, de germes de blé, et prescrit contre l'excès de cholestérol*.

**sixième** adj. num. ordin. **Sixième maladie.** V. ROSÉOLE.

**Sjögren (syndrome de),** affection touchant essentiellement la femme après la ménopause, et qui consiste en un tarissement des sécrétions de toutes les glandes exocrines*.
Il se révèle par le dessèchement de la bouche et des yeux, dû au tarissement des glandes salivaires et lacrymales. Il accompagne souvent une maladie de système (v. COLLAGÉNOSE*) : polyarthrite* rhumatoïde, sclérodermie*, lupus*, etc., et peut parfois dégénérer en lymphome*.

**skiascopie** n. f. Examen ophtalmologique servant à déterminer objectivement la réfraction d'un œil.
Il consiste à projeter sur l'œil, à l'aide d'un miroir plan, un faisceau lumineux. Un orifice percé dans le miroir permet d'observer la façon dont le faisceau est réfléchi par l'œil lorsqu'on déplace le miroir, en intercalant des lentilles optiques de différentes puissances.

**sociothérapie** n. f. Méthode de traitement des maladies mentales.
La sociothérapie s'adresse à des groupes de malades. On l'applique généralement dans des établissements de soins, de rééducation, de convalescence.
Ce type de traitement a pour principe de favoriser la réinsertion des malades dans la réalité et la vie socioprofessionnelles, grâce à des activités de groupe et à une ambiance affective et culturelle chaleureuse autant que dynamique.
L'intégration dans une collectivité dûment encadrée par le personnel médical, infirmier, les rééducateurs, les psychologues... permet aux patients de renouer avec leurs semblables, d'abandonner l'univers morbide dans lequel ils étaient emmurés. L'ergothérapie* fait partie des activités sur lesquelles se fonde la sociothérapie.

**sodium** n. m. Métal très répandu dans la nature sous forme de sels.
Dans l'organisme, c'est le cation alcalin principal des secteurs extracellulaires. Son rôle est fondamental dans les échanges hydriques (le sodium est l'agent essentiel de la rétention de l'eau dans l'organisme) et au niveau du rein, ainsi que dans le maintien de l'équilibre acidobasique*, où il intervient par l'intermédiaire des bicarbonates. (V. ÉLECTROLYTE, OSMOSE, OSMOTIQUE.)
Les besoins de l'organisme, couverts par l'alimentation normale, sont d'environ 6 g par 24 heures. Le taux sanguin normal de sodium (natrémie) est de 3,25 g par litre (soit 14,2 MEq par litre). On mesure ce taux par l'ionogramme* avec ceux du potassium et du chlore.

**sodoku** n. m. Maladie due à une bactérie en forme de spirale, le *Spirillum minus muris*. D'origine japonaise, cette maladie se transmet par les morsures de rat. Après une longue incubation silencieuse (de 3 à 6 semaines), une fièvre élevée (39, 40 °C) s'installe, accompagnée de frissons, de douleurs musculaires et articulaires, de céphalées* et parfois de troubles nerveux plus importants. La morsure est tuméfiée, dure, accompagnée d'une adénopathie. Après quelques jours, tous les signes s'estompent.
Une éruption survient 3 jours plus tard, accompagnée de fièvre et de douleurs. Cette récurrence* peut se prolonger sur plusieurs mois.
Le diagnostic se fait sur la présence du germe dans le sang et dans les ganglions. Le traitement utilise les antibiotiques (pénicilline et tétracyclines).

**sodomie** n. f. Coït par voie rectale et l'une des formes de l'homosexualité masculine.

**soif** n. f. Sensation de sécheresse de la bouche et du pharynx appelant une ingestion d'eau.
Elle est plus ou moins intense et se traduit rapidement par une lourdeur de la langue et, à l'extrême, par une agitation et une anxiété. Sa satisfaction est impérieuse, car elle ne cesse qu'avec la prise de boisson et, surtout, elle traduit une déshydratation.
Son mécanisme est complexe : elle est déclenchée, d'une part, par un mécanisme purement local dû à l'assèchement des muqueuses (soif de l'orateur) et diminution de la sécrétion salivaire ; d'autre part, par un mécanisme nerveux cen-

tral, hypothalamique (v. HYPOTHALAMUS), pourvu de récepteurs sensibles à l'osmolarité plasmatique (v. OSMOTIQUE) et au volume sanguin circulant, la première s'élevant et le second diminuant lors du manque d'eau.
En outre, l'hypothalamus libère, par l'intermédiaire de l'hypophyse*, l'hormone antidiurétique* qui participe au mécanisme de limitation de la soif.
Celle-ci cesse par un mécanisme inverse mettant en jeu les mêmes récepteurs centraux, mais aussi des récepteurs de la base de la langue, sensibles au passage de l'eau. En outre, la présence d'eau dans l'estomac inhibe la soif de façon durable.
Son rôle est d'ajuster les entrées d'eau de l'organisme aux pertes obligatoires.
Le refus de boire est rare et d'origine psychologique.
L'excès de boisson, en revanche, a plusieurs causes :
— soit par habitude ou par trouble psychique, sans soif vraie, le sujet supportant sans déshydratation la restriction hydrique : c'est la potomanie ;
— soit par perte d'eau anormale, entraînant une « polydipsie » obligatoire et non contrôlable, en particulier lors du diabète insipide, dû à un trouble hypophysaire avec carence en hormone antidiurétique.

**soins** n. m. pl. Moyens par lesquels on s'efforce de rendre la santé à un malade.
Les *soins d'urgence* sont les premiers actes à réaliser en présence d'une hémorragie*, d'une brûlure*, d'une noyade*, etc.
Les *soins journaliers* consistent à faire le lit du malade, sa toilette, à administrer les médicaments, à surveiller l'alimentation, la température, le pouls, la tension artérielle, etc.
Les *soins préopératoires** comportent un certain nombre d'examens, sauf en cas d'extrême urgence.
Les *soins postopératoires** sont complexes. L'infirmière doit surveiller le retour à la conscience, une éventuelle perfusion intraveineuse, l'état du pansement, le pouls, la tension artérielle, la température, les urines, le retour des selles.

**soja** n. m. Légumineuse originaire de Chine, de grande valeur nutritive (lécithine, stérols ; vitamines A, B1, B2, D).
Le *pain de soja* est recommandé chez les diabétiques, car contenant peu de glucides*.

**solaire** adj. **Plexus solaire,** ensemble de ganglions nerveux situés autour de l'origine du tronc cœliaque*, recevant les nerfs splanchniques*, pneumogastriques* et phréniques*, et apportant aux différents viscères de l'abdomen leur innervation sympathique* et parasympathique*.

**soléaire** adj. et n. m. **Muscle soléaire,** muscle de la loge postérieure de la jambe, formant avec les deux jumeaux le triceps* sural.

**soleil** n. m. **Coup de soleil.** L'exposition intempestive et prolongée au soleil peut provoquer des brûlures allant d'un simple érythème* à la formation de phlyctènes (cloques). Un érythème étendu est dangereux. Au coup de soleil se joint souvent un coup de chaleur*, marqué par un malaise, de l'hypotension, parfois du délire. Son danger est grand chez les jeunes enfants (risque de convulsions) et chez les sujets âgés (risque d'hémorragies méningées et d'accidents cérébraux).

**soluté** n. m. Au sens strict, c'est la substance dissoute dans un solvant. En pharmacie, le soluté est un liquide formé par la dissolution d'un solide dans un liquide.

**solution** n. f. Mélange homogène, ne formant qu'une seule phase, de deux sortes de molécules ou plus, les unes étant le soluté, les autres le solvant. (La solution peut être solide, gazeuse ou surtout liquide.)
**Solution normale,** solution contenant un atome-gramme de soluté par litre de solution.

**somatique** adj. Qui concerne le corps.

**somatotopie** n. f. Structure particulière des centres nerveux, qui fait que, dans une aire cérébrale donnée, une zone précise assure la représentation d'une partie du corps.

**somatotrope** adj. Qui exerce une action sur les cellules somatiques (du corps).
**Hormone somatotrope,** hormone sécrétée par le lobe antérieur de l'hypophyse et stimulant la croissance. (Syn. : SOMATORMONE ou SOMATHORMONE.)

**sommation** n. f. Addition. (Terme utilisé en physiologie musculaire et nerveuse.)
**Sommation temporelle,** phénomène par lequel des excitations inefficaces peuvent devenir efficaces si elles sont répétées.
**Sommation spatiale,** renforcement de l'activité musculaire ou nerveuse, dû à la mise en jeu d'un nombre croissant d'unités contractiles ou conductrices.

**sommeil** n. m. État physiologique caractérisé par une suspension de la vigilance.
La réversibilité immédiate du sommeil le distingue du coma, de l'hypnose, de la narcose, ces derniers ne pouvant pas être

interrompus par le bruit, les secousses, etc.

**Physiologie.** La durée du sommeil par 24 heures varie entre 18 heures chez le nourrisson et de 6 à 9 heures chez le sujet adulte. On définit habituellement quatre stades de sommeil « lent », de profondeur croissante, et un état de sommeil dit « paradoxal », qui alternent au cours d'une même nuit. À chaque type de sommeil correspond une activité électroencéphalographique particulière.

***Sommeil lent.*** Le *stade 1* correspond à l'endormissement. Il se traduit à l'électroencéphalogramme (E. E. G.) par la disparition du rythme d'éveil et par l'apparition d'un rythme plus rapide.

Le *stade 2* est le stade du sommeil confirmé. Il se caractérise à l'E. E. G. par l'apparition de bouffées de fuseaux sur un fond d'ondes courtes, et de grandes ondes lentes correspondant à des modifications neurovégétatives : accélération du rythme cardiaque, vasoconstriction* périphérique.

Le *stade 3* est la phase de transition vers le sommeil profond. Il y a une persistance des fuseaux sur un fond d'ondes lentes delta (Δ).

Le *stade 4* est le stade du sommeil profond. Les fuseaux disparaissent et les ondes delta (Δ) occupent tout le tracé. Le rythme cardiaque est ralenti, la respiration est lente, le tonus musculaire diminué. Les réflexes* sont conservés.

L'intensité des stimulations nécessaires pour éveiller le dormeur croissent avec les différents stades de ce type de sommeil, dit *sommeil lent.*

***Sommeil paradoxal.*** Il est toujours précédé, au cours de la nuit, par une certaine durée de sommeil lent. Il est dit aussi sommeil rapide, car il est accompagné de mouvements oculaires « rapides », distincts des mouvements oculaires lents de l'endormissement. Les réflexes sont abolis. Sur l'E. E. G., il existe des ondes rapides qui évoquent le tracé de veille. C'est pendant le sommeil paradoxal que l'on rêve. C'est pourtant, *paradoxalement,* le stade de sommeil le plus profond, celui où le stimulus le plus intense est exigé pour réveiller le dormeur. Par contre, c'est au cours du stade 4 du sommeil lent que l'organisme se repose le plus complètement. Pendant une nuit de sommeil normal, les différents stades de sommeil se succèdent plusieurs fois, réalisant 4 ou 5 cycles complets. Le pourcentage du sommeil rapide par rapport à la durée totale du sommeil est de 20 p. 100 environ. Plus important pour le nourrisson (50 p. 100), il diminue avec l'âge. Le réveil se situe toujours après une phase de sommeil paradoxal. Les deux types de sommeil sont également indispensables à l'individu.

Le sommeil dépend de la substance réticulée* du cerveau, dont l'activation conditionne l'état de veille. La privation de sommeil est mal supportée, tant sur le plan somatique que sur le plan psychologique. C'est pourquoi il est parfois nécessaire d'employer les hypnotiques pour rétablir un sommeil assez proche du sommeil physiologique.

**Insuffisance de sommeil ou insomnie.** ***Chez l'adulte.*** L'insomnie réelle relève de mécanismes divers, et elle ne peut être affirmée qu'après avoir déterminé la durée de sommeil nécessaire à l'individu en cause.

1. Il existe des *insomnies d'endormissement.* Certaines sont occasionnelles, liées à des soucis responsables d'une tension psychologique transitoire (surmenage intellectuel, échec sentimental). D'autres sont permanentes, telles qu'on les rencontre chez les sujets à tendance névrotique. Ces sujets, particulièrement anxieux, émotifs, éprouvent une grande difficulté à s'endormir. À la longue, la dette de sommeil s'accumule, et le dynamisme vital est très réduit.

La grande insomnie s'observe dans les maladies mentales graves, telles que la schizophrénie*, les délires* chroniques.

2. Il existe des *insomnies de la seconde moitié de la nuit.* Ce sont les plus tenaces et les plus symptomatiques de désordres psychiques. En effet, le pôle maximal de l'angoisse se situe vers 3-4 heures du matin et la difficulté à se rendormir signe un épisode dépressif et/ou anxieux (mélancolie*, dépression réactionnelle).

Le sommeil demande une abdication de la volonté ; aussi l'insomnie est-elle aussi importante chez les sujets qui le refusent par anxiété que chez ceux qui s'efforcent (paradoxalement) de s'endormir. Le sommeil véhicule en effet, chez de nombreux sujets, l'angoisse de la mort, des ténèbres, de l'abandon par la mère, de la perte du contrôle du « moi ». Le traitement de l'insomnie dépend de sa cause, d'où l'emploi de tranquillisants, de barbituriques, de cures de psychothérapie, voire de simple relaxation.

***Chez l'enfant.*** Les troubles du sommeil sont très fréquents. Chez le nourrisson, ils empêchent le développement normal du système nerveux, et de ce fait sont particulièrement graves.

Ils révèlent souvent une inadaptation du cycle du sommeil au rythme de l'alimentation imposé par la mère, d'où la nécessité d'une grande souplesse dans la dis-

tribution des biberons. La composition du lait entraîne parfois des troubles digestifs responsables d'un sommeil peu réparateur. Les enfants délaissés par les parents dans la journée ont souvent un sommeil nocturne perturbé, d'autant qu'ils ne sont pas assez actifs dans la journée.
Chez le grand enfant, les troubles du sommeil sont dus à un terrain instable et nerveux, et à une ambiance affective conflictuelle. Le déroulement de la journée est souvent en cause dans l'apparition de cauchemars ou d'images effrayantes quand la lumière est éteinte.
Le *somnambulisme**, manifestation du sommeil pathologique, est fréquent et sans gravité chez l'adolescent, qui n'en garde aucun souvenir. Les épilepsies de l'endormissement donnent lieu à une agitation psychomotrice interprétée comme un mauvais rêve. En résumé, si les insomnies révèlent parfois des perturbations affectives ou des conflits personnels, voire des psychoses* chroniques, elles sont néanmoins liées, pour la plupart, à une mauvaise hygiène de la vie, à une inadaptation au changement, de quelque nature qu'il soit. Les médicaments apportent dans ces circonstances une aide précieuse ; toutefois, les barbituriques seront évités chez l'enfant, à qui il est préférable d'administrer des sédatifs légers (tranquillisants ou neuroleptiques* à doses filées).
**Excès de sommeil.** L'hypersomnie témoigne fréquemment d'un surmenage ; elle se rencontre aussi dans certaines dépressions névrotiques comme une démission du sujet.
L'encéphalite virale de von Economo, certaines tumeurs cérébrales, le syndrome de Gélineau provoquent des hypersomnies incontrôlables.

***sommeil (cure de)*** ou ***narcothérapie,*** méthode thérapeutique utilisée en psychiatrie, et consistant à provoquer un sommeil continu ou discontinu pendant quelques jours ou quelques semaines, grâce aux barbituriques et aux neuroleptiques.
Une cure moyenne se déroule ainsi : le sujet dort abondamment les premiers jours, a des réveils agréables : c'est la phase de gratification. Puis survient une phase de sommeil plus profond, qui s'achève par des cauchemars pénibles. Puis la cure se termine par une nouvelle détente grâce à l'addition d'opiacés*. Certaines cures sont collectives.
L'indication majeure est constituée par les états d'angoisse. C'est une thérapeutique utile dans les affections psychosomatiques, dans les états suraigus émotionnels, dans le sevrage des toxicomanes. Parfois, la narcothérapie est un adjuvant dans le traitement des dépressions mélancoliques et des psychoses délirantes aiguës. On a insisté sur l'effet libérateur (reviviscence de traumatismes psychiques refoulés), sur son effet cérébral (rupture du circuit entre les « stress » et les réactions qu'ils engendrent) et sur son effet social (permission de régresser).

***sommeil (maladie du),*** affection parasitologique due au trypanosome*, transmis à l'homme par la glossine ou mouche tsé-tsé*. En Afrique tropicale, la mouche se nourrit du sang humain lors d'une piqûre et va contaminer un homme sain après avoir piqué un sujet atteint.
***Signes.*** La piqûre est souvent méconnue. La phase lymphatico-sanguine commence 10 jours plus tard par de la fièvre, une augmentation de volume du foie, de la rate, des ganglions de la base du cou. Puis des placards rouges apparaissent sur la peau et des signes nerveux (céphalées, somnolence) les accompagnent.
La phase de complications nerveuses s'installe brusquement : le sujet, amaigri, est plongé dans un état de somnolence irrésistible, entrecoupé d'accès de tremblements ou de délire*.
L'évolution de la maladie, en l'absence de traitement, se fait vers la mort par cachexie* en quelques semaines. Certaines formes chroniques durent plusieurs années.
***Diagnostic.*** La découverte, dans le sang, dans le liquide céphalo-rachidien, de plasmocytes* ou de cellules de Mott* est très évocatrice. La certitude est apportée par la mise en évidence des trypanosomes dans le sang.
***Traitement.*** Il nécessite une hospitalisation. La pentamidine est utilisée dans la première phase, remplacée par les dérivés arsenicaux lors de la dissémination nerveuse. La prophylaxie repose sur la destruction des glossines et le recensement des malades sommeilleux.

**somnambulisme** n. m. État caractérisé par l'accomplissement d'actes automatiques durant le sommeil.
Il peut traduire une épilepsie ou des troubles psychologiques variés.

**somnifère** n. m. Médicament capable de produire le sommeil en déprimant la vigilance. (Syn. : HYPNOTIQUE.)
Parmi les hypnotiques, certains induisent un sommeil de type physiologique (hypnotiques non barbituriques) ; d'autres induisent momentanément un sommeil forcé (hypnotiques barbituriques). Ces derniers, surtout, peuvent don-

ner lieu à des toxicomanies en raison du phénomène d'accoutumance avec augmentation des doses. La prescription de somnifères doit donc être prudente chez un malade se plaignant d'insomnie. Le traitement d'une dépression sous-jacente, le changement des conditions de vie, la prise de conscience de conflits personnels suffisent souvent à rétablir le sommeil.

**somnolence** n. f. État de torpeur proche du sommeil, observé dans de nombreuses affections.

**sondage** n. m. Mise en place d'une sonde dans un organe creux (par exemple la vessie) à des fins d'exploration ou d'évacuation.

**sonde** n. f. Instrument cylindrique destiné à être introduit dans les orifices naturels, traumatiques ou thérapeutiques. Les sondes peuvent être rigides (sonde cannelée métallique pour explorer un trajet fistuleux) ou plus souvent souples, destinées à permettre le passage de l'air (sonde endotrachéale) ou de liquides (sondes gastriques, urétrales).

**sophrologie** n. f. Discipline ayant pour but d'assurer un équilibre harmonieux de la personnalité.
Elle utilise des procédés voisins de l'hypnose, la relaxation, la musique, etc.

**soporifique** adj. et n. m. Qui provoque le sommeil. (V. HYPNOTIQUE.)

**sorbitol** n. m. Sucre du fruit du sorbier, employé comme laxatif et cholérétique.

**soude** n. f. Hydroxyde de sodium (NaOH).
**Dangers de la soude.** La soude est un caustique* très puissant. Elle est utilisée en industrie et dans les foyers domestiques (décapants, lessives, déboucheur de lavabos). L'absorption de soude entraîne des douleurs atroces avec vomissements sanglants et risque de perforation de l'œsophage ou de l'estomac ou de rétrécissement ultérieur de l'œsophage, de traitement difficile; le transfert dans un centre antipoison est nécessaire,

**souffle** n. m. Bruit perçu à l'auscultation pulmonaire ou cardiaque, rappelant le bruit que fait une colonne d'air ou de liquide passant dans un canal étroit.
**Souffles pulmonaires.** Le *souffle tubaire* signe l'existence d'une condensation pulmonaire (pneumonie par exemple). Le *souffle pleurétique* est perçu à la limite supérieure des épanchements liquidiens de la plèvre (pleurésies*). Le *souffle cavitaire* est parfois perçu lorsqu'il existe une caverne au sein d'une zone de condensation. Le *souffle amphorométallique* traduit l'existence d'un pneumothorax.
**Souffles cardiaques.** Les *souffles anorganiques*, fréquents, s'observent en l'absence de toute lésion cardiaque organique. Exclusivement systoliques, ils varient avec les phases du cycle respiratoire et avec la position du sujet.
Les *souffles organiques* s'observent en cas de lésion d'un orifice valvulaire ou de communication anormale entre les différentes cavités du cœur. Les *souffles dits «fonctionnels»* s'observent en cas d'insuffisance cardiaque droite ou gauche, ce qui entraîne un défaut de coalescence des valves tricuspide ou mitrale. Le souffle disparaît en même temps que rétrocède l'insuffisance ventriculaire sous l'effet de la thérapeutique.

**soufre** n. m. Métalloïde solide, jaune, inodore, très répandu, en nature ou sous forme de sulfures et de sulfates.
**Biochimie.** Le soufre joue un rôle important dans la fonction de certains acides aminés. Ceux-ci, par leur fonction sulfhydrile (SH), s'unissent par des ponts disulfures (S—S), assurant le maintien de la structure tertiaire des protéines*. L'équilibre entre les formes de sulfures et sulfhydriles (c'est-à-dire entre les formes oxydées et réduites) joue un grand rôle dans l'équilibre d'oxydoréduction* des cellules.
**Présentations pharmaceutiques.** Utilisé sous forme d'une poudre jaune, dite *soufre lavé*, le soufre est prescrit *per os* comme laxatif et incorporé dans des préparations à usage externe en dermatologie.
**Toxicologie.** Le soufre lui-même est un peu dangereux. L'ingestion de soufre cause, à partir de 15 à 20 g, les mêmes troubles que l'hydrogène sulfuré (v. ci-dessous).
Les *dérivés du soufre* sont plus nocifs que le soufre pur : les anhydrides (oxydes de soufre $SO_2$ et $SO_3$), présents sous forme de gaz* dans de nombreuses industries, causent des lésions trachéales graves après inhalation à fortes doses; l'acide sulfurique ($SO_4H_2$) est extrêmement caustique; l'hydrogène sulfuré ($H_2S$) est très toxique : son inhalation peut provoquer une mort presque immédiate, précédée de signes (irritation oculaire, nausées, céphalées, toux) qu'il est important de connaître. L'intoxication chronique entraîne des troubles oculaires (mitte*). Citons enfin la toxicité du *sulfure de carbone**.

**source** n. f. **Sources médicinales,** sources employées pour les vertus thérapeutiques de leurs eaux. (V. EAU, *Eaux minérales et thermales*, THERMALISME.)

**sourd-muet, sourde-muette** adj. et n. Personne sourde et muette.
La formation du langage implique une bonne audition. La surdité de l'enfant

au cours des premières années entrave l'acquisition du langage ; aussi doit-elle être dépistée tôt si l'on veut éviter la surdi-mutité grâce à une thérapeutique et une rééducation appropriées. Chez le petit enfant, une légère diminution de l'audition (hypoacousie) passe souvent inaperçue et ne sera dépistée que plus tard, à la suite d'un retard dans l'acquisition du langage, de la lecture à l'âge scolaire. Les méthodes d'examen de l'audition chez l'enfant sont très diverses. Avant 2 ans, elles permettent de distinguer les mal-entendants des demi-sourds et sourds totaux. Ce n'est que vers 5 ans que l'examen de l'audition de chaque oreille peut être pratiqué. Suivant l'importance de la surdité*, on distingue le sourd total, le demi-sourd grave, le demi-sourd léger et l'hypoacousique. (V. SURDITÉ.)

**Mesures thérapeutiques.** La réadaptation de l'enfant doit être entreprise tôt, si possible dès l'âge de 2 ans. Elle repose sur l'appareillage (lorsqu'il est possible) et sur la rééducation. La rééducation varie avec l'importance de la surdité et du trouble du langage : elle peut être individuelle, pratiquée par un orthophoniste, ou collective dans un centre spécialisé d'audio-phonologie. Ses résultats dépendent aussi du quotient intellectuel de l'enfant et du milieu psychologique familial.

**sous-crépitant** adj. m. Se dit d'un râle (bruit pathologique) audible à l'auscultation pulmonaire, de sonorité fine, humide, et attribué à la présence de pus ou de mucus dans les bronches.

**sous-cutané, e** adj. Sous la peau.

**Injection sous-cutanée.** V. INJECTION.

**sous-hyoïdien, enne** adj. Situé sous l'os hyoïde : la *région sous-hyoïdienne* occupe la partie médiane et antérieure du cou.

**sous-maxillaire** adj. Qui est situé sous la mâchoire.

**Glande sous-maxillaire,** glande salivaire dont la sécrétion est amenée dans la bouche par le canal de Wharton.

***Maladies de la glande sous-maxillaire.*** Cette glande est souvent touchée, avec la parotide*, dans les oreillons*. Elle est augmentée de volume dans le syndrome de Mikulicz*. Il existe des calculs de la glande sous-maxillaire qui provoquent des douleurs paroxystiques sous la mâchoire. Dans le syndrome de Sjögren*, la glande sous-maxillaire se dessèche, ainsi que toutes les glandes exocrines.

**soustracteur** n. m. **Soustracteur d'images,** dispositif électronique permettant de superposer deux images radiographiques prises de façon identique, l'une en négatif, l'autre en positif, et de reproduire un cliché commun des deux images. — Les structures identiques sur les deux films s'effacent en raison de leur valeur de luminosité antagoniste. Par contre, une modification produite sur l'un des clichés par une substance de contraste est rendue parfaitement visible (utilité dans la radiographie vasculaire).

**sparadrap** n. m. Tissu recouvert d'une matière adhésive assurant une bonne adhérence pour fixer les pansements sur la peau. On utilise des sparadraps hypoallergiques pour les peaux sensibles.

**sparganose** n. f. Maladie parasitaire d'Afrique et d'Extrême-Orient, due à la pénétration, chez l'homme, de la larve d'un bothriocéphale. (V. BOTHRIOCÉPHALOSE.)

**spartéine** n. f. Principal alcaloïde du genêt à balai.

Le sulfate de spartéine est tonicardiaque* et stimulant des contractions de l'utérus.

**spasme** n. m. Contraction musculaire involontaire, touchant plus volontiers les muscles lisses.

Les spasmes siègent sur le tube digestif (œsophage, pylore, côlon), sur l'uretère, sur les voies respiratoires (glotte, larynx) et sur les sphincters (sphincter anal, sphincter des voies biliaires, sphincter vésical).

**spasmolytique** adj. et n. m. Se dit d'une substance qui supprime le spasme. Les spasmolytiques agissent soit directement sur la fibre musculaire lisse, comme la papavérine, soit sur la commande par le système nerveux végétatif, comme l'atropine.

**spasmophilie** n. f. Affection chronique caractérisée par une hyperexcitabilité neuromusculaire permanente, et au cours de laquelle apparaissent les crises de tétanie*.

La spasmophilie survient chez des sujets présentant un terrain psychique particulier. Il s'agit le plus souvent de jeunes femmes anxieuses et à tendance névrotique nette. Le diagnostic est établi par le signe de Chvostek* et confirmé par l'électromyogramme. Le traitement repose sur la prescription de tranquillisants*, sur la psychothérapie et, lors d'une crise de tétanie, sur l'administration d'un tranquillisant par voie intraveineuse.

**spécialité** n. f. **Spécialité pharmaceutique,** tout médicament préparé à l'avance, présenté sous un conditionnement particulier et caractérisé par une dénomination spéciale.

Aucune spécialité ne peut être délivrée à titre gratuit ou onéreux si elle n'a reçu au préalable une autorisation de mise sur le marché délivrée par l'autorité administrative compétente. La décision de cette autorité est essentiellement fondée sur la présentation, par le fabricant, de rapports d'experts qui permettent d'apprécier que le médicament présente un intérêt thérapeutique, que sa toxicité et ses effets secondaires dans les conditions normales d'emploi sont acceptables, que la fabrication et les contrôles sont effectués dans des conditions propres à minimiser les risques d'accident.

**Spécialité médicale,** qualification reconnue à un médecin qui possède, dans une des disciplines considérées comme spécialités, un certificat d'études spéciales ou, lorsqu'un enseignement n'est pas institué en cette discipline, des connaissances particulières. Le médecin spécialiste exerce exclusivement dans sa spécialité. (V. MÉDECIN.)

**spécificité** n. f. **Spécificité d'une maladie,** ensemble des caractères d'une maladie qui la rendent toujours semblable à elle-même et en permettent le diagnostic.

**spécifique** adj. Se dit d'un symptôme qui caractérise une maladie, ou d'un traitement exclusivement efficace pour une maladie donnée.

**spectrophotométrie** n. f. Méthode optique d'identification de substances chimiques présentes dans un liquide, par leur spectre d'absorption de la lumière.

Le liquide est interposé entre une lumière blanche et la fente d'un spectroscope. Les radiations émises par la source et absorbées par les substances chimiques présentes dans le liquide disparaîtront du spectre recueilli à l'oculaire. On identifie ainsi, en particulier, l'hémoglobine* du sang.

**spéculum** n. m. Instrument servant à élargir les cavités naturelles, pour permettre leur examen médical.

Il existe des spéculums vaginaux et des spéculums pour les oreilles et le nez.

**spermatique** adj. Qui se rapporte au sperme.

**Voies spermatiques.** Les spermatozoïdes (issus du testicule) gagnent l'urètre par un trajet très long qui emprunte l'épididyme, le canal déférent (qui rejoint la prostate), les vésicules séminales (situées à l'extrémité du canal déférent), puis le canal éjaculateur, qui traverse la prostate et atteint l'urètre au niveau d'une saillie appelée *veru montanum.*

**spermatogenèse** n. f. Élaboration des spermatozoïdes par le testicule.

**Physiologie.** La spermatogenèse débute à la puberté, sous l'influence de l'hypophyse*, et s'arrête chez le sujet très âgé. Elle se fait à l'intérieur des tubes séminifères par multiplication des cellules germinales souches, les spermatogonies, qui donnent les spermatocytes de premier ordre (à 46 chromosomes), puis les spermatocytes de deuxième ordre (à 23 chromosomes) par méiose*. Puis naissent, par division simple (ou mitose*), des spermies, des spermatides et, enfin, les spermatozoïdes. Le spermatozoïde possède une tête (contenant les chromosomes), un col, auquel fait suite une queue, ou flagelle, qui lui assure sa mobilité.

**Anomalies de la spermatogenèse.** L'arrêt de la spermatogenèse s'observe chez des sujets fortement carencés (déportés) ou atteints de troubles endocriniens graves (tumeurs). De même, certaines substances (tétrachlorure de carbone) et des affections touchant le testicule provoquent des stérilités définitives (tuberculose, oreillons) quand l'atteinte est bilatérale. (V. SPERME.)

**spermatorrhée** n. f. Émission involontaire de sperme, en dehors de toute stimulation sexuelle.

La spermatorrhée s'observe lors de certains troubles du comportement sexuel.

**spermatozoïde** n. m. Cellule sexuelle mâle, formée par le testicule et qui féconde l'ovule féminin lors des rapports sexuels. (V. SPERMATOGENÈSE.)

**sperme** n. m. Liquide qui transporte et nourrit les spermatozoïdes.

**Physiologie.** Le sperme renferme, outre les spermatozoïdes (v. SPERMATOGENÈSE), des protéines issues des glandes de Cowper, du fructose (sécrété par les vésicules séminales) et des enzymes apportées par la prostate.

Le sperme total est un liquide blanc jaunâtre, légèrement collant, qui résulte du mélange du sperme testiculaire et du liquide prostatique. Le testicule sécrète le sperme en permanence, et le liquide gagne l'ampoule du déférent et la vésicule séminale. (V. SPERMATIQUE, *Voies spermatiques.*)

L'excrétion du sperme se fait au moment de l'orgasme, maximum des sensations voluptueuses, grâce à la contraction des muscles lisses qui entourent les conduits génitaux.

L'oblitération des conduits génitaux, due à une compression ou à un traumatisme, est responsable de coliques épididymaires douloureuses.

**Anomalies du sperme.** La présence de sang dans le sperme signe une inflammation prostatique. Les insuffisances de sperme, généralement dues à une anomalie des spermatozoïdes, entraînent une stérilité masculine. Elles portent sur leur nombre (l'oligospermie*, l'azoospermie*), sur leur mobilité, qui peut être réduite.

**Examen du sperme.** Il est indispensable dans les consultations conjugales pour stérilité. Le spermogramme étudie le nombre, la mobilité, le pourcentage de formes anormales des spermatozoïdes dans le sperme, ainsi que sa composition chimique et le pH du liquide.

La compatibilité entre glaire cervicale féminine et sperme est étudiée par prélèvement chez la femme après le rapport sexuel.

**Banque de sperme,** organisme où l'on conserve par le froid (— 196 °C) le sperme dilué avec du glycérol, en vue de l'insémination artificielle.

**spermicide** adj. Se dit d'une substance qui tue les spermatozoïdes.

Les substances spermicides ont été proposées comme agent de contraception locale. Elles ont cependant un pourcentage d'échecs important, et ne peuvent être utilisées qu'en association avec un diaphragme féminin ou un préservatif masculin.

**spermoculture** n. f. Ensemencement du sperme sur les milieux de culture bactériologique d'isolement pour rechercher le gonocoque*.

**spermogramme** n. m. Examen et numération des spermatozoïdes. (V. SPERME, *Examen du sperme.*)

**sphacèle** n. m. Tissu nécrosé en cours d'élimination.

**sphénoïde** adj. et n. m. *L'os sphénoïde* est un os du crâne, impair, médian, de forme tourmentée, situé à la partie moyenne de la base du crâne*.

**sphéno-maxillaire** adj. Relatif aux os sphénoïde* et maxillaire : *fente sphéno-maxillaire* (située à l'angle inféro-externe de l'orbite*).

**sphéno-palatin, e** adj. Relatif au sphénoïde* et au palais : *ganglion sphéno-palatin.*

**sphincter** n. m. Système musculaire, souvent circulaire, fait de plusieurs fibres lisses (contrôle involontaire) ou striées (contrôle volontaire) dont l'action ouvre ou ferme l'orifice d'un canal ou d'un organe : sphincters de la vessie, du rectum, du pylore...

Le *sphincter d'Oddi** est un appareil sphinctérien qui entoure la terminaison des canaux cholédoque* et de Wirsung*. Il contrôle l'évacuation de la bile et de la sécrétion pancréatique, et évite le reflux du contenu du tube digestif dans ces deux canaux.

**sphinctérectomie** n. f. Résection d'une partie du sphincter d'Oddi, indiquée en cas de rétrécissement scléreux de la partie terminale du cholédoque.

**sphinctérien, enne** adj. Relatif à un sphincter. **Troubles sphinctériens.** L'usage réserve ce qualificatif aux troubles urinaires et aux troubles de la défécation d'origine neurologique.

***Troubles urinaires.*** ANATOMIE ET PHYSIOLOGIE. L'orifice urétral d'évacuation de la vessie est muni de deux sphincters : un *sphincter lisse,* qui s'ouvre par suite d'une commande nerveuse induite par la distension de la vessie* et dont le centre se trouve dans la moelle sacrée ; un *sphincter strié,* dont le fonctionnement est sous la dépendance de centres situés dans l'écorce cérébrale et qui permet d'inhiber la miction automatique.

PATHOLOGIE. Un déficit du sphincter strié se traduit par des mictions impérieuses et fréquentes. Un déficit du sphincter lisse entraîne une incontinence urinaire vraie. La perte de la sensibilité de la vessie se traduit par une rétention d'urine.

***Troubles de la défécation.*** La paralysie du sphincter anal se manifeste par une incontinence des matières. L'hypotonie du rectum se traduit par une constipation.

***Causes des troubles sphinctériens.*** Ils s'observent dans les lésions de la moelle épinière et de la queue-de-cheval (dernières paires de nerfs rachidiens), dans les lésions cérébrales bilatérales et en cas de coma, et sont parfois dus à une simple incontinence* due à la vieillesse.

**sphinctérotomie** n. f. Incision d'un sphincter : sphinctérotomie du pylore (pylorotomie*) dans la sténose hypertrophique du nourrisson.

**sphygmomanomètre** n. m. Syn. de TENSIOMÈTRE.

**spica** n. m. Bandage croisé appliqué à la racine d'un membre.

**spina-bifida** n. m. inv. Fissure verticale du rachis.

On en distingue deux variétés selon qu'il existe ou non des signes au niveau de la peau :

Le *spina-bifida occulta* est une malformation mineure, fréquente et bénigne, due à la non-fermeture d'un ou de plusieurs arcs vertébraux postérieurs. C'est une découverte fortuite lors d'un examen radiologique de la colonne vertébrale ;

Le *spina-bifida congénital* est une malformation qui s'accompagne d'anomalies de la moelle épinière et d'une hernie méningée formant une tumeur médiane, molle, recouverte soit de peau, soit d'une mince membrane méningée. Le pronostic est grave, en dépit des tentatives de traitement chirurgical.

**spinal, e, aux** adj. Qui se rapporte à la colonne vertébrale (ou épine dorsale).
Le *nerf spinal* constitue la XI$^{e}$ paire crânienne.
**spina-ventosa** n. m. inv. Forme de tuberculose osseuse de la main et du pied, caractérisée par l'aspect radiologique des phalanges : l'os est boursouflé et aminci.
**spino-cellulaire** adj. Se dit d'une variété de cancer de la peau. (V. ÉPITHÉLIOMA.)
**spiramycine** n. f. Antibiotique actif sur les germes Gram positif, principalement streptocoque*, pneumocoque*, staphylocoque*.
Elle s'administre par voie orale et se concentre surtout au niveau des voies aériennes.
**spirille** n. m. Microbe très mobile, de forme spiralée. (Le sodoku* est dû à un spirille.)
**spirochète** n. m. Bactérie hélicoïdale mobile.
On en reconnaît, après cultures sur milieux spéciaux, trois groupes : les *tréponèmes**, les *borrelia** et les *leptospires**.
**spirographie** n. f. Étude des mouvements respiratoires et de la capacité pulmonaire.
Elle se fait à l'aide d'un *spirographe*, qui fournit un tracé permettant une mesure appelée *spirométrie*.
**spiroïde** adj. Contourné en spirale.
**Fracture spiroïde**, fracture des os longs dont le trait est hélicoïdal.
**spironolactone** n. f. Stéroïde dont l'action diurétique est due à l'inhibition de l'aldostérone* au niveau des tubules rénaux.
**splanchnicectomie** n. f. Résection des nerfs splanchniques au niveau des piliers du diaphragme.
Associée à une sympathectomie* lombaire, elle prend le nom *d'opération de Smithwick*, indiquée dans les artérites du sujet jeune et certaines hypertensions* artérielles malignes.
**splanchnique** adj. Qui se rapporte aux viscères.
Les *nerfs splanchniques* qui appartiennent au système sympathique* règlent le fonctionnement des viscères du tronc.
**splénectomie** n. f. Ablation de la rate, indiquée en cas de traumatisme grave de cet organe (et alors sans conséquences physiologiques ultérieures) ou au cours de diverses affections hématologiques (anémies hémolytiques, certaines leucoses...).
**splénique** adj. Relatif à la rate* : *artère splénique, veine splénique*, etc.
**splénomégalie** n. f. Augmentation de volume de la rate, qui devient palpable. Elle peut dépendre d'une cause infectieuse ou parasitaire (brucellose*, septicémies*, kala-azar*, etc.), d'une hypertension* portale (cirrhose*), d'une affection hématologique (leucémie*, maladie de Hodgkin*, etc.), d'une maladie de surcharge (maladie de Gaucher) ou être de cause inconnue (idiopathique).
**splénoportographie** n. f. Radiographie de la rate et du système de la veine porte après injection d'un produit de contraste. Cette injection se fait dans la rate elle-même, à travers la paroi abdominale, après anesthésie locale. On l'emploie dans le diagnostic des hypertensions* portales. (V. PORTE.)
**spondylarthrite** n. f. Arthrite des vertèbres.
**Spondylarthrite ankylosante**, affection inflammatoire chronique frappant surtout le sexe masculin et les porteurs du gène d'histocompatibilité* HLA 27. — Elle débute chez l'adulte jeune et son évolution est lente. Frappant essentiellement les articulations sacro-iliaques et intervertébrales, elle se traduit par des douleurs et une raideur du dos, qui se bloque en cyphose* dorsale ; sur les radiographies il existe un flou des articulations sacro-iliaques, des images d'ossification intervertébrale appelées *syndesmophytes*, réalisant la « colonne bambou » et la calcification des ligaments intervertébraux. Les autres atteintes articulaires et extra-articulaires (iritis et aortite) sont plus rares.
***Traitement.*** Il associe des antalgiques et des anti-inflammatoires (phénylbutazone, indométacine, corticoïdes). Il doit être complété par une kinésithérapie active visant à prévenir les déformations articulaires et le blocage du radius.
**spondylite** n. f. Inflammation d'une ou de plusieurs vertèbres* (spondyle).
**spondylolisthésis** n. m. Glissement en avant du corps d'une vertèbre.
Il résulte le plus souvent d'une absence d'ossification entre le segment postérieur et le corps de la vertèbre, et siège surtout au niveau des vertèbres lombaires. Parfois latent cliniquement, il peut se traduire par des lombalgies ou des crises de lombo-sciatique. L'examen radiologique permet le diagnostic.
***Traitement.*** Les formes douloureuses bénéficient d'un traitement médical et d'une kinésithérapie. Le traitement chirurgical n'est indiqué que dans les formes rebelles aux traitements précédents.
**spondylolyse** n. f. Rupture entre les arcs antérieur et postérieur d'une ver-

tèbre, entraînant un glissement du corps vertébral en avant (spondylolisthésis*).

**spongieux, euse** adj. En forme d'éponge.

**Os spongieux**, partie centrale des os.

**Tissu spongieux**, syn. de TISSU ÉRECTILE.

**Corps spongieux**, formation de tissu érectile entourant l'urètre chez l'homme.

**spontané, e** adj. Se dit d'un trouble ou d'une lésion qui se manifeste sans cause apparente.

**sporadique** adj. **Maladie sporadique**, maladie ne frappant que quelques individus isolés au sein d'une population.

**spore** n. f. Élément ovoïde produit par les bactéries ou les champignons.

La spore est résistante et permet la conservation et la dissémination du germe (tétanos).

**sporocyste** n. m. Stade évolutif des trématodes*.

**sporogonie** n. f. Cycle de l'hématozoaire* (agent du paludisme) à l'intérieur de l'anophèle*.

**sporotrichose** n. f. Mycose* d'évolution lente, due à un adélomycète qui vit sur les plantes et le bois.

L'inoculation se fait à la suite d'une piqûre par une épine ou une écharde, et se traduit par un chancre d'inoculation, à la main droite le plus souvent. C'est un nodule sous-cutané qui bientôt s'ulcère, s'accompagnant de lymphangite et d'ulcérations de l'avant-bras. Le diagnostic se fait par la mise en évidence du champignon dans les lésions, à l'examen au microscope ou après culture. Le traitement comporte l'administration *per os* d'iodure de potassium en solution.

**sporozoaire** n. m. Protozoaire* parasite des cellules.

Ce sont, pour l'homme, l'hématozoaire* ou plasmodium (agent de paludisme*) et les coccidies*.

**sporozoïte** n. m. Stade évolutif de l'hématozoaire*.

Les sporozoïtes sont localisés dans les glandes salivaires de l'anophèle et sont injectés lors de la piqûre à l'homme.

**sport** n. m. Ensemble d'exercices physiques individuels ou collectifs, pratiqués en observant certaines règles et sans but utilitaire immédiat.

L'action des sports sur les grandes fonctions de l'organisme est considérable. Le choix d'un sport dépend des qualités physiques, de l'âge, du sexe ; sa pratique intensive, notamment en compétition, nécessite un contrôle médical rigoureux : chaque fédération sportive possède un service médical à tous les échelons. *L'examen médico-sportif* permet de classer les sujets en plusieurs catégories : tous les sports de compétition sont permis dans la 1re ; la 2e comprend les sujets moyens, qui doivent éviter certains sports violents ; les sportifs de 3e catégorie sont à ménager ; le 4e groupe comprend les inaptes temporaires ou définitifs.

Les sportifs sont classés suivant leur âge en plusieurs catégories : minimes, cadets, juniors, seniors ; mais le développement physique des jeunes ne correspondant pas toujours à leur âge chronologique, un surclassement est possible après avis médical. Après 45 ans, les activités sportives doivent être réduites. Certains sports violents sont trop rudes pour la femme, à qui, en revanche, la plupart des spécialités de l'athlétisme, la nage, le ski sont recommandables.

**spray** n. m. (mot angl. signif. «embrun»). Aéorosol obtenu avec les nébuliseurs*.

**sprue** n. f. **Sprue tropicale**, syndrome dysentérique observé sous les climats tropicaux.

Elle s'observe chez des sujets dont la muqueuse intestinale est altérée à la suite d'une longue période d'irritation de causes diverses (infections, parasitoses, etc.) ; il s'ensuit un défaut d'absorption des graisses et des vitamines. L'affection se traduit par une diarrhée graisseuse et putride, un amaigrissement, une anémie. L'évolution lente peut aboutir à la cachexie. Le traitement doit associer les transfusions et la vitaminothérapie au régime sans graisses.

**spume** n. f. Liquide organique dont l'aspect évoque l'écume, tels certains crachats contenant des bulles d'air.

**squame** n. f. Lamelle provenant de la couche cornée de l'épiderme, détectable facilement et dont les cellules sont anormales (ayant gardé leur noyau).

Les squames sont abondantes dans le psoriasis* et l'ichtyose*. Il s'en détache après la scarlatine et la rougeole.

**squelette** n. m. Charpente osseuse du corps, qui comprend la *colonne vertébrale* ou *rachis*, les *côtes* et le *sternum*, qui forment le *thorax*, la *tête*, les *membres supérieurs* rattachés au thorax par la *ceinture* scapulaire**, les *membres inférieurs* rattachés au rachis par la *ceinture* pelvienne*.

Les os du corps humain sont au nombre de 200, non compris les osselets de l'oreille, les os sésamoïdes et les os wormiens.

**squirrhe** n. m. Variété de cancer à évolution lente (terme surtout utilisé pour certains cancers du sein de la femme âgée).

**stade** n. m. Période donnée au cours de l'évolution d'une maladie.
**Stade 0 (zéro)**, terme d'histopathologie définissant l'extrême début d'un cancer.
**stapédectomie** n. f. Technique chirurgicale utilisée dans le traitement des surdités par otospongiose*.
**staphylococcémie** n. f. Septicémie* à staphylocoques.
Cette infection est fréquente et grave du fait de la résistance des staphylocoques à de nombreux antibiotiques.
L'origine en est souvent cutanée (furoncle) ou dentaire. La maladie débute par une fièvre élevée (40 °C), une altération de l'état général, un teint gris et, à l'examen, une grosse rate. L'hémoculture* met en évidence les staphylocoques dans le sang.
Des localisations infectieuses pulmonaires, pleurales, osseuses ou rénales peuvent survenir.
Le traitement en milieu hospitalier associe des antibiotiques à forte dose (en fonction de l'antibiogramme*) à la chirurgie, nécessaire pour évacuer les foyers profonds lorsqu'ils existent.
**staphylococcie** n. f. Infection due au staphylocoque*.
Ces atteintes sont très fréquentes, et les lésions ont une tendance spontanée à se nécroser et à suppurer.
**Staphylococcies cutanées.** La peau est le siège de nombreuses staphylococcies : furoncle, anthrax*, panaris, impétigo. Un traitement énergique et des soins d'hygiène viennent normalement à bout de ces infections qui, mal soignées, peuvent être à l'origine des staphylococcémies*. La dissémination et la multiplication des furoncles (furonculose*) est de traitement plus difficile.
La «staphylococcie maligne de la face» est une affection grave, consécutive à un furoncle traumatisé ou gratté de la lèvre supérieure. Elle associe une fièvre élevée et un malaise; le furoncle est entouré d'une induration rouge parsemée de pustules jaunâtres. Toute la face est œdématiée. En l'absence d'un traitement rapide et efficace, elle est à l'origine de complications gravissimes, l'infection pouvant gagner le cerveau par les veines du crâne (cellulite orbitaire, thrombose du sinus caverneux [confluent veineux du crâne]). C'est pourquoi il est formellement déconseillé de gratter ou de presser tout furoncle, notamment s'il est localisé à la face.
**Staphylococcies osseuses.** V. OSTÉOMYÉLITE.
**Staphylococcies pleuro-pulmonaires.** Très graves, elles s'observent surtout chez l'enfant, où elles provoquent des lésions bulleuses disséminées dans les deux champs pulmonaires. Elles doivent être traitées énergiquement par une antibiothérapie massive.
**Staphylococcies résistantes aux antibiotiques.** Depuis l'apparition des antibiotiques, on a observé une résistance croissante des staphylocoques, due à la synthèse par ceux-ci d'enzymes capables de détruire ceux-là. Ce phénomène donne naissance à des souches résistantes qui sont à l'origine de staphylococcémies* graves, car survenant souvent sur des terrains fragiles (nourrissons, opérés, diabétiques, etc.) et difficiles à traiter.
**staphylocoque** n. m. Bactérie arrondie (coccus*), groupée le plus souvent en «grappe de raisin». Certains staphylocoques sont «saprophytes» et vivent sur la peau et les muqueuses saines sans inconvénients ; d'autres sont pathogènes et à l'origine d'infections graves (abcès, furoncle, ostéomyélite, diarrhée, septicémies...).
**staphylome** n. m. Saillie localisée du globe oculaire, due à un affaiblissement de la paroi de l'œil.
Le staphylome peut être antérieur (cornée) ou postérieur (sclérotique).
**staphyloplastie** n. f. Réfection du voile du palais en cas de division palatine.
**staphylorraphie** n. f. Suture des muscles du voile du palais.
**stase** n. f. Diminution de la vitesse de circulation du sang ou d'un liquide de l'organisme, dans un territoire donné, entraînant stagnation et accumulation de ce liquide.
**station** n. f. **Station de cure**, lieu où est mise à profit l'action thérapeutique d'une source ou d'un climat. (Il peut s'agir d'un établissement ou d'une ville entière.) Il existe plus de cent stations de cure en France. (V. THERMALISME.)
**statique** n. f. Fonction qui permet le maintien des postures et de l'équilibre. Les récepteurs de *position de la tête* sont situés dans l'oreille interne (canaux semicirculaires, utricule et saccule), régis par les nerfs vestibulaires. La *sensibilité proprioceptive* permet la reconnaissance des positions des parties du corps dans l'espace. Son atteinte provoque une ataxie locomotrice avec signe de Romberg*. L'atteinte de l'oreille interne ou du nerf vestibulaire provoque un vertige rotatoire intense, avec tendance à la chute sur un côté (Romberg vestibulaire).
**staturo-pondéral, e, aux** adj. Relatif à la taille et au poids.
**Retard staturo-pondéral.** On nomme ainsi l'anomalie des enfants ayant une taille et un poids inférieurs à la moyenne des enfants du même âge. De nombreuses

causes peuvent être à l'origine de ces retards : mauvaise alimentation, mode de vie (surmenage, manque de repos), maladies infectieuses, cardiopathies, anomalies génétiques, etc. Le traitement varie avec la cause.

**stéarine** n. f. Appellation usuelle de l'*acide stéarique officinal.*
Les savons de sodium et d'ammonium de la stéarine et le stéarate de zinc sont utilisés dans certaines préparations dermatologiques.

**stéatonécrose** n. f. Dégénérescence cellulaire, avec transformation du cytoplasme en graisse.

**stéatopyge** adj. Se dit de l'hypertrophie graisseuse des fesses.

**stéatorrhée** n. f. Excès de matières grasses dans les fèces, souvent en rapport avec une maladie du pancréas.

**stéatose** n. f. Accumulation de graisses (triglycérides*) dans le cytoplasme des cellules.
Cette surcharge peut être due à un apport lipidique excessif ou à une déviation du métabolisme.

**stégomie** n. f. Moustique qui transmet la fièvre* jaune et la dengue*.

**stellaire** adj. Radié ou étoilé.
**Ganglion stellaire**, ganglion du système sympathique, situé dans le cou, et dont les filets efférents vont à l'œil, au cœur, au poumon.
***Paralysie du ganglion stellaire.*** Conséquence d'une infection de la région, cette atteinte provoque le syndrome de Claude* Bernard-Horner (myosis, énophtalmie, rétrécissement de la fente palpébrale).
***Infiltration du ganglion stellaire.*** Pratiquée avec un anesthésique local, elle permet de traiter certaines affections thoraciques (asthme, troubles circulatoires).

**Sténon (canal de),** canal qui draine la salive de la glande parotide* et qui, après avoir traversé la joue, s'ouvre dans la bouche en regard de la première molaire.

**sténose** n. f. Étroitesse, congénitale ou acquise, plus ou moins complète d'un conduit naturel ou d'un organe creux : sténose de l'artère pulmonaire, du pylore, de l'appareil urinaire, sténose vasculaire, etc.

**steppage** n. m. Anomalie de la marche, due à une paralysie des muscles releveurs du pied (la pointe du pied frotte sur le sol).

**stéréognosie** n. f. Reconnaissance des objets par leur forme et leur volume. (La perte de ce sens est l'astéréognosie ou stéréoagnosie.)

**stéréoradiographie** n. f. Radiographie en relief.
On fait deux clichés en écartant de 6 cm (écart des yeux) le tube à rayons X. Les clichés sont examinés ensuite avec un stéréoscope spécial.

**stéréotaxie** n. f. Procédé utilisé en neurochirurgie, permettant, par un repérage rigoureux dans les trois plans de l'espace, d'aborder en un point très précis des structures cérébrales profondes.

**stéréotypie** n. f. Répétition, selon une formule invariable, de certains gestes ou de certains mots, qui se voit au cours de certaines maladies mentales.

**stérilet** n. m. Dispositif en plastique, de formes variées, que l'on introduit à demeure dans la cavité utérine, pour obtenir un effet contraceptif. (Certains stérilets sont recouverts de cuivre ou imprégnés de progestatif.) L'insertion d'un stérilet ne peut être réalisée que par un médecin, et doit respecter un certain nombre de contre-indications (fibrome, infection génitale, malformation utérine, etc.). Le stérilet est placé dans l'utérus après les règles (pour être certain qu'il n'existe pas de grossesse). Il ne gêne pas les rapports sexuels, mais peut provoquer quelques inconvénients chez la femme : règles très abondantes ou prolongées, douleurs vagues dans le bas-ventre. Son efficacité, n'est pas de 100 p. 100, mais il peut être le seul moyen contraceptif possible dans certains cas.

**stérilisation** n. f. 1. Méthode permettant de détruire tous les microbes d'un milieu et d'obtenir ainsi l'état d'asepsie*. 2. Intervention chirurgicale pratiquée sur l'homme ou sur la femme et qui supprime toute possibilité d'avoir des enfants.
**Stérilisation bactériologique** (des microbes). Elle utilise des procédés divers selon la nature du milieu à stériliser.
SURFACES DU CORPS. Leur stérilisation requiert les antiseptiques. (V. ANTISEPSIE.)
SALLES D'OPÉRATION. Elles sont stérilisées par le nettoyage avec des désinfectants puissants, par l'usage d'ultraviolets et par la pulvérisation d'antiseptiques.
INSTRUMENTS CHIRURGICAUX ET MATÉRIELS DE PANSEMENT. Ils sont le plus souvent stérilisés par la *chaleur sèche* dans des étuves spéciales (instruments métalliques, verrerie, compresses, etc.) ou par la *chaleur humide*, qui est la méthode la plus sûre (l'autoclave* en est le meilleur procédé ; il est employé pour les boîtes d'instruments, les compresses, les gants de chirurgien, etc.). Lorsque la stérilisation par la chaleur est impossible (objets ne pouvant pas supporter une température supérieure à 50 ou 60 °C tels que les sondes en gomme, les appareils d'endoscopie, etc.), on utilise la stérilisalion par

les *vapeurs* de formol ou par les rayons γ (gamma).

STÉRILISATION DES MÉDICAMENTS. Les médicaments sont le plus souvent stérilisés à l'autoclave, sauf si leur stabilité à la chaleur est insuffisante. On emploie alors la *tyndallisation*, qui consiste à les stériliser au moyen de plusieurs chauffages à une température donnée.

***Contrôle de la stérilisation.*** Les appareillages et les temps nécessaires sont vérifiés par l'emploi de tests bactériens. Dans les boîtes d'instruments ou de matériels de pansement, des tubes témoins, qui changent de couleur à une certaine température, permettent de contrôler que la température requise a bien été atteinte.

**Stérilisation humaine.** Chez l'homme, on réalise une résection des canaux déférents ou vasectomie. Chez la femme, on pratique une résection des deux trompes. Dans les deux cas, les glandes génitales sont respectées, ce qui distingue donc la stérilisation de la castration.

Par son caractère définitif, c'est une intervention qui ne peut être pratiquée en France que pour des raisons médicales graves.

**stérilité** n. f. 1. État d'asepsie. (V. STÉRILISATION.)

2. Etat d'un sujet impropre à la génération. (La stérilité frappe environ 15 p. 100 des couples.)

**Stérilité masculine.** Loin d'être négligeable, elle représente de 30 à 40 p. 100 des cas de stérilité des couples.

Sa reconnaissance repose sur l'examen du sperme en laboratoire spécialisé, qui porte sur le volume de l'éjaculat, la concentration, la mobilité, la vitalité et l'aspect des spermatozoïdes*. Elle nécessite également des dosages hormonaux, et parfois une biopsie testiculaire ou un examen radiologique des voies épididymo-déférentielles.

Elle est la conséquence soit d'une absence totale de spermatozoïdes, soit d'une anomalie quantitative ou qualitative.

L'absence totale de spermatozoïdes, ou *azoospermie**, peut être la conséquence d'un obstacle sur les voies excrétrices, à la suite d'une lésion infectieuse ou traumatique de ces voies. Dans certains cas, on peut restaurer la perméabilité par une intervention chirurgicale.

Les anomalies quantitatives ou qualitatives, englobées sous le terme d'asthénooligospermie, sont la conséquence d'anomalies du testicule, acquises ou congénitales, ou d'insuffisance hormonale. Le pronostic de ces anomalies est moins favorable. Des progrès ont cependant été faits récemment en proposant une intervention en cas de varicocèle*, ou en administrant un traitement par les gonadotrophines*.

**Stérilité féminine.** Elle relève de causes très nombreuses et nécessite, avant la mise en œuvre d'un traitement, un bilan systématique, complet et assez long, pour préciser le niveau auquel se situe le trouble. Ce bilan comporte un examen clinique avec interrogatoire soigneux, une étude de la courbe thermique, de la glaire cervicale, des dosages hormonaux, une biopsie de l'endomètre, une insufflation tubaire, une hystérosalpingographie, une cœlioscopie et parfois des études immunologiques minutieuses.

1. Il peut s'agir d'une obstruction, à un niveau quelconque, des *trompes*. L'obstruction est le plus souvent la conséquence d'une atteinte inflammatoire (salpingite) tuberculeuse ou à germes banals. L'intervention chirurgicale (désobstruction) est difficile et rarement suivie de bons résultats.

2. Il peut s'agir d'une *absence d'ovulation* ou d'une *insuffisance hormonale*. Cette étiologie est plus favorable, et l'introduction récente des inducteurs de l'ovulation en a beaucoup amélioré le pronostic.

3. Il peut s'agir d'une *malformation congénitale* ou d'une déformation acquise de l'utérus par un fibrome, qui peut être opéré.

4. Il peut s'agir enfin d'anomalies de la *glaire cervicale*, d'origine inflammatoire, hormonale ou immunologique, et qui la rendent impropre à l'ascension des spermatozoïdes, à l'intérieur de la cavité utérine.

**Sternberg (cellules de),** cellules géantes à noyaux multiples et souvent en mitose, retrouvées dans les ganglions des sujets atteints de maladie de Hodgkin*.

**sterno-claviculaire** adj. Qui se rapporte au sternum et à la clavicule : *articulation sterno-claviculaire.*

**sterno-cléido-mastoïdien, enne** adj.
**Muscle sterno-cléido-mastoïdien,** muscle puissant, tendu de la mastoïde de l'os temporal au sternum et à la clavicule, qui fléchit la tête et l'incline de son côté en lui imprimant un mouvement de rotation.

**Région sterno-cléido-mastoïdienne ou carotidienne.** Elle donne passage à de nombreux organes, dont le paquet vasculo-nerveux du cou.

**sternum** n. m. Os plat situé à la partie antérieure et médiane du thorax, articulé avec les 7 premiers cartilages costaux et les clavicules.

**stéroïde** n. m. Corps dérivant du noyau stérol*.

Il y a des stéroïdes naturels (hormones ovariennes et surrénaliennes) et des stéroïdes de synthèse, dérivant du cholestérol*.
Les principaux stéroïdes ainsi obtenus appartiennent à différentes classes de médicaments :
— *vitamines liposolubles du groupe D :* calciférol, vitamine D ;
— *hormones œstrogènes* naturelles et synthétiques ;*
— *hormones progestatives* (V. PROGESTÉRONE) ;
— *hormones testiculaires*, virilisantes et anabolisantes ;
— *corticostéroïdes**.

**stérol** n. m. Substance organique cyclique à 4 cycles, possédant un radical alcool estérifiable par un acide gras.
Le cholestérol* est le principal stérol.

**stertor** n. m. Respiration profonde et bruyante, accompagnée de ronflement, observée dans certains comas et au cours de la crise d'épilepsie*.

**stéthoscope** n. m. Instrument permettant l'auscultation fine du thorax, par propagation des bruits intrathoraciques dans un tube.
Le stéthoscope biauriculaire à conducteurs de caoutchouc est le plus habituellement utilisé. Des appareils plus perfectionnés comportent un amplificateur électronique et un système d'enregistrement.

**stigmate** n. m. Séquelle laissée par une affection après sa guérison.

**stilbœstrol** n. m. Stéroïde artificiel qui possède une activité œstrogénique. (V. ŒSTROGÈNE.)

**Still (maladie de),** maladie rhumatismale particulière à l'enfance.
Elle débute en règle générale vers 7 ans. Elle se traduit par une atteinte des articulations, qui sont tuméfiées sans signes inflammatoires, une grosse rate, et par une polyadénopathie. La radiographie ne montre aucune atteinte osseuse. L'évolution se fait par poussées vers la cachexie, malgré les tentatives thérapeutiques.

**stilligoutte** n. m. Bouchon perforé d'un mince tube creux, permettant l'écoulement goutte à goutte du contenu d'un flacon.

**stimulant, e** adj. et n. m. Se dit de substances capables de faciliter le fonctionnement de certains organes. (V. FORTIFIANT.)

**stimulateur, trice** adj. et n. m. *Stimulateur cardiaque*, appareil permettant de commander artificiellement les contractions du cœur. (Syn. : PACEMAKER.) — Implanté chirurgicalement à l'intérieur du thorax, il est utilisé dans le traitement des blocs* du cœur et notamment du pouls lent permanent.

**stimuline** n. f. Hormone sécrétée par le lobe antérieur de l'hypophyse* et qui excite l'activité d'une autre glande endocrine (A. C. T. H.*, stimulant la corticosurrénale ; gonadostimulines*, stimulant les glandes sexuelles ; thyréostimuline*, stimulant la thyroïde, etc.).

**stimulus** n. m. Excitation d'un organe, produite par un facteur physique ou chimique.

**stomatite** n. f. Inflammation de la muqueuse buccale.
Le plus souvent il s'agit d'une gingivite* (inflammation de la gencive) ou d'une glossite* (inflammation de la langue), qui s'étend ensuite à toute la muqueuse (palais, joue, amygdale). Les germes en cause peuvent être des bactéries, des champignons, des virus. Due au virus de l'herpès, la *stomatite herpétique* commence par une angine, les lésions d'herpès couvrant subitement toute la muqueuse. Les bains de bouche sont un bon appoint au traitement de la cause de la stomatite, lorsque celle-ci est accessible.

**stomatologie** n. f. Spécialité médicale consacrée aux maladies de la bouche et de ses annexes osseuses, nerveuses, vasculaires.

**stomatologiste** n. Médecin spécialiste des maladies de la bouche.

**stomatoplastie** n. f. 1. Opération reconstitutive des structures de la bouche, en cas de malformation ou après des lésions traumatiques.
2. En gynécologie, élargissement chirurgical du col utérin.

**strabisme** n. m. Anomalie de la vision binoculaire, liée à un défaut de parallélisme des axes optiques des yeux.
La vision binoculaire est normale quand les deux images perçues se confondent. Dans le strabisme, l'image fournie par l'un des yeux disparaît généralement de la perception. Si elle persiste, il y a diplopie* (vision double). La déviation de l'œil est le signe du strabisme visible à l'examen (l'œil « louche »). On distingue le strabisme *concomitant*, où l'angle entre les axes optiques des deux yeux est constant dans toutes les positions des yeux, et le strabisme *paralytique*, où la déviation est maximale dans la direction du muscle paralysé ; dans un cas comme dans l'autre, le strabisme peut être convergent ou divergent.
**Strabismes convergents.** Déviation d'un œil vers le nez (en dedans). — Les causes sont variées. L'amblyopie*, une hypermétropie* importante, une paralysie musculaire sont à l'origine de ces strabismes ;

on recherchera toujours un trouble neurologique associé. Le traitement doit être précoce, avant l'âge scolaire pour éviter un handicap. Il associe une partie médicale (rééducation orthoptique) et chirurgicale.

**Strabismes divergents.** Déviation d'un œil du côté temporal (en dehors). — Ces strabismes sont surtout ceux de l'adulte et du grand enfant. L'amblyopie et la paralysie musculaire sont les causes les plus fréquentes. Le traitement est chirurgical, précédé d'une rééducation orthoptique.

**strangulation** n. f. Étranglement du cou par un lien ou par les mains.

Fait d'un crime, d'un accident ou d'un suicide, la strangulation provoque l'asphyxie et interrompt la circulation cérébrale, provoquant la mort.

**streptobacille** n. m. Bactérie en forme de bâtonnet aux extrémités enflées.

**streptococcémie** n. f. Septicémie à streptocoques*.

Elles sont devenues rares depuis les traitements antibiotiques. Les signes sont ceux d'une septicémie*, accompagnés de lésions cutanées (érysipèle*, purpura*) ou articulaires. Le traitement repose sur l'emploi précoce de la pénicilline à fortes doses.

**streptococcie** n. f. Infection due aux streptocoques*.

Elle regroupe différentes formes d'infection : cutanée (intertrigo, impétigo, érysipèle), pharyngée (angines) et générale (scarlatine). Les complications à redouter sont les atteintes du rein (néphropathies) et le rhumatisme* articulaire aigu. Le traitement, souvent très long pour empêcher la survenue des complications, utilise la pénicilline « retard ».

**streptocoque** n. m. Bactérie arrondie (coccus) qui se groupe en chaînettes.

Ce sont le plus souvent des saprophytes* de la peau et des muqueuses de l'homme, mais certains sont pathogènes. Ce sont : le *streptocoque-alpha-hémolytique*, responsable d'angines, de la scarlatine et des complications des streptococcies* ; le *streptocoque D*, ou entérocoque, agent d'infections biliaires, intestinales mineures ; le *streptocoque viridans*, fréquemment isolé dans l'endocardite* d'Osler.

Les streptocoques sécrètent diverses enzymes (hémolysine, streptokinase*), provoquant donc la formation d'anticorps spécifiques (antistreptolysines*) que l'on peut doser.

**streptodornase** n. f. Enzyme élaborée par diverses souches du streptocoque hémolytique.

Elle est utilisée, en pommades et par voie intramusculaire, pour résorber des hématomes et des exsudats purulents.

**streptokinase** n. f. Enzyme sécrétée par le streptocoque.

Elle a une action thrombolytique* en transformant le plasminogène* (protéine du plasma) en plasmine, ce qui lui vaut d'être utilisée dans le traitement des thromboses avec l'urokinase*.

On l'emploie localement avec la streptodornase* pour diluer certains épanchements. La streptokinase est à utiliser avec précaution, car elle est formatrice d'antigènes*.

**streptolysine** n. f. Enzyme du groupe des hémolysines, sécrétée par le streptocoque A. Elle entraîne la formation d'anticorps. (V. ANTISTREPTOLYSINES.)

**streptomycine** n. f. Antibiotique actif contre les bacilles de la tuberculose et de la lèpre et contre les bactéries Gram négatif.

Administrée par voie parentérale, la streptomycine n'est pas dénuée de toxicité (troubles psychiques, allergiques et surtout surdité). Son administration nécessite une surveillance médicale stricte.

**stress** n. m. Ce terme désigne à la fois les divers agents agresseurs auxquels peut être soumis l'organisme (traumatisme, émotion, infection, etc.) et l'ensemble des phénomènes métaboliques et viscéraux qu'ils peuvent provoquer (réaction d'alarme ou d'adaptation).

**stridor** n. m. Bruit aigu.

**Stridor laryngé,** affection bénigne du nouveau-né, caractérisée par une inspiration bruyante, aiguë, ne s'accompagnant ni de gêne respiratoire ni de cyanose.

**striduleux, euse** adj. Se dit de certains bruits respiratoires ayant les caractères d'un sifflement strident aigu.

**Laryngite striduleuse,** accès de dyspnée aiguë de l'enfant, survenant lors de diverses infections des voies respiratoires. (Elle se calme en général rapidement, sinon il faut craindre une laryngite* suffocante et hospitaliser.)

**strié, e** adj. **Muscle strié,** muscle constitué de fibres à contrôle volontaire. (V. MUSCLE.)

**Corps striés,** formations nerveuses appartenant aux noyaux gris de la base du cerveau.

**stripping** n. m. Extirpation d'une veine superficielle par de petites incisions cutanées, au moyen d'un instrument appelé *stripper*. (Syn. : ÉVEINAGE.)

**stroma** n. m. Tissu conjonctif de soutien d'un parenchyme*.

**strongyloïde** adj. Se dit des larves de certains vers (anguillule, ankylostome) qui traversent la peau et deviennent adultes dans l'intestin humain.

**strontium** n. m. Métal alcalinoterreux. Les bromure, chlorure et iodure de strontium sont utilisés comme calmants, désensibilisants et antiartérioscléreux.

**Strontium radioactif** (Sr 90). C'est un des constituants des retombées atomiques. Emmagasiné par les végétaux, il constitue un danger de pollution alimentaire.

**strophantus** n. m. Plante africaine renfermant des glucosides cardiotoniques dont l'ouabaïne* et les strophantosides. (Toxique, tableau A.)

**strophulus** n. m. V. PRURIGO *strophulus.*

**strychnine** n. f. Principal alcaloïde des plantes du genre *strychnos.*

C'est un poison convulsivant, mais elle est administrée à très faibles doses en thérapeutique, car elle favorise la digestion et facilite la stimulation nerveuse des muscles. (Toxique, tableau A.)

**Toxicologie.** L'intoxication par la strychnine résulte le plus souvent d'une prise volontaire ou accidentelle de raticide*. Elle se manifeste par un coma avec convulsions, entraînant la mort par asphyxie. Son traitement comporte l'administration de sédatifs et la ventilation pulmonaire après intubation trachéale.

**stupéfiant, e** adj. et n. m. Se dit d'une substance toxique dont l'action sur le système nerveux se manifeste par un engourdissement de l'esprit et du corps, et qui est utilisée à faible dose pour le traitement des douleurs violentes.

Les stupéfiants en usage en thérapeutique (opium, morphine, cocaïne, analgésiques de synthèse, etc.) sont inscrits au tableau B des substances vénéneuses*. Leur détention, leur prescription et leur emploi sont soumis à des règles rigoureuses, car leur utilisation est susceptible de conduire à des toxicomanies*.

**stupeur** n. f. Engourdissement ou suspension de toute activité physique et psychique. Le sujet atteint de stupeur semble lointain, abruti, hébété ; sa mimique est pauvre, son regard fixe ; il se fige dans une immobilité totale.

Les stupeurs peuvent être d'origine psychotique ou neurologique.

**stupidité** n. f. Au sens commun, bêtise, imbécillité.

Au sens psychiatrique, état de stupeur.

**styloïde** adj. et n. f. En forme de stylet.

**Styloïde radiale,** pointe osseuse de l'extrémité inférieure du radius*.

**subconscient** n. m. Equivalent du mot *inconscient*.*

Ce terme désigne parfois une zone du psychisme intermédiaire entre les domaines du conscient et de l'inconscient.

**subictère** n. m. Discrète coloration jaune de la peau et des conjonctives, qui s'observe au début des ictères et dans certaines affections du foie.

**subjectif, ive** adj. **Symptôme subjectif,** celui qui n'est perçu que par le malade (douleur par exemple).

**Syndrome subjectif des traumatisés du crâne.** V. CRÂNE.

**sublimation** n. f. Mécanisme de défense du « moi » par lequel une pulsion inconsciente, brutale, primitive, sexuelle ou agressive, est transformée en une tendance acceptable pour le sujet et pour la société qui l'entoure.

La pulsion sublimée est dérivée vers une activité ou une aspiration socialement élevée. Elle peut trouver un exutoire dans la profession choisie, par exemple. La sublimation est un mécanisme de défense, évolué, réussi, et indispensable pour l'équilibration de la personnalité.

**sublimé** n. m. Composé toxique du mercure*.

**sublingual, e, aux** adj. Situé sous la langue.

**Glande sublinguale,** glande salivaire située dans le plancher de la bouche.

**subluxation** n. f. Luxation incomplète.

**subtil, e** adj. **Bacille subtil,** bactérie non pathogène utilisée dans le traitement des affections intestinales ou pour la prévention des complications intestinales, durant les traitements antibiotiques.

**suc** n. m. Liquide contenu dans les substances végétales et animales.

**Suc digestif,** produit de sécrétion d'une glande digestive (estomac, pancréas, etc.).

**Suc végétal,** suc extrait d'une plante. — On distingue les sucs non aqueux (résines*, gommes*) et les sucs aqueux (herbacés ou acides).

**succussion** n. f. **Succussion hippocratique,** mode d'exploration du thorax qui consiste à imprimer des mouvements de latéralité au tronc d'un malade assis, tout en auscultant les poumons.

Un bruit de flot est entendu en cas d'hydropneumothorax.

**sucre** n. m. Substance du groupe des glucides*, de saveur douce et agréable, extraite de divers végétaux (canne, betterave) et principalement de la canne à sucre et de la betterave. (Syn. : SACCHAROSE.)

**Propriétés chimiques.** Très soluble dans l'eau, le sucre s'hydrolyse, dans certaines conditions, en donnant un mélange de glucose et de fructose.

**Emploi alimentaire du sucre.** Un gramme de sucre raffiné apporte 3,87 calories. Aliment très concentré, facilement absorbé et ne laissant pas de résidu, il permet une

restauration rapide des réserves énergétiques. Sa consommation doit être réduite chez les diabétiques.
Parmi les aliments sucrés, citons le miel* (80 p. 100 de glucides), le chocolat (de 20 à 55 p. 100 de sucre) et les confitures (70 p. 100 de sucre).
**Emploi pharmaceutique du sucre.** Le sucre est utilisé dans la préparation de sirops, granulés, tablettes et pastilles.
**sudamina** n. m. pl. Ensemble de petites pustules apparaissant chez le nourrisson trop couvert.
Les sudamina requièrent des badigeons antiseptiques et l'éviction du contact avec des tissus synthétiques ou la laine.
**sudation** n. f. Sécrétion de la sueur.
L'excitation du système parasympathique* provoque une augmentation de la sudation en réaction à une élévation de la température.
Une sudation excessive perturbe le bilan hydrosodé de l'organisme, d'où la nécessité de faire boire abondamment les malades atteints d'affections (tuberculose, accès de paludisme, troubles endocriniens*) où la sudation est importante.
La sudation peut être réduite par les parasympatholytiques* (belladone, atropine, scopolamine, etc.).
***sudation (bains de).*** Une forte sudation est obtenue dans un local où la température est élevée et l'air sec. On obtient de plus une vasodilatation des vaisseaux périphériques, que l'on fait suivre d'une vasoconstriction obtenue par une douche froide.
Le local peut être individuel ou assez spacieux pour que plusieurs personnes y circulent à l'aise. On recommande ces «bains» aux obèses, aux rhumatisants. (V. aussi ÉTUVE et SAUNA.)
**sudorifique** adj. et n. m. Se dit d'une substance qui augmente la sudation, telle que la pilocarpine* et l'ésérine*. (Syn. : DIAPHORÉTIQUE.)
**sudoripare** adj. Se dit des glandes qui sécrètent la sueur.
Situées dans le derme, elles se groupent autour d'un canal excréteur qui traverse l'épiderme. Leur nombre est élevé aux pieds, aux paumes des mains, aux régions axillaires et génitales.
Leur sécrétion est soumise au contrôle du système nerveux parasympathique*.
**suette** n. f. **Suette miliaire,** maladie rare qui associe une éruption cutanée à des sueurs abondantes. — Après une incubation de 6 à 12 jours, le malade présente brutalement une fièvre élevée, des douleurs thoraciques, et la sudation est importante. Puis surviennent des taches rosées sur tout le corps, qui desquament au bout de quelques jours tandis que la fièvre disparaît.
De cause inconnue, cette maladie réagit bien aux antibiotiques (tétracyclines). La réhydratation est parfois nécessaire.
**sueur** n. f. Liquide sécrété par les glandes sudoripares.
La sueur est riche en chlorure de sodium, et son pH est acide. Elle humidifie la peau et élimine des déchets. Son rôle essentiel est de lutter contre la *chaleur :* en effet, la vaporisation d'un litre de sueur absorbe 580 calories.
La quantité de sueur sécrétée est variable, pouvant atteindre plus de 2 litres lors d'un effort musculaire violent dans une atmosphère chaude. Des états de déshydratation graves peuvent être dus à une transpiration excessive lors de la fièvre ; il faut les corriger par administration d'eau et de sel.
Le *test à la sueur* confirme le diagnostic de mucoviscidose* chez les enfants.
**Traitement antisudoral.** Une sudation excessive peut être diminuée par l'absorption de produits parasympatholytiques (diphémanil, atropine, belladone) et l'usage de poudres, de solutés à base de sels d'ammonium.
**suffocation** n. f. Asphyxie* produite par la présence d'un obstacle dans les voies respiratoires.
**suffusion** n. f. Passage d'une quantité plus ou moins importante de sang des vaisseaux vers les tissus voisins.
**suggestibilité** n. f. Trait de caractère des individus facilement influençables.
Chez l'enfant la suggestibilité est habituelle ; elle est plus ou moins prononcée chez l'adulte.
Les sujets les plus suggestibles à l'état permanent sont les hystériques, dont le «moi» immature, inconsistant, infantile, leur confère une réceptivité anormale aux influenees extérieures, une psychoplasticité qui les fait changer de comportement selon les lieux, l'entourage, les circonstanees.
**suggestion** n. f. Au sens habituel, action qui consiste à influencer quelqu'un.
En psychologie, la suggestion se définit comme l'éveil d'un sentiment, d'une croyance, d'une pensée ou d'un désir dans l'individu lui-même par une action menée de l'extérieur.
Des traitements psychothérapiques s'appuient sur la suggestion, mais les résultats obtenus ne sont guère durables.
**suicide** n. m. Meurtre de soi-même.
Il est d'usage de distinguer le *suicide* au sens strict, acte sanctionné par la mort, la *tentative* de suicide, acte incomplet en

raison de la survie du sujet, la *velléité* de suicide, action à peine ébauchée, l'*idée* de suicide, représentation mentale de l'acte.
En fait, la velléité ou la tentative de suicide ont souvent la même signification que le suicide, sinon le même résultat.
Une grande prudence s'impose dans l'interprétation des intentions du suicidant, la distinction entre conduite suicidaire sincère et conduite suicidaire «chantage», par exemple, se révélant très difficile en pratique et même dangereuse. Toute tentative d'autodestruction doit faire l'objet d'un examen médical et psychiatrique.
**Psychopathologie du suicide.** L'existence ou non de suicides «normaux» a toujours soulevé des controverses. Diverses considérations philosophiques, morales, religieuses ont tenté de justifier l'acte suicidaire en tant que conduite lucide, rationnelle. En fait, l'attitude de l'homme à l'égard du suicide varie en fonction du groupe socioculturel auquel il appartient. Dans nos sociétés occidentales, l'attitude pratique des médecins est devenue sociopsychiatrique — c'est-à-dire que toute tentative d'autodestruction est considérée *a priori* comme morbide ou antisociale. S'il est excessif d'affirmer que tout suicidant est un malade mental, il est net que la majorité de ces sujets ont des difficultés psychologiques parfois très secrètes. La conduite suicidaire, si bénigne soit-elle en apparence, se révèle comme un cri d'alarme ou une réaction désespérée en face d'une situation intérieure ou extérieure vécue comme intolérable.
**Conduite suicidaire pathologique.** Elle peut répondre à deux ordres de situations selon qu'elle est le fait d'un malade mental ou qu'elle constitue un phénomène morbide isolé.
***Suicide chez les malades mentaux.*** Dans de nombreux cas (80 p. 100), le suicide traduit une maladie mentale caractérisée par une psychose, une névrose ou un déséquilibre du caractère.
Parmi les états psychotiques responsables de tentatives de suicide, citons la dépression mélancolique, la schizophrénie, les délires, la confusion mentale.
Dans les états névrotiques phobiques, anxieux obsessionnels, psychasthéniques, la tentative de suicide est rare, car «la hantise l'emporte sur l'envie de mourir». Néanmoins, les états dépressifs névrotiques ou réactionnels peuvent entraîner des tentatives d'autodestruction. Chez l'hystérique, dont l'acte suicidaire peut prendre un aspect de chantage, ce serait une erreur d'interpréter son geste comme une simulation.
Le déséquilibre caractériel est sans doute responsable d'un grand nombre de conduites suicidaires, à la fois impulsives et récidivantes.
***Suicide isolé.*** Il est des cas où le comportement suicidaire constitue en soi une sorte de phénomène morbide isolé qui se révèle extraordinairement tentant et facile pour certaines personnes (adolescents et adultes jeunes surtout). C'est une réaction immédiate et irraisonnée — en dehors d'anomalies véritables graves — à un sentiment de malaise intérieur, à un déplaisir profond.
**Traitement.** Le traitement idéal du suicide devrait être sa prévention. Cela n'est possible que lorsque les signes prémonitoires d'une affection psychiatrique se font jour et que le spécialiste peut évaluer le risque de suicide et surtout engager le traitement de l'état névrotique ou psychotique en cours.
Ces méthodes psychothérapiques, individuelles ou collectives, sont d'un grand intérêt. La coopération de l'entourage du patient est aussi indispensable au médecin. Ce qui compte c'est de bien pénétrer la signification de l'acte par rapport aux relations affectives du sujet avec les personnes de son entourage et la société en général.
Lorsqu'il y a eu tentative de suicide, il faut prévoir et prévenir la récidive, tout en conservant une attitude naturelle avec le sujet.

**suite** n. f. **Suites de couches,** période qui s'étend depuis l'accouchement jusqu'au retour de la première menstruation, et dont la durée habituelle est de 6 semaines. (Elle est marquée par le retour progressif de l'organisme féminin à son état antérieur.)

**sulfamide** n. m. Corps soufré appartenant à un groupe chimique dont la formule est $R—SO_2H_2N$.
**Chlorosulfamides ou sulfachloramides.** Utilisés comme antiseptiques d'usage externe, ils servent à la stérilisation de l'eau (chloramine T, dichloramine T, halazone).
**Sulfamides à action antibactérienne.** L'action bactériostatique des sulfamides se traduit par un ralentissement ou un arrêt de la multiplication des bactéries.
Les sulfamides actuellement employés dans le traitement des maladies infectieuses sont des sulfamides dits «retards», d'action prolongée (sulfaméthoxine, sulfaméthoxypiridazine, etc.). L'emploi de sulfamides solubles (contre les infections urinaires) et de sulfamides à faible

absorption digestive (contre les infections intestinales) est courant.
**Sulfamides hypoglycémiants.** Ce sont des dérivés de la sulfanilamide. Par leur action stimulatrice sur les cellules β des îlots de Langerhans du pancréas, ils abaissent la glycémie. Ils sont donc utilisés dans le traitement du diabète*, associés ou non à l'insuline, aux biguanides.
**sulfamidorésistance** n. f. État de certaines souches microbiennes sur lesquelles les sulfamides n'ont plus d'action.
**sulfate** n. m., **sulfure** n. m., **sulfite** n. m. Respectivement, sels des acides sulfuriques, sulfureux et sulfhydrique.
Certains de ces sels sont utilisés en pharmacie : citons le sulfate double d'aluminium* et de potassium, ou alun (astringent), le sulfate de baryum* (opacifiant utilisé en radiologie), le sulfate de cuivre* (désinfectant), le sulfate de magnésium* (purgatif), le sulfure d'antimoine (émétique), le sulfite acide de sodium (conservateur de certaines préparations injectables).
**sulfonaphtine** n. f. **Sulfonaphtine sodique,** produit antihémorragique utilisé par voie intraveineuse.
**sulfurique** adj. Se dit de l'anhydride sulfurique $SO_3$ et de l'acide correspondant.
L'acide sulfurique est un caustique* corrosif*. En cas d'intoxication aiguë par ingestion, il peut entraîner un choc grave avec perforations digestives. Sur la peau, il provoque des brûlures. Toute projection d'acide sulfurique doit entraîner un lavage immédiat à grande eau.
**sulpiride** n. m. Médicament régulateur du cerveau végétatif, utilisé essentiellement dans le traitement de la maladie ulcéreuse gastro-duodénale, des dépressions névrotiques, des dystonies neurovégétatives.
**superfécondation** n. f. Fécondation d'un second ovule, au cours d'un même cycle menstruel, à la suite d'un autre rapport sexuel, donnant des faux jumeaux*.
**supinateur, trice** adj. Qui porte l'avant-bras et la main en dehors : *muscles supinateurs.*
**supination** n. f. Rotation externe du bord radial de la main, amenant la paume en avant, correspondant à une rotation du radius autour de son axe longitudinal.
**suppositoire** n. m. Médicament solide, de forme conique ou ovoïde, destiné à être introduit dans le rectum.
Les suppositoires sont constitués par un excipient qui se liquéfie à environ 37 °C (beurre de cacao*, glycérine* solidifiée par la gélatine, glycérides* semi-synthétiques), auquel on incorpore un ou plusieurs principes actifs d'action locale (laxatif léger) ou générale (médicaments variés).
Pour introduire un suppositoire conique dans le rectum, il faut faire entrer le *gros* bout d'abord (la constriction du sphincter le fait remonter).
**suppuration** n. f. Formation de pus*. C'est la réaction normale de défense d'un organisme sain en face de l'agression microbienne. La suppuration d'un tissu est à l'origine des abcès*. Le pus est formé de leucocytes* phagocytés.
**suralimentation** n. f. Ingestion d'une ration alimentaire supérieure à la ration d'entretien.
Elle est parfois utile chez les malades amaigris, dans les limites de la tolérance digestive.
**suramine** n. f. **Suramine sodique,** dérivé sulfamidé synthétique, utilisé en injections intraveineuses contre la maladie du sommeil*.
**surdi-mutité** n. f. Privation de la parole, consécutive à une surdité dans la petite enfance. (V. SOURD-MUET.)
**surdité** n. f. Diminution ou suppression de l'audition. C'est une infirmité fréquente, due à la lésion d'un point quelconque de l'appareil auditif.
Les surdités dues à une lésion de l'oreille* externe ou de l'oreille moyenne sont des *surdités de transmission.* Celles qui sont dues à une lésion de l'oreille interne (cochlée, nerf auditif) ou des voies nerveuses centrales sont des *surdités de perception.* Ces deux formes se combinent souvent pour réaliser les *surdités mixtes.*
**Surdités de transmission.** Elles sont dues aux obstructions du conduit auditif externe (cérumen, tumeurs), aux otites en évolution ou guéries, à la tympanosclérose* et à l'otospongiose*. Elles se caractérisent par une diminution de la conduction aérienne des sons, précisée par l'audiométrie*.
**Surdités de perception.** Elles sont dues à des lésions de l'oreille interne par traumatisme (fracture du crâne), traumatismes sonores (surdités professionnelles dues aux bruits*), à des intoxications (quinine, streptomycine, gentamycine, etc.), à des troubles vasculaires, ou encore à des lésions du nerf auditif (névrites, zona, oreillons) ou des centres nerveux (tumeurs, athérosclérose). Les surdités de perception se traduisent par une altération de la conduction osseuse des sons. On y observe, s'il s'agit d'une lésion cochléaire, le phénomène de « recrutement » : l'oreille atteinte perçoit mieux

les sons en présence d'une forte intensité sonore que l'oreille saine.

**Surdités mixtes.** Fréquentes, elles combinent les deux formes ci-dessus, soit par extension d'un même processus, soit par deux atteintes différentes.

**Traitement des surdités.** Il est variable suivant la cause et le siège de la lésion.

Les *surdités de transmission* relèvent le plus souvent d'un traitement chirurgical. Celui-ci est préventif de la surdité au cours des otites moyennes : suppression des foyers de suppuration en association avec les antibiotiques.

Le traitement curatif de certaines surdités a été rendu possible par les progrès de l'instrumentation (opérations sous microscope), qui permettent la mobilisation de l'étrier ou son remplacement par une prothèse ou une greffe, notamment en cas d'otospongiose. La chirurgie de la surdité, ou cophochirurgie, traite également les malformations de l'oreille, les lésions du tympan et des osselets.

Les *surdités de perception*, par contre, relèvent le plus souvent de traitements médicaux : vasodilatateurs, corticoïdes, vitamines, etc., mais les résultats sont inconstants.

**La prothèse auditive.** Elle donne des résultats intéressants dans tous les types de surdités. Les appareils, actuellement très miniaturisés et adaptés à chaque cas par l'audiométrie, permettent de compenser les anomalies de la courbe de réponse de l'oreille (comme des verres correcteurs bien adaptés restituent une vision normale). Les prothèses donnent ainsi des résultats aussi bien chez les sourds adultes que chez les enfants sourds-muets*.

**sureau** n. m. Arbrisseau dont les fleurs sont utilisées en infusions pour leur action diurétique ou sudorifique.

**surfactant** n. m. Liquide tapissant la face interne des alvéoles pulmonaires.

Substance tensioactive variable avec la distension des alvéoles, il joue un rôle important dans la mécanique ventilatoire. Son absence serait responsable du syndrome des membranes hyalines*.

**surinfection** n. f. Infection secondaire venant compliquer le cours d'une maladie infectieuse (rougeole, coqueluche, grippe, etc.) ou d'une tumeur, une lithiase (calculs), une lésion traumatique.

**surmenage** n. m. Ensemble des troubles provoqués par le fonctionnement excessif ou trop prolongé d'une partie ou de l'ensemble de l'organisme.

Le surmenage peut être physique ou intellectuel. Des activités physiques et psychiques excessives ou dispersées, un surcroît de responsabilités, des charges familiales et professionnelles trop lourdes peuvent entraîner des accidents mentaux divers : états dépressifs ou troubles plus grands de nature psychotique.

**Traitement.** Un repos complet avec isolement du milieu habituel de vie est nécessaire. L'usage de médicaments psychotropes permet d'apaiser les perturbations émotionnelles. Des entretiens psychothérapiques permettent aux patients de prendre conscience de la longue évolution qui les a conduits au surmenage. Ils doivent réorganiser leur existence. Chez l'enfant et l'adolescent, on observe assez souvent des troubles liés au surmenage scolaire : asthénies, nervosité, anxiété, insomnie. Un rééquilibrage entre les temps de travail, d'une part, les temps de repos et de distraction d'autre part, permet d'en venir à bout avec un minimum de médicaments.

**sur-moi** n. m. L'une des trois grandes instances* décrites par Freud dans l'inconscient.

Il s'agit d'une force ou d'une fonction répressive et moralisatrice, constituée à partir d'interdits provenant des exigences de la société et intériorisés au cours de l'enfance.

Cette formation s'oppose aux satisfactions pulsionnelles du « ça » et oblige le « moi » à réaliser un compromis.

**surrénal, e, aux** adj. **Glandes surrénales** (ou **surrénales** n. f. pl.). Se dit de deux petites glandes endocrines situées au-dessus et en dedans des reins. Elles sont fixées par de nombreux filets nerveux ou plexus solaire. Chacune est constituée de deux parties embryologiquement et fonctionnellement différentes : la corticale (v. CORTICOSURRÉNAL) et la médullaire (v. MÉDULLOSURRÉNAL).

LA CORTICOSURRÉNALE. Elle est à l'origine de trois hormones : les minéralocorticoïdes* (aldostérone*), qui agissent sur la régulation de l'eau et des sels minéraux ; les glycocorticoïdes* (cortisone*), qui ont une action hyperglycémiante ; les corticoïdes sexuels ou androgènes surrénaliens.

LA MÉDULLOSURRÉNALE. Elle sécrète deux hormones : l'adrénaline* et la noradrénaline*, qui ont une action sur le système circulatoire, sur l'appareil respiratoire et sur la régulation de la glycémie* en stimulant d'une façon générale les combustions cellulaires et en augmentant le métabolisme basal et la mobilisation des glucides.

***Méthodes d'exploration.*** La radiographie des surrénales se fait par contraste gazeux (rétropneumopéritoine*), un gaz étant injecté en arrière du péritoine. L'urogra-

phie intraveineuse permet de visualiser des signes de compression indirects. Les épreuves vasculaires (aortographie et artériographie sélective) mettent en évidence une éventuelle hypervascularisation tumorale.
La biologie explore le métabolisme de chaque hormone. Les sécrétions de la médullosurrénale sont explorées par le dosage des catécholamines* urinaires (400 µg par 24 heures).
La corticosurrénale est à explorer dans ses trois fonctions : *minéralocorticoïde* par l'ionogramme* sanguin et urinaire et le dosage de l'aldostérone (normale = de 4 à 9 µg par 24 heures) ; *glycocorticoïde* par la glycémie, les épreuves d'hyperglycémie* provoquée et le dosage des 17-hydroxycorticostéroïdes (normal = de 4 à 6 mg par 24 heures), *androgénique* par le dosage des 17-cétostéroïdes d'origine surrénalienne. Les épreuves dynamiques de stimulation et de freinage permettent de mieux suivre le mécanisme de ces hormones. (V. CORTICOSURRÉNAL.)
**Pathologie des surrénales.** L'HYPOFONCTIONNEMENT GLANDULAIRE. La déficience hormonale n'a pu être individualisée que pour la corticosurrénale. La destruction corticale peut être provoquée par diverses maladies : tuberculose, cancer bilatéral, amylose*, hémorragie. L'hypofonctionnement peut être d'origine hypophysaire* par défaut d'A. C. T. H.* (tumeur, exérèse chirurgicale ou traitement prolongé par les corticoïdes).
Le tableau clinique de l'insuffisance surrénalienne lente est celui de la maladie d'Addison*. L'insuffisance surrénale aiguë est une urgence médicale nécessitant un traitement rapide. Elle associe des troubles digestifs (diarrhées, vomissements), cardio-vasculaires (collapsus, cyanose), nerveux (convulsions, coma) et des douleurs abdominales violentes.
Le traitement repose sur l'injection rapide de corticoïdes, de minéralocorticoïdes* et une réanimation. Cet accident se voit au cours de la maladie d'Addison, lors d'infections, d'interventions chirurgicales de stress divers, ou à l'arrêt brutal d'un traitement corticoïde.
L'HYPERFONCTIONNEMENT GLANDULAIRE. Les tumeurs de la médullosurrénale, ou phéochromocytomes*, développées à partir des cellules chromaffines, sont le plus souvent bénignes, mais elles provoquent une hypertension* paroxystique.
Les trois groupes hormonaux corticosurrénaliens peuvent provoquer chacun un hypercorticisme. L'augmentation des glycocorticoïdes* réalise le tableau de la maladie de Cushing*. Le syndrome de Conn* est l'expression clinique de l'hyperfonctionnement minéralocorticoïde (hyperaldostéronisme tumoral primaire) ; certains dérèglements hormonaux peuvent se rencontrer au cours des œdèmes rénaux et cardiaques. L'hyperfonctionnement androgénique se présente différemment selon l'âge et le sexe. Chez l'adulte, c'est un hirsutisme* plus ou moins développé. Chez le petit garçon, c'est un tableau de macrogénitosomie (développement précoce de la verge) ; chez la fille, l'hypertrophie clitoridienne, signe de virilisme, peut être à l'origine d'erreurs d'état civil. Ce sont des tumeurs ou des maladies enzymatiques qui en sont responsables.
**surrénalectomie** n. f. Ablation chirurgicale, totale ou partielle, d'une capsule surrénale.
**surtout** n. m. **Surtout fibreux,** tissu fibreux qui recouvre l'ensemble d'une formation anatomique.
**sus-claviculaire** adj. Situé au-dessus de la clavicule : *région sus-claviculaire.*
**sus-hyoïdien, enne** adj. Situé au-dessus de l'os hyoïde : *région sus-hyoïdienne.*
**suspension** n. f. 1. **Appareillage en suspension,** appareil permettant, par un système de cadres et de poulies, d'équilibrer le poids d'un membre inférieur immobilisé, améliorant le confort, sauvegardant la motilité articulaire, prévenant les accidents de décubitus et facilitant les soins infirmiers.
2. **Suspension injectable,** liquide destiné à l'injection et dans lequel se trouvent dispersées de fines particules insolubles.
**suspensoir** n. m. Petite poche en tissu destinée à maintenir et remonter les bourses, lors d'une varicocèle, d'une orchite par exemple.
**suture** n. f. **Suture chirurgicale,** couture faite pour raccorder des tissus séparés par accident ou par une intervention chirurgicale.
**Suture osseuse,** nom donné à certaines surfaces articulaires réunies par du tissu fibreux (synarthroses), se rencontrant essentiellement au niveau de la voûte du crâne.
**sycosis** n. m. Infection de la barbe ou de la moustache.
D'origine *bactérienne,* nécessitant un traitement antibiotique général, ou *mycosique,* nécessitant un traitement antimycosique, cette infection oblige à couper et raser les poils pour être traitées.
**Sydenham (chorée de),** affection de l'enfance, caractérisée par des mouvements choréiformes associés à des arthralgies fugaces, et se compliquant parfois

d'atteinte cardiaque comme le rhumatisme* articulaire aigu. (V. CHORÉE.)
**Sylvester (méthode de),** méthode de respiration artificielle manuelle qui se pratique sur le dos, en élevant les membres supérieurs, puis en les ramenant sur le thorax, qu'on comprime. (Elle ne dégage pas les voies respiratoires et n'est à utiliser que si on ne peut mettre le sujet à plat ventre.) [V. RESPIRATION ARTIFICIELLE.]
**Sylvius (aqueduc de),** partie du canal de l'épendyme, faisant communiquer les 3e et 4e ventricules cérébraux.
**Sylvius (scissure de),** scissure qui marque la face externe de chacun des hémisphères cérébraux. (V. CERVEAU.)
**symbiose** n. f. Association intime de deux ou de plusieurs organismes vivants.
**symbiote** n. m. Organisme vivant en association avec un autre, cette réunion profitant à chacun et faisant apparaître des propriétés nouvelles.
La flore bactérienne intestinale est formée de nombreux symbiotes qui sont utiles pour la digestion.
**sympathectomie** n. f. Résection plus ou moins importante d'une chaîne sympathique : *sympathectomie lombaire, cervico-thoracique, périartérielle.*
**sympathicothérapie** n. f. Méthode visant à exciter ou à anesthésier les filets nerveux végétatifs de la muqueuse nasale. On l'utilise dans le traitement de certaines affections nasales et des dystonies neurovégétatives.
**sympathicotonie** n. f. Excitabilité excessive du système nerveux sympathique, dont les signes principaux associent un éréthisme* cardiaque, une tachycardie*, une irritabilité psychique.
**sympathique** adj. et n. m. **Système sympathique** (ou **orthosympathique**), formation nerveuse destinée à régler la vie végétative (fonctionnement des viscères) en fonction des différents besoins, en synergie avec le *système parasympathique.*
Il comprend des centres situés dans le système nerveux central et une partie périphérique constituée de nerfs et de ganglions. La chaîne ganglionnaire sympathique est formée de ganglions prévertébraux échelonnés de part et d'autre de la ligne médiane, reliés au système cérébro-spinal par les *rameaux communicants.* Le sympathique *céphalique* comprend les ganglions ophtalmique, sphéno-palatin et optique ; il est relié par le plexus carotidien au sympathique *cervical,* formé de 3 ganglions dont l'inférieur est le *ganglion stellaire** ; le sympathique *thoracique* comprend 11 ganglions, dont les branches se distribuent aux organes intrathoraciques formant les plexus pulmonaire et cardiaque, les nerfs grand et petit *splanchniques ;* le sympathique *abdominal* contribue à la formation des plexus solaire, mésentérique et splanchnique ; le sympathique *pelvien* va constituer le *plexus hypogastrique.* (V. NERVEUX, *Système nerveux végétatif.*)
**sympatholytique** adj. et n. m. Se dit d'une substance qui s'oppose à l'action des nerfs sympathiques, soit en bloquant les récepteurs adrénergiques* alpha (alphabloquants, tel l'ergot* de seigle) ou bêta (bêtabloquants, tel le propanolol), soit en agissant au niveau des ganglions (ganglioplégiques*).
**sympathome** n. m. Tumeur due à une prolifération des cellules souches du système sympathique.
**sympathomimétique** adj. et n. m. Se dit d'une substance qui reproduit les effets provoqués par la stimulation des fibres sympathiques postganglionnaires.
Ces médiateurs exercent leur action sur deux types de récepteurs, alpha (vasoconstriction artérielle et accélération cardiaque) et bêta (dilatation des bronches), et sur le système nerveux central (excitation).
Les principaux sympathomimétiques sont l'adrénaline*, la noradrénaline*, l'éphédrine* et l'isoprénaline*.
**symphyse** n. f. **En anatomie,** connexion étroite entre deux os : *symphyse pubienne, symphyse mentonnière.*
**En pathologie,** accolement d'origine inflammatoire, sur une grande surface, des deux feuillets d'une séreuse* : *symphyse pleurale, péricardique.*
**symptomatique** adj. **Traitement symptomatique,** traitement des symptômes d'une maladie et non de ses causes.
**symptôme** n. m. Manifestation d'une maladie pouvant être perçue subjectivement par le malade lui-même *(symptôme subjectif)* ou être constatée par l'examen clinique (*symptôme objectif,* appelé couramment « signe »). Les symptômes se groupent en syndromes*.
**synapse** n. f. Lieu de jonction entre deux terminaisons de cellules nerveuses.
La synapse se situe entre l'extrémité de l'axone (prolongement efférent de la cellule) et des dendrites (prolongements afférents) de la cellule suivante. L'influx* nerveux franchit la synapse par l'intermédiaire de médiateurs* chimiques (adrénaline ou acétylcholine). Ceux-ci sont libérés par l'influx, sous forme de vésicules, dans l'espace intersynaptique. Le médiateur chimique vient ainsi exciter les dendrites* du neurone suivant, recréant un autre influx électrique qui se propage

le long de la fibre jusqu'à la synapse suivante. Après avoir stimulé la cellule suivante, le médiateur chimique est réactivé dans l'espace intersynaptique par des enzymes spécifiques.

**synchisis** n. m. Lésion du corps vitré de l'œil, consistant dans son ramollissement, avec opacités flottant dans l'intérieur.

**Synchisis étincelant.** Il est dû à l'existence dans le corps vitré de points brillants, dus le plus souvent à des cristaux de cholestérol.

**syncinésie** n. f. Contraction musculaire involontaire survenant au cours de la contraction volontaire d'un autre groupe musculaire.

**syncope** n. f. Arrêt brusque et transitoire des fonctions circulatoires et respiratoires, entraînant une perte de connaissance.

La syncope est différente de la lipothymie*, malaise bénin avec vertige, sans arrêt du cœur ni de la respiration.

Le sujet en syncope présente l'aspect d'une mort apparente, les pouls sont abolis, comme les mouvements de la respiration. Il reprend connaissance en 1 ou 2 minutes, de lui-même ou aidé par une mise en position couchée, tête basse, col desserré, et par des frictions du thorax, des gifles légères et des secousses.

Les cardiopathies* et surtout les troubles du rythme cardiaque (pouls lent permanent), certaines anesthésies sont responsables de syncopes graves nécessitant une réanimation appropriée (massage cardiaque, défibrillation).

**syndactylie** n. f. Malformation congénitale consistant en l'accolement des doigts.

Elle est généralement héréditaire et familiale. Le pronostic est favorable au prix d'une intervention chirurgicale plastique qui ne doit pas être pratiquée trop tôt.

**syndesmophyte** n. m. Ossification des ligaments intervertébraux et de l'espace situé entre les disques intervertébraux et les ligaments, observée dans la spondylarthrite* ankylosante.

**syndrome** n. m. Ensemble de symptômes affectant simultanément ou successivement un organisme, et dont le groupement prend une valeur significative de la localisation, du mécanisme ou de la nature d'un processus pathologique, sans permettre cependant à lui seul d'établir un diagnostic complet.

**Divers syndromes.** ***Syndromes généraux.*** Ils témoignent d'une atteinte globale de l'organisme.

Le *syndrome infectieux* associe la fièvre*, une tachycardie*, un faciès rouge ou pâle et, suivant les cas, des douleurs, des éruptions, des signes nerveux (abattement, coma). Quand il est bactérien il s'accompagne presque toujours d'une hyperleucocytose*. (V. INFECTION.)

Le *syndrome parasitaire* se manifeste le plus souvent par un prurit, avec ou sans urticaire*, de l'irritabilité et des malaises, parfois des douleurs abdominales. L'éosinophilie* y est le plus souvent associée.

Le *syndrome toxique* est variable suivant la substance en cause. La température est normale ou abaissée, le faciès est terreux, parfois cyanosé. On peut observer des troubles digestifs, respiratoires (toux, dyspnée), nerveux (paralysies, convulsions, coma). L'identification du toxique responsable (alcool, arsenic, plomb, etc.) et son dosage permettent de préciser le diagnostic et le pronostic.

L'*état de choc* est un syndrome fait d'hypotension, de pâleur et de refroidissement des extrémités dont les causes sont multiples. (V. CHOC.)

Le *syndrome anémique* se traduit par la pâleur, l'hypotension, un souffle cardiaque systolique, des syncopes* ou des lipothymies et parfois par de la dyspnée. (V. ANÉMIE.)

***Syndromes de localisation.*** Ces syndromes renseignent sur le siège d'une lésion ou d'un trouble, parfois de façon très précise. Ainsi, en neurologie, l'étude des muscles où se manifeste une paralysie, celle des anomalies de la sensibilité qui lui sont associées, celles des réflexes permettent de localiser la lésion qui en est la cause (ainsi le syndrome pyramidal, associant une paralysie avec conservation des réflexes ostéotendineux et signe de Babinski*, témoigne d'une atteinte du faisceau pyramidal).

Les différentes affections thoraciques engendrent des syndromes respiratoires, cardiaques, médiastinaux. Les organes intra-abdominaux traduisent leur atteinte par des groupes de symptômes qui permettent de distinguer des syndromes péritonéaux, gastriques, biliaires, urinaires, génitaux, etc.

***Syndromes mécaniques.*** Ils témoignent d'un mécanisme physique particulier. Ainsi, un *obstacle dans un conduit* perturbe le transit normal de son contenu ; il s'ensuit une accumulation des substances en amont, un arrêt de l'écoulement en aval et une lutte de l'organisme contre l'obstacle, se traduisant par des douleurs d'abord localisées, puis irradiées aux régions voisines. On comprend ainsi les symptômes de l'occlusion* intestinale, de la colique* hépatique, de la colique néphrétique.

Les syndromes mécaniques regroupent aussi les *compressions d'un organe ou*

*d'une région* (œdème, douleurs, perturbations dans les organes voisins) et l'*augmentation de pression dans un organe creux* (syndromes d'hypertension* portale, d'hypertension intracrânienne, etc.).
**Syndromes biologiques et radiologiques.** Ils regroupent l'ensemble des modifications des constantes biochimiques, physico-chimiques ou cytologiques, ou des modifications radiologiques accompagnant certaines manifestations cliniques et en facilitant le diagnostic.
Citons le syndrome biologique de l'occlusion intestinale, qui se traduit par une baisse de sodium et du chlore sériques entraînée par les vomissements, et par des « niveaux liquides » sur les radiographies de l'abdomen.
On appelle aussi syndrome biologique des manifestations cliniques provoquées par un dérèglement biochimique. Ainsi, l'hypoglycémie* se manifeste par des convulsions suivies de coma, l'hypocalcémie* par des troubles nerveux spasmodiques. (V. SPASMOPHILIE.)
**Significations des syndromes.** Dans certains cas, la constatation d'un syndrome n'est qu'une étape dans l'établissement d'un diagnostic, qui sera établi avec l'évolution et les examens complémentaires.
Dans d'autres cas, le syndrome constitue une entité pathologique, toujours identique, mais dont la cause ou le mécanisme restent obscurs. Citons le syndrome de Dressler, qui peut survenir de 2 à 3 semaines après un infarctus* du myocarde.
La connaissance de la cause est un critère essentiel définissant la maladie et permettant son classement nosologique. *Toutefois, il est souvent difficile, voire impossible, de faire la distinction entre syndrome et maladie.* Si l'origine indéterminée et la diversité des causes possibles sont les deux critères proposés pour définir le syndrome, de nombreux états décrits originellement comme syndromes sont maintenant, du fait des progrès de la médecine, rattachés à une cause précise (ainsi le syndrome de Down, ou mongolisme, a été rapporté à la trisomie 21).
Signalons qu'un *syndrome peut n'être qu'une réaction normale de l'organisme à certaines agressions,* sans être un état pathologique (ainsi l'exercice musculaire entraîne une élévation du taux de la glycémie, de la fréquence cardiaque et une augmentation de la sécrétion des hormones corticosurrénales qui entrent dans le cadre du syndrome général d'adaptation).
La connaissance approfondie des syndromes est nécessaire pour établir un bon diagnostic. Toutefois, un syndrome n'a de valeur que dans la mesure où ont été justement appréciées l'existence et l'importance des symptômes ou signes qui le constituent.

**synéchie** n. f. Accolement pathologique, cicatriciel, de deux surfaces.
**Synéchies de l'iris,** adhérences de l'iris aux organes de voisinage.
**Synéchie utérine,** adhérence des deux faces internes de l'utérus, entraînant une symphyse* totale ou partielle de la cavité utérine.

**synergie** n. f. Association de plusieurs tissus ou de plusieurs organes pour l'accomplissement d'une même fonction.

**synoptophore** n. m. Appareil pour l'étude et le traitement des troubles de la vision binoculaire.

**synostose** n. f. Union complète de deux os, normale au niveau de certains os du crâne, pathologique entre deux os accidentellement en contact (synostose des deux os de l'avant-bras après une fracture, par exemple).

**synovectomie** n. f. Ablation chirurgicale de la membrane synoviale d'une articulation et de ses prolongements.

**synovial, e, aux** adj. Qui se rapporte à la synovie.
**Gaine synoviale,** fourreau séreux qui entoure les tendons des muscles fléchisseurs et extenseurs des doigts et des orteils.
**Membrane synoviale** (ou **synoviale** n. f.), membrane qui double la face interne de la capsule et tapisse toute la cavité articulaire, sauf les surfaces articulaires elles-mêmes ; elle sécrète la *synovie**.

**synovie** n. f. Liquide incolore, visqueux, filant, qui lubrifie les surfaces articulaires en facilitant leur glissement.
**Épanchement de synovie,** terme couramment employé, mais à tort, pour désigner l'*hydarthrose**.

**synoviorthèse** n. f. Traitement de certaines affections articulaires, fondé sur une destruction de la synoviale pathologique, suivie de sa reconstitution normale.
La synoviorthèse consiste en l'injection intra-articulaire de substances caustiques ou radioactives. La principale indication en est la polyarthrite* chronique évolutive, mais elle ne peut s'appliquer qu'à des articulations encore peu détruites.

**syntonie** n. f. Disposition psychologique qui permet à un sujet de s'accorder facilement avec le milieu qui l'entoure.

**syphilide** n. f. Lésion cutanée de la syphilis* secondaire se manifestant par des taches (macules) ou des élevures (papules).

**syphilis** n. f. Maladie vénérienne contagieuse, due aux tréponèmes* pâles, et qui expose à des complications tardives affligeantes : nerveuses, cardio-vasculaires, osseuses.

**Bactériologie.** Le tréponène est une bactérie spiralée qui fut identifiée en 1905 par Schaudin et Hoffmann. Le diagnostic sérologique fut rendu possible par la réaction de Bordet-Wassermann (B.W.), puis par le test d'immobilisation des tréponèmes de Nelson.

**Contagion.** Elle se fait au cours de relations sexuelles avec une personne porteuse de lésions virulentes. La transmission indirecte (w.-c., instruments de musique à vent) est très discutée, car le germe est très fragile. La contamination peut être professionnelle (médecins, infirmières), mais elle ne peut se faire que sur une lésion cutanée. La prostitution joue encore un certain rôle dans la dissémination, mais l'évolution des mœurs, les rapports libres et l'homosexualité représentent les principales sources de contamination.

**Signes cliniques.** L'évolution de la syphilis comporte trois périodes : primaire, secondaire et tertiaire.

***La syphilis primaire.*** Le chancre* en est la première manifestation. Il survient 3 semaines environ après le contage et apparaît au point d'inoculation. Le chancre du gland se présente comme une érosion indolore, rose, régulièrement arrondie, reposant sur une base légèrement infiltrée. Il s'y associe une adénopathie* (ganglions) du territoire intéressé, elle-même indolore. D'autres localisations se voient : chancres ulcéreux simulant de l'impétigo, chancre du col utérin, souvent méconnu, de la lèvre, de l'amygdale, de la vulve... La cicatrisation se produit rapidement et la phase secondaire débute.

Devant une lésion suspecte, c'est le laboratoire qui fait le diagnostic par la recherche du tréponème à l'ultramicroscope et la réaction de Bordet-Wassermann, qui devient positive. La présence de tréponème signe la syphilis, qui guérit à ce stade par un traitement antibiotique.

***La syphilis secondaire.*** C'est le stade des éruptions contagieuses. Au début, elle se caractérise par une éruption de macules (taches rosées), non prurigineuses, et la présence de « plaques muqueuses » siégeant autour du gland (syphilides*), sur la langue, autour des orifices naturels. Une légère fatigue et de petits ganglions disséminés peuvent s'associer aux signes cutanés. La sérologie (B. W.) est toujours positive, comme le test de Nelson. Le traitement guérit la maladie et permet la négativation des tests sérologiques. En l'absence de traitement, surviennent, après un laps de temps variable où tous les signes ont rétrocédé, des lésions papuleuses indurées de couleur cuivrée, toujours indolores, donc méconnues du malade. Elles siègent souvent aux paumes des mains et plantes des pieds, autour des orifices naturels. Les tests sont positifs, et les lésions fourmillent de tréponèmes. L'action du traitement est rapide sur les lésions, plus inconstante sur la sérologie.

***La syphilis tertiaire.*** Elle nécessite de 3 à 12 ans pour se manifester en l'absence de tout traitement. Ses manifestations multiples ont pratiquement disparu de nos jours. Les lésions de la peau et des muqueuses sont à type de gommes* (nodosités suppuratives), qui aboutissent à la sclérose. Les localisations les plus courantes sont celles du voile du palais, de la langue (simulant un cancer), qui peuvent se transformer en lésion maligne sous l'action d'irritants locaux (tabac).

La destruction de l'os ou son hypertrophie sont à l'origine d'altérations graves.

L'atteinte du système cardio-vasculaire, surtout localisée sur l'aorte, porte sur la destruction des trois tuniques artérielles. Cela entraîne une insuffisance coronarienne, une insuffisance aortique et, surtout, l'anévrisme* aortique avec le grand risque de rupture et de mort subite.

Les manifestations les plus tardives (de 10 à 20 ans) sont celles du système nerveux : le tabès*, les scléroses* combinées et la paralysie générale. Le tabès est dû à une sclérose des cordons* et racines postérieures de la moelle épinière. La paralysie générale se caractérise par une amimie*, des troubles du langage et du comportement.

Toutes les anomalies neurologiques s'accompagnent d'un signe d'Argyll*-Robertson et de modifications du liquide céphalo*-rachidien.

Le traitement à ce stade ne permet qu'une stabilisation des lésions.

**Syphilis congénitale.** C'est une fœtopathie* transmise, par voie placentaire, de la mère à l'enfant, entre le 5$^{e}$ et le 9$^{e}$ mois de grossesse. Ce n'est donc pas une maladie héréditaire.

L'infection peut être à l'origine de la mort du fœtus (avortement ou accouchement à terme d'un enfant mort-né), mais c'est une éventualité rare. Le plus souvent, le nouveau-né fait une syphilis précoce, identique à la période secondaire de la maladie (pemphigus*, atteinte hépatique, hématologique et osseuse). Plus rarement, la syphilis peut se révéler dans l'enfance par des lésions tertiaires (muqueuses, osseuses, viscérales).

**Les examens biologiques.** La mise en évidence de la syphilis se fait de deux manières : mise en évidence du tréponème et méthodes sérologiques.

La recherche du tréponème se fait à l'ultramicroscope, à partir de la sérosité des lésions.

Les méthodes sérologiques utilisent les réactions d'hémolyse* et de floculation*. Ce sont les réactions de Bordet*-Wassermann (ou B.W.), de Kline, de Kahn. Les différences d'intensité des réactions sont cotées en négatif (−), douteux (±) ou positif (+ à +++). Ces tests ne sont positifs que 10 jours après le chancre et le restent pendant toute l'évolution. Mais certaines réponses positives peuvent se voir lors d'autres maladies (herpès*, hépatite* virale, lupus*, mononucléose*) et dans les tréponématoses non vénériennes. Le test d'immobilisation des tréponèmes (de Nelson), plus fiable, consiste à mettre le sérum suspect en présence de tréponèmes dont on observe la mobilité sous ultramicroscope. Ce test est positif à partir du 20e jour après le chancre. Il reste très longtemps positif. La méthode d'immunofluorescence, qui visualise des tréponèmes, est positive très précocement (25 jours après le contage).

**Traitement.** Le traitement actuel utilise la pénicilline, qui garde toujours son pouvoir bactéricide sur le tréponème.

Dans la syphilis récente (primaire ou secondaire), on utilise des doses croissantes d'antibiotiques (pénicilline retard) par voie intramusculaire. Des corticoïdes peuvent être administrés à petites doses. La sérologie sera surveillée tous les 3 mois. Dans la syphilis tertiaire, le traitement d'attaque est identique, mais il devra se poursuivre avec des cures complémentaires de pénicilline retard et de bismuth. L'adjonction de corticoïdes est nécessaire si la contamination est ancienne. La découverte inopinée d'une sérologie positive (confirmée par plusieurs laboratoires) doit faire traiter le malade, le mettant à l'abri des complications tardives ; mais les antibiotiques n'agissent que rarement sur la sérologie, qui reste positive.

Les *accidents du traitement* sont de deux sortes : intolérance à la pénicilline et réactions d'Herxheimer*.

L'allergie à la pénicilline peut être à l'origine d'un choc anaphylactique* grave. On utilisera alors les tétracyclines. La réaction d'Herxheimer est due à la destruction massive des tréponèmes sous l'influence de la pénicilline. Toutes les lésions (chancre, roséole) sont exacerbées, et la réaction peut, en cas de syphilis tertiaire, être à l'origine de complications. Cette réaction peut être évitée par l'emploi de corticoïdes et de doses très faibles d'antibiotique au début.

**Syphilis et grossesse.** Les examens sanguins pratiqués au cours du 1er trimestre de la grossesse ont pour but de détecter une syphilis qui, traitée immédiatement, n'expose pas le fœtus à la contamination. Il faudra toutefois renouveler, au cours du 3e trimestre, un examen sérologique, car, à ce moment, le fœtus peut contracter la syphilis. (V. ci-dessus *Syphilis congénitale*.)

***Les récidives.*** Il est possible d'observer des récidives, qui sont dues à la brièveté du traitement (surtout dans les syphilis primaires) et également à l'absence d'immunité conférée par la maladie.

**Protection sanitaire.** La découverte d'une syphilis doit être déclarée, de façon non nominative, par le médecin. Lorsqu'un malade refuse le traitement, l'hospitalisation* d'office est possible pour éviter la propagation de la maladie. Des dispensaires et un service social spécial assurent la lutte antivénérienne.

Le traitement par la pénicilline a changé l'épidémiologie de la syphilis, mais ne met pas à l'abri de flambées dues à l'imprévoyance ou à l'absence de mise en garde.

**syringomyélie** n. f. Maladie neurologique dont la lésion est une cavité au centre de la moelle épinière, au niveau du cou, et pouvant s'étendre jusqu'au bulbe (syringobulbie), détruisant dans sa progression les centres nerveux adjacents. La particularité de cette affection réside dans l'existence d'un syndrome *suspendu* et d'un syndrome *sous-lésionnel*.

Le *syndrome suspendu* témoigne du siège des lésions sur une hauteur limitée de la moelle. Il associe une disparition de la sensibilité thermique et douloureuse, contrastant avec la persistance de la perception du tact et des positions des membres. L'abolition des réflexes* ostéo-tendineux s'observe dans cette zone, ainsi qu'une parésie* et une amyotrophie*, prédominant aux mains, qui sont le siège d'un tonus exagéré.

Le *syndrome sous-lésionnel* manifeste les conséquences de la lésion qui a produit une cavité dans la substance blanche de la moelle, où circulent les faisceaux moteurs des voies nerveuses. Les membres inférieurs sont hypertoniques et les réflexes y sont exagérés. On observe un signe de Babinski* bilatéral.

L'évolution de la syringomyélie est lente

et insidieuse ; le traitement symptomatique est secondé par la chirurgie, qui permet la décompression de la zone anormale, au niveau de la charnière* cervico-occipitale.

**systole** n. f. Contraction du muscle cardiaque, faisant suite à la diastole* et entraînant l'éjection du sang de la cavité cardiaque dans laquelle il se trouve (oreillette ou ventricule).

La systole des oreillettes précède celle des ventricules. Celle-ci est essentielle : son arrêt, même bref, peut entraîner la mort. (V. CŒUR.)

# T

**T.A.B.**, sigle du vaccin contre la fièvre *T*yphoïde et les paratyphoïdes *A* et *B*.

**tabac** n. m. Le tabac est nocif par la nicotine* qu'il contient, mais celle-ci est brûlée en grande partie lorsqu'on le fume. Il est également toxique par les goudrons qui se forment lors de sa combustion et se déposent dans les voies aériennes. L'usage répété du tabac favorise l'insuffisance respiratoire, l'ulcère de l'estomac, les cancers des lèvres, de la langue, du poumon, les affections des artères coronaires et l'infarctus du myocarde. Il est interdit chez les cardiaques et artéritiques. Une loi du 9 juillet 1976 est relative à la lutte contre le tabagisme.

**tabatière** n. f. **Tabatière anatomique**, dépression située à la partie postéroexterne du poignet, bien visible quand le pouce est en extension, traversée par l'artère radiale et les tendons des muscles radiaux.

**T.A.B.D.T.**, sigle du vaccin contre la fièvre *T*yphoïde, les parathyphoïdes *A* et *B*, la *D*iphtérie et le *T*étanos.

**tabès** n. m. Manifestation nerveuse de la syphilis* tertiaire.
Il se traduit par une incoordination dans les mouvements (ataxie* locomotrice), rendant la marche très difficile bien que la force musculaire segmentaire soit conservée ; par une abolition des réflexes ostéo-tendineux et par le signe d'Argyll*-Robertson ; par des douleurs fulgurantes et par des troubles trophiques (ulcères, maux perforants). Le traitement appliqué au début de l'évolution permet une amélioration.

**table** n. f. **Table d'opération**, table articulée sur laquelle est étendu le patient et qui permet d'opérer n'importe quel malade dans la position voulue, grâce à un jeu de commandes faciles à manœuvrer au cours même de l'intervention.

**tableau** n. m. **Tableaux A, B, C**, listes où sont réparties les différentes substances pharmaceutiques vénéneuses (toxiques, stupéfiants et produits dangereux) employées en thérapeutique humaine et vétérinaire. (Les produits inscrits sur ces tableaux ne sont délivrés que sur ordonnance et, sauf indication du médecin, ils ne sont pas renouvelables.)
Le *tableau A* rassemble les médicaments qui présentent une forte toxicité à très faible dose.
Le *tableau B* comprend les stupéfiants, médicaments dont l'usage répété peut entraîner une accoutumance pouvant conduire à la toxicomanie*. Ils ne sont délivrés que sur production d'une ordonnance extraite d'un carnet à souches établi par l'Ordre des médecins, comportant les noms et adresses du médecin et du malade ainsi que le mode d'emploi détaillé. La durée de la prescription ne peut excéder 7 jours, sauf exception pour certains produits pour lesquels la durée est de 60 jours.
Le *tableau C* comprend les substances relativement moins toxiques, mais dont la manipulation peut être dangereuse ou dont un emploi sans surveillance médicale peut être néfaste.

**tablette** n. f. Médicament solide renfermant une forte proportion de sucre et une faible quantité de principe actif, qu'on laisse fondre dans la bouche.

**tache** n. f. **Tache rubis**, petit angiome* en forme de perle, sans signification pathologique.
Les taches rubis sont plus nombreuses chez les alcooliques.

**tachyarythmie** n. f. Rythme cardiaque rapide et irrégulier qui prélude à l'arythmie* complète par fibrillation auriculaire*.
Elle s'observe surtout dans les formes compliquées de la maladie de Basedow* et dans les rétrécissements mitraux. Elle est parfois idiopathique*.

**tachycardie** n. f. Accélération du rythme* cardiaque.
Normale au cours de l'effort musculaire, elle s'observe à l'état pathologique dans la maladie de Basedow*, chez les sujets neurotoniques et dans certaines insuffisances cardiaques, où elle tend à rétablir le débit cardiaque. (V. RYTHME.)

**taie** n. f. Tache blanche sur l'œil, consécutive à un traumatisme ou à une inflammation de la cornée.

**taille** n. f. 1. Dimension du corps.
On distingue la taille debout, ou *stature*, et la taille assise. La taille augmente pendant toute la croissance*, jusque vers 22 à 25 ans. Puis elle diminue lentement à partir de 40 ans (env. de 5 cm de 40 à 80 ans) en raison du tassement des disques intervertébraux. Les anomalies de la taille sont le nanisme* et le gigantisme*.
2. Périmètre abdominal mesuré à hauteur

de l'ombilic. Sa mesure régulière est importante en cas d'obésité ou d'ascite*.
3. On appelle également « opération de la taille », ou « taille », l'ouverture de la vessie pour en extraire des calculs.

**talalgie** n. f. Douleur du talon.
**Talalgies plantaires.** Elles surviennent à la station debout et entraînent une boiterie. Des microtraumatismes répétés, une maladie inflammatoire (notamment la spondylarthrite* ankylosante) en sont parfois à l'origine. La radiographie montre souvent une épine osseuse sous le calcanéum*, témoin de l'inflammation. Le traitement comporte la radiothérapie, les semelles orthopédiques, les infiltrations de corticoïdes. L'intervention chirurgicale est rarement nécessaire.
**Talalgies postérieures.** Elles reconnaissent trois causes principales : les *exostoses rétrocalcanéennes*, qui doivent être abrasées ; les *achilléites* (inflammations du tendon d'Achille), qui sont d'origine inflammatoire (goutte, rhumatisme, etc.) ou traumatique et réagissent bien aux infiltrations de corticoïdes ; l'*apophysite postérieure du calcanéum*, qui guérit généralement spontanément.

**talc** n. m. Poudre blanche imputrescible, utilisée en pansements gastriques et intestinaux et, à l'extérieur, comme poudre isolante.

**talon** n. m. Partie postérieure du pied, formée par la saillie postérieure du calcanéum*, et point d'appui postérieur du pied.

**talus** adj. m. **Pied talus,** attitude anormale du pied, qui forme avec le tibia un angle aigu et qu'on ne peut ramener à angle droit.

**tamarin** n. m. Pulpe de *Tamarindus indica* (légumineuses), laxative en infusion, électuaire et confitures.

**tamponnade** n. f. Compression du muscle cardiaque par un épanchement péricardique (péricardite*) ou par un excès de pression intrathoracique, provoquée par un respirateur artificiel mal réglé (pression très supérieure à la pression atmosphérique).
La tamponnade entraîne l'arrêt cardiaque, le cœur, comprimé, ne pouvant plus se dilater pour se remplir de sang pendant la diastole. Il s'ensuit des signes d'insuffisance cardiaque* droite aiguë, par stase veineuse en amont du cœur, et une défaillance circulatoire brutale, le cœur ne contenant plus de sang à envoyer dans la grande circulation.

**tamponnement** n. m. Moyen d'arrêter une hémorragie, en comprimant la région intéressée par une mèche laissée en place : *tamponnement nasal, vaginal.*

**tanin** n. m. Terme désignant divers produits fortement astringents, qui transforment la peau en cuir.
Les tanins sont dits *pathologiques* lorsqu'on les trouve dans les tissus cicatriciels à la suite de piqûres d'insectes.
Le tanin officinal et certains de ses dérivés sont utilisés comme astringents antidiarrhéiques.

**tannage** n. m. Pulvérisation analgésique, cicatrisante, d'une solution d'acide tannique à 5 p. 100 sur les brûlures.

**taon** n. m. Grosse mouche au vol très rapide, piquant l'homme ou le bétail.
Les taons transmettent la filariose* loa-loa en Afrique et la tularémie* en Amérique du Nord.

**tapioca** n. m. Fécule extraite des racines de manioc, servant à préparer des potages et entremets.
Digeste, de valeur nutritive élevée, c'est un aliment de l'enfant et du convalescent. Sa teneur en glucide (86 p. 100) le fait éviter chez le diabétique.

**tare** n. f. Défectuosité physique ou psychique présentée par un individu.
En médecine, le mot « tare », non péjoratif, désigne un état pathologique antérieur à la maladie actuelle, dont il aggrave souvent le pronostic.

**tarentule** n. f. Araignée dont la piqûre peut provoquer un œdème étendu, des douleurs articulaires, des crampes et des maux de tête.
Il faut faire saigner, appliquer de l'ammoniaque et donner des antihistaminiques.

**tarif** n. m. **Tarifs médicaux.** V. HONORAIRES.

**tarlatane** n. f. Gaze rigide apprêtée avec de l'amidon, utilisée pour durcir les bandages.

**tarsalgie** n. f. Douleur du tarse* (c'est-à-dire de l'arrière-pied) en rapport avec une malformation de la voûte* plantaire, une scaphoïdite tarsienne chez l'enfant ou une arthropathie chez l'adulte.

**tarse** n. m. Moitié postérieure du pied, formée de 7 os courts (astragale, calcanéum, cuboïde, scaphoïde, 3 cunéiformes), articulée avec le tibia et le péroné par l'astragale, en avant avec les métatarsiens par les 3 cunéiformes et le cuboïde.

**tarsorraphie** n. f. Fermeture chirurgicale de l'ouverture palpébrale par suture des paupières. (Syn. : BLÉPHARORRAPHIE.)

**tartre** n. m. **Tartre dentaire,** dépôt plus ou moins dur, ayant des colorations diverses allant du jaune au brun foncé, qui se forme sur les dents*.
Le tartre constitue la « plaque dentaire », située sur la partie coronaire des dents et se propageant à la surface des racines, sous la gencive, qu'elle décolle. Le tartre

est ainsi une des causes importantes des parodontolyses*, des gingivites et des stomatites.
Le tartre est d'origine salivaire ; c'est un corps organo-minéral complexe, et sa couleur est due aux nombreuses substances organiques qu'il contient, principalement pigment sanguin et nicotine. Le mécanisme de sa formation n'est pas totalement élucidé, mais on admet généralement que la précipitation de sels minéraux se fait sur une trame organique et microbienne.
Une bonne hygiène* bucco-dentaire est indispensable pour ralentir l'évolution du tartre, ainsi qu'un détartrage* régulier.
**tartrique** adj. *L'acide tartrique* extrait des tartres et lies de vin sert à faire des boissons acidulées, des limonades purgatives. Le tartrate double de potassium et de sodium (sel de Seignette) est diurétique et laxatif.
**tatouage** n. m. **Tatouage de la cornée.** Il est pratiqué à l'aide d'encre de Chine stérile pour reformer une pupille et dans le traitement de certains astigmatismes.
**Destruction des tatouages de la peau.** Elle se fait par électrocoagulation, meulage ou excision chirurgicale, avec ou sans greffe.
**taxis** n. m. Refoulement manuel d'une hernie dans la cavité abdominale.
**teigne** n. f. Mycose* du cuir chevelu, très contagieuse et provoquant des chutes de cheveux.
**teinture** n. f. **Teinture médicamenteuse,** liquide résultant de l'action dissolvante de l'alcool sur une ou plusieurs plantes sèches, ou sur certains corps chimiques (iode, camphre). Les teintures se prennent en gouttes.
**Teinture des cheveux.** ***Inconvénients, accidents.*** Les dermites allergiques dues aux teintures de cheveux sont rares mais parfois graves. Leur prévention est obligatoire : les coiffeurs doivent pratiquer 48 heures avant toute teinture une touche d'essai derrière l'oreille avec le produit qui sera employé, réalisant ainsi un test. L'existence d'antécédents personnels allergiques doit inciter à ne pas recourir aux teintures.
**télangiectasie** n. f. Dilatation sinueuse d'un vaisseau capillaire cutané, formant une petite tache rouge.
**Télémann (méthode de),** méthode de recherche de divers parasites dans les selles.
Les selles, après dilution appropriée, sont centrifugées. Le sédiment est examiné au microscope.
**téléradiographie** n. f. Radiographie faite en éloignant le tube à rayons X du sujet, ce qui permet d'avoir une image grandeur nature et sans déformation conique des organes.
**téléradiothérapie** n. f. Radiothérapie faite en éloignant le tube du sujet, ce qui permet de couvrir la totalité du corps (traitement appliqué aux métastases cancéreuses).
**tellure** n. m. Métalloïde dont l'ingestion ou l'inhalation entraîne une odeur alliacée de l'haleine, des troubles digestifs et une asthénie tenaces.
**tempe** n. f. Région latérale de la tête, entre l'œil, l'oreille, la joue et le front.
**tempérament** n. m. Ensemble des caractères congénitaux définissant la personnalité physique et psychologique d'un individu.
Le tempérament est le terrain, le fondement sur lequel s'édifie la personnalité. Il regroupe un ensemble de caractéristiques chez un individu donné : type somatique général, particularité de son équilibre humoral, endocrinien et de son système nerveux central et végétatif.
Depuis l'Antiquité, les auteurs ont proposé des classifications très diverses se fondant sur la prédominance de tel facteur somatique, de telle réactivité.
Citons les deux types décrits par Kretschmer. Le pycnique : individu trapu, plutôt épais, doué d'un caractère cyclothymique (v. CYCLOTHYMIE). Le leptosome : individu longiligne au caractère schizoïde*. Il faut se garder de donner aux différentes variétés de tempérament une valeur exagérée et de vouloir expliquer par les données constitutionnelles toutes les singularités du caractère humain. La formation et l'orientation de la personnalité dépendent en grande partie de nombreux facteurs de milieu.
**température** n. f. Degré de chaleur du corps.
La *température normale de l'homme* (prise au rectum) est comprise entre 36,7 et 37,3 $^0$C. Elle peut s'élever après un effort. Chez la femme, la *courbe* thermique menstruelle* renseigne sur la date de l'ovulation.
L'être humain est *homéotherme :* sa température centrale reste constante en dépit des variations thermiques ambiantes ou de sa propre production de chaleur. Le maintien de la température autour de 37 $^0$C résulte d'un équilibre entre la production de chaleur par l'organisme (combustion des éléments énergétiques) et ses pertes par la radiation et par l'évaporation (transpiration, polypnée*).
La *fièvre**, ou élévation de la température, s'accompagne d'un accroissement de la thermogenèse, du tonus musculaire et parfois de frissons, d'une vasoconstric-

tion superficielle avec pâleur. Au cours de la fièvre, la régulation thermique persiste, mais à un niveau de réglage différent.

**Méthode de la température**, méthode de contraception fondée sur le fait que la température rectale prise le matin s'élève de 3 à 4 dixièmes de degré après l'ovulation. Comme la durée de vie de l'ovule est de 36 heures, le risque de grossesse est pratiquement nul si les rapports n'ont lieu que 3 jours après le décalage thermique, et jusqu'à la menstruation suivante.

C'est une méthode naturelle, mais son efficacité est médiocre. Elle ne peut être utilisée chez les femmes ayant des cycles irréguliers.

**temporal, e, aux** adj. Qui se rapporte à la tempe.

**Os temporal**, os de forme très complexe, situé à la partie inférieure et latérale du crâne, où l'on distingue trois parties : l'*écaille*, lame plate dont la face externe est traversée par l'apophyse zygomatique qui surplombe la cavité glénoïde de l'articulation temporo-maxillaire ; la *mastoïde*, située en arrière du conduit auditif externe ; le *rocher*, qui contient l'ensemble de l'appareil auditif.

**Lobe temporal du cerveau***, partie moyenne inférieure de chacun des deux hémisphères, limitée en haut par la scissure de Sylvius.

**Artérite* temporale** (ou maladie de Horton*), variété d'artérite caractérisée par des céphalées violentes et une atteinte de l'état général.

**temporo-maxillaire** adj. **Articulation temporo-maxillaire**, se dit de chacune des articulations des branches montantes du maxillaire inférieur avec la base du crâne, permettant les mouvements de la mâchoire.

**temps** n. m. **Temps de coagulation, de saignement, de Howell.** V. COAGULATION.

**Temps de circulation**, temps qui s'écoule entre l'introduction d'un produit dans une veine périphérique et sa manifestation au niveau de la bouche s'il s'agit d'un produit sapide.

**tendance** n. f. Force interne qui oriente le comportement et les états de conscience des individus.

On constate les effets des tendances plus qu'on en connaît l'exacte nature. La tendance est un terme utilisé de manière assez globale et imprécise comme équivalent des mots « besoin », « instinct », « pulsion ».

**tendinite** n. f. Détérioration microscopique compromettant la solidité d'un tendon, et prédisposant à sa rupture lors d'un traumatisme parfois minime.

**tendon** n. m. Partie blanche, résistante et dense qui constitue l'extrémité des muscles, transmettant l'effort des fibres musculaires charnues à la partie anatomique sur laquelle ils s'insèrent.

**Plaies tendineuses.** Elles sont fréquentes, les tendons les plus atteints étant ceux des doigts, du poignet, le tendon rotulien, le tendon d'Achille. La section peut être incomplète ou complète, entraînant alors une rétraction des extrémités sectionnées. Même après une suture chirurgicale correcte, la cicatrisation se fait par un véritable cal qui peut contracter des adhérences compromettant la fonction. Les plaies des tendons de la main posent des problèmes très particuliers : réparation difficile, séquelles fréquentes, pronostic réservé, surtout pour les fléchisseurs. La suture d'un tendon utilise des fils très fins, d'acier ou synthétiques ; chaque fois que les extrémités tendineuses ne peuvent être mises en contact, il faut recourir à la greffe tendineuse, le greffon étant prélevé sur le sujet lui-même.

**Ruptures tendineuses.** Elles surviennent sur un tendon pathologique (tendinite) à la suite d'un traumatisme parfois minime. La rupture du tendon d'Achille, celle du tendon rotulien sont les plus fréquentes, nécessitant l'intervention (suture et immobilisation par plâtre).

**ténesme** n. m. Besoin permanent et douloureux de miction ou de défécation (ténesme vésical ou rectal), qui n'aboutit à aucun résultat.

**ténia** n. m. Ver plat de la famille des cestodes*.

La tête du ténia (scolex*) est munie de crochets ou de ventouses qui lui permettent de s'accrocher à la paroi intestinale. L'homme se contamine en absorbant l'embryon contenu dans la viande de bœuf ou de porc mal cuite ; différentes espèces peuvent être à l'origine de l'infection.

**Divers ténias.** *Tœnia saginata* est transmis par la viande de bœuf. C'est un long ver (de 10 à 12 m) annelé, avec un scolex comportant des ventouses. C'est le « ver solitaire », car il existe un seul ver à la fois dans l'intestin. Les anneaux les plus éloignés de la tête mûrissent, se détachent du ver, puis sont excrétés activement (par contractions intestinales, entraînant des démangeaisons à l'anus) et libérés dans le milieu extérieur. Les œufs doivent alors être réabsorbés par un bovidé pour poursuivre le cycle ; ils donnent naissance aux cysticerques*. L'homme se réinfeste

en absorbant de la viande de bœuf mal cuite.
*Tœnia solium* est transmis par la viande de porc. Le scolex comporte des crochets. L'excrétion des anneaux se fait passivement dans les matières fécales. *Hymenolepis nana* est un petit ténia rare sous nos climats.
Le *ténia échinocoque* vit à l'état adulte dans l'intestin du chien. Sa larve provoque chez le mouton ou chez l'homme l'échinococcose* (kystes hydatiques*).
**Manifestations cliniques.** C'est le plus souvent la découverte des anneaux dans la literie ou les vêtements qui permet le diagnostic. Un amaigrissement, quelques nausées ou vomissements chez l'adulte, des troubles nerveux chez l'enfant témoignent de l'infestation.
Le traitement utilise les ténifuges* et surtout les ténicides (niclosamide*), qui détruisent les vers en une seule prise. La cuisson correcte de la viande met à l'abri de ces parasitoses.
**ténifuge** n. m. Médicament permettant l'expulsion du ténia*.
On peut encore utiliser l'extrait éthéré de fougère mâle (administré après une diète) ou la semence de courge fraîche. Toutefois l'administration de niclosamide (ténifuge qui détruit le ver) est beaucoup plus facile et très efficace.
**tennis elbow** n. m. (mot angl.). Douleur au coude en rapport avec une épicondylite* consécutive au surmenage de l'avant-bras (fréquent chez les joueurs de tennis).
On le traite par infiltration locale de corticoïdes, par applications d'ultrasons et par la rééducation.
**ténodèse** n. f. Intervention pratiquée aux mains ou aux pieds, pour corriger une position anormale en déplaçant une insertion tendineuse.
**ténolyse** n. f. Libération chirurgicale d'un tendon dont le jeu est limité par des adhérences postopératoires.
**ténosynovite** n. f. Inflammation d'un tendon et de la gaine synoviale qui l'entoure.
Les ténosynovites *suppurées* de la main sont dues à l'inoculation directe d'un microbe par plaie. (V. PANARIS et MAIN.)
Les ténosynovites *tuberculeuses* sont devenues rares. Le début est insidieux et peu à peu se constitue une tuméfaction molle.
Les ténosynovites *chroniques* s'observent surtout au niveau du poignet, à la suite de microtraumatismes répétés. Elles provoquent une douleur, augmentée par les mouvements, qui persiste longtemps. Les injections locales de corticoïdes apportent souvent des améliorations, mais des rétractions cicatricielles sont possibles. La résection chirurgicale de la gaine synoviale devient alors nécessaire.
**ténotomie** n. f. Section chirurgicale d'un tendon.
**tensiomètre** n. m. Appareil pour mesurer la tension artérielle. (Syn. : SPHYGMOMANOMÈTRE.)
Il comprend un brassard pneumatique que l'on place autour du bras et qui est relié à un manomètre. On gonfle le brassard jusqu'à ce que le pouls ne soit plus perçu. Puis on décomprime progressivement tout en auscultant le pli du coude (sous le brassard) avec un stéthoscope. Au moment où l'on entend les premiers battements, on lit la pression maximale (maxima), puis, en continuant de décomprimer, les battements cessent d'être perçus au moment de la pression minimale (minima), qui est ainsi mesurée.
**tension** n. f. Contrainte interne qui apparaît dans les corps vivants ou inertes sous l'influence de forces externes ou internes.
**Tension artérielle,** état de tension de la paroi des artères, dû à la contraction de leurs fibres musculaires et qui équilibre exactement la *pression artérielle*.
La tension artérielle dépend également de la masse sanguine circulante (elle est abaissée lors d'une forte hémorragie) et du travail effectué par le myocarde. Elle oscille entre une valeur maximale de 12 à 15 cm de mercure lors de la systole, et une valeur minimale de 7 à 9 cm de mercure lors de la diastole cardiaque. La différence entre la maximale et la minimale, ou *pression différentielle*, correspond à l'écoulement de sang, donc à la perméabilité artérielle.
***Mesure de la tension artérielle.*** Elle se fait au tensiomètre*.
***Régulation de la tension artérielle.*** Des centres nerveux du tronc cérébral reçoivent des indications provenant du glomus* carotidien, de la composition du sang, et règlent la tension artérielle en agissant par l'intermédiaire du système neurovégétatif sur le cœur et sur les vaisseaux.
***Anomalies de la tension artérielle.*** V. HYPERTENSION et HYPOTENSION.
**Tension oculaire.** L'œil est une sphère dont les parois sont soumises aux pressions des liquides qu'elles contiennent. La *tonométrie* est la mesure de la tension oculaire. Sa valeur moyenne est de 15-16 mm de mercure. Son augmentation est caractéristique du glaucome*.
***tension psychologique.*** Sous le vocable de « tension nerveuse ou psychologique excessive », on désigne un état de

déplaisir durable et intense, accompagné de ruminations mentales pénibles, de désirs agressifs et d'angoisse. La tension psychique anxieuse ou agressive naît parfois d'un choc affectif brutal, mais le plus souvent de conflits psychologiques.

**tension superficielle**, propriété que possède la surface de séparation de deux liquides non miscibles ; elle se comporte comme une membrane élastique s'opposant au mouillage. Elle est diminuée par les substances dites « tensioactives » employées notamment dans les détergents.

**tente** n. f. **Tente du cervelet**, prolongement de la dure-mère* recouvrant la face supérieure du cervelet* et séparant celle-ci de la face inférieure des lobes occipitaux du cerveau.

**tératogène** adj. Susceptible de déterminer une malformation chez l'embryon.
Les facteurs tératogènes se divisent en facteurs *génétiques* (préexistant à la fécondation) et en facteurs *métagénésiques* (agissant pendant la vie intra-utérine sur un fœtus initialement indemne). Ces derniers peuvent être d'origine infectieuse, physique ou chimique. Le médicament tératogène le plus connu est la thalidomide.

**tératogenèse** n. f. Branche de la tératologie qui étudie plus spécialement les causes des malformations ou facteurs tératogènes.
Jusqu'en 1940, il semblait bien établi que les malformations congénitales étaient dues à des facteurs préexistant à la fécondation, c'est-à-dire héréditaires (anomalies chromosomiques ou géniques). Cela reste vrai pour certaines malformations comme le mongolisme*. Mais il est apparu que ces malformations pouvaient également être la conséquence de l'action de certains facteurs agissant après la fécondation. Il peut s'agir de facteurs *infectieux* (rubéole, toxoplasmose, syphilis, etc.), *chimiques* (thalidomide, quinine, antimétabolites, hypoglycémiants de synthèse...) ou *physiques* (rayons X, explosions atomiques).
La susceptibilité de l'embryon à l'un quelconque de ces agents dépend du stade de son développement embryonnaire ; elle est généralement d'autant plus grande que l'embryon est plus jeune.

**tératologie** n. f. Étymologiquement, science des monstres. — Elle comporte l'étude des malformations congénitales se constituant au cours du développement de l'embryon, et qui se révèlent à la naissance.
Elle se répartit en trois branches :
1. La tératologie proprement dite, ou *morphologique*, qui considère l'aspect anatomique et établit le classement des anomalies ;
2. La tératologie pathogénique, ou *tératogénie*, qui étudie les mécanismes de l'évolution embryologique des sujets malformés ;
3. La tératologie étiologique, ou *tératogenèse**.

**tératome** n. m. Tumeur d'origine embryonnaire formée d'une association de tissus différents.
Les plus fréquents sont les tumeurs sacro-coccygiennes du nouveau-né et les tératomes ovariens (kyste* dermoïde). La plupart sont bénins, mais ils posent des problèmes chirurgicaux.

**térébenthine** n. f. Terme désignant diverses oléorésines fournies par des conifères (mélèze, pin maritime). L'*essence* de *térébenthine* est obtenue par distillation.
**Utilisation thérapeutique.** En usage externe, l'essence de térébenthine est prescrite comme révulsif. En usage interne, on emploie des produits oxydés hydrosolubles de l'essence de térébenthine, en suppositoires ou en injections intramusculaires ou intraveineuses, pour leurs propriétés antiseptiques des voies respiratoires.
**Toxicologie.** L'essence de térébenthine est toxique ; elle peut provoquer une irritation des voies digestives, des pneumopathies aiguës et, à forte dose, des troubles visuels et auditifs qui précèdent le coma. Les intoxications sont surtout professionnelles (peintures) et ménagères.

**térébrant, e** adj. Se dit d'un ulcère qui a tendance à se creuser ou d'une douleur en « coup de poignard ».

**terminal, e, aux** adj. **Artère terminale**, artère qui se divise et se répartit dans une région qui ne reçoit aucune autre irrigation artérielle.

**terpine** n. f. Substance obtenue par oxydation de l'essence de térébenthine.
Elle est prescrite à faibles doses pour fluidifier les sécrétions bronchiques, sous forme d'élixir, pilules ou potions, mais à fortes doses, elle dessèche.

**terrain** n. m. Ensemble des facteurs génétiques, physiologiques, tissulaires, endocriniens qui favorisent l'apparition de certaines affections chez un individu.
Ainsi les déséquilibres alimentaires, la fatigue, l'alcoolisme, le diabète* constituent des terrains favorables aux infections.

**terreur** n. f. **Terreurs nocturnes**, réactions émotionnelles interrompant brusquement le sommeil de l'enfant.
Après s'être endormi normalement, l'enfant se réveille en sursaut dans un état de panique aiguë, hurlant, appelant à

l'aide, agité. Le corps parcouru de tremblements, en larmes, en sueur, il semble parfois la proie d'hallucinations. Il ne peut pas toujours préciser la cause de son épouvante. Chez le tout-petit, de brèves périodes de terreurs nocturnes sont assez fréquentes et n'ont pas nécessairement une signification pathologique. Mais, chez l'enfant plus grand, on observe des terreurs nocturnes et répétées qui ont souvent valeur de symptôme morbide. Si les causes des terreurs nocturnes sont parfois organiques, la plupart dérivent de conflits affectifs.
Devant un accès de terreur nocturne, il faut réveiller complètement l'enfant, lui parler, l'apaiser. Le traitement des terreurs nocturnes est celui de leur cause éventuelle, organique ou psychologique.

**test** n. m. Terme d'origine anglaise signifiant *examen, épreuve.*
Les tests sont utilisés dans des domaines médicaux très variés.

**Tests utilisés en bactériologie.** Citons, entre autres, le test de Nelson*, le *dye-test* servant au diagnostic de la toxoplasmose*, etc.

**Tests thérapeutiques.** Le diagnostic, fortement suspecté lors de certaines affections, est parfois infirmé ou confirmé par un traitement d'épreuve avec un remède spécifique.

**Tests cutanés employés en médecine générale.** Ils utilisent l'introduction locale d'antigènes dans les cutiréactions et intradermoréactions. L'apparition de phénomènes congestifs variables au point d'inoculation traduit une réaction positive. Les *tests cutanés allergiques* traduisent l'état de sensibilité de l'organisme vis-à-vis de l'antigène utilisé (test à la tuberculine*, test de Casoni*, etc.). Les *tests cutanés toxiniques* permettent d'évaluer le degré de réceptivité de l'organisme (absence d'anticorps antitoxine) contre l'antigène utilisé (toxine) [réaction de Schick par la toxine diphtérique].
Les *tests allergologiques* sont couramment mis en œuvre à l'occasion des eczémas (cutiréactions), des allergies microbiennes ou aux champignons et aux levures (intradermoréactions) ; l'exploration d'un urticaire, d'un asthme comporte la recherche d'une allergie au pollen, aux moisissures, etc.

**Tests mentaux.** Un test mental consiste à soumettre un individu à une épreuve standardisée, à enregistrer son comportement, ses performances ou la qualité de ses réactions, puis à les comparer à ceux de la moyenne d'une population placée dans les mêmes conditions d'examen.
L'évaluation du comportement permet de classer le sujet dans une catégorie selon des critères soit quantitatifs, soit qualitatifs. Les tests visent à une compréhension des phénomènes mentaux normaux ou pathologiques. Ils sont largement utilisés dans le domaine technique (orientation, sélections scolaire et professionnelle) et en pathologie mentale.
La démarche d'interprétation et d'utilisation des données d'un test doit toujours se faire avec souplesse et prudence, sans prétention d'exhaustivité, et en restituant les résultats obtenus par rapport aux conditions dans lesquelles le test a été passé et par rapport aux antécédents personnels du sujet.
Les tests mentaux peuvent être classés selon deux grandes catégories :
1. Les *tests d'efficience*, qui explorent les aptitudes, les connaissances, l'intelligence ;
2. Les *tests de personnalité*, qui étudient l'affectivité, les traits de caractère.

***Tests d'intelligence, de connaissances et d'aptitudes.*** Les *tests d'intelligence* évaluent le niveau de développement et de fonctionnement intellectuel de manière globale. Les résultats de ces tests sont exprimés par des systèmes de notation quantitative divers.
La *notion d'âge mental* est utilisée pour définir le degré de développement intellectuel et n'est applicable qu'à un être en croissance, l'enfant.
Des tests tels que le Binet-Simon et ses révisions américaines (Terman-Merrill) et françaises (N. E. M. I. de Zazzo) permettent un calcul de l'âge mental et du *quotient intellectuel* (Q. I.) décrit par Stern :

$$\text{Q. I.} = \frac{\text{âge mental} \times 100}{\text{âge réel}}.$$

Il peut progresser jusqu'à l'âge de 15 ans. Le Q. I. moyen est, par définition, de 100. En deçà s'étendent les zones du retard intellectuel léger, puis des débilités plus ou moins importantes. Au-dessus se situent les intelligences supérieures à la moyenne.
Le terme de Q. I. est aussi employé dans des tests dont le principe est tout à fait différent.
C'est le cas des échelles de Wechsler-Bellevue pour adultes (WAIS-WIB) et pour enfants (WISC-WPPSI). Le Q. I. situe ici les performances d'un sujet par rapport à la moyenne du groupe de son âge chronologique. L'échelle de Wechsler-Bellevue se compose d'épreuves verbales explorant différentes capacités (de perception, de jugement, d'abstraction, etc.).
Les *tests d'aptitudes* explorent des fonc-

tions plus précises et limitées, par exemple l'habileté manuelle, la fatigabilité, l'acuité des réactions sensorielles, ou encore l'organisation spatio-temporelle, l'activité graphomotrice et perceptivomotrice, les capacités de mémorisation, etc. Il existe de très nombreux tests d'aptitudes pour les enfants et les adultes.

La méthode de l'analyse factorielle a été appliquée aux *aptitudes intellectuelles* et à l'élaboration de certains tests.

Les uns tendent à mesurer un facteur général dit *facteur G*, qui serait l'intelligence à l'état pur (test des dominos, test « Progressive Matrices »). D'autres mesurent des aptitudes plus spécifiques.

Les tests d'intelligence et d'aptitudes permettent de dépister des déficiences globales ou spécifiques, d'en préciser le degré, de suspecter une détérioration démentielle.

Chez l'enfant, l'intérêt des tests de niveau réside dans l'indication éventuelle de méthodes spéciales d'éducation ou de rééducation.

Mais, chez tous les sujets, il est indispensable de ne jamais séparer la mesure de l'intelligence du contexte affectif, tant on connaît le retentissement intense des troubles affectifs sur le rendement intellectuel.

***Tests de personnalité.*** Les « tests de personnalité » explorent les aspects affectifs de la personnalité. Nous distinguerons ici les questionnaires et les tests projectifs.

LES QUESTIONNAIRES. Ils sont composés de multiples questions présentées par écrit au sujet et auxquelles il doit répondre habituellement par « oui » ou par « non ». Ces questionnaires portent sur le comportement, les sentiments, les intérêts, les opinions, etc., et explorent un ou plusieurs traits de personnalité (questionnaires uniphasiques ou multiphasiques).

Les questionnaires multiphasiques sont les plus employés. Citons en particulier le *M. M. P. I.*, ou Minnesota Multiphasic Personnality Inventory, très utilisé en psychiatrie. Ce questionnaire, outre des échelles de validité, comporte 9 échelles correspondant à 9 tendances : hypocondrie, dépression, hystérie, psychopathie, masculinité ou féminité, psychasthénie, paranoïa, schizophrénie, hypomanie, toutes définies, sauf une (celle qui est relative au sexe), en fonction de la nosologie* psychiatrique. Le dépouillement du test permet d'obtenir un profil du sujet qui révèle le caractère plus ou moins pathologique de sa personnalité (de la névrose à la psychose) et son type d'organisation psychique. Il existe de nombreux autres questionnaires multiphasiques, dont certains fondés sur l'analyse factorielle, tels le questionnaire de Guilford, celui de Cattell, de Thurstone, etc.

LES TESTS PROJECTIFS. Ils visent à confronter un sujet à une situation à laquelle il va répondre librement selon ce qu'il ressent.

Les tests projectifs sont fondés sur la notion de *projection*, entendue au sens où le sujet structure une situation extérieure, ambiguë ou neutre, en fonction de son monde intérieur personnel. Il est demandé au sujet, dans ces épreuves, de réagir par un double mouvement de perception objective et de projection subjective.

L'interprétation de ces tests fait appel à des notions psychanalytiques (inconscient, mécanismes de défense, symbolisme, etc.) et à une technique de dépouillement complexe.

Le plus connu est le *test de Rorschach*, du nom du psychiatre suisse qui l'a mis au point. Le « Rorschach » se compose de 10 planches sur lesquelles on peut voir des taches de forme et de couleur variables. On présente, dans un ordre donné, ces planches en demandant au sujet ce que, selon lui, cela pourrait représenter. Les réponses font l'objet d'une analyse quantitative et qualitative qui doit déboucher sur une meilleure compréhension de la dynamique affective originale du sujet.

Parmi les autres tests projectifs, citons le *T. A. T.* (Thematic Apperception Test) de Morgan et Murphy, qui propose des images représentant des scènes à un ou plusieurs personnages, et à partir desquelles on doit inventer une histoire. Le test de Szondi et le test de frustration de Rosenzweig sont moins répandus. Chez l'enfant, le dessin libre, le dessin du bonhomme, de la famille, d'une maison, etc., renseigne autant sur son niveau intellectuel que sur son évolution affective.

Rappelons enfin qu'un aperçu de la personnalité requiert l'emploi de plusieurs tests et que l'évolution du psychisme, tout particulièrement chez l'enfant et l'adolescent, doit être prise en compte.

**testicule** n. m. Glande génitale (ou gonade) mâle.

Le testicule est une glande paire ayant une double fonction sécrétoire : sécrétion externe, qui aboutit à la formation de la lignée spermatique ; sécrétion interne ou endocrine.

**Anatomie.** Masse ovoïde de 5 cm de long chez l'adulte, de consistance ferme, recouverte d'une membrane résistante, l'*albuginée*, le testicule est composé de lobules contenant les *canalicules séminifères* qui convergent en un réseau au bord supérieur de la glande *(rete testis)*. De là partent les cônes efférents qui débouchent dans le canal épididymaire, dont le pelotonnement forme *l'épididyme* (qui coiffe le testicule), et du bord inférieur duquel part le *canal déférent*. Les testicules sont entourés extérieurement d'une gaine séreuse, la *vaginale*, et sont logés dans un sac situé sous la verge : les *bourses* ou *scrotum*.

**Physiologie.** La *fonction exocrine* ou *de reproduction* est assurée par la maturation progressive des cellules germinales aboutissant au *spermatozoïde** (v. SPERMATOGENÈSE).
Cette sécrétion est sous la dépendance d'une gonadostimuline hypophysaire (F. S. H.).
La *fonction endocrine* consiste essentiellement en sécrétion de l'hormone mâle, ou *testostérone**, sous l'action d'une autre gonadostimuline hypophysaire (L. H.) [v. HYPOPHYSE].

**Pathologie.** L'*insuffisance testiculaire* diffère dans ses aspects cliniques selon qu'elle survient avant ou après la puberté ; elle relève soit d'une atteinte du testicule, soit d'une maladie de l'hypophyse.
Les *hyperfonctionnements* testiculaires sont dus à des tumeurs sécrétantes de la glande, bénignes ou malignes ; chez l'enfant, elles réalisent des tableaux de puberté précoce.
Les *traumatismes* du testicule, très douloureux, peuvent entraîner un épanchement sanglant dans le scrotum (hématocèle), voire un éclatement du testicule.
La *torsion du testicule* survient le plus souvent chez l'enfant, généralement sans cause traumatique. Traduite par une douleur brutale, sans signes infectieux, elle impose l'intervention chirurgicale d'urgence pour éviter la nécrose de la glande par arrêt de la circulation.
Le *cancer du testicule* est le plus souvent un séminome* ; non traité à temps, le pronostic est grave du fait de la fréquence des métastases ganglionnaires et pulmonaires.

**testostérone** n. f. Hormone mâle, sécrétion interne du testicule (cellules de Leydig).
Elle est sécrétée sous la dépendance d'une gonadostimuline* hypophysaire, l'hormone lutéotrope (L. H.). Dès la vie intra-utérine, elle agit sur le développement des caractères sexuels primaires et secondaires (v. SEXE), sur la croissance staturale (action sur les cartilages de conjugaison). Elle exerce une action trophique sur les tubes séminifères.
La testostérone est inactivée dans le foie et éliminée par l'urine sous forme de 17-cétostéroïdes.

**tétanie** n. f. Suite de contractions des muscles, due à une hyperexcitabilité neuromusculaire, la spasmophilie*.

**Crise de tétanie.** Elle débute par des fourmillements à l'extrémité distale du membre supérieur. Puis apparaissent les fasciculations* et la contracture, réalisant l'aspect de « main d'accoucheur ». L'attitude du visage détermine l'aspect dit « en museau de tanche ». La conscience est normale pendant l'accès, qui cède en quelques minutes. Parfois, la crise se réduit à de simples paresthésies* des extrémités ; chez le nourrisson, elle provoque un laryngospasme* qui peut aller jusqu'à l'apnée (arrêt de la respiration), responsable parfois de mort. La crise peut ressembler à un accès d'épilepsie localisée ou généralisée et elle représente une source d'erreurs de diagnostic. Les signes de Trousseau* et de Chvostek* aident le diagnostic, fortement étayé par l'électromyogramme*. Celui-ci montre une activité électrique spontanée et des potentiels répétitifs. La biologie met en évidence une hypocalcémie* et une augmentation du phosphore sanguin.

**Causes de la tétanie.** Ce sont celles de la spasmophilie*. La principale est l'hypoparathyroïdie idiopathique (v. PARATHYROÏDE) ou consécutive à une thyroïdectomie*.
L'hyperaldosténosme* avec hypokaliémie* est responsable de tétanie par alcalose*. L'hyperventilation d'origine respiratoire ou névrotique provoque des accès tétaniques. Plus rares sont les tétanies par lésion nerveuse, par rachitisme (chez l'enfant).

**Traitement.** L'injection intraveineuse de diazépam fait céder l'accès tétanique quand il se prolonge. En dehors des crises, les sels de calcium, de magnésium, la vitamine D2 (ou calciférol) et les tranquillisants ont une action préventive.

**tétanisation** n. f. Contraction prolongée d'un muscle sous l'impulsion d'un courant électrique. (Syn. : TÉTANOS PHYSIOLOGIQUE.) Si on applique à un muscle des impulsions électriques à une fréquence faible (quelques périodes par seconde), il répond par des contractions synchrones ; si la fréquence atteint ou dépasse 40 périodes par seconde, la contraction devient permanente, d'où les dangers de l'électrocution* par les courants alternatifs à 50 périodes. En revanche, les courants de haute fréquence utilisés en thérapeutique (plus de 100 000 périodes par seconde) pour la diathermie ou l'électrocoagulation ne sont pas nocifs, car ces courants ne provoquent aucune contraction.

**tétanos** n. m. Toxi-infection due au bacille de Nicolaier*.

C'est une maladie encore fréquente et grave malgré les progrès thérapeutiques (40 p. 100 de décès). La vaccination antitétanique n'étant devenue obligatoire qu'en 1939, les sujets nés avant cette date ne sont habituellement pas vaccinés, et c'est surtout chez les sujets âgés et vivant à la campagne qu'on rencontre actuellement la grande majorité des cas de tétanos. Sa déclaration est obligatoire (nº 20).

**Bactériologie.** Le germe forme des spores* très résistantes, qui restent des mois dans la terre avant dc trouver les conditions favorables pour redonner le bacille. Les personnes atteintes sont souvent âgées, travaillant la terre. Le tétanos pénètre par une effraction cutanée : plaie minime (épine de rosier), ulcères variqueux. Dans les pays du tiers monde, le tétanos obstétrical et celui du nouveau-né sont dus aux conditions inexistantes d'asepsie et d'hygiène.

**Signes cliniques.** Après une incubation silencieuse de durée variable (de 8 à 15 jours), la maladie débute par le trismus* : contracture des muscles masticateurs s'accompagnant d'une gêne à la mastication. Les contractures s'étendent en quelques jours à la face (donnant l'aspect du « rire sardonique »), aux membres supérieurs (en flexion), puis aux membres inférieurs (en extension). Le plus souvent, pendant la contracture, le malade est en opisthotonos*. En plus de ces contractures musculaires permanentes, il existe des crises paroxystiques très douloureuses, avec recrudescence des contractures. Il n'existe aucun trouble de la conscience. La fonction respiratoire peut être touchée, comme l'appareil cardio-vasculaire, ce qui est à l'origine des accidents et de la mortalité du tétanos.

***Formes cliniques.*** Elles varient avec l'état antérieur du malade et la durée de l'incubation (d'autant plus grave que celle-ci aura été courte). Parfois le tétanos reste localisé à un membre, ce qui en améliore le pronostic.

Les formes les plus graves sont celles du nouveau-né et des femmes après avortement provoqué.

**Traitement.** Il doit être entrepris en milieu spécialisé, au moindre doute.

Il utilise la sérothérapie* (gammaglobulines de sujets hyperimmunisés), la désinfection de la porte d'entrée, très importante (sans quoi celle-ci peut conserver les germes qui seront à l'origine d'une rechute), l'antibiothérapie et les sédatifs (diazépam à haute dose, associé ou non au phénobarbital) . Il faut souvent pratiquer une trachéotomie* en vue d'une assistance respiratoire complète. La vaccination sera entreprise immédiatement, car le tétanos n'immunise pas.

**Traitement préventif.** Devant toute plaie chez un sujet non vacciné, ou dont la vaccination est vieille de plus de 18 mois, on injecte une dose préventive de sérum (1 500 U), on nettoie la plaie et on commence la vaccination. Chez un sujet correctement vacciné, une injection de rappel est suffisante, mais, pour les plaies importantes ou très souillées, on y associe le sérum.

**Prophylaxie.** Elle repose sur la vaccination, qui assure la protection à 100 p. 100. Elle se fait par trois injections sous-cutanées à 15 jours d'intervalle. Un rappel un an après, puis tous les 5 ans est nécessaire. Le vaccin antitétanique est le plus souvent associé au vaccin antidiphtérique (vaccin D. T.) ; il peut l'être également aux vaccins contre la coqueluche et la poliomyélite.

**tête** n. f. Partie supérieure du corps, unie au tronc par le cou, contenant l'encéphale et la plupart des organes des sens, et composée de deux parties : le *crâne** et la *face**.

**Mal de tête**, terme populaire désignant la céphalée*.

**tétée** n. f. Action de téter.

Par extension, repas du nourrisson et quantité de lait qu'il absorbe en un de ces repas. (V. ALLAITEMENT.)

**tétracaïne** n. f. Anesthésique local du groupe de la procaïne.

**tétrachlorure** n. m. **Tétrachlorure de carbone.** V. CARBONE.

**tétracycline** n. f. Antibiotique dont la formule chimique comporte quatre cycles. Les tétracyclines (chlorétacycline, oxytétracycline) sont extraites d'un champignon, *Streptomyces viridifaciens*, ou obtenues par semi-synthèse les unes à partir des autres. Actives par voie orale ou parentérale, elles ont un très large spectre d'action.

**tétragène** ou **tétracoque** n. m. Bactérie de type microcoque*, dont les éléments se disposent par quatre, que l'on rencontre à l'état de saprophyte* dans la cavité vaginale, mais qui est pathogène dans la salive.

**tétralogie** n. f. **Tétralogie de Fallot**, cardiopathie* congénitale cyanogène. — Les enfants atteints sont appelés « enfants bleus ». Elle associe : 1º une communication interventriculaire haute et large (shunt) ; 2° une aorte à cheval sur les deux ventricules en proportion variable ; 3° un rétrécissement de l'orifice de l'artère pulmonaire faisant obstacle à l'éjection du sang hors du ventricule droit vers les poumons (son degré commande donc l'importance du shunt vers le ventricule gauche) ; 4° une hypertrophie du ventricule droit résultant de l'augmentation de pression dans celui-ci. La tétralogie de Fallot est compatible avec une survie assez prolongée, mais expose à des accidents infectieux (maladie d'Osler*), neurologiques, et à l'anoxie*. Son traitement est chirurgical.

**tétraplégie** n. f. Paralysie* des quatre membres.

**thalamus** n. m. Ensemble de deux des noyaux gris centraux symétriques de la base du cerveau*, situés de part et d'autre du IIIe ventricule. (Syn. : COUCHES OPTIQUES.)
C'est un centre de relais sensitif important. Les syndromes thalamiques se traduisent par des douleurs violentes.

**thalassémie** n. f. Anomalie du sang caractérisée par la persistance de l'hémoglobine F, de type fœtal, observée dans les populations méditerranéennes, et d'origine génétique.
La *thalassémie majeure*, ou maladie de Cooley (sujets homozygotes* pour le gène concerné), s'observe dès la naissance. L'anémie est importante ; on remarque un retard staturo-pondéral, une grosse rate et des anomalies au niveau du crâne. La mort est constante dans les 10 premières années de la vie.
La *thalassémie mineure* (sujets hétérozygotes*) est compatible avec la vie. Les signes cliniques sont atténués, quand ils existent, et l'étude de l'hémoglobine montre une élévation modérée de celle de type fœtal. Le seul risque réside alors dans la transmission de la tare.

**thalassothérapie** n. f. Cure marine mettant à profit l'eau de mer, les algues, le sable, le climat océanique, le soleil.
Les bains de mer froids donnaient des résultats dans les convalescences, les asthénies et anémies, mais seules les techniques modernes (aciers inoxydables), permettant de canaliser et de réchauffer l'eau de mer, ont permis de traiter les rhumatismes, les arthrites, les convalescences de traumatismes, etc.
De nombreux établissements des villes côtières offrent ainsi la possibilité de traiter par bains, douches, bains d'algues et de varech ou de boues marines, associés à la kinésithérapie, de nombreuses affections ostéo-articulaires. L'action du climat et du soleil (héliothérapie) combinée à celle de l'eau de mer est mise à profit dans les convalescences des maladies infectieuses (sauf la tuberculose pulmonaire), des arthroses, névralgies, affections neurologiques. La fièvre, l'hypertension* artérielle, les néphropathies*, les laryngites, sinusites et otites sont des contre-indications.

**thallium** n. m. Métal dont le sulfate est employé comme raticide (mort-aux-rats).
**Toxicologie.** Le thallium est mortel à des doses supérieures à 1 g. Il provoque des troubles digestifs, puis des troubles nerveux plusieurs jours après (douleurs, perceptions anormales, tremblements) et une chute des cheveux. La mort survient après des convulsions, une anurie ou une asphyxie. Le traitement utilise les chélateurs*.

**thanatologie** n. f. Étude des cadavres. Elle permet d'en connaître les transformations normales au cours des semaines. (V. AUTOPSIE, CADAVRE, DÉCÈS, IDENTIFICATION, LÉGAL, *Médecine légale*.)

**thé** n. m. Substance constituée par les feuilles du théier, soumises à la dessiccation (thé vert) ou à la fermentation (thé noir), et contenant la *théine*, identique à la caféine. (L'infusé de thé est stimulant et stomachique.)

**thénar** adj. **Éminence thénar**, saillie arrondie située à la partie externe de la paume de la main et constituée par le relief des muscles du pouce.

**théobromine** n. f. Substance extraite des coques du fruit du cacaoyer. (Elle est prescrite *per os* comme diurétique.)

**théophylline** n. f. Substance isomère de la théobromine, qu'on rencontre dans le thé en même temps que la théine. — Elle est diurétique et facilite la respiration chez les asthmatiques.

**thérapeutique** n. f. Partie de la médecine qui a pour objet le traitement des maladies. (Syn. : THÉRAPIE.)
**Moyens de la thérapeutique.** On distingue les moyens « médicaux » et les moyens « chirurgicaux ». La thérapeutique médicale fait appel aux médicaments*, à la physiothérapie*, aux régimes*, au thermalisme*, à la psychothérapie*, à l'acupuncture*, à l'homéopathie*. La thérapeutique chirurgicale comporte des interventions sanglantes (opérations) et des méthodes orthopédiques (plâtres, appareils, d'immobilisation, de traction, etc.). Le médecin utilise, selon les cas, les uns ou les autres de ces moyens, l'acte chirurgical pouvant compléter les moyens médicaux ou *vice versa*.
**Indications et contre-indications thérapeutiques.** La plupart des symptômes, syndromes et maladies relèvent de traitements qui leur

sont propres et qui sont plus ou moins spécifiques. Selon la nature et la gravité de l'atteinte, l'âge et l'état de résistance du sujet ainsi que les autres maladies qu'il peut présenter, certains moyens sont considérés, comme efficaces : on dit qu'il y a *indication* à les employer. Mais la plupart des moyens thérapeutiques, qu'ils soient médicaux ou qu'ils soient chirurgicaux, ont des inconvénients et peuvent faire courir un risque. Si le risque est supérieur aux avantages qu'on suppose en retirer, on dit qu'il y a *contre-indication*.

**Les décisions thérapeutiques.** En présence d'une maladie ou d'une blessure, il faut toujours établir un diagnostic aussi précis que possible avant de décider de l'application d'un traitement. Dans la mesure du possible, le traitement doit être *étiologique*, c'est-à-dire s'attaquer à la cause de l'affection. A défaut, le traitement *symptomatique* vise à supprimer ou atténuer un symptôme gênant ou dangereux, telles la douleur, la fièvre, l'hypotension, etc. C'est parfois le seul possible si la cause n'est pas encore connue ou si elle n'a pas de traitement spécifique, ou encore si l'état du patient ne permet pas de l'appliquer : il en est ainsi en cas de coma, de choc, d'hémorragie, où il faut avant tout corriger les anomalies qui menacent la vie dans l'immédiat, afin d'amener le sujet à un état qui lui permettra de subir le traitement de la cause de son mal, par exemple une opération.

Dans tous les cas, le médecin *commence le traitement* après avoir évalué les avantages et les inconvénients (indications et contre-indications) des différents moyens utilisables. Parfois les inconvénients apparaissent trop importants, et il faut savoir décider de l'abstention thérapeutique ou attendre le moment opportun pour appliquer tel ou tel traitement.

La décision d'*arrêter un traitement* est prise soit sur la constatation de la guérison, soit en raison des inconvénients (intolérance, toxicité, etc.) résultant du traitement, ou enfin du fait de l'inefficacité confirmée de la thérapeutique employée, qui ne constitue qu'une charge inutile pour le patient.

**Thérapeutique occupationnelle.** V. ERGOTHÉRAPIE.

**thermalisme** n. m. Ensemble des moyens médicaux, hospitaliers et administratifs mis en œuvre pour l'utilisation thérapeutique des eaux de source. Cette thérapeutique elle-même.

**Éléments des cures thermales.** Les *eaux* médicinales* ont leur maximum d'activité à leur émergence, aux sources, où leur emploi constitue la crénothérapie. Elles agissent par leur composition chimique (sels dissous) et par leurs propriétés physiques (chaleur ou *thermalité* et radioactivité). Les eaux sont employées à leur température d'émergence, ou réchauffées, ou refroidies, selon les cas, pour les bains, douches, applications locales, cures de boisson. Les gaz libérés au griffon (à l'émergence de la source) servent aux bains carbogazeux, aux étuves et aux inhalations.

Les *massages* et la *kinésithérapie* sont le plus souvent associés à l'action de l'eau. Le *climat* joue également un rôle important dans la détente et le changement d'habitudes.

**Indications et contre-indications des cures.** La plupart des stations ont des indications principales (les maladies les plus améliorées) et des indications secondaires (les maladies qui bénéficient de la cure), ce qui permet de choisir la station en fonction de la ou des maladies dont est porteur le sujet. Les contre-indications générales à toutes les cures sont les états aigus, les fièvres, les affections cardiaques ou pulmonaires en évolution, les tumeurs malignes. De plus, chaque station peut avoir des contre-indications particulières en raison de l'action des eaux.

**Conditions des cures.** Les cures durent en principe 21 jours. Elles peuvent exceptionnellement être écourtées. Le mieux ne se fait pas toujours sentir pendant ou immédiatement après la cure, qui peut provoquer une réaction passagère (lassitude, fièvre) : un repos de quelques jours supplémentaires peut alors être justifié. Les cures thermales sont prises en charge par la Sécurité sociale sous réserve d'une demande d'entente* préalable déposée avant le 31 mars (pour les stations saisonnières) ou 2 mois avant la cure (pour les stations ouvertes toute l'année). Sont remboursés : les frais médicaux et thermaux et une partie des frais d'hôtel et de déplacement suivant la situation financière des assurés.

**Bilan du thermalisme.** Le résultat d'une cure se juge dans toute l'année qui la suit par la régression des symptômes, la diminution des quantités de médicaments nécessaires et par la diminution des arrêts de travail. Dans de nombreux cas, le renouvellement des cures pendant 2 ou 3 ans est nécessaire pour obtenir une amélioration durable. Les résultats globaux du thermalisme sont positifs ainsi qu'en attestent les statistiques portant sur de nombreux malades et sur des affections déterminées.

**thermoanalgésie** n. f. Disparition de la sensibilité normale à la chaleur par interruption des voies de conduction nerveuse spécifiques.

**thermocautère** n. m. Cautère en platine porté à l'incandescence par des vapeurs d'essence ou par une résistance électrique.

**thermographie** n. f. Enregistrement, à l'aide d'un appareillage spécial, des variations de température de la surface corporelle, que l'on transforme en signes graphiques pour obtenir une carte thermique ou *thermogramme*.

Les zones symétriques du corps sont photographiées et comparées. Cette méthode permet de faire le diagnostic de certains cancers au stade infraclinique (zone chaude), de contribuer au diagnostic des oblitérations artérielles (zones froides).

**thermomètre** n. m. Instrument servant à la mesure des températures.

**Emploi des thermomètres médicaux.** Après s'être assuré que la colonne de mercure est abaissée, le thermomètre est introduit dans la bouche ou, mieux, dans le rectum. La prise trop fréquente de la température rectale peut entraîner des ulcérations, des hémorragies.

Le mercure contenu dans les thermomètres n'est pas toxique s'il est ingéré accidentellement.

**thermorégulation** n. f. Mécanisme physiologique qui maintient constante la température interne de l'homme et de tous les homéothermes.

C'est un équilibre précis entre les mécanismes chimiques producteurs de chaleur et les phénomènes physiques la dissipant. Le réglage est fait par le centre nerveux thermorégulateur situé dans le diencéphale, et par le contrôle endocrinien du métabolisme qui est sous la dépendance de la thyroïde.

**Lutte contre le froid.** Elle s'effectue : 1. Par augmentation de la production de chaleur principalement. C'est une augmentation générale du métabolisme cellulaire et la mise en jeu des muscles du squelette aboutissant au frisson, qui augmente les combustions ; 2. Par une réduction des pertes : absence de sudation et vasoconstriction* cutanée.

**Lutte contre la chaleur.** C'est presque exclusivement une augmentation des pertes : sudation et vasodilatation, la réduction métabolique étant faible.

**thésaurismose** n. f. Groupe d'affections caractérisées par la surcharge anormale des tissus de l'organisme par des glucides, des lipides ou des protides. (Les lipoïdoses*, les mucopolysaccharidoses et les glycogénoses* en font partie.)

**thiamine** n. f. Syn. de VITAMINE* B1.

**thiosinamine** n. f. Dérivé soufré de l'urée, utilisé pour résorber les tissus fibreux ou cicatriciels.

**thiosulfate** n. m. Syn. D'HYPOSULFITE.

**thiotépa** n. m. Substance anticancéreuse employée, dans certaines formes de leucémies et de tumeurs, par voie parentérale.

**thio-uracile** n. m. Dérivé soufré de l'urée, doué de propriétés antithyroïdiennes.

**Thonon-les-Bains,** station hydrominérale et climatique de la Haute-Savoie, à 9 km d'Évian, sur le bord du lac Léman. L'eau bicarbonatée calcique froide (11 °C), contenant des traces de bore, cuivre, fer, manganèse, est employée en cure de diurèse (en boisson) dans les calculs et infections urinaires ; elle est utile dans les hyperazotémies, les rhumatismes et la goutte.

**thoracentèse** n. f. Ponction à travers la paroi thoracique.

La thoracentèse (ponction de la plèvre) est *exploratrice*, pour faire le diagnostic d'une pleurésie, ou *évacuatrice*, pour la traiter.

**thoracoplastie** n. f. Résection d'un nombre plus ou moins grand de côtes pour obtenir l'affaissement d'une caverne sous-jacente. (Jadis utilisée pour le traitement de la tuberculose, cette intervention n'a plus que des indications exceptionnelles.)

**thorax** n. m. Segment supérieur du tronc, compris entre la base du cou et le diaphragme, ceinturé par la cage thoracique.

Le jeu des articulations costales, combiné à celui du diaphragme et des muscles inspiratoires, permet au thorax les mouvements de la respiration. Dans le thorax, entre les deux poumons entourés de leur plèvre, se trouve le *médiastin**, occupé par le cœur, les gros vaisseaux (aorte et artère pulmonaire, veines caves), les bronches et la trachée, l'œsophage.

Les accidents survenant sur la voie publique sont responsables de nombreux *traumatismes du thorax :* simples contusions, fractures de côtes*, volets thoraciques, enfoncements graves, entraînant une véritable détresse respiratoire par pneumothorax* ou hémothorax*, atteinte du cœur ou des gros vaisseaux. Les traumatismes ouverts du thorax touchent surtout les poumons (v. POUMON, *Plaies pleuro-pulmonaires*).

Parmi les *malformations* du thorax, la plus fréquente est le *thorax en entonnoir*, qui peut s'accompagner d'une gêne fonctionnelle marquée et nécessiter une cure chirurgicale.

**Thorn (test de),** épreuve de stimulation de la glande surrénale par l'A. C. T. H*. Elle consiste à mesurer la variation du taux des stéroïdes urinaires. Après injection d'A. C. T. H., ceux-ci doivent normalement augmenter. S'ils n'augmentent pas, c'est le signe d'une atteinte de la glande elle-même, par opposition à une affection hypophysaire.

**thrill** n. m. Sensation de frémissement perçue à la palpation de l'aire précordiale.
Elle signe l'organicité d'un souffle cardiaque.

**thrombectomie** n. f. Désobstruction d'un vaisseau par ablation chirurgicale du caillot qui l'oblitère.

**thrombine** n. f. Enzyme qui apparaît dans le sang au cours de la coagulation, par action de la thromboplastine sur la prothrombine, et qui provoque la coagulation du fibrinogène.
La thrombine est utilisée comme hémostatique.

**thromboangéite** n. f. **Thromboangéite oblitérante juvénile,** maladie rare caractérisée par une inflammation des artères et des veines des membres. (Syn. : MALADIE DE BUERGER.)
L'affection touche les hommes avant 40 ans, grands fumeurs ; le diagnostic repose sur l'existence de signes d'artérite (claudication intermittente aux membres inférieurs) et de phlébites à répétition. L'évolution se fait inexorablement vers l'oblitération des vaisseaux, nécessitant souvent l'amputation. Le traitement repose sur la surrénalectomie* subtotale avec sympathectomie*. Les vasodilatateurs, les anticoagulants constituent un appoint efficace.

**thrombocyte** n. m. Syn. de PLAQUETTE*.

**thrombocythémie** n. f. Élévation en nombre des plaquettes*, ou thrombocytes, au-dessus de 500 000 par millilitre de sang et pouvant atteindre 2 000 000 par millilitre, provoquant des thromboses et des hémorragies. (Syn. : THROMBOCYTOSE.)
On distingue les thrombocythémies secondaires (consécutives à une splénectomie*, à une maladie de Hodgkin, à un cancer profond) et les thrombocythémies primitives ou « essentielles », rares. La thrombocythémie est souvent associée à la prolifération des cellules des autres lignées : leucémie* myéloïde, polyglobulie*.

**thrombocytopénie** ou **thrombopénie** n. f. Diminution du nombre des plaquettes (thrombocytes) du sang au-dessous de 150 000 par millilitre.
La thrombocytopénie peut s'inscrire dans le cadre d'une insuffisance globale de la moelle osseuse, diminuant le nombre de tous les éléments figurés du sang. Souvent, la cause en revient à l'alcoolisme, à une allergie médicamenteuse, à une infection virale (rubéole, oreillons, etc.). On parle de « purpura thrombopénique idiopathique » quand la cause n'est pas retrouvée. La thrombopénie se manifeste par du purpura* et des hémorragies ; le temps de saignement est allongé.

**thromboélastogramme** n. m. Enregistrement graphique des diverses phases de la coagulation sanguine.
Le sang est placé dans une cuve entraînée dans un mouvement d'oscillation rotatoire autour de son axe vertical. Cet axe vertical de la cuve est occupé par un cylindre explorateur relié à un miroir qui réfléchit un spot lumineux sur un papier photosensible avec une échelle graduée. La courbe obtenue a une forme de diapason dont les deux branches se séparent plus ou moins selon l'état de la coagulabilité.

**thromboembolique** adj. Se dit d'un état caractérisé par l'apparition de thromboses* susceptibles de se fragmenter et de provoquer des embolies*.
Les manifestations cliniques les plus communes sont les thromboses veineuses des membres inférieurs (v. PHLÉBITE). Le traitement repose sur les anticoagulants*.

**thrombolyse** n. f. 1. Résorption spontanée des caillots dans l'organisme. 2. Méthode thérapeutique destinée à résorber les caillots situés dans les vaisseaux sanguins en dissolvant la fibrine. (Syn. : FIBRINOLYSE.)
La *thrombolyse physiologique* s'observe après la coagulation*. Le plasminogène est une protéine plasmatique étroitement associée à la fibrine* et qui se trouve transformée en plasmine ; celle-ci est capable de lyser la fibrine.
En *thérapeutique*, on utilise la streptokinase* et l'urokinase*, substances qui remplacent les activateurs tissulaires et plasmatiques du plasminogène à l'état normal.
La streptokinase est employée très précocement, en perfusion intraveineuse* pendant 24 à 72 heures. La thrombolyse nécessite une surveillance clinique et biologique rigoureuse en milieu hospitalier. La méthode est employée pour le traitement des embolies et des suites d'infarctus du myocarde. Elle est contre-indiquée chez les sujets ayant des antécé-

dents d'accidents vasculaires cérébraux et des ulcères digestifs.

**thrombopathie** n. f. Affection due à une anomalie de fonctionnement des plaquettes, ou thrombocytes, sans modification de leur nombre.

Les thrombopathies peuvent être constitutionnelles ou consécutives aux cirrhoses, à l'insuffisance rénale, à la prise d'aspirine, de phénylbutazone.

**thrombophlébite** n. f. Inflammation d'une veine associée à la formation d'un caillot dans sa lumière. (V. PHLÉBITE.)

**thromboplastine** n. f. Enzyme qui induit le deuxième stade de la coagulation* sanguine en transformant la prothrombine en thrombine. (Syn. : PROTHROMBINASE.)

**thrombose** n. f. Formation d'un caillot (ou thrombus) sanguin obstruant la lumière d'un vaisseau chez un être vivant.

Toute lésion de la paroi vasculaire, d'origine inflammatoire ou athéromateuse, favorise l'apparition de thrombose. Une diminution du débit circulatoire, de cause cardiaque ou veineuse, accroît les risques de thrombose, surtout au niveau des membres. Des modifications de la coagulation* sanguine (hémopathies*) peuvent également être en cause.

La thrombose se prévient et se traite par les anticoagulants*. La thrombolyse* est parfois employée contre les caillots qui viennent de se former.

**thrombotest** n. m. **Thrombotest d'Owren,** examen de laboratoire portant sur la coagulation du sang, qui permet d'ajuster un traitement anticoagulant*.

Le taux normal du thrombotest d'Owren est de 70 à 100 p. 100. Chez les sujets traités par les anticoagulants, ce taux est maintenu entre 10 et 20 p. 100.

**thrombus** n. m. (du grec *thrombos*, caillot). Amas de sang coagulé situé dans la lumière d'une artère, d'une veine ou d'une cavité cardiaque. (Syn. : CAILLOT.)

Le thrombus *pariétal* est situé préférentiellement là où la circulation est rapide (cœur, grosses artères) ; il s'étale contre la paroi et n'obstrue qu'incomplètement la lumière du vaisseau. Le thrombus *oblitérant* bouche complètement la circulation dans les petits vaisseaux. La fragmentation et la propagation dans le courant circulatoire du thrombus sont responsables d'une embolie*.

**thym** n. m. Petite plante condimentaire contenant du thymol*.

La tige fleurie a une action antiseptique ; elle fait partie des espèces vulnéraires.

**thymie** n. f. Tonus affectif de base. (Syn. : HUMEUR.)

La thymie oscille chez tout individu entre deux positions contraires :

— la position pessimiste (celle de la tristesse, de l'abattement, du désespoir) ;

— la position optimiste, faite d'euphorie, d'enthousiasme.

Chez les sujets dits « cyclothymiques », la thymie est instable, avec des oscillations plus fréquentes et plus intenses que chez la moyenne des individus.

**thymoanaleptique** adj. et n. m. V. ANTIDÉPRESSEUR.

**thymocyte** n. m. Petite cellule analogue à un lymphocyte*, qui se trouve dans le thymus*.

**thymol** n. m. Substance extraite de l'essence de thym*. (Astringente et antiseptique, elle s'utilise en bains de bouche et en inhalations.)

**thymus** n. m. Organe lympho-épithélial situé dans le médiastin antérieur, en arrière du sternum.

Développé chez l'enfant, il s'atrophie à l'âge adulte. Formé de lobules dont la corticale est occupée par les thymocytes* et la zone centrale par des cellules réticulaires et des cellules épithéliales kératinisées (corpuscules de Hassal), son rôle est important dans les processus immunitaires. (V. IMMUNOLOGIE.)

**Pathologie du thymus.** ***Hyperplasies thymiques.*** Caractérisées par l'augmentation des éléments cellulaires normaux du thymus, elles sont assez fréquentes chez le nourrisson. Asymptomatiques ou entraînant des signes de compression par hypertrophie, elles sont en elles-mêmes sans gravité.

***Tumeurs thymiques ou thymomes.*** Elles se rencontrent surtout chez l'adulte. Leur type et leur caractère bénin ou malin est difficile à préciser. Elles s'accompagnent souvent de myasthénie* ou d'anomalies hématologiques.

**thyréostimuline** n. f. Hormone antéhypophysaire stimulant la sécrétion thyroïdienne. (V. THYROÏDE.)

**thyréotoxicose** n. f. Intoxication due à une hypersécrétion d'hormones thyroïdiennes. (V. BASEDOW [*maladie de*].)

**thyrocalcitonine** n. f. V. CALCITONINE.

**thyroïde** n. f. Glande endocrine située à la partie antérieure du cou.

**Anatomie.** La thyroïde est placée devant les premiers anneaux de la trachée, contre le larynx. C'est une petite glande impaire, pesant 30 g, et composée de deux lobes réunis par un isthme.

Les glandes « parathyroïdes* », au nombre de quatre, sont situées sur la face postérieure de la thyroïde.

**Physiologie.** La thyroïde possède une grande affinité pour l'iode et sécrète différentes hormones iodées : la thyroxine et la tri-iodothyrosine. L'iode est capté par la thyroïde, oxydé, puis incorporé à une protéine, la thyroglobuline*, sous deux formes (mono-iodothyrosine et di-iodothyrosine). La thyroglobuline est scindée en petites molécules qui passent dans le sang. La thyroxine* est formée de deux molécules de di-iodothyrosine et la tri-iodothyrosine d'une mono- et d'une di-iodothyrosine. Le taux d'hormone circulante est sous le contrôle de la thyréostimuline hypophysaire (T. S. H.), elle-même freinée par l'augmentation de thyroxine dans le sang *(feed*-back)*.

La thyroxine et la triiodothyrosine (cette dernière étant plus active) activent tous les métabolismes (lipides, glucides et protides) et stimulent la croissance.

**Exploration de la thyroïde.** Elle comporte deux aspects :

— LA MESURE DES RETENTISSEMENTS MÉTABOLIQUES. Elle comprend le dosage de la cholestérolémie, la mesure du métabolisme basal et l'enregistrement du réflexogramme* achilléen qui subissent des variations lors des syndromes pathologiques ;

— L'APPRÉCIATION DES TAUX D'HORMONES PAR DOSAGES DE L'IODE. Le dosage de l'iodémie protidique (iode fixé sur les protéines sanguines) reflète les taux d'iode hormonal (normalement de 4 à 8 $\gamma$ pour 100 ml). L'étude de la fixation thyroïdienne de l'iode radioactif permet d'obtenir une image quantitative de la thyroïde (concentration proportionnelle à l'iode). Des erreurs sont possibles en cas d'injections de produits iodés (radiographies) dans les semaines précédant le dosage. La gammagraphie* fournit une carte de l'activité fonctionnelle de la glande.

**Pathologie.** ***Les hyperthyroïdies.*** Elles peuvent dépendre d'un trouble purement thyroïdien ou d'une anomalie du système régulateur.

L'*adénome toxique* est une hyperthyroïdie pure, se caractérisant par un hyperfonctionnement localisé (quelques lobules) et une mise au repos du reste du parenchyme. Le diagnostic se fait par la gammagraphie. La chirurgie est le traitement de choix.

La *maladie de Basedow** (goitre hyperthyroïdien) est due le plus souvent à une substance thyréostimulante.

***Les hypothyroïdies.*** Elles relèvent plus souvent d'une cause locale que d'une cause hypophysaire.

Les causes d'hypofonctionnement locales sont nombreuses : atrophie glandulaire, athyroïdies, thyroïdectomies chirurgicales ou physiques (radiations), sclérose secondaire (cancer), déficit enzymatique. Selon l'âge du malade, elle réalise un nanisme chez l'enfant ou un myxœdème* chez l'adulte.

Les hypothyroïdies d'origine centrale (dues à une hypophysectomie, à une méningo-encéphalite) accompagnent le plus souvent un hypopituitarisme*, insuffisance hypophysaire globale, entraînant également une insuffisance de stimulation des gonades et des surrénales.

**thyroïdectomie** n. f. Résection de la glande thyroïde*, qui peut être totale, subtotale ou partielle.

**thyroïdite** n. f. Inflammation de la glande thyroïde*.

Les thyroïdites sont d'origine infectieuse (virale surtout) ou auto-immunes*, de mécanismes encore mal connus ; ce sont surtout des maladies de la femme. Elles se manifestent cliniquement par un goitre* douloureux, des signes inflammatoires au niveau de la glande (chaleur, rougeur du cou), parfois par des signes d'irritation des organes voisins (modifications de la voix, troubles de la déglutition). Les thyroïdites ont également un retentissement sur l'état général : fatigue importante, douleurs articulaires, anémie. Elles peuvent s'accompagner soit d'hyperthyroïdie*, soit, au contraire, d'hypothyroïdie*.

La *thyroïdite de De Quervain*, qui survient en général au décours d'une grippe et serait d'origine virale, évolue en trois phases : hyperthyroïdie initiale, hypothyroïdie secondaire par épuisement (et apparition du goitre à ce moment-là), puis retour à la normale.

La *thyroïdite fibreuse de Riedel*, exceptionnelle, se manifeste par un goitre envahissant et dur, qui doit toujours être opéré. (Syn. : THYROÏDITE LIGNEUSE.)

Enfin la *thyroïdite* de *Hashimoto*, la plus fréquente, survient presque exclusivement chez la femme, soit isolée, soit associée à une maladie génitale auto-immune : polyarthrite* rhumatoïde, lupus*, anémie de Biermer*, etc. Elle s'accompagne généralement d'une discrète hyperthyroïdie et, à l'examen, on trouve un goitre nodulaire, irrégulier.

Le traitement des thyroïdites repose principalement sur l'administration d'anti-inflammatoires et d'antibiotiques.

**tibia** n. m. Os long et volumineux, situé à la partie interne de la jambe, dont il forme le squelette avec le péroné.

Il s'articule en haut avec le fémur (v. GENOU), en bas avec l'astragale* (v. TIBIO-TARSIEN), à ses deux extrémités avec le péroné.

Les *fractures* du tibia s'accompagnent en général de fracture du péroné : ce sont les *fractures de jambe**. Elles peuvent revêtir de multiples aspects selon le siège, le trait (transversales, obliques, spiroïdes), le nombre des fragments (fractures comminutives*). L'ouverture de la peau, avec son danger d'infection, demande l'intervention d'urgence. Dans tous les cas, la réduction et la contention doivent être rigoureuses et surveillées de près pendant les 3 mois (en moyenne) de la consolidation, pour éviter cals vicieux et pseudarthroses*, de traitement difficile et générateurs de séquelles graves.

**tibial, e, aux** adj. Qui se rapporte au tibia : *artères tibiales, nerfs tibiaux.*

**Plateau tibial**, face supérieure de l'extrémité supérieure du tibia, dont les condyles s'articulent avec les condyles fémoraux. C'est sur le plateau tibial que s'insèrent les ménisques* du genou. (V. GENOU.)

**tibio-tarsien, enne** adj. Qui appartient au tibia et au tarse.

**Articulation tibio-tarsienne** (ou articulation du cou-de-pied, de la cheville). Elle réunit les deux os de la jambe à l'astragale*. Les extrémités inférieures du tibia et du péroné, solidement unies par l'articulation péronéotibiale inférieure, forment une mortaise dans laquelle pénètre, tel un tenon, l'astragale. De très puissants ligaments maintiennent en place l'articulation, surtout de chaque côté (ligaments latéraux interne et externe).

Les *traumatismes* de l'articulation tibio-tarsienne sont particulièrement fréquents, depuis l'entorse* bénigne jusqu'à l'arrachement malléolaire et à la fracture bimalléolaire. (V. JAMBE, *Fractures*.)

**tic** n. m. Mouvement anormal, bref, involontaire, se répétant fréquemment chez un même individu.

Le tic ne correspond à aucune lésion organique et est souvent lié à des problèmes psychologiques : exagéré par les émotions, il disparaît pendant le sommeil. Les tics surviennent surtout chez le garçon à l'âge pubertaire ; ils touchent avant tout la face (clignement des yeux, mouvements des lèvres, etc.), mais aussi la voix, le cou, les épaules, etc. Le tic traduirait une agressivité contenue et une culpabilité ; son évolution spontanée est variable : il peut disparaître ou s'aggraver, se lier à des troubles affectifs dont le traitement est psychothérapique.

**ticket** n. m. **Ticket modérateur**, participation de l'assuré social aux dépenses de maladie (en principe 25 p. 100 des dépenses engagées ; 10 p. 100 pour les spécialités irremplaçables). — Cette participation peut être limitée ou supprimée dans certains cas (maladies* de longue durée).

**tick-fever** n. f. Terme anglais désignant les fièvres récurrentes, ou borrélioses*, transmises par les tiques* du genre *ornithodorus.*

**tierce** adj. et n. f. **Fièvre tierce**, fièvre intermittente dont les accès surviennent le 1^er^, le 3^e^, le 5^e^ jour, etc. Elle s'observe au cours de certains paludismes*.

***tierce personne,*** dans le vocabulaire de la Sécurité sociale, personne assistant un invalide ou une personne inapte au travail et ne pouvant accomplir les actes ordinaires de la vie.

**tiers** n. m. **Tiers payant**, système de paiement des actes professionnels médicaux et des frais pharmaceutiques ou d'hospitalisation par l'assureur et non par le malade (pratiqué en France notamment dans l'assurance contre les accidents du travail).

**tilleul** n. m. Arbre européen dont la fleur est récoltée pour son action sédative.

Les inflorescences de tilleul sont employées en infusion à 10 g par litre. Le bain de tilleul (500 g de fleurs par bain) est calmant et résolutif musculaire. La poudre d'*aubier de tilleul* est employée en comprimés dans le traitement des dyskinésies biliaires et des migraines.

**timbre** n. m. **Timbre tuberculinique**, pastille adhésive sur laquelle est placée une goutte de tuberculine* et qui sert à la recherche de l'allergie tuberculeuse. — Le timbre est collé sur la peau et laissé 2 jours ; on l'enlève et on attend encore 2 jours pour faire la lecture. En cas de doute (dû notamment à une allergie au sparadrap) on pratique une intra-dermoréaction.

**timidité** n. f. Trait de caractère permanent ou transitoire d'un sujet émotif qui manque d'assurance et souffre d'inhibition dans les rapports sociaux.

**tique** n. f. Nom donné à certains acariens* hématophages qui parasitent l'homme et les animaux (chiens, bovidés, chevaux...).

La femelle perfore la peau et se gorge de sang : elle est responsable de la transmission de nombreuses maladies (rikettsioses*, borrélioses* et tularémie*). Chez l'enfant et le chien, la piqûre peut à elle seule entraîner des paralysies. La destruction est difficile (D. D. T., Crésyl).

**tirage** n. m. Dépression de la paroi thoracique lors de l'inspiration, due à un obstacle mécanique à l'entrée de l'air dans les poumons.

Le tirage s'observe au creux sus-sternal, aux creux sus-claviculaires, aux espaces intercostaux, qui s'enfoncent à chaque inspiration.

**tire-lait** n. m. inv. Appareil, en général électrique, destiné à évacuer la sécrétion du lait par le sein.

Son utilisation est indiquée lorsque l'enfant n'a pas la force de téter, qu'il est séparé de sa mère, ou lorsqu'il existe des crevasses ou un engorgement du sein. Il peut être loué dans les pharmacies.

**tire-veine** n. m. (en angl. *strippper*). Instrument utilisé pour l'ablation chirurgicale des varices (stripping ou éveinage*). C'est un fil métallique qu'on introduit dans une extrémité de la veine à extirper et qu'on fait progresser jusqu'à l'autre extrémité où, par une petite incision, on visse dessus une boule de taille variable, adaptée au calibre de la veine en question. En tirant sur la portion du tire-veine restée disponible au point d'introduction, on ramène avec soi la veine malade.

**tisane** n. f. Préparation aqueuse formée à partir de drogues végétales, utilisée comme véhicule de certains médicaments ou comme boisson.

Le procédé employé (infusion, macération, lixiviation, solution, etc.), la concentration et la durée de la préparation varient selon l'usage et la substance.

**tissu** n. m. Terme désignant un ensemble de cellules ayant la même fonction.

Il existe trois sortes de tissus selon leur origine embryologique : épithéliaux, nerveux et mésenchymateux (os, cartilage, muscle). La croissance des tissus se fait par mitoses*. Le pouvoir de régénération est d'autant plus faible que le tissu est plus différencié (à l'exception du foie). Chaque tissu est spécifique de l'organisme auquel il appartient (d'où la difficulté des greffes*) et de sa fonction.

Les recherches récentes ont montré des liens entre les tissus et les antigènes leucocytaires ou HLA (v. GROUPE), permettant de mieux classer les tissus en « types » et aussi de faciliter la prise des greffes en faisant correspondre les antigènes du donneur et ceux du receveur.

**tissuthérapie** n. f. Thérapeutique utilisant l'injection d'extraits tissulaires.

**titane** n. m. Métal dont l'oxyde est utilisé comme antiprurigineux (pommades) et comme succédané des sels de bismuth pour les pansements gastriques.

**tocophérol** n. m. Syn. de VITAMINE* E.

**toilette** n. f. **Sujets sains.** Certaines personnes supportent mal les savons ordinaires et ont intérêt à employer des savons acides. Le brossage des dents (v. HYGIÈNE *bucco-dentaire*) est un élément essentiel de la toilette.

**Toilette des nourrissons.** Elle doit être faite avec des produits anodins : éviter les savons parfumés, les shampooings pour adultes. Ne pas frotter la peau à l'alcool ou à l'eau de Cologne d'un degré supérieur à $60^0$, et ne le faire que rarement sous peine d'imprégnation alcoolique (insomnie, tremblements, nervosité).

**Toilette des alités.** Elle a pour but : 1° d'améliorer le confort et l'hygiène en enlevant la sueur (lavages ou frictions alcoolisées). Les parfums violents sont à déconseiller. Pour les cheveux, les shampooings secs sont utiles ; 2° d'éviter les escarres d'immobilisation en tenant constamment propre le siège, les talons, le dos, qu'il faut frictionner à l'alcool camphré et talquer.

**Toilettes internes.** Les lavages de bouche avec des solutions antiseptiques sont nécessaires en cas d'infections bucco-dentaires ou pharyngées, ainsi qu'en cas de coma. Les injections vaginales de toilette doivent être faites de préférence le matin (pour éviter la rétention d'eau qui se produit en position couchée).

**Toilette des ouvriers.** Il ne faut pas employer le trichloréthylène pour enlever la peinture ou le cambouis de la peau mais des savons ou détergents appropriés. Il faut porter des vêtements spéciaux fréquemment lavés et rangés à part si l'on manipule des produits toxiques (mercure, plomb, etc.). Il faut prendre une douche après le travail et se laver les mains avant de manger et de fumer.

**toise** n. f. Appareil destiné à mesurer la taille des individus.

**tolérance** n. f. **Tolérance aux toxiques,** propriété que possède l'organisme de supporter des doses d'une substance donnée sans manifester de signes d'intoxication. Elle peut être congénitale (variable suivant les espèces et les individus d'une même espèce) ou acquise, voire augmentée à la suite de l'administration répétée d'une drogue. (D'abord employée à doses minimes, celle-ci demande ensuite des doses plus élevées pour continuer à obtenir le même effet.) [V. ACCOUTUMANCE et TOXICOMANIE.] La tolérance peut être diminuée par défaut d'élimination d'une substance au cours de l'insuffisance rénale.

**Tolérance immunitaire,** perte par l'organisme de la capacité de réagir immunologiquement à des substances ou à des cellules normalement antigéniques. (V. IMMUNOLOGIE.)

**tomate** n. f. La tomate, riche en potassium et en vitamines A et C, ne contient que peu de glucides, d'acide oxalique, de sel, et pas de purines. C'est un fruit laxatif utile pour les rhumatisants et goutteux, les diabétiques, les cardiaques, les enfants.

**tomodensitomètre** n. m. Syn. SCANNER.

**tomographie** n. f. Procédé permettant d'obtenir une image radiographique en coupe d'un organe. (Syn. : STRATIGRAPHIE.) Ce résultat est obtenu en faisant déplacer en sens inverse l'ampoule à rayons X et le film sensible, symétriquement par rapport à un axe qui détermine le « plan de coupe ». Ce plan (en réalité une tranche de 1 à 2 cm) sera seul visible nettement sur le cliché, tous les autres plans plus antérieurs ou plus postérieurs étant effacés. La tomographie permet d'obtenir des renseignements précis sur le poumon, les os, le larynx, les reins, etc.

**tonicardiaque** adj. et n. m. V. CARDIOTONIQUE.

**tonicité** n. f. État de tension moyenne d'un muscle lisse. (Pour les muscles striés, c'est le *tonus**.)

**tonique** adj. 1. Qui se rapporte à la tonicité ou au tonus*.
2. Adj. et n. m. Se dit d'un médicament reconstituant des forces vitales de l'organisme ou d'une fonction. (V. FORTIFIANT.)

**tonométrie** n. f. Mesure des différentes pressions des liquides de l'organisme, spécialement celle du globe oculaire.

**tonus** n. m. État de contraction de base, permanente et involontaire, des muscles striés, sous la dépendance des centres nerveux. Le tonus détermine la position des segments de membres et assure la posture. Il est commandé par les noyaux gris centraux du cerveau et le cervelet. Le tonus est exagéré dans la maladie de Parkinson*.

**tophus** n. m. Nodule blanc jaunâtre, fait de concrétions d'acide urique déposées sous les téguments. (Pl. des TOPHI.) Les tophi sont une manifestation de la goutte* chronique ; ils siègent aux oreilles, aux coudes, aux mains et aux pieds.

**topique** n. m. et adj. Substance destinée à être appliquée sur la peau et sur les muqueuses.
Les topiques peuvent être astringents, révulsifs, émollients, etc.

**torpide** adj. Désigne tout état pathologique qui garde une évolution sourde, subaiguë, et ne manifeste ni amélioration ni aggravation.

**torticolis** n. m. Position vicieuse caractérisée par une inclinaison de la tête avec un certain degré de torsion du cou, due le plus souvent à la contracture d'un des muscles sterno-cléido-mastoïdiens.

**Torticolis aigu.** D'origine traumatique ou rhumatismale, il se manifeste par l'apparition brutale d'une contracture des muscles du cou, avec douleur aiguë au moindre déplacement de la tête. L'affection ne dure, en règle générale, que quelques jours. Elle est en rapport avec une inflammation articulaire de voisinage. Son traitement comporte les anti-inflammatoires et les myorésolutifs parfois associés à la kinésithérapie.

**Torticolis congénital.** Il s'observe chez l'enfant de 2 à 6 ans. Il est dû à une brièveté anormale d'un des muscles sterno-cléido-mastoïdiens. Son traitement est chirurgical.

**Torticolis spasmodique.** Il est caractérisé par des contractions involontaires des muscles du cou. Il est dû à une atteinte des noyaux gris centraux du cerveau et des voies extrapyramidales. Les sédatifs du système nerveux central l'atténuent.

**torulose** n. f. V. CRYPTOCOCCOSE.

**toucher** n. m. Procédé d'examen des cavités naturelles de l'organisme (rectum, vagin, bouche, pharynx).

**Obsession du toucher,** peur des contacts avec des objets « qui pourraient ne pas être propres ». — Le sujet est obsédé par la crainte absolument irrépressible de la saleté, des microbes, etc., ce qui le contraint à des rites et à des vérifications multiples.

**tourniole** n. f. Panaris superficiel périunguéal (fam.).

**tourniquet** n. m. Procédé d'urgence visant à arrêter une hémorragie en utilisant comme *garrot** un lien placé autour du membre et dans lequel on glisse un bâton que l'on tourne plusieurs fois sur lui-même, ce qui entraîne une compression progressive.

**toux** n. f. Expiration forcée et bruyante succédant à une inspiration brève.
C'est un acte réflexe dont les voies nerveuses partent des zones tussigènes de la muqueuse respiratoire (larynx, trachée, bronches), montent au centre bulbaire et aboutissent aux muscles expirateurs.
La toux est souvent caractéristique : *sèche* dans les affections pleurales, *grasse* dans les bronchites, *quinteuse* dans la coqueluche, etc. Elle peut provoquer un vomissement (toux émétisante). Elle peut se compliquer de pneumothorax*, de rupture de bulles d'emphysème*. La toux ne doit pas être calmée à tout prix, car c'est elle qui permet l'expectoration, donc la libération des voies respiratoires.

**toxémie** n. f. Ensemble des accidents provoqués par l'accumulation dans le sang de poisons endogènes ou exogènes qui n'ont pu être éliminés par les organes excréteurs.

**Toxémie gravidique,** ensemble de manifestations pathologiques (albuminurie, hypertension artérielle, prise de poids excessive) survenant en fin de grossesse, spécialement chez les primipares jeunes. Il s'agit d'une maladie liée à la première grossesse et qui disparaît, en règle, après elle.
Elle peut se compliquer d'éclampsie* et d'hématome rétroplacentaire, et menace donc à la fois la mère et le fœtus. Sa prophylaxie est réalisée par la surveillance des urines, de la tension artérielle et du poids de toute femme enceinte.

**toxicologie** n. f. Étude de la capacité toxique réelle ou théorique des divers produits.
Elle comporte la description des manifestations cliniques des intoxications* et l'étude de tous les produits, pour en déceler l'éventuelle toxicité. Cette étude s'appuie sur de nombreuses données.
La *formule chimique* donne une indication sur l'éventuelle toxicité par comparaison avec des produits de formule voisine.
Les *caractères physiques* (forme physique, solubilité, point de vapeur) permettent de prévoir l'absorption digestive et l'élimination d'éventuelles vapeurs toxiques*.
Les *études biochimiques* renseignent sur le métabolisme du produit dans l'organisme (transformations, élimination et niveau de ces opérations), sur les effets sur la cellule et ses réactions chimiques.
Les *données pharmacologiques* sont précieuses, car les effets toxiques d'un médicament sont souvent l'exagération des effets recherchés aux doses non toxiques, et utiles pour les dosages.
Si l'*observation humaine* rattache facilement un symptôme à une intoxication aiguë, l'*expérimentation animale* la complète dans le domaine des intoxications chroniques : la dose létale (mortelle) pour 50 p. 100 des animaux (DL 50) est déterminée, comme la recherche d'un effet tératologique*.
Le champ d'application de la toxicologie, outre l'apport qu'elle fournit à la médecine légale, est très vaste en raison des progrès de l'industrie : une étude toxicologique des médicaments est indispensable avant leur mise sur le marché, comme pour les produits alimentaires et industriels.

**toxicologue** n. Spécialiste en toxicologie.

**toxicomanie** n. f. Appétence morbide pour les drogues douées d'effets tonique, euphorisant ou analgésique, dont l'usage prolongé entraîne toujours un état d'accoutumance préjudiciable à l'individu autant qu'à la société.
**Aspects cliniques.** La toxicomanie vraie se définit par trois caractères fondamentaux :
L'*irrésistible perversion du besoin*, qui pousse le sujet à consommer sans cesse la drogue et à se la procurer par tous les moyens ;
L'*accoutumance*, qui invite le toxicomane à utiliser des doses de plus en plus fortes.
Une soumission totale de l'individu à sa drogue, l'*assuétude* (ou *dépendance*), véritable tyrannie physique et morale.
L'état de besoin, quand la dose absorbée a fini d'agir et que l'angoisse intolérable à l'idée de manquer de toxique apparaît, fait du toxicomane un esclave incapable de rompre seul un tragique enchaînement.
La déchéance socioprofessionnelle va le guetter à plus ou moins bref délai.
Il faut deux conditions pour que naisse l'état toxicomanique :
— une appétence anormale pour des substances naturelles ou des médicaments au pouvoir exaltant ou apaisant : la *toxicophilie,* prologue de la toxicomanie (le toxicophile ne devient toxicomane que s'il rencontre une drogue génératrice d'accoutumance et d'assuétude) ;
— l'existence de toxique (la possibilité de s'en procurer) capable de modifier radicalement le corps et l'esprit d'un sujet au point d'en faire un esclave.
On accorde une nette prévalence à la première condition, car le fait, pour certains sujets, d'avoir reçu au cours de leur existence des stupéfiants (morphine, par exemple) à l'occasion d'une opération, d'un accident, ne les a pas engagés sur la voie de la toxicomanie.
**Aspects psychiques.** Les raisons profondes de la toxicomanie sont à chercher dans une perturbation instinctivo-affective ancienne. La nature de ce déséquilibre intime de la personnalité se révèle variable : on a décrit des toxicomanes déprimés chroniques, anxieux, schizoïdes, obsédés, etc. En fait, le phénomène est complexe, et tous les cas de toxicomanie ne peuvent recevoir d'explication. À une fixation et à une régression au stade oral de la personnalité (théorie psychanalytique) s'ajoute peut-être le rôle de l'équipement neurologique génétique de l'individu dans la fragilité des toxicomanes.
Parmi les facteurs déclenchants, citons les maladies ou accidents aux conséquences douloureuses, dévalorisantes ou invalidantes, tous les échecs familiaux, conjugaux, professionnels, les deuils, etc.
**Classifications.** Diverses classifications des drogues ont été proposées. On a opposé les

drogues des toxicomanies majeures à celles des toxicomanies mineures.
Les *grandes toxicomanies* sont relatives aux stupéfiants naturels (opium, morphine, cocaïne, etc.) ou synthétiques (péthidine, dextromoramide). Il faut en rapprocher les substances psychotropes hallucinogènes (L. S. D. 25, mescaline). L'*alcoolisme* doit être considéré comme une toxicomanie grave par ses conséquences individuelles désastreuses et son retentissement socioéconomique.
Les autres toxicomanies sont dues principalement aux *barbituriques*, aux *hypnotiques* divers, aux *amines psychotoniques* (amphétamines). Outre ces médicaments, citons le tabac, le café, le thé.
Les associations de divers toxiques sont fréquentes : l'alcool vient souvent aggraver l'état des grands toxicomanes.
Des complications graves sont inévitables quand l'état d'intoxication chronique se prolonge. Si certaines sont d'ordre somatique (épuisement, anorexie, etc.), la plupart sont d'ordre psychique (confusion mentale, affaiblissement intellectuel, psychoses délirantes aiguës, conduite antisociale, etc.).
**Traitement.** Le traitement curatif des toxicomanies est difficile et souvent décevant.
La *cure de désintoxication* en est le premier temps. Le *sevrage*, à l'hôpital, est rapide et facile sous couvert de neuroleptiques ou de tranquillisants. Il est suivi d'un *traitement chimiothérapique* antidépresseur ou anxiolytique souvent indispensable, associé à une *prise en charge psychothérapique*, qui doit être à la fois chaleureuse et ferme.
Une *réinsertion sociale et familiale* est essentielle, et, la famille des toxicomanes étant souvent rejetante et démissionnaire, l'insertion du sujet dans des milieux de remplacement de type « familial » essaie de pallier les carences de l'environnement. Ces mesures sont souvent vouées à l'échec, notamment chez les toxicomanes déséquilibrés et récidivistes, ce qui explique la nécessité de mesures sociales de répression et de contrôle, et parfois de mesures d'internement chez les toxicomanes qui présentent de graves troubles du comportement.
**Législation sur les toxicomanies.** Elle tente de limiter l'extension de ce « fléau social ». En France, l'inscription des stupéfiants au tableau B, l'adhésion de l'État à un organisme international de lutte contre l'usage des stupéfiants y concourent, avec la loi du 31 décembre 1970 relative à la lutte contre la toxicomanie.
En ce qui concerne les *mesures sanitaires*, la loi envisage plusieurs situations : le toxicomane peut être signalé au procureur de la République par la police ou à l'autorité sanitaire par un médecin des services sociaux ; il peut se présenter lui-même, spontanément, aux services de prévention et de cure. Les mesures médico-sociales seront les mêmes dans les trois cas, mais les personnes qui se présentent spontanément ne sont pas placées sous le contrôle de l'autorité sanitaire et bénéficient de l'anonymat.
Quant aux *mesures répressives*, elles sont différentes suivant les cas : alors que les trafiquants sont sévèrement poursuivis et réprimés, les usagers, considérés comme des malades, sont surtout incités à se soigner.

**toxicophilie** n. f. Goût inné pour les substances hallucinogènes qui peut conduire à la *toxicomanie**.

**toxicose** n. f. Syndrome très grave, propre au nourrisson, de causes multiples, caractérisé par d'importants troubles digestifs et une déshydratation sévère.
**Signes cliniques.** D'installation brutale, inopinée, le tableau clinique associe une prostration, une hyperthermie à 40-41 °C ou une hypothermie de mauvais pronostic, des signes de déshydratation extracellulaire (yeux excavés, langue sèche, pli cutané, chute de la courbe de poids en quelques heures), des signes de collapsus (pouls petit et filant, rythme cardiaque et respiration rapides), associés le plus souvent à une diarrhée liquide et parfois à des convulsions ou à un syndrome hémorragique.
**Traitement.** Il comporte, avant tout, la correction par des perfusions de sels minéraux, des troubles hydroélectrolytiques (pour éviter les séquelles qu'ils pourraient engendrer), puis la recherche et le traitement des causes éventuelles, pour éviter les rechutes : erreur diététique, infection déclenchante souvent disproportionnée avec la gravité de la toxicose, terrain allergique.

**toxidermie** n. f. Ensemble des lésions cutanées d'origine toxique.
De cause souvent médicamenteuse (pénicilline, streptomycine, aspirine, etc.), les toxidermies regroupent certains érythèmes* polymorphes, bulles, urticaires, lésions végétantes, et l'érythème pigmenté fixe (plaque brune, prurigineuse, de siège fixe).

**toxi-infection** n. f. Affection causée par une toxine microbienne issue du corps microbien (exotoxine) et agissant à distance du foyer infectieux. (V. DIPHTÉRIE, TÉTANOS.)

**toxine** n. f. Substance toxique élaborée

par un micro-organisme, auquel elle confère son pouvoir pathogène.
Les *exotoxines** sont sécrétées vers l'extérieur et provoquent des lésions à distance du foyer infectieux (*neurotoxines*, par exemple).
Les *endotoxines** ne sont libérées qu'à la mort du micro-organisme.
Aux toxines, le sujet infecté répond par la formation d'anticorps *(antitoxines)*.
Les toxines peuvent être atténuées (par la chaleur, le formol, etc.) : elles perdent alors leur pouvoir toxique en conservant leur pouvoir antigénique, et sont alors utilisées dans la préparation de certains vaccins* ; elles sont détruites à haute température.

**toxique** adj. et n. m. Se dit d'une substance nocive pour les organismes vivants.
Les médicaments toxiques sont groupés dans les tableaux* de substances vénéneuses (v. VÉNÉNEUX) de la pharmacopée. (V. TOXICOLOGIE.)

**toxoplasmose** n. f. Parasitose due à un protozoaire* : *Toxoplasma gondii*.
C'est une maladie fréquente, bénigne pour les enfants et les adultes, souvent méconnue, mais qui, chez la femme enceinte, entraîne de graves lésions du fœtus. Le toxoplasme est un petit parasite, en forme de croissant, localisé dans les cellules mononucléées. Il atteint de nombreux animaux et l'homme, mais le chat est le seul mammifère qui permette la maturation des formes sexuées. L'homme se contamine par de la viande mal cuite ou par un contact avec le chat.
**Toxoplasmose acquise.** Elle frappe surtout le sujet jeune et passe le plus souvent inaperçue. On observe des adénopathies cervicales persistant longtemps, une fatigue importante, une fièvre légère, parfois une éruption. Les formes graves sont rares, s'accompagnant de chorio-rétinite* bilatérale, d'encéphalite*...
Le diagnostic est sérologique. Deux examens sont utiles : le dye-test et l'immunofluorescence indirecte. Le *dye-test* met en évidence le taux d'anticorps circulant et favorise une surveillance de l'évolution. L'*immunofluorescence* permet de déceler le taux d'anticorps récents (immunoglobuline M) pour dépister la maladie chez la femme enceinte.
Le traitement est inutile dans les formes bénignes ; il utilise les sulfamides en cas de grossesse ou de formes graves.
**Toxoplasmose congénitale.** Elle est la traduction de l'infection fœtale alors que la maladie de la mère est passée souvent inaperçue. Elle associe des lésions du système nerveux (hydrocéphalie* ou microcéphalie*), des calcifications intracrâniennes, des crises convulsives, des lésions oculaires (chorio-rétinite), des atteintes hépatiques. Selon le moment de l'infestation, il y aura avortement ou naissance d'un enfant présentant des troubles divers, souvent de mauvais pronostic. L'enfant naît parfois sans autre anomalie qu'une sérologie positive, qui devra être surveillée.
Le diagnostic est identique à celui de la toxoplasmose acquise.
Le traitement de la mère doit être entrepris le plus vite possible, car il n'a pas d'action sur les lésions constituées.

**trabéculum** n. m. Ensemble de petits pertuis situés à l'union de la cornée et de la sclérotique, par où s'échappe l'humeur aqueuse. (V. ŒIL.) [L'obstruction de ces orifices est la cause principale des glaucomes*.]

**trachée** n. f. Conduit respiratoire intermédiaire entre le larynx et les bronches.
**Anatomie.** La trachée a la forme d'un tube cylindrique aplati en arrière, semi-rigide, constitué d'anneaux cartilagineux. Elle descend dans la partie antérieure de la base du cou, puis dans le médiastin*, où elle se termine derrière la crosse de l'aorte en se bifurquant en deux bronches* souches.
**Pathologie.** ***Lésions traumatiques de la trachée.*** Elles sont relativement rares. Au cours des grands traumatismes du cou, on peut observer des fractures des cartilages, des plaies de la trachée, souvent associées à des plaies vasculaires et nécessitant un traitement d'extrême urgence pour pallier l'inondation de l'appareil respiratoire.
***Corps étrangers.*** Pénétrant dans les voies respiratoires lors d'une « fausse route » (avaler de travers), ils font courir un risque grave d'asphyxie et doivent être extraits de toute urgence. (V. EXTRACTION.)
***Inflammation.*** V. TRACHÉITE.

**trachéite** n. f. Inflammation de la trachée. Elle se manifeste par une toux sèche, spasmodique ou survenant en quintes. Le diagnostic de trachéite n'est porté que si toute autre cause de toux est éliminé.

**trachéobronchite** n. f. Inflammation simultanée de la trachée et des bronches. (V. BRONCHITE.)

**trachéomalacie** n. f. Ramollissement de la trachée, dû à la dégénérescence de ses cartilages. (C'est une rare complication des goitres*.)

**trachéotomie** n. f. Ouverture de la trachée au niveau du cou, pour la met-

tre directement en communication avec l'extérieur au moyen d'une canule.
Elle est indiquée chaque fois qu'il existe un obstacle respiratoire laryngé (mécanique ou réflexe) ; elle permet, de plus, la désobstruction assistée. L'ouverture faite dans la trachée est maintenue béante par une canule spéciale, permettant l'aspiration des mucosités et l'insufflation d'air ou d'oxygène. Si l'obstacle peut être levé, on enlève la canule, et la trachée se cicatrise ainsi que la peau.

**trachome** n. m. Maladie de l'œil, due à une bactérie du genre *chlamydia* et observée surtout en Afrique du Nord, au Moyen-Orient et en Extrême-Orient.
Il se manifeste par des follicules apparaissant sur les conjonctives, puis envahissant la cornée, formant le *pannus*. L'évolution se fait vers la guérison avec cicatrice déformant les paupières (trichiasis), et le pannus, qui peut s'étendre, laisse des opacités cornéennes, causes d'astigmatisme et de cécité.
Le traitement emploie les sulfamides et les antibiotiques en instillations et par voie générale. Le traitement chirurgical des cicatrices est souvent décevant.

**traction** n. f. **Tractions vertébrales,** tractions exercées sur le rachis par des forces agissant dans le sens de son axe, visant à écarter légèrement et progressivement les plateaux vertébraux. — Indiquées dans certaines lombalgies et sciatiques, les tractions vertébrales se font sur des tables spéciales, sous surveillance médicale minutieuse.

**tractus** n. m. Formation anatomique constituée par une suite de fibres ou par un ensemble d'organes à fonctions communes : *tractus fibreux, nerveux ; tractus digestif, urinaire, génital.*

**tragus** n. m. Saillie aplatie, située en avant du pavillon de l'oreille*.

**traitement** n. m. Ensemble des mesures thérapeutiques et des règles d'hygiène destinées à guérir une maladie ou une blessure. (V. THÉRAPEUTIQUE.)

**tranchées** n. f. pl. Douleurs paroxystiques de l'utérus, survenant pendant les 2 à 3 premiers jours après l'accouchement. Elles correspondent à des contractions utérines survenant sur l'utérus vide, et destinées à assurer son involution.

**tranquillisant, e** adj. et n. m. Médicament psychotrope*, sédatif de la tension émotionnelle et des manifestations d'agressivité. (Syn. : THYMOLEPTIQUE.)
Les principales propriétés pharmacologiques des tranquillisants sont une relaxation neuromusculaire, un effet anticonvulsivant et une potentialisation de l'effet des barbituriques et de l'alcool.
Les carbamates (méprobamate surtout) sont les premiers connus ; leur action est courte et ils provoquent une somnolence notable.
Les benzodiazépines sont les tranquillisants les plus utilisés actuellement. Le diazépam est très efficace dans les états d'agitation anxieuse, dans l'état de mal épileptique. La chlordiazépoxide est employée dans les états névrotiques avec tension nerveuse et possède peu d'action végétative. Citons encore l'oxazépam, le chlorazépate.
D'autre part, certains barbituriques à doses filées, certains neuroleptiques et antihistaminiques ont une action tranquillisante. Les indications des tranquillisants sont les névroses d'angoisse, nombre d'affections psychosomatiques, l'insomnie. Les tranquillisants sont, dans l'ensemble, bien tolérés à condition de ne pas prendre de boissons alcoolisées ; ils provoquent en début de traitement un abaissement de la vigilance, d'où le danger de conduire une automobile ou d'occuper un poste de travail nécessitant une grande concentration (conducteur d'engin, ouvrier sur machine-outil, etc.).
**Toxicologie.** A très fortes doses, on observe un coma, une chute de la tension artérielle et des troubles respiratoires. Le traitement est d'abord symptomatique : si le sujet est conscient, le lavage gastrique est un geste efficace. Les troubles apparaissent à des doses plus faibles chez les enfants, d'où la nécessité impérieuse de mettre tous ces produits hors de leur portée.

**transaminase** n. f. Enzyme* effectuant la transamination*.
Les tissus riches en transaminases sont surtout le foie et les muscles, dont le cœur.
Deux transaminases sont dosées dans le sérum sanguin. La *transaminase glutaminopyruvique* (G. P. T.) s'y trouve normalement à des doses de 5 à 30 unités Wroblewski ; son taux passe à plusieurs centaines d'unités au cours des hépatites* virales ; le retour à la normale, contrôlé par des dosages successifs, témoigne de la convalescence.
La *transaminase glutamino-oxalo-acétique* (G. O. T.) s'y trouve à des doses de 10 à 40 unités ; son taux augmente fortement en cas d'infarctus* du myocarde récent.

**transamination** n. f. Transfert d'un groupement aminé d'un acide $\alpha$-aminé à un acide $\alpha$-cétonique, avec formation d'un nouvel acide $\alpha$-aminé et d'un nouvel acide $\alpha$-cétonique, effectué par les transaminases*.

**transfert** n. m. **Au sens général,** déplacement d'intérêts, de sentiments, d'émotions, liés à un objet ou à une personne sur un autre objet ou sur une autre personne.
**En psychanalyse,** le transfert désigne le type de relation affective engagée entre un analyste et son patient. Par son attitude de neutralité, le psychanalyste favorise la projection inconsciente sur sa personne de fantasmes, d'émotions, de sentiments, de désirs propres au patient et à sa vie affective infantile. Le patient attribue un rôle symbolique à son thérapeute et revit face à lui des expériences passées, des modes de relation qui ont marqué son enfance.
L'analyse du transfert est l'élément fondamental de la cure.
Le contre-transfert désigne les propres réactions du thérapeute face à son malade.

**transfusion** n. f. Injection dans les vaisseaux sanguins de sang frais ou conservé, prélevé sur un autre sujet.
La transfusion est pratiquée au cours des interventions chirurgicales (pour compenser les pertes de sang), dans la réanimation des hémorragies, dans le traitement des anémies, des brûlures.
**Physiologie.** La transfusion doit obéir aux règles de compatibilité sanguine définies à partir des groupes* sanguins. Bien qu'en principe un *donneur universel* (O) puisse donner son sang à tous les autres groupes (A, B, et AB) et qu'un receveur universel (AB) puisse en recevoir de tous les autres, il est toujours préférable de faire des transfusions *isogroupes*, c'est-à-dire d'injecter du sang du même groupe que le sang de celui qui le reçoit.
***Iso-immunisation.*** Un sujet ne possédant pas le facteur Rhésus peut acquérir un anticorps anti-Rhésus lors d'une transfusion ou lors d'une grossesse (le fœtus portant des antigènes d'origine paternelle et immunisant sa mère par transfusion fœto-maternelle).
***Donneurs dangereux.*** Il est des sujets O qui possèdent des anticorps acquis et dangereux, provenant de certains vaccins ; ces donneurs universels « dangereux » doivent être dépistés systématiquement.
**Modalités de la transfusion.** Le sang complet est conservé dans une solution anticoagulante et à une température de 4 °C. On préfère souvent injecter des globules rouges séparés de leur plasma, car celui-ci est allergisant ; chaque flacon renferme 400 ml de globules rouges. Dans le cas de grandes hémorragies, on transfuse du sang total afin de corriger le déficit en tous les éléments sanguins et notamment en facteurs de la coagulation*.
**Accidents.** Ils sont de trois ordres :
1. IMMUNOALLERGIQUES : destruction des globules rouges transfusés (très grave) ; le plus fréquemment hémolyse* aiguë chez le receveur, responsable d'un ictère*, d'une hypotension artérielle, d'une anurie* ;
2. INFECTIEUX : choc par contamination bactérienne du sang transfusé, de pronostic sévère ; transmission de la syphilis, de l'hépatite virale (actuellement rarissime) ;
3. DE SURCHARGE : surcharge hydrique chez les insuffisants cardiaques, surcharges en fer, responsable d'hémochromatose*.

**transit** n. m. **Transit intestinal,** déplacement du contenu du tube digestif entre le pylore et le rectum.

**transpiration** n. f. Production de la sueur*. (V. SUDATION.)

**transplantation** n. f. Terme utilisé en *chirurgie réparatrice* pour désigner la désinsertion d'un tendon de son implantation normale et sa réinsertion aux lieu et place d'un tendon paralysé pour redonner une fonction à un mouvement perdu.
**Transplantation d'organe,** remplacement de tout ou partie d'un organe par un organe homologue prélevé sur le sujet lui-même (autogreffe) ou sur un autre être humain (homogreffe) : *transplantation rénale* (v. REIN), *cardiaque* (v. CŒUR).
Les transplantations d'organes ont fait d'immenses progrès au cours des dernières années, mais posent encore d'énormes problèmes techniques et immunologiques (incompatibilité tissulaire entraînant des phénomènes de rejet).

**transport** n. m. **Mal des transports,** ensemble des troubles présentés par certains sujets au cours des voyages en automobile, en avion ou en bateau.
Variable, il est fait d'anxiété, de sueurs, de nausées ou vomissements, d'adynamie, plus ou moins associés. Le roulis et le tangage, les accélérations, les odeurs en sont les causes essentielles, avec les facteurs psychiques.

**transsonnance** ou **transsonance** n. f. Résonance particulière perçue par l'oreille qui ausculte une région de l'organisme lorsqu'on exerce une percussion sur une région voisine plus dense.

**transsudat** n. m. Liquide suintant au niveau d'une séreuse ou d'une muqueuse, en dehors de tout processus inflammatoire, et qui résulte de troubles circulatoires (insuffisance cardiaque, compression veineuse).
Il contient peu de leucocytes et de protéines, par opposition à l'exsudat*.

**transverse** adj. et n. m. **Apophyses trans-**

**verses**, saillies osseuses horizontales et transversales, situées de part et d'autre des corps vertébraux.
**Muscles transverses**, nom donné à différents muscles du corps : *transverses du cou, de l'abdomen, du périnée.*

**trapèze** adj. et n. m. **Muscle trapèze**, muscle étendu de la colonne cervicale et dorsale à l'épaule, formant le relief de la partie postérieure du cou et de l'épaule. (Il est élévateur de l'épaule.)
**Os trapèze**, os de la deuxième rangée du carpe.

**traumatisme** n. m. Ensemble des lésions d'un tissu, d'un organe, provoquées accidentellement par un agent extérieur, et des troubles qui en résultent.
Les traumatismes se traduisent par des signes locaux et généraux.
**Signes locaux.** Conséquence directe de l'accident, ils présentent plusieurs degrés, de la contusion simple à l'écrasement, en passant par les plaies, les fractures, les hémorragies externes ou internes.
**Signes généraux.** Les traumatismes entraînent une réaction de tout l'organisme, qui peut évoluer vers l'apparition d'un *état de choc** et de signes d'infection.
Les *traumatismes multiples* sont de plus en plus fréquents en pratique civile, du fait de l'augmentation des accidents de la voie publique. Les *polytraumatisés* présentent des blessures multiples, siégeant aussi bien sur l'axe cranio-encéphalique que sur l'abdomen et les membres. Le pronostic vital est constamment engagé, et le traitement impose des mesures rapides de réanimation* et d'évacuation vers des centres spécialisés.

**traumatologie** n. f. Partie de la médecine et de la chirurgie consacrée à l'étude et au traitement des conséquences des traumatismes.

**travail** n. m. **Physiologie.** Il y a *travail musculaire*, que la force musculaire soit supérieure, égale ou inférieure à la force extérieure à déplacer. Dans les trois situations, le muscle est le siège de phénomènes chimiques, thermiques, électriques et mécaniques entraînant une consommation d'énergie.
*En cardiologie*, le travail du cœur est égal au produit de la pression artérielle par le débit.
**Obstétrique.** *Travail de l'accouchement* ou *travail*, période de temps pendant laquelle les contractions utérines vont assurer la dilatation du col, puis l'expulsion du fœtus.
La durée du travail chez une primipare va de 8 à 10 heures. Elle est plus courte chez la multipare. (V. ACCOUCHEMENT.)
*Salle de travail*, salle d'accouchement.
**Hygiène et sécurité dans l'entreprise.** La législation du travail s'est préoccupée de l'hygiène et de la sécurité des travailleurs.
Des prescriptions spéciales ont été adoptées pour protéger certaines personnes (femmes et enfants notamment) ou certaines professions (mines, transports aériens, etc.).
Des dispositions plus générales portent sur les organismes qui, dans les entreprises, sont destinés à assurer l'hygiène et la sécurité du travail. C'est ainsi qu'ont été créés les *comités d'hygiène et de sécurité*, obligatoires dans les entreprises industrielles occupant plus de 50 salariés, et dans les autres entreprises de grande dimension (plus de 300 salariés) : leur rôle est d'enquêter sur chaque accident, de veiller au respect des prescriptions sur l'hygiène et la sécurité, d'organiser des équipes de lutte contre l'incendie. Un *service social du travail* devrait exister en principe dans toute entreprise occupant plus de 250 salariés et être dirigé par une assistante sociale pourvue du diplôme de conseillère du travail. Son rôle est de veiller au bien-être des travailleurs, principalement à celui des femmes et des jeunes. Un *service médical du travail* doit être assuré par l'entreprise (autonome ou interentreprises selon les cas). Son rôle est exclusivement préventif et consiste à éviter toute altération de la santé des travailleurs en surveillant les conditions d'hygiène et l'état de santé de ceux-ci. Enfin, l'*action sanitaire et sociale de la Sécurité sociale* joue un rôle déterminant dans la sécurité et l'hygiène du travail.
**Médecin du travail.** Lié, par contrat avec l'employeur ou le président du service interentreprises, il procède aux examens médicaux des travailleurs (visite d'embauche, visite périodique, visite de reprise) et surveille l'hygiène de l'entreprise (hygiène générale, hygiène des ateliers, surveillance de l'adaptation des salariés aux postes de travail ; il est mis au courant des produits employés et consulté pour l'élaboration de toute nouvelle technique de production). Il établit chaque année un rapport transmis à l'inspecteur du travail. Il est tenu au secret du dispositif industriel et technique de fabrication comme au secret médical.
**Accident du travail.** V. ACCIDENT.

**travestisme** ou **transvestisme** n. m. Choix que font certains homosexuels des vêtements, des goûts, des attitudes caractéristiques du sexe opposé.

**trayeur, euse** n. **Nodules des trayeurs**, lésions tumorales, d'évolution bénigne, apparaissant parfois sur les doigts des trayeurs.

**trématode** n. m. Ver plat dont certaines espèces parasitent l'homme (douve*, bilharzies*).

**tremblement** n. m. Succession d'oscillations rythmées et involontaires d'un ou de plusieurs segments du corps.

Normal dans la lutte contre le froid, il s'observe dans de nombreuses affections neurologiques (maladie de Parkinson*, syndrome cérébelleux*, etc.), toxiques (abus de café, d'alcool) et dans l'hyperthyroïdie.

Le tremblement de la maladie de Parkinson disparaît lorsque le sujet fait un geste. Celui de l'alcoolisme apparaît au contraire lorsque le sujet fait un geste (tremblement intentionnel).

**trémulation** n. f. Tremblement rapide et fin.

**Trendelenburg (opération de),** extraction d'un caillot sanguin de l'artère pulmonaire.

**Trendelenburg (position de),** position d'un malade, au cours d'une intervention, consistant à placer la tête plus bas que le bassin.

**trépan** n. m. Instrument chirurgical permettant de perforer les os.

Le *trépan de neurochirurgie* sert à percer un orifice dans la boîte crânienne ; un mécanisme de débrayage spécial lui confère toute sécurité, en empêchant la perforation involontaire du cerveau.

**trépanation** n. f. Ouverture d'un os et spécialement de la boîte crânienne.

La trépanation peut être simple (trou) ou multiple, permettant la taille d'un volet osseux.

**trépied** n. m. En médecine, ensemble de trois signes toujours retrouvés dans une maladie donnée.

**Trépied méningitique,** association des trois signes observés lors d'une méningite : la *céphalée*, la *constipation* et les *vomissements*.

**tréponématose** n. f. Maladie due à un tréponème*.

La plus connue est la syphilis*. Les autres sévissent en milieu tropical : le *pian*, le *bepel* et la *pinta*. Toutes s'accompagnent de modifications sérologiques (B. W., Kline*) et sont traitées par la pénicilline. Toutes les tréponématoses ne sont pas nécessairement des maladies vénériennes.

**tréponème** n. m. Microbe de l'ordre des spirochétales.

C'est un filament en forme de spirale, brillant, mobile. On l'observe à l'ultramicroscope*. *Treponema pallidum* est l'agent de la syphilis ; *Treponema pertenue*, celui du pian*, et *Treponema carateum*, celui du mal del Pinto.

**triamcinolone** n. f. Corticostéroïde* de synthèse, anti-inflammatoire et antiallergique très efficace.

**triatome** n. m. Insecte très répandu en Amérique latine, où il est le principal agent vecteur de la maladie de Chagas* ou trypanosomiase* américaine.

Vivant dans les gîtes insalubres, les triatomes peuvent être supprimés par les insecticides et la modernisation des habitations.

**triceps** adj. et n. m. Se dit d'un muscle qui s'insère à une de ses extrémités par 3 chefs distincts : *triceps brachial, triceps sural* (du mollet).

**trichiasis** n. m. Déviation des cils de la paupière supérieure vers l'intérieur de l'œil, venant irriter la cornée.

C'est une complication du trachome* et des affections palpébrales. Il relève d'un traitement chirurgical.

**trichine** n. f. Ver de la classe des nématodes.

Les trichines sont des parasites de l'intestin grêle de nombreux mammifères, où les femelles pondent. Les larves sont ensuite véhiculées jusqu'au foie puis aux poumons, passent dans la circulation sanguine et s'immobilisent dans les muscles, où elles s'enkystent, provoquant la trichinose*.

**trichinose** n. f. Maladie parasitaire due à la trichine*.

L'homme s'infeste par la viande de porc mal cuite. La maladie passe, au début, inaperçue, à part quelques douleurs abdominales. Puis apparaissent de la fièvre, une gêne à la déglutition, des troubles oculaires, des douleurs musculaires, cela correspondant à la phase de migration. L'enkystement est à l'origine d'asthénie, parfois de complications cardiaques et pulmonaires. Le diagnostic se fait par la mise en évidence des larves (biopsie musculaire) et surtout par les réactions sérologiques. L'éosinophilie* sanguine est souvent importante.

Le traitement précoce utilise les antihelminthiques* ; plus tard les sédatifs sont nécessaires. C'est la prophylaxie (surveillance des porcs à l'abattage) qui permet la meilleure défense.

**trichloréthylène** n. m. Solvant toxique employé dans l'industrie. (V. ÉTHYLÈNE.)

**trichobézoard** n. m. Corps étranger formé de poils et de cheveux avalés et agglutinés dans l'estomac, qui est à l'origine d'obstruction digestive.

Cet accident se rencontre chez les nourrissons et surtout chez les malades mentaux qui avalent des objets de toute nature.

**trichocéphale** n. m. Ver de la classe des nématodes*.
Ce parasite hématophage, de 3 à 5 cm de long, se fixe sur la muqueuse du gros intestin, provoquant la trichocéphalose*.
**trichocéphalose** n. f. Parasitose fréquente, due au trichocéphale*.
L'homme se contamine en absorbant les œufs de ce ver avec des aliments ou de l'eau de boisson. Le plus souvent, l'infestation passe inaperçue. Lorsqu'elle est massive, elle est à l'origine de douleurs abdominales, d'anémie, rarement de troubles nerveux.
Le diagnostic repose sur la mise en évidence des œufs dans les selles. Le traitement utilise la dithiazanine.
**trichoclasie** n. f. Rupture du cheveu.
Parfois spontanée et attribuable à la constitution du sujet, la trichoclasie est plus souvent due à des soins capillaires agressifs, ainsi que la trichoptilose (cheveux fourchus). [V. aussi TRICHOTILLOMANIE.]
**trichoclastie** n. f. Trouble psychomoteur qui consiste à arracher ou à briser les cheveux, les poils, les sourcils ou la barbe. (Il s'agit le plus souvent d'un tic.)
**trichodecte** n. m. Pou des mammifères.
Le pou du chien *(Trichodectes canis)* est le relais du ténia, assurant la dispersion du germe.
**trichoépithéliome** n. m. Lésion cutanée bénigne, prenant l'aspect d'un nodule unique ou multiple.
Certains ont un aspect globuleux ou ressemblent à des pores dilatés, sur la lèvre supérieure.
**trichomonas** n. m. Protozoaire* flagellé très mobile.
Deux espèces peuvent être pathogènes chez l'homme : *Trichomonas vaginalis* et *Trichomonas intestinalis.* La parasitose vaginale est à l'origine de leucorrhées* abondantes (pertes blanches), accompagnées de modifications de la flore locale. Elle est fréquente lors de la grossesse, de la ponte ovulaire. L'homme peut être contaminé ; il présente alors une urétrite* ou une prostatite*. L'atteinte intestinale est due à une rupture de l'équilibre microbien et se traduit par une diarrhée. Le traitement utilise le métronidazole par voie buccale. En cas d'atteinte génitale, il est recommandé de traiter les deux partenaires.
**trichomycose** n. f. Mycose des poils, qui leur donne un aspect duveteux, gris-beige ou roux.
Il se traite par les antifongiques.
**trichophobie** n. f. Peur ou dégoût éprouvés par certaines personnes au contact d'objets, d'animaux ou d'humains velus.
**trichophytie** n. f. Mycose due au *trichophyton.*
Ce champignon, normalement saprophyte de la peau, peut, à l'occasion de certaines circonstances (transpiration, mauvaises conditions d'hygiène), être à l'origine de lésions cutanées diverses. On peut voir des alopécies* circonscrites, des plages d'herpès* circiné, de l'intertrigo*, et surtout le kérion*.
Le diagnostic est confirmé par l'examen mycologique et par l'efficacité du traitement (griséofulvine*). Malgré cela, les récidives sont fréquentes.
**trichotillomanie** n. f. Tic consistant à arracher machinalement ses cheveux ou ses cils, qui s'observe chez les sujets nerveux et certains psychopathes, et qui cède à l'administration de sédatifs.
**tricuspide** adj. **Valvule tricuspide,** appareil valvulaire qui occupe l'orifice auriculo-ventriculaire droit du cœur, empêchant le sang de refluer du ventricule droit vers l'oreillette droite.
Les atteintes de la valvule tricuspide (insuffisance ou rétrécissement, atteinte bactérienne) sont rares.
**triglycéride** n. m. Ester du glycérol et de trois molécules d'acide gras.
Ce sont des lipides de réserve chez l'homme. Leur taux normal dans le sang est de 0,50 à 1,50 g par litre.
L'augmentation de ce taux entre dans le cadre des hyperlipémies et constitue un des facteurs favorisants de l'athérosclérose.
**trijumeau** adj. et n. m. **Nerf trijumeau,** nerf constitutif de la V^e^ paire de nerfs crâniens.
Il comporte une racine sensitive, destinée à la face, et une racine motrice, innervant les muscles masticateurs.
***Névralgie du trijumeau.*** V. FACIAL, *Névralgie faciale.*
**trilogie** n. f. **Trilogie de Fallot,** cardiopathie congénitale associant : 1° une communication interauriculaire (C. I. A.) ; 2° une sténose (rétrécissement) de l'orifice de l'artère pulmonaire ; 3° une hypertrophie du ventricule droit. (V. CŒUR.)
Contrairement à la tétralogie*, il n'y a pas obligatoirement de cyanose* tant que les pressions de l'oreillette droite restent inférieures à celles de l'oreillette gauche.
Le pronostic est lié à l'apparition d'une insuffisance ventriculaire droite et aux complications infectieuses ou emboliques.
La réparation chirurgicale est actuellement de pratique courante.
**trinitrine** n. f. Dérivé nitré de la glycérine. (Syn. : TRINITROGLYCÉRINE.)

Elle est utilisée en dragées (de 15 à 30 mg) pour la sédation des crises d'angine* de poitrine.

**trinitrotoluène** n. m. Hydrocarbure nitré dont l'ingestion peut provoquer de graves troubles sanguins, neurologiques, hépatiques et rénaux.

**triorthocrésyl-phosphate** n. m. Substance retrouvée dans de nombreux produits tels que solvants de résine, huiles industrielles, etc. (Son ingestion accidentelle provoque des paralysies peu réversibles.)

**trismus** n. m. Contraction intense des mâchoires, due à la contracture permanente des muscles masticateurs.

Le trismus est un symptôme essentiel du début du tétanos* ; il peut traduire également un traumatisme de la mâchoire, une infection locale articulaire, musculaire ou dentaire, une intoxication (strychnine) ou une tumeur maligne des maxillaires*.

**trisomie 21** n. f. Affection caractérisée par l'existence de trois chromosomes 21. (Syn. : MONGOLISME*.)

**trituration** n. f. Mélange intime d'un médicament très divisé avec un excipient de volume important, au mortier ou avec un mélangeur mécanique. (Très employé en homéopathie.)

**trocart** n. m. Tige rigide dont l'extrémité est rendue pointue par trois facettes (trois carres), qu'on place dans un manchon ou une canule, rigide ou souple, pour faire des ponctions ou introduire un endoscope dans certaines cavités.

**trochanter** n. m. **Grand trochanter**, volumineuse apophyse située à la partie externe de l'extrémité supérieure du fémur*.

**trochin** n. m. Apophyse de l'extrémité supérieure de l'humérus*.

**trochiter** n. m. Apophyse de l'extrémité supérieure de l'humérus*, située en dehors du trochin*, dont elle est séparée par la coulisse bicipitale.

**trochlée** n. f. Surface articulaire en forme de poulie : *trochlée humérale, trochlée fémorale.* (V. FÉMUR, HUMÉRUS.)

**trois** adj. num. card. **Fièvre des trois jours**, virose transmise à l'homme par un moustique *(pappataci)*, qui se traduit par une fièvre élevée, des céphalées et des douleurs rachidiennes qui cèdent en 3 jours.

**Troisier (ganglion de)**, ganglion lymphatique sus-claviculaire gauche, qui est hypertrophié en cas de cancer de l'estomac.

**trombiculidés** n. m. pl. Parasites de la famille des acariens*. — Deux larves sont connues : *en Europe*, les aoûtats, à l'origine d'une dermatose prurigineuse ; *dans les régions tropicales*, une larve transmettant la fièvre fluviale du Japon (rickettsiose).

**trompe** n. f. **Trompes d'Eustache**, conduits qui font communiquer le pharynx avec les oreilles moyennes. — Ils assurent l'égalité de pression entre la caisse du tympan et l'extérieur, à chaque déglutition. (V. OREILLE.)

**Trompe de Fallope**, canal reliant les ovaires à la cavité de l'utérus.

C'est un organe pair, grâce auquel l'ovule, pondu tous les mois par l'ovaire, gagne la cavité utérine après avoir été fécondé par les spermatozoïdes venus à sa rencontre.

Les trompes comportent quatre portions de calibre inégal. On distingue successivement, de dedans en dehors : la portion interstitielle (dans l'épaisseur de la paroi utérine), la portion isthmique, l'ampoule et le pavillon. C'est le pavillon, évasé et porteur de franges très mobiles, qui capte l'ovule à la surface de l'ovaire.

Parmi les maladies de la trompe, il faut citer les *salpingites** (inflammations aiguës ou chroniques liées à différents germes : streptocoques, colibacilles, bacille de Koch, gonocoque...), les tumeurs, rares et de diagnostic difficile, l'endométriose* et les *grossesses* extra-utérines tubaires.* L'*obturation des trompes* est une cause fréquente de stérilité*, le plus souvent consécutive à une infection.

On peut être amené à pratiquer plusieurs interventions sur les trompes : ablation d'une trompe malade (salpingectomie), réparation d'une trompe obturée (salpingoplastie), évacuation d'une grossesse extra-utérine tubaire (salpingotomie), ou ligature et résection pour réaliser une stérilisation définitive.

**tronc** n. m. Partie du corps considéré sans la tête ni les membres, et formée de trois parties : le thorax, l'abdomen et le petit bassin.

**Tronc cérébral**, partie du névraxe unissant le cerveau* et la moelle* épinière. — Il est composé par les pédoncules* cérébraux, la protubérance* annulaire et le bulbe* rachidien. Il contient les noyaux d'origine des nerfs* crâniens et la substance réticulée*.

**trophique** adj. Relatif à la nutrition des tissus ou trophisme.

Certaines cellules ont un *pôle trophique*, par où elles se nourrissent, et un pôle sécrétoire, à l'opposé, par où elles libèrent les produits de leur sécrétion.

Les *troubles trophiques* résultent d'un mauvais apport circulatoire (oblitération artérielle au niveau d'un membre) ou d'un défaut de contrôle nerveux par les nerfs végétatifs ou moteurs (paralysies). Les troubles trophiques atteignent les couches de l'épiderme, les cartilages, les muscles sous-jacents, voire les organes profonds. Au niveau de la peau, on observe une pigmentation foncée ou, au contraire, une zone blanche qui finit par s'ulcérer. L'atteinte des plans profonds aboutit à la formation d'escarres*. L'atrophie musculaire (amyotrophie*) est la règle lorsque le nerf moteur du muscle ou ses neurones d'origine sont lésés.

**trophoblaste** n. m. Partie de l'œuf en développement, qui contribue à former les villosités du placenta.
C'est lui qui sécrète les prolans*, permettant le diagnostic biologique de la grossesse*.

**tropical, e, aux** adj. Certaines maladies tropicales sont spécifiques du climat (paludisme*, bilharziose*, filariose*...); d'autres sont favorisées par lui (typhus*, leptospiroses*...). Actuellement, la rapidité des moyens de communication fait que de nombreuses affections tropicales peuvent être importées dans les pays tempérés.

**trou** n. m. **Trou de Botal**, communication interauriculaire du cœur du fœtus, qui normalement s'oblitère spontanément à la naissance. (V. CARDIOPATHIE.)
**Trou déchiré postérieur**, orifice de la base du crâne, situé entre le temporal* et l'occipital*.
**Trous grand rond et petit rond**, orifices de la base du crâne, traversés par le nerf maxillaire supérieur et l'artère méningée moyenne.
**Trou occipital**, large orifice de l'os occipital, faisant communiquer la cavité crânienne avec le canal rachidien, livrant passage au bulbe rachidien.
**Trous de conjugaison**, orifices compris entre les pédicules de deux vertèbres voisines, livrant passage aux racines des nerfs rachidiens.

**trousse** n. f. **Trousse de secours**, sac ou boîte contenant les instruments et médicaments nécessaires dans diverses circonstances.
***Trousse familiale et pour voyages courants.*** Elle doit comporter des solutions antiseptiques (mercurescéine, hexamidine), de l'alcool à 90°, de l'eau oxygénée, des compresses stériles, du coton, des bandes pour pansements, des sparadraps adhésifs et des pansements adhésifs, une paire de ciseaux, une pince à échardes (genre brucelles), un garrot; comme médicaments : des analgésiques (aspirine, paracétamol), un antihistaminique et des antinauséeux pour éviter le mal des transports. Il est utile d'avoir des seringues stériles avec aiguille à usage unique et du sérum antivenimeux à la campagne.
Pour les voyages plus importants, il est bon d'avoir des médicaments contre la toux, la diarrhée, la constipation, éventuellement un somnifère; le choix de ces médicaments devra être conseillé par le médecin traitant.
***Trousse d'urgence du médecin.*** Elle comporte en outre un assortiment, adapté aux circonstances, d'ampoules d'analgésiques*, de cardiotoniques*, d'antibiotiques*, de corticoïdes*, de neuroplégiques, etc.; comme instruments : un bistouri, des pinces hémostatiques, des agrafes et fils de suture, éventuellement un matériel pour perfusions veineuses, des attelles*, une canule* pour bouche-à-bouche, un trocart pour ponctions.

**Trousseau (signe de)**, signe de la tétanie*, consistant en contracture des muscles de la main, qui se met en pronation, doigts étendus et réunis, lorsqu'on comprime les vaisseaux du bras.

**trypanocide** n. m. Médicament utilisé dans les trypanosomiases*.

**trypanosome** n. m. Protozoaire* flagellé, parasite des vertébrés.
Chez l'homme, on rencontre :
— *Trypanosoma gambiense* et *Trypanosoma rhodesiense*, agents de la maladie du sommeil* transmise par la mouche tsé-tsé;
— *Trypanosoma cruzi*, transmettant la maladie de Chagas* par l'intermédiaire des triatomes*.

**trypanosomiase** n. f. Parasitose due aux trypanosomes*. (V. CHAGAS [*maladie de*] et SOMMEIL [*maladie du*].)

**trypsine** n. f. Enzyme pancréatique agissant sur les protéines au cours de la digestion intestinale.
Ses propriétés protéolytiques sont aussi utilisées en thérapeutique.

**tryptophane** n. m. Aminoacide* indispensable pour l'organisme.

**tsé-tsé** n. f. Mouche glossine transmettant le trypanosome* de la maladie du sommeil*.

**tubage** n. m. **Tubage gastrique**, introduction d'un tube en caoutchouc dans l'estomac (par la bouche et l'œsophage) pour évacuer des toxiques ingérés (lavage gastrique) ou prélever les sécrétions.
**Tubage duodénal**, introduction d'un tube souple avec mandrin jusque dans le duodénum*, pour y prélever la bile et les sécrétions pancréatiques.

**tubaire** adj. Relatif aux trompes (d'Eustache ou de Fallope).
**Grossesse tubaire**, grossesse* se développant

dans la trompe. — C'est la plus fréquente des grossesses extra-utérines.

**tuberculide** n. m. Lésion cutanée tuberculeuse, généralement à type de papule rose jaunâtre, ne contenant pas ou peu de B. K.

**tuberculine** n. f. Produit que l'on extrait de cultures de bacilles tuberculeux.

La tuberculine sert à faire le diagnostic de la tuberculose. Elle est utilisée dans les cutiréactions* (brute), dans les intradermoréactions, les timbres et bagues tuberculiniques (purifiée). Elle détermine en cas d'allergie (après le B. C. G. ou après une primo-infection) une réaction cutanée caractéristique.

**tuberculome** n. m. Lésion tuberculeuse arrondie et enkystée, enveloppée d'une coque fibreuse qui la sépare des tissus voisins.

**tuberculose** n. f. Maladie contagieuse due au bacille de Koch.

Le visage de cette maladie a changé depuis le siècle dernier, époque où la mortalité atteignait 222 pour 100 000 habitants. On dénombre actuellement en France une mortalité de 8,5 pour 100 000 habitants. La déclaration obligatoire, depuis 1964, a permis de mieux contrôler et traiter les malades et de diminuer les retentissements socioprofessionnels de cette maladie. Il faut souligner que le dépistage radiologique, l'importance de la lutte antituberculeuse et l'efficacité de la vaccination par le B. C. G. ont réduit considérablement la morbidité, mais certains groupes (migrants, vieillards, alcooliques...) restent un terrain de prédilection pour le B. K.

***Le bacille de Koch.*** C'est un bacille rectiligne, aux extrémités arrondies. On le met en évidence par la coloration de Ziehl, qui permet de préciser son caractère de bacille acide alcoolorésistant. C'est un germe riche en lipides (responsables de l'hypersensibilité, de type retardé [v. IMMUNOLOGIE]), aérobie* strict et se divisant très lentement.

Le B. K. est recherché dans les crachats, dans le liquide de tubages gastriques et dans les liquides séreux (de pleurésie, de péritonite, d'arthrite...). La mise en évidence du B. K., après centrifugation, est l'élément clef du diagnostic. Mais les formes actuelles, avec peu de bacilles, nécessitent la culture sur milieu spécialisé (Lœwenstein*-Jensen), qui demande 3 semaines, et l'inoculation au cobaye. La sensibilité du B. K. aux antibiotiques (antibiogramme) doit toujours être recherchée pour éviter une résistance*, surtout lorsqu'il s'agit d'une rechute.

**Clinique.**

***Le cycle de la tuberculose.*** La tuberculose est une maladie contagieuse mais non héréditaire. Elle se transmet par contact direct interhumain, le plus souvent par les gouttes de salive du tousseur. La contamination est souvent familiale, et la découverte d'une primo-infection* chez un enfant doit faire rechercher un malade adulte.

Le bacille de Koch, après avoir pénétré par voie aérienne, essaime dans tout l'organisme : c'est la primo-infection tuberculeuse. Dans certains cas, les bacilles groupés en foyers s'enkysteront et seront à l'origine de tuberculoses viscérales tardives ; d'autres seront à l'origine de tuberculoses miliaires*.

Il existe d'autres voies de contamination : digestive par ingestion de lait cru, cutanée ou muqueuse.

***La tuberculose pulmonaire commune.*** Elle reste beaucoup plus fréquente qu'on ne le croit souvent. Certains facteurs sont, semble-t-il, favorisants : le diabète, l'alcoolisme, la sous-alimentation, certaines ethnies.

LE MODE DE RÉVÉLATION. Il est très variable. Elle peut se faire de façon aiguë ou sur un mode progressif. Elle peut simuler une **pneumonie** avec une fièvre élevée, un point de côté ou une **grippe traînante.** Certains accidents sont évocateurs : **hémoptysie*** brutale, **pneumothorax* spontané** ou tout autre signe de primo-infection. Souvent c'est une **fatigue générale,** un **amaigrissement,** une **toux,** de la **fièvre** qui attireront l'attention du malade et du médecin. Les visites systématiques (embauche, prénatale) avec radiographie permettent parfois de découvrir une tuberculose évolutive chez des sujets ne se croyant pas malades, ce qui arrive assez fréquemment.

L'EXAMEN CLINIQUE. Il est précédé par un interrogatoire, permettant de préciser les possibilités de contage, l'ancienneté des troubles et, éventuellement, la notion d'une tuberculose déjà traitée. La fièvre, les sueurs, l'asthénie, le manque d'appétit, l'amaigrissement attirent l'attention. La percussion du thorax peut déceler une zone de matité et l'auscultation un foyer de râles sous-crépitants, mais fréquemment il n'existe pas de signes physiques évidents, et on demande des examens complémentaires.

L'EXAMEN RADIOLOGIQUE. Il apporte un élément essentiel au diagnostic. Les radiographies (de face et de profil) et au besoin les tomographies*, voire la fibroscopie* bronchique permettent d'apprécier le type et l'étendue des lésions. Les *infiltrats* (opacités homogènes, bien limi-

tées) sont fréquents, surtout au début de la maladie. Ils peuvent se résorber ou faire place à des *lésions nodulaires* arrondies, plus ou moins nombreuses. Ces lésions peuvent faire place à des *cavernes*, cavités marquées par une zone de clarté, entourée d'un cercle plus sombre. La juxtaposition de cavernes et de nodules caractérise les tuberculoses ulcéronodulaires.
On peut rencontrer des *images fibreuses* traduisant la réaction de défense de l'organisme, des *opacités pleurales*, des *calcifications.*
Les lésions de la tuberculose siègent généralement aux sommets pulmonaires ou sous la clavicule, mais toutes les topographies sont possibles et on voit de nombreuses formes atypiques.
LES EXAMENS DE LABORATOIRE. Seul l'examen bactériologique pourra confirmer, par la présence de B. K. dans les crachats, le diagnostic de tuberculose pressenti au vu des radiographies. Le B. K. sera au besoin recherché par fibroscopie* avec aspiration des sécrétions bronchiques. La cutiréaction*, la vitesse de sédimentation, l'hémogramme donneront des indications sur les réactions de l'organisme et sur l'évolution.
ÉVOLUTION DE LA TUBERCULOSE. Elle pouvait, en l'absence de traitement, se faire de trois façons : guérison complète (assez rare), aggravation progressive (la plus fréquente) et stabilisation. La durée moyenne de l'évolution était au maximum de 5 ans et aboutissait à la phtisie. La mort survenait dans plus de 75 p. 100 des cas. A partir de 1912, le pneumothorax* thérapeutique a apporté une amélioration dans le pronostic, mais comportait de nombreuses complications. Après la Seconde Guerre mondiale, l'antibiothérapie* a bouleversé l'évolution de la maladie, et actuellement de 80 à 90 p. 100 des tuberculeux guérissent.
Les signes fonctionnels disparaissent rapidement, les recherches de bacilles deviennent très vite négatives, évitant ainsi la contagion. Les images radiologiques évoluent en 6 mois vers la régression et souvent la disparition des lésions. La rapidité d'action du traitement dépend de l'état antérieur du malade et des tares éventuelles (alcoolisme, diabète...) qu'il peut avoir.
Toutefois certains signes radiologiques régressent peu, laissant voir une caverne « détergée » sans présence de B. K. Une surveillance médicale est nécessaire pour éviter une éventuelle rechute ou la greffe d'une aspergillose*.
Les échecs thérapeutiques sont rares : il s'agit soit d'une résistance* primaire des B. K. passée inaperçue, soit d'un traitement mal suivi (ce qui n'est pas un échec en soi) ou interrompu trop tôt.
***La phtisie ou tuberculose aiguë.*** Ancienne « phtisie galopante », il s'agissait de formes cliniques qui avaient en commun leur rapidité et leur évolution fatale. Les antibiotiques ont permis de transformer ces atteintes mortelles en formes seulement un peu plus graves que la forme commune et nécessitant une surveillance plus importante.
La *pneumonie* caséeuse* traduit la caséification d'un lobe entier du poumon et s'accompagne d'altération intense de l'état général, d'une expectoration sanglante, abondante en B. K.
La *broncho-pneumonie ou « phtisie galopante »* proprement dite s'observait surtout chez les alcooliques et dans les milieux sociaux défavorisés.
La *tuberculose miliaire* est encore observée, caractérisée par la dissémination du bacille de Koch dans tous les viscères. Le foyer à partir duquel se fait la diffusion est souvent celui de la primo-infection. La miliaire associe une fièvre élevée, des céphalées, des signes respiratoires importants : dyspnée, cyanose... La radiographie met en évidence un semis généralisé de petits grains de 1 à 3 mm de diamètre (comme des grains de mil, d'où le nom). Avec les antibiotiques, l'évolution est bonne malgré quelques complications. La corticothérapie* est ici ajoutée au traitement antibiotique.
**Traitement de la tuberculose.**
Trois importantes découvertes ont bouleversé le pronostic et l'évolution de la tuberculose : celles de la streptomycine* (1944), de l'isoniazide* (1952) et, plus récemment, de la rifampicine (1966).
Le traitement actuel d'une tuberculose doit être spécifique, aussi précoce que possible, et doit s'adresser à toutes les formes, même les plus bénignes. Il doit être poursuivi pendant 18 mois au moins.
***Les médicaments.*** Différents médicaments sont actifs sur le B. K., mais certains sont majeurs : ce sont l'isoniazide et la rifampicine.
L'*isoniazide* (I. N. H.) est administré par voie buccale (7 mg/kg) ; il peut être responsable de troubles nerveux (polynévrites, troubles psychiques), qui disparaissent avec l'administration de vitamine B6.
La *rifampicine*, de découverte plus récente, est très active sur le B. K. Elle est donnée à la dose de 600 mg par jour et peut être à l'origine d'ictères* et de troubles hépatiques.
La *streptomycine* a été le premier anti-

biolique utilisé avec succès contre la tuberculose ; elle s'administre par voie intramusculaire à raison de 1 g par jour. L'*éthambutol** est très utilisé (1 g par jour) ; il est responsable de quelques troubles visuels. L'*éthionamide** est très actif (1 g par jour), mais est à l'origine de troubles digestifs et neurologiques.
D'autres médicaments sont également utilisés dans certains cas, mais à titre d'appoint : l'acide para-amino-salicylique (P. A. S.), à l'origine toutefois de troubles digestifs ; la cyclosérine, la kanamycine, la viomycine.
***Les modalités du traitement.*** Bien que toutes les formes de tuberculose doivent être traitées, il existe deux modalités de traitement selon l'ancienneté de la maladie.
Lors d'un *premier contact*, le malade n'ayant jamais reçu d'antibiotiques antituberculeux, on commencera un traitement associant 3 antibiotiques après avoir fait un bilan clinique, bactériologique et radiologique complet. Pendant les 3 premiers mois, on utilise souvent la rifampicine, l'isoniazide et la streptomycine en une prise par jour. On surveille régulièrement le malade en vue de dépister une éventuelle complication bacillaire ou une intolérance médicamenteuse.
Après 3 mois, si tous les contrôles bactériologiques sont négatifs, on peut ne plus utiliser que deux antibiotiques : rifampicine et isoniazide. Le traitement sera suivi pendant au moins 1 an, ou, mieux, pendant 18 mois, voire 2 ans.
Lorsque le malade *a déjà été traité* par les médicaments classiques et que l'échec est dû à un arrêt intempestif, à une résistance, ou parfois lors d'une rechute, la conduite du traitement est différente. La recherche de la sensibilité du germe aux antibiotiques (antibiogramme) guide le choix du médicament (surtout pour les rechutes). De la même façon, les tuberculoses chroniques doivent bénéficier également d'un traitement approprié et de celui des complications (insuffisance respiratoire).
Dans tous les cas, le traitement antibiotique s'accompagne d'hygiène de vie (repos, alimentation normale). Le séjour en sanatorium n'est pas nécessaire pour ceux des malades qui peuvent bénéficier de soins proches de leur domicile s'ils suivent régulièrement leur traitement. Toutefois, dans les cas où une hospitalisation longue est à prévoir, ou si des complications diverses sont à craindre (logement insalubre, alcoolisme...), le séjour sanatorial est indispensable.
**Les localisations extrapulmonaires de la tuberculose.**
Le B. K., lors de l'essaimage dans l'organisme, peut se loger dans tous les viscères.
***La tuberculose osseuse.*** C'était une localisation fréquente survenant chez l'enfant. Actuellement, ce sont les adultes jeunes (migrants) qui en sont affectés. C'est toujours une atteinte secondaire (après une tuberculose pulmonaire) propagée par voie sanguine, plus rarement lymphatique. Les os atteints sont en priorité le rachis (mal de Pott*), la hanche (coxalgie*), le genou et le pied.
Dans l'atteinte du *genou* ou du *pied*, les premiers signes sont discrets (gêne, puis douleur à la marche, gonflement régional) et doivent faire pratiquer des radiographies permettant de déceler l'atteinte ostéo-articulaire. En un second temps, l'os et le cartilage sont détruits, les signes généraux s'accentuent. Les clichés montrent une destruction totale de l'os ou de l'articulation. Le stade suivant est celui de la réparation, aboutissant à une ankylose et à des déformations. Actuellement, le traitement antituberculeux institué au début de l'évolution permet d'enrayer cette suite de phénomènes et évite les interventions secondaires (arthrodèse, résection osseuse...).
***La tuberculose rénale.*** Cette localisation est tardive, survenant chez un ancien tuberculeux ou chez un sujet apparemment sain auparavant. L'infection, transmise par voie sanguine, touche la corticale* du rein, où la tendance spontanée est à la guérison ; puis la médullaire est atteinte, et l'extension par voie lymphatique vers les voies excrétrices est inévitable en l'absence de traitement.
Les signes d'appel de l'atteinte rénale sont souvent peu intenses et banals (cystite*, pyurie*, sans germes à l'examen bactériologique des urines). Ils peuvent être absents, et la tuberculose rénale ne se révélera que par des signes radiologiques (urographie intraveineuse). Les examens cytobactériologiques spécifiques à la recherche du B. K. permettent alors le diagnostic.
Le traitement antibiotique (pendant 18 mois) a fait diminuer le nombre des recours à la chirurgie (néphrectomies*) et le nombre des séquelles (insuffisance rénale).
***La tuberculose génitale.*** Chez l'homme, elle accompagne souvent la localisation rénale. L'atteinte de l'épididyme*, indolore, n'est pas rare, comme la cystite*, qui se manifeste par une pollakiurie*.
Une forme aiguë (orchite*, tumeur scrotale) peut révéler une tuberculose génitale. L'atteinte testiculaire, lorsqu'elle

est bilatérale, est responsable de stérilité. Le traitement médical précoce permet la guérison des lésions.
Chez la femme jeune, les localisations habituelles sont les trompes* et l'utérus* (associées, chez la jeune fille, à une ascite). La stérilité par obstruction tubaire est l'aboutissement d'une forme non traitée ; les grossesses extra-utérines en sont une autre conséquence. Le diagnostic repose sur l'identification du B. K. et les images radiologiques. Le traitement médical prescrit au début permet d'éviter les séquelles.
***La tuberculose intestinale ou iléo-cæcale.*** C'est une localisation rare, survenant après une infestation primaire située sur le cæcum et le côlon. Des diarrhées rebelles, un syndrome de König* et même des hémorragies étaient les principaux signes d'appel. Le diagnostic se fait sur les clichés radiologiques, montrant une sténose intestinale localisée. Le traitement antibiotique est identique à celui de la tuberculose pulmonaire.
***La tuberculose cutanée.*** Cette atteinte est devenue très rare depuis la découverte des médicaments antituberculeux. Le *lupus tuberculeux*, siégeant au visage, se présente comme un placard rougeâtre, indolore, largement squameux. Son évolution spontanée se fait vers l'extension et l'érosion du massif facial. Actuellement, les antibiotiques viennent à bout de cette localisation.
L'*érythème noueux* est une manifestation classique de la primo-infection. La *gomme* tuberculeuse* est rarissime de nos jours.
**tuberculostatique** adj. et n. m. Se dit des médicaments qui empêchent la multiplication du bacille de Koch. (V. TUBERCULOSE.)
**tubérosité** n. f. Relief osseux arrondi : *tubérosité ischiatique, grosse tubérosité de l'humérus.*
**tubocurarine** n. f. Alcaloïde du curare. Elle est utilisée par voie parentérale contre les spasmes et comme adjuvant de l'anesthésie, associée aux barbituriques*, sous couvert de la respiration assistée.
**tubule** n. m. V. REIN, *Histologie.*
**tularémie** n. f. Maladie infectieuse due à *Pasteurella tularensis.*
Ce sont les rongeurs, et en particulier le lièvre, qui transmettent la maladie. Ce sont surtout les chasseurs et les cuisinières qui en sont atteints, contaminés lors du dépeçage.
La maladie débute, après une courte incubation, par de la fièvre, des céphalées, des courbatures. La forme la plus fréquente succède à une excoriation cutanée. Un ganglion, le plus souvent axillaire, grossit, devient douloureux. La petite plaie qui constitue la porte d'entrée est également douloureuse et peut prendre l'aspect d'un chancre. La fièvre dure 3 jours. L'évolution en l'absence de traitement se fait vers la suppuration. Des formes respiratoires et cutanées peuvent se voir. L'intradermoréaction à la tularine, plus souvent que la sérologie, permet le diagnostic. Le traitement utilise les antibiotiques (ampicilline, céphalosporines, tétracyclines) pendant 3 semaines.
La détection des animaux malades et la déclaration obligatoire complètent les moyens de prophylaxie individuelle.
**tuméfaction** n. f. Augmentation de volume d'une partie du corps, sans préjuger de sa cause ni de sa nature.
**tumescence** n. f. État d'un organe qui se gonfle au cours de certaines fonctions physiologiques.
**tumeur** n. f. Excroissance pathologique, due à une prolifération de cellules.
Il en existe deux types : tumeurs bénignes et tumeurs malignes. Elles ont toutes deux pour origine un tissu quelconque de l'organisme : tissu de recouvrement, tissu glandulaire, tissu conjonctif, etc.
**Les tumeurs bénignes.** Elles sont souvent bien limitées et reproduisent plus ou moins fidèlement l'architecture de leur tissu d'origine. On les désigne sous le nom de ce tissu, suivi du suffixe *-ome :* angiome, fibrome, ostéome. Elles guérissent complètement après leur ablation chirurgicale. Celle-ci est nécessaire lorsqu'elles peuvent entraîner des complications par leur volume et leur siège : compression, occlusions, etc.
**Les tumeurs malignes.** V. CANCER.
**tunique** n. f. Couche de tissu enveloppant extérieurement ou tapissant intérieurement un organe.
**tuphos** n. m. État de stupeur, d'indifférence, observé au cours de certaines maladies : typhoïde*, typhus* exanthématique, etc.
**turbinal, e, aux** adj. **Crêtes turbinales,** reliefs osseux où sont fixés les cornets, sur la paroi des fosses nasales.
**Turck (cellule de).** 1. Cellule plasmocytaire. (V. PLASMOCYTE.)
2. Précurseur des histiocytes* (histioblaste).
**Turner (syndrome de),** affection congénitale, d'origine génétique, caractérisée par une agénésie des ovaires.
L'absence d'ovaire entraîne un infantilisme et une aménorrhée* primaire. Elle

s'associe à des dystrophies diverses : petite taille, cou palmé, cubitus valgus.
Ce syndrome est lié à une anomalie chromosomique caractérisée par la présence d'un seul gonosome X, réalisant un caryotype de type XO. Le diagnostic repose sur les dosages hormonaux, notamment de F. S. H., sur la cœlioscopie et l'établissement du caryotype.

**tussigène** adj. Zone tussigène, région qui peut, par irritation, provoquer la toux (muqueuse des fosses nasales, de la trachée).

**tween** n. m. (mot angl.). Désignation de certaines substances utilisées comme mouillants et émulsionnants.
Leurs molécules ont deux *(two)* pôles, l'un soluble dans l'eau, l'autre soluble dans les graisses, d'où leur action.

**tympan** n. m. Membrane qui sépare le conduit auditif de l'oreille moyenne. (V. OREILLE.)

**tympanisme** n. m. Augmentation de la sonorité de l'abdomen ou du thorax, décelée à la percussion de ces régions.

**tympanoplastie** n. f. Réparation chirurgicale du tympan (par greffe) et de la chaîne des osselets (par mobilisation ou prothèse) en vue de faire recouvrer l'audition.

**tympanosclérose** n. f. Sclérose (durcissement) cicatricielle du tympan* et de la chaîne des osselets* après une infection de l'oreille* moyenne.
Il s'ensuit une baisse de l'audition, aboutissant à une surdité* mixte. Le traitement comprend la suppression de toute cause d'infection locale, des insufflations tubaires, les cures thermales, les injections locales de corticoïdes, d'enzymes fibrolytiques et, dans les formes anciennes, la tympanoplastie*.

**typhique** adj. et n. Qui a trait à la fièvre typhoïde* ou au typhus*. — Sujet atteint de ces maladies.

**typhlite** n. f. Inflammation du cæcum. (V. COLITE.)

**typhoïde** n. f. Maladie infectieuse contagieuse, due à des bactéries du genre *salmonelle**.
On différencie la fièvre typhoïde due au bacille d'Eberth et les parathyphoïdes dues aux bacilles paratyphiques A, B, C. Ces bacilles, de caractères morphologiques et culturaux semblables, ont des propriétés antigéniques et chimiques différentes.
Les *fièvres typhoïde* et *parathyphoïdes* s'observent dans les deux sexes, mais leur fréquence est moins élevée chez l'homme (vaccination obligatoire au service militaire) ; elles connaissent un maximum en été et en automne.
La contamination se fait rarement par contact direct (du malade au porteur sain), mais le plus souvent par ingestion d'eau ou d'aliments souillés. La cause habituelle des infections n'est pas tant les fruits et légumes souillés que les laitages (glaces, gâteaux) et surtout les coquillages. De toute façon, le réservoir de virus est l'homme, soit malade, soit convalescent, ou même sain (c'est-à-dire ne présentant aucun signe clinique d'infestation).
**Mécanisme de la maladie.** Les bacilles envahissent l'organisme par voie digestive, gagnent l'intestin grêle, en particulier les ganglions lymphatiques mésentériques, s'y multiplient. Ils atteignent ensuite le système sympathique, où leur endotoxine est la cause des manifestations neurovégétatives de l'affection. Enfin, ils essaiment dans le sang, réalisant une septicémie, et gagnent différents viscères. Ils sont éliminés par l'urine, la bile et les selles.
**La fièvre typhoïde.** ***Signes cliniques.*** La maladie, après une incubation silencieuse, débute par des troubles divers : céphalées, vertiges, insomnies, épistaxis. La température monte progressivement en « dents de scie » pour atteindre 40 °C à la fin de la première semaine. Il faut noter une dissociation du pouls (qui reste lent), une langue saburrale et un ballonnement abdominal. À ce moment, l'hémoculture met en évidence le bacille d'Eberth. Pendant la 2e semaine, et en l'absence de traitement, la température est en plateau à 39-40 °C. À l'atteinte de l'état général succèdent le tuphos*, une aggravation des troubles digestifs (diarrhée importante), une splénomégalie (grosse rate). La peau du tronc se couvre de petites taches rosées (taches lenticulaires), s'effaçant à la pression, disparaissant en quelques jours. Il peut exister des ulcérations pharyngées (angine de Duguet). À ce stade, l'hémoculture est négative, mais le sérodiagnostic de Widal devient positif.
Puis la fièvre baisse et la convalescence, longue, commence.
Il existe des formes frustes simulant un embarras gastrique fébrile qui, cependant, peuvent se compliquer.
***Complications.*** Elles s'observent dans toutes les formes en cours d'évolution et doivent être dépistées précocement.
*Les complications digestives.* L'hémorragie intestinale se traduit par un collapsus*, une pâleur et un méléna*. La perforation intestinale entraîne une douleur intense, mais si le tuphos est important cette douleur peut passer inaperçue, et la complication est alors gravissime.

L'intervention est néanmoins nécessaire. On peut voir une infection des voies biliaires, se traduisant par une réascension de la fièvre et un ictère.
*Les complications cardio-vasculaires (collapsus, phlébites, myocardites).* Elles doivent être soigneusement recherchées.
*Les formes neurologiques (encéphalite, convulsions).* Elles avaient un pronostic plus sévère avant le traitement antibiotique.
**Les fièvres paratyphoïdes.** Provoquées par des bacilles paratyphiques A, B, C, elles ont un tableau clinique identique à celui de la fièvre typhoïde, bien qu'un peu moins sévère, et seul le laboratoire peut les individualiser.
Le diagnostic repose sur : l'*hémoculture,* positive pendant la 1^re^ semaine ; la *coproculture* et, surtout, le *sérodiagnostic de Widal,* positif au cours de la 2^e^ semaine.
**Traitement.** La fièvre typhoïde et les paratyphoïdes ont vu leur pronostic transformé par la découverte du chloramphénicol*.
Le traitement se fait par des doses croissantes jusqu'à atteindre de 2 à 3 g par jour. Les doses de début doivent être d'autant plus minimes (0,50 g) que l'état du malade est plus grave (cela pour éviter les réactions secondaires à une lyse* trop massive de bacilles). On poursuit le traitement pendant 2 semaines, parfois associé à la corticothérapie.
Une désinfection soigneuse (des selles et des urines) est indispensable. Les complications nécessiteront un traitement symptomatique : transfusions (hémorragie), intervention ou aspiration (perforation), qui complétera l'antibiothérapie.
**Prophylaxie.** Elle repose sur la surveillance des eaux de boisson et des aliments, sur la déclaration de la maladie.
La prévention se fait par la vaccination T. A. B. (Eberth, para A, B, C) par 3 injections sous-cutanées et un rappel 1 an après. L'immunité dure à peu près 5 ans.

**typhus** n. m. Maladie infectieuse caractérisée par une fièvre élevée, une éruption cutanée, un abattement profond ou *tuphos,* et due à une rickettsie*.
Deux formes sont connues : le typhus exanthématique, dû à *Rickettsia prowazeki,* et le typhus murin, dû à *Rickettsia mooseri.*
**Typhus exanthématique.** Cette maladie se transmet par le pou de corps, qui laisse ses déjections infectantes sur la peau. Les lésions de grattage permettent au germe de pénétrer. Ce mode d'infestation explique que les grandes épidémies aient eu lieu pendant les guerres et dans les camps de prisonniers ou de concentration.
Après une incubation silencieuse de 15 jours (parfois écourtée), la maladie débute par un grand frisson, une fièvre à 40 °C et des douleurs diffuses (céphalées, arthralgies...). Tous ces signes durent de 4 à 5 jours, précédant l'éruption et le tuphos*, la température restant en plateau. L'exanthème* (éruption rouge de la peau) est généralisé, épargnant toutefois le visage, les paumes et les plantes, devenant pétéchial* (rouge sombre).
Depuis les antibiotiques, l'évolution se fait vers la défervescence thermique et la disparition rapide de l'éruption. Auparavant, des complications graves (coma, myocardite) étaient responsables de nombreux décès.
Le *diagnostic* repose surtout sur la sérologie (diagnostic de Weil-Félix, réaction de fixation du complément) et sur l'immunofluorescence.
Le *traitement* est à base de chloramphénicol* ou de tétracyclines*, associées dans les formes graves à la réanimation* et à la corticothérapie*. La prophylaxie comporte la lutte contre les poux (D. D. T.) et la vaccination dans les régions d'endémie.
**Typhus murin.** Le vecteur est la puce du rat, qui contamine l'homme par ses déjections au niveau des excoriations cutanées. Les signes sont identiques à ceux du typhus exanthématique, mais l'état général est moins altéré. Le traitement comme la prophylaxie se calquent sur les précédents.

**tyrosine** n. f. Acide aminé aromatique qui entre dans la composition de la mélanine, de la dopamine et des hormones thyroïdiennes.

**tyrothricine** n. f. Antibiotique utilisé en applications locales contre les bactéries Gram positif.

# U

**ulcération** n. f. 1. Formation d'un ulcère.
2. Lésion superficielle intéressant un revêtement cutané ou muqueux, dont elle interrompt la continuité. (Syn. : ÉROSION, EXULCÉRATION.)

**ulcère** n. m. Perte de substance d'un revêtement épithélial, muqueux ou cutané, dont la cicatrisation est difficile. On distingue les ulcères aigus (ulcère aigu de l'estomac par ingestion d'aspirine), et les ulcères chroniques (ulcères des jambes).

**Ulcère de l'estomac.** Cette affection, très répandue, se caractérise par une perte de substance de la muqueuse gastrique. L'ulcère gastrique atteint surtout l'homme d'âge moyen, et ses causes restent mal élucidées : on connaît l'incidence des facteurs psychiques (surmenage, contrariétés, angoisses) et de certains médicaments (corticoïdes, aspirine, phénylbutazone). Un trouble fonctionnel de la vascularisation semble fréquemment en cause.

La *douleur* est l'élément majeur du symptôme ulcéreux. Elle est périodique, apparaissant lors du jeûne et calmée par l'alimentation. Elle se manifeste régulièrement chaque jour par *crises* survenant de 2 à 3 heures après les repas, pendant une période allant de 1 à plusieurs semaines : c'est la *poussée* ulcéreuse. Puis la douleur se calme et disparaît souvent plusieurs mois, pour réapparaître ensuite avec toujours une disparition totale de la douleur entre les crises. On appelle *double périodicité* de la douleur d'ulcère la périodicité des crises (dans la journée) et la périodicité des poussées (dans l'année par exemple). Cette douleur est le plus souvent à type de crampe, de torsion, rarement à type de brûlure ; elle est aggravée par les aliments épicés.

L'examen radiologique décèle l'image ulcéreuse appelée « niche », avec convergence des plis gastriques vers la lésion. Celle-ci se situe le plus souvent au niveau de la petite courbure de l'estomac, mais il existe des ulcères des faces, difficiles à mettre en évidence et qui nécessitent l'aide de la gastroscopie. Les complications à craindre sont les hémorragies, les perforations et la cancérisation.

***Traitement.*** Les mesures hygiéno-diététiques sont essentielles : le fractionnement des repas, le régime lacté, la suppression du tabac, de l'alcool, du café, des chocs émotifs suffisent souvent à diminuer l'intensité de l'affection ; les pansements gastriques (sels d'aluminium et de bismuth), les antiacides (sels de magnésium), l'atropine, associés à la vitamine C, aux injections d'oxyferriscorbone sodique sont efficaces. Certains médicaments sont à éviter : l'aspirine, les anti-inflammatoires, les corticoïdes* notamment. Si le traitement médical ne parvient pas à calmer la douleur, ou en cas de complications, le traitement chirurgical est indiqué. La gastrectomie des deux tiers, enlevant toute la muqueuse antrale, avec anastomose gastroduodénale, est l'intervention de choix quand on doute de la nature bénigne de l'ulcère.

La vagotomie double (section des deux nerfs pneumogastriques), avec pyloroplastie*, stoppe l'évolution de l'ulcère quand il provoque un syndrome très douloureux, rebelle au traitement médical.

**Ulcère du duodénum.** Plus fréquent que l'ulcère de l'estomac, il siège sur le bulbe du duodénum et ne risque pas de dégénérer en cancer. La douleur est très tardive, survenant de 5 à 6 heures après les repas. Une nouvelle ingestion d'aliments la calme. L'évolution est périodique, entrecoupée de rémissions complètes. Les hémorragies et la sténose (rétrécissement) bulbaire sont les complications à redouter. Le traitement chirurgical est évité aussi longtemps que possible, en raison de ses conséquences : troubles nutritionnels, diarrhée, « dumping syndrome ».

**Ulcère de la jambe.** Il est dit souvent « variqueux » en raison des troubles veineux qui en sont la cause. Mais l'artérite* des membres inférieurs, des troubles neurologiques sont souvent à l'origine de cette affection du tiers inférieur de la jambe. L'ulcère se compose de régions nécrotiques formant une croûte noire, en plaques étendues jusqu'à la malléole, et entourées d'une zone inflammatoire (rouge) plus ou moins large. L'état de la circulation locale, la possibilité de surinfection ou d'eczématisation rendent le pronostic incertain quand leur traitement n'est pas précoce.

***Traitement.*** Il doit s'efforcer de rétablir une circulation sanguine normale : port de bandes ou bas à varices en cas d'ulcères variqueux, prescription de vasodilatateurs en cas de troubles artériels, et, dans tous les cas, surélévation des pieds du lit pour exhausser les pieds et favoriser la circulation de retour. Les antibiotiques par voie générale sont nécessaires en cas d'infection. Les soins locaux à base d'antiseptiques et de topiques cicatrisants ne doivent jamais être suspendus jusqu'à la guérison complète. En cas d'ulcère très étendu ou dont la guérison ne se fait pas, on pratique une greffe de peau.

**Ulcère phagédénique des pays chauds.** Il atteint la peau des sujets qui vivent en climat tropical humide. Les blessures, les piqûres d'insectes en sont le point d'appel. Le traitement comporte l'excision des tissus nécrosés et la prise d'antibiotiques.

**ultracentrifugation** n. f. Technique de centrifugation* rapide (100 000 tr/mn) utilisée pour séparer les constituants d'une solution et en déterminer le poids moléculaire.

**ultrafiltration** n. f. Filtration à travers certaines substances dont les pores sont assez ténus pour retenir les bactéries, mais qui laissent s'écouler les électrolytes, les grosses molécules (protéines) et les virus.

**ultramicroscope** n. m. Microscope* dont le système d'éclairage, formant un faisceau lumineux dirigé latéralement, permet de voir en relief des particules trop petites pour être visibles au microscope ordinaire.

**ultrason** n. m. Vibration mécanique dont la fréquence est trop élevée pour être audible. On utilise les ultrasons en médecine en mettant la surface à traiter en contact avec une tête vibrante. On traite ainsi différentes douleurs d'origine rhumatismale ou post-traumatiques (tennis-elbow) et l'asthme.

**ultrastructure** n. f. Structure des tissus et des cellules visibles uniquement au microscope électronique, en raison de leur très petite taille (inférieur à 0,15 μ).

**ultraviolet, ette** adj. et n. m. Se dit de radiations électromagnétiques dont la longueur d'onde est comprise entre celle des rayons lumineux violets (0,39 μ) et celle des rayons X (0,0144 μ).

Contenus dans le rayonnement solaire ou produits par des lampes spéciales, les rayons ultraviolets (U. V.) rendent fluorescentes de nombreuses substances (ongles, dents) et sont utilisés pour le diagnostic de certaines maladies de peau. Dangereux pour l'œil et à forte dose pour la peau, les U. V. justifient l'emploi de lunettes protectrices, de crèmes filtrantes ou la protection par des vêtements (rayons solaires).

En thérapeutique, les ultraviolets sont employés dans le traitement du rachitisme*, de la spasmophilie*, des troubles de croissance, des tuberculoses* cutanées et ostéo-articulaires, du psoriasis*. Ils sont contre-indiqués dans la tuberculose pulmonaire.

**unguéal, e, aux** adj. Relatif à l'ongle.

**unguis** n. m. Petit os du crâne, entrant dans la composition de la paroi interne de l'orbite*. (Syn. : OS LACRYMAL.)

**unique** adj. **Enfant unique.** L'enfant unique est isolé des autres enfants, face à deux adultes. Il ne bénéficie pas des échanges de rivalité et d'amitié habituels avec la fratrie. Il faut multiplier des contacts durables avec d'autres enfants dès le jeune âge.

**unité** n. f. Grandeur de comparaison servant à la mesure.

Les unités sont légalement définies par le Comité international des poids et mesures.

**Unités de poids**

— le gramme, *g*, qui équivaut au millième du kilogramme ($10^{-3}$ kg) ;

— le milligramme, *mg*, qui équivaut au millième du gramme ($10^{-3}$ g) ;

— le microgramme, *μg* ou γ, équivalant au millième du milligramme ($10^{-3}$ mg) ou au millionième du gramme ($10^{-6}$ g).

**Unités de volume**

— le litre, *l*, correspondant au décimètre cube ;

— le millilitre, *ml*, correspondant au centimètre cube ;

— le microlitre, *μl*, ou $10^{-3}$ millilitre, correspondant au millimètre cube.

**Unités physiologiques.** Lorsqu'il s'agit d'apprécier avec précision une quantité d'une substance organique complexe peu définie chimiquement, on détermine la plus petite quantité de cette substance qui produit sur un organisme vivant ou sur un organe isolé l'action physiologique qui la caractérise. Cette quantité minimale est appelée *unité physiologique*. On utilise des unités physiologiques pour le dosage de vitamines, d'hormones, et celui des enzymes.

**univitellin** adj. m. Se dit de jumeaux issus d'un seul œuf. (On dit aussi, de préférence, HOMOZYGOTES OU UNIOVULAIRE.)

**uranisme** n. m. Inversion sexuelle chez l'homme. (V. HOMOSEXUALITÉ, PERVERSION.)

**uranoplastie** n. f. Un des temps opératoires de la réparation d'une division palatine (mobilisation de deux lambeaux palatins).

**uranostaphylorraphie** n. f. Suture du palais et du voile dans le traitement de la division palatine.

**urate** n. m. Sel de l'acide urique.
Les urates, lorsqu'ils sont présents en quantité trop élevée, peuvent précipiter dans les tissus (goutte) et former des calculs rénaux. (V. LITHIASE.)
**urée** n. f. Produit final de la dégradation des protéines (catabolisme azoté), de formule

$$NH_2-\overset{\overset{\displaystyle O}{\|}}{C}-NH_2.$$

L'azote libéré par les tissus est transporté jusqu'au foie par l'acide glutamique, et le foie seul est capable de synthétiser l'urée. Celle-ci est un produit non toxique, très diffusible, éliminé principalement par le rein*. Son taux sanguin normal oscille entre 0,20 et 0,40 g par litre ; son taux urinaire est de 20 à 35 g par litre. Les dosages de l'urée sanguine et de l'urée urinaire constituent un bon reflet de l'importance du catabolisme protidique et un témoin de la fonction rénale.
Une élévation de l'urée sanguine peut être due à une insuffisance rénale, parfois seulement fonctionnelle, majorée par une déshydratation, ou à un hypercatabolisme azoté (augmentation des combustions).
L'abaissement de l'urée sanguine s'observe dans les insuffisances hépatiques évoluées.
**urémie** n. f. Au sens strict, désigne le taux de l'urée sanguine. — Par extension, l'urémie désigne l'insuffisance rénale chronique, dont l'augmentation de l'urée sanguine est un des signes. (V. REIN, *Insuffisance rénale*.)
**uretère** n. m. Conduit excréteur de l'urine, allant du rein à la vessie. (V. URINAIRE, *Voies urinaires*.)
**urétérite** n. f. Inflammation d'un segment de l'uretère, d'origine tuberculeuse, calculeuse ou traumatique, aboutissant à un rétrécissement du conduit.
**urétéro-pyélographie rétrograde** n. f. Radiographie de l'uretère et des cavités du rein après injection d'un produit de contraste à contre-courant, par l'orifice vésical de l'uretère.
**urétérostomie** n. f. Abouchement des uretères à la peau ou à l'intestin.
**uréthane** n. m. Composé synthétique voisin de l'urée.
On l'utilise pour la stabilisation de certains corps comme la quinine*, et pour ses propriétés hypnotiques et anticancéreuses.
**urètre** n. m. Canal conduisant l'urine de la vessie à l'extérieur, commençant au col de la vessie* et se terminant au méat* urétral. (V. URINAIRE, *Voies urinaires*.)
**urétrite** n. f. Inflammation de l'urètre, de causes diverses : *urétrites blennorragiques, à germes banals, à virus.*
Chez l'homme, l'urétrite se traduit par une cuisson très pénible à chaque miction* (chaude-pisse) ; chez la femme, elle passe souvent inaperçue. (V. BLENNORRAGIE.)
**urétrographie** n. f. Radiographie de l'urètre masculin après injection dans la verge d'un produit de contraste, ou après urographie, pendant la miction.
Elle permet le diagnostic des rétrécissements et des lésions de la prostate et du col de la vessie.
**urétroplastie** n. f. Reconstitution du canal urétral à l'aide de la peau de voisinage ou de greffes.
**urétrorragie** n. f. Écoulement de sang par l'urètre en dehors des mictions* et des éjaculations.
**urétroscopie** n. f. Exploration du canal urétral à l'aide d'un appareil endoscopique spécial (urétroscope).
**urgence** n. f. Situation nécessitant un geste ou un traitement médical ou chirurgical précis dans des délais très brefs.
Il est très important en matière d'urgence d'apprécier rapidement les moyens et les délais dont on dispose et de distinguer l'urgence pouvant attendre un transfert en milieu spécialisé de celle qui nécessite un geste immédiat, dans la mesure où celui-ci peut être fait correctement. C'est dans ce dessein qu'ont été mises en place des unités mobiles de soins, soit au niveau des établissements hospitaliers (SMUR : Service mobile d'urgence et de réanimation), soit au niveau départemental dépendant de la préfecture (SAMU : Service d'aide médicale urgente).
Ces équipes comportent un ou deux médecins et un matériel suffisant pour parer aux premières nécessités vitales (perfusions, ventilation, petite chirurgie, etc.). Leur but n'est pas d'accélérer le transfert, mais d'en améliorer les conditions, au besoin en démarrant le traitement dès le domicile du patient ou le lieu de l'accident.
**Uriage,** station thermale de l'Isère, à 12 km de Grenoble, ouverte de mai à septembre.
L'eau, chlorurée sodique et sulfureuse, est employée en bains, douches, instillations et pulvérisations dans les maladies de peau (psoriasis, eczémas chroniques, acné), du nez et des oreilles (catarrhe, sinusites, otites), les affections gynécologiques (salpingites*, métrites, stérilité), le rhumatisme psoriasique, les arthroses.
**uricémie** n. f. Taux d'acide urique dans le sang.

Elle est normalement de 40 à 60 mg par litre chez l'homme et de 40 mg par litre chez la femme. L'hyperuricémie (supérieure à 60 mg par litre) s'observe lors de la goutte*, des insuffisances rénales, des leucémies*, et lors des traitements cytolytiques*.

**uricosurique** adj. et n. m. Se dit d'un médicament qui favorise l'élimination urinaire de l'acide urique.

**urinaire** adj. Relatif à l'urine.

L'*appareil urinaire* comprend les reins et les voies urinaires, que nous décrirons ici.

**Voies urinaires.** Elles comprennent les uretères, pairs et symétriques, la vessie et l'urètre.

***Les uretères.*** Ce sont les conduits excréteurs des reins*, s'étendant des bassinets à la vessie. Long de 30 cm, de calibre variable (de 5 à 10 mm), l'uretère peut être atteint par de nombreuses affections : obstruction par un calcul, rétrécissement ou compression par une tumeur ou une inflammation. Les malformations de l'uretère ne sont pas rares : méga-uretère (trop grand), uretère double, abouchements anormaux.

***La vessie.*** C'est un réservoir musculo-membraneux où s'accumule l'urine dans l'intervalle des mictions. Située en arrière du pubis, elle se trouve, chez l'homme, audessus de la prostate*, en avant du rectum ; chez la femme, l'utérus et le vagin la séparent du rectum. La capacité vésicale est de 350 $cm^3$ environ : au-delà, le besoin d'uriner se fait sentir, la concentration de la vessie et le relâchement du sphincter urétral permettent la miction. Les *lésions traumatiques* de la vessie ne sont pas rares chez les polytraumatisés* (rupture extra- ou intrapéritonéale). La *lithiase vésicale* (ancienne maladie de la pierre) est due à une stase urinaire favorisant les concrétions (adénome prostatique). Les *tumeurs* de la vessie se manifestent le plus souvent par une hématurie (urines sanglantes) ; reconnues par la cystoscopie*, elles peuvent être détruites par voie endoscopique si elles ne sont pas trop volumineuses ; les tumeurs malignes peuvent amener à procéder à une cystectomie* totale, opération grave et mutilante si la création d'une néovessie (cystoplastie*) est impossible.

***L'urètre.*** C'est un canal allant du col de la vessie au méat* urétral.

Chez la femme, il mesure à peine 4 cm et débouche à la vulve, en arrière du clitoris.

Chez l'homme, il est beaucoup plus long (16 cm) et livre passage à l'urine et au sperme. Il présente une portion intraprostatique, une portion membraneuse (du bec de la prostate à l'entrée dans la gaine érectile) et une portion spongieuse (dans la verge).

L'urètre peut, comme le reste de l'appareil urinaire, être le siège d'un rétrécissement, d'un calcul ou d'une tumeur.

**Pathologie.** ***Troubles urinaires.*** Les *douleurs* de l'appareil urinaire se manifestent dans les régions lombaire et abdominale, souvent unilatérales avec des irradiations vers le bas (bassin, organes génito-urinaires, périnée, anus). La *miction* (émission d'urines) peut être difficile (dysurie), douloureuse (brûlures), trop fréquente (pollakiurie) ou impossible (rétention d'urine). L'incontinence est l'impossibilité de retenir les urines.

***Obstruction urinaire.*** La plupart des affections des divers étages des voies urinaires peuvent entraîner des gênes à l'écoulement de l'urine. L'obstruction haute (du bassinet, de l'uretère par calcul, tumeur, coudure ou par compression externe du conduit) provoque une dilatation des cavités rénales, un gros rein et une destruction du parenchyme rénal pouvant aboutir à l'insuffisance rénale.

Les obstructions basses, siégeant au col de la vessie ou à l'urètre (des lésions nerveuses, du col de la vessie, de la prostate ou de l'urètre lui-même peuvent en être responsables), provoquent une rétention d'urine.

***Infections urinaires.*** Très fréquentes, elles peuvent compliquer une lésion de l'appareil urinaire (malformation, calcul, tumeur, etc.) ou survenir sur un appareil urinaire précédemment sain, à l'occasion d'une infection intestinale, d'un fléchissement des défenses (diabète, paralysie, etc.). Elles peuvent être ascendantes, touchant successivement l'urètre (v. BLENNORRAGIE, URÉTRITE), la vessie (v. CYSTITE), les uretères (urétérite), les cavités rénales (pyélite, pyélonéphrite) ou, au contraire, descendantes, commençant par le rein puis atteignant les étages sousjacents (cas de la tuberculose rénale). Les antiseptiques urinaires et les antibiotiques permettent le plus souvent de juguler les infections urinaires, mais les cures doivent être prolongées et répétées, et il faut toujours rechercher une éventuelle lésion causale antérieure.

***Lithiase (calculs) de l'appareil urinaire.*** La formation de concrétions ou calculs dans les cavités urinaires est à l'origine de redoutables complications. Leurs causes sont d'ordre général (trouble métabolique) ou local (stagnation des urines par obstruction [v. ci-dessus] ou infection).

VARIÉTÉS DE CALCULS URINAIRES. Les

*lithiases calciques* sont les plus fréquentes ; à base de phosphates, elles constituent des calculs *coralliformes* qui réalisent un véritable moule des cavités calcielles ; survenant dans des urines alcalines, elles migrent peu, mais sont graves par leur retentissement rénal et leur tendance à la récidive après extraction des calculs par pyélotomie*. On les évite en veillant à acidifier régulièrement les urines (chlorure d'ammonium) et en surveillant le pH urinaire.
La *lithiase oxalo-calcique* forme des calculs arrondis, hérissés de fines aspérités, très migrateurs. On évitera l'oseille, la betterave rouge et tous les légumes ou fruits contenant de l'acide oxalique.
Les lithiases non calciques sont surtout représentées par la *lithiase urique :* calculs d'acide urique ou d'urates, friables, migrateurs mais peu douloureux. On les évite en faisant baisser l'uricémie par les uricofrénateurs (allopurinol*). Les boissons abondantes, les cures de diurèse (Évian, Vittel) sont utiles.
SIÈGES DES CALCULS URINAIRES. Les *calculs du rein* se forment le plus souvent dans le bassinet. Les symptômes en sont variés : douleurs lombaires vagues, hématurie*, colique néphrétique ; si le calcul ne peut migrer spontanément, son ablation chirurgicale s'impose (pyélotomie).
Le *calcul de l'uretère* entraîne rapidement des complications mécaniques : mort lente du rein par hydronéphrose* ou pyonéphrose*, anurie calculeuse (arrêt de la sécrétion d'urine). Si le traitement médical ne peut obtenir la descente spontanée, il faut tenter l'extraction par cathétérisme rétrograde au moyen de sondes spéciales ; si cette tentative échoue, il faut recourir à l'abord chirurgical de l'uretère.
Le *calcul de la vessie* est le plus souvent dû à un obstacle en aval (prostate) ; il peut atteindre un volume important. Son extraction est de moins en moins réalisée par les voies naturelles (lithothritie*) : l'ouverture chirurgicale de la vessie permet en effet de traiter en même temps la cause du calcul (adénome prostatique, malformation du col vésical).
***Tumeurs de l'appareil urinaire.*** Elles ont pour point de départ la muqueuse de l'appareil excréteur et sont de type histologique identique tout le long de l'appareil urinaire : ce sont des tumeurs épithéliales. Elles peuvent être bénignes ou malignes. Les tumeurs malignes sont *infiltrantes*. Toutes les tumeurs, même bénignes, ont tendance à récidiver facilement, ce qui pose des problèmes thérapeutiques (interventions chirurgicales à répétition).
Ces tumeurs se révèlent le plus souvent par des *hématuries* (urines sanglantes). L'urographie intraveineuse les localise. Leur risque principal est celui de boucher une voie excrétrice en entraînant l'atrophie du rein sus-jacent, voire l'atrophie des deux reins si la tumeur est vésicale, obstruant l'abouchement des deux uretères.
Le traitement est toujours chirurgical.
**urinal** n. m. Vase à large ouverture et col incliné, utilisé pour recueillir l'urine des malades alités.
**urine** n. f. Liquide jaune clair, transparent, sécrété par le rein et éliminé par les voies urinaires, constituant le principal véhicule d'élimination des déchets de l'organisme.
**Urine normale.** Elle est le résultat des filtrations, réabsorptions et sécrétions au niveau du rein (v. REIN et NÉPHRON). La quantité quotidienne varie de 30 à 60 ml chez le nouveau-né, de 100 à 500 chez le nourrisson, de 500 à 1 400 chez l'enfant, de 600 à 2 000 chez l'adulte. Sa densité varie de 1,002 à 1,006 et son pH de 5 à 6 (acide).
***Composition.*** L'urine est faite d'eau (de 930 à 945 g par litre) et d'un résidu sec (de 55 à 70 g par litre) normalement totalement soluble et qui est formé :
1° par des sels minéraux dont les ions sont le chlore (de 8 à 15 g par litre), le sodium (de 3 à 4 g par litre), le potassium (de 2 à 4 g par litre), le calcium (de 150 à 250 mg par 24 h), les variations dépendant du régime alimentaire ;
2° par des déchets azotés, principalement l'urée (25 g par litre), la créatinine (2 g par litre environ), l'acide urique (0,5 g) ;
3° par certains acides aminés (de 3 à 4 g par litre) et de très faibles quantités de protéines ;
4° par différents acides : citrique, lactique, pyruvique, oxalique, ainsi que de quelques hormones principalement surrénaliennes et gonadiques, des vitamines et des enzymes.
L'urine normale est sujette à des variations dépendant essentiellement des bilans hydrique et électrolytique de l'organisme, et donc du rapport entre entrées digestives et pertes diverses : sueurs, selles, respiration.
L'urine est en effet l'émonctoire de l'organisme, qui y déverse les substances hydrosolubles à éliminer et ajuste les bilans soit en augmentant l'excrétion d'un constituant, soit en la diminuant.
**Urines pathologiques.** Les urines sont l'expression au premier chef du fonctionnement du rein*, mais un grand nombre d'affections modifient leur composition.

Deux types de modifications peuvent se voir :
— soit la variation de la teneur d'un ou de plusieurs constituants normaux de l'urine hors des limites physiologiques. Par exemple, la diminution de l'élimination de l'urée ou la fuite de sel... ;
— soit l'apparition d'éléments anormaux dont les principaux sont :
*a*) les protéines (albumine) au cours des glomérulopathies (v. REIN) ;
*b*) les corps cétoniques dans l'acidose ;
*c*) le glucose dans le diabète* ;
*d*) les pigments et sels biliaires dans les ictères.
Il peut également y apparaître : des hématies (hématurie), des leucocytes (souvent signe d'infection), accompagnés de bactéries, habituellement Gram négatif, parfois de bacilles tuberculeux.
Enfin, l'excès de certains sels minéraux et des modifications du pH peuvent faire apparaître des cristaux : c'est la lithiase, qui, au maximum, forme un calcul dont l'analyse renseigne sur l'origine de la maladie.

**urique** adj. **Acide urique,** terme final du métabolisme des purines chez l'homme (v. PURIQUE).
La plus grande partie de l'acide urique formé est éliminée dans les urines. Normalement, cette élimination (uricurie) est de 340 à 500 mg par 24 heures ; elle devient pathologique au-dessus de 600 mg. Les uricosuriques* l'accroissent. Une autre fraction de l'acide urique (300 mg par 24 h) est déversée par la bile dans les intestins, où il subit une destruction par les bactéries qui s'y trouvent. Le trouble principal du métabolisme de l'acide urique est la goutte*.

**urobiline** n. f. Pigment urinaire dérivé de la bilirubine*, dont on trouve des traces dans l'urine normale.
L'urobiline urinaire est augmentée lors des ictères*, mais aussi lors de maladies infectieuses touchant le foie, telles la scarlatine, les spirochétoses, etc.

**uro-génital, e, aux** adj. Qui concerne à la fois l'appareil urinaire et l'appareil génital : *tuberculose uro-génitale.*

**urographie** n. f. Radiographie de l'appareil urinaire après injection intraveineuse d'un produit de contraste s'éliminant par les reins. Seuls l'excès d'urée sanguine et l'intolérance à l'iode sont parfois des contre-indications.
**Technique.** Après une radiographie sans préparation, on fait l'injection intraveineuse ; une série de clichés sont pris à intervalles réguliers, puis, après environ 1 heure, un cliché après miction. Il peut être utile de comprimer l'abdomen avec un ballonnet d'air pour réduire l'épaisseur de la masse intestinale et freiner la descente du produit des bassinets dans la vessie, ce qui améliore les images.
**Renseignements fournis.** La radiographie sans préparation montre la présence éventuelle de calculs (lithiase*). Les premiers clichés après injection renseignent sur la qualité de la sécrétion rénale (des images, même floues, doivent apparaître dès les premières minutes. Si la sécrétion des deux reins est normale, on voit au bout de 5 mn les images des calices, bientôt suivies de celles des bassinets. Au bout de 10 mn, le produit opaque commence à descendre dans la vessie. Si l'un des reins fonctionne mal, aucune image n'apparaît de son côté, ou les images sont nettement asymétriques. Les clichés pris après 30 mn, 45 mn et 1 h renseignent sur les formes et les dimensions des cavités du rein (calices, bassinets), sur la perméabilité des uretères et sur la forme de la vessie. Le cliché après miction renseigne sur la bonne évacuation de celle-ci. On peut faire ainsi le diagnostic des lithiases, des malformations, de la tuberculose, des tumeurs des reins et de la plupart des affections de la vessie.

**urokinase** n. f. Enzyme extraite de l'urine, qui a pour propriété de transformer le plasminogène en plasmine et qui est utilisée pour dissoudre les thrombus des embolies* veineuses.

**urologie** n. f. Spécialité chirurgicale consacrée à l'appareil urinaire des deux sexes et à l'appareil génital masculin.

**urticaire** n. f. Éruption d'aspect analogue à celle que provoque la piqûre d'ortie.
L'urticaire se manifeste par des papules (élevures) de taille variable, parfois étendues en vastes placards, de couleur rosée, bien limitées, prurigineuses. Elle peut apparaître en n'importe quelle région du corps. Particulière est l'urticaire géante ou œdème de Quincke*.
**Causes.** Elles sont fort diverses, mais l'urticaire survient surtout chez des sujets ayant une hérédité allergique (eczéma, asthme, rhume des foins). Elle peut apparaître à l'occasion d'une fatigue générale, d'une émotion, de contrariétés. Les différences de température ainsi que de nombreux aliments : fraises, huile de noix, pain, charcuterie, poissons, blanc d'œuf, viandes diverses, produits inhalés, produits pharmaceutiques (aspirine), peuvent déclencher une crise d'urticaire sur un terrain prédisposé.
L'identification d'un allergène* éventuellement responsable, parfois facile, peut dans certains cas entraîner une

longue enquête avec pratique de tests allergologiques. (V. ALLERGIE.)
**Traitement** La médication de la crise d'urticaire est le plus souvent un antihistaminique* ou, dans des cas très particuliers, un corticoïde. Certains cas rebelles peuvent bénéficier d'une cure de désensibilisation.

**utéro-ovarien, enne** adj. Relatif à l'utérus et à l'ovaire.
Le ligament qui relie chaque ovaire à la corne de l'utérus du même côté s'appelle le *ligament utéro-ovarien*.

**utéro-sacré, e** adj. Relatif à l'utérus et au sacrum.
Le ligament pair qui, de chaque côté, relie la face postérieure de l'isthme utérin à la face antérieure du sacrum, en soulevant le ligament large, s'appelle le *ligament utéro-sacré*. C'est une localisation élective de l'endométriose*.

**utérus** n. m. Organe musculaire creux, impair, en forme de poire aplatie, situé dans le petit bassin. (Syn. : MATRICE.)
Il constitue, avec le vagin, les trompes et les ovaires, les organes génitaux internes de la femme.
L'utérus recueille l'ovule fécondé et en assure le développement jusqu'à l'accouchement. En l'absence de fécondation, le renouvellement de sa muqueuse se traduit par la menstruation*.
**Anatomie.** On distingue trois parties à l'utérus : le *corps*, triangulaire, dont les cornes se continuent par les trompes de Fallope, le *col*, plus étroit et cylindrique, qui fait saillie dans le vagin en constituant le « museau de tanche », et l'*isthme*, qui unit ces deux portions. Il est fixé par trois paires de ligaments : ligaments larges, ligaments ronds et ligaments utéro-sacrés. Il est à la fois basculé en avant (antéversé) et plié au niveau de l'isthme (antéfléchi).
**Histologie.** La paroi utérine, épaisse d'environ un centimètre, se divise en trois parties. De dehors en dedans, on trouve la tunique séreuse ou péritonéale, la tunique musculaire, la plus importante, elle-même faite de deux couches longitudinales séparées par une couche circulaire, et la tunique muqueuse ou endomètre. Cette dernière, sous la dépendance des fluctuations hormonales du cycle menstruel, est en constant remaniement. Elle est transformée en « caduque » durant la grossesse.
**Affections de l'utérus.** ***Malformations congénitales.*** Il peut s'agir d'utérus double, cloisonné ou unicorne. Ces malformations peuvent être à l'origine de stérilité, d'avortements ou de présentations fœtales anormales.
***Anomalies de position.*** L'utérus, organe mobile, peut être dévié en arrière (rétroversion), ou peut descendre dans le vagin et s'extérioriser à la vulve (prolapsus).
***États infectieux de l'utérus.*** Il peut s'agir d'infections siégeant à l'intérieur de l'utérus (métrites), qui sont rares en l'absence d'accouchement ou d'avortements, ou d'infections siégeant sur le col (cervicites), beaucoup plus fréquentes.
***Tumeurs de l'utérus.*** Elles peuvent être bénignes ou malignes. Parmi les *tumeurs bénignes*, il faut citer les *fibromyomes*, ou fibromes*, et les *polypes* muqueux ou fibreux. Les *tumeurs malignes* sont représentées par les cancers du col et du corps.
Le *cancer du col de l'utérus* est le plus fréquent des cancers de la femme, mais l'un des plus curables s'il est reconnu tôt. Son seul symptôme, au début, est la survenue de pertes de sang, souvent minimes, en dehors des règles. Toute perte de sang anormale, aussi anodine qu'elle paraisse, doit faire consulter un médecin. Le diagnostic est fait par les frottis vaginaux et la biopsie.
Le *cancer du corps utérin* survient en général après la ménopause. Il se révèle également par un seul signe : des pertes de sang anormales à cet âge.
Le traitement du cancer de l'utérus fait appel au radium, aux rayonnements et à la chirurgie (ablation de l'utérus et des annexes, seule ou associée à l'ablation des tissus cellulaire et ganglionnaire périutérins [opérations de Wertheim et dérivées]).

**utricule** n. m. 1. Partie du labyrinthe membraneux de l'oreille*.
2. Petit diverticule de l'urètre prostatique.

**uvée** n. f. Ensemble des formations pigmentées de l'œil* : iris, choroïde, corps ciliaire.

**uvéite** n. f. Inflammation de l'uvée. — Si l'iris est seul atteint, c'est l'*iritis**. La *cyclite* est l'atteinte du corps ciliaire (à la périphérie de l'iris) ; celle de la choroïde est la *choroïdite :* elle entraîne une altération de l'humeur vitrée, qui devient trouble. Les différents éléments de l'uvée peuvent être touchés simultanément.
Les uvéites d'origine infectieuse, allergique, rhumatismale ou accompagnant une affection générale, telle la lymphogranulomatose de Besnier-Bœk-Schaumann, se manifestent par une baisse de la vision, des douleurs oculaires, une rougeur de l'œil. L'iris, œdématié et délavé, peut être le siège d'adhérences (synéchies) ; un dépôt de pus (hypopion) peut se former derrière la cornée. Une

hypertension oculaire (v. GLAUCOME) peut compliquer ces affections.

**Traitement.** Il comporte les mydriatiques (atropine), pour empêcher les synéchies de l'iris, les instillations de corticoïdes* sous couvert d'un traitement antibiotique.

# V

**vaccin** n. m. Substance qui provoque une immunité* spécifique par la formation d'anticorps* dans un organisme. (V. aussi VACCINATION.) — On prépare les vaccins à partir de germes vivants atténués ou tués, ou de toxines*. Les vaccins vivants sont atténués par différents procédés pour être inoculés sans danger. C'est le cas de la vaccination contre le charbon*, la poliomyélite* (Sabin), la rage, etc. Pour tuer les germes, on se sert de l'action de l'éther, de l'alcool ou de la chaleur. Les germes tués sont à l'origine des vaccins anticholérique, antipesteux, antipoliomyélite (Salk). Les toxines spécifiques sont modifiées en anatoxines par l'action du formol et de la chaleur (diphtérie, tétanos).

**Préparation des vaccins.** On différencie, selon le matériel utilisé, divers types de vaccins.

*Les vaccins antiviraux.* Ce sont, dans certains cas, des virus atténués pour éviter de provoquer la maladie contre laquelle on veut protéger.

Le vaccin contre la variole utilise le germe de la vaccine*, maladie bénigne immunisant également contre la variole (immunité croisée). Dans les autres cas, on utilise des broyats de cellules contaminées dont les propriétés pathogènes ont été diminuées par l'action de la chaleur, du temps, etc. Ce sont les vaccins antirabique, antiamaril, antirickettsies, antigrippal et antipoliomyélitique.

*Les vaccins antibactériens.* On prépare des cultures pures de bactéries qui sont ensuite rendues inoffensives par différents procédés. On obtient ainsi les vaccins anticoquelucheux, antityphoparatyphique, le B. C. G.

*Les vaccins mixtes.* Ils mettent en présence plusieurs vaccins dans la même solution : D. T. (diphtérie-tétanos) ; D. T. COQ. (diphtérie-tétanos-coqueluche) ; D. T.-T. A. B. (diphtérie-tétanos-typhoïde), etc.

La plupart des vaccins sont préparés avec plusieurs souches d'un même microbe (stockvaccin). Dans certains cas, on prépare un vaccin à partir des germes du malade lui-même (autovaccin).

**Action des vaccins.** Elle est de deux ordres : préventive le plus souvent et curative parfois (vaccinothérapie). Les vaccins ont permis de faire diminuer la morbidité (nombre de malades), la mortalité de maladies graves (tuberculose, tétanos, diphtérie, poliomyélite, variole, etc.).

**vaccination** n. f. Introduction d'un vaccin* dans un organisme pour conférer à celui-ci une immunité* spécifique.

Les vaccins sont à l'origine de la formation d'anticorps* qui permettent la résistance de l'organisme aux bactéries*, virus* et toxines*. L'élaboration par l'organisme des anticorps, qui sont des protéines (immunoglobulines*), nécessite un certain temps, ce qui explique que la vaccination est le plus souvent un moyen de prévention. Elle peut cependant aussi être employée à titre curatif : c'est alors la *vaccinothérapie**.

La sérovaccination associe la vaccination (protection à long terme) et la sérothérapie (action immédiate) ; c'est ce qu'on fait dans le cas de la prévention du tétanos chez les blessés. La poursuite de la vaccination se fait de la même façon.

**Indications et contre-indications.**

***Indications.*** Les vaccinations contre la *diphtérie*, le *tétanos*, la *tuberculose* et la *poliomyélite* sont obligatoires (v. plus loin *Législation*). Appliquées systématiquement dès l'enfance, elles ont réduit considérablement le nombre des cas et la mortalité de ces maladies.

La vaccination contre la *coqueluche**, bien que non obligatoire et d'une efficacité relative, est utile chez le tout-petit et on a avantage à la pratiquer très tôt.

La vaccination contre la *rougeole** est recommandée chez les enfants fragiles, asthmatiques ou bronchiteux.

La vaccination contre la *rubéole** devrait être faite à toutes les petites filles ou jeunes filles n'ayant pas eu cette maladie, et au plus tard avant le mariage. Si la vaccination est faite après le mariage, une contraception orale est nécessaire au cours des 3 mois suivants pour éviter une grossesse.

La vaccination contre les *fièvres typhoïde* et *paratyphoïdes* est obligatoire pour les enfants allant en colonie de vacances, les personnels sanitaires, les militaires. Elle est indiquée chez tous les sujets en cas d'épidémie.

Les vaccinations contre les maladies dites « pestilentielles » *(fièvre jaune, peste, typhus)*, sont obligatoires pour certains voyages internationaux ou lors d'épidémies.

**Contre-indications.** Les *contre-indications temporaires* à toutes les vaccinations sont les maladies aiguës fébriles, la primo-infection tuberculeuse, les suites immédiates de blessures ou d'interventions chirurgicales, les anomalies hématologiques (anémies, leucopénies). Les affections de la peau (eczéma, impétigo) contre-indiquent temporairement les vaccins par scarification (variole, B.C.G.). Les affections rénales aiguës font éviter les vaccinations contre la diphtérie, le tétanos, les fièvres typhoïde et paratyphoïdes. Les vaccinations redeviennent possibles dès que ces affections sont guéries.
Les *contre-indications définitives* sont peu nombreuses : il s'agit en particulier des états allergiques, des maladies rénales chroniques avec insuffisance rénale, des agammaglobulinémies. Toutefois, dans de nombreux cas, avec les vaccins purifiés et les précautions prises, la plupart des vaccinations peuvent être décidées par le médecin sous réserve de traitements préventifs éventuels.

**Les vaccinations chez l'enfant.**
Elles ont contribué à la disparition presque complète de la variole, de la diphtérie et de la poliomyélite ainsi qu'à la régression du tétanos et de la tuberculose.
Un *calendrier des vaccinations*, établi en tenant compte des avantages et des inconvénients des vaccins suivant les âges, et adopté dans la plupart des pays européens, permet l'administration des différents vaccins avec le maximum d'efficacité et le minimum d'inconvénients. Le climat, les facteurs sociaux et les risques temporaires ou permanents, les contre-indications temporaires peuvent faire varier les dates habituelles ainsi établies. Toutefois, il est préférable de ne pas trop tarder pour faire les vaccinations, car, outre le risque de contamination par l'une des maladies en cause, les réactions sont souvent plus fortes chez les grands enfants que chez les nourrissons. Les enfants ne sont admis dans les crèches et les écoles maternelles que s'ils ont reçu les vaccins obligatoires (diphtérie, tétanos et poliomyélite) ; les vaccinations contre la coqueluche, la rougeole et la rubéole sont très souhaitables. Le B.C.G. est obligatoire avant 6 ans.

**Les vaccinations des adultes.**
Au service militaire, certaines vaccinations sont refaites (diphtérie, tétanos, poliomyélite, B.C.G. éventuellement) et on administre la vaccination contre les fièvres typhoïde et paratyphoïdes.
Tout au long de la vie, il est utile de faire *tous les 5 ans* des rappels de vaccination contre la poliomyélite, la diphtérie et le tétanos et, éventuellement, les fièvres typhoïde et paratyphoides. Naturellement, un rappel doit être fait en cas d'épidémie ou en cas de blessure (vaccin contre le tétanos, associé au sérum). Les lois sur les vaccinations obligatoires (v. ci-dessous) étant, pour certaines, postérieures à la Seconde Guerre mondiale, nombreux sont les adultes (surtout les femmes et les hommes n'ayant pas fait de service militaire) qui n'ont pas reçu les vaccinations obligatoires actuellement. C'est pourquoi les cas de tétanos* sont particulièrement fréquents chez les vieillards.

**Législation.**
Le champ des vaccinations obligatoires s'élargit progressivement, car non seulement elles protègent les individus mais réduisent les causes de contamination. À la vaccination antivariolique, obligatoire de 1902 à 1979, aux vaccinations antidiphtérique, antitétanique et antitypho-paratyphoïdique qui ont fait l'objet de divers textes s'échelonnant de 1902 à 1904, à la vaccination pour le B.C.G. imposée aux enfants et à certaines catégories de personnes par des textes s'échelonnant de 1950 à 1965 est venue s'ajouter, en 1964, la vaccination antipoliomyélitique. La vaccination anticoquelucheuse n'est pas obligatoire, mais fortement recommandée par une circulaire de 1958. Les vaccinations contre la rougeole et la rubéole sont recommandées dans le nouveau *Calendrier des vaccinations*. Une loi du 1er juillet 1964 engageait la responsabilité de l'État pour tout dommage imputable directement à une vaccination obligatoire effectuée dans un centre agréé de vaccination, sans préjudices des actions qui pourraient être exercées conformément au droit commun. Une loi du 26 mai 1975 a supprimé la référence aux centres agréés et disposé que toute vaccination obligatoire, même pratiquée par un médecin privé, engage la responsabilité de l'État, la victime ou ses ayants droit conservant néanmoins le droit d'assigner directement le médecin privé devant les tribunaux judiciaires.

**Carnet international de vaccination.**
C'est un document répondant à un modèle établi par l'O.M.S. qui permet aux autorités d'un pays de vérifier si une personne qui prétend pénétrer sur le territoire national a bien subi les vaccinations qu'il exige et qui varient généralement en fonction du territoire de provenance. (Chaque pays indique les vaccinations à l'O.M.S., qui en informe toutes les administrations sanitaires.)

**vaccine** n. f. Infection provoquée chez l'homme par inoculation d'une maladie bovine *(cow-pox)*, et qui permet de vacciner contre la variole.
La vaccine est une maladie différente de la variole*, mais elle est à l'origine d'une immunité croisée avec elle, c'est-à-dire que les sujets qui ont eu l'une de ces maladies sont protégés contre l'autre.
On utilise, pour inoculer la vaccine, de la pulpe vaccinale prélevée sur une génisse et traitée par la glycérine.
Le « cow-pox », ou vaccine animale, peut infecter de nombreux animaux (chevaux, lapins). L'homme s'infecte au moment de la traite.
**La vaccine humaine.** Les lésions sont celles qui sont observées après une vaccination antivariolique.
Quelques jours après l'inoculation, une macule se forme au point de scarification, évolue vers une vésicule qui grandit, puis se déprime légèrement au milieu. Pendant la seconde semaine, la vésicule devient une pustule, puis se dessèche et forme une croûte qui tombe vers le 20e jour, laissant une cicatrice indélébile. Le sujet peut avoir de la fièvre pendant quelques jours (39 °C) 1 semaine après la vaccination.
Lors de la revaccination, diverses réponses peuvent se voir. En cas de perte de l'immunité, la réaction est identique à celle d'une primovaccination ; cela se voit chez les personnes âgées. Une réaction accélérée en quelques jours témoigne d'une perte partielle de l'immunité. La réaction précoce (de 2 à 3 jours), simple papule rouge, témoigne d'une sensibilisation de l'organisme au virus et d'une bonne immunité.
Les complications de la vaccine sont rares. Le plus souvent il s'agit d'infections locales dues à un manque d'hygiène ou à une auto-inoculation (vaccine généralisée). La complication la plus grave mais la plus rare est l'encéphalite vaccinale, survenant après l'âge de 2 ans et entraînant des crises convulsives et un coma. Les séquelles sont nombreuses.
L'immunité est solide, souvent supérieure à 5 ans, mais certains sujets ne présentent plus d'anticorps après 3 ans, d'où l'intérêt de se faire revacciner fréquemment.

**vaccinelle** n. f. Éruption observée dans les revaccinations varioliques et renforçant l'immunité*.

**vaccinostyle** n. m. Petite lancette utilisée pour les scarifications.

**vaccinothérapie** n. f. Traitement d'une maladie en cours par un vaccin.
Depuis longtemps, les bactéries tuées ont été utilisées pour provoquer une augmentation des défenses générales de l'organisme, lors d'une maladie ; mais il ne s'agit pas d'une action spécifique. Ces injections sont à l'origine de fièvre, d'hyperleucocytose et facilitent la destruction microbienne. L'apparition des antibiotiques a considérablement diminué l'emploi de cette méthode, qui reste toutefois employée dans certaines affections cutanées (furoncles), dans les leucémies* et myélomes*, au cours desquelles on emploie le B. C. G. pour activer les défenses de l'organisme. (V. CANCER, IMMUNOTHÉRAPIE.)

**va-et-vient** n. m. invar. 1. Méthode d'anesthésie* en circuit fermé.
2. Méthode d'administration de lavements fractionnés et répétés.

**vagabond** n. m. **Maladie des vagabonds,** état particulier de la peau (épaisse et brune), observé chez les vagabonds qui sont soumis depuis longtemps aux piqûres des poux de corps.

**vagal, e, aux** adj. Relatif au nerf vague, ou pneumogastrique.
**Syncope vagale,** arrêt cardiaque provoqué par l'action du nef vague (le pneumogastrique).

**vagin** n. m. Conduit musculo-muqueux, impair et médian, qui fait partie des organes génitaux internes de la femme.
Il reçoit la verge au cours de la copulation. Il livre passage au sang des règles et, lors de l'accouchement, au fœtus et à ses annexes.
**Anatomie.** Le vagin s'étend de la vulve au col utérin, et mesure de 6 à 10 cm. Il est situé dans le petit bassin, en arrière de la vessie et en avant du rectum. Les parois se composent d'une tunique externe conjonctive, d'une tunique moyenne musculaire et d'une tunique interne muqueuse. Cette muqueuse est faite d'un épithélium pavimenteux stratifié qui subit des modifications cycliques liées aux sécrétions hormonales de l'ovaire.
**Physiologie.** Le vagin, cavité naturelle ouverte à l'extérieur, se défend contre les infections grâce à son acidité. Cette acidité est liée à la teneur élevée en acide lactique élaboré par les bacilles de Döderlein (hôtes habituels du vagin), à partir du glycogène des cellules vaginales. La richesse en glycogène est elle-même sous la dépendance de l'imprégnation folliculinique.
**Pathologie du vagin.** ***Malformations congénitales.*** On peut observer une absence complète ou partielle du vagin, des cloisonnements (transversal ou longitudinal). Ces malformations peuvent être associées à des malformations de l'utérus*. Elles néces-

sitent un traitement chirurgical plus ou moins complexe.

***Tumeurs du vagin.*** Il peut s'agir de tumeurs bénignes : polypes ou fibromes du vagin, ou, plus souvent, de kystes d'origine embryonnaire. Le *cancer* du vagin peut être primitif ou métastatique.

***Tumeurs vaginales.*** Elles font communiquer le vagin avec le tube digestif (fistules stercorales) ou avec les voies urinaires (fistules urinaires). Elles peuvent s'observer à la suite d'un accouchement difficile, d'une intervention chirurgicale ou d'un traitement par le radium. Le traitement en est chirurgical.

***Inflammations du vagin.*** V. VAGINITES.

**vaginale** n. f. Membrane séreuse qui entoure le testicule*.

**vaginisme** n. m. Contraction involontaire des muscles périvulvaires, rendant difficiles et douloureux les rapports sexuels et l'examen gynécologique.

Il peut être la conséquence d'une lésion organique (vulvite*, épisiotomie*, défloration), mais il est souvent la traduction d'un problème sexuel psychologique.

**vaginite** n. f. État inflammatoire de la muqueuse du vagin.

La vaginite se traduit par des leucorrhées (pertes blanches), des brûlures, des démangeaisons et une gêne aux rapports sexuels (dyspareunie).

L'agent causal est le plus souvent un protozoaire, le *trichomonas**, ou un champignon *(Candida* albicans)*, ou une bactérie le *gonocoque**. Il peut s'agir également de streptocoques, de staphylocoques ou d'autres bactéries plus rares.

Le traitement dépend de cet agent causal. Il consiste donc à le supprimer, tout en respectant la flore normale utile du vagin, à l'aide de comprimés gynécologiques appropriés.

La vaginite peut s'associer à des lésions inflammatoires de la vulve *(vulvo-vaginite)* ou du col utérin *(cervico-vaginite)*.

**vagotomie** n. f. Section des nerfs vagues (ou pneumogastriques) pratiquée dans le traitement des ulcères* de l'estomac.

**vagotonie** n. f. État de l'organisme caractérisé par la prépondérance du tonus parasympathique (comprenant les nerfs *vagues* ou pneumogastriques*) sur le système orthosympathique.

**vague** adj. **Nerf vague.** Syn. de PNEUMOGASTRIQUE*.

**vaisseau** n. m. Canal ramifié dans tout l'organisme, où circule le sang ou la lymphe : *artères*,veines*, capillaires*, vaisseaux lymphatiques**.

**valériane** n. f. Plante des lieux humides *(Valeriana officinalis)* utilisée pour ses propriétés antispasmodique, sédative et vermifuge.

On l'emploi en infusé (10 g par litre), alcoolature, teinture, extrait stabilisé. On en extrait l'acide valérianique, dont on fait des valérianates d'ammonium, de quinine, de zinc.

**valgus, a, um** adj. lat. Qui est tourné vers l'extérieur par rapport à l'axe du corps : *coxa valga, genu valgum, hallux* valgus.*

**Valsava (manœuvre de),** manœuvre qui consiste à créer une hyperpression dans le rhino-pharynx pour que l'air pénètre dans la caisse du tympan en passant par la trompe d'Eustache.

Le sujet pratique une expiration forcée après avoir fermé la bouche et s'être bouché les deux narines. Cette manœuvre est utile en cas de barotraumatisme* (skieur, aviateur, plongeur), mais elle est proscrite en cas d'infection des voies respiratoires supérieures en raison du risque d'otite* qu'elle fait alors courir.

**Vals-les-Bains,** station hydrominérale de l'Ardèche, à 32 km de Privas, ouverte de mai à octobre, pour les affections digestives et le diabète.

Les eaux, bicarbonatées sodiques, gazeuses ($CO_2$) ou oligométalliques, sont essentiellement employées en cures de boisson. On pratique également des bains (bains carbogazeux), douches et massages dans le traitement des dyspepsies, des gastrites, des affections de la vésicule biliaire. La grande indication est le diabète, par l'action régulatrice de l'eau sur l'équilibre acido-basique. Un hôpital thermal et un centre de diabétologie permettent le traitement de tous les diabètes, bien que les formes sans acidocétoses soient les meilleures indications. Les ulcères* gastriques, les cirrhoses* et les affections nécessitant un régime sans sel sont des contre-indications.

**valve** n. f. 1. Instrument de chirurgie destiné à écarter et à refouler les viscères pour dégager le champ opératoire.

2. Prothèse destinée à remplacer une valvule cardiaque lésée. (V. CŒUR.)

**valvule** n. f. Formation anatomique destinée à empêcher un liquide de refluer : *valvules du cœur, des veines, du tube digestif.*

**vampirisme** n. m. Au sens strict, attirance perverse pour les cadavres. (Syn. : NÉCROPHILIE.)

Le vampirisme est en fait un comportement sexuel anormal, une perversion toujours liée au sadisme.

**vanille** n. f. Fruit du vanillier.

Employée comme condiment et comme

aromate, la vanille possède une action stimulante et antiseptique.

**vanité** n. f. Satisfaction ostentatoire de soi-même. — On distingue la vanité de l'orgueil, qui se définit plutôt comme un amour excessif mais sincère de soi, sans vantardise ni hâblerie.

Le vaniteux désire être admiré au-delà de ses mérites, d'où sa mythomanie et ses tentatives pour éblouir à tout prix. La vanité se rencontre chez des débiles, des niais, des hystériques, des hypomanes (v. MANIE).

**vapeur** n. f. 1. Forme gazeuse de substances chimiques normalement rencontrées sous l'aspect solide ou liquide. — Les vapeurs apparaissent dans des conditions de basse pression atmosphérique ou de température élevée. Le danger des vapeurs dépend du produit qui leur donne naissance.

**2. vapeurs** n. f. pl. Syn. de BOUFFÉES* DE CHALEUR.

**varice** n. f. Dilatation pathologique permanente d'une veine*.

**Pathologie.** ***La maladie variqueuse.*** La majorité des varices (dites « primitives ») sont dues à une insuffisance du fonctionnement des valvules veineuses. La veine saphène interne (face interne de la jambe et de la cuisse) est le plus souvent atteinte. La veine saphène externe, des troncs veineux superficiels anormaux peuvent être affectés. Les varices apparaissent chez les adultes jeunes : bien visibles à la station debout, elles s'aplatissent lorsque le membre est en élévation. Les varices sont cause de « jambes lourdes », de gonflement des pieds, surtout le soir.

***Complications des varices.*** Outre leur préjudice esthétique, les varices peuvent se compliquer de périphlébites* (inflammations autour de la veine), de rupture (hémorragie externe ou hématome sous-cutané), d'ulcère* de jambe récidivant, d'eczéma.

***Varices secondaires à d'autres affections.*** Certaines varices apparaissent plus tardivement et sont secondaires à des *phlébites.* Elles s'observent surtout chez la femme obèse, après la ménopause. D'autres varices sont secondaires à une *compression des troncs veineux* : par un organe déplacé (rétroversion utérine, par exemple), par tumeur bénigne ou maligne.

Les varices du scrotum constituent la *varicocèle**, et celles des veines hémorroïdales forment les *hémorroïdes**.

La *varice œsophagienne* est une dilatation des veines œsophagiennes consécutive à une gêne à la circulation dans la veine porte* (cirrhose du foie, anévrisme portal, etc.). Elle est la cause d'hémorragies digestives.

**Traitement.** Quand les varices ont une cause connue (une tumeur, par exemple), il faut, si possible, la supprimer. La contraception hormonale (pilule) est contre-indiquée chez la femme porteuse de varices.

***Traitement médical.*** Il comporte classiquement l'emploi de vasoconstricteurs, de protecteurs de la paroi veineuse (vitamines C et P) et la correction de troubles endocriniens ou métaboliques associés. Les bas et les bandes à varices protègent contre les traumatismes et la survenue d'ulcères variqueux. Des cures thermales à Bagnoles-de-l'Orne, Barbotan, La Léchère peuvent être utiles.

***Traitement sclérosant.*** Il consiste à injecter dans les varices une substance irritante qui provoque l'oblitération de la veine malade. Le nombre et la fréquence des injections sont variables. Ce traitement est réservé aux varices de taille moyenne.

***Traitement chirugical.*** Il consiste dans l'extirpation des veines déficientes par éveinage (ou stripping). La veine est liée à ses deux extrémités ; un tire-veine est introduit ; il extirpe la veine par traction à travers une petite incision cutanée. Cette technique donne des résultats satisfaisants pour les varices relativement localisées à un seul trajet veineux.

**varicelle** n. f. Maladie infectieuse très contagieuse mais bénigne, d'origine virale.

Le virus en cause est celui de l'herpès. Il est à l'origine de deux maladies (le zona* et la varicelle), et est transmis par la salive. On sait depuis peu qu'il est également responsable du lymphome de Burkitt*.

**Signes cliniques.** Après une incubation silencieuse de 14 jours, la maladie débute par une éruption caractéristique : macules rosées, au centre desquelles se forme une vésicule contenant un liquide clair. Celui-ci se trouble et une croûte se forme. L'éruption est généralisée, surtout au tronc et aux membres ; le cuir chevelu n'est pas épargné. Il existe des éléments d'âge différents sur la peau. L'état général est conservé (peu de fièvre). La maladie se termine en 2 semaines. Les complications sont rares, la surinfection des pustules est due souvent au grattage, l'encéphalite est rarissime. En cas de survenue de la maladie chez des enfants traités par les corticoïdes, des varicelles malignes sont toutefois possibles.

**Traitement.** Il consiste à isoler le malade et à éviter les lésions de surinfection (application de solutions diluées de permanganate de potassium, d'hexamidine, etc.).

**varicocèle** n. f. Dilatation variqueuse des veines du testicule et de son enveloppe, le scrotum.

Cette affection bénigne et fréquente se traduit par une tuméfaction molle au-dessus du testicule ; la chirurgie n'est indiquée que dans les varicocèles volumineuses et dans certains cas de stérilité masculine (le trouble circulatoire qui résulte de la varicocèle perturbe la spermatogenèse).

**variole** n. f. Maladie virale grave, très contagieuse, qui fut autrefois responsable de grandes épidémies.

En 1796, Jenner découvrit le principe de la vaccination* en inoculant la vaccine*, qui protège contre la variole. (V. VACCIN.)

Actuellement, la maladie ne sévit que dans certaines régions tropicales d'Afrique et d'Asie, et les cas importés sont rapidement jugulés.

Le virus variolique est un gros virus, très résistant au froid, qui persiste longtemps dans les croûtes et les vésicules.

**Signes cliniques.** Après une incubation silencieuse de 8 à 14 jours, la maladie débute brutalement par une fièvre élevée à 40 °C, une accélération du pouls, des douleurs diffuses. Des signes digestifs (vomissements) et cutanés (rasch*) sont fréquents. Le 4e jour, l'éruption caractéristique débute à la face, puis s'étend sur tout le corps selon un cycle évolutif bien stéréotypé. Au début, ce sont des macules* séparées par des espaces de peau libre ; elles deviennent des papules le jour suivant, avec une légère infiltration du derme ; puis des vésicules se forment avec un liquide séreux sous tension. Les muqueuses sont touchées par cette éruption, qui y prend la forme d'ulcérations. La fièvre diminue légèrement ainsi que les autres signes.

Au bout de 10 jours d'éruption, les vésicules se recouvrent de croûtes, qui laissent en tombant une cicatrice indélébile, surtout au visage.

Certaines formes de variole sont beaucoup plus graves. La variole confluente est une exagération de la forme normale, se terminant souvent par la mort. Les formes surinfectées ont diminué en nombre depuis les antibiotiques. Chez la femme enceinte, la variole entraîne l'avortement. Il existe également des formes bénignes : la varioloïde*, l'aslastrim*.

Le diagnostic est fait par l'aspect des lésions et la présence du virus.

**Traitement.** On associe l'isolement pendant 40 jours, la déclaration obligatoire de la maladie, la vaccination de l'entourage et des soins symptomatiques pour le malade (antiseptiques, calmants, antibiotiques).

**Prophylaxie.** La réglementation internationale commande rigoureusement l'isolement et la déclaration de la variole.

**varioloïde** n. f. Forme bénigne de variole, sans suppuration.

**variqueux, euse** adj. Relatif aux veines.

**Ulcère variqueux,** ulcère engendré par la stase sanguine que provoquent les varices*. (V. ULCÈRE.)

**varus, a, um** adj. lat. Tourné à l'intérieur par rapport à l'axe médian du corps : *coxa vara, genu varum.*

**vasa-vasorum** n. m. (en lat. *vaisseaux des vaisseaux*). Canal très fin, creusé dans la paroi d'un vaisseau et destiné à lui apporter les éléments du sang qui lui sont nécessaires.

**vasculaire** adj. Relatif aux vaisseaux.

**vascularisation** n. f. Formation des artères et des veines dans l'embryon. (Ce terme désigne également l'ensemble des vaisseaux d'une région.)

Lors de lésions importantes (inflammatoires ou tumorales), une nouvelle circulation, ou « néovascularisation », peut se reformer.

**vascularite** n. f. **Vascularite nodulaire,** inflammation de l'hypoderme*, se traduisant par la présence de nodules cutanés aux jambes ; le repos, la contention élastique légère, les vasoconstricteurs ont un effet favorable.

**vasculo-nerveux** adj. m. Relatif aux vaisseaux et aux nerfs.

**Paquet, pédicule vasculo-nerveux,** faisceau composé d'un nerf, d'une artère et d'une veine.

**vasectomie** n. f. Résection des canaux déférents*, pratiquée lors d'une prostatectomie, pour éviter une orchite*, ou, chez un homme sain, pour le rendre stérile sans altérer son comportement sexuel.

**vaseline** n. f. Résidu visqueux de la distillation des pétroles.

Son manque d'affinités chimiques lui assure une parfaite conservation. Elle sert à la fabrication de pommades, mais n'est pas résorbée par la peau.

**Huile de vaseline.** Obtenue par un traitement approprié du pétrole, elle est utilisée comme laxatif mécanique et sert à la confection de pommades.

**vasoconstriction** n. f. Diminution du calibre des artères et des veines par contraction de leurs fibres musculaires lisses.

Cet effet est particulièrement visible au niveau des capillaires et dépend du système nerveux sympathique. (V. VASOMOTEUR.)

La vasoconstriction est provoquée par des hormones, les catécholamines* (adrénaline* et noradrénaline*), sécrétées par la médullosurrénale. Leur sécrétion est provoquée par tous les stress* et agressions.
Les médicaments vasoconstricteurs sont soit des sympathomimétiques* agissant directement sur la paroi vasculaire, soit des nicotiniques* agissant sur le ganglion sympathique intermédiaire, ou encore des substances agissant sur les centres nerveux bulbaires régulateurs du sympathique.
**vasodilatation** n. f. Augmentation du calibre des vaisseaux par relâchement de la musculature lisse de leurs parois.
Elle est sous la dépendance du système nerveux parasympathique. (V. VASOMOTEUR.)
Elle peut être obtenue par différents types de médicaments, agissant :
— soit sur la musculature des vaisseaux, telle la trinitrine*, qui a une action particulière sur les artères coronaires ;
— soit en inhibant la vasoconstriction à chacun de ses niveaux : au niveau de la paroi vasculaire, ce sont les spasmolytiques ; au niveau du nerf sympathique, ce sont les sympatholytiques ; au niveau du ganglion, ce sont les ganglioplégiques ;
— soit enfin par action directe sur les centres bulbaires par compétition avec les catécholamines*, dont ils prennent la place, ou par action propre.
**vasomoteur, trice** adj. et n. m. Se dit de ce qui a rapport aux variations de calibre des vaisseaux (vasomotricité).
Ces phénomènes sont sous le contrôle du système nerveux végétatif dont les éléments sympathiques* et parasympathiques* ont une action antagoniste.
Le *système sympathique* est vasoconstricteur. Son centre nerveux est bulbaire. Il a une action très importante dans l'organisme, où il règle une vasoconstriction permanente.
Le *système parasympathique* est vasodilatateur, mais son tonus permanent est faible et la vasodilatation est obtenue par un renforcement de son activité.
La *vasomotricité* a pour but d'adapter le débit circulatoire des viscères, des muscles et de la peau aux conditions extérieures ou aux agressions inopinées.
Par exemple, la vasodilatation cutanée lutte contre la chaleur en permettant une plus grande sudation, alors que la vasoconstriction diminue les échanges thermiques au froid.
Le tonus vasculaire conditionne par ailleurs les résistances à l'écoulement périphérique du sang et, donc, en grande partie la tension artérielle.
**vasopressine** n. f. Hormone du lobe postérieur de l'hypophyse, qui augmente la tonicité des vaisseaux et diminue le volume des urines. (Syn. : HORMONE ANTIDIURÉTIQUE.)
**Vater (ampoule de),** dilatation de l'extrémité inférieure du canal cholédoque*.
L'ampoule de Vater est l'endroit où le cholédoque s'abouche dans le duodénum*. (V. BILIAIRE, *Voies biliaires*.)
**vecteur** n. m. et adj. 1. Insecte ou arachnide transmettant une infection après évolution, dans son sein, du germe en cause.
2. Force définie dans sa longueur, dans sa direction et dans son sens.
**vectocardiogramme** n. m. Méthode d'enregistrement graphique (exprimé par des vecteurs) de la force électromotrice due à la contraction du cœur, à chaque instant. (La ligne reliant les extrémités libres des vecteurs obtenus constitue le vectocardiogramme.)
**végétal** n. m. Parmi les végétaux, seuls certaines plantes*, certains champignons* et certains bois d'arbres sont toxiques. Les végétaux peuvent être également toxiques par l'intermédiaire des *insectes* et des *serpents* qu'ils hébergent, et par l'action des *pesticides* dont ils sont aspergés.
**végétarisme** n. m. Habitude diététique consistant à éliminer de l'alimentation toutes les viandes et, à l'extrême, tous les produits d'origine animale.
Il fait courir le risque d'une insuffisance d'apport en protéines.
**végétatif, ive** adj. Qui concerne le fonctionnement des viscères.
Le système nerveux* végétatif ou système nerveux autonome (v. SYMPATHIQUE) joue avec les hormones un rôle essentiel dans la vie végétative.
**végétations** n. f. pl. **Végétations adénoïdes,** amas pathologiques de tissu lymphoïde qui se forment dans le rhinopharynx des enfants. (V. ADÉNOÏDE.)
**Végétations vénériennes,** petits papillomes* multiples, dus à un virus et transmissibles par contact, qui se forment sur les organes génitaux et à leur pourtour (syn. : CRÊTES-DE-COQ). On les détruit par l'électrocoagulation.
**veine** n. f. Vaisseau qui amène au cœur le sang provenant de toutes les parties du corps. Les veines caves* (supérieure et inférieure) drainent vers l'oreillette droite le sang vicié provenant de tous les organes périphériques ; les veines pulmonaires (deux pour chaque poumon) ramènent à l'oreillette gauche le sang oxygéné venant des poumons.
**Histologie.** Les veines comportent trois tuni-

ques : l'endothélium (en dedans), une couche musculaire inconstante (qui n'existe pas dans toutes les veines) et une tunique adventice (en dehors). La paroi interne des veines forme des replis, les valvules, qui ne permettent le passage du sang que dans un sens, vers le cœur.

**Physiologie.** La circulation dans les veines est relativement lente et la pression y est toujours faible. Le flux sanguin est dû à la pression résiduelle à la sortie des capillaires, à la pression négative (par rapport à la pression atmosphérique) provoquée par la pesanteur, et surtout aux pressions exercées sur les parois veineuses par les contractions des muscles.

**Maladie des veines.** Citons les varices*, les phlébites*, les thromboses* veineuses.

**Pathologie chirurgicale.** Les *plaies* des veines provoquent des hémorragies de sang noirâtre qui s'écoule lentement, sans saccade; la compression vient facilement à bout des hémorragies veineuses périphériques. Graves, par contre, sont les plaies des gros troncs veineux et en particulier des veines du cou (risque d'embolie gazeuse).

**vélocimétrie** n. f. V. DOPPLER *(effet).*

**Vence,** station climatique des Alpes-Maritimes, à 30 km de Cannes, pour les affections respiratoires avec dyspnée.

**vénéneux, euse** adj. Qui renferme un poison et est dangereux pour l'organisme. De nombreuses substances plus ou moins toxiques ou dangereuses sont tout de même, mais à doses appropriées et jugées acceptables, employées en médecine. Le pouvoir réglementaire les inscrit sur des listes dites *de substances vénéneuses.* Celles-ci sont réparties en trois tableaux* : tableau A pour les produits toxiques (ex. : digitaline); tableau B pour les produits stupéfiants* (ex. : morphine); tableau C pour les produits dangereux (ex. : barbituriques).

L'inscription d'une substance sur l'un des tableaux entraîne pour les médicaments qui en contiennent le régime du tableau auquel la substance est inscrite. Les médicaments qui renferment de ces substances ne peuvent pas être librement délivrés au public : le client doit être porteur d'une ordonnance (ordonnance spéciale numérotée, extraite d'un carnet à souches pour les stupéfiants). En outre, le pharmacien est tenu d'enregistrer sur son ordonnancier les sorties de médicaments contenant des substances vénéneuses et de tenir un registre comptable pour les stupéfiants.

**vénérien, enne** adj. **Maladies vénériennes,** affections contractées à l'ordinaire au cours des actes sexuels (syphilis*, blennorragie*, chancre* mou, etc.).

**venin** n. m. Substance toxique sécrétée par certains animaux et injectée par piqûre ou par morsure à l'homme ou à d'autres animaux dans un dessein défensif ou agressif.

Les principaux animaux sécrétant un venin sont les serpents*, les scorpions, certains insectes et divers poissons. Les venins provoquent une réaction inflammatoire locale, des troubles nerveux et un collapsus. On dispose de nombreux sérums appropriés à chaque animal venimeux.

**Utilisation thérapeutique des venins.** Le *venin d'abeille* est utilisé sous forme de pommades révulsives et analgésiques. Le *venin de crapaud* renferme des substances digitaliques et anesthésiques locales. Le *venin de cobra* contient des substances cytolytiques mises à profit dans le traitement du cancer. Les *venins* des serpents *Bothrops jaracaca* et *Lachesis atrox* sont employés pour leurs propriétés hémostatiques. Certains venins servent en homéopathie.

**ventilation** n. f. La ventilation des habitations* et des usines évite les confinements en renouvelant l'oxygène et en évacuant les gaz et poussières toxiques.

La *ventilation spontanée* s'obtient en ouvrant de façon intermittente ou permanente des orifices dans les parois (fenêtres, cheminées, grilles d'aération). La *ventilation forcée* nécessite un appareillage entraînant le renouvellement de l'atmosphère; elle est très utile dans les usines qui produisent des gaz toxiques. La *climatisation* est un perfectionnement de la ventilation. En filtrant les poussières, elle procure un air purifié des gaz toxiques, qui est amené à une température et à un degré hygrométrique convenables.

**Ventilation minute.** C'est le volume d'air mobilisé par minute au cours de la respiration*.

**ventouse** n. f. Petit récipient de verre dont l'orifice est moins large que le fond et qui produit une aspiration du sang à la surface de la peau, grâce au vide créé par la combustion d'un morceau de coton placé dedans.

**Ventouse obstétricale,** cupule métallique que l'on fixe sur le crâne du fœtus au moyen du vide, pour faciliter son expulsion.

Son emploi dans de bonnes conditions ne présente aucun inconvénient. Elle laisse sur le cuir chevelu une bosse séro-sanguine qui disparaît en quelques jours.

**ventricule** n. m. Nom donné à diverses cavités du corps de taille réduite : *ventricules du cœur*, du cerveau*.*

**ventriculographie** n. f. Radiographie des ventricules cérébraux après injection d'air ou d'un produit de contraste.
**ventriculoscopie** n. f. Technique neurochirurgicale d'endoscopie, permettant de voir à l'intérieur des ventricules cérébraux.
**ver** n. m. Invertébré, dont différents genres sont des parasites*. (V. HELMINTHE.)
**vératrine** n. f. Substance utilisée *per os* et en pommades dans la goutte et l'hypertension.
**vératrum** n. m. Plante dont les rhizomes contiennent de la vératrine.
**verge** n. f. Organe copulateur de l'homme. (Syn. : PÉNIS.)
La verge est appendue à la partie antérieure du périnée, sous la symphyse pubienne, et on distingue une partie antérieure, ou *gland**, séparée du *corps* de la verge par le *sillon balano-préputial ;* le corps de la verge est constitué par 3 corps érectiles, les 2 *corps caverneux* et le *corps spongieux*, traversé par l'urètre*.
**vergeture** n. f. Ligne fripée, à peine sinueuse, dessinant un réseau sur la peau du ventre, des seins ou des cuisses.
Les vergetures, dues à la rupture du tissu élastique du derme, sont banales au cours de la grossesse ou au décours d'une forte prise de poids ; leur teinte violacée doit faire rechercher l'existence d'un hyperfonctionnement de la corticosurrénale (maladie de Cushing*).
**vermicide** n. m. Syn. D'ANTHELMINTHIQUE*.
**vermifuge** n. m. Médicament employé contre les vers ronds. (V. ASCARIS, OXYURE.)
**vermineux, euse** adj. Se dit de lésions ou troubles provoqués par les vers ronds.
**Appendicite vermineuse**, localisation appendiculaire d'une parasitose à vers ronds.
**vermiotes ou vermiothes** n. f. pl. Filaments vermiculaires blanchâtres, qui apparaissent quand on presse sur certaines tumeurs cutanées.
**vermis** n. m. Partie médiane du cervelet*.
**vernis** n. m. Le danger des vernis provient du produit lui-même ou de son solvant.
Le *produit*, souvent à base de résines formoliques, peut provoquer des allergies cutanées (eczéma) ou de l'asthme.
Le *solvant* est la partie la plus toxique, contenant selon les cas de l'alcool* éthylique ou méthylique, de l'acétone*, de l'essence*, du pétrole*, du white* spirit et parfois des traces de benzène* ou de tétrachlorure de carbone*.
**vernix caseosa** n. m. Enduit graisseux blanchâtre qui recouvre la peau des nouveau-nés. (Il est d'autant plus important que l'enfant est plus prématuré.)
**vérole** n. f. Syn. de SYPHILIS*.
**Petite vérole**, syn. de VARIOLE*.
**verre** n. m. Les ouvriers travaillant le verre sont exposés aux coups de chaleur* avec collapsus, aux brûlures, à la cataracte. Le port de vêtements spéciaux et de lunettes de protection évite ces accidents. Les souffleurs de verre sont exposés à des gonflements des parotides, dus à la pression élevée de l'air dans la bouche.
**Verres correcteurs pour l'œil.** ***Verres de lunettes.*** Ce sont des verres convergents (hypermétropie, presbytie), divergents (myopie) ou sphéro-cylindriques (astigmatisme). Ils sont actuellement tous fabriqués sous forme de ménisques (face antérieure convexe ou plane, face postérieure plus ou moins concave) pour diminuer les aberrations. On fabrique pour les presbytes des verres multifocaux (à 2 ou 3 foyers) ou des verres à puissance progressive de haut en bas (Varilux, nom déposé).
Les *verres prismatiques* permettent de pallier les diplopies. Les *verres incassables* sont recommandés pour les enfants et les sportifs, mais ils se rayent plus facilement.
Les *verres teintés*, filtrants, permettent d'atténuer les trop fortes luminosités et d'arrêter les rayons ultraviolets, nocifs pour la cornée. Certains verres ont une teinte qui s'accentue avec l'exposition au soleil et qui diminue à l'ombre.
***Verres de contact.*** Ils sont en matière plastique et non en verre.
On distingue le *verre de contact scléral*, qui recouvre la cornée et la sclérotique (blanc de l'œil), et la *lentille cornéenne*, qui ne recouvre que la cornée et se maintient par capillarité.
Les verres de contact, plus esthétiques que les lunettes, permettent dans de nombreux cas une meilleure vision que celles-ci. Leur tolérance, variable selon les individus, dépend de leur bonne adaptation. Ils ne doivent néanmoins pas être portés plus de 12 heures par jour.
**verrue** n. f. Tumeur bénigne de l'épiderme, provoquée par un virus ou sans cause connue.
**Verrues d'origine virale.** Ces verrues, fréquentes à tous âges et dans les deux sexes, sont contagieuses.
Les *verrues planes* siègent surtout sur le front, les doigts des enfants. Au début, elles forment des amas de papules, de couleur légèrement brunâtre et de quelques millimètres de diamètre. Leur évolution capricieuse en rend la guérison spontanée assez rare.

Les *verrues vulgaires* atteignent surtout les mains ; constituées, elles réalisent de véritables tumeurs, dures et noirâtres, indolores. La guérison spontanée est possible.
Les *verrues plantaires* sont douloureuses à la marche. Elles sont isolées ou en nappes.
***Traitement.*** La destruction est la seule thérapeutique efficace, par curetage suivi d'électrocoagulation ou de cryothérapie* par azote liquide. Les récidives ne sont cependant pas exclues. La cryothérapie s'adresse essentiellement au-dessus des doigts des mains et des membres, ainsi qu'au visage. La radiothérapie* de contact donne de bons résultats dans les verrues plantaires (elle ne provoque pas de plaie).
**Verrues séborrhéiques.** Elles surviennent chez l'adulte âgé. Elles ne sont pas d'origine virale et ne sont pas contagieuses. Elles siègent avec prédilection sur le dos, les plis sous-mammaires. La lésion initiale ressemble à une verrue plane ; puis elle s'agrandit et grossit, devenant une saillie noirâtre, de forme ovalaire. Sa transformation maligne est exceptionnelle. Le traitement par cryothérapie (application d'azote liquide) est décevant ; aussi l'exérèse chirurgicale est-elle souvent indiquée dans le cas de verrues isolées.

**verruga** n. f. **Verruga du Pérou,** infection humaine due à une bactérie Gram négatif, *Bartonella bacilliformis*, et responsable de verrues* prurigineuses.

**verruqueux, euse** adj. Se dit d'une lésion dont l'aspect rappelle celui d'une verrue*.

**version** n. f. Opération obstétricale qui a pour objet de transformer une présentation fœtale en une autre présentation.
Il en existe 3 variétés : version par *manœuvre externe*, version par *manœuvre interne*, version par *manœuvres mixtes*.
Les versions sont de plus en plus abandonnées, laissant place à la césarienne*.

**vert-de-gris** n. m. Sel de cuivre formé dans les ustensiles soumis à l'action des acides.
Il est légèrement toxique, comme le cuivre*.

**vertébral, e, aux** adj. Qui se rapporte aux vertèbres* : *artère vertébrale, corps vertébral*, etc.

**vertèbre** n. f. Élément constitutif de la colonne vertébrale.
**Anatomie.** Chaque vertèbre comprend une partie antérieure, le *corps vertébral*, un arc osseux à concavité antérieure, formé par les *pédicules* en avant et les *lames* en arrière, et circonscrivant avec la face postérieure du corps le *trou rachidien ;* une saillie médiane postérieure, l'*apophyse épineuse ;* deux saillies horizontales et transversales, les *apophyses transverses*. Chaque vertèbre s'unit aux voisines par 4 apophyses articulaires. Suivant leur situation, les vertèbres présentent des caractères particuliers (vertèbres cervicales, dorsales, lombaires, sacrées et coccygiennes). Les deux premières vertèbres cervicales se nomment *atlas** et *axis** ; les vertèbres sacrées sont soudées pour former le sacrum.
**Pathologie.** Les *lésions traumatiques* des vertèbres sont de gravité très variable selon qu'elles s'accompagnent ou non de lésions de la moelle épinière. (V. COLONNE *vertébrale*.)
Les *malformations* des vertèbres sont fréquentes : *spina* bifida*, anomalies transitionnelles. (V. LOMBO-SACRÉE.)
La tuberculose des corps vertébraux réalise le *mal de Pott**.
Les rhumatismes dans leurs différentes formes (arthrite*, arthrose*) atteignent fréquemment les vertèbres.
Le *cancer vertébral* est le plus souvent secondaire à un cancer d'un tissu glandulaire (métastase).

**vertige** n. m. Sensation qu'éprouve un sujet de voir se déplacer les objets qui l'entourent dans les trois plans de l'espace, ou sensation de déplacement de sa tête par rapport aux objets environnants.
Le vertige vrai ne doit pas être confondu avec la lipothymie* ou le déséquilibre*.
Un vertige est dû à une altération des organes sensoriels de l'oreille interne et des voies vestibulaires qui leur sont liées.
Le vertige est de type rotatoire, avec impression de chute latéralisée imminente. Les examens labyrinthiques, cochléaires et neurologiques permettent de déterminer le siège de la lésion (cortex, nerf vestibulaire, labyrinthe). Les otites, les traumatismes sont des causes fréquentes de vertige labyrinthique. Les causes d'atteinte du nerf vestibulaire sont les névrites* et les compressions du nerf.
Les vertiges d'origine centrale sont dus à des processus infectieux ou tumoraux.
Le *vertige de Ménière* est dû à des poussées d'hyperpression du liquide endolymphatique dans le labyrinthe. Il s'accompagne précocement d'une baisse de l'audition. Le vertige se voit aussi dans l'insuffisance circulatoire touchant le tronc cérébral et les noyaux vestibulaires, chez les sujets âgés.
**Traitement.** Il est d'abord symptomatique : certains dérivés de la phénothiazine, l'acétylleucine, la thiéthylpipérazine ont

une action spécifique sur le symptôme vertige. Le traitement de la cause comprend les médicaments, qui corrigent les troubles circulatoires, et parfois l'intervention chirurgicale.

**verveine** n. f. Plante *(Lippia citriodora)* dont les feuilles froissées dégagent une odeur de citron et qu'on utilise sèches en infusions (10 g par litre) pour leur action digestive et antispasmodique.

**vésical, e, aux** adj. Relatif à la vessie*.

**vésicatoire** adj. et n. m. Se dit de tout topique provoquant des vésicules sur la peau et notamment d'un emplâtre médicamenteux à base de cantharide ou de camphre*, que l'on utilisait pour atténuer les douleurs et au cours des affections respiratoires aiguës.

**vésiculaire** adj. 1. Relatif à la vésicule*.
2. Qui a la forme d'une vésicule.

**vésicule** n. f. Sorte de petite vessie.
**Vésicule biliaire,** organe servant de réservoir à la bile dans l'intervalle des digestions. Située sous le foie, elle adhère intimement à sa face inférieure et est reliée à la voie biliaire principale par le *canal cystique*. (V. BILIAIRE, *Voies biliaires*, CHOLÉCYSTITE.)
**Vésicules séminales,** chez l'homme, organes pairs situés en arrière de la vessie* et au-dessus de la prostate*, qui communiquent avec les canaux déférents et servent de réservoir au sperme dans l'intervalle des éjaculations.
**Vésicules cutanées,** petites cloques de la peau, observées au cours de dermatoses* ou de maladies infectieuses (varicelle).

**vésiculographie** n. f. Radiographie des vésicules séminales.

**vessie** n. f. Petit sac.
La *vessie urinaire* est un réservoir musculo-membraneux où s'accumule l'urine entre les mictions*. (V. URINAIRE, *Voies urinaires*.)

**vestibulaire** adj. Relatif au vestibule (1).
**Nerf vestibulaire,** nerf de l'équilibration, réuni au nerf cochléaire (de l'audition) pour former le nerf acoustique (VIII^e^ paire de nerfs crâniens).

**vestibule** n. m. 1. Partie de l'oreille interne où s'abouchent le limaçon et les canaux semi-circulaires. (V. OREILLE, *Oreille interne*.) C'est du vestibule que part le nerf vestibulaire*.
2. Chez la femme, dépression de la vulve qui donne accès au vagin.

**viabilité** n. f. État de l'enfant né vivant et présumé capable de se développer et de vivre jusqu'à un âge avancé.

**viande** n. f. Chair musculaire des animaux comestibles dont la valeur alimentaire élevée tient de sa forte teneur en protéines.
**Consommation de la viande.** Immédiatement après l'abattage, la viande exige une longue cuisson (pot-au-feu), car elle est ferme et acide. Pour être tendre, une viande doit être conservée quelques jours au frais.
*Viande attendrie.* Les viandes très riches en fibres conjonctives, dures, peuvent être attendries par section de leurs fibres. (Cette opération ne doit pas être faite à l'insu de l'acheteur.)
*Viande hachée.* Comme la viande attendrie, elle doit être consommée rapidement, car elle constitue un excellent milieu de culture pour de nombreux microbes.
**Diverses natures de viandes.** Les *viandes rouges* sont celles d'animaux adultes ; elles sont bien digérées et souvent bien tolérées. Les *viandes blanches* sont celles d'animaux jeunes ; elles sont riches en acide urique* (donc déconseillées chez les uricémiques, les goutteux), moins nourrissantes, mais digestibles. La *viande de porc* occupe une place intermédiaire entre les viandes rouges et blanches ; elle est plus riche en graisses et sa digestion est plus lente.
**Cuisson de la viande.** La *viande crue* hachée est bien digérée, mais elle peut transmettre des kystes de ténia. (La viande de cheval est exempte de ces parasites.) La *viande cuite*, moins digestible, est plus tendre et plus appétissante que la viande crue.
**Conservation de la viande.** Les *viandes enrobées* sont des quartiers de viande conservés, après cuisson, dans un récipient étanche recouvert de graisse d'oie ou de porc. Les *viandes séchées* se conservent très longtemps. Les *viandes salées* se conservent longtemps, mais sont de digestion lente, comme les *viandes fumées*. La *conservation par le froid* peut se faire par réfrigérateur à environ 0 °C pendant environ 2 semaines ou par congélation à environ − 20 °C, puis − 4 °C pendant plusieurs semaines. La *conservation par la chaleur* (v. CONSERVES) évite la putréfaction en détruisant les microbes.

**vibices** n. f. pl. Petites hémorragies cutanées, en forme de stries, assimilées au purpura*.

**vibration** n. f. 1. **Vibration thoracique,** vibration perçue par la main posée à plat sur le thorax lorsque le sujet parle.
2. Variété de massage consistant à imprimer, par la main, avec laquelle elle ne perd jamais contact, une pression intermittente aux téguments.

**vibrion** n. m. Bactérie incurvée, mobile, ne prenant pas la coloration de Gram. —

Le plus connu est le vibrion cholérique. (V. CHOLÉRA.)

**Vichy,** station thermale de l'Allier, à 55 km de Moulins, ouverte de mai à octobre, pour les affections du foie, des voies biliaires et du tube digestif.

**Sources.** Très nombreuses, certaines sont connues depuis l'Antiquité. Les eaux, toutes bicarbonatées sodiques et chargées de gaz carbonique ($CO_2$), jaillissent à des températures variant de 17,5 à 66 °C. Elles régularisent la sécrétion d'acide chlorhydrique par l'estomac, stimulent le péristaltisme* intestinal, améliorent les fonctions du foie et sont cholagogues*. Elles réduisent l'acidose* et sont antiallergiques.

On les emploie en cures de boisson, l'eau étant prise aux « buvettes » placées à proximité des griffons. Les eaux sont également employées pour des traitements externes : bains, douche sous-marine, « douche de Vichy » faite en position couchée avec de multiples filets d'eau. Des installations complètes permettent de faire des applications de boues, des massages et la kinésithérapie.

**Indications.** Les maladies du foie (séquelles d'hépatites, hépatites* chroniques) et des voies biliaires* (dyskinésies biliaires, lithiase) sont les grandes indications de la station. On y traite également les gastrites* et dyspepsies*, les affections intestinales, le diabète, l'uricémie et l'obésité, surtout lorsque ces affections sont liées à une atteinte hépatique.

**vie** n. f. Ensemble des fonctions existant chez un être et qui lui permettent de croître, de se reproduire, de s'alimenter et de réagir aux stimuli extérieurs.

Sa disparition correspond à la définition de la mort, bien que toutes les cellules d'un animal ne meurent pas en même temps. Si on admettait autrefois que la mort coïncidait avec l'arrêt du cœur, les progrès de la réanimation ont conduit à assimiler la suppression de la vie à la destruction des centres nerveux vitaux.

**vieillesse** n. f. Période de la vie succédant à l'âge mûr.

Elle se traduit par l'affaiblissement de toutes les fonctions organiques. (V. SÉNESCENCE.)

**Assurance vieillesse,** branche des assurances sociales qui a pour objet de garantir une tension à l'assuré (salarié, artisan, commerçant, mère de famille assurée volontairement, etc.) lorsqu'il parvient au 3e âge, et qui s'accompagne, pour les indigents, du versement de diverses allocations relevant d'une idée d'assistance ; ces deux types de prestation étant, pour la très grande majorité des salariés, complétées par les prestations des régimes complémentaires d'origine conventionnelle.

La *pension de retraite à taux plein* est en principe réservée aux assurés de plus de 65 ans, mais des exceptions sont prévues par la loi : pourront recevoir cette retraite à taux plein à partir de 60 ans les assurés reconnus inaptes au travail, les anciens combattants, certains travailleurs manuels.

Une *majoration pour conjoint à charge* de plus de 65 ans est accordée sous certaines réserves.

Les *conjoints survivants* qui remplissent certaines conditions d'âge, de mariage et de ressources ont droit à une pension de réversion : le cumul de cette pension avec un avantage personnel dont peut bénéficier le veuf est possible dans une certaine mesure.

**vigne** n. f. La vigne rouge *(Vitis vinifera)* est employée en infusion et extrait fluide dans le traitement des affections des veines et des vaisseaux capillaires.

**vignette** n. f. Timbre attaché à une spécialité* pharmaceutique, que l'assuré social doit coller sur la feuille de maladie pour obtenir le remboursement.

**Villard-de-Lans,** station climatique de l'Isère, à 31 km de Grenoble, à l'air pur et sec, très ensoleillée.

On y traite les enfants délicats, anémiques, convalescents ou présentant des troubles de la nutrition. La tuberculose sous toutes ses formes et les maladies aiguës sont des contre-indications.

**villeux, euse** adj. (littéralement : velu). C'est un terme utilisé en gastro-entérologie pour désigner une variété de tumeur rectale ou colique qui forme des villosités plus ou moins semblables aux villosités* intestinales. Ces tumeurs, bénignes, peuvent récidiver ou subir une dégénérescence maligne.

**villosité** n. f. Repli de petite taille à la surface du tissu de revêtement d'une cavité organique : *villosités intestinales, placentaires, synoviales.*

**vin** n. m. Le vin contient de 9 à 15 p. 100 d'alcool (de 9° à 15°), du potassium, du magnésium, des acides organiques (tartrique), des vitamines B. Sa valeur calorique va de 600 à 1 000 calories par litre.

À dose modérée, le vin excite l'appétit et facilite la digestion, mais dès que les doses faibles sont dépassées, il expose aux méfaits de l'alcoolisme* chronique. Les *vins rouges* sont particulièrement nocifs pour le foie (risque de cirrhose*), alors que les *vins blancs* touchent le

système nerveux (risque de polynévrite*, d'atrophie du cerveau ou du cervelet).
Les *vins médicinaux* ou *œnolés*, simples ou composés (additionnés de kola, de quinquina, de digitale, etc.), sont presque tous tombés en désuétude.
***vin (tache de),*** angiome* cutané de couleur rouge ou violacée, de taille variable, pâlissant à la pression.
**vinaigre** n. m. Produit de fermentation acétique du vin ou de l'alcool.
Le vinaigre est contre-indiqué en cas d'ulcère d'estomac, de gastrite* et chaque fois que les aliments acides sont proscrits.
**vinblastine** n. f. Alcaloïde antimitotique prescrit dans la maladie de Hodgkin et dans certains cancers.
**vincamine** n. f. Alcaloïde de la pervenche *(Vinca minor)* doué de propriétés vasodilatatrices et oxygénatrices pour le cerveau.
On l'emploie en comprimés ou injections dans les troubles vasculaires cérébraux (troubles de la mémoire, vertige, paralysies, etc.).
**Vincent (angine de).** V. ANGINE, *Angines ulcéreuses.*
**vincristine** n. f. Alcaloïde de la pervenche *(Vinca rosa)* qui possède la propriété de bloquer les mitoses cellulaires à la métaphase.
On l'emploie dans le traitement des leucémies* aiguës, des lymphosarcomes et de la maladie de Hodgkin*.
**viol** n. m. Crime consistant, pour un homme, à pratiquer un coït illicite avec une femme non consentante.
Les auteurs de viol se comptent parmi des individus appartenant à des milieux socioculturels très variés et ayant des personnalités très diverses. Les uns sont des délinquants de longue date, des pervers sexuels, d'autres souffrent de maladies mentales graves (sujets déments ou psychotiques). Les plus nombreux sont des psychopathes impulsifs. La proportion d'alcooliques apparaît élevée. L'ivresse représente un grand facteur favorisant, car elle libère, chez ces individus, leurs violentes pulsions sexuelles et favorise le passage à l'acte. Il arrive que le viol soit un accident unique dans la vie d'un individu. Il s'accompagne souvent de pratiques sexuelles anormales, généralement sadiques (tortures, blessures, flagellations), qui en font une véritable perversion. L'acte peut prendre un caractère pervers en raison du choix de la partenaire : relations incestueuses, malades, enfants.
Toute accusation de viol doit faire l'objet d'une vérification médicale, dont les critères sont souvent fragiles, et d'une analyse du rôle de la victime.
**violet, ette** adj. et n. **Violet de gentiane,** colorant employé en comprimés dans le traitement des vers intestinaux (oxyures, strongles) et pour l'usage externe, en solution, comme antiseptique et antifongique.
**viomycine** n. f. Antibiotique antituberculeux majeur, très actif contre les souches de B. K. résistantes, mais souvent mal toléré.
**vipère** n. f. Serpent* venimeux.
**viral, e, aux** adj. Relatif à un virus.
**virginité** n. f. État dans lequel se trouve une femme ou une jeune fille qui n'a jamais eu de rapports sexuels avec pénétration. (L'hymen est alors intact.)
**virilisant, e** adj. Se dit de substances qui font apparaître des caractères masculins (pilosité, grosse voix, etc.).
**virilisme** n. m. Apparition de caractères masculins chez un sujet de sexe féminin.
Le virilisme s'observe après la puberté et se marque d'abord par l'apparition de poils sur des territoires normalement glabres : visage, aréole des seins, ligne ombilico-pubienne, région périnéale. Puis la peau se modifie, devenant épaisse ; le clitoris s'hypertrophie ; les grandes lèvres sont plus volumineuses. Les modifications de la voix attirent l'attention.
Devant tout virilisme, on évoque une tumeur surrénale, assez rare ; l'hyperplasie* congénitale des surrénales est plus fréquente, atteignant les enfants très jeunes. Chez le garçon, elle provoque une pseudopuberté précoce, chez la fille, elle réalise un tableau de pseudohermaphrodisme féminin (v. HERMAPHRODISME).
Des virilismes d'origine centrale surviennent à tout âge : des obésités, des désordres du caractère sont souvent observés. La biologie montre toujours un excès des hormones mâles (androgènes) dans le sang circulant. Outre le traitement de la cause, l'épilation électrique et la psychothérapie sont nécessaires.
**virologie** n. f. Science étudiant les virus*.
**virulence** n. f. Propriété qu'ont les germes de se multiplier.
La virulence est diminuée en cours de vieillissement des souches, d'exposition à la lumière, à la chaleur, etc.
**virus** n. m. Microbe ne possédant qu'un seul acide nucléique, A. R. N.* ou A. D. N.*
Les virus infectent les cellules qu'ils parasitent en incorporant leur matériel génétique étranger à celui de la cellule.
**L'infection virale ou virose.** De nombreux virus sont à l'origine de troubles très

variables. Parfois aucune anomalie ne montre la présence du virus, on le dit alors « latent ». Parfois ce sont la fièvre, des éruptions, une diarrhée, des troubles neurologiques ou respiratoires qui traduisent la présence du virus. Celui-ci peut être à l'origine de la mort cellulaire (la cellule est alors éliminée) ou d'une multiplication anarchique (cancer*).
La rougeole, la rage, l'hépatite sont des maladies virales qui touchent l'homme, parfois l'animal.
L'élimination du virus se fait par les urines, les selles ou la salive.
**Diagnostic des viroses.** Il repose soit sur l'isolement et l'identification du virus, soit sur la mise en évidence des anticorps spécifiques.
Les *méthodes directes* comprennent la recherche du virus dans les milieux biologiques (sang, urines, selles, liquide céphalorachidien), la culture sur milieux spéciaux (culture de cellules) ou l'inoculation à l'animal ou à l'œuf embryonné (œufs fécondés). Les virus ne peuvent être observés qu'au microscope électronique, qui permet de les photographier.
Les *méthodes indirectes* reposent sur la montée des anticorps spécifiques à deux dosages successifs. Les réactions sont : la déviation du complément, l'inhibition de l'hémagglutination* et la neutralisation du pouvoir pathogène expérimental. Ces méthodes sont longues et onéreuses.
**Traitement.** Il n'existe pas de médicaments actifs contre les virus. Les antibiotiques en particulier restent sans effet. Par contre, la vaccination* préventive est efficace dans de nombreuses maladies : variole, poliomyélite, rougeole, rubéole, rage, etc.

**visage** n. m. Partie antérieure de la tête que limitent les cheveux, les oreilles, le dessous du menton.
C'est au niveau du visage que la chirurgie esthétique trouve ses indications les plus fréquentes : correction des rides de la face (lissage et remodelage [en angl. *lifting*]), chirurgie plastique des paupières, du nez, des oreilles, du front, du menton.

**viscère** n. m. Organe contenu dans une cavité du corps et assurant une fonction spécifique : cœur, poumon, cerveau, foie, estomac, pancréas, etc.

**vision** n. f. La vision normale nécessite l'intégrité de l'*œil** (milieux transparents [cornée*, humeur* aqueuse, cristallin*, humeur vitrée] et rétine*) et des *voies optiques* (nerfs optiques*, chiasma*, bandelettes optiques, cortex cérébral occipital). Les troubles de ces différents éléments sont cause d'amblyopie*, d'amétropie*, d'amaurose*. Il faut également que l'axe de chacun des deux yeux soit dirigé sur l'objet à regarder, ce qui nécessite le bon fonctionnement des muscles oculomoteurs. Enfin la puissance optique de l'œil, modifiée par l'action du muscle ciliaire sur le cristallin, permet l'accommodation (le réglage) à la distance de l'objet regardé. Les troubles de fonctionnement de ces musculatures provoquent les diverses hétérophories*, le strabisme* et la diplopie*, la presbytie*.
La *vision des couleurs* nécessite le fonctionnement correct des organes récepteurs de la rétine* ; diverses anomalies, pour la plupart héréditaires, perturbent le sens coloré : achromatopsie* (perte totale de vision des couleurs) et dyschromatopsies*, telles la deutéranopie (disparition du vert), la protanopie (disparition du rouge, type daltonisme), la tritanopie (disparition du bleu et du violet).
Les dyschromatopsies sont diagnostiquées par des tests colorés (planches, écheveaux, chiffres colorés, etc.) et interdisent la pratique de toutes les professions nécessitant une appréciation exacte des couleurs.

**vitamine** n. f. Substance indispensable à l'organisme, existant dans certains aliments, et dont l'organisme ne peut pas effectuer la synthèse.
Les vitamines jouent *en très petites quantités* des rôles fonctionnels d'une importance capitale.
Leur étude est fondée sur l'observation de maladies dont l'origine est restée longtemps inexpliquée, et sur des recherches expérimentales diverses : des maladies autrefois répandues, tels le scorbut*, le béribéri*, la pellagre*, etc., ont été rapportées à une carence vitaminique : ce sont des avitaminoses*. L'étude analytique des rations alimentaires a permis d'isoler les diverses vitamines : ainsi, l'observation des patients accidentellement soumis à des régimes carencés et d'animaux carencés expérimentalement ont permis de préciser le rôle exact de chacune des vitamines et de repérer les aliments qui les contiennent.
La structure chimique des vitamines est très variée et, dans certains cas (vitamines P par exemple), divers produits chimiquement différents entre eux sont considérés comme des « facteurs vitaminiques » analogues. Certaines vitamines *liposolubles* ne peuvent être fournies qu'avec les aliments gras ; les autres sont *hydrosolubles* (solubles dans l'eau).
**La vitamine A ou axérophtol.**
Liposoluble, elle existe dans certaines graisses animales (beurre, foie de poisson). Le règne végétal (choux, carottes,

oranges, etc.) fournit un précurseur de la vitamine A, le *carotène,* pigment jaune très répandu, que le foie est capable de transformer en vitamine active. Il existe deux vitamines A : la vitamine A1, ou axérophtol, est deux fois plus active que la vitamine A2, de structure peu différente.

RÔLE PHYSIOLOGIQUE ET BESOINS JOURNALIERS. La vitamine A est un agent de croissance favorisant la multiplication cellulaire, un agent de régénération tissulaire, un protecteur des épidermes, exerçant une action anti-infectieuse ; surtout elle permet la régénération du pourpre rétinien ou rhodopsine (v. RÉTINE), à l'obscurité ; enfin, elle intervient dans l'élaboration des hormones génitales. Les besoins journaliers en vitamine A sont d'environ 1,5 mg.

L'AVITAMINOSE A. Le syndrome de carence en vitamine A a été observé sous le nom de *hikon* au Japon en 1895 et en Europe en 1918. Des régimes de disette (suppression de lait et de beurre) en étaient responsables. L'avitaminose A est avant tout caractérisée par une xérophtalmie* avec boursouflure des paupières pouvant aboutir à la fonte purulente de l'œil, et par l'héméralopie*. Il s'y associe des troubles de croissance chez les jeunes et une diminution de la résistance aux infections. Actuellement l'avitaminose A résulte moins d'une carence d'apport que d'une carence d'utilisation chez des sujets présentant des troubles digestifs chroniques (diarrhée* prolongée, pancréatite*, etc.) qui perturbent l'absorption intestinale de la vitamine A.

L'HYPERVITAMINOSE A. Elle s'observe en cas d'administration excessive d'huile de foie de morue. Elle donne des troubles aigus (hydrocéphalie transitoire et bénigne) ou chroniques (troubles ostéo-articulaires, coloration jaune de la peau) qui guérissent rapidement après réduction de l'apport vitaminique.

**Les vitamines B.**

Hydrosolubles, elles comprennent des substances de provenance commune (levures) qui se distinguent les unes des autres par leur structure chimique, leur rôle physiologique et leur application thérapeutique.

***La vitamine B1 ou thiamine ou aneurine.*** Elle est normalement synthétisée par les plantes, les bactéries et les levures. Elle existe en grande quantité dans les cuticules de graines de céréales.

RÔLE PHYSIOLOGIQUE ET BESOINS JOURNALIERS. La vitamine B1 est un agent important du catabolisme des glucides. Les besoins journaliers sont de l'ordre de 1,5 mg, proportionnels à la quantité de glucides ingérés.

L'AVITAMINOSE B1 (BÉRIBÉRI). Elle peut résulter d'une carence d'apport (consommation d'aliments raffinés tels que le riz poli, la farine blanche), d'un défaut d'absorption intestinale (diarrhée, colites chroniques), d'une carence d'utilisation comme on l'observe au cours de l'alcoolisme* chronique. Cliniquement, le béribéri* se traduit par des troubles nerveux et cardio-vasculaires. Il est dû à une carence en vitamine B1 associée à une carence polyvitaminique complexe. L'avitaminose B1 pure est responsable de l'encéphalopathie de Gayet-Wernick (v. ALCOOLISME, *Complications de l'alcoolisme sur l'encéphale*).

***La vitamine B2 ou riboflavine ou lactoflavine.*** Elle est synthétisée par les végétaux, surtout la levure de bière. Elle peut être apportée, en outre, par le foie, le rein, le cœur des animaux, par le lait, les œufs, le poisson et par certains végétaux (épinards, carottes, laitues).

RÔLE PHYSIOLOGIQUE ET BESOINS JOURNALIERS. La vitamine B2 intervient dans les réactions d'oxydations cellulaires et dans l'absorption intestinale des glucides. Les besoins journaliers sont de 2 mg.

L'AVITAMINOSE B2. Par carence d'apport, elle est exceptionnelle chez l'homme ; elle résulte plus souvent d'un défaut d'absorption intestinale liée à des troubles digestifs. Elle se traduit par de la chéilite*, de la glossite*, par une irritation oculaire avec diminution de l'acuité visuelle et par des troubles cutanés (irritation avec lésions acnéiformes des paupières et des oreilles).

***La vitamine B3 ou vitamine PP ou nicotinamide.*** Elle se rencontre dans les mêmes aliments que les autres vitamines B. Les bactéries de la flore intestinale et le foie peuvent également la synthétiser chez l'homme.

RÔLE PHYSIOLOGIQUE ET BESOINS JOURNALIERS. La vitamine B3 ou PP intervient dans les processus d'oxydoréductions cellulaires. Les besoins journaliers sont d'environ 20 mg.

L'AVITAMINOSE B3 OU PP. Elle provoque la pellagre*.

***La vitamine B4 ou adénine.*** Elle est apportée par les protéines animales (viande, poisson, etc.), qui satisfont largement les besoins journaliers. Il ne semble pas exister d'avitaminose B4, mais la vitamine B4 est utilisée pour traiter certaines leucopénies*.

***La vitamine B5 ou acide panthoténique.*** Elle existe dans tous les tissus animaux et est nécessaire pour le métabolisme des lipides et des glucides ; ses besoins journaliers sont de 15 mg. Il n'existe pas d'avitaminose B5 humaine. La vitamine B5 est utilisée dans le traitement des maladies du cheveu (alopécies, canitie).

**La vitamine B6 ou pyridoxine.** Elle est fournie par la levure de bière, le lait et les œufs et intervient dans l'utilisation des lipides et des glucides. Les besoins journaliers sont de 2 mg. L'avitaminose B6 se traduit par des troubles neurologiques avec acrodynie*.

**La vitamine B8.** V. *Vitamine H.*

**La vitamine B9 ou acide folique.** Elle est fournie par la levure de bière, les légumes frais à feuilles vertes.

RÔLE PHYSIOLOGIQUE ET BESOINS JOURNALIERS. La vitamine B9 est indispensable à la maturation des mégaloblastes* et au métabolisme de certains acides aminés. Les besoins journaliers sont de 15 mg.

L'AVITAMINOSE B9. Elle associe une anémie à des troubles de la croissance.

**La vitamine B12 ou cyanocobalamine.** Elle se trouve dans de nombreux aliments (viandes, lait). Elle est indispensable à la formation des hématies, et ses besoins journaliers sont de 2 mg. L'avitaminose B12 se traduit par une anémie et résulte d'un défaut d'absorption digestive comme on l'observe dans l'anémie de Biermer*. On traite les anémies par la vitamine B12 ou son dérivé, l'hydroxocobalamine.

**La vitamine C ou acide ascorbique.**

Vitamine hydrosoluble, elle est présente dans les oranges, les citrons, les fruits et légumes frais.

RÔLE PHYSIOLOGIQUE ET BESOINS JOURNALIERS. La vitamine C intervient dans l'élaboration du tissu conjonctif, dans la formation des vaisseaux, des cartilages et de l'osséine des os. Elle stimule la maturation des globules rouges. Les besoins journaliers, de l'ordre de 75 mg, sont augmentés au cours des infections.

L'AVITAMINOSE C. Elle réalise chez l'adulte le *scorbut** et, chez le nourrisson, la *maladie de Barlow**.

**Les vitamines D ou antirachitiques.**

Vitamines liposolubles, elles sont peu répandues dans la nature, et leur apport alimentaire joue, chez l'homme adulte, un rôle secondaire (lait, jaune d'œuf, etc.). La source principale, chez l'homme, est due à la synthèse cutanée de vitamine D sous l'influence des rayons ultraviolets à partir d'une provitamine présente dans la peau. On connaît plusieurs vitamines D (D1, D2, D3, D4 et D5), très voisines les unes des autres. La vitamine D2 ou calciférol est la plus utilisée en thérapeutique ; elle est issue de l'ergostérol, ou provitamine D2, transformé par activation photochimique. La vitamine D3 est extraite de l'huile de foie de poisson.

RÔLE PHYSIOLOGIQUE ET BESOINS JOURNALIERS. La vitamine D intervient dans la régularisation du métabolisme phosphocalcique en favorisant l'absorption intestinale du phosphore et du calcium et en assurant leur fixation au niveau de l'os. Les besoins journaliers varient avec l'âge (plus élevés au cours de la grossesse, de l'allaitement et de la croissance) ; ils sont d'environ 0,025 mg.

L'HYPOVITAMINOSE D. La carence en vitamine D réalise sur l'organisme en croissance (nourrisson, petit enfant) un *rachitisme** ; chez l'adulte, elle détermine l'*ostéomalacie**.

L'HYPERVITAMINOSE D. Elle survient au cours de traitements trop intenses par la vitamine D. Elle se traduit par des vomissements, une polyurie, une polydypsie, une déshydratation, des troubles psychiques et peut laisser, en l'absence de traitement rapide, des séquelles (néphrocalcinose).

**La vitamine E ou α-tocophérol.**

Elle se rencontre dans les germes de blé et dans les organes verts des végétaux. C'est une vitamine liposoluble.

RÔLE PHYSIOLOGIQUE ET BESOINS JOURNALIERS. Le rôle de la vitamine E est mal connu, mais on considère qu'elle joue un rôle dans le fonctionnement de l'appareil génital et dans la fécondité. Les besoins journaliers sont d'environ 20 mg.

L'HYPOVITAMINOSE E. Elle n'a jamais été observée chez l'homme. Chez le rat, elle détermine un avortement précoce de la femelle et un arrêt de la spermatogenèse du mâle.

**Les vitamines F.**

Vitamines liposolubles, elles se rencontrent dans toutes les huiles végétales. On donne ce nom à des acides gras insaturés (notamment à l'acide linoléique) et à certains de leurs dérivés. Elles interviendraient dans le métabolisme des graisses. Leurs besoins journaliers sont mal précisés. L'hypovitaminose F n'existe pas chez l'homme, mais l'administration de vitamine F permel d'améliorer certaines lésions cutanées.

**La vitamine H ou biotine.**

Elle est rattachée aux vitamines B (B 8). Vitamine hydrosoluble fournie par le rein, le foie, le jaune d'œuf, elle est généralement synthétisée par les bactéries de la flore intestinale. Les besoins journaliers sont de 20 mg. La carence n'existe pas chez l'homme, mais, chez le singe, elle est responsable de troubles cutanés aigus avec chute des poils.

**La vitamine K ou phylloquinone.**
Vitamine liposoluble, elle se rencontre dans tous les légumes verts. L'apport alimentaire est secondaire par rapport à la synthèse de vitamine K par les bactéries de la flore intestinale chez l'homme.
RÔLE PHYSIOLOGIQUE ET BESOINS JOURNALIERS. La vitamine K intervient dans la synthèse par le foie de certains facteurs indispensables à la coagulation* et essentiellement de la prothrombine. Les besoins journaliers sont de 4 mg.
L'HYPOVITAMINOSE K. Par carence d'apport, elle ne s'observe que chez le nouveau-né dont le contenu intestinal ne peut pas synthétiser de vitamine K. La carence d'absorption intestinale est beaucoup plus fréquente chez l'homme (défaut de sécrétion biliaire ou perturbation du transit intestinal). La carence par défaut de synthèse s'observe après destruction de la flore bactérienne (par un traitement antibiotique par exemple). L'hypovitaminose K se traduit par une tendance aux saignements et par des hémorragies internes dans les cas graves. Moins sévère, elle n'est révélée que par l'abaissement du taux de prothrombine.
**Les vitamines P.**
Elles regroupent trois substances hydrosolubles (la citrine, la rutine et l'esculoside), que l'on rencontre dans tous les fruits. Ces substances ont des formules chimiques différentes, mais une action commune de protection des endothéliums vasculaires, dont elles empêchent la rupture. D'autres substances, synthétiques, ont une action analogue et on leur attribue comme aux premières un « facteur vitaminique P ».
La carence en vitamines P entraîne des pétéchies* liées à une fragilité des vaisseaux capillaires.
L'étude des vitamines permet de comprendre le danger que représentent des régimes alimentaires trop monotones, l'abus d'aliments stérilisés, la nécessité d'équilibrer l'apport alimentaire et celui des vitamines indispensables à leur utilisation et le rôle pathogène d'une carence d'apport vitaminique (avitaminose). □

**vitaminothérapie** n. f. Traitement par les vitamines.
**Le traitement des avitaminoses.** Il consiste en l'administration de la ou des vitamines manquantes. (V. BÉRIBÉRI, SCORBUT, RACHITISME, PELLAGRE, VITAMINE.)
**La prévention des avitaminoses.** Elle consiste en une juste détermination des proportions des différentes vitamines qui doivent entrer dans la ration alimentaire. Lorsque celle-ci fournit un apport vitaminique insuffisant, on le complète par une vitaminothérapie de compensation.
Chez le *nourrisson*, les besoins vitaminiques sont en général couverts par la diversification rapide du régime (jus de fruits), qui ne rend utile que l'apport complémentaire de vitamine D. Chez l'*enfant* et l'*adolescent*, une ration alimentaire équilibrée suffit en principe aux besoins vitaminiques. Des compléments sont utiles en cas d'infection, d'efforts redoublés, de fatigue. Chez l'*adulte*, un apport vitaminique complémentaire peut être nécessaire en cas de privation provisoire de certains aliments (hiver, difficultés de ravitaillement, guerre, etc.), de nécessité de poursuivre certains régimes (la restriction en graisses provoque une carence en vitamines liposolubles), d'accroissement des besoins (grossesse, allaitement, maladies diverses, tentatives de records, etc.).
**Le traitement de maladies autres que des avitaminoses.** Il fait parfois appel à des doses très fortes de vitamines, dont l'action thérapeutique a été observée. Ainsi la vitamine C est employée dans le traitement des asthénies et du surmenage ; les vitamines B1, B6 et B12 dans le traitement des névralgies et névrites ; les vitamines A et F dans le traitement des affections de la peau, la vitamine E dans la prévention de l'athérosclérose, et les vitamines P dans le traitement de nombreuses affections circulaloires.

**vitesse** n. f. **Vitesse circulatoire,** vitesse avec laquelle le sang circule dans les artères et dans les veines. — Elle s'apprécie en faisant une injection intraveineuse d'une substance sapide et en mesurant le temps qui s'écoule entre cette injection et l'apparition d'une sensation gustative au niveau de la langue.
**Vitesse de sédimentation des hématies ou V. S.** V. SÉDIMENTATION.

**vitiligo** n. m. Affection caractérisée par des zones au niveau desquelles la peau est complètement blanche et qui sont entourées de zones hyperpigmentées.
Aucune cause n'est connue ; le vitiligo s'accentue pendant l'été. Le traitement est plutôt décevant, se résumant souvent à un camouflage des zones décolorées par une solution faible de permanganate de potassium.

**vitré, e** adj. Transparent comme une vitre.
**Corps vitré** (ou **vitré** n. m.), masse transparente et gélatineuse qui occupe les quatre cinquièmes du volume du globe oculaire (V. ŒIL) entre, en arrière et sur les côtés, la rétine* et, en avant, le cristallin. L'humeur vitrée est un gel colloïdal riche en fibrilles collagènes*. Celles-ci ne se

renouvellent pas et, pour remplacer un vitré pathologique, il est nécessaire de pratiquer une greffe du vitré.
**Membrane vitrée** (ou **vitrée** n. f.), condensation de collagène habituellement hyaline, servant de support à un épithélium ou à un tissu. (Syn. : MEMBRANE BASALE.) — Ce terme est surtout utilisé pour désigner la bordure conjonctive qui limite les tubes séminifères du testicule* et les vésicules thyroïdiennes. (V. THYROÏDE.)

**vitropression** n. f. Examen qui consiste à comprimer à l'aide d'un verre de montre une lésion cutanée congestive, pour apprécier la teinte qu'elle a quand elle est privée de sang. Les taches de purpura* ne s'effacent pas à la vitropression, tandis que les taches dues à une simple dilatation des capillaires (érythèmes, angiomes, etc.) s'effacent.

**Vittel,** station hydrominérale des Vosges, à 43 km d'Épinal, ouverte de mai à septembre, pour les affections des reins, du foie et de la nutrition.
**Sources.** Les eaux sulfatées calciques et magnésiennes, froides (de 10,5 à 11,5 °C), ont des concentrations différentes selon les sources : Hépar 2,25 g par litre, Marie 1,95 g par litre, Grande-Source 0,56 g par litre. On les emploie essentiellement en cures de boisson, complétées par des bains et des massages.
**Indications.** Les affections des voies urinaires : lithiases*, coliques* néphrétiques, et les affections des voies biliaires* et du foie* sont les principales indications de la station. On y traite également l'hyperuricémie*, la goutte* et l'hypercholestérolémie ainsi que les conséquences du surmenage : cures de détente et de désintoxication.

**voie** n. f. Trajet que suivent dans l'organisme des fluides (gaz ou liquides) ou l'influx nerveux.
Par extension, organes qui conduisent ces éléments : *voies respiratoires, biliaires*, digestives, urinaires*, nerveuses, génitales, optiques**.

**voile** n. m. **Voile du palais,** cloison musculo-membraneuse prolongeant en bas et en arrière la voûte du palais. — Il présente un prolongement postérieur médian, la *luette*, et, de chaque côté, deux replis, les *piliers antérieur* et *postérieur*, qui limitent la loge amygdalienne.
***Affections du voile du palais.*** La *paralysie du voile*, de cause neurologique ou infectieuse (diphtérie*), se traduit par un nasonnement et un reflux des liquides par le nez. Les *tumeurs du voile* sont bénignes ou malignes. Le voile peut être *mal formé* (division palatine).
**Voile du poumon,** terme populaire désignant un obscurcissement radiologique d'une partie d'un poumon. (Il peut s'agir de tuberculose, mais aussi d'une pneumopathie banale.)

**voix** n. f. La voix résulte de l'émission du son laryngé modifié par les cavités de résonance : pharynx, bouche, fosses nasales.
La voix est caractérisée par son *intensité* (ampleur des vibrations sonores), sa *hauteur* (fréquence des vibrations) et son *timbre*, qui résulte de la présence plus ou moins importante d'harmoniques (vibrations de fréquence multiple du son fondamental).
Les affections qui provoquent des troubles de la voix sont les lésions du larynx* (dysphonie) et les paralysies des cordes vocales (aphonie), les lésions du pharynx et des fosses nasales (voix nasonnée).
La *phoniatrie* est la discipline médicale qui traite les anomalies de la voix : elle fait appel à l'oto-rhino-laryngologie, à la neurologie, à la rééducation respiratoire. L'*orthophonie** corrige les troubles de l'élocution et du langage (formation de sons complexes).
La rééducation de la voix bénéficie des progrès de l'électronique : contrôle des vibrations émises à l'oscilloscope, prothèses auditives pour les sourds-muets, etc.

**vol** n. m. Conduite antisociale d'appropriation du bien d'autrui qui, dans sa forme pathologique, seule envisagée ici, dépend de troubles psychiques.
Il est des modalités très différentes de vol pathologique dont découlent des degrés variables de responsabilité pénale. Il peut s'agir d'un vol commis au cours d'une impulsion par des déments, des arriérés mentaux ou des sujets présentant une psychose : accès maniaque (v. MANIE), délire* chronique, schizophrénie*. Dans ces cas, une thérapeutique psychiatrique s'impose et non une sanction.
Le vol peut encore se commettre au cours d'une obsession* — impulsion sous l'influence d'une irrésistible tentation. La véritable *kleptomanie** (névrotique) constitue le type même du vol pathologique. Il est réalisé par un individu lucide, dont la conscience morale est intacte, mais qui ne peut résister à la tentation.
Citons aussi les cas d'escroquerie nettement morbide survenant dans le cadre d'un déséquilibre caractériel. (V. CARACTÈRE.)
Chez l'adolescent et chez l'enfant, il faut se garder d'y voir systématiquement le signe de la perversité. L'enfant dès l'âge de 6 ans est susceptible de voler, ce comportement étant habituel chez lui.

De nombreux adolescents peuvent avoir une ou plusieurs conduites de vol sans verser pour autant dans la délinquance.

**volémie** n. f. Volume total du sang contenu dans le corps.

Le seul trouble de la volémie est l'*hypovolémie*, diminution de la volémie due à une hémorragie* ou à un état de choc*, et qui se traduit par une baisse de la tension artérielle.

**volet** n. m. **Volet crânien,** ablation d'une partie de la voûte crânienne par trépanations périphériques multiples, utilisée en neurochirurgie comme voie d'abord pour l'exérèse d'une tumeur ou comme traitement d'une hypertension intracrânienne.

**Volet costal,** désolidarisation d'une partie de la cage thoracique à la suite de fractures de côtes multiples. — Le risque principal du volet costal réside en ce qu'il ne suit plus les mouvements de la respiration, restant déprimé lors de l'inspiration et provoquant une gêne respiratoire grave (respiration paradoxale).

**Volkmann (syndrome de),** complication des traumatismes du membre supérieur et en particulier de l'avant-bras chez l'enfant et l'adolescent, caractérisé par une rétraction des muscles fléchisseurs des doigts, aboutissant à une infirmité grave.

**volupté** n. f. Plaisir intense né de la satisfaction d'un besoin, plus particulièrement plaisir sexuel.

**volvulus** n. m. Torsion d'un organe creux autour de son point d'attache, se rencontrant essentiellement au niveau de l'intestin grêle et du côlon pelvien, qui jouissent d'une relative mobilité.

Le volvulus peut survenir sans cause apparente ou être provoqué par une adhérence anormale du viscère (bride postopératoire). Le tableau clinique est celui d'une occlusion* intestinale, avec ses diverses modalités selon le siège. Le risque de nécrose impose l'intervention chirurgicale d'urgence.

**vomer** n. m. Lame osseuse verticale et médiane qui constitue la partie postérieure de la cloison médiane des fosses nasales.

**vomique** n. f. Rejet, par expectoration, d'une collection purulente passée par effraction dans les bronches.

L'abcès du poumon, devenu rare, est la cause principale de vomique, parfois minime et fractionnée, parfois massive et brutale. La rupture d'un kyste hydatique du poumon provoque une vomique « chocolat ».

**vomissement** n. m. Rejet par la bouche de tout ou partie du contenu de l'estomac. Le vomissement peut être aqueux, purulent, sanglant, bilieux. Il diffère de la régurgitation, reflux des aliments sans effort, depuis l'œsophage.

Le vomissement est un acte réflexe, dû à une irritation du tube digestif transmise par les nerfs glosso-pharyngiens et pneumogastriques aux centres nerveux du bulbe, ou à l'irritation de ces centres eux-mêmes.

Le vomissement s'observe dans divers états pathologiques : gastrites, cholécystites*, intoxications diverses, appendicite, occlusion intestinale, etc. Les troubles neurologiques, en particulier les syndromes méningés (méningites) et les tumeurs cérébrales sont responsables de vomissements non alimentaires en « fusée ».

Les vomissements du nourrisson sont importants à connaître, en raison des désordres hydroélectrolytiques qu'ils provoquent et des urgences chirurgicales qu'ils peuvent représenter. Hormis la coqueluche*, les péritonites*, les otites*, les appendicites*, il faut penser à une occlusion* néonatale, à une hernie* diaphragmatique, à la sténose hypertrophique du pylore*, à l'atrésie de l'œsophage* (urgence néonatale).

**Vomissement acétonémique.** Cette affection bénigne de l'enfant se caractérise par une intolérance alimentaire complète, de la fièvre et des vomissements (v. ACÉTONÉMIE).

**Vomissements de la grossesse.** Nombre de femmes enceintes vomissent au début de leur grossesse. Certaines, peu et peu de temps ; d'autres, beaucoup et durant longtemps.

Les *vomissements simples* sont presque un signe normal de grossesse. Ils surviennent au réveil ou à l'heure des repas, sans efforts, souvent précédés de nausées. Ils peuvent s'accompagner de salivation excessive, de crampes épigastriques et de syncope. Ils prennent fin habituellement vers le 4ᵉ mois de la grossesse.

Les *vomissements graves* ont une abondance et une fréquence très grandes. Ils retentissent vite sur l'état général et entraînent amaigrissement et déshydratation. Le traitement de ces vomissements graves impose l'isolement à l'hôpital dans le calme absolu et sans aucune visite.

**Traitement du vomissement.** Les antispasmodiques et antiémétisants (métopimazine) donnent de bons résultats s'il n'y a pas de lésion organique. Ils sont associés, si nécessaire, à la correction de la déshydratation et du désordre électrolytique. La cause doit toujours être recherchée et, si possible, traitée.

**vomitif** n. m. et adj. Médicament utilisé pour provoquer un vomissement.

L'apomorphine* en injections sous-cutanées est le vomitif le plus employé dans le traitement des intoxications.

**voussure** n. f. Convexité anormale d'une région anatomique : *voussure du rachis dans les scolioses.*

**voûte** n. f. Formation anatomique cintrée : *voûte du crâne, du palais, voûte plantaire* (v. PIED).

**vulnéraire** adj. et n. m. Se dit des médicaments propres à guérir une blessure ou que l'on administre après un traumatisme (teinture d'arnica, vin aromatique, alcoolat de mélisse, etc.). (Vx.)

**vultueux, euse** adj. Se dit d'un visage rouge et gonflé, qu'on voit par exemple lors des fièvres très élevées.

**vulve** n. f. Ensemble des parties génitales externes de la femme.

**Anatomie.** La vulve est une dépression médiane dirigée d'avant en arrière et limitée de chaque côté par deux replis cutanés successifs, les grandes lèvres, puis les petites lèvres, ou « nymphes ». En avant, les grandes lèvres se terminent sur le mont de Vénus ; les petites lèvres forment le capuchon qui recouvre le clitoris, organe érectile. La commissure postérieure est appelée « fourchette ». L'urètre aboutit, par son méat, en arrière du clitoris. Le vagin s'abouche en arrière de celui-ci. Au tiers postérieur de la vulve s'ouvrent, de part et d'autre, les orifices des glandes de Bartholin.

**Pathologie.** Les *malformations* comportent l'imperforation de l'hymen, les abouchements anormaux de l'anus ou des uretères à la vulve, l'absence de vagin.

Les *traumatismes* peuvent être accidentels, obstétricaux ou consécutifs à la défloration.

Les *infections de la vulve* sont les vulvites*.

Les *ulcérations* de la vulve peuvent être liées à un herpès, à une maladie vénérienne (chancre syphilitique, chancre mou, maladie de Nicolas-Favre) ou à un épithélioma.

Les *états dystrophiques* se voient le plus souvent après la ménopause, ou chez une femme castrée (kraurosis). Ils peuvent réaliser également un esthiomène ou un éléphantiasis.

Les *tumeurs de la vulve* peuvent être bénignes (papillomes, condylomes, « crêtes-de-coq ») ou malignes, ces dernières se développant souvent à partir de lésions précancéreuses (leucoplasie, maladie de Paget, maladie de Bowen, prurit rebelle).

**vulvectomie** n. f. Ablation des organes génitaux externes de la femme.

Elle peut être nécessitée par le développement de certaines tumeurs précancéreuses ou cancéreuses de la région. Dans ce dernier cas, elle peut être associée à un curage ganglionnaire des vaisseaux iliaques.

**vulvite** n. f. Infection de la vulve, se traduisant par une sensation de cuisson et de tension, avec rougeur, irritation et suintement.

Elle peut s'accompagner de vaginite* ou d'infection de la peau avoisinante. Les germes responsables peuveut être des bactéries banales (streptocoques, staphylocoques), des bactéries intestinales (colibacille) ou des gonocoques*.

**vulvo-vaginite** n. f. État inflammatoire de la vulve et du vagin, fréquent chez les petites filles et le plus souvent bénin.

Les vulvo-vaginites peuvent nécessiter des injections vaginales, qui sont pratiquées, chez la petite fille, avec une canule spéciale pour fillette.

# W-X-Y-Z

**Waaler-Rose (réaction de),** réaction immunologique mettant en évidence le « facteur rhumatoïde » et positive dans la polyarthrite* rhumatoïde et dans certaines collagénoses*.

**Waldenström (maladie de),** macroglobulinémie* (affection caractérisée par la présence dans le sang d'une immunoglobuline de poids moléculaire très élevé [macroglobuline]), sans cause connue.

Elle se manifeste par une anémie, des hémorragies (v. PURPURA), une augmentation de volume du foie, de la rate et des ganglions, sièges d'une infiltration lymphoplasmocytaire. (V. LYMPHOCYTE, PLASMOCYTE.)

Le traitement utilise les antimitotiques et les corticoïdes.

**Wasserman (réaction de).** V. BORDET*-WASSERMAN.

**Weber (épreuve de),** épreuve permettant de diagnostiquer la nature des anomalies de l'audition.

Pratiquée avec un diapason ou un audiomètre, elle étudie la latéralisation du son par voie osseuse.

Le son émis par le diapason ou le vibreur posé sur la ligne médiane du crâne est perçu du côté atteint dans les surdités de transmission, du côté sain dans les surdités de perception.

**Weeks (bacille de),** bacille responsable d'une conjonctivite aiguë.

**Weigl (réaction de),** réaction immunologique du typhus exanthématique. (C'est l'agglutination d'une suspension de rickettsies par le sérum du malade.)

**Weil-Félix (réaction de),** réaction immunologique des rickettsioses fondée sur le fait que le sérum des malades agglutine diverses souches de *proteus* (bacille sans rapport avec les rickettsies). Ce n'est pas une réaction spécifique, et sa positivité doit faire pratiquer la réaction de Weigl*.

**Werding-Hoffmann (maladie de),** maladie héréditaire grave à transmission récessive, caractérisée par une amyotrophie* précoce touchant tous les muscles, une paralysie et d'importantes déformations, celles de la cage thoracique pouvant entraîner des difficultés respiratoires.

**Wernicke (aphasie de),** variété d'aphasie* dans laquelle l'expression orale est abondante, spontanée mais incompréhensible à cause de l'usage inapproprié des mots.

**Westphal (signe),** nom donné à l'abolition du réflexe rotulien dans le tabès*.

**Wharton (canal de),** canal excréteur de la glande salivaire* sous-maxillaire.

**Wharton (gelée de),** tissu conjonctif mou qui donne sa consistance au cordon ombilical.

**Whipple (maladie de),** affection très rare associant une diarrhée par malabsorption, des douleurs articulaires multiples et parfois des adénopathies.

La biopsie de la muqueuse intestinale montre une infiltration par des cellules remplies de granulations glycoprotéiques. Le traitement est à base d'antibiotiques.

**Willis (hexagone de),** polygone artériel irriguant la partie postérieure du cerveau*.

**Wilson (maladie de),** maladie héréditaire récessive, consistant en un dépôt de cuivre dans les viscères, en particulier le foie, le cerveau et le rein. (Syn. : DÉGÉNÉRESCENCE HÉPATO-LENTICULAIRE.)

Elle se caractérise par une cirrhose* du foie et des troubles neurologiques qui prédominent sur les noyaux gris centraux du cerveau (noyaux lenticulaires). On constate un anneau vert autour de la cornée. Le traitement comporte l'administration d'un chélateur du cuivre, la *pénicillamine*.

**Wirsung (canal de),** canal principal d'excrétion du pancréas* vers le duodénum*.

**Wrisberg (nerf de),** racine sensitive de la VII^e^ paire de nerfs* crâniens (nerf facial*).

**wuchereria** n. f. Genre zoologique désignant les filaires* pathogènes lymphatiques.

**xanthélasma** n. m. Nom donné aux taches jaunes présentes sur la paupière supérieure, près de l'angle interne de l'œil, dues à des dépôts intradermiques de cholestérol*.

Ces taches, légèrement saillantes, sont bilalérales, parfois symétriques. Elles ne coïncident pas forcément avec une élévation du taux sanguin du cholestérol. L'excision chirurgicale est le meilleur traitement.

**xanthique** adj. **Bases xanthiques,** substances présentes dans le café, le thé, le cacao. — Ce sont la caféine, la théophylline, la théobromine. Elles sont utilisées en thérapeutique pour leur effet tonique sur le muscle cardiaque et leur effet diurétique*.

**xanthomatose** n. f. Trouble du métabolisme des lipides s'accompagnant de la présence de xanthomes*.

Les xanthomatoses hypercholestérolémiques font suite à une cirrhose biliaire ou à un myxœdème*. Les xanthomatoses hyperlipémiques (augmentation du taux sanguin des lipides autres que le cholestérol) s'observent chez les diabétiques et dans les affections pancréatiques. Enfin, il existe des xanthomatoses normocholestérolémiques, dues à un trouble du métabolisme des lipides.

Les pronostics sont très divers selon la cause.

**xanthome** n. m. Tumeur dermique constituée de graisses neutres, de phospholipides* ou de cholestérol.

Les *xanthomes tubéreux* témoignent d'une hypercholestérolémie*. On les rencontre aux genoux, aux coudes ; ils sont jaunes, saillants, plus ou moins volumineux.

Les *xanthomes plans*, sans rapport avec un trouble des lipides, se rencontrent surtout sur le tronc et les membres.

Les *xanthomes éruptifs*, micropapules jaune-orangé, en nappes, se rencontrent surtout aux fesses et aux membres. Ils peuvent disparaître spontanément ou sous l'effet du traitement ; ils témoignent d'une hyperlipémie. Le régime hypolipidique peut les faire régresser.

**xanthopsie** n. f. Trouble de la vision observé au cours de certains ictères, qui donne une teinte jaune uniforme à tous les objets.

**xénodiagnostic** n. m. Technique utilisant l'insecte vecteur d'une maladie parasitaire pour en faire le diagnostic.

On fait piquer le malade par un insecte sain (non parasité), et on retrouve le parasite dans ses déjections.

**xeroderma pigmentosum** n. m. (mots lat.). Maladie cutanée héréditaire très rare, caractérisée par l'apparition de lésions de kératose dès que le sujet s'expose à la lumière.

Ces lésions peuvent se cancériser et obligent donc à des interventions réitérées.

**xérodermie** n. f. État sec de l'épiderme, qui s'observe notamment au cours de l'avitaminose A.

**xérophtalmie** n. f. Sécheresse des muqueuses de l'œil (conjonctive et cornée) avec kératinisation.

Dans cette affection, due à une avitaminose A (v. VITAMINE), la surface de l'œil perd son brillant et sa sensibilité, se couvre de taches argentées, puis s'ulcère. Le traitement comporte l'administration de vitamine A. Sans lui, l'évolution se fait vers la kératomalacie*.

**xiphoïde** adj. **Appendice xiphoïde**, extrémité, inférieure du *sternum**.

**xylol** ou **xylène** n. m. Homologue du benzène utilisé dans le traitement de la phtiriase* sous forme de vaseline xylolée.

**yaourt** n. m. Lait caillé ayant subi une fermentation acide. (Syn. : YOGHOURT.)

Par son acidité, le yaourt s'oppose au développement des germes de putréfaction, d'où son intérêt comme complément de l'antibiothérapie*. Il n'est pas toujours supporté par l'estomac, du fait même de son acidité.

**Yercin (bacille de)**, agent de la peste*. C'est un coccobacille* Gram négatif qui résiste au froid.

**zézaiement** n. m. Défaut de prononciation qui consiste à articuler « z » à la place de « j » ou « g », et à articuler « s » à la place de « ch » (*zeu* pour jeu, *semin* pour chemin).

**Ziehl-Nielsen (coloration de)**, coloration utilisée pour mettre en évidence le B. K. et le bacille de Hansen*.

**zinc** n. m. Métal de couleur blanc bleuâtre. Le *chlorure* de zinc est antiseptique. Le *sulfate* de zinc entre dans la pommade de Dalibour. Le *phosphure* de zinc est antiparasitaire. L'*oxyde* de zinc est absorbant et antiseptique (poudres, pommades).

**Toxicologie.** Dans l'industrie, l'inhalation de vapeurs de zinc peut entraîner la « fièvre des fondeurs » : fièvre à 40 °C, avec frissons, céphalées, douleurs musculaires, rapidement guérissable. Par contre, l'inhalation de vapeurs des dérivés du zinc peut entraîner un œdème* aigu du poumon, souvent mortel.

**Zollinger-Ellison (syndrome de)**, syndrome caractérisé par des ulcères multiples du duodénum*, dû à un adénome pancréatique ou à une hyperplasie diffuse des îlots de Langerhans*, qui entraînent une sécrétion exagérée de sucs pancréatiques, agressifs pour la muqueuse duodénale.

**zona** n. m. Maladie infectieuse d'origine virale. (Syn. : ZOSTER, HERPES ZOSTER.)

Le germe en cause est un « herpès-virus » qui est à l'origine d'une maladie généralisée, la varicelle, et d'une récidive locale, le zona. Celui-ci ne se manifeste chez l'homme qu'en présence d'anticorps antivaricelleux.

**Signes cliniques.** Le zona survient surtout à l'âge adulte et chez le vieillard. Il succède parfois à des traumatismes rachi-

diens, à des affections du névraxe. Il se caractérise par une éruption localisée à une racine nerveuse.
Une douleur, tenace, radiculaire, à type de brûlure, précède l'éruption de quelques jours, parfois quelques heures. L'éruption est strictement localisée au territoire de la racine, de type érythémateux devenant vésiculeux en quelques jours. Des croûtes se forment, laissant, 10 jours après, une cicatrice blanche. Il existe une adénopathie satellite (gros ganglion), des douleurs très intenses (« feu de Saint-Antoine »), parfois des troubles de la sensibilité.
Les localisations les plus fréquentes sont les atteintes rachidiennes. Les zonas céphaliques sont plus rares (5 p. 100), ce sont le zona ophtalmique (aux complications oculaires), le zona du ganglion géniculé (touchant l'oreille) et les zonas bucco-pharyngés.
Les complications sont, en dehors des atteintes neurologiques graves, des séquelles douloureuses qui posent de difficiles problèmes thérapeutiques.
Le traitement est surtout symptomatique ; il associe l'isolement du malade, la prévention d'une surinfection locale et le soulagement des douleurs (aspirine, glafénine, vitamine B1, radiothérapie locale). Dans les cas graves, une intervention chirurgicale est parfois nécessaire.

**zonule** n. f. Ensemble de fibres tendues du corps ciliaire à la périphérie du cristallin, qui sont destinées à maintenir celui-ci.

**zoonose** n. f. Maladie atteignant les animaux et pouvant être transmise à l'homme. La transmission peut se faire directement de l'animal à l'homme (contact) ou par l'intermédiaire de viande, de lait ou de coquillages. De nombreuses maladies bactériennes (brucellose*, salmonelloses*, tuberculose*...), des rickettsioses*, des parasitoses (toxoplasmose, trichinose, gale...), des viroses (rage, vaccine...) sont des zoonoses. Parfois, le cycle naturel du parasite inclut l'homme (téniasis, échinococcose) ou nécessite l'action d'un arthropode vecteur (puce, tiques...).

**zoophilie** n. f. D'abord synonyme de bestialité* (perversion qui consiste à désirer des rapports sexuels avec des animaux), ce terme désigne plutôt, actuellement, une sorte de perversion morale comportant un attachement exagéré et excessif aux animaux, associé à un certain degré de misanthropie.

**zooprophylaxie** n. f. Protection contre les maladies animales transmises à l'homme.
Elle nécessite la collaboration du vétérinaire, du médecin, souvent de l'agriculteur et des services sanitaires (surveillance des abattoirs, de l'industrie alimentaire, des frontières).

**zoopsie** n. f. Hallucination visuelle au cours de laquelle le sujet voit des animaux.
C'est un signe d'alcoolisme ou d'autres intoxications.

**zoster** n. m. Syn. de ZONA*.

**zostériforme** adj. Se dit d'une éruption simulant un zona*.

**zoxazolamine** n. f. Médicament relaxateur des muscles et stimulateur de l'élimination urinaire de l'acide urique*.

**zygomatique** adj. **Apophyse zygomatique**, relief de l'os temporal qui fait saillir la pommette.

**zygote** n. m. Œuf fécondé, résultat de l'union des cellules sexuelles mâle et femelle. Immédiatement après cette union qui est la fécondation*, le zygote se divise en 2, 4, 8, etc., cellules, devenant alors l'embryon*. (V. aussi HOMOZYGOTE et HÉTÉROZYGOTE.)

IMPRIMÉ EN FRANCE PAR BRODARD ET TAUPIN
58, rue Jean Bleuzen - Vanves - Usine de La Flèche.
LIBRAIRIE GÉNÉRALE FRANÇAISE - 14, rue de l'Ancienne-Comédie - Paris.
ISBN : 2 - 253 - 03784 - 2

30/7856/5